Handbuch der Gynäkologie

Dritte, völlig neubearbeitete und erweiterte Auflage
des Handbuches der Gynäkologie von J. Veit

Bearbeitet von

W. Berblinger-Jena, R. Brun-Zürich, K. Bucura-Wien, F. Engelmann-Dortmund,
P. Esch-Münster, O. v. Franqué-Bonn, R. Freund-Berlin, Th. Heynemann-Hamburg,
H. Hinselmann-Altona, R. Th. von Jaschke-Gießen, E. Kehrer-Marburg a. L.,
F. Kermauner†-Wien, A. Laqueur-Berlin, G. Linzenmeier-Karlsruhe, H. Martius-
Göttingen, A. Mayer-Tübingen, J. Meisenheimer-Leipzig, C. Menge-Heidelberg,
R. Meyer-Berlin, F. von Mikulicz-Radecki-Berlin, J. W. Miller-Barmen,
L. Nürnberger-Halle, Kj. von Oettingen-Heidelberg, B. Ottow-Berlin, O. Pankow-
Freiburg i. Br., H. von Peham†-Wien, W. Rump-Erlangen, R. Schröder-Kiel,
H. Sellheim-Leipzig, A. Spuler-Erlangen, W. Stoeckel-Berlin, J. Tandler-Wien,
G. A. Wagner-Berlin, M. Walthard-Zürich, H. Wintz-Erlangen

Herausgegeben von

Dr. W. Stoeckel

Geh. Medizinalrat, o. ö. Professor an der Universität Berlin
Direktor der Universitätsfrauenklinik

Sechster Band / Zweite Hälfte

Die Klinik der Uterus-Tumoren

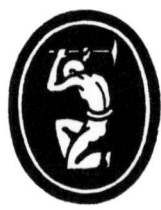

München · Verlag von J. F. Bergmann · 1931

Die Klinik der Uterus-Tumoren

Bearbeitet von

P. Esch	H. Martius	O. Pankow
Münster i. W.	Göttingen	Freiburg i. Br.

H. v. Peham † L. Schönholz
Wien Köln

Mit 160 zum Teil farbigen Abbildungen im Text

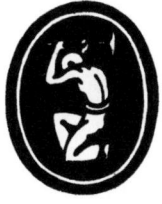

München · Verlag von J. F. Bergmann · 1931

ISBN-13: 978-3-8070-0208-8   e-ISBN-13: 978-3-642-96020-8
DOI: 10.1007/978-3-642-96020-8

Alle Rechte,
insbesondere das der Übersetzung in fremde Sprachen, vorbehalten
Copyright 1931 by J. F. Bergmann in München.
Softcover reprint of the hardcover 3rd edition 1931

Inhaltsverzeichnis.

Ätiologie, Symptomatologie, Diagnostik und operative Behandlung der Myome
von Hofrat Professor Dr. H. von Peham †, Wien.

	Seite
I. Ätiologie	1
Histogenese	1
Häufigkeit	3
Lebensalter	4
Schwangerschaft, Geburt und Wochenbett	6
Abwegige Geschlechtsbetätigung	9
Eierstöcke	10
Konstitution	15
Vererbung	17
Mangelhafte Anlage der Gebärmutter bzw. Mißbildung	18
Syphilitische Infektion	19
II. Symptomatologie	20
Blutungen	21
Myom und Herz	23
Die Ursache der Blutungen	30
Druck und Zug	32
Harnröhre, Blase und Ureteren	32
Mastdarm	34
Myom und Carcinom	38
Myom zum Sarkom	40
Inversion	42
Torsion oder Achsendrehung	43
Intraperitoneale Kapselruptur	45
Innere Blutung	45
Gleichzeitige Erkrankungen anderer Organe	46
Nekrotisches Myom	46
Myomvereiterung	47
III. Diagnostik	48
Konsistenz	49
Sitz	49
Uterushöhle	50
Uterographie	51
Hysteroskop	51
Digitale Austastung	53
Inversion	54
Myome der Cervix	54
Portiomyome	55
Myom bei Schwangerschaft	56
Intraligamentäre Myome	57
Cystische Myome	58
Myome in interponierten Uteri	58
Nekrose	58
Maligne Neubildung	59
Differentialdiagnose	59

	Seite
IV. Operative Behandlung	65
Operation oder Bestrahlung	69
Operative Behandlung	81
A. Vaginale Operationen	82
a) Abtragung gestielter polypöser Myome	82
b) Enucleation nicht gestielter Myome	83
c) Vaginale Enucleationsresektion	88
d) Vaginale Totalexstirpation	88
e) Vaginale supravaginale Amputation	114
B. Abdominelle Operationen	115
a) Abtragung gestielter subseröser Myome	115
b) Enukleation intramuraler Myome	116
c) Keilresektion	119
d) Excision des Myoms	119
e) Supravaginale Amputation	124
Retroperitoneale Stielversorgung	124
Intraperitoneale Stumpfversorgung	131
f) Abdominelle Totalexstirpation	134
g) Vorgehen bei Cervix- und intraligamentären Myomen	145
h) Vereiterte Myome	147
i) Kastration	147
C. Anhang	148
a) Curettage	148
b) Zusammenfassende Kritik und Abwägung der einzelnen Verfahren	148
c) Gefahren und postoperative Komplikationen	154
Literaturverzeichnis	161

Die Symptomatologie, Diagnostik und operative Therapie der Uterussarkome und der Mischgeschwülste des Uterus
von Professor Dr. P. Esch, Münster i. W.

I. Uterussarkome	181
Statistik	181
Symptomatologie	190
Verlauf und Prognose	195
Diagnose	198
Operative Behandlung	201
II. Mischgeschwülste des Uterus	207
1. Einfache heterologe Tumoren	207
2. Komplizierte heterologe Mischtumoren	209
Literaturverzeichnis	212

Die Strahlenbehandlung der Uterusmyome und Uterussarkome
von Professor Dr. H. Martius, Göttingen.

Die Strahlenbehandlung der Uterusmyome	215
Einleitung	215
Die Entwicklung der Myombestrahlung bis zur Jetztzeit und ihre historischen Grundlagen	216
Die theoretischen Grundlagen der Strahlenbehandlung der Gebärmuttermyome	221
Die Entstehung der Myome	221
a) Histogenese	222
b) Die „dyshormonale" Entstehung der Myome	223
Der Einwirkungsmechanismus der Röntgen- bzw. Radiumstrahlen auf die Uterusmyome	224
I. Direkte oder indirekte Wirkung	224
a) Klinische Untersuchungen	225
b) Histologische Untersuchungen	226

	Seite
II. Der Begriff der sogenannten Kastrationsbestrahlung	232
III. Die Einwirkung der intrauterinen Radiumbehandlung auf die Uterusmyome	233
Die Verkleinerung der Myome nach der Bestrahlung vom klinischen Standpunkte aus betrachtet	236
I. In wieviel Fällen schrumpfen die Myome nach der Ovarialbestrahlung?	236
II. Die Abhängigkeit der Myomschrumpfung von der Dosis	237
III. In wieviel Fällen schrumpfen die Myome nach der Bestrahlung vollständig?	237
IV. In welcher Zeit nach der Bestrahlung schrumpfen die Myome	238
V. Die Verkleinerung der Myome nach der Radiumbehandlung	238
Das Ausbleiben der Periode nach der Myombestrahlung.	239
I. Wann ist die Strahlenamenorrhöe zu erwarten?	240
II. Die Abhängigkeit von der Strahlendosis und Strahlenverteilung	241
III. Die Abhängigkeit von dem Alter der Patientin	243
IV. Unterschied zwischen Röntgen- und Radiumbestrahlung	244
Die ovariellen Ausfallserscheinungen mit Bezug auf die Myombestrahlung	245
I. Vergleich der Ausfallserscheinungen im natürlichen Klimakterium und nach der Ovarialbestrahlung	246
a) Qualitativ?	245
b) Quantitativ?	245
II. Vergleich der Ausfallserscheinungen nach Bestrahlung und Operation	247
a) Die vasomotorischen Störungen	248
b) Erscheinungen der Psyche	249
c) Somatische Veränderungen	249
d) Die Ausfallserscheinungen nach Hysterektomie	249
e) Die Ausfallserscheinungen nach Ovariektomie	251
III. Besteht eine Abhängigkeit der Stärke und der Art der Ausfallserscheinungen von der Strahlendosis und der zeitlichen Verteilung derselben?	255
IV. Vergleich der Ausfallserscheinungen nach Röntgen- und Radiumbehandlung der Ovarien	256
Technik und Dosierung bei der Strahlenbehandlung der Myome	257
A. Die Bestrahlungstechnik mit Röntgenstrahlen	257
I. Die Ovarialbestrahlung nach Seitz und Wintz	258
II. Die „Freiburger" einzeitige Bestrahlungsmethode, wie sie jetzt von Gauß in Würzburg angewendet wird	261
III. Die Serienbestrahlung nach Béclère	264
B. Die Strahlendosierung bei der Ovarialbestrahlung	265
I. Die Dosierung „nach Zeit" und die direkte Strahlenmessung in der Scheide	265
II. Das biologische Maßsystem nach Seitz und Wintz	266
III. Die Dosierung in Röntgeneinheiten	266
a) Die Beziehungen zwischen Hautdosis und Ovarialdosis	267
b) Wie groß ist die HED nach Seitz und Wintz in Röntgeneinheiten?	268
c) Wie groß ist die Ovarialdosis nach Seitz und Wintz - 34 $^0/_0$ der HED in Röntgeneinheiten	269
IV. Die Ermittlung der Einfallsdosis bei der Ovarialbestrahlung	270
C. Die Technik und Dosierung bei der Behandlung der Myome mit radioaktiven Substanzen	273
Die Strahlenbehandlung der myomkranken Frauen im Rahmen der übrigen Behandlungsmethoden	278
I. Operation oder Bestrahlung?	279
II. Die Gegenindikationen gegen die Bestrahlung	280
1. Unsichere Diagnose	280
2. Schwangerschaft und Myom	281
Fruchtschädigung durch Röntgenstrahlen	282
3. Gleichzeitiges Vorhandensein anderer, eine Operation erfordernder Veränderungen	283
4. Entzündliche Veränderungen an den Adnexen	284
5. Der submuköse Sitz der Myome	286
6. Die gestielten subserösen Myome	289
7. Sehr große Myome	290

	Seite
8. Druckerscheinungen	292
9. Sekundäre Veränderungen der Myome	294
10. Verdacht auf Malignität	296
a) Carcinomgefahr	296
Differentialdiagnose	296
Carcinom im Uterus myomatosus	297
Probeabrasio vor der Myombestrahlung	298
„Röntgencarcinome" und Carcinome im bestrahlten Uterus	299
Stumpfcarcinome	301
b) Sarkomgefahr	302
Sarkomhäufigkeit beim Myom	302
Weiterwachsen der Myome nach der Bestrahlung ohne Sarkom	305
Sarkomdisposition nach der Myombestrahlung	306
11. Zusammenfassung	308
III. Das zahlenmäßige Verhältnis zwischen Myombestrahlung und Myomoperation	309
IV. Die Abhängigkeit der Behandlungswahl von dem Alter der Patientin und den zu erwartenden Ausfallserscheinungen	313
Über die konservativen Myomoperationen	314
Die Rücksicht auf die Ausfallserscheinungen	315
V. Die Abhängigkeit der Behandlungswahl von dem Zustand des Herzens und des Gefäßsystems der Myomkranken	317
Hypertonie bei Myomkranken	317
Herzstörungen bei Myomkranken	320
VI. Schilddrüsenerkrankungen und Ovarialbestrahlung	322
VII. Welche Myomkranken werden bestrahlt?	323
Die Erholungsfähigkeit der bestrahlten bzw. operierten Myomkranken	324
Noch einige allgemeine Fragen bezüglich der Behandlungswahl	326
Die Auswahl unter den verschiedenen Bestrahlungsmethoden der Myome	327
I. Röntgen oder Radium?	327
Die Mortalität der Strahlenbehandlung und andere Folgeerscheinungen	328
II. Einzeitige oder Serienbestrahlung	331
a) Herbeiführung einer Eumenorrhöe	332
b) Halbseitige Ovarialbestrahlung	333
III. Über die Bestrebungen, bei der Myombestrahlung anstatt der Daueramenorrhöe nur eine temporäre Amenorrhöe zu erzielen	334
a) Die Ovarialbestrahlung auf Zeit im allgemeinen	334
b) Die Dosierungsschwierigkeiten bei der Ovarialbestrahlung auf Zeit	336
c) Die Gefahr der Keimschädigung	339
Die Hypophysen- und Milzbestrahlung bei Myomblutungen	347
a) Hypophysenbestrahlung	347
b) Die Milzbestrahlung bei den Myomblutungen	350
Die zahlenmäßigen Ergebnisse der Strahlenbehandlung bei den Uterusmyomen	352
Schluß	354
Literaturverzeichnis	355
Die Strahlenbehandlung der Uterussarkome	377
I. Einteilung der Sarkome als Grundlage für die Art der Behandlung	377
II. Die Strahlenempfindlichkeit der Uterussarkome	378
III. Kasuistik	381
IV. Die „Sarkomdosis"	387
V. Die Diagnosenstellung beim Uterussarkom mit Bezug auf die Strahlentherapie	390
VI. Operation oder Bestrahlung?	392
a) Inoperable Fälle, Metastasen, Rezidive	392
b) Operable Fälle von primärem Uterussarkom	395
c) Sarkom im Myom	398
Schluß	399
Literaturverzeichnis	400

Die Therapie des Uteruscarcinoms und des Chorionepithelioms
von Professor Dr. O. Pankow, Freiburg i. Br.

Mit einem Beitrag: **Die Chemotherapie des Carcinoms**
von Professor Dr. L. Schönholz, Köln.

	Seite
Die Therapie des Collumcarcinoms	404
Einleitung	404
Die ausschließlich operative Behandlung des Collumcarcinoms	410
Die wichtigsten, heute angewandten vaginalen Operationsmethoden	410
Schuchardt	411
Schauta	414
Staude	426
Peham-Amreich	427
Stoeckel	440
Die wichtigsten heute angewandten abdominellen Operationsmethoden	453
W. A. Freund-Rumpf-Ries-Clark	453
Wertheim	454
Krönig	460
Bumm	461
Amann	462
Latzko	463
Asch	465
Mackenrodt	466
Zweifel	469
Franz	473
Döderlein	484
Die Bedeutung der anatomischen Durchforschung operativ gewonnener Präparate für die Frage der Ausbreitung des Carcinoms (Spontanheilung des Carcinoms)	484
Die klinische Bestimmung der Operabilität des Collumcarcinoms	489
Gefahren der Operation	491
Vorbehandlung des Collumcarcinoms vor der Operation, die Bedeutung des Anästhesierungsverfahrens, der Operationsshock und die Nachbehandlung nach der Operation	502
Resultate der operativen Therapie	515
Die Grundsätze der Statistik (Winter-Waldstein u. a.)	516
Richtlinien, die bei allen Statistiken unbedingt beachtet werden sollen	521
Beschlüsse der „Radiologischen Kommission des Volksbundes", Internationales Formblatt, Kapitel II (Anhang, nach Voltz)	525
Die statistische Wiedergabe des Materials der Weltliteratur über die operative Behandlung des Collumcarcinoms	527
Hauptstatistik	528
Statistik über die Operabilität des Collumcarcinoms	532
Statistik über die primäre Mortalität der erweiterten vaginalen und der erweiterten abdominellen Methoden	534
Statistik der relativen Dauerheilung	535
Statistik der absoluten Heilung	536
Die ausschließliche Strahlenbehandlung des Collumcarcinoms	542
Einleitung	542
Die wichtigsten heute angewandten Methoden	546
A. Deutschland	546
1. Die alte Freiburger Methode (Krönig-Friedrich-Opitz)	546
2. Die Erlanger Methode (Seitz und Wintz)	547
3. Die Münchener Methode (Döderlein-Voltz)	553
4. Die Bonner Methode (v. Franqué-Martius)	554
5. Die Göttinger Methode (Martius)	554

	Seite
6. Die Dresdner Methode (Kehrer und Lahm)	554
7. Die Heidelberger Methode (Menge-Eymer)	557
8. Die Methode Lazarus-Berlin (Dreiphasenschaltung)	558
9. Die Methode Kupferberg-Mainz	558
10. Die Methode Stoeckel-Mikulicz-Radecki-Berlin	559
11. Die Würzburger Methode (Gauß)	560
12. Die jetzige Freiburger Methode (Pankow)	561
B. Ausland	562
1. Die Stockholmer Methode (Forsell-Heymann)	562
2. Die Pariser Methoden (Regaud-Lacassagne-Goutard-Roussy-Wickham-Laborde, Gosset-Monod-Wallon-Mallet-Coliez)	571
Die Technik der Strahlenbehandlung bei den Collumcarcinomen	572
3. Die amerikanischen Methoden (Lenz-New York, Schmitz-Chicago, Pfaler-Widmann-Philadelphia)	585
4. Die russischen Methoden (Poleubinsky-Leningrad, Gambarow-Tiflis)	586
5. Die japanische Methode (Ikeda-Saga)	587
6. Die ungarische Methode (Lebotzky-Semmelweiß-Budapest)	587
7. Die Züricher Methode (Walthard-Fürst)	587
8. Die italienischen Methoden (Bolaffio-Modena, Spinelli-Neapel)	587
9. Die Brüsseler Methode (Delporte-Cahen)	588
Schlußfolgerungen	595
Die statistische Wiedergabe des Materials der Weltliteratur über die ausschließliche Strahlenbehandlung des Collumcarcinoms	595
Hauptstatistik (Gruppeneinteilung)	596
Statistik über die Operabilität der bestrahlten Fälle	604
Statistik über die primäre Mortalität	605
Statistik über die relative Dauerheilung der bestrahlten Fälle	605
Statistik über die absolute Dauerheilung der bestrahlten Fälle	606
Gefahren der Strahlenbehandlung	608
Kombination der Operation und Strahlentherapie des Collumcarcinoms	620
Behandlung der Rezidive	625
Die palliative Behandlung	629
Operation oder Bestrahlung	639
Die Sonderstellung des Adenocarcinoms des Collum uteri	643
Die Therapie des Collumcarcinoms in der Schwangerschaft	652
Die Erfolge der Strahlenbehandlung	656
Schwangerschaften nach Carcinombestrahlungen (Keimschädigung)	660
Erfolge der operativen Behandlung	672
Die Therapie des Korpuscarcinoms	675
Strahlenbehandlung	675
Die statistische Wiedergabe des Materials der Weltliteratur nach Operation und Strahlenbehandlung	680
Technik der operativen Behandlung	687
Schlußfolgerungen zur Frage der Therapie des Uteruscarcinoms	690
Die Chemotherapie des Carcinoms. (Von L. Schönholz-Köln)	691
I. Die Grundlagen der Chemotherapie des Carcinoms	693
II. Lokal angreifende chemotherapeutische Mittel	709
III. Heilmaßnahmen allgemeiner Art	722
Die Therapie des malignen Chorionepithelioms	731
Die operative Behandlung des Chorionepithelioms und ihre Erfolge (statistische Tabelle)	734
Die Strahlenbehandlung des Chorionepithelioms und ihre Erfolge (statistische Tabelle)	739
Schlußfolgerungen zur Therapie des malignen Chorionepithelioms	746
Namenverzeichnis	801
Sachverzeichnis	821

Ätiologie, Symptomatologie, Diagnostik und operative Behandlung der Myome.

Von

H. von Peham †, Wien.

Mit 41 zum Teil farbigen Abbildungen im Text[1].

I. Ätiologie.

Alles Bemühen, das Dunkel zu erhellen, das über dem Ursprunge der Myome liegt, ist bis heute ohne vollbefriedigenden Erfolg geblieben. Gewiß verfügen wir über eine nicht geringe Zahl mehr oder minder gut durchdachter Theorien, allein Sicheres wissen wir nicht. Die Halbheit unseres Wissens darf uns aber gerade hierin nicht wundernehmen, weil wir ja über das Werden der Geschwülste überhaupt ganz im Unklaren sind.

Der Kliniker, der von seinem Standpunkte aus der Ursache der Myome nachzugehen hat, befindet sich hierbei in einer schwierigen Lage: es fehlt ihm allenthalben ein sicherer anatomischer Grund. Je nach Neigung und Veranlagung wird der eine die oder jene bestimmte Anschauung über die Entstehung der Myome als die natürlichste und mit seinen Erfahrungen am besten im Einklang stehende finden, ganz besonders dann, wenn ihm eigene Forschung eine bestimmte Richtung gewiesen hat. Dabei ist es unvermeidlich, daß andere, gar gegensätzliche Anschauungen zu kurz kommen. Dem Schreiber eines Handbuches aber obliegt es, sine ira et studio alles vorzubringen, was überhaupt für die Entstehung der Myome ernsthaft in Betracht kommen kann. Dabei wird sich zeigen, daß für die eine Annahme mehr, für die andere weniger klinische Tatsachen sprechen. Auf diese Weise muß es möglich werden, alle Erfahrungen aus der Klinik der Myome auf ihre ätiologische Bedeutung hin zu prüfen und kritisch verwerten zu können.

Es ist hier nicht der Ort, die

Histogenese

des Myoms abzuhandeln. Ein anderer Abschnitt dieses Handbuches aus der Feder R. Meyers stellt diesen Gegenstand erschöpfend dar. Aber man kann auch vom Gesichtspunkte des Klinikers nicht über die Ätiologie der Myome rechten, ohne wenigstens die Theorien über die Histogenese und die Geschwulstentstehung im allgemeinen gestreift zu haben. Schließlich sind sie ja gleichsam der Brennpunkt, in dem die spärlichen Lichter gesammelt werden, die wir vom Krankenbette und vom Operationstische aus auf den Ursprung der Myome werfen können.

---

[1] Sämtliche Abbildungen dieses Abschnittes sind nach Originalvorlagen aus dem Werke Peham-Amreich: Gynäkologische Operationslehre, Berlin: S. Karger, 1930, angefertigt.

Die Anschauungen über die Histogenese der Myome sind zu verschiedenen Zeiten einem lebhaften Wandel unterworfen gewesen. Unter dem Einflusse der Lehren von Klebs, Roesger, Gottschalk, Cohen u. a. ist lange die Theorie im Vordergrund gestanden, daß die Myome Abkömmlinge der Gefäßwand seien. Dank den mühevollen und überzeugenden Untersuchungen, vor allem R. Meyers, Aschoffs, Heymanns, Schröders, Kordes, Bechers, Frankls u. a. aber kann es heute als gesichert gelten, daß die ersten Anfänge der Myome in kleinen Anschwellungen der Muskelfaserbündel zu suchen sind, die bei Färbung mit Kernfarbstoffen sich besonders lebhaft von der Umgebung abheben. Diese Erscheinung wird durch die Größe der Kerne, den Mangel an intermuskulärem Bindegewebe und das dichte Aneinanderliegen der Muskelfasern verständlich. Wächst nun ein solcher Myomkeim weiter, so bezieht er die Gewebe seiner Umgebung in die Zone seiner Ausbreitung ein, und so wird schließlich aus ihm das fertige Myom mit seinem Muskel- und Bindegewebe, mit den Blut-, Lymphgefäßen und Nerven. Aber nur der Muskelzelle wohnt das geschwulstbildende Eigenleben inne, die übrigen Gewebsarten sind erst im Laufe des weiteren Wachstums aus der Nachbarschaft rein passiv in der Geschwulst aufgegangen.

Diese anatomisch gut begründeten Vorstellungen über die Histogenese der Myome lassen aber die zweite Frage nach dem Antrieb zum selbständigen Wachstume solcher kleinster Muskelbezirke ganz und gar unberührt. Auch die älteren und neueren Theorien zur Geschwulstlehre können uns nicht zur restlosen Klärung dieser Grundfrage verhelfen.

Bekanntlich hat auch Virchow gelehrt, daß jede Muskelzelle der Mutterboden für ein Myom werden kann, denn Myome entstehen eben nicht aus der Muskularis der Gefäße, sondern aus dem Uterusparenchym. Für ihn hat die Myombildung einen „irritativen Charakter", bedingt durch eine ungewöhnliche Höhe des örtlichen Reizes oder durch einen Schwächezustand der betroffenen Stelle. In die erste seltenere Gruppe zählt er die Fälle, in denen bei einer partiellen Reizung der Schleimhaut ein Teil des anstoßenden Uterusparenchyms mitgegriffen wird, in die zweite jene, bei welchen die Geschwulstbildung in einem Uterus stattfindet, dessen Wand irgendeine Mangelhaftigkeit der Einrichtung besitzt. Diese kann eine ursprüngliche sein oder sich erst unter dem Einflusse der verschiedensten Reize entwickelt haben. Im einzelnen mag Chlorose vor der Pubertät, später Abortus und Wochenbett, krankhafte Regeln, Veränderungen an den Nachbarorganen, Geschwülste der Eierstöcke die Ursache der mangelhaften Beschaffenheit der Uteruswand sein. Wenn es auch unmöglich ist, in jedem Einzelfalle und für jeden Myomknoten die Entstehung nachzuweisen, so wird man doch, sagt Virchow, „daran festhalten müssen, daß jedesmal irritative Zustände als Grund angenommen werden müssen".

Daß diese Theorie Virchows auch zu ihrer Zeit nicht voll befriedigt hat, geht aus dem Anklange hervor, den Cohnheims Anschauung über die Entstehung der Geschwülste gefunden hat. Nach ihm sind es bei der embryonalen Entwicklung der Gebärmutter unverbraucht liegen gebliebene Wachstumskeime, die bei pathologischer Erregung in atypische Wucherung geraten und Myome bilden, während die physiologische Erregung zur gewaltigen Größenzunahme des Organs in der Schwangerschaft führt. Freilich haben sich solche embryonale Zellmassen nirgends auffinden lassen, weshalb auch diese Theorie nicht den Schleier zu lüften vermag, der die Geschwulstätiologie bedeckt.

Ätiologie.

Nach den Forschungen Ribberts liegt die erste Anlage der Myome in der embryonalen Entwicklungszeit. Sie entstehen aus Bezirken, die nicht in typischer Weise in die Uteruswand eingefügt wurden, deren Gefäßsystem nicht den normalen Anschluß an die Umgebung gewann und sich auch weiterhin nur unvollkommen entwickelte. Ein von vornherein selbständig ausgeschalteter Muskelbezirk entwickelt sich postfetal auf Reize hin zur Geschwulst. Besondere Bedeutung wird dabei den Folgen des verstärkten Blutzuflusses beigemessen.

Neben den vorgetragenen Anschauungen hat die Hypothese von Pick wenig Anklang gefunden, der zufolge versprengte embryonale Zellen des Septum zwischen den beiden Müllerschen Fäden die Verschmelzung derselben verhindern könnten, so daß sie einerseits einen Uterus bicornis, andererseits ein Myom zu bilden vermöchten.

Als v. Recklinghausen für das sogenannte Adenomyom zunächst mit Sicherheit nachgewiesen zu haben schien, daß es auf versprengte Urnierenreste zurückzuführen sei, hoffte man auch auf neue Erkenntnisse für die Ätiologie der Myome überhaupt. Untersuchungen Orloffs, die schon vor v. Recklinghausens und Freunds Mitteilungen fallen, zeigen, daß man auch in kleineren und größeren subserösen und intramuralen Kugelmyomen epitheliale Einschlüsse finden kann. Die Folgezeit hat freilich anders entschieden. Durch R. Meyers grundlegende Studien ist erwiesen worden, daß die Anschauung von v. Recklinghausen nur ganz ausnahmsweise zutreffen mag. Es gilt vielmehr heute als ausgemacht, daß entzündliche Wucherungen der Mucosa und der umgebenden Muskulatur, allenfalls noch Abkömmlinge des Gartnerschen Ganges histogenetisch in Betracht kommen. So hat auch diese Hoffnung fehlgeschlagen.

Die Theorie der Myombildung aus cytogenem Bindegewebe ist besonders von Opitz und seinem Doktoranden Sames ausgearbeitet worden, nachdem sie schon in anderen Vorläufer hatte. Nach Opitz sind es die Zellen des mesenchymalen Keimgewebes, welche die Matrix aller muskulären und bindegewebigen Bestandteile des Uterus sind und demnach auch das Myomgewebe hervorzubringen vermögen. Auf besondere Einflüsse hin findet nun eine Umwandlung von Uterusbindegewebe in Keimgewebe mit Vorliebe entlang der Gefäße statt und bildet dort wie im embryonalen Uterus zuerst Muskelfasern, eine Theorie, von der K. Zieler und B. Fischer sagen, daß sie eine ebenso einfache, wie unwahrscheinliche Lösung der Frage darstelle.

Wie man erkennt, vermag keine dieser Theorien hinter das große Fragezeichen zu leuchten, warum eigentlich diese Zellen, welchen Ursprungs sie auch sein mögen, mit einem Male ein selbständiges Eigenleben beginnen und damit erst zu Geschwulstbildungen werden. Auch die Mehrzahl der Pathologen kann zur Stützung ihrer Theorien über die Geschwulstlehre gewisser Erfahrungen aus der Klinik der Geschwülste durchaus nicht entraten. Hier setzt unsere Aufgabe ein, die darin besteht, Baustein für Baustein herbeizutragen, der das theoretische Gebäude der Myomätiologie irgendwie zu stützen geeignet ist.

Häufigkeit.

Wie immer auch die Umstände sind, die für die Entwicklung der Myome bedeutungsvoll werden, alle sind sie damit in Einklang zu bringen, daß das Myom eine ungemein häufige Krankheit ist. Wenn auch die Zahl der Myomträgerinnen an den verschiedenen Kliniken nach der Zusammensetzung der Bevölkerung, nach Rasse und zufolge äußerer

Umstände wechselt, so geht doch aus den Berichten aller Schriftsteller hervor, daß sich unter allen Kranken einer Frauenklinik Myomkranke in 5—10% finden. An dieser Feststellung ändert die Tatsache nichts, daß unter den ambulanten Patientinnen der Großstädte die Zahl der Myomträgerinnen scheinbar eine kleinere ist.

So betrug an meiner Klinik die Zahl der ambulatorisch festgestellten Myome in den letzten fünf Jahren 921 bei einem Ambulanzbesuche von 37 156 Frauen, daß ist 2,48% Myomträgerinnen. Der Hundertsatz scheint deswegen so niedrig, weil die Mehrzahl aller das Ambulatorium aufsuchenden Frauen in einer Großstadt entzündliche Erkrankungen aufweist. Stellt man neben diese Zahlen, die für Wien und wohl auch für andere Großstädte Geltung haben, jene aus Universitätsstädten mit kleinerer Bevölkerungszahl und Zuzug von Patientinnen vom Lande, so kommt man hinsichtlich der Häufigkeit der Myome auf höhere Zahlen. Hofmeier (Würzburg) fand 4,3%, Garkisch (Prag) 3,5%, Essen-Möller (Finnland) 4,7%, Albrecht (München) berechnet in einer Sammelforschung die Durchschnittszahl der Myomkranken zur Gesamtzahl der gynäkologisch Kranken verschiedener Kliniken auf 4,9% (56 406 Kranke : 2571 Myomträgerinnen).

Dabei handelte es sich durchwegs um Frauen, die um irgendwelcher Störungen im Geschlechtsapparate willen den Arzt aufgesucht haben. Wenn auch bei einer gewissen Zahl solcher Frauen nicht die Myome der Grund zum Einholen ärztlichen Rates gewesen sind, so kann man dies doch für die Mehrzahl annehmen. Geht man aber der Häufigkeit der Myome überhaupt nach, gleichviel ob sie sich jemals bemerkbar gemacht haben oder nicht, so ergeben sich naturgemäß weit höhere Zahlen.

Klob sagt, daß sich bei Frauen über 50 Jahren in der Hälfte aller Fälle Myome finden. Healy gibt für Amerika die Zahl der post mortem festgestellten Myome bei Frauen über 35 Jahren mit 14—20% an. Pape (Wien) fand unter 417 Leichenöffnungen von Frauen 71, das ist 17% Myome zwischen dem zweiten und achten Lebensjahrzehnt. Nach Ill fanden sich bei Frauen über 35 Jahren auf dem Obduktionstische 27,9% Myome und unter 2600 Obduktionen Münchens nach Hofmiller vor dem 35. Lebensjahre Myome in 2,4%, nach dem 35. in 17%. Man geht nicht fehl, wenn man mit Essen-Möller und v. Winckel annimmt, daß rund 12,6—12,7% Myome bei Frauen vorkommen. Nach R. Schröder ist jede achte Frau Myomträgerin.

Lebensalter.

Somit stellt das Myom eine der häufigsten Frauenkrankheiten dar. Deswegen muß die Anfälligkeit des Weibes zu dieser Geschwulstbildung eine ganz besondere und die sie auslösenden Reize müssen, ganz allgemein gesprochen, allenthalben wirksam sein. Freilich ist diesen uns in ihrem Wesen noch unbekannten Reizen zunächst eine zeitlich scharf begrenzte Angriffsmöglichkeit gegeben. Sie erstreckt sich über die allerdings langen Jahre der Geschlechtsreife des Weibes.

Es kann als sicher gelten, daß vor dem Eintritte der Geschlechtsreife Myome nur ganz ausnahmsweise zur Beobachtung kommen, wie die Zusammenstellung von H. H. Schmid ergibt. Ihr zufolge sind 15 Fälle bei Frauen unter 20 Jahren beschrieben, die teils aus der älteren Literatur stammen, teils jüngere Beobachtungen betreffen und das 10.—19. Lebensjahr umfassen. Auch an meiner Klinik wurde ein Myom bei einem Mädchen unter 20 Jahren beobachtet und Pape berichtet von einer 16jährigen, bei der

Ätiologie.

am Obduktionstische ein kleines Myom gefunden worden ist. Schickelé sah eine 20jährige Virgo, bei der unter hohen Temperaturen ein verjauchtes Myom aus dem einer viermonatlichen Gravidität entsprechend großen Uterus ausgestoßen wurde.

Wir haben auch allen Grund anzunehmen, daß im Greisenalter Myome nicht mehr entstehen. Die Erfahrung lehrt vielmehr, daß vorhandene Muskelgeschwülste sich in diesem Lebensabschnitte zurückzubilden pflegen. Ausnahmen von dieser Regel betreffen meist maligne Entartung bestehender Myome und gelegentlich auch cystische Veränderungen solcher.

Sondert man die Myomträgerinnen nach Altersstufen, so ergibt die Beobachtung der Klinik übereinstimmend mit Untersuchungen am Leichentische die größte Häufigkeit der Myome im fünften Lebensjahrzehnte.

So waren von 1071 myomkranken Frauen, die in einem zwölfjährigen Zeitraume an meiner Klinik operiert worden sind, etwas mehr als ein Drittel weniger als 40 Jahre alt. Etwas mehr als die Hälfte der Frauen stand im fünften Lebensjahrzehnt. Etwa 9% aller Frauen waren mehr als 50 Jahre alt (Amreich).

Zwischen 16 und 20 Jahren 1%
,, 21 ,, 25 ,, ... 2%
,, 26 ,, 30 ,, ... 9%
,, 31 ,, 35 ,, ... 9%
,, 36 ,, 40 ,, ... 24%
,, 41 ,, 45 ,, ... 26%
,, 46 ,, 50 ,, ... 25%
,, 51 ,, 55 ,, ... 7%
,, 56 ,, 60 ,, ... 2%
,, 61 ,, 65 ,, ... 1%

Vergleicht man mit diesen Zahlen etwas kleinere, aber immerhin noch auf große Reihen gestützte Statistiken, wie die Hofmeiers (545 Fälle) und die von Garkisch (601 Fälle), so kommt man im wesentlichen zu denselben Ergebnissen.

Hofmeier findet unter 545 Kranken

im 20.—30. Lebensjahre 22 Myomträgerinnen
,, 30.—40. ,, 124 ,,
,, 40.—50. ,, 235 ,,
,, 50.—60. ,, 59 ,,
,, 60.—70. ,, 5 ,,

Garkisch gibt in Prozentzahlen an:

Zwischen 20 und 30 Jahren 2,7%
,, 30 ,, 40 ,, ... 29,5%
,, 40 ,, 50 ,, ... 54,8%
,, 50 ,, 60 ,, ... 10,5%
,, 60 ,, 70 ,, ... 1,7%
über 70 Jahre 0,2%

Pape sieht am Obduktionstische bei seinen 71 Myomträgerinnen

im 2. Lebensjahrzehnte . . . . . . 1 Fall
,, 3. ,, ... 2 Fälle
,, 4. ,, ... 3 ,,
,, 5. ,, ... 25 ,,
,, 6. ,, ... 17 ,,
,, 7. ,, ... 15 ,,
,, 8. ,, ... 8 ,,

Recht bemerkenswert ist die Beobachtung von L. Landau, der unter 400 operierten Myomen 42 Myomträgerinnen (10,5%) im 3. Lebensjahrzehnte vorfand.

Aus einer Inauguraldissertation Jankes ergibt sich, daß 24,1% aller Myomträgerinnen sich zwischen dem 41. und 45. Lebensjahre befinden, was gut mit der von Döderlein-Krönig errechneten Zahl von 25,1% und der von Amreich aus meiner Klinik mitgeteilten Zahl von 26% für dieses Alter übereinstimmt.

Auch Sammelstatistiken, die zum Teile auf den oben angeführten Zahlen fußen, wie die von Albrecht mit 4126 Fällen, kommen zur selben Feststellung, nämlich zur größten Häufigkeit des Myoms im 5. Lebensjahrzehnte.

Mehr als ein Drittel der Myome kommt bei der Leichenbeschau im 5. Lebensjahrzehnte zur Beobachtung, wobei mitwirkt, daß die Myome in früheren Lebensaltern noch nicht so häufig, im Matronenalter aber schon wieder in Rückbildung begriffen sind. Daß man aber auch in der Klinik Myomträgerinnen im Matronenalter nicht ganz selten sieht, hängt wieder mit der Neigung dieser Geschwülste zu regressiven Metamorphosen und malignen Entartungen zusammen, worüber in den nächsten Abschnitten noch ausführlich zu sprechen sein wird.

Wann die Myomkeime rascher zu wachsen beginnen, wissen wir nicht. Jedenfalls bedarf es geraumer Zeit, bis sie auch zufallsweise dem tastenden Finger fühlbar geworden sind. Wir haben allen Grund, den Myomen ein recht langsames Wachstum zuzuschreiben. und darum ist es nicht unwahrscheinlich, das der Beginn lebhafteren Wachstums schon in die Dreißigerjahre fällt.

An die Erörterung des Lebensalters der Myomkranken schließt sich naturgemäß die Betrachtung über den Einfluß von

Schwangerschaft, Geburt und Wochenbett

auf die Entwicklung von Myomen an. Man hat viel über die Bedeutung des Kindersegens bzw. der Unfruchtbarkeit für die Entstehung der Myome geredet und geschrieben, ohne daß man bis heute auch in diesem Punkte eindeutig sehen könnte. Nicht wenige Schriftsteller vertreten die Anschauung, daß man verhältnismäßig nicht selten Myome bei Ledigen findet, und daß häufig diese Geschwülste in unfruchtbaren oder höchstens kinderarmen Ehen festgestellt werden können. Diese Gedankengänge laufen auf die Frage hinaus: Ist das Myom in der Unfruchtbarkeit ätiologisch begründet oder ist umgekehrt das Myom Ursache der Sterilität?

Troell findet unter Nulliparis 61,1%, unter Primiparis 9,8%, unter II-paris 9,5%, III-paris 6,9%, IV-paris 3,9%, V-paris 1,9%, in welcher Zusammenstellung er nur die Myomkranken berücksichtigt. Indem er alle Kranken zusammenfaßt, ergeben sich ihm 26,4% Myome bei Frauen, die nie geboren haben, 8,09% bei solchen, die einmal geboren haben, 7,8% bei II- und 5,9% Myome bei III-graviden, bei einer Summe von 2561 Fällen.

Solche Statistiken sind natürlich immer anfechtbar und darum ist es kein Wunder, daß auch heute noch die Ansichten über die Bedeutung des Eintretens oder Ausbleibens einer Schwangerschaft für die Entwicklung von Myomen durchaus geteilte sind.

So hat v. Winckel in seinen Erhebungen eine besondere Bereitschaft Verheirateter gegenüber den Jungfrauen zur Myomerkrankung feststellen zu können geglaubt und gemeint, daß bei Myombildung die Zahl der Geburten abnimmt. Fand er doch unter

Ätiologie.

108 Myomkranken nur 1,2% Multiparae (6 Kinder und mehr), 48,3% Pluriparae (2—5 Geburten), sowie 41,6% Primiparae anstatt, wie die Statistik für Sachsen ergab, die entsprechenden Zahlen von 22,1%, 55,2% und 22,7%. Die Statistik ist aber viel zu klein, um aus ihr die sogenannte sekundäre Sterilität für Myomträgerinnen ableiten zu wollen, wie — abgesehen von der Unsicherheit jeder Statistik überhaupt — schon aus dem Vergleiche mit der dieselbe Absicht verfolgenden Zusammenstellung von L. Landau hervorgeht. Er fand unter 250 wegen Myom operierten Fällen 84 Frauen mit mehr als 2 Kindern, davon

```
9 Frauen mit  5 Kindern
6    ,,    ,,  6    ,,
3    ,,    ,,  7    ,,
4    ,,    ,,  8    ,,
1 Frau     ,, 10    ,,
1    ,,    ,, 13    ,,
```

Schumacher hingegen findet wieder das Myom häufiger bei Ledigen als bei Verheirateten. Mit Recht bemerkt Albrecht zu derartigen Feststellungen, daß diese Begriffe unverwertbar sind, insofern sie, namentlich in unserer Zeit, nichts über die sexuelle Betätigung oder das Ausbleiben einer Schwängerung aussagen.

Hofmeier hat sich eingehend mit diesen Fragen befaßt, zu denen auch Olshausen, Kleinwächter, Essen-Möller, L. und Th. Landau, E. Fränkel, A. Martin, Hindermann, Jahrmann, Albrecht und viele andere Beiträge geliefert haben. Die verhältnismäßig große Zahl lediger Myomträgerinnen erklärt sich nach Hofmeier ungezwungen daraus, daß gerade das Myom eine der wenigen Ursachen ist, welche die ledige Frau in die Sprechstunde des Arztes führt. — Hofmeier hat weiter versucht, den Zusammenhang zwischen Sterilität und Myomerkrankung tiefer zu fassen, als die bloße Statistik dies vermag. Indem er die Kranken seiner Privatsprechstunde mit den poliklinischen Kranken Würzburgs verglich, fand er die bemerkenswerte Tatsache, daß von den begüterten, seine Sprechstunde aufsuchenden 17%, von den poliklinischen Kranken aber nur 8,1% steril waren. Die vermögende Frau ist eben an den Gründen einer Sterilität viel mehr interessiert als die arme, die seltener deswegen den Arzt befragt. Und von den Sterilen ist noch lange nicht bewiesen, daß die Myome an der Sterilität Schuld tragen. Hofmeier findet sie eigentlich ziemlich selten bei Frauen, die sich wegen ausbleibenden Kindersegens Rat holen.

Miller fand 40—41% Sterilität bei Myomträgerinnen.

Gewiß kann die Möglichkeit der Befruchtung beim Myom durch reichliche Sekretion der Schleimhaut oder durch unregelmäßige Gestalt der Uterushöhle erschwert werden. Subseröse Myome können den Uterus verlagern und sogar eine Erschwerung des Kongressus bedeuten. Man darf aber andererseits nicht vergessen, daß die günstigste Zeit für die Myomentwicklung oder, sagen wir vorsichtiger, für das offenkundige Wachstum schon mit jenen Jahren zusammenfällt, in denen die Kurve der Konzeptionsfähigkeit bereits abzusinken beginnt.

Hauth kommt wohl in seiner Inauguraldissertation der Heidelberger Frauenklinik auf Grund der Zusammenstellung der Myomfälle aus den Jahren 1908—1920 zu dem Schlusse, daß die Fruchtbarkeit myomkranker Frauen erheblich herabgesetzt ist. Andererseits aber beobachtet man noch in ungewöhnlich spätem Alter Schwangerschaften bei Myomträgerinnen, offenbar infolge des späten Aufhörens der Periode.

Einzelne Schriftsteller sehen in der Sterilität einen der wesentlichsten ätiologischen Punkte für die Myomentstehung. L. Fränkel hält es für sicher, daß das Wachstum der Muskelgeschwülste durch die Sterilität gefördert wird, wenn er auch ihre Entstehung als Folge der Kinderlosigkeit ablehnt. Er erblickt in seinen Beobachtungen einen Beweis für den Zusammenhang zwischen Wachstum des Myoms und Sterilität. Seine Auffassung geht dahin, daß die nicht zu ihrer wahren Bestimmung gelangende Gebärmutter sich in der pathologischen Funktion der Myombildung auslebe, indem sich die Muskelzellen zu Geschwulstzellen umwandeln. Es ist nicht zu leugnen, daß der Gedanke von der Entstehung und Entwicklung von Krankheiten überhaupt auf dem Boden mißbrauchter oder brachliegender Organe etwas für sich hat.

Außer L. Fraenkel haben sich in dieser Gedankenrichtung ja ältere und neuere Forscher, beispielsweise Sellheim bei der Betrachtung der Metropathie, der Endometritis und schließlich des Myoms ergangen.

Nach Grusdev waren von 542 klinisch beobachteten Myomen 66 (12,2%) Virgines, 392 trieben ein regelmäßiges Geschlechtsleben, 71 waren Witwen, 13 waren unehelich geschlechtlich tätig. Das Vermeiden des Geschlechtsverkehrs veranlage scheinbar nicht zur Bildung von Myomen. Von 279 Frauen, die Entbindungen durchgemacht hatten, waren 72,7% vor dem Auftreten der Geschwulst über 10 Jahre steril und 57% sogar über 20 Jahre. Somit begünstige scheinbar die Sterilität die Entstehung des Myoms. Die Erklärung liegt in der Neigung des Uterus zur periodischen Hypertrophie, die ihren Ausdruck bei Fehlen von Schwangerschaften im pathologischen Prozesse der Fibromyombildung findet.

Petit-Dutaillis sieht in dem Myom nur den Folgezustand eines für den normalen Zweck unausgenützten Potentials und meint, ob nicht die Abstinenz von weiteren Geburten multiparer Frauen um so eher zu trophischen Störungen führt, je häufiger die ursprüngliche Betätigung im Sinne der Fortpflanzung gewesen ist. Nach der Ausstoßung des Eies aus dem Follikel bereitet sich der Uterus für die Aufnahme eines befruchteten Ovulums vor. Kommt es nicht dazu, so wird — nach Ansicht des Verfassers — durch die Stoffe der endokrinen Drüsen des Eierstockes bzw. des Corpus luteum der Körper gewissermaßen vergiftet und sein Potential nach der Richtung des Fribomyoms, des Adenoms und Adenomyoms abgelenkt. Demnach wäre der beste Schutz gegen Myome die rechtzeitige Schwangerschaft.

L. Fraenkel sieht den Beweis für die Richtigkeit seiner Anschauung unter anderem schon in der Feststellung, daß das Myom die Fortpflanzungsfähigkeit schon vor der Zeit vermindere, bevor es noch Beschwerden mache. Nach ihm ist ein Drittel aller Myomkranken von vornherein steril, ein zweites wird es durch das Myom. Und andererseits sieht Fraenkel den Einfluß der Unfruchtbarkeit auch daran, daß Nulliparae der Hauptsache nach größere und meist intramural entwickelte Myome liefern, während mit der steigenden Zahl der Geburten die Myome entweder zentrifugal oder zentripetal wachsen. In der Sprechstunde, die besser geeignet ist, über die schwierigen Verhältnisse Klarheit zu schaffen als die Klinik, findet sich nach Fraenkel Gelegenheit festzustellen, daß ein alterndes Mädchen oder eine steril verheiratete Frau erst nachträglich vom Myom befallen wird. Für Fraenkel also gibt es für die Ätiologie des Myoms nur die Erklärung, daß der Uterus sich dann pathologisch im Sinne der Myombildung vergrößern müsse, wenn ihm die natürliche Vergrößerung durch die Schwangerschaft versagt geblieben sei. Eine weitere Stütze dieser Anschauung liege auch darin, daß das Zusammentreffen von Myom und Gravidität verhältnismäßig nur selten sei (beispielsweise nach Scipiades unter 985 Fällen der II. Budapester Frauenklinik nur 65mal Myom und Gravidität).

Asch hat darauf hingewiesen, daß für die Entstehung der Myome nicht die Sterilität, sondern das Ausbleiben einer Befruchtung bei einer bestehenden Möglichkeit hierzu die Schuld trage. Er meinte, daß im Ausbleiben der Befruchtung trotz sexueller Reizbefriedigung ein Grund für die pathologische Muskelentwicklung liege.

Auch Menge sieht in den Gestationsvorgängen wesentliche ätiologische Beziehungen zum Myomwachstum. Die Beobachtung, daß bei Myomatosis uteri nach Ablauf von Geburt und Wochenbett die Myome fast immer kleiner sind als vor der Schwangerschaft, führt ihn zu dem Gedanken, daß durch die Generationstätigkeit Myomanlagen abgebaut werden können, so daß die Fruchtbarkeit des Weibes geradezu ein Schutz gegen die Myomatosis uteri sein könne.

Es würde zu weit führen, wollte man alle Statistiken im einzelnen durchgehen, die sich mit dem Zusammenhange zwischen Myom und Sterilität befassen. Eine Statistik, die uns einwandfrei an einem ungewöhnlich großen Zahlenmateriale beweisen könnte, daß tatsächlich das Myom ganz besonders die Virgines bevorzugt, ist nicht zu erbringen, aus den anderen Zusammenstellungen aber kann man, wie mir scheint, herauslesen, was und wie man es braucht.

Ohne daß bis heute volle Einigkeit in der Bewertung der Sterilität als Ursache der Myomentwicklung erzielt ist, geht doch aus der Durchsicht der umfangreichen Literatur zu diesem Gegenstande hervor, daß das ursprüngliche Dogma von Bayle, daß das Myom in der Inaktivität des Uterus bedingt sei, nurmehr wenige Anhänger hat (außer den schon erwähnten Autoren auch Schumacher, Kottmann). Die große Mehrzahl der Schriftsteller aber (Nagel, Hofmeier, Sims, Kleinwächter, Bartholomé, Landau, Olshausen, Südekum, Ph. Meyer, Löfquist, Strassmann, Philips, Jahrmann, Hindermann) nimmt einen ablehnenden Standpunkt ein. Einige wenige, wie Treub und Essen-Möller haben sich weder für, noch gegen einen ursächlichen Zusammenhang zwischen Unfruchtbarkeit und Myombildung entschieden. Maßgebend scheint mit, daß große und an einheitlichem Materiale gewonnene Statistiken, wie die Löfquists und Hindermanns, nichts für die Bedeutung der Sterilität als auslösende Ursache des Myomwachstums beibringen konnten.

Es liegt nahe, für die Entwicklung von Myomen gewisse, immer und immer wiederkehrende Reize, die den Geschlechtsapparat treffen, verantwortlich zu machen. Veit hat in der vorigen Auflage dieses Handbuches an dieser Stelle gerade auf die

abwegige Geschlechtsbetätigung

im weitesten Sinne großes Gewicht gelegt. Er führt, ebenso wie Walcher sen., im einzelnen Onanie, vergebliche Beischlafsversuche oder Ersatz desselben bei Impotenz des Mannes an und mißt auch einer fortdauernden geistigen Beschäftigung mit geschlechtlichen Vorstellungen eine beträchtliche Bedeutung als einem ständig wirksamen Reize zu. Mit dieser Auffassung steht Veit nicht allein und besonders ältere, aber auch neuere Autoren erblicken gerade hierin einen springenden Punkt in der Myomentstehung. Der Kern dieser Reize muß natürlich in einer sich unverhältnismäßig oft wiederholenden Hyperämie der Beckenorgane, die zu keiner natürlichen Entladung führt, gesucht werden. In dieselbe Reihe kann man auch den heute in allen Schichten der Bevölkerung geübten Coitus interruptus bringen, der ebenfalls eine Hyperämie ohne natürliche Abschwellung erzeugt.

Ich glaube, daß ohne Zweifel ständig wirksamen, abwegigen Reizen, die das Genitale treffen, ein gewisser Einfluß in der Ätiologie der Myomerkrankung nicht ganz abzusprechen ist, kann aber doch die Beweisführung Kehrers nicht für schlüssig halten. Mit aller Entschiedenheit glaubt Kehrer in seiner Monographie über Ursachen und Behandlung der Unfruchtbarkeit die Ursache der Myombildung als Folge von schweren und langjährigen Störungen der Vita sexualis, als Folge der Dyspareunie und lange geübter Onanie aufgeklärt zu haben. An dem Myommateriale der Dresdener Frauenklinik von 442 Fällen und an 100 Fällen der Privatpraxis leitet er seine Schlüsse ab, indem er in allen 100 Fällen der Praxis privata und auch bei „Stichproben" der klinischen Fälle die Dyspareunie, die excessiv betriebene Masturbation, kurz ein schwer gestörtes Sexualleben feststellen konnte. Im Gegensatz dazu habe Kehrer, seit er dem Wesen und den Folgezuständen des weiblichen Geschlechtslebens seine volle Aufmerksamkeit schenke, niemals ein Myom bei einer Frau mit normaler Sexualbetätigung und -empfindung und auch niemals bei einer Unverheirateten, die sexuell völlig enthaltsam lebe, gesehen. Ohne die Hormonlehre und die Bedeutung des Ovariums zu leugnen, stellt sich Kehrer vor, daß der gleichzeitig mit den Ovarien hyperämisierte Uterus auf den ovariellen Reiz hin noch mehr anschwillt und hyperplasiert. Auf diesem so vorbereiteten Boden entstehe das Myom. Es hat seinen Keim oder deren mehrere in embryonaler Verschleppung, deren Wachsstumschwelle durch den jahrelang bestehenden abnormen sexuellen Reiz überschritten wird. Zusammenfassend behauptet Kehrer demnach (S. 64):

„1. Eine verheiratete Frau mit Eupareunie bleibt vor jeder Uterus-Myomentwicklung bewahrt.

2. Jede Myomträgerin weist ein viele Jahre lang schwer gestörtes sexuelles Leben auf.

3. Es ist bei genügender Übung und Erfahrung in der Regel sogar möglich auf Grund der Größe eines Myoms und dem Grade der übrigen Folgeerscheinungen der chronischsexuellen Hyperämie und Hyperlymphie die Zeitdauer der Dyspareunie bzw. der Störungen des sexuellen Lebens annähernd und zuweilen mit einer die Kranke geradezu verblüffenden Genauigkeit zu bestimmen."

Das Heer der vom Myom verschont bleibenden Frauen, die fortgesetzt solche oder ähnliche Reize treffen, ist doch zu groß, als daß man die Bedeutung der Hyperämie allein im Sinne einer Erweckung schlummernder Myomkeime überschätzen sollte. Man darf auch nicht vergessen, daß man nur schwer und selten die Wahrheit über die sexuelle Betätigung der einzelnen Frauen erfährt, und daß man sich ja im allgemeinen hütet, danach eindringlich zu forschen. Dadurch kann man leicht aus der Kenntnis von Einzelfällen zu verallgemeinernden Schlüssen kommen, die übers Ziel schießen.

So ist es verständlich, daß man ehemals wie heute nach greifbareren Ursachen für die Entwicklung und Ausbildung der Myome gesucht hat und sucht. Darum war es ein allenthalben mit Freude begrüßter neuer Gedankengang, den Hegar ging, als er auf die Bedeutung der

Eierstöcke,

und zwar zunächst erkrankter Eierstöcke für die Entstehung und Entwicklung der Myome hingewiesen hat. Ovarialerkrankungen und Myome finden sich ja nicht selten. Hegar kam zu diesen Ideen zu einer Zeit, da man Myome durch operative Entfernung der Eierstöcke schwinden sah. Dieser fruchtbare Gedanke Hegars von der Abhängigkeit der Myome vom Eierstocke ist seither aus den Erklärungsversuchen der Myomätiologie nicht mehr geschwunden und steht gegenwärtig im Mittelpunkte des Interesses. Da die Eierstöcke den Zyklus der Uterusschleimhaut steuern, so müssen sie auch bestehende Myome zumindest im Sinne einer periodischen An- und Abschwellung beeinflussen. Wir sehen so gut wie niemals Myome vor den Jahren der Geschlechtsreife. Das Klimakterium bei Myomträgerinnen ist allerdings hinausgeschoben, aber es tritt doch in der größten Mehrzahl der Fälle im Matronenalter eine Rückbildung der Myome ein. Und was in den Siebzigerjahren Trenholme, Hegar und Battey durch die operative Entfernung der Eierstöcke bei myomkranken Frauen mit großer Sicherheit erzielten, dasselbe gelingt uns heute durch Vernichtung der Eierstöcke mit Röntgenstrahlen.

Es ist das Verdienst besonders von Seitz, A. Mayer u. a., gerade den Zusammenhang zwischen Myom und Eierstock besonders betont und theoretisch und klinisch gestützt zu haben. Seitz nennt jene Stoffe, die krankhafterweise vom Eierstocke erzeugt werden und undifferenzierte, auf einer niedrigen Entwicklungsstufe stehengebliebene Muskelzellen zur Wucherung anregen, Myomhormone.

Gibt es tatsächlich solche Myomhormone? Henkel, R. Schröder u. a. leugnen die Richtigkeit dieser Theorie. Nach R. Schröder ist zwar die Muskelzelle weitgehend abhängig vom Eierstocke, aber, wie der oft vorkommende Übergang aus der Muskelzelle zur bösartigen, schrankenlos wuchernden Sarkomzelle zeigt, wohnt diesen Zellelementen ein beträchtliches Eigenleben inne. Darum ist den Eierstockshormonen nicht mehr als eine lediglich unterstützende Rolle in der Myomgenese nach R. Schröder beizumessen. Auch R. Meyer und Neu lehnen spezifische Myomhormone ab.

Trotzdem müssen die Grundzüge der Theorie fruchtbarer und natürlicher als andere noch weniger gestützte Anschauungen genannt werden.

In ähnlichen Gedankengängen wie Seitz bewegen sich hinsichtlich der Rolle des Ovariums jene Autoren, die von einer sogenannten Dysfunktion des Eierstockes beim Myom sprechen (A. Mayer, Aschner u. a.).

Mayer und Schneider haben die Dysfunktion auch biologisch zu erfassen versucht. Indem diese Autoren die Funktion der Ovarien myomkranker Frauen mit der Abderhaldenschen Methode prüften, fanden sie, daß die Mehrzahl der Myomkranken ihr eigenes Ovarium abbaut. Die Hälfte dieser Frauen baut auch das Ovarium anderer Myomkranker ab. Es liege also eine Dysfunktion vor, die man als Ursache des Myomwachstums ansprechen müsse und die auch für die Sterilität verantwortlich zu machen sei.

Nach Aschner zeigt das Ovar myomkranker Frauen im Vordergrunde das Bild gesteigerter Tätigkeit: verstärkte Blutung, hinausgeschobenes Klimakterium, verstärktes Uteruswachstum. Daneben finden sich nach Aschner auch Züge ovarieller Hypofunktion, nämlich Unfruchtbarkeit und Genitalhypoplasie. Das Vorkommen von Struma, Blutarmut, Herz- und Stoffwechselstörungen deute auf eine Dysfunktion der Drüse hin.

Sippel bestreitet es A. Mayer gegenüber, daß das Ovarium mit Dysfunktion das pathologische Wachstum der Uterusmuskulatur veranlasse und dadurch zur Ursache der Myombildung werde, denn die Myomentwicklung ist auf einzelne Stellen der Muskulatur beschränkt. Es müßte also nach den Anschauungen A. Mayers diese Dysfunktion herdweise ihre Wirkung entfalten, was nicht annehmbar ist. Darum wirke das Ovar nur in der bekannten Weise, nämlich anregend auf die herdweise (aus anderen, unbekannten Ursachen) entstehenden Myome.

Jeder Operateur kennt die sogenannten Myomovarien, die man so häufig bei der Operation zu sehen Gelegenheit hat. R. Schröder sieht in diesen Myomovarien bloß vergrößerte Organe infolge reichlicher, wachsender Follikel, die natürlich auch wieder reichlich atretisch zugrunde gehen. Im übrigen sind die histologischen Befunde die eines gut ernährten Gewebes und die Gefäßveränderungen nicht andere, wie sie die Eireifung und Schwangerschaft nicht nur am Ovar, sondern auch im Uterus erzeugt (sogenannte Gefäßsklerose). Darum lehnt Schröder es ab, aus diesen Befunden „die durch nichts begründete Annahme pathologischer Ovarialhormonsekretion abzulesen".

L. Seitz hingegen betont, daß er in Myomovarien stets auffallend wenig reifende Follikel und besonders wenig Primordialfollikel gefunden hat.

Kraul hat an meiner Klinik diesem Gegenstande und besonders dem Corpus luteum Myomkranker seine Aufmerksamkeit gewidmet, nach dem O. Frankl die auffallend starke Vascularisation in den Ovarien myomkranker Frauen betont hat. Aus seinen Untersuchungen ergibt sich, daß morphologische Besonderheiten der Ovarien als Ausdruck einer pathologischen, vornehmlich die Myomentstehung erzeugenden Hormonbildung nicht gefunden werden können. Gewisse Befunde lassen sich, zum Teil wenigstens, durch die Hyperämie erklären, die ihrerseits durch das Myom zustande kommt.

Forgues und Massabuau haben behauptet, daß bei jugendlichen Myomträgerinnen, die an Blutungen litten, und bei denen die Myome ausgesprochen wuchsen, die Ovarien eine ausgedehnte kleincystische Degeneration und eine Vermehrung der Luteingewebes in den atresierenden Follikeln aufwiesen, während bei alten Frauen, bei denen die Tumoren nicht mehr wuchsen, und bei denen auch gleichzeitig starke Blutungen fehlten, trotz des makroskopischen Eindruckes der kleincystischen Degeneration im mikroskopischen Bilde der Ovarien die Thecaluteinzellen nur in sehr spärlichem Maße vorhanden waren, oder daß sie vollkommen fehlten.

De Rouville und Sappey betonen, daß bei Myomblutungen eine vermehrte Bildung von Luteingewebe erfolgt, das bei Fehlen von Blutungen nur äußerst gering entwickelt sei, ja sie gehen sogar so weit, aus dem histologischen Bilde des Myomovariums erkennen zu wollen, ob die betreffende Myomträgerin geblutet habe oder nicht.

Diese Beobachtungen sind von Clemente (Palermo) nachgeprüft und als nicht stichhaltig erwiesen worden. Er konnte in den Ovarien blutender Myomträgerinnen durchaus nicht immer eine ausgesprochene Follikelatresie mit übermäßiger Bildung von Luteingewebe nachweisen, und ebensowenig konnte er an den Ovarien nichtblutender Myomkranker die von den französischen Autoren angegebenen Befunde erhärten.

Daniel und Bares haben an 36 durch Exstirpation des Uterus einschließlich der Adnexe gewonnenen Präparaten, darunter 18 Myomen, die Eierstöcke bezüglich ihres Gehaltes an Luteingewebe untersucht. Indem sie beide Eierstöcke in dünne Scheiben zerschnitten, die gefundenen Luteinkörper nach Dicke, Länge und Breite ausmaßen, erhielten sie durch Multiplikation dieser drei Dimensionen ihren Luteinindex und aus der Addition aller Luteinindizes das Luteinquantum beider Ovarien. Dieses Luteinquantum schwankte bei den 18 Myomfällen zwischen 18 und 324. Es überstieg 11mal 50. Von den anderen Fällen enthielten überhaupt nur 8 Lutein, davon keiner ein 50 überschreitendes Quantum. Die Autoren nehmen an, daß das Luteinquantum bei Myom größer sei als bei anderen Genitalkrankheiten, und daß wahrscheinlich die Luteinelemente des Eierstockes die Entwicklung und das Wachstum der Myome beeinflussen. — So originell diese Idee zu sein scheint, eine feste Beweiskraft kommt ihr nicht zu, schon deswegen nicht, weil es keineswegs ausgemacht ist, daß selbst ein tatsächlich vorhandener vergrößerter Luteingehalt nicht umgekehrt durch das Myom bedingt oder bloß Ausdruck der besseren Ernährung der Eierstöcke ist. Sind doch, wie wir längst wissen, die Eierstöcke bei Myomen besonders groß.

Man sieht also, daß die Auffassung über die Bedeutung derartig veränderter Eierstöcke für die Geschwulstätiologie eine durchaus verschiedene ist. Allerdings ist die theoretische Vorstellung denkbar, daß der Eierstock auch ohne anatomisch sichtbaren Ausdruck einer Veränderung ein pathologisches Myomhormon liefern könnte. Im Sinne einer zu reichlichen oder abwegigen Hormonbildung wäre offenbar auch die Beobachtung zu deuten, daß oft starke Blutungen der wahrnehmbaren Myomentwicklung vorausgehen, wie wir dies aus der Befragung späterer Myomkranker immer und immer wieder erfahren.

Nach Opitz könnte der Zusammenhang zwischen Eierstocksveränderung und Myomentwicklung in einer allerdings unbekannten, sowohl das Myom wie den Eierstock beeinflussenden ständigen Hyperämie und Lymphstauung gesucht werden. Anhaltspunkte für diese Auffassung sieht Opitz darin, daß man häufig bei Myomen die Lymphbahnen gewaltig ausgedehnt findet, und daß entzündliche Erkrankungen der Gebärmutteranhänge sich schon vor der Myomentwicklung vorfinden. Dem muß aber gleich entgegengehalten werden, daß wohl keineswegs so häufig wie Opitz annimmt, operierte Myome von entzündlichen, offenbar der Myomentwicklung vorangegangenen Adnexerkrankungen Beweisendes erkennen lassen. So manches, was man in dieser Hinsicht beim Bauchschnitte sieht, ist nicht nennenswert und macht eher den Eindruck, daß es sich um sekundäre, durch Anlötung und Verklebung infolge des Myomdruckes hervorgerufene Veränderungen der Adnexe und des Beckenbauchfelles handelt.

Überhaupt kann der Entzündung in der Ätiologie der Myome keine wesentliche Bedeutung beigemessen werden. Schon Gottschalk hat sie ihr abgesprochen und in den Untersuchungen jüngster Myomkeime spricht nichts für Entzündung. Wie W. Schiller richtig bemerkt, müßte man doch Fälle kennen, in denen nach Entfernung der Adnexe bei vorhandenem Uterus oder nach dem Klimakterium sich unter irgendeinem entzündlichen Reize Myome entwickeln. Davon weiß die Klinik nichts. Vielleicht darf man der Entzündung eine unterstützende Rolle zuweisen und kann sie mit der Hyperämie auf eine Stufe stellen.

So bleibt, wenn auch eigenartige anatomische Befunde im Ovarium nicht vorliegen, immerhin die Annahme nicht ganz unbegründet, daß für das Aufkeimen von Myomen doch abwegige Sekretstoffe des Eierstockes in erster Linie maßgebend sind. Die Annahme hormonaler Stoffe, und zwar abnormer Hormone als auslösende Ursache des Myomwachstums scheint mir seit der Beobachtung C. Fleischmanns eine neue Stütze erfahren zu haben.

Bei einer 34jährigen Frau, die seit ihrem 12. Lebensjahre menstruiert war, 6 Jahre später aber die Periode verlor, implantierte Fleischmann je eine Hälfte des rechten und linken Eierstockes, die einer 44jährigen Frau bei der supravaginalen Amputation ihres

Uterus myomatosus entnommen worden waren. Neun Monate nach der Operation sah Fleischmann seine Patientin wieder und fand dicht am linken Horne des Uterus einen kugeligen walnußgroßen, derben Tumor, ein Myom. Naturgemäß wirft er die Frage auf, ob die von dem implantierten Ovarium auf die Empfängerin übergehenden Hormone mit den anatomischen und funktionellen Veränderungen des Genitales der Empfängerin in ursächlichem Zusammenhange stehe. Der Fall, der allerdings bisher vereinzelt geblieben ist, spricht mit Wahrscheinlichkeit dafür, daß ein abnorme Stoffe absonderndes Ovar, das Myomovar, imstande wäre, allenfalls auch auf den normalen Uterus im Sinne einer Myombildung einzuwirken. Fleischmanns Beobachtung ist auch für Schiller, der sich jüngstens mit dem Ursprunge der Myome eingehend beschäftigt hat, sozusagen ein Experimentalbeweis, da uns geeignete Versuchstiere fehlen, bei denen wir künstlich Myome erzeugen könnten.

Schiller hat gezeigt, daß die ursprünglich als ausschließliche Eigentümlichkeit der Neurinome gehaltene Kernband- oder Pallisadenstellung beim Myom nichts seltenes ist. Es ist ihm gelungen, in einzelnen Fällen die Entstehung und Weiterentwicklung solcher Kernbänder zu verfolgen, die ihren Ausgang von jungen, entlang dickwandiger kleiner Gefäße verteilten Myoblasten nehmen. Peripherwärts von diesen Gefäßen wachsen die Myoblasten zu jungen glatten Muskelzellen aus, wobei die regelmäßige Anordnung verlorengeht, so daß aus dem Kernbande ein Bündel junger Muskelzellen entsteht. Aus solchen Bündeln, die Myomkeimen entsprechen, entwickeln sich später die Myome. Natürlich ist auch bei dieser Auffassung der Histogenese die Grundfrage, warum eben die ersten Myoblasten entstehen, nicht gelöst. Sie könnten entweder eingeschlossene, in ihrer Differenzierung gehemmte embryonale Keime gemäß der Cohnheimschen Theorie sein, oder aber es könnte sich bei ihnen um physiologische Indifferenzzonen im Sinne von Kohn und Schapper handeln. Wenn nun, wie Schiller ausführt, die Myoblasten pathologische Indifferenzzonen sind, dann würde das pathologische Moment nicht im Ovarium liegen, sondern in diesen Indifferenzzonen. Dann müßten aber mit dem Beginne der ovariellen Tätigkeit auch die Myome entstehen, weil die Indifferenzzonen auf jeden Fall durch den Reiz des geschlechtsreifen Ovariums wuchern müßten. Dies ist aber nicht der Fall. Und deswegen, so meint Schiller, ist es richtiger, nicht in den Indifferenzzonen, sondern in den Ovarien, deren krankhafte Hormone die Myomkeime zur Entwicklung bringen, das Pathologische zu suchen. Für diese Auffassung scheint ihm gerade der angezogene Fall Fleischmanns beweisend zu sein. Denn hätte sich im Falle Fleischmanns das Myom unter dem Einflusse normaler Ovarialtätigkeit aus einem versprengten embryonalen Keime entwickelt, dann hätte man billigerweise seine Entstehung in den Jahren erwarten dürfen, in denen die Frau regelmäßig menstruiert war. Da es aber erst auftrat, nachdem ein Myomovar implantiert worden war, so spricht dies wohl für die Bedeutung eines pathologischen Ovariums als auslösender Ursache einer Myomanlage. — Dieser Auffassung hat sich auch Frankl, namentlich hinsichtlich orthotoper indifferenter Zellelemente als Ausgangspunkt der Geschwulstbildung im wesentlichen angeschlossen.

In diesem Zusammenhange scheint mir auch der Einfluß der Unterernährung mit ihren Folgen auf die Tätigkeit des Ovariums und damit wieder auf die Fortentwicklung der Myome nicht ohne Bedeutung. Der Krieg mit seiner Hungerperiode hat mir dies deutlich gezeigt. Ich selbst habe eine Frau beobachtet, die sich mir vor dem Kriege mit einem überfaustgroßen, mehrere Myome tragenden Uterus vorstellte. Eine Notwendigkeit, sie zu operieren, lag damals nicht vor. Ich habe gestaunt, als ich die Frau in den letzten Kriegsjahren mit normal großem Uterus und kaum tastbaren Myomknötchen wiedersah und das unter dem Einflusse einer langdauernden Amenorrhöe! Die Frau hat dann gleichsam die Probe auf das Exempel gemacht, indem sie im Jahre 1925 gut genährt und regelmäßig menstruiert, nunmehr mit einem Uterus myomatosus zu mir kam, der das kleine Becken ausfüllte und teilweise ins große Becken hinaufreichte. Diese Beobachtung zeigt die weitgehende Abhängigkeit des Myomwachstums vom Zustande des Eierstockes, ohne daß sie aber deswegen einwandfrei das Vorhandensein von Ovarialhormonen, die auf das Wachstum von Myomen einen Einfluß nehmen, beweisen würde.

Es ist begreiflich, daß die Bedeutung der

Konstitution

für Entstehung und Entwicklung von Myomen mit der Einführung bzw. mit der Wiederbelebung des Konstitutionsbegriffs in die Medizin überhaupt auch zur Klärung der dunklen Ätiologie der Myome mit Vorliebe herangezogen wird.

Niemand wird leugnen, daß die Veranlagung des Menschen für die Entwicklung bestimmter Krankheiten und ganz besonders für die Entstehung von Geschwülsten richtunggebend sein kann. Aber hat man seinerzeit die Konstitutionspathologie unterschätzt, so schlägt das Pendel wohl auch in unserem Fache heute entschieden nach der anderen Seite aus. Der Boden, auf dem wir uns bewegen, ist zu unsicher, als daß er für die Myomätiologie wirklich tragfähige Grundlagen schaffen könnte. Freilich ist viel beschäftigten Frauenärzten schon zu einer Zeit, als man Konstitutionspathologie noch nicht mit so viel Eifer und Betonung trieb wie heute, an den Myomträgerinnen manches aufgefallen, was man jetzt unter diesen Begriff bringt. Man weiß, daß unter myomkranken Frauen sich verhältnismäßig nicht selten gut genährte, ja fettleibige finden. Ferner ist von manchen Schriftstellern betont worden, daß Frauen in besseren Verhältnissen öfter Myome bekommen als unsere arme Bevölkerung, eine Feststellung, der ich aber nicht unbedingt beipflichten möchte.

Hansemann u. a. haben auch dartun können, daß in manchen Menschenrassen eine gewisse Bereitschaft zum Myom liegt. So wird angeführt, daß das Myom die jüdische Rasse bevorzuge (Menge), bei der sich das Carcinom auffallend selten findet. Dasselbe beobachtet Theilhaber, nach dem der Hundertsatz der jüdischen Rasse beim Carcinom 0,75%, beim Myom dagegen 19% beträgt. — Ebenso wird das häufige Vorkommen von Muskelgeschwülsten bei Negerinnen und Mulattinnen hervorgehoben. Sie erkranken auch in frühen Lebensaltern daran. Miller (New Orleans) glaubt neunmal so viele Myome bei farbigen als bei weißen Kranken zu finden, eine Feststellung, die aber sogleich an Wert verliert, wenn man hört, daß in dem Charity Hospital fast alle an Farbigen auszuführenden Operationen Aufnahme finden, während Weiße auch anderwärts behandelt werden.

Aschner meint, man könne — allerdings weitaus nicht in allen Fällen — von einem Myomhabitus sprechen. Etwa die Hälfte aller Myomträgerinnen ist nach ihm durch einen gedrungenen, breitknochigen, fettleibigen, vollsaftigen Körperbau ausgezeichnet. — Runge hat seine Eindrücke über Myomkranke dahin zusammengefaßt, daß er sagt: „Oft sind es vollsaftige, gut genährte Individuen, denen körperliche Arbeit mangelt, die mit Myomen behaftet sind." — Auch von Hofmeier, Theilhaber u. a. wird der gute Ernährungszustand vieler Myomträgerinnen gegenüber den von Carcinom befallenen Frauen hervorgehoben.

Albrecht, der mit Recht für die Anwendung des Konstitutionsbegriffes in derartigen Fragen schärfste Kritik fordert, hebt hervor, daß in mehr als der Hälfte seiner Fälle die Myompatientinnen sowohl nach Körpergewicht als nach Körperverfassung keine Zeichen einer abwegigen Konstitution zeigten, und daß hyperplastische und hypoplastische Konstitution ungefähr im gleichen Verhältnis an der Myomkrankheit beteiligt war.

Von allgemeinen Konstitutionsanomalien mißt H. Freund der Chlorose, der Hämophilie, der Rachitis, der Tuberkulose und dem Infantilismus eine Bedeutung bei. Daneben legt er Wert auf mangelhaft ausgebildete und unterentwickelte Uteri, über die noch besonders zu reden sein wird. Dieser Autor fand unter 300 Myomfällen 21 mal Zeichen von allgemeinem und 15 mal Zeichen von partiellem Infantilismus. Mit Recht bemerkt hierzu Kermauner, daß dieses verhältnismäßig spärliche Vorkommen der von Freund so betonten Konstitutionsanomalie den Wert dieser Feststellung beträchtlich einschränke.

Untersuchungen an der lebenden Frau allein sind nicht geeignet, die Bedeutung konstitutioneller Abwegigkeiten für die Entstehung des Myoms wirklich kritisch erkennen zu lassen. Eher darf man von den Befunden am Leichentische in einschlägigen Fällen etwas mehr Aufschluß erwarten. Jüngst hat Pape aus Bartels pathologischen Institute, dem wir ja in der Konstitutionsforschung vieles verdanken, über die allgemeinen konstitutionellen Verhältnisse beim Myom auf Grund von Leichenbefunden (71 Myome auf 417 Obduktionen) berichtet. Seine Untersuchungen sind, wenn sie auch an verhältnismäßig kleinen Zahlen gewonnen wurden, doch immerhin belangvoll. Sie heben die Neigung Myomkranker zur Adipositas und eine ausgesprochene Veranlagung der Myomträgerinnen zu Atherosklerose und Gallensteinbildung hervor. Zahlenmäßig wird festgestellt, daß gehäufte Bildungsfehler und ferner das Zusammentreffen von Tumor und Bildungsfehler sich bei Myomkranken häufiger findet als bei anderen Frauen. Weiter wird ausgeführt, daß Myom und Tuberkulose sich nur selten miteinander vergesellschaften, ja die Tuberkulose ist bei Myomkranken nicht einmal halb so oft die Todesursache wie bei anderen Frauen.

Brandess fand in der Tübinger Klinik unter 36 genitalen Hemmungsmißbildungen zwei mit Myom vergesellschaftete, davon eines mit Tuberkulose zusammen. — Von italienischer Seite sind kasuistische Mitteilungen über Tuberkulose in Myomen in neuester Zeit erschienen (Spirito, Calzavara).

Wenn auch die Myome nach Papes Untersuchungen zu den häufigsten Befunden gehören (im Durchschnitte bei jeder 6. Frau), ebenso wie die Adenome der Thyreoidea, so vermag der Autor doch nicht der Schilddrüse eine hervorragende Rolle in der Myomätiologie zuzuweisen. Ebensowenig findet Pape die von H. W. Freund angenommene Unterentwicklung des Uterus in seinen Untersuchungen.

Diese Feststellungen vom Leichentische sind uns willkommene Ergänzung zu den an der Lebenden abgeleiteten Anschauungen in betreff der Veranlagung zur Myomkrankheit. Im Hinblick auf sie verlieren manche Feststellungen der Klinik, namentlich bezüglich des Zusammenspiels endokriner Organe als für die Myomentwicklung richtunggebend an Bedeutung.

Gerade dem Kropfe hat man von verschiedenen Seiten einen wesentlichen Einfluß auf das Myom zugeschrieben. E. Ullmann (Wien) hat berichtet, daß er bei vielen Frauen mit Myom eine deutliche Vergrößerung der Schilddrüse — Struma parenchymatosa oder Kolloidstruma — nachweisen konnte. In einem Falle war er unschlüssig, ob zuerst der Kropf oder das Myom operationsbedürftig sei. Da die Patientin an Blutungen litt, entschloß er sich zur Myotomie und erlebte zu seiner Überraschung nach dieser Operation eine auffallende Verkleinerung der Struma. In dieser Anschauung wird er auch nicht nur durch weitere eigene, sondern auch durch Segonds Beobachtungen unterstützt. Auch Fraenkel betont die Vergesellschaftung von Myom mit „Hypertrophie anderer innerer Organe", während Novak und v. Graff sie leugnen. Paroli hält die Hyperfunktion der Thyreoidea und die Myombildung für koordinierte Symptome einer übergeordneten Funktionsstörung, und zwar wahrscheinlich von seiten des Eierstockes. Albrecht hat durch Hofmiller am Sektionsmaterial Münchens feststellen lassen, daß die Myomträgerinnen in 51% Veränderungen der Schilddrüse und in 30% Veränderungen der Ovarien zeigten.

Es sind auch Zusammenhänge zwischen Myom und Hypophyse, Mamma und Epiphyse angenommen worden. Daß sie nicht klar erforscht sind, liegt in der Natur der Dinge.

Castaño will schon in der Pubertät sichere Zeichen einer Fibromatose bei dysmenorrhoischen Mädchen unter dem Bilde des Hypothyreoidismus, des Hyperovarismus und des Hypopituitarismus gefunden haben.

Hofbauer hat durch Bestrahlung der Hypophyse Rückgang von Myomen beobachtet. Er zieht daraus den Schluß, daß die Myome auf eine Dysfunktion des Hypophysenvorderlappens und der basalen vegetativen Zentren zurückzuführen sind. Theoretische Stützen für diese Anschauung sind für Hofbauer die bekannten regressiven Veränderungen am Genitalapparate des erwachsenen Tieres nach Ausschaltung des Vorderlappens der Hypophyse, bzw. Schädigung des Zwischenhirns, und weiter die klinischen Erkenntnisse bezüglich der Akromegalie und der Dystrophia adiposogenitalis, denen ja Erkrankungen des Hypophysenvorderlappens, bzw. Veränderungen der vegetativen Zonen am Boden des dritten Ventrikels zugrunde liegen. Jedenfalls liegen die Dinge, so einfach sie sich auch theoretisch erklären lassen mögen, in Wirklichkeit recht kompliziert, und wir sind noch weit entfernt, die Zusammenhänge der einzelnen endokrinen Organe hinsichtlich ihres etwaigen Anteiles an der Entstehung der Myome auch nur einigermaßen sicher zu erkennen.

In die Gruppe der Veranlagung zum Myom reiht sich auch hinsichtlich der Ätiologie die Frage der

Vererbung

naturgemäß ein.

Albrecht betont, daß eingehende Familienforschung und Feststellung des Erbganges notwendig sei, um das familiäre Auftreten von Myomen sicher beweisen zu können. Trotzdem kann es als gesichert gelten, daß es Myomfamilien gibt. Von solchen haben Veit, Hofmeier, Opitz, Engelmann, Konrad, Gottschalk und viele andere berichtet, und ich selbst habe Gelegenheit gehabt, solche Fälle zu beobachten.

Besonders dann, wenn zwei, drei, ja mehr Verwandte schon in jungen Jahren vom Myom befallen werden, wenn die Beschwerden frühzeitig einsetzen, so ist dies doch zu auffallend, als daß die Erklärung, das Myom sei eben eine häufige Erkrankung und befalle deswegen auch ohne erbliche Belastung mehrere Familienmitglieder gleichzeitig, befriedigen könnte. Hamilton fand in einer Familie bei sechs Mitgliedern Myom, Lawrie sogar bei sechs Schwestern. Eversmann berichtet über ein 25jähriges Mädchen mit einem kindskopfgroßen, vielknolligen Myom, von dessen drei Schwestern bereits zwei im jugendlichen Alter wegen Myom operiert wurden, während bei der vierten 36jährigen Schwester und der jenseits des Wechsels befindlichen Mutter kein Myom nachweisbar war. Merlini bringt zur Frage der Vererbbarkeit einige Beispiele und führte drei Schwestern an, bei denen im 39. und 40. Lebensjahre das Myom auftrat, sowie einen anderen Fall, in dem sechs Verwandte ersten und zweiten Grades an Myom, bzw. Ovarialcystom litten. Der Autor weist darauf hin, daß die Heredität der Tumordisposition häufig derart ist, daß in der ersten Generation Myome, in der zweiten Cystome, in der dritten Carcinome auftreten, eine Behauptung, deren Stichhaltigkeit mehr als fraglich erscheint. Auch Stammbäume von Myomfamilien sind veröffentlicht worden, darunter sogar einer Familie mit eineiigen Zwillingen, die Myomträgerinnen waren (Spannacki).

Veit hat angeführt, daß die erbliche Anlage jedenfalls belangvoll ist. Er will sie ähnlich einer anatomisch nachweisbaren Anfälligkeit auffassen. Mit ihm müßte man annehmen, daß besonders reichliche oder an besonders günstigen Punkten kongenital abgesprengte Keime ihrer Erweckung durch die uns allerdings unbekannten Reize in derartigen Fällen harren.

Weiter wird für die Entwicklung von Myomen eine

mangelhafte Anlage der Gebärmutter bzw. eine Mißbildung

derselben ursächlich angeschuldigt. Von den verschiedensten Seiten ist darauf hingewiesen worden, daß bei gedoppeltem Genitalkanale besonders leicht Geschwulstbildung auftritt (Veit, Pick, Landau, Heinrizius u. a.). Gewiß sieht man gelegentlich Fälle, in denen ein mißbildeter Uterus Myome aufweist.

Aus meiner Klinik hat vor kurzem Kraul einen Fall mitgeteilt, in dem die Geburt bei Uterus bicornis unicollis durch ein gleichzeitig bestehendes Myom Schwierigkeiten machte.

Es ist nur begreiflich, daß eine Reihe namhafter Schriftsteller in Ermangelung anderer greifbarer Ursachen gerade auf Grund der Erfahrung von Uterusverbildung und Myom in einer abnormen Anlage der Gebärmutter die Ursache für die Myomentwicklung sucht. Besonders Hermann Freund ist diesen Gedankengängen in Anlehnung an W. A. Freund mit Nachdruck gefolgt. Nach seiner Anschauung entstehen Kugelmyome aus Anschwellungen der Muskelfasern und Muskelbündel, die mit der normalen Uterusmuskulatur durch einen Stiel verbunden sind, wahrscheinlich infolge irgendeines Reizzustandes. Epitheleinschlüsse, Drüsen, cytogenes Gewebe sind öfter nachgewiesen worden und werden als Irritamente aufgefaßt. Soviel zur Histogenese nach H. Freund. Zur Klärung der Ätiologiefrage führt dieser Autor mangelhaft entwickelte und mißbildete Uteri ins Treffen. Er beruft sich auf eigene Beobachtungen und Zusammenstellungen der früheren Literatur. Zusammen mit den von Josephsohn aus dem älteren Schrifttume gesammelten Fällen von Myom und Mißbildung findet er im Jahre 1917 nicht weniger als 84 ausgesprochene Mißbildungen der Urogenitalorgane vergesellschaftet mit Uterusmyom beschrieben. Diese verhältnismäßig große Zahl schließt es nach Freund aus, von einem zufälligen Zusammentreffen von Myom und Mißbildung zu sprechen. Er meint, daß der mangelhaft entwickelte oder mißbildete Uterus jene Schwäche der Uteruswand im Sinne Virchows aufweise, die bei krankhaften Irritationen in Erscheinung tritt.

Die Anschauungen Hermann Freunds sind nicht unwidersprochen geblieben. Unter anderem hat Benthin unter 912 exstirpierten Uteri nur zwei Mißbildungen beobachtet. Noch mehr aber fällt ins Gewicht, daß derselbe Autor unter 24 Fällen von gedoppeltem Uterus nur zweimal Myom sah. Freund selbst hat ursprünglich unter 300 Myomfällen nur viermal Uterus duplex feststellen können.

Trotzdem liegt in dem Hinweise auf mangelhaft entwickelte und mißbildete Uteri als geschwulstbereite Organe ganz gewiß ein wahrer Kern. Für einzelne Fälle mag sogar die Deutung die richtige sein. Aber diese Erklärung kann bei der so allgemein verbreiteten Myombereitschaft und bei dem verhältnismäßig seltenen Vorkommen von Verdopplungen des Genitalkanales nicht auf allgemeine Geltung Anspruch machen.

Ihrer Originalität halber sei die ätiologische Erklärung v. Otts über die Entstehung des Uterusmyoms angeführt: Auf Grund von Beobachtungen ein und derselben Kranken während vieler Jahre glaubt Ott, bei Frauen mit Dysmenorrhöe und Sterilität und, entsprechend diesen funktionellen Störungen, bei infantiler Cervix und Hyperanteflexio der Gebärmutter sehr oft die Entwicklung von Fibromyomen von ganz kleinen Knoten bis zu umfangreichen Geschwülsten verfolgt zu haben. Diese Form des Uterus bewirkt nach v. Ott eine Stauungshyperämie, unter derem Einflusse endlich die Myome sich bilden.

Schon vor 20 Jahren hat Bartel in seinen Untersuchungen über die hypoplastische Konstitution darauf hingewiesen, daß man des öfteren bei diesem Typus als Nebenbefund Myome sieht. Bucura hat wenige Jahre später an der Hand eines einschlägigen Falles (Uterus myomatosus hypoplasticus mit Achsendrehung) angeregt, dem Einflusse der hypoplastischen Konstitution auf das Myom nachzugehen. Seither sind eine Reihe von Jahren verflossen. Es ist viel geforscht und noch mehr geschrieben worden, und trotzdem können die Erkenntnisse, die wir zu diesem Gegenstande gewonnen haben, in die Feststellungen zusammengefaßt werden, die Pape aus Bartels Schule im Jahre 1925 gemacht hat, und die ich bereits erwähnt habe. Daß wir aus diesen Befunden aber einen bedeutenden Fortschritt in der Klärung der dunklen Ätiologiefrage gewonnen haben, möchten wir nicht unterschreiben. Vielleicht urteilen wir recht, wenn wir sagen, eine abwegige Konstitution findet sich nicht selten bei Myomträgerinnen, eine Feststellung, die wir eine recht bescheidene nennen müssen, und die uns nicht viel weiter bringt.

Daß man das Auftreten der Myome auch in Zusammenhang mit der

syphilitischen Infektion

gebracht hat, ist bekannt. Prochownik hat in der Lues die Ursache für die Myome erblickt, ohne daß er indes aus seinem Materiale irgendwie Überzeugendes hätte beibringen können, wie dies schon von Veit betont worden ist. Auch die Annahme Castaños, der Ursprung der Myome liege in einer „Lues hereditaria dystrophica", ist nicht zu halten. Wenn der Autor unter 300 Myomfällen in 65% positive Wassermannsche Reaktion und 100mal in der Anamnese (?) Erbsyphilis findet, so muß man deswegen noch lange keinen ätiologischen Zusammenhang zwischen diesen beiden Krankheiten erschließen, um so weniger, als die eine wie die andere ungemein häufig vorkommen und daher auch häufig miteinander vergesellschaftet gefunden werden. Merkwürdig ist, daß Castaño trotz angeblich 100% sicherer Luesantezedentien bei der antiluetischen Behandlung keinen Rückgang der Tumoren sah.

Nur der Vollständigkeit halber sei erwähnt, daß auch andere Parasiten, wie Amöben und Kokken, allen Ernstes ursächlich für die Myombildung angeschuldigt wurden.

Als Veit an dieser Stelle seines Handbuches die Ätiologie abgehandelt hat, stand er und mit ihm viele seiner Zeitgenossen lebhaft unter dem Eindrucke der von Recklinghausen bei Adenomyosis erhobenen Befunde. Wie die Dinge damals lagen, durfte man auf Grund dieser Forschungen auch für die Ätiologie des Myoms auf neue Erkenntnisse hoffen. Die Folgezeit hat anders entschieden. Heute stehen wir mehr denn je unter dem Eindrucke von der Bedeutung des Ovariums für Entwicklung und Wachstum der Myome. Es will mir scheinen, als wäre in dieser Richtung unsere Wissenschaft einen, wenn auch kleinen Schritt vorwärts gekommen. Weiter haben uns die letzten Jahre auch gezeigt, daß einer abwegigen Konstitution eine gewisse, freilich vielfach überschätzte Bedeutung nicht abzusprechen ist, eine Erkenntnis, die früher mehr gefühlsmäßig vorhanden war, heute aber pathologisch-anatomisch und klinisch zum Teile wenigstens gestützt ist. Der Schleier, der über dem Ursprunge der Myome liegt, ist aber keineswegs gelüftet. Und wenn Veit seine Erörterungen über die Ätiologie des Myoms vor nunmehr 20 Jahren in ein aufrichtiges „Non liquet" ausklingen lassen mußte, so geht es auch unserer Generation nicht besser. Auf Schritt und Tritt wird der Kliniker das Gefühl nicht los, daß die Beiträge, die er zur Ätiologie der Myome beibringt, zu viel Unsicheres an sich haben, als daß aus ihnen die volle Klarheit kommen könnte. Und darum ist es kein Wunder, wenn man letzten Endes wieder zur Theorie zurückfindet. Gerade dann, wenn man die aus der Klinik gewonnenen ätiologischen Stützpunkte auf ihren wahren Kern kritisch zu prüfen hat, kommt man unwillkürlich dazu, mit Borst anzunehmen, daß in der Geschwulstlehre überhaupt die Frage nach der Bedeutung exogener Reize oder Schädigungen eine untergeordnete ist, und daß vielmehr das Wesen der Geschwulstbildung überhaupt und so auch der Myome in einer primären Veränderung der Zelle zu suchen ist, die sich freilich heute noch unserer Erkenntnis verschließt. Damit kommen die cellulären Theorien der Geschwulstlehre im engeren Sinne zu ihrem Rechte.

II. Symptomatologie.

Die Vielgestaltigkeit der Erscheinungen, welche die Myome erzeugen, äußert sich auch in den Symptomen. Im großen und ganzen finden sich gewisse Symptomgruppen oft ganz prägnant ausgesprochen, doch gibt es selbst recht große, bis über den Nabel reichende ja sogar das Becken ausfüllende Myome, die ihren Trägerinnen so wenig Beschwerden verursachen, daß sie höchst überrascht sind, wenn man ihnen die Mitteilung macht, sie litten an einer Geschwulst. Entsprechend der Tatsache, daß Myome nur ganz ausnahmsweise vor dem zwanzigsten Jahre vorkommen und entsprechend dem gleichartigen Bau mit der Uteruswand, ferner der Abhängigkeit der verschiedenen ovariellen Phasen, machen die Myome die hauptsächlichsten Erscheinungen während der Zeit der Geschlechtsreife. Nach der Klimax nehmen die Erscheinungen in der Regel ab, doch können auch dann noch immer Gefahren entstehen durch regressive Veränderungen der Tumoren und durch maligne

Degeneration. Auch findet, wenn auch nicht häufig, nach der Klimax Wachstum der Geschwülste statt.

Kann man wohl annehmen, daß die Symptome nach dem Sitze der Geschwulst unterschiedliche seien, hat man beispielsweise bei den subserösen Myomen mit der Raumbeengung entzündliche Zustände, bei den interstitiellen, ganz besonders aber bei den submukösen das Hervortreten der Blutung nicht mit Unrecht als Haupterscheinung beschrieben, so lassen sich doch die Symptome nach diesem Einteilungsgrunde nicht gruppieren. Es hat dies auch keinen praktischen Wert für die überwiegende Zahl der Fälle, in denen mehrere, verschieden situierte Myome vorkommen, ganz abgesehen davon, daß sich ja oft der Sitz der Geschwulst gar nicht bestimmen läßt.

Soferne die Myome überhaupt Beschwerden machen, sind die wichtigsten Blutungen, Raumbeschränkung und Schmerzen.

Wenn es auch Myome des Uterus gibt, welche keine

Blutungen

machen, und das betrifft natürlich die subserösen in erster Linie, obwohl solche auch bei diesen durch Zirkulationsstörungen vorkommen, so ist doch zumeist die Blutung das am meisten hervorstechende und am meisten gefürchtete Symptom.

Am häufigsten treten diese Blutungen in Form der Verstärkung der Menstruation auf. Dieselbe wird längerdauernd, sie erreicht auf ihrer Akme oft einen hohen Grad, es entleeren sich tagelang große Mengen flüssigen Blutes oder es gehen, oft unter wehenartigen Schmerzen, ein andermal ohne diese, größere oder geringere Mengen von Blutgerinnseln ab. Dieses Gerinnsel entleert sich hauptsächlich beim Aufstehen, beim Urinieren, beim Stuhlgang, während es in liegender Stellung der Kranken oft die ganze Scheide ausfüllt. Das eine Mal gewinnt die Blutung rasch einen hohen Grad, um nach kurzer Zeit wieder abzufallen, während in anderen Fällen dieselbe, wenn auch im Momente weniger heftig, lange Zeit andauert.

Oft genug findet sich eine permanente Blutung von einer Menstruation zur anderen und darüber, so daß der typische Charakter derselben ganz verwischt werden kann. Gerade diese lang andauernden, wenn auch öfter durch kurze Pausen unterbrochenen Blutungen, führen ebenso zu hohen Graden von Anämie, die um so vorsichtiger zu beurteilen sind, als die Kranken diesen weniger Bedeutung beizulegen pflegen und sie unvermerkt in einen bedenklichen Zustand hineingleiten.

Seltener finden sich bei Myomen atypische Blutungen, welche immer den Verdacht auf maligne Degeneration erregen, häufig genug aber auch bei solchen Myomen zu finden sind, welche sich stärker gegen die Uterushöhle vordrängen oder sich zu Polypen abstielen. Ganz besonders heftig wirkt der Blutverlust, wenn ein Teil der Geschwulst oder auch die ganze durch den Muttermund hervorgedrängt und dann von demselben eingeschnürt wird, wodurch eine hochgradige passive Hyperämie in dem Tumor entsteht. Diese Myomblutungen finden das eine Mal ohne jeden Schmerz, das andere Mal, und gerade in den genannten Fällen, häufig unter wehenartigen Schmerzen statt, welche im Momente der Ausstoßung aus dem Uterus den höchsten Grad erreichen, um mit der Passage des Muttermundes plötzlich nachzulassen. Sie sind fast immer eingeleitet und auch gefolgt von dem Abgange einer fleischwasserähnlichen Flüssigkeit, welche oft in großen Quantitäten ausgeschieden wird und die Kranke aufs äußerste belästigen kann.

Fehlen stärkere Blutungen fast nie, so ist doch ein tödlicher Ausgang während der Blutungen selbst ungemein selten, wohl aber führen sie bei längerer Dauer zu schwerer und schwerster Anämie, so daß die oft noch recht fettleibigen Kranken ein wachsbleiches Aussehen haben.

B. Herzfeld (Riga) will bei myomkranken Frauen eine charakteristische Facies beobachtet haben, die sich zunächst in einer typisch runden Form des Gesichtes äußere, hervorgerufen durch Fettanhäufung im Unterhautzellgewebe. Hinsichtlich der Farbe des Gesichtes unterscheidet er eine hyperämische und anämische Form. Die hyperämische Form erinnert an das Gesicht, wie man es bei Stauung sieht (nicht vollkommen suffizientes Herz). Bei stark ausgebluteten Frauen findet sich die andere Gesichtsfarbe, nämlich die anämische.

Das Blut der letzteren wird hydrämisch, es stellen sich Ödeme und alle die bekannten konsekutiven Organveränderungen ein, von denen noch die Rede sein wird. Gemeinhin steigern sich diese Blutungen mit dem Wachstume der Myome, welches ja gewöhnlich bis zur Klimax andauert.

Es ist allgemein bekannt, daß Myomträgerinnen später die Menopause erreichen als gesunde Frauen (Gebhardt u. a.).

Troell hat gefunden, daß die Menopause eintrat: vor dem Alter von 40 Jahren bei keiner Myompatientin, bei 4,6% Nichtmyompatientinnen; nach dem Alter von 50 Jahren bei 42,9% Myompatientinnen, bei 33,7% Nichtmyompatientinnen; nach dem Alter von 55 Jahren bei 19,05% Myompatientinnen, bei 0,9% Nichtmyompatientinnen.

Es erleidet jedoch die Regel, daß die Menopause bei Myomträgerinnen um 5, ja 0 Jahre hinausgeschoben ist, so manche Ausnahme, indem wahrscheinlich durch eine Verschiebung des Tumors in der Wand und durch Atrophie der Schleimhaut die Blutungen in manchen Fällen auch schon vor dem Eintritte des Wechsels geringer werden. Da das Myom von der Tätigkeit des Eierstockes abhängig ist, so müssen wir uns vorstellen, daß bei Myomträgerinnen mit hinausgeschobener Menopause die Tätigkeit des Ovariums eben eine erhöhte und längerdauernde ist.

In diesem Zusammenhange sei auch darauf hingewiesen, daß man bei myomkranken Frauen auch ein frühes Einsetzen der Menarche beobachtet haben will. Aus dem Vergleiche der Myomkranken, die Troell beobachtet hat, mit denen, die Essen-Möller ebenfalls in Schweden gesehen hat, kam Troell über den Eintritt der Menarche zu Zahlen, die zeigen, daß im allgemeinen kein früherer Beginn der Periode bei myomerkrankten Frauen feststellbar ist. Diejenigen Frauen aber, die schon vor dem 35. Lebensjahre als myomkrank erkannt wurden, weisen einen ziemlich frühen Beginn der Regelblutung auf. Es waren nämlich unter 39 solchen Frauen bei Troell 53,9% schon vor dem 16. Jahre, 46,1% zwischen dem 16. und 20. Jahre und 0% vom 21. Jahre an zum ersten Male menstruiert.

Wichtig ist es, nach den Symptomen den Grad der Anämie zu beurteilen. Auch hier beobachtet man häufig, daß die Kranken den starken und langdauernden Blutverlust scheinbar schadlos ertragen, bis eine einzige, vielleicht nicht einmal übermäßig starke Blutung plötzlich alle Schrecken der schweren akuten Anämie offenbart. Wenn auch hier im ganzen die Verwendung des Sahlischen Hämometers verwertbare Resultate gibt, so läßt sich doch nicht immer Sicheres schließen, weil die eine Kranke einen geringeren Hämoglobingehalt besser verträgt als die andere. Immerhin ist ein Hämoglobingehalt von 30 und dar unter — und wir haben solche bis 10 gesehen — als ein bedenklich geringer zu bezeichnen. Demgemäß muß auf alle Symptome, welche die Blutung begleiten, sorgfältig geachtet werden. Wesentlich beunruhigender ist es natürlich, wenn andere Störungen, wie Ödeme, Thrombosen, Herz- und Atembeschwerden, amyloide Degeneration usw. auftreten.

In der Tat verdient ja die sorgfältige Beobachtung gerade des Herzzustandes der Myomkranken unsere vollste Aufmerksamkeit, denn so und so oft steht der Zustand des Herzens mit im Vordergrunde der Symptome bei myomkranken Frauen. Darum ist es begreiflich, daß auf die Erforschung etwaiger Zusammenhänge zwischen

Myom und Herz

viele Mühe aufgewendet worden ist.

Als die operative Ära sich mit Erfolg des Myoms zu bemächtigen begann, eine Zeit, die rund 40 Jahre zurückliegt, ist es schon damals den Operateuren aufgefallen, daß sich nach Myomoperationen oder noch im Verlaufe der Operation, schon nach kurzdauernder Narkose, gelegentlich Todesfälle ereignen, die mangels eines anderen Obduktionsbefundes ursächlich auf ein Versagen des Herzens zurückzuführen sind.

Nachdem schon in den 80er Jahren Hofmeier und Fehling auf die Bedeutung der Herzkrankheiten bei Myomträgerinnen und auf die Beziehungen zwischen Myom und Herz hingewiesen hatten, haben im Jahre 1898 Strassmann und Lehmann zum ersten Male in ihrer Arbeit „Zur Pathologie der Myomerkrankung" die Frage des Zusammentreffens von Myom und Herzkrankheiten systematisch behandelt. Die Autoren fanden in 71 Fällen der Charité-Frauenklinik Myome, bei denen in 40,8% anatomische Veränderungen des Herzens nachgewiesen werden konnten. Sie kamen zu dem Schlusse, daß die Herz-Gefäßveränderungen nicht allein mit der Blutung und Tumorgröße im Zusammenhange stünden, vielmehr als Ursache der Herzveränderungen eine mit vasomotorischen Vorgängen zusammenhängende Erkrankung anzunehmen sei, welche ihrerseits sowohl die Herzstörungen als auch die Myombildung kausal verursache.

Nach dieser Arbeit ist das Interesse an der Frage des Zusammenhanges zwischen Myom und Herzkrankheit bis heute nicht mehr erlahmt und zahlreiche pathologisch-anatomische und klinische Untersuchungen haben der Klärung dieser Zusammenhänge gegolten. Nachdem Winter bereits im Jahre 1905 unter Bewertung der Literatur und Mitteilung seiner eigenen Fälle ein spezifisches Myomherz in eingehender Kritik abgelehnt hatte, ist es unsere Aufgabe, unter Heranziehung der inzwischen gelieferten weiteren Beiträge neuerdings zu prüfen, ob die Annahme eines spezifischen Myomherzens zu Recht bestehe oder nicht.

Mit Recht bezeichnet Winter die pathologisch-anatomischen Arbeiten zu diesem Gegenstande als jene, die uns in der Klärung dieser Frage am weitesten bringen. Schlägels, Panzers, Mac Glimms, Garkischs Befunde und die pathologisch-anatomischen Untersuchungen von Neu und Wolff haben aber die Frage nicht restlos zu lösen vermocht; zumal die Untersuchungen sich zum Teile nur auf das makroskopische Verhalten des Herzmuskels erstrecken, zum anderen Teile aber die Klinik der betreffenden Fälle nicht mitberücksichtigt und so ein Vergleich zwischen Klinik und Obduktionsbefund keineswegs immer ermöglicht ist. Immerhin sind als sichere Befunde am Herzen **Lipomatosis, Myofibrosis, braune Atrophie und fettige Degeneration des Herzfleisches** beobachtet worden.

Die klinische Würdigung der Herzbefunde bei Myomkranken, die ein- für allemal angeregt zu haben, Lehmanns und Strassmanns Verdienst ist, ist insofern erschwert, als manche Gynäkologen ihre Befunde ohne Kontrolle von Internisten erhoben haben, so daß die Bewertung dieser Befunde immerhin eine gewisse Vorsicht erheischt. Ich schließe mich hierin Winter an, wenn er sagt, daß sich gerade auf diesem Grenzgebiete für den Gynäkologen Schwierigkeiten ergeben, denen der Internist eher gewachsen ist. Daher sind jene Mitteilungen der Literatur, welche wie die Winters von Internisten kontrolliert worden sind, höher zu veranschlagen.

v. Lingen glaubt auf Grund seiner Untersuchungen an 66 Fällen eine direkte Beziehung zwischen Herzkrankheit und Myom annehmen zu dürfen und tritt für die Aufstellung des Begriffes eines Myomherzens ein.

Wilson nahm auf Grund seiner Untersuchungen (244 Myome) an, daß organische Herzerkrankungen durch Druck der Myome auf die Nieren und Ureteren indirekt bedingt wären. Die Anämie führt oft zu Dilatation des Herzens und Degeneration des Herzmuskels. Rückbildung der pathologischen Veränderungen nach der Operation kommt vor, Thrombose in der Rekonvaleszenz wird öfters beobachtet. Die chronische Anämie wird hauptsächlich als die Ursache der Herzmuskelschädigung angesehen. Nervöse Herzerscheinungen glaubt er durch reflektorische Einwirkung heftiger Unterleibsschmerzen erklären zu können.

Garkisch, der zusammen mit dem Internisten 115 Fälle untersucht hat, läßt als sichere Ursache der durch die Myome bedingten Herzveränderungen Anämie und Raumbeengung gelten.

Himmelfarb hat 1000 Myomträgerinnen von den, wie er sagt, besten Herzspezialisten Rußlands untersuchen lassen und in der Hälfte der Fälle Veränderungen gefunden. Dyspnoe, Mattigkeit, Tachykardie, systolische Mitralgeräusche wurden beobachtet. 25% der Patientinnen litten an starken Blutungen. Nach der Operation Besserung der Herzbeschwerden, die auch bei jenen Patientinnen festgestellt wurde, die aus Furcht vor der Blutung lange Zeit vor der Operation das Bett gehütet und sich übermäßig geschont hatten. Störungen des Fettherzens verschwanden bald nach Änderung des Regimes nach der Operation. Nur in einer kleinen Gruppe von Fällen waren die Herzbeschwerden mit Basedow kombiniert.

Engelmann lehnt den Zusammenhang zwischen Myomen und organischen Veränderungen des Herzens ab, da er unter 1400 grundsätzlich auf ihr Herz untersuchten myomkranken Frauen nur 21 organische Herzveränderungen nachweisen konnte, was einem Häufigkeitsverhältnisse von 1 : 70 entspricht.

Winter hat sich 1905 auf Grund seiner Untersuchungen dahin geäußert, daß die bei seinen Myomkranken gefundenen Herzklappenfehler keinen inneren Zusammenhang mit dem Myom haben. Das Myom kann aber sehr wohl durch Anämie zu einer perkutorisch feststellbaren Dilatation des Herzens führen, ebenso wie es in Fällen mit hochgradiger Blutung und schwerer sekundärer Anämie zur fettigen Degeneration des Herzmuskels kommt. Allgemeine Konsumption des Organismus kann braune Atrophie des Herzens zur Folge haben. Klappenfehler werden durch das Myom im allgemeinen nicht beeinflußt. Dilatationen des Herzens, die neben einem Klappenfehler durch die Anämie verursacht sind, können sich nach Beseitigung des Myoms und nach Schwinden der Blutarmut zurückbilden.

Von wesentlicher Bedeutung für die objektive Feststellung des Begriffes eines Myomherzens ist das Elektrokardiogramm, ein feines Kriterium für den Zustand des Herzmuskels. Auf Grund solcher Untersuchungen verdanken wir Snegirew die Feststellung, daß man bei Fibromyomen des Uterus von irgendwelchen Besonderheiten im Sinne eines Myomherzens nicht sprechen darf. Es ist als ein durch Blutverluste geschwächtes und durch übermäßige Gefäßentwicklung hypertrophisches Herz anzusehen.

Von italienischer Seite ist durch die Untersuchungen Baciallis an 34 myomkranken und 20 myomfreien Frauen gezeigt worden, daß die Herzfeldgröße und die Durchmesser des Gefäßschattens auf dem Röntgenschirme beim Myom größer gefunden werden als normal, eine Feststellung, die allein den Zusammenhang zwischen Myom und Herz nicht beweist.

Während wir also bei einer Gruppe von Autoren die Zusammenhänge zwischen Herz und Myom im Sinne einer unspezifischen Beeinflussung dargestellt sehen, glaubt eine andere Gruppe an ein spezifisches Myomherz.

Mit der Mehrung unserer Erkenntnis über die Wirkung der endokrinen Drüsen, mit der Erkenntnis der Zusammenhänge zwischen Ovar und Uterus einerseits und der Erkenntnis des Zusammenspieles der endokrinen Drüsen andererseits, hat man auch eine Störung im Gleichgewichte der Drüsen mit innerer Sekretion, eine Dysfunktion des Ovariums bzw. Störungen in den Beziehungen zwischen Thyreoidea und Ovar in den Kreis der Betrachtung einbezogen.

Freund, der bei 56 genitalkranken Frauen mit vergrößerter Schilddrüse 44mal Myome fand, beleuchtet die Beziehungen im gestörten Zusammenspiele der endokrinen Drüsen.

Paroli (Florenz) hat, um die Frage, ob Herz- und Gefäßstörungen bei Myomkranken auf das Herz selbst oder auf eine Dysfunktion der Schilddrüse zurückzuführen sind, zu klären, bei 30 Myomträgerinnen mit dem Kroghschen Apparate unter allen Kautelen den Grundumsatz bestimmt und diesen mit den Werten gesunder Frauen verglichen. Dabei zeigte sich, daß bei Myomkranken der Grundumsatz im Mittel um 18,5% größer war als bei Gesunden. Diese Erscheinung fand sich bei fast allen Myomträgerinnen und nur selten war der Grundumsatz um weniger als 15% erhöht. Myomkranke mit früher Menarche scheinen eher eine leichte Erhöhung des Grundumsatzes zu zeigen. Der höhere Grundumsatz ist auch mit einer Erhöhung des arteriellen Blutdruckes verbunden. Größe und Sitz der Myome haben ebenso wie Alter der Patientin und Charakter der Blutung keinen Einfluß auf die Höhe des Grundumsatzes. Der Verfasser nimmt an, daß die Erhöhung des Grundumsatzes auf gesteigerte Schilddrüsentätigkeit zurückzuführen sei.

Diese Ergebnisse stimmen gut mit den Befunden überein, die Kraul und Halter aus meiner Klinik schon früher in ihren Arbeiten über die Beziehungen des weiblichen Genitales zum Grundumsatze mitgeteilt haben.

Hoffmann glaubt, in einer Dysfunktion des Ovariums die Ursache der Herzbeschwerden zu erblicken, eine Ansicht, die auch Herz geäußert hat, der im Beginne der Erkrankung bei Myomen nur funktionelle Störungen, wie Herzklopfen und Palpitationen, später Dilatationen, Blutdrucksteigerungen und Arhythmien beschreibt. Diese Erscheinungen sind die Folge einer Herzmuskelentartung. Als Ursache der Herzbeschwerden nimmt also auch er eine Dysfunktion des Ovariums an und glaubt, nach Röntgenbestrahlung Besserung der Herzbeschwerden feststellen zu können.

Franz und Zondek lassen neben Anämie als Ursache der Herzstörungen auch endokrine Einflüsse und in einem Teile der Fälle Atherosklerose ätiologisch gelten.

v. Jaschke berichtet über Beobachtungen von hyperthyreoiden Zuständen bei Myomen.

Mahler, der genau myomkranke Frauen hinsichtlich der Beschaffenheit des Zirkulationsapparates einerseits untersuchte und andererseits bei herzkranken Frauen nach Myomen fahndete, nimmt für alle subjektiven Beschwerden ohne nachweisbare Herzveränderungen im Beginne der Krankheit endokrine Störungen, vor allem eine Dysfunktion des Ovariums an. Nach ihm führen nach längerem Bestande die funktionellen Störungen zu Dilatation und Hypertrophie des Herzens. Auch er kommt, gleich Herz, zu dem Schlusse, daß die Bestrahlung günstig auf das Herz wirke.

Schon im Jahre 1908 haben Birnbaum und Thalheim durch chemische Untersuchungen der Myome und der Uterusmuskulatur zwei Eiweißkörper, ein Globulin und ein Albumin nachgewiesen und die toxischen Erscheinungen bei Myomen (Kopfschmerzen, nervöse Störungen) und die Herzbeschwerden auf diese Substanzen zurückgeführt.

Die experimentellen Untersuchungen von Birnbaum und Thalheim, die zur Darstellung toxisch wirkender Eiweißkörper geführt haben, sind durch Patta und Decio erweitert worden. Mit ihren Myomextrakten erzielten sie bei Versuchstieren Bradykardie und Blutdruckänderung und sind geneigt, als Ursache der Herzstörungen von den Myomen ausgehende toxische Wirkungen anzunehmen.

Auch Schickelé konnte durch Myomextrakte beim Versuchstiere Bradykardie hervorrufen, aber denselben Effekt auch durch Extrakte aus dem Uterus und dem Ovarium erzeugen, weswegen er eine spezifische Wirkung der Myome auf das Herz ablehnt. Er sieht die Herzveränderungen als durch die Blutung bedingt an.

Weitere experimentelle Beiträge zur Frage des Myomherzens verdanken wir Neu, der auf der Karlsbader Naturforscherversammlung im Jahre 1911 berichten konnte, daß eine Dysfunktion des Ovars, etwa hervorgerufen durch erhöhten Jodgehalt desselben, bei Uterus myomatosus nicht nachgewiesen ist. Der Uterusmuskel und das Myomgewebe waren stets jodfrei. In einer zweiten Versuchsreihe ergab sich aber bei Injektion von Jodnatriumlösung 2—3 Stunden vor der Operation, daß in einzelnen Fällen das Myom und das zugehörige Ovar besonders viel Jod gebunden hatten, ein Umstand, aus dem Neu auf eine funktionelle Alteration der geprüften Zellkomplexe schließt. Von diesem Gesichtspunkte aus gewinnt nach Neu die klinische Erfahrung, daß sich besonders bei lange bestehenden großen Tumoren eine allgemeine Konsumption und als deren Ausdruck eine braune Atrophie des Herzens einstelle, durch die erwähnten Untersuchungsergebnisse von der veränderten Jodverteilung bei Myomkranken eine gewisse Erklärung. Er kommt zur Ablehnung des Begriffes eines Myomherzens und prägt den Ausdruck Anämie-, bzw. Geschwulstkonsumptionsherz beim Myom.

Von besonderer Wichtigkeit sind für uns die Äußerungen führender Internisten, von denen Romberg den Begriff des Myomherzens in dem Sinne, daß etwa Herzveränderungen bestimmter Art durch Myome hervorgerufen würden, ablehnt. Dieser Forscher führt die Herzveränderungen bei Myomen hauptsächlich auf endokrine Störungen des Ovariums und der Schilddrüse, sowie auf Anämie zurück.

v. Müller weist auf die Häufigkeit der Blutdrucksteigerung beim Myom hin und nimmt als Ursache derselben einen kausalen Zusammenhang mit dem Uterusmyom an. Bei nephrogener Hypertension findet man, wenn man die Frauen regelmäßig untersucht, ein häufiges Zusammentreffen von Myom und Hypertension. Das Myomherz ist also als ein Versagen der Herzkraft gegenüber einer schweren Hypertension aufzufassen. Es müsse eine blutdrucksteigernde Wirkung des Myoms angenommen werden. — Es muß aber hinzugefügt werden, daß Untersuchungen von Böhm hinsichtlich einer blutdrucksteigernden Substanz bei Myomen kein positives Ergebnis geliefert haben.

Endlich findet Strassmann jun. neuestens in seinen genauen Untersuchungen Myomkranker, daß diese Frauen bereits vor Beginn des Klimakteriums einen hohen Blutdruck aufweisen. Im Klimakterium steigt dann der Blutdruck sogar auf 160 mm. Die Herzen der Myomkranken arbeiten daher sowohl vor als auch in der Menopause mit ungefähr 20 mm Hg mehr als im Durchschnitte. $40^0/_0$ aller Myomkranken zeigen abnorme Vergrößerung des Herzens, welche mit der Blutdruckerhöhung einhergeht. Bereits vor der Menopause wurde in $36^0/_0$ der Fälle Vergrößerung des Herzens nachgewiesen. Die nichtblutenden Myomkranken haben in $10^0/_0$ der Fälle stärkere Herzerweiterungen als die blutenden. Daher wird der Zusammenhang der Herzvergrößerung mit dem Blutverluste abgelehnt. Blutung und Herzvergrößerung sollen sich umgekehrt proportional verhalten, desgleichen Blutung und Blutdruck. Erhöhter Blutdruck und Dilatation des Herzens gehen hingegen miteinander parallel. Die Herzverbreiterung und die Kreislaufstörung ist von der Myomgröße unabhängig. Als Ursache ist eine Dysfunktion der Ovarien anzunehmen, welche zur Schädigung des Kreislaufes führt. Myomherz und Myomblutdruck werden als Begriffe ätiologisch festgelegt und ihre Anerkennung wird gefordert. Das Myomleiden wird als eine Erkrankung des Eierstockes aufgefaßt, die sich am Uterus durch Geschwulstbildung, an den Gefäßen als Blutdrucksteigerung und am Herzen als Dilatation und Hypertrophie äußere. Der Wegfall oder die gestörte vagotrope Wirkung des Eierstockes ruft eine Sympathikotonie hervor, welche zunächst einen hypotonischen Einfluß auf die Vasomotoren ausübt, welcher das Herz eine Hypertrophie und Dilatation entgegenstellt. „Der Begriff ‚Myomherz' ist in diesem Sinne ätiologisch festgelegt als ein Teil des ‚Myomkreislaufes'. Das Myomherz ist zu ergänzen durch den Begriff ‚Myomblutdruck', ohne den das Myomherz nicht entsteht. Bei starken Blutungen, wo das Myomherz und der Myomblutdruck ziffernmäßig weniger in Erscheinung treten, lehrt die klinische Beobachtung, daß der Myomkreislauf durch seine doppelte Belastung besonders leicht versagt."

Es ist schwer, in dieses Chaos der Anschauungen Ordnung zu bringen. Zweifellos kommen Herzveränderungen bei myomkranken Frauen häufig vor. Wir kennen einerseits organische und andererseits nur subjektive oder objektiv durch Veränderungen des Pulses, des Blutdruckes und des Gefäßsystems nachweisbare Veränderungen im Zirkulationsapparate. Von organischen Herzveränderungen sind zunächst die Herzklappenveränderungen als Ausdruck frischer und chronischer Endokarditis auf ihren Zusammenhang mit Myom zu prüfen. Ein innerer Zusammenhang ist abzuweisen, da die Häufigkeit der Herzfehler bei Myomkranken nicht mehr als $1^0/_0$ beträgt, ein Häufigkeitsatz, der sich nicht wesentlich vom Vorkommen von Endokarditis bei myomfreien Personen unterscheidet. Deswegen soll aber keineswegs gesagt werden, daß man an Endokarderkrankungen bei Myomen achtlos vorübergehe. Im Gegenteile. Die Herzerkrankung kann für die Myomträgerin dadurch gefährlich werden, daß sie durch Stauung und Ödeme in den Myomen einen günstigen Boden für die Ansiedlung von Bakterien schafft, die bei Endokarditis auf hämatogenem Wege sehr leicht verschleppt werden können. Daher sind Frauen mit Herzfehlern durch das Myom als solches mehr gefährdet als Herzgesunde. Führt man solche Frauen der Operation zu, so kann man, wie Winter einwandfrei nachgewiesen hat, durch Besserung des Allgemeinbefindens nach Entfernung der Myome den schlechten Zustand des Herzens wieder rückgängig machen.

Haben wir also zwischen Herzklappenveränderungen und Myom keine ätiologischen Zusammenhänge erblicken können, so ist die zweite Frage nach solchen Beziehungen bei Veränderungen im Myokard (Lipomatosis, Myokarditis, Myofibrosis, braune Atrophie und fettige Degeneration) viel schwerer zu beurteilen.

Die subepikardiale Fettansammlung wird tatsächlich bei alten Myomträgerinnen, die infolge ihres Tumors viel der Bettruhe pflegen müssen und überdies infolge des heranrückenden Klimakteriums überhaupt zum Fettansatz neigen, nicht selten beobachtet. Es geht aber nicht an, in dem Myom als solchem den spezifischen Faktor für das Fettherz zu suchen.

Entzündliche Herzfleischveränderungen, also die echte Myokarditis der Pathologen, sind durch keinen Fall bei Myomträgerinnen als durch das Myom bedingt festzustellen gewesen.

Nicht ganz selten beobachtet man am Obduktionstische bei Myomträgerinnen braune Atrophie, die auch beim Narkosetode Myomkranker und bei plötzlichen Todesfällen solcher Frauen, die nicht operiert wurden, als Ursache des Todes angeschuldigt worden ist. Die braune Atrophie des Herzens aber als spezifische Reaktion des Herzmuskels auf unbekannte Myomgifte hin aufzufassen, ist schon deswegen nicht angängig, weil die braune Atrophie des Herzens nichts anderes als der Ausdruck schwerster Konsumption des Körpers überhaupt ist und so und so oft bei hochgradig heruntergekommenen Individuen, ob sie nun Tumoren tragen oder nicht, im Vereine mit Atrophie anderer Organe gefunden wird.

Ungleich klarer aber ist der Zusammenhang zwischen fettiger Degeneration des Herzens und Myom. Die Anämie muß als wichtigste Ursache der fettigen Degeneration gelten, womit die klinische Erfahrung übereinstimmt, daß die Mehrzahl jener Frauen, die über Herzbeschwerden klagen, stark blutet. Auch bei plötzlichen Todesfällen, etwa im Beginne der Narkose oder bei Unterhaltung der Narkose mit bloßem Äther, findet man fettige Entartung des Herzfleisches als Ursache des plötzlichen Todes, eine Erfahrung, die mir aus dem Wiener gerichtlich-medizinischen Institute bestätigt worden ist. Ob der Zerfall nekrotischer Myome durch Autointoxikation als Ursache der fettigen Degeneration in Betracht kommt, bleibe dahingestellt.

Von der Herzdilatation weiß man, namentlich durch Untersuchungen Winters, daß sich besonders in leichteren Fällen die Dilatationen wieder zurückbilden können. Da Winter unter 23 Fällen, welche keine Erklärung der Dilatation, beispielsweise auf Grund einer Atherosklerose oder einer Nephritis nachweisen ließen, 20 Kranke mit Blutungen hatte, so nimmt er mit Recht an, daß diese Dilatationen infolge der schlechten Ernährung des Herzmuskels durch die Anämie bedingt waren. Es würde sich also um anämische Dilatationen handeln. Allein damit ist die Dilatation in Fällen, die nicht abnorm bluten, nicht geklärt. Hier springt Mahler mit einer Erklärung ein, der abnorme Inkrete der Ovarien für die Dilatation verantwortlich macht. Da er nach Röntgenbestrahlung die Dilatation zurückgehen sah, noch ehe die Blutungen ernstlich nachgelassen hatten, glaubt er sich zu obiger Annahme berechtigt. Wie steht es aber mit den Fällen, in denen die Ovarien bei der Operation zurückgelassen worden sind und nach Entfernung des Myoms trotz Belassung der nach Mahler abnorm wirkenden Ovarien die Dilatation verschwunden ist? Hier sind wir also von einer restlosen Erklärung der Ursache für die objektiv feststellbare Herzdilatation noch weit entfernt.

Die Myofibrosis des Herzens, über die Kessler in einem Falle berichtet hat, der am 7. Tage nach der supravaginalen Amputation plötzlich verschieden ist, ist ein einziges Mal beschrieben und darf deswegen, wie Winter mit Recht hervorhebt, keinesfalls für die Herzpathologie beim Myom verallgemeinert werden. Kessler nimmt an, daß auch kleine Myome Zirkulationsstörungen machen und durch Arbeitsüberhäufung zur Erkrankung des Herzens führen, weshalb er auch bei symptomlos einhergehenden Myomen für die Operation eintritt.

Was endlich die funktionellen Herzstörungen bei Myomträgerinnen anbelangt, so sind diese gegenwärtig noch schwerer als die organischen einer Erklärung zugänglich. Fleck hat zuerst den Gedanken ausgesprochen, daß Störungen der Ovarialtätigkeit die Ursache der Herzerkrankungen überhaupt sind, und Mahler, der die funktionellen Störungen des Herzens bei Myomträgerinnen nur als die Vorstadien späterer Dilatation und Herzfleischentartung ansieht, zieht ebenfalls, gestützt auf ähnliche Erfahrungen Frankls, Görls und Gauss, eine Dysfunktion des Ovariums in den Kreis der ätiologischen Betrachtung.

Bei dem häufigen Vorkommen von Kropf einerseits und Myom andererseits, ist es naheliegend, eine Störung im Zusammenspiele zwischen Schilddrüse und Ovar oder eine Dysfunktion der Thyreoidea anzunehmen. Dazu wird man auch durch eine besondere Art von Herzstörungen bei Myomen geführt, die Ähnlichkeit mit basedowoiden Zuständen hat, und die abgegrenzt und als thyreogen bezeichnet zu haben, das Verdienst von Neu ist. Trotzdem betrachtet Neu die Zusammenhänge zwischen Schilddrüse und Myom mit objektiver Kritik und glaubt nur dann in dem Schilddrüsenstoffwechsel ein Bindeglied zwischen Myom und Herz erblicken zu dürfen, wenn man alle anderen Zustände, welche das Herz schädigen können, ausschließen kann.

Selbst wenn man zugibt, daß allenfalls abnorme Hormone, sei es des Ovariums, sei es der Thyreoidea oder gar beider, bei Myomträgerinnen vorkommen, was mir bis heute nicht erwiesen erscheint, so ist der zwingende Schluß, daß diese angenommenen abnormen Stoffe ursächlich für Herzerscheinungen bei Myomträgerinnen anzuschuldigen sind, nicht gegeben. Er erscheint mir, zum mindesten für die objektiv nachweisbaren Veränderungen, wie die Dilatation des Herzens, voreilig.

Soweit man heute die Frage der Zusammenhänge zwischen Myom und Herz überblicken kann, das eine steht fest: ein „Myomherz", das heißt, ein Befund am Herzen, der einzig und allein nur bei Myomträgerinnen vorkommt, ist bis heute nicht erhoben und der Begriff eines Myomherzens besteht daher nicht zu Recht. Dagegen kann es als gesichert gelten, daß im Gefolge des Myoms fettige Degeneration und braune Atrophie, ebenso wie Dilatation auftreten können. Echte Myokarditis ist gleich der Endokarditis mit Myomerkrankung nicht in Zusammenhang zu bringen. Zugegeben kann werden, daß Störungen der inneren Sekretion seitens der Ovarien und der Thyreoidea vielleicht für die funktionellen Erscheinungen am Herzen (Pulsveränderungen, Präkordialangst, Wallungen, Schwindelgefühl, Angina pectoris usw.) anzuschuldigen sind.

Die Ursache der Blutungen

bei Myom ist durch verschiedene Umstände bedingt. Das eine Mal ist es mehr eine Stauungshyperämie, da bei verschiedenem Sitze der Myome der venöse Abfluß des Blutes verhindert, der Zufluß aber vermehrt ist. Ferner wird durch das Myom das Cavum corporis uteri vergrößert, wodurch natürlich die blutende Fläche der Schleimhaut ebenfalls vergrößert ist.

Über den Zustand der Schleimhaut des myomatösen Uterus sind wir erst seit den Untersuchungen von O. Frankl im klaren. Auch die Schleimhaut des Uterus myomatosus macht wie die des normalen Uterus den Zyklus durch. Eine entzündliche oder nichtentzündliche Hyperplasie der Schleimhaut findet sich beim Myom nicht. Frankl hat gezeigt, daß bei zentripetalem Wachstum des Myoms meist die Schleimhaut passiv gedehnt wird und ihre Drüsen, die ursprünglich senkrecht auf die Oberfläche der Schleimhaut verlaufen sind, nunmehr derselben parallel laufen, daß sie verlängert und ausgezogen werden, daß das Stroma verdünnt wird und das Epithel ganz schwinden kann. Die Schleimhaut ist nicht selten in der Umgebung submuköser Myome ödematös und an den Grenzen gegen die normale Schleimhaut kann durch Kompression eine Hyperplasie vorgetäuscht werden. Subseröse Myome beeinflussen die Schleimhaut nicht. Auch das rein intramurale Myom ist für das Verhalten der Mucosa uteri nicht richtunggebend. Gleichzeitig mit dem Studium der Schleimhautveränderungen hat Frankl auch durch die Beobachtung der Gefäßveränderungen an Injektionspräparaten irrige Meinungen richtiggestellt. Wesentlich ist, daß beim submukösen Myom eine ausgedehnte, durch Eiweißtusche schön darstellbare netzartige Gefäßverzweigung zur Entwicklung kommt, die bis an die Umbiegungsstelle der tumorfreien Schleimhaut reicht. Gerade an dieser Stelle nun werden die Gefäße abgeknickt, und als Folge dieser Abknickung kommt es zu einer Stauung und mächtigen Erweiterung im Gefäßnetze der Schleimhaut. Das ist der Grund, warum man bei submukösen Tumoren oft Gefäße sieht, die parallel der Oberfläche verlaufend maximal dilatiert sind. Es ist nach diesen Untersuchungen Frankls nun nicht schwer, den Blutungsmechanismus bei submukösen Myomen zu verstehen. Gefäße von besonders weitem Kaliber, wie sie bei submukösen Myomen an der Oberfläche des Tumors liegen, können schon im prämenstruellen Stadium bersten, ein Vorgang, der durch Uteruskontraktionen und gleichzeitige Verschiebungen der Korpusschleimhaut gegen die Oberfläche des Myoms besonders leicht eintreten kann. Bei intramuralen Myomen sind die Blutungen durch die lange Dauer der Hyperämie der Schleimhaut bedingt. Diese macht nach den Untersuchungen von Halban und Frankl, Frankl und Aschner dasselbe, was die prämenstruelle Phase am normalen Uterus bewirkt, nämlich die Produktion des Trypsins, eines proteolytischen Fermentes, das die Capillaren andaut und im Normalfalle die Menstruation, im Falle des Myoms die pathologische Blutung hervorruft.

Von wesentlicher Bedeutung für die längere Dauer der blutigen Abgänge ist die mangelhafte Kontraktionsfähigkeit des unregelmäßig gestalteten myomatösen Uterus, in dessen Gewebe schlecht kontraktile Partien mit besser kontraktilen ganz unregelmäßig abwechseln und daher nicht imstande sind, bei der noch überdies **vergrößerten** Schleimhautoberfläche der Blutstillung zu genügen. Darauf weisen besonders Theilhaber, L. Hirsch, Schröder, Labhardt und H. H. Schmid mit Recht hin.

Dort, wo bei submukösen und zentripetal wachsenden intramuralen Myomen das erwähnte gestaute Gefäßnetz platzt, oder wo es durch Nekrose, Stieldrehung und geschwürigen Zerfall solcher submuköser Polypen zur Blutung kommt, ist der Charakter derselben als Menorrhagie nur bei genauer Ausforschung der Blutungsanamnese noch zu erkennen, und zwar daran, daß doch zur Zeit der Periode die Blutung eine Intensitätszunahme aufweist. Es ist eben doch auch in diesen Fällen die Menorrhagie als Grundtypus der Blutung bei Myomträgerinnen nicht ganz verwischt. Freilich wird man meist nur bei Frauen, die sich genau beobachten, solche Feststellungen machen können.

Die Myomkranken leiden außer der Blutung sehr oft auch an einer reichlichen **Absonderung von Sekreten** teils schleimiger, teils wässeriger Natur, über welche sich die Kranken dem konsultierenden Arzte gegenüber so und so oft beklagen. Gelegentlich ist dieses Sekret, wenn Eitererreger hinzutreten, rein eitrig. Manchmal ist es farblos und wässerig und kann dann aus Lymphe bestehen, wenn die Lymphbahnen in den Raum zwischen Drüsenepithelien und Bindegewebe geöffnet sind (lymphangiektatisches Myom).

Ein derartiger Fall ist von Drope beschrieben und von Veit erwähnt worden. — Dienst fand in einem mannskopfgroßen submukösen Myome die periphere Zone aus markigem, kompakten Gewebe, die zentrale Partie aus hirsekorn- bis gänseeigroßen Cysten bestehend, mit stellenweiser Metaplasie von Geschwulstzellen in Knorpelgewebe. Dienst faßt den Tumor als ein Myoma lymphangioectodes sarcomatodes gigantocellulare auf.

Daß der Ausfluß auch stinkend sein kann, wenn es sich um faulige Prozesse handelt, betreffen dieselben nun das Gewebe des Myoms, das Endometrium oder auch nur die in der Uterushöhle und der Scheide befindlichen Blutmassen, ist auch einleuchtend.

Die Myome nehmen an den Veränderungen teil, welche den Uterus betreffen, und zwar desto mehr, je inniger sie mit demselben in Verbindung stehen. Sie zeigen deshalb **Veränderungen ihrer Größe und Konsistenz**, und zwar finden sich solche am wenigsten bei subserösen, am meisten bei interstitiellen Geschwülsten. Harte, mehr bindegewebige Tumoren schwellen weniger, weiche, reine Muskelgeschwülste, besonders dann, wenn sie sehr gefäßreich sind, schwellen rascher und häufiger an. Abgesehen von jener Schwellung, welche durch Zirkulationsbehinderung bei Lageveränderung, Torsion, dann bei Entzündung, Nekrose usw. vorkommt und wovon noch die Rede sein wird, findet man fast regelmäßig das Myom vor Eintritt der Menstruation weicher und größer, während es nach Ablauf derselben gewöhnlich abgeschwollen ist und am kleinsten erscheint. Hiermit hängt nicht bloß eine Steigerung der Beschwerden vor der Menstruation zusammen, sondern es ist auch für die Beurteilung des Wachstums sehr wichtig, daß man die Untersuchungen zu denselben Zeiten im Verhältnisse zur Periode vornimmt.

Besonders subseröse Myome sind geeignet, durch

Druck und Zug

auf den Uterus zu wirken. Sie drängen denselben, wie auch die Adnexe nach unten, nach den Seiten, nach vorne und nach hinten. Sie erzeugen besonders dann Symptome des Druckes, wenn sie sich in das kleine Becken hineinbegeben, wobei sie den Uterus auch oft elevieren.

Es entsteht dann ein schmerzhafter Druck auf die Organe des Beckens, besonders auf

Harnröhre, Blase und Ureteren.

Verziehung dieser Organe, Behinderung derselben in ihrer Ausdehnung und in der Passage des Urins können Harndrang, Inkontinenz, auch absolutes Unvermögen des Harnens und Ischuria paradoxa auslösen (Veit, Olshausen u. a.).

Daß die Harnbeschwerden bei Uterus myomatosus auch intermittierende sein können, nämlich derart, daß bei Tage anstandslos, wenn auch häufig geharnt wird, am Morgen aber, nach der durchschlafenen Nacht Unmöglichkeit des Urinierens besteht, haben zwei Beobachtungen meiner Klinik gelehrt, über die Ender berichtet hat. In beiden Fällen handelte es sich um einen Uterus myomatosus, der das kleine Becken annähernd ausfüllte, die Linea terminalis aber nicht überschritten hatte. Während bei Tage bloß häufiger Harndrang angegeben wurde, war es den Frauen am Morgen unmöglich zu harnen. Die mittlerweile über Nacht vollgewordene Harnblase drückte nämlich die Portio so an die Urethra, daß es zu einem Verschluß derselben kam. Dieser Verschlußmechanismus wurde bei Tage dadurch verhindert, daß die Frauen infolge des häufigen Harndranges eben öfters urinierten und es dadurch nicht zu diesem Füllungsgrade der Blase kommen ließen. Während in dem einen Falle die Beschwerden durch die Operation völlig beseitigt wurden, konnte man in dem anderen die Richtigkeit der Erklärung dadurch beweisen, daß man die Frau, welche die Operation verweigerte, anwies, in hockender Stellung die Portio per vaginam mit dem Finger nach hinten zu drücken, worauf prompt die Harnentleerung erfolgte.

Wenn es auch oft überraschend ist, zu sehen, wie die Funktion der Blase ohne weiteres bei den verschiedenst gestalteten Tumoren im Becken sich klaglos gestaltet, so kommt doch wie erwähnt das Gegenteil nicht selten vor. Das erste mag durch eine ungemein große Anpassungsfähigkeit der Blase, namentlich bei langsam wachsenden Tumoren bedingt sein.

Wir verdanken namentlich Stoeckel und Zangemeister interessante Feststellungen über das Verhalten der Harnblase beim Myom. Das Cystoskop zeigt auch die verschiedensten Folgeerscheinungen des mechanischen Tumordruckes auf die Blase. So sieht man bei subserösen, von der Vorderfläche des Fundus uteri ausgehenden Myomen, wenn sie auf die Blasenhinterwand drücken, dieselbe eingebuckelt. Bei Cervixmyomen finden wir die Blase in die Höhe gezerrt, wenn der Tumor die Plica vesico-uterina und mit ihr die Blase bei weiterem Wachstum nach oben schiebt. Intraligamentäre Myome wieder können bedeutende Verschiebungen der Blase nach den Seiten und zugleich mit dieser Blasenverschiebung eine Drehung des Trigonums bewirken, so daß der eine Ureter mehr nach vorne, der andere weiter nach hinten zu liegen kommt. Veränderungen der Blasenschleimhaut, Zeichen der Stauung oder Abwegigkeiten in der Gefäßversorgung sind auch bei Myomen nichts Charakteristisches, wie Stoeckel hervorhebt. Der Druck, den die Myome auf die Blase üben, führt nach Stoeckel um so eher und um so stärker zum Harndrange, je mehr der

Blasenboden und die Blasenhinterwand getroffen sind. Bei Verzerrung der Blase mit hochstehendem Blasenscheitel hingegen beobachtet man schmerzhafte Harnentleerung, weil die Blase sich nicht ordentlich kontrahieren kann, indem der am Myom fixierte Zipfel hoch oben festgehalten wird. Infolgedessen wird das Ende der Miktion schmerzhaft empfunden.

Latzko und Schiffmann weisen darauf hin, daß bei Emporsteigen der ganzen Blase infolge des Zusammenhanges mit dem myomatösen Uterus durch einfachen Katheterismus differentialdiagnostische Schlüsse gegenüber Ovarialtumoren gezogen werden können. Wenn nämlich der eingeführte Katheter in seiner ganzen Länge vorgeschoben werden kann, ohne daß der Harnstrahl unterbrochen wird, so ist dies ein sicheres Zeichen dafür, daß der Blasenfundus mit der Cervix in die Länge gezogen ist.

Vergebliche, krampfhafte Blasenkontraktionen bei Myom können auch zu Andeutung von Balkenblase Veranlassung geben.

Zangemeister meint, daß nicht allein der mechanische Druck und die Verzerrung der Blase die Symptome bedingen, sondern daß zum großen Teile die Erweiterung des perivesicalen Gefäßgebietes und die mechanische Beeinträchtigung des umgebenden Bindegewebes und der Nerven für die geschilderten Symptome mitverantwortlich zu machen seien.

Myome der hinteren Cervixwand können das Symptomenbild der Retroflexio uteri gravidi, bzw. des Uterus myomatosus retroflectus incarceratus mit dessen deletären Folgen für die Blase wie bei dieser geburtshilflichen Komplikation heraufbeschwören, wofür Thomas (Straßburg) einen kasuistischen Beitrag liefert.

Bauereisen berichtete über einen incarcerierten Uterus myomatosus, der zu einem ausgedehnten Blasenödem und zu Ischurie geführt hatte.

Bei Sitz des Myoms in der vorderen Cervixwand — retrovesicale Myome Schautas — kann die Blase derart ausgezogen werden, daß sie einen capillaren Spalt darstellt und die Plica vesicouterina manchmal in Nabelhöhe von der vorderen Bauchwand abgehend direkt auf den Tumor übergeht (Latzko und Schiffmann).

Ganz besonders heftig können Blasenbeschwerden bei verkalkten Myomen werden, die übrigens auch röntgenologisch und klinisch zu diagnostischen Irrtümern (Verwechslung mit Blasensteinen) Veranlassung geben können (H. H. Schmid, Wagner).

Hartmann und Bonnet haben an 1000 operierten Myomfällen die etwaigen Beziehungen zwischen dem Sitze der Myome und vorausgegangenen Blasenstörungen studiert. Orthostatische Pollakisurie, Harndrang, besonders bei Tag, und Cystitiden wurden gefunden, ohne daß diese Beschwerden etwas Spezifisches für Myom hätten. In 3,5% der 1000 Fälle bestanden Zeichen von Harnretention. Bei sechs Patientinnen führten nur die initialen Blasenbeschwerden zur Konstatierung der Myome. Die Anschauung, daß eine Harnretention hauptsächlich bei Myomen der Vorderwand des Collum auftritt, wird durch die Untersuchungen dieser Autoren als unrichtig erwiesen, denn die Harnretention findet sich vorwiegend bei den von der Hinterwand des Collum und den vom retroflektierten Gebärmutterkörper ausgehenden Myomen. Die Anschwellung des Tumors zur Zeit der Menstruation und die Kompression der Harnröhre führen ebenso wie die Gravidität des retroflektierten Uterus zur Störung der Harnentleerung.

Während die Blase sich den geänderten Raumverhältnissen oft und lange klaglos anpaßt, sind die Ureteren weniger leicht imstande auszuweichen und leichter komprimierbar.

Tatsächlich ist die Dilatation der Ureteren mit konsekutiver Hydronephrose nicht ganz selten und ich habe mehrere Male durch Traitement des Myoms von der Scheide aus die Entleerung des in den Ureteren und den Nierenbecken gestauten Harnes in die früher leere Blase beobachten können.

Seitdem Virchow 1861 über derartige Fälle berichtet hat, in denen Uterusmyome und Ovarialtumoren Hydroureter, Hydronephrose und selbst tödliche Urämie hervorgerufen haben, ist eine große Reihe solcher Beobachtungen mitgeteilt worden. Hinsichtlich des Myoms sind es besonders intraligamentäre Tumoren und Cervixmyome, die derartige Erscheinungen zur Folge haben.

In älterer Zeit waren solche Störungen unter Beobachtung leichterer oder schwerer urämischer Symptome, öfteres Erbrechen, Kopfschmerz (v. Winckel) nichts seltenes, ja die ältere Literatur nennt aus jener Zeit, in der man den Zustand des uropoetischen Systems noch nicht so recht zu beurteilen verstand, Fälle, in denen der Tod trotz der Operation in Ureterkompression und konsekutiver Nierenerkrankung gelegen war (Chrobak bei Fabricius).

Ich habe erwähnt, daß die Form und Größe der Myome von der durch den Zyklus hervorgerufenen periodischen An- und Abschwellung weitestgehend beeinflußt wird. Demnach ist es verständlich, daß auch Drucksymptome, insbesondere solche der Blase, sich zur Zeit der Menstruation besonders unliebsam bemerkbar machen.

Seltener als die Blase ist der

Mastdarm

durch den Druck betroffen. Er ist ja leichter als die Blase imstande, sich dem veränderten Inhalte des kleinen Beckens anzupassen, und man staunt oft, daß Frauen mit fest ins Becken eingekeilten Myomen über keinerlei Stuhlbeschwerden zu klagen haben. Trotzdem sind aus der älteren und neueren Literatur Fälle (Gusserow, David) bekannt, wo der Tod wegen Darmverschlusses durch Myom eintrat.

Kürzlich ist von Istel Erweiterung des Dickdarms bis auf Armdicke und vollständige Unmöglichkeit der Stuhlentleerung infolge Incarceration eines Uterus myomatosus ins Becken beschrieben worden.

Rieder beobachtete einen, auch röntgenologisch festgestellten Uterus myomatosus mit völliger Verkalkung bei einer 67jährigen Frau, der zu einem kompletten hochsitzenden Dünndarmileus geführt hatte.

Ein akuter Ileus kann auch durch ein vom Uterus vollkommen getrennt liegendes, in das Netz eingehülltes Myom entstehen, wie ein Fall von Kleinschmidt beweist.

Allerdings handelt es sich bei Ileus infolge von Myom meist um die gleichzeitige Gegenwart von Verwachsungen, welche ja bei den subserösen Myomen sehr häufig zu finden sind.

Häufiger sind leichte Druckerscheinungen, Stuhlverstopfung, Stuhldrang, chronischer Dickdarmkatarrh, die Entwicklung von oft sehr hochgradigen Venektasien (Freund). Herrschen auch die Erscheinungen der Verstopfung vor, so kann andererseits der chronische Darmkatarrh jedem Mittel trotzen. In ganz seltenen Fällen haben Myome durch Druckusur die Blase und das Rectum durchbohrt (Klob, Rokitansky, Thomson u. a.) und Swiesitzky hat Ausstoßung von Myomteilen durch den Darm beobachtet.

Im kleinen Becken eingekeilte Myome üben auch auf die Vaginalwände nicht selten einen Druck aus, der sich in livider Verfärbung, besonders der vorderen Scheidenwand, ähnlich wie im Zustande der Schwangerschaft, äußert. Auch kommt es vor, daß die Scheidenwände nicht unbeträchtlich tiefer getreten sind und der Scheidenvorhof in dieser Hinsicht in seinem Aussehen sich auch bei Nulliparis dem einer Frau nähert, die bereits geboren hat.

Auch nicht im Becken befindliche, doch mehr oder weniger festsitzende Tumoren machen Druckerscheinungen bzw. durch solche veranlaßte Schmerzen, doch findet sich solches auch ganz gewöhnlich bei Myomen, welche durch ihre An- und Abschwellung ihr Volumen verändern.

Die Intensität der Schmerzen steht nicht immer im geraden Verhältnisse zu der Größe des Myoms, indem auch kleine Tumoren recht schmerzhafte Empfindungen erzeugen können, Empfindungen, die zu jener Zeit, als der Tumor vermöge seiner Größe überall anlag, geringer waren. Demgemäß ist es eine häufige Beobachtung, daß mit der fortschreitenden Involution die Beschwerden nicht ab, sondern zunehmen. Entstehen öfter, ja gewöhnlich Schmerzen durch Myome, welche förmlich charakteristisch sind, so ist doch festzuhalten, daß dieselben inkonstant sind, daß es Geschwülste gibt, welche trotz bedeutender Größe keinerlei Schmerzen oder abnorme Sensationen erzeugen. Daher die häufige Beobachtung, daß Frauen von der Gegenwart ihres Myoms keine Ahnung haben. So habe ich Tänzerinnen und Kunstreiterinnen gesehen, die durch Myome, welche weit über den Nabel reichten, in keiner Weise behindert waren. Wie oft finden wir im Becken eingekeilte subseröse, aber auch interstitielle Tumoren, welche die Portio fest an die Symphyse drängen und das Becken so erfüllen, daß man kaum begreift, daß das Urinieren möglich sei und doch fehlen alle subjektiven Erscheinungen. Es mag das mit der Art des Wachstums zusammenhängen, welche es den Beckenorganen ermöglicht, sich den abnormen Verhältnissen anzupassen. Eine weitere Voraussetzung hierfür ist der Mangel jeder entzündlichen Erkrankung, bei welcher, sei es im frischen Stadium oder mit Hinterlassung von Adhäsionen, Verdickung des Peritoneums oder Verdickung im Myometrium, Schmerzen intensiver Art nicht fehlen.

Auch ganz kleine Myome erzeugen, wenn auch selten, verschiedene Störungen nervöser Natur, welche nicht durch den lokalen Druck erklärt werden können. Dahin gehören die verschiedenen abnormen, oft recht heftigen Sensationen, welche, in uns oft ganz unerklärter Weise auftretend, um so weniger zu beseitigen sind, als durch längere Zeit das Bestehen eines Myoms nicht erkannt werden kann, und wir dieses erst bei fortschreitendem Wachstume durch den Erfolg der Therapie als Ursache der Beschwerden nachweisen können. Hierzu gehören die ganze große Reihe hysterischer Erscheinungen, wie nicht weniger die Anomalien sexueller Empfindung. Steigerung des sexuellen Verlangens scheint bei Myomen häufiger zu sein als das Gegenteil und wiederholt habe ich hierüber schwere Klagen vernommen. Freilich läßt sich etwas Sicheres nicht sagen, weil gerade diese Kranken zurückhaltend sind (viele Jungfrauen) und weil auch verheiratete Myomkranke nicht immer in regelmäßigem sexuellem Verkehre leben.

Rasches, ungleichmäßiges Wachstum der Myome, durch räumliche Verhältnisse oder durch Fixation einzelner Teile bedingt, mag in jenen Fällen herangezogen werden, wo in verschiedenen, fernabgelegenen Partien Schmerzen entstehen, welche auf direkten Druck des sakralen Nervengeflechtes zu beziehen sind. So finden sich beispielsweise öfter ischiadische Schmerzen, die bei spontaner Erhebung des Uterus aus dem Becken, wie auch bei manueller Verschiebung oder nach der Operation verschwinden.

Trotzdem kann man wohl sagen, daß bei den subserösen Myomen jene Empfindungen vorwiegen, welche durch Druck und Zug und durch entzündliche Erkrankung hervorgerufen werden, während bei den interstitiellen und noch mehr bei den submukösen Myomen Schmerzen entstehen, welche in Beziehung zu der Ausdehnung und der Zusammenziehung der Uteruswand zu bringen sind. Besonders auffallend sind die Schmerzen zur Zeit der Menstruation, zu welcher sowohl durch Hyperämie der Schleimhaut, wie des Myoms selbst das Gefühl von Schwere und Völle, des Ziehens und Spannens entsteht, und häufig genug steigert sich unter Hinzutritt wehenartiger Zusammenziehung dieses Gefühl zu den schmerzhaften Uteruskoliken.

Diese, welche also als Dysmenorrhöe aufzufassen sind, entstehen sowohl durch die schon erwähnte Hyperämie, wie durch die Expulsionsbestrebungen, welche der Uterus macht, um die in der breiten, unregelmäßig geformten Uterushöhle befindlichen Blutgerinnsel und Schleimhautstücke auszustoßen, und oft verschwinden danach die Schmerzen mit einem Schlage.

Wesentlich schlimmer sind jene wehenartigen Empfindungen, welche sich einstellen, wenn ein submuköses Myom zur Ausstoßung gelangt. Diese vollzieht sich meist langsam. Bei jeder Menstruation steigern sich dann die Schmerzen, jedesmal rückt der Tumor ein Stück weiter aus der Uteruswand heraus. Während der Menstruation eröffnet er vielleicht schon das Os internum, um mit dem Aufhören derselben wieder zu verschwinden. Endlich gelangt er aber doch, meist unter reichlichem Flüssigkeitsabgange, durch das Os internum in den Halskanal, welcher nun erfüllt und ausgedehnt wird, bis auch die Geburt durch diesen erfolgt ist, was meist unter deutlichen Wehen und unter heftiger Blutung zustande kommt. Nun lassen schon die Schmerzen nach, ja sie verschwinden völlig. Dagegen werden die Blutungen heftiger, weil der Uterus den Stiel des Tumors komprimiert, und weil sich nun in diesem passiv hyperämischen Tumor um so eher Stauung und Nekrose, meist an der zu unterst gelegenen Partie, wie schon erwähnt, einstellen. Hier hängt die Intensität der Schmerzen von der Größe und Gestalt des Tumors, von der Energie der Uteruskontraktion, ganz besonders aber von der Ausdehnbarkeit des zu passierenden Uterusabschnittes ab. Sie können ganz furchtbar werden, wenn es sich um die Expulsion eines Myoms durch eine harte, carcinomatös infiltrierte Cervix handelt, Vorkommnisse, die den älteren Gynäkologen der konservativen gynäkologischen Ära sehr wohl bekannt gewesen sind.

Da, ganz im allgemeinen gesprochen, die Schmerzen größtenteils von dem rascheren oder langsameren Wachstume der Geschwulst abhängen, so ist es begreiflich, daß dieselben bei den sich rasch vergrößernden Myomen, hauptsächlich bei den cystischen Myomen, besonders groß sind. Über das Wachstum überhaupt läßt sich freilich nicht viel sagen. Man geht aber nicht fehl, wenn man den weicheren, muskel- und gefäßreichen Geschwülsten ein rascheres Wachstum zumutet als den mehr bindegewebigen und harten.

Dieselben nehmen jedenfalls in der Mehrzahl, langsamer oder rascher, stetig wachsend, öfter auch durch längere Zeit stillstehend bis zum Aufhören der Menstruation zu. Manchmal schon vor dieser Zeit, meist aber erst nach derselben, tritt dann eine Verkleinerung der Myome auf dem Wege der regressiven Metamorphose ein, welche öfter nicht gleichzeitig alle im Uterus befindlichen Myome betrifft. Es schwinden zuerst einige Knollen völlig, während andere längerer Zeit hierzu bedürfen oder auch persistieren. Über die Raschheit dieses Verschwindens läßt sich nichts aussagen, doch habe ich wiederholt die Verkleinerung im Zeitraume von mehreren Monaten beobachtet. Freilich sind Irrtümer in der Beobachtung um so weniger auszuschließen als selbst nach dem Klimakterium vorübergehende Anschwellung über die Größe des Myoms täuschen kann. Tatsächlich verschwinden Myome doch nach dem Klimakterium, wie die klinische Beobachtung und der wiederholt festgestellte Befund bei Operationen lehrt.

Nach älteren Untersuchungen (Kleinwächter, Schroeder, Müller) ist die Frage offen, wie häufig Myome nach dem Klimakterium weiterwachsen. In diesem Punkte gehen die Ansichten der verschiedenen Beobachter weit auseinander und Pean gibt an, er habe wenigstens ebenso viele Myome nach der Klimax wachsen als sich rückbilden gesehen. Man darf eben nicht glauben, daß die Gefahr der Myome nach dem Klimakterium geschwunden ist.

So fand Troell bei 21 in den Jahren der Klimax befindlichen Patientinnen, daß in 61,9% Myomsymptome fehlten, während in 28,5% Schmerzen vorhanden waren, in 4,8% Wachstum des Myoms und Schmerzen und in weiteren 4,8% Wachstum des Myoms allein festzustellen waren.

Auch Dichtl berichtet über excessives Wachstum von Myomen jenseits des Klimakteriums und findet als Ergebnis seiner Studien, daß das Wachstum der Tumoren hauptsächlich zur Blutversorgung in Beziehung steht.

Die Mitteilungen von Schultheiß aus der Baseler Frauenklinik zeigen, daß von 520 operativ behandelten Myomen 4% erst im Klimakterium zur Operation gekommen sind, nachdem in dieser Zeit ein nachweisbares Wachstum der Geschwulst eingetreten war. In einer weiteren Gruppe traten zwei bis neun Jahre nach Eintreten der Menopause Symptome auf, aus denen heraus die Operation angezeigt erschien. Viermal trat nach längerer Amenorrhöe Blutung von metrorrhagischem Typus auf, die zur Operation zwang.

Einzig in seiner Art ist ein in der französischen Literatur von Keller beschriebener Fall. Eine 80 Jahre alte Frau bekam aus vollem Wohlbefinden heraus, 30 Jahre in der Menopause stehend, plötzlich eine so heftige Blutung, daß die Laparotomie zwecks Entfernung des Uterus, welcher als Quelle der Blutung erkannt worden war, gemacht werden mußte. Heilung trotz der durch Hydrosalpinx und Adhäsionen erschwerten Operation eines mandarinengoßen Fibroms der hinteren Uteruswand, das, submukös entwickelt, sich als die Quelle der Blutung herausstellte.

Myome nach der Menopause können, wie unter anderem von Fleischmann an interessanten kasuistischen Belegen gezeigt worden ist, unbedingt die sofortige Operation erhalten. Ohne daß eine maligne Entartung des Myoms vorlag, mußte dessen Trägerin von Fleischmann 11 Jahre nach Eintritt des Klimakteriums wegen seiner ödematösen intraligamentären Entwicklung operiert werden. Ebenso war Fleischmann gezwungen, bei einer anderen Patientin 9 Jahre nach Eintritt der Menopause wegen eines Collummyoms den Uterus zu entfernen, da die Geschwulst, den linken Ureter verlegend, zu schwerer Nierenbeckenentzündung Veranlassung gegeben hatte.

Gerade in die Zeit des Klimakteriums fallen nicht selten die gefürchteten Veränderungen der Tumoren zur Malignität, kommt es zum Carcinom oder es tritt im Uterus myomatosus ein Sarkom auf. Ferner beobachtet man jenseits des Klimakteriums auch Nekrose, Vereiterung, Gangrän und Jauchung, während die Verkalkung des Tumors als ein unschuldiger Vorgang erscheint.

Verkalkung von Myomen ist nichts häufiges — unter 208 Myomfällen der Neapeler Frauenklinik fand Bonaretti nur zweimal Verkalkung — und wird besonders bei subserösen Myomen beobachtet. So fand Bykowzewa unter 39 Fällen der Literatur 23 Verkalkungen in subserösen Myomen. Erst kürzlich hat Krupennikov einen Fall von verkalktem submukösem Myom beschrieben. Die schwierige Symptomatologie kann gelegentlich durch den Röntgenbefund geklärt werden (Vogt u. a.), obwohl auch hier Verwechslungen mit Blasensteinen — wie erwähnt — vorgekommen sind.

Wenn wir mit R. Meyer beim gleichzeitigen Vorkommen von

Myom und Carcinom

in der Gebärmutter einen besonders vorbereiteten Boden für beide Geschwülste annehmen, so brauchen wir die feststehende Tatsache, daß im Uterus myomatosus öfter Carcinom auftritt als im gesunden, nicht auf die wenig begründete Annahme zurückzuführen, daß der myomatöse Uterus gerade zum Krebswachstum neige.

Was das gemeinsame Vorkommen von Carcinom und Myom anlangt, so ergibt die Statistik, daß sich in etwa $3,2\%$ der Myome gleichzeitig ein Uteruscarcinom findet. Dabei ist die Verteilung des Myoms auf Fälle von Korpuscarcinom und Collumcarcinom durchschnittlich dieselbe: Albrecht errechnet nämlich aus verschiedenen Statistiken das Vorkommen des Korpuscarcinoms mit $2,1\%$ (208 Korpuscarcinome auf 9889 Myome) für das Collumcarcinom mit $1,7\%$ (46 Collumcarcinome auf 2700 Myome). Diese Feststellungen über das statistische Verhältnis des gleichzeitigen Vorkommens von Collum- und Korpuscarcinom ergeben scheinbar die bemerkenswerte Tatsache, daß sich beim Uterusmyom 20mal so häufig Korpuscarcinom findet, als es dem Verhältnis des Vorkommens vom Korpus- zum Collumcarcinom überhaupt entspricht. Nach Winter beträgt nämlich das Verhältnis vom Korpus- zum Collumcarcinom 1 : 15, beim Myome aber beträgt es 1 : 0,75.

Nach Krüger verhält sich die Kombination Carcinoma corporis plus Myoma zu Carcinoma colli plus Myoma wie 10 : 4,2, nach Marchesi wie 10 : 4,5.

Kelly und Cullen fanden Carcinoma corporis in $2,4\%$, Carcinoma colli in $1,28\%$ der Myomfälle. Noble sah Carcinoma corporis in $2,4\%$, Carcinoma colli in 1%, Tracey Korpuskrebs in $1,7\%$, Collumkrebs in $0,7\%$ der Myomfälle. Spaeth, Norris, Leith, Falk erhalten ähnliche Resultate. Das ansonsten so viel häufigere Collumcarcinom tritt hier zugunsten des Korpuskrebses an Häufigkeit stark zurück, soferne es sich um Krebserkrankung des myomatösen Uterus handelt.

Hallauer schöpft aus einer Sammelstatistik über 226 Fälle von Uterus myomatosus carcinomatosus die Angabe, daß 62mal Collumcarcinom, 164mal Korpuscarcinom gefunden ward. Piquand (sec. Jansen) findet auf Grund einer Sammelstatistik bei 3230 Myomen 48mal Korpus- und 48mal Collumkrebs. Dieser Autor nimmt an, daß die Frequenz des Korpuskrebses im myomatösen Uterus die Frequenz im nichtmyomatösen Uterus um das 5—10fache übertrifft.

Nach den Feststellungen von Klaus (Prag) ist das Verhältnis der mit Myom kombinierten Fälle von Korpuscarcinom zu den gemeinsam mit Myom auftretenden Cervixcarcinomen wie 1 : 2, ein Umstand, der radikales Operieren und genaue anatomische Untersuchung vor der Strahlenbehandlung geboten erscheinen läßt.

Willeitner hat aus der Literatur über das Zusammentreffen von Myom und Korpuscarcinom berechnet, daß, während im nichtmyomatösen Uterus das Collumcarcinom 10—15mal so häufig ist als das Korpuscarcinom, sich im Uterus myomatosus das Korpuscarcinom 2—2,5mal so oft wie das Collumcarcinom findet.

Die Tatsache, daß beim Myom verhältnismäßig häufig Korpuscarcinome, statt wie zu erwarten, Collumcarcinome sich finden, hat Winter und Olshausen zu dem Schlusse geführt, daß ein Zusammenhang zwischen Myom und Korpuscarcinom besteht.

Ist diese Anschauung aber wirklich richtig? Wenn man, wie dies Frankl an meiner Klinik getan hat, nicht bloß den Weg beschreitet, die wegen Myoms entfernten Uteri myomatosi der Statistik zugrundezulegen und auch nicht umgekehrt, nur die wegen Carcinom entfernten Uteri mit gleichzeitig bestehendem Myom zu berücksichtigen, sondern vielmehr sich nur auf jene Ergebnisse stützt, welchen das gesamte Material an Myomen und Carcinomen zugrunde liegt, so kommt man zu anderen Schlüssen. Hier werden kleine Myome voll mitberücksichtigt, während sie bei jenen Untersuchungen, die vom Myom ausgehen, ganz unter den Tisch fallen. Bei solcher Bearbeitung des Materiales meiner Klinik durch Frankl, das sich auf große Zahlen stützt (1878 Myomfälle, 1036 Uteruscarcinome, 72 Fälle von Myom und Carcinom im gleichen Uterus) ergibt sich, daß in 3,8% aller Myome Carcinom vorhanden war, und zwar in 0,53% Korpus-, in 3,3% Collumcarcinom. Vom Carcinom ausgehend fand sich in 6,8% der operierten Fälle gleichzeitig Myom, und zwar standen 62 Collumcarcinomen nur 10 Korpuskrebse gegenüber. Wenn man also, wie dies Frankl getan hat, vom Carcinom und vom Myom her der Frage nachgeht, so zeigt sich, daß das Korpuscarcinom gegenüber dem Collumkrebs beim Myom nicht an Häufigkeit überwiegt, wohl aber daß Uteri myomatosi im allgemeinen häufiger gleichzeitig Carcinomträger sind als gesunde Uteri, wobei jedoch die unklaren Zusammenhänge zwischen Myom und Carcinombildung in dem Sinne, daß Anlage und Entwicklung des Myomkeimes der Carcinomentwicklung vorausgehe, worauf Carlowitz hinweist, durchaus nicht erwiesen sind.

Wohl bewußt des Umstandes, daß die obigen Erörterungen eigentlich einen Exkurs in die pathologische Anatomie des Uterusmyoms darstellen, glaubte ich doch, bei der erwiesenen Wichtigkeit des gleichzeitigen Vorkommens von Carcinom und Myom, auf diesen Umstand hinweisen zu müssen, zumal die Ansichten, wie man sieht, sehr geteilte sind.

Die Symptomatologie der genannten Kombinationen von Korpuscarcinom und Myom ist arm. Vorgerückte Jahre, Ausfluß, besonders ein solcher von bräunlicher oder fleischwasserähnlicher Farbe, Blutungen unregelmäßiger Natur bei Frauen jenseits der Geschlechtsreife kann man auffinden. Manchmal hat man auch Gelegenheit das Simpsonsche Symptom, nämlich zu bestimmten Stunden des Tages immer wiederkehrende, krampfartige Schmerzen als Ausdruck der Expulsionsbestrebungen des Uterus gegenüber den im Korpus angesammelten Massen zu finden. Bisweilen ist es uns möglich geworden, aus den Abgängen — zottige, freilich oft bis zur Unkenntlichkeit nekrotisierte Massen —

mikroskopisch die richtige Diagnose zu stellen. Es scheint mir besonders wichtig, auf alle die genannten Zeichen zu achten, was weniger für jene Frauenärzte gilt, die den Großteil der Myome operieren, als vielmehr für jene, welche Anhänger der Strahlenbehandlung sind.

Von nicht geringerer Wichtigkeit als die Frage des Zusammenhanges zwischen Myom und Korpuscarcinom ist die nach dem Verhältnis vom

Myom zum Sarkom.

Gerade bei dem Umstande, daß man heute Myome so vielfach bestrahlt, gewinnt die Erkenntnis der Sarkomentwicklung in Myomen und ihre Frequenz besonders an Bedeutung.

Man wird nicht fehlgehen, wenn man annimmt, daß in etwa 2—3% aller mikroskopisch untersuchten Myome Sarkom gefunden wird. In demselben Atemzuge aber muß man schon hinzufügen, daß diese Zahl nur die histologisch untersuchten Myome betrifft, also keineswegs alle klinisch festgestellten inbegriffen, und ferner muß man darauf hinweisen, daß die Diagnose Sarkom keineswegs mikroskopisch leicht und sicher zu stellen ist, so daß schon dadurch allein große Schwankungen in der Häufigkeitsberechnung sich ergeben.

Bei der Beurteilung hingegen, ob einem Sarkom ein Myom in demselben Gebiete vorangegangen ist, hat man nach Frankl der Kapselbildung, die mehr oder minder vollkommen erhalten geblieben ist, der kugeligen Gestalt und der bogenförmigen Grenzlinie gegen das Myometrium, der histologisch nachweisbaren myomatösen Grenzzone gegen die Uterusmuskulatur hin besondere Bedeutung beizumessen.

An meiner Klinik haben sich von 38 Fällen von Uterussarkom 17 sicher auf dem Boden eines Myoms und fünf wahrscheinlich auf derselben Basis entwickelt (Frankl). Makroskopisch benigne Myome pflegen sich auch mikroskopisch als solche zu erweisen. Frankl nimmt an, daß die Frequenz der Sarkome bei Myomen etwa 2% beträgt, eine Zahl, die schön mit einer früheren Zusammenstellung Frankls über diesen Gegenstand übereinstimmt, derzufolge die Häufigkeit des Sarkoms 2,3% betrug.

Die entsprechenden Zahlen anderer Autoren betragen:

Schottländer	3,3%
Döderlein	3,0%
Hofmeier	2,0%
Eckler	2,0%
Miller	2,0%
Olshausen	1,2%

Im Gegensatze zu Bumm und Warnekros heben auch v. Küttner, Bierner, v. Henke, Asch, Körner, Fraenkel die verhältnismäßige Seltenheit der sarkomatösen Umwandlung der Myome hervor.

Warnekros hat an einem viel zu kleinen Materiale 10% sarkomatöse Entartung berechnet, eine Zahl, der sich die wenigsten Autoren anschließen konnten.

Im Materiale Jaschkes betrug nach Imhäuser die Gesamtzahl der Sarkome bei den operierten Myomfällen 6%, eine im Vergleich zu den früher genannten Mitteilungen ziemlich große Zahl.

Zweifellos richtig ist es, daß mancher für Myom gehaltene Tumor von vornherein ein Sarkom ist, wie wir das selbst auf der Klinik gesehen haben und erst durch Rezidivieren veranlaßt worden sind, das alte Präparat an den verschiedensten Stellen zu untersuchen, wobei sich nachträglich die Diagnose eines Sarkoms ergeben hat.

Nach Winter wurde eine sarkomatöse Degeneration bei subserösen Myomen in 2%, bei interstitiellen in 4,5% und bei submukösen in 9% gefunden. Allerdings durchwegs Fälle, die Beschwerden gehabt hatten und operiert worden waren.

Berreitter findet, um das gegenteilige Extrem zu nennen, sogar nur 0,8—0,5% Sarkom auf dem Boden von Myom, Evans unter der großen Zahl von 4000 Fällen 1,8%, Vogt unter 1216 Myomen 30 Sarkome (2,5%).

B. Steinhardt, welche aus der Klinik Kermauner unter 1363 wegen Myoms operierten Fällen 38 Sarkome gefunden hat, kommt also hinsichtlich der Häufigkeit zu dem gleichen Hundertsatz (2,78%) wie Frankl aus dem Laboratorium meiner Klinik.

Was das Alter der an Sarkom auf Basis eines Myoms leidenden Frauen anbelangt, so ergab sich unter den 38 Fällen meiner Klinik, daß

14 zwischen 40 und 49 Jahren und
21 im Alter von 50 Jahren oder mehr waren.

Im Vergleiche dazu zeigte sich bei den Patientinnen mit offenbar primärem Sarkome der Gebärmutter (15 Fälle), daß nur

3 49 Jahre oder jünger waren,
12 hingegen 50 oder darüber,

davon die Hälfte 60 Jahre und mehr.

Die entsprechenden Zahlen über das Alter der Patientinnen mit Sarkom, das auf dem Boden eines Myoms entstanden war, aus der Arbeit von B. Steinhardt lauten:

Zwischen 20 und 30 Jahren standen 3 Fälle
,,   30 ,, 40 ,,   ,,   5 ,,
,,   40 ,, 50 ,,   ,,   15 ,,
,,   50 ,, 60 ,,   ,,   8 ,,
,,   60 ,, 70 ,,   ,,   6 ,,
,,   70 ,, 80 ,,   ,,   1 Fall

von insgesamt 38 Frauen, also 40% des gesamten Materiales um die Zeit des Klimakteriums und weitere 40% nach der Menopause.

Das Myosarkom scheint nach den Untersuchungen von Frankl aus meinem Laboratorium, die durch die Arbeit von B. Steinhardt bestätigt worden sind, Nulliparae zu bevorzugen.

Hinsichtlich der Symptome werden das auffallend rasche Wachstum, das Auftreten von Schmerzen, allenfalls die Störung des Allgemeinbefindens den Verdacht einer solchen Sarkomentwicklung in einem Myome in uns erwecken. Mit dem Symptome der Blutung ist bei der Stellung der Diagnose Sarkom nur wenig anzufangen, zumal bei Sarkomen auf der Basis von Myomen die Blutungen auch in den Hintergrund treten können, während bei primären Sarkomen Meno- und Metrorrhagien verbunden mit fleischwasserähnlichem und bräunlichem Ausflusse eher zu finden sind. Jedenfalls ist das Symptomenbild so wenig typisch, daß die Diagnose Sarkom, wie übereinstimmend von Winter, Gessner, Steinhard u. a. berichtet wird, und wie ich nur bestätigen kann, nur ganz ausnahmsweise richtig gestellt wird.

Daß gelegentlich auch Sarkome und Carcinome in einem Uterus myomatosus sich finden, beweist ein jüngst von A. Richter mitgeteilter Fall, eine 73jährige Nullipara betreffend.

Der Vollständigkeit halber sei erwähnt, daß auch Metastasen primärer Tumoren in Myomen gefunden werden. So hat Fleischmann durch Singer einen Fall von Metastase eines in der Leber entstandenen Hämangioendothelioms beschreiben lassen, Schmorl sah dies bei Magen-, Mamma- und Portiokrebs, Glaser bei Mammacarcinom, Schaper bei Lungenkrebs, Bender bei Mammakrebs, Bloissier und Cornil bei Krebs der Nebenniere (zit. nach Frankl).

Die praktische Bedeutung derartiger Beobachtungen ist bei ihrer Seltenheit gering und die Symptomatologie nicht typisch. Immerhin wird man bei festgestelltem malignem Neoplasma an einem Körperorgan an Metastasen im bestehenden Uterus myomatosus denken, wenn unvermittelt rasches Wachstum einsetzt.

Ein weiteres wichtiges Vorkommnis, das beim Myom beobachtet wird, ist die

Inversion.

Völlige Erschlaffung, bzw. Verdünnung der zu invertierenden Stelle einerseits und Zug entweder durch die Schwere des Tumors (Gottschalk, Schauta) oder durch den Operateur oder infolge der Muskelaktion des Uterus andererseits bewirken dasselbe, was am puerperalen Uterus beobachtet wird. Vorbedingung ist die Verdünnung der Wand.

Die nähere Erklärung, die Veit seinerzeit gegeben hat, erscheint mir auch heute noch zu Recht zu bestehen. Wenn ein intramurales Myom so gelegen ist, daß es auch submukös noch von einer derben Kapsel überzogen ist, so besteht nach Veit ein fester Zusammenhang des Myoms mit der verdünnten Stelle. Durch sein Weiterwachsen dehnt es mechanisch die Uterushöhle aus und die muskelreichen Partien üben eine Zusammenziehung aus, welche zu einer weiteren Verdünnung der Haftstelle führen muß, da die Kontraktionen gerade dieser Stelle schwächer sein müssen als die der ganzen übrigen Muskulatur. Je weiter cervixwärts das Myom rückt, destomehr folgt nun die Stelle der Wand dem Zuge, solange die Verbindung zwischen der verdünnten Stelle des Uterus und dem Tumor völlig fest ist.

Schauta legt neben den bei der Inversion wirkenden Zug- und Druckkräften auf ein weiches, schlaffes und widerstandsunfähiges Organ besonderes Gewicht. Kontraktionen des Uterus spielen nach ihm keine Rolle, im Gegenteile sie wirken der Inversion eher entgegen, eine Ansicht, die auch Küstner vertritt.

Wer Gelegenheit hat, oft vaginal zu operieren, kann sich die mechanischen Verhältnisse der Inversion gleichsam im Exempel darstellen und bei submukösen Myomen, die andererseits wieder nahe an die Serosa heranreichen, die also eine deutliche Wandverdickung hervorgerufen haben, kann man beispielsweise beim Anhaken des bereits morcellierten Tumors die Inversion sehen, wenn der verkleinerte Uterus, nunmehr dem Zuge folgend, mit dem Fundus in der Vagina erscheint. So berichtet R. Krukenberg über eine während der Enucleation eines submukösen Myoms erzeugte Inversion des Uterus; der Uterus wurde reinvertiert, doch kam es nach der Operation zu schweren Blutungen.

Häufige Schmerzen vor der Inversion und starke Blutungen infolge des Zuges und der Spannung des Tumors auf die Schleimhaut nach geschehener Inversion sind die Hauptsymptome dieser Erscheinung. Sie werden besonders bedenklich dann, wenn der Zustand sich plötzlich entwickelt, in welchem Falle das Bild des Shockes die Blutung begleitet und auch die Unmöglichkeit des Harnens im Vordergrunde stehen kann. Entwickelt sich die Ausstülpung allmählich, so ist auch das Tempo der Symptome ein weniger alarmierendes. Doch bleiben die Schmerzen, die durch den Zug bedingt sind, und die bei jeder Anstrengung der Bauchpresse auftreten, nicht aus. Ebenso wie die gestielten Polypen durch Einschnürung des Stieles verjauchen und zu septischen Prozessen Veranlassung geben können, kann dasselbe Bild auch durch die Inversion heraufbeschworen werden. Über die Diagnostik dieses Zustandes wird im entsprechenden Abschnitte zu reden sein.

Eine wichtige Erscheinung in der Symptomatologie der Myome ist ferner die

Torsion oder Achsendrehung

des myomatösen Uterus. Gerade der myomatöse Uterus schafft günstige Verhältnisse für die Entstehung einer Stieldrehung. In der älteren Literatur ist das Myom als Ursache der Drehung in mehr als der Hälfte der Fälle namhaft gemacht worden. Es kann übrigens nicht zweifelhaft sein, daß geringere Grade von Torsion, welche vielleicht noch keine Symptome machen, nicht gerade so selten sind. Hierfür spricht wohl, daß ein so genauer Beobachter wie Schultze siebenmal Torsion des Uterus gefunden hat, der übrigens die bis zum Jahre 1906 in der Literatur vorliegenden Fälle gesammelt und kritisch verwertet hat.

Es kann sein, daß bloß der Stiel eines subserösen Myoms oder mehrerer solcher oder aber der ganze Uterus mit allen Myomen sich so um seine Achse dreht, daß der venöse Rückfluß mehr oder minder ganz gehemmt ist. Die Drehung findet zumeist an der Verbindung des Körpers mit dem Halse statt. Sie kann nur gering sein oder einen vollen Kreis, ja selbst zwei solche betragen. Die Ligamenta rotunda, die Tuben und die Ligamenta ovariorum sind dann um den Uterus, bzw. die Cervix herumgewickelt und die Folge davon ist die Zirkulationsstörung in den gedrehten Organen.

Erreicht die Drehung keinen hohen Grad, kommt sie langsam zustande, so können alle Symptome fehlen. Im gegenteiligen Falle aber treten schwere Erscheinungen, Meteorismus, heftige, plötzliche eintretende Schmerzen im Bauche, Druckempfindlichkeit, Erbrechen, Darmverschluß, kurz die Erscheinungen einer Peritonitis auf. In schweren Fällen kann es sogar unter Infektion des gedrehten Geschwulstanteiles oder des Uterus rasch zum letalen Ausgange kommen, während in den geringgradigeren Fällen die Zirkulation sich wieder herstellt und der gedrehte Tumor durch Pseudomembranen an die Umgebung fixiert wird. Meist kommt es dabei zu einer mehr oder minder heftigen Blutung, ohne daß dieses Vorkommnis konstant wäre. Schließlich kann es auch geschehen, daß das Myom oder sogar der myomatöse Uterus ganz von seinem Mutterboden abgedreht wird und wie ein Fremdkörper zwischen die Därme zu liegen kommt, eine starke reaktive Entzündung und Einkapselung von seiten des Netzes und des Bauchfelles hervorruft. In derartigen Fällen bestehen lange Zeit oder fortdauernd Schmerzen, Störungen der Darmpassage, nachdem die akuten Erscheinungen abgeklungen sind.

Neben den Fällen, die wegen ihrer akuten Erscheinungen meist unter der Diagnose Stieldrehung eines Ovarialtumors sofort operiert werden und neben den seltenen, die keine Symptome zu machen scheinen, heben die Franzosen (Dieulafé) auch subakute und chronische Fälle hervor. Die subakute Form äußert sich in heftigen Schmerzkrisen, besonders Blasenkompression, die aber bei Bettruhe zurückgehen. Die chronischen Fälle sind durch leichte, mit Vergrößerung des Tumors einhergehende, von den Patientinnen nur schwer zu lokalisierenden Schmerzen gekennzeichnet.

Die Mechanik der Achsendrehung erklärt man am einfachsten mit Sellheim als Folge des Beharrens eines gestielten Gebildes in einer von dem Körper der Frau auf den Tumor übertragenen Drehbewegung (Heben, plötzlichen Bücken, Tanzen usw.).

Die Payrsche Theorie (hämodynamische Torsionstheorie) hat zur Voraussetzung, daß in den zum Tumor führenden Gefäßen eine Blutstauung eintritt. Die um die Arterie geschlängelten Venen beginnen eine aktive Kraft im Sinne eines Drehmomentes darzustellen, wenn sie durch Stauung prall gefüllt werden.

Es ist möglich, daß beide Theorien ihre Berechtigung haben, insbesondere, daß die hämodynamische Torsion im Sinne Payrs zu wirken beginnt, wenn die Rotationsbewegung des ganzen Körpers im Sinne Sellheims auf den Tumor übertragen worden ist. Bei kleineren Tumoren ist diese Vorstellung durchaus gangbar. Hornung hat einen einschlägigen Fall von Torsion des inneren Genitales bei mannskopfgroßem Myom in obigem Sinne erklärt. Die Cervix war zu einem kaum bleistiftdünnen Strange ausgezogen, ohne daß Ernährungsstörungen in ihr aufgetreten waren.

In jüngster Zeit hat Hitzanidés die Frage der Stieltorsion des myomatösen Uterus einem eingehenden Studium unterzogen. Nach ihm bewegt sich die axiale Torsion gewöhnlich in der Richtung von links nach rechts und schwankt zwischen 90 und 360° der Drehung. Sie kommt entweder dadurch zustande, daß ein gestieltes Myom sich zuerst dreht und den Uterus mit sich zieht, oder es dreht sich der myomatöse Uterus selbst in der Höhe seines Isthmus. Ovale Tumoren sollen sich leichter drehen. Starke Abschnürung des Tumors kann zu einem Riß des Uterusgewebes führen und bewirkt auch Verschluß der Uterushöhle mit allen möglichen Folgen, wie Blutung und Infektion. Im Isthmus können ausgedehnte Gewebsnekrosen entstehen. Bei stark abschnürenden Torsionen bleiben nach Hitzanidés die Menses scheinbar aus, ein symptomatologisch und diagnostisch allenfalls beachtenswertes Zeichen.

Auch sehr schwere Myome — in dem von Fleurent mitgeteilten Falle ein $6^1/_2$ kg schweres Myom — können der Achsendrehung anheimfallen. Die Schwere der Symptome hängt vielleicht mit der Breite des Stieles zusammen, wie Fleurent wahrscheinlich macht, indem dünngestielte sich auch symptomlos drehen können, indes breitbasig aufsitzende Myome schwere Shockwirkung hervorrufen.

Sonderfälle der Achsendrehung sind u. a. von Sennwald und Nemec beschrieben worden. Sennwald berichtete über einen Fall von Torsion des Uterus myomatosus um 90°, der gleichzeitig retrovertiert und in das Becken eingekeilt war. Besonders interessant aber ist die Beobachtung von Nemec über Torsion des myomatösen Uterus im Vereine mit einer Tubarschwangerschaft. Wahrscheinlich hat die Auflockerung am Übergange der Cervix in das Korpus dem am linken Horne sitzenden Uterusmyom eine hohe Beweglichkeit verliehen und so die Achsendrehung ermöglicht. Es war also in diesem Falle die Extrauteringravidität mit ihrer konsekutiven Schwangerschaftsauflockerung die Ursache der Stieldrehung gewesen.

Wenn auch die Stieldrehung des myomatösen Uterus zur Entwicklung peritonitischer Erscheinungen führen kann, so ist dies doch nicht die einzige Ursache hierfür, vielmehr kann die sogenannte

intraperitoneale Kapselruptur

bei Myom dasselbe bewirken. Schiffmann nennt diese Form der Kapselruptur, bei der das Myom entweder in den freien Peritonealraum oder auch ins Parametrium geboren wird, zentrifugale Ausstoßung im Gegensatze zur gewöhnlichen zentripetalen Ausstoßung submuköser Myome. Versteht man unter dem Begriffe der intraperitonealen Kapselruptur nur jene Fälle, bei denen mechanisch (nicht durch Eiterung oder Verjauchung und nicht bei malignen Tumoren) die Kapsel rupturiert, so handelt es sich in der Tat um seltene Ereignisse.

Solche Fälle sind von v. Franqué (drei Fälle), Bender und Burty beobachtet worden. Gemeinsam ist den Beobachtungen, daß es sich um größere Einzelknoten handelte, die entweder nekrotisch oder ödematös gewesen waren. Die Ausstoßung wurde in das Parametrium (Bender und Burty) oder in die freie Bauchhöhle (v. Franqué, Schiffmann u. a.) beobachtet.

Praktisch von Bedeutung ist auch die Möglichkeit der

inneren Blutung

in die Bauchhöhle beim Myom infolge der Zerreißung gestauter Kapselvenen oder Varizen. Mechanische Insulte, Schlag, Stoß, Fall, plötzliche starke Anstrengung der Bauchpresse sind die Ursache des Berstens solcher Kapselgefäße.

Es sind bereits gegen 30 derartige Fälle in der Literatur niedergelegt, deren erster von Rokitansky stammt. Weitere sind von Zweifel, Schauta und Abel mitgeteilt. Benzel konnte 1926 über 13, Ernst und Gameltoff konnten bereits über 25 Fälle berichten, die mittlerweile durch Beobachtungen von Banstohoff, E. Weber, Döderlein, Albrecht, H. Kunz und H. Alexander vermehrt worden sind.

Die Beschreibung der Operationspräparate ergibt in allen Fällen Entwicklung von Venen bis auf Bleistiftdicke und darüber und als Lieblingssitz der Verletzung jene Stelle des Gefäßes, die besonders leicht mechanischen Insulten ausgesetzt ist. So lagen im Falle Clarkes und in einem von Benzel die Läsionsstellen der Vene genau auf dem Promontorium.

Die Ruptur der Kapselgefäße von Myomen ist also kein ganz seltenes Ereignis und verdient wegen ihrer Lebensgefährlichkeit unsere volle Beachtung. Die Mehrzahl solcher Fälle wurde in der Annahme, es liege eine geplatzte Eileiterschwangerschaft vor, operiert.

Die Symptome sind die der akuten inneren Blutung und uns Gynäkologen von der geplatzten Extrauteringravidität her allbekannt. Übereinstimmend wird nach Benzel von fast sämtlichen Autoren eine starke Empfindlichkeit des Leibes und vereinzelt eine enorme Beweglichkeit des Tumors angegeben. Flankendämpfung kann vermißt werden.

Von den von Benzel gesammelten 13 Fällen endigten zwei letal (das Schicksal eines Falles konnte nicht eruiert werden). Alles hängt natürlich vom rechtzeitigen Eingreifen ab.

Etwas ähnliches ist in einem einzig dastehenden Falle von Weibel berichtet worden, der bei einer Frau mit Uterus myomatosus ein Ovarium varicosum fand, das mit dem Fibrome des Uterus durch ein federkieldickes, etwa 10 cm langes, frei durch die Bauchhöhle ziehendes Gefäß verbunden war. Hier hätte die Möglichkeit der Verblutung, ebenso wie die Gefahr des Strangulationsileus bestanden.

Über eine Blutung zwischen die Uterushülle und ein kindskopfgroßes Cervixmyom, die zu heftigen Unterleibsschmerzen und Spannung im Becken führte, berichtete neuerdings Saenger. Waren die bisher beschriebenen Fälle solche von intraperitonealer Kapselblutung, so handelt es sich in dem von Saenger mitgeteilten Falle um eine innere Kapselblutung, eine Beobachtung, die bisher vereinzelt dastehen dürfte.

Rapides Tumorwachstum kann, wie in dem von Grisi mitgeteilten Falle, auch durch ein teleangiektatisches Myom sich erklären, wenn Gefäße zerreißen und zur Blutung in das Innere des Myoms Veranlassung geben.

Die Symptome des Myoms werden ganz besonders kompliziert, wenn sich — wie nicht ganz selten —

gleichzeitige Erkrankungen anderer Organe,

speziell der Ovarien und Tuben, vorfinden. Mit dem Verhalten der Tuben bei Myom hat sich besonders Fabricius an der Chrobakschen Klinik (1895) ausführlich befaßt. Die entzündlichen Adnexerkrankungen können von infizierten submukösen Myomen oder aber von einer gonorrhoischen Infektion herrühren, sie können aber auch in einer Durchwanderung von Keimen der angelöteten Därme an die Adnexe infolge der Raumbeschränkung durch das Myom bedingt sein. Dadurch kann es wieder geschehen, daß von den Adnexen her das Myom infiziert wird, ein Ereignis, das zu schweren Allgemeinerscheinungen, Sepsis oder Peritonitis, führen kann.

Durch Winter ist uns das Krankheitsbild des

nekrotischen Myoms

besonders klar dargestellt worden. Gern schließt sich die Nekrose an das Wochenbett an, das bekanntlich durch die Faserverschiebungen der Uterusmuskulatur überhaupt die Pathologie des Myoms vielfach ändert. Das von Winter ausgebaute Krankheitsbild der totalen Nekrose des Myoms ist symptomatologisch in der Hälfte aller Fälle durch Metrorrhagien, durch Schmerzen, die ebenfalls in etwa der Hälfte aller Fälle auftreten und endlich durch Intoxikationserscheinungen ausgezeichnet. Während die Menorrhagien kein Kennzeichen der totalen Nekrose sind, da sie auch sonst bei Myomen vorkommen, wird von Winter auf krampfartige, reißende Schmerzen großes Gewicht gelegt, Schmerzen, die anfallsweise auftreten und von längeren schmerzfreien Zeiten abgelöst werden. Wahrscheinlich sind sie durch erhöhte Spannung der Wand und durch reflektorische Zusammenziehungen der Gebärmutter bedingt, die bestrebt ist, das Myom auszustoßen. Hinsichtlich der allgemeinen Intoxikationserscheinungen gelten bei Totalnekrose des Myoms Kopfschmerzen, Schwindelgefühl, Appetitlosigkeit, Magen-Darmverstimmung und eine schmutzig blaßgelbliche Gesichtsfarbe als recht bezeichnend (Freund und Winter). Steigerungen der Temperatur sind häufig beobachtet worden, aber keine notwendige Begleiterscheinung der Nekrose. So hat Winter unter 17 Fällen nur zweimal Fieber gesehen, andererseits aber verlief von den sechs von Werner (Königsberg) beschriebenen Fällen nur einer fieberfrei. Es ist naheliegend, Resorption von seiten des nekrotischen Myoms als Ursache des Fiebers anzunehmen.

Seed, der unter 404 in einem Jahre an der Klinik Mayo operierten Myomfällen 33 Fälle mit Totalnekrose fand, hält klinisch örtliche Schmerzen und leichte Toxämie bei diesem Krankheitsbilde für einigermaßen bezeichnend.

Es ist zu erwarten, daß die Prüfung der Senkungsgeschwindigkeit der roten Blutkörperchen in derartigen Fällen ein weiteres diagnostisches Hilfsmittel für die Erkennung der Myomnekrose sein wird. Voelcker tritt für ihre Anwendung in differentialdiagnostischer Hinsicht ein, und auch ich habe an meiner Klinik in einschlägigen Fällen Gelegenheit gehabt, die auf Myomnekrose hinweisenden Symptome durch eine auffallende Kürzung der Blutkörperchensenkungsgeschwindigkeit bekräftigt zu finden. Weitere Erfahrungen hierüber, namentlich die Feststellung, ob das Symptom der verkürzten Senkungsgeschwindigkeit sich immer bei nekrotischen Myomen findet, stehen noch aus.

Seltener als Myomnekrose wird

Myomvereiterung

beobachtet. Freilich hat man wiederholt, besonders im Wochenbette, entzündliche Veränderungen und Vereiterung submucöser Myome gesehen. Im interstitiellen und subserösen Myom ist sie ein seltenes Vorkommnis. Die Seltenheit dieses Ereignisses geht aus den Forschungen Winters und Sarweys hervor, die unter 753 bzw. 460 Myomen keine Vereiterung beobachtet haben.

Um die Erforschung der klinischen Bedeutung der Myomeiterung und die Bakteriologie dieser Krankheit haben sich besonders v. Franqué und Sitzenfrey verdient gemacht. Während submuköse Myomknoten meistens vom Cavum uteri her infiziert werden, geschieht die Infektion intramuraler und subseröser Myome entweder vom Darme aus oder aber — was am häufigsten ist — auf dem Wege der Blutbahnen. Auch die lymphogene Infektion kann vorkommen.

An meiner Klinik hat Klaften unter einem Materiale von über 2000 Myomen der letzten 18 Jahre drei Fälle von Myomeiterung zusammenstellen können, von denen zwei Frauen jenseits der Geschlechtsreife betrafen. Da in den drei Fällen der Klinik Zirkulationsstörungen auf Basis organischer Herzerkrankung bestanden, scheint diese für die Ätiologie bemerkenswert, denn die Stauung und ödematöse Durchtränkung der Myome schafft einen günstigen Boden für die Ansiedlung von Eitererregern, die bei Endokarditis leicht in die Myome verschleppt werden können.

Bezüglich der Pathogenese der Myomvereiterung hat Herlitzka (Turin) in einem Beitrage festgestellt, daß die Blutgefäße bei ihrem Eintritte in die Myomkapsel alle eine rechtwinklige Abknickung aufweisen, die der Verfasser auf eine Rotation des Myomknotens zurückführt, und in der er das auslösende Moment für die nekrobiotische Erweichung sieht, zu der sich dann noch eine Infektion hinzugesellt.

Die Symptomatologie der Myomvereiterung ist durch Fieber intermittierender Art, allgemeine Prostation und Schüttelfröste gekennzeichnet. Es kann aber auch geschehen, daß entzündliche Veränderungen im Myome bestehen, ohne daß sie sich durch Temperatursteigerungen auswirken, wie ich an zwei Fällen meiner Klinik beobachtet habe, die Frankl mikroskopisch untersucht und beschrieben hat. Das Gefühl raschen Wachstumes im Bauch und Schmerzhaftigkeit weisen auf Spannung des Serosaüberzuges des vereiterten Myoms hin, der sogar rupturieren kann. Gemeinsam mit dem Bilde der Nekrose ist das Symptom der Schmerzhaftigkeit des Tumors beim Betasten, besonders wichtig das Cystischwerden eines früher solid gewesenen Tumors im Vereine mit den geschilderten Symptomen. Auch bei der Frage eines vereiterten Myoms wird die Senkungsgeschwindigkeit, ebenso wie die

Bestimmung der Leukocytenzahl heranzuziehen sein. Der Zustand kann sich allmählich, aber auch rasch bedrohlich gestalten und uns zu sofortigem Eingreifen zwingen.

Gelegentlich findet man bei der Myomektomie Veränderungen am Processus vermiformis, selten solche, die nur den Processus vermiformis betreffen, meist Adhäsionen der Appendix mit den Adnexen, Verbindungen des Coecums mit dem Myom oder den Adnexen. Es ist behauptet worden, daß das Myom für die Ausbildung einer Appendicitis verantwortlich zu machen sei. Ob dies zutrifft, muß dahingestellt bleiben, doch ist es immerhin möglich, daß der Druck großer Tumoren auf den Blinddarm zur chronischen Reizung der Appendix Veranlassung geben kann.

Daß Myome durch Druck zahlreiche Thrombosen im Becken hervorrufen können, ist eine bekannte Tatsache und praktisch belangvoll.

Auch ein Aneurysma der Arteria uterina kann bei Myomen gelegentlich gefunden werden.

Superbi beobachtete einen Fall von Aneurysma der Arteria iliaca communis bei einer 60jährigen Myomträgerin. Die Oberfläche des Myoms wies ganz außerordentlich erweiterte Gefäße auf, ebenso waren die Arteriae hypogastricae und uterinae erweitert und zwar ganz besonders die der rechten Seite, wo sich das große spindelförmige Aneurysma der Arteria iliaca communis fand.

Es sei hier schließlich noch des Ascites Erwähnung getan, welcher sich in geringen Graden gar nicht selten, in hohen Graden aber nur in vereinzelten Fällen, ganz im Gegensatze zu den desmoiden Geschwülsten des Ovariums, findet. H. Freund begegnete unter 72 Fällen elfmal einem solchen. Auch v. Franqué berichtet darüber.

Derselbe ist entweder veranlaßt durch die infolge des Myoms bedingten Erkrankungen des Herzens, der Gefäße oder der Nieren oder — und das findet sich am häufigsten bei subserösen Geschwülsten — durch die Reizung des Peritoneums.

Selbst nach der Klimax kann sich noch Ascites einstellen, wie es z. B. Menzel beschrieben hat.

Ein Ascites bei Myom wurde auch in einem Falle eines Lymphangiocystofibroms von Isbruch beobachtet, das keinerlei Zeichen von Malignität erkennen ließ.

III. Diagnostik.

Die von vielen vertretene Anschauung, die Myome seien leicht zu diagnostizieren, und es müsse gelingen, bei der richtigen Erfahrung und Genauigkeit der Untersuchung auch kleinster Geschwülste dieselben zu erkennen, ist für die Allgemeinheit nicht zutreffend. Auch dem Geübtesten wird, wenn man ehrlich ist, oft genug ein Irrtum in der Diagnose, eine Verwechslung mit anderen Geschwülsten unterlaufen, was um so weniger zu verwundern ist, als ja selbst dem pathologischen Anatomen gelegentlich die Unterscheidung, ob es sich um einen ovariellen oder um einen uterinen Tumor handelt, recht schwierig wird. Ist bei den kleinen Geschwülsten die Erkenntnis der Gegenwart von solchen manchmal noch nicht möglich, so steigen diese Schwierigkeiten gerade bei den größten Tumoren, so zum Beispiel den cystischen Myomen, welche leicht mit anderen Geschwülsten, Cysten, verwechselt werden können. Nicht selten entstehen solche Hindernisse für die Diagnose durch die Gegenwart komplizierender Geschwülste anderer Organe, wie auch durch die Schwangerschaft, wobei noch der Umstand hinzukommt, daß es nicht gestattet ist, alle uns sonst zu Gebote stehenden Untersuchungsmethoden anzuwenden.

So darf es nicht wundern, daß man leider nur zu oft doch nur zu einer **Wahrscheinlichkeitsdiagnose** gelangt und auch der längeren Beobachtung nicht entraten kann.

Es kommt hinzu, daß bei Gegenwart von Myomen der Herzdegeneration und der Anämie halber die Anwendung der Narkose nur in beschränktem Maße stattfinden darf. So wertvoll diese einerseits für die genaue Untersuchung ist, so sehr sind ihre Gefahren, ganz besonders, wenn dieselbe in kurzen Zwischenräumen wiederholt werden soll, im Auge zu behalten. Bei der verhältnismäßig geringen Gefahr unserer operativen Eingriffe erscheinen selbstredend die Gefahren der Narkose in stärkerem Lichte, und ich stehe nicht an, auszusprechen, daß ich lieber an die Operation eines nicht exakt diagnostizierten Falles schreite, als daß ich eine solche Kranke den Gefahren wiederholter Narkosen aussetze. **Steht dann die Notwendigkeit eines operativen Eingriffes überhaupt fest, so ist es der in jedem Falle vor der Operation, aber in derselben Narkose auszuführenden Untersuchung vorbehalten, die möglichst genaue Diagnose zu treffen und die Methode der Operation zu bestimmen.**

Eine sichere Diagnose der Uterusmyome läßt sich im großen und ganzen dann stellen, wenn es gelingt, einen oder mehrere Körper mit den Qualitäten der Myome, welche mit dem Uterus in inniger geweblicher Verbindung stehen, außerdem aber die Adnexe, bzw. die Ovarien beiderseits zu tasten. So einfach dieses Postulat erscheint, so ist dasselbe doch lange nicht immer zu erfüllen, und deshalb gehören diagnostische Irrtümer doch nicht zu den Seltenheiten.

In der überwiegenden Mehrzahl zeigen die Myome eine, man kann fast sagen, charakteristische

Konsistenz,

durch welche sie sich von dem sie umgebenden Uterusgewebe unterscheiden. Man beschreibt diese gewöhnlich als Brothärte, welche aber doch nicht eine gewisse Elastizität ausschließt. Doch schwankt dies von der förmlichen Knochenhärte bei verkalkten Myomen bis zu einer weichen Konsistenz, wie bei Myomen in der Schwangerschaft, ja nicht selten findet sich Fluktuation, wie bei ödematösen, nekrotischen, ganz besonders aber bei den cystischen Myomen. Normalerweise findet auch ein Konsistenzwechsel derselben statt, indem die Tumoren vor Eintritt der Menstruation größer und weicher erscheinen, während sie nach derselben oft kleiner und härter sind. Der Eintritt dieser prämenstruellen Schwellung ist gerade von hoher diagnostischer Bedeutung.

Meist bilden die Myome mehr oder weniger harte Geschwülste mit glatter oder großhöckeriger Oberfläche, doch kann auch das Gegenteil stattfinden. Die Oberfläche kann eine Menge von ganz kleinen Höckern aufweisen, so wie man dies bei den Oberflächenpapillomen der Ovarien findet.

Das Verhalten dieser myomatösen Knollen ist je nach ihrem

Sitze

verschieden.

Die subserösen Tumoren, welche gewöhnlich härter sind, lassen sich gemeinhin schon deshalb leichter tasten, weil sie an der Oberfläche des Uterus liegen und oft schon durch die äußerliche Untersuchung wahrgenommen und in ihrer Verbindung mit dem Uterus gefühlt werden können. Sind diese Tumoren nur mehr mit dünnem Stiele in Verbindung mit ihrem Mutterboden, so bilden dieselben, falls nicht Verklebungen und Verwachsungen ihre Beweglichkeit beschränken, mehr oder weniger leicht verschiebliche Tumoren, und nicht selten gelingt es, auch unter Lagewechsel der Kranken und unter Verschiebung der Geschwulst durch einen Assistenten, den Stiel direkt zu fühlen. Aber auch bei noch nicht gestielten Tumoren ist die Formveränderung des Uterus leicht festzustellen, ebenso wie der Zusammenhang desselben mit dem Tumor. Dem Uterus aber anliegende, mit demselben verklebte Geschwülste, speziell jene des Eierstockes, können, wenn dieselben weder durch die Konsistenz, noch durch die Beschaffenheit der Oberfläche sich als solche erkennen lassen, insolange große Schwierigkeiten bereiten, als es nicht gelingt, die Ovarien direkt zu tasten.

Schwieriger noch ist das Erkennen, wenn das subseröse Myom den Uterus stark verdrängt hat, wenn es hinter demselben eingekeilt diesen nach der Seite oder nach oben verschiebt. Es kommt hier, wie auch bei den interstitiellen vor allem darauf an, den Uterus als solchen richtig anzusprechen. Meist gelingt es, über oder neben dem Myome den Uterusfundus zu tasten. Man findet da eine Stufe an dem Tumor, öfter ist wohl auch der obere Rand des Fundus in einer gewissen Tiefe zu umgreifen. Mit Sicherheit kann man den Uterus daran erkennen, daß zwei nicht selten deutlich tastbare derbere Stränge von den Seiten des Körpers abgehen: die Ligamenta rotunda.

In der alten Gynäkologie hat in solchen Fällen die diagnostische Anwendung der Sonde eine ganz bedeutende, ja überragende Rolle gespielt. Diese ist heute zu Ende. Denn abgesehen von den Gefahren ihrer Anwendung, der Gefahr der Infektion und der Verletzung, bzw. Durchbohrung der Uteruswand, sind die Ergebnisse der Untersuchung mit derselben oft genug nicht einwandfrei gewesen. Ganz besonders bei interstitiellen und submukösen Geschwülsten ist die Gestalt der Uterushöhle schwer verändert, ihre Oberfläche weist Höcker auf, welche dem Vordringen der Sonde Schwierigkeiten machen, die Höhle ist oft geknickt und verzogen, so daß die Sonde nicht bis zum Fundus vorzudringen imstande ist, um so weniger, als irgendein stärkerer Druck bei ihrem Gebrauche leicht zu Verletzung des weichen, succulenten, dicken Endometriums mit darauffolgender Nekrose, wie auch zu Perforation der zwischen den einzelnen Myomknollen verdünnten Uteruswand Veranlassung geben kann und gegeben hat. Demgemäß sah man häufig, daß man bei verschiedenen Untersuchungen verschiedene Ergebnisse gewann, gerade in solchen Fällen, in denen es sich um die wichtigste Entscheidung, die der Sonde zufiel, handelte, in der Bestimmung der Länge der Uterushöhle.

In der großen Mehrzahl wird durch die Myome die

Uterushöhle

erweitert und verlängert, weniger bei subserösen, mehr bei interstitiellen und submukösen Myomen. Der Befund einer bedeutenderen Verlängerung der Uterushöhle allein darf aber nie als sicheres Zeichen für das Vorhandensein von Myomen aufgefaßt werden, da sich eine solche auch bei anderen Erkrankungen, z. B. bei intraligamentär entwickelten Eierstocksgeschwülsten findet, bei denen der Uterus oft ungemein in die Länge, bis zu 15 cm und darüber gezogen ist. Nur der Zusammenhalt mit anderen Erscheinungen wird da einen sicheren Schluß gestatten, indem bei Myomen der ganze Uterus dick und hart geworden ist, während die genannte Verziehung in die Länge mit Verdünnung des Uterus einhergeht.

Jüngstens hat auch die **Uterographie** in die Diagnostik der Myomkrankheit Eingang gefunden. Ausländische und deutsche Autoren (Ferré, Joachimovits, Eisler und Schneider, Henkel, Czyzewicz, Nahmmacher, v. Mikulicz-Radecki, Dyroff, Zimmermann, Rosenblatt und Kass, Gregoire, Béclère und Darbois u. a.) haben die Verwertbarkeit dieses Verfahrens, insbesondere bei Myomen mit atypischen Blutungen (submuköse Tumoren und intramurale, die Uterushöhle verzerrende Geschwülste) betont. Namentlich dort, wo ein mit einem Tumor verbackener Uterus nicht deutlich heraustastbar ist, soll die Füllung des Uteruscavums Nützliches leisten. So wird sie auch für die Differentialdiagnose zwischen Uterus- und Adnextumoren, für die Feststellung intraligamentärer Tumoren und die Kontrolle des Erfolges konservativer Myomoperationen (Henkel, Saidl) warm empfohlen. Janky will gar die Hysterosalpingographie zur Entscheidung heranziehen, ob ein Myom mittels Röntgen oder mittels Operation behandelt werden soll.

Dabei ist es natürlich notwendig, daß zuverlässigst Fälle besonders mit frischen Entzündungserscheinungen, Fieber, Blutung, meines Erachtens auch mit Gravidität ausgeschlossen werden.

Die Uterographie geschieht durch vorsichtige Einspritzung von Jodipin ins Cavum uteri.

Wenn auch das Verfahren einen gewissen Fortschritt bedeutet, so haften ihm doch, soweit man gegenwärtig den Stand der Angelegenheit überblicken kann, gewisse Gefahren an, deren sichere Hintanhaltung auch bei sorgfältiger Auswahl der Fälle mir nicht immer garantiert erscheint. Selbst bei Berücksichtigung der genannten Gegenanzeigen, auch bei genauer Sekretuntersuchung, kann sich doch ein übler Zufall ereignen. Es sind auch bereits Warnungen hinsichtlich der Uterosalpingographie überhaupt im Schrifttume erschienen. Hellmuth berichtet aus der Klinik Gauss sogar über einen Exitus an Streptokokkenperitonitis und Odenthal hat aus v. Franqués Klinik auf Grund von zwei Fällen mit Recht die Gefahren hervorgehoben, die trotz sorgfältigster Auswahl der Fälle dem Verfahren anhaften, das er bei Tumoren des Uterus überhaupt nicht als diagnostisches Hilfsmittel herangezogen wissen will. Diese Warnungen müssen uns zur Vorsicht mahnen, selbst dann, wenn vielleicht auch die Technik des einen oder anderen Falles zu wünschen übrig ließ. Jaroschka, der sich auch mit der Metrosalpingographie beschäftigte, gibt die Möglichkeit der Schädigung des Flimmerbesatzes des Tubenepithels durch das Verfahren zu, was im Hinblick auf den Kindersegen von Bedeutung sein kann.

Ich selbst habe nur ganz ausnahmsweise das Bedürfnis nach Klarstellung eines einschlägigen Falles durch dieses Verfahren empfunden, und ich glaube nicht, daß es in der Diagnostik des Myoms eine allgemeine Anhängerschaft gewinnen wird, zumal die Entscheidung, ob ein Fall operativ angegangen werden muß oder nicht, wie ich schon eingangs erwähnt habe, selbst dann zu treffen ist, wenn die Diagnose sich auch nicht bis in die kleinsten Details erstreckt. Ich werde auch in Zukunft an meiner Klinik bei der Diagnose des Myoms das Verfahren nicht in Anwendung bringen.

Daß das **Hysteroskop,** das neuestens erfunden und auch schon verwendet wurde, sei es nun in der Form von Seymour, Rubin, Gauss oder Mikulicz-Radecki, jemals eine größere Bedeutung für die Diagnose und Therapie des Myoms gewinnen wird, halte ich für zweifelhaft.

Ich fürchte überhaupt, daß diese Krücken der Diagnostik nur zu leicht darnach angetan sind, unser diagnostisches Bemühen auf halbem Wege erlahmen zu machen. Es geht uns damit ähnlich wie in der Geburtshilfe beispielsweise bei der Diagnostik der Zwillingsschwangerschaft, bei der man heute auch schon bei geringen Schwierigkeiten geneigt ist, die Röntgenstrahlen zu Hilfe zu nehmen, bevor man die einfachen Hilfsmittel der Diagnostik erschöpft hat. Dabei ist dies ein unschuldiges Verfahren, was man mit Fug und Recht von den geschilderten Methoden nicht behaupten kann.

Interstitielle Myome von irgend bedeutender Größe bringen fast ausnahmslos eine auffallende und leicht nachweisbare Gestaltsveränderung des Uterus mit sich. Nicht so ganz kleine Geschwülste, welche inmitten einer derben, hypertrophischen Uteruswand sitzen, besonders dann, wenn sie sich mehr gegen die Uterushöhle zu entwickeln. Sitzen dieselben in der vorderen oder der hinteren Wand, so täuschen sie leicht eine Ante- oder Retroflexio vor, eine Verwechslung, welche in der bimanuellen Untersuchung nicht Geübten leicht unterläuft. Bei genauer bimanueller Palpation wird man aber durch die größere, härtere Konsistenz, durch die stärkere Vorwölbung der vorderen oder hinteren Wand aufmerksam gemacht und den myomatösen Knollen und den Uteruskörper heraustasten können. Verhältnismäßig leicht lassen sich auch kleinere Myome in der Uteruswand tasten, welche von einer deutlichen Kapsel umgeben und demnach auch härter sind als die nicht scharf konturierten, infiltrierten Adenomyome. Selbst bei hochgradiger Metropathie zeigen solche Myome immer noch eine härtere Konsistenz. Sind diese Myome dem Finger gut zugängig, so fühlt man den mehr oder weniger harten Knoten von der weicheren Uteruswand bedeckt, die über demselben in gewissem Grade verschieblich ist.

Festzuhalten ist, daß die Unterscheidung zwischen subserösen und interstitiellen Myomen eine graduelle ist. Bei gestielten subserösen Tumoren gibt es keinen Zweifel der Benennung, nicht so bei jenen, welche mit einem großen Anteile noch in der Uterusmuskulatur sitzen, mit ihrem äußeren Abschnitte unter die Serosa ragen. Auch dieses Verhalten ist unter günstigen Untersuchungsbedingungen manchmal zu erkennen. Verschiebt man über einem solchen Tumor die Bauchhaut, so hat man die Empfindung, daß man direkt an den Myomknollen herankommt, während, wenn der Tumor noch mit Uterusmuskulatur überkleidet ist, diese Wahrnehmung weniger deutlich ist. Ja, man kann da sogar öfter noch die Verschieblichkeit einer zweiten Schichte (unter der Haut), die über den Tumor verlaufende Uterusmuskulatur, wahrnehmen.

Ein Umstand, welcher die Diagnose erleichtert, ist die Tatsache, daß die Myome oft multipel auftreten. Man findet zugleich Tumoren, welche im Uterus sitzen, daneben andere, welche subserös gegen den Uterus und die in ihm enthaltenen Myome gegeneinander zu bewegen sind. Diese Multiplizität sichert oft vor Verwechslung mit Ovariengeschwülsten, welche fast nie solche multiple Geschwülste bilden.

Sowohl solitäre interstitielle, wie besonders submuköse Myome können eine recht bedeutende Vergrößerung des Uterus erzeugen, ohne daß die Gestalt des Uterus dabei wesentlich verändert wird. Es wird in solchen Fällen oft schwer, die Unterscheidung von der Metropathie zu treffen, als bei dieser das ganze Uterusgewebe derb und hart sein kann. Tatsächlich gibt es solche Vergrößerungen des Uterus, daß seine Höhlenlänge 12 cm und mehr betragen kann. Aber auch da gelingt es schließlich, besonders bei wiederholter Untersuchung, das Myom als einen derberen, in der Wand sitzenden Körper zu erkennen.

Bei den submukösen Myomen, welche der direkten Tastung von außen am schwersten zugänglich sind, finden sich meist recht charakteristische anamnestische Daten. Es sind meist heftige Blutungen vorhanden mit darauffolgendem Abgange von fleischwasserähnlicher Flüssigkeit, es treten wehenartige Schmerzen auf. Sitzen diese Myome nur etwas tiefer im Korpus, aber auch selbst bei solchen, welche sich im Fundus entwickeln, treten Erweiterungserscheinungen am Uterushalse ein. Er erweicht, verkürzt sich, verstreicht und öfter kann man dann mit dem Finger direkt den unteren Geschwulstpol tasten oder gar den Sitz des Tumors in der Uteruswand erkennen.

Wichtig ist es zu bestimmen, ob solche submuköse Tumoren noch breit in der Uterusmuskulatur sitzen, oder ob sie gestielt sind. Bei der Unsicherheit und den Gefahren der Ergebnisse der Sondenuntersuchung gerade in dieser Hinsicht ist es nötig, die Verbindung, den Stiel, mit dem Finger zu fühlen, auch ist ein solcher zu erschließen, wenn man über die größte Circumferenz des Tumors hinauftastet, wobei man fühlt, daß derselbe nach oben hin dünner wird. Ein vorzügliches Mittel bietet die Verwendung der Kugelzange, mit der man den Tumor faßt und um seine Längsachse zu drehen trachtet. Ist er gestielt, so läßt er sich im Uterus drehen, während er sich bei breitem Sitze nur mit dem Uterus drehen läßt.

Die Tatsache, daß solche Myome während der Menstruation sich oft weit herunterdrängen, fordert uns auf, die Untersuchung zu dieser Zeit vorzunehmen. Ist aber der Muttermund zu eng, um den Finger passieren zu lassen, besteht nach den Erscheinungen und insbesondere nach der Vergrößerung des Uterus der Verdacht, daß ein Myom im Innern enthalten ist, dann ist die diagnostische Erweiterung des Halskanals geboten.

Ich weiß, daß die

digitale Austastung

des Uterus zur Sicherstellung eines Myoms etwa gegenüber einer Metropathie oder zur Sicherung der Differentialdiagnose gegen einen inkompletten Abortus viele Gegner hat. Dieser Methode wird die ihr möglicherweise anhaftende Infektionsgefahr angelastet. Ich kann diese Bedenken, die ganz gewiß bestehen, nicht voll teilen. Unter der Voraussetzung zuverlässigst sterilisierter Laminariastifte sind die Gefahren, namentlich wenn die Stifte nicht länger als etwa 12—20 Stunden liegen bleiben und bei geringster Temperatursteigerung entfernt werden, so große nicht. Dafür aber gelingt es, waren die Stifte richtig eingeführt, nach Entfernung derselben meist, nachdem nur wenige Hegarnummern verwendet wurden, den Cervicalkanal für Fingerdicke zu erweitern. Die Orientierung im Uteruscavum mit dem Finger ist nun eine unvergleichlich bessere als die mit einem Instrumente, dem überdies keineswegs gering zu schätzende Gefahren anhaften. An meiner Klinik wird die Austastung des Uterus in den angezogenen Fällen als typisches Verfahren geübt, ohne daß ich davon schwerere Nachteile gesehen hätte. Wohl aber sind wir dadurch vor der voreiligen Entfernung eines graviden Uterus, in der Meinung, ein submuköses Myom zu exstirpieren, mehrfach bewahrt worden. Es ist selbstverständlich, daß dieses Verfahren bei Verdacht auf Gravidität nur dann Anwendung findet, wenn bereits Zeichen offenkundiger Störung der Schwangerschaft vorhanden sind. — Jedenfalls halte ich die Austastung für weniger gefährlich als die Uterographie und diagnostisch bei Myomen für aufschlußreicher.

Recht schwierig kann die Diagnose in die Scheide geborener Myome, fibröser Polypen werden, wenn dieselben so groß sind, daß man nicht bis zum Muttermunde gelangen kann, der ja immer nachgewiesen werden soll, oder wenn, wie es in den Fällen Chrzanowsky, Horn, Gattorno u. a. gewesen ist, die Oberfläche des Tumors mit der umliegenden Scheidenwand verwachsen ist. Übrigens liegen auch Beobachtungen solcher Verwachsungen intrauteriner Tumoren, wie z. B. von Küstner vor. Auch in diesen Fällen wird die Bewegung des Tumors, der eventuell früher von den Verwachsungen befreit sein muß, wertvollen Aufschluß bringen.

Bei all diesen Geschwülsten ist an die Möglichkeit einer

Inversion

zu denken, welche auszuschließen ist, wenn man mit dem Finger das Verhalten bzw. die Länge der Uterushöhle bestimmen kann, und wenn man, besonders bei der bimanuellen Untersuchung durch den Mastdarm, die Abwesenheit des Inversionstrichters feststellt. Auch die Adspektion kann hier manchmal Aufschluß bringen, nämlich dann, wenn am verlängernden Tumor die Tubenöffnungen zu sehen und zu sondieren wären.

Welche Schwierigkeiten gelegentlich die Feststellung einer Inversion bereiten kann, geht aus einer Mitteilung Hammerschlags hervor, der zufolge ein großes Portiomyom, das unter der Diagnose Totalprolaps eingeliefert worden war, das Bild der Inversion so täuschend nachahmte, daß erst durch die Laparotomie das Fehlen einer Inversion festgestellt werden konnte.

Myome der Cervix,

in der Mehrzahl solitär, verändern deren Gestalt in charakteristischer Weise. Insolange sie klein und dann meist bedeutungslos sind, kann eine Verwechslung mit Cysten der Portio stattfinden. Die Multiplizität derselben, der Mangel verschieblicher Schleimhaut darüber, die ganz runde Form und schließlich das Anstechen derselben sichert vor Verwechslung. Anders die größeren Cervixmyome, welche in eine Muttermundslippe hinein in Form eines mehr oder weniger harten Tumors sich entwickeln, während die andere Muttermundslippe zu einem feinen Saume ausgezogen über diesen verläuft, wobei der Muttermund meist lange halbmondförmig ausgezogen erscheint. Allerdings kann diese Feststellung bei sehr großen Tumoren schwierig sein, wenn die Muttermundsöffnung so hoch hinaufgezogen ist, daß man dieselbe schlechterdings nicht erreicht, wie dies Schauta und Hofmeier ausgeführt haben.

Überhaupt sind gerade bei großen Cervixmyomen wiederholt Irrtümer in der Diagnose unterlaufen, wie die einschlägige Literatur zeigt. So berichtet Schaeffer über ein kindskopfgroßes, intracervical entstandenes Myom, das mit Rücksicht auf kleine Blutungen und Wehen, welche die Patientin zur Annahme einer Schwangerschaft geführt hatten, der Diagnose Schwierigkeiten bereitete. Unter dem Bilde des Pseudoprolapses sah Vogt bei einer 50jährigen Frau, die siebenmal anstandslos geboren hatte, ein Myom der hinteren Muttermundslippe, ausgehend von dieser und der hinteren Cervixwand. Während die Länge des Uterus 7 cm betrug, war die des Tumors 11 cm.

Über ein völlig intraligamentär gelegenes Cervixmyom von nicht weniger als 2600 g Gewicht hat Danegger in seiner Münchener Inauguraldissertation 1922 berichtet. Luniewsk beschreibt ein 1200 g schweres Fibrom von der hinteren Cervixwand ausgehend, das teilweise nekrotisch 16 Monate post partum zur Operation kam.

Einzig in ihrer Art ist wohl die Beobachtung Whithouses, ein großes, das Becken ausfüllendes Myom der vorderen Cervixwand betreffend. Über dieses zog eine breite Vene nach dem Halskanal, welche gelegentlich eines Hustenanfalles platzte und zu einer schweren Blutung führte. Die Frau war stets regelmäßig menstruiert gewesen, Blutungen waren nicht vorausgegangen.

Was nun die

Portiomyome

anlangt, so hat ihnen neuerdings Gueissaz eine Studie gewidmet, die auf den im Schrifttume niedergelegten Fällen und zwei eigenen Beobachtungen beruht und 101 Fälle umfaßt. Die Portiomyome kommen auch in der Mehrzahl der Fälle in den Jahren der Geschlechtsreife vor und betreffen häufiger Frauen, die Geburten hinter sich haben (unter 35 Mehrgebärenden sind 10 mit mehr als fünf Geburten). Der erwähnte Autor wirft sogar die Frage auf, ob nicht das Geburtstrauma, Muttermundsnarben, beispielsweise nach schweren Zangengeburten, ätiologisch eine Rolle spielen könnten. Bemerkenswert ist ferner, daß das Klimakterium nicht jenen stark rückbildenden Einfluß hat wie bei den Myomen mit anderem Sitze. Während Forbek, der bis zum Jahre 1904 über 16 einschlägige Fälle berichtet hat, die vordere Muttermundslippe häufiger befallen findet, stellt Gueissaz fest, daß beide Lippen ungefähr in gleicher Zahl am Vorkommen beteiligt sind. Daß diese Tumoren zufolge ihres Sitzes der Entzündung, Nekrose und Verjauchung besonders leicht verfallen, bedarf keiner besonderen Erwähnung, wohl aber der Umstand, daß maligne Degeneration nicht vorzukommen scheint.

Die Diagnostik des Portiomyoms kann gelegentlich recht schwierig werden. Namentlich gegenüber Cervixmyomen, die ins Septum rectovaginale sich hineinentwickeln, oder Myomen der Korpuswand, die in eine Muttermundslippe vordringen. Über Verwachsungen des Portiotumors mit der Scheide habe ich bereits gesprochen.

Hinsichtlich der Differentialdiagnose zwischen Portiomyom und submukösem, in Ausstoßung begriffenem Myom weist Sellheim auf den Unterschied des Aussehens der Oberfläche hin. Das Portiomyom zeigt die spiegelnde Epithelbedeckung, das submuköse Myom die grau-rötliche Schleimhaut. Sellheim betont weiter, daß die Portiomyome nicht nur in loco entstanden sein können, sondern daß sie ähnlich wie submuköse Myome durch die Kontraktionen der Gebärmutter entlang des Halskanales als ursprünglich intramurale Myome innerhalb der in der Längsrichtung sich spaltenden Uteruswand portiowärts getrieben worden seien. In diesem Falle sind sie von einer derben Kapsel bedeckt.

In älterer Zeit hat man derartige Myome sogar vor die Vulva, ja bis in die Schenkel hinuntersinken gesehen. Sie können bedeutende Größe erreichen. So berichteten Herrmann und Frist über große Portiomyome.

Was die Frequenz der Myome mit den beiden zuletzt genannten Lokalisationen betrifft, fanden sich in dem Myommateriale meiner Klinik unter 1878 Myomen überhaupt 34 Cervix- und 2 Portiomyome.

Sind die Qualitäten der als Myome angesprochenen Tumoren und Körper gemeinhin nicht zu schwierig festzustellen, so können diese durch verschiedenerlei Prozesse doch so verändert werden, daß Irrtümer entstehen.

Hier steht in erster Linie das

Myom bei Schwangerschaft.

Anfangs meist klein und hart, gehören da Verwechslungen mit kleinen Kindesteilen zu den alltäglichen, wachsen doch dieselben unter Erweichung oft sehr rasch. Es ist dies so häufig, daß sehr rasche Vergrößerung der Tumoren immer den Verdacht auf Schwangerschaft erweckt. Wenn dieselben auch die Form des Uterus verändern, so können sie so weich werden, daß man ihre Grenzen und ihr Verhalten zur Uteruswand kaum festzustellen vermag. Wohl aber wird man an ihrem Sitze kleine Kindesteile nicht finden können. Handelt es sich um subseröse Myome, welche übrigens gemeinhin nicht so stark erweichen als die interstitiellen, so kann noch Verwechslung mit cystischen Tumoren stattfinden. Oft genug ist man nur durch Beobachtung und wiederholte Untersuchung imstande, die Diagnose zu machen.

Aber auch die Unterscheidung zwischen einem großen intramuralen Myom und intrauteriner Schwangerschaft kann schwierig sein, besonders wenn es sich um eine abgestorbene Frucht handelt, in welchem Falle der Uterus ja oft eine auffallende Härte zeigt. Freilich wird die Anamnese ganz verschiedene Daten geben. Doch ist dieselbe nicht immer verläßlich, gibt es doch Fälle, in denen bei Gegenwart von Myomen keine Blutung besteht, Colostrum in den Brüsten und Auflockerung des Uterushalses sich findet.

Die Schwierigkeiten in der Abgrenzung der Gravidität gegenüber einem Myom können sich ins Ungemessene steigern, wie mannigfaltige Erfahrungen lehren. Ich selbst habe im Jahre 1925 einen Fall von Myoma uteri zur Operation bestimmt, der aber nach Öffnung der Bauchhöhle vollkommen einem graviden Uterus etwa vom siebenten Monate der Schwangerschaft auch hinsichtlich der Lage der Adnexe glich, so daß mein Assistent, der die Operation ausführte, erst auf mein ausdrückliches Geheiß den Uterus absetzte, da er, von der Diagnose Gravidität fest überzeugt, die Verantwortung nicht auf sich nehmen wollte, eine schwangere Gebärmutter entfernt zu haben. Tatsächlich lag ein submuköses Myom vor. Es konnte mit einem Kopfe verwechselt werden.

So geschah es in einem Falle von Opitz, in dem die Bauchhöhle, die zu einer Myomektomie eröffnet worden war, wieder geschlossen wurde, weil der Nachweis der Kindesteile durch direkte Palpation erbracht erschien. In Wahrheit aber fand sich bei der zur Leichenöffnung gekommenen Frau ein Uterus myomatosus, der einen Kopf, einen Rücken und kleine Kindesteile vorgetäuscht hate.

Besonders schwierig kann die Differentialdiagnose dann werden, wenn der Uterus völlig gleichmäßig geformt, cystenartig weich ist und die Adnexe tief am Fundus abgehen, wie es für das Bild der Gravidität typisch ist. Unterläßt man, wie es in einem von Stoeckel mitgeteilten Falle geschah, eine genaue Palpation, um die vermeintliche Gravidität nicht zu stören, so kann man in dem Irrtume, eine Gravidität vor sich zu haben, die Bauchhöhle unverrichteter Dinge wieder schließen und erst Monate später von neuem gezwungen sein, zu operieren. Störungen der Menstruation oder gar eine Menopause geben zu solchen Irrtümern um so leichter Veranlassung.

Jüngstens habe ich an meiner Klinik bei einer 43jährigen Frau, die zweimal geboren hatte, unter der Diagnose Myoma cysticum die Bauchhöhle eröffnen lassen. Angesichts des Uterus und seiner das deutlichste Gefühl der Fluktuation gebenden Konsistenz war man nahe daran, eine sechsmonatliche Schwangerschaft anzunehmen und die Bauchhöhle wieder zu schließen. Nur der Umstand, daß die Adnexe auffallend weit nach vorne zu ansetzten, das Fehlen eines Corpus luteum und die Tatsache, daß bei der Untersuchung die Portio hoch und nach der Seite verschoben war, (der Uterus war in toto etwas gedreht), veranlaßte schließlich doch die Absetzung des Uterus. Er enthielt ein lymphangiektatisches, cystisches Myom von Kindskopfgröße und fühlte sich auch außerhalb der Leibeshöhle wie eine pralle Fruchtblase an.

Hätte man beispielsweise, wie dies Isono (Japan) in einem ähnlichen Falle tat, bei offener Bauchhöhle die Probepunktion gemacht, so hätte dies in dem mitgeteilten Falle meiner Klinik erst recht zu einer falschen Handlung Veranlassung gegeben, denn zweifelsohne wäre aus dem cystischen Tumor Flüssigkeit zu aspirieren gewesen. In dem Falle Isonos allerdings ließ sich kein Fruchtwasser nachweisen. Nach der supravaginalen Amputation stellte sich heraus, daß ein submuköses Myom der Vorderwand vorhanden war.

Ich halte im allgemeimen Incisionen in den Uterus zur Feststellung, ob eine Gravidität im Uterus vorliegt, ebenso wie die Probepunktion aus den bekannten Gründen nicht für empfehlenswert und glaube, daß man doch fast ausnahmslos bei offener Bauchhöhle die Entscheidung zwischen Myom und Gravidität treffen kann.

Neuerdings hat Beuttner wieder darauf hingewiesen, daß der Tonuswechsel im Uterus nicht nur den normalen und den graviden, sondern auch die myomatöse Gebärmutter betrifft, ein Umstand, der gerade differentialdiagnostisch schwer ins Gewicht fallen kann, indem der Tonuswechsel bei bestehendem Myome im Sinne einer vorhandenen Schwangerschaft leicht ausgelegt werden könnte.

Mäkinen hat jüngst einen kasuistischen Beitrag zu diesem Kapitel geliefert, wobei es gelang, durch Pituitrininjektion den Tumor zu fühlbarer Kontraktion zu bringen.

Intraligamentäre Myome.

Tumoren, welche vom Uterus in das Ligamentum latum hineinwachsen, bilden, wie die interstitiellen, mehr weniger große Tumoren, welche seitlich im Becken liegen, wobei der Uterus nach der anderen Seite verdrängt wird. Sie zeigen die gewöhnliche Konsistenz oder sind weicher wie die ersteren, was freilich immer den Verdacht der Malignität begründet. Auffallend häufig finden sich hier Ödem und Höhlenbildung, wohl durch die stärkere passive Hyperämie bedingt. Die Tumoren füllen, wenn sie groß sind, das Becken aus, erscheinen in demselben auch eingekeilt und können den Uterus so stark verdrängen, daß die Portio bis ins Unerreichbare verschoben wird. Man muß dann alles daran setzen, die Portio doch zu tasten, in welcher Beziehung die Verwendung der Kugelzange angezeigt ist, mit welcher man sich, immer höher fassend, die oben gelegenen Partien entgegenbringt. Bei größeren Tumoren gelingt dies freilich oft nicht. Auch dadurch, daß man von außen den ganzen Uterustumor bewegt, zu drehen versucht, ist es manchmal möglich, an die Portio zu reichen. Auch kann man manchmal von oben her, über der Symphyse eindrückend, den konischen Zapfen der letzteren fühlen.

Der innige Zusammenhang mit dem Seitenrande des Uterus, die oft verminderte Konsistenz bringen es mit sich, daß solche intraligamentäre Tumoren oft mit entzündlichen Geschwülsten (Parametritis, Exsudat), dann mit Tumoren der Adnexe, wiederholt mit Echinokokkus des Beckenbindegewebes verwechselt werden.

Auch hier ist das Verhalten des Ligamentum rotundum sehr wertvoll. Auf der einen Seite fühlt man es vom oberen Anteile des Uterus nach abwärts verlaufen, während es auf der anderen Seite, welche dem Myomsitze entspricht, gewöhnlich nach außen, oft über die größte Circumferenz des Tumors zieht und seine Ursprungsstelle aus dem Uterus weiter nach oben und außen liegt.

Einen guten Anhaltspunkt findet man in dem Verhältnis, in welchem auf der Seite des Tumors die Adnexe zum Ligamentum rotundum stehen. Dieser drängt die Ansatzstellen der beiden auseinander, so daß Ligamentum rotundum und Ovar weit entfernt liegen, ja es kann das Ligamentum rotundum in der vorderen Wand, das Ovar in der hinteren Wand desselben liegen.

Da große intraligamentäre Tumoren den Uterus meist nach aufwärts heben, so wird auch sehr gewöhnlich die Blase mit hinaufgezogen, so daß dieselbe bis zum Nabel reichen kann. Ein solches Verhalten begründet immer den Verdacht auf intraligamentäre Entwicklung. Wächst ein solcher myomatöser Tumor weiter ins Subserosium, so daß er eine retroperitoneale Entwicklung zeigt, so schiebt er das Bauchfell so weit vor sich her, daß er selbst einen Teil des Dickdarms vor sich heben kann. In solchen Fällen zeigt die Geschwulst regelmäßig eine geringe Beweglichkeit.

Ist eines der wertvollsten Kriterien beim Aufbau der Diagnose die Konsistenz der Tumoren gewesen, so fällt dies Merkmal in allen Fällen, in denen die Myome erweicht sind oder gar kleinere oder größere, Flüssigkeit enthaltende Hohlräume in sich bergen, fort. Solche

cystische Myome

sind auch in der überwiegenden Zahl nicht richtig diagnostiziert worden, da man, gar wenn sich Fluktuation findet, fast immer einen Ovarialtumor annimmt. Die Unterscheidung ist um so schwieriger, als diesen cystischen Geschwülsten ein wesentlich rascheres Wachstum zukommt. Freilich soll man auch bei diesen den Zusammenhang mit dem Uterus bzw. dem Ovar feststellen, doch ist das öfters, besonders bei großen Tumoren, ganz unmöglich. Zusammenhang mit der Gebärmutter, rasches Wachstum, Weichheit, Fluktuation begründen immer den Verdacht auf cystische Degeneration. Die von vielen zur Diagnose empfohlene Probepunktion ist nicht zu empfehlen, da sie nicht gleichgültig ist und auch fast nie Aufschluß bringt.

Besonders schwierig, aber praktisch bedeutungsvoll kann die Diagnose des Myoms und die Wahl des therapeutischen Weges bei

Myomen in interponierten Uteri

werden. Über solche Fälle ist von verschiedener Seite (Weibel, Adler, Waldstein, Fischer) berichtet worden, wobei sowohl die vaginale Entfernung des Myoms (Adler u. a.), wie auch die Verkleinerung durch Röntgenstrahlen (Weibel) mit Erfolg angewendet worden ist. Diese Erfahrungen lehren, daß man gerade bei der Interposition des Uterus in der Auswahl der Fälle besonders vorsichtig sein muß und solche Uteri, die auch nur das kleinste Myom zeigen, wohl grundsätzlich von der Operation auszuschließen hat. Symptomatologisch können diese Myome im interponierten Uterus durch Blasenbeschwerden und Kohabitationserschwerung besonders auffallen.

Von hoher Wichtigkeit ist es, zu erkennen, ob sich in einem Myome

Nekrose

oder gar maligne Degeneration entwickelt. Absolut sichere Zeichen der ersteren gibt es nicht, dagegen werden anamnestische Daten Verdacht hervorrufen. Die spontane

Nekrose betrifft meist ältere Frauen, sie kommt nach intrauterinen Eingriffen, nach langem Secalegebrauche, ganz besonders im Wochenbette, im Anschlusse an entzündliche Prozesse vor und führt oft schon früh zu Störung des Allgemeinbefindens im Sinne von mangelhafter Nahrungsaufnahme durch Appetitverlust, Übelkeiten, ja es fehlt nur selten eine, wenn auch nicht hochgradige Temperatursteigerung. Deshalb ist bei dem geringsten Verdachte, den man besonders schöpft, wenn der Allgemeinzustand nicht durch die gegebenen Symptome erklärt ist, regelmäßige Temperaturmessung vorzunehmen. Findet sich Steigerung derselben, ohne daß andere Gründe hierfür vorhanden wären, so spricht dieselbe sehr für die Gegenwart regressiver Prozesse mit Resorption septischer Stoffe.

Die Schwierigkeiten der Diagnose eines verjauchten Myoms erhellen aus einem Falle von Duponchel, der lange Zeit wegen Grippe und Paratyphus behandelt und unter der Diagnose Pyosalpinx zur Laparotomie gekommen, sich als ein verjauchtes, bereits ins Abdomen durchgebrochenes Myom herausstellte.

Noch viel schwieriger ist der Übergang eines Myoms in eine

maligne Neubildung

zu erkennen. Hinsichtlich des Carcinoms wird die Unterscheidung leichter sein, da dasselbe fast immer die dem Schleimhautkrebse zukommenden Erscheinungen bietet. Hier werden in erster Linie atypische Blutungen, jauchender Ausfluß, besonders in den Jahren nach dem Wechsel, bei Ausschluß von Nekrose zur Vorsicht auffordern, bzw. Veranlassung zur Vornahme einer Probeausschabung geben.

Viel schwieriger — und demnach wird die Diagnose sehr oft nicht gestellt — ist das Erkennen der Metaplasie in Sarkom. Im allgemeinen werden allerdings solche Geschwülste weicher, sie wachsen rascher, sie sollen frühzeitig Schmerzen erzeugen, doch gibt es kein sicheres Zeichen hierfür.

Nur der erfahrene, welcher mit geübtem ärztlichem Auge die Kranken beobachtet, wird hier öfter und früher zu der Diagnose der Malignität kommen. Die Abmagerung, das Kolorit, das kachektische Aussehen, das Mißverhältnis der Allgemeinerscheinungen zur vorliegenden Krankheit, später neu hinzutretende Schmerzen, atypische Blutungen, all das wird zur richtigen Anschauung führen. Freilich tritt das kachektische Aussehen nicht sogleich ein, und wenn es dazu kommt, ist die Degeneration oft weit vorgeschritten.

Sorgfältigste Beobachtung verdienen jene nicht ganz seltenen Fälle, die, mit Röntgen bestrahlt, weiter Beschwerden machen, damit nicht ein etwa sich entwickelndes Sarkom zu spät erkannt werde (Imhäuser).

Gelingt es durch Herstellung des Nachweises eines Körpers von den Qualitäten des Myoms, welcher mit dem Uterus in geweblichem Zusammenhange steht, unter gleichzeitiger Tastung der Adnexe sehr oft die Diagnose Myom mit zureichender Sicherheit zu machen, so gehören Fehldiagnosen zum Alltäglichen, ohne daß man den Vorwurf der Leichtfertigkeit oder Unkenntnis erheben kann. Tatsächlich gibt es kaum einen anderen krankhaften Zustand des weiblichen Genitales, dessen

Differentialdiagnose

so kompliziert wäre wie das Myom. Demnach muß es genügen, nur die wichtigsten und häufigsten Verwechslungen anzuführen.

In gewissem Grade ist die Anamnese gut verwendbar. Dabei ist zu berücksichtigen, daß Myome vor dem 20. Jahre sehr selten vorkommen (siehe Ätiologie), daß ihre Häufigkeit bis ins fünfte Lebensdezennium zunimmt, daß in der großen Mehrzahl durch Myome die typischen Blutungen reichlicher werden, atypische Blutungen aber nur selten auftreten. Doch gerade die Frage nach den Blutungen führt oft zu Irrtum. Es gibt Myome, welche keinerlei solche veranlassen, während bei verschiedenen Adnexerkrankungen, bei Torsion u. dgl. auch ohne Gegenwart von Myomen oft langdauernde und heftige Blutungen auftreten. Immerhin aber werden heftigere Blutungen, besonders unter wehenartigen Schmerzen, gefolgt von reichlichen Quantitäten dünnflüssiger, blutigwässeriger Abgänge auf Myome, die der Schleimhaut naheliegen, deuten.

Man erfährt weiter, daß anfangs eine Anschwellung in der Mitte des Leibes aufgetreten ist, entsprechend der medianen Lage des Uterus, während den Adnexen angehörige Tumoren, anfänglich wenigstens, seitlich liegen. Von Wichtigkeit ist die Feststellung der Art des Wachstums, da Myome im großen und ganzen langsamer als andere Neubildungen zunehmen, ferner jene von Entzündung, die ja öfters in ihren Produkten zu Verwechslung Veranlassung gibt, wobei wohl zu bemerken ist, daß gerade die Frage nach vorausgegangenen Entzündungen nicht richtig beantwortet wird, indem dieselben oft latent verlaufen. Wichtiger werden die anamnestischen Daten über den Einfluß der Erkrankung auf das Allgemeinbefinden, speziell auf das Herz, auf die Ernährung, die Art der Veränderung des Blutes, auf Abmagerung oder Fettansatz sein.

So häufig die Anamnese nicht verwendbare Daten liefert, so ist dieselbe nicht zu vernachlässigen, schon weil sie den Arzt der Kranken näherbringt, und weil manche Komplikation und manche Zustände ohne dieselbe nicht zu beurteilen sind.

Wenn die am meisten zu diagnostischen Irrtümern führenden Erkrankungen genannt werden sollen, so stehen in erster Linie Tumoren des Ovariums und der Adnexe. Mit den ersteren werden am häufigsten kleine, symmetrisch gelagerte subseröse Myome verwechselt und tatsächlich ist dem nicht immer auszuweichen. Hält man auch daran fest, daß die Diagnose Myom erst gestellt werden soll, wenn man die Ovarien beider Seiten direkt tastet, wozu der Nachweis der Ovarien selbst und des Ligamentum ovaricum gehört, welches sich oft vom Rectum aus unter Spannung gut tasten läßt, so sind die Adnexe doch nicht immer zu tasten, besonders wenn dieselben durch die infolge der Myome entstandene Verunstaltung an die hintere Uterusfläche und nach oben gebracht werden und unter Entfaltung des Ligamentes der Uteruswand fest anliegen. Finden sich nun subseröse Myome von Gestalt und Konsistenz der Ovarien, so kann die Verwechslung unausweichlich sein.

Auch Tumoren der Adnexe sind öfter schwer zu unterscheiden. Geben Hämato- und Hydrosalpinx oft wenigstens eine charakteristische Anamnese und einen charakteristischen Tastbefund, so ist sehr häufig Pyosalpinx für Myom gehalten worden und umgekehrt. Diese bildet, besonders bei längerem Bestande, wenig schmerzhafte, harte, größere oder kleinere Knollen, welche, wenn etwa multiple subseröse Myome vorhanden sind, nicht leicht zwischen diesen herauspalpiert werden können. Freilich werden für gewöhnlich die Anamnese und der Tastbefund den richtigen Weg zeigen.

Bei großen Tumoren der Ovarien, welche mit dem Uterus innig verwachsen oder intraligamentär gelegen sind, wird zumeist die Konsistenz entscheiden, handelt es sich doch zumeist um cystische Geschwülste. Doch können diese hart und knollig, die Myome ödematös oder sonstwie erweicht sein. Fibrome des Ovars, welche die Härte verkalkter Myome erreichen können, verursachen fast immer Ascites, was bei Uterusmyomen selten ist. Die Hauptfrage ist hier die nach dem Zusammenhange mit dem Uterus, der eventuell unter Verwendung einer Kugelzange festzustellen ist. Auch ist zu bemerken, daß der Uterus myomatosus in seiner Wand meist dicker und derber, auch im Halsteile ist, als er bei Ovarialtumoren zu sein pflegt, welche denselben unter Umständen, und zwar dann, wenn sie intraligamentär gelegen sind, unter Verdünnung ausziehen.

Tixier und Pollosson haben verdienstvollerweise darauf hingewiesen, daß die Kenntnis des Bestehens eines Myoms bei einer Patientin, namentlich wenn das Myom auf lange Zeit zurückreicht, leicht dazu verführen kann, alle Symptome, die sich etwa im Alter bei bejahrten Frauen einstellen, einzig und allein auf das Myom zu beziehen, während die Entwicklung eines Ovarialtumors bei bestehendem Myom das Wesentliche ist. Schmerz, Anschwellen des Leibes, leichte Temperatursteigerungen, Blasen- und Darmstörungen, haben die Verfasser bei bejahrten Frauen gesehen, bei denen nicht das bestehende Myom, sondern der gleichzeitig vorhandene Ovarialtumor die Symptome erzeugte. In diesen Fällen kommt einzig und allein die Operation therapeutisch in Betracht.

Einzig dastehend ist wohl die Mitteilung von Hendriock über abgekapselte Askarisreste, die unter dem Bilde subseröser Uterusmyome gelegentlich der Exstirpation einer Ovarialcyste bei einer 49jährigen Frau sich darboten. Zwei kleine, kirschkern- und hanfkorngroße Knötchen am Uterus machten den Eindruck subseröser Myome, entpuppten sich aber bei der mikroskopischen Untersuchung als eingemauerte Reste eines Spulwurmweibchens. Ja, es waren noch befruchtete Ovula, zum Teile verkalkt, zum Teile Embryonen erkennen lassend, sichtbar. Da ein klaffendes Os externum uteri bestand, kann die Möglichkeit, daß bei der an Askariden leidenden Frau die Spulwürmer vom Damme in die Vagina und durch den Uterus in die Tuben und schließlich in die Bauchhöhle gekommen sind, nicht abgelehnt werden. Die naheliegende Annahme, daß die Askariden die Darmwand durchbohrt und auf diese Weise nach Abkapselung am Uterus seßhaft geworden wären, hatte insofern keine Stütze, als bei der Operation jegliche Verwachsungen fehlten.

Die größten Schwierigkeiten ergeben aber, wie schon erwähnt, die cystischen Myome, bei denen nur der Nachweis des Zusammenhanges mit dem Uterus, zu dessen Diagnose gerade hier die Ligamenta rotunda verwendet werden, Sicherheit bringt.

Reichen die Myome hoch hinauf unter den Rippenbogen, so kann auch Verwechslung mit Tumoren der Leber, des Magens, der Därme und des Netzes stattfinden. Selbst zusammengeballte und mit dem Uterus fest verwachsene Därme sind schon für Myome gehalten worden. Im ganzen wird die Entscheidung hier nicht oft schwer sein, da die Abgrenzung der Myome nach oben doch meist gelingt. Doch kann auch hier ein Irrtum entstehen, wenn die Organe miteinander verlötet sind, oder wenn bei subserösen Tumoren sich Darm in jene Einbuchtung legt, welche dem Stiele des subserösen Myoms entspricht.

In der Mehrzahl der genannten Fälle handelt es sich aber um eine maligne Erkrankung des Netzes, Darmes usw., und so werden die Zeichen derselben — die Kachexie, der Ascites, die Verwachsungen mit Därmen, die Tastung usw. — zur richtigen Auffassung führen.

Ungemein schwierig kann aber die Unterscheidung retroperitoneal entwickelter Myome von Echinokokkus des Beckenbindegewebes sein, welcher ja so derbe Tumoren bildet, daß sie keine Fluktuation, geschweige Hydatidenschwirren zeigen. Das langsame Wachstum oder Mangel schwerer Erscheinungen würde den Gedanken an Echinokokkus, der sich retrocervikal entwickelt, begründen.

Entzündung und ihre Ausgänge beeinflussen sehr oft die Diagnose dadurch, daß die Myome untereinander oder mit ihren Nachbarorganen verwachsen und verklebt sind, so daß die Differenzierung derselben unmöglich werden kann. Insolange sich die Entzündung auf das Peritoneum bezieht, werden perimetrische Verbindungen die Regel sein, welche man öfter direkt in Form von Strängen oder flächenhaften Adhäsion betasten kann. Doch können diese auch durch dem Myome selbst angehörende Stränge vorgetäuscht sein. Verklebungen mit dem Darme erkennt man daran, daß sich dieser vom Tumor nicht wegschieben läßt, und daß das Gurren des Darminhaltes immer an derselben Stelle stattfindet. Lageveränderung und Füllung des Darmes können unter Umständen wertvollen Aufschluß bringen.

Entzündliche Veränderungen des Darmes (Peritonitis vom Wurmfortsatze ausgehend) können, wie in der Symptomatologie bereits erwähnt, auch mit Stieldrehung eines Myoms verwechselt werden, wie ein Fall von Roloff zeigt, bei dem erst die Punktion in die Richtung eines Myoms wies.

Die Diagnose der Stieltorsion mancher Myome ist sehr oft ganz unmöglich. Das hat neuerdings Hammerschlag gezeigt, der mit seiner Mitteilung eines einschlägigen Falles, welcher unter der Diagnose Nierengeschwulst — und nach negativem cystoskopischem Befunde — unter der Annahme Ovarialtumor operativ angegangen, sich als großes, nierenförmiges, durch zahlreiche Darmverwachsungen fixiertes, stielgedrehtes Myom entpuppte.

Hitzanidés verweist darauf, daß differentialdiagnostisch bei Stieltorsion des myomatösen Uterus gewöhnlich eine gestielte Cyste in Erwägung gezogen wird.

Die Entzündung des Beckenzellgewebes wird wohl nur dann zu Verwechslung Anlaß geben, wenn harte, unempfindliche, obsolete parametritische Schwielen, besonders solche innerhalb der Platten des Ligamentes, umschrieben sind und, wie das im letzteren Falle nicht selten ist, dieselben eine gewisse Beweglichkeit zeigen. Weiter ausgedehnte Beckenexsudate werden durch die Anamnese, die Empfindlichkeit, ihre ungleichmäßige Konsistenz, durch den verwaschenen Ausgang in die Umgebung, durch die Anlagerung und Verbindung mit den Beckenwänden und durch ihre Unbeweglichkeit verhältnismäßig leicht zu erkennen sein. Wohl darf man aber nicht vergessen, daß solche Beckenexsudate öfter das Becken so erfüllend, daß es wie mit Gips ausgegossen erscheint, Myome umgeben und einschließen, die erst dann tastbar werden, wenn das Exsudat ganz oder teilweise zur Resorption gelangt ist. Demnach wird hier der Beobachtung eine wesentliche Aufgabe zufallen, die ja bei Myomen meist zulässig ist. Freilich stimmt dies nicht bei der Komplikation einer solchen Entzündung mit einem nekrotischen Myom. Wiederholt hat man ein solches erst erkannt, nachdem es zu Entleerung von Eiter gekommen war.

Wie bei Entzündung, so wird auch bei den verschiedenen Blutgeschwülsten die Beobachtung oft erst entscheiden. Die Haematocele retrouterina und intraligamentäre Hämatome geben nur dann zu Verwechslung Anlaß, wenn der Bluterguß schon teilweise resorbiert, härtere Massen zurückläßt, welche aber doch immer einen Unterschied der Konsistenz zeigen, die meist ungleich und nur selten so hart wie bei Myomen ist. Auch diese Tumoren stehen mit der Beckenwand meist in ganz anderer Verbindung.

Wiederholt ist auch Verwechslung mit Tubargravidität vorgekommen, wenn der Myomknoten erweicht und sonst die Zeichen der Schwangerschaft vorhanden waren. Die Unterscheidung ist hier meist schwieriger, als irgend stärkerer Druck und Zug wegen der Gefahr der Ruptur nicht zulässig ist. Hier wird die Anamnese, der Nachweis des mangelnden Zusammenhanges, der freilich dann nicht gelingt, wenn entzündliche Verklebung besteht, ferner Gegenwart mehrerer Myomknoten im Uterus, die Konsistenz der fraglichen Geschwulst, welche bei Tubarschwangerschaft wechselt, zur Entscheidung herangezogen werden müssen.

Verwechslung des Myoms mit dem Corpus uteri, die dann oft zur Annahme einer Ante- oder Retroflexio führt, ist wohl nur dann möglich, wenn das Myom die Gestalt und Konsistenz des Uteruskörpers hat. Doch wird sich fast immer das Myom durch größere Härte erkennen lassen. Gelingt es, und hier ist es wegen der geringen Größe des fraglichen Tumors meist möglich, den Abgang der Ligamenta rotunda zu tasten, so ist hiermit der sicherste Beweis für den Uteruskörper hergestellt.

Dieselbe Wahrnehmung entscheidet auch bei der Differentialdiagnose zwischen Myom und einem Horne des bikornen Uterus (Fälle von Henkel, H. H. Schmid), indem diese Ligamente im letzten Falle von der Außenfläche beider Tumoren, im entgegengesetzten Falle von den Rändern des einen Tumors, nämlich des Uteruskörpers abgehen. Das gleiche Verhalten zeigen die Adnexe. Schließlich kann die Sondierung mit zwei Sonden Sicherheit geben.

Interstitielle, nicht übermäßig große Myome können, wenn sie die Gestalt des Uterus nicht wesentlich verändern und nicht asymmetrisch aus der Wand hervorspringen, mit chronischer Metropathie verwechselt werden. Die Anamnese gibt oft keinen Aufschluß, die Symptome können gleich sein. Empfindlichkeit muß bei der Metropathie nicht notwendigerweise gefunden werden. Das Wichtigste ist hier der Unterschied der Konsistenz des Myomknotens und der Nachweis desselben im Gewebe. Ist dieser nicht zu erbringen, so ist noch das Verhalten der Cervix von Wichtigkeit, welche bei Metropathie gewöhnlich in Mitleidenschaft gezogen, bei Myom in der Regel unverändert, schlank und schmächtig ist.

So wie bei nicht viel über faustgroßen Tumoren die Vergrößerung durch Metropathie erzeugt sein kann, ebenso bei Korpuscarcinom, bei welchem die Konsistenz des Körpers und die flachhöckerige Oberfläche die gleiche wie bei Myom sein kann.

Betrifft die Hyperplasie des Uterusgewebes nur einen Teil desselben, so ist man öfters versucht, wenn sonst die Symptome dafür sprechen, ein Myom anzunehmen, und die Unterscheidung dieses Zustandes, ganz besonders, wenn es sich nicht um ein Kugelmyom, sondern um eine Adenomyosis handelt, kann recht schwierig sein. Nur der Nachweis des scharf abgegrenzten Knotens sichert hier vor Verwechslung.

Aus dem Uterus geborene Myome können zur Verwechslung mit Inversion führen, worauf schon hingewiesen wurde. Schon das erstere Verhalten ist nicht immer leicht festzustellen, wenn der Polyp mit der Scheidenwand verwachsen ist. Erst die Lösung dieser Verwachsungen klärt den Sachverhalt auf.

Sind solche große, in die Scheide geborene Tumoren an ihrem unteren Anteile nekrotisch zerfallen, bluten sie leicht, so liegt die Verwechslung mit Carcinom, nahe. Auch in der Uterushöhle sitzende jauchende Myome können zur Annahme von Carcinom führen, doch ist festzuhalten, daß die ersteren doch immer eine schiefere Begrenzung zeigen, und daß das sich abstoßende Gewebe derber, langfaserig und nicht krümelig ist. Daß es häufig nicht möglich ist, bei nicht zugängiger Uterushöhle zwischen diesen Zuständen zu unterscheiden, ist ebenso klar, wie die Notwendigkeit, sich durch diagnostische Erweiterung Zugängigkeit für den Finger zu schaffen oder durch die Curette bzw. Kornzange Material zur mikroskopischen Diagnose zu schaffen.

Mit Schwangerschaft wird ein Myom nur verwechselt werden können, insolange nicht die sicheren Zeichen derselben vorhanden sind, also in der ersten Hälfte der Gravidität. Lassen sich diese beiden Zustände, die in einem gewissen Gegensatze stehen, unterscheiden durch die Anamnese, besonders das Ausbleiben der Menstruation, durch das der Schwangerschaft entsprechende Wachstum, durch die Durchtränkung und Auflockerung des Gewebes, durch die gleichmäßige Konsistenz und symmetrische Form des Uterus, so sind freilich ausnahmsweise Abweichungen von der Regel bekannt geworden. So kann der Uterus bei Myom erweichen, Blutungen können fehlen, besonders zur Zeit des Wechsels, bei fortschreitendem Wachstume des Uterus, die Brüste Colostrum enthalten, andererseits kann der gravide Uterus, besonders dann, wenn er eine abgestorbene Frucht enthält, derb und hart sein. Bei wiederholter Untersuchung wird sich feststellen lassen, ob das Wachstum des Uterus ein der Schwangerschaft entsprechendes ist. Doch ist auch dieses Zeichen unverläßlich. Partielle Kontraktionen des Uterus können ein Myom vortäuschen, doch ist es zu betonen, daß man Uteruskontraktionen bei Schwangerschaft oft und deutlich findet, bei Myomen nur selten und in geringem Grade, worauf, wie erwähnt, Beuttner und Mäkinen hingewiesen haben.

Auch mit einem Abortus, bzw. dessen Resten, Placentarpolyp usw. kann ein submuköses oder gestieltes Myom (Polyp) verwechselt werden. Diese Verwechslung ist so leicht möglich und entschuldbar, daß es eine beliebte Ausrede jener Ärzte ist, welche sich mit der Einleitung des kriminellen Abortus befassen, zu sagen, sie hätten die Prozeduren vorgenommen, in der Meinung, es handle sich um einen Polypen. Selbstverständlich kann hier ein Irrtum nur stattfinden, wenn die Zugänglichkeit zur Uterushöhle beschränkt und es nicht möglich ist, an den Stiel zu gelangen. Ist dies ausführbar, so findet man denn doch immer den Polypen von gleichmäßiger Gestalt und Konsistenz, während der Placentarpolyp eine rauhere Oberfläche und verschiedene Konsistenz aufweist, was besonders deutlich ist, wenn man denselben mit den Haken der Kornzange anfaßt.

Verwechslungen von Uterussteinen mit Lithopädion kommen vor, wie ein Fall von Esser zeigt, eine im 86. Lebensjahre an Bronchopneumonie verstorbene Frau betreffend, die sich, 33 Jahre alt, gravid glaubte, ohne daß es zu einer Geburt gekommen wäre. Wiederholt wurde die Diagnose eines Steinkindes gemacht, das sich aber bei der Obduktion als verkalktes Myom von 6 kg Gewicht erwies. Histologisch zeigten sich alle Degenerationsstadien des Myomgewebes, und es erwies sich außerdem, daß jene Teile die ausgesprochenste Verkalkung zeigten, die der Zirkulation am besten zugänglich waren.

IV. Operative Behandlung.

Nicht leicht irgendwo ist die Indikationsstellung zum therapeutischen Vorgehen so schwierig wie beim Myom, nicht leicht findet man auch ein so verschiedenes Verhalten der einzelnen Autoren bzw. Operateure, wenn auch gerade die Operationslustigen immer wieder das Bedürfnis empfinden, ihre konservativen Anschauungen zu betonen.

Wie leicht ist die Indikationstellung bei Eierstocksgeschwülsten, wie klar die Notwendigkeit zu operieren bei malignen Erkrankungen, die ja nur beschränkt wird durch die Frage der Möglichkeit der Ausführung. Wie anders hier! Alle reinen Myome stellen sogenannte gutartige Neubildungen dar, sie sind wohl die häufigste Erkrankung der Frau überhaupt, und wie viele Tausende und Abertausende leben mit Myomen behaftet nicht bloß symptomlos, sondern auch ihrer unbewußt. Wie verhältnismäßig wenig starben auch, wenigstens in früherer Zeit, an den direkten Folgen derselben, speziell der Blutungen, wie viele finden nach dem Eintritte der Klimax Heilung.

Doch hat die Frage eine Kehrseite. Den anatomisch gutartigen Charakter der Geschwülste kann man wohl festhalten, doch ist damit oft wenig gewonnen. Sind es nicht immer die Blutungen, welche eine bestimmte Gruppe der Myome begleiten und den Frauen direkt Lebensgefahr bringen — wenige sterben unmittelbar daran — so sind eine ganze Reihe von schweren Funktionsstörungen und Veränderungen verschiedener Organe, ganz besonders die Veränderungen am Herzen, Embolien, die schweren Veränderungen der Blutbereitung, der Zusammenhang mit den Veränderungen der Schilddrüse, der mit Nierenerkrankungen, die nicht ganz seltene maligne Degeneration des Myoms in Sarkom, die Kombination mit Carcinom, die regressiven Veränderungen, welche, oft erst im späten Alter auftretend, zum Tode führen, die lokalen Störungen, vor allem jene durch Druck und die ganze Reihe der in der Symptomatologie geschilderten Zustände derart, daß jede mit einem Myome behaftete Frau bedroht erscheinen muß und das um so mehr, als die früher als sicher angenommene Involution zur Zeit der Klimax wohl für die Mehrzahl, doch keineswegs für die Gesamtheit angenommen werden darf.

Es ist demnach ganz begreiflich, daß, nachdem in den letzten Dezennien die operativen Resultate sich in kaum geahnter Weise besserten, die aktive Therapie immer mehr an Boden gewann und, wie mir scheint, wiedergewinnt, nachdem die Begeisterung über die Erfolge der Röntgenbestrahlung nüchterner Kritik Platz gemacht hat, wie sogleich ausführlich erörtert werden wird.

Da an dem Grundsatze, daß ein Myom an sich nie und nimmer schon die Operation rechtfertigt, festgehalten und gerade hier die Frage nach der Gefahr und Unerträglichkeit des Zustandes im Vergleiche zur direkten Operationsgefahr, aber auch zu jenen Störungen, welche sich nach der Operation oft einstellen, gewissenhaft erwogen werden muß, so ist die Entscheidung in einer großen Zahl von Fällen eine ungemein schwierige. Sie wird um so weniger der subjektiven Auffassung des Arztes entzogen werden, als einesteils eine ganze Anzahl von Operationsmethoden zu Gebote stehen, und anderteils die Indikation zur Operation durch subjektive Verhältnisse der Kranken geboten wird.

Es kann nicht unerwähnt bleiben, daß nicht bloß der Furor operandi der Ärzte, sondern der heute von diesen großgezogene Furor operari der Kranken zu mancher

Operation führt, welche besser unterblieben wäre. Es sei auch hier gleich hervorgehoben, daß der Wunsch der Kranken nach vaginalen Operationen vielfach in gewissenloser Weise dazu benützt wird, die Einwilligung zu einer Operation zu einer Zeit zu erlangen, in welcher die Operation sicher noch nicht notwendig gewesen war. Andererseits hat es keinen Sinn, gerade bei Myomen immer erst dann zu operieren, wenn sich die Indicatio vitalis einstellt. Wer diesem Grundsatze huldigt, beschwört Gefahren über seine Kranken herauf, denen dieselben oft erliegen werden. Wartet man so, bis die Kranken aufs äußerste ausgeblutet, in ihrer Ernährung herabgekommen, das Herz und die Gefäße, auch die Nieren krank sind, dann sind freilich die Aussichten für die Operation äußerst ungünstige und der Konservativismus hat ins Gegenteil umgeschlagen.

Abgesehen von der Frage der Indikation überhaupt, spielt auch jene nach der Wahl der Zeit eine große Rolle. Mit wenigen Ausnahmen handelt es sich hier nicht um so dringende Fälle, daß sofort operiert werde müßte, und es ist nicht weniger gewissenlos, die Kranken durch jedes Mittel zur sofortigen Operation zu bewegen, z. B. ihnen zu sagen, es würde die Geschwulst bösartig werden, die Operation wäre in wenigen Tagen viel gefährlicher usw. Ist dieses Vorgehen nicht selten veranlaßt durch die Sorge des Operateurs, der Fall könne ihm, wenn ihm Zeit gelassen wäre, verlorengehen, so ist es andererseits wichtig, den Zeitpunkt der Operation, sobald der Entschluß zu derselben feststeht, nicht unnötigerweise lang zu verschieben, sowohl aus den früher angeführten Gründen als auch, weil die Angst vor dem zu Erwartenden die Kranken in verschiedener Weise schädigt.

Im allgemeinen ist die Indikation zu operativem Vorgehen gegeben, wenn direkte oder doch in naher Zukunft vorauszusehende Gefahren bestehen, welche anders, durch symptomatische Behandlung, nicht zu bannen sind. Im speziellen wird man sich natürlich leichter und eher zu einem weniger gefährlichen Eingriffe entschließen, während der gefährlichere Eingriff eine viel strengere Beurteilung erheischt.

Selbstverständlich gibt es bei Myomen des Uterus unzweifelhafte Anzeigen zur Operation. Als solche sind zu nennen wirklich eingetretene, nachweislich maligne Degenerationen. Freilich ist gerade die Metaplasie in Sarkom nicht leicht sicher zu erkennen. Rasches Wachstum allein findet man auch ohne Malignität, dagegen scheint es mir von besonderer Bedeutung, wenn unter mehreren Myomknollen einer oder der andere rasch zu wachsen beginnt. Übrigens ist der Übergang von Myom ins Sarkom, wie oben ausgeführt, nicht gerade häufig. — Die Kombination von Myom mit Carcinom scheint häufiger und erfordert selbstverständlich ein operatives Eingreifen.

Allgemein geben, und das mit Recht, die cystischen Veränderungen der Myome, sowohl kavernöse als lymphangiektatische, wegen ihres regelmäßig raschen Wachstums, ferner Rückbildungsvorgänge im Myom, welche zu Nekrose oder zur Jauchung führen, eine sichere Anzeige ab. Ganz besonders zählen hierher jene Fälle, bei denen öfter nach verschiedenen Behandlungen, aber auch spontan, infolge von Stieldrehung Gefäßthrombose usw., oft erst im späteren Alter, sich eine chronische Sepsis entwickelt, an welcher, oft unerkannt geblieben, so manche Frau zugrunde geht. Dahin sind ferner zu zählen Entzündungen des Peritoneums, ganz besonders eitrige Prozesse in den Adnexen. Oft genug läuft ein leichter entzündlicher Prozeß in der Uterusserosa günstig ab, sogar mit Adhäsionsbildung, dagegen sind ausgebreitete Entzündungsprozesse als Anzeige für die Operation zu betrachten und wiederholt konnte ich tödlichen Ausgang beobachten bei Ruptur von Tubeneitersäcken, welche bei der Untersuchung eintrat, wenn auch ihre Gefahr darin liegt, daß der Eitersack nicht erkannt und demgemäß die Untersuchung nicht mit der nötigen Sorgfalt ausgeführt wurde.

Auch der seltene Ascites stellt eine Operationsanzeige dar. Ebenso können Netzadhäsionen, welche auch eine bessere Ernährung des Tumors vermitteln, durch immer wieder entstehende Entzündungen und oft unaushaltbare Schmerzen die Entfernung der Geschwulst indizieren.

Auch Einklemmungserscheinungen, wie sie durch ins Becken eingekeilte subseröse Tumoren, ganz besonders aber durch Myome des Collums, des Ligamentum latum und durch ins Beckensubserosium entwickelte Geschwülste entstehen, besonders wenn der Druck die Blase und die Ureteren trifft, erheischen operative Hilfe. Übrigens sei bemerkt, daß gerade die die Ureteren komprimierenden Tumoren wegen der konsekutiven Nierenerkrankung die Prognose der Operation wesentlich verschlimmern können.

Alle diese Indikationen sind aber verhältnismäßig selten gegeben. Meist sind es die Blutungen, das rasche Wachstum und die Schmerzen, bzw. Funktionsstörungen, welche uns vor die Entscheidung stellen, und in dieser Hinsicht ist dieselbe oft schwer genug.

Die Blutungen geben im großen und ganzen dann eine Operationsanzeige, wenn sich die palliativen bzw. symptomatischen Mittel als wirkungslos erwiesen, doch ist das, wie schon erwähnt, nicht so aufzufassen, daß bis zum letzten zulässigen Moment gewartet werden müßte, verschlechtert doch schwere Anämie nicht bloß die Prognose des Leidens überhaupt, sondern ganz besonders jene der Operation. Je jünger das erkrankte Individuum, desto eher wird man sich zur Operation entschließen, während man in der Nähe der Klimax oft schwer seiner Zweifel Herr wird. Freilich ist nicht zu vergessen, daß gerade bei Myomen die Klimax später, oft erst mit 56 bis 58 Jahren eintritt. Es ist ferner in Betracht zu ziehen, daß eine Verringerung des Hämoglobins (bis zu $20^0/_0$ oder gar bis $10^0/_0$) die Prognose einer Laparotomie an sich schon äußerst ungünstig gestaltet. In solchen Fällen halte ich das Vorgehen Stoeckels, die Patientin zur Operation durch eine Bluttransfusion vorzubereiten, für sehr empfehlenswert, da Hämoglobingehalt und Erythrocytenzahl rasch ansteigen.

Rasches Wachstum, wie bedeutende Größe, Tumoren, welche weit über den Nabel reichen und demgemäß in der Mehrzahl bedeutende Druckerscheinungen machen, erfordern im allgemeinen den Eingriff, doch ist hier zu sagen, daß man oft genug sieht, daß sich diese Tumoren eine Zeit lang rasch vergrößern, dann aber aus uns meist unbekannten Gründen stehen — und lange Zeit, oft bis zur Klimax, stationär beiben. Im ganzen werden weichere, blutreiche, mehr aus Muskelfasern bestehende Geschwülste rascher wachsen als feste, harte, mehr bindegewebige Geschwülste. Zur Feststellung des Wachstums ist genaue Beobachtung nur in der Weise möglich, daß die entscheidenden Untersuchungen zur selben Zeit im Verhältnisse zur Menstruation vorgenommen werden. Es ist bekannt, daß die meisten myomatösen Tumoren vor Eintritt der Menses weich und groß sind, während sie nach dieser Zeit härter und kleiner werden. Würde man z. B. das Myom das eine Mal bald nach der Menstruation, das andere Mal kurz vor derselben untersuchen, so würde zweifellos ein unrichtiges Urteil über das Wachstum gefällt werden.

Zu dem Wachstume stehen meist die Druckerscheinungen, welche die Geschwülste machen, in geradem Verhältnisse. Direkter Druck auf Blase, Ureteren, Mastdarm, Behinderung des Darmes überhaupt, Hochstand des Zwerchfells, Atembeschwerden, Druck auf den Magen mit seinen Konsequenzen, Varizen, Ödeme, besonders der unteren Extremitäten, Schmerzen durch Druck und Zerrung an den Beckennerven, Dislokalisation der Beckenorgane, wie besonders Decensus und Prolaps, welche in solchen Fällen irreponibel oder wenigstens nicht zurückzuhalten sind, lassen sich oft richtig deuten, viel weniger aber Schmerzen, welche der anatomischen Erklärung nicht zugänglich sind. Solche finden sich das eine Mal gar nicht, während wir öfters beobachten, daß uns unerklärlich bleibende Schmerzen verschiedener Art, so besonders Ischias und wehenartige Empfindungen, durch ein ganz kleines Myom veranlaßt sind, welches wir oft erst nach langer fruchtloser Behandlung bei fortschreitendem Wachstume zu erkennen vermögen.

Bei der Beurteilung dieser Erscheinungen fällt die sozusagen soziale Indikation schwer ins Gewicht. Handelt es sich heute, wo die Operationsgefahren doch nicht mehr so große sind, nicht bloß um die drohende Lebensgefahr, sondern auch darum, daß der Mensch das Recht hat, zu verlangen, daß er sein Leben nicht nur erleide, sondern auch genieße. Genußfähigkeit, Arbeitsmöglichkeit und Arbeitsfreudigkeit werden also mit Fug und Recht verlangt. Daß es sich hier um große Verschiedenheiten handelt, liegt auf der Hand. Die überwiegende Mehrzahl unserer Frauen verlangt Arbeitsfähigkeit, weil sie sonst nicht leben kann. Es ist sicher kein Zufall, daß wenigstens nach meiner Erfahrung, Frauen, deren Tätigkeit ihren Lebensunterhalt sichert, am meisten zur Operation drängen.

Nicht ganz selten sind Dysmenorrhöe und Sterilität jene Erscheinungen, welche die Myomkranken zum Arzte führen. Ist zwar die letztere bei Myomen nicht gerade häufig, so kann doch nicht geleugnet werden, daß ein gewisser Zusammenhang besteht (siehe Ätiologie). Freilich wird in solchen Fällen nur eine kleine Zahl von gewissen Operationsmethoden, selbstverständlich nur die erhaltenden Methoden, in Betracht kommen können. Diese Indikation erfordert eine ganz besonders vorsichtige Beurteilung und die vollste Wahrhaftigkeit der Kranken gegenüber.

Auch die hie und da ungemein lästige und die Frauen sehr schwächende wässerige oder wässerigblutige Sekretion aus dem Uterus muß hier in Betracht gezogen werden. Wesentlich seltener werden Reflexsymptome, welche wir auf das Myom zu beziehen haben, eine Sache, die sehr schwer zu deuten sein kann, oder andere, ganz vereinzelte Anomalien — so beobachtete ich einmal ein Aneurysma der Arteria uterina — zum Eingriffe drängen.

Dagegen sei einer Indikation gedacht, welche immer häufiger zu beobachten ist, das ist die Angst und Aufregung, die Nervosität der Frauen, denen freilich meist von gewissenloser Seite die Operation als höchst dringlich bezeichnet wird. Besonders in Städten mit großem Zuflusse von Fremden, welche eo ipso die Tendenz haben, immer mehrere Ärzte zu konsultieren, erlebt man es oft genug, daß die armen Kranken in einen bedauernswerten Zustand von Angst und Ungewißheit geraten. Hier ist das Feld, auf welchem sich zeigt, ob der Operateur auch die Qualitäten eines guten Arztes besitzt. Ihm wird es auch hier oft noch gelingen, den Schaden, den seine Kollegen angerichtet haben, wieder gutzumachen, doch sind mir einige Fälle in Erinnerung, in denen nichts als die Vornahme der Operation half.

Operation oder Bestrahlung.

Habe ich somit im allgemeinen die Indikationen zum Eingreifen bei Myomen umrissen, so ist es nunmehr notwendig, in das Spezielle der Indikationsstellung einzugehen und zu erörtern, inwieweit die Strahlentherapie in der Lage ist, mit Erfolg das Messer zu ersetzen.

Da es immer unser oberster Grundsatz bleibt, der Frau die volle Gesundheit bei der geringsten Gefahr, um die sie erkauft wird, zu bringen, so steht es außer Zweifel, daß die Strahlentherapie überall dort bei Myomen an Stelle der Operation zu treten haben wird, wo sie, die keine primäre Mortalität aufweist, denselben Effekt erzielt. Grundsätzlich freilich stehe ich auf dem Standpunkte, daß die Strahlenbehandlung der Myome im eigentlichen Sinne des Wortes keine kausale Therapie ist und deswegen, schon rein theoretisch genommen, der Operation nachhinkt. Diese beseitigt das kranke Organ oder die Geschwulst, jene zerstört ein gesundes, die Tätigkeit des Uterus regulierendes Organ, den Eierstock, in dessen engster Abhängigkeit der gesunde wie der myomkranke Uterus steht.

Es nimmt ja die Mehrzahl der Autoren an, daß die Röntgenstrahlen einzig und allein auf dem Wege der Kastration das Myom beeinflussen, und nur wenige Schriftsteller, wie Superbi, Yamasaki, Dupeyrac und Trainer, Tuffier, glauben an eine direkte Einwirkung der Röntgenstrahlen auf das Myom.

Sippel sagt mit Recht, daß eine durch Strahlenbehandlung erreichte Amenorrhöe und eine durch Operation bewirkte doch verschiedene Dinge seien. Die Operation des Myoms macht nämlich, wenn sie als Radikaloperation ausgeführt wird, die Patientin ein für allemal gesund, während bestrahlte Fälle so und so oft weitere Behandlung benötigen, sei es eine neue Bestrahlung, sei es eine Operation, wie dies Ford (Rochester) ausgeführt hat, der feststellen konnte, daß bei 255 operativ behandelten Fällen nur 4% eine weitere Behandlung notwendig hatten, während von den bestrahlten 344 Fällen 18% neuerdings bestrahlt und 13,7% noch operiert werden mußten, was auch Petit-Dutaillis nach Strahlenbehandlung von Myomen berichtet.

Trotz dieser Einschränkungen liegt die Überlegenheit eines Verfahrens, falls es dieselben Erfolge wie die operative Therapie aufzuweisen hat, auf der Hand, wenn ihm jede augenblickliche Lebensgefahr fehlt. Ich halte es aber deswegen für unrichtig, weil die Bestrahlung bei Myomen nicht mit einer primären Mortalität belastet ist, in diesem Verfahren die Überlegenheit über die Operation zu sehen, einfach aus dem Grunde nicht, weil sich die Fälle, die der Operation zugeführt werden und eine primäre Mortalität aufweisen, mit den Myomfällen, die bestrahlt werden, nicht ohne weiteres vergleichen lassen. Jeder, selbst der begeistertste Anhänger der Strahlentherapie bei Myomen, wird, wenn auch mit Einschränkungen zugeben, daß eine große Reihe von Fällen sich für die Bestrahlung nicht eignet, auf dieselbe entweder überhaupt nicht anspricht oder nur ungenügend beeinflußt wird, oder endlich deswegen ungeeignet ist, weil gewisse Erscheinungen, welche diese Tumoren machen, erfahrungsgemäß von den Strahlen unbeeinflußbar sind. Die Operation dagegen kennt nur wenige Kontraindikationen, eigentlich nur solche, die, allgemeiner Natur, eine chirurgische Behandlung überhaupt verbieten. Wenn man bedenkt, daß die Todesfälle bei Myomoperationen der Hauptsache nach komplizierte Fälle betreffen, und wenn man Serien von Todesfällen aus den verschiedensten Statistiken auf den pathologisch-anatomischen Befund hin prüft, so findet man, daß eine große Anzahl dieser

Todesfälle Myomkranke betrifft, deren Tumoren solcher Art waren, daß sie auf die Röntgenbestrahlung entweder nicht oder nur ungenügend angesprochen hätten. Da, mit anderen Worten, die Operation also mit Fällen belastet ist, die auf anderem Wege überhaupt nicht anzugehen sind, worauf Cotte mit Recht hinweist, so ist es meines Erachtens nach unrichtig, die beiden Verfahren, die Operation einerseits und die Strahlenbehandlung andererseits, als Gegensätze auszuspielen. Für ebenso unrichtig aber halte ich es, einen gleichsam unversöhnlichen Standpunkt, sei es als Strahlentherapeut, sei es als Chirurg, einzunehmen, wenn auch die grundsätzliche Ablehnung des Röntgenverfahrens, wie es Schubert (Beuthen) für richtig hält, mir jedenfalls eher verständlich ist als der umgekehrte. Ich bin, wie Tóth, der Meinung, daß man sagt: Operieren und bestrahlen! Derselben Ansicht ist Stoeckel.

Ich glaube, wir haben allen Grund, die Röntgentherapie der Myome als eine ungemein wertvolle und bleibende Errungenschaft, als eine Vermehrung unseres therapeutischen Rüstzeuges anzuerkennen, ohne aber von ihr mehr verlangen zu wollen, als sie leisten kann. Das Geheimnis ihrer Erfolge liegt in der richtigen Auswahl ihrer Fälle. Es ist ganz verfehlt, wenn Röntgenologen oder praktische Ärzte ohne genügende Fachausbildung in der Gynäkologie bestimmen wollen, ob sich ein Fall für die Bestrahlung eignet oder nicht. Immer muß es Sache des Gynäkologen bleiben, diese lebenswichtige, ja entscheidende Bestimmung zu treffen. Nicht mit Unrecht wendet sich A. E. Hertzler (Amerika) gegen die Röntgenspezialisten und Besitzer von Radiumpräparaten, die mit diesen Mitteln ohne entsprechende gynäkologische Kenntnisse Myome behandeln und einseitige Diagnosen auf Grund eines Symptoms stellen, wie etwa die Wassermann-Diagnostiker.

Ich glaube auch, daß die Mißerfolge, welche die Röntgenbestrahlung unzweifelhaft aufzuweisen hat, auf das Schuldbuch derartiger, von nicht genügend geschulten Ärzten der Behandlung zugewiesenen Fälle kommen. Es will auch scheinen, als ob in den letzten Jahren mehr hochgradig ausgeblutete Frauen schließlich und endlich nach vergeblicher Röntgenbestrahlung den Operateur aufsuchen als ein Jahrzehnt früher, eben deshalb, weil die Auswahl der Methode unrichtig gewählt ist. So habe ich vor drei Jahren eine 31jährige Virgo mit kindskopfgroßem Uterus myomatosus (submuköse Myome) unmittelbar nach Vollendung der supravaginalen Amputation, die technisch einwandfrei und ohne Blutverlust auszuführen war, an meiner Klinik verloren, weil die Patientin höchstgradig anämisch, mit eben noch fühlbarem Pulse von der Rettungsgesellschaft an die Klinik eingeliefert worden war, nachdem sie Serien von Röntgenbestrahlungen erhalten hatte und von Ärzten vor der „gefährlichen" Operation gewarnt worden war.

Unter der Voraussetzung also, daß stets der Gynäkologe das entscheidende Wort hat, bin ich geneigt, der Strahlenbehandlung des Myoms in allen jenen Fällen das Wort zu reden, in denen uns eine nunmehr auf Jahre zurückreichende Erfahrung bei absoluter Lebenssicherheit weitestgehende Erfolge bezüglich der Myomkrankheit garantiert. Das große Nisi der breiteren Anwendungsweise der Strahlentherapie liegt zunächst einmal im Alter der Patientin.

Wer eine junge Frau, die niemals geboren hat und Myomträgerin ist, nach wirksamer Röntgenbestrahlung, also nach Eintritt der Kastration gesehen hat, und wer Gelegenheit hatte, eine solche Frau zu untersuchen, der wird gelegentlich von dem

Schaden, den ein solches Verfahren anrichten kann, aufs peinlichste berührt werden. Ich habe junge Frauen gesehen, die hinsichtlich des Zustandes ihrer Geschlechtswege Matronen glichen. Schrumpfung des Scheideneingangs, der kaum für den Finger durchgängig war. Atrophie und leichte Verletzbarkeit der Scheidenschleimhaut bewiesen mir die Wahrheit der Klagen solcher Frauen, daß jeder Geschlechtsverkehr für sie eine Qual geworden sei. In derartigen Fällen, die glücklicherweise heute schon zu den Ausnahmen gehören dürften, ist der Fehler in der Zuweisung des Falles eklatant, aber leider irreparabel. Es ist aber genug, wenn eine Frau in jungen Jahren dauernd oder wenigstens durch lange Zeit hindurch an den bekannten Ausfallserscheinungen, den Wallungen, Schweißausbrüchen, Kopfschmerzen, verschiedenartigsten Herzzuständen und so fort leidet. Daher nehme ich grundsätzlich den Standpunkt ein, daß ich vor Vollendung des 40. Lebensjahres keine Frau der Bestrahlung zuführe, wobei ich noch bemerke, daß ich auch im ersten Lustrum des fünften Dezenniums nur ausnahmsweise dort, wo mir die Operation direkt lebensgefährlich erscheint, für die Bestrahlung eintrete.

Ich kann den Standpunkt jener Autoren, welche der Ansicht sind, daß die Uterusexstirpation allein dieselben Erscheinungen mache wie die Uterusexstirpation plus Entfernung der Ovarien, nicht teilen. Die seinerzeitigen Untersuchungen von Mandl und Bürger, die auch diesem Gegenstande gegolten haben, sind durch Werth, Pankow und Rauscher, Glaevecke u. a. wohl in dem Sinne als entschieden zu betrachten, daß die Ausfallserscheinungen hinsichtlich ihrer Stärke, Art und Dauer bei Kastration wesentlich schwerere sind als nach Entfernung des Uterus allein.

Die Versuche, durch entsprechende Dosierung der Röntgenbestrahlung die Eierstöcke nicht vollkommen zu zerstören, sondern die Menstruationsblutung auf ein Normalmaß zurückzuführen, sind höchstens als im Stadium des Vorversuches zu bezeichnen. Ist die Dosierung zu gering, so bleibt die Wirkung auf die Blutung durchaus fraglich, nähert sich die Dosis der Grenze der Kastration, so kann es leicht zum dauernden Funktionsausfalle der Eierstöcke kommen. Im übrigen schließe ich mich an jene Autoren an, die überhaupt die Schwachbestrahlung der Ovarien als eine sehr ernst zu nehmende Angelegenheit hinsichtlich der Schädigung der Keimzellen auffassen. Gerade eine solche müßte bei einer die Menstruation nur regulierenden Dosis hinsichtlich der Möglichkeit einer späteren Schwangerschaft sehr wohl ins Auge gefaßt werden. Darum möchte ich das Vorgehen einzelner amerikanischer Ärzte, die junge Myomträgerinnen zwecks Erzielung einer temporären Amenorrhöe bestrahlten, die den krankhaften Zustand beseitigen, eine spätere Konzeption aber nicht ausschließen soll, nicht billigen, trotzdem es nach Mary W. Hanks gelang, dies bei fünf jungen Frauen, bei denen die normale Regel nach 6—24 Monaten wieder auftrat, zu erreichen. Drei Frauen gebaren am Schwangerschaftsende ein normales Kind. Dieses Vorgehen würden wir nicht zu dem unsrigen machen, und wir müssen nach allem, was wir heute wissen, mit Rücksicht auf die Nachkommenschaft doch davor warnen.

Es ist erfreulich, daß die meisten Kliniker das jugendliche Alter der Myomträgerin als Ausschließungsgrund für die Zuweisung zur Kastrationsbestrahlung gelten lassen. Auch darin herrscht Übereinstimmung, daß man rund das 40. bis 45. Jahr als Altersgrenze gelten zu lassen habe. Ich führe an, daß Benthin, Bumm, Eymer, Franz, v. Jaschke, Labhardt, Sellheim, Stoeckel, Strassmann, Tóth, G. A. Wagner, Winter u. v. a. diesen Standpunkt einnehmen.

So sehr ich also der Erhaltung der Ovarien das Wort rede, so bin ich doch nicht der Meinung, daß auch die Erhaltung der Menstruation ein unbedingt zu erfüllendes Postulat in der Behandlung von Myomträgerinnen sei. Mag auch in der Annahme einer blutreinigenden Wirkung der Menstruation im Sinne der Aschnerschen Anschauungen ein Körnchen Wahrheit stecken, so glaube ich doch, daß die Erhaltung der Menstruation um jeden Preis bei Myomkranken ein zu radikaler Standpunkt ist. Man muß nur seine operierten Fälle ohne Voreingenommenheit auf die Art und den Grad der Ausfallserscheinungen untersuchen, um zur sicheren Überzeugung zu gelangen, daß auch ohne Bestehen einer Menstruation in jungen Jahren das Leben ein durchaus erträgliches, ja ein beschwerdefreies sein kann.

Ich habe meinen Assistenten Kraul das operierte Myommaterial gerade in Hinsicht auf die Aschnerschen Theorien durchzusehen veranlaßt. Bei 252 drei Jahre bis drei Monate nach der Operation untersuchten Frauen konnte Kraul in keinem Falle von der Entfernung des Uterus allein schädliche Folgen, weder in Form von Ausfallserscheinungen, noch in Form von Dyskrasien (Aschner) sehen. Dagegen bestätigte sich die Erfahrung, daß die Entfernung der Eierstöcke und nicht der Ausfall der Menstruation das Entscheidende ist. Myomkranke, welche schon vor der Entfernung des Myoms an einer Art thyreoovariellen Symptomenkomplexes gelitten hatten, behielten denselben auch nach der Operation bei. Blutdrucksteigerung, etwa hervorgerufen durch die künstliche Menopause bei Frauen unter 40 Jahren, konnte Kraul nicht feststellen. Während Aschner schwere Folgen für Körper und Gemütszustand der frühzeitig um die Menstruation gebrachten Patientinnen befürchtet, ob sie nun durch Bestrahlung oder Operation amenorrhoisch geworden sind, nimmt die Mehrzahl der anderen Autoren an, daß nicht die Unterdrückung der Menstruation, sondern die Zerstörung der Ovarien allein ursächlich für die Erscheinungen anzuschuldigen ist.

Zwischen den Ausfallserscheinungen, wie man sie nach Röntgenkastration und nach Entfernung beider Eierstöcke mit dem Messer sieht, bestehen nach Ansicht der meisten Röntgenologen keine Unterschiede. Ich halte es aber für sehr beachtenswert, daß Zacherl in dem Materiale der Klinik Knauer bei 266 Myomen und 109 Metropathien, die bestrahlt worden sind, häufig Ausfallserscheinungen auftreten sah und diese oft stärker und vielseitiger waren als nach operativer Therapie. Sie bestanden in Schlaflosigkeit, psychischer Depression, Gedächtnisschwäche, Ausfall von Achsel- und Schamhaaren und Gewichtssturz.

Gauss gibt in seinem Referate an, daß die Ausfallserscheinungen fast regelmäßig, allerdings wechselnd stark befunden werden, in etwa 95% aller Fälle. Fuchs errechnet aus seinen Beobachtungen 91,2%, Feldweg 92,27%.

Nach Pankows Vorstellungen nimmt die Röntgenbestrahlung bezüglich der trophischen Störungen ungefähr eine Mittelstellung ein zwischen Hysterektomie und operativer Kastration. In bezug auf die Gesamtausfallserscheinungen unterscheidet sich nach ihm die vollständige Kastration in keiner Weise von der Bestrahlung bis zur völligen Amenorrhöe.

Die körperliche Komponente äußert sich, allgemein gesprochen, in erhöhter Erregbarkeit der Vasomotoren, psychisch kann sich weitgehende Labilität, ja schwere Depression (Aschner, Bumm, Halban, Coscarden) einstellen. Nicht selten sieht man auch eine recht beträchtliche Vermehrung des Körperfettes an typischen Stellen (Hüften, Bauch, Supraklavikulargruben), die von Gauss für nur 5% der Fälle angegeben ist, nach meinen

Erfahrungen aber etwas niedrig zu sein scheint. Schon ist bei der geltenden Moderichtung die unerwünschte Wirkung reichlichen Fettansatzes nach Kastration in weite Kreise der Bevölkerung gedrungen, und man erlebt es auch unter den einfachen Verhältnissen der Klinik, daß die Frauen auf Operation mit Belassung der Eierstöcke drängen, um nicht „wahnsinnig zu werden und ‚Altweiberfett' anzusetzen".

Für mich ist es nicht zweifelhaft, daß die Entfernung des Uterus mit Belassung der Adnexe unvergleichlich schonender ist als die Belassung des Uterus mit Zerstörung der Ovarien auf dem Wege der Röntgenstrahlen. Denn nicht das Ausbleiben der Menstruation ist es, was die Zeichen der vorzeitigen Klimax macht, sondern das Fehlen der aus den Eierstöcken ins Blut geschickten Hormone. An eine Art Vergiftung des Körpers durch die Unterdrückung der Menstruation, gleichviel ob diese durch operative Entfernung des Uterus oder durch Röntgenkastration geschieht, glaube ich entgegen den Anschauungen von Opitz und Aschner nicht.

Ich weiß mich hierin mit der Mehrzahl der Kliniker eines Sinnes und führe nur zur Bekräftigung meiner Anschauung Sellheim, sowie eine Statistik Lundquists an, aus der hervorgeht, daß die Zerstörung der Eierstöcke etwa dreimal so häufig schwere Ausfallserscheinungen hervorruft als die Entfernung des Uterus allein. Geht man aber bei der Operation so vor, daß man beide Eierstöcke mit dem Uterus entfernt, so hat man über die Patientin nur das Risiko der primären Mortalität der Operation heraufbeschworen, ohne daß man sie des Vorteiles, der eben in der Operation liegt, die Eierstöcke erhalten zu können, teilhaftig hat werden lassen. Bei einer solchen Auffassung wäre das Röntgenverfahren in der Mehrzahl der Fälle vorzuziehen.

Im selben Zusammenhange scheint mir auch neben den Untersuchungen von Kraul die Feststellung von Gál an mehreren Hunderten von bestrahlten und operierten Myomen hinsichtlich der Ausfallserscheinungen wertvoll. Er fand bei operierten Frauen mit Belassung zumindest eines Eierstockes wesentlich seltener Wallungen als bei jenen, die bestrahlt worden waren.

Die Ansicht, daß der Zeitpunkt der Kastration im Verhältnis zur natürlichen Menopause mehr minder gleichgültig sei, teile ich nicht. Ich bin mit Döderlein der Anschauung, daß im allgemeinen die Ausfallserscheinungen um so stärker sind, je jünger die betreffende Frau ist und habe beobachtet, daß bei Frauen nahe der natürlichen Menopause der Übergang ins Matronenalter durch künstliche Zerstörung der Eierstöcke sich kaum wesentlich von dem allmählich in Erscheinung tretenden Klimakterium unterscheidet.

Walthard hat die Auffassung vertreten, daß die Stärke der Ausfallserscheinungen viel weniger durch die Entfernung der Ovarien als durch das Nervensystem der Operierten bedingt sei. Opitz nimmt an, daß die Konstitution ebenfalls für die Stärke der Ausfallserscheinungen mit verantwortlich zu machen ist. Die Frauen mit schlaffer Faser (asthenischer Habitus) neigen weniger zu Ausfallserscheinungen.

Fasse ich daher zusammen, was die Bedeutung des Alters der Patientin hinsichtlich der Zuweisung zur Art der Behandlung bei Myomen anlangt, so steht es für mich fest, daß die Bestrahlung sich bei Frauen unter 40 Jahren auf Grund der angeführten gesicherten Tatsachen von selbst verbietet, ja daß man getrost mit Halban die Altersgrenze, von der an Frauen ohne wesentliche Nachteile bestrahlt werden können, eher hinaufzusetzen hat.

Bumms Ausspruch, daß die Bestrahlung junger Frauen eine Barbarei sei, erscheint mir durchaus angebracht.

Um nicht mißverstanden zu werden, füge ich noch an, daß ausnahmsweise eine strikte Kontraindikation gegen jedwede Operation überhaupt (konstitutionelle Stoffwechselerkrankungen, schwerste dekompensierte Herzfehler, Myokardaffektionen u. a.) die Anwendung der Röntgenstrahlen auch in jüngeren Jahren erlauben wird. E. Strassmann bezeichnet sogar bei Myomkranken, deren Herz und Kreislauf besonderer Berücksichtigung bedarf, die Röntgenbestrahlung als die Methode der Wahl, da nach seinen Untersuchungen die Röntgenmenopause den Blutdruck nicht erhöhe. Diese Anschauung wird allerdings von Traugott nicht geteilt, der zwei Fälle von Apoplexia cerebri nach Röntgenbehandlung von Myomkranken beobachtete. Daß sich aber bei entsprechender Auswahl des Operationsweges (ausgedehnte Anwendung vaginaler Methoden) und zweckmäßigster Benützung des ungefährlichsten Anästhesierungsverfahrens auch an schweren Allgemeinkrankheiten leidende Frauen mit geringer primärer Mortalitätsgefahr zur Operation eignen, sei gleichfalls betont.

Als Kontraindikation gegen die Operation wird auch von vielen Seiten eine schwere Anämie angesehen. Ich halte auch bei schwerer Anämie die Operation für angezeigt. Wo Eile nottut, will ich mich nur auf ein mit mathematischer Sicherheit blutstillendes Verfahren, wie es die Operation augenblicklich darstellt, verlassen. Da ich im weitestgehenden Maße den freilich heute vielfach nicht geübten vaginalen Methoden das Wort rede, bei denen die Shockwirkung unvergleichlich geringer ist als bei der Laparotomie, und die Lokalanästhesie ausgedehnte Anwendung finden kann, so glaube ich mich umsomehr zu diesem Standpunkte berechtigt. So wie bei einer Gebärenden mit Placenta praevia ein durch falsch angewendete Extraktion hervorgerufener Cervixriß den schon bestehenden Blutverlust zu einer solchen Höhe treiben kann, daß er mit dem Leben nicht mehr verträglich ist, wäre dieser Cervixriß an sich auch nur von unbedeutender Blutung gefolgt, genau so kann eine nach der Bestrahlung noch einsetzende Blutung das Maß voll machen und die Patientin ad exitum bringen. Ich habe mehrere Fälle von Metropathien und Myomen, die der Bestrahlung zugeführt worden sind, ja auch einzelne, welche an meiner Klinik bestrahlt wurden, wegen akuter Lebensgefahr der Verblutung operieren müssen, bevor die Wirkung der Röntgenstrahlen in Erscheinung getreten ist.

Ich weiß mich mit dieser Anschauung im Gegensatze zu Krönig, Gauss, Döderlein, v. Seuffert, Eymer, Guggisberg u. a., finde aber im Schrifttume meinen Standpunkt von Mackenrodt, Franz, Stoeckel (der die prophylaktische Bluttransfusion als Vorbereitung zur Operation ebenso wie Masson aus Mayos Klinik vorschlägt) geteilt. Eine vermittelnde Rolle vertritt Albrecht, der unbedingt bei profuser lebensbedrohender Blutung operiert, bei hochgradiger Anämie und regelmäßiger Periodenblutung die Bestrahlung im richtigen Zeitpunkte als Methode der Wahl bezeichnet. Bestehen aber Metrorrhagien, so ist auch er für die Operation, weil nur durch dieselbe ein prompter Erfolg garantiert werden kann. Im übrigen habe ich die Empfindung, daß sich, so wie Sellheim dies behauptet, operierte Patientinnen, auch wenn sie hochgradig anämisch waren, rascher erholen als bestrahlte. Das gilt besonders dann, wenn man sich in weitgehendem Ausmaße der vaginalen Methode bei der Operation bedient. Diese Anschauung Sellheims von der rascheren Regeneration der Blutzellen nach der Operation ist übrigens durch die diesbezüglichen Untersuchungen von Kiehne recht wahrscheinlich gemacht und durch Opitz Polemik nicht widerlegt.

Der dritte Punkt, der ganz allgemein erörtert zu werden verdient, bevor die Spezialfälle des Myoms hinsichtlich ihrer Eignung für die Bestrahlung oder Operation besprochen werden, bedarf ebenfalls einer besonderen Unterstreichung. Es ist dies die Mahnung, unbedingt nur jene Fälle der Bestrahlung zuzuweisen — unter der Voraussetzung, daß die anderen Forderungen zutreffen — bei denen an der Diagnose Myom überhaupt kein Zweifel sein kann, worüber sich so gut wie alle Gynäkologen einig sind. Freilich ist die Frage der Sicherheit der Diagnose ein recht dehnbarer Begriff und wird von dem einen ernster, von dem anderen leichter genommen. Man muß Zimmer unbedingt widersprechen, wenn er sagt, daß die wenigen Irrtümer in der Diagnosenstellung keineswegs als Kontraindikation gegen die Bestrahlungstherapie in Betracht gezogen werden dürfen, ist doch allein die Angabe, daß bei 27 von 376 Fällen die Strahlenbehandlung erfolglos blieb, recht bezeichnend.

Die Schwierigkeit, ja die Unmöglichkeit, manche Myome von Eierstocksgeschwülsten differentialdiagnostisch sicher zu unterscheiden, ist im Abschnitte „Diagnostik" erörtert worden. Hier sei nochmals darauf verwiesen, daß der Zweifel, ob beispielsweise ein cystisches Myom oder ein Ovarialtumor vorliegt, uns eindeutig den Weg im Sinne der Operation weist.

Ebenso wichtig ist es, dort, wo irgendwelche Umstände den Verdacht eines gleichzeitig bestehenden Carcinoma corporis uteri erwecken, die Operation und nicht die Bestrahlung auszuführen. Ich habe in meiner Praxis mehrere Fälle gesehen, bei denen von namhaftester Seite ein Uterus myomatosus bestrahlt, ja bei Auftreten erneuter Blutung die Bestrahlung wiederholt wurde, und habe bei der schließlich von mir vorgenommenen Operation ein weit vorgeschrittenes Korpuscarcinom im entfernten Uterus gefunden. Bei der Häufigkeit des gleichzeitigen Vorkommens dieser beiden Tumoren scheint mir gerade in diesem Umstande ein wesentlicher Nachteil der Strahlenbehandlung zu liegen. Bei der Scheu, die heute, ganz gewiß zum Teile mit Recht, vor jedweder Abrasio bei Myomen besteht, läuft man um so mehr Gefahr, derartige Fälle zu übersehen. So kommen schließlich recht weit vorgeschrittene und dann prognostisch zum mindesten zweifelhafte Fälle in die Hände des Operateurs.

Für sehr wichtig halte ich die Stellungnahme Schuberts gegen die Myombestrahlung, wenn er sagt, daß der Verdacht eines Korpuscarcinoms bei bestrahlten Myomen durch die Bestrahlung verschleiert werde, weil die Patientin den wiederkehrenden blutigen Ausfluß für den Wiederbeginn einer neuen Myombildung halte und erst zum Arzt komme, wenn der Fall weit vorgeschritten sei.

Da, wie noch weiter unten ausgeführt werden wird, exquisit submukös gelagerte Myome für die Röntgenbestrahlung ohnehin nicht recht geeignet sind, erscheint mir die Gefahr einer diagnostischen Abrasio mucosae corporis in den Händen eines erfahrenen Gynäkologen für die Sicherheit, ein Carcinom des Korpus ausschließen zu können, nicht zu teuer erkauft. — Es bedarf keiner besonderen Erwähnung, daß derjenige, der Anhänger der operativen Therapie beim Carcinoma colli uteri ist, auch bei Kombination eines solchen mit Myom den operativen Standpunkt vertreten muß.

Was hat in jenen Fällen zu geschehen, in denen der Verdacht der sarkomatösen Entartung eines Myoms vorliegt? Es ist ein großer Unterschied, ob sich ein Sarkom auf dem Boden eines Myoms entwickelt, oder ob primär im Uterus ein Sarkom entsteht. Die primären Sarkome des Uterus geben eine elende Vorhersage und nach den jüngsten Mitteilungen des Schrifttums scheint in diesen Fällen die Strahlentherapie (Radium und Röntgen) mehr zu leisten als die Operation. Günstiger dagegen gestaltet sich die Vorhersage der auf dem Boden eines Myoms entstandenen Sarkome. Für sie erscheint mir, trotz der Ansicht von Seitz, Wintz, Opitz, solange das Gegenteil nicht bewiesen ist, immer noch die operative Entfernung des Uterus der einzuschlagende Weg, ein Standpunkt, der von einer großen Reihe von Gynäkologen, unter anderen von Kermauner (durch B. Steinhardt), geteilt wird. Ich erkenne an, daß bei der Bösartigkeit dieser Geschwülste prophylaktisch und bei Auftreten von Metastasen die Radium-Röntgenbehandlung nach der Operation uns nur willkommen ist.

Sippel weist darauf hin, daß durch die Röntgentherapie besonders Wandsarkome, die bei intramuralem Sitze weder Blutungen noch Ausfluß verursachen, ganz verborgen bleiben können, bis es schließlich zur Operation zu spät ist, und v. Mikulicz-Radecki, Reifferscheidt u. a. waren gezwungen, nach der Strahlenbehandlung eines Myosarkoms wegen des rapiden Wachstums zu operieren.

Es mehren sich auch im Schrifttume die Fälle, in denen unumwunden zugegeben wird, daß gerade unsere diagnostische Unsicherheit zu weittragenden gesundheitlichen Schäden für die Frauen in derartigen Fällen führen kann. Verwechslungen des Myoms mit Adnextumoren, Dermoiden, Ovarialcarcinomen, Pseudomucincystomen, mit Extrauteringravidität sind in der Literatur von verschiedenster Seite berichtet.

Recht schwerwiegend ist es, wenn ein schwangerer Uterus für ein weiches Myom gehalten und der Strahlenbehandlung zugeführt wird. Daher ist diese unbedingt zu unterlassen, wenn auch nur der geringste Anhaltspunkt für die Möglichkeit einer Gravidität besteht. In solchen Fällen ist das Zuwarten, die Beobachtung und wiederholtes Untersuchen der Frau das richtige Verfahren. Es ist um so leichter zuzuwarten, als bei Verdacht auf eine Gravidität alarmierende, ein momentanes Eingreifen notwendig machende Symptome nicht bestehen, insbesondere die Blutung fehlt. Hier wird die Zondek-Aschheimsche Reaktion besonders wertvoll sein.

In diesem Zusammenhange muß auch das Verhalten des Frauenarztes besprochen werden, der vor der Frage gestellt wird, was im Falle eines irrtümlich für myomatös gehaltenen und deshalb bestrahlten, in Wirklichkeit aber graviden Uterus zu geschehen habe. Wir können heute noch nicht absehen, welche Folgen für die Frucht sich daraus entwickeln können, müssen aber nach dem, was wir heute wissen, eine mögliche Gefährdung in der Bestrahlung der wachsenden Frucht erblicken (Zappert, Werner, Weibel, Martius, Nürnberger). Es ist schwer, sich von vornherein darauf festzulegen, daß man bei einer unter der irrtümlichen Annahme eines Myoms bestrahlten Gravidität mit Rücksicht auf die allenfalls zu erwartende Mißbildung der Frucht die Schwangerschaft unterbrechen müsse, aber daß eine ernste wissenschaftliche Berechtigung einer solchen Unterbrechung durchaus diskutabel ist, muß man heute schon zugeben und ist auch von gerichtsärztlicher Seite (Meixner) anerkannt worden. Dagegen ist es wohl angezeigt, bei der Kombination von Myom und Gravidität, wenn in den ersten Monaten eine Röntgenbestrahlung zur Behandlung des Myoms durchgeführt wurde, den Uterus abzusetzen. Hier wird sich die Anzeige zur Operation wegen Myoms zu der durch die Möglichkeit der Fruchtschädigung gegebenen Anzeige zur Schwangerschaftsunterbrechung summieren.

Nach diesen allgemeinen Ausführungen über Eignung oder Nichteignung der Myome zur Strahlenbehandlung bzw. zur Operation gehe ich auf die Spezialfälle des Myoms hinsichtlich des anzuwendenden therapeutischen Weges ein.

Zunächst führe ich alle Myome, die Mannskopfgröße erreichen oder gar darüber sind, der Operation zu. Hierfür ist für mich maßgebend, daß bei großen Myomen der Gebärmutterhals meist einen verhältnismäßig dünnen Stiel darstellt, der dem Myom eine gewisse Beweglichkeit sichern kann. Daraus ergeben sich leicht Wanderungsstörungen im Bauche, Beeinträchtigungen der Nachbarorgane und Schmerzen. Diese Symptome werden durch die Bestrahlung nicht beeinflußt, da so große Myome meist nicht auf die Strahlen ansprechen. Während Opitz und Eymer im allgemeinen den Nabel als Grenze für die Zuweisung zur Strahlen- oder operativen Behandlung auffassen, will Franz schon solche Myome, welche die Mitte zwischen Nabel und Symphyse überschreiten, operiert wissen. Denselben Standpunkt nehmen Halban und Albrecht ein, während Döderlein, Krönig, Seitz, Wintz, v. Seuffert u. a. die Größe der Myome an sich nicht als Kontraindikation für die Röntgenbehandlung aufgefaßt haben wollen. Tatsache ist, daß trotz mancher gegenteiliger Berichte die Wirkungsweise der Bestrahlung auf so große Myome entweder ganz ausbleibt, oder daß sie spät und ungenügend kommt, weshalb auch Anhänger der Bestrahlung dort für die Operation eintreten, wo bei so großen Myomen rasch die Gesundheit wieder hergestellt werden soll. Diesen Standpunkt vertritt Gauss, der die Mißerfolge der Bestrahlung so großer Tumoren darin erblickt, daß dieselben, die Eierstöcke bedeckend, den Strahlen den Zutritt zu den Ovarien nicht in genügender Menge gestatten. Wenn auch durch den Ausfall der Eierstöcke infolge der auftretenden Sympathikotonie die zuführenden Gefäße zum Uterus sich verengen und infolge des starken Kontraktionszustandes der Uterusmuskulatur auf Grund des erhöhten Tonus des Sympathicus die Blutgefäße in der Gebärmutterwand komprimiert werden, so kommt bei den großen Myomen dieser Faktor nicht wesentlich zur Auswirkung, weil der Uterusmuskel infolge der Größe des Tumors teilweise verzogen, teilweise verdünnt ist und dadurch einen den Verschluß der Gefäße bewirkenden Kontraktionszustand nicht aufbringt. So bleibt die Blutversorgung verhältnismäßig noch günstig, und der Tumor bildet sich nicht zurück. Daher auch nur die halben Erfolge der Röntgentherapie. Diese großen Tumoren zeigen auch häufig eine ausgesprochene Neigung zu raschem Wachstum oder werden gelegentlich cystisch und können auch der Diagnostik Schwierigkeiten bereiten, alles Gründe, die uns veranlassen, sie ohne Bedenken der operativen Behandlung zuzuweisen. Nicht zuletzt haben diesen Standpunkt mehrere einschlägige Beobachtungen aus der privaten und klinischen Praxis gefestigt, die uns gezeigt haben, daß von den berühmtesten Vertretern der Röntgenbehandlung in der Gynäkologie vergeblich bestrahlte Frauen mit derartigen Myomen zu den unangenehmen Ausfallserscheinungen der Röntgenbestrahlung noch die Gefahr der Operation in Kauf nehmen mußten.

Ich bin auf Grund der von mir nach Bestrahlung operierten Myome der festen Überzeugung, daß Adhäsionsbildung durch die Bestrahlung erzeugt werden kann, was auch u. a. von Navarro Blasco (Spanien) gegen die Bestrahlung geltend gemacht wird. Daß dadurch die Operation erschwert wird, liegt auf der Hand.

Auch die submukösen Myome führe ich der Operation zu. Dieses Verhalten bedarf bei den gestielten submukösen Polypen schon auf Grund der Blutungsursache bei diesen Tumoren keiner weiteren Begründung. Anders verhält es sich mit jenen submukösen Myomen, bei denen die Stielung noch nicht eingetreten ist, die also mehr oder minder mit breiter Unterlage aufsitzen. Meine Erfahrung, erfolglos bestrahlte Myome betreffend, bezieht sich zum größten Teile auf submuköse Tumoren. Gerade sie haben meinen Standpunkt, solche Tumoren zu operieren, zu einem unverrückbaren gemacht, zumal ich, wie erwähnt, die vaginale Totalexstirpation, allenfalls mit Morcellement des Uterus, als ein auch bei Patientinnen mit schlechtem Allgemeinbefinden durchaus praktikables Verfahren schätze. Ich muß aber anführen, daß Strahlentherapeuten (Seitz, Wintz, Schulte, Beclère) auch bei submukösen Myomen über nicht ungünstige Erfolge berichten, doch gibt Gauss zu, daß derartige Myome schlechter ansprechen können, weshalb er für die Operation eintritt, wenn sofortige Blutstillung notwendig ist.

Jene intramuralen Myome, die in das Cavum uteri erst mit einem kleinen Teile hineinragen, also im Sinne Frankls zentripetalwachsende Myome, und deren größerer Anteil offenbar noch bei recht wenig oder nicht veränderter Schleimhaut sich innerhalb des Uterusmuskels befindet, dürften auf die Bestrahlung, zum Teile wenigstens, ansprechen (Eymer, Döderlein, Beclère, Walthard, v. Franqué). Da aber diese Feststellungen im Einzelfalle nicht möglich sind, da also die Bestrahlung auf einen Versuch hinausläuft, bei dem man die Atrophie der Ovarien eintauscht, ohne des Blutstillungsmechanismus sicher zu sein, lehne ich diese Fälle als für die Bestrahlung im allgemeinen wenig geeignet ab. Ich glaube auch, daß die scheinbar so guten Erfolge der Bestrahlung bei breitbasig aufsitzenden submukösen Myomen zum Teile darauf beruhen, daß die Diagnose submuköses Myom naturgemäß oft nur eine Wahrscheinlichkeitsdiagnose ist, und daß sich unter diesen „submukösen Myomen" chronische Metropathien und intramurale Myome finden. Beweiskräftig würden diese Zahlen für mich erst dann sein, wenn in jedem Falle eine Austastung vorausgegangen wäre. Von einer solchen macht übrigens Traugott zur Entscheidung, ob ein submuköses und dann zu operierendes Myom vorliege, wie ich gelegentlich Gebrauch. Die Zuteilung zur Strahlenbehandlung oder Operation von dem Charakter der Blutung abhängig zu machen, nämlich Menorrhagien als für die Bestrahlung geeignet, Fälle mit Metrorrhagien als nur mehr für die Operation in Betracht kommend anzusehen (Albrecht), kann gelegentlich bei bestehender Kontraindikation gegen die Operation als modus procedendi angesehen werden.

Die Operation halte ich weiter für angezeigt bei allen Myomen, welche durch ihren Sitz Verdrängungserscheinungen und Schmerzen verursachen. Es handelt sich in dieser Gruppe meistens um intraligamentäre und retroperitoneale, unter dem Douglasperitoneum sitzende Myome, die infolge ihrer Fixation durch das Peritoneum nicht ausweichen können, auf die Beckennerven drücken und durch Kompression von Blase und Mastdarm Harn- und Stuhlbeschwerden machen. Unsere eigenen, wie ich gern zugebe, allerdings recht geringen Erfahrungen mit der Bestrahlung solcher Tumoren sind keine solchen gewesen, daß sie uns ermutigt hätten, dieses Verfahren auf breiterer Basis anzuwenden. Wo wir Erfolge gesehen haben, stellten sie sich nur allmählich und keineswegs immer oder auch nur in einem solchen Maße ein, daß die Patientinnen beschwerdefrei geworden wären. Das erzielen wir aber schlagartig mit der Operation, durch die wir die Frauen in kürzester Zeit wieder voll arbeitsfähig machen, ein Umstand, der heute mehr denn je unsere vollste Beachtung bei der Indikationsstellung verdient. Auch hier bin ich mir bewußt, daß ich im Gegensatze zu Seitz und Wintz, Döderlein, v. Seuffert, Knauer, Remmelt (Amsterdam) u. a. mich befinde, glaube aber, daß die Mehrzahl der Kliniker, ich nenne hier Franz, Strassmann, v. Franqué, Opitz, Walthard, Labhardt, v. Jaschke, Pankow, Gauss (durch Nocke), v. Tóth, Weiß, Kaplan (Rußland), Gromadzki (Warschau), Neill (Baltimore), Martindale, Recasens (Spanien), bedingt Eymer, auf meiner Seite stehen. Es mag sein, daß hochausgebildete Röntgentechnik und besondere Vorliebe für die Strahlenbehandlung günstigere Erfolge zu erzeugen vermögen, als dies aus den Statistiken hervorzugehen scheint. Es verdient hervorgehoben zu werden, daß nach den Beobachtungen von Seitz und Wintz die Symptome von seiten der Harnblase bei derartigen Tumoren schon wenige Tage nach erfolgter Bestrahlung, ehe noch palpatorisch eine Änderung des Befundes festzustellen war, sich besserten oder schwanden. Diese Erscheinung kann ich mir nicht leicht erklären, und es mag sein, daß besonders bei messerscheuen Patientinnen auch das Bewußtsein, einem Verfahren unterworfen zu werden, von dem die Ärzte sich Erfolg versprechen, schon psychisch die Beschwerden zu bessern vermag.

Alle gestielten subserösen Myome bedeuten für die Trägerin die imminente Gefahr der Stieldrehung, weshalb sie schon deswegen allein unbedingt operativ entfernt zu werden verdienen, ganz abgesehen davon, daß sie gelegentlich zu Ascites führen, wie v. Franqué gezeigt hat, das Peritoneum überhaupt reizen und kaum je auf die Bestrahlung ansprechen.

Alle Myome mit Zeichen von regressiver Metamorphose sind chirurgisch zu behandeln. Nekrose, Vereiterung, Verjauchung, Verkalkung sind für mich und für die meisten anderen Gynäkologen unbedingt ein Fingerzeig, die Operation ehetunlichst auszuführen. Gegen die Richtigkeit dieser Anschauung besagen Einzelfälle (mit Erfolg bestrahlte nekrotische Myome von Seitz und Wintz), die autoptisch nicht sichergestellt sind, nichts. Ich glaube sogar, daß man in solchen Fällen durch Zuwarten akute Lebensgefahr für die Patientin heraufbeschwören kann.

Es erübrigt, noch von jenen Fällen zu sprechen, in denen Myome mit entzündlichen Erkrankungen der Adnexe vereint gefunden werden. Soll man diese bestrahlen oder operieren? Ich stehe auf dem Standpunkte, daß in solchen Fällen sehr häufig die Beschwerden nicht so sehr von seiten des Myoms als die durch chronisch entzündliche Veränderungen verursachten Zustände die Anzeige zum Eingreifen abgeben. Da ich mich hinsichtlich der Operation von Adnexen einer weitgehenden Zurückhaltung befleißige und erst dann Adnexe operiere, wenn eine geduldige und lange durchgeführte konservative Behandlung mich von dem Mißerfolge dieser Therapie überzeugt hat und die Patientin darauf drängt, wieder arbeitsfähig zu werden, so ist es begreiflich, daß ich solche Fälle grundsätzlich operiere, weil ich die Frau damit am raschesten der Gesellschaft wiedergebe. In solchen Fällen ist meines Erachtens nach eine wesentliche Besserung der Beschwerden, die ja zum größten Teile in den Verwachsungen der Adnextumoren mit der Umgebung bedingt sind, nicht zu erwarten. Es sind also für mich, wie für Franz und Halban, die klinischen Erscheinungen maßgebend für das operative Vorgehen. Auch hier erwähne ich, daß bekanntlich eine große Reihe von Autoren der Röntgenbestrahlung das Wort redet, daß in letzter Zeit sogar die Zahl derjenigen, die für die Bestrahlung eintreten, sich gemehrt hat. Es sind auch Fälle bekannt geworden (v. Seuffert, Gál), in denen die Beschwerden trotz Eintretens einer Amenorrhöe die alten geblieben sind oder noch lästiger wurden. Döderlein schlägt einen Mittelweg ein und hält Fälle von Myomen mit weniger schwer veränderten Adnexen als für die Bestrahlung geeignet, gibt aber zu, daß in einigen schwereren die Schmerzen fortbestehen können. Ich möchte auch darauf verweisen, daß schwerere Adnexe, die große Tumoren bilden, in ihrer Kombination mit Myom häufig diagnostische Schwierigkeiten ergeben, woraus schon hervorgeht, daß sie der Operation zuzuführen sind, da ich grundsätzlich bei unsicherer Diagnose nicht bestrahle und gerade für solche Fälle auch die Uterographie zur Sicherung der Diagnose ablehne.

Neoplasmen des Eierstockes, Cystome, Dermoide, Fibrome, Carcinome, in Verbindung mit Myomen sind eine Anzeige für die Operation.

Darüber herrscht Einigkeit, daß dort, wo das Myom etwa mit einem Prolaps, einer Hernie, mit einer chronischen Appendicitis vergesellschaftet ist, diese Nebenbefunde für sich allein schon eine Indikation zur Operation darstellen, und daß natürlich gleichzeitig auch das Myom operiert wird.

Beobachte ich, daß ein Myom jenseits der Menopause wächst, so entferne ich dasselbe grundsätzlich auf operativem Wege. Hier ist von den Röntgenstrahlen nichts mehr zu erwarten, da sie ja doch nur im Wesen auf dem Umwege der Zerstörung des übergeordneten Zentrums der Eierstöcke auf das Myom wirken.

Gelegentlich erlebt man es, daß Myome, welche gar keine Symptome machen, trotzdem einer Strahlenbehandlung zugewiesen werden. Für dieses Vorgehen paßt der drastische Vergleich Lockyers, der meint, einem solchen Rate sollte man mit der Empfehlung begegnen, einen schlafenden Hund liegen zu lassen, um Schlimmeres zu verhüten!

Ich habe bisher nur von der Röntgenbehandlung der Myome gesprochen und unter dem Ausdrucke „Strahlentherapie" nur die Röntgenstrahlen gemeint. Wenn ich nun einige Worte über die Radiumbehandlung der Myome hinzufüge, so muß ich von vornherein bemerken, daß ich mich nur auf eine geringe eigene Erfahrung stützen kann. Soweit ich die Literatur übersehe, ist aber die Radiumbehandlung bei Myomen, besonders in Amerika, ferner in Frankreich, aber auch in Deutschland, Gegenstand der Pflege. Nach Pankow, Eymer und Gauss, deren Urteil mir hierfür maßgebend ist, eignen sich nur kleinere Myome für dieses Verfahren, dem Gauss Fehlen des Röntgenkaters und rasche Wirkung hinsichtlich der Tumorwirkung nachrühmt. Während Schickelé als obere Grenze für die Größe des Myoms vergleichsweise die Größe eines vier Monate schwangeren Uterus angibt, will Swanberg auch noch bei etwas größeren Myomen und Burnam sogar bei großen Myomen gute Erfolge gesehen haben. Weiche Myome sollen sich für die Radiumbehandlung besser eignen als harte. Übereinstimmend wird hervorgehoben, daß gute Zugänglichkeit für die Einlegung des Präparates Vorbedingung des Erfolges ist. Dautwitz hat allerdings auch auf percutanem Wege mit gutem Erfolge Myome durch Radium sich verkleinern gesehen. Von allen Seiten wird die Möglichkeit betont, daß sich Infektionen ereignen. Nogier, der die Radiumbehandlung besonders wegen ihrer sicheren Blutstillung lobt, gibt auch zu, daß Infektionen bei der Radiumeinlegung vorkommen, die er durch Immunisierung der Patientin mit Vaccinen von vornherein unmöglich machen will. Ich glaube, daß man bei derartigem Vorgehen durch die lange Dauer der Behandlung, die üble Zufälle nicht ausschließen läßt, die Patientinnen überdies in einen hohen Grad von Nervosität hineintreibt und kann mich nicht als Freund eines solchen Verfahrens erklären.

Bemerkenswert scheint mir außerdem, daß nach Masson (Klinik Mayo) unter 600 mit Radium bestrahlten Myomträgerinnen nur drei ein ausgetragenes, gesundes Kind geboren haben, dagegen zwei Frauen tote Früchte und eine eine Mißbildung zur Welt brachten. — Daß ausnahmsweise im Einzelfalle besondere Umstände uns vielleicht zur Radiumbehandlung zwingen können, gebe ich zu.

Nach diesen Ausführungen wirft sich von selbst die Frage auf, welche Fälle denn für die Bestrahlung übrig bleiben, nachdem im vorhergehenden des langen und breiten die Gegenanzeigen der Bestrahlung begründet worden sind. In der Tat halte ich eigentlich nur mittelgroße, intramural gelegene und nicht gestielte, kleinere subseröse Myome bei Frauen jenseits des 40. Lebensjahres als geeignet für die Bestrahlung, unter der weiteren Voraussetzung, daß weder eine Degeneration im Sinne eines Sarkoms, noch eine Vergesellschaftung mit Carcinom oder endlich Zeichen der regressiven Metamorphose bestehen und endlich unter der Bedingung, daß diese Myome nicht mit operationsbedürftigen Erkrankungen der Adnexe vergesellschaftet sind.

Operative Behandlung.

In die Beschreibung der operativen Behandlung des Myoms eintretend, stelle ich an die Spitze derselben eine kurze Übersicht über die mannigfachen Methoden, die uns zum Zwecke der Operation zur Verfügung stehen. Je nach dem Wege, den der Operateur geht, zerfallen sie naturgemäß in vaginale und abdominelle Verfahren. Beide Wege gestatten unter Umständen den Uterus zu erhalten und nur das Kranke, die Geschwulst, zu entfernen: konservierende Verfahren. Im Gegensatze hierzu stehen die radikalen Methoden.

Demnach unterscheiden wir:

A. Vaginale Operationen.
    1. Konservative.
        a) Abtragung gestielter polypöser Myome.
        b) Enucleation nicht gestielter Myome.
        c) Enucleationsresektion.
    2. Radikale.
        a) Totalexstirpation.
        b) Eventuell supravaginale Amputation.

B. Abdominelle Operationen.
    1. Konservative.
        a) Abtragung gestielter polypöser Myome.
        b) Enucleation nicht gestielter Myome.
        c) Enucleationsresektion.
    2. Radikale.
        a) Supravaginale Amputation.
        b) Totalexstirpation.

A. Vaginale Operationen.
a) Abtragung gestielter polypöser Myome.

In der Symptomatologie und Diagnostik ist davon gesprochen worden, daß submuköse Myome im Laufe der Zeit sich mehr und mehr in gestielte Geschwülste verwandeln, unter Schmerzen bis vor den äußeren Muttermund geboren werden und sogar aus der Scheide heraushängen können. Dabei spielt die Zeit der Menstruation für das Tiefertreten dieser Geschwülste eine bedeutsame Rolle, und es kann vorkommen, daß eine vor der Menstruation nur durch einen offenen Cervicalkanal sich verratende Geschwulst während der Periode geboren wird.

Ist dies nun der Fall, so gehört die operative Entfernung eines solchen gestielten Myoms zu den leichtesten, aber auch dankbarsten Operationen, welche die Frauen sozusagen mit einem Schlage gesund machen. Bevor man sich zur Entfernung eines solchen gestielten submukösen Polypen entschließt, muß man unbedingt zuerst seiner Diagnose sicher sein. Namentlich in der älteren Zeit ist es geschehen, daß ein invertierter Uterus für ein in die Scheide geborenes Myom gehalten und mit einem Scherenschlage abgetragen worden ist. Dadurch wurden das Peritoneum und die großen Gefäße eröffnet, die sich in die Bauchhöhle zurückzogen und zur raschen Verblutung dieser Frau Anlaß geben konnten. Solche Irrtümer sollen nicht vorkommen, zumal sie sich durch genaue bimanuelle Untersuchung, die das Vorhandensein eines Corpus uteri nachzuweisen hat, vermeiden läßt. Auch partielle Inversionen sind an der Dellenbildung erkenntlich und können so vor weitgehenden Irrtümern schützen. Schließlich gelingt es auch meist, den ohnehin für den Finger durchgängigen Cervicalkanal zu entrieren und die Gebärmutterhöhle auszutasten, um sich auf diese Weise die richtige Diagnose zu sichern. Aber selbst bei einer falschen Diagnose, bei Verwechslung mit Inversion, kann meines Erachtens nach der Fehler immer noch rechtzeitig erkannt werden, wenn man sich jener Methode der Abtragung bedient, die ich von meinem Lehrer Chrobak übernommen habe. Sie besteht darin, daß der Polyp entweder mit einer Kugelzange oder mit einer größeren Löffelzange, kurz mit einem handlichen Instrumente gefaßt und nun durch leichte Bewegung des Faßinstrumentes, welches in der linken Hohlhand liegt, im Sinne des Uhrzeigers mit der rechten Hand so lange gedreht wird, bis der Stiel abgedreht ist. Bei einem solchen Vorgehen wird sich baldigst eine Inversion, erkennbar an der Schwierigkeit, ja Unmöglichkeit des wiederholten Drehens, herausstellen. Das Verfahren hat auch den Vorteil, daß es kaum je blutet, und daß gewöhnlich der Stiel bis auf ein kleinstes Restchen mitentfernt wird.

Der Eingriff ist ungemein einfach. Trotzdem rate ich nicht, ihn ambulatorisch vorzunehmen, auch dann nicht, wenn man der Diagnose sicher war, da es schließlich doch geschehen kann, daß nach einiger Zeit eine stärkere Blutung einsetzt. Es ist ganz richtig, daß dasselbe Ziel durch einen einfachen Scherenschlag am Stiele des Polypen erreicht wird, aber liegt eine unglückselige Verwechslung mit einer Inversion vor, dann kann es geschehen, daß durch diesen Scherenschlag der Inversionstrichter eröffnet wird, wodurch die Bauchhöhle freiliegt. Es ist selbstverständlich, daß nur die ehebaldigste Totalexstirpation des Uterus die Frau aus der großen Lebensgefahr retten kann.

In einer Reihe anderer Fälle gestielter submuköser Polypen ist der Stiel noch schwerer erreichbar, da höher gelegen. Man macht sich ihn derart zugänglich, daß man den Polypen mit einer Faßzange anhakt und herunterzieht, wodurch der Stiel leichter erreichbar wird. Daß hierbei eine Inversion erzeugt werden kann, ist bekannt, wobei als Vorbedingung zu gelten hat, daß entweder eine Kapsel vorhanden ist, oder daß der Tumor noch breitbasig in der Wand sitzt. Das kommt aber bei Myomen, die schon Polypen geworden sind, recht selten vor. Bei Vorhandensein einer Kapsel würde man, wenn man den Stiel dicht am Tumor entfernt, sich nicht davor schützen können, den Inversionstrichter zu eröffnen. Man ist einzig und allein durch die Enucleation vor diesem Ereignisse gesichert. Man geht so vor, daß man die Tumorkapsel bis auf das Myom einschneidet und den Tumor ausschält. Es bleibt natürlich ein breiter Stiel, das ist die Kapsel mit den zum Tumor ziehenden Muskelfasern und Gefäßen, zurück. Die Erfahrung lehrt, daß sie sich alsbald rückbildet; überdies kann man, wenn einmal der Polyp entfernt ist, immer noch von der Kapsel Gewebe abtrennen, weil dann meist keine Inversion mehr eintreten kann. Veit erwähnt, daß an seiner Klinik ein solcher Fall von Eröffnung des Inversionstrichters auf Grund einer falschen Diagnose sich ereignet hat, und Werth und Winter berichten dasselbe.

Diese Operation, die ausgeblutete Frauen in elendem Zustande geradezu plötzlich wieder gesund machen kann, ist in der älteren Zeit, als die Radikalmethoden noch wesentlich gefährlicher waren als heute, bei ein und derselben Patientin mehrfach wiederholt worden, denn es liegt ja meist ein Uterus myomatosus, also nicht eine Geschwulst vor, sondern es sind mehrere oder viele Knoten vorhanden und nach Entfernung des einen tritt wieder der nächste gleichsam den Weg des Geborenwerdens in die Scheide an. So hat mein Lehrer Chrobak bei ein und derselben Frau nicht weniger als 36 Myome auf vaginalem Wege abgedreht.

Daß auch große Myome rasch nacheinander geboren werden können, zeigt ein Fall von Viana, eine 59jährige Frau betreffend, bei der ein kindskopfgroßes geborenes Myom aus dem völlig erweiterten Muttermunde durch Morcellement entfernt, sechs Monate später ein 400 g schweres Myom und nach weiteren 16 Monaten ein 150 g wiegender Tumor ebenso entfernt wurden. Schließlich wurde der Uterus exstirpiert, der mit einem weiteren kindskopfgroßen Myome zusammen über 800 g wog.

Heute können wir derartige Erfahrungen nur selten machen. Stellen wir fest, daß sich wieder ein weiteres Myom anschickt polypös zu werden, so raten wir begreiflicherweise der Patientin, noch bevor sie den Leidensweg von neuem zu gehen hätte, der mit dem Geborenwerden des Myoms verbunden ist, zur Radikaloperation.

Ist der Cervicalkanal durchgängig und handelt es sich um einen dickeren Stiel des Polypen, so tamponiere ich grundsätzlich die Gebärmutter mit Jodoformgaze und gebe unmittelbar nach Entfernung des Polypen Ergotin in injectione.

b) Enucleation nicht gestielter Myome.

Es ist A. Martins unbestrittenes Verdienst, in den siebziger Jahren des vorigen Jahrhunderts auch für intramurale, nicht gestielte Myome die Möglichkeit der konservativen Myomoperation durch vaginale Enucleation auf Grund von fünf so behandelten Fällen bewiesen zu haben.

Die Operation, die technisch ungleich schwieriger ist als die Abtragung gestielter Polypen, wird sich dann noch verhältnismäßig leicht gestalten, wenn das Myom in der Cervicalhöhle liegt. Die Cervix ist in diesen Fällen ballonförmig aufgetrieben, der äußere Muttermund kann noch geschlossen sein, oder er ist eben — meist während der Periode — vom Finger ganz oder teilweise zu passieren. Ist das Myom nicht größer als etwa eine Nuß, so kann es gelingen, nach Spaltung der Kapsel mit einem Messer, mit dem Finger das Myom aus seinem Bette zu heben. Kommt man aber infolge der Enge des Cervicalkanals nicht zum Myom, dann muß man durch Dilatation mit Metallstiften oder aber, nach der Empfehlung von Schröder, durch seitliche Incisionen den Tumor zugänglich machen. Nun steht seiner Entfernung nichts mehr im Wege, die durch Ausschälung aus der Kapsel vorzunehmen ist. Die Operation wird durch Vernähung der seitlichen Muttermundsdiszissionen und Scheidentamponade beschlossen.

Weit verwickelter gestaltet sich der Eingriff bei größeren intrauterinen Myomen, die also noch vollständig oberhalb des inneren Muttermundes sitzen. Schon die Diagnose wird nur nach genauer Erhebung der Anamnese und aufmerksamem Hinhorchen auf die Schilderung der Symptome durch die Patientin im Vereine mit der Untersuchung zu stellen sein, aber auch dort, wo der berechtigte Verdacht auf ein Myom besteht, bringt erst die Austastung des Uterus volle Gewißheit. Versagt die Anamnese, so kommt überhaupt nur die digitale Austastung der Gebärmutterhöhle entscheidend in Frage. Voraussetzung für eine solche Operation ist, daß die Patientin unbedingt auf dem Erhaltenbleiben des Uterus besteht, wie das ja bei jungen Frauen vorkommt.

Kürzlich habe ich an meiner Klinik einen derartigen Fall erlebt, wo bei einer 32jährigen Frau, die einmal geboren hatte, die Diagnose Myom oder Abortus aus dem Untersuchungsbefunde und der Anamnese allein nicht zu stellen war. Erst die Austastung hat im Sinne eines breitbasigen, an der vorderen Uteruswand inserierenden, fast faustgroßen Myoms entschieden. Obwohl ich grundsätzlich bei derartigen Myomen für die Entfernung des Uterus eintrete, habe ich mich in diesem Falle, da das Ehepaar, besonders der Gatte, ganz entschieden die Erhaltung des Uterus forderte, entschlossen, die vaginale Enucleation vornehmen zu lassen, wobei ich den Mann auf die in diesem Falle besonders drohenden Gefahren aufmerksam machte, da bei der Frau ein schwerer Herzfehler vorlag. Sie hat auch prompt einen Infektionsprozeß mit Erscheinungen einer typischen Phlegmasia alba dolens, metastatisch-pneumonischen Herden mitgemacht und ist erst nach monatelangem Krankenlager geheilt entlassen worden.

Liegt das Myom im Cavum corporis uteri selbst, so wird der Eingriff natürlich schwieriger. Eine Spaltung der Cervix ist unumgänglich notwendig, um sich genügend Zugang zu verschaffen. Übersichtlichkeit des Operierens ist Grundbedingung für den Erfolg. Nachdem die hintere Muttermundslippe angehakt und heruntergezogen ist, wird die vordere seitlich von der Mittellinie jederseits in eine Hakenzange genommen und die vordere Scheidenwand so, wie man bei der vaginalen Totalexstirpation den ersten Schnitt führt, quer am Übergange in die Portio durchtrennt. Das lockere Bindegewebe zwischen Blase und Cervix wird zurückgeschoben. Dies geschieht dadurch, daß der Assistent die vordere Scheidenwand mit dem Spatel zurückdrängt, während der Operateur durch quere Züge mit dem Messer die sich spannenden Faserbrücken durchschneidet. Die Blase wird nunmehr zurückgeschoben, bis man der Plica vesico-uterina ansichtig wird. Ohne die

Plica zu eröffnen, führt man nun die mediane Spaltung der Cervix durch. Dabei ist es vorteilhaft durch Klemmzangen (Zweizinker) die Schnittränder zu fixieren und zu anämisieren, um, mit den Klemmzangen in die Höhe kletternd, die vordere Uteruswand besser zugänglich zu machen.

Ist man imstande, ohne Eröffnung der vorderen Umschlagstelle des Peritoneums auszukommen, so liegt hierin gewiß ein Vorteil. Ich kann aber in der zufälligen oder absichtlichen Eröffnung des vorderen Peritoneums keine besondere Gefahr erblicken und sehe auch in ihr keinen Grund, die Absicht, konservativ vorzugehen, zugunsten der vaginalen Totalexstirpation aufzugeben.

Ist nun die vordere Uteruswand genug weit gespalten, so fixiert man sich die Kuppe des Tumors mit der Hakenzange, nachdem man mit dem Finger die Uterushöhle ausgetastet und sich über Art und Sitz des Myoms vergewissert hat. Ist der Tumor bereits gestielt, so genügt es, denselben mit einer Hakenzange anzuziehen und den Stiel nicht zu nahe der Uteruswand zu durchtrennen. Handelt es sich aber um ein breitbasig der Wand aufsitzendes Myom, das die Schleimhaut vorwölbt, so muß man die Kapsel spalten, was man am unteren Pole mit dem Messer oder auch durch kräftigen Druck auf die Kapsel und Eingehen mittels des Fingers erzielen kann. Durch Ziehen an dem Tumor mit der Hakenzange gelingt die Ausschälung mit dem Zeigefinger auch in höheren Abschnitten.

Ist der Tumor besonders groß, so wird man sich mit Vorteil durch Ausschneiden eines zentralen Kegels die Geschwulst verkleinern. Man faßt sie kräftig mit der Hakenzange, stellt sie in Spatel ein, so daß die Uteruswand vollkommen von den Instrumenten unberührt bleibt, und entfernt unter Leitung des Auges ein möglichst großes Stück mit dem zweischneidigen Segondschen Messer. Bevor noch dieses Stück ganz aus seiner Verbindung mit dem Myom gelöst ist, faßt man bereits eine höher gelegene Partie des Myoms mit Faßzangen, um den Tumor nicht zu verlieren und schält ihn weiter mit dem Finger aus. Dabei ist es zweckmäßig, einmal nach oben, einmal nach unten oder auch nach den Seiten zu ziehen und ihn so aus seinen Verbindungen zu lockern. Ist der Tumor ödematös, so kann es schwer sein, ihn auf diese Weise zu entfernen, doch macht hier die Anwendung einer Abortusfaßzange, also einer großen Löffelzange, die Arbeit viel leichter.

Ich stimme mit Veit überein, daß das beste und sicherste Instrument für alle Fälle der Finger ist, der vor allem die beste Orientierung, das Arbeiten in der richtigen Schichte bei einiger Erfahrung in der Myotomie gestattet. Ich betone nochmals, daß Vorbedingung für einen guten Erfolg unbedingt das Arbeiten unter Leitung des Auges ist.

Wie schon erwähnt, wird die gelegentlich einmal notwendig werdende Eröffnung der Plica vesico-uterina nicht ein grundsätzliches Abgehen vom konservativen Operationsplane bedingen, aber dieser Umstand kann uns zeigen, daß das Myom besonders groß, seine Entfernung vielleicht recht schwierig, die Versorgung des Wundbettes nicht gefahrlos ist, weshalb es besser sein wird, die Totalexstirpation zu machen. Anderenfalls aber wird durch eine exakte Naht der Plica vesica-uterina die Eröffnung der Bauchhöhle ohne weitere Nachteile bleiben.

Die Grenzen dieser Operation sind einmal in der Größe des Tumors gelegen, der unbedingt gut in das Becken eindrückbar sein muß, ja für die vaginale Enucleation möglichst kleiner sein soll als ein Kindskopf, ferner müssen derartige Myome eine Kapsel haben und ausschälbar sein, anderenfalls die Totalexstirpation auszuführen ist. Um sich davon zu überzeugen, daß die Geschwulst eine Kapsel hat, muß man den unteren Pol der Geschwulst bis auf das Myom selbst einschneiden.

Schwierigkeiten kann die Versorgung des Wundbettes insofern machen, als fetzige Massen zurückbleiben, die ja an sich der Nekrose anheimfallen, die aber bluten und später durch Infektion Gefahren bringen können. Gegen die Blutung hat man unbedingt eine exakte Tamponade des Uterus und eine anschließende Tamponade der Scheide vorzunehmen und durch Kontraktionsmittel den Uterus in einen Zustand fester Zusammenziehung zu bringen. Es ist vorteilhaft auch in der Nachbehandlung, besonders aber am nächsten Tage nach der Operation dieselben Mittel zu verabfolgen, damit der Uterus nicht zu sehr erschlaffe. Etagennaht des Wundbettes, Reinigung desselben von Gewebstrümmern ist schwierig, wird sich in dem einen Falle wohl, im anderen nicht ausführen lassen. Es ist selbstverständlich, daß die vordere Uteruswand exaktest durch Nähte geschlossen werde, wobei es zweckmäßig ist, die Nähte nicht gleich zu knüpfen, sondern zunächst einmal alle anzulegen, um auch die schleimhautnahen Partien der Muskulatur mitzufassen und tote Räume zu verhindern. Besonders die exakte Aneinanderlegung der durchschnittenen vorderen Muttermundslippe ist wichtig, damit nicht als Folgezustand ein Ectropium der Cervixschleimhaut mit lästigem Fluor entstehe. Schließlich wird die Wunde in der Scheide mit Catgut geschlossen. Das sind die Grundzüge dieser vaginalen, vom Cervicalkanal aus vorgenommenen Enucleation der Myome.

Man kann aber auch subseröse Myome auf vaginalem Wege entfernen, wenn man, wie es Czerny, Dührssen, Martin u. a. gezeigt haben, durch Kolpotomie die Bauchhöhle eröffnet, sich das Myom in Spateln einstellt, es ausschält, die Wundhöhle in Etagen vernäht und dieselbe mit Lembertnähten deckt. Zu diesem Eingriffe kommt man aber kaum je, ist doch, soll er sich einfach gestalten, eine weite Scheide, also eine bequeme Zugänglichkeit des Uterus Grundbedingung, was nur bei Frauen, die geboren haben, der Fall ist. In diesen Fällen aber, wo der Uterus bereits seine Aufgabe mehr oder minder erfüllt hat, wird sich seine Entfernung als der einfachere Weg erweisen. Bei Nulliparis aber ist dieser Weg durch Kolpotomie für subseröse Myome dem übersichtlichen und klaren der Laparotomie entschieden unterlegen. Diese Operationen werden für spezielle Ausnahmefälle reserviert bleiben. Darum ist auch die Zahl der in der Literatur veröffentlichten Fälle eine recht geringe. Döderlein zählt 1924 nur 51 derartige Beobachtungen, die von A. Martin, Wendel-Daylay, Charleoni und Schauta beigebracht worden sind. Es wundert mich nicht, daß unter ihnen kein Todesfall aufscheint, denn es handelt sich gewiß in allen diesen Fällen um für diesen Eingriff besonders ausgewählte Patientinnen und um eine verhältnismäßig einfache Operation.

Kann man schon dieser Operation im Prinzipe nicht das Wort reden, so muß man, auch wenn man ein warmer Anhänger der vaginalen Methoden ist, auch gegen die zu ausgiebige Anwendung der vaginalen Enucleation submuköser Myome warnend seine Stimme erheben. An meiner Klinik ist dieses Vorgehen eigentlich nur die Ausnahme, während die Totalexstirpation die Regel ist. Ich habe mich zu oft von septischen Komplikationen nach regelrecht ausgeführter, technisch einwandfreier Enucleation größerer Myome überzeugt, als daß ich diese Methode zu sehr empfehlen würde. Die Gefahr eines großen Blutverlustes ist ebenfalls nicht von der Hand zu weisen. Es ist ausgemacht, daß die Radikaloperation auf vaginalem Wege ungleich günstigere Resultate als die konservativen Methoden gibt. Die Ergebnisse sind sowohl hinsichtlich der Morbidität, als auch hinsichtlich der Mortalität deutlich schlechtere als bei Entfernung des Uterus. Es bleibt ein wundes Organ im Körper zurück, dessen Blut- und Lymphgefäße zum größten Teile eröffnet klaffen und der Ausbreitung von Bakterien Tür und Tor öffnen. Hierzu kommt, daß der Wert eines solchen zurückgebliebenen Uterus ein recht problematischer ist, erscheint es doch mehr als fraglich, ob im Einzelfalle der Eintritt einer Schwangerschaft noch zu erhoffen ist.

Zeigen sich nach einer solchen vaginalen Enucleation die ersten Anzeichen der Allgemeininfektion, so trete ich für die sofortige Totalexstirpation auf vaginalem Wege ein, Daß man damit aber auch zu spät kommen kann, haben mich trübe Erfahrungen gelehrt. Diese spiegeln sich auch in den Statistiken wieder. Naturgemäß sind sie heute vielfach besser, als sie es waren, da die Methode in Schwung gekommen ist. Nach wie vor aber besteht der Satz zu Recht, daß die Totalexstirpation das ungefährlichere Verfahren darstellt.

Während im Jahre 1878 nach Gusserow 154 vaginale Enucleationen der Literatur noch 33,1% Mortalität aufweisen, konnte 11 Jahre später Engström über 192 Enucleationen mit nur 4,5% Mortalität und Olshausen bei allerdings nur 31 Fällen über 3,2% Mortalität berichten. Dagegen ergaben 177 von verschiedenen Operateuren ausgeführte Operationen immer noch 13% Mortalität. Gerade bei der vaginalen Myomenukleation spielt Vorliebe und damit auch die Technik und das Geschick des Operateurs eine wesentliche Rolle, hat doch Stoeckel unter 39 vaginal enucleierten Myomen keine Patientin verloren. Natürlich werden die Statistiken günstiger, wenn unter die konservativen Myomoperationen die Abtragung gestielter Polypen miteinbezogen wird. Dieser Eingriff hat so gut wie keine Mortalität mehr. Döderlein hebt mit Recht hervor, daß bei der Statistik der konservativen vaginalen Myomenucleation auf die Todesfälle infolge höchstgradiger Anämie, infolge Thrombose, Herzkrankheiten und auf die auf Sepsis zurückzuführenden Mißerfolge besonderes Gewicht zu legen ist. So hatte Winter unter 77 derartigen Fällen allein sechs tödliche Ausgänge zu beklagen.

Handelt es sich um Fälle, wo die vaginale Kolpotomie zu Hilfe genommen werden muß, so ergibt sich nach einer Statistik von Winter eine Mortalität von 5% auf 101 Fälle, während v. Ott unter 44 Fällen keine Patientin verlor. In den Jahren 1921—1925 sind an meiner Klinik unter 349 vaginal operierten Myomen nur 12 konservative Operationen auf diesem Wege vorgenommen worden, und zwar achtmal Entfernung gestielter polypöser Myome, die aus dem Muttermunde geboren waren; viermal waren es submucöse Myome, die nach Colpotomia anterior enucleiert worden sind. Außerdem war noch einmal ein sarkomatöses Myom vorhanden. Die Patientin drängte zur Enucleation, bekam aber nach der Operation eine Peritonitis und konnte, obwohl schon am zweiten Tage nach der Enucleation die Totalexstirpation angeschlossen wurde, nicht gerettet werden.

Anhangsweise erwähne ich noch, daß Mackenrodt ein eigenes Verfahren zur Enucleation hochsitzender Myome, die sogenannte zentrale konservative Enucleation der Myome angegeben hat. Der Kern dieses Verfahrens besteht darin, daß nach zirkulärer Umschneidung des Scheidenansatzes und Abschieben der Blase die unteren Abschnitte der Parametrien abgebunden und durchtrennt werden. Durch die nunmehr angeschlossene hohe Amputation des Collum uteri gewinnt man einen guten Zugang zur Gebärmutterhöhle, in welcher der Finger die Myome unter gleichzeitigem Herunterdrängen des Uterus von den Bauchdecken aus aufzusuchen hat. Diese werden gefaßt und enucleiert. Durch dieses Verfahren kann ein menstruierender Uterusrest erhalten bleiben, und es können größere, eventuell mehrere Myome auf diesem Wege angegangen werden. Die Methode scheint sich aber mit Recht nicht allgemein eingebürgert zu haben, da sie doch eine Verstümmelung bedeutet, ohne Rezidivfreiheit garantieren zu können. Mir mangeln über dieses Verfahren eigene Erfahrungen.

Ich wiederhole nochmals, daß ich, obwohl ich mit Vorliebe die vaginalen Methoden pflege und an meiner Klinik auf möglichst breiter Grundlage ausführen lasse, mich nur in ausgesuchten Fällen, in erster Linie vom Alter der Patientin und von dem Wunsche nach Erhaltung der Konzeptionsfähigkeit dazu bestimmt fühle, das konservative Verfahren der vaginalen Myomenucleation auszuführen. Gerade mit besserer Technik im vaginalen Operieren steigt die Leichtigkeit der klaglosen Durchführung der Radikaloperation. Ich bin um so weniger geneigt, die vaginale Enucleation gleichsam als Normalverfahren zu propagieren, als ich der festen Überzeugung bin, daß bei bestehender Infektion septische Keime im Myom oder im Stiele desselben viel eher durch die konservative Behandlung, nämlich durch die Abtragung des Stieles, verschleppt werden als durch die Totalexstirpation des Uterus, dessen Wundbett nach regelrechter Durchführung ein kleines ist, das sich auf einen Trichter beschränkt, der überdies, fürchtet man die Infektion des Bauchfelles, durch einen Streifen drainiert werden kann. Meine Erfahrung geht mit H. H. Schmidt und Sserdjukoff dahin, daß man weniger Frauen durch die Radikaloperation, auch wenn sie infiziert sind, verliert, als wenn man das Myom enucleiert oder abträgt, mag man dabei noch so vorsichtig vorgehen.

Ich kann die Erfahrungen H. H. Schmids aus der Prager Klinik über die Infektionsgefahr bei submukösen Myomen nur bestätigen und führe seine Statistik an, derzufolge die Mortalität unter

85 abdominalen Enucleationen von interstitiellen Myomen 1,2%
227 supravaginalen Amputationen 2,2%
170 abdominalen Uterusexstirpationen . . . . 3,5% und
143 vaginalen Uterusexstirpationen 3,5%

betrug, während sie unter 63 Fällen von Abtragung submucöser, polypöser Myome, einschließlich der Fälle mit Spaltung der vorderen Uteruswand vier Todesfälle, das ist 6,4% ausmachte. Ganz richtig führt Schmid diese auffallende Mortalität auf die Infektion des Uterus und seiner Umgebung, die vom Myome ausgeht, zurück, ohne daß man vor der Operation immer entscheiden kann, ob der Fall infiziert ist oder nicht.

c) Vaginale Enucleationsresektion.

Gelegentlich einmal könnte man sich auch zur Keilresektion eines Uterus myomatosus auf vaginalem Wege nach Eröffnung der Plica vesico-uterina bestimmt fühlen, wie dies ja bei myomatösen oder auch bloß hyperplastischen Uteri manchmal geübt wird, wenn er als Pelotte für die Blase bei der Interposition erhalten werden soll. Doch sind dies keine typischen und nicht im Wesen der Myomerkrankung und -behandlung gelegenen Operationen.

d) Vaginale Totalexstirpation.

Die vaginale Totalexstirpation des Uterus myomatosus ist ein Verfahren, das durch die Entwicklung unserer Operationstechnik einen hohen Grad, ja man kann ruhig behaupten, von allen Myomoperationen in der Hand des vaginalen Operateurs den höchsten Grad von

Lebenssicherheit gewonnen hat und deshalb die wärmste Empfehlung dort verdient, wo es anwendbar ist.

Zunächst sei mit der Schilderung der Technik des Verfahrens begonnen. Dabei möge es mir erlaubt sein, zuerst jene Methode zu beschreiben, die ich seit mehr als zwei Dezennien

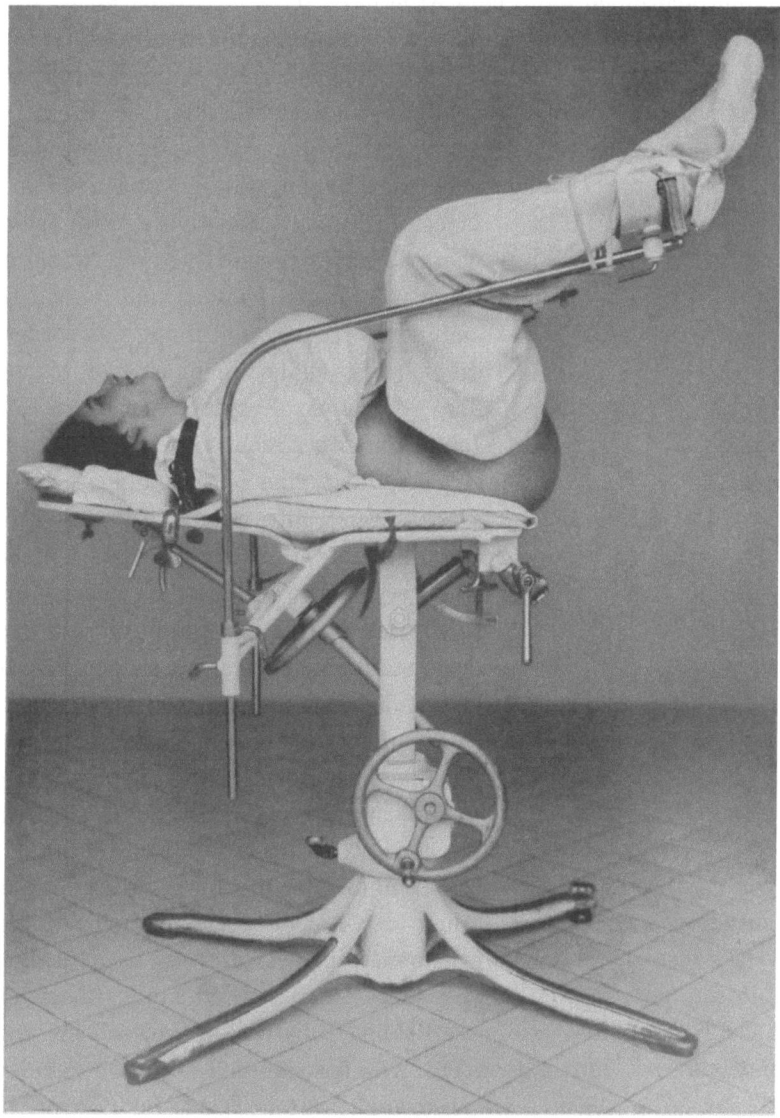

Abb. 1. Beinhalter nach Robert Bauer[1].

übe, und die mich kaum je, auch bei den schwierigsten Eingriffen, im Stiche gelassen hat. Es ist verständlich und begreiflich, daß ich diese Methode zuerst schildere, weil reichste eigene Erfahrung mir die Schilderung aufdrängt und die Erfolge mir beweisen, daß das Verfahren wirklich ein zuverlässiges ist.

Die Patientin wird, wie zu vaginalen Operationen überhaupt, vorbereitet, bekommt

---

[1] Diese und sämtliche folgenden Abbildungen dieses Beitrages sind nach Originalvorlagen aus dem Werke Peham-Amreich: Gynäkologische Operationslehre. Berlin: S. Karger, 1930 angefertigt.

am Abend vor der Operation einen Einlauf, und es werden ihre Crines pubis im Bereiche der Labien rasiert, während sie am Mons veneris stehen bleiben können.

Als Anästhesieverfahren wähle ich im allgemeinen die Äthernarkose nach vorheriger Vorbereitung mit 0,02 Morphin und 0,001 Atropin. Ich habe dabei niemals — ganz im Gegensatze zu abdominalen Operationen — üble Zufälle in der Narkose erlebt, und selbst ausgebluteten Myomträgerinnen kann eine Äthernarkose in der Regel noch zugemutet werden. Jene Entspannung, wie sie bei abdominalen Operationen notwendig ist, ist nicht erforderlich. Da dieser Umstand ebenso wie die Beckenhochlagerung wegfällt und auch der Shock der vaginalen Operation ein unvergleichlich geringerer ist, erklärt sich die gute Verträglichkeit der Äthernarkose auch bei schwachen und alten Frauen. Selbstverständlich verwende ich auch die Lokalanästhesie, und zwar in Form der einfachen Infiltrationsanästhesie, etwa nach jener Methode, wie sie Thaler beschrieben hat, wobei es meist gelingt, bei vernünftigen Frauen und vorsichtigem Operieren zumindest bis zur Eröffnung des vorderen Bauchfelles, die ich erst spät vornehme, und bis zum Abklemmen der Adnexe in Lokalanästhesie arbeiten zu können. Ich möchte aber nicht verfehlen, schon hier darauf hinzuweisen, daß eine Notwendigkeit, die Lokalanästhesie **ausgiebigst** anzuwenden, für mich nie bestand und nicht besteht, weil die vaginalen Operationen sich bei entsprechender Technik verhältnismäßig rasch ausführen lassen und die Durchführung der Operation bei der betäubten Patientin, namentlich hinsichtlich des notwendig werdenden Zuges am Myom, wenn es halbwegs größer ist, ungleich leichter vor sich geht. Ich erkenne aber die Notwendigkeit, gelegentlich in der Lokalanästhesie arbeiten zu müssen, an. Hierzu bemerke ich, daß man es mit vernünftigen Frauen zu tun haben muß, denen ein gewisses Maß von Hemmung eigentümlich ist, soll die Durchführung der Lokalanästhesie sich erfolgreich gestalten.

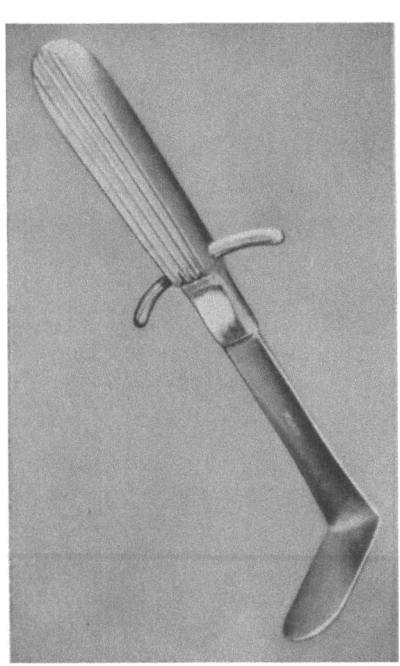

Abb. 2. Seitenspatel.

Auch die Sakralanästhesie, für die neuerdings Eymer in der Gynäkologie überhaupt besonders eintritt, hat, wie ich mich wiederholt an meiner Klinik überzeugen konnte, bei entsprechender Technik ausgezeichnete Erfolge aufzuweisen und scheint ungefährlicher als die Lumbalanästhesie. Ich halte aber daran fest, überall dort, wo keine strenge Kontraindikation besteht, die Allgemeinnarkose, und zwar in Form der reinen Äthernarkose, als das einfachste Verfahren anzuwenden.

Der Gang der Operation gestaltet sich folgendermaßen: Steinschnittlage unter Anwendung der Beinhalter, welche mein ehemaliger Assistent Dr. Robert Bauer an der Wiener Poliklinik angegeben hat. Sie gestatten für die beiden assistierenden Ärzte einen ausgezeichneten Überblick über das Operationsfeld, sichern die freie Beweglichkeit der unteren Extremitäten der Patientin im Hüftgelenk und vermeiden die Schnürung in den Kniegelenken, wie dies andere Beinhalter tun, da die Beine nur an den Fersen aufliegen und auch an diesem Punkte der Druck durch Unterpolsterung vermieden ist. Ich nehme an dieser Stelle Gelegenheit, diese Beinhalter wärmstens den vaginal operierenden Kollegen zu empfehlen und habe sie deswegen abbilden lassen, weil sie nirgends beschrieben sind (s. Abb. 1).

Ein Martinscher hinterer Spatel wird eingeführt, welchen der zur linken Seite der Kranken stehende Assistent ständig nach abwärts drückt. Ein vorderer, Simsscher Spatel

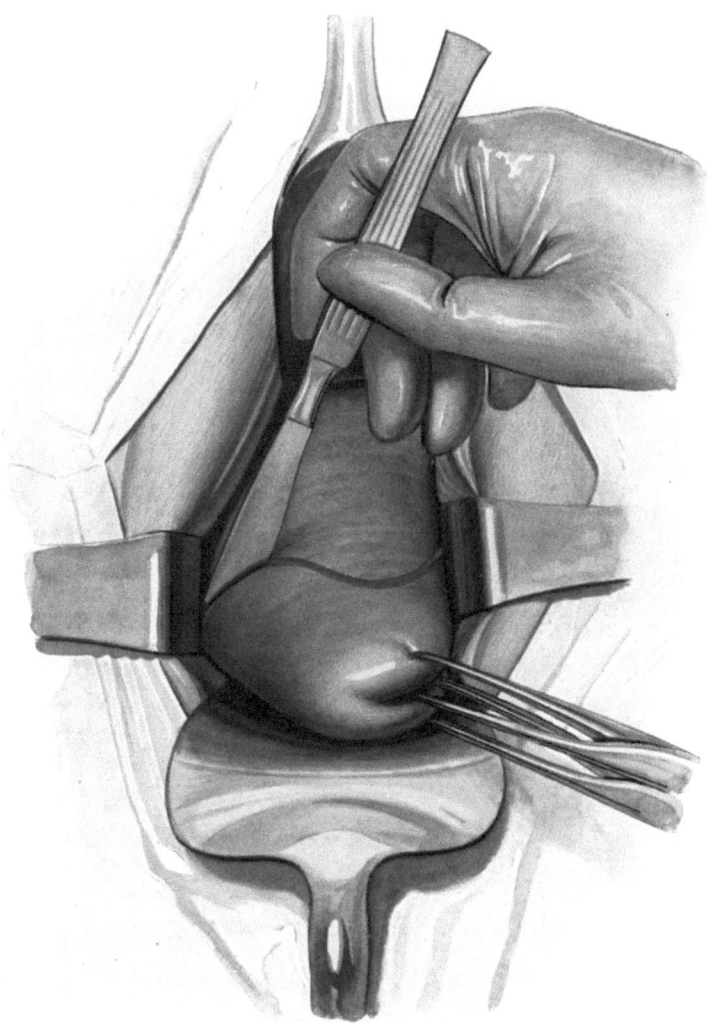

Abb. 3. Vorderer Halbzirkelschnitt.

macht die Portio dem Operateur gut zugänglich. Diese wird an ihrer vorderen und hinteren Lippe mit je einer kräftigen Kugelzange, allenfalls mit einer Zweizinkerzange, gefaßt. Die seitlichen Scheidenwände, die besonders gut und dauernd entfaltet sein müssen, soll die Übersichtlichkeit des Operationsfeldes nicht gestört sein, lasse ich grundsätzlich nicht durch vordere Spatel halten, sondern ich bediene mich zu diesem Zwecke rechtwinklig gebogener platter Spatel (s. Abb. 2). Die überall gleich breite glatte Spange hält die Scheidenwand gespannt, während der rechtwinklig zu ihr stehende Handgriff so weit außerhalb des Operationsfeldes zu liegen kommt, daß die Hand des haltenden Assistenten den Operateur in keiner Weise behindert. Die schmalen Spangen, die sich in der Scheide befinden, nehmen keinen Raum ein, und zugleich ist es für den Assistenten leicht, durch einfaches Halten des Handgriffes, der überdies quer angebrachte Haken trägt, um das Halten zu erleichtern, das Situationsbild unverändert zu bewahren.

Nachdem also die Portio in dieser Weise eingestellt ist, wird dieselbe zirkulär umschnitten. Ich beginne den Schnitt im rechten seitlichen Scheidengewölbe und lasse ihn

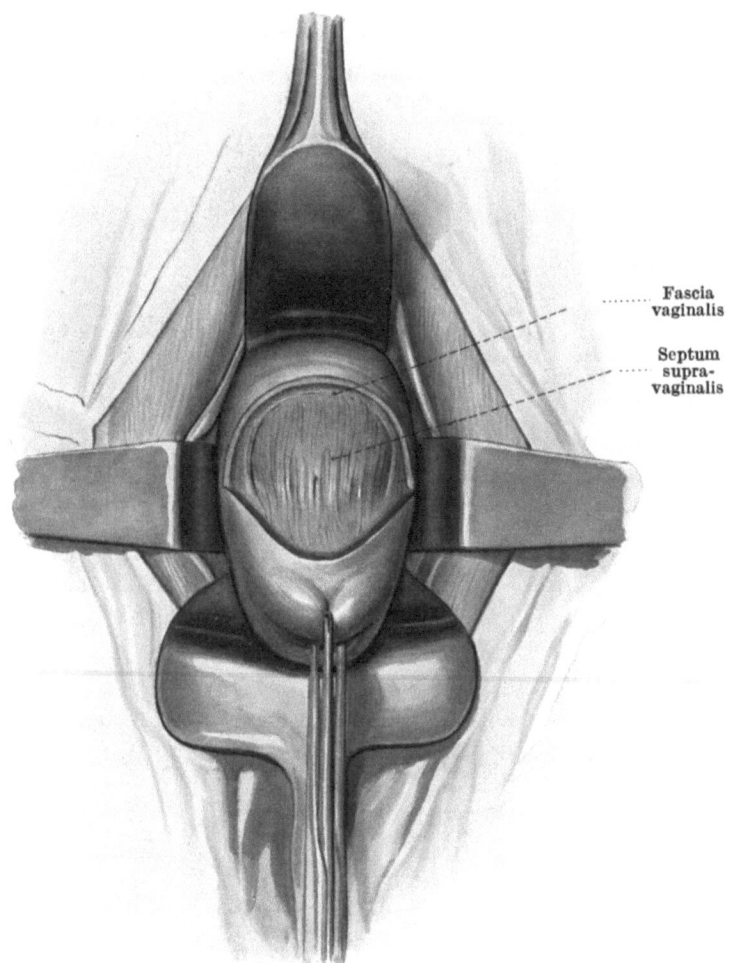

Abb. 4. Die mit ihrer Fascie bedeckte Blase liegt frei.

nahe der Mitte zu sich dem Muttermunde etwas mehr nähern, um ihn im linken Scheidengewölbe wieder auf derselben Höhe wie rechts enden zu lassen (s. Abb. 3). Dem Anfänger in der Technik erscheint die richtige Anlegung dieses Schnittes als einer der schwierigsten Punkte der vaginalen Operation überhaupt. Es ist richtig, daß ein unzweckmäßig angelegter Schnitt die Ausführung der ganzen Operation von vornherein recht ungünstig gestalten kann.

Zwei Fehler geschehen in dieser Hinsicht, der eine liegt darin, daß der Operateur in der Furcht, die Blase zu verletzen, den Schnitt zu nahe dem Muttermunde anlegt und deswegen nicht jene Schichte erreicht, in der er auf die Verbindungsfasern zwischen Blase und Cervix treffen muß. Der andere Fehler besteht darin, daß der Schnitt zu hoch angelegt wird. Dieser gestattet zwar eher die richtige Schichte zu treffen, in der die Blase von der Unterlage zu lösen ist, wenn man mit dem Messer weiter portiowärts geht und die verbindenden Faserzüge zwischen Blase und Cervix durchtrennt, wohl darauf achtend, daß die Blase nicht verletzt werde, gestaltet aber dieses Vorgehen immerhin schwieriger. Ist der

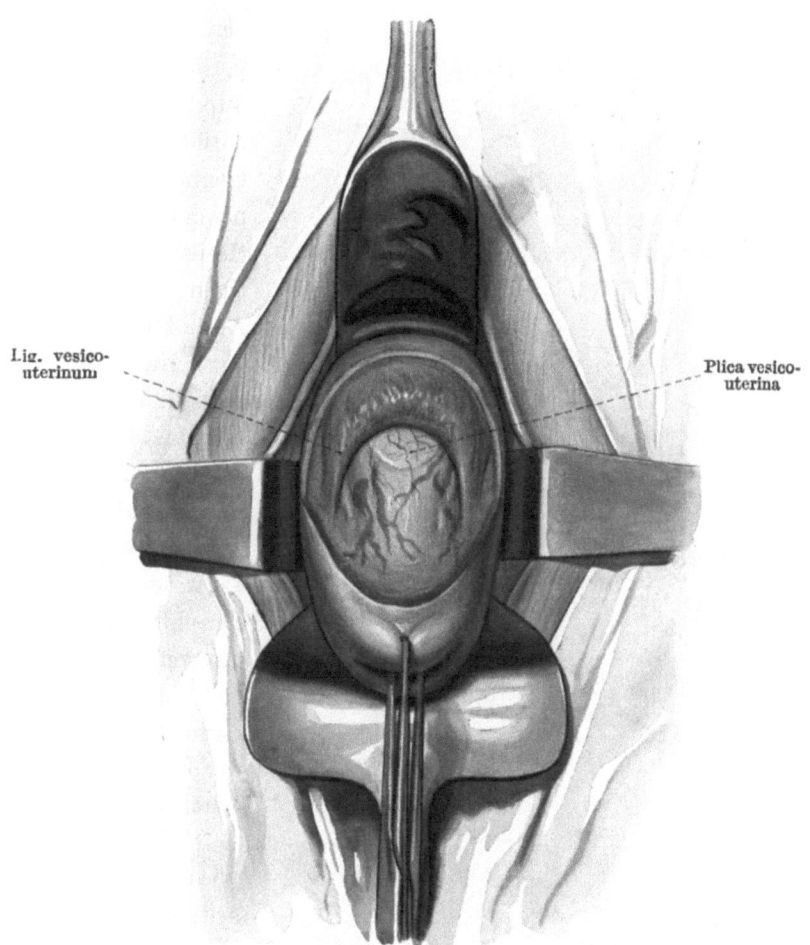

Abb. 5. Die Plica vesicouterina ist sichtbar.

Operateur zu nahe der Portio, so kommt er überhaupt nicht in eine Schichte, in der das Gewebe beweglich ist, hinein, findet das lockere Zellgewebe zwischen Blase und Cervix nicht und wird durch die Blutung, die entsteht, weil er in der falschen Schichte operiert, leicht irritiert. Damit beginnt die Operation schon übel.

Das einzig Richtige ist es, die vordere Scheidenwand dort zu durchtrennen, wo sie locker und verschieblich auf die Cervix übergeht. Mir hat sich am besten jenes Verfahren bewährt, das darin besteht, daß der Assistent mit dem vorderen Spatel die vordere Vaginalwand zurückhält. Durch dieses Gespannthalten der vorderen Vaginalwand einerseits

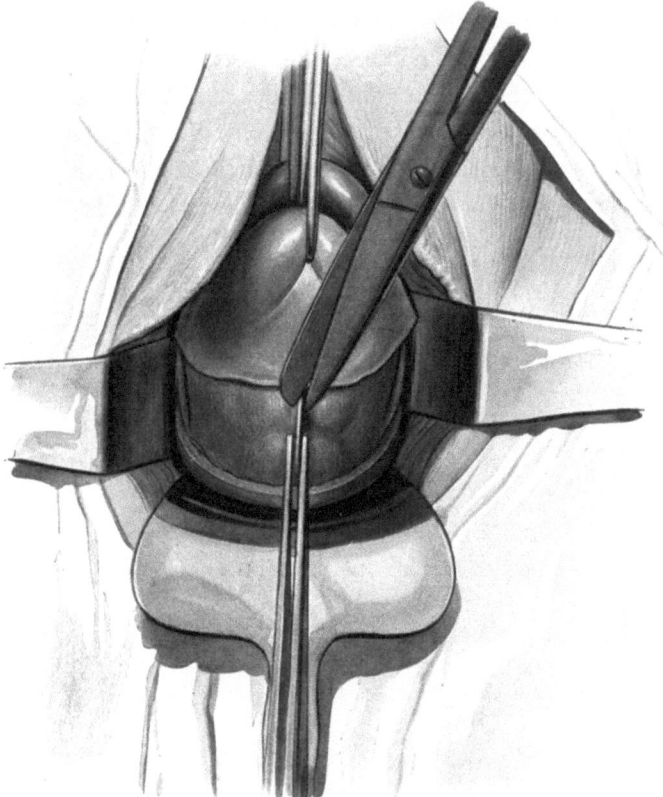

Abb. 6. Hinterer Halbzirkelschnitt. Eröffnung des Douglas.

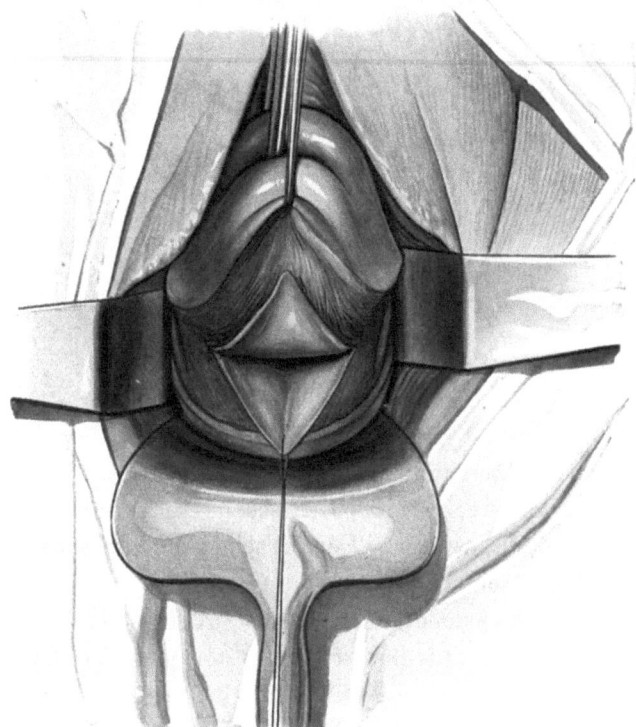

Abb. 7. Fixation des Douglasperitoneums.

und durch den Gegenzug an der Portio andererseits spannen sich auch die Verbindungsfasern zwischen Blase und darunter liegender Cervix sichtbar an. Jetzt genügen leichte quere Züge mit dem Messer, um diese Fasern vollends zu durchtrennen, worauf der untere Blasenpol frei wird und wie von selbst durch den Druck des Spatels zurückweicht. Ein sanftes Abtrennen der letzten sich spannenden Fasern mit dem Stieltupfer reicht hin, diesen wichtigen Akt zu vollenden (s. Abb. 4 und 5).

Nunmehr wird die Umschneidung der vorderen Scheidenwand durch Weiterführen des Schnittes über die linke und rechte Seitenfläche der Portio vervollständigt, wobei es wesentlich ist, daß bei der Durchtrennung der Portioseitenflächen der Schnitt nicht zu tief in das Gewebe reicht, damit nicht die beiderseits an der Kante verlaufenden Gefäße durchtrennt werden.

Jetzt entfernt man das vordere Blatt, hebt den Uterus symphysenwärts und führt die quere Umschneidung der Portio über die hintere Fläche durch. Mit einem Stieltupfer wird die hintere Scheidenwand nach abwärts geschoben. Es ist auch wichtig, bei der hinteren Umschneidung die richtige Schichte zu treffen; wenn man nämlich zu tief schneidet und das Gewebe abzuschieben trachtet, so schiebt man die Douglassche

Falte mit hinauf und kann sich so die Eröffnung des Douglas sehr erschweren oder unmöglich machen.

Es ist notwendig, diesen Akt (s. Abb. 6) vorsichtig vorzunehmen und sich zu überzeugen, ob nicht durch abnorme Verwachsungen der Mastdarm hoch hinaufreicht. Das geschieht am besten, indem man das Gewebe zwischen Daumen und Zeigefinger der Hand nimmt und fühlt, ob es nur aus den Peritonealblättern besteht oder nicht. Sehr

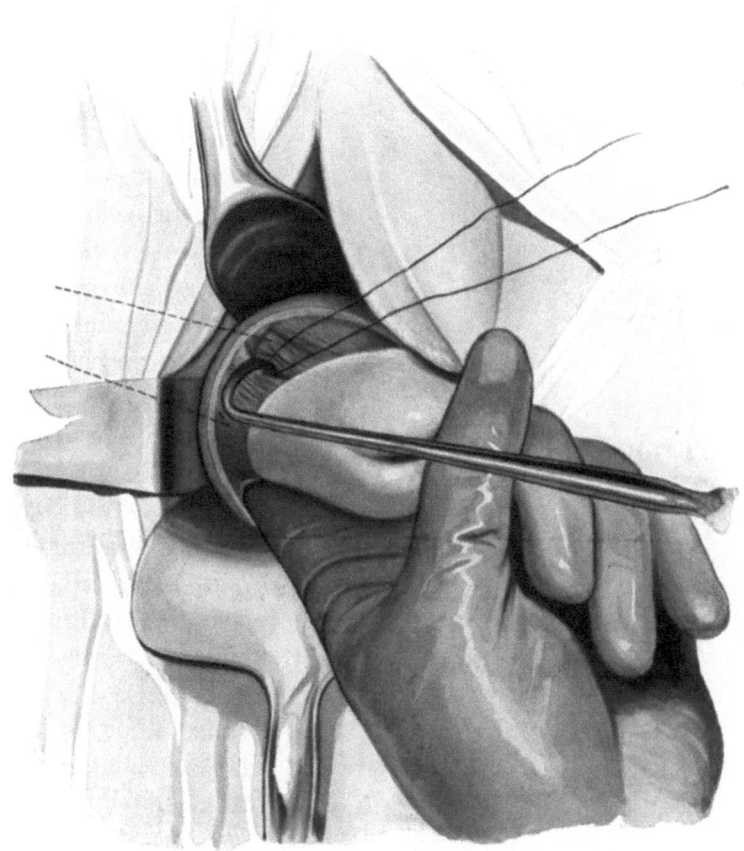

Abb. 8. Durchstechung des unteren auf dem Zeigefinger aufgeladenen Abschnittes des Parametrium.

häufig liegt die Douglassche Falte bei Myomen, besonders wenn sie größer sind, recht hoch und ist schwer zugänglich. Anfänger pflegen, wenn sie diese Falte nicht finden, vom verwachsenen Douglas zu sprechen, der indessen um so seltener verschlossen gefunden wird, je fortgeschrittener die Technik des Operateurs ist! Die Eröffnung des Douglas ist für die Entfernung des Uterus von den Parametrien her, und diese allein ist bei größeren Myomen anzuraten, eine wesentliche Voraussetzung für die richtige und blutsparende Unterbindung der Parametrien. Natürlich kann es vorkommen, daß der Douglas verödet ist, sind doch Adhäsionen, gerade bei Myomen nichts seltenes. Damit ist aber schon die Unterbindung der Parametrien erschwert, wie aus der nachfolgenden Beschreibung ohne weiteres hervorgeht.

Wenn also der Douglas eröffnet worden ist, fixiere ich mir das hintere Peritoneum durch einen Haltefaden, der in eine Fadenklemme gelegt wird, so daß ich jederzeit das hintere Peritonealblatt mühelos auffinden kann (s. Abb. 7). Die ursprünglich kleine Öffnung in dem hinteren Douglas wird durch weitere Scherenschläge auf etwa zwei Finger Durchgängigkeit erweitert. Zwei Finger der linken Hand werden eingeführt und tasten die hintere Uterusfläche ab, allenfalls werden lockere Adhäsionen mit den Fingern gelöst.

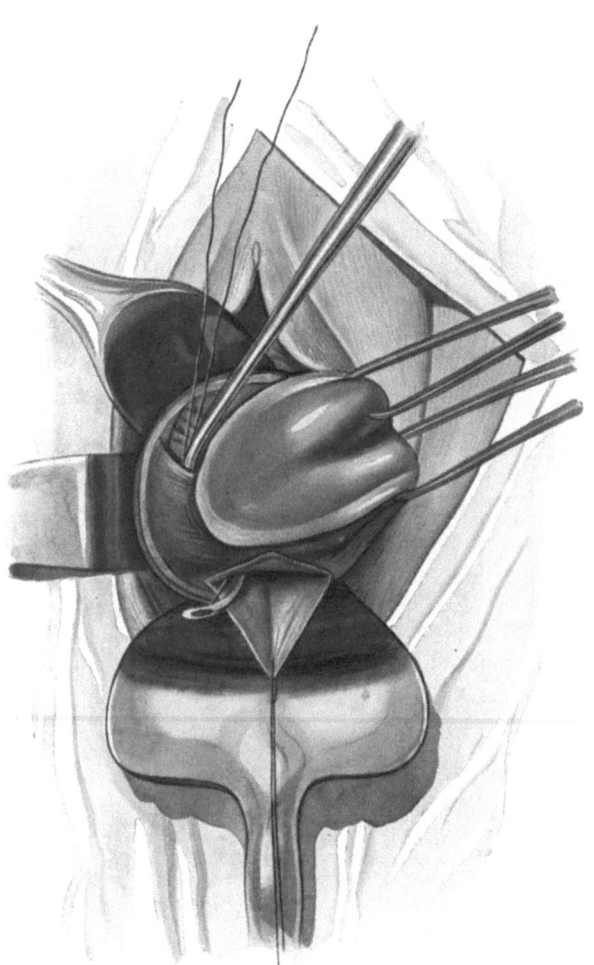

Abb. 9. Die Spitze der Deschampschen Nadel im Douglas sichtbar.

Nunmehr unterbinde ich den unteren Abschnitt des linken Parametriums, nachdem ich mich überzeugt habe, daß die Blase zuverlässig zurückgeschoben ist. Der vordere Spatel wird hart am durchschnittenen Scheidenrande eingesetzt, von dem zur rechten Seite der Patientin stehenden Assistenten die Portio nach seiner Seite gezogen, während zwei Finger der linken Hand, durch den Douglas eingehend, das Parametrium auf ihre Volarfläche aufladen (s. Abb. 8). Mit dem Deschamps wird nun das Parametrium möglichst weit seitlich — die Blase ist zurückgeschoben, der Ureter hier nicht in Gefahr — durchstochen, bis die Spitze der Deschampsschen Nadel im hinteren Douglas sichtbar wird (s. Abb. 9). Der Faden wird mit einem Häkchen gefaßt, vorgezogen und die Ligatur auf diese Weise in der zirkulären Durchtrennungsfurche seitlich geknotet (s. Abb 10). Während des Knotens ist der ursprünglich gespannt gehaltene Uterus locker zu halten, damit die Gefäße in nicht gespanntem Zustande unterbunden werden und nicht ausschlüpfen. Diese erste Unterbindung geschieht also sowohl unter Leitung des Auges als auch des Fingers. Genau so hat die Durchtrennung des Parametriums mit einer kräftigen Schere unter Kontrolle dieser Organe zu geschehen (s. Abb. 11). Das Abschlüpfen der Ligaturen wird dadurch vermieden, daß der Stumpf nicht zu klein gehalten wird, indem in einiger Entfernung von der Ligatur portiowärts die Durchtrennung des Parametriums annähernd im rechten Winkel zur Längsachse des auf die Seite gezogenen Uterus geschieht. Bei dieser Art der Ligatur ist am Stumpfe stets ein Stückchen des die Portio bekleidenden Epithels vorhanden, was für den Heilungsverlauf aber vollkommen gleichgültig ist, weil der Stumpf sich nekrotisch abstößt. Es wird aber, wie nochmals betont sei, durch einen größeren Stumpf das Abgleiten der Ligatur mit Sicherheit vermieden.

Um nun die Arteria uterina zu unterbinden, geht man auf derselben Seite höher hinauf, wobei man mit dem Spatel die vordere Vaginalwand und die Blase gänzlich zurückdrängt. Man sieht in den meisten Fällen die gespannte Uterina und sticht nun im Gegen-

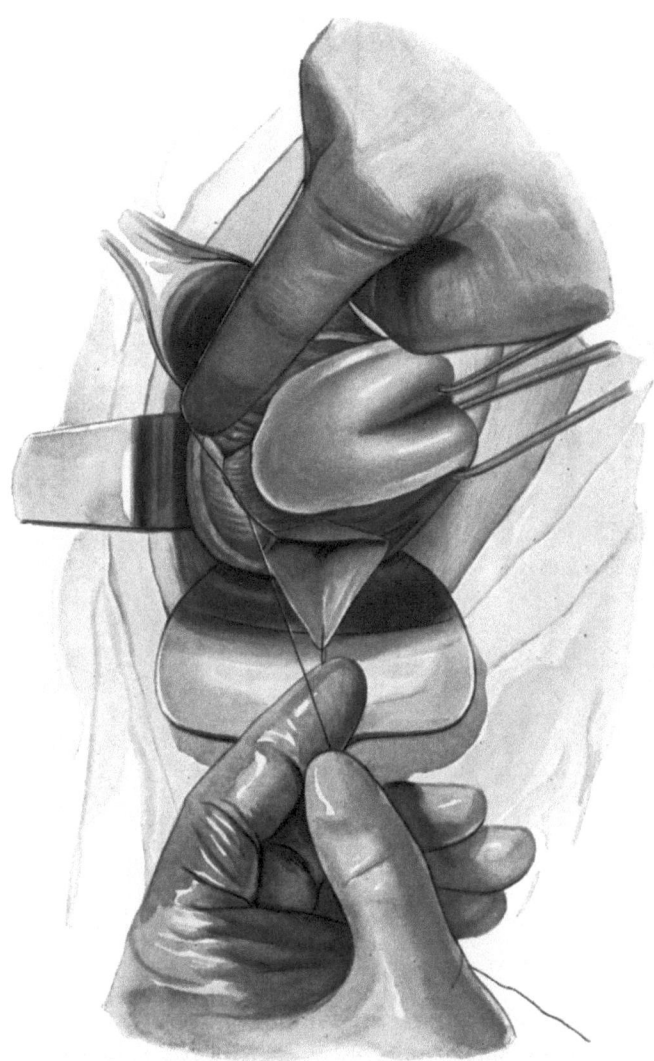

Abb. 10. Knotung der unteren Parametriumligatur.

satze zur Ligatur der Parametrien die Deschampssche Nadel unmittelbar an der Seitenkante des Uterus ein, um ja nicht den Ureter mitzufassen, was geschehen könnte, würde man sich zu weit seitlich halten (s. Abb. 12). Wieder erscheint der Deschamps im hinteren Douglas und die Ligatur, die die Uterina nun als Massenligatur in sich begreift, lege ich über die erste Ligatur in dieselbe Furche, die durch die zirkuläre Umschneidung der Portio gebildet worden ist (s. Abb. 13, 14). Unter Leitung des Auges und Fingers, wie schon geschildert, wird die Uterina durchtrennt (s. Abb. 15). Man sieht das geschlängelte Gefäß, das man öfters mehrfach durch den Schnitt trifft, deutlich klaffen und bei entsprechend zugezogener Ligatur blutet es nicht aus demselben. Trotzdem fasse ich die frei zutage liegenden klaffenden Gefäßlumina mit einer oder mehreren Klemmen und unterbinde sie isoliert mit Seide, wobei ich den Faden kurzschneide, während ich die übrigen Ligaturen mit Catgut knüpfe, die Fäden lang lasse und parametrane und uterine Massenligatur in einer Fadenklemme vereinige (s. Abb. 16).

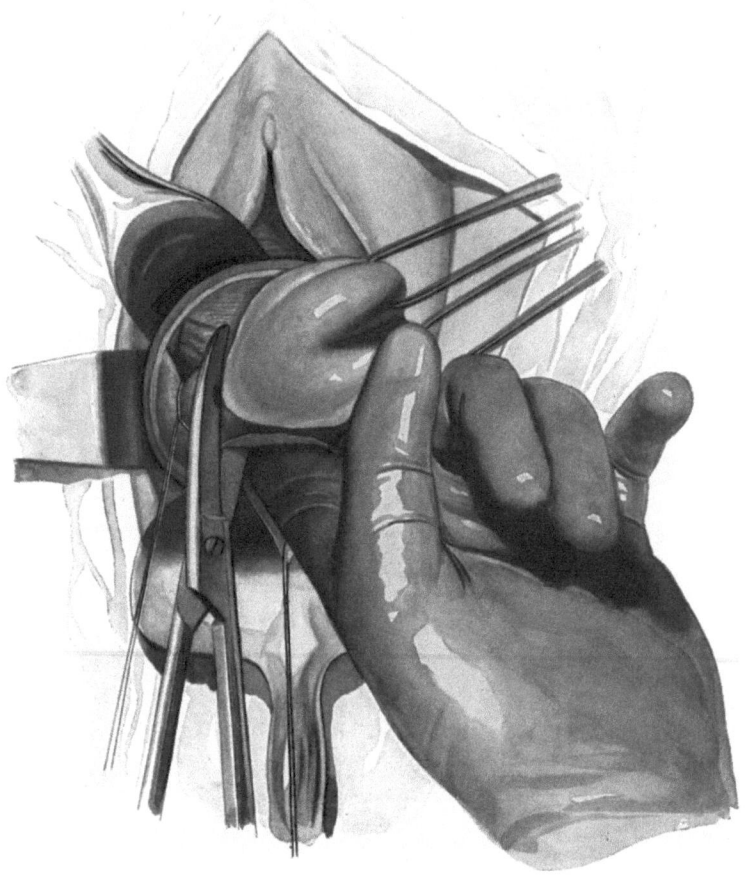

Abb. 11. Durchtrennung des ligierten Parametrium.

Schon durch die Durchtrennung des Parametriums der einen Seite ist auch ein großer Uterus, der ursprünglich wenig beweglich war, wesentlich mobiler geworden. Ganz das gleiche Vorgehen spielt sich nun auf der anderen Seite ab. Nachdem jetzt beide Parametrien in ihren oberen und unteren Anteilen samt den Uterinae unterbunden sind, ist ein wesentlicher Akt der Operation vollendet und vor allem ist die Möglichkeit einer stärkeren Blutung ganz ausgeschlossen. Freilich kann es sein, daß es bei sehr großem Uterus und sehr kurzen Parametrien nicht gelingt, die Uterina ganz in der zweiten Ligatur zu fassen oder zum mindesten infolge Raumbeengung die Anlegung einer isolierten Ligatur an der Uterina unmöglich wird. Doch das sind Ausnahmen. Zur Regel gehört, daß es bei entsprechender Technik ohne weiteres gelingt, in der beschriebenen Weise vorzugehen.

Während viele vaginale Operateure unmittelbar nach der zirkulären Durchtrennung der Scheidenwand ihr ganzes Sinnen und Trachten darauf richten, die Plica vesico-uterina zu finden, um sie zu eröffnen, gehe ich niemals diesen Weg. Mir fällt bei der geschilderten Methode, der Unterbindung der Parametrien nach Eröffnung des Douglas, die Plica sozusagen von selbst in den Schoß, ohne daß ich nach ihr suche, denn infolge der zurückgeschobenen Blase einerseits und des Tieferkommens des Uterus, dessen Parametrien abgebunden sind,

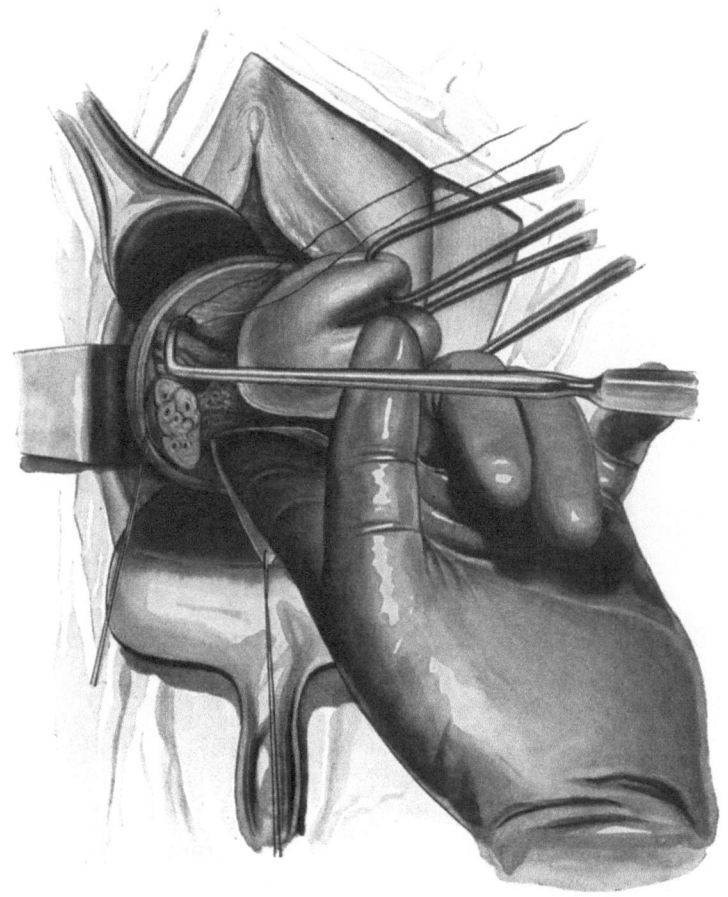

Abb. 12. Durchstechung des oberen Parametriumanteils einschließlich der Arteria uterina.

andererseits stellt sie sich von selbst ein. Man sieht die Umschlagstelle deutlich. Ich erhebe in der Mitte eine Falte mit der Pinzette, schneide diese mit der Schere ein, erweitere den Schnitt nach den Seiten und befestige mir den vorderen Rand der Plica, sowie ich es bei der Plica posterior tue, mit einem Haltefaden (s. Abb. 17).

Bei großen Myomen ist die Plica sehr oft hoch hinauf verzogen und auch bei dem geschilderten Verfahren nicht ohne weiteres zugänglich. Unter der Voraussetzung, daß die Blase sicher abgeschoben ist, halte ich jedes Suchen nach der Plica für überflüssig. Sie muß sich von selbst einstellen, wenn, wie dies bei großen Myomen für mich die Regel bei der Operation ist, nunmehr die mediane Spaltung des Uterus in ihre Rechte tritt (s. Abb. 18, 19). Ich setze zwei Kugelzangen in den rechten und linken Muttermundswinkel und spalte, an der Muttermundsöffnung beginnend, mit einer kräftigen, geraden Schere die vordere Wand des Uterus in der Mittellinie, wobei stets durch das vordere Blatt des Spatels die Blase geschützt bleibt. Bei Myomen, aber auch bei größeren metritischen Uteri, spalte ich auch die hintere Wand in der gleichen Weise.

Der Vorteil dieses Vorgehens liegt auf der Hand. Indem ich mit Kugelzangen, die ich an die Schnittränder zu beiden Seiten einsetze, immer höhere Partien hinunterziehe,

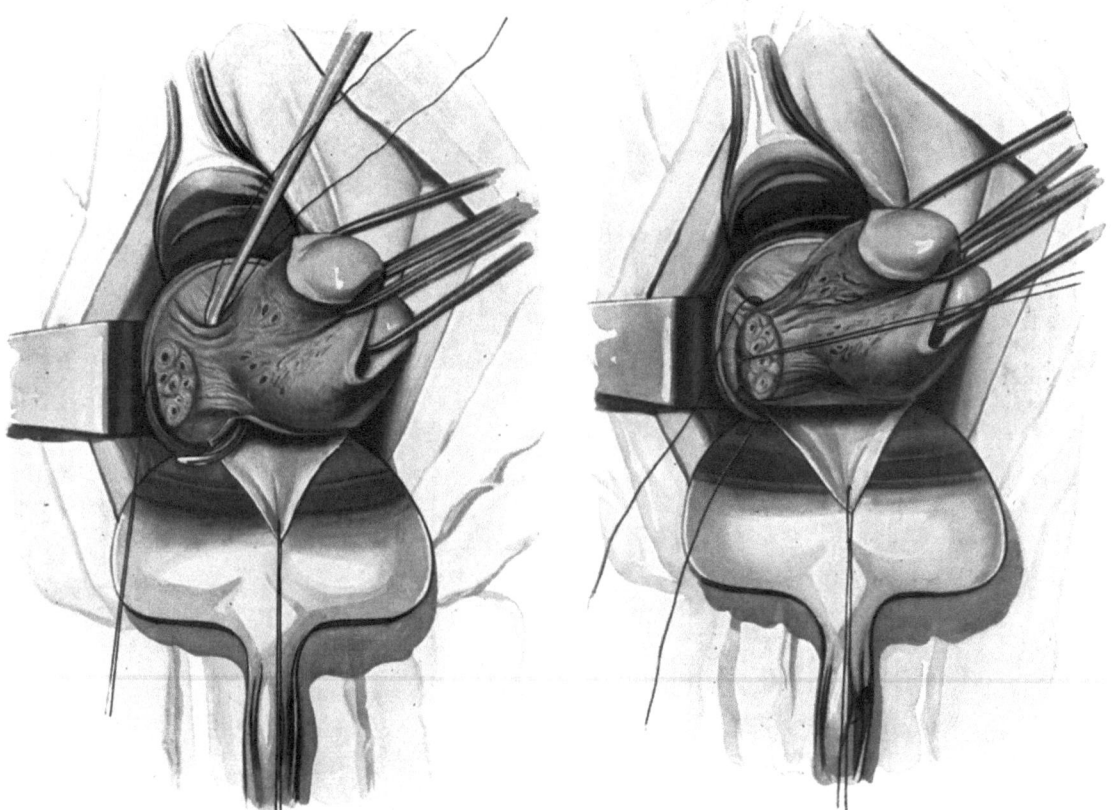

Abb. 13. Die Spitze der Deschampsschen Nadel ist im Douglas sichtbar.

Abb. 14. Der Faden vor der Knotung.

gelingt mir die Spaltung so weit, bis mein Finger leicht das Cavum uteri austasten und sich über seine Beschaffenheit Klarheit verschaffen kann (s. Abb. 20). Jetzt fühlt man, ja man sieht sogar häufig bereits eines oder mehrere Myome. Das am nächsten zugängliche wird nun mit dem Finger aus seiner Kapsel geschält, mit der Kugel- oder Zweizinkerzange angehakt, durch Zug weiter aus seiner Verbindung gelöst und mit dem Finger entweder vollends ausgeschält, wenn es möglich ist, oder aber, wenn es groß ist, das Morcellement vorgenommen (s. Abb. 21).

An dem völlig anämischen Uterus — beide Uterinae sind unterbunden, die Assistenten halten den Uterus durch Zug an den Kugelzangen gestreckt — ist das Arbeiten mit dem Morcellementmesser leicht und ungefährlich. Von einer Unübersichtlichkeit, von einem Operieren im Dunkeln, von einem unschönen Verfahren, wie dies genannt worden ist, kann keine Rede sein. Wenn man, wie man sich dies zur Regel machen soll, den Spatel, der vorher die Blase zurückdrängte, jetzt zwischen Uteruswand und Myom einsetzt, so ist nicht einmal die Uteruswand durch das zweischneidige Messer gefährdet (s. Abb. 22). Das Morcellement unterscheidet sich in nichts von jenem, das ich bei der vaginalen Enucleation geschildert habe. Es wird also ein möglichst großer Kegel mit dem zweischneidigen Messer durch sägende Züge herausgeschnitten und bevor er vollständig durchschnitten wird, in der nächst höheren Partie das Myom mit dem Zweizinker wieder gefaßt. So werden immer größere Anteile des Myoms dem Morcellement zugänglich, der Uterus wird immer kleiner oder ein Myom auf diese Weise gänzlich entfernt. Es kommt ein neues zur Ansicht, das in derselben Weise nach Ausschälung aus seiner Kapsel behandelt wird. Damit tritt der Uterus tiefer und die mediane Spaltung kann fundalwärts fortgesetzt werden (s. Abb. 23—26).

Es ist sehr vorteilhaft, in der medianen Spaltung zwischen vorderer und hinterer Wand abzuwechseln, wodurch es stets gelingt, neue Anteile des Uterus, bzw. des Myoms, dem Auge und dem Messer zugänglich zu machen. Ein weiterer Kunstgriff, der gelegentlich angewendet werden muß (bei recht großen Myomen, enger Scheide usw.), besteht darin, daß man aus der hinteren oder auch aus der vorderen Wand des Uterus selbst ein Stück herausschneidet, was wieder nur nach vorherigem Anhaken der betreffenden Partie und sorgfältiger Schützung der

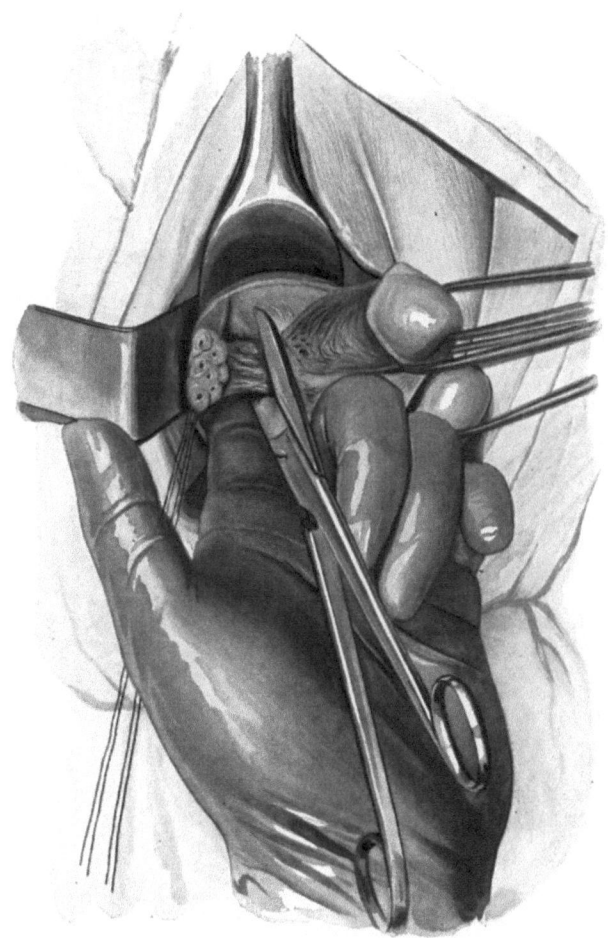

Abb. 15. Durchtrennung des oberen Parametriumanteiles und der Vasa uterina.

Scheidenwände durch Spatel zu geschehen hat. Auf diese Weise kann man sich ein bisher nicht erreichbar gewesenes Myom zugänglich machen. Auch dieses Vorgehen gestaltet sich ungefährlich, wenn die Uterinae unterbunden sind, und bleibt übersichtlich, solange man grundsätzlich nur die dem Auge zugänglichen Teile des Uterusmuskels durchtrennt. Manchmal scheint es, besonders dem ungeübten Zuschauer, als wäre die Myomektomie bei großen unbeweglichen Uteri auf einen toten Punkt gekommen. Dieser läßt sich aber durch das geschilderte Verfahren, wenn es soweit ist, überwinden. Nun wiederholt sich das Vorgehen in der beschriebenen Weise, wobei es wieder ratsam sein kann, in der Spaltung der vorderen und hinteren Wand schrittweise zu wechseln. Diese Spaltung hat stets in der Mittelebene zu erfolgen, damit die Orientierung über das Operationsterrain nicht verlorengehe, was wesentlich ist. Ebensowenig dürfen jemals die an der Portio befestigten Kugelzangen, welche die Leitseile des Uterus sind, entfernt werden, weil durch sie jederzeit die rasche Orientierung möglich ist. Auf diese Weise gelingt es, unter der Voraussetzung, daß die Indikation richtig gestellt gewesen ist, worüber noch zu reden sein wird, ausnahmslos, die Operation zu beenden.

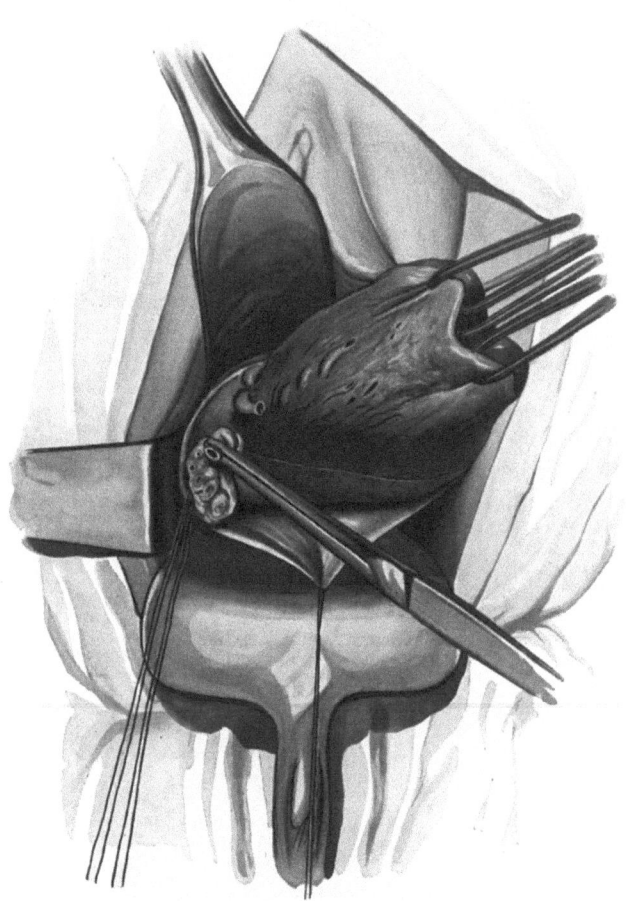

Abb. 16. Isolierte Ligatur der Arteria uterina.

Die Plica wird bei der medianen Spaltung unfehlbar getroffen, der Fundus entwickelt sich durch den weiteren Zug aus der Bauchhöhle und der Uterus hängt nur mehr an den Adnexen. Sind sie normal, so werden sie grundsätzlich belassen. Es wird eine Klemme von oben über die Tube und das Ligamentum ovarii proprium und eine von unten her angelegt, wobei darauf zu achten ist, daß die Klemmen in einiger Entfernung vom Uterus zu liegen kommen, damit bei dem jetzt folgenden Abtragen der Adnexe vom Uterus der entstehende Stumpf nicht aus der Klemmen schlüpfe. Diese Klemmen versorge ich nun in der Weise, daß ich hinter dem parametranen Stumpf, denselben mit einer Pinzette fassend und vorsichtig vorziehend, die Nadel einsteche und nun den Faden hinter die beiden Klemmen lege, den Knoten schürze, die Klemmen vorsichtig nacheinander abnehmen lasse und nach Knotung mit der Klemme vom Assistenten noch einmal isoliert die Arteria ovarica fassen lasse. Auch diese unterbinde ich nunmehr isoliert mit einer Seidenligatur, die ich kurz schneide, während ich die Catgutligatur der Adnexe in eine Fadenklemme lege (s. Abb. 27).

Nachdem die Adnexe der anderen Seite in derselben Weise versorgt sind (s. Abb. 27), schreite ich an den Schluß des Peritoneums. War man genötigt, auf einer Seite oder ausnahmsweise auch auf beiden die Adnexe zu entfernen, so unterscheidet sich dieses Verfahren in keiner Weise von der Entfernung der Adnexe per vaginam, wie man es überhaupt gewohnt ist. Man kann das Ligamentum infundibulo-pelvicum, nachdem man die Tube vorgezogen, das Ovarium in eine Ovarialfaßklemme gefaßt und durch

Drehen desselben das Ligament eingestellt hat, entweder mit einer Klemme abklemmen, die unbedingt verläßlich sein muß, oder sich des Deschampsschen Instrumentes zu seiner Ligatur bedienen. Der vollkommene Schluß des Peritoneums wird von mir stets dann ausgeführt, wenn der Fall als rein gelten kann, während ich in infektiösen oder infektionsverdächtigen Fällen das Peritoneum durch einen Streifen drainiere. Doch lasse ich niemals das Peritoneum ganz unversorgt. Auf jeden Fall verkleinere ich den Wundspalt.

In reinen Fällen gehe ich folgendermaßen vor: eine feine, mit einem nicht zu dicken Catgutfaden armierte Nadel durchsticht das hintere Peritoneum oberflächlich, nimmt dann die Innenseite der parametranen Stümpfe, und zwar bauchhöhlenwärts von ihrem freien Rande dort, wo sie vom normalen Peritoneum bedeckt sind, auf, lädt weiter die Innenseite der Stümpfe der Adnexe oberflächlich auf und wird schließlich durch die rechte Ecke des Blasenperitoneums hindurchgeführt. Knüpft man diesen Faden, so wird hinteres mit vorderem Peritoneum in Form einer halben Tabaksbeutelnaht zur Vereinigung gebracht, wobei die Stümpfe von selbst extraperitoneal zu liegen kommen. Es folgt die Anlegung der Tabaksbeutelnaht im Bereiche der linken Seite. Diese gestaltet sich leichter, wenn man jetzt vom Blasenperitoneum beginnend, nach diesem das Peritoneum der Adnexe dort, wo es

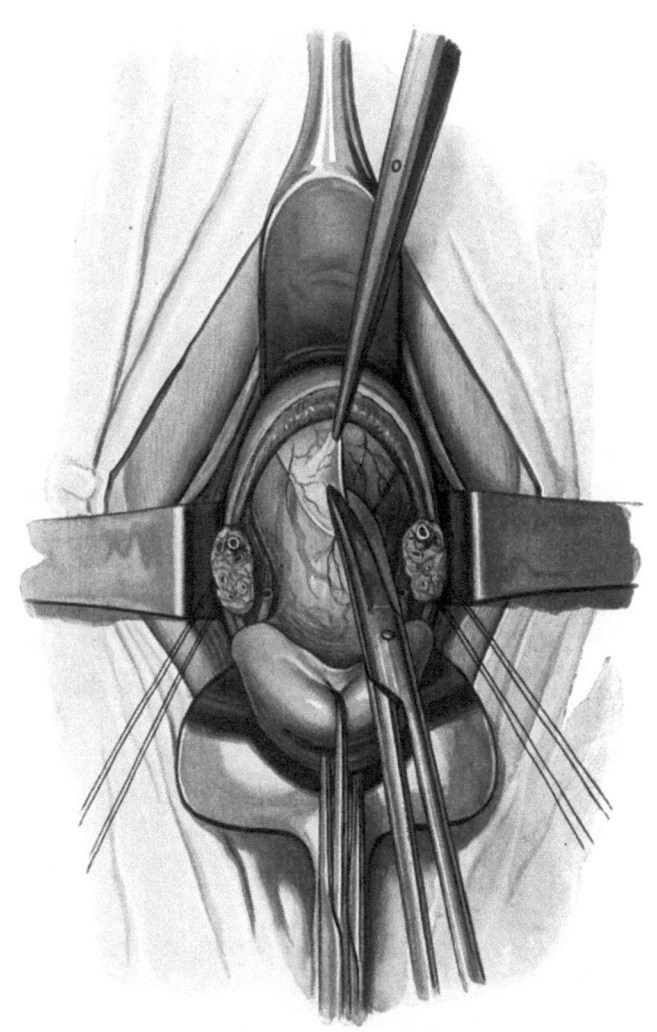

Abb. 17. Eröffnung der Plica vesicouterina.

normal ist, und dann das der parametranen Stümpfe aufnimmt und schließlich die Nadel an dem hinteren Douglasperitoneum, dasselbe dabei fassend, herausführt. Nun wird auch diese Naht geschürzt und dadurch werden die Stümpfe auch dieser Seite extraperitonealisiert (s. Abb. 28). Was übrig bleibt, ist ein schmaler, querer Spalt, der seitlich von den beiden Stümpfen begrenzt wird und der vom freien Rande des Blasen- und Douglasperitoneums gebildet ist.

Nachdem man sich durch Einführen eines kleinen Tupfers überzeugt hat, daß in der Bauchhöhle keinerlei Blutung besteht, wird durch einige Knopfnähte dieser Spalt geschlossen (s. Abb. 29). Hält man den Fall für infektionsgefährdet, so führt man einen Streifen durch den Peritonealschlitz in das Cavum peritonei.

Da es vom Scheidenwundrand, namentlich vom hinteren Anteile desselben, recht oft blutet, gelegentlich sogar arteriell, so ist es meist notwendig, den Scheidenwundrand zu anämisieren. Eine große scharfe Nadel wird nahe der seitlichen Ecke des Scheidenwundrandes von außen nach innen eingestochen und umgekehrt nahe der anderen Ecke

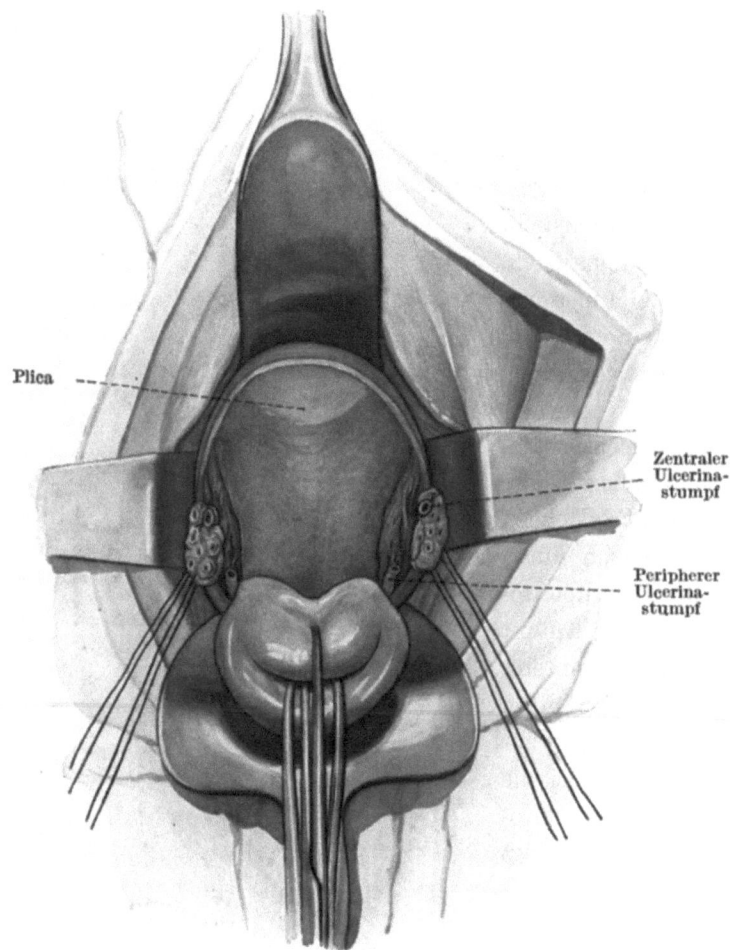

Abb. 18. Situsbild vor der Spaltung des Uterus mit ligierten Parametrien- und Gefäßstümpfen.

von innen nach außen ausgestochen. Ein Assistent faßt den freien Rand, hebt ihn an und unterhalb desselben knüpft man den Faden und anämisiert auf diese Weise den größten Teil des Scheidenwundrandes. Man kann auch, wie dies in Abb. 29 zu ersehen ist, statt einer zwei Anämisierungsnähte machen. Dasselbe kann man mit dem vorderen Scheidenwundrande machen, wobei der freie Rand nach unten gezogen und der Knoten oberhalb desselben geschürzt wird. Ein Streifen wird in den Scheidentrichter, den ich nicht vernähe, locker eingeführt und aus der Scheide herausgeleitet. Dieser Streifen wird am vierten bis fünften Tage vollständig entfernt.

Um im Falle einer Nachblutung, die übrigens bei dem geschilderten Vorgehen zu den ganz seltenen Ausnahmen gehört, rasch und sicher die Quelle der Blutung auffinden zu können, halte ich es stets so, daß ich jene Catgutfäden, mit welchen die Parametrien und Adnexe versorgt werden, nicht nahe dem Knoten abschneide, sondern etwa 4—5 cm lang belasse. Dies stört den Heilungsverlauf nicht, da sich die Fäden mit den extraperitoneal gelagerten Stümpfen abstoßen. Dies ist der Gang der von mir geübten typischen

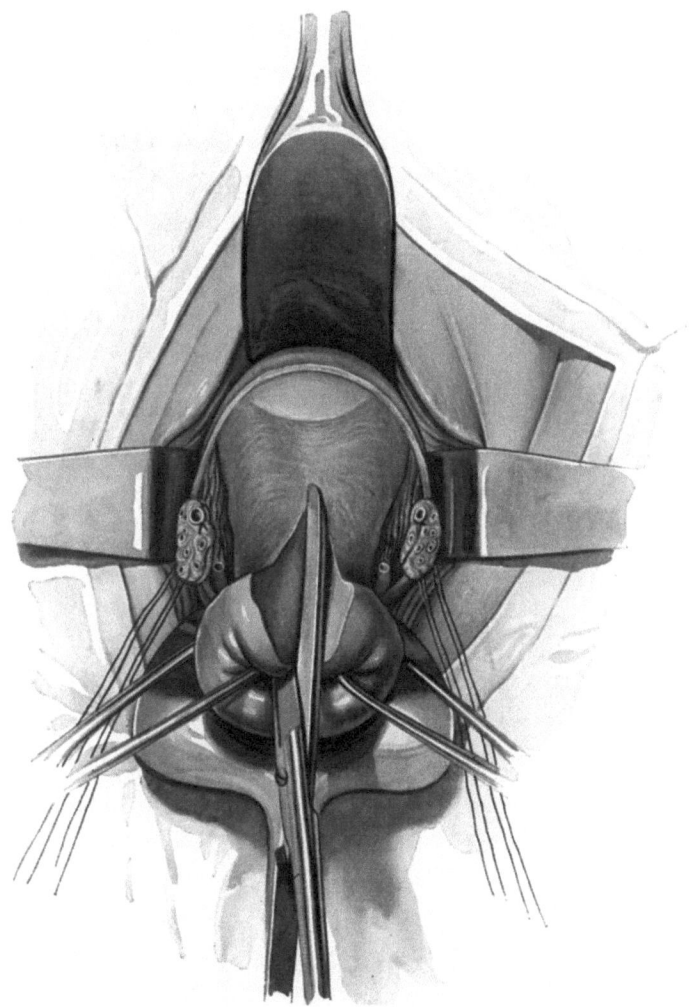

Abb. 19. Mediane Spaltung der Vorderwand des Uterus.

vaginalen Totalexstirpation beim Myom. Nun sollen noch einige Bemerkungen über Abweichungen von diesem Verfahren folgen.

Zunächst läßt sich eine schlechte Zugänglichkeit infolge enger Scheide (Virgo, Nullipara) durch Anlegung einer Scheidendammincision leicht beseitigen.

Es ist auch vor zu starkem Zuge am Fundus uteri zu warnen, denn es kann geschehen, daß dadurch die Adnexe reißen und das Blut der Arteria spermatica sich frei in die Bauchhöhle ergießt. Wie geht man in einem solchen Falle vor? Sieht man die Spermatica, hat sich das Band nicht ganz zurückgezogen, so kann man es allenfalls ziemlich leicht fassen und dadurch der Blutung durch Anlegung einer Klemme augenblicklich Herr werden.

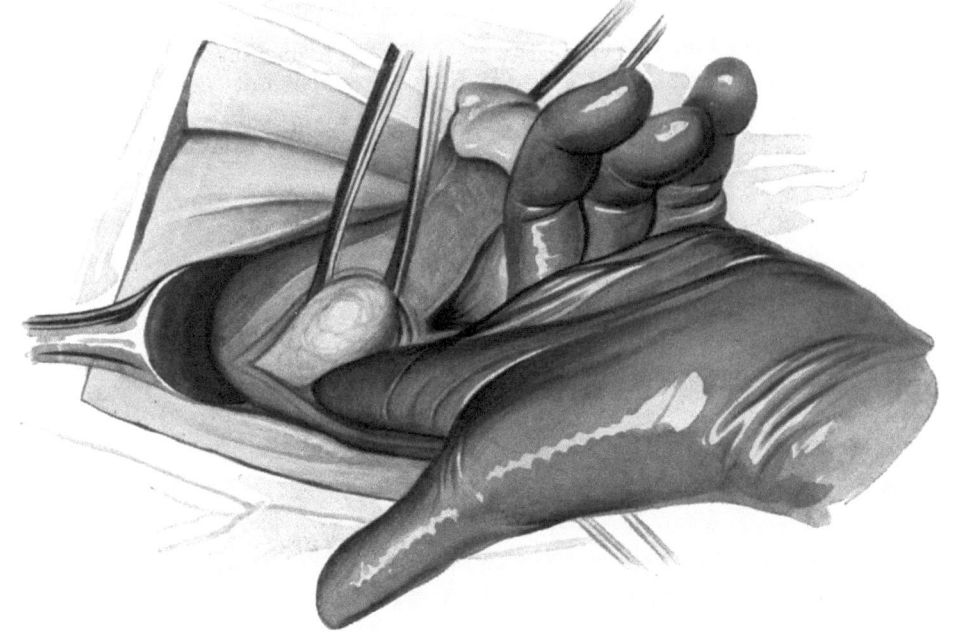

Abb. 21. Aussohälung des Myoms aus seinem Bett mit dem Finger.

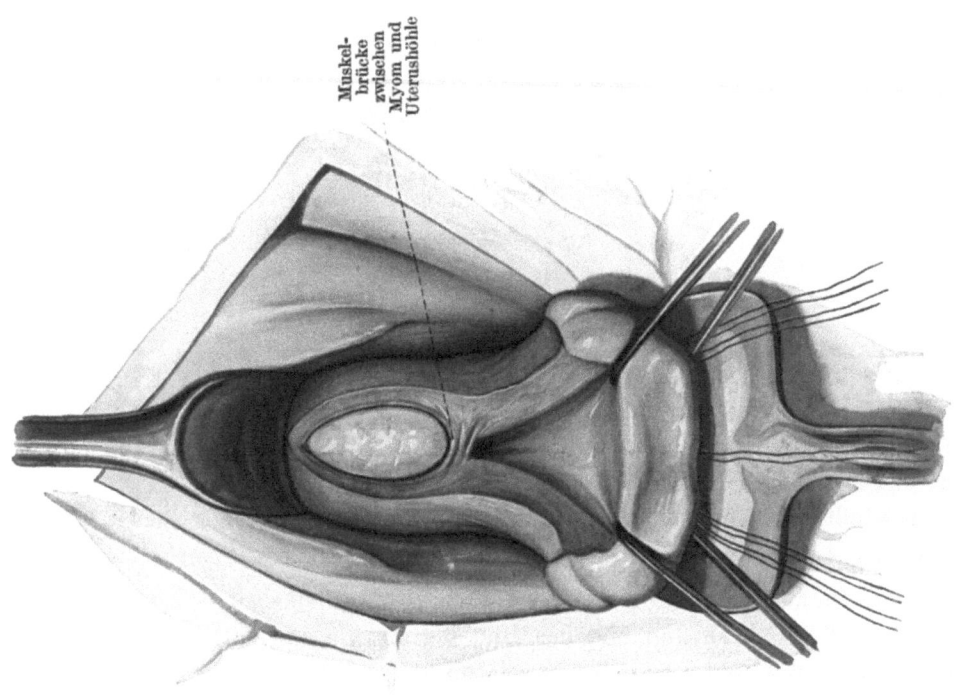

Muskelbrücke zwischen Myom und Uterushöhle

Abb. 20. Durch die nach oben fortgesetzte Spaltung wird man des untersten Teiles eines Myoms ansichtig.

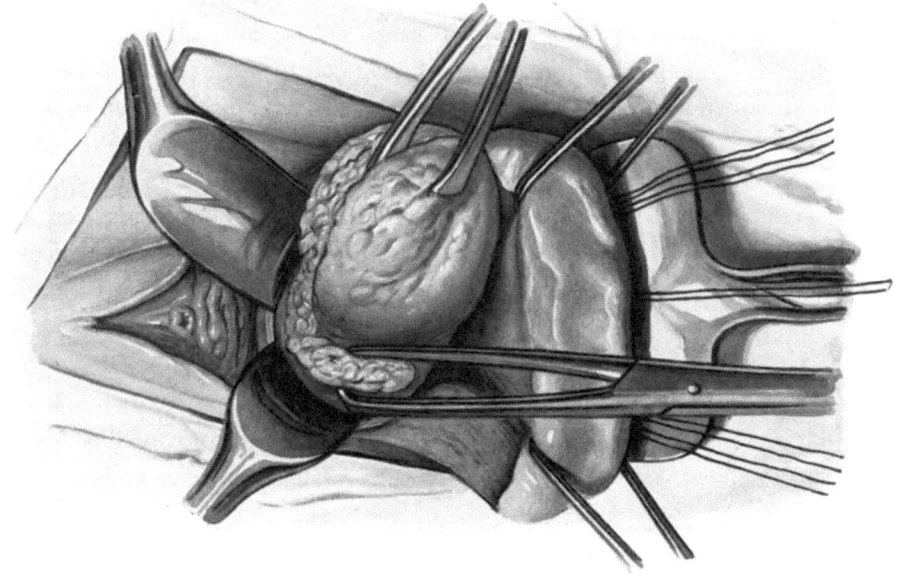

Abb. 23. Morcellement (Fortsetzung).

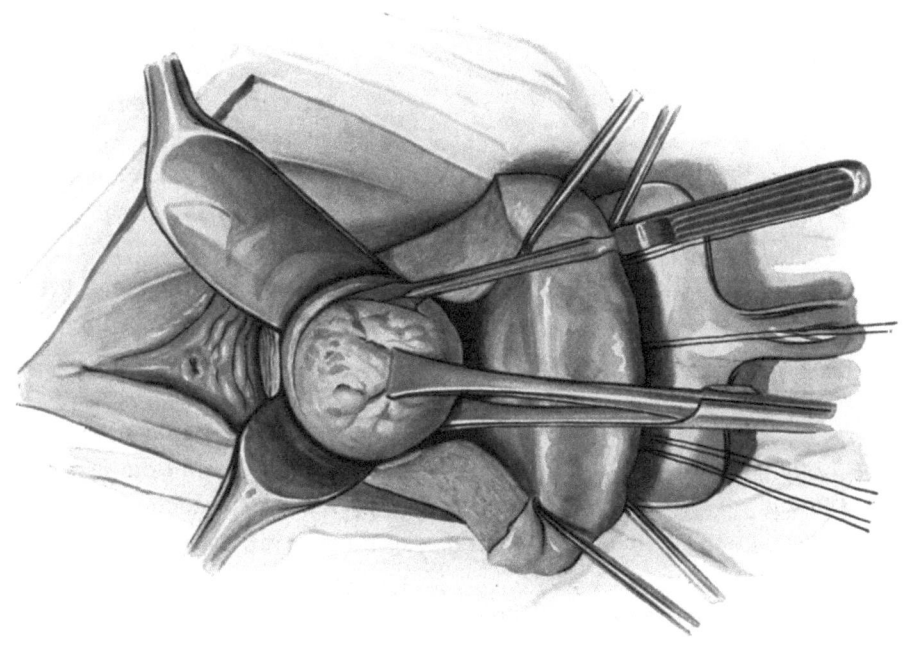

Abb. 22. Morcellement (Beginn).

Anders ist es, wenn sie weit in die Bauchhöhle zurückgeschlüpft und nicht mehr sichtbar ist. Nun muß man sich nach raschester Entfernung des Uterus durch Einsetzen breiter Vaginalspatel und Zurückdrängen der Därme durch eine große Bauchkompresse die Gegend des Ligamentum infundibulo-pelvicum für das Auge zugänglich machen. Bei einiger Ruhe und bedächtigem Vorgehen gelingt es auch jetzt noch meist, das in die Bauchhöhle zurückgeschlüpfte Gefäß zu sehen und abzuklemmen. Die Ersetzung der Klemme durch die Ligatur kann freilich bei der Tiefe des Operationsgebietes erhebliche Schwierigkeiten machen, und da man, bevor man nicht sicher ist, daß die Ligatur wirklich sitzt, sich hüten wird, die Klemme abzunehmen, so kann es am ehesten bei solcher Gelegenheit notwendig sein, die Klemme liegen zu lassen. Ist es ausnahmsweise nicht gelungen, das spritzende Gefäß von der Vagina her zu fassen, so bleibt als ultimum refugium nur der Bauchschnitt übrig. Hier ist jedes Zögern schlecht, und jede Minute Zeitverlust kann den Verblutungstod herbeiführen. Ich betone ausdrücklich, daß solche Ereignisse seltenste Ausnahmefälle sind, und daß sie sich bei guter Technik, wenn auch nicht immer, so doch meistens vermeiden lassen. Groß ist der Vorteil, wenn man einer Patientin, bevor man die Operation gemacht hat, nicht mit unbedingter Sicherheit die Vermeidung des Bauchschnittes versprochen hat. Man kann nicht wissen, wie sich der

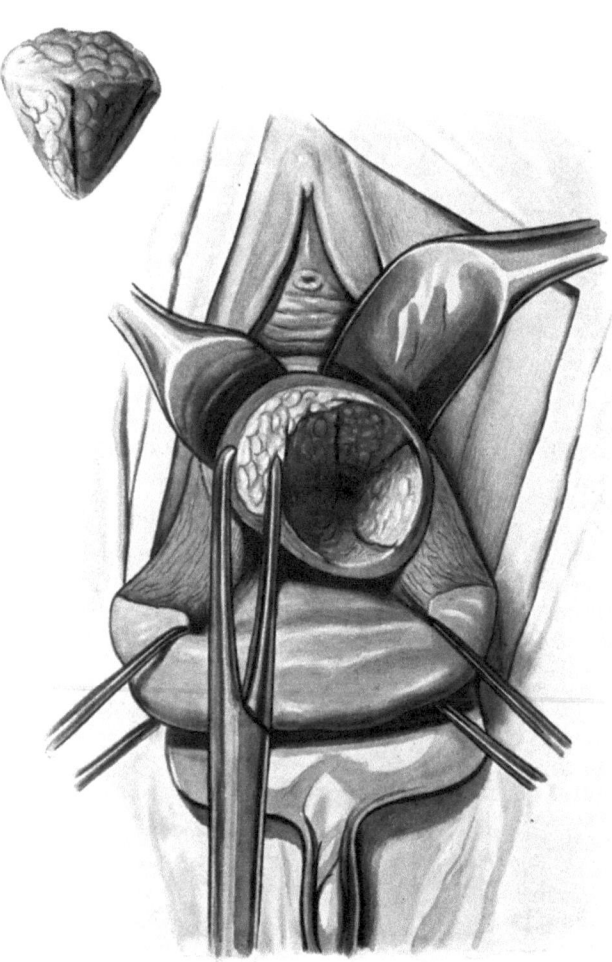

Abb. 24. Morcellement (Fortsetzung).
Ansicht des herausgeschnittenen Kegels.

Gang der Operation gestalten wird, und wird dann sich und der Frau die Enttäuschung ersparen, wenn man doch zur Laparotomie übergehen mußte. Mein Lehrer Chrobak hat stets vor der unbedingten Versicherung, man werde die Operation vaginal durchführen, gewarnt. —

Ferner kann in ganz seltenen Fällen die Unmöglichkeit, den Douglas zu eröffnen, die Operation erschweren. In einem solchen Falle kann man das Parametrum auch ohne Eröffnung des Douglas ligieren. Trotz dieser Ligatur ist aber die Durchtrennung des Parametriums keine so ideale wie bei offenem Douglas. Meist hat man es nur teilweise ligiert und die hinteren Partien müssen unligiert durchschnitten werden, was zu Blutungen, die aber meist nicht bedeutend sind, Veranlassung geben kann. Gerade bei größeren Myomen und wenig beweglichem Uterus ist es wesentlich, auch die hinteren Anteile der Parametrien vollständig zu durchtrennen. Dadurch gewinnt der Uterus bedeutend an Beweglichkeit und läßt sich leicht tiefer ziehen. Es ist mir gelegentlich vorgekommen, daß es unmöglich war, die Uterinae zu erreichen. Man kann auch, ohne dieselben ligiert zu haben, den Uterus spalten, denn der kräftige und ständige Zug der Assistenten an der Portio bewirkt eine Streckung der Gefäße und dadurch kann die Blutung in ganz bescheidenen Grenzen gehalten werden. Es wird aber meist, wenn nicht mit der zweiten, dann doch mit einer dritten Ligatur gelingen, die Uterinae zu unterbinden.

Ein weiterer Punkt, der Beachtung verdient, ist die Absetzung von kurzen und gespannten Adnexen bei schwer herabziehbarem Fundus uteri zu einem Zeitpunkte, bevor sich der Uterus noch vollends entwickeln läßt. Vergißt man nicht das von mir beschriebene Vorgehen, so gelingt es meist leicht, den Uterus vorzuwälzen. Das vielfach gelehrte und empfohlene Abschneiden der Portio, um das Myom besser zugänglich zu machen, halte ich nicht für richtig. Im Gegenteile. Ich glaube, daß man sich durch Amputation

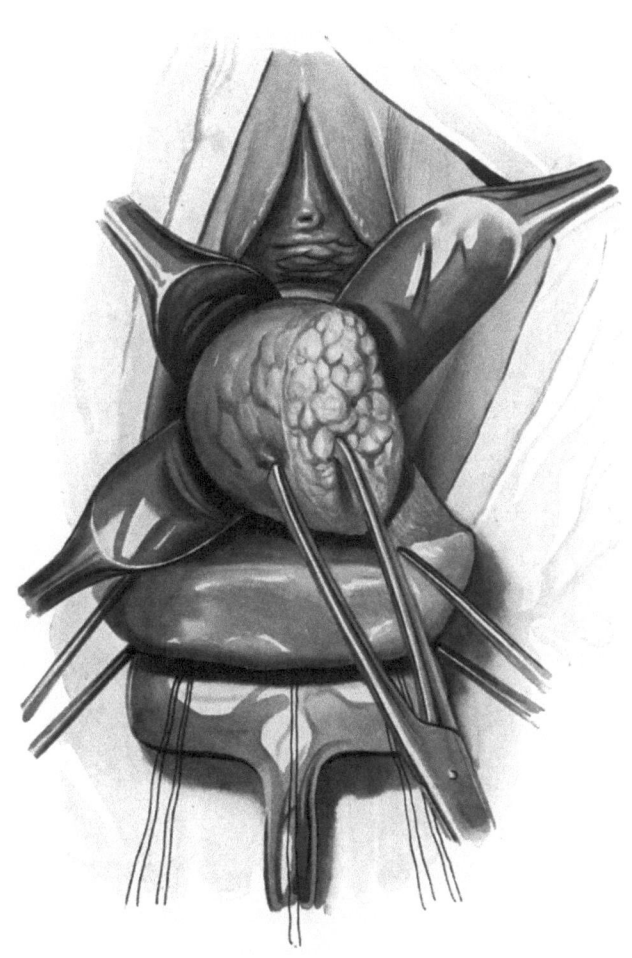

Abb. 25. Morcellement (Fortsetzung).

der Portio sowohl hinsichtlich der Orientierung, als auch in bezug auf die Möglichkeit, sich immer weitere Abschnitte des Uterus zugänglich zu machen, die Verhältnisse nur künstlich erschwert. Ich habe kaum je von diesem Verfahren Gebrauch gemacht.

Ich betone nochmals, daß das Geheimnis des Erfolges darin liegt, daß der Uterus von den Parametrien her unter Spaltung seiner Wände angegangen wird. Diese beiden Punkte enthalten das Wesentliche des Verfahrens, das auch Myome gefahrlos anzugehen erlaubt, die von vielen Operateuren als für die vaginale Operation ungeeignet bezeichnet werden.

Mit der Beschreibung der Operation, wie ich sie im obigen gegeben habe, soll nicht etwa behauptet werden, daß dieses geschilderte Verfahren das einzig richtige sei, das zum Ziele führt. Ganz gewiß sind mannigfache Abweichungen von dieser Technik für das Wesen ohne Belang, wenn man nur, wie immer man auch vorgeht, alles, was zu geschehen hat, unter Kontrolle des Auges und der Finger macht.

Manche Gynäkologen bedienen sich nicht der von mir geschilderten Art des Bauchhöhlenverschlusses. Sie gehen vielmehr so vor, daß sie das vordere und hintere Peritoneum

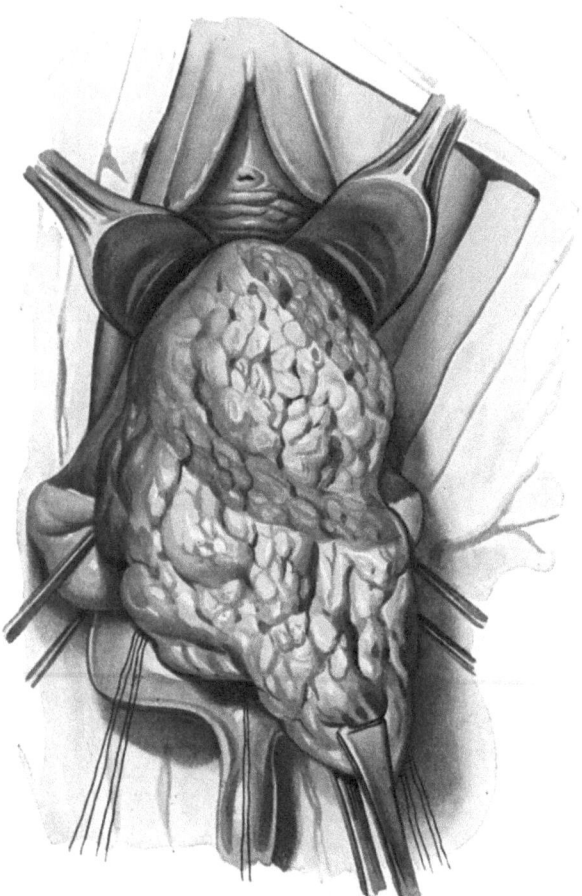

Abb. 26. Morcellement.
Der größte Teil des Myoms ist entwickelt.

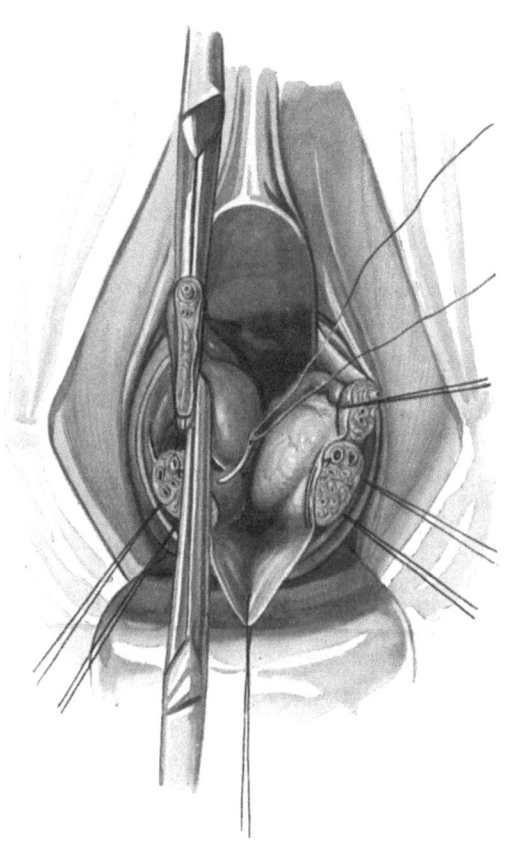

Abb. 27. Rechts ist die Nadelführung zur Umstechung der Adnexstümpfe dargestellt, links ist der Faden bereits geknotet.

sogleich an die Scheidenwundränder fixieren und am Schlusse der Operation die Stümpfe an die Scheidenwand annähen. Dadurch wird vermieden, daß die Ligamentstümpfe in die Bauchhöhle zurückschlüpfen. Die Peritonealhöhle bleibt meist offen und wird durch Gaze drainiert. Diese Methode wird von A. Martin, Schauta, Wertheim, Weibel, Orthmann und vielen anderen geübt. In bezug auf die bildliche Darstellung verweise ich auf die Operationslehren von Wertheim-Micholisch, Weibel, Orthmann.

Ich halte es für überflüssig, auf weitere Einzelheiten der Technik des Näheren einzugehen. Ich will nur erwähnen, daß sich um den Ausbau dieser Operation seinerzeit die Franzosen Péan und Peter Doyen bleibende Verdienste erworben haben, aber auch

Czerny, Leopold und Veit müssen als warme Verfechter der vaginalen Methode, ebenso wie A. Martin, Peter Müller, L. und Th. Landau, Funke und Engelmann genannt werden. Bezüglich der Prioritätsansprüche der einzelnen Operateure an dem Ausbau des Verfahrens und bezüglich weiterer Details verweise ich auf die Technik und Geschichte der vaginalen Radikaloperation von Leopold und Theodor Landau.

Von den Franzosen stammt auch die Versorgung der Stümpfe durch Klemmen zur definitiven Blutstillung, ein Verfahren, das seinerzeit bei noch nicht so weit ausgebildeter Technik Berechtigung hatte, heute aber wohl nur in Ausnahmefällen angewendet werden wird. Wir ersetzen grundsätzlich die Klemmen durch Ligaturen, und es kommt kaum je vor, daß man gezwungen wäre, solche Klemmen definitiv zur Blutstillung liegen zu lassen. Daß dies ohne Schaden möglich ist, lehrt vielfältige Erfahrung. Voraussetzung ist, daß die Beckenorgane durch Gaze von den Klemmenspitzen gut abgedeckt sind, damit nicht durch den Druck der Klemme eine Nekrose, etwa des Darmes, entstehe. Es hat sich gezeigt, daß nach zweimal 24 Stunden die Klemmen ohne Gefahr abgenommen werden können, weil die Thrombosierung der Gefäße längst eingetreten ist. Selbstverständlich ist die Unterbindung der Stümpfe das Idealverfahren, das immer anzustreben ist.

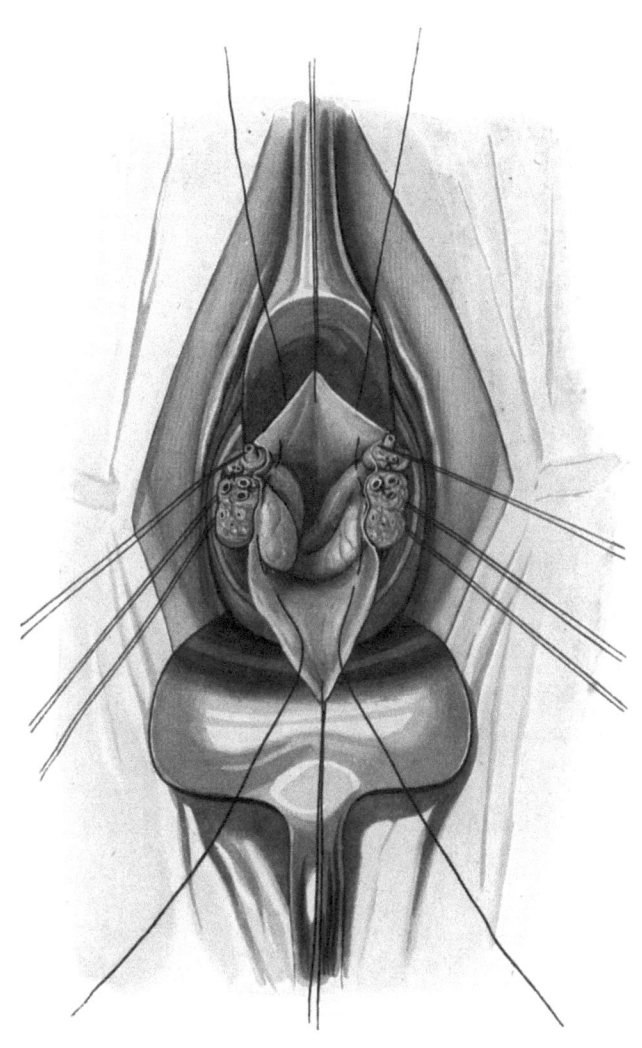

Abb. 28. Die Ecknähte für den Peritonealverschluß sind angelegt.

Es ist unmöglich, alle Einzelheiten und speziellen Modifikationen aufzuzählen, die die verschiedensten Operateure angewendet haben, es kommt auch im Wesen nicht darauf an, diese Modifikationen einzeln zu beschreiben, da sie ja vom Typus des Ganges nur unwesentlich abweichen.

Eine Ausnahme davon macht die Exstirpation des Uterus vom Fundus her durch vordere Köliotomie. Sie wird von vielen Gynäkologen bevorzugt, ja sogar als einziges Verfahren geübt. Ich halte die Exstirpation des Uterus vom Korpus her, gerade bei größeren Myomen, nicht für vorteilhaft, weil ohne Eröffnung des Douglas und ohne Durchtrennung der unteren Abschnitte der Parametrien besonders das Vorziehen eines großen Uterus sehr schwer ist und bei kurzen Parametrien unmöglich werden kann. Dazu kommt, daß bei der Exstirpation vom Korpus her die Uterinae spät unterbunden werden, so daß das Morcellement, bzw. die Spaltung des Uterus sich meist bei nicht unterbundenen Gefäßen abspielt und dadurch blutreicher verläuft. Ich glaube sogar, daß gerade dieses Vorgehen mit ein Grund ist, warum so viele Gynäkologen eine gewisse Scheu davor haben, auch größere Myome vaginal zu operieren.

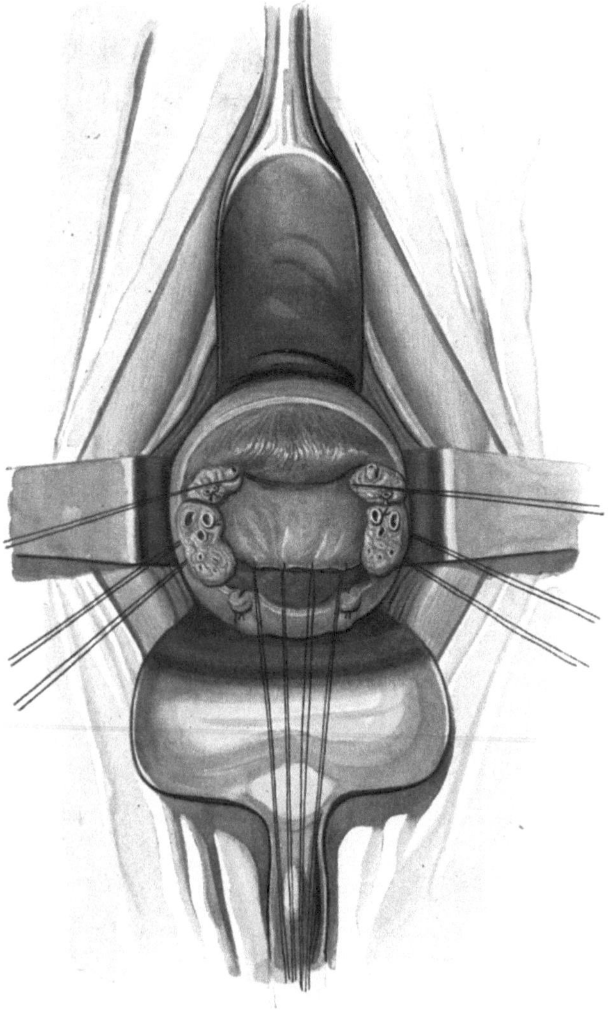

Ferner muß Döderleins Methode der vaginalen Uterusexstirpation deswegen angeführt werden, weil sie sich dadurch entscheidend von den anderen Verfahren unterscheidet, daß eine eigentliche vordere und hintere Kolpotomie nicht ausgeführt wird. Das Verfahren besteht darin, daß mit einer großen Schere zwischen zwei, die Portio vaginalis seitlich fassenden Kugelzangen die hintere Collumwand median gespalten wird, wobei meist schon auf den ersten Scherenschlag der Douglassche Raum zur Eröffnung kommt. Die Spaltung wird in der hinteren Uteruswand fundalwärts fortgesetzt, wobei die Kugelzangen immer höher hinaufgreifen. Hat man den Fundus erreicht, so wird er mit Zangen festgehalten, in die Scheide gezogen und der Schnitt über die vordere Uteruswand in der Medianlinie fortgesetzt. Zuletzt wird die vordere Muttermundslippe gespalten, und zwar mit einem Skalpell vom Cervicalkanal aus, bis man in das lockere,

Abb. 29. Das Peritoneum ist völlig verschlossen.
2 Anämisierungsnähte am hinteren Scheidenwundrand sind sichtbar.

retrocervicale Bindegewebe gelangt, das an seiner Nachgiebigkeit leicht erkennbar ist. Die beiden Uterushälften werden auseinandergezogen, wobei die Blase von selbst nach vorne und oben ausweicht, was durch einen Stieltupfer noch weiter begünstigt werden kann. Indem man nun das vordere Scheidengewölbe hart am Uterus abtrennt, hängt er nurmehr an den Ligamentis latis. Diese werden dann versorgt, wobei Döderlein so vorgeht, daß er drei bis vier Klemmen anlegt, die durch eine Massenligatur vereinigt werden. Die Methode eignet sich für kleinere gut bewegliche Uteri.

Während Veit im Jahre 1907 in der Anzeigestellung zur vaginalen Totalexstirpation des myomatösen Uterus sich recht vorischtig ausdrückt und vielfach an Stelle der Radikaloperation das konservative Verfahren, ganz besonders bei Polypen, aber auch bei submukösen Myomen, befürwortet, nehme ich diesbezüglich einen radikaleren Standpunkt ein. Die Gefahr des Rezidivierens bei konservativen Operationen, verbunden mit der Erfahrung, daß bei Enucleationen der Verlauf kein glatter sein muß, im Gegenteile die Heilung eher auf Komplikationen stößt, hat mich bei der großen Lebenssicherheit der vaginalen Totalexstirpation dazu geführt, dort, wo die Indikation zur Myomoperation gegeben ist, meistens radikal vozugehen.

Die Grenzen für den vaginalen Weg ziehe ich möglichst weit. Ich gehe Tumoren, die selbst bis zum Nabel reichen, vaginal an, unter der Voraussetzung, daß sie in das Becken einzudrücken sind. Selbstverständlich muß die Diagnose Myom sicher sein. Dagegen halten mich Veränderungen an den Adnexen, die ja nur schwer einer sicheren Diagnose durch bimanuelle Untersuchung zugänglich sind, nicht von dem vaginalen Wege ab, wenn nicht offensichtlich ein größerer Tumor der Adnexe vorliegt. Eine geringe oder fehlende Beweglichkeit des Myoms schließt den vaginalen Weg nicht aus, lassen sich doch in das Becken eingekeilte Tumoren vaginal sehr häufig klaglos entfernen. Hat man die Sicherheit gewonnen, was freilich nur ausnahmsweise möglich ist, daß der Tumor intraligamentär sitzt, so wird zweifellos die Laparotomie vorzuziehen sein, doch habe ich wiederholt auch intraligamentäre Tumoren auf vaginalem Wege entfernt, ohne daß Nebenverletzungen entstanden wären. Beherrscht man die Blutstillung, so bleibt die vaginale Methode selbst dann, wenn infolge ausgedehnten Morcellements die Operation etwas länger dauert, immer weniger eingreifend als die Laparotomie, weil die Bauchhöhle bei der vaginalen Operation erstens spät, zweitens nur in geringem Umfange und endlich nur am tiefsten Punkte vorübergehend eröffnet wird. Wer Gelegenheit hat, am selben Tage operierte Frauen, eine beispielsweise mit supravaginaler Amputation behandelte mit einer zur selben Zeit vaginal operierten, selbst bei schwieriger Operation, zu vergleichen, ist immer über das unvergleichlich bessere subjektive Gefühl und über den objektiv in die Augen springenden wesentlich frischeren Allgemeinzustand der vaginal Operierten erstaunt. Diese geringe Shockwirkung der vaginalen Methode macht sie zu einem unserer wertvollsten gynäkologischen Operationsverfahren. Ich halte es für sehr bedauerlich, daß von vielen Gynäkologen der vaginale Weg als unschön, unübersichtlich und schwierig abgelehnt wird. Diese Bedenken kann ich ebenso wie Stoeckel, Sellheim, G. A. Wagner, Weibel u. a. nicht teilen, vielmehr kann ich die Methode nur auf das angelegentlichste empfehlen. Trotz der glänzenden Erfolge der vaginalen Radikaloperation kann ich aber, wie dies v. Ott tut, einer Erweiterung der Indikation, etwa in dem Sinne, daß das Myom entfernt werden soll, lange bevor sein Wachstum die vaginale Operation unmöglich macht, als zu weitgehend nicht das Wort reden.

Die Operationsresultate meiner Klinik in den Jahren 1921—1925 sind bei der vaginalen Totalexstirpation ganz ausgezeichnete. Unter 349 vaginalen Totalexstirpationen des Uterus myomatosus verzeichne ich einen einzigen Todesfall, der an Pneumonie am 31. Tage nach der Operation erfolgt ist! Nebenverletzungen wurden sechsmal beobachtet, und zwar drei Blasen-, zwei Rectum- und eine Ureterverletzung. Beide Mastdarmverletzungen, ebenso wie die wandständige Ureterfistel sind spontan ausgeheilt. Eine Blasenverletzung wurde sofort genäht und hielt, die zweite, ebenfalls sofort genähte, wurde sekundär geschlossen, die dritte Blasenverletzung hat sich noch nicht zur Operation eingestellt Dieses Mortalitätsperzent von nicht einmal 0,3 ist um so bemerkenswerter, als ja die Operationen zum Teile auch von jüngeren und weniger erfahrenen Assistenten ausgeführt worden sind. Gerade dieser Umstand beweist aber, daß die Methode erlernbar und erfolgreich ist.

Ich füge im Zusammenhang an, daß ähnlich gute Resultate Stoeckel (217:0), Halban (254:0), Nagel 160:0), Franz (245:0,8), Artur Stein (102:0,98) aufweisen, wobei ich die kleineren Zahlenreihen Bretschneiders, Blumreichs, Biegers, die ebenfalls mit 0 Perzent Mortalität operiert haben, übergehe. Vergleicht man mit diesen Zahlen die Resultate aus der früheren Zeit der Methode, so sehen wir, daß die Lebenssicherheit des Verfahrens von Jahr zu Jahr fortschreitet. So berichtete Leopold vor 25 Jahren in der Festschrift für Chrobak über 151 Operationen mit noch sechs Todesfällen, das sind 3,9%. Ich füge noch an, daß Sarweys Sammelstatistik vom Jahre 1906 auf 1118 Fälle auch noch eine Mortalität von 3,1% ergibt, und daß die letzte Sammelstatistik Döderleins 1229 Operationen mit 2,6% Mortalität aufweist (1924), eine Zahl, die gegen die frühere Sammelstatistik Döderleins (1781 Operationen mit 73 Todesfällen, das sind 4,9%) eine wesentliche Besserung zeigt. **Diese schönen Ergebnisse weiter zu erhalten, ja vielleicht noch zu verbessern, halte ich für eine der vornehmsten Aufgaben der operativen Gynäkologie.**

Trotz dieser offensichtlichen Erfolge der vaginalen Myomoperation wäre es verfehlt, sie über Gebühr, sozusagen um jeden Preis anzuwenden. Man könnte dadurch das Verfahren nur diskreditieren. Unter den Gynäkologen sind genug Stimmen laut geworden, welche die Grenzen des vaginalen Vorgehens besonders scharf umrissen wissen wollen. Darüber ist man sich einig, daß die Impressionsmöglichkeit in das kleine Becken Vorbedingung ist, während die Größe als solche von einzelnen Autoren dann als Kontraindikation angegeben wird, wenn die Mitte zwischen Symphyse und Nabel überschritten wird, der Tumor also größer als etwa ein Kindskopf ist. Mit Sellheim und Stoeckel halte ich diesen Punkt keineswegs für bindend, hat mich doch die Erfahrung gelehrt, daß es nicht die Größe allein ist, die Schwierigkeiten macht, daß vor allem die Möglichkeit, den Tumor ins Becken zu pressen, für die Wahl der Operation maßgebend ist, und daß die Kürze und Straffheit der Parametrien die Schwierigkeiten der Operation besonders steigern.

H. Freund, Franz, Opitz, u. a. finden die Rückkehr zur abdominalen Methode als das Richtige, glauben, daß der vaginale Weg nicht ungefährlich ist, Anschauungen, denen ich nicht beipflichten kann. Vorliebe und Übung, Aufgewachsensein in der Schule des vaginalen und abdominalen Weges wird letzten Endes hier die Entscheidung bringen. Sich auf einen Weg festzulegen, ist grundsätzlich unrichtig, denn dann sind die Resultate bei der ungewohnten Operation natürlich schlechte. Da aber das Myom so häufig ist, und da bei Diabetikerinnen, blutarmen, herz- oder nierenkranken Frauen und ganz besonders bei verjauchten Tumoren die Vorteile der vaginalen Operation über jeden Zweifel erhaben sind, so sieht man daraus, **daß jeder Gynäkologe diesen Weg beherrschen muß.**

e) Vaginale supravaginale Amputation.

Nur der Vollständigkeit halber führe ich die supravaginale Amputation auf vaginalem Wege an, die hauptsächlich von Bardeleben und von Riek propagiert worden ist und in Salomon einen warmen Anhänger hat. Ich lasse sie nie ausführen, weil ich von diesem Verfahren beim vaginalen Vorgehen keinen Vorteil erwarten kann, ist doch die Möglichkeit der Drainage der Bauchhöhle bei der vaginalen Totalexstirpation ein besonderer Vorteil, der bei der supravaginalen Amputation auf vaginalem Wege fortfällt, weshalb Stumpfexsudate gerade hier besonders leicht auftreten können. Natürlich kann das Verfahren überhaupt nur dort angebracht sein, wo der Uterus so klein ist, daß sich die Exstirpation vom Fundus her ausführen läßt. Es ist möglich, daß man gelegentlich einer plastischen Operation wegen Cystocele, wenn man auf eine Pelotte nicht verzichten zu können glaubt, sich des Cervixstumpfes bedient, sollte das Corpus uteri myomatös und daher abzusetzen sein. Doch ziehe ich in diesen Fällen die Totalexstirpation mit ausgedehnter exakter Plastik im Bereiche des Blasenseptums, des Septum rectovaginale und der Scheidenwand vor. Die supravaginale Amputation auf vaginalem Wege wird, wie gesagt, vom Fundus her vorgenommen, die Ligamenta lata werden bis zur Uterina versorgt, das Corpus uteri wird über dem inneren Muttermunde amputiert und der Stumpf so gedeckt, daß das Blasenperitoneum mit der hinteren Cervixwand vernäht wird. Extraperitoneale Lagerung der Adnexstümpfe und Drainage durch die nur teilweise geschlossene Scheide sind empfehlenswert.

B. Abdominelle Operationen.
a) Abtragung gestielter subseröser Myome.

Leider kommt man nicht häufig in die Lage, ein einziges oder nur ganz wenige, ausgesprochen gestielte subseröse Myome bei einer Frau festzustellen und mit völliger Erhaltung des Uterus operieren zu können. Meist handelt es sich ja um einen Uterus myomatosus und neben subserösen Knollen sind anderweitig sitzende Geschwulstknoten feststellbar. Wo es aber der Fall ist, befriedigt die Operation, weil sie die Frau konzeptionsfähig erhält.

Ist die Stielung deutlich ausgesprochen und der Stiel dünn, so wird der Tumor mit dem Messer abgetragen, nachdem der Stiel vorher abgeklemmt wurde, die Gefäße möglichst isoliert unterbunden sind, worauf das Peritoneum der Nachbarschaft durch Lembertnähte darübergelegt wird.

Ist der Stiel dicker, dann entfernt man am besten den Grund des Stieles durch Keilschnitt aus dem Uterus, wobei man, bevor man diesen Keilschnitt vornimmt, schon das Gewebe mit der mit Catgut armierten Nadel untersticht und im Momente der Abtragung die entstehende Blutung durch Knüpfung des Fadens beseitigt. Findet man spritzende Gefäße, so unterbindet man sie isoliert oder man umsticht sie, wenn es notwendig ist. Wiederum ist genaue Deckung durch Lembertnähte nötig.

Wie eingangs erwähnt, ist man nur selten in der glücklichen Lage, solche subseröse Myome abtragen zu können. Oft sieht man erst bei der Operation, daß zu viele Myome im Uterus vorhanden sind, und dann ist es nicht mehr tunlich, sie alle zu entfernen, vielmehr tritt dann eine der radikalen Methoden an den Platz der konservativen. Subseröse Myome können aber auch als einzige Knoten ganz gewaltige Dimensionen annehmen. So ist an meiner Klinik ein 12 kg schweres subseröses Myom entfernt worden, welches bis zum Processus xiphoideus reichend durch ausgedehnteste Verwachsungen mit der vorderen Bauchwand in Verbindung stand, und dessen Entfernung auf nicht unbeträchtliche Schwierigkeiten infolge der Adhäsionen stieß. Dabei war der Uterus durch den Zug des mit einem mäßig breiten Stiele haftenden und offenbar nur mehr von der Peritonealwand ernährten Myoms plattgedrückt und verzogen, ein Beweis für die Plastizität des Uterus, über welche Schiffmann berichtet hat.

Naturgemäß ist die Vorhersage dieses Eingriffes eine günstige, soferne die Operation nicht als Notoperation bei Frauen gemacht wird, die schwer krank, einen größeren Eingriff nicht mehr vertragen. Immerhin hat Winter aus der deutschen Literatur (Operationen Rosthorns, Hofmeiers, Heinricius, Czernys, Küstners, Olshausens) auf 114 Operationen 4 Todesfälle (3,5%) mit Abzügen berechnet. Die Statistik, die aus dem Jahre 1904 stammt, betrifft hinsichtlich der ungünstigen Ausgänge Fälle mit ausgedehnten Adhäsionen und anderen Komplikationen, so daß Winter geneigt ist, die einfache Abtragung eines gestielten Myoms als lebenssichere Operation anzusehen, worin ihm auch spätere Statistiken von Essen-Möller, Engström und H. H. Schmid recht geben.

b) Enucleation intramuraler Myome.

In einer Zeit, in der die innere Sekretion ihre gewiß verdiente Rolle spielt, in der sich aber auch Übertreibungen und beklagenswerte Auswüchse bemerkbar machen, gilt man, wenn man bei der Myomoperation mehr dem radikalen Standpunkt der Entfernung des kranken Uterus das Wort redet, nur zu leicht als rückständig. Ich nehme diesen Vorwurf gern auf mich, indem ich meine Stellungnahme zur abdominellen Enucleation intramuraler Myome dahin festlege, daß ich diese Operation verhältnismäßig nicht häufig angezeigt finde. Nur dort, wo es sich um jugendliche Myomträgerinnen, also Frauen in den zwanziger und dreißiger Jahren handelt, die dringend Kinder wünschen und entweder überhaupt noch nicht geboren haben oder nur ein Kind besitzen, halte ich den Eingriff im allgemeinen für berechtigt. Ich schließe mich vollkommen Döderlein an, daß es nicht allein auf Sitz und Art der Myome ankommt, sondern ganz wesentlich darauf, ob der Uterus wegen der Möglichkeit der Empfängnis noch erhalten werden muß. Bei älteren Frauen, bei denen der Uterus schon seine Arbeit geleistet hat, ist meines Erachtens nach, wenn eine Operation angezeigt ist, der richtige Weg die supravaginale Amputation oder Totalexstirpation, denn ich halte es für schlecht, ein Organ, das durch die Ausbildung eines Myoms, also einer exquisit multipel auftretenden Geschwulst, seine Bereitschaft zu dieser Geschwulstbildung gezeigt hat, zu belassen, wenn es seiner Aufgabe, Fruchthälter zu sein, gedient hat. Ich kann die Ausfallserscheinungen nach der Entfernung des Uterus allein nicht denen gleichsetzen, die bei Entfernung der Ovarien und des Uterus bekannt sind und verweise darauf, daß allenfalls Erscheinungen, wenn sie überhaupt auftreten, in den höheren Altersklassen auch um so geringer sind, je näher der Klimax die Frau steht.

Ein für allemal muß gesagt werden, daß die Operation als solche keineswegs ungefährlicher ist als die radikale Operation. Wenn sich auch, wie weiter unten noch zahlenmäßig belegt werden wird, die Mortalitätsverhältnisse gegenüber den Anfängen der Methode bedeutend gebessert haben, so darf man doch nicht vergessen, daß der Vergleich der primären Mortalität dieser Operation mit jener der Radikaloperation nicht ohne weiteres angeht. Die Radikaloperation, namentlich die abdominelle, ist durch alle schweren und komplizierten

Fälle, durch Myome bei bestehenden Allgemeinerkrankungen und endlich durch Geschwülste belastet, die aus vitaler Indikation operiert werden müssen. Bei der konservativen Myomoperation aber handelt es sich um ausgesuchte Fälle bei jungen und im übrigen körperlich gesunden Frauen. Darum ist meines Erachtens nach eine primäre Mortalität bei dieser Methode, und wäre sie auch absolut geringer als nach der Radikaloperation, gewichtiger zu nehmen. Schließlich lassen sich die Ergebnisse der beiden Verfahren, des konservativen und des radikalen, schon deswegen nicht miteinander ohne weiteres vergleichen, weil wir die Mortalität des radikalen Verfahrens heute auf Grund von Statistiken erfassen können, die auf Erfahrung von mehr als 10 000 Fällen beruhen, während für die Beurteilung der konservativen Myomoperationen nicht einmal der zehnte Teil als Grundlage der Berechnung vorliegt.

Dazu kommt, daß anerkanntermaßen die Morbidität bei diesen Verfahren auch heute noch größer ist als bei der Radikaloperation.

Wenn man bis vor kurzem die Technik des Eingriffes im wesentlichen in der Ausschälung des Myoms aus seiner Kapsel unter völliger oder teilweiser Belassung derselben gesehen hat, werden nunmehr Stimmen laut, die dieses Verfahren, welches technisch bereits gut ausgebildet ist, für grundsätzlich falsch halten. Fraenkel, Henkel u. a. sehen in der Myomkapsel einen Teil der Geschwulst, der mitentfernt werden muß, und halten daher eine Ausschälung des Myoms nicht für angezeigt, vielmehr glauben sie, das Myom samt seiner Kapsel resezieren zu müssen. Damit nähert sich dieses Verfahren sehr der von H. Freund ausgebildeten totalen keilförmigen „Myomektomie im Bereiche des ganzen Fundus und Corpus uteri". Über diese Operation soll später berichtet werden, während zunächst die Enucleation in ihren technischen Einzelheiten geschildert wird.

Wenn je, so ist gerade bei der beabsichtigten Enucleation dringendst davor zu warnen, der betreffenden Patientin, und sei sie noch so jung, übertriebene Hoffnung auf Erhaltung des Uterus zu machen. Es kann sich, nach Eröffnung des Bauchfelles, die möglichst breit vorzunehmen ist, von vornherein zeigen, daß der Fall für die konservative Operation gänzlich ungeeignet ist, beispielsweise wenn wider Erwarten viele Myome, und seien sie auch noch sehr klein, vorhanden sind. Nehmen wir aber an, es würde sich um ein fundales Myom handeln, so wälzt man den Uterus vor, deckt die Bauchhöhle und die Därme sorgfältig mit Bauchkompressen ab und eröffnet mittels eines ovalären oder linearen Schnittes die Myomkapsel, wobei man, bei Anlegung eines ovalären Schnittes, so viel von der Myomkapsel auf dem Tumor zurücklassen kann, als überschüssiges Material vorhanden ist. Nun wird man am besten mit dem Finger das Myom aus seinem Bette auslösen, das man mit einer kräftigen Zange, allenfalls mit einem Bohrer, kleinere Myome mit einer Kugelzange, gefaßt hat. Ist man in der richtigen Schichte, gelingt die Lösung meistens leicht, ohne daß die Blutung heftig ist. Sind die Myome klein, so bringt man sie durch bloße Drehungen des sie fassenden Instrumentes zur Lösung. Größte Sorgfalt muß nun auf die Versorgung des Wundbettes gelegt werden. Tote Räume sind unbedingt zu vermeiden. Durch tiefe Nähte, die den Boden des Wundbettes mitfassen, und die erst geknotet werden, bis alle angelegt sind, wird der Wundrand verkleinert. Es folgt eine zweite Nahtreihe, welche die Ränder linear aneinanderbringt, wobei überschüssige Kapselanteile entfernt werden. Ich füge grundsätzlich noch eine Serosanaht über dem Wundbette hinzu.

Jene Fälle, in denen bei der Operation voraussichtlich die Uterushöhle eröffnet werden muß, gelten bekanntlich heute nicht mehr als Kontraindikation gegen das konservative Prinzip. Trotzdem habe ich eine gewisse Scheu vor der Operation solcher Fälle und entschließe mich nur ungern, den Uterus zu belassen, wenn die Eröffnung des Endometriums notwendig war. Hier ist nicht nur die Möglichkeit der Infektion, sondern auch die spätere Gefahr einer Uterusruptur, wenn die Patientin schwanger wird, immerhin zu befürchten. Gewiß kann auch dieses Ereignis, handelt es sich um Frauen intelligenter Kreise, weitgehend verhütet werden, wenn die Frau in dem Bewußtsein, einen zerreißungsgefährdeten Uterus zu tragen, sich frühzeitig in Anstaltsbehandlung begibt. Man kennt aber auch Fälle sozusagen symptomloser Rupturen in der Schwangerschaft, wie man denn überhaupt beim Bestehen von Narben im Uterus vor Überraschungen nie sicher ist.

A. Martin, der sich die größten Verdienste um die konservative Myomoperation erworben hat, denn erst ihm ist es gelungen, durch Ausbildung der Technik Ergebnisse zu erzielen, die das Verfahren rechtfertigen, geht bei größeren, namentlich multiplen Myomen, die submukös liegen, so vor, daß er die Uterushöhle wie beim Kaiserschnitte eröffnet. Hat man sich überhaupt zum konservativen Vorgehen entschlossen, so ist bei submukösen Myomen in der Tat dieser Weg der übersichtlichere, zumal die Eröffnung der Uterushöhle dem Operateur ja doch nicht erspart bleibt, wenn er auch von der Oberfläche der Gebärmutter vorgeht. Gerade bei solchen Operationen ist größte Genauigkeit in der Stillung der Blutung erforderlich, soll nicht Wundsekret in das Bauchfell treten und zur Peritonitis oder zu ausgedehnten Verwachsungen, allenfalls Ileus Veranlassung geben. Freilich darf nicht verschwiegen werden, daß die Fälle von Ileus nach dieser Operation heute nicht mehr häufiger sind als nach Laparotomien überhaupt und die üblen Erfahrungen aus den Anfängen der Methode stammen. Übt man die Technik so, wie sie für den klassischen Kaiserschnitt durch Saenger ausgearbeitet ist, so wird man am ehesten lebenssicher vorgehen. Eine Naht des Endometriums, die übrigens mangels eines Stratum submucosum auch technisch auf Schwierigkeiten stößt, wie H. H. Schmid richtig hervorhebt, halte ich für unrichtig.

Ein originelles Verfahren der Enucleation, das die möglichen Schäden, nämlich die Blutung unter der Operation selbst, die Gefahr der Nachblutung und das Auftreten von Myomrezidiven, nach Tunlichkeit verhindern soll, stammt von Menge. Er rät, beide Uteruskanten hart am Uterus mit fortlaufender Partienligatur so abzubinden, daß für die Versorgung des Uterus nur mehr der Ramus cervico-vaginalis und allenfalls noch der Ramus tubarus der Arteria uterina erhalten bleiben. Sorgfältigste isolierte Unterbindung der Kapselgefäße mit feinem Catgut, Vernähung des Wundbettes in mehreren Etagen, Anlegung durchgreifender Entspannungsdrähte und Deckung der tiefen Nahtreihen durch eine Serosanaht mit Einkrempelung der Ränder können gewiß die Gefahren dieser Operation weitgehend herabsetzen, ein Vorgehen, das auch Miller (New-Orleans) zur Vermeidung der Blutung anrät.

Große Erfahrungen über die Myomektomie scheint Bonney (London) zu haben, der über 220 Fälle von konservativen Myomoperationen zu berichten weiß. Mit einer eigens konstruierten, am unteren Uterinsegmente anzulegenden Klemme werden die Arteriae uterinae komprimiert, so daß, wenn die Ovarialgefäße temporär abgeklemmt werden, die Operation in Blutleere ausführbar ist. Die Klemme faßt beide runden Ligamente mit und ihre Anlegung setzt nur voraus, daß ein Myom in der Cervix vorher entfernt ist. Bevor nicht alle Nähte gelegt sind, wird die Klemme nicht abgenommen. Alle Tumoren werden möglichst von einer einzigen vorderen Uterusincision entfernt, worauf die Incisionsstelle ventrofixiert oder die runden Ligamente verkürzt, bzw. die vordere Uterusfläche durch Peritoneum vom unteren Uterinsegmente bedeckt wird. In seiner jüngsten Serie von 120 Fällen wurden 47mal ein Myom, 73mal multiple Myome, in einem Falle sogar 80 (!) Myome bei einer 35jährigen Frau aus einer in ihrer Größe etwa einer 8monatlichen Schwangerschaft entsprechenden Gebärmutter entfernt. Fast immer wird die Uterushöhle eröffnet, damit kleine submuköse Myome nicht übersehen werden. Für die Hauptnähte wird Seide verwendet.

Auch Giuseppi legt bei der konservativen Myomenucleation darauf Wert, den Schnitt in die vordere Wand des Uterus zu verlegen, um Verwachsungen zwischen Darm und hinterer Uteruswand zu vermeiden. Ihm genügt meist nur die Eröffnung der Kapsel, um das Myom auszuschälen. Wo sich die Grenze zwischen Kapsel und Tumor nicht leicht darstellen läßt, teilt er den Tumor in zwei Hälften. Die Höchstzahl der Myome, die Giuseppi durch Enucleation entfernte, war 19. Der Autor gibt an, daß auch nach Entfernung mehrerer Tumoren der Uterus wieder eine gute Form erlange.

c) Keilresektion.

Ein Mittelding zwischen den konservativen und den radikalen Operationen stellt H. Freunds Keilresektion dar. Von dem Gedanken ausgehend, daß in einzelnen Fällen die Enucleation technisch ungünstig, die Erhaltung eines menstruierenden Uterusrestes aber wünschenswert sei, ist dieses Verfahren ausgearbeitet worden. H. Freund beabsichtigt damit 1. völlige Erhaltung der Adnexe und des menstruierenden Uterus, 2. Aufsuchung aller Myome und Entfernung derselben und 3. Beseitigung hypertrophischer Uteruspartien mit Entfernung veränderter Mucosa zur Schaffung gleichmäßiger Wundverhältnisse. Dies erreicht er dadurch, daß er einen den Scheitel und die Vorder- und Hinterwand des Uterus betreffenden Keil aus der Gebärmutter entfernt, der naturgemäß die Uterushöhle breit eröffnet und ihre Revision gestattet.

d) Excision des Myoms.

Henkel kommt auf Grund anatomischer Untersuchungen zu dem Schlusse, daß die Myomkapsel infolge ihrer schlechten Gefäßversorgung besonders zu postoperativen Infektionen neige, weshalb er an Stelle der Myomenucleation die Excision des Myoms setzt. Bei multiplen Myomen oder submukösen Tumoren geht die Operation ganz von selbst in die Resektion über. Es ist ihm dabei gleichgültig, ob er eine Seitenkante oder die obere Hälfte des Uterus absetzt, und es scheint ihm unbedenklich, ob das Cavum uteri dabei eröffnet werden muß oder nicht, unter der Voraussetzung, daß die Gebärmutterhöhle genügend lange vor dem operativen Eingriffe unberührt geblieben ist. Henkel rühmt dem Verfahren nach, stets die Wundflächen gut zur Vereinigung bringen zu können und der Kranken dabei ein menstruationsfähiges Organ erhalten zu haben. Jedenfalls sind die Wundverhältnisse nach ihm günstiger, als wenn die alleinige Enucleation an mehreren Myomen ausgeführt wird.

Einfache Wundverhältnisse schafft auch die Fundusexcision nach Beuttner, die außer von ihrem Erfinder auch von der Prager Klinik, allerdings in erster Linie bei Adnexen, ferner von Franzosen, wie Lecène, und d'Allaines und vom Mercy-Hospital in Pittsbourgh nach einer Mitteilung von Wallis ausgeführt wird.

Aschner führt in praktischer Verfolgung seiner Vorstellungen über die Notwendigkeit der Menstruation bei noch menstruationsfähigen Frauen mit Myomen die Enucleation, Enucleationsresektion, die vordere und hintere Keilresektion des Uteruskörpers und die quere Fundusresektion aus. Er berichtet über 47 derart ohne Todesfall operierte Fälle und verlegt die Grenze bis zur natürlichen Menopause, ein Vorgehen, das naturgemäß Rezidive mit sich bringen muß.

Peralta und Micholson sehen in der Menstruation der Frau wie Aschner eine so wichtige Funktion, daß sie als das Verfahren der Wahl die operative Entfernung der Myome allein bezeichnen; wo dies nicht angängig ist, treten sie für die partielle Uterusexstirpation mit Erhaltung eines menstruationsfähigen Restes ein.

An meiner Klinik sind in den Jahren 1921—1925 von insgesamt 620 operierten Myomen nur zwölf abdominale Enucleationen vorgenommen worden (nicht ganz 2%). Diese sind ohne Todesfall verlaufen, weil die Indikation eine äußerst strenge gewesen ist. Wenn ich mit diesem geringen Prozentsatze an Enucleationen die Statistiken der Literatur vergleiche, sehe ich allerdings, daß ich besonders sparsam in der Anwendung dieser Operation bin. Dazu haben mich einzelne ungünstige Erfahrungen im Vereine mit dem Umstande gebracht, daß bei Operationen gutartiger Geschwülste höchstgradige Lebenssicherheit oberster Grundsatz unseres Handelns sein muß, nächst dem, daß es keineswegs immer sicher ist, daß die Ursache der Sterilität im Myome gelegen ist. Wesentlich bestimmend für mich, weiter zurückhaltend zu sein, ist die Möglichkeit der Rezidiven. Freilich sind sie bei richtiger Wahl der Fälle herabzudrücken, steigen aber bei einigermaßen largerer Indikation auffallend hoch an und können so belästigend werden, daß eine weitere Operation erforderlich wird.

Olshausen, der neben A. Martin, G. Winter, Engström, Essen-Möller, sich um das Verfahren verdient gemacht hat, hat den Prozentsatz der abdominellen Enucleationen von 14 auf 27% steigern können. In jüngster Zeit berichtet Murray (Liverpool), daß er im Jahre 1922 auf eine Myomektomie acht Hysterektomien machte und in den Jahren 1923—1925 dieses Verhältnis auf 1 : 3,3 verschob.

Olshausen hatte in seinen Fällen noch eine Mortalität von rund 10%, eine Zahl, die mit der von Winter im Jahre 1904 erhobenen Mortalitätszahl von 9% weitgehend übereinstimmt. Die allenthalben im selben Zusammenhange zitierte Statistik von Abuladse mit ihrer Mortalität von über 10% fußt zum Teile auf Fällen, die bis zum Jahre 1880 zurückreichen und ist daher in gewissem Sinne überholt.

In der jüngsten Zusammenstellung von Dame beträgt die Mortalität der abdominellen konservativen Myomoperation nur 1,9%, die der vaginalen 2,3%. Bonney hatte unter 220 Myomektomien 5 Todesfälle (2,9%), Engström unter 433 Enucleationen eine Mortalität von 2,54%, H. H. Schmid unter 88 Fällen 1,2%, Vineberg unter 120 Fällen 0%, ebenso Essen-Möller unter allerdings nur 22 Fällen 0%. Die beste Statistik weist Mayo aus mit 0,8% Mortalität unter 504 Enucleationen. Die neuste Zusammenstellung des Materiales der Klinik Mayo von Masson über 259 abdominelle Myomektomien ergibt nur zwei Todesfälle (0,77%). Da nur in einem einzigen Falle in den letzten fünf Jahren an dieser Klinik eine zweite Operation erforderlich war, ersieht man hieraus, daß eine gute Auswahl der Fälle getroffen wurde. Die Mayo-Klinik befürchtet die Möglichkeit des Zurücklassens ganz kleiner Myome im Uterus nur dann, wenn die Patientin noch nicht 30 Jahre alt ist. Tóth hatte bei 49 Enucleationen submuköser Knoten und 40 Laparotomien bei konservativem Vorgehen je einen Todesfall.

Wie eingangs erwähnt, bleibt die Morbidität dieses Eingriffes auffallend hoch, gibt doch Schmid an, er habe unter 87 Fällen, die den Eingriff überstanden, nicht weniger als 46mal Temperatursteigerung beobachtet, doch kamen septische Allgemeinzustände und bedrohliches Allgemeinbefinden nicht zur Beobachtung, auch war nur eine Thrombose zu verzeichnen.

Verfolgt man die Wandlungen der konservativen Myomoperationen von ihren Anfängen bis zur Gegenwart, so kann es nicht zweifelhaft sein, daß die Kurve dieser Operation hinsichtlich ihrer häufigeren Anwendung, ebenso wie in bezug auf einen gewissen Grad von Lebenssicherheit nach aufwärts führt. Trotzdem muß der Eingriff immer aufs sorgfältigste erwogen werden, und der Operateur muß sich darüber klar sein, ob sein Beginnen bei größtmöglicher Lebenssicherheit auch jenen Erfolg nur einigermaßen verspricht, den sich die Patientin erhofft, und das ist die Erfüllung ihres Wunsches nach Kindern. Demnach wird man Frauen, die über die Mitte der dreißiger Jahre hinaus sind, kaum mehr dieser Operation unterziehen (Giuseppi nimmt als Grenze das 40. Lebensjahr an), weil die Erfahrung lehrt, daß die Konzeptionsfähigkeit solcher Myomträgerinnen in diesem Alter schon sehr gering ist.

Ferner soll man sich zur Richtschnur dienen lassen, bei einer größeren Anzahl von Myomen (im Gegensatze zu Bonney) den ursprünglich konservativen Operationsplan bei geöffneter Bauchhöhle in den radikalen umzuändern, denn sind einmal multiple Geschwülste vorhanden, so steigen die Gefahren dieses Eingriffes, ohne daß die Chancen der Konzeptionsfähigkeit, selbst bei primär gutem Resultate, sich steigern.

Als direkte Kontraindikation hat mit Benthin gegen die konservative Myotomie auch das weitgehende Hineinragen eines interstitiellen Tumors in das Uteruscavum zu gelten, ferner das Ereignis, daß bei Entfernung eines Knotens die Uteruswand durchbohrt oder die Schleimhaut in größerer Ausdehnung freigelegt oder zerrissen wird, Punkte, die ich besonders beherzigenswert finde.

Sehr beachtenswert ist die Feststellung Schmids, daß die Größe der Myome ein Gradmesser für die allfällige Möglichkeit späterer Konzeption ist. Schmid hält, wie aus seiner sorgfältigen Zusammenstellung hervorgeht, jene Fälle, bei denen das Myom Kindskopfgröße oder noch mehr errreicht, für spätere Schwangerschaften für ungeeignet. In erster Linie sind es also kleinere Myome, die man dem Verfahren unterwerfen wird. In Schmids Material aus der Prager Klinik wurden in 63,5% der Fälle Myome von Faustgröße und darüber entfernt, von Engström 18,25% solcher Fälle.

Wie stehen denn nun, so muß man sich fragen, die Aussichten derart operierter Frauen auf eine spätere Konzeption, und ist diese Therapie geeignet, auch in Fällen primärer Sterilität diese zu beheben? Die Statistiken lauten unterschiedlich. Immerhin hatte Schmid unter 87 mit Erfolg operierten Frauen Gelegenheit, bei 8 Frauen zusammen 11 Schwangerschaften zu beobachten, darunter bei vier Frauen mit primärer Sterilität.

Engström konnte in fünf Fällen primäre Sterilität durch diese Operation beheben, und Nyström findet weiter unter den Fällen der Klinik Engström in 26,4% Konzeption, davon in 75% mit ausgetragenen Kindern. Am besten schneidet Rubeška ab, der von allerdings nur acht im Sexualverkehre stehenden Operierten fünf Frauen gebären sah. Petit-Dutaillis sah in 25% der Fälle nach Myomenucleation Konzeption. Masson erwähnt, daß auf 151 verheiratete, konservativ operierte Frauen aus dem Materiale der Mayo-Klinik 23 spätere Schwangerschaften fielen. Banister berichtet über fünf Fälle von Schwangerschaft nach Myomektomie und über einen sechsten, in dem es mehrmals zum Abortus gekommen war, bis nach der Myomektomie das Austragen der Schwangerschaft gelang. Goulliot (Lyon) hat 15 Fälle ein- und mehrmaliger Schwangerschaft nach konservativer abdomineller Myomoperation zusammengestellt. Er schätzt die relative Fertilität der verheirateten Frauen unter 40 Jahren nach der Myomenucleation auf mindestens 25% und glaubt, daß sich diese bei Frauen unter 30 Jahren noch höher stellen dürfte. Benoit-Gonin sah in 20% der Fälle und Achard in 27% nach Myomenucleation Schwangerschaft eintreten. Nach diesen Autoren ist die Myomenucleation dort vorzuschlagen, wo Wunsch nach Konzeption besteht. Von 34 verheirateten Frauen aus dem Materiale Murrays haben sieben (20,6%) nach Myomektomie im ganzen neun Kindes geboren, zwei eine Fehlgeburt mitgemacht. Bonney gibt an, daß die Funktion der myomektomierten Uterus stets zufriedenstellend war und daß es zu einer Anzahl normaler Geburten kam, davon eine nach Enucleation von 21 Myomknoten. Von 224 myomektomierten Fällen des Mercy-Hospitals in Pittsbourgh waren nach der Statistik von E. A. Wallis 14 Frauen vor der Operation 3—7 Jahre kinderlos verheiratet gewesen, die dann ohne Störung schwanger wurden. Winter berichtet über 30 Fälle von späteren Schwangerschaften nach diesem Eingriffe. Sechs Fälle davon betrafen abdominelle Enucleationen mit mehrfachen Eröffnungen der Uterushöhle, sowie schwereren Verletzungen der Muskulatur, wobei die Schwangerschaft ohne Unterbrechung ausgetragen wurde.

Trotz dieser günstigen Erfolge muß die Möglichkeit der Atonie, Placenta accreta, gehäufter manueller Placentalösung und die der Narbenruptur im Auge behalten werden. Derartige Fälle sind von Gouillod und Döderlein mitgeteilt worden.

Einer der wundesten Punkte der konservativen Myomoperationen ist die Rezidivgefahr. Diese besteht sogar nach Entfernung solitärer Myome. Sie schwankt bei der verschiedenen Auswahl der Fälle durch die einzelnen Operateure zwischen rund 1 und 30%. Das sind Zahlen, die deswegen so different sind, weil die Nachuntersuchungen nur zum Teile von den Operateuren selbst vorgenommen worden sind, zum Teile über Ersuchen der Operateure von den Hausärzten der Betreffenden stammen, oder weil die Angaben über das Wohlbefinden von den Frauen selbst herrühren. Mit Essen-Möller halte ich nur solche Statistiken für verwertbar, die auf den persönlichen Untersuchungen des Operateurs aufgebaut sind.

Nach den Erfahrungen französischer Autoren scheinen sich im allgemeinen 10 Jahre nach der Enucleation Rezidive zu bilden, welche dann mit Erfolg der Bestrahlung zugeführt werden können, ein Vorgehen, das auch Masson bei alten Frauen empfiehlt.

Gegen die zu ausgedehnte Anwendung der konservativen Myomoperation scheint auch ein von Le Fort mitgeteilter Fall eines Cervixmyoms bei einer 34jährigen Kranken zu sprechen, bei der vier Jahre nach Entfernung dreier kleiner und eines kindskopfgroßen Myoms ein höckeriges, 2—3 Finger breit den Nabel überschreitendes Myom festgestellt wurde. Vaginal war weder ein Scheidengewölbe, noch eine Spur von Cervix oder Muttermund zu fühlen. Bei der Laparotomie konnte man nur durch allmählich von der Mitte des Tumors ausgehendes Morcellement in das vordere Scheidengewölbe gelangen. Die Schwierigkeiten erklärten sich dadurch, daß das Korpus ungefähr normal groß war, während der beschriebene Tumor aus der enorm vergrößerten Cervix stammte.

Die Rezidivfreiheit garantiert natürlich noch keineswegs die Beschwerdefreiheit. Auch darf man nicht vergessen, daß Fortbestand starker Blutungen beobachtet wird, und die Operationen aus diesem Grunde notwendig werden können. Aber auch subjektive Beschwerden können weiter bestehen. Allerdings gibt Schmid aus seinem Materiale an, daß von 56 Frauen, von welchen Nachricht zu erhalten war (davon nur 26 persönlich untersucht) 73% subjektiv vollkommen beschwerdefrei und 93%, wenn auch mit leichten Beschwerden, so doch vollkommen arbeitsfähig wurden. Schöpp findet in Menges Material 71% Beschwerdefreiheit. Waliss dagegen fand bei 14 Fällen nach der Myomektomie Fortbestand von Dysmenorrhöe und Menorrhagien, so daß nachträglich noch in einem Falle eine Hysterektomie, in acht Fällen Radiumbestrahlung vorgenommen werden mußte.

Was das Auftreten von Rezidiven betrifft, wird man am besten gehen, wenn man die Zahl der Rezidive mit Winter, Schmid und Schöpp zwischen 7 und 9% annimmt.

Als positiver Erfolg des Verfahrens ist auch der Umstand zu buchen, daß in einer größeren Reihe von Fällen (65% in Schmids Material) die früher starke Regel sich in durchaus erträglichen Grenzen hält oder sogar schwach wird.

Ich möchte nicht verfehlen, hervorzuheben, daß meines Erachtens nach Sinn und Zweck der konservativen Operationen dann ganz verfehlt wird, wenn die Adnexe sich in einem schlechten Zustande befinden. Denn nicht die Erhaltung der Menstruation, sondern nur die begründete Aussicht auf spätere Schwangerschaften gibt diesen Methoden ihre Berechtigung.

Über die Ergebnisse der Excision und Resektion liegen zu kleine Zahlen vor, als daß sie bindend wären, doch sei erwähnt, daß H. Freund in einem seiner Fälle von Keilresektion eine Schwangerschaft und Geburt am normalen Ende erlebt hat. Henkel hat von 350 wegen Myoms operierten Frauen 67 durch Excision und Resektion behandelt (19%), ohne daß auch nur ein Fall gestorben ist. Das sind beachtenswerte Resultate. In dem Materiale von Waliss mußte allerdings bei 14 Fällen von Fundusresektion später dreimal Hysterektomie, zweimal Radiumbehandlung ausgeführt werden.

Ich glaube nicht, daß das Verfahren der Keilresektion und Excision in weiteren Kreisen Anhängerschaft finden wird. Seine Berechtigung ist auch gegenüber der Enucleation eine wesentlich geringere, erstrebt doch jene nur die Erhaltung eines menstruationsfähigen Uterus, diese eines konzeptionsfähigen an. Für die Erhaltung eines Uterusstummels aber stehen uns ungefährlichere, vor Rezidiven sichernde Verfahren, vor allem die hohe supravaginale Amputation zur Verfügung.

e) Supravaginale Amputation.

So interessant die Wandlungen sind, welche die supravaginale Amputation des Uterus erfahren hat, so muß ich mir doch versagen, eine eingehende Schilderung dieser Wandlungen zu geben, da sie zum großen Teile nurmehr historisches Interesse haben. Der gewaltige Schritt, den die supravaginale Amputation von einer gefährlichen zu einer recht lebenssicheren Operation gemacht hat, dünkt uns heute als etwas Selbstverständliches, und doch haben sich die besten Köpfe ihrer Zeit lange vergeblich bemüht, Schritt für Schritt die Gefahren abzubauen, die der Methode anhafteten.

Es genüge darauf hinzuweisen, das zunächst die supravaginale Amputation mit extraperitonealer Stumpfversorgung in Nachahmung der Spencer-Wellsschen Methode von Péan und Koeberlè vorgenommen worden ist, wobei zahlreiche Methoden der Fixierung des Stumpfes (Drahtschlingen, Stahlnadeln, eigenartig konstruierte Klammern) ersonnen worden sind. Trotzdem hatte diese Methode die Gefahr der Blutung und des Einfließens putrider Sekrete des Stumpfes in die nicht abgeschlossene Bauchhöhle.

Es war ein großer Fortschritt, als Hegar nach der Empfehlung von Kleberg nicht nur mit einer elastischen Ligatur das Collum abschnürte, sondern auch durch Seidennähte dasselbe an das Peritoneum parietale fixierte, so daß der Stumpf, von der Bauchhöhle abgeschlossen, derselben nicht mehr gefährlich werden konnte. Fast alle Operateure haben Hegars Methode angenommen, da sie sich nicht zum intraperitonealen Verfahren entschließen konnten, ja trotz der offenkundigen Nachteile kehrten einzelne Autoren sogar von der intraperitonealen zur extraperitonealen Methode zurück. Ihr haftete immer noch, auch in den neunziger Jahren des vergangenen Jahrhunderts eine erhebliche Gefahr an, wenn auch die Mortalität nach einer Zusammenstellung Hauks aus dem Jahre 1895 nur mehr 8—9% betrug. Die Schwierigkeit, in einzelnen Fällen bei festem Beckenboden und bei Verwachsungen den Stumpf extraperitoneal zu fixieren, die lange Heilungsdauer, die Notwendigkeit der Nachbehandlung, die Gefahr der Verblutung und Sepsis und schließlich das Zurückbleiben von Bauchdeckenfisteln und Bauchnarbenbrüchen haben notwendigerweise dazu geführt, die extraperitoneale durch die intraperitoneale Stumpfbehandlung zu ersetzen.

Die intraperitoneale Stumpfbehandlung, die zu jenen guten Ergebnissen geführt hat, derer wir uns heute mit Recht erfreuen, ist für immer an die Namen Chrobak, Schröder, Hofmeier, A. Martin, Zweifel u. a. geknüpft.

Retroperitoneale Stielversorgung.

Das Verfahren, welches mein Lehrer Chrobak beschrieben und nach Olshausens Ausspruch am vollkommensten gestaltet hat, ist von seinem Schöpfer als retroperitoneale Stielversorgung bezeichnet worden. Chrobaks Methode wird an meiner Klinik als Normalverfahren bei der Amputatio supravaginalis geübt. Das Wesen seiner Methode ist, die ganze durch die Operation gebildete Wundfläche hinter das Peritoneum zu verlegen; daher der Name retroperitoneale Methode.

Eine Amputatio uteri supravaginalis gestaltet sich nach der Chrobakschen Methode mit den durch die Erfahrungen notwendig gewordenen Abänderungen, wie ich sie heute übe, etwa folgendermaßen:

Die Bauchhöhle wird in der größten Mehrzahl der Fälle durch Längsschnitt, nur ausnahmsweise bei kleineren Myomen, bei denen aus irgendeinem Grunde die vaginale

Operation nicht möglich ist, durch Querschnitt eröffnet. Der Längsschnitt reicht bei größeren Tumoren von der Symphyse bis zum Nabel, ja auch über denselben hinaus, da ich keine Verkleinerung des Myoms vornehme und auch in den meisten Fällen das Anhaken des Myoms oder das Fassen mit Bohrern vermeide, da ich die Möglichkeit, das Bauchfell von einem etwa infizierten Myome aus zu verunreinigen, ganz ausschließen will.

Über die Zerstückelung und Entleerung großer Myome per laporatoriam fehlen mir eigene Erfahrungen, doch rühmt ihr Sellheim Ausgezeichnetes nach.

Zwei Spatel halten die Bauchdecken auseinander, der Tumor wird vorgewälzt, die Gedärme hinter ihm werden durch Kompressen aus dem Operationsfelde geschoben, was durch die stets anzuwendende Beckenhochlagerung erleichtert wird. Es folgt die Inspektion der Adnexe, die ich, wenn eine supravaginale Amputation in Aussicht genommen ist, zum mindesten auf einer Seite belasse, während ich, wenn beide Adnexe mitentfernt werden müssen, die Totalexstirpation übe, wovon noch zu reden sein wird. Es kann ratsam sein, aus technischen Gründen, wenn das Ovarium sehr eng an den Uterus herangezogen ist, auch normale Adnexe auf einer Seite zu entfernen. Doch soll man die Entfernung der Adnexe nicht leicht nehmen, sondern trachten, mindestens ein Ovar, dieses so wichtige Organ, nach Möglichkeit zu belassen. Können die Adnexe zurückbleiben, so werden sie in der Weise versorgt, daß provisorisch eine Klemme an das uterine Ende der Tube und des Ligamentum ovarii proprium und etwa 1 cm daneben uterinwärts eine zweite Klemme zwecks Vermeidung des Blutrückflusses gelegt wird, zwischen denen man das Gewebe durchschneidet. Ob man schon in diese beiden Klemmen das Ligamentum rotundum mitnimmt, oder ob man es mit einer nächsten Klemme faßt, hängt davon ab, ob Tube, Ligamentum ovarii proprium und Ligamentum rotundum nahe beieinander verlaufen, oder ob sie auf einen breiten Raum verteilt sind, so daß die Klemme zu viel Gewebe zu fassen hätte und die Versorgung mit einer zu starken Massenligatur geschehen müßte.

Nachdem dasselbe auf der anderen Seite ausgeführt ist oder nachdem auf der anderen Seite, wenn die Abtragung der Adnexe notwendig ist, das Ligamentum infundibulo-pelvicum zwischen Klemmen durchtrennt und das Ligamentum rotundum ebenfalls zwischen Klemmen isoliert durchschnitten worden ist, wird der Uterus zwerchfellwärts gezogen. Dadurch spannt sich die Plica vesico-uterina als sicht- und leicht abhebbare Falte an. Sie wird mit der Pinzette hochgehoben und nun in querer Richtung durchtrennt. Dabei ist es wesentlich, daß zunächst nur das Peritoneum durchtrennt wird, und daß die Durchschneidung desselben von der am Ligamentum rotundum der einen Seite liegenden Klemme zur Klemme der anderen Seite vollkommen durchgeführt wird. Nur so, wenn auf diese Weise ein vollständig freier Peritoneallappen gebildet wird, ist es möglich, durch sanften Druck mit dem Stieltupfer ihn so weit nach abwärts zu verschieben, wie man es braucht. Eine eigentliche umfangreiche Ablösung der Blase ist bei der typischen supravaginalen Amputation nur in ganz geringem Umfange notwendig. Es ist auch nicht tunlich, künstlich einen Hohlraum zu bilden, dadurch, daß man die Blase zu weit nach unten ablöst, in den es parenchymatös hineinbluten kann, ohne daß man drainiert. Daher hat die Ablösung der Blase nur an ihrer Anhaftungsstelle zu geschehen, was sich ganz einfach bewerkstelligen läßt, da nur wenige Scherenschläge dazu nötig sind. Man kann mit dem Finger fühlen, wenn man es nicht bei genügender Übung mit dem Auge sieht, ob die Ablösung der Blase hinreichend durchgeführt ist, um die Cervix ohne Gefährdung der Blase versorgen zu können.

Nachdem nunmehr der vordere Peritoneallappen gebildet ist, wird der Uterus stark symphysenwärts gedrängt und angehoben. Nun wird ein hinterer Peritoneallappen nach der Chrobakschen Methode gebildet. Diese Bildung zweier Lappen, von denen der hintere immer kleiner ist als der vordere, bezeichnet Chrobak als das Wesen seiner Methode. Da an der hinteren Fläche des Uterus das Peritoneum fest an der Muskulatur haftet, und zwar am stärksten in der Mittellinie, während nach den Seiten zu dasselbe wieder verschieblicher wird und dort bereits gut beweglich ist, wo es an den Seitenkanten des Uterus die Gefäße deckt, so folgt daraus, daß die Bildung des hinteren Peritoneallappens in der Mitte schwieriger als an den Seiten zu bewerkstelligen ist. Es muß daher der Peritoneallappen in der Mitte aus Peritoneum und einer dünnen Schichte der darunterliegenden Muskulatur gebildet, und zwar am besten mit dem scharfen Messer formiert werden, während er gegen die Seiten zu, wo er aus dem hinteren Blatte des Ligamentum latum besteht, dünner wird. An den Seiten darf die quere Incision nicht zu tief in das Gewebe reichen, da man sonst die dahinter liegenden Gefäße, Arterien und Venen trifft. Die Höhe, in der der hintere Peritoneallappen abgesetzt werden soll, entspricht etwa jenem Niveau, in dem die Klemmen an den Adnexen liegen. Durch sanften Druck mit dem Stieltupfer wird nun der Lappen nach abwärts geschoben. Da derselbe in der Mitte nicht nur aus Peritoneum, sondern auch aus Muskulatur besteht, pflegt es meist aus ihm zu bluten, ein Vorkommnis, das zunächst vernachlässigt wird und erst bei Versorgung des Stumpfes zu berücksichtigen ist.

Trennt man nun mit einer Schere an den Seitenkanten des Uterus das dünne Bindegewebe des Ligamentum latum bis auf die Gefäße durch, so ist der Uterus schlank gestielt und an seinen Kanten liegen die Gefäße sichtbar bloß.

Jetzt ist die Operation so weit gediehen, daß die Unterbindung der Gefäße erfolgen kann. Chrobak hat in seiner Originalarbeit über dieses Verfahren das möglichst tiefe Absetzen der Cervix damals deswegen befürwortet, weil er die Gefahr der Infektion des Bauchfelles, welche die Auslösung der Cervix aus der Scheide mit sich bringen kann, vermieden wissen wollte. Demnach benützte er den unteren Teil der Cervix geradezu zum Abschluß der Scheide und umstach beiderseits die Arteriae uterinae scharf am Scheidengewölbe. Energisches Ausbrennen des Halskanales schloß er an. Diese Methode unterscheidet sich also hinsichtlich der zurückbleibenden Cervix nur mehr wenig von einer Totalexstirpation.

Heute gilt als Grundsatz, daß bei der supravaginalen Amputation, ganz besonders bei der höheren supravaginalen Amputation, der aufsteigende Ast der Uterina allein unterbunden wird, nicht aber das Hauptgefäß, weil es geschehen könnte, daß der Stumpf sonst der Nekrose verfällt. Dort, wo man supravaginal amputiert, wo also eine gestielte Cervix zurückbleibt, hat es keinen Sinn, einen Stumpf zurückzulassen, der mangelhaft ernährt wird.

Es wird also in der Höhe des inneren Muttermundes oder etwas darüber die Uterina in der Weise ligiert, daß eine scharfe kräftige Nadel durch die Seitenkante des Uterus entweder von hinten nach vorne oder von vorne nach hinten, je nach der Zugänglichkeit (rechts meist von hinten nach vorne, links von vorne nach hinten) so gestochen wird, daß die Nadel nicht allein die Gefäße, sondern auch die Randpartien der Cervixmuskulatur mitfaßt (s. Abb. 30). Die Ligatur bekommt dadurch einerseits einen Halt und andererseits anämisiert sie die in die Ligatur einbezogenen Partien der Cervixmuskulatur. Selbstverständlich darf diese Durchstechung weder den vorderen, noch den hinteren Lappen irgendwie mitfassen, sondern nur die Seitenkanten der ihres Peritoneums vorn und hinten entblößten Cervix enthalten. Nachdem diese beiden Ligaturen in gleicher Höhe gelegt und die Fäden durch je eine Fadenklemme fixiert sind, wird die Cervix etwas tiefer in der Medianlinie mit einer Kugelzange gefaßt und nunmehr einige Millimeter bis einen

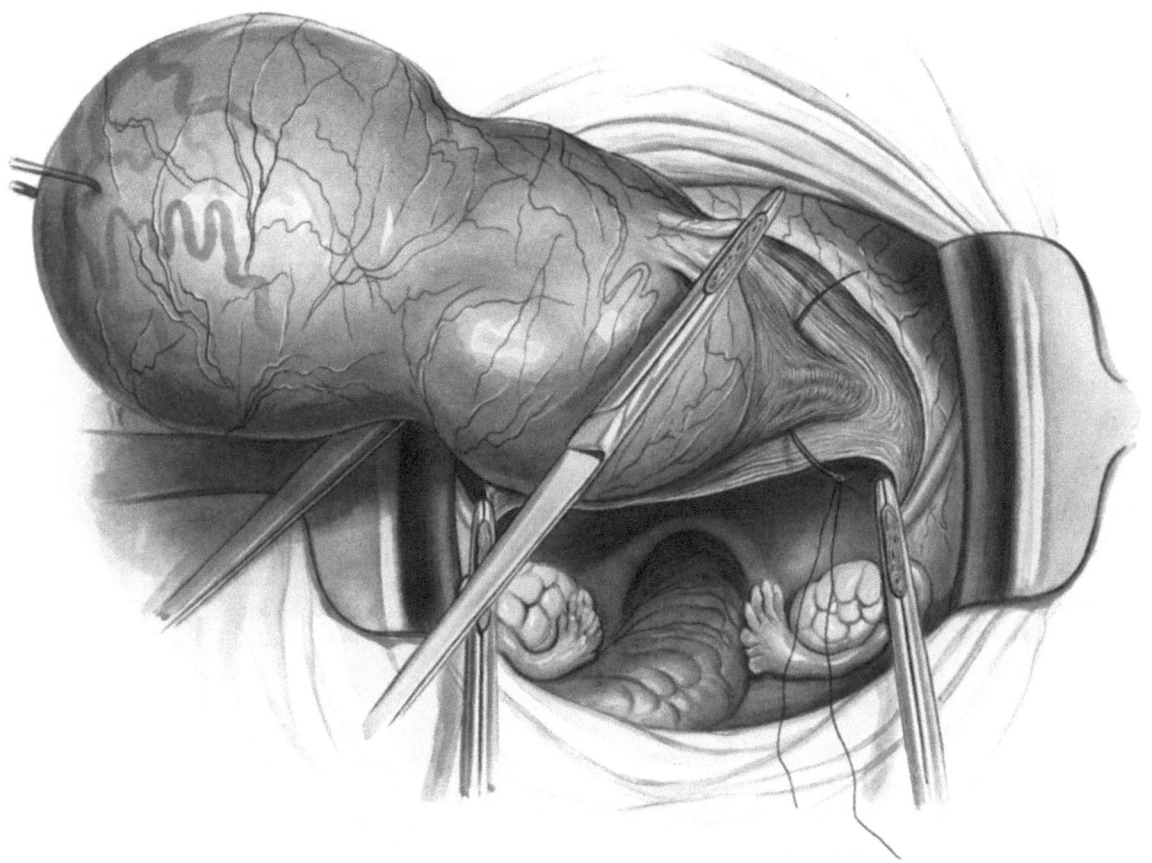

Abb. 30. Durchstechung des uterinen Gefäßbündels unter Mitfassung der Kantenpartien der Cervixmuskulatur.

halben Zentimeter oberhalb der Gefäßligatur des Uterus nicht durch einen V förmigen oder durch einen dachziegelartigen, sondern durch einen vollkommen senkrecht auf die Längsachse verlaufenden Schnitt mit dem Messer abgesetzt.

Auf dem Querschnitte des Stumpfes sieht man seitlich die ligierten und bei entsprechend zugezogener Ligatur nicht mehr blutenden aufsteigenden Äste der Arteriae uterinae, sowie in der Mitte den Querschnitt des Cervicalkanales. Ist der Stumpf etwas größer oder ist die Absetzung als hohe supravaginale Amputation vorgenommen worden, so kommt es nicht selten vor, daß es trotz der beiderseitigen Unterbindung der Uterinae aus kleineren und größeren Gefäßen und Gefäßchen blutet, namentlich, wie erwähnt, im Bereiche der hinteren Circumferenz des Cervixstumpfes.

Folgende Sicherung nun ist zur Vermeidung von größeren Nachblutungen und kleineren, allenfalls als Stumpfexsudat in Erscheinung tretenden Blutungen ratsam (s. Abb. 31). Sie besteht darin, daß zunächst die Uterinae an den Seitenkanten nochmals und zwar in der gleichen Weise, etwas unterhalb der ersten Ligatur umstochen werden. Diese Umstechungen allein genügen aber nicht, um eine vollkommene Blutleere am Querschnitte des Stumpfes zu erzielen, vielmehr ist hierzu notwendig, daß durch eine Anämisierungsnaht auch die hintere Circumferenz des Stumpfes in der Weise versorgt wird, daß man rechts hinten am Stumpfe die Nadel von außen nach innen einstechend,

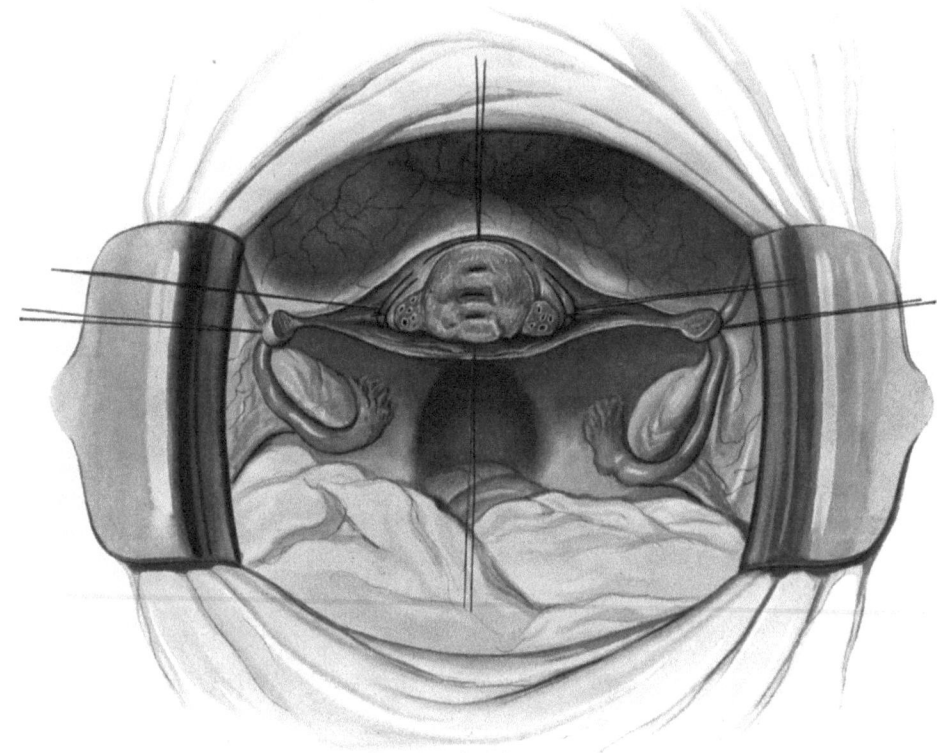

Abb. 31. Amputationsstumpf mit den typischen Umstechungen.

unter Vermeidung des Mitfassens des Cervicalkanales nunmehr von innen nach außen an der linken Seite aussticht und die Naht möglichst tief knotet, während der Assistent den hinteren Rand des Stumpfes mit einer Pinzette oder Kugelzange hochhält. Auch dabei ist zu vermeiden, daß der hintere Peritoneallappen mitgefaßt wird. Ob man eine gleiche Anämisierungsnaht auch noch im Bereiche der vorderen Circumferenz des Stumpfes anlegt oder nicht, hängt vom Blutreichtume und der Größe des Stumpfes ab. Ist er in dieser Weise versorgt, so kann kein größeres Stumpfexsudat entstehen.

Die Gefahr der Nekrose des Stumpfes fällt dann fort, wenn man den Uterus nicht zu tief amputiert. Eine allzutiefe Amputation mit Belassung eines sehr kleinen Stumpfes halte ich, wie gesagt, nicht für richtig. Ist man zu einer solchen, beispielsweise durch die Tiefenentwicklung des Myoms, gezwungen, dann eignet sich der Fall wesentlich besser zur Totalexstirpation.

Nunmehr erfolgt die Versenkung des Stumpfes nach der retroperitonealen Methode folgendermaßen: Im wesentlichen besteht die Versorgung in der Anlegung zweier Tabaksbeutelnähte oder Schnürnähte, die am hinteren Lappen beginnend, am vorderen Lappen enden (s. Abb. 32). Die Einzelheiten sind die folgenden: wird beispielsweise die linke Hälfte des Bauchfelles zunächst versorgt, so faßt die mit einem langen Faden beschickte Nadel links von der Mittellinie den hinteren Peritoneallappen nahe seinem Rande und nimmt, sich immer längs des freien Randes des hinteren Peritoneallappens haltend, das

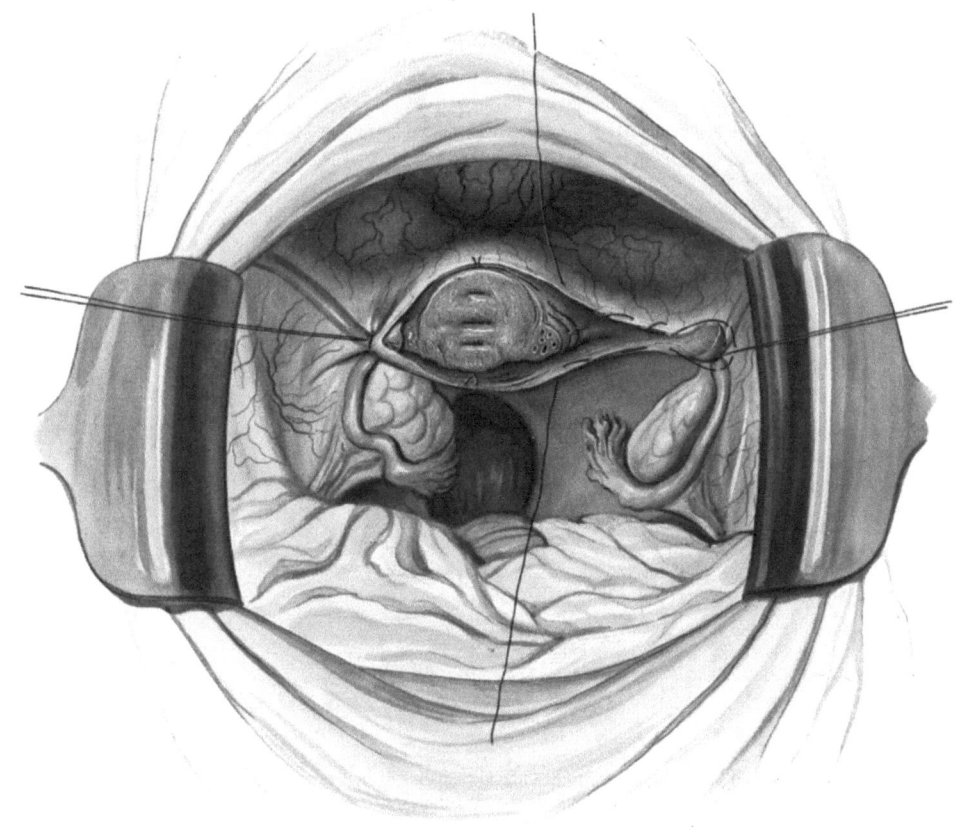

Abb. 32. Retroperitoneale Stumpfversorgung.
Rechts ist die Art der Anlegung der halben Tabaksbeutelnaht dargestellt, links ist sie bereits geknotet.

Gewebe auf, bis die Nadel auf diese Weise das Peritonealblatt bis in unmittelbare Nähe der Adnexstümpfe in die Schnürnaht genommen hat. Nun wird die Nadel oberflächlich hinter den geknoteten Adnexstümpfen durchgeführt, kommt hierauf nach vorne, nimmt das Ligamentum rotundum auf und faßt den Rand der Blase in sich. Zieht man nun diese Naht zusammen, die noch vor der Mittellinie endet, so zieht sich auch das Peritoneum dieser Seite wie ein Tabaksbeutel zusammen, wobei der Stumpf des Ligamentum rotundum und jener der Adnexe ganz von selbst oder höchstens durch leichten Druck mit der Pinzette sich einstülpen lassen, so daß ein spiegelblankes Bauchfell die Operationsstelle bedeckt, das die Adnexe bzw. deren Stümpfe an jener Stelle enthält, an der sie normalerweise liegen. Indem nun derselbe Vorgang auf der anderen Seite eingehalten wird, bleibt nach Zuziehen der zweiten Schnürnaht noch ein Spalt zwischen vorderem und hinterem Peritoneallappen, der durch einige Knopfnähte verschlossen wird, deren um so weniger anzulegen sind, je näher sich die Tabaksbeutelnähte der Mitte näherten (s. Abb. 33).

Auf diese Weise ist der Stumpf retroperitoneal gedeckt, ohne daß Peritonealnaht und Wunde, respektive Öffnung des Cervixstumpfes direkt aufeinander zu liegen kommen.

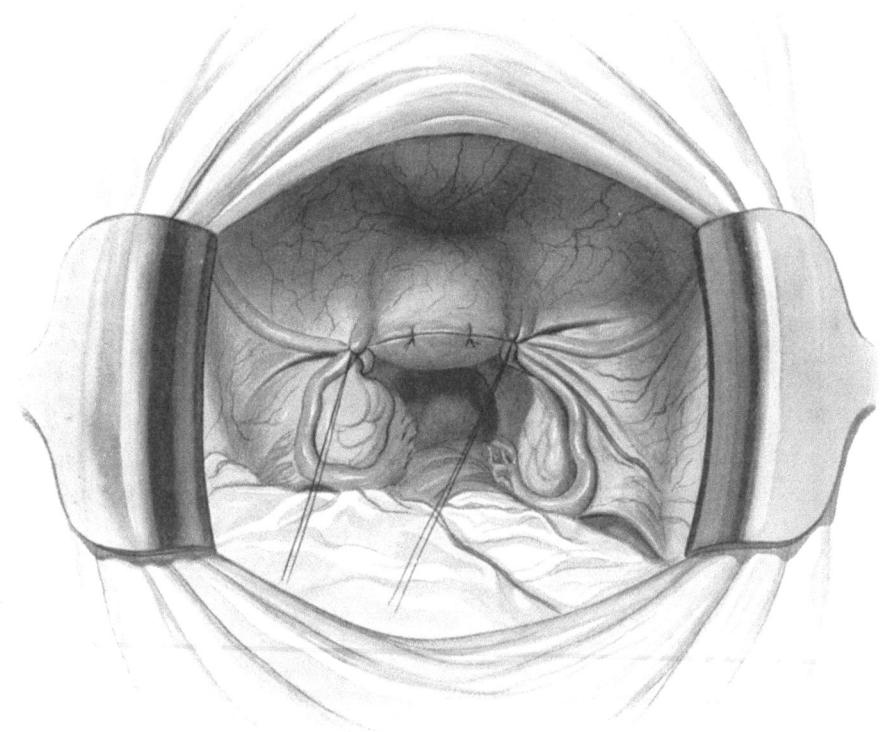

Abb. 33. Der zwischen den beiden halben Tabaksbeutelnähten bestehende Spalt zwischen vorderem und hinterem Peritoneum ist durch Knopfnähte verschlossen.

Der Stumpf bleibt beweglich, ist nicht mehr mit der Bauchhöhle in Verbindung und das Bauchfell zeigt nicht mehr als 3—5, höchstens 6 Knöpfe als einzigen Rest der vorgenommenen Operation. Der Anblick nach der Operation ist etwa der eines kleinen Uterus mit nahe an den Fundus herangezogenen Adnexen.

Bei dieser Art von Chrobaks Tabaksbeutelnaht ist natürlich darauf zu achten, daß man dort, wo man das hintere Peritoneum in der Nähe des Ureters auffädelt, nur die oberflächlichste Schichte fassen darf, damit nicht der Ureter in die Fadenschlinge komme. Ebenso muß man sich bei der Einbeziehung des Adnexstumpfes, bzw. der Adnexe in die Tabaksbeutelnaht hüten, eines der größeren Gefäße anzustechen, um nicht eine stärkere Blutung und ein Hämatom zu erzeugen.

Die Wahl des Nahtmateriales halte ich nicht für ausschlaggebend für den Erfolg. Man kann auch mit Seide ebenso gute Resultate erzielen wie mit dem resorbierbaren Catgut und ich habe viele Jahre Seide verwendet, ohne Schaden zu sehen.

Bei der Versorgung des Stumpfes muß man sich, wenn man Seide benützt, wohl hüten, mit den Anämisierungsnähten die Schleimhaut des Cervicalkanals mitzufassen. Geschieht dies, so haben die Frauen lange Zeit hindurch einen lästigen Ausfluß, eine Art Fremdkörpereiterung, hervorgerufen durch den im Cervicalkanale liegenden und noch nicht abgestoßenen Seidenfaden. Deswegen ist vielleicht die Anwendung von Catgut vorzuziehen.

Einige Beobachtungen von Einwanderung von Seidenfäden in die Harnblase mit konsekutiver Steinbildung lassen es ratsam erscheinen, dort ebenfalls nur Catgut zu verwenden, wo in unmittelbarer Nähe der Blase Umstechungen auszuführen sind.

Während Chrobak noch in früheren Zeiten und mit ihm zahlreiche andere Operateure den Cervicalkanal ausgebrannt, bzw. dann drainiert haben, wird heute kaum je dieses Verfahren geübt, da es nicht notwendig ist.

Wie Chrobak selbst in seiner Originalarbeit im Jahre 1891 betont hat, hat sein Verfahren eine gewisse Analogie mit der von Hofmeier empfohlenen Peritonealverschließung, und liegt das Wesentliche der Verschiedenheit nur in der Abpräparierung der Peritoneallappen und der hierdurch ermöglichten Inkongruenz der Peritonealnahtlinie und der Wunde. Chrobak bildet ungleiche Lappen, Hofmeier große Lappen, die einander überdecken.

Um die Zeit, da die supravaginale Amputation an Lebenssicherheit gewann, um mit dem Aufschwunge der operativen Gynäkologie überhaupt immer mehr geübt zu werden, sind zugleich Modifikationen, die mehr oder minder wichtige Einzelheiten des Verfahrens betrafen, von den verschiedensten Operateuren angegeben worden. Zweifels Partienligatur hat die Lebenssicherheit der Methode wesentlich gefördert und auch Leopold, Albers, Schmalfuß, Baer, Richelaut, A. Martin, Fritsch, Kelly, Faury, Albert haben sich um die Ausbildung und Durcharbeitung verschiedener Detailfragen verdient gemacht. Heute, da uns eine lange Spanne Zeit von jenen Jahren trennt, da am Ausbau der Methode noch zu arbeiten war, ist es nicht mehr wesentlich, die Abweichungen, in denen sich die einzelnen Verfahren unterscheiden, gesondert zu besprechen. Es sei diesbezüglich auf die erste und zweite Auflage dieses Handbuches verwiesen.

Intraperitoneale Stumpfversorgung.

Da, wie ich sehe, in Deutschland und Österreich weniger die Methode Chrobaks als die an den Namen Schröder geknüpfte Methode geübt wird, möchte ich auch diese schildern. Auch sie hat selbstverständlich im Laufe der Jahre, wie Chrobaks Methode, Veränderungen erfahren und wird heute etwa in folgender Weise ausgeführt:

Nachdem die Adnexe und die Ligamenta rotunda beiderseits versorgt sind, wird das Blasenperitoneum von der einen Klemme bis zur anderen Klemme des Ligamentum rotundum durchtrennt und die Blase so weit abgeschoben, als es notwendig ist. Nachdem die Seitenkanten des Uterus freigelegt sind, was zum Teil scharf, zum Teile mit dem Stieltupfer geschieht, wird die Unterbindung der Arteriae uterinae vorgenommen. Einzelne Autoren machen diese isoliert, andere fassen, wie ich, die Cervix mit, wodurch diese nicht nur immer anämisiert, sondern auch das Abgleiten der Ligaturen verhindert wird. Nachdem diese beiden Ligaturen gesetzt sind, wird nach der Schröderschen Methode die Absetzung des Uteruskorpus keil- oder trichterförmig vorgenommen. Es wird also kein hinterer Lappen gebildet, sondern der Stumpf wird in sich durch Vernähung der hinteren mit der vorderen Wand durch einige Knopfnähte geschlossen. Dabei ist zu vermeiden, daß zu viele Nähte angelegt werden, weil sonst der Stumpf nekrotisch werden kann. Nunmehr kann die Peritonealisierung erfolgen, die entweder ähnlich der Chrobakschen Methode durch Tabaksbeutelnaht vollzogen wird, wobei in der Mitte durch Hinüberziehen des Blasenperitoneums über die Einstülpungsnähte der Cervix die Wundlinie gedeckt wird, oder aber man beginnt mit der Peritonalisierung bei den Spermatikalgefäßen, dieselbe durch fortlaufende oder Knopfnähte nach der Medianlinie zu weiterführend, worauf auf der anderen Seite dasselbe zur Ausführung gelangt. Ob man eine Tabaksbeutelnaht oder eine andere Form der Decknaht ausübt, hängt abgesehen von der Neigung und Übung des Operateurs auch von der Beweglichkeit und der Größe des verfügbaren Lappens ab. Die Schrödersche Methode der keil- oder trichterförmigen Excision des Cervixstumpfes erübrigt die Bildung eines hinteren Peritoneallappens. Man hat seinerzeit in dieser Art der Operation die Gefahr eines leichteren Übergreifens einer Infektion von der Cervix auf das Peritoneum erblickt und gerade deswegen der Chrobakschen Methode, bei der die Cervicalhöhle nicht mit der Decknaht zusammenfällt, den Vorzug gegeben. Auch ich halte diese Methode für besser, gebe aber zu, daß auch die Schrödersche Methode in der Hand des Geübten ausgezeichnete Ergebnisse liefert.

Olshausens Verfahren gleicht nach seinen eigenen Worten am meisten und in allen wesentlichen Punkten dem Chrobaks, weshalb ich es nicht eigens beschreiben muß.

Erwähnen will ich noch die „Hysterectomie abdominale par décollation", die Faure angegeben hat, und welche sich nach Olshausens Urteil — mir fehlen eigene Erfahrungen — für kleinere Tumoren gut eignen soll. Die Abweichung der Methode liegt darin, daß zunächst bei dem stark über die Symphyse gezogenen Uterus von hinten her oberhalb der Insertion der Sakrouterinligamente die Cervix durchschnitten wird. Dabei fällt die Schere in die Plica vesico-uterina, ohne die Blase zu verletzen. Sodann werden die Ligamenta lata, infundibulo-pelvica und Arteriae uterinae versorgt.

So manche Frage, die damals die Gemüter erregte, so mancher Punkt, der seinerzeit als entscheidend für das Schicksal der Operierten angesehen worden ist, hat sich in der Folgezeit doch nicht als so wesentlich erwiesen. Dagegen ist es wesentlich, daß man die supravaginale Amputation etwas über dem inneren Muttermunde oder mindestens in dessen Höhe ausführt und nicht einen so kleinen Stumpf zurückläßt, daß eigentlich die Amputation über dem äußeren Muttermunde geschieht. Wenn man dies tut, dann nähert man sich der Totalexstirpation, ohne aber die Drainagemöglichkeit dieses Verfahrens zu erzielen, und hat eigentlich damit keine befriedigende Arbeit geleistet. Geht man so tief hinunter, dann muß man den Hauptstamm der Arteria uterina freilegen, um die Gefahr der Nachblutung und die der Stumpfexsudate zu vermeiden. Ligiert man höher oben an der Uteruskante, dann bleibt, wie Zweifel betont hat, der Ramus cervico-vaginalis erhalten und damit der Uterusstumpf so blutreich, daß seine einfache Übernähung nicht zur Blutstillung genügt. Die einfache Übernähung kann nur dort genügen, wo der Hauptstamm der Uterina ligiert ist, was aber technisch wieder nur bei tiefer Absetzung des Uterus, die ja nicht wünschenswert ist, geschehen kann.

Das Verfahren, wie wir es üben, schont den Hauptstamm der Arteria uterina und verhindert durch die beschriebenen Anämisierungsnähte die Entstehung von Nachblutungen bzw. Stumpfexsudaten. Will man noch einen allenfalls funktionierenden Rest der Mucosa corporis uteri erhalten, so kann man den größeren Uterusstumpf sehr wohl nach diesem Verfahren behandeln, ohne große Stumpfexsudate oder Nachblutungen fürchten zu müssen, wie Zweifel zuerst gezeigt hat. Wir machen gelegentlich von der hohen supravaginalen Amputation, wenn die psychische Einstellung der Patientin nach Erhaltenbleiben einer Periode geht, bei jungen Frauen Gebrauch. Die peritoneale Deckung dieses größeren Stumpfes durch Tabaksbeutelnaht hat sich immer klaglos durchführen lassen.

Der Vollständigkeit halber sei erwähnt, daß Palma bei Frauen im gebärfähigen Alter folgende Art der hohen supravaginalen Amputation vorschlägt: Nach Freilegung der Uteruskanten wird jederseits an der Grenze zwischen unterem und mittlerem Drittel des Uterus die Arteria uterina unterbunden und in dieser Höhe die Gebärmutter ohne Rücksicht auf die Myome keilförmig aufgeschnitten. Werden Myome auf der Schnittfläche sichtbar, so werden sie ausgeschält. Die Schnittflächen werden in querer Richtung vernäht, die Blutstillung wird genauest ausgeführt. Es liegen nur acht Fälle vor und die Nachuntersuchung bezieht sich nur auf die Zeit von wenigen Monaten nach der Operation.

Wenn ich die besonders von Treub befürwortete elastische Dauerligatur, weiter die interparietale (v. Hacker) und schließlich die intravaginale Stielversorgung (Meinert) nur anführe, ohne sie näher zu beschreiben, so geschieht dies deswegen, weil heute diese Methoden nicht mehr im Gebrauche sind, bei der Ausbildung der Technik auch nicht mehr notwendig erscheinen. Sie zeigen aber, wieviel Arbeit und Mühe und welche Unsumme von Scharfsinn im Laufe der Jahre und Jahrzehnte angewendet worden sind, bis man zu befriedigenden Resultaten kommen konnte.

Die geschilderten Operationstypen, nämlich die retroperitoneale Methode im Sinne Chrobaks und Hofmeiers und die intraperitoneale Schröders ermöglichen uns heute aller Fälle Herr zu werden, die für die supravaginale Amputation in Frage kommen. So schränkt sich nunmehr von selbst die abdominelle Methode der Uterusentfernung auf die zwei Typen der supravaginalen Amputation und der Totalexstirpation ein, die vollauf genügen, um sämtliche vorkommenden Fälle erfolgreich angehen zu können.

In den Jahren 1921—1925 wurden an meiner Klinik 176 supravaginale Amputationen ausgeführt. Von diesen 176 supravaginalen Amputationen sind sechs gestorben. Davon sind zwei infolge der hochgradigen Anämie durch die langdauernde Myomblutung zugrunde gegangen, die eine sofort nach Beendigung der Operation, die andere in der auf den Operationstag folgenden Nacht. Ein Fall starb an Verblutung (das Myom war sarkomatös entartet), ein Fall ging an Embolie zugrunde (gleichfalls sarkomatös entartetes Myom), zwei weitere Fälle sind an Peritonitis gestorben. Dabei war in einem Falle wegen der Adipositas der Frau die Totalexstirpation technisch sozusagen unmöglich, obwohl wegen des vereiterten Myoms und des Ovarialabscesses, der Streptokokken enthielt, die Totalexstirpation am Platze gewesen wäre. Im anderen Falle war eine bei der Operation entgangene eitrige Endosalpingitis Ursache der Peritonitis. Diese Operationen sind keineswegs von mir allein, sondern auch von meinen Assistenten, darunter den jüngsten, ausgeführt worden, und es hätte sich wohl auch in den Händen geübterer Operateure das Resultat besser gestaltet.

An meiner früheren Wirkungsstätte, der Wiener Poliklinik, sind von mir und meinen Assistenten nach der Zusammenstellung von R. Bauer 184 supravaginale Amputationen wegen Myoms mit einer Mortalität von 2,7% ausgeführt worden. Ich selbst habe unter 134 Fällen der Praxis privata einen einzigen Fall von supravaginaler Amputation verloren.

Ich halte es für überflüssig, die unzähligen Myomstatistiken der einzelnen Operateure anzuführen, zumal sie auf ganz verschiedenem Zahlenmateriale beruhen. Ich glaube, daß ein besserer Überblick über die Leistungsfähigkeit der Operation aus Sammelstatistiken gewonnen wird, die sich auf große Zahlen berufen können. Besonders dann, wenn man die Sammelstatistiken der älteren Zeit mit solchen der neueren und jüngsten Zeit vergleicht, wie dies verdienstvollerweise Döderlein tut, gewinnt man auch ein Urteil darüber, ob die Methode verbesserungsbedürftig war und verbessert worden ist.

Während also Olshausen (1907) in Veits Handbuch noch eine Mortalität der supravaginalen Amputation von 5,1% bei 1768 Fällen berechnete, ergibt eine neuere Statistik von Döderlein (1924), die sich auf 2642 Fälle bezieht, nurmehr eine solche von 4,9%. Daß die retroperitoneale Methode der Stumpfversorgung vor der intraperitonealen, namentlich der älteren Zeit, Vorteile voraus hat, zeigt, daß unter 2061 Fällen mit intraperitonealer Stumpfversorgung die Mortalität 8,47%, bei der retroperitonealen Methode bei 893 Fällen 6,81% ergibt.

f) Abdominelle Totalexstirpation.

Wieder ist es A. Martin gewesen, der im Jahre 1889 systematisch die Methode der abdominellen Totalexstirpation in einer größeren Zahl von Fällen ausgeführt und damit dieser Operation die Wege geebnet hat. Freilich hat vorher schon zuerst Bardenheuer im Jahre 1881 die abdominelle Totalexstirpation eines myomatösen Uterus nach W. A. Freunds vorbildlicher Carcinomoperation vorgenommen und seinem Beispiele sind Deutsche, Engländer und Amerikaner mit mehr minder Glück gefolgt. Es bleibt aber A. Martins unbestrittenes Verdienst, zielbewußt und folgerichtig die Operation in Deutschland begründet zu haben. Es ist nicht leicht gewesen, dieser Methode Eingang zu verschaffen, da die Auslösung der Portio aus der Scheide und ihre anatomisch richtige Darstellung ohne Verletzung der Blase und der Ureteren Schwierigkeiten befürchten ließ. Es hat sich aber in der Folgezeit herausgestellt, daß diese Schwierigkeiten für technisch geübte Operateure leicht zu überwinden sind, und heute kann man erwarten, daß nur derjenige selbständig an die Exstirpation des Uterus myomatosus vom Abdomen her schreitet, für den die Entscheidung „supravaginale Amputation oder Totalexstirpation" einzig und allein von den Umständen des Falles, nicht aber vom technischen Können abhängig ist.

Wenn ich nunmehr in die Schilderung der Technik der Operation eingehe, so will ich mich auch hier bezüglich der Wandlungen, die das Verfahren naturgemäß erlitten hat, kurz fassen und nur hervorheben, daß die Absetzung der Cervix, als der schwierigste Akt, anfänglich in der Weise vorgenommen worden ist, daß man zuerst die supravaginale Amputation vom Abdomen her machte und dann von der Scheide den Stumpf entfernte. Martin aber schloß sehr bald an die supravaginale Amputation die Enukleation der Cervix von oben her an. Alsbald aber hatte er die Methode soweit ausgebaut, daß er in typischer Weise nach Abbindung der Ligamenta lata bis in das Scheidengewölbe herab und nach Durchtrennung der Ligamenta sacro-uterina den Uterus als ganzen samt der Cervix aus dem Scheidengewölbe auslöste und, alle Ligaturen zur Scheide hinableitend, unter das durch fortlaufende Naht verschlossene Peritoneum versenkte. Damit war bereits im Wesen ein Standardverfahren ausgearbeitet, das bei entsprechender Technik Erfolg versprechen mußte und auch Erfolge hatte. Natürlich wenden die einzelnen Operateure gegenwärtig je nach Schule und Neigung einen von diesem Verfahren mehr minder abweichenden Gang an, ohne daß die eine oder die andere technische Detailfrage entscheidend für den Erfolg oder Mißerfolg ins Gewicht fällt.

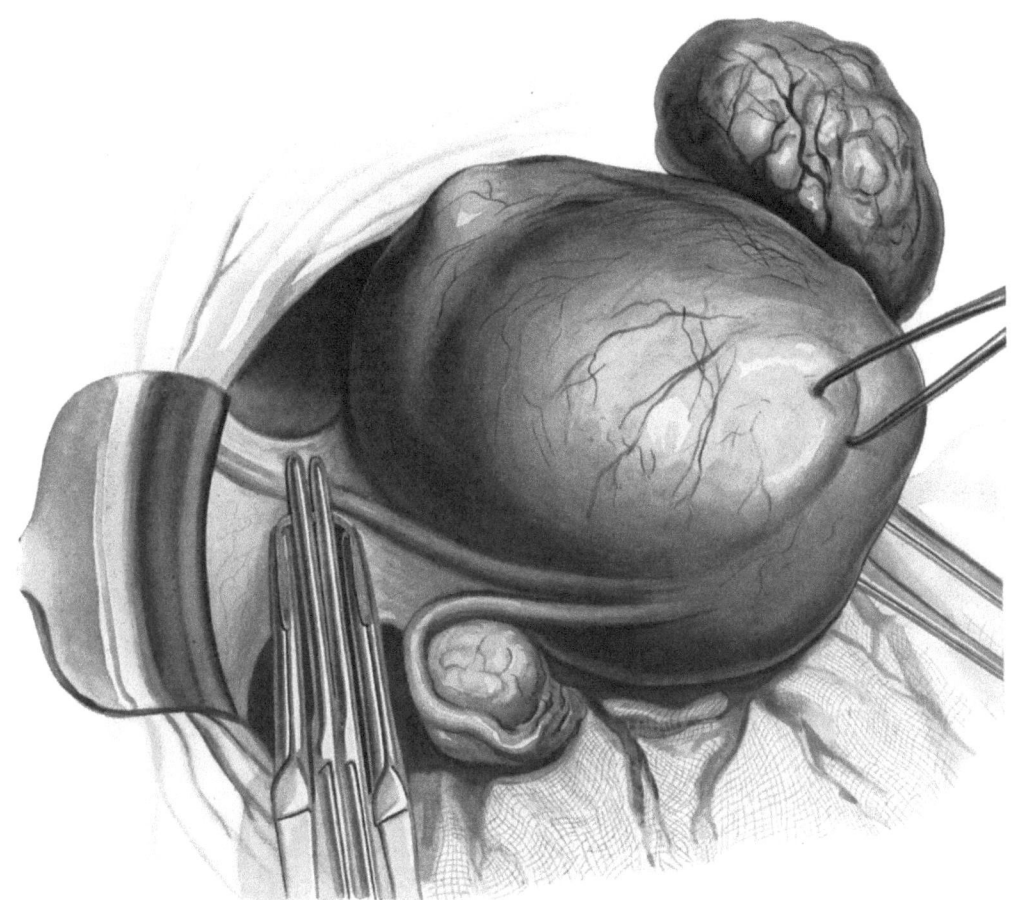

Abb. 34. Ligam. infundibulo-pelvic. zwischen 2 Klemmen durchtrennt,
2 weitere Klemmen liegen am Ligam. rotundum.

Die Methode, welche ich ausführe, bedient sich, wie auch bei der supravaginalen Amputation, der Hilfe von Klemmen zur provisorischen Blutstillung aus dem Grunde, weil die Anlegung der Klemmen eine rasche Entfernung des Uterus möglich macht. Sie ist blutsparend und die Ersetzung der Klemmen durch definitive Ligaturen nach Entfernung des Uterus kann ungleich sicherer und rascher vollführt werden, denn, nachdem das krankhaft veränderte Organ nicht mehr störend der arbeitenden Hand im Wege steht, ist die Übersicht über das Operationsfeld eine weit bessere. Auch Bumm hat sich des Klemmenverfahrens bedient in derselben Erkenntnis, daß selbst bei den schwierigsten Raumverhältnissen für die Klemmen immer Platz ist, und daß sie sich nach Absetzung des Uterus ohne Schwierigkeiten durch Ligaturen, bzw. Umstechungen ersetzen lassen.

Ich schildere nunmehr den Gang der Operation, wie ich ihn typisch an meiner Klinik ausführe und ausführen lasse:

Längsschnitt, der von der Symphyse bis zum Nabel, ja über denselben hinausreicht und niemals zu klein, sondern eher größer sein soll, weil die Übersichtlichkeit der Operation sonst leidet. Namentlich nach der Symphyse zu soll man nicht mit der Durchtrennung der Bauchdecken sparen, ein Umstand, den auch Sellheim gebührend hervorhebt.

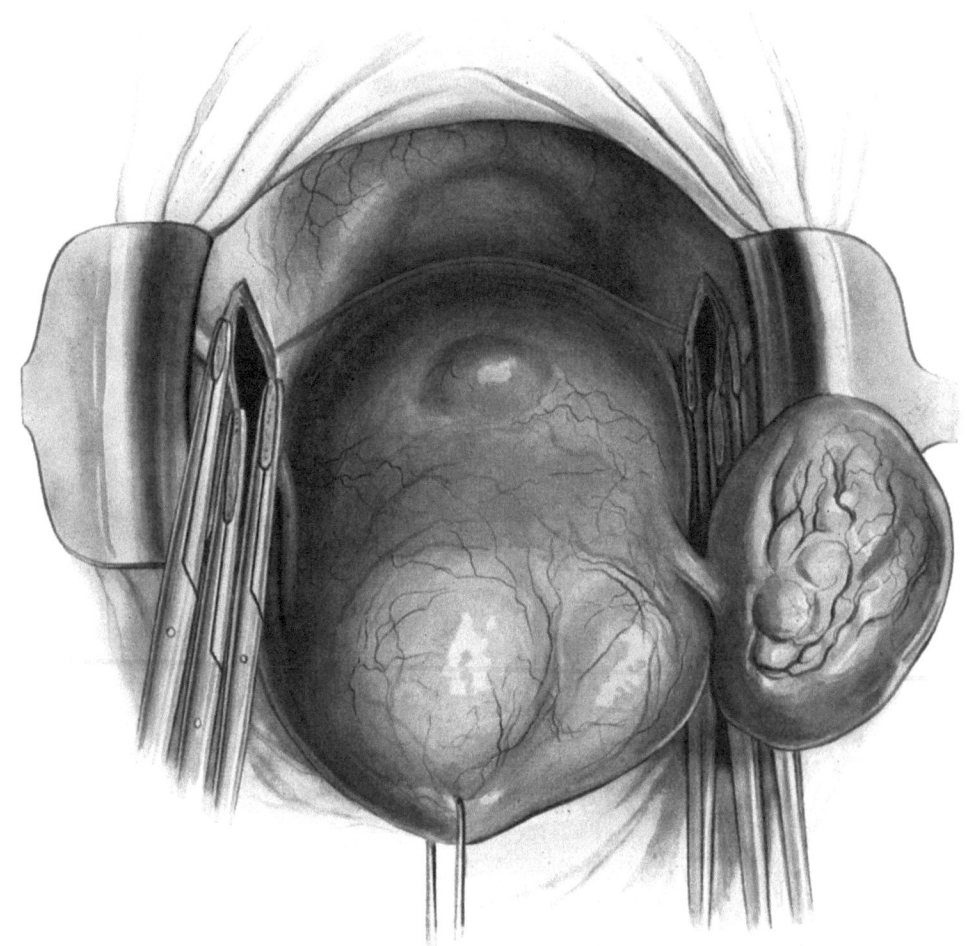

Abb. 35. Durchtrennungslinie des vorderen Peritoneums.

Dabei ist es selbstverständlich, bei der Eröffnung des Bauchfelles Vorsicht zu üben, damit nicht die Blase, die vor der Operation zuverlässig entleert werden muß, verletzt werde. Nachdem sich die in die Bauchhöhle eingehende rechte Hand darüber vergewissert hat, ob Adhäsionen bestehen und welcher Art dieselben sind, werden nach allfälliger Lösung solcher zwischen zwei Klemmen entweder das Ligamentum infundibulopelvicum bzw. die Ligamenta lata nahe am Uterus durchtrennt und durch weitere Anlegung von Klemmen an die Ligamenta rotunda, wie bei der supravaginalen Amputation geschildert, die Seitenkanten des Uterus durch Eröffnung der Ligamenta lata einigermaßen freigemacht (s. Abb. 34).

Das vordere Peritoneum wird nunmehr quer mit der Schere durchtrennt, nachdem es mit der Pinzette hochgehoben wurde. Der Querschnitt läuft seitlich an die Spitzen der Klemmen, die an den Ligamenta rotunda liegen (s. Abb. 35). Hierauf muß die Blase, natürlich weiter als bei der supravaginalen Amputation, abgeschoben werden, Dies geschieht durch vorsichtige Scherenschläge, wobei alles darauf ankommt, daß sich die

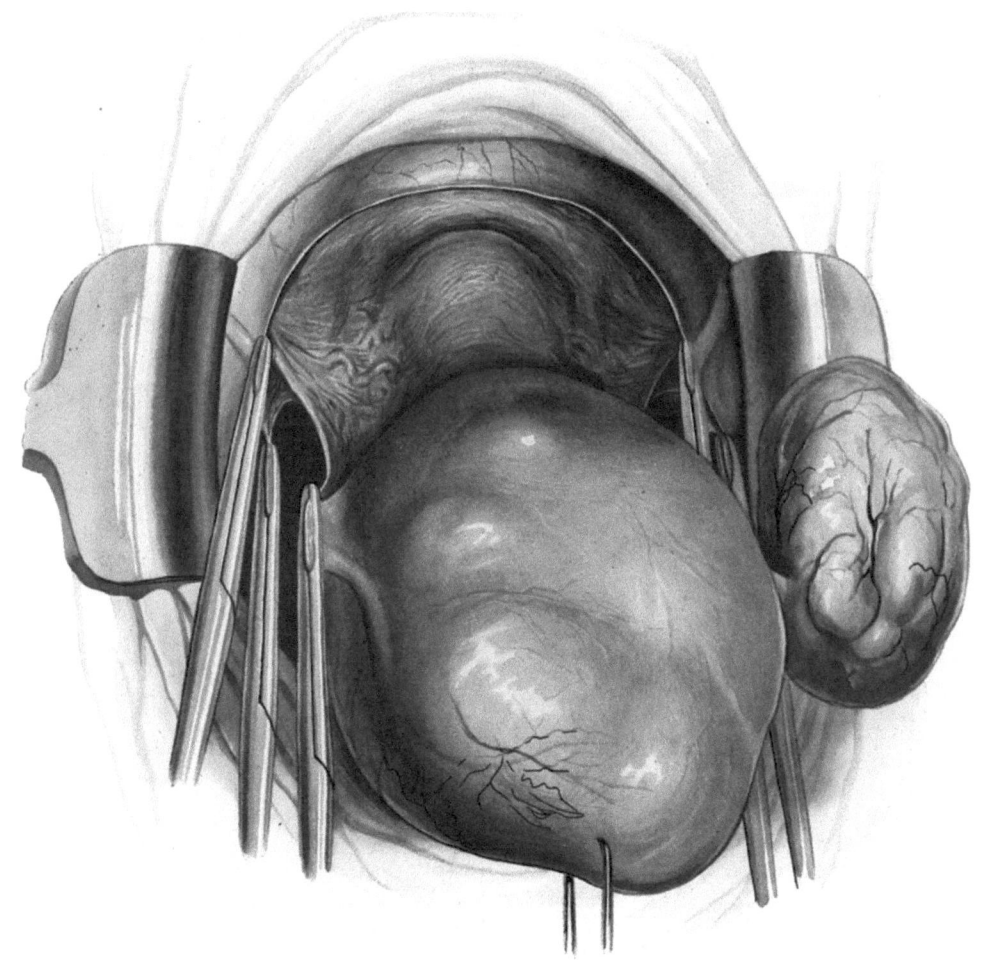

Abb. 36. Ablösung der Blase von Cervix und Vagina.

Schere in der richtigen Schichte bewegt. Das wird dadurch erleichtert, daß der Uterus zwerchfellwärts gezogen und das Blasenperitoneum vorsichtig mit einer Pinzette symphysenwärts angehoben wird. Die Ablösung der Blase soll eher ausgiebiger als zu sparsam erfolgen. Das Gebiet wird unübersichtlich, wenn Verbindungszüge zwischen Cervix und Blase zurückbleiben und die Möglichkeit von Nebenverletzungen der Blase und der Ureteren steigt. Nicht nur in der Mitte, sondern auch seitlich muß die Blase genügend abgeschoben werden, so daß der Hauptstamm der Arteria uterina so weit freiliegt, daß er ohne Gefährdung des Ureters versorgt werden kann. Bei richtiger Ablösung der Blase muß der obere Anteil der vorderen Scheidenwand blank freiliegen und auch die Seitenpfeiler der Blase müssen genügend abgeschoben sein. Zuviel Arbeit mit dem Stieltupfer ist nicht ratsam. Vorsichtige scharfe Scherenschläge verhindern eine Blutung, die bei grobem Abschieben mit dem Tupfer unvermeidlich ist und das Arbeiten sehr erschwert (s. Abb. 36).

Ist nun die Blase in genügendem Ausmaße abgeschoben, dann wird der Uterus durch den Assistenten stark symphysenwärts gehoben und ein hinterer Peritoneallappen

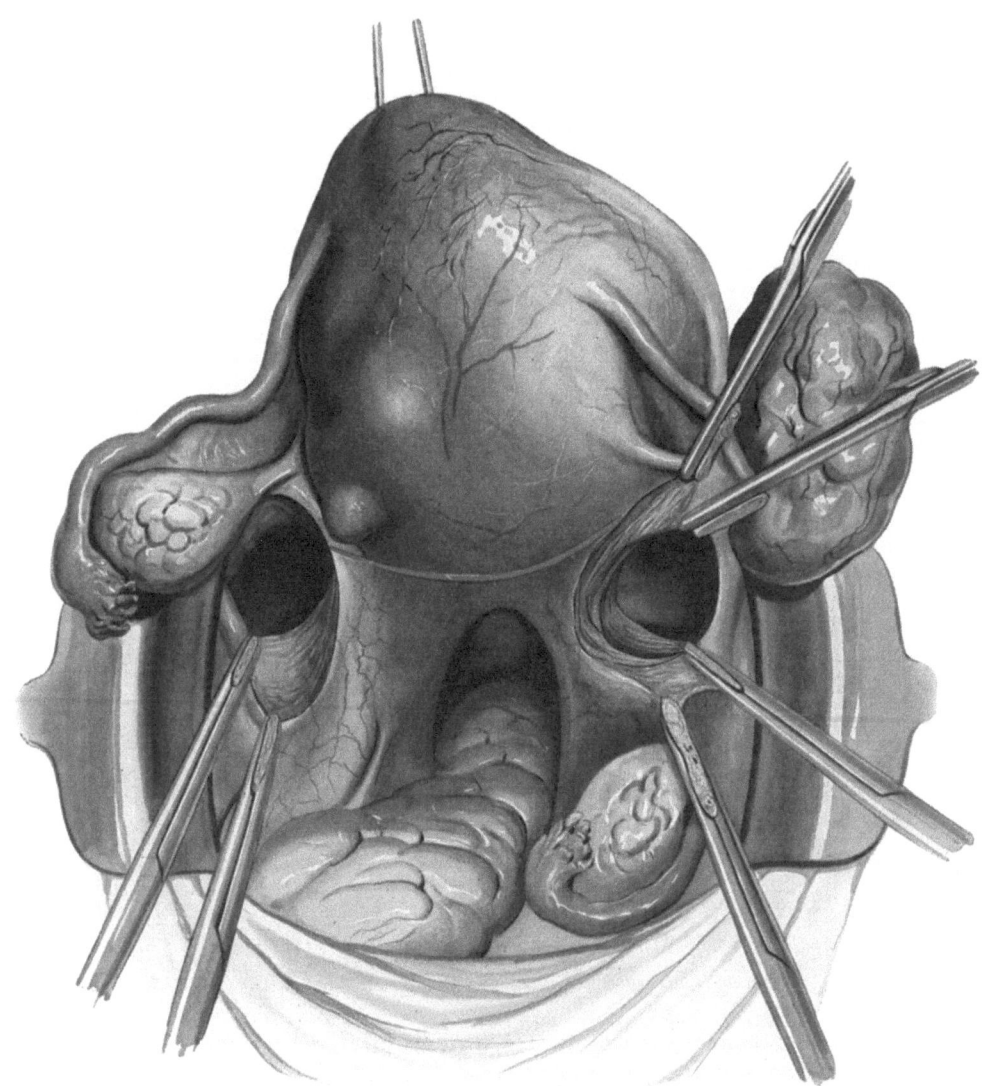

Abb. 37. Durchtrennungslinie des hinteren Peritoneums.

in der Höhe der an den Adnexen liegenden Klemmen gebildet, der bis auf das Scheidengewölbe hinunterzupräparieren ist (s. Abb. 37). Dieser Peritoneallappen nimmt in der Mitte wieder etwas von der Uterusmuskulatur mit, weil an dieser Stelle das Peritoneum mit dem darunterliegenden Gewebe innig verbunden ist. Seitlich wird er infolge der lockeren Anheftung beweglicher und dünner (s. Abb. 38). Durchtrennt man jetzt noch die Bindegewebszüge des Ligamentum latum, welche die Gefäße an der Seitenkante des

Uterus umscheiden, bis die Gefäße freiliegen, so hat man den Uterus gut gestielt und kann nun in aller Ruhe an die Abklemmung der großen Gefäße schreiten.

Dadurch, daß man die Blase genügend nach unten präpariert, und daß man auch einen hinteren Peritoneallappen gebildet hat, kommt die Klemme nur an die Gefäße zu liegen, und so wird vermieden, daß zu dicke Partien gefaßt werden. Es ist nicht notwendig, daß man vor der Anlegung der Klemme den Ureter sichtbar macht. Man muß von seiner Nachbarschaft und seinem anatomischen Verhalten zur Arteria uterina wissen und in der geschilderten Weise die Blase abgelöst haben, um den Ureter nicht zu verletzen

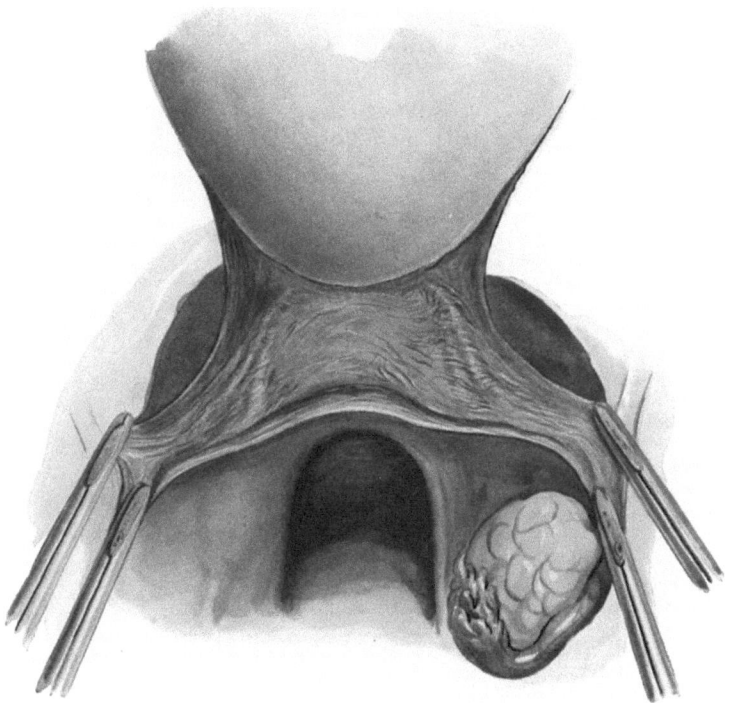

Abb. 38. Der hintere Peritoneallappen ist präpariert.

(s. Abb. 39). Ich lege die Klemmen so an, daß sie die Uterina in ihrem Hauptstamme fassen, beiderseits mit ihren Spitzen zur Cervix konvergieren und bis unmittelbar an die Seitenkante der Cervix zu liegen kommen. Es ist nicht unbedingt notwendig, zur Verhütung des Rückflusses von Blut eine zweite Klemme an die Uteruskante zu legen und zwischen diesen zu durchschneiden, vielmehr genügt die eine, die Uterina sichernde Klemme, die ein bequemes Schneiden ohne Raumbeengung gestattet. Die Schere muß bis über die Spitze der Klemme schneiden, worauf man auf der Schnittebene die Uterina sieht, die nunmehr mit dem sie umgebenden Gewebe durch Scherenschläge noch weiter abwärts geschoben wird. Vollendet man nun, nachdem derselbe Vorgang auf der anderen Seite eingehalten worden ist, die Freilegung des obersten Scheidenanteiles durch scharfe Abtrennung der lockeren Bindegewebszüge, die immer auf ihm liegen, so ist die Eröffnung der Scheide nicht schwierig. Es kann gut sein, scheidenwärts von der die Uterina fassenden Klemme noch eine zweite Klemme unmittelbar an den unteren Abschnitt des Parametriums hart an der Cervix zu legen. Doch ist dies nicht unbedingt notwendig, und ich finde meist mit je einer Klemme für die Uterina das Auslangen. Liegt nun die Scheide eröffnungsbereit vor, so kann man entweder von der Seite oder von vorne oder hinten die Eröffnung vornehmen (s. Abb. 40). Ob man dies von der Seite unternimmt oder nicht, hängt von der Gewohnheit des Operateurs und sodann von der Zugänglichkeit der Scheide im einzelnen Falle ab. Erleichtern kann man sich die Eröffnung der Scheide von

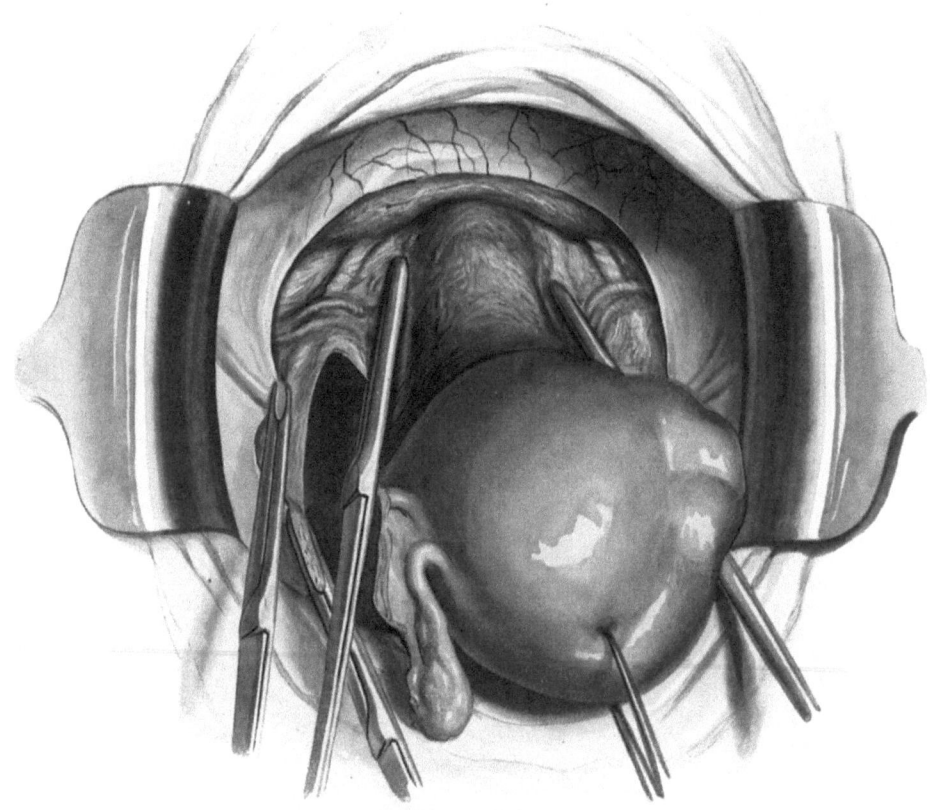

Abb. 39. Lage der Klemmen zu den Ureteren.

vorne dadurch, daß man in die vordere Scheidenwand eine Kugelzange einsetzt, diese anhebt und nun mit einem kräftigen Scherenschlage cervixwärts von dieser Zange die Scheide eröffnet. Dieser Eröffnungsschnitt wird nun noch gegen die Seiten zu vervollständigt, wobei sich die Schere dicht an die Cervix hält, um nicht zu viel Scheide überflüssig zu entfernen und um unnötige Blutungen zu vermeiden.

Es kann vorteilhaft sein, diesen sich in der Tiefe abspielenden Akt sich dadurch leichter zu gestalten, daß man nach Eröffnung der vorderen Scheidenwand eine Kugelzange in die Muttermundslippen einsetzt, wodurch man die Umrandung der Portio gut zu Gesicht bekommt und leichter unter Leitung des Auges umschneiden kann. Bei der Durchtrennung der hinteren Vaginalwand hat man darauf zu sehen, daß der gebildete hintere Peritoneallappen nicht mitdurchschnitten wird. Gerade bei diesem Akte hat man Gelegenheit den Vorteil der Bildung eines hinteren Peritoneallappens insoferne angenehm zu empfinden, als das hier zu durchschneidende Gewebe viel dünner ist und sich die Aushülsung der Portio leichter gestaltet. Während der Operateur in der Aushülsung der Cervix fortschreitet, faßt der Assistent schrittweise die freien Wundränder der Vagina mit Faßzangen nach. Ich lege Wert darauf, daß besonders die beiden seitlichen Winkel gefaßt werden, von denen es meist zufolge des Verlaufes der Gefäße blutet. Die Vaginalränder werden auch dann nachgefaßt, wenn der Operateur von der Seite her hart an der Cervix das Vaginalrohr

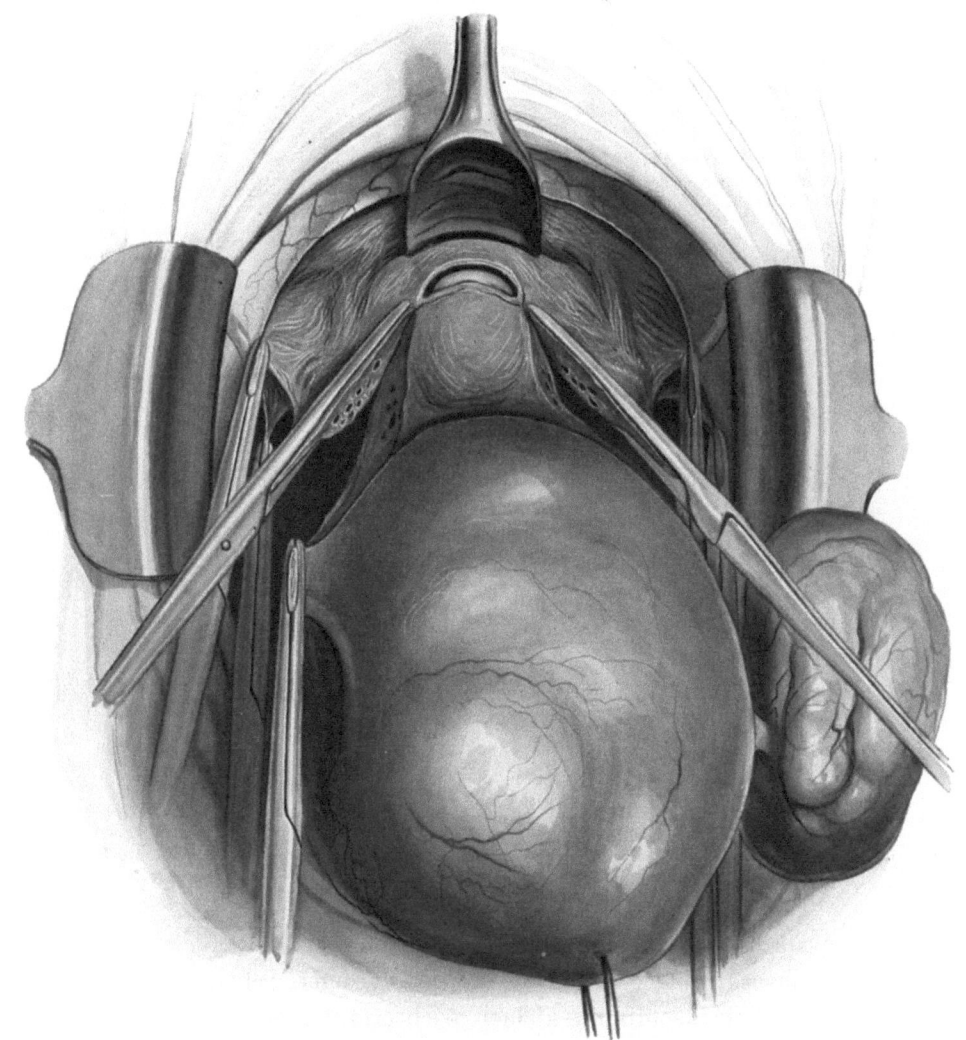

Abb. 40. Die vordere Scheidenwand ist eröffnet.

eröffnet. Die Eröffnung von der Seitenkante her ist technisch leichter, die Aushülsung geschieht schneller, sie setzt aber voraus, daß das Vaginalrohr besonders sorgfältig freigelegt ist.

Nunmehr ersetze ich die an den Vaginalwinkeln liegenden Klemmen durch Umstechungen mit der mit Catgut armierten Nadel, die so angelegt werden, daß die hintere Vaginalwand ohne Mitfassen des hinteren Peritoneallappens nahe dem seitlichen Winkel durchstochen und die Nadel ebenso durch die vordere Vaginalwand herausgeführt wird. Die Klemme wird nach der entgegengesetzten Seite gelegt und dadurch der Faden so geknotet, daß der Vaginalwinkel zuverlässig in den Knoten einbezogen ist. Dasselbe Vorgehen wird auf der anderen Seite geübt. Ist es notwendig, auch den hinteren bzw. vorderen Vaginalrand zu anämisieren, so gehe ich so vor, daß ich von außen rechts durch die hintere Vaginalwand durchstechend, einen möglichst breiten Abschnitt derselben mitfassend,

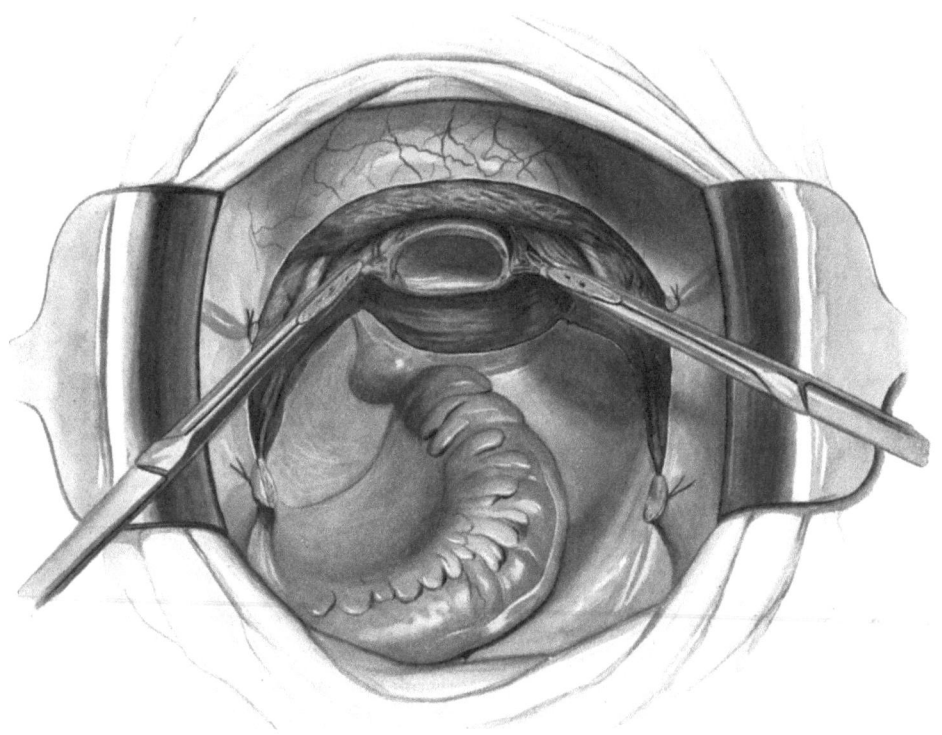

Abb. 41. Uterus und Adnexe entfernt. An der Kante des klaffenden Scheidenrohres je eine Klemme, welche das von der Cervix abgetrennte Bindegewebe mit den Gefäßen enthält.

von innen links ausssteche und, während der Assistent den freien Rand in die Höhe hebt, den Faden knote. Ebenso gehe ich im Bereiche des vorderen Scheidenwundrandes vor. Dadurch wird auch die Scheidenöffnung kleiner, trichterförmig gestaltet.

Nun werden die an den Uterinae liegenden Klemmen durch Umstechungen ersetzt, (s. Abb. 41), wobei ich es für tunlich halte, nochmals nach Anlegung der Durchstechung die Uterinae isoliert zu unterbinden, wie ich dies auch am Ligamentum infundibulopelvicum mit der Arteria ovarica tue. Nachdem sämtliche Klemmen einschließlich der am Ligamentum rotundum und der an den Adnexen liegenden versorgt sind, führe ich einen Gazestreifen durch die Vagina nach außen, der von einer Hilfsperson in der Scheide gefaßt und herausgezogen wird. Dieser Streifen ist keineswegs voluminös, er soll nur locker die parametrane Wundfläche ausfüllen, also nicht tamponierend, sondern drainierend wirken und wird auch immer erst in dem Augenblicke eingeführt, in dem das ganze Wundgebiet vollkommen trocken und blutleer ist.

Über diesem Gazestreifen nun, der also retroperitoneal zu liegen kommt, wird das Bauchfell geschlossen. Ich wende wieder die Tabaksbeutelnaht an, deren Anwendung ich bei der supravaginalen Amputation des genaueren beschrieben habe. Sie läßt sich auch hier, selbst unter der Voraussetzung, daß beide Adnexe entfernt sind, so gut wie immer klaglos durchführen. Ist der Douglas durch das Myom stark in Mitleidenschaft gezogen gewesen, zeigt er beispielsweise rauhe, parenchymatös blutende Auflagerungen, so ist es vorteilhaft, diese rauhen Partien des Peritoneums aus der großen Bauchhöhle auszuschalten, einfach dadurch, daß die Tabaksbeutelnaht am Rektum, und zwar dort, wo es bereits von normaler Serosa bedeckt ist, also höher oben, beginnt. Es wird dann der in der Mitte zwischen Rectum und Blase bleibende Spalt durch Knopfnähte zum Abschlusse gebracht. Es kann aber auch der Streifen durch diesen medianen Spalt in die Bauchhöhle reichen, wenn man das Bedürfnis nach Drainage empfindet. Ist das Peritoneum normal oder annähernd normal, dann steht nichts im Wege, wie bei der supravaginalen Amputation, am künstlich gebildeten hinteren Peritoneallappen die Tabaksbeutelnaht zu beginnen, sie in der geschilderten Weise auszuführen und den zwischen vorderem und hinterem Peritoneallappen bestehenbleibenden Spalt durch einige wenige Knopfnähte zu schließen.

Nach Aufhebung der Beckenhochlagerung sinken die Därme wieder in die richtige Lage, das Netz wird darüber gebreitet und die Etagennaht der Bauchdecken vollendet die Operation.

Dies war der typische Gang einer solchen Operation. Daß die verschiedenen Schulen ihre eigene Modifikationen pflegen, ist selbstverständlich, und es bedarf keiner besonderen Begründung, daß jeder die Methode, von der er Gutes gesehen, sorgfältig weiter seinen Schülern bewahrt. Galt es in den achtziger Jahren, die Grundlagen, das Prinzip der Operation aufzustellen, und konnten hierin wesentliche Einzelheiten ausschlaggebend werden, so ist heute, wo die Technik einmal festgelegt ist, kein besonderes Gewicht mehr auf dieses oder jenes individuelle Vorgehen zu legen.

Döderleins Operationslehre schildert neben Krönigs und Doyens Operationsweise die Methode, welche er selbst übt, ein Verfahren, das keine grundsätzlichen Unterschiede gegenüber dem geschilderten aufweist. Hervorzuheben wäre nur, daß Döderlein zunächst die Arteria uterina aufsucht und in ihrem Stamme unterbindet und dann erst die Abschiebung der Blase, bzw. des Rectums vollführt.

Krönigs Verfahren gipfelt darin, daß der stark über die Symphyse gezogene Uterus in seiner Hinterwand mit einem Messer gespalten wird, bis das Cavum uteri eröffnet ist. Nun durchschneidet er so den Uterus bis ins Scheidengewölbe hinab. Hierauf wird durch Auseinanderziehen des durchschnittenen Uterus der Cervicalkanal, die vordere Muttermundslippe und der obere Teil der Scheide gut sichtbar. Die hintere Scheidenwand wird abgetrennt und nun mit dem Messer die vordere Uteruswand vorsichtig und schrittweise durchschnitten. Dabei wird das lockere Zellgewebe zwischen Blase und Cervix teils scharf, teils stumpf durchtrennt. Nachdem die vordere Scheidenwand knapp am äußeren Muttermunde durchschnitten ist, werden die Uterinae versorgt und der Uterus wird abgesetzt.

Weiter möchte ich noch Doyens Methodik streifen. Sie gipfelt darin, daß das hintere Scheidengewölbe durch einen Längsschnitt eröffnet und die Portio in eine Krallenzange genommen wird. Durch Zug an derselben werden die Scheidenwände straff gespannt und durch Zirkulärschnitt von der Portio quer abgetrennt. Durch weiteren Zug, unterstützt durch oberflächliche Scherenschläge, läßt sich die Blase ablösen. Schließlich hängt der Uterus, wenn die Plica vesico-uterina eröffnet ist, nurmehr an den breiten Mutterbändern. Döderlein bemerkt zu dieser Operation, daß für ihr gutes Gelingen die Dehnsamkeit der Ligamenta lata Vorbedingung ist, die so weit gehen muß, daß der Douglas gut zugänglich ist. Ich habe über diese Methode keine eigene Erfahrung, führe aber Döderlein an, der mit ihr gute Ergebnisse erzielt hat. Auch Franz beginnt die Operation vom hinteren Scheidengewölbe her.

Weiter muß erwähnt werden, daß die Versorgung des Wundbettes recht verschieden von den einzelnen Schulen gehandhabt wird. Ich habe geschildert, daß ich grundsätzlich durch einen durch das Scheidenrohr geführten Streifen das Wundbett drainiere, über dem das Peritoneum durch Tabaksbeutelnaht lückenlos verschlossen ist. Auch von diesem Verfahren werden viele technische Abweichungen geübt und, was wesentlich ist, so weit ich sehe, mit gutem Erfolge. Döderlein vernäht bei glatten Fällen nach exaktester Blutstillung die vordere Scheidenwand mit dem Blasenperitoneum, die hintere mit jenem des Douglasschen Raumes und vereint darüber das Peritoneum linear. Gewiß gibt auch dieses Vorgehen bei Ausschluß intraligamentärer Myome und bei Beobachtung genauester Blutstillung vorzügliche Resultate. Ich kann aber keinen Nachteil in der Einführung eines kleinen drainierenden Streifens erblicken, zumal ja die Bauchhöhle gänzlich abgeschlossen ist. Von anderen Autoren wird auch die Scheide isoliert genäht und darüber das Peritonealdach gebildet. Auch hier mit gutem Erfolge. Man sieht daraus, was ich eingangs erwähnt habe, daß jeder in seiner Technik bei längst festliegenden Grundlinien des Verfahrens Ersprießliches leisten kann, und es wird das Beste sein, wenn jeder weiter die Technik, die ihm auf Grund eigener Erfahrung gute Erfolge gezeigt hat, und in der er unbedingt bewandert ist, beibehält. Wechsel des Verfahrens halte ich — atypische Fälle ausgenommen — nicht für wünschenswert. Mit dem von mir geschilderten Verfahren läßt sich jede Uterusexstirpation, und scheine sie auch in ihrem Beginne ganz atypisch, auf die Grundzüge, die ich angeführt habe, zurückführen.

An meiner Klinik sind in den Jahren 1921—1925 im ganzen 69 abdominale Totalexstirpationen mit zwei Todesfällen (beide an Pneumonie; bei einem Falle mußte wegen Tuberkulose eine Niere mitentfernt werden) ausgeführt worden.

An der Wiener Poliklinik wurden während meiner Leitung 112 abdominelle Totalexstirpationen mit einer Mortalität von 2,7 % ausgeführt.

Daß sich die Mortalitätsverhältnisse der abdominellen Totalexstirpation ungeahnt gebessert haben, geht aus einem Vergleiche der Statistiken früherer Jahre mit den letzten hervor. 1907 mußte Olshausen noch eine Mortalität von 11 % auf 708 Operationen verschiedener Operateure ausweisen, während Döderlein in seiner Sammelstatistik vom Jahre 1924 auf 2156 Fälle nur mehr eine Mortalität von 4,9 % berechnet. Interessant ist, daß eine andere Sammelstatistik von Miller, die sich auf 6646 abdominelle Totalexstirpationen des Uterus myomatosus bezieht, zu denselben Ergebnissen, nämlich 4,87 % Mortalität kommt. Diese Zahl von rund 5 % dürfte dem wahren Gefahrenmomente der abdominellen Totalexstirpation entsprechen, weil sie sich auf fast 9000 Fälle stützt. Die Mortalität ist also jetzt bereits nur mehr halb so groß, als sie vor ungefähr 20 Jahren gewesen ist, so daß man die Operation heute als einen gesicherten Besitzstand der operativen Gynäkologie mit verhältnismäßig geringer Lebensgefahr buchen kann, weil man ja bedenken muß, daß der abdominellen Totalexstirpation schwere und schwerste Fälle zugeführt werden, die natürlich die primären Operationsresultate belasten, worüber noch ausführlich zu sprechen sein wird.

g) Vorgehen bei Cervix- und intraligamentären Myomen.

Cervixmyome galten lange Zeit als inoperabel. Heute bieten sie technisch geschulten Operateuren keine unüberwindlichen Schwierigkeiten mehr. Um die Klärung des Verfahrens haben sich Schauta, Olshausen, Howard Kelly Verdienste erworben.

Verlagerung der Blase und der Ureteren gehört zum typischen Bilde dieser Tumoren. Liegen sie in der vorderen Wand, so können sie die Blase stark nach oben oder nach der Seite und mit ihr die Ureteren verschieben. Sind sie nach hinten zu entwickelt, so wird das Colon pelvinum gewöhnlich im Sinne einer seitlichen Verschiebung beeinflußt. Klare Feststellung der anatomischen Verhältnisse ist Vorbedingung für den Erfolg, weite Eröffnung der Bauchdecken, die allein Übersicht gewährleistet, Grundbedingung.

Ich beginne immer in diesen Fällen damit, die Adnexe und Ligamenta rotunda in situ abzuklemmen, wodurch das Myom, auch wenn es ganz unbeweglich ist, weit besser zugänglich wird. Dann schreite ich vorsichtigst an die Darstellung der Blase. Stetes Denken an die Möglichkeit, die Ureteren zu verletzen, wird verhindern, daß man unbeabsichtigterweise einen derselben durchtrennt. Sehr wertvoll ist es, bei den großen Myomen der Cervix und bei jenen, die vom unteren Teile des Korpus ausgehen und tief hinunterreichen, von folgendem Kunstgriffe Gebrauch zu machen: Zirkuläres oder halbzirkuläres Einschneiden auf die Myomkapsel, das heißt Eröffnung derselben durch quere Incision entweder in der vorderen oder hinteren Peripherie des Uterus, worauf das Myom ausgehülst wird und seinem Mantel entschlüpft. Dieser Querschnitt kann vorne und hinten in derselben Höhe liegen, in der man den vorderen und hinteren Vereinigungsschnitt über dem Peritoneum zu machen pflegt. Nachdem dies geschehen und das Myom luxiert worden ist, pflegt sich die Operation gewöhnlich leicht zu gestalten und läßt sich auf die typischen Grundlinien zurückführen. In ähnlicher Weise geht man vor, wenn das Myom retrocervical entwickelt ist. Hier kann man natürlich mit dem Darm Komplikationen erleben, wenn man nicht vorsichtig den etwa hochgezogenen Darm ablöst.

Ob man die Totalexstirpation vorzunehmen hat oder die supravaginale Amputation, läuft in derartigen Fällen manchmal auf dasselbe hinaus. So, wie man bei einer Absetzung des Uterus sub partu infolge des Verstreichens der Cervix nicht selten im Zweifel ist, ob man die Absetzung im Bereiche der Cervix (also supravaginal) oder schon im Bereiche der Scheide vorgenommen hat, genau so kann es einem bei der Operation derartiger Cervixmyome ergehen. Es ist ja der Muttermund bei ihnen häufig weit geöffnet und manchmal der Tumor durch den Muttermund tastbar. Setzt man jetzt ab, so hat man auf jeden Fall eine breite Kommunikation mit der Scheide. Erst Wochen nach der Operation stellt sich bei der Nachuntersuchung heraus, ob man totalexstirpiert oder supravaginal amputiert hat. In jedem Falle hat man gute Drainageverhältnisse, und Drainage ist bei Cervixmyomen um so eher ratsam, als ein großer subperitonealer Hohlraum vorliegt.

Howard Kelly gibt neben diesem zirkulären Einschneiden auf die Myomkapsel, der „Coronal section", wie er es nennt, auch noch den Rat, allenfalls statt dieser den Tumor allein sagittal zu spalten oder die Spaltung außer auf den Tumor auch auf den Uterus auszudehnen. Spaltung des Myoms allein rät er für größere solitäre Tumoren an, Spaltung des Myoms und des Uterus für solche, die mit größeren, das Becken ausfüllenden Adnextumoren kompliziert sind. Ich bin mit dem queren Einschneiden auf das Myom immer ausgekommen.

Was die Operation intraligamentär entwickelter Tumoren anlangt, so können sie auch dem technisch geschulten Operateur Schwierigkeiten bereiten. Feststellung der anatomischen Verhältnisse ist wieder Vorbedingung für ein gedeihliches Vorgehen.

Die üblen Zufälle, welche gelegentlich bei der Operation intraligamentärer Tumoren sich ereignen, gipfeln in der Durchschneidung des Ureters und Erzeugung von Blutungen durch Zerreißung großer Gefäße. Beides kann geschehen, wenn man die Vorsichtsmaßregeln außer acht läßt, die für die Operationsweise dieser Tumoren Geltung haben.

Die erste ist, daß man sich über die Lagerung des Tumors im Ligament gut orientiert und das durch den Tumor entfaltete Ligament auf seiner Kuppe vom Abgange der Tube aus dem Uterus bis zum Ligamentum infundibulo-pelvicum spaltet. Nunmehr befreit man den Tumor, am besten stumpf mit dem Finger oder auch mit dem Handgriffe des Skalpells, aus seinen Verbindungen mit dem Ligamentum latum. Nachdem man dies allseits besorgt hat, hebt man ihn vorsichtig an und sieht nach, ob an ihm Stränge verlaufen, die etwa dem Ureter oder großen Gefäßen entsprechen könnten. Es kommt vor, daß der Ureter ganz atypisch über dem Tumor verläuft, was wiederholt zu Durchschneidungen Veranlassung gegeben hat, er kann, was häufig ist, stark an die Beckenwand verdrängt sein oder am Boden der Geschwulst liegen und mit ihr Verbindungen eingegangen sein, kann aber auch medialwärts verschoben sein, Grund genug, vorsichtigst jedes ureterähnliche Gebilde zu untersuchen. Es kann notwendig werden, einen solchen Strang in seinem weiteren Verlaufe zu verfolgen, allenfalls sogar freizulegen, um sicher zu entscheiden, was für ein Gebilde man vor sich hat. Jetzt erst, nachdem man über die anatomischen Verhältnisse klar geworden ist, ist es ratsam, das Ligamentum infundibulo-pelvicum zu durchtrennen und nicht die Operation mit der Durchtrennung des Ligaments zu beginnen, weil man bei derselben den Ureter verletzen könnte. Hat man so eine vollkommene Übersicht über das Wundgebiet gewonnen, vollzieht man nunmehr die Operation nach den typischen Grundlinien. Der Ureter kann gelegentlich so weit freiliegen wie bei der erweiterten Carcinomoperation, doch ist eine Nekrose desselben nicht zu befürchten. Die Versorgung der Uteringefäße und der Scheidenwand unterscheidet sich nicht vom üblichen Vorgehen. Dagegen ist das Wundbett bedeutend umfangreicher und nur schwer vollkommen blutleer und trocken zu machen. Deswegen ist auch für diejenigen, die sonst die Scheide zu schließen pflegen, bei intraligamentären Myomen die Notwendigkeit der Drainage des subperitonealen Raumes gegeben, die ich übrigens bei allen Totalexstirpationen ausführe. Größere Blutungen bei der Operation können vorkommen, ein Umstand, der Halban dazu veranlaßt hat, in derartigen Fällen die prophylaktische Unterbindung der Arteriae hypogastricae anzuraten. Ich habe eine solche bei intraligamentären Tumoren niemals für notwendig erachtet. Von der Spaltung des Uterus, wie sie Pryor für intraligamentäre Myome als Normalverfahren empfiehlt, und die Olshausen in der vorigen Auflage dieses Handbuches als die Operation erleichternd erwähnt, habe ich niemals Gebrauch gemacht und halte sie wohl auch für überflüssig.

h) Vereiterte Myome.

Besondere Erwähnung verdienen auch noch die Fälle eitriger, verjauchter Myome, soferne sie nicht dem gerade hier entschieden überlegenen vaginalen Verfahren zugänglich sind. Hier muß alles vermieden werden, damit der Tumor nicht während der Operation platzt, es muß also sein Anhaken, das ich überhaupt nicht für notwendig halte, ganz unterbleiben, es muß eine sorgfältige Abdichtung der Bauchdecken und des Peritoneums erfolgen, und bei der Durchtrennung der Scheide jede Verunreinigung der Bauchhöhle vermieden werden. Sorgfältigste Vorbereitung der Scheide durch Einführen eines Jodoformstreifens in dieselbe, nachdem sie mit Sublimat, Jodtinktur usw. desinfiziert wurde, Durchtrennung der Scheide zwischen Klemmen, allenfalls mit dem Paquelin, wird hier am ehesten die Peritonitisgefahr beseitigen. Ähnlich geht Döderlein vor, der für solche Fälle die Durchtrennung der Scheide zwischen Wertheimschen Knieklemmen anrät. Aber auch wenn man sicher ist, die Bauchhöhle nicht verunreinigt zu haben, ist es ratsam, den Peritonealraum zu drainieren.

Der Mikuliczsche Tampon, der namentlich in Frankreich auch heute noch sich einer gewissen Beliebtheit erfreut, wird von mir bei der Myomoperation niemals angewendet. Es genügt die Drainage durch die Scheide. Die Nachteile des Mikuliczschen Verfahrens, der postoperative Bauchbruch und das Fehlen eines Abschlusses gegen die übrige Bauchhöhle mit der unvermeidlichen Ausbildung späterer Adhäsionen, lassen mich die Ausführung dieses Verfahrens nicht mehr für wünschenswert halten.

i) Kastration.

Heute verdient ein Operationsverfahren bei Uterusmyom nurmehr aus historischen Gründen Erwähnung, das aber seinerzeit, als die operative Technik noch nicht hervorragend ausgebildet gewesen ist, einen ziemlich breiten Platz in der Behandlung des Myoms eingenommen hat. Es ist dies die Kastration, die Fortnahme der Ovarien. Von Trenholme (1876) und im selben Jahre unabhängig von ihm von Hegar bei Myomen ausgeführt, hat diese Operation durch Jahrzehnte das Feld behauptet. Die Erfolge hinsichtlich der Schrumpfung der Tumoren und des Aufhörens der Blutungen waren sehr beachtenswerte, bewegten sie sich doch rund zwischen 80 und 97%. Immerhin war in der damaligen Zeit das Verfahren mit einer relativ hohen Mortalität (etwa 5,5 bis 8,5%) belastet. Heute denkt niemand mehr daran, auf blutigem Wege erreichen zu wollen, was die Röntgenstrahlen ungefährlicher bewirken. Man bediente sich mit Vorliebe des Thermokauters, um jeden Rest der Ovarien zu zerstören.

Schließlich sei auch noch erwähnt, das Hofmeier die Unterbindung der zuführenden Gefäße zum Myom als Palliativoperation durchgeführt und vorgeschlagen hat, nachdem Rydigier nach Unterbindung der Arterien ein Myom schwinden sah. Martin, Gottschalk und Küstner haben von der Vagina aus die Gefäßunterbindung vorgenommen. Die Wirkung soll aber der Kastration nachstehen. Auch diese Behandlung der Myome wird kaum mehr geübt.

C. Anhang.

a) Curettage.

In der voroperativen Ära hat die Curettage der Korpushöhle bei Myom eine große Rolle gespielt. Sie war mangels lebenssicherer Verfahren berechtigt. Heute wird man die der Abrasio mucosae anhaftenden Gefahren bei Myom nur ganz ausnahmsweise riskieren, so daß die Abrasio gegenwärtig eher den obsoleten Methoden zuzurechnen ist, wenn auch Olshausen und Runge sie noch gepflegt und Winter sie für bestimmte Fälle empfohlen hat. Die Anhänger der Strahlenbehandlung beim Myom müssen aber, um Corpuscarcinome nicht zu übersehen, soundso oft vor der Bestrahlung curettieren.

Myome, die die Korpushöhle in ihrer Form verzerren, machen es unmöglich, mit dem Schabeisen alle Partien der Schleimhaut zu entfernen und kontraindizieren in derartigen Fällen das Verfahren. Besonders gefährlich aber ist es, wenn ein submuköses Myom übersehen und seine Schleimhautdecke durch die Curette verletzt wird. Nekrose und Verjauchung mit Allgemeininfektion können die unvermeidliche Folge sein. So wird man also nur bei subserösen und kleinen interstitiellen Myomen die Ausschabung ohne Gefährdung vornehmen können und auch dies nur dann, wenn die Ausstattung der Uterushöhle Unregelmäßigkeiten in der Form und ganz bestimmt ein submuköses Myom ausschließen läßt.

b) Zusammenfassende Kritik und Abwägung der einzelnen Verfahren.

Da bei der Beschreibung der einzelnen Verfahren bereits mehr oder- minder deutliche Hinweise auf die Anwendungsbreite der verschiedenen Methoden gegeben worden sind, so erübrigt es sich, in diesem Abschnitte noch einmal zusammenfassend die Wertigkeit des vaginalen Weges gegenüber jenem per laparotomiam abzugrenzen; weiter ist es unsere Aufgabe, bei den radikalen Methoden, die durch Bauchschnitt geübt werden, die Anwendungsgebiete der supravaginalen Amputation von denen der Totalexstirpation zu trennen und schließlich die Vor- und Nachteile der konservativen Myomoperationen gegenüber den radikalen Methoden kritisch zu beleuchten.

Als entschiedener Anhänger der vaginalen Operationsmethoden habe ich schon bei der Beschreibung derselben wiederholt auf die großen Vorteile des Verfahrens hingewiesen. Hier will ich nur noch einmal sagen, daß nach allem, wie mir scheint, einer Periode teilweiser Abwendung vom vaginalen Wege, die etwa bis zum Kriege gereicht hat, nun wiederum eine solche folgt, in der das vaginale Verfahren wieder mehr zu Ehren gebracht wird. Sellheim hat mit Recht darauf hingewiesen, daß unsere durch den Krieg verbrauchten, in der Ernährung herabgekommenen Frauen viel eher bei bestehendem Uterus myomatosus sich für das vaginale Verfahren eignen, und Stoeckel redet der vaginalen Myomektomie rückhaltlos das Wort. Ich würde es als einen großen, nicht mehr gutzumachenden Verlust bezeichnen, würde die mit soviel Mühe, Fleiß und Scharfsinn ausgebaute vaginale Myomoperationstechnik dadurch verfallen, daß die natürlichen Pflegestätten, die gynäkologischen Kliniken, das Verfahren links liegen ließen.

Gerade in der weitgehenden Anwendung der vaginalen Myomoperation erblicke ich für den Gynäkologen gegenüber dem Chirurgen einen unschätzbaren Vorteil. Man wundere sich nicht, wenn sogenannte Chirurgo-Gynäkologen uns den Boden abgraben, wenn wir dasselbe wie die Chirurgen betreiben, nämlich jeden Uterus per laparotomiam entfernen Mag sich auch die Indikationsstellung so mancher Chirurgo-Gynäkologen, wie A. Mayer. betont hat, sehr zum Schaden der betreffenden Frauen auswirken, die Frauen selbst erkennen dies nicht, wohl aber erkennen und schätzen sie die Vorteile des vaginalen Operierens, und es ist bezeichnend, daß in meiner Klinik so und so oft Frauen die Aufnahme mit der Bemerkung verlangen, sie müßten aber auch „von unten" operiert werden, wie diese oder jene ihrer Bekannten, die einen großen Tumor gehabt habe.

Trotz meiner Vorliebe für die vaginalen Operationen fällt es mir nicht ein, denselben einen breiteren Platz im Rahmen der Myombehandlung anweisen zu wollen, als ihnen gebührt. Ich weise mit der Empfehlung des vaginalen Verfahrens den naheliegenden Vorwurf, die natürliche Indikationsbreite desselben zu überschreiten, entschieden zurück, denn ich halte in allen Fällen, wo der vaginale Weg zufolge Unsicherheit der Diagnose oder aus der Unmöglichkeit, den Tumor in das Becken einzupressen, für die Patientin nicht mehr von Vorteil begleitet ist, das Anwendungsgebiet des vaginalen Weges bereits als verfehlt. Ich betone aber, daß der Umstand, daß das Morcellement eines großen Myoms vielleicht um 20 oder 30 Minuten länger dauert als eine supravaginale Amputation, keineswegs zugunsten der supravaginalen Amputation spricht, denn jeder weiß, daß die Eröffnung der Bauchhöhle vom tiefsten Punkte her der ungleich schonendere Modus procedendi ist. Die gefürchtete Blutung beim vaginalen Operieren, die demselben angedichtet wird, und die Unübersichtlichkeit, sie existieren in Wirklichkeit nicht! Nur muß man das Operieren auf vaginalem Wege gesehen haben, damit man sich ohne Zagen und mit Erfolg auch an die Operation großer Myome machen kann. Gerade bei diesem Verfahren ist ebenso wie beispielsweise bei der Operation des Carcinoma colli uteri auf vaginalem Wege die Tradition von Operateur zu Operateur, das Aufwachsen in der Schule maßgebend, und ich glaube kaum, daß Bilder allein und Beschreibungen, und seien sie auch noch so ausführlich und lebhaft, den Vorteil ersetzen können, den das Zuschauen und Assistieren bei solchen Operationen bringt.

Wie die Anführung meiner eigenen Statistik gezeigt hat, läßt sich mit weitestgehender Lebenssicherheit ein großer Teil der Myome vaginal entfernen, habe ich doch in den Jahren 1921—1925 unter 620 Myomoperationen 349 durch vaginale Totalexstirpation und nur 245 Fälle auf abdominellem Wege radikal operiert, während die restlichen Fälle konservativen Operationsverfahren unterzogen worden sind.

Nachdem ich die natürlichen Grenzen beschrieben habe, die dem vaginalen Verfahren gezogen sind, kann ich mich bei den dem abdominellen zuzuführenden Fällen auf die Abgrenzung zwischen supravaginaler Amputation und Totalexstirpation beschränken. Hier supravaginale Amputation, hier Totalexstirpation, so hat der Kampfruf gelautet, der vor nicht langer Zeit in der Wiener gynäkologischen Gesellschaft durch einen Vortrag Weibels gegen die supravaginale Amputation ausgelöst worden ist. Weibel ist auf Grund seiner Studien an der Hand eigenen und fremden Operationsmateriales zu dem Schlusse gekommen, daß die supravaginale Amputation des Uterus in erster Linie wegen der Gefahr der Stumpfexsudate, also ihrer erhöhten Morbidität, aber auch deswegen, weil sie keine geringere Mortalität habe, abzuschaffen und allenthalben durch die Totalexstirpation zu ersetzen sei. Fast alle Gynäkologen Wiens haben zu der Frage Stellung genommen und als Ergebnis der

Beratungen hat sich herausgestellt, daß außer Weibel niemand die supravaginale Amputation vollständig missen wolle, da sie in den geeigneten Fällen ein lebenssicheres, einfaches und für die Patientin voll befriedigendes Verfahren ist. Der Kern der ganzen Angelegenheit liegt darin, daß vielfach jene Fälle, die sich nicht für die supravaginale Amputation eignen, derselben zugeführt werden. Überall dort, wo, kurz gesagt, das Bedürfnis nach Drainage des Abdomens besteht, ist die supravaginale Amputation besser durch die Totalexstirpation zu ersetzen. Es hat keinen Sinn, einen Cervixstumpf zurückzulassen, wenn man infolge schwerer Veränderungen der Adnexe dieselben beiderseits entfernen muß. Es ist schlecht, bei einem intraligamentär entwickelten Myome supravaginal zu amputieren und eine Wundhöhle zu schaffen, der die Abflußmöglichkeit fehlt. Es ist gefährlich, bei infizierten Fällen die Bauchhöhle hermetisch abzuschließen. Es erscheint auch wenig ratsam, bei Ectropium der Cervix, bei hochgradiger Laceration derselben mit lästigem Fluor, bei Polypenbildung, bei plumper, wulstiger Portio, dieses Gebilde zurückzulassen. Es ist aber nicht einzusehen, warum man beispielsweise bei einer Nullipara mit schlanker glatter Portio und grübchenförmigem Muttermunde durch Auslösung dieses Teiles des Uterus die Architektonik des Scheidengewölbes und die Biologie der Vaginalflora durch Wegfall des Cervicalsekretes (Küstner) stören soll, zumal eine junge Frau bei Zurücklassung der Portio psychisch viel eher das Gefühl des vollwertigen Weibes behält als im anderen Falle, wo der Uterus ganz entfernt wird. Es kann keinem Zweifel unterliegen, daß die Gewebsverletzungen bei der supravaginalen Amputation geringere sind als bei der Totalexstirpation, werden doch die Sakrouterinligamente ebenso wenig wie die Venen des Ligamentum Mackenrodt durchtrennt und fällt die Entfernung der durch mächtige Bandmassen fixierten Cervix und die Eröffnung der Scheide fort.

Nicht ohne Berechtigung haben Zweifel, Franz, Adler u. a. sogar der hohen supravaginalen Amputation, die also einen menstruationsfähigen Korpusrest zurückläßt, das Wort geredet, ohne daß sie sich über gehäufte Stumpfexsudate zu beklagen haben. Ich gebe zu, daß Stumpfexsudate unmittelbar nach Entlassung der Patientin aus der Klinik, also am 10.—14. Tage, nicht ganz selten gefunden werden können, Exsudate geringfügiger Ausdehnung, die der Patientin nicht zum Bewußtsein kommen, die sich weder in Schmerzen, noch in auffälligen Temperaturen äußern und das Harnen in keiner Weise beeinflussen. Untersucht man aber derartige Frauen, wie dies in der Privatpraxis geschieht, vier bis fünf Wochen oder später nach der Operation, so findet man nichts mehr davon. War ein kleines Exsudat vorhanden, so ist es restlos verschwunden, ohne daß es der Patientin je bewußt geworden ist. Im übrigen gehen unter der Diagnose Stumpfexsudate nicht nur kleine Hämatome, sondern es werden auch die durch die Operation an den Uterus herangezogenen Adnexe als Stumpfexsudate fälschlicherweise angesprochen (Kermauner, Amreich, Latzko), und gelegentlich bewirkt das Aufflackern einer alten Entzündung in den Tuben einen entsprechenden Palpationsbefund. Es ist also die Diagnose Stumpfexsudat einwandfrei gar nicht zu stellen und mein Schüler Amreich hat richtig bemerkt, daß bei genauer Analyse der Krankengeschichten diese Stumpfexsudate eigentlich meist Pseudostumpfexsudate sind, denn nur ein Viertel derselben macht Krankheitserscheinungen.

Ich glaube auch, daß die Chrobaksche Technik, wie ich sie ausführlich geschildert habe, besser als die Schrödersche Methode der Stumpfversorgung mit ihren sagittalen

Nähten der Ausbildung von Stumpfexsudaten entgegenarbeitet, worauf auch Latzko hingewiesen hat.

Meine Anschauung, daß die kleinen Exsudate nach kurzer Zeit restlos verschwunden sind, eine Anschauung, die ich durch eigene Erfahrung gewonnen habe, ist auch von den verschiedensten Seiten bestätigt worden, und ich halte daran fest, in reinen, einfachen Fällen, in denen kein Bedürfnis nach Drainage vorliegt, nach wie vor der supravaginalen Amputation das Wort zu reden. Dagegen halte ich es nicht für zweckmäßig, den Stumpf um jeden Preis belassen zu wollen und die Drainage dadurch herbeizuführen, daß man die hintere Cervixwand spaltet (Tóth) oder den Douglas drainiert. Da erscheint es mir denn doch natürlicher, die Cervix auszulösen und den breiten Wundtrichter zu drainieren.

Eines aber ist wesentlich und ich komme damit zum Kernpunkte der ganzen Angelegenheit. Wer in dem Bewußtsein zum Messer greift, daß seine Operationsfertigkeiten nicht weiter als bis zur supravaginalen Amputation reichen, die entschieden einfacher als die Totalexstirpation ist, der wird Fälle der supravaginalen Amputation zuführen, für die das Verfahren nicht geeignet ist. Dann werden sich die Stumpfexsudate mehren, dann wird die Methode auch durch Todesfälle belastet, die nicht ihr, sondern der unrichtigen Zuweisung anzukreiden sind.

Ihr wahres Gesicht nämlich würde die supravaginale Amputation erst dann uns offenbaren, wenn in strengster Auswahl der Fälle nur die ganz unkomplizierten diesem Verfahren unterworfen würden. Dann zeigt sich aber auch, daß ihre Mortalität, wie Bauer aus der Wiener Poliklinik an 78 wegen Myoms ausgeführten supravaginalen Amputationen gezeigt hat, Null ist und hinsichtlich der Morbidität in 91% ein glatter Verlauf zu konstatieren ist. Und C. Fleischmann, der ebenfalls eine besonders scharfe Auswahl der Fälle getroffen hat, weist unter 302 supravaginalen Amputationen eine Mortalität von knapp 1% auf, eine Zahl, die, wie er mit Recht bemerkt, den Vergleich mit der Ovariotomie aushalten kann.

Wer das Abdomen öffnet, für den muß es ganz gleichgültig sein, ob er die Operation durch supravaginale Amputation oder totale Exstirpation beenden wird, weil er sich bei der Entscheidung für diese oder jene Methode einzig und allein von den betreffenden Besonderheiten des Falles zu leiten lassen hat. In der Klinik kann man die Zuweisung ungeeigneter Fälle zur supravaginalen Amputation dadurch verhindern, daß die jüngeren Operateure unter der verantwortlichen Leitung älterer Assistenten arbeiten. In der Praxis wird es sich, wie heute die Dinge liegen, nicht vermeiden lassen, daß Unberufene ungeeignete Fälle aus Mangel an technischem Können mit der supravaginalen Amputation behandeln.

Damit man einen Uterus myomatosus, in dem ein Korpuscarcinom sitzt, nicht supravaginal amputiere, sondern totalexstirpiere, halte ich es mit Winter und Döderlein für sehr ratsam, bei der supravaginalen Amputation sofort nach Absetzung des Corpus uteri die Eröffnung desselben vornehmen zu lassen. So kann man ein der Untersuchung etwa entgangenes Korpuscarcinom noch rechtzeitig erkennen und auch den Stumpf sofort entfernen.

Leider ist man bezüglich der sarkomatösen Degeneration einzelner Myome nicht in der glücklichen Lage, durch Eröffnung des Operationspräparates die Diagnose sicher stellen zu können. So kann man es dann erleben, daß nach einigen Monaten die Patientin mit einem neuen Tumor, einem Sarkom, ausgehend vom Stumpfe, wiederkommt, wie ich das an der Klinik gesehen habe, und worüber auch im Schrifttume (H. H. Schmid) berichtet ist.

Wenn auch im allgemeinen gutartige Myome nicht rezidivieren und mit der supravaginalen Amputation des Uterus das Leiden dauernd behoben ist, so kommen doch seltene Ausnahmen vor, wo nach supravaginaler Amputation neue Tumoren eine spätere Laparotomie notwendig gemacht haben. So mußte Neugebauer bei einer 10 Jahre vorher wegen Cervixmyoms supravaginal amputierten Frau zwei große, scharf voneinander getrennte, retroperitoneale Tumoren in der Gegend des Uterusstumpfes zwischen Blase und Mastdarm entfernen, die zum Cervixreste außer Beziehung standen. Einer der Tumoren war zwischen Arteria und Vena iliaca externa durchgewachsen, ein dritter saß wie ein Drüsentumor rechts über den Iliacalgefäßen. Histologisch handelte es sich um durchaus gutartige Fibromyome. Sollte der Grund für diese Tumoren nicht durch mechanische Absprengung bei der ersten Operation gelegt worden sein, oder handelte es sich um seinerzeit klein gewesene und deshalb unbeobachtet gebliebene isolierte Tumoren im Beckenbindegewebe? — Auch Isbruch führt an, daß sich bei zu hoher Amputation wieder Myome im Stumpfe bilden können, wofür er ein Beispiel beibringt.

Neben der Gefahr des Stumpfexsudates ist ja noch die Möglichkeit des Carcinoms im Stumpfe als Gegenargument gegen die supravaginale Amputation angeführt worden. Und tatsächlich finden sich an meiner Klinik in den Jahren 1910—1922 unter Schautas und meinem Direktorate bei 1253 nicht nur wegen Myoms ausgeführten supravaginalen Amputationen fünf Stumpfcarcinome, was einem Häufigkeitsverhältnisse von 0,38% entspricht.

Im allgemeinen kann man sagen, daß das Auftreten eines Stumpfcarcinoms ein ungemein seltenes Ereignis ist, wie ja auch durch die Statistik Fleischers aus Breslau bestätigt wird. An der Breslauer Klinik konnte unter 592 supravaginalen Amputationen eines Uterus myomatosus in der Folgezeit nicht ein Stumpfcarcinom konstatiert werden.

Bevor man sich zur supravaginalen Amputation entschließt, muß man sicher sein, daß die Cervix tatsächlich vollkommen carcinomunverdächtig ist, damit es nicht geschehe, daß man zur Zeit der Operation schon vorhanden gewesene Carcinome der Cervix später als Stumpfcarcinome führe und auf diese Weise ein falsches Bild von der Häufigkeit dieses Vorkommnisses gewinne.

Die theoretische Möglichkeit, daß sich im zurückgelassenen Cervixstumpfe ein Carcinom entwickeln könne, ist demnach gering, so daß sie, vollkommen normale anatomische Verhältnisse an der Cervix zur Zeit der Operation vorausgesetzt, mit Fug und Recht als Gegengrund gegen die Vornahme der supravaginalen Amputation nicht angeführt werden kann.

Beachtenswert erscheint mir Thalers Vorstellung, daß sich das Stumpfcarcinom eher dann entwickle, wenn die Ovarien mit dem Corpus uteri mitentfernt wurden, weil nach Thalers Anschauung der protektive Einfluß des Ovariums auf das Bindegewebe in Fortfall kommt, und dadurch der Kampf zwischen Epithel und Bindegewebe, der nach A. Mayer die Ausbreitung des Carcinoms bestimmt, zugunsten des Epithels entschieden wird. Ich halte denn auch die Zurücklassung der Cervix bei gleichzeitiger Entfernung beider Ovarien nicht für richtig.

Gegen die supravaginale Amputation sprechen sich wegen der Gefahr des Stumpfcarcinoms auch Bumm und seine Schüler aus, während auf Grund ihrer Erfahrungen

Olshausen, Küstner, Hofmeier, Fletcher und viele andere das Argument der Gefahr eines Stumpfcarcinoms als Grund für die Ablehnung dieses Verfahrens nicht gelten lassen.

Den Vorschlag von Desmarest und Petit-Dutaillis durch Herausschälung der Cervixschleimhaut bei der supravaginalen Amputation bis zum äußeren Muttermunde allfällige Stumpfcarcinome zu verhüten, halte ich nicht für angebracht, denn ob es sich dadurch vermeiden läßt, ist mehr als fraglich.

Daß die Totalexstirpation eine größere Mortalität als die supravaginale Amputation aufweist (Amreich auf Grund des Materiales der I. Wiener Frauenklinik $6^0/_0 : 1,6^0/_0$, Franz bei 632 supravaginalen Amputationen $1,5^0/_0$, bei 181 abdominellen Totalexstirpationen $6^0/_0$), spricht keineswegs gegen die Totalexstirpation. Sie ist von vornherein durch die schweren Fälle, schwer hinsichtlich des Sitzes der Myome, schwer hinsichtlich bestehender Verwachsungen und allfälliger Infektionen der Myome, schwer durch Vergesellschaftung mit Adnexveränderungen, belastet. Daß aber rein technisch auch für den Geübten die weitere Ablösung der Blase, das Arbeiten nahe an den Ureteren, die Eröffnung der Scheide, den größeren Eingriff darstellt als die supravaginale Amputation, kann füglich niemand bestreiten. Auch sehr große Myome, die den Allgemeinzustand der betreffenden Frau bereits beträchtlich beeinflussen, eignen sich daher für die supravaginale Amputation als einem rasch durchzuführenden Eingriff gut.

In unserer operationslustigen Zeit sind freilich große Myome schon Raritäten geworden. Aber auch jetzt kommen gelegentlich noch ganz respektable Tumoren zur Entfernung. Stevens (London) gelang es, eine 59jährige Frau durch supravaginale Amputation von ihrem 20,73 kg schwerem Myom zu heilen. Dabei bediente sich der Operateur vier großer, in einem Kranring zusammenlaufender Haken, um den Tumor anspannen und halten zu können. Ich selbst habe als Assistent Chrobaks seinerzeit ein 17 kg schweres Myom supravaginal entfernt.

Überblickt man die Stellungnahme der Gynäkologen zur supravaginalen Amputation, so ergibt sich aus dem Schrifttume unzweifelhaft, daß allerorten die supravaginale Amputation nach wie vor fest das Feld behauptet und daß die Zahl ihrer Anhänger im Vergleiche zur Zahl ihrer Gegner eine überwältigend große ist. Mit Ausnahme von Bumm und seiner Schule, Warnekros, Liepmann, Fehim, ferner Weibel haben sich zu den obigen Anschauungen als Anhänger bekannt: Von Wiener Autoren Adler, Amreich, R. Bauer, Beckmann, Boxer, Fabricius, Fischer, Fleischmann, Herzfeld, Keitler (durch Halter), Kermauner, Latzko, Mandl, Szamek, Thaler und Werner.
In Deutschland wird ebenfalls, soweit ich aus den vorliegenden Arbeiten den Stand der Frage überblicke, die supravaginale Amputation beim Myom gerne geübt, u. a. von Albrecht, Benthin, Zweifel, Winter, Franz, Henkel, Döderlein, Sanders (Göttingen), Schultheiss (Basel); Hinterstoisser (Teschen). Von russischen Autoren nenne ich nur Kriwsky und Mischin, von Engländern und Amerikanern Lockyer, Williams, Sampson, Clark und Block, wobei Sampson die supravaginale Amputation nur bei Nulliparis gemacht wissen will, von französischen J. Recamier, schließlich von italienischen Autoren Pestaloza.

Stoeckel bevorzugt wegen der Möglichkeit eines späteren Stumpfcarcinoms die Totalexstirpation vor der supravaginalen Amputation, gibt aber zu, daß dort, wo rasches

Operieren notwendig ist, und wo durch die Eröffnung der Scheide eine Infektionsgefahr für das Peritoneum entstehen könnte, die supravaginale Amputation ebenso am Platze ist wie bei jenen Fällen, in denen die Cervix schwer zugänglich und wenig beweglich ist.

Nicht entweder supravaginale Amputation oder Totalexstirpation soll die Devise lauten, sondern sie soll dahin gehen, daß beide Verfahren friedlich nebeneinander ihre Daseinsberechtigung haben, und daß sich bei geeigneter strenger Auswahl beide Verfahren zum Wohle der Frauen gegenseitig ergänzen!

Was nun die Kritik der konservativen Myomoperationen anbelangt, so habe ich das Wesentliche bereits an die Beschreibung dieser Operationen selbst angefügt. Ohne zu verkennen, daß die konservative Myomoperation heute so mancher Gefahr entkleidet ist, die ihr noch vor 20 Jahren anhaftete, stehe ich mit Winter und Döderlein auf dem Standpunkte, daß die konservative Myomoperation der radikalen grundsätzlich nicht vorzuziehen ist, worin mir die Mehrzahl der Gynäkologen folgen dürfte. Denn der durch die konservative Operation zu erzielende Gewinn wird oft gegen die Möglichkeit der Rezidive und anderer Gefahren eingetauscht, ohne die Fruchtbarkeit sicher garantieren zu können. Ablehnend verhalte ich mich, selbst auf die Gefahr unmodern zu erscheinen, gegenüber jenen konservativen Methoden, deren Ziel nicht in der Erhaltung eines konzeptionsfähigen Uterus, sondern in der Erhaltung der Menstruation allein in einem durch Excision und Resektion verstümmelten Uterus gelegen ist. Was nämlich den Einwand betrifft, daß die Entfernung des Uterus schwere Ausfallserscheinungen erzeuge und deswegen die Erhaltung funktionsfähigen Gewebes unbedingt anzustreben sei, so habe ich schon auf die Arbeit Krauls verwiesen, der die Aschnerschen Befunde nicht bestätigen konnte.

c) Gefahren und postoperative Komplikationen.

Erst nachdem ich sämtliche Operationsmethoden besprochen habe, möchte ich bei der Kritik der Methoden Vergleiche über die bei den einzelnen Verfahren besonders in Erscheinung tretenden Gefahren und postoperativen Komplikationen anstellen.

Wiederholt habe ich darauf hingewiesen, daß die Shockwirkung bei den vaginalen Operationen eine ungleich geringere ist als bei der Laparotomie und dabei betont, daß die Eröffnung der Bauchhöhle am tiefsten Punkte, das Geschütztbleiben der Gedärme, das Fehlen der Abkühlung derselben und der Umstand, daß die Operation sich so lange extraperitoneal abspielt, hierfür in die Waagschale fallen. Wenn wir auch heute zur supravaginalen Amputation oder Totalexstirpation eine kürzere Zeit brauchen, als vor 20 und 30 Jahren dazu notwendig gewesen ist, so bleibt immer noch die breitere Eröffnung der Bauchhöhle, die Abkühlung der Gedärme, der Umstand, daß der Douglas infolge der Beckenhochlagerung höchster Punkt wird, und nicht zuletzt die Beckenhochlagerung, die ja an sich segensreich, dafür verantwortlich, daß die Laparotomierte nach der Operation schlechter aussieht als die vaginal Operierte. Ich stehe auch nicht an, zu behaupten, daß eine supravaginale Amputation als der einfachere Eingriff gegenüber der Totalexstirpation, namentlich wenn diese schwieriger war, sich deutlich im Verhalten der Patientin post operationem als die weniger eingreifende, für die Patientin leichtere Operation darstellt.

Was den Blutverlust anlangt, so ist derselbe bei entsprechend exakter Technik bei der Myomoperation in der größten Mehrzahl aller Fälle auf ein durchaus zu vernachlässigendes Quantum beschränkbar. Ich betone ausdrücklich, daß auch bei der vaginalen Methode, bei der der Blutverlust gemeiniglich gefürchtet ist, selbst bei schwierigen Fällen unter exakter Befolgung der Vorschriften derselben keineswegs bedrohlich wird, und nur ganz seltene Ausnahmen von dieser Regel vorkommen. Und auch in solchen Fällen fragt es sich noch, ob nicht bei entsprechender genauester Sorgfalt auch ein solcher Blutverlust vermeidbar gewesen wäre. Es sei aber hervorgehoben, daß auch ein größerer Blutverlust bei den vaginalen Operationen geringer in Erscheinung tritt als nach einer Laparotomie. Bei Laparotomien ausgebluteter Myome spielt auch eine geringe Menge verlorenen Blutes allenfalls eine entscheidende Rolle. Dies im Vereine mit der Narkose und der Beckenhochlagerung kann die Waage zu Ungunsten der Patientin senken, und so kann es geschehen, daß intra oder unmittelbar post operationem der Exitus erfolgt. Das sind Erfahrungen, die es besonders ratsam machen, wo es nur angeht, schwerer ausgeblutete Fälle dem vaginalen Verfahren zu unterwerfen, zumal dabei die Lokalanästhesie leichter anwendbar ist.

Was das Vorkommen von Nachblutungen anlangt, so ist dieses peinliche Ereignis auch weitgehend vermeidbar. Sicherung der Massenligaturen bei den vaginalen Operationen durch isolierte Ligatur der Arteriae uterinae und ovaricae, Bildung nicht zu kleiner Stümpfe, die das Abgleiten der Ligatur verhindern, gewähren einen fast sicheren Schutz gegen die Nachblutung. Ist bei einer vaginalen Operation eine Nachblutung entstanden, so verliere man mit Tamponaden, die nicht wirksam sind, wenn die Blutung einigermaßen stark ist, keine Zeit, bringe die Patientin vielmehr auf den Tisch, entfalte mit Scheidenblättern das Vaginalrohr, suche die Stümpfe auf, worauf man gewöhnlich das spritzende Gefäß in den Stümpfen oder am Scheidenwundrande finden wird, das man umsticht, nachdem man es mit einer Klemme gefaßt hat, oder das man derart versorgt, daß man die Klemme unter exaktester Unterpolsterung liegen läßt, wenn die Umstechung nicht möglich ist. Nur äußerst selten kommt man in die Lage, die Quelle der Blutung von der Vagina her nicht erreichen zu können und die Bauchhöhle eröffnen zu müssen, was, wenn es sich tatsächlich als notwendig erweist, ohne Verzug zu geschehen hat. Ich habe unter den angezogenen 349 vaginal operierten Myomen keinen einzigen Fall von nennenswerter Nachblutung gehabt. Nachblutungen nach Laparotomien sind womöglich noch seltener als nach vaginaler Totalexstirpation. Nur möchte ich hervorheben, daß auch bei der Laparotomie die doppelte Sicherung der Arteriae uterinae und ovaricae und die exakte Versorgung des Scheidenwundrandes eine nicht zu unterlassende Sicherheitsmaßregel sind. Hat die Operation lange gedauert, so kann bekanntlich unter dem Einfluß der blutdrucksenkenden Wirkung der Narkose bei der Revision des Wundbettes die Blutung stehen und doch kann es später bei wiederansteigendem Blutdrucke von neuem bluten, ein Zustand, der verkannt werden und dadurch den Tod an Verblutung herbeiführen kann. Sorgfältigste Beobachtung der Patientin in den der Operation folgenden Stunden (die ersten 24 Stunden) kann vor solchen bedauerlichen Zwischenfällen schützen. Ist einmal eine per laparotomiam operierte Frau hochgradig ausgeblutet und muß zum zweiten Male in Narkose die Bauchhöhle eröffnet werden, so bedeutet zweifellos die Relaparotomie einen ungleich schwereren Eingriff als die Stillung einer Blutung auf vaginalem Wege.

Bei der Radikaloperation des Uterus myomatosus auf vaginalem Wege, aber auch bei der supravaginalen Uterusamputation erlebt man recht selten Parametritiden, unter der Voraussetzung, daß man der supravaginalen Amputation nur geeignete aseptische Fälle zuführt. Manchmal wird es schwer, ein Stumpfexsudat nach supravaginaler Amputation, das ja auch in dem entfalteten intraligamentären Raume liegt, von einer echten Parametritis zu unterscheiden, und es sind gewiß manche als Parametritis zu deutende Fälle nichts als Stumpfexsudate. Es kann auch geschehen, daß eine größere oder geringere Nachblutung das Parametrium entfaltet und den Tastbefund der Parametritis ergibt, dabei die Portio unbeweglich macht, bei Druck empfindlich ist und sich weiter durch Temperatursteigerungen äußert. Kaum je ist man gezwungen, eine solche Störung des Heilungsverlaufes chirurgisch zu behandeln. Das Fieber pflegt allmählich zu sinken und die Schwellung neben der Portio durch allgemein resorbierende Maßnahmen zu verschwinden, bis der Uterus wieder beweglich wird. Da bei der Totalexstirpation infektionsverdächtige Fälle unterkommen, ist man auch nicht hier vor der Entwicklung einer Parametritis gefeit, wenn auch die Drainagemöglichkeit gegeben ist, die kleinere Hämatome zum Abflusse gelangen läßt. Manchmal kommt es auch vor, daß infolge ungenügender Blutstillung zwischen Blase und vorderer Scheidenwand sich ein Hämatom bildet, dasselbe dann infiziert wird und sich durch ein Infiltrat, das von der vorderen Scheidenwand her tastbar ist und das Harnen erschwert, bemerkbar macht. Auch eine solche Parametritis anterior, die wir aber auch nach Totalexstirpation gesehen haben, pflegt mehr minder der Resorption anheimzufallen.

Während man bei den vaginalen Operationen nur ganz selten die schwerste Komplikation, welche die Patientin treffen kann, nämlich die Peritonitis, erlebt, sieht man bei den Laparotomien dieselbe immer noch häufiger. Es ist ein großer Unterschied, ob die Zeichen der Peritonitis nach einem vaginal operierten oder nach einem per laparotomiam angegangenen Myome auftreten. Im ersten Falle kann man immer noch einen Funken Hoffnung haben, daß der Prozeß auf die kleine Bauchhöhle beschränkt bleibt, und ich habe schlecht aussehende Fälle mit allen Zeichen der Peritonitis sich um den 4., 5. Tag zum Besseren wenden und ausheilen gesehen. Bei Laparotomierten erlebt man derartiges nicht. Der Therapie stehe ich skeptisch gegenüber. Man wird natürlich alles versuchen, um die Darmtätigkeit in Gang zu bringen, muß sich aber leider oft davon überzeugen, daß alle Mittel wirkungslos sind. Im allgemeinen ist ja bei der exakten Versorgung des Stumpfes nach supravaginaler Amputation die Gefahr der Peritonitis gering, doch kann auch jetzt noch trotz vorsichtiger Auswahl der Fälle der eine oder andere Fall von Bauchfellentzündung sich ereignen. Wenn man bei der Totalexstirpation per laparotomiam häufiger eine Peritonitis erleben muß, so liegt dies eben daran, daß von vornherein infektionsgefährdete Fälle, die vaginal nicht angehbar sind, der abdominellen Totalexstirpation zufallen.

Schwerer kann es werden, septische Fälle, wenn sie schleichend verlaufen, richtig zu deuten. Sie müssen nicht von auffallenden Temperatursteigerungen begleitet sein, doch ist der Puls immer frequent und klein, und der Verfall, offenkundig delirante Zustände, abwechselnd mit euphorischem Verhalten, Unruhe, merkwürdige Trockenheit der Zunge, Diarrhöen begleiten den Zustand, der dem Erfahrenen alsbald in seiner ganzen Schwere erkennbar wird.

In früherer Zeit ist auch der Ileus als postoperative Komplikation nach Myomektomie häufiger als jetzt beobachtet worden. Ungenügende Deckung des zurückgelassenen Stumpfes, Achsendrehung des Darmes, wie solche durch die bloße Beckenhochlagerung von Schauta beobachtet wurde, oder der Fehler, daß bei der Bauchdeckennaht die Darmwand mitgefaßt worden ist, können zum Ileus Veranlassung geben. Bekanntlich treten die Erscheinungen des Ileus in der zweiten Woche auf und die Diagnose bzw. die Abgrenzung gegen die Peritonitis kann schwierig sein. Ist man sicher, daß ein Ileus vorliegt, dann verliere man keine Zeit, sondern öffne das Abdomen, beseitige das Passagehindernis und kann so die Patientin allenfalls retten. Wartet man zu lange, so ist die Autointoxikation zu weit fortgeschritten, die Parenchyme sind zu sehr degeneriert, als daß man die Patientin noch heilen könnte. Bei der vaginalen Totalexstirpation ist kaum je die Gefahr des Ileus zu befürchten, es sei denn, daß das Myom mit schweren, akut entzündlichen Adnexen kombiniert gewesen ist. Ich habe in den letzten Jahren nie notwendig gehabt, nach vaginalen Operationen eine Laparotomie wegen Ileus ausführen zu müssen.

Über Nebenverletzungen habe ich einiges bei den einzelnen Operationen angeführt. Ich möchte nur noch hervorheben, daß bei der Myomoperation auf vaginalem Wege bei entsprechender Technik und genauer Befolgung jener Kautelen, unter denen vor allem die Blase und die Ureteren zu sichern sind, solche Ereignisse zu den seltenen Ausnahmen gehören. Was die Blasenverletzungen anlangt, so wird man, wenn eine solche geschehen ist, meist schon während der Operation durch eine intermittierend sich über das Operationsfeld entleerende klare Flüssigkeit über das betrübliche Ereignis aufgeklärt. Versorgt man nun am Schlusse der Operation die Blasenwand in der Weise, daß man sie zweimal exakt übernäht und sich dabei der Lembertschen Nahtmethode bedient und die Verletzung möglichst mit Peritoneum deckt, so kann man, wenn man noch für etwa 8 Tage einen Dauerkatheter einlegt, oft mit der prima reunio rechnen. Die Versorgung von Blasenverletzungen bei der Laparotomie wird in derselben Weise ausgeführt. — Ureterenverletzungen entstehen entweder durch Durchtrennung des Ureters oder Anschneiden desselben an der Seitenkante oder sekundär nach Mitfassen desselben in eine Ligatur. Bei sorgfältiger Abschiebung der Blase und Unterbindung der Arteria uterina unter Leitung des Auges und des Fingers dicht an der Seitenkante des Uterus kann man diesen bösen Zufall weitestgehend verhindern. Bei Laparotomien wird sich derselbe vermeiden lassen, wenn man bei intraligamentären Tumoren in der beschriebenen Weise vorgeht. Bei unkomplizierten abdominellen Totalexstirpationen sichert die übersichtliche Darstellung der Blase und der großen Gefäße vor solchen Fehlern. Wird man einer Verletzung des Ureters noch während der Operation gewahr, so implantiert man ihn in die Blase, was am einfachsten nach dem Franzschen Verfahren geschieht. Voraussetzung ist, daß die Implantation ohne Spannung des Ureters möglich ist. Liegt die Ureterverletzung aber nahe dem Ligamentum infundibulo-pelvicum, so wird man am besten die Nierenausschaltung durch die von Stoeckel-Kawasoye angegebene Methode, allenfalls auch durch die Potensche Uretertorsion machen. Nur bei doppelter Ureterunterbindung tritt das Symptomenbild der Urämie alsbald in Erscheinung, während die einseitige Ligatur des Ureters so lange unbemerkt verlaufen kann, bis das Auftreten von rhythmisch sich wiederholendem Harnträufeln bei intakter Blase die Sachlage klarmacht. Daß man bei wandständigen Ureterfisteln nicht zu früh die Flinte ins Korn werfen muß und mit der Ausführung der Nephrektomie immer noch Zeit hat, ist bekannt. Solche Fisteln schließen sich erfahrungsgemäß nicht ganz selten von selbst. — Gleichfalls nur ausnahmsweise geschieht eine Verletzung des Rectums. Handelt es sich um einen Fall von vaginaler Operation des Uterus myomatosus, so kann die Naht nicht ganz leicht sein und trotz exakter Ausführung derselben kommt es nicht selten zur Fistelbildung. Dabei sieht man aber wieder, daß später, nach Wochen, ja nach noch längerer Zeit, die Fistel sich weitgehend verkleinert, ja selbst oft schließt, so daß man auch in diesen Fällen noch mit der spontanen Heilung rechnen kann. Verletzungen des Rectums per laparotomiam sind wegen der Infektionsgefahr des Bauchfelles ernster zu werten als bei vaginalen Operationen. Man soll, wenn sich derartiges ereignet hat, die exakt vernähte Wunde im Rectum unbedingt retroperitoneal lagern, um bei Insuffizienz der Naht die Entstehung einer allgemeinen Peritonitis zu verhindern. Handelt es sich um Myome, die ausgedehnte Verwachsungen mit dem Darme aufgewiesen haben, die gelöst werden mußten, und hat man bei der Lösung derselben die oberflächlichen Schichten des Darmes verletzt, so sind an allen betroffenen Stellen Übernähungen mit Lembertnähten vorzunehmen.

Eine recht unangenehme, die Kranke, wie die Krankenanstalt belastende Komplikation nach Laparotomien ist die Bauchdeckeneiterung, die beim Myom, soferne es sich um für die supravaginale Amputation entsprechend ausgesuchte Fälle handelt, vermeidbar ist. Peinlichste Asepsis, Abdecken der Bauchdecken, Ligaturen blutender Gefäße im subcutanen Zellgewebe, Vermeidung toter Räume bei der Bauchdeckennaht verhindern dieses unliebsame Ereignis. Bei der abdominellen Totalexstirpation sieht man sie häufiger, weil derselben die schwereren, die mit entzündlichen Adnexen vergesellschafteten Fälle zugeführt werden, und weil durch die Eröffnung des Scheidenrohres die Möglichkeit der Infektion der Bauchdecken gegeben ist. Abgesehen von der längeren Heilungsdauer ist die Gefahr der postoperativen Hernienbildung bei diesem Ereignisse immer vorhanden und durch keinerlei Bandage zu verhindern.

Häufiger als bei den vaginalen Operationen erleben wir bei den Laparotomien wegen Myoma uteri postoperative Thrombosen. Es ist hier nicht der Ort, des näheren auf die noch immer umstrittene Ätiologie dieser schweren Komplikation einzugehen. So viel steht fest, daß Stromverlangsamung, Gefäßwandschädigung und Blutalteration im Vordergrunde der ursächlichen Momente stehen. Nicht vernachlässigt wissen möchte ich die Bedeutung des infektiösen Momentes. Gerade infektiöse Schädlichkeiten halten wir im Vereine mit der Stromverlangsamung für besonders bedeutungsvoll in der Entstehungsursache der Thrombosen. Ungleich häufiger als der Chirurg sieht der Gynäkologe gerade bei den Myomkranken Thrombosen, an die sich tödliche Embolien anschließen können. Die starke Ausbildung des Venennetzes, die Stauung in den Beckenvenen, die bei längerer Blutung nie zu vermissende Anämie der Myomträgerinnen, sind der Entstehung der Thrombosen günstige Umstände. Schlechte Beinhalter, mangelhaft gepolsterte Schulter- und Beinstützen tun im Vereine mit der blutdrucksenkenden Wirkung der Narkose das ihrige. Ist nun gar die Operation kompliziert, dauert sie länger, so sinkt mit dem unwillkürlich ansteigenden Blutverluste die Vis a tergo um so mehr, und der verhängnisvolle Kreis, der zur Thrombose führt, ist geschlossen. Wenn man auch nicht nach der Uhr operieren soll, so ist ein gewisser Drang nach vorwärts im Interesse möglichst kurzer Narkosewirkung ebenso wünschenswert wie blutsparendes Operieren und peinlichste Genauigkeit in der

Blutstillung. Fehler in derselben können sich ebenfalls durch die Ausbildung von Thrombosen rächen. Ich glaube nicht, daß man durch das so sehr in den Vordergrund geschobene Frühaufstehen die Gefahr der Thrombose gänzlich bannen kann, halte aber wohl aktive und passive Bewegungen der Extremitäten, ganz besonders aber die möglichst frühzeitig einsetzenden Atemübungen für ein wichtiges Mittel, um das Stromgefälle genügend hoch zu halten. Ich bin auch mit Jaschke derselben Ansicht, daß die genaue Untersuchung des Herzzustandes und eine entsprechende Vorbereitung desselben für die Vermeidung von Thrombosen, gerade bei Myomkranken, von größter Wichtigkeit ist. Ich bediene mich hierzu immer der alten Folia digitalis. Fehling fand, daß bei den Myomoperierten vor Einführung der Herztherapie in seinem Materiale bei 5% Thrombosen auftraten mit 1,5% Embolie, während nach systematisch durchgeführter Vorbereitung und Nachbehandlung des Herzens die Zahl der Thrombosen auf 3,1%, die der Embolien auf 0% sank. Ich selbst halte Digitalisgaben (die immer frisch zubereitet werden müssen) nach der Operation nicht für wünschenswert. Daß die Klemmenmethode durch Schädigung der Gefäßwand besonders gefährlich ist, weshalb Jaschke sie durch möglichst freie und isolierte Unterstechungen ersetzt, kann ich auf Grund jahrzehntelanger Erfahrung nicht mit unterschreiben. Ich glaube auch nicht, daß Umsäumung der Scheidenränder mit Peritoneum bei der Totalexstirpation die Thrombosen merklich vermindern kann. Ich halte nur für wesentlich, daß es nicht von den Wundrändern blutet, daß die Scheidenränder vielmehr anämisiert werden, damit nicht die Natur durch Gerinnung ersetzen muß, was die operative Technik durch die Naht bewirkt. Daß sich bei Totalexstirpation häufiger Thrombosen zu finden scheinen als bei supravaginaler Amputation, dürfte neben der größeren Infektionsgefährlichkeit jener Operation in der weiteren Eröffnung der parametranen Räume, in der längeren Operationsdauer, in dem dadurch sinkenden Blutdrucke, in dem meist größeren Blutverluste, kurz darin gelegen sein, daß eben schwierigere Fälle der Totalexstirpation vorbehalten bleiben. Wenn einzelne Autoren bei der supravaginalen Amputation mehr Thrombosen und Embolien gesehen haben als bei der Totalexstirpation, so halte ich dies bei kleineren Zahlen für mehr zufällig. Zweifel hat ebenso wie ich seltener Thrombosenbildung bei der supravaginalen Amputation als bei der totalen Exstirpation gefunden, andere wieder (Zurhelle, Klein, Weibel, Halter) konnten das nicht bestätigen. Wenn auch heute noch die Ätiologie der Thrombosen nicht vollkommen geklärt ist (siehe bei Aschoff), scheint vor allem nach der Myomoperation doch das mechanische Moment, wie erwähnt, besonders für den Schenkelvenenthrombus, der so häufig zur Embolie führt, anzuschuldigen zu sein. Daß sich auch hierin die Verhältnisse zum Besseren gewendet haben, zeigen vergleichende Statistiken aus der älteren Zeit und der Gegenwart. In der zweiten Auflage dieses Handbuches führt Olshausen die Statistiken von Burckhard mit 2,3% Mortalität an Embolie und von Baldy mit 3,7% Mortalität an. Dagegen beträgt bei Döderlein unter 439 Myomoperationen die Mortalität an Embolie nurmehr 0,45%, bei Franz unter 1401 Operationen überhaupt 0,5%. Ich habe unter 349 vaginalen Totalexstirpationen der Jahre 1921 bis 1925 an der Klinik 18 Thrombosen gesehen (5,1%). Hierzu bemerke ich, daß ich sämtliche, auch die oberflächlichen Thrombosen bei bestehenden Varizen ausnahmslos mitgezählt habe, im Gegensatz zu anderen, die ihre Statistik von diesen reinigen. Ich habe keinen Fall durch Embolie verloren. 176 supravaginale Amputationen per laparotomiam sind trotz Anwendung der Klemmentechnik ohne

Embolie von einem Blutthrombus verlaufen (in einem Falle eines Sarkoms entstand eine Embolie der Arteria pulmonalis durch Geschwulstthromben). Von 69 abdominellen Totalexstirpationen ist kein Fall einer Embolie erlegen, obwohl auch hier die Klemmentechnik angewendet und die Scheide in der beschriebenen Weise versorgt worden ist. — Kein chirurgisches Fach hat so häufig mit Thrombosen und Embolien zu rechnen wie die Gynäkologie und von allen gynäkologischen Operationen ist keine so sehr mit der Emboliegefahr belastet wie die Myomotomie. Daher ist die Kenntnis der Trendelenburgschen Emboliegefahr operation auch für den Gynäkologen von Wichtigkeit, weil es doch einmal gelingen kann, eine solche Kranke durch die Operation zu retten, wofür ja Beispiele aus der Chirurgie bereits vorliegen. — Fasse ich zusammen, was ich über die Verhütung der postoperativen Thrombose beim Myom zu sagen habe, so ist es in Fällen geschwächten Herzens Vorbereitung des Herzmuskels, Vermeidung schädlichen Druckes auf die Kniekehlen, Anwendung geeigneter, gut unterpolsterter Schulterstützen, sorgfältigste Blutstillung, schonendes Operieren überhaupt, Beschränkung der Beckenhochlagerung auf den unbedingt notwendigen Zeitraum, Operieren unter Vermeidung größerer Blutungen, Beschränkung der Operationsdauer und damit der Narkose auf das unbedingt notwendige Maß bei peinlicher Befolgung der Asepsis. Auch die Auswahl der Operationsmethoden (bei schlechtem Herzen und alten Frauen Anwendung vaginaler Verfahren), die Ersetzung der Allgemeinnarkose durch Lokalanästhesie und möglichst früh geübte Atemgymnastik, können der Entstehung von Thrombosen entgegenarbeiten.

Bronchitiden und Pneumonien sind namentlich in der schlechten Jahreszeit unvermeidlich. Auch sie werden bei der Laparotomie durch die durch die Bauchwunde bedingte Hemmung der Zwerchfelltätigkeit eher begünstigt als durch vaginale Operationen. Durch entsprechende Therapie (Inhalation, Expektorantien, Herzmittel, vor allem dadurch, daß mehrmals täglich der Arzt bzw. die Schwester mit der Patientin Atemgymnastik betreibt, beispielsweise durch Aufblasenlassen eines Luftpolsters) kann auch der Entstehung und Ausbreitung dieser Komplikation meist mit Erfolg begegnet werden. —

Man muß, so erfreulich im allgemeinen die Besserung der primären Operationsresultate ist, sich trotz alledem immer vor Augen halten, daß auch heute noch die Operation des Myoma uteri kein belangloser Eingriff ist. Daher muß auch der technisch geschulte Operateur, bevor er zur Operation rät, unbedingt erwägen, ob das Symptomenbild tatsächlich ein solches ist, daß es die nicht wegzuleugnenden Gefahren der Myomoperation rechtfertigt. Es beträgt auch heute noch, und daß muß festgehalten werden, die Mortalität dieser Operation rund 3%, gelegentlich etwas mehr, gelegentlich etwas weniger. Albrecht bemerkt mit Recht, daß zur tatsächlichen Errechnung der Mortalität bei Myomoperationen nicht kleine Zahlenreihen und Serien von 100 oder 200 Operationen ohne Todesfall herangezogen werden dürfen. Eine Statistik Reinmanns, die sich, wie einzig richtig, auf Tausende von Fällen bezieht, ergibt vor 1915 bei 4906 Fällen immer noch eine Mortalität von $4,25\%$, nach 1915 bei 18 205 Fällen verschiedenster Operateure $3,83\%$ Mortalität. Die Ergebnisse werden besser, wenn man in die Statistik, wie es Reinmann getan hat, auch noch die Enucleationen mit einrechnet, wodurch sich die Mortalitätshundertsätze von $3,05\%$ vor 1915 auf $2,07\%$ nach 1915 reduzieren. In diesen Statistiken sind aber abdominelle und vaginale Operationen unterschiedslos einbezogen. Dabei ist zu erwägen, daß größere Reihen der vaginalen Radikaloperation wesentlich günstiger abschneiden.

Es ist fraglich, ob sich die Operationsergebnisse noch bessern lassen werden. Gänzlich läßt sich, wie von keiner Operation, so auch nicht von der der Myome, die Sterblichkeit bannen. Die besonderen Verhältnisse der Myomkranken einerseits und die menschliche Unzulänglichkeit andererseits dürften auch in Zukunft üble Ausgänge nach derartigen Operationen nicht vermeiden lassen. Ob weitere Fortschritte in der Strahlenbehandlung die Indikationsstellung zur Myomoperation im Sinne weiterer Einschränkung des operativen Vorgehens bringen werden, müssen künftige Zeiten lehren, doch scheint mir die Aussicht hierfür recht problematisch.

Literaturverzeichnis.

I. Ätiologie.

Aimes, Etiologie et pathogénie des Fibromyomes utérines. Progrès méd. 1913, H. 12. — *Albrecht, H.*, Klinik des Myoma uteri. Halban-Seitz's Biologie und Pathologie des Weibes, Bd. 4, S. 387. — *Derselbe*, Zur Ätiologie der Myome und Carcinome des Uterus. Diskussion zum Vortrag Theilhaber. Sitzgsber. ärztl. Ver. München, 1. Dez. 1909. — *Alfieri*, Die Sterilität der Frau unter modernen Gesichtspunkten. Vortr. gehalten auf der 23. Tagg ital. Ges. Geburtsh., Aug. 1923. — *Allen*, Amer. J. Physiol. H. 69. — *Allmann*, Die Abderhaldensche Reaktion bei Myomen. Münch. med. Wschr. 1914, H. 9. — *Amreich, I.*, Die supravaginale Amputation und die vaginale und abdominale Totalexstirpation bei Myomen, Adnexen, Extrauteringraviditäten und benignen Ovarialcystomen. Z. Geburtsh. 88, 68. — *Asch*, Diskussion (zu Mayer). Naturforsch.verslg Innsbruck 1924. Ref. Zbl. Gynäk. 1924, H. 43, 2348. — *Aschner, B.*, Über Morphologie und Funktion des Ovars. Arch. Gynäk. 102, 446 (1914). — *Derselbe*, Die Blutdrüsenerkrankungen des Weibes und ihre Beziehungen zur Gynäkologie und Geburtshilfe. Wiesbaden: J. F. Bergmann 1918. — *Derselbe*, Beziehungen der Drüsen mit innerer Sekretion zum weiblichen Genitale. Halban-Seitz Biologie und Pathologie des Weibes, Bd. 1. Berlin u. Wien: Urban u. Schwarzenberg 1927. — *Derselbe*, Die Konstitution der Frau und ihre Beziehungen zur Geburtshilfe und Gynäkologie. München: J. F. Bergmann 1924. — *Aschoff*, Pathologische Anatomie. Lehrbuch. Jena: Gustav Fischer 1909. *Derselbe*, Myomkeime des Uterus. Dtsch. med. Wschr. 35, H. 22, 995 (1909). — *Derselbe*, Myomkeime des Uterus. Naturforsch. Ges. Freiburg i. Br. Ref. Dtsch. med. Wschr. 1909, H. 23. — *Austerlitz*, Myom und Sterilität. Prag. med. Wschr. 1903, H. 23/24, 279, 295. — *Bamert, J.*, Über den Einfluß der Uterusmyome auf die Sterilität und Fertilität des Weibes. Diss. München 1909. — *Barrows* (Clifford), Bemerkungen über Uterusmyome mit Berücksichtigung ihrer Beziehung zu Tumoren der Schilddrüse. Amer. J. Obstetr. 69, Nr 433. — *Bartel, J.*, Über die hypoplastische Konstitution und ihre Bedeutung. Wien. klin. Wschr. 1908, H. 22, 783. — *Bartel-Einäugler-Koller*, Über Bildungsfehler und Geschwülste. Ein Beitrag zur Frage der pathologischen Rasse. Wien. klin. Wschr. 1910, H. 48, 1705. — *Bartholomé*, Über Sterilität bei Myomkranken. Inaug.-Diss. Bonn 1904. — *Bauer, J.*, Vorlesungen über allgemeine Konstitutions- und Vererbungslehre. Berlin 1921. — *Derselbe*, Die konstitutionelle Disposition zu inneren Krankheiten. Berlin 1922. — *Derselbe*, Erbanlage und innere Sekretion. Vortr. Geburtsh. gynäk. Ges. Wien, 18. Juni 1923. Zbl. Gynäk. 1923, H. 46/47, 1793. — *Bayle*, Corps fibreux de la matrice. Distionnaire des sciences med., Tome 7, p. 70. Paris 1813. — *Becher*, Beiträge zur Histogenese und Morphogenese der Uterusmyome. Z. Geburtsh. 78, H. 2 (1916). — *Derselbe*, Beitrag zur Histogenese und Morphogenese der Uterusmyome. Inaug.-Diss. Gießen 1916. — *Benthin*, Zur Ätiologie der Uterusmyome. Mschr. Geburtsh. 39, H. 4, 501 (1914). — *Derselbe*, Myom und Uterus bicornis. Nordostdtsch. Ges. Gynäk., 7. Febr. 1914. Dtsch. med. Wschr. 1914, H. 29. — *Derselbe*, Myom und Gravidität. Dtsch. med. Wschr. 1924, H. 38. — *Borst, M.*, Die Lehre von den Geschwülsten, Bd. 1. Wiesbaden: J. F. Bergmann 1902. *Derselbe*, Das pathologische Wachstum. Pathologische Anatomie von L. Aschoff, Bd. 1, S. 439. 1909. *Böshagen*, Über die verschiedenen Formen der Rückbildungsprodukte der Eierstocksfollikel und ihre Beziehungen zu Gefäßveränderungen des Ovariums. Z. Geburtsh. 53, 323 (1904). — *Brandess, Th.*, Geschwulstbildung und Tuberkulose am mißbildeten Uterus. Z. Geburtsh. 89, H. 2, 341 (1925). — *Braun*, Die Sterilität der Frau und ihre Behandlung. Inaug.-Diss. Breslau 1923. — *Bucura*, Gynäkologische Kleinigkeiten. Uterus myomatosus hypoplasticus mit Achsendrehung. Wien. klin. Wschr. 1912, H. 17, 616. — *Bulius*, Die Eierstöcke bei Fibromyoma uteri. Z. Geburtsh. 23, 358. — *Bumm, E.*, Grundriß zum Studium der Geburtshilfe. München-Wiesbaden: J. F. Bergmann. — *Derselbe*, Über

Behandlung und Heilungsaussichten der Sterilität bei der Frau. Dtsch. med. Wschr. **1904**, H. 48, 1756. — *Calzavara, D.*, Tuberculosi in fibromioma uterino ed in adenomioma tubarico e del legamento rotondo. Formazione ossea del legamento rotondo. Arch. ital. Chir. **9**, H. 1, 1 (1924). Ref. Ber. Gynäk. **5**, 257 (1925). — *Derselbe*, Tuberkulöse Infektion in einem Fibromyom des Uterus und einem Tubenadenom. Arch. ital. Chir. **9**, H. 1 (1924). — *Castano, C. A.* (Buenos-Aires), Neue Auffassung über Pathogenese des Myoms. Rev. espan. Obstetr. **11**, H. 128, 337 (1926). Ref. Ber. Gynäk. **11**, 441 (1927). — *Derselbe*, Contribution à l'étude étiologique et pathogenique des hémorragies utérines dans le myome et les affections utérines hémorragiques (Etude experimentale). Presse méd. **33**, H. 78, 1299 (1925). — *Derselbe*, Ätiologie und Pathogenese der Fibromyome des Uterus. Med. germ.-hisp.-amer. **1925**, H. 5, 359. — *Derselbe*, Ätiologie und Pathogenie der Uterusfibrome; neue Gesichtspunkte. Bull. Obstetr. Paris **1926**, H. 3, 174. Ref. Zbl. Gynäk. **1927**, 3028. — *Champneys, F. H.*, Sterility, System of gynecology by Allbutt-Playfair a. Eden, 1906, p. 109. — *Chrobak, R.*, Über Uterusmyom und Schwangerschaft. Wien. klin. Wschr. **1899**, 781, 904. — *Clemente, G.* (Palermo), Pathologisch-histologische Bemerkungen über einige Fälle von Uterusmyom mit besonderer Berücksichtigung der Genese der Blutungen. Arch. Obstetr., II. s. **12**, No 1, 1 (1925). Ref. Zbl. Gynäk. **1926**, 3482. — *Cohn*, Myom und Gravidität. Diss. Freiburg 1906. — *Cohnheim*, Vorlesungen über allgemeine Pathologie, Bd. 1, S. 635, 650. 1877. — *Derselbe*, Vorlesungen über allgemeine Pathologie. Berlin 1882. — *Cordes*, Über den Bau des Myoms, das Verhalten des Mutterbodens, die Entstehung und Entwicklung des Neoplasmas. Inaug.-Diss. Berlin 1880. — *Cullen, Th. S.*, Die Verbreitung der Uterusmyome. Ann. Surg. 1 (1920). — *Czyzewicz, jun.*, Fibromyoma uteri bei bestehenden angeborenen Veränderungen der Geschlechtsteile. Gynäk. Ges. Lemberg, 16. Mai 1906. Ref. Zbl. Gynäk. **1906**, H. 46. — *Daniel-Barès*, Die Rolle der Ovarien in der Pathogenese der Uterusfibrome. Bull. Acad. Méd. **92**, H. 38, 1185 (1924). Ref. Ber. Gynäk. **8**, 176 (1927). — *Decio*, Ovarialblutungen bei Uterusmyomen. Gynecologia **10**, H. 2, 21. Ref. Zbl. Gynäk. **1914**, Nr 38, 1262. — *Dietrich*, Über die Beziehung der Fettleibigkeit zur Sterilität. Mschr. Geburtsh. **61** (1928). — *Dixon, J. M. A.*, The Opinions of different surgeons and pathologists as to the origin and cause of fibrinoid tumors. Med. Rec. **1902**, H. 62, 323. — *Döderlein, A.*, Die desmoiden Geschwülste des Uterus. Lehrbuch der Gynäkologie von Küstner. Jena: Gustav Fischer 1920. — *Döderlein, A.* u. *Krönig*, Operative Gynäkologie, 1.—5. Aufl. Leipzig: Georg Thieme. — *Donald*, Statistische Mitteilung von 700 Fällen von Uterusmyomen. Ref. Jber. Geburtsh. **1909**, 94. — *Donderer*, Myom und Fertilität. Statistik aus dem Material der II. Gynäkologischen Klinik München vom 1. Jan. 1910 bis 1. Jan. 1920. Inaug.-Diss. München 1921. — *Doran, A.-Lockyer*, Two cases of uterus septus unicollis, both associated with fibromyoma, and one also with haematosalpinx. J. of Obstetr., März **1905**, 167. — *Engelmann*, Beobachtungen und Erfahrungen über Myome der Gebärmutter. Arch. Gynäk. **78** (1905). — *Derselbe*, Beiträge zur Ätiologie der Fibroide des Uterus. Z. Geburtsh. **1**, 130 (1877). — *Engström*, Zur Ätiologie des Uterusmyoms. Internat. med. Kongr. Berlin 1890. — *Derselbe*, Bidrag till uterus-myomets etiologie. Helsingfors 1890. — *Derselbe*, Till Mentruationens statistik. Finska Läk.sällsk. Hdl. **36**, 222. Helsingfors 1895. — *Derselbe*, Beobachtungen von Uterusmyom bei 2 und 3 Schwestern. Mitt. gynäk. Klin. Engström **3**, H. 1 (1899). — *Elsner, H. L.*, The association of uterine growths with goitre, typical and atypical exophthalm, goitre. Amer. J. med. Sci. **147**. Ref. Frommels Jber. **1914**, 139. — *Essen-Möller*, Über konservative Myomoperationen. Mschr. Geburtsh. **1**, H. 1, 36. — *Derselbe*, Studien zur Ätiologie des Uterusmyoms. Berlin 1899. — *Derselbe*, Die Zeit der Menarche in Schweden. Zbl. Gynäk. **1906**, 453. — *Derselbe*, Klinische und pathologisch-anatomische Studien zur Ätiologie des Uterusmyoms. Mitt. gynäk. Klin. Engström 3. — *Eversmann*, Erblichkeit der Myome. Nordwestdtsch. Ges. Gynäk. Hamburg, 7. Nov. 1925. Zbl. Gynäk. **1926**, 441. — *Ewing*, Neoplastic Diseases. Philadelphia: W. B. Saunders Company 1922. — *Faber, A.*, Die Pathogenese der Uterusmyome sowie deren Beziehungen zum elastischen Gewebe. Nord. med. Ark. (schwed.) **1**, H. 2, 10 (1908). — *Fabricius*, Myom und Fertilität. Inaug.-Diss. München 1912. — *Facilides, A.*, Myom und Fertilität. Diss. München 1912. — *Falgowski*, Uterus duplex bicornis mit kindskopfgroßem Myom in beiden Hörnern. Gynäk. Rdsch. **2**, 49 (1908). — *Falk, E.*, Zur Kasuistik von Geschwulstentwicklung und Doppelbildung der Gebärmutter. Zbl. Gynäk. **22**, 1418 (1898). — *Falkenberg*, Beiträge zur Lehre von den Uterusmyomen. Inaug.-Diss. Berlin 1904. — *Falta*, Die Erkrankungen der Blutdrüsen. Berlin: Julius Springer 1913. — *Fehling*, Disk. oberrhein. Ges. Geburtsh. Baden-Baden, 8. März 1914. Beitr. Geburtsh. **1915**, Erg.-H., 120. — *Ferroni*, Note embriologiche et anatomiche sull' utero fetale. Ann. Obstetr. **24**, H. 6, 8, 10, 11. — *v. Fewson*, Zur Ätiologie der Myome des Uterus. Diss. Erlangen 1895. — *Fleischmann*, Myomentwicklung nach Ovarientransplantation. Zbl. Gynäk. **46**, H. 3 (1922). — *Derselbe*, Beitrag zur operativen Myombehandlung. Zbl. Gynäk. **1913**, 1247. — *Derselbe*, Demonstration eines sehr großen subperitoneal entwickelten Uterusmyoms. Geburtsh.-gynäk. Ges. Wien, Sitzg 8. Febr. 1916. Zbl. Gynäk. **1916**, H. 12, 228. — *Derselbe*, Beitrag zur Klinik der Uterusmyome. Wien. klin. Wschr.

37, H. 17, 414 (1924). — *Förster*, Handbuch der pathologischen Anatomie, 1855. — *Foisy, E.*, Utérus double avec fibromes sous-péritonéaux et salpingite double. Hysterectomie sus-vaginale. Guérison. Bull. Soc. Anat. Paris, Okt. **1904**; Ann. de Gynec. **1905**, 43. — *Forgues-Massabuau*, Rev. Gynec. (port.) **1910**; Gynecologie **1916**. Ref. Zbl. Gynäk. **1916**, 3482 (sec. Clemente). — *Fraenkel, E.*, Die Fibromyome des Uterus in ihren Beziehungen zur Sterilität und Fertilität. Mschr. Geburtsh. **8**, 117 (1898). — *Fraenkel, L.*, Normale und pathologische Sexualphysiologie des Weibes. Liepmanns Handbuch, Bd. 3. Leipzig: F. C. W. Vogel 1914. — *Frankl, O.*, Beiträge zur Lehre vom Uterusmyom. Arch. Gynäk. **95**, 269 (1912). *Derselbe*, Über Koinzidenz und Interferenz von Uterustumoren. I. Teil: Myom und Sarkom. Arch. Gynäk. **122**, H. 3, 558—567 (1924). — *Freund, H.*, Myome und Schwangerschaft. Dtsch. med. Wschr. **1906**, H. 8, Ver.beil., 325; Mschr. Geburtsh. **23**, 572 (1906). — *Derselbe*, Zur Ätiologie der Uterusmyome. Z. Geburtsh. **74**, 75 (1913). — *Derselbe*, Uterusmyom und Bildungsfehler. Z. Geburtsh. **79**, H. 3, 475 (1917). — *Derselbe*, Ätiologie und Behandlung der Uterusmyome. J.kurse ärztl. Fortbildg **14**, H. 7, 1 (1923). — *Freund, H. W.*, Beziehung der weiblichen Geschlechtsorgane zu anderen Organen. Erg. Path. **3**, H. 2, 170 (1896). — *Derselbe*, Über Beziehungen der Schilddrüse zu den weiblichen Geschlechtsorganen. Z. Chir. **18**, 213 (1883). — *Derselbe*, Über die Beziehungen der Schilddrüse und Brustdrüse zu den schwangeren und erkrankten weiblichen Genitalien. Z. Chir. **31**, 446 (1891). — *Freund, W. A.*, Beiträge zur Pathologie des doppelten Genitalkanals. Z. Geburtsh. **1**, 231. — *Garkisch, A.*, Klinische und anatomische Beiträge zur Lehre vom Uterusmyom. Berlin: S. Karger 1910. — *Giles, A.*, A case of uterus didelphys with observations on the clinical importance of this malformation. Trans. obstetr. Soc. Lond. **37**, 301 (1895). — *Glöggler*, Über das Vorkommen der Myome mit Bezug auf Personenstand und Alter. Inaug.-Diss. Straßburg 1912. Ref. Geburtsh. **1912**, 120. — *Goerl*, Ätiologie der Myome. Berl. klin. Wschr. **1911**, H. 18. — *Gördes, M.*, Schwangerschaft und Neubildung. Z. Geburtsh. **20**, 100 (1890). — *Goetze*, Die Beziehungen zwischen Uterusmyom und Konzeption. Zbl. Gynäk. **1912**, 587. — *Gottschalk*, Über die Histogenese und Ätiologie der Uterusmyome. Arch. Gynäk. **43**, 534 (1893). — *Derselbe*, Zur Ätiologie der Uterusmyome. Slg klin. Vortr. **1900**, H. 275. — *Gow, W. J.*, Cystic intra-ligamentous myoma with double uterus. Trans. obstetr. Soc. Lond. **40**, 134 (1898). — *v. Graff*, Schilddrüse und Genitale. Arch. Gynäk. **102**, H. 1, 109 (1914). — *Grusdev, V.*, Zur Lehre vom Uterusfibromyom (Fibromyom und Sterilität). Kazan. med. Ž. **21**, H. 1, 52 (1925). Ref. Ber. Gynäk. **11**, 299 (1927). — *Gunsett, A.*, Über Myombildung bei doppeltem Uterus. Beitr. Geburtsh. **3**, 201 (1900). — *Gusserow*, Neubildungen des Uterus. Handbuch der allgemeinen und speziellen Chirurgie, Bd. 4/1a. Stuttgart 1882. — *Derselbe*, Neubildungen des Uterus. Dtsch. Chir. Lief. 57. Stuttgart 1886. — *Hamilton*, An unusal accident to a fibroid tumour of the uterus complicating pregnancy. Austral. med. Gaz., 20. April. Ref. J. of Obstetr. **6**, 175 (1904). — *v. Hansemann*, Über das Vorkommen von Geschwülsten in den Tropen. Z. Krebsforschg **14**. — *Hardouin, P.*, Utérus double fibromateux. Ann. Gynéc. et Obstétr. **1908**, 506. — *Hart*, Konstitution und endokrines System. Z. angew. Anat. **6** (1920). — *Hauth, K.*, Myomatosis und Fertilität. Inaug.-Diss. Heidelberg 1921. — *Havelburg, W.*, Klima, Rasse und Nationalität in ihrer Bedeutung für die Ehe. Senator-Kaminers Krankheiten und Ehe. 1904, S. 122. — *Healy*, Fibromyoma uteri. N.Y. med. J. **97** (1913). — *Hedinger*, Über Multiplizität von Geschwülsten, periodisches Wachstum und Geschwulstbildung. Schweiz. med. Wschr. **1923**, H. 44. — *Hegar-Kaltenbach*, Operative Gynäkologie, 1881. — *Heimann, F.*, Wachstum und Genese der Myome. Z. Geburtsh. **78**, H. 3, 713 (1916). — *Derselbe*, Über Wachstum und Genese der Myome und Adenomyome des Uterus. Z. Geburtsh. **69**, 719 (1911). — *Derselbe*, Histologische Studien an Myomen des weiblichen Genitalapparates. Zbl. Path. **23**, 154 (1912). *Derselbe*, Myom und Schwangerschaft. Zbl. Gynäk. **1921**, H. 30. — *Heino*, Myom und Schwangerschaft. Ann. Gynéc. et Obstétr. **1917**. Ref. Zbl. Gynäk. **1918**, H. 10, 181. — *Heinricius, G.*, Ein Fall von Myom im rudimentären Uterus bicornis unicollis. Mschr. Geburtsh. **12**, H. 4 (1900). — *Henkel*, Ovarialhormone und Uterusmyome. Ther. Gegenw., Dez. 1911. — *Derselbe*, Myxomatös entartetes Myom. Freie Vereinigung mitteldeutscher Gynäkologen. Ref. Zbl. Gynäk. **1911**, H. 2, 73. — *Hindermann*, Myom und Fruchtbarkeit. Z. Geburtsh. **82**, 357 (1920). — *Höhne*, Sitzgsber. nordwestdtsch. Ges. Gynäk., Zbl. Gynäk. **1924**, H. 6, 233. — *Hofbauer*, Ein neues Prinzip gynäkologischer Bestrahlung. Arch. Gynäk. **117** (1922). — *Hofmeier*, Über den Einfluß der Fibromyome des Uterus auf Konzeption, Schwangerschaft und Geburt. Z. Geburtsh. **30**, 199 (1894). — *Derselbe*, Die Grundsätze der modernen Behandlung der Fibromyome des Uterus. Würzburg. Abh. **2**, H. 10 (1902). — *Derselbe*, Handbuch der Frauenkrankheiten, 17. Aufl. Leipzig: F. C. W. Vogel 1921. — *Derselbe*, Zur Anatomie und Therapie des Carcinoma corporis uteri. Z. Geburtsh. **32**, 171 (1895). — *Derselbe*, Über die Beziehungen zwischen Myom und Sterilität. Berl. klin. Wschr. **33**, 949, Disk. 1015 (1896). — *Derselbe*, Fibromyom und Schwangerschaft. Z. Geburtsh. **42**, H. 3, 383 (1900). — *Derselbe*, Über die Beziehungen der Myome zur Sterilität. Fränk. Ges. Geburtsh. u. Frauenheilk., Sitzg 20. Okt. Ref. Münch. med. Wschr. **1907**, H. 49. — *Derselbe*,

Myom und Gravidität. 16. internat. Ärztekongr. Budapest 1909. Ref. Münch. med. Wschr. 1909, H. 41, 2136. — *Hofmiller*, Zur Statistik des Myoma uteri. Inaug.-Diss. München 1923. — *Horn*, Cystisches intraligamentäres Myom bei Uterus duplex. Geburtsh. Ges. London, 2. März 1898. Ref. Mschr. Geburtsh. 8, 85 (1898). — *Ill, E. J.*, Fibroid tumors. The indication for treatment and the choice of treatment. Surg. Clin. N. Amer. 6, H. 6, 1601 (1926). Ref. Ber. Gynäk. 12, 27 (1927). — *Derselbe*, Uteruskrebs und -myom vom klinischen Standpunkt. Amer. J. Obstetr. a. Dis. Childr., Nov. 1913. — *Jahrmann*, Myom und Fruchtbarkeit. Inaug.-Diss. Göttingen 1920. — *Janke*, Myom und Lebensalter. Inaug.-Diss. Köln 1920. Ref. Zbl. Gynäk. 1924, 413. — *v. Jaschke-Pankow*, Lehrbuch der Gynäkologie, 7. u. 8. Aufl. Berlin: Julius Springer 1923. — *Jaworsky*, Aus der Biologie der Tumoren. Wien. klin. Wschr. 1916. *de Jong*, Das Ovarium bei den Fibromatösen. Ann. Gynéc. et Obstétr. 1914. Ref. Zbl. Gynäk. 38, 1524 (1914). — *Josephson, C. D.*, Über die Neoplasmen der mißbildeten Gebärmutter. Arch. Gynäk. 64, 376 (1901). — *Kamann*, Ein kleinfrauenkopfgroßes Myom im linken Horn eines Uterus bicornis bicollis bei angedeuteter Vagina subsepta. Demonst. gynäk. Ges. Breslau, 21. Febr. 1905. Zbl. Gynäk. 1905, 795; Mschr. Geburtsh. 21, 557 (1905). — *Katz*, Sterilität Myom? Myom Sterilität? Inaug.-Diss. Tübingen 1912. — *Kehrer, E.*, Ursachen und Behandlung der Unfruchtbarkeit nach modernen Gesichtspunkten. Dresden-Leipzig: Theodor Steinkopff 1922. — *Kermauner, F.*, Fehlbildungen der weiblichen Geschlechtsorgane, des Harnapparates und der Kloake. Fragliches Geschlecht. Halban-Seitz's Biologie und Pathologie des Weibes, Bd. 3. — *Derselbe*, Geburtsh.-gynäk. Ges. Wien, 10. Jan. 1922. Diskussion zu Frankls Demonstration. — *Derselbe*, Disk. geburtsh.-gynäk. Ges. Wien. Zbl. Gynäk. 1925, H. 12, 663. — *Klebs*, Handbuch der pathologischen Anatomie. Abschnitt Geschlechtsorgane. Berlin 1873. — *Kleinwächter*, Zur Entwicklung der Myome des Uterus. Z. Geburtsh. 9, 68 (1883). — *Derselbe*, Uterusmyom und Gestation. Z. Geburtsh. 32, 206 (1895). — *Derselbe*, Ein Beitrag zur Lehre von der Sterilität. Z. Geburtsh. 33, 269 (1895). — *Derselbe*, Einige Worte über Komplikation des Uterusmyoms und Diabetes. Z. Geburtsh. 43, 373. — *Knaus*, Zur Korrelation zwischen Thyreoidea und dem weiblichen Genitale. Münch. med. Wschr. 1923, H. 21. — *Konrad*, Fall von multiplem Fibromyom des Uterus. Orv. Hetil. (ung.) 1891, H. 30. — *Korner*, Über die Beziehungen zwischen Uterustumoren und Schwangerschaft. Inaug.-Diss. Bern 1913. — *Kottmann, O.*, Beitrag zur Lehre von den Fibromyomen, gestützt auf Beobachtungen von 416 Krankengeschichten. Arch. Gynäk. 54, 583 (1897). — *Kraul, L.*, Über Myomovarien. Arch. Gynäk. 129, H. 3. — *Derselbe*, Uterus bicornis; Einkeilung des nichtgraviden, myomatösen Horns im Becken intra partum. Demonst. geburtsh.-gynäk. Ges. Wien, 22. Juni 1926. Zbl. Gynäk. 1926, H. 46, 2976. — *Krönig*, Myombildung in einem mangelhaft entwickelten Uterus. Verh. dtsch. Ges. Gynäk. 9, 526 (1901). *Küstner*, Lehrbuch der Gynäkologie. Jena: Gustav Fischer 1922. — *Kursis*, Heilung eines Falles von Basedow durch Radiumbestrahlung des Uterusmyoms. Rev. mens. Gynéc. et Obstétr. 10, H. 2 (1924). *Lahm*, Zur Sterilität der Frau. Zbl. Gynäk. 1922, H. 16. — *Landau, L.*, Gebärmuttermyome bei jugendlichen Individuen. Berl. klin. Wschr. 1908, H. 16. — *Landau, Th.*, Myom bei Schwangerschaft, Geburt und Wochenbett. Berlin u. Wien: Urban u. Schwarzenberg 1910. — *Lawrie, J. M.*, Six successful hysterectomies for fibroid disease in one family. Brit. med. J. Nov. 1907, 1342. — *Levy, S.*, Ein Beitrag zur Ätiologie der Uterusmyome. Inaug.-Diss. Straßburg 1898. — *Lichtenstern, E.*, Beitrag zur Lehre vom Adenomyoma uteri. Mschr. Geburtsh. 14, 308 (1901). — *Löb*, Über den Zusammenhang von Diabetes mellitus mit Erkrankungen der weiblichen Geschlechtsorgane. Berl. klin. Wschr. 1881, 601. — *Löfqvist, R.*, Fibromyom und Konzeption. Mitt. gynäk. Klin. Engström 8, H. 1, 111 (1909). — *Löwin*, Das familiäre Vorkommen des Uterusmyoms. Inaug.-Diss. München 1925. — *Lubarsch, O.*, Geschwülste. Erg. Path. 6 (1901). — *Martin, A.*, Zu den Myomfragen. Mschr. Geburtsh. 20, 1130 (1904). — *Derselbe*, Myomfragen. Wien. klin. Wschr. 1905, H. 52, 1398. — *Derselbe*, Myom und Fertilität. Dtsch. med. Wschr. 1909, H. 50, 2201. — *Derselbe*, Myom und Fertilität. 16. Congr. internat. Méd. Budapest, Aug.-Sept. 1909, sect. VIII. Obstétr. et Gynéc. Rapports officiels, 1. Ref. Zbl. Gynäk. 1909, H. 40, 1386. — *Derselbe*, Myom und Fertilität. Gynäk. Rdsch. 3 (1914). — *Mathes, P.*, Über Konstitution und Vererbung erworbener Eigenschaften. Münch. med. Wschr. 1922. — *Derselbe*, Bedeutung der Sexualkonstitution in der Gynäkologie. Arch. Frauenheilk. 1923. — *Mayer, A.*, Hypoplasie und Infantilismus in Geburtshilfe und Gynäkologie. Beitr. Geburtsh. 15. — *Derselbe*, Über Störung der Eierstocksfunktion bei Myom. Oberrhein. Ges. Geburtsh. Baden-Baden, 8. März 1914. Beitr. Geburtsh. 19, Erg.-H., 115 (1915). — *Derselbe*, Über Zunahme der sterilen Ehen seit dem Kriege. Klin. Wschr. 1922, H. 23. — *Derselbe*, Über Konstitution und Genitaltumoren. Münch. med. Wschr. 1924, H. 48, 1673. — *Derselbe*, Konstitution und Genitaltumoren. 88. Verslg dtsch. Naturforsch. Innsbruck 1924. Zbl. Gynäk. 1924, H. 43. — *Mayer, A.-E. Schneider*, Über Störungen der Eierstocksfunktion und über einige strittige Myomfragen. Münch. med. Wschr. 1914, H. 19. — *Mazet*, Rotes Myom des Uterus. Zbl. Gynäk. 1914, H. 27. — *Menge*, Über abdominelle Myomenucleation. Arch. Gynäk. 72, 98 (1904). — *Derselbe*, Disk. oberrhein. Ges. Geburtsh.

Baden-Baden, 8. März 1914. Beitr. Geburtsh. **19**, Erg.-H., 118 (1915). — *Menge-Opitz,* Handbuch der Frauenheilkunde, 1920. München-Wiesbaden: J. F. Bergmann. — *Merlini, A.,* I fibromi uterini dal punto di vista famigliare ed ereditario. Clin. obstetr. **28**, H. 10, 543 (1926). Ref. Ber. Gynäk. **11**, 879 (1927). — *Meyer, R.,* Anatomie und Histogenese der Myome. Veits Handbuch der Gynäkologie, 2. Aufl., Bd. 1, S. 415. 1907. — *Derselbe,* Beitrag zur Lehre von der normalen und krankhaften Ovulation. Arch. Gynäk. **113**. — *Derselbe,* Zur Pathologie der Myome, insbesondere über ihr Wachstum und ihre Histogenese. Verh. Ges. Geburtsh. Berlin, 22. März **1907**. Ref. Z. Geburtsh. **59**. — *Meyer, Th.,* Ätiologie der Myome. Diss. Halle 1897. — *Miller, C. J.,* The scope and indications of myomectomy in fibroids of the uterus. New Orlean med. J. **76**, H. 8, 355 (1924). Ref. Ber. Gynäk. **5**, 255 (1924). — *Derselbe,* A review of a series of cases of fibroids of the uterus from the records of charity hospital. New Orlean med. J. **76**, H. 10, 461 (1924). Ref. Ber. Gynäk. **5**, 47 (1924). — *Möller,* Klinische und pathologisch-anatomische Studien zur Ätiologie des Uterusmyoms. Mitt. gynäk. Klin. Engström **3**, H. 1 (1899). — *Müller, B.,* Das Verhalten der Glandula thyreoidea im endemischen Kropfgebiet des Kantons Bern bei Schwangerschaft, Geburt und Wochenbett. Z. Geburtsh. **75**. — *Müller, P.,* Die Krankheiten des weiblichen Körpers in ihren Wechselbeziehungen zu den Geschlechtsfunktionen, 1888. — *Müssenberger,* Myom und Fertilität an Hand der Literatur der letzten 10 Jahre. Inaug.-Diss. München 1925. — *Nagel, E.,* Statistik der Uterusfibromyome. Diss. Freiburg 1891. — *Neisser,* Myom und Diabetes. Berl. klin. Wschr. **1911**, H. 14. — *Novak, J.,* Die Bedeutung des weiblichen Genitales für den Gesamtorganismus. Nothnagels spezielle Pathologie und Therapie. Wien u. Leipzig: Alfred Hölder 1912. — *Derselbe,* Über die wechselseitigen Beziehungen zwischen Konstitutionsanomalien und Veränderungen der weiblichen Genitalien. Nothnagels spezielle Pathologie und Therapie. Wien u. Leipzig: Alfred Hölder 1912. — *Derselbe,* Wege und Ziele auf dem Gebiete der inneren Sekretion vom gynäkologischen Standpunkte. Mschr. Geburtsh. **1914**. — *Oberg, C.,* Über Ätiologie und Therapie der Uterusfibroide. Inaug.-Diss. Göttingen 1878. — *Olshausen, R.,* Die abdominalen Myomoperationen. Handbuch der Gynäkologie von J. Veit, 2. Aufl., S. 637 f. Wiesbaden: J. F. Bergmann 1907. — *Derselbe,* Myom und Schwangerschaft. Veits Handbuch der Gynäkologie, 2. Aufl., Bd. 1, S. 789. Wiesbaden: J. F. Bergmann 1907. — *Opitz,* Myoma uteri (Fibromyoma, Fibroma uteri) in Menge-Opitz's Handbuch der Frauenheilkunde. — *Derselbe,* Verschwinden der Myome in der Schwangerschaft. Münch. med. Wschr. **1918**, H. 39. — *Orloff,* Zur Genese der Uterusmyome. Z. Heilk. **16**. Berlin-Prag 1895. — *v. Ott,* Zur Ätiologie und Prophylaxe der Uterusmyome. Wratsch (russ.) **1911**, H. 7. — *Derselbe,* Zur Ätiologie und Prophylaxe der Uterusmyome. Die Anteflexio uteri als ätiologisches Moment. Zbl. Gynäk. **1911**. — *Pape,* Über allgemeinkonstitutionelle Verhältnisse bei Myoma uteri. Z. Konstit.lehre **11**, 444 (1925). — *Paroli, G.* (Florenz), Über die Funktion der Thyreoidea beim Uterusmyom. Riv. ital. Ginec. **4**, H. 5, 485 (1926). Ref. Zbl. Gynäk. **1927**, 947. — *Pauchet, V.,* Utérus bifide, fibrome à droite, grossesse à gauche, Hystérectomie abd. Guérison. Gaz. Hôp. **76**, 1411 (1903). — *Pestalozza,* E il fibroma uterino un vero e proprio tumore? Riv. Obstetr. **4** (1922). — *Petit-Dutaillis,* Pathogenese der Uterusfibrome und gegenwärtige Indikationsstellung für ihre Behandlung. J. amer. med. Assoc., Aug. **1914**. — *Derselbe,* Pathogénie des fibromes utérins et Indications actuelles de leurs traitements. Sur une série de 55 cas traités: 13 opérés; 42 soumis à la curietherapie. Gynécologie **23**, H. 6, 321 (1924). Ref. Ber. Gynäk. **6**, 176 (1925). — *Philipps,* Fibromyomata uteri und Sterilität. Zbl. Gynäk. **1914**, 537. — *Pick,* Gebärmutterverdopplung und Geschwulstbildung unter Berücksichtigung ihres ätiologischen Zusammenhanges. Arch. Gynäk. **56**, 389 (1896). — *Derselbe,* Zur Anatomie und Genese der doppelten Gebärmutter. Arch. Gynäk. **57**, 596 (1899). — *Pinard,* Des fibro-myomes de l'utérus. Ann. Gynéc. et Obstétr. Jan. **1905**, 1. — *Derselbe,* Bemerkungen zur Ätiologie der Myome. Soc. Obstétr. et Gynéc., 14. Nov. 1904. Ref. Zbl. Gynäk. **1905**, H. 34, 1066. — *Plinio,* Myofibrom und Gravidität. Riv. Obstetr. **5**, H. 7 (1923). — *Popper,* Zur Ätiologie der Fibromyome. Protokolle der ärztlichen Gesellschaft zu Cherson. Cherson 1902. — *Pozzi, S.,* Das Verhältnis des Myoms zur Schwangerschaft. 16. internat. Ärztekongr. Budapest **1909**. Münch. med. Wschr. **1909**, H. 41, 2136. — *Prochownick,* Zur Ätiologie der Fibromyome. Dtsch. med. Wschr. **1892**, H. 7, 140. — *Derselbe,* Demonst. geburtsh. Ges. Hamburg, 16. Mai 1914. Zbl. Gynäk. **1914**, 35. — *Rabinovitz,* Myoma of the cervix uteri. Surg. etc. **23** (1913). — *De Raux,* De l'hérédité dans l'étiologie des corps fibreux de l'utérus. Gaz. méd. 1898. *Rebentisch,* Neubildungen am mißbildeten Uterus. Inaug.-Diss. Straßburg 1903. — *Recasens, L.,* Myom und Gravidität. Rev. españ. Obstetr. **1925**, H. 9. — *v. Recklinghausen, Fr.,* Die Adenomyome und Cystadenome der Uterus- und Tubenwand, ihre Abkunft von Resten des Wolffschen Körpers. Berlin 1895. — *Ribas-Ribas, E.,* Menopause und Uterusmyome. Arch. Gynäk. **29**, 428 (1916). Ref. Frommels Jb. **1917**, 192. — *Ribbert, H.,* Geschwulstlehre, 1904. — *Ricker,* Beitrag zur Ätiologie der Uterusgeschwülste. Virchows Arch. **142** (1895). — *Röhrig,* Zur Ätiologie der Uterusfibrome. Berl. klin. Wschr. **1877**, 433. — *Rösger,* Über Bau und Entwicklung des Myoma uteri. Z. Geburtsh. **18**, 131 (1890). —

Rosner, A., La localisation des myomes utérins et la constitution des organes géniteaux de la femme. Ann. Gynéc. et Obstétr. **6** (1922). — *Derselbe*, La pathogénese des myomes et l'état constitutionnel des organes génitaux de la femme. Ann. Gynéc. et Obstétr. **5**, 358 (1922). — *v. Rosthorn*, Die Beziehungen der weiblichen Geschlechtsorgane zu inneren Erkrankungen. I. Ref. Verh. Kongr. inn. Med. 25. Kongr. Wien **1908**, 57. — *Routh, A.*, Fibroid of a one-horned uterus. Trans. obstetr. Soc. Lond. **29**, 2, 58 (1887). *de Rouville-Sappey*, Ann. Gynéc. et Obstétr. **5**, H. 1 (1922). Ref. Zbl. Gynäk. **1926**, 3482 (sec. Clemente). *Sames*, Beitrag zur Ätiologie der Uterusmyome und ihrer Histogenese. Inaug.-Diss. Berlin 1901. — *Samter*, Beiträge zur Kenntnis des erbfamiliären Krebses. Arch. Gynäk. **122**, H. 3 (1924). — *Santi, E.*, Betrachtungen über die Adenomyome der Tube. Z. Geburtsh. **71**, 619 (1912). — *Scametz*, Über den Einfluß der Myome auf die Sterilität und Fertilität. Zbl. Gynäk. **1913**, 745. — *Schardt, J.*, Myom und Fertilität. Inaug.-Diss. München 1912. — *Scheffzek*, Die Auswirkung der Kriegsernährung auf die weiblichen Genitalfunktionen. Mschr. Geburtsh. **69**. — *Schenck*, Behandlung der Myome bei sehr anämischen Frauen. Amer. med. Assoc., Sitzg 1.—5. Juni 1908. — *Schickele, G.*, Klinische und topographisch-anatomische Studien über Cervixmyome. Z. Geburtsh. **75**, H. 3, 684—731 (1914). — *Derselbe*, Expulsion spontanée d'un grand fibrome sphacelé chez une vierge. Bull. Soc. Obstétr. Paris **13**, H. 3, 214 (1924). Ref. Ber. Gynäk. **5**, 257 (1924). — *Schiller*, Untersuchungen zur Entstehung der Geschwülste. II. Teil: Uterusmyom. Virchows Arch. **263**, H. 2, 368 (1927). — *Schmid, H. H.* (Prag), Ungewöhnliche Myomfälle. Zbl. Gynäk. **1923**, H. 2. — *Schmidt, J.*, Uterus myomatosus duplex. Münch. med. Wschr. 23. Aug. **1898**, 1104. — *Schönberg, J. A.* (Chicago), Der gegenwärtige Stand der Lehre von den Fibromen des Uterus. Amer. J. Obstetr. a. Dis. Childr., März **1914**. Ref. Zbl. Gynäk. **1914**, H. 38, 1261. — *v. Schreck, A.*, Über Uterusmyom und Schwangerschaft. Zbl. Gynäk. **1913**, H. 39, 1460. — *Schröder, H.*, Myom und Gravidität. Mschr. Geburtsh. **22**, 314 (1905). — *Schröder, R.*, Lehrbuch der Frauenheilkunde. Leipzig: F. C. W. Vogel 1922. — *Schumacher, G.*, Ein Beitrag zur Ätiologie der Uterusfibrome. Diss. Basel 1889. *Schwalbe, E.*, Mißbildungen. Pathologische Anatomie von L. Aschoff, Bd. 1, S. 289. 1909. — *Scipiades, E.*, Myom-Fertilität (Tauffers Klinik). 16. internat. Ärztekongr. Budapest **1909**. Ref. Münch. med. Wschr. **1909**, H. 41, 2136. — *Derselbe*, Myom und Schwangerschaft. Ref. Zbl. Gynäk. **1912**, H. 5, 149. — *Seitz*, Über Wachstumsursachen der Myome. 14. Kongr. dtsch. Ges. Gynäk. München **14**, 524 (1911). — *Derselbe*, Ovarialhormone als Wachstumsursache der Myome. Münch. med. Wschr. **1911**, H. 24, 1281. — *Sellheim*, Beziehung zwischen Genitalfunktion und Geschwulstbildung. Disk. u. Verh. dtsch. Ges. Gynäk. **14**, 541 (1911). — *Derselbe*, Metroendometritis und Metropathie. Verh. dtsch. Ges. Gynäk. **18**, 115 (1923); Dtsch. med. Wschr. **1923**, H. 22/23, 707—748. — *Derselbe*, Befruchtung, Unfruchtbarkeit und Unfruchtbarkeitsbehandlung. Dtsch. med. Wschr. **50**, H. 42/43 (1924). — *Derselbe*, Versuch zur Naturgeschichte der Frau. Stuttgart: Ferdinand Enke 1911. — *Siemens*, Einführung in die allgemeine Konstitutions- und Vererbungspathologie. Berlin: Julius Springer 1921. — *Sims, M.*, Clinical notes on uterine Surgery, p. 94. London 1866. Ins Deutsche von H. Beigel übersetzt, 1870, S. 74. — *Sippel*, Uterus mit hypertrophischer Muscularis. Demonst. Ärztl. Ver. Frankfurt a. M., 15. April 1912. Ref. Münch. med. Wschr. **1912**, H. 22, 1247. — *Derselbe*, Disk. oberrhein. Ges. Geburtsh. Baden-Baden, 8. März 1914. Beitr. Geburtsh. **1915**, Erg.-H., 119. — *Derselbe*, Drei Schwestern mit Dermoid des Ovars. Zbl. Gynäk. **1924**. — *Skutsch*, Myom und Schwangerschaft. Zbl. Gynäk. **1920**, H. 15. — *Spannocki, T.*, Contributo alla ereditarieta dei fibromi dell'utero. Arch. ital. Ginec. Napoli 1899 (nach Albrecht). — *Spirito*, Tuberkulöse Infektion eines Uterusmyoms nebst intramuralem und isthmischem Knoten der Tube. Arch. Obstetr. **17**, H. 11 (1923). Ref. Ber. Gynäk. **5**, 48 (1924). — *Steinsieck*, Über Zunahme und Ursache der weiblichen Sterilität. Inaug.-Diss. Tübingen 1922. — *Straßmann, P.*, Über Sterilität. In Leyden u. Klemperer: Dtsch. Klin. **9**, 767 (1904). — *Straßmann-Lehmann*, Zur Pathologie der Myomerkrankung. Arch. Gynäk. **56** (1898). — *Strauß*, Über Uterusmyome, insbesondere ihre Histogenese. Diss. Berlin 1893. — *Südekum*, Über den Einfluß der Fibromyome auf das Geschlechtsleben der Frauen. Diss. Marburg 1897. — *Tandler*, Konstitution und Rassenhygiene. Z. angew. Anat. **1** (1914). — *Theilhaber*, Der Zusammenhang von Myomen mit internen Erkrankungen. Mschr. Geburtsh. **32**, 455. — *Derselbe*, Zur Lehre von der Entstehung der Uterustumoren. Der Einfluß der sozialen Lage auf die Entstehung von Geschwülsten. Krankheit und soziale Lage. Strahlenther. **11**, 608—622. — *Derselbe*, Zur Lehre von der Entstehung der Uterustumoren. Münch. med. Wschr. **1909**, H. 25, 1272. *Derselbe*, Zur Ätiologie der Myome und Carcinome des Uterus. Ärztl. Ver. München, Sitzg 1. Dez. 1909. Ref. Berl. klin. Wschr. **1909**, H. 51. — *Derselbe*, Zur Ätiologie der Myome und Carcinome des Uterus. Z. Krebsforschg 1910. — *Derselbe*, Der Zusammenhang von Myomen mit internen Erkrankungen. Mschr. Geburtsh. **1910**. — *Trautmann, H.*, Myom und Schwangerschaft. Diss. Bonn 1901. — *Treub, H.*, Fécondité et fibromes utérines. Bull. Soc. Obstétr. Paris **7**, 66 (1904). — *Derselbe*, Fibromyome und Schwangerschaft. Geneesk. Bl. (holl.) **1894**, H. 2. Ref. Zbl. Gynäk. **1895**, 881. — *Troell, A.*, Uterusmyom, Sterilität, Fertilität. Mschr. Geburtsh. **35**, H. 5, 560 (1912). — *Derselbe*, Studien über das Uterusmyom in seinen Beziehungen zu Konzeption, Schwangerschaft, Geburt und Wochenbett. Inaug.-Diss. Lund 1910. — *Ullmann, E.*, Über die Beziehungen zwischen dem Uterusmyom und dem Kropf. Wien. klin. Wschr. **1910**, H. 16, 585. — *Veit, J.*, Ätiologie, Symptomatologie, Diagnostik, Prognose der Myome. Die palliative Behandlung und die vaginalen Operationen der Uterusmyome. Handbuch der Gynäkologie von J. Veit, 2. Aufl., Bd. 1, S. 487 f. u. 575 f. Wiesbaden: J. F. Bergmann 1907. — *Virchow*, Die krankhaften Geschwülste, Bd. 3, S. 147. 1862—1863. — *Wagner, C.*, Uterus bicornis with large fibroma in each horn and also multiple fibromata around the small fundus. Amer. J. Obstetr. **47**, 229 (1903). — *Walcher, sen.*, Disk. oberrhein. Ges. Geburtsh. Baden-Baden, 8. März 1914. Beitr. Geburtsh. **19**, Erg.-H., 118 (1915). — *Weissenberg*, Über Unfruchtbarkeit. Zbl. Gynäk. **49**, H. 13 (1915). — *Willey*, Histology of the smaller myomata. Roy. Soc. med., 14. Jan. 1909. Ref. J. of Obstetr. **1909**. — *v. Winckel, F.*, Über Myome des Uterus in ätiologischen, symptomatologischen und therapeutischen Beziehungen. Slg klin. Vortr. **1876**, H. 98. — *Winter*, Die wissenschaftlichen Grundlagen der konservativen Myomoperation. Z. Geburtsh. **51**, 105 (1904). — *Wolff*, Myom und Gravidität. Inaug.-Diss. Berlin 1922. — *Ycard, L.*, De l'étiologie des fibromyoms de l'uterus, en particulier chez les femmes multipaires. Thése de Paris **1905**. *Zieler, K.-B. Fischer*, Pathologie des Myoms. Erg. Path. **10**, 700 (1906). — *Zondek-Aschheim*, Hypophysenvorderlappen und Ovarium. Beziehungen der endokrinen Drüsen zur Ovarialfunktion. Arch. Gynäk. **130**, H. 1, 1 (1927).

II. Symptomatologie und Diagnostik.

Ackermann, Cystisch degenerierte Fibrome des Uterus. Inaug.-Diss. München 1915. — *Ahlfeld, F.*, Partielle Kontraktionen des schwangeren Uterus, Myome vortäuschend. Z. Geburtsh. **47**, 239 (1902). — *Ahlström, E.*, Über Nekrose interstitieller Uterusmyome. Pathologisch-anatomische und klinische Studien. Mitt. gynäk. Klin. Engström 11, H. 1/2 (1917). — *Albrecht, H.*, Klinik des Myoma uteri. Halban-Seitz's Biologie und Pathologie des Weibes, Bd. 4, S. 387. — *Alexander, H.*, Über lebensbedrohliche intraperitoneale Myomblutungen. Zbl. Gynäk. **1927**, 2988. — *Allmann*, Die Abderhaldensche Reaktion bei Myomen. Münch. med. Wschr. **1914**, H. 9. — *Alschwang, M.*, Jauchige und nekrotische Veränderungen der Uterusmyome und ihre operative Behandlung. Diss. Berlin 1913. — *Amann*, Ein Fall von Cervixmyom. Münch. med. Wschr. **1888**. — *Anderes*, Gynec. Helvetia 11 (1911). — *Bacialli, L.* (Florenz), Die Morphologie des Herzens bei Myomkranken. Riv. ital. Ginec. 4, 81 (1925). Ref. Zbl. Gynäk. **1926**, 3486. — *Baltischwieler*, Gynec. Helvetia **1903**, 94. — *Barrows, C.*, Amer. J. Obstetr. a. Dis. Childr. **69**, H. 433, 39. — *Bas, R.*, Über Stieldrehung der Myome und des Uterus. Diss. Basel 1907. — *Basso*, Ginecologia 9, H. 1 (1914). — *Beckmann, W.*, Zur Kenntnis der heterologen mesodermalen Neubildungen des Gebärmutterhalses. Z. Geburtsh. **75**, H. 3, 566 (1914). — *Benzel*, Zur Kenntnis intraperitonealer Blutungen bei Uterusmyomen. Zbl. Gynäk. **1917**, H. 21. — *Berger*, Thèse de Paris **1907**. *Berreitter*, Zur Frage der Häufigkeit maligner Uterusmyome. Zbl. Gynäk. **1921**, H. 44, 1592. — *Beuttner*, Der Tonuswechsel des Uterusmuskels bei der Laparotomie in 3 Fällen von submucösen Uterusmyomen. Ann. Gynéc. et Obstétr. **5**, H. 3 (1922). — *Derselbe*, Über Kontraktions- und Erschlaffungszustände des myomatösen Uterus. Zbl. Gynäk. **1927**, 991. — *Birnbaum-Thalheim*, Untersuchungen über die chemische Zusammensetzung der Myome und der Uterusmuskulatur. I. Teil: Die Eiweißkörper. Mschr. Geburtsh. **28**, 510 (1908). — *Björkqvist, G.*, Spontane Ausstoßung von Uterusmyomen. Mitt. gynäk. Klin. Engström 8, H. 1, 65 (1909). — *Blasker*, Vereitertes Uterusmyom. Demonst. geburtsh. Ges. Lond., 6. Febr 1907. Ref. Mschr. Geburtsh. **26**, H. 1, 128 (1907). — *Bland-Sutton*, Die beste Methode, Komplikationen an inneren Organen bei der Myomektomie zu behandeln. Lancet, Nov. **1913**. *Boldt*, N. Y. u. Philad. med. J. **82**, 18 (1905). — *Bonaretti, M. A.* (Neapel), Über einige Varietäten und Komplikationen der Uterusmyome. Arch. Obstetr. **2**, H. 2, 73 (1923). Ref. Zbl. Gynäk. **1924**, 415. — *Bonfils*, Thèse de Montpellier **1910**. — *v. Braun, R.*, All. Wien. med. Z. **1894**, H. 25—27, 986. — *Brosin*, Herzdegeneration. Disk. gynäk. Ges. Dresden, 9. Nov. 1893. Zbl. Gynäk. **18**, 96 (1894). — *Bubenhofer*, Über Myoma uteri mit Extrauteringravidität. Gynäk. Rdsch. 3. — *Bucura*, Gynäkologische Kleinigkeiten. Uterus myomatosus hypoplasticus mit Achsendrehung. Wien. klin. Wschr. **1912**, H. 17, 616. *Burkhard*, Über Thrombose und Embolie nach Myomerkrankungen. Z. Geburtsh. **44**, H. 1 (1900). — *Bydalek*, Über Blasenstörungen bei Uterusmyomen. Inaug.-Diss. Leipzig 1917. — *Bykowzewa, M.*, Über Versteinerung von Uterusfibromyomen. Med. Obozr. Nižn. Povolzja (russ.) **4**, H. 3/4, 27 (1925). Ref. Ber. Gynäk. **10**, 383 (1926). — *v. Čačković, M.*, Ein Myom der hinteren Muttermundslippe von ungewöhnlicher Form. Liječn. Vjiesn. (serbokroat.) **1904**, H. 1. Ref. Zbl. Gynäk. **1904**, H. 44, 1328. — *Calzavara*, Tuberkulöse Infektion in einem Fibromyom des Uterus und einem Tubenadenom. Arch. ital. Chir. **9**, H. 1 (1924). — *v. Carlowitz, W.*, Myom und Korpuscarcinom an demselben Uterus. Inaug.-

Diss. Breslau 1925. Ref. Zbl. Gynäk. **1926**, 1482. — *Cohn*, Ein Fall von verkalktem Uterusmyom. Ein Beitrag zur Klinik der Harnbeschwerden bei Uterustumoren. Mschr. Geburtsh. **60**. — *Corda*, Beitrag zum Studium der Vereiterung der Myome. Riv. Assoc. Obstetr. 18, H. 3. — *Danneger, A.*, Ein völlig intraligamentär gelegenes Cervixmyom von 2600 g Gewicht. Inaug.-Diss. München 1922. Ref. Zbl. Gynäk. **1924**, 2296. — *Darnall, W. E.*, N. Y. med. J. **116**, H. 1 (1922). — *Dartigues*, Das Fibroma uteri als Todesursache. Rev. franç. Gynéc. **18**, H. 5 (1923). — *Decio*, Dtsch. Arch. klin. Med. **65**, 81 (1900). — *Declage-Gaujoux*, Über Vereiterung von Uterusfibromen. Gaz. Hôp. **1907**, H. 50. Ref. Zbl. Gynäk. **1907**, 1067. — *Depla*, Semaine gynec. **1896**, H. 10. — *Dichtl, P.*, Über exzessives Wachstum von Myomen jenseits des Klimakteriums. Inaug.-Diss. München 1922. Ref. Zbl. Gynäk. **1924**, 2296. — *Dieulafe, L.*, Über axiale Torsion von Uterusfibromen. Bull. Soc. Obstétr. Paris **12**, H. 10, 591 (1923). Ref. Ber. Gynäk. **6**, 268 (1925). — *Döderlein-Krönig*, Operative Gynäkologie, 1.—5. Aufl. Leipzig: Georg Thieme. *Duffort-Pelissier-Carabiol*, Brandiges Fibrom des Corpus uteri. Bull. Soc. Obstétr. Paris **13**, H. 3 (1924). — *Duponchel*, Fiebermachendes Fibromyom. Bull. Soc. Anat. Paris **1923**, H. 1. Ref. Zbl. Gynäk. **1924**, 414. — *Ellerbroek*, Über die Cervixtorsion des myomatösen Uterus. Arch. Gynäk. **116**, 171 (1923). *Ender, H.*, Zur Kenntnis der Ursachen zeitweiliger Harnretention. Demonst. Wien. urol. Ges., 24. Nov. 1921. Z. urol. Chir. **9**, 48 (1922). — *Engelmann*, Beobachtungen und Erfahrungen über Myome der Gebärmutter. Arch. Gynäk. **76**, 133 (1905). — *Esser, M.*, Zur Kasuistik der Uterussteine. Mschr. Geburtsh. **74**, H. 5, 265 (1926). — *Fabricius*, Fibromyom der Portio. Demonst. geburtsh.-gynäk. Ges. Wien, 29. Jan. 1907. Ref. Zbl. Gynäk. **1907**, H. 22, 638. — *Fabricius*, Über Myome und Fibrome des Uterus und deren Einfluß auf die Umgebung. Wien u. Leipzig 1895. — *Fehling*, Beiträge zur operativen Behandlung der Uterusmyome. Zbl. Gynäk. **11**, 276 (1887). — *Fehling-Franz*, Lehrbuch der Frauenkrankheiten. Stuttgart: Ferdinand Enke 1913. — *Fiedler*, Über verjauchte Myome. Inaug.-Diss. Leipzig 1914. — *Fleck*, Brit. gynec. J., Mai 1904. — *Derselbe*, Myom und Herzerkrankungen in ihren genetischen Beziehungen. Arch. Gynäk. **71**, 258 (1904). — *Fleischmann, K.*, Beitrag zur Klinik der Uterusmyome. Wien. klin. Wschr. **37**, H. 17, 414 (1924). — *Fleurent*, Myome mit axialer Uterustorsion. Bull. Soc. Obstétr. Paris **1923**, H. 5. Ref. Ber. Gynäk. **6**, 179 (1925). — *Forßner*, Ein Fall von im Becken eingekeiltem Myom. Hygiea (Stockh.) 1916. — *Fothergill*, J. of Obstetr. **26**, H. 4/6. — *Frankl, O.*, Beiträge zur Lehre vom Uterusmyom. Arch. Gynäk. **95**, 269 (1912). — *Derselbe*, Über Koinzidenz und Interferenz von Uterustumoren. I. Teil: Myom und Sarkom. Arch. Gynäk. **122**, H. 3, 554 (1924). — *Derselbe*, Über Koinzidenz und Interferenz von Uterustumoren. II. Teil: Myom und Carcinom. Arch. Gynäk. **123**, H. 1, 1 (1924). *Derselbe*, Zur Kenntnis der entzündlichen Veränderungen in Myomen. Mschr. Geburtsh. **76**, H. 1, 27 (1927). — *v. Franqué*, Zur Asepsis bei Laparotomien und zur Entstehung der Embolien. Zbl. Gynäk. **1911**, 1. — *Derselbe*, Zur Nekrose und Vereiterung der Myome. Z. Geburtsh. **60**, 272 (1907). — *Derselbe*, Fieber bei Myomatosis uteri. Z. Geburtsh. Gynäk. **64**, 449 (1909). — *Franz-Zondek*, Beziehungen der Geburtshilfe und Gynäkologie zur inneren Medizin in der speziellen Pathologie und Therapie. Kraus-Brugsch. Berlin u. Wien: Urban u. Schwarzenberg 1923. — *Freund, H.*, Zur Indikation der Myomoperationen. 83. Naturforsch.verslg Karlsruhe. Ref. Zbl. Gynäk. **1911**, 1528. — *Derselbe*, Ein bestrahltes und ein obsoletes Myom. Demonst. oberrhein. Ges. Geburtsh. Baden-Baden, 7. Nov. 1920. Ref. Zbl. Gynäk. **1921**, H. 22, 798. — *Frist*, Portiomyom. Geburtsh.-gynäk. Ges. Wien, 9. März 1926. Ref. Zbl. Gynäk. **1926**, 2916. — *Garkisch, A.*, Klinische und anatomische Beiträge zur Lehre vom Uterusmyom. Berlin: S. Karger 1910. — *Gatti*, Policlinico **2**, 324 (1895). — *Gauß, C. J.*, Hysteroskopie. Arch. Gynäk. **133**, H. 1, 18. — *Gellhorn*, J. amer. med. Assoc. **78**, H. 4, 259 (1922). — *Gerstenberg*, Schwere intraperitoneale Blutung aus seitlichen Venen des Uterus bei submucösem Myom des Fundus. Zbl. Gynäk. **1916**, 795. — *Gottschalk*, Portiomyom. Disk. Ges. Geburtsh. Berlin, 8. Nov. 1901. Ref. Z. Geburtsh. **46**, 499 (1901). — *Grisi, A.*, Über einen Fall von teleangiektatischem Myom des Uterus mit teilweiser leiomatöser Degeneration. Ann. Obstetr. **45**, H. 12 (1923). Ref. Ber. Gynäk. **6**, 179 (1925). — *Guessaz*, Über das Myom der Portio. Mschr. Geburtsh. **66**, H. 6, 351 (1924). — *Gusserow*, Neubildungen des Uterus. Handbuch der allgemeinen und speziellen Chirurgie, Bd. 4/1a. Stuttgart 1882. — *Guyot*, Über einen Fall von verkalktem Fibrom. Bull. Soc. Obstétr. Paris **13**, H. 6 (1924). — *Guyot-Jeanneney*, Nekrobiose der interstitiellen Myome. Bull. Soc. Obstétr. Paris **13**, H. 6 (1924). — *Halban*, a) Vereiterung eines Myoms auf dem Wege der Blutbahn. b) Ruptur eines sarkomatös degenerierten Myoms. Zbl. Gynäk. **1915**, H. 20. — *Derselbe*, Kindskopfgroßes Myom der vorderen Muttermundslippe. Wien. klin. Wschr. **1901**, 397. — *Derselbe*, Zur Klinik der Myome. Zbl. Gynäk. **1921**. — *Hall*, Bericht über einen Fall von großem interstitiellen Cervixfibrom. Amer. J. Obstetr. **17**, H. 6 (1924). Ref. Ber. Gynäk. **5**, 257 (1924). *Hammerschlag*, Diagnostische Schwierigkeiten bei Myomen. Ges. Geburtsh. Berlin, Sitzg 12. Jan. 1923. Z. Geburtsh. **86**, H. 4, 654 (1923). — *Hartmann-Bonnet*, Die Blasenstörungen bei Uterusfibrom. Bull. Soc. Obstétr. Paris **12**, H. 8 (1923). — *Derselbe*, Blasenstörungen bei Uterusmyom. Rev. mens. Gynéc.

et Obstétr. **9**, H. 2 (1924). Ref. Zbl. Gynäk. **1924**, 2298. — *Hendriok*, Abgekapselte Ascarisreste unter dem Bilde subseröser Uterusmyome. Zbl. Gynäk. **1926**, 3274. — *Henkel*, Ovarialhormon und Uterusmyom. Ther. Gegenw., Dez. **1911**. — *Derselbe*, Die Uterographie zur Sicherstellung der Myomdiagnose und zur Kontrolle des Erfolges bei konservativer Myomchirurgie. Zbl. Gynäk. **1926**, 2178. — *Derselbe*, Frauenkopfgroßes Myom der Portio. Demonst. Ges. Geburtsh. Berlin, 10. Nov. 1905. Ref. Zbl. Gynäk. **1906**, H. 2, 58; Z. Geburtsh. **57**, 146 (1906). — *Hennig*, Die Beweise für den Wechselverkehr zwischen Herz und Gebärmutter. Z. Geburtsh. **29**, 131 (1894). — *Henroty*, Myom und Gravidität. Ann. Gynéc. et Obstétr. **9**, H. 27 (1924). — *Herlitzka* (Turin), Über die Vereiterung der uterinen Myome. Riv. Ostetr. **18**, H. 4, 58 (1923). Ref. Zbl. Gynäk. **1924**, 414. — *Herrmann, E.*, Portiomyom. Geburtsh.-gynäk. Ges. Wien, 9. März 1926. Zbl. Gynäk. **1926**, 2916. — *Hertel, W.*, Zur malignen Degeneration der Uterusmyome. Mschr. Geburtsh. **36**, 325 (1912). — *Herz*, Kropfherz, Myomherz, Klimakterium. Wien. med. Wschr. **1913**, H. 22, 1355. — *Herzfeld, B.*, Der Gesichtsausdruck der myomkranken Frauen. Facies myomica. Zbl. Gynäk. **1926**, 2961. — *Heuschke*, Über den Mechanismus der Ischurie bei Myomen. Inaug.-Diss. Marburg 1919. — *Himmelfahrt*, Über schwere intraperitoneale Blutungen bei Uterusmyomen. Moderne Med. **1** (1921). — *Himmelfarb, G.*, Zur Pathologie des Myoms. Ginek. (russ.) **5**, H. 6, 362 (1926). Ref. Ber. Gynäk. **12**, 442 (1927). — *Hirsch, L.*, Zur Lehre von der Ätiologie und Therapie der Uterusblutungen. Mschr. Geburtsh. **1913**, H. 37, 420. — *Hitzanidés, E.*, Torsion axiale de l'uterus fibromateux. Ann. Gynécol. et Obstétr. **13**, H. 2, 103 (1926). Ref. Ber. Gynäk. **10**, 270 (1926). — *Hoffmann*, Über den Einfluß von pathologischen Zuständen der Genitalorgane auf den Kreislauf. J.kurse ärztl. Fortbildg **1917**, H. 2, 3. — *Hofmeier*, Zur Lehre vom Shock. (Über Erkrankungen der Zirkulationsorgane bei Unterleibsgeschwülsten.) Z. Geburtsh. **11**, 366 (1885). — *Derselbe*, Handbuch der Frauenkrankheiten, 17. Aufl. Leipzig: F. C. W. Vogel 1921. — *Horalek*, Bratislav. lék. Listy **3**, H. 9 (1924). *Hornung*, Demonst. Ges. Geburtsh. Leipzig, 13. Juli 1925. Zbl. Gynäk. **1925**, 2075. — *Ill*, Uteruskrebs und -myom vom klinischen Standpunkt. Amer. J. Obstetr. a. Dis. Childr., Nov. **1913**. — *Imhäuser, K.*, Über die Häufigkeit und klinische Bewertung des Myosarcoma uteri. Arch. Gynäk. **123**, H. 1, 12 (1924). *Isbruch, F.*, Ein „Lymphcystomfibrom" des Uterus. Zbl. Gynäk. **1927**, 160. — *Isono, T.*, Über einen Fall des von der Schwangerschaft schwer unterscheidbaren Uterusmyoms. Okayama-Igakkai-Zasshi (jap.) **1926**, H. 438, 755. Ref. Ber. Gynäk. **11**, 159 (1927). — *Istel, Fr.*, Über Incarceration des myomatösen Uterus. Mschr. Geburtsh. **72**, H. 5/6, 315 (1926). — *Jacobi*, Über Cystenmyome. Inaug.-Diss. Greifswald 1918. — *v. Jaschke*, Die Erkrankung des weiblichen Genitale in Beziehung zur inneren Medizin. Nothnagels Spezielle Pathologie und Therapie. Wien u. Leipzig: Alfred Hölder 1912. — *v. Jaschke-Pankow*, Lehrbuch der Gynäkologie, 7. u. 8. Aufl. Berlin: Julius Springer 1923. — *Jaulin*, Demonstration einer Röntgenaufnahme eines völlig verkalkten Fibroms. Bull. Soc. Radiol. méd. France **11**, H. 98 (1928). *Joachimovits, R.*, Die Röntgendarstellung des Cavum uteri und des Tubenlumens als Mittel zur Feststellung einschlägiger physiologischer, pharmakologischer und klinischer Befunde. Wien. klin. Wschr. **1926**, 399. — *Derselbe*, Myomdiagnose und anderes auf röntgenologischem Wege. Zbl. Gynäk. **1926**, 3069. — *Derselbe*, Beobachtungen zur Physiologie, Pharmakologie und Klinik der inneren weiblichen Geschlechtsteile vermittels Röntgendarstellung des Cavum uteri und Tubenlumens sowie cystoskopischer Untersuchung. Virchows Arch. **263**, H. 2, 523 (1927). — *Keller, R.*, Hemorragie grave d'un fibrome sous-muqueux chez une femme de 80 ans. Bull. Soc. Obstétr. Paris **13**, H. 6, 477 (1924). Ref. Ber. Gynäk. **6**, 179 (1925). — *Keßler*, Myom und Herz. Z. Geburtsh. **47**, 77 (1902). — *Kitagawa*, Gangränöse submucöse Myome. Inaug.-Diss. München 1914. — *Klaften, E.*, Über Eiterung in Myomen. Zbl. Gynäk. **1927**, 474. — *Klaus, K.*, Gleichzeitiges Vorkommen von Myom und Carcinom im Uterus. Rozhl. Chir. a. Gynaek. (tschech.) **1924**, H. 3, 141. Ref. Ber. Gynäk. **7**, 710 (1925). — *Koblanck*, Portiomyom. Myomatöse Hypertrophie der Portio. Demonst. Ges. Geburtsh. Berlin, 8. Nov. 1901, 26. April 1918. Ref. Z. Geburtsh. **46**, 498 (1901). Zbl. Gynäk. **1919**, H. 31, 637. — *Kolb*, Leiomyome der Muttermundslippe. Z. Geburtsh. **67**, 399 (1910). — *Kraul, L.* u. *G. Halter*, Über den Einfluß des weiblichen Genitale auf den Grundumsatz. Wien. klin. Wschr. **1923**, H. 30. — *Dieselben*, Die Beziehungen des weiblichen Genitale zum Grundumsatz. Z. Geburtsh. **87**, 606. — *Krukenberg, R.*, Demonstr. mitteldtsch. Ges. Geburtsh. 20. Jan. 1924. Zbl. Gynäk. **1924**, 887. — *Krukennikov, N.*, Über Petrifikation der abgeschnürten submukösen Fibroide im Cavum uteri. Med. Mysl (russ.) **3**, H. 4 (1926). Ref. Ber. Gynäk. **10**, 874 (1926). — *Küstner*, Lehrbuch der Gynäkologie. Jena: Gustav Fischer 1922. — *Derselbe*, Myomatöser Uterus eigentümlicher Konfiguration. Gynäk. Rdsch. **1924** H. 13. — *Küttner, O. v.*, Zur Frage der Umwandlung von Uterusmyomen in Sarkom. Msch. Geburtsh. **71**, H. 3/4, 177, 197 (1925). — *Kunz, H.*, Seltene intraabdominale Blutungen. Wien. klin. Wsch. **1925**, H. 8, 222 — *Lahm*, Zur Frage des malignen Uterusmyoms. Z. Geburtsh. **77**, 340 (1915). — *Larezzi*, Multiple Myome und Carcinom des Uterus. Rass. Ostetr. **33**, H. 7/9. —

Latzko, W., Fall von Abscessen in einem Myom. Demonst. geburtsh.-gynäk. Ges. Wien, 11. Febr. 1913. Ref. Gynäk. Rdsch. 8, 41 (1914). — *Derselbe,* Myom und Korpuscarcinom. Zbl. Gynäk. 1915, H. 8. — *Latzko, W.-J. Schiffmann,* Erkrankungen des weiblichen Harnapparates und ihre Beziehungen zu den weiblichen Generationsorganen. Halban-Seitz's Biologie und Pathologie des Weibes, Bd. 5, 4. Teil, S. 1013. — *Lauro,* Über ein voluminöses in die Scheide sich ausbreitendes Fibrom des unteren Uterinsegmentes. Arch. Ostetr. 17, H. 8 (1923). — *Leopold-Fehling,* Ein Beitrag zur Lehre von den cystischen Myomen des Uterus. Arch. Gynäk. 7, 531 (1875). — *Liepmann,* Über einen Fall von Myocarcinom des Uterus. Virchows Arch. 117, 82. — *v. Lingen,* Über die Beziehungen zwischen Uterusfibrom und Herz. Z. Geburtsh. 56, H. 3, 564 (1905). — *Lomer,* Inaug.-Diss. Berlin 1901. — *Lorin,* Die Verkalkungen der Uterusmyome. Rev. franç. Gynéc., Febr. 1921. — *Loubardt-Bernard,* Nekrobiose eines massigen Uterusfibroms mit Einbruch in das Cavum uteri. Bull. Soc. Obstétr. Paris 13, H. 8 (1924). — *Lundquist,* Acta obstetr. scand. (Stockh.) 1, H. 3 (1922). — *Luniewski, K.* (Warschau), Ein eigentümlicher Fall eines Fibroms des unteren Cervixabschnittes. Ginek. polska 1, H. 2. Ref. Zbl. Gynäk. 1924, 2271. — *Lützenkirchen,* Zusammentreffen von Myom und Carcinom. Mschr. Geburtsh. 1923. — *Mac Glinn,* The Heart and uterines fibroids. Trans. amer. gynec. Soc. 38, 482 (1913). — *Mäkinen, U.,* Ein contractiles Myom. Acta obstetr. scand. (Stockh.) 6, H. 1, 1 (1927). Ref. Zbl. Gynäk. 1927, 3031. — *Mahler, J.,* „Myomherz" und Tiefentherapie. Med. Klin. 1914, H. 14, 588—591. — *Mandl,* Retrovesicales Cervicalmyom. Zbl. Gynäk. 1915, H. 11. — *Maroney,* Sarkomatöse Umwandlung im Uterusmyom. Amer. J. Obstetr. 1916. — *Martin, A.,* Pathologie und Therapie der Frauenkrankheiten, 1893. — *Derselbe,* Myom und Fertilität. Dtsch. med. Wschr. 1909, H. 50. — *Mayer, A.,* Über die Vortäuschung von Uterusmyomen durch abnorme Kontraktionszustände. Münch. med. Wschr. 1919, H. 3. — *Menge, K.-E. Opitz,* Handbuch der Frauenheilkunde. München: J. F. Bergmann 1920. *Meyer-Ruegg,* Uterusruptur bei Myomnekrose. Der Frauenarzt, Sept. 1910. — *Moench,* Beitrag zur Achsendrehung des fibromatösen Uterus und gestielter Uterusfibromyome. Gynäk. Rdsch. 10, H. 1/2, 1 (1916). — *v. Müller,* Zur Therapie der Schilddrüse. Ther. Gegenw., Jan., Febr., März 1925, 1, 49, 97. *Derselbe,* Die Bedeutung des Blutdrucks für den praktischen Arzt. Münch. med. Wschr. 1923, H. 1, 1. *Müller, P.,* Zit. bei Braun. — *Nagel,* Cystisch degeneriertes erweichtes Myom. Mschr. Geburtsh. 47 (1918). — *Nahmmacher, H.,* Die Uterographie, deren Technik und Anwendung. Zbl. Gynäk. 1926, 2238. — *Nemec, E.,* Uterustorsion, bedingt durch Fibroma uteri und kompliziert durch tubare Schwangerschaft. Bratislav. lék. Listy 5, H. 10, 716 (1926). Ref. Ber. Gynäk. 11, 235 (1927). — *Neu, M.,* Über die Beziehungen zwischen Herz und Myom. Z. Geburtsh. 66, 688 (1910). — *Derselbe,* Experimentelles und Anatomisches zur Frage des sog. Myomherzens. 83. Verslg Naturforsch. Karlsbad 1911. Ref. Mschr. Geburtsh. 34, H. 5; Zbl. Gynäk. 1911, 1532. — *Neu, M.-A. Wolff,* Experimentelles und Anatomisches zur Frage des sog. „Myomherzens". Münch. med. Wschr. 1912, H. 2, 72. — *Novogrodsky,* Beitrag zur Frage der Cervixmyome. Z. Geburtsh. 76, H. 2 (1914). — *Odenthal, W.,* Über Gefahren der Utero-Salpingographie. Zbl. Gynäk. 51, H. 29, 1824 (1927). — *Olshausen, R.,* Die abdominalen Myomoperationen. Handbuch der Gynäkologie von J. Veit, 2. Aufl., S. 637f. Wiesbaden: J. F. Bergmann 1907. — *Panzer,* Die Myomherzfrage und ihre Entwicklung in den letzten 10 Jahren. Inaug.-Diss. München 1909. — *Patta-Decio,* Über die Beziehungen zwischen Uterusmyom und Kreislauf. Mschr. Geburtsh. 34, 458 (1911). — *Peham,* Über Uterusmyome und deren Behandlung. Med. Klin. 1911, H. 7. — *Pesharskaja,* Über die Veränderungen des Blutes bei Fibromyom der Gebärmutter. Wratsch (russ.) 1911, H. 4. — *Polak, J.* (Osborne-E. A. Mittel-A. B. Mc. Grath, Wath is the relation of fibroid disease of the uterus ? Amer. J. Obstetr. 4, 227 (1922). — *Dieselben,* Ann. med. Washington 1922, H. 47; Trans. amer. gynec. Soc. 47, 32. — *Rabbi,* Ein Fall von Fibromyom des Uterus mit pseudocystischer Degeneration und Kolloidinfiltration. Ann. Ostetr. 46, H. 3 (1924). — *Recamier,* Gynecologie 21, H. 12 (1922). — *Recasens, S.,* Ein Fall von Riesenmyom. Rev. españ. Obstetr. 1921, H. 62. — *Reifferscheid, K.,* Myom der Portio in der Gravidität. Demonst. niederrhein. Ges. Natur- u. Heilk. Bonn, 15. Juli 1912. Ref. Dtsch. med. Wschr. 1912, H. 51, 2436. — *Richter, A.,* Myom, Sarkom, Carcinom. Gynäk. Ges. Dresden, 19. Nov. 1925. Zbl. Gynäk. 1926, 1280. — *Rinesi, R.,* Semana méd. 32, 920 (1925). — *Rive,* Über maligne Degeneration der Myome. Inaug.-Diss. Erlangen 1914. — *Roloff, W.,* Stieldrehung eines Uterusmyoms. Münch. med. Wschr. 1927, H. 11, 454. — *v. Romberg, E.,* Krankheiten des Herzens und der Blutgefäße. Stuttgart: Ferdinand Enke. — *v. Rooy,* Nederl. Tijdschr. Verloskde 22, 239 (1913). — *Rose,* Über Auswanderungsbestrebungen im Körper. Freie Vereinigg Chir. Berlin, 11. Febr. 1895. Berl. klin. Wschr. 1895, H. 50, 1998. — *Rosenblatt, J.-S. Kass,* Die Röntgenographie als diagnostisches Hilfsmittel in der Gynäkologie. Mschr. Geburtsh. 74, H. 3/4, 182 (1926). — *Rouville,* Myom oder Schwangerschaft. Rev. franç. Gynéc. Mai 1922. — *Derselbe,* Adnexerkrankung oder Myom? Bull. Soc. Obstétr. Paris 12, H. 8 (1923). — *Rubin, C.,* Hysteroskopie mit Hilfe der intrauterinen Lufteinblasung. Trans. amer. gynec. Soc. 50, 71

(1925); Amer. J. Obstetr. **10**, 313 (1925). Ref. Zbl. Gynäk. **1927**, 1279, 1280. — *Runge*, Lehrbuch der Gynäkologie, 1910. — *Sachs*, Demonstration zweier Präparate von stark verkalkten Myomen. Ges. Geburtsh. Berlin, 28. April 1922. Z. Geburtsh. **86**, 196 (1923). — *Saenger, H.*, Über Myomkapselblutung. Zbl. Gynäk. **1927**, 1643. — *Saidl, J.*, Uterosalpingographie. Čas. lék. česk. **66**, H. 1, 5; H. 2, 63 (1927). Ref. Ber. Gynäk. **12**, 167 (1927). — *Salin*, Hygiea (Stockh.), April **1910**. — *Santore*, Indikationen und Gegenindikationen der Röntgenbestrahlung bei Uterusmyomen. Radiol. med. **10**, H. 11 (1923). — *Schaeffer, R.*, Fall von intracervicalem Myom. Demonst. Ges. Geburtsh. Berlin, 24. April 1925. Zbl. Gynäk. **1925**, 2145. — *Schauta, F.*, Retrovesicale Cervicalmyome. Allg. Wien. med. Ztg **50** (1905). — *Derselbe*, Die Ätiologie der Inversio uteri. Wien. klin. Wschr. **1903**, H. 28. — *Derselbe*, Myomnekrose. Vortr. geburtsh.-gynäk. Ges. Wien. Ref. Zbl. Gynäk. **1917**, H. 17. — *Scheer, O.*, Beitrag zur cystischen Degeneration der Uterusfibrome. Zbl. Gynäk. **1918**, H. 12. — *Scheffzek*, Cervixmyome. Vortr. gynäk. Ges. Breslau, 4. Juni 1922. Ref. Zbl. Gynäk. **1922**, H. 44. — *Schickelé*, Disk. über Myomherz. Naturforsch.verslg Karlsruhe. Ref. Zbl. Gynäk. **1911**, 1534. — *Derselbe*, Klinische und topographisch-anatomische Studien über Cervixmyome. Z. Geburtsh. **75**, H. 3 (1914). — *Derselbe*, Über Spontanausstoßung eines großen verjauchten Myoms bei einer Virgo. Bull. Soc. Obstétr. Paris **13**, H. 3 (1924). — *Schiffmann*, Intraperitoneale Kapselruptur bei einem Myom. Zbl. Gynäk. **1917**, H. 21. — *Schlaegel*, Über Herzmuskelerkrankungen bei Myoma uteri. Inaug.-Diss. München 1905. — *Schmittmann, P.*, Über maligne Degeneration der Uterusmyome mit besonderer Berücksichtigung der Kombination von Carcinom und Myom. Diss. Bonn 1912. — *Schoeckaert*, Subseröses 11pfundiges Fibrom der hinteren Wand der Portio. Supravaginale Enukleation. Ann. Gynéc. et Obstétr. **7**, H. 6. — *Schröder*, Handbuch der Frauenkrankheiten, 1881. — *Schröder, R.*, Lehrbuch der Gynäkologie. Leipzig: F. C. W. Vogel 1922. — *Schultheiß, H.*, Postklimakterische Myomkomplikationen (zugleich ein Beitrag zur operativen Myomstatistik). Arch. Gynäk. **128**, H. 1/2 (1926). — *Seed, L.* (Rochester), Degeneration von Uterusmyomen. Surg. etc. **1925**. Ref. Zbl. Gynäk. **1926**, 3483. — *Seitz*, Uterus myomatosus mit Portiocarcinom. Demonst. gynäk. Ges. München, 18. Juli 1907. Ref. Münch. med. Wschr. **1907**, H. 34, 1708. — *Seligmann*, Pulskurven bei Uterusmyom. Zbl. Gynäk. **1901**, H. 20, 516. — *Sennewald*, Ein Fall von Einkeilung eines retrovertierten Uterus mit Fundusmyom und Torsion des Uterus um 90° um seine Längsachse. Zbl. Gynäk. **1925**, 1098. — *Seymour, H. F.*, Endoskopie des Uterus. Brit. med. J. **1925**, 1220. Ref. Ber. Gynäk. **10**, 378 (1926). — *Derselbe*, Endoskopie des Uterus mit Beschreibung eines Hysteroskops. J. of Obstetr. **33**, H. 1 (1926); Lancet **1925**, 1338. Ref. Zbl. Gynäk. **1927**, 1279; Ber. Gynäk. **10**, 871 (1926). — *Sichol-Bourde*, Erweichtes Fibrom, ein Carcinom vortäuschend. Marseille méd. J. **1923**, H. 60. — *Sieber*, Zur Kasuistik der Portiomyome. Zbl. Gynäk. **1914**, H. 22, 800. — *Singer*, Ein Fall von Metastasen eines Hämangioepithelioms in einem Myofibrom des Uterus. Mschr. Geburtsh. **66**, H. 4/5, 235 (1924). — *Sitzenfrey*, Zur Bakteriologie und Histologie fieberhafter Myome. Arch. Gynäk. **94**, 33 (1911). — *Snegirew*, Elektrokardiographische Beobachtungen in der Gynäkologie (Myomherz). Ž. Akus. (russ.), Dez. **1911**. — *Soimarn*, Studie über Adnexeiterungen bei Uterusfibromen. Gynecol. (rum.) **2**, H. 5/6 (1923). — *Sontz*, Beitrag zur Lehre der Infektion von Uterusmyomen. Inaug.-Diss. Genf 1915. — *Superbi, C.* (Florenz), Über einen Fall von Aneurysma der Arteria iliaca communis bei Myoma uteri. Riv. ital. Ginec. **3**, H. 2, 219 (1925). Ref. Zbl. Gynäk. **1926**, 3485. — *Derselbe*, Modificazioni istologiche dell' utero e delle ovaie per l'azione dei raggi. X. Riv. ital. Ginec. **6**, H. 5, 477 (1927). Ref. Ber. Gynäk. **12**, 748 (1927). — *Stein, H.*, J. amer. med. Assoc. **81**, H. 21, 1783 (1923). — *Stern*, Doppelt mannsfaustgroßes Fibromyom der Portio intra partum (Gemelli). Demonst. ost- u. westpreuß. Ges. Gynäk. Königsberg, 27. Juni 1903. Ref. Dtsch. med. Wschr. **1893**, Ver.beil. 371. — *Stoeckel, W.*, Demonst. Ges. Geburtsh. Leipzig, 17. Dez. 1923. Zbl. Gynäk. 680. Demonst. Ges. Geburtsh. Leipzig, 3. März 1924. Zbl. Gynäk. **1924**, 1321. — *Stoeckel, W.-K. Reifferscheid*, Lehrbuch der Gynäkologie. Leipzig: S. Hirzel 1924. *Straßmann, E.*, Myom und Kreislauf. Vortr. Ges. Geburtsh. Berlin, 10. Juli 1925. Zbl. Gynäk. **1925**, 2157. — *Derselbe*, Die Kreislaufänderungen durch Klimakterium und Kastration besonders beim Myom. Arch. Gynäk. **126**, H. 1, 169 (1925). — *Straßmann-Lehmann*, Zur Pathologie der Myomerkrankungen. Arch. Gynäk. **56**, 503 (1898). — *Taylor-White*, Bloodpressure in fibromyomata uteri. Surg. etc. **22**, H. 2, 216 (1916). — *Tedenat*, Bull. Soc. Obstétr. Paris **11**, H. 7, 542 (1922). — *Derselbe*, Intra- und extramurale Hämorrhagien bei Uterusfibrom. Bull. Soc. Obstétr. Paris **1923**. — *Theilhaber*, Zusammenhang der Uterusmyome mit Herzkrankheiten. Berl. klin. Wschr. **1909**, H. 51; Münch. med. Wschr. **1910**, H. 8. *Derselbe*, Die Rolle der Ovarien und der Uterusmuskulatur bei der Entstehung und dem Verlaufe der Uterusblutungen. Arch. Gynäk. **94**, 742 (1911). — *Theilhaber-Hollinger*, Die Ursachen der Blutungen bei Uterusmyomen. Arch. Gynäk. **71**, 289 (1904). — *Thomas*, Vollständige Urinretention durch ein in der Rückwand des retroflektierten Uterus sitzendes Myom. Bull. Soc. Obstétr. Paris **13**, H. 3, 218 (1924). Ref. Zbl. Gynäk. **1925**, 2270. — *Tixier-Murard*, Über einen Fall von vereitertem Myom. Lyon méd.

1913, H. 33. — *Tixier-Pollosson*, Uterusfibrome und Ovarialtumoren bei bejahrten Frauen. Ann. Gynéc. et Obstétr. 11, H. 1, 1 (1925). Ref. Ber. Gynäk. 7, 909 (1925). — *Tourneux-Georges*, Carcinomatöse Entartung eines myomatösen Uteruspolypen. Bull. Soc. Anat. Paris **1921**. — *Traugott, M.*, Zur Behandlung der Myome des Uterus. J.kurse ärztl. Fortbildg 18, H. 7, 29 (1927). — *Veit*, Ätiologie, Symptomatologie, Diagnostik, Prognose der Myome. Die palliative Behandlung und die vaginalen Operationen der Uterusmyome. Handbuch der Gynäkologie von J. Veit, 2. Aufl., Bd. 1, S. 487f., 575f. Wiesbaden: J. F. Bergmann 1907. — *Viana*, Differentialdiagnose zwischen Fibrom und Gravidität. Chir. Ostetr. 26, H. 4 (1924). — *Derselbe*, Il parto dei fibromi. Clin. ostetr. 27, H. 9, 409 (1925). Ref. Ber. Gynäk. 9, 572 (1926). — *Voelcker*, Totalnekrose des interstitiellen Myoms mit typischem Krankheitsbild (nach Winter). Zbl. Gynäk. **1925**, H. 40, 2238. — *Vogt, E.*, Sehr großes Myom der hinteren Muttermundslippe. Oberrhein. Ges. Geburtsh. Baden-Baden, 2. Mai 1926. Zbl. Gynäk. **1926**, 2796. — *Weibel, W.*, Myom in einem interponierten Uterus. Geburtsh.-Gynäk. Ges. Wien, 9. Febr. 1926. Zbl. Gynäk. **1926**, 2571. — *Weißhaupt*, Cystische Myome. Demonst. Ges. Geburtsh. Berlin, 14. Dez. 1917. Ref. Mschr. Geburtsh. 47, 82 (1918). — *Weißwange*, Cervixmyom mit maligner Degeneration. Zbl. Gynäk. **1914**, H. 3. — *Werner*, Ursachen und Krankheitsverlauf bei Totalnekrose des interstitiellen Uterusmyoms. Inaug.-Diss. Königsberg 1921. — *West*, Fibromyom des unteren Uterinsegments. Amer. J. Obstetr. a. Dis. Childr., Nov. **1913**. — *Wheaton*, Trans. obstetr. Soc. Lond. **1893**, 187. — *Whitehouse*, Cervicalfibroid mit offener Vene im Cervicalkanal. J. of Obstetr. 30, H. 2 (1923). Ref. Zbl. Gynäk. **1924**, 415. *Wiener*, Cystisches und vereitertes Myom. Demonst. gynäk. Ges. München, 18. Juli 1907. Ref. Münch. med. Wschr. **1907**, H. 26, 1307. — *Willeitner, E.*, Über die Kombination von Myom und Korpuscarcinom. Diss. München 1923. Ref. Ber. Gynäk. 8, 69 (1925); Zbl. Gynäk. **1926**, 1482. — *Wilson, T.*, Erkrankungen des Herzens bei Uterusfibroiden. J. of Obstetr. Aug. **1904**. Ref. Zbl. Gynäk. **1905**, 544. — *Derselbe*, Lancet, Febr. **1900**; Zbl. Gynäk. **1900**, 776. — *Winter*, Die wissenschaftliche Begründung der Indikationen zur Myomoperation. Z. Geburtsh. 55, 49 (1905). — *Derselbe*, Die malignen und benignen Degenerationen der Uterusmyome. Z. Geburtsh. 57 (1906). — *Derselbe*, Die wissenschaftlichen Grundlagen der konservativen Myomoperation. Z. Geburtsh. 51, 105 (1904). — *Derselbe*, Totalnekrose der Uterusmyome. Dtsch. med. Wschr. 1, H. 8 (1907). — *Derselbe*, Myom und Herz. Z. Geburtsh. 87, H. 2, 225 (1924). *Zacherl, H.*, Die Wechseljahre der Frau. Wien: Julius Springer 1928. — *Zieler, K.-B. Fischer*, Symptomathologie des Myoms. Erg. Path. 10, 700 (1906).

III. Operative Behandlung.

Abel, Dauererfolge der Zweifelschen Myomotomie. Arch. Gynäk. 57, 261 (1891). — *Abuladse*, Zur Frage der konservativen Operationsmethode bei interstitiellen und submukösen Fibromyomen des Uterus mittels Laparotomie. Mschr. Geburtsh. 15, 528 (1902). — *Adler, L.*, Aussprache geburtsh. gynäk. Ges. Wien, 24. April 1923. Zbl. Gynäk. **1923**, H. 32, 1304. — *Albertin*, Über die Behandlung der Uterusfibrome. Lyon méd. 132, H. 2 (1920). — *Albrecht, H.*, Klinik des Myoma uteri. Halban-Seitz, Biologie und Pathologie des Weibes. Bd. 4, S. 387. — *Alfieri*, Die chirurgische Behandlung der Uterusmyome. Interstitielles Uterusmyom mit zentraler Nekrose. Mschr. Geburtsh. 33, H. 4, 529 (1911). — *Amreich, I.*, Über supravaginale Amputation und abdominelle Totalexstirpation bei Myomen. Geburtsh. gynäk. Ges. Wien, 8. April und 20. Mai 1924. Zbl. Gynäk. **1924**, H. 44, 2447; H. 46, 2552. — *Derselbe*, Die supravaginale Amputation und die vaginale und abdominale Totalexstirpation bei Myomen, Adnexen, Extrauteringraviditäten und benignen Ovarialcystomen. Z. Geburtsh. 88, 68 (1924). — *Aschner, B.*, Über die exkretorische Bedeutung des Uterus und der Menstruation und ihre praktischen Folgen. Arch. Gynäk. 117, 301 (1922). — *Derselbe*, Aussprache geburtsh. gynäk. Ges. Wien, 13. Mai 1924. Zbl. Gynäk. **1924**, H. 45, 2506. — *Derselbe*, Über schädliche Spätfolgen nach Uterusexstirpation sowie operativer und radiotherapeutischer Kastration. Arch. Gynäk. 124, 113 (1925). — *Derselbe*, Die Überlegenheit der erweiterten konservativen Myomoperation über die Radikaloperation und Röntgenkastration. Z. Geburtsh. 89, H. 1; Wien. klin. Wschr. **1925**, 699. — *Derselbe*, Untersuchungen über die Wirkung der Uterusexstirpation und der künstlichen Menopause. Wien. klin. Wschr. **1926**, 690. — *Bauer, R.*, Aussprache geburtsh.-gynäk. Ges. Wien, 13. Mai 1924. Zbl. Gynäk. **1924**, H. 45, 2503. — *Beckmann*, Aussprache geburtsh.-gynäk. Ges. Wien, 20. Mai 1924. Zbl. Gynäk. **1924**, H. 46, 2510. — *Béclère*, Die Röntgentherapie des Uterusmyoms. Gynecol., Okt. **1913**. — *Begouin*, Blutende Uterusfibrome und Bestrahlung. Notwendigkeit einer vorherigen Dilatation. Ann. Gynécol. et Obstétr. 7, H. 5 (1923). — *Benthin, W.*, Indikationen für die operative Behandlung der Frauenkrankheiten. Berlin u. Wien: Urban & Schwarzenberg 1927. — *Bieger*, Über die Mortalität und Morbidität der Myomoperierten nach den Erfahrungen der Universitäts-Frauenklinik in Kiel. Inaug.-Diss. Kiel 1914. — *Blumreich*, Die Entscheidung zwischen symptomatischer, Strahlen- und operativer Therapie beim Uterusmyom. Ther. Gegenw. **1917**, H. 1. — *Bonney*,

Konservatives Verfahren bei gynäkologischen Operationen. Practioner 112, H. 3 (1924). — *Derselbe*, Myomektomie als die Behandlung der Wahl für Uterusfibroide. Lancet 1925, 1960. — *Bournam, C.* (Baltimore), Bericht über einige Beobachtungen über die Wirkung der Radiumbehandlung in Fällen von großen Uterusfibroiden. Amer. J. Obstetr. 8, 411 (1924); Trans. amer. Soc. gynec. 49. Ref. Zbl. Gynäk. 1927, 2453. — *Bouwdyk, B. van*, Hohe abdominelle Amputation des Uterus. Geburtsh.-gynäk. Ges. Wien, 16. April 1918. Zbl. Gynäk. 1918, H. 24, 399. — *Boxer, S.*, Aussprache geburtsh.-gynäk. Ges. Wien, 12. Febr. 1924. Zbl. Gynäk. 1924, H. 17, 920. — *Buchholz, L.*, Die Röntgenkastration der Myome und hämorrhagischen Metropathien an der Kieler Universitäts-Frauenklinik (Stoeckel) in den Jahren 1920—1922. Inaug.-Diss. Kiel 1923. Ref. Zbl. Gynäk. 1925, 1517. — *Bumm*, Diskussion zum Vortrag von P. Sippel. Ges. Geburtsh. Berlin, 12. Jan. 1923. Z. Geburtsh. 86, 666 (1923). — *Burckhard*, Über Thrombose und Embolie nach Myomoperationen. Z. Geburtsh. 44, 105 (1901). — *Derselbe*, Über das Vorkommen von carcinomatöser Degeneration des Uterusstumpfes nach supravaginaler Amputation. Mschr. Geburtsh. 25, 840 (1907). — *Derselbe*, Über die Dauererfolge der Myomoperationen. Z. Geburtsh. 43, 8 (1900). — *Buschbeck*, Überblick über 100 vaginale Totalexstirpationen wegen Myom und Nachprüfung der Enderfolge dieser Operationen. Arch. Gynäk. 56, 169 (1898). — *Brennecke*, Über die vaginale Totalexstirpation des Uterus. Z. Geburtsh. 12, 56 (1886). — *Bretschneider*, Meine Erfahrung über Röntgenbestrahlung der Uterusmyome auf Grund von 43 selbstbestrahlten Fällen. Arch. Gynäk. 109, H. 3; Demonstration eines seit längerer Zeit mit Röntgenstrahlen behandelten myomatösen Uterus mit Adnexen und Kritik der Bestrahlungsmethode mit Rücksicht auf die bisherigen eigenen Erfolge. Ges. Geburtsh. Leipzig, Okt. 1913. Zbl. Gynäk. 1914, 135. — *Brunner*, Über gefährliche intraperitoneale Blutungen bei Uterusmyom. Korresp.bl. Schweiz. Ärzte 29. — *Bruns*, Erfolge der Röntgentherapie bei Myomen und hämorrhagischen Metropathien an der Göttinger Universitäts-Frauenklinik 1911—1919. Inaug.-Diss. Göttingen 1921. — *Cemach*, Über die Primär- und Dauererfolge der operativen Myombehandlung. Inaug.-Diss. München 1911. — *Chidenius*, Zusammenstellung der in den letzten 10 Jahren an der geburtsh.-gynäkol. Klinik zu Helsingfors behandelten Myomfälle mit besonderer Berücksichtigung ihrer Eignung zur Strahlentherapie. Finska Läk.sallsk. Hdl. 65, H. 19 (1923). — *Chifoliau*, Das operative Risiko bei der Chirurgie der Uterusfibrome. Presse méd. 52, H. 42 (1924). — *Chrobak, R.*, Zur Exstirpatio uteri myomatosi abdominalis. Zbl. Gynäk. 1891, H. 9, 169. — *Derselbe*, Zur Exstirpatio uteri myomatosi abdominalis. (Die retroperitoneale Stielversorgung.) Zbl. Gynäk. 1891, H. 35, 713. — *Derselbe*, Beitrag zur Kenntnis und Therapie der Uterusmyome. Mschr. Geburtsh. 3, 177 (1896). — *Clark, J. G.*, Die Behandlung der Uterusmyome mit Radium. J. amer. med. Assoc. 73, H. 13 (1919). — *Clark, J. G.-F. B. Block*, The treatment of uterine fibromyomata. Amer. J. Obstetr. 10, H. 4, 560, 597 (1925). Ref. Ber. Gynäk. 9, 738 (1926). — *Colle, G.*, Sur le traitement des fibromes uterins, Considerations anatomo-cliniques sur une nouvelle serie de 121 malades traitees en dix-huit mois a la clinique gynecologique. Soc. Chir. Lyon, 6. Dez. 1913. Gynecologie 23, H. 4, 239 (1924). Ref. Ber. ü. Gynäk. 5, 256 (1924). — *Conill*, Therapeutische Indikationen beim Fibromyom des Uterus auf Grund von 84 operierten und 200 bestrahlten Fällen. Ref. Rev. españ. Obstetr. 1921, H. 69. — *Coscarden*, Die Grenzen der Radiumtherapie bei Myomen des Uterus. Amer. J. Obstetr. 1921, H. 69. — *Crousse*, Einige Bemerkungen über einen erfolglos bestrahlten Fall von Myom. Ann. Gynécol. et Obstétr. 11, H. 2 (1925). — *Czempin, A.*, Zur operativen und Röntgenbehandlung der Fibromyome. Mschr. Geburtsh. 46, H. 2, 134 (1917). — *Derselbe*, Über die Enukleation intraparietaler Myome nach A. Martin. Z. Geburtsh. 14, 223 (1888). — *Dannegger*, Ein vöIlig intraligamentär gelegenes Cervixmyom von 2600 g Gewicht. Inaug.-Diss. München 1922. — *Dautwitz, F.*, Die perkutane Radiumbestrahlung gutartiger Gebärmutterblutungen. Ein Beitrag zur Tiefenwirkung der Radiumbestrahlung. Strahlenther. 25, H. 2, 311 (1927). — *Deavre*, Hysterotomie. J. amer. med. Assoc., Juli 1914. — *Desmarest, E.*, Procédé pour l'ablation systematique de toute la muqueuse du canal cervical par dédoublement du col dans les hysterectomies subtotales. J. de Chir. 29, H. 4, 409 (1927). Ref. Ber. Gynäk. 12, 810 (1927). — *Döderlein-Kroenig*, Operative Gynäkologie, 1. bis 5. Aufl. Leipzig: Georg Thieme. — *Doran*, Subtotale Hysterektomie bei Fibromyom. Lancet 1911. — *Driessen*, Zur Technik der Fibromyombehandlung mit Röntgenstrahlen. Zbl. Gynäk. 1922, H. 3, 83. — *Dupeyrac, G.-G. Trainer*, La radiotherapie des fibromes uterins. Sud. med. et chir. 58, 294 (1926). Ref. Ber. Gynäk. 11, 373 (1927). — *Eckelt*, Spätresultate nach Röntgenbestrahlung von Myomen. Zbl. Gynäk. 1920, H. 28, 752. — *Ehrlich*, Lebensbedrohliche deciduale Blutung nach supravaginaler Uterusamputation. Zbl. Gynäk. 1922, H. 40, 1616. — *Engström, O.*, Eigene Erfahrungen in bezug auf Schwangerschaft und Geburt nach ventraler Enukleation intramuraler Uterusmyome. Mschr. Geburtsh. 36, Erg.-H., 39 (1912). — *Derselbe*, Abdominale Enukleation der Myome des Uteruskörpers. A. Martins Myomotomie. Mschr. Geburtsh. 5, 336 (1897). — *Eparvier*, Drei Fälle von Geburt nach Myomektomie. Gynecol. (rum.) 1923. Ref. Zbl. Gynäk. 1924, 410. — *Ernst-Gammeltoft*, Zwei Fälle von Fibromyom mit intraabdominalen Blutungen. Acta obstetr. scand. (Stockh.) 1, H. 1. Ref. Zbl. Gynäk. **1922**, H. 49, 1971. — *Essen-Möller*, Zur Wertschätzung der Myomoperationen. Mschr. Geburtsh. 21, 202 (1905). — *Derselbe*, Über konservative Myomoperationen. Mschr. Geburtsh. 50, 36 (1919). — *Etten, van*, Eine Übersicht über 75 Hysterektomien wegen Fibromyom. Amer. J. Obstetr., Aug. **1922**. — *Eymer*, Über Schwangerschaft und Geburt nach Uterusresektion. Zbl. Gynäk. **1921**, H. 3, 102. — *Derselbe*, Die gynäkologische Radiumbestrahlung. Strahlenther. 26, H. 1, 65 (1927). — *Fabricius, J.*, Aussprache geburtsh.-gynäk. Ges. Wien, 24. April 1923 und 12. Febr. 1924. Zbl. Gynäk. **1923**, H. 32, 1304; **1924**, H. 17, 924. — *Falgowski*, Über die konservative Tendenz bei Operationen des Uterus myomatosus. Gynäk. Rdsch. **1914**. — *Farrar*, The incidence of pulmonary embolism and thrombosis following hysterectomy for myoma uteri. Amer. J. Obstetr. **1921**, H. 2, 286. — *Faure*, Radiotherapie der Uterusmyome. Gynécol. et Obstétr. 4, H. 4 (1921). — *Fehim*, Über Stumpfrezidive nach supravaginaler Amputation des Uterus. Arch. Gynäk. 109, 347 (1918). — *Fehling*, Beitrag zur operativen Behandlung des Uterusmyoms. Zbl. Gynäk. 11, 276 (1887). — *Derselbe*, Entwicklung der Geburtshilfe und Gynäkologie im 19. Jahrhundert. Berlin: Julius Springer 1925. — *Fehling-Franz*, Lehrbuch der Frauenkrankheiten. Stuttgart: Ferdinand Enke 1913. — *Feldweg*, Über Folgen und Wert der Röntgenkastration. Münch. med. Wschr. **1927**, H. 6. — *Fischer, J.*, Zur supravaginalen Amputation. Geburtsh.-gynäk. Ges. Wien, 12. Febr. 1924. Zbl. Gynäk. **1924**, H. 17, 918, 925. — *Flatau, S.*, Eine Serie von 100 abdominalen Totalexstirpationen bei Uterusmyom ohne Todesfall. Münch. med. Wschr. **1912**, H. 22, 1220. — *Flesch, M.*, Myomektomie oder Radikaloperation des myomatösen Uterus? Münch. med. Wschr. **1925**, H. 39, 1632. — *Fleischer, R.*, Zur Kritik der Cervixstumpfcarcinome. Gynäk. Ges. Breslau, 19. Juni 1923. Mschr. Geburtsh. 65, H. 1/2, 87 (1923). — *Fleischmann, C.*, Bemerkungen zu Dr. Hinterstoissers Mitteilung über Carcinom des Cervixstumpfes nach der Chrobakschen Myomoperation. Zbl. Gynäk. **1910**, H. 36, 1191. — *Derselbe*, Sehr großes subperitoneal entwickeltes Uterusmyom. Zbl. Gynäk. **1916**, H. 2, 233. — *Derselbe*, Beitrag zur Klinik der Uterusmyome. Wien. klin. Wschr. **1924**, H. 17. — *Derselbe*, Aussprache geburtsh.-gynäk. Ges. Wien, 13. Mai 1924. Zbl. Gynäk. **1924**, H. 45, 2499. — *Derselbe*, Bösartige Neubildungen im Cervixstumpfe nach supravaginaler Amputation des Uterus. Zbl. Gynäk. 49, H. 4, 219 (1925). — *Fletcher, S. W.*, Soll man die supravaginale Hysterektomie verwerfen? J. of Obstetr. 31, H. 1 (1924). Ref. Zbl. Gynäk. **1924**, 2818. — *Derselbe*, Myombehandlung. Brit. med. J. H. 3259. — *Folkers*, Über die operative Behandlung der Uterusmyome mit Berücksichtigung der Enukleation. Inaug.-Diss. Köln 1919. — *Ford, F. A.* (Rochester), Eine vergleichende Studie über Bestrahlung und Operation der Fibromyome des Uterus. Surg. etc. **1926**. Ref. Zbl. Gynäk. **1926**, 3481. — *Fraenkel*, Bau und Bedeutung der Myomkapsel. Naturforsch.verslg Innsbruck **1924**. Ref. Zbl. Gynäk. **1924**, 2399; Z. Geburtsh. 88, H. 3, 690 (1925). — *Frank*, Die Wahl zwischen Operation und Strahlenbehandlung bei Uterusmyomen. Amer. J. Obstetr. 77, H. 3. — *Franz*, Über Uterusmyombehandlung. Münch. med. Wschr. **1917**, H. 27. — *Derselbe*, Myombehandlung. Arch. Gynäk. 107, H. 2, 129 (1917). — *Derselbe*, Gynäkologische Operationen. Berlin: Julius Springer 1925. — *Franqué, v.*, Zur Statistik und Methodik der Myomoperationen. Prag. med. Wschr. **1907**, 451. — *Derselbe*, Operation oder Bestrahlung bei Frauenkrankheiten? Med. Klin. **1920**, H. 49, 1250. — *Freund, H.*, Zur Indikation der Myomoperation. 83. Naturforsch.verslg Karlsruhe. Mschr. Geburtsh. 34, H. 5, 589 (1911). — *Derselbe*, Über partielle Myomoperationen. Verh. dtsch. Ges. Gynäk. Halle 15, 468 (1913). Dtsch. med. Wschr. **1913**, H. 36. — *Derselbe*, Totale keilförmige Myomektomie von der Scheide aus. Zbl. Gynäk. **1917**, H. 29, 715. — *Derselbe*, Aussprache Verh. dtsch. Naturforsch. Leipzig **1922**. Zbl. Gynäk. **1922**, H. 42, 1683. — *Derselbe*, Neuere Anschauungen in der Behandlung uteriner Blutungen und Myome. Ver.bl. pfälz. Ärzte 36, H. 8/9, 7 (1924). Ref. Ber. Gynäk. 7, 161 (1925). — *Freund, H. W.*, Ätiologie und Behandlung der Uterusmyome. J.kurse ärztl. Fortbildg 14, H. 7 (1923). — *Freund, W. A.*, Über Komplikationen der Uterusmyome, speziell über Varicosität und Nekrose. Zbl. Gynäk. **1900**, H. 40, 1042. — *Fritsch*, Krankheiten der Frauen, 12. Aufl. Leipzig: S. Hirzel 1910. — *Fuchs, H.*, Erfolge der Röntgentiefenbestrahlung bei gutartigen gynäkologischen Erkrankungen. Berl. med. Wschr. 25 (1919). — *Derselbe*, Zur Verkleinerung der Myome durch Röntgenbestrahlung. Zbl. Gynäk. **1919**, H. 18, 329. — *Derselbe*, Die Ausfallserscheinungen nach der Röntgenmenopause. Strahlenther. **1921**. — *Fuhrmann*, Über Myome und ihre Behandlung durch den Praktiker. Ther. Gegenw. **1921**, H. 10. — *Fürst*, Über die Indikationsstellung zur operativen und Strahlenbehandlung der Myome. Zbl. Gynäk. **1922**, H. 38, 1535. — *Gál*, Die Strahlenbehandlung der Fibromyome und Metropathien. Orvosképzés (ung.) **1921**. Ref. Zbl. Gynäk. **1921**, H. 47. — *Derselbe*, Die Resultate der operativen und Strahlenbehandlung des Gebärmutterfibroms mit besonderer Berücksichtigung der sogenannten Ausfallserscheinungen. Strahlenther. **1923**, H. 2. — *Gauss*, Über die Prinzipien der Strahlenbehandlung gutartiger und bösartiger Geschwülste. Strahlenther. 5, H. 1 (1914). Zbl. Gynäk. **1914**, H. 37, 1235. — *Derselbe*, Sind die Röntgen- oder Radiumstrahlen bei der Behandlung der Myome und hämorrhagischen Metropathien vorzuziehen? Fortschr. Ther. **1927**, H. 14/15. — *Gauß-Friedrich*, Die Strahlentherapie der Myome und hämorrhagischen Metropathien. Zbl. Gynäk. **1920**, H. 25, 653. — *Gellhorn*, Wann ist bei Fibromyomen des Uterus zu operieren und wann ist Radium anzuwenden? J. amer. med. Assoc. 78, H. 4. — *Gfoerer*, Behandlung der Myome und gutartigen Blutungen mit Röntgenstrahlen. Strahlenther. 8, H. 10. — *Giuseppi, P. L.*, The treatment of uterine fibroids by myomectomy. Brit. med. J. **1925**, Nr 2291, 1220. Ref. Ber. Gynäk. 9, 813 (1926). Ref. Zbl. Gynäk. **1926**, 3478. — *Glaevecke*, Körperliche und geistige Veränderungen am weiblichen Körper nach künstlichem Verlust der Ovarien einerseits und des Uterus andererseits. Arch. Gynäk. 35, 1 (1889). — *Godlewsky*, Uterusmyom und Radiumtherapie. Bull. Soc. Obstétr. Paris 11, H. 10 (1922). — *Goetz*, Myom und Röntgenbehandlung. Inaug.-Diss. Berlin 1916. — *Goinard-Pougel*, Myom und Gravidität, Myomektomie, Abort. Rev. franç. Gynécol. 19, H. 19 (1924). — *Goulloud*, Gravidität nach Myomektomie. Lyon. méd. **1914**, H. 11. — *Derselbe*, Indikationen der Myomektomie. Schwangerschaften nach Myomektomie. Presse méd. **1922**, H. 16. — *Derselbe*, 15 Fälle von Schwangerschaft nach abdomineller Myomenukleation. Rev. mens. Gynécol. et Obstétr. 9, H. 3, 268 (1924). Ref. Zbl. Gynäk. **1924**, 2298. — *Derselbe*, Die Indikationen der Myomektomie, der Hysterektomie und der Radiumbehandlung der Uterusmyome. Rev. franc. Gynécol. 19, H. 24 (1924). — *Gueissaz*, Über das Myom der Portio. Mschr. Geburtsh. 66, H. 1, 351 (1924). — *Graff, v.*, Über Versuche, die Heilungsdauer bei der Myombehandlung durch Steigerung der verabreichten Röntgenmengen noch weiter abzukürzen. Zbl. Gynäk. **1914**, 393. — *Derselbe*, Zur Therapie der Sterilität der Frau. Wien. klin. Wschr. **1923**, H. 4. — *Derselbe*, Über klimakterische Erscheinungen bei Senkung und Myom. Wien. klin. Wschr. **1924**, H. 10. — *Graf, R.*, Zur Frage der konservativen Myomoperationen. Z. Geburtsh. 56, 103 (1905). — *Grégoire, R.-C. Béclère-Darbois*, Du radiodiagnostic en gynecologie. Indications. Technique. Resultats. J. Radiol. et Électrol. 11, H. 1, 1 (1927). Ref. Ber. Gynäk. 12, 424 (1927). — *Gromaczki*, Die Behandlung der Uterusfibromyome. Standpunkt der geburtsh. gynäk. Klinik in Warschau. Rev. mens. Gynécol. et Obstétr. 11, H. 1 (1925). Ref. Zbl. Gynäk. **1925**, 2272. — *Haas, L.*, Die Behandlung der Myome bei Juvenilen. Gyógyászat (ung.) **1922**, H. 52. Ref. Zbl. Gynäk. **1924**, 413. — *Haendly, O.*, Bestrahlung oder Operation? Mschr. Geburtsh. 55, 239 (1921). — *Halban*, Indikationsstellung der Strahlenbehandlung in der Gynäkologie. Wien. med. Wschr. **1923**, H. 22/23. — *Derselbe*, Uterusexstirpation oder supravaginale Amputation bei Myomen. Zbl. Gynäk. **1924**, H. 49, 2674. — *Halter, G.*, Aussprache geburtsh.-gynäk. Ges. Wien, 13. Mai 1924. Zbl. Gynäk. **1924**, H. 45, 2504. — *Hamm*, Operationstechnische Betrachtungen über vaginale Myomoperationen auf Grund von 374 Fällen vaginaler Myomoperationen. Inaug.-Diss. Berlin 1914. — *Hanks, M. E.*, The Roentgen ray as a remedy in fibroids and other gynecologie deseases. Illinois med. J. 49, H. 5, 414 (1926). Ref. Ber. Gynäk. 11, 197 (1927). — *Hannes, W.*, Beitrag zur Frage: Operieren oder Bestrahlen? Zbl. Gynäk. **1927**, 1325. — *Hartmann*, Operation oder Strahlenbehandlung bei Myom? Rev. mens. Gynécol. et Obstétr. 10, H. 3 (1924). — *Heimann*, Stumpfcarcinom nach Myomotomie. Berl. klin. Wschr. **1916**, H. 17. — *Heinricius*, Über Myomotomie mit retroperitonealer Behandlung des Stieles nach Chrobak. Arch. Gynäk. 67, 291 (1902). — *Hempel-Joergensen*, Operation einiger erfolglos röntgenbestrahlter Myome. Acta obstetr. scand. (Stockh.) 3, H. 3 (1924). — *Henkel*, Zur Klinik und Chirurgie der Uterusmyome. Z. Geburtsh. 58, 476 (1906). — *Derselbe*, Beitrag zur konservativen Myomchirurgie. Z. Geburtsh. 52, 403 (1904). — *Derselbe*, Zur Strahlentherapie in der Gynäkologie. Münch. med. Wschr. **1913**, H. 3. — *Derselbe*, Die modernen Gesichtspunkte in der Myombehandlung. Ther. Gegenw. **1922**, H. 12. — *Derselbe*, Die individuelle Myombehandlung (zugleich ein Beitrag zur Operationstechnik). Mschr. Geburtsh. 69, H. 5/6 (1925). — *Derselbe*, Zur Technik der Myomoperation. Zbl. Gynäk. 49, H. 30, 1653. Verh. dtsch. Ges. Gyn. Wien (1925). — *Herrmann*, Die operative Myombehandlung der Universitäts-Frauenklinik in Tübingen 1907—1923. Inaug.-Diss. Tübingen 1924. — *Hertzler, A. E.*, X-Strahlen und Radium in der konservativen Gynäkologie. Amer. J. Obstetr., Sept. **1922**. Ref. Zbl. Gynäk. **1924**, 102. — *Herzfeld, K. A.*, Aussprache geburtsh.-gynäk. Ges. Wien, 24. April 1923. Zbl. Gynäk. **1923**, H. 32, 1304. — *Hinterstoisser*, Beiträge zur Myomoperation. Mschr. Geburtsh. 76, H. 2, 130 (1927). — *Hofbauer*, Ein neues Prinzip gynäkologischer Bestrahlung. Arch. Gynäk. 117, 230 (1922). — *Hofmeier, M.*, Die Myomotomie. Stuttgart 1884. — *Derselbe*, Grundriß der gynäkologischen Operationen. 4. Aufl. Leipzig-Wien: Franz Deuticke 1905. — *Derselbe*, Handbuch der Frauenkrankheiten. Leipzig: F. C. W. Vogel 1921. — *Hofmeister*, Die Grundsätze der modernen Behandlung der Fibromyome des Uterus. Würzburg. Abh. 2, 275 (1902). — *Hornung*, Unsere Erfahrungen mit der operativen Myombehandlung. Zbl. Gynäk. **1921**, H. 10, 381. — *Ill, E. J.*, Fibroid tumors. The indication for treatment and the choice of treatment. Surg. Clin. N. Amer. 6, H. 6, 1601 (1926). Ref. Ber. Gynäk. 12, 27 (1927). — *Isbruch, F.*, Zur Frage der Stumpfcarcinome nach supravaginaler Amputation myomatöser Uteri. Zbl. Gynäk. **1926**, 1771. — *Jaugeas*, Einige Betrachtungen über die Röntgentherapie der Uterusmyome. Strahlenther. 2, H. 2. — *Jaschke, v.*,

Ist eine operative Behandlung der Myome noch berechtigt? Z. Geburtsh. 83, H. 3, 750 (1921). — *Derselbe*, Die Abgrenzung der Indikationen zur operativen und Strahlenbehandlung bei Myomatosis uteri. Zbl. Gynäk. **1920**, H. 28, 750. — *v. Jaschke-Pankow*, Lehrbuch der Gynäkologie, 7. und 8. Aufl. Berlin: Julius Springer 1923. — *John, W.*, Technik und Erfolge der einzelnen Autoren bei der Behandlung der Myome und hämorrhagischen Metropathien mit Röntgenstrahlen. Strahlenther. 7, H. 1. — *Jones*, Radium bei gutartigen und bösartigen Geschwülsten der Gebärmutter. Illinois med. J. 45, H. 4. — *Jung*, Erfahrungen über die vaginale Korpusamputation nach Rieck. Gynec. helvet. 13 (1914). — *Kauffmann, F.*, Zur Röntgentherapie der Myome und hämorrhagischen Metropathien. Klin. Wschr. **1927**, H. 11. — *Kaplan, A.*, Die neuesten Strömungen in der Röntgenbehandlung der Myome und der Gebärmutterblutungen. Russk. Klin. 5, H. 21, 93 (1926). Ref. Ber. Gynäk. 11, 120 (1927). — *Kehrer*, Über die operative Behandlung von Riesenmyomen. Zbl. Gynäk. **1918**, H. 33, 563. — *Derselbe*, Zur Reform gynäkologisch-operativer und -konservativer Indikationen. Verh. dtsch. Ges. Gynäk. Innsbruck **1922**. Arch. Gynäk. 117, 37 (1923). — *Keitler*, Über das anatomische und funktionelle Verhalten der belassenen Ovarien nach Exstirpationen des Uterus. Mschr. Geburtsh. 20, 686 (1904). — *Keller* (Straßburg), Schwere Hämorrhagie aus einem submukösen Myom bei einer 80jährigen. Bull. Soc. Obstétr. Paris **1924**, H. 6. — *Kelly-Burmann*, Radiumbehandlung bei Uterusblutung und Myom. J. amer. med. Assoc. Aug. **1914**. — *Kennedy, J. W.*, Vaginal hysterectomy and its indications. Amer. J. Obstetr. 13, H. 4, 506 (1927). Ref. Ber. Geburtsh. 13, 103 (1927). — *Kermauner, F.*, Aussprache geburtsh.-gynäk. Ges. Wien, 12. Febr. 1924. Zbl. Gynäk. **1924**, H. 17, 923. — *Kiehne*, Vergleichende Blutuntersuchung nach Röntgenkastration und vaginaler Uterusexstirpation. Münch. med. Wschr. 70, H. 47 (1923). — *Kiparsky*, Der vaginale Weg in der operativen Behandlung der Uterusgeschwülste. Mschr. Geburtsh. 32, Erg.-H., 8 (1910). — *Kirstein*, Über unsere Erfolge mit der Nicht-Intensivbestrahlung bei gutartigen gynäkologischen Erkrankungen. Zbl. Gynäk. **1918**, H. 20, 330. — *Kleinschmidt*, Kindskopfgroßes, vom Uterus vollkommen gelöstes Myom. Med. Ges. Leipzig, 23. Jan. 1924. Münch. med. Wschr. **1924**, H. 8, 254. — *Knose, R.*, Die Behandlung gynäkologischer Erkrankungen n.it Röntgenstrahlen und Radium. Brit. med. J. **1922**, H. 3224, 678. — *Koblanck*, Radiumbehandlungen bei Gebärmutterblutungen und bei Myomen. Strahlenther. 10, H. 1. — *Koenig*, Über die konservativen Myomoperationen an der Tübinger Universitäts-Frauenklinik. Inaug.-Diss. Tübingen 1922. — *Kolde*, Die Behandlung der Metropathia haemorrhagica und des Myoms mit Röntgenstrahlen. Mschr. Geburtsh. 53, 2. Teil, 283 (1920). — *Komorschi*, Abdominelle Myomexstirpation. Indikation und Ergebnisse. Riv. Ostetr. 4, H. 7 (1924). — *Kouwer*, Strahlenbehandlung der Myome oder Operation? Gynécol. et Obstétr. 6, H. 622. — *Kraul, L.*, Untersuchungen über die Wirkung der Uterusexstirpation und der künstlichen Menopause. Wien. klin. Wschr. **1926**, H. 11, 297, 694. — *Kriwsky, L.*, Supravaginale Amputation oder abdominale Totalexstirpation des Uterus bei Fibromyon? Zbl. Gynäk. **1927**, 2190. — *Kroenig*, Der Unterschied zwischen der älteren und neueren Behandlungsart mit X-Strahlen und Radium bei gynäkologischen Erkrankungen. Surg. etc. 18, H. 5. — *Derselbe*, Röntgenstrahlen, Radium und Mesothorium zur Behandlung von Uterusfibromen und malignen Tumoren. Amer. J. Obstetr. a. Dis. Childr., Febr. **1914**. — *Kubinyi*, Operationsmethoden zur Ausführung schwerer abdominaler Hysterektomien. Münch. med. Wschr. **1914**, H. 20. — *Küstner*, Lehrbuch der Gynäkologie. Jena: Gustav Fischer 1922. — *Labey*, Indikationen zur chirurgischen Behandlung des Uterusfibroms. Gynec. 23, H. 10 (1924). — *Landau, L.-Th. Landau*, Die vaginale Radikaloperation. Berlin: August Hirschwald 1896. — *Lane*, Röntgenbestrahlung wider Chirurgie bei Behandlung von Uterusmyomen. Northwest. Med. 21, H. 8. — *Latzko, W.*, Aussprache geburtsh.-gynäk. Ges. Wien, 12. Febr. 1924 und 20. Mai 1924. Zbl. Gynäk. **1924**, H. 17, S. 923; H. 45, 2511; H. 46, 2551. — *Lecéne, P.-G. d'Allaines*, Hysterectomy of the fundus. Surg. etc. 44, H. 6, 805 (1927). Ref. Ber. Gynäk. 12, 826 (1927). — *Le Fort*, Myomektomie, danach ungünstige Entwicklung von Fibromen. Bull. Soc. Obstétr. Paris **1923**, H. 10. — *Derselbe*, Myomectomie, Developpement ulterier de fibromes a allure grave. Bull. Soc. Obstétr. Paris 13, H. 2, 125 (1924). Ref. Ber. Gynäk. 5, 129 (1924). — *Leist*, Behandlung und Prognose verjauchter Myome. Inaug.-Diss. Greifswald 1914. — *Leonard, V. N.*, Über die maligne Degeneration des Cervixstumpfes nach supravaginaler Amputation. Ann. Surg. 58, H. 3. — *Leopold*, Die operative Behandlung der Uterusmyome durch vaginale Totalexstirpation. Arch. Gynäk. 52, 497 (1896). — *Derselbe*, Die operative Behandlung der Uterusmyome durch vaginale Enukleation, Kastration, Myomektomie und vaginale Totalexstirpation. Arch. Gynäk. 38, 1 (1890). — *Liepmann, W.*, Der gynäkologische Operationskursus. 3. Aufl. Berlin: August Hirschwald 1920. — *Lindquist, L.*, Eine Reihe von 221 Myomoperationen. Hygieia (Stockh.) **1917**. — *Derselbe*, Ein Fall von Myom und Cancer. Hygieia (Stockh.) **1918**. — *Lockyer, C.*, Remarks on the treatment of fibroids of the uterus. Brit. med. J. **1924**, H. 3311, 1037. Ref. Ber. ü. Gynäk. 7, 78 (1925). Ref. Zbl. Gynäk. **1925**, 175. — *Löhnberg*, Unsere Erfahrungen mit der vaginalen Korpusamputation. Prakt. Erg. Geburtsh. 6 (1914). — *Lorentowicz*,

Behandlung der Fibrome und Uterusblutungen mit Röntgenstrahlen. Zbl. Gynäk. **1914**, 1725. — *Lundquist*, Operative und radiologische Behandlung des Uterusmyoms. Acta obstetr. scand. (Stockh.) 1, H. 3 (1922). — *Mackenrodt*, Bestrahlen? Operieren? Mschr. Geburtsh. **46**, H. 2, 162 (1917). — *Derselbe*, Vaginale und abdominale Myomoperationen. Ein Beitrag zur Erweiterung der vaginalen Operationsgrenzen. Ges. Geburtsh. Berlin, 22. Mai 1903. Z. Geburtsh. **50**, 160, 207 (1903). — *Derselbe*, Extramuköse Keilresektion und Interposition des prolabierten blutenden oder myomatösen Uterus. Z. Geburtsh. **86**, 399 (1923). — *Mandl, L.*, Aussprache geburtsh.-gynäk. Ges. Wien, 20. Mai 1924. Zbl. Gynäk. **1924**, H. 46, 2547. — *Marek*, Zur Behandlung der Uterusmyome. Mschr. Geburtsh. **34**, 472 (1911). — *Martin, A.*, Über Myomoperationen. Z. Geburtsh. **20**, 1 (1890). — *Derselbe*, Pathologie und Therapie der Frauenkrankheiten, 1893. — *Derselbe*, Myomotomie. Mschr. Geburtsh. **5**, 336 (1897). — *Derselbe*, Über Myomenukleation. Mschr. Geburtsh. **14**, 627 (1901). — *Derselbe*, Zu den Myomfragen. Mschr. Geburtsh. **20**, 1130 (1904). — *Derselbe*, Über Myomoperationen. 77. Verslg dtsch. Naturforsch. Meran **1905**, H. 2, 192. Ref. Mschr. Geburtsh. **22**, 560 (1905). — *Martindale*, Fibromyomata of the uterus: A. series of 252 cases treated either by surgical operation or intensive X-ray therapy. J. of Obstetr. **32**, H. 4, 690 (1925). Ref. Ber. Gynäk. **10**, 384 (1926). — *Derselbe*, Die Behandlung von Myomen und Menorrhagien. J. amer. med. Assoc. **83**, H. 14. Ref. Zbl. Gynäk. **1927**, 2452. — *Martius*, Die Röntgenstrahlenbehandlung in der Gynäkologie. Handbuch der gesamten medizinischen Anwendung der Elektrizität. Bd. 3, II. Teil, Lief. 4. Leipzig: W. Klinkhardt 1923. — *Masson, J. C.* (Rochester), Myomectomy, hysterectomy and radiotherapy in fibromyom of uterus. J. amer. med. Assoc. **8**, H. 19, 1530 (1926). Ref. Ber. Gynäk. **12**, 16 (1927). — *Matoni, H. H.*, Über die Veränderungen des Blutbildes nach Röntgenbestrahlungen. Ein Beitrag zur Frage: Uterusexstirpation oder Röntgenkastration. Münch. med. Wschr. **1924**, H. 24, 785. — *Mayer, A.*, Röntgentherapie in der Gynäkologie. Strahlenther. **14**, H. 14 (1923). — *Mayo*, Myomas of the uterus with special reference to myomectomy. J. amer. med. Assoc. **68**, 787 (1917). — *Menge*, Über abdominelle Myomenukleation. Arch. Gynäk. **72**, 98 (1904). — *Derselbe*, Indikationsstellung der Röntgentherapie bei Uterusmyom. Mschr. Geburtsh. **35**, 291 (1912). — *Menge-Opitz*, Handbuch der Frauenheilkunde. München: J. F. Bergmann 1920. — *Mennerich, O.*, Zur Wertbeurteilung der Ovarienexstirpation bei Myoma uteri und ihre Beziehungen zur Ovarienröntgenisation. Diss. Bonn, Dez. 1913. — *Meyer*, Beitrag zur operativen Behandlung des Uterusmyoms mit Coeliotomie. Inaug.-Diss. Würzburg 1911. — *Meyer, P.*, Die Indikation zur Myomoperation. Verh. dtsch. Ges. Gynäk. Innsbruck **1922**. Arch. Gynäk. **117**, 374 (1922). — *Micholitsch*, Die operative Myombehandlung. Wien. med. Wschr. **1922**, H. 30/31. — *v. Miculicz-Radecki*, Zur Frage der Bestrahlung sarkomverdächtiger Myome. Strahlenther. **18**, H. 1 (1924). Ges. Geburtsh. Leipzig, 3. März 1924. Ref. Zbl. Gynäk. **1924**, 1320. — *Miller*, Radiumbehandlung der Myome und myopathischen Blutungen. Surg. etc. Mai **1922**. — *Derselbe*, The scope and indications of myomectomy in fibroids of the uterus. New Orleans med. J. **76**, H. 8, 355 (1924). — *Mischin, V.*, Über chirurgische Behandlung der Fibromyome des Uterus. Ž. Akuš. (russ.) **36**, H. 6, 543 (1926). Ref. Ber. Gynäk. **11**, 210 (1927). — *Murray, H. L.*, (Liverpool), Myomectomy: A report of sixty cases of enucleation of fibroids from the non-gravid uterus. J. of Obstetr. **33**, H. 2, 240 (1926). Ref. Ber. Gynäk. **11**, 300 (1927). — *Müller-Carioba*, Zur Strahlentherapie der Myome und Carcinome. Zbl. Gynäk. **1917**, H. 25, 605. — *Nagel*, Zur Bewertung der Bestrahlung und Myomotomie an der Hand von 160 durch vaginale Totalexstirpation geheilter Fälle von Myoma uteri. Dtsch. med. Wschr. **1917**, H. 46, 1443. Zbl. Gynäk. **1918**, H. 18. — *Nassauer*, Die Behandlung myomkranker Frauen. Münch. med. Wschr. **1923**, H. 47. — *Navarro, B. F.*, Hysterektomie wegen vorher bestrahlter Myome. Rev. españ. Obstetr. **8**, H. 93, 403 (1923). Ref. Ber. Gynäk. **5**, 49 (1924). — *Neill*, Eine Methode zur Entfernung großer Uterinpolypen. Ther. Gaz., Okt. **1922**. — *Derselbe*, Unser gegenwärtiges Verhalten gegenüber fibroiden Tumoren. Amer. J. Obstetr. **8**, 205—207 (1924). Ref. Zbl. Gynäk. **1925**, 174. — *Neugebauer, F.*, Freie Myome im Beckenbindegewebe nach supravaginaler Amputation des myomatösen Uterus. Zbl. Gynäk. **1927**, 99. — *Nigler*, Operative Erfahrungen über die im Jahre 1921 an der II. gynäkologischen Frauenklinik behandelten Myome. Inaug.-Diss. München 1922. — *Nocke, J.*, Beitrag zur abdominellen Myomoperation. Inaug.-Diss. Würzburg 1923. Ref. Zbl. Gynäk. **1924**, 411. — *Nogier, Th.*, Reflexions sur le traitement des fibromyomes uterins par la curietherapie. Arch. Électr. méd. **34**, 515, 516 (1926). Ref. Ber. Gynäk. **12**, 77 (1927). — *Nyström*, Erfahrungen über Schwangerschaft und Geburt nach vorhergegangener ventraler Enukleation intramuraler Uterusmyome. Mitt. gynäk. Klin. Engströms 8, H. 8 (1909). — *Olshausen, R.*, Die abdominalen Myomoperationen. Handbuch der Gynäkologie von J. Veit, 2. Aufl., Bd. 1, S. 637f. Wiesbaden: J. F. Bergmann 1907. — *Opitz, E.*, Uterusexstirpation oder Kastration? Münch. med. Wschr. **1924**, H. 14, 435. — *Derselbe*, Über die Bewertung der Strahlenbehandlung von Myomen und funktionellen Uterusblutungen. Münch. med. Wschr. **1924**, H. 3, 76; H. 23. — *Derselbe*, Sitzg ober- u. mittelrhein. Ges. Geburtsh. Heidelberg, 6. Juli 1924. Ref. Zbl. Gynäk.

1925, 330. — *Orthmann, E. G.*, Leitfaden für den gynäkologischen Operationskurs, 2. Aufl. Leipzig: Georg Thieme 1905. — *Ostrcil*, Röntgentherapie in der Gynäkologie. Zbl. Gynäkol. **1915**, 335. — *Ott, v.*, Vervollkommnung der Myomoperation an Hand von mehr als 2000 Coeliotomien. Mschr. Geburtsh. **63**, H. 4/5, 225 (1923). — *Derselbe*, Die Evolution der Hystermyomektomie. Zbl. Gynäk. **1922**, H. 31, 1253. — *Derselbe*, Die Myomoperation, ihre Entwicklung. Studie an Hand von über 2000 Laparotomien. Amer. J. Obstetr., Mai **1923**. Ref. Zbl. Gynäk. **1924**, 410. — *di Palma, S.*, Hysteroplasty for the conservation of menstruation. Prelim. report. N. Y. State J. Med. 27, H. 10, 541 (1927). — *Pankow*, Der Einfluß der Kastration und der Hysterektomie auf das spätere Befinden der operierten Frauen. Münch. med. Wschr. **1909**, H. 6. — *Derselbe*, Die Strahlenbehandlung der Myome und hämorrhagischen Metropathien. Berl. Klin. **33**, 1 (1926). — *Peham*, Über Uterusmyome und deren Behandlung. Med. Klin. **1911**, H. 7. — *Derselbe*, Aussprache geburtsh.-gynäk. Ges. Wien, 24. April 1823 u. 20. Mai 1924. Zbl. Gynäk. **1923**, H. 32, 1303; **1924**, H. 46, 2548. — *Peralta, R. A.*, u. *E. Nicholson*, Traitement des fibromyomes uterins. Bull. Soc. Obstétr. Paris **16**, H. 2, 89 (1927). Ref. Ber. Gynäk. **12**, 365 (1927). — *Pestalozza*, Die operative Therapie der Uterusmyome. Riv. Ostetr. **6**, H. 1 (1924). Ref. Zbl. Gynäk. **1925**, 175. — *Petit-Dutaillis*, Röntgentherapie und Curietherapie der Uterusmyome. J. amer. med. Assoc. **1914**. — *Derselbe*, Pathogenie des fibromes uterins et Indications actuelles de leurs traitements. Sur une serie de 55 cas traites: 13 operes; 42 soumis à la curietherapie. Gynec. **23**, H. 6, 321 (1924). — *Pfahler*, Röntgentherapie bei Uterusfibromen und Metrorrhagien. Amer. J. Obstetr., Juli **1915**. — *Pichert*, Zur Röntgenbestrahlung der Uterusfibrome. Rev. franç. Gynéc. **1923**. — *Pincus*, Weitere Erfahrungen über die konservative Behandlung der Uterusblutungen und Myome mit Mesothorium-Radium. Dtsch. med. Wschr. **1916**, H. 40. — *Popow*, 116 operativ behandelte Uterusfibrome. Wratsch. Gaz. **1914**, 1916. — *Prochownick*, Beiträge zur Kastrationsfrage. Arch. Gynäk. **29**, 183 (1887). — *Pullmann*, Über operative und Strahlenbehandlung an der Freiburger Universitäts-Frauenklinik vom 1. April 1918 bis 1. Mai 1921. Inaug.-Diss. Freiburg 1921. — *Recamier, J.*, Betrachtungen über die Geschichte und die gegenwärtigen Hilfsmittel der Behandlung der Uterusfibrome. Ref. Zbl. Gynäk. **1924**, 410. — *Recasens, S.*, Gegenindikationen der Röntgenbestrahlung bei Uterusmyomen. Rev. españ. Obstetr. **1922**, H. 80. Ref. Zbl. Gynäk. **1924**, 103. — *Reinmann*, Überradikale Myomoperationen. Inaug.-Diss. München 1924. — *Remmelts, R.*, Über die Behandlung von Fibromyoma uteri. Needrl. Tijdschr. Verloskde 30, H. 4, 246 (1925). Ref. Ber. Gynäk. **10**, 269 (1926). — *Rieck*, Die Erfolge der Defundatio uteri. Mschr. Geburtsh. **46**, 203 (1917). — *Derselbe*, Zur Begründung und Technik der Defundatio uteri. Der Frauenarzt 28, H. 6 (1913). — *Rindfleisch*, Eine neue Methode der Amputatio corporis uteri supra-vaginalis per vaginam bzw. laparotomiam. Zbl. Gynäk. **1913**, H. 13, 463. — *Roeßler*, Resultate der ursprünglichen Albers-Schönbergschen Bestrahlungsmethode bei Myom und Metropathia haemorrhagica. Inaug.-Diss. Heidelberg. — *Rouffart*, Wahl der Behandlungsmethode bei Uterusfibrom. Le Scalpel 78, H. 5 (1925). — *Rouville*, Die gegenwärtige Bedeutung der ovariellen Kastration bei den Blutungen der Fibromyome (Hegarsche Operation). Rev. mens. Gynécol., März **1914**. *Derselbe*, Meine jetzigen Indikationen zur vaginalen Hysterektomie. Gynécol. et Obstétr. **9**, H. 50 (1914). — *Derselbe*, Zur Frage der ovariellen Kastration bei Myomblutungen. Gynécol. et Obstétr. **1**, H. 5 (1920). — *Rubeska*, Über konservative Myomoperationen. Zbl. Gynäk. **1909**, H. 36, 1249. — *Runge*, Lehrbuch der Gynäkologie, 1910. — *Sanders, A.*, Über das Auftreten von Tumoren am Cervixstumpf nach supravaginaler Amputation des myomatösen Uterus. Inaug.-Diss. Göttingen 1924. Ref. Ber. Gynäk. **11**, 535 (1927). — *Sarwey*, Über die primären Resultate und die Dauererfolge der modernen Myomoperationen. Arch. Gynäk. **1906**, H. 79, 277. — *Schacht, E.*, Statistische Untersuchungen an den Myomfällen der Universitäts-Frauenklinik München seit Beginn der Strahlentherapie (1912—1922). Inaug.-Diss. München 1924. Ref. Zbl. Gynäk. **1927**, 2452. — *Schauta, F.*, Myom und Carcinom im Lichte der Strahlenbehandlung. Zbl. Gynäk. **1917**, H. 19, 441. — *Derselbe*, Über moderne Myombehandlung. Wien. med. Wschr. **1924**, H. 1. — *Scheffzek*, Ist die Enukleation der Myome zu empfehlen? Bull. Soc. Obstétr. Paris **13**, H. 1 (1924). — *Schickelé, G.*, Quels sont les fibromes qu'il faut opérer? Paris méd. 14, H. 25, 572 (1924). Ref. Ber. Gynäk. **6**, 372 (1925). — *Derselbe*, Operative Behandlung eines erfolglos bestrahlten Myoms. Bull. Soc. Obstétr. Paris 14, H. 1 (1925). — *Derselbe*, Ist die Enukleation der Myome empfehlenswert? Bull. Soc. Obstétr. Paris **1924**, H. 1. Ref. Zbl. Gynäk. **1926**, 3479. — *Derselbe*, Die sogenannten Ausfallserscheinungen. Mschr. Geburtsh. **36**, 80 (1912). — *Schmid, H. H.*, Infektionsgefahr bei submukösen Myomen und ihre Verhütung durch Uterusexstirpation. Verh. dtsch. Naturforsch. Leipzig **1922**. Ref. Zbl. Gynäk. **1922**, H. 42, 1682. — *Derselbe*, Über konservative Myomoperationen, mit besonderer Berücksichtigung des ovariellen Ursprungs der Myomblutungen. Z. Geburtsh. **86**, H. 1, 36 (1923). — *Schmid, R.*, Die Strahlentherapie der Myome und hämorrhagischen Metropathien seit dem Jahre 1914. Strahlenther. **43**, H. 1/2. — *Schmidt, H. R.*, Die Erfolge der Strahlenbehandlung an der Bonner Frauenklinik. Strahlenther. **12** (1921). — *Schmitz-Bundy*, Strahlenbehandlung benigner Tumoren des weiblichen Genitale. Amer. J. Roentgenol. **100**, H. 11 (1923). — *Schopp*, Über Myomenukleation. Mschr. Geburtsh. **36**, 532 (1912). — *Schröder*, Myom und Gravidität. Mschr. Geburtsh. **22**, 314 (1905). — *Derselbe*, Handbuch der Frauenkrankheiten, 1881. — *Schröder, R.*, Lehrbuch der Gynäkologie. Leipzig: F. C. W. Vogel 1922. — *Schubert, G.*, Myomoperation oder Bestrahlung? Zbl. Gynäk. **1927**, 1322. — *Schultheiss, H.*, Postklimakterische Myomkomplikationen (zugleich ein Beitrag zur operativen Myomstatistik). Arch. Gynäk. **128**, 210 (1926). — *Schwarz, E.*, Über die Schädigungen bei der Röntgenbehandlung von Myomen und hämorrhagischen Metropathien. Strahlenther. **15**, H. 3 (1923). — *Segond*, Teilweises oder vollständiges Zurücklassen der Adnexe bei abdominalen oder vaginalen Totalexstirpationen des Uterus. Assoc. franç. Avancement Sci. Reims, 1.—6. Aug. 1907. Ref. Zbl. Gynäk. **1909**, 1279. — *Seitz, L.-H. Wintz*, Über die Beseitigung von Myom und Wechselblutungen in einmaliger Sitzung durch Zinkfilterintensivbestrahlung. Münch. med. Wschr. **1916**, H. 51. — *Dieselben*, Erfahrungen mit Röntgenbehandlung genitaler und extragenitaler Sarkome. Dtsch. med. Wschr. **1922**, H. 11, 345. — *Sellheim, H.*, Zerstückelung großer Myome auf vaginalem Wege. Klin. Wschr. **1923**, H. 32, 1496. — *Derselbe*, Erholen sich Frauen mit Blutungen besser nach Uterusexstirpation oder nach Bestrahlung? Münch. med. Wschr. **1923**, H. 47. — *Derselbe*, Uterusexstirpation oder Kastration? Münch. med. Wschr. **1924**, H. 8, 239; H. 22, 720. — *Derselbe*, Moderne Probleme der Geburtshilfe, Gynäkologie und Frauenkunde. J.kurse f. ärztl. Fortbildg. **19**, H. 7 (1928) Juli. (Zerstückelung und Auskernung der Myome bei Laparotomien). — *Seuffert, E. v.*, Die Strahlenbehandlung der nichtmalignen Metropathien und der Myome. Halban-Seitz, Biologie und Pathologie des Weibes, Bd. 4, S. 537. (1927). — *Shaw*, Über die Behandlung der Uterusfibrome. Operation oder Bestrahlung. Bull. med. J. **1923**, H. 3259. — *Sippel, A.*, Die Behandlung der Uterusmyome mit Röntgenstrahlen. Münch. med. Wschr. **1913**, H. 40. — *Derselbe*, Profuse Metrorrhagien bei Uterusmyom. Dauernde Amenorrhöe durch Röntgenstrahlen. Nach 11 Monaten Exstirpatio uteri wegen Sarkom. Mschr. Geburtsh. **44**, H. 3, 139 (1916). — *Solowy*, Über die konservative Behandlung der Fibromyome des Uterus. Polska Gaz. lek. **3**, H. 34 (1924). — *Stoeckel, W.*, Die Strahlentherapie in der Gynäkologie. Med. Klin. **1913**, H. 50. — *Stoeckel, W.-K. Reiffersheid*, Lehrbuch der Gynäkologie. Leipzig: S. Hirzel 1924. — *Stein, A.*, Enderfolge bei mehr als 100 Gebärmutteroperationen. J. amer. med. Assoc. **73** (1919). — *Steinhardt, B.*, Ein Beitrag zur Klinik und Statistik der Gebärmuttersarkome. Wien. klin. Wschr. **1924**, H. 35/36. — *Derselbe*, Ein Beitrag zur Frage der künstlichen Menopause. Z. Geburtsh. **91**, H. 2, 361 (1927). — *Stevens, Th. G.*, Fibromyoma of the uterus weighing 47 lbs. 5 oz. Removal. J. of Obstetr. **32**, H. 4, 729 (1925). Ref. Ber. Gynäk. **10**, 271 (1926). — *Straßmann, E.*, Die Kreislaufänderung durch Klimakterium und Kastration, besonders bei Myom. Arch. Gynäk. **126**, 169 (1925). — *Superbi, C.*, Modificazioni istologiche dell'utero e delle ovaie per l'azione dei raggi. Riv. ital. Ginec. **6**, H. 5, 477 (1927). Ref. Ber. Gynäk. **12**, 748 (1927). — *Swanberg, H.*, Radium in uterine hemoorhage and fibroids. Illinois med. J. **51**, H. 2, 116 (1927). Ref. Ber. Gynäk. **12**, 296 (1927). — *Szamek, L.*, Aussprache geburtsh.-gynäk. Ges. Wien, 20. Mai 1924. Ref. Zbl. Gynäk. **1924**, H. 46, 2507. — *Tauffer*, Die Abgrenzung der konservativen und radikalen Operation bei Uterusmyom. Abh. Geburtsh. **1**, H. 1. Ref. Zbl. Gynäk. **1909**, 1238. — *Taussig*, In welchen Fällen ist beim Myom noch die Operation notwendig? J. amer. med. Assoc. **77**, H. 5 (1921). — *Thaler, H.*, Allgemeinnarkose und Lokalanästhesie in Geburtshilfe und Gynäkologie. Halban-Seitz, Biologie und Pathologie des Weibes, Bd. 2. — *Derselbe*, Aussprache geburtsh.-gynäk. Ges. Wien, 13. Mai 1924. Zbl. Gynäk. **1924**, H. 45, 2500. — *Thomson*, Supravaginale Amputation oder Totalexstirpation bei Uterusmyom? Zbl. Gynäk. **48**, H. 51, 2807 (1924). — *Thorn*, Rezidiv nach Myomenukleation. Münch. med. Wschr. **1914**, H. 21. — *Toth, I. v.*, Über die Behandlung der Gebärmutterfibrome. Orvosképzés (ung.) **13**, H. 1 (1923). Ref. Zbl. Gynäk. **1924**, 411. — *Derselbe*, Über das konservative Operieren der Fibromyome der Gebärmutter. Orvosképzés (ung.) **17**, H. 1, 28 (1927). Ref. Ber. Gynäk. **12**, 225 (1927). — *Derselbe*, Ergebnisse von 200 Laparotomien. Orvosképzés (ung.) **16**, H. 3, 239 (1926). Ber. Gynäk. **11**, 321 (1927). — *Tracy*, Der gegenwärtige Stand der chirurgischen Behandlungsmethoden der Uterusmyome. Amer. J. Obstetr. **5**, H. 2 (1923). — *Traugott, M.*, Zur Behandlung der Myome des Uterus. J.kurse ärztl. Fortbildg **18**, H. 7, 29 (1927). — *Troell*, Zur Frage von der Behandlung der Uterusmyome. Mschr. Geburtsh. **31**, 296 (1910). — *Tuffier, E.-A. Maute*, Les accidents de la Menopause artificielle. Presse méd. **1912**, H. 97. — *Tuffier, Th.*, Essai sur la protection des ovaires (occultation) dans le traitement des fibromes uterins par les rayons X. Presse méd. **34**, H. 94, 1473 (1926). Ref. Ber. Gynäk. **12**, 217 (1927). — *Veit, J.*, Ätiologie, Symptomatologie, Diagnostik, Prognose der Myome. Die palliative Behandlung und die vaginalen Operationen der Uterusmyome. Handbuch der Gynäkologie von J. Veit, 2. Aufl., Bd. 1, S. 487f. und 575f. Wiesbaden: J. F. Bergmann 1907. — *Viana*, Differentialdiagnose zwischen Fibrom und Gravidität. Chir. ostetr. **26**, H. 4 (1924). — *Vignes*, Radium in der Gynäkologie. Presse méd. **51**, H. 28

(1923). — *Villard*, Über die Behandlung der Gebärmutterfibrome. Gynecol. **12**, H. 4 (1924). — *Vineberg*, Myomectomy vs. radium and X-ray in the treatment of fibroid tumors in women under forty years of ags. Med. Rec. **99**, H. 3, 91 (1921). Ref. Jber. Gynäk. **35**, 314 (1923). — *Violet*, Operation oder Bestrahlung der Uterusmyome. Rev. franç. Gynéc. **19**, H. 4 (1924). — *Voorhoeve*, Die Frau und das essentiell Weibliche bei der Röntgenbehandlung der Uterusfibrome. Nederl. Tijdschr. Genesk. **50** (1915). — *Wachenfeld, v.*, Eine vierte Serie von Myomlaparotomien. Mschr. Geburtsh. **68** (1922). — *Walcher*, Diskussion zum Vortrag von A. Mayer: Über Störung der Eierstocksfunktion bei Myom. Beitr. Geburtsh. **1915**, H. 19 (Erg.-H.) 118. — *Weber*, 252 Myomoperationen an der Göttinger Universitäts-Frauenklinik vom 1. Januar 1908 bis 1. November 1918. Inaug.-Diss. Göttingen 1919. — *Weibel*, Die Erfolge der gleichzeitigen kombinierten Röntgen- und Radiumbestrahlung bei hämorrhagischen Metropathien und Myomblutungen. Zbl. Gynäk. **1921**, Nr 25, 885. — *Derselbe*, Die gynäkologische Operationstechnik der Schule Ernst Wertheims. Berlin: Julius Springer 1923. — *Derselbe*, Gegen die supravaginale Amputation des Uterus. Geburtsh.-gynäk. Ges. Wien, 24. April 1923. Zbl. Gynäk. **1923**, H. 32, 1302, 1305. — *Derselbe*, Aussprache geburtsh.-gynäk. Ges. Wien, 12. Febr. 1924 und 20. Mai 1924. Zbl. Gynäk. **1927**, H. 17, 923; H. 46, 2549, 2552. — *Weiss, E. A.* (Pittsburgh), Die Behandlung der Fibroide des Uterus. Beobachtungen auf Grund einer vergleichenden Untersuchung von 2—5 Jahresabschnitten. Amer. J. Obstetr. **11**, 343 (1926). Ref. Zbl. Gynäk. **1927**, 949. — *Weisz, A.*, Röntgentherapie der gutartigen Gebärmutterblutungen. Therapia (Budapest) **3**, H. 6, 169 (1926). Ref. Ber. Gynäk. **11**, 198 (1927). — *Werder*, Myomektomie mit ausgedehnter Resektion des Uterus bei Fibromen. Amer. J. Obstetr. a. Dis. Childr., Nov. **1914**. — *Werner, P.*, Zur Verkleinerung der Myome unter dem Einflusse der Röntgenstrahlen. Zbl. Gynäk. **1918**, H. 45, 792. — *Derselbe*, Aussprache geburtsh.-gynäk. Ges. Wien, 24. April 1923. Zbl. Gynäk. **1923**, H. 32, 1303. — *Derselbe*, Welche sichergestellten Myome sind zu bestrahlen, welche nicht? Wien. klin. Wschr. **1927**, H. 51, 1611. — *Wertheim, E.-Th. Micholitsch*, Die Technik der vaginalen Bauchhöhlenoperationen. Leipzig: S. Hirzel 1906. — *Winn*, Überblick über 132 Myomoperationen. Med. Rec. **89**, Nr 21 (1916). Ref. Zbl. Gynäk. **1917**, 495. — *Winter*, Die wissenschaftlichen Grundlagen der konservativen Myomoperationen. Z. Geburtsh. **51**, 105 (1904). — *Derselbe*, Die wissenschaftliche Begründung der Indikation zur Myomoperation. Z. Geburtsh. **55**, 49 (1905). — *Woenckhaus*, Die supravaginale Amputation des Uterus. Inaug.-Diss. München 1923. — *Wolmershäuser*, Kastration und Ausfallserscheinungen. Mschr. Geburtsh. **70**, 63 (1925). — *Yamasaki, Y.*, Zur Frage der Wirkung der Röntgenstrahlen auf die Rückbildung der Myome. Mschr. Geburtsh. **67**, H. 3/4, 186 (1924). — *Zacherl*, Ergebnisse der Strahlenbehandlung der Myome und Metropathien an der Grazer Frauenklin.k. Arch. Gynäk. **117**, 255 (1922). — *Derselbe*, Über Röntgenbestrahlungen von Myomen und Metropathien. Strahlenther. **16**, H. 5 (1924). — *Derselbe*, Die Wechseljahre der Frau. Wien: Julius Springer 1928. — *Zielaskowski*, Über Myome und die Ergebnisse ihrer operativen Behandlung an der Universitäts-Frauenklinik zu Breslau vom 1. April 1912 bis 1. April 1917. Inaug.-Diss. 1918. — *Zimmer, G.*, Über Röntgenbestrahlung bei Myomen. Mschr. Geburtsh. **75**, H. 1/2, 157 (1926). — *Zweifel, E.*, Strahlenbehandlung der Myome und Metropathien. Zbl. Gynäk. **1920**, H. 28, 751. — *Derselbe*, Die Erfolge der Strahlenbehandlung der Myome und Metropathien des Uterus. Münch. med. Wschr. **1920**, H. 49; Zbl. Gynäk. **1921**.

Die Symptomatologie, Diagnostik und operative Therapie der Uterussarkome und der Mischgeschwülste des Uterus.

Von

P. Esch, Münster (Westf.).

Mit 1 Abbildung im Text[1].

I. Uterussarkome.
Statistik.

Für die Würdigung der Symptomatologie einer Neubildung sind statistische Tatsachen sehr wertvoll. Infolgedessen sind einige statistische Angaben über das Uterussarkom unerläßlich. In früherer Zeit galt das Sarkom des Uterus als eine äußerst seltene Erkrankung. Durch die Vervollkommnung der mikroskopischen Technik und Diagnostik und die vielerorts durchgeführte, systematische histologische Untersuchung von operativ gewonnenen Tumoren hat man allmählich festgestellt, daß es häufiger vorkommt, als man früher annahm. Vor allen Dingen mehrten sich die Fälle, in denen es bei Tumoren gefunden worden ist, die als Myome operiert worden sind. Immerhin ist das Uterussarkom, wie wir sehen werden, eine seltene Erkrankung. Einwandfrei läßt sich allerdings seine Häufigkeit nicht feststellen.

Um eine Vorstellung von seiner Seltenheit zu gewinnen, hat man das Häufigkeitsverhältnis des Uterussarkoms zu dem Uteruscarcinom berechnet. Man stützte sich bei diesen Erhebungen auf klinisches Material. Dies bringt die Fehlerquelle mit sich, daß operativ entfernte Tumoren in früheren Jahren teilweise überhaupt nicht, teilweise nur mangelhaft histologisch untersucht worden sind. Dazu kommt, daß die histologische Diagnostik des Uterussarkoms bisweilen sehr schwierig ist. Es ist nicht alles Sarkom, was dafür angesprochen wird, und andererseits ist bisweilen ein Tumor, der als zellreiches Myom gedeutet wird, tatsächlich ein Sarkom. In vielen anderen Fällen, die nicht operativ behandelt worden sind, fehlt selbst die makroskopische Untersuchung; die Diagnose ist dann lediglich auf die Symptomatologie und auf den Palpationsbefund aufgebaut. Auf diese Weise ist es aber nur in den wenigsten Fällen möglich, ein Uterussarkom mit einiger Sicherheit zu erkennen oder auszuschließen. Infolgedessen kommen auch Landes-

---

[1] Es sei auf die Abbildungen von Robert Meyer, Bd. VI, 1. Hälfte, S. 673 u. ff. verwiesen; entsprechend der 2. Aufl. dieses Handbuches werden hier keine Abbildungen gebracht.

statistiken, die sich nur auf Totenscheine ohne Sektionsprotokolle gründen, zur Beantwortung dieser Frage überhaupt nicht in Betracht.

Unter diesen Umständen ist es naheliegend, sich ausschließlich auf **Sektionsstatistiken** zu stützen, aber das Material ist dürftig, soweit es für unsere Zwecke in Betracht kommt. Infolgedessen muß mit Zufälligkeiten gerechnet werden. Außerdem haftet ihm die Fehlerquelle an, daß es insofern einseitig ist, als es meist aus Kliniken oder großen Krankenhäusern stammt, in denen schwere Krankheitsfälle, zu denen ja das Sarkom zählt, gehäuft vorkommen. Schließlich entgehen dieser Zählung die geheilten Fälle.

Nach den Sektionsergebnissen aus den pathologischen Instituten in Dresden (Rau), in Jena (Bilz) und in Breslau (Mathias) wurden unter 17 320 Todesfällen an malignen Tumoren nur 231 (1,33%) Sarkomfälle überhaupt gefunden. Von 205 Sarkomfällen (Rau und Bilz) entfielen **117 auf 8124 Männer (1,44%)** und **88 auf 6957 Frauen (1,24%)**. Demnach litten die Frauen etwas weniger an Sarkom als die Männer. Auch nach Schamoni (pathologisches Institut zu Dortmund) überwiegen die Männer (Männer 208, Frauen 192). Von den 88 Sarkomen bei Frauen betrafen 7 (7,9%) die Genitalorgane, und zwar **5 (5,7%) den Uterus** und je 1 das Ovarium und die Vagina. Ganz andere Zahlen ergibt naturgemäß das Sarkommaterial von Frauen, das auf Einsendungen an ein pathologisches Institut beruht. Von 144 derartigen Sarkomen (Schamoni) entfielen 35 (24%) auf die Genitalorgane; davon 24 (16,6%) auf den Uterus, 10 (6,9%) auf das Ovarium und 1 auf die Vagina. Die Häufigkeit der Genitalsarkome wurde nur von denen der unteren Extremitäten einschließlich des Beckens übertroffen (27%).

In den gleichen Zeitabschnitten, in denen in den pathologischen Instituten zu Dresden und Jena 5 Uterussarkome festgestellt wurden, kamen **180 Uteruscarcinome** zur Beobachtung, so daß das Verhältnis von Sarkom zu Carcinom des Uterus 1:36 beträgt. Obwohl diese Verhältniszahl auf Sektionsbefunden aufgebaut ist, stimmt sie mit den entsprechenden älteren Angaben von Veit (1:37) und Geßner (1:38) überein, die klinisches Material zugrunde legen. Dies ist auffallend, weil, wie schon erwähnt, den Sektionsstatistiken einerseits die geheilten Fälle entgehen, was besonders für das Carcinom zutrifft, und weil andererseits in der Klinik, in früheren Jahren wohl noch häufiger als heute, Sarkome übersehen werden. Infolgedessen möchte ich annehmen, daß das Verhältnis vom Sarkom zum Carcinom noch höher liegt als 1:36. In der Tat fand Frankl (1925) 38 Sarkome auf 1036 Carcinome (1:27), Pischzek (1927) 5 Sarkome auf 101 Carcinome (1:20), Barner (1922) 13 Sarkome auf 190 Carcinome (1:15) und v. Franqué (1898) 16:304 (1:19). Auffallenderweise ist dieses Verhältnis bei den Amerikanern Newton Evans (1920) 1:39 (22 Sarkome auf 873 Carcinome) und bei Marnetta Vogt (1923) 1:46 (7:319). Unter Zugrundelegung dieser Zahlenangaben entfallen auf 2823 Uteruscarcinome 101 Uterussarkome, so daß man mit **1 Sarkom auf etwa 28 Carcinome** rechnen kann.

Zu einem entgegengesetzten Ergebnis kommt man, wenn man die Statistiken berücksichtigt, die nicht auf systematischen histologischen Untersuchungen beruhen. Beispielsweise fanden Goldschmidt und Körner (1927) nur 5 Sarkome bei 800 Uteruscarcinomen (1:160). Infolgedessen habe ich Angaben dieser Art nicht berücksichtigt, um die ohnehin schon reichlich vorhandenen Fehlerquellen nicht noch zu vermehren. Auch die Angaben aus der älteren Literatur sind nicht berücksichtigt worden, weil sie nicht mehr maßgebend sind. Sie lassen aber m. E. den Schluß zu, daß die Diagnostik des Uterussarkoms allmählich fortgeschritten ist. So berichtet Gurlt auf Grund der älteren Literatur, daß sich unter

1571 Carcinomfällen nur 2 Sarkome fanden, während Geisler im Jahre 1891 bereits angibt, daß 8 Sarkome auf 405 Carcinome (1:50) entfielen. Diesen Beispielen schließen sich die obigen Statistiken chronologisch an.

Die Häufigkeit des Uterussarkoms zu der Gesamtheit der Uterustumoren ist selbstverständlich nach den älteren Statistiken ebenfalls außerordentlich gering. Nach Gurlt entfielen 2 Sarkome auf 2649 Uterustumoren ($0,08^0/_0$), nach Roger Williams $0,2^0/_0$ (8 auf 4115), aber nach Geisler (1891) bereits $1,1^0/_0$ (8 : 693). Die Statistik von Frankl aus der neuesten Zeit weist unter einem operativ gewonnenen Material von 2914 Neubildungen des Uterus (1878 Myome, 1036 Carcinome) 38 Sarkome auf, so daß seine Häufigkeit zu den Myomen und Carcinomen $1,3^0/_0$ ausmacht. Basso (1907) fand an der Heidelberger Klinik auf 154 Uterustumoren 6 Sarkome ($3,9^0/_0$).

Was den Sitz des Sarkoms betrifft, so wird das Korpussarkom weit häufiger beobachtet als das in der Cervix lokalisierte. So berechnete Poschmann das Verhältnis von Korpus- zu Cervixsarkom 11 : 5, Krukenberg 18 : 1, Marnetta Vogt 14 : 1, während Geßner in seiner Sammelstatistik 8 : 1 fand, was mit der neueren Statistik von Steinhardt genau übereinstimmt. Nach R. Meyer, der lediglich die Wandungssarkome berücksichtigt und die Schleimhautsarkome außer acht läßt, ist dieses Zahlenverhältnis selbstverständlich anders (29 im Corpus, 1 in der Cervix).

Für die Praxis, insbesondere seit Einführung der Röntgen-Tiefenbestrahlung, sind die Beziehungen des Sarkoms zum Myom von besonderer Wichtigkeit. In dieser Hinsicht liegen eine Anzahl von Sammelstatistiken mit großen Zahlenreihen vor, die aber allzuhäufig bedenkliche Fehler aufweisen. Als Beispiel sei lediglich auf die zahlenreichste Zusammenstellung, auf die von Hans Albrecht hingewiesen.

Albrecht berichtet über 1088 Sarkome unter 77 076 Myomen. Er stützt sich dabei unter anderem auf die Sammelstatistik von Gauß. Diesem Autor ist aber bereits ein Irrtum unterlaufen. Er verwendet nämlich die Statistik von von Olshausen (6470 Fälle) und führt gleichzeitig das Material von einigen Autoren der von Olshausenschen Statistik (Hofmeier, Fehling, Haultain) nochmals an, so daß 1107 Fälle doppelt gezählt werden. Dieser Fehler steigert sich bei Albrecht außergewöhnlich stark, indem er außer der Statistik von Gauß nochmals die von Olshausensche Statistik und das Material sämtlicher Autoren dieser Statistik mit Ausnahme von 463 eigenen Olshausenschen Fällen verwendet. Infolgedessen erscheint die Olshausensche Statistik in der Zusammenstellung von Albrecht durchweg doppelt, mit Ausnahme von 463 Fällen dreifach und zum Teil vierfach (da bereits Gauß die Olshausensche Statistik teilweise doppelt verwendet hat). Ferner läßt sich durch einen Vergleich seiner Statistik mit der von Gauß feststellen, daß noch weitere 11 634 Fälle zweifach übernommen worden sind. Andere Statistiken, auf die sich Albrecht stützt, habe ich nicht geprüft.

Jedenfalls sind die Schlußfolgerungen aus der Zusammenstellung von Albrecht und aus der von Gauß unannehmbar. Außerdem habe ich gegen die bisherigen Sammelstatistiken im allgemeinen noch weitere Bedenken. Sie beginnen mit der Materialsammlung zu einer Zeit, zu der histologische Untersuchungen nur gelegentlich vorgenommen wurden, und zu der obendrein unsere Kenntnisse über den Sarkomaufbau noch so mangelhaft waren, daß die Diagnostik weit mehr zu wünschen übrig ließ als heute. Es ist deshalb angezeigt, daß dieses Material künftig nicht mehr statistisch verwendet wird. Desgleichen sollten die Statistiken unberücksichtigt bleiben, bei denen das operativ gewonnene Material lediglich bei einem Verdacht auf Malignität histologisch untersucht worden ist. Man mag einwenden, daß die dadurch bedingte Fehlerquelle gering sei, da es meist gelingt, durch makroskopische Schnitte das Sarkom vom Myom zu unterscheiden. Dies ist für den Untersucher bis zu einem gewissen Grade zuzugeben, der ausnahmslos die Richtigkeit seiner makroskopischen Diagnose mikroskopisch nachprüft, d. h. der das Gesamtmaterial systematisch histologisch prüft; denn sein unbewaffnetes Auge wird allmählich sehr geschult, aber bei dem, der von vornherein auf die systematische Prüfung verzichtet, muß mit der Wahrscheinlichkeit gerechnet werden, daß sich ein Fehler in der makroskopischen Diagnostik einschleicht, der immer wiederkehrt. Abgesehen von dieser Fehlerquelle an sich ist es unlogisch, derartig ungleichwertiges Material statistisch zu verwenden. Kurzum, wir können nur dann zu möglichst richtigen zahlenmäßigen Ergebnissen kommen, wenn wir uns auf ein Material stützen, das einwandfrei histologisch durchuntersucht worden ist. Allerdings ist die Gleichwertigkeit des Materials, das ich in Tabelle 1 zusammengestellt habe, auch nicht restlos gewährleistet; anderenfalls wären wir zu einer allzugeringen Zahlenreihe gekommen. So gibt Steinhardt an: „Die Myome sind fast durchweg histologisch untersucht worden" und Frankl sagt: „Solche Myome, die nur irgendwie suspekt waren, wurden auch in den Tagen höchster Materialnot stets untersucht, so daß das Fehlerprozent äußerst niedrig zu veranschlagen ist."

Noch in anderer Hinsicht ist das Material insofern nicht gleichwertig, als in früheren Jahren weit mehr Myome operativ behandelt worden sind als nach der Einführung der Röntgentherapie. Infolgedessen weisen die älteren Statistiken prozentual mehr Myome auf als die jüngeren. Vielleicht wird diese Fehlerquelle dadurch ausgeglichen, daß bei der Strahlentherapie auch mehr Sarkome übersehen werden. Ferner ist zu beachten, daß seit der Einführung der Röntgentherapie gerade die Myome operativ entfernt werden, die schon klinisch auf eine maligne Degeneration verdächtig sind. Insbesondere bedingen ja die submukösen Myome eine Indikation zur Operation, die prozentual am häufigsten Sarkomherde aufweisen (vgl. unten).

Aus allen diesen Gründen ist es zur Zeit unmöglich, ein größeres, völlig gleichwertiges Zahlenmaterial aus der Literatur zusammenzustellen, um die Beziehungen des Sarkoms zum Myom statistisch festzustellen. Von diesem Gesichtspunkte aus müssen die Zahlen in Tabelle 1 gewertet werden.

Tabelle 1.

Autor	Myom	Sarkom	Prozentsatz
Basso.	105	6	5,7%
Imhäuser	208	11	5,3%
Geist.	250	12	4,8%
Winter. . . :	253	11	4,3%
Reel und Charlton. .	290	11	3,8%
Barner.	462	15	3,2%
Gál.	655	22	3,4%
Steinhardt.	1363	38	2,7%
Frankl.	1878	38	2,0%
Miller	318	5	1,5%
Zusammen	**5782**	**169**	**3,0%**

Die Prozentzahlen der einzelnen Autoren (Tabelle 1) für das Sarkom unter den nichtepithelialen Uterustumoren schwanken zwischen 5,9 und 1,5%. Im Durchschnitt beträgt der Prozentsatz 3%. Abgesehen von der eben erörterten Verschiedenheit des Materials können diese Schwankungen darin mitbegründet sein, daß der eine Untersucher ein histologisches Bild als sarkomatös anspricht, was der andere noch für myomatös deutet. Weit mehr noch dürften sie von der Sorgfalt und Gründlichkeit abhängig sein, mit der die einzelnen Untersucher die verschiedensten Tumorabschnitte nach Sarkomherden abgesucht und durch zahlreiche Schnitte geprüft haben.

Wenn man die einzelnen Angaben verfolgt, so fällt auf, daß der **Sarkomprozentsatz im allgemeinen entsprechend der Zahlengröße des jeweiligen Myommateriales sinkt**. Eine nicht beachtenswerte Ausnahme davon macht Barner und eine stark bemerkenswerte Miller, dessen Ergebnis völlig aus der Reihe fällt. Dabei ist es weiterhin auffallend, daß bei seinen **ersten 249** Fällen **kein Sarkom** gefunden worden ist, während er unter seinen **letzten 69** Fällen mit einem Sarkomprozentsatz von **7,2** (5 Fälle) an der Spitze aller Autoren steht. Auch bei Steinhardt und Frankl läßt sich feststellen, daß das Sarkom in einem Zeitabschnitt häufiger gefunden worden ist als in einem anderen. Von dem Material von Steinhardt hat nämlich Schottländer über die ersten 330 Fälle gesondert berichtet, bei denen er 11mal **(3,3%)** Sarkom feststellte, während dann für die restlichen Fälle (1033 : 27) nur **2,6%** verbleiben [1]. Frankl hat bei seinen ersten 514 Fällen, die er in seinem Lehrbuche veröffentlichte, 12 Sarkome **(2,3%)**, für den Rest seines Materials (1364 : 26) **1,9%** gefunden. Für diese unterschiedlichen Ergebnisse kann ich bei dem Millerschen Material keinen Grund finden, während meines Erachtens eine annehmbare Erklärung für die Differenz bei Steinhardt und Frankl vorliegt. Der Zeitabschnitt, in dem der Sarkomprozentsatz bei ihnen geringer war, fällt nämlich in die Kriegs- und Nachkriegsjahre, in denen neben Personalmangel starke Materialnot im Laboratorium herrschte. Ich vermute deshalb, daß zu dieser Zeit die histologischen Untersuchungen nicht so gründlich durchgeführt werden konnten wie vordem. Daß auf diese Weise manches Sarkom übersehen werden kann, zeigt die Statistik von Winter. In einer Reihe seiner Fälle wurden nur verdächtige Stellen geschnitten mit **3,2%** Sarkom, und in einer zweiten Serie wurde systematisch untersucht mit **4,3%** Sarkom. Infolgedessen erscheint es mir berechtigt, wenigstens die Fälle des zweiten Abschnittes der Franklschen und Steinhardtschen Zusammenstellung von unserer Sammelstatistik abzuziehen. Alsdann erhalten wir 3385 Myome und 116 **(3,7%)** Sarkome.

Indessen möchte ich annehmen, daß dieser Prozentsatz (3,7%) höher liegt. Ich schätze ihn unter Zugrundelegung der Statistik von Basso, Imhäuser, Geist und Winter auf etwa **5%**. Diese Statistiken mit kleinerem, aber doch recht beachtenswertem Zahlenmaterial, die einen Sarkomprozentsatz von 4,3—5,7% aufweisen, erscheinen mir nämlich in diesem Falle zuverlässiger als die mit großem Material, weil die zugrunde liegenden Untersuchungen gleichsam ad hoc, aber doch sehr kritisch ausgeführt worden sind. Außerdem stellten Imhäuser, Basso und Schottländer neben den sicheren Sarkomen noch 5, bzw. 4, bzw. 10 histologisch verdächtige Fälle fest, wobei der letzte Autor hervorhebt, daß sich bei genauerem Studium sehr wahrscheinlich noch der eine oder andere Fall in einen sicheren verwandelt hätte. Ferner spricht zugunsten meiner Annahme, daß Bumm bei 200 nachuntersuchten Fällen, in denen er auf Grund einer Myomdiagnose den Uterus mit den Ovarien totalexstirpiert hatte, viermal (2%) ein Rezidiv an Sarkom erlebte, —

---

[1] Albrecht hat im Halban-Seitzschen Handbuch neben dem Steinhardtschen Material die Schottländerschen Fälle nochmals aufgeführt, die dadurch doppelt gezählt werden. Dies wird erwähnt, damit dieser Irrtum nicht weiter in die Literatur übergeht.

fraglos ein sehr hoher Prozentsatz. — Diese Beobachtung wird durch die Angaben von anderen Autoren (Latzko, Halban u. a.), die weniger oder gar kein Rezidiv an Sarkom nach „Myomoperationen" gesehen haben, nur wenig entkräftet, weil ihre Fälle nicht systematisch nachuntersucht worden sind.

Die bisherigen statistischen Erhebungen erlauben meines Erachtens lediglich einen Schluß auf das proportionale Verhältnis des Uterussarkoms zu dem Myom. Es ist aber unrichtig, wie es meist geschieht, aus derartigen Zusammenstellungen zu schließen, wie häufig die Entwicklung des Sarkoms auf einer Myombasis, die „sarkomatöse Destruktion des Myoms" (Frankl) vorkommt; denn bei den einzelnen Zusammenstellungen unserer Sammelstatistik (Tabelle 1) sind die verschiedenartigen Beziehungen des Sarkoms zum Myom entweder überhaupt nicht oder nicht genügend berücksichtigt. Es besteht ja die Möglichkeit, daß ein Myom und ein Sarkom selbständig und getrennt voneinander im Uterus vorkommen. Ein derartiges Sarkom kann aber auf ein Myom übergreifen und es teilweise oder gar völlig destruieren. Auch kann sich ein Sarkom in einem Myom entwickeln und dieses ebenfalls teilweise oder völlig zerstören und substituieren. Im Hinblick auf die Möglichkeit, daß demnach ein Myomkeim bisweilen nicht nachweisbar ist, obwohl er ursprünglich vorhanden war, oder daß ein sogenanntes primäres Sarkom auf ein gleichzeitig vorhandenes Myom übergreifen kann, ist es in derartigen Fällen unmöglich, zu entscheiden, ob ein Sarkom in einem vorher vorhandenen Myom entstanden ist oder nicht. Schon aus diesem Grunde stößt man auf unüberwindliche Hindernisse, wenn man die Frage nach der Häufigkeit des Myosarkoms, wie der Kliniker die sarkomatöse Destruktion des Myoms zu bezeichnen pflegt, einwandfrei beantworten will.

Beim Versuch, diese Frage zu beantworten, sollen die Statistiken von Basso, Imhäuser, Winter und Miller (Tabelle 1) unberücksichtigt bleiben —; ob dies mit Recht geschieht, muß ich dahingestellt sein lassen. — Diese Autoren sprechen zwar bei ihren Untersuchungen ausschließlich von sarkomatös degenerierten Myomen, was besonders betont sei, aber sie erörtern nicht ausdrücklich die eben erwähnten Möglichkeiten, wie die Sarkome entstanden sein könnten. Auch erwähnen sie keine einzige Beobachtung von einem sogenannten primären Sarkom, was auffallend erscheint. Man kann sich deshalb kein sicheres Urteil bilden, ob sich alle Sarkome ihres Materials ausschließlich auf einer Myombasis entwickelt haben. Obendrein möchte man dies bezweifeln, wenn man andere Statistiken zum Vergleiche heranzieht, bei denen die verschiedenartigen Entstehungsmöglichkeiten des Sarkoms ganz besonders beachtet und erörtert werden. So gibt Frankl an, daß bei seinen Uterussarkomen nur in **17 Fällen** ein Myom vorangegangen sei, in **5 Fällen** sei dies nur mit mehr oder minder großer Wahrscheinlichkeit anzunehmen. In **15 Fällen** fand er keinen Anhaltspunkt für die Supposition eines vorangegangenen Myoms, wobei allerdings ein völlig überwucherter Myomkeim niemals mit Sicherheit auszuschließen war. Nach Steinhardt sind von **31 Wandungssarkomen nur 20** von einem Myom ausgegangen und Gál berichtet, daß sich **13 Sarkome** seines Materials auf einer Myombasis entwickelt hätten, während 6 „primäre" Sarkome gewesen seien. Schließlich führt Marnetta Vogt von 30 Uterussarkomen sogar nur 8 auf eine früher bestehende gutartige Geschwulst zurück. Ziehen wir die Statistiken dieser 4 Autoren zusammen, so haben wir auf 5112 Myome 128 (2,1%) Sarkome insgesamt, aber nur **58 (1%) Sarkome, die sich einwandfrei in einem präexistenten Myom entwickelt haben**. Da die genannten Autoren nicht systematisch jedes operativ gewonnene Myom histologisch untersucht haben, so dürfte die Häufigkeit des Sarkoms insgesamt und des Myosarkoms zu niedrig sein. Ob auf Grund ihrer Feststellungen der Schluß im allgemeinen erlaubt ist, daß sich etwa die Hälfte aller Uterussarkome auf einer Myombasis entwickelt, muß vorläufig dahingestellt bleiben. Allerdings gibt Klien ebenfalls unter 44 Sarkomfällen 20 „sekundäre" Wandsarkome an. Diese Klarstellung über die Myosarkomfrage hielt ich an sich für notwendig. Außerdem ist sie vielleicht neben anderen Gründen geeignet, die stark unterschiedlichen statistischen Ergebnisse, die über die Häufigkeit des Myosarkoms vorliegen, klären zu helfen. Weiterhin sollte gezeigt werden, daß bei künftigen Untersuchungen mehr als bisher auf die verschiedenartigen Beziehungen des Sarkoms zum Myom geachtet werden muß, wenn wir Aufschluß über die Häufigkeit des Myosarkoms erzielen wollen.

Von Bedeutung dürfte es auch sein, festzustellen, wie häufig mit einem Sarkom bei den nichtepithelialen Uterustumoren, soweit ihretwegen ärztliche Hilfe überhaupt erbeten wird, zu rechnen ist. Diese Frage läßt sich kaum schätzungsweise beantworten. Nimmt man an, daß etwa ein Drittel der Myome operativ behandelt wird — Franz gibt $35,6\%$ an —, so müßte man bei den nichtepithelialen Uterustumoren insgesamt in etwa $1,7\%$ auf ein Sarkom gefaßt sein. Diese allgemein geübte Berechnung halte ich für sehr angreifbar, und der errechnete Prozentsatz ist meines Erachtens entschieden zu hoch. Denn bei der Indikationsstellung zur Myomoperation spielen ja die Symptome, die verdächtig auf ein Sarkom sind, eine große Rolle; infolgedessen muß man bei einem operativ gewonnenen Myommaterial weit häufiger das Sarkom finden als bei einem konservativ oder einem überhaupt nicht behandelten Material. Dies trifft insbesondere auch bei den submukösen Myomen zu, die ja allgemein operativ behandelt werden, und die prozentual häufiger eine sarkomatöse Destruktion aufweisen als die interstitiellen.

Eine andere, für den Praktiker sehr wichtige Frage lautet: wie oft wird das Sarkom bei den verschiedenen Entwicklungsformen des Myoms gefunden? Zu ihrer Beantwortung können nur zwei Statistiken, nämlich die von Winter und Steinhardt, herangezogen werden. Wenn es dabei auch dahingestellt bleiben muß, ob sich alle Fälle von Sarkom tatsächlich in einem präexistenten Myom entwickelt haben, so ist das Ergebnis doch hoch zu bewerten. Mag der Skeptiker an der Richtigkeit der absoluten Zahlen zweifeln, so muß er sie doch als Verhältniszahlen gelten lassen. Nach den genannten Statistiken waren sarkomatös entartet:

> von 292 submukösen Myomen . . . . 21 = $7,0\%$
> „ 1077 intramuralen „ . . . . 27 = $2,5\%$
> „ 491 subserösen „ . . . . 8 = $1,6\%$.

Wir sehen demnach, daß die submukösen Myome weit häufiger einer sarkomatösen Destruktion verfallen als die intramuralen und subserösen. Mit diesem Ergebnis stimmen die Angaben von Geist und Pergament überein, die ein starkes Überwiegen der sarkomatösen Degeneration bei den submukösen Myomen fanden, nämlich der erste Autor 8mal bei 12 Sarkomen, der zweite in 9% der submukösen Myome. Auch Hertel und Imhäuser berichten ganz allgemein, daß es sich bei ihren einschlägigen Beobachtungen meist um submuköse Myome gehandelt habe. Im Gegensatze dazu betont Frankl, daß die im Gebiete von Myomen entstandenen Sarkome meist von interstitiellen Myomen ausgegangen seien. Dieser Gegensatz ist vielleicht nur ein scheinbarer; denn zahlenmäßig überwiegen auch in obiger Sammelstatistik die Sarkome bei intramuralen Myomen, entsprechend deren Häufigkeit, aber prozentual sind die Sarkome bei submukösen Myomen am häufigsten.

Das bevorzugte Alter, in dem das Uterussarkom auftritt, ist das Klimakterium einschließlich des Präklimakteriums und der ersten Jahre des Postklimakteriums. Aber es kommt auch verhältnismäßig häufig in jüngeren Jahren vor wie die Sarkome überhaupt. So verteilen sich 550 Wand- und Schleimhautsarkome, enthaltend die Veitsche Sammelstatistik und die Fälle von Adreani, Barner, Franz, Hertel, Miller, Reusch, Steinhardt und Marnetta Vogt, folgendermaßen auf das Alter:

von	0—10 Jahren	16 Fälle	= 2,9 %[1]	von 41—50 Jahren	191 Fälle	= 35,0 %
„	11—20 „	16 „	= 2,9 %	„ 51—60 „	154 „	= 28,0 %
„	21—30 „	30 „	= 5,5 %	„ 61—70 „	52 „	= 9,5 %
„	31—40 „	87 „	= 16,0 %	„ über 70 „	4 „	= 0,7 %.

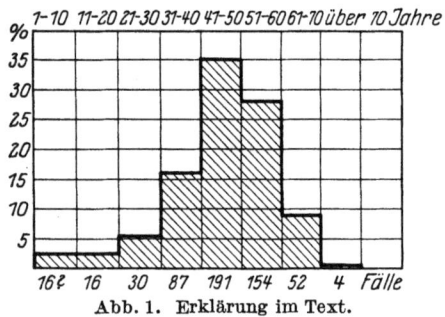

Abb. 1. Erklärung im Text.

Um diese Ergebnisse sinnfälliger auszudrücken, seien sie graphisch dargestellt[2].

Von Interesse dürfte es sein, festzustellen, in welchem Lebensalter sich einerseits das Sarkom in einem präexistenten Myom und andererseits das Sarkom ohne vorausgegangenes Myom zu entwickeln pflegt. Zur Beantwortung dieser Frage stehen nur zwei Statistiken zur Verfügung (Tabelle 2).

Tabelle 2.

1. Sarkome mit Sicherheit oder Wahrscheinlichkeit auf Myombasis entstanden:

Frankl:	Gál:
13 Fälle: 49 Jahre oder jünger (darunter 1 mit 34 und 1 mit 38 Jahren).	8 Fälle: unter 40 Jahren (die jüngste davon 26 Jahre).
9 Fälle: 50 Jahre oder darüber.	5 Fälle: über 40 Jahre.

2. Sarkome ohne Anhaltspunkt für ein präexistentes Myom:

Frankl:	Gál:
3 Fälle: 49 Jahre oder jünger.	2 Fälle: unter 40 Jahren.
12 Fälle: 50 Jahre oder darüber (darunter 6 von 60 Jahren oder darüber).	4 Fälle: über 40 Jahre.

Sowohl nach der Zusammenstellung von Frankl wie nach der von Gál kann man schließen, daß die Sarkome, die auf dem Boden eines Myoms entstanden sind, im allgemeinen in früheren Jahren auftreten als die, welche sich unabhängig von einem Myom entwickeln. Frankl, dem ich mich anschließe, führt dies darauf zurück, daß die Myome im allgemeinen in jüngeren Jahren entstehen. Die Zahl der Fälle ist aber vorläufig zu gering, um praktische Schlußfolgerungen aus dem Ergebnis zu ziehen.

---

[1] Die Angabe für 0—10 Jahre ist sicherlich unrichtig, wie schon Veit erwähnt, weil sich in den Statistiken früherer Zeit wohl manche „Mischgeschwulst" unter diesen Fällen findet; tatsächlich findet man in den neueren Statistiken nur mehr ganz vereinzelt das „Kindersarkom".

[2] Meine graphische Darstellung weicht stark ab von der von Albrecht im Halban-Seitzschen Handbuch (Bd. 4, S. 587) gegebenen. Er bedient sich der gebrochenen Linie zur graphischen Darstellung. Nach ihm entfallen z. B. auf das 4. Jahrzehnt 22 %, auf das 5. 50 %, auf das 6. 44 % und auf das 7. 30 %, was schon 146 % ausmacht. Demnach muß seinen Angaben ein Irrtum unterliegen.

Schließlich seien noch einige Zahlenangaben über die Fruchtbarkeit der Sarkomträgerinnen gegeben. Unter Verwendung der Statistiken von Barner, Frankl, Steinhardt und Veit waren unter 262 Fällen

$$\begin{aligned}
&\text{Nulliparae} \dots \dots \dots \dots \dots \dots \quad 93 = 35\%\\
&\text{1.—4. parae} \dots \dots \dots \dots \dots \dots \quad 31 = 12\%\\
&\text{5.—9. parae} \dots \dots \dots \dots \dots \dots \quad 105 = 40\%\\
&\text{10.—15. parae} \dots \dots \dots \dots \dots \quad 23 = 9\%.
\end{aligned}$$

Auch die Fruchtbarkeit ist verschieden, je nach dem es sich um ein Myosarkom oder um ein sogenanntes primäres Sarkom handelt. So fand Steinhardt unter 18 Fällen der ersten Gruppe 8 (44%) und unter 11 der zweiten 3 (25%) Nulliparae; entsprechend berechnete Frankl die mittlere Zahl der Schwangerschaften mit 3,45% bzw. 6,06%. Diese Tatsache dürfte ihre Erklärung darin finden, daß die Myosarkome sich im allgemeinen im früheren Lebensalter, d. h. häufiger im gebärfähigen Alter entwickeln und dadurch verhältnismäßig häufiger eine Unfruchtbarkeit bedingen.

Zusammenfassung. Nach den Sektionsergebnissen bei 17 320 an malignen Tumoren Verstorbenen war das Sarkom 231mal (in 1,33%) vertreten.

Frauen leiden anscheinend etwas weniger an Sarkom als Männer; denn nach einem Sektionsmaterial von 205 Sarkomfällen entfielen 1,24% auf Frauen und 1,44% auf Männer.

Von 88 Sarkomen bei Frauen (Sektionsmaterial) betrafen 7 (7,9%) die Genitalorgane, und zwar 5 (5,7%) den Uterus und je 1 das Ovarium und die Vagina.

Auf 2823 Uteruscarcinome (klinisches Material) entfielen 101 Uterussarkome, so daß man mit 1 Sarkom auf etwa 28 Carcinome rechnen kann.

Unter 2914 Neubildungen des Uterus (1878 Myome, 1036 Carcinome) waren 38 (1,3%) Sarkome (Frankl).

Das Häufigkeitsverhältnis des Korpussarkoms zu dem Cervixsarkom beträgt etwa 8 : 1.

Das proportionale Verhältnis des Uterussarkoms zu dem Uterusmyom ist schätzungsweise 5%.

In einer Sammelstatistik von 5112 Myomen, deren Autoren genau die Entstehungsart des Sarkoms erörtert haben, fanden sich 128 (2,1%) Sarkome insgesamt, aber nur 58 (1%) Sarkome, die sich einwandfrei in einem präexistenten Myom entwickelt hatten. Die betreffenden Autoren haben allerdings nicht systematisch jeden operativ gewonnenen, nichtepithelialen Tumor histologisch untersucht; infolgedessen dürfte die Häufigkeit der Sarkome insgesamt und des Myosarkoms zu niedrig sein. Ob auf Grund ihrer Feststellungen der Schluß im allgemeinen erlaubt ist, daß sich nur etwa die Hälfte aller Uterussarkome auf einer Myombasis entwickelt, muß vorläufig dahingestellt bleiben. Im Gegensatz zu dieser Statistik berichten beispielsweise Imhäuser von 5,3% und Winter von 4,3% **Myosarkomen**; aber die beiden Autoren erörtern nicht ausdrücklich die verschiedene Entstehungsart des Sarkoms. Auch ist es auffallend, daß sie keinen einzigen Fall von primärem Sarkom erwähnen. Bei dieser Unklarheit über die Häufigkeit des Myosarkoms muß bei künftigen Untersuchungen mehr als bisher auf die verschiedenartigen, oben geschilderten Beziehungen des Sarkoms zu dem Myom geachtet werden, damit endlich möglichst einwandfreie Ergebnisse über die Häufigkeit der sarkomatösen Destruktion des Myoms erzielt werden.

Zahlenmäßig überwiegen die Sarkome bei intramuralen Myomen entsprechend deren Häufigkeit, aber prozentual sind die Sarkome bei submukösen Myomen häufiger (7% [21] Sarkome bei submukösen, 2,5% [27] bei intramuralen und 1,6% [8] bei subserösen Myomen).

Das bevorzugte Alter, in dem das Uterussarkom auftritt, ist das Klimakterium einschließlich des Präklimakteriums und der ersten Jahre des Postklimakteriums. (35% entfallen auf das 5., 28% auf das 6. und 16% auf das 4. Jahrzehnt.) Das Uterussarkom ist demnach keine Erkrankung des jugendlichen Alters, wenn es auch in jüngeren Jahren verhältnismäßig häufig beobachtet wird (11,3% entfallen auf die ersten 30 Lebensjahre). Die Sarkome, die sich auf einer Myombasis entwickeln, treten im allgemeinen in früheren Jahren auf als die, welche unabhängig von einem Myom entstehen.

Primäre Sterilität wurde bei Sarkomträgerinnen in 35% der Fälle festgestellt, und zwar beim Myosarkom häufiger als beim primären Sarkom.

Symptomatologie.

Ein scharf umrissenes Krankheitsbild des Uterussarkoms zu geben, ist unmöglich. In den meisten Fällen wird man erst bei oder nach der Operation, die unter der Diagnose eines Myoms ausgeführt wurde, durch den Befund der Malignität überrascht. Selbst wenn man nachträglich nochmals die Krankheitserscheinungen prüft, so findet man in vielen Fällen nichts Besonderes, das für ein Sarkom charakteristisch wäre. Kurzum, es gibt Fälle, in denen man durch kein klinisches Zeichen auf eine sarkomatöse Erkrankung aufmerksam gemacht wird. Dies gilt insbesondere für die am häufigsten vorkommenden Wandsarkome und für das Anfangsstadium der Sarkome überhaupt. Wir kennen nur eine Anzahl von Erscheinungen, die den Verdacht auf ein Sarkom begründen. Mit diesem Eingeständnis müssen wir an die Schilderung der klinischen Symptome herantreten.

Von Allgemeinerscheinungen, die bei einem Uterustumor verdächtig auf ein Sarkom sind, sind starke Abmagerung und Anämie zu nennen, wenn diese Symptome weder durch die Ausdehnung der Geschwulstbildung noch durch den Blutverlust erklärt werden können. Die Anämie ist eine sekundäre: Oligocythämie, Oligochromämie, Poikilocytose, Polychromasie, Anisocytose. Derartige Frauen wissen öfter, daß sie schon seit längerer Zeit an einer Geschwulstbildung leiden, aber ohne ersichtlichen Grund tritt mehr oder weniger plötzlich ein starkes Schwäche- und Mattigkeitsgefühl bei ihnen in den Vordergrund, und sie machen einen schwerkranken und bisweilen kachektischen Eindruck. Aber sowohl die Kachexie wie die Anämie sind sehr selten und treten erst in weit fortgeschrittenen Fällen auf. So fand Steinhardt unter ihren 38 Fällen 7mal Anämie, ohne daß pathologische Blutungen vorangegangen wären; gleichzeitig bestand Abmagerung, aber nur 2mal Kachexie mit Ödemen. Gál beobachtete unter 22 Fällen nur 2mal starke Abmagerung und 1mal Anämie; Imhäuser sah ebenfalls Gewichtsabnahme, aber keine Kachexie.

Man muß wohl eine toxische Wirkung durch Tumorzerfall als Ursache für diese Erscheinungen annehmen. Der Grund, daß einmal diese toxische Wirkung auftritt, ein andermal fehlt, liegt vielleicht in der jeweiligen Gefäßversorgung des Tumors.

Außer diesen Allgemeinerscheinungen führt Veit noch das Erbrechen an; tritt es bei einer scheinbar Myomkranken häufiger auf, und wird keine Ursache dafür von seiten des Magens gefunden, so ist der Autor geneigt, an die Möglichkeit einer Malignität zu denken. Auch profuse Diarrhöen und subfebrile Temperaturen werden angegeben. Andere „nervöse" Symptome, wie Kopfschmerzen und Schlaflosigkeit werden zweckmäßigerweise völlig übergangen.

Die örtlichen Symptome des Uterussarkoms werden hauptsächlich durch den jeweiligen Sitz und die Wachstumsrichtung der Neubildung bedingt. Indessen sind auch diese Erscheinungen wie die allgemeinen Symptome nicht eindeutig. Desgleichen läßt sich auf Grund der örtlichen Erscheinungen nicht immer ein Unterschied zwischen Wandsarkom und Schleimhautsarkom durchführen; denn das Wandsarkom macht beispielsweise ebenfalls Erscheinungen von seiten des Endometriums, wenn es auf die Schleimhaut übergreift.

Verhältnismäßig frühzeitig machen sich die exophytisch wachsenden, sehr seltenen Collumsarkome und die submukösen Sarkome durch den Zerfall bemerkbar. Es treten vermehrter Ausfluß, bald blutig verfärbt und übelriechend, unregelmäßige Blutungen, Berührungsblutungen und bisweilen auch Abgang von bröckligen Massen auf. Dieselben Symptome beobachtet man allerdings bei den Schleimhautsarkomen des Korpus und bei den Wandsarkomen, wenn sie die Schleimhaut durchwuchert haben. Letzten Endes sind sie überhaupt nicht typisch für eine Sarkomerkrankung; denn sie finden sich in ähnlicher Weise bei Carcinom und sogar bei harmloser Polypenbildung. Aber durch ihre Sinnfälligkeit veranlassen sie die betreffenden Frauen, den Arzt aufzusuchen, so daß nach einer Abrasio bzw. nach einer Excisio oder Excochleatio die Diagnose gestellt werden kann.

Besonders zu erwähnen sind hier die zuerst von den Engländern als „recurrent fibroids" beschriebenen Fälle. Sie sind dadurch gekennzeichnet, daß nach der Entfernung eines Uteruspolypen sich neue derartige Geschwülste einstellen, die sich aus dem Muttermunde herausdrängen oder durch Wehentätigkeit in die Scheide geboren werden. Häufig sind die zuerst entfernten Polypen nicht histologisch untersucht worden; erst bei den später entfernten wurde dann das Sarkom festgestellt. — Unter diesen Umständen läßt sich die Frage nicht entscheiden, ob erst die Rückfälle als sarkomatöse Destruktion eines submukösen Myoms zu deuten sind, oder ob die zuerst entfernten Geschwülste schon ein Sarkom gewesen sind. Ein typisches Beispiel sei kurz angeführt.

Bei einer 40 jährigen Frau wurde im Mai 1928 von anderer Seite eine Geschwulst vaginal entfernt. Blutungen, die vor der Operation sehr stark waren, blieben mit kurzen Unterbrechungen in wechselnder Stärke bestehen. Am 7. September 1928 wurden nochmals Polypen vaginal entfernt. Da die Blutung nicht endgültig stand, wurde die Kranke am 17. September 1928 der Klinik mit der Diagnose Ca. cervicis inop. überwiesen; eine histologische Untersuchung der früheren Operationspräparate hatte nicht stattgefunden.

Der Befund ergab eine kolbig verdickte Portio mit knolligen Wucherungen, die links auf die Scheidenwand übergriffen. Beide Parametrien waren stark infiltriert. In einem excidierten Stückchen wurde Sarkom festgestellt.

In diesem Falle muß man annehmen, daß es sich schon bei der ersten Operation um ein Sarkom gehandelt hat, weil das Nachwachsen in so kurzer Zeit erfolgte. Aber selbst, wenn erst längere Zeit nach der Entfernung einer für Myom angesprochenen Geschwulst ein Sarkom festgestellt wird, so ist dies noch nicht dafür beweisend, daß das zuerst entfernte Gewächs nicht doch schon ein Sarkom gewesen ist. Einen in dieser Hinsicht lehrreichen Fall führt Veit an.

Bei einer 49jährigen Frau wurde 1895 eine faustgroße Geschwulst, die die ganze Scheide ausfüllte, entfernt. Es handelte sich um ein Myosarkom. Die Patientin war 1886 wegen eines „Myoms" schon einmal vaginal operiert worden. In der Sammlung fand sich noch die 1886 entfernte Geschwulst vor, und es ließ sich nachträglich feststellen, daß bereits damals, vor fast 10 Jahren, ein teilweise sarkomatös entartetes Myom vorgelegen hat.

Die beiden angeführten Krankengeschichten sind auch typische Beispiele dafür, daß die Zeitabschnitte in den einzelnen Fällen, die zwischen der Entfernung der einzelnen Polypen liegen, sehr verschieden sind. Bald wird über eine jahrelange Zwischenzeit berichtet, bald beträgt die Zeit nur wenige Monate, ja nur Wochen oder Tage. Dies hängt wohl in erster Linie damit zusammen, ob die Neubildung mehr oder weniger radikal operiert worden ist; auch ist die Schnelligkeit des Wachstums bei den Sarkomen eine sehr verschiedene. Die selbstverständliche Schlußfolgerung aus diesen Fällen lautet, daß alle entfernten Polypen histologisch untersucht werden müssen, was auch heutzutage noch betont werden muß, weil in der Praxis immer noch nicht dementsprechend gehandelt wird.

Im Gegensatz zu den submukösen Sarkomen können die intramuralen lange Zeit wuchern, ohne irgendwelche örtlichen Erscheinungen zu verursachen. Dies gilt insbesondere für die in intramuralen Myomen sich entwickelnden Sarkome. Sie verändern zunächst weder die Form, noch die Konsistenz der Myome. Erst wenn die sarkomatöse Destruktion weiter vorgeschritten ist, fühlen sich die Tumoren weich und unter Umständen schwappend an. Aber alle diese Erscheinungen finden sich auch bei benignen Degenerationen der Myome.

Bei ausgedehnten Infiltrationen in das Beckenbindegewebe treten Ödeme an den unteren Extremitäten auf, aber man beobachtet im allgemeinen keinen Ureterverschluß im Gegensatz zum Carcinom; nur Veit erwähnt eine Beobachtung von Kaltenbach, nach der ein Rezidiv nach Totalexstirpation zum Ureterenverschluß führte, wodurch der Tod an Urämie eintrat. Dies liegt wohl daran, daß das Sarkom viel seltener und weniger intensiv in das Beckenbindegewebe vordringt als das Carcinom. Außerdem bricht es leicht in die Gefäße ein, so daß es zu ausgedehnten Metastasen kommt, denen die Kranken erliegen, bevor die parametrane Infiltration so weit vorgeschritten ist, daß die Ureteren komprimiert werden.

Von örtlichen Symptomen, die bei einem intramuralen Myom den Verdacht auf ein Sarkom erregen, sind ferner Schmerzen in der Geschwulst zu nennen, wenn sie unabhängig von der Menstruation empfunden werden. Dies gilt besonders, wenn die Schmerzen schon bei verhältnismäßig kleinem Tumor auftreten. Sie beruhen wohl auf einer vermehrten Spannung in dem Tumor, wodurch Uteruskontraktionen hervorgerufen werden. Indessen kann die vermehrte Spannung auch durch andere Veränderungen verursacht werden, die sich in einem Myom abspielen. Es sind dies Blutungen in die Geschwulst, nekrobiotische Vorgänge und Erweichungen. Im allgemeinen läßt sich in der Bewertung der Schmerzen die Regel aufstellen, daß sie als sarkomverdächtig gedeutet werden dürfen, wenn sie in einem Mißverhältnis zu der Größe des Tumors stehen. Desgleichen ist es verdächtig, wenn sie nach einer Röntgenbestrahlung weiter bestehen bleiben. So berichtet

Imhäuser, daß bei elf derartigen, nachträglich operierten Fällen zweimal Sarkom festgestellt wurde. Außerdem sind Druckerscheinungen im kleinen Becken, insbesondere auf die Blase und den Mastdarm, die allerdings keineswegs charakteristisch sind, zu erwähnen. Unter den 38 Fällen von Frankl wurde achtmal über Harndrang, Brennen beim Wasserlassen und Blasenschmerzen geklagt.

Zeigt der Tumor eine zentripetale Wachstumsrichtung, so treten sehr bald periodische, wehenartige Schmerzen auf. Der Uterus hat die Neigung, den Tumor weiter nach der Uterushöhle vorzutreiben, zu stielen und schließlich durch die Cervix zu gebären. Alsdann werden auch, wie schon erwähnt, neben den erwähnten allgemeinen Tumorerscheinungen Schleimhautsymptome beobachtet; verstärkte menstruelle Blutungen und vermehrte schleimige Absonderungen in der Zwischenzeit. Die Schleimhauterscheinungen treten noch mehr in den Vordergrund, wenn der Tumor sich nach der Uterushöhle vorbuckelt, oder wenn er gar die Schleimhaut durchbricht. Alsdann pflegen blutig gefärbter Ausfluß und unregelmäßige Blutungen einzusetzen, wie bei den submukösen und den Schleimhautsarkomen.

Bei der Geburt von breit gestielten Sarkomen kann in gleicher Weise, wie bei submukösen Myomen eine Uterusinversion mit den bekannten Erscheinungen (starke Blutungen, Gangrän des Tumors) zustande kommen. Desgleichen kann durch das Heruntertreten des Tumors der Cervicalkanal verlegt werden; es kommt zu einer Hämatometra oder Pyometra.

Hinsichtlich der pathologischen Blutungen scheint ein Unterschied zwischen den Wandsarkomen zu bestehen, die sich in einem Myom entwickelt haben und solchen, die keinen Anhaltspunkt für eine derartige Entwicklung bieten; denn nach Frankl bestanden unter 15 Sarkomen der zweiten Gruppe nur einmal keine pathologischen Blutungen, während unter den Sarkomen der ersten Gruppe 6 ohne regelmäßige und 2 mit nur ganz unwesentlichen Blutungen vorhanden waren. Dabei bestanden die Blutungen bei den Sarkomen ohne vorausgegangenes Myom in neun Fällen seit längerer Zeit, ehe sie in Behandlung kamen.

Im Gegensatz zu Frankl beobachtete Steinhardt bei 31 interstitiellen Sarkomen nur je zweimal kurzdauernde Blutungen im Klimakterium, oder blutigen Ausfluß zwischen den Perioden, und Winter erlebte bei 10 Fällen nur eine, zwei Monate andauernde Metrorrhagie. Dieser Gegensatz dürfte seine Erklärung darin finden, daß Frankl nicht nur Metrorrhagien, sondern auch Menorrhagien berücksichtigte. Nach allem sind unregelmäßige Blutungen bei intramuralen Sarkomen selten und demnach nicht typisch. Am ehesten sind sie verdächtig auf eine sarkomatöse Destruktion, wenn sie im Klimakterium auftreten.

Nachdrücklich wird immer wieder auf die rasche Größenzunahme des Sarkoms als charakteristisches Symptom aufmerksam gemacht. Dies trifft aber nicht zu. Denn wenn das Wachstum schneller vor sich geht, als Myome zu wachsen pflegen, so spricht dies lediglich für eine sekundäre Veränderung in der Geschwulst. Als solche kommen Erweichungen, Blutungen, Gravidität und als seltenste das Sarkom in Frage. Der Verdacht auf ein Sarkom wird allerdings verstärkt, wenn das Wachstum in der natürlichen oder in der künstlich durch Röntgenkastration hervorgerufenen Menopause auftritt. Erfahrungsgemäß sistiert ja das Wachstum der Myome nach dem Eintritt des Klimakteriums; es setzt sogar nicht selten eine Schrumpfung der Geschwülste ein. Imhäuser fand bei reichlich einem

Viertel der rasch wachsenden „Myome" im histologischen Bilde Abweichungen, die auf eine sarkomatöse Destruktion verdächtig erschienen; aber Steinhardt beobachtete unter 17 Fällen nur einmal ein rasches Wachstum und Gál zweimal unter 16 Fällen.

Wuchert ein Wandsarkom oder ein Schleimhautsarkom durch die Uterusmuskulatur hindurch, oder handelt es sich um ein von vornherein subserös lokalisiertes Sarkom, so können besondere Erscheinungen hervorgerufen werden. Der Peritonealüberzug des Uterus erweist sich allerdings für längere Zeit widerstandsfähig; durchbricht aber das Sarkom das Peritoneum, so bilden sich an dieser Stelle Adhäsionen mit den anliegenden Organen, und meist kommt es sehr bald zu einem Ascites. Winter beobachtete bei 6 subserösen Sarkomen allerdings nur einmal Ascites, während Gál bei seinen 19 Sarkomen 10 mal Ascites fand. Auch können dieselben Erscheinungen wie bei der Bauchfellcarcinose hervorgerufen werden: Auftreibung des Leibes, Ascites und Kachexie; ja, eine plötzliche Ruptur des Peritoneums kann zu einer Blutung in die Bauchhöhle mit Shockerscheinungen führen, insbesondere wenn es sich um ein stielgedrehtes Sarkom handelt. Als Beispiel für die eigenartigen Erscheinungen, die nach einem Durchbruch des Sarkoms in die Bauchhöhle auftreten können, sei eine Beobachtung von Deutsch angeführt.

Bei einer 30 jährigen Frau zeigte sich bei der Operation, daß das ganze Abdomen von weichen, geleeartigen Tumoren angefüllt war, die zum Teil frei in der Bauchhöhle lagen, zum Teil den Genitalien und dem Rectum dicht anhafteten. Ausräumung der Tumormassen und radikale Entfernung von Uterus und Adnexen. An der Hinterwand des vergrößerten Uterus saß ein kleiner birngroßer Tumor. Neben der linken Seitenkante des Tumors war eine linsengroße Durchbruchsstelle des Tumors in die freie Bauchhöhle. Die histologische Untersuchung ergab ein Sarkom.

Halbwegs charakteristisch für die subserösen Sarkome und für die Wandsarkome mit zentrifugalem Wachstum dürfte der Ascites sein, der auftritt, wenn der Peritonealüberzug durchwuchert wird. Indessen können auch subseröse Myome infolge einer Stieldrehung gelegentlich Ascites hervorrufen.

Zusammenfassend läßt sich über die Symptomatologie des Uterussarkoms sagen, daß in vielen Fällen jegliche charakteristische Erscheinungen fehlen. In vielen anderen Fällen zeigen sich nur Symptome, die den Verdacht auf ein Sarkom wachrufen und begründen. Von diesen treten die Allgemeinerscheinungen (Anämie, Abmagerung und Kachexie) nicht häufig auf und dann meist erst in weit vorgeschrittenen, hoffnungslosen Fällen. Von den örtlichen Erscheinungen sind der Ausfluß und die Blutungen wohl die wichtigsten. Während die Blutungen beim Carcinom das konstanteste Krankheitszeichen sind, tritt beim Sarkom der Ausfluß verhältnismäßig mehr in den Vordergrund. Er ist teils wässerig, fleischwasserähnlich, teils mit etwas Blut durchsetzt. Blutungen werden bei dem seltenen Collumsarkom regelmäßig, bei den Schleimhautsarkomen sehr häufig beobachtet und bei den sogenannten primären Wandsarkomen mit zentripetalem Wachstum sieht man sie öfters als bei den intramyomatösen Wandsarkomen. Treten die Blutungen im Klimakterium auf, so ist besonderer Wert auf sie zu legen. Rasches Wachstum, spannendes Gefühl und wehenartige Schmerzen in dem Tumor sind nicht allzuhäufig, und sie sind nicht charakteristisch für ein Sarkom. Dasselbe ist von den Blasen- und Darmbeschwerden zu sagen. Ascites und peritonitische Reizerscheinungen können bei den subserösen Sarkomen auftreten.

Alles in allem haben wir eine vielgestaltige Symptomatologie des Sarkoms, die aber in ihrem diagnostischen Werte dürftig ist.

Verlauf und Prognose.

Über den Verlauf, die Dauer und somit über die Prognose einer Erkrankung kann man im allgemeinen am leichtesten Rechenschaft geben, wenn ihr Krankheitsbild so klar gekennzeichnet ist, daß man sie bereits im Frühstadium diagnostizieren kann. Diese Vorbedingung trifft für das Uterussarkom keineswegs zu. Wie wir gesehen haben, sind die Symptome fast in allen Fällen nicht eindeutig; andere Fälle gehen ohne jegliche Krankheitserscheinungen einher, so daß die Geschwülste erst nach der Exstirpation durch eine histologische Untersuchung als Sarkome erkannt werden. Selbst wenn man in derartigen Fällen nachträglich nach charakteristischen Krankheitserscheinungen forscht, gelingt es kaum je einmal, den Beginn der Erkrankung festzustellen. Infolgedessen ist es unmöglich, in einzelnen Fällen Bestimmtes über die Dauer und den Verlauf der Erkrankung zu sagen. Wir wissen im Grunde genommen nur, daß die Prognose des Uterussarkoms ungünstig ist, und daß es unaufhaltsam zum Tode führt, wenn es nicht behandelt wird, bevor es sich schrankenlos ausgebreitet hat. Sogenannte Spontanheilungen, wie sie als große Seltenheit beim Uteruscarcinom und bei anderwärts lokalisierten Sarkomen beschrieben worden sind, sind beim Uterussarkom nicht bekannt.

Indessen können wir auf Grund des anatomischen Befundes, insbesondere auf Grund der Metastasen einen Rückschluß auf den klinischen Verlauf ziehen. Außerdem liegen zahlreiche Beobachtungen an den Lebenden vor, durch die wir in die Lage versetzt werden, mit einer gewissen Wahrscheinlichkeit den Verlauf des Sarkoms im allgemeinen zu zeichnen.

Zunächst sollen die Todesursachen und die Metastasen des Uterussarkoms erörtert und an der Hand derselben die klinischen Beobachtungen eingeflochten werden.

Von 99 nicht operierten Fällen, deren Todesursache Geßner zusammengestellt hat, starben an:

Kachexie und Metastasen	57	Zufälligen Krankheiten	3
Septischen Erkrankungen	28	Urämie	1
Nephritis	5	Lungenembolie	1
Ileus	4		

Über die Hälfte der Kranken gingen demnach an Kachexie und Metastasen zugrunde. Auffallend ist die Feststellung, daß 28 Fälle an septischen Erkrankungen und 5 an Nephritis starben. Bei den septischen Erkrankungen und auch bei der Nephritis handelt es sich wohl in der Hauptsache um submuköse und polypöse Sarkome, bei denen leicht eine Gangrän und Infektion des zerfallenden Tumors eintritt, die zu einer allgemeinen Sepsis oder zu einer isolierten Nierenerkrankung führen können. Bei derartigen Tumoren findet sich allerdings nicht selten auch eine Kachexie, weil sie meist mit starken Blutverlusten einhergehen, die eine schwere Anämie und schließlich einen Marasmus bedingen. Der Ileus, der in obiger Zusammenstellung viermal vertreten ist, wird entweder durch Verschluß des Mastdarms oder dadurch verursacht, daß nach Durchwuchern des Sarkoms durch die Serosa Verwachsungen mit Darmabknickungen entstehen, oder er ist eine Folge einer allgemeinen Peritonealsarkomatose. Schließlich ist noch bemerkenswert, daß nur eine Kranke an Urämie gestorben ist. Es wird eben, wie schon bei der Symptomatologie hervorgehoben worden ist, selten ein Ureterenverschluß beobachtet.

Bevor wir über die Metastasen beim Uterussarkom berichten, dürfte es von Interesse sein, einen Blick auf die Metastasenbildung des Sarkoms im allgemeinen zu werfen.

Unter dem Sektionsmaterial von 115, an verschiedenen Körperstellen lokalisierten Sarkomen (Bilz) wiesen 68 Fälle, also über die Hälfte, Metastasen auf. „42mal wurden Lymphdrüsen-, 49mal Organmetastasen angetroffen. Die Organmetastasen saßen 23mal in der Lunge, 22mal in der Leber und 13mal in den Knochen."

Welche Körperteile und in welcher Häufigkeit sie von Metastasen beim Uterussarkom befallen wurden, zeigt folgende Zusammenstellung, bei der das Material von Veit, Frankl, Franz, Berreiter, Kuncz, Schottländer und Steinhardt verwertet ist:

Lungen	22 mal	Gehirn	2 mal
Leber	12 „	Wirbelsäule	2 „
Retroperitoneale Drüsen	11 „	Peritoneum parietale	2 „
Ovarium	9 „	Rippen	2 „
Darm	8 „	Harnblase	2 „
Pleura	8 „	Musculus psoas	2 „
Nieren	7 „	Muskulatur des Oberschenkels	2 „
Netz	6 „	Haut	1 „
Eileiter	5 „	Beckenknochen	1 „
Herz	4 „	Milz	1 „
Pericardium	4 „	Pankreas	1 „
Mesenterium	3 „	Hilusdrüsen	1 „
Nebenniere	3 „	Halslymphdrüsen	1 „
Scheitelbein	2 „	Magen	1 „
Dura mater	2 „		

Aus dieser Zusammenstellung geht augenfällig hervor, daß sich das Uterussarkom an erster Stelle auf dem Wege der Blutbahn verbreitet; denn im Vergleich zu derartigen Metastasen wurden die Drüsen in geringem Maße befallen. Ferner zeigt ein Vergleich der Metastasen von den Sarkomen im allgemeinen mit denen des Uterussarkoms, daß bei diesen die hämatogene Metastasenbildung besonders stark hervortritt. Außerdem ist öfter in Operationsberichten erwähnt, daß ein Einbruch des Sarkoms in die benachbarten Gefäße des Uterus oder ein Geschwulstthrombus in denselben beobachtet wurden; er wird dann von hier aus fortgeschwemmt, wenn er in einem größeren Gefäße sitzt, während er kleinere Gefäße lediglich verstopft.

Wir beobachten sowohl bei den Wandsarkomen wie bei den Schleimhautsarkomen Metastasen. Bei den Fällen, die obiger Zusammenstellung zugrunde liegen, ist der Sitz des primären Tumors meist nicht angegeben. Infolgedessen läßt sich nicht einwandfrei nachweisen, in welchem Maße die Wandsarkome einerseits und die Schleimhautsarkome andererseits an der Metastasenbildung beteiligt sind. Die Schleimhautsarkome neigen zwar, wie bereits erwähnt wurde, mehr zum Zerfall, zur Gangrän und zur Infektion, aber sie infiltrieren auch die Muskulatur, die sie bisweilen völlig durchwuchern. Auch brechen sie in die Parametrien ein, so daß sie sowohl auf hämatogenem wie auf lymphogenem Wege Metastasen bilden können. Bei den Wandsarkomen sind die Metastasen nicht so selten, wie man früher angenommen hat. Nach einer Zusammenstellung von Geßner über 33 Sektionsfälle derartiger Fälle wurden Metastasen nur in 9 Fällen vermißt.

Allerdings sind nicht selten große Geschwülste beschrieben worden, bei denen eine Verschleppung in den übrigen Körper nicht stattgefunden hat. Man hat den Eindruck, daß die Sarkome, die sich auf einer Myombasis entwickeln, ein langsameres Wachstum und auch eine geringere Neigung zur schrankenlosen Ausbreitung zeigen als die „primären" Wandsarkome. Wahrscheinlich wird bei ihnen das Wachstum und die Ausbreitung durch die öfters reichlich vorhandene fibrilläre Zwischensubstanz und durch die Myomkapsel gehemmt. Ferner weisen die Myome im allgemeinen eine spärliche Gefäßentwicklung auf. Obendrein verlaufen die Gefäße hauptsächlich in der bindegewebigen Kapsel, so daß man sich das späte Auftreten der Metastasen in manchen Fällen auf Grund der anatomischen Eigenart ungezwungen vorstellen kann. Naturgemäß spielt dabei auch der Grad der Bösartigkeit eine Rolle; so gelten die Sarkome niederer Reife als besonders bösartig.

Einen begünstigenden Einfluß auf die Metastasenbildung soll bisweilen, aber nicht immer, die Gravidität ausüben, wofür R. Meyer einige Beispiele anführt.

Von der Ausbreitung des Sarkoms durch kontinuierliches Wachstum ist an erster Stelle das Eindringen in die Parametrien zu erwähnen. Dies wird nicht selten, allerdings nicht so häufig wie beim Carcinom, beobachtet. Auch beim Befallensein der Tuben und Ovarien handelt es sich häufig um eine kontinuierliche Sarkomentwicklung und nicht um echte Metastasen. Desgleichen ist wohl eine Affektion der Scheide meist als ein Übergreifen des Sarkoms und nicht als Impfmetastase aufzufassen. Allerdings ist zuzugeben, daß polypös in die Uterushöhle vorspringende Tumoren infolge ihres leichten Zerfalls zu Implantaten in der Vagina führen können. Zweifellos können auch echte Metastasen der Vagina auf dem Blutwege zustande kommen. Ein Übergreifen auf die Harnblase und den Mastdarm ist äußerst selten. So erwähnt Veit nur je einen Fall von Blasen- und Mastdarmscheidenfistel (Amann), denen sich eine weitere Beobachtung von Steinhardt und eine Scheidenblasenfistel von Kolde hinzugesellen. Die Seltenheit dieses Übergreifens liegt wohl in erster Linie darin begründet, daß Collumsarkome sehr selten sind; auch mag die Vagina den Sarkomwucherungen einen Widerstand entgegensetzen.

Bei dem Befallensein des Mesenteriums des Darmes, des Peritoneums, und des Netzes handelt es sich meist wohl lediglich um Implantationen, indem das Sarkom durch die Uterusserosa durchgebrochen ist.

Durch die Sarkommetastasen werden im allgemeinen die gleichen Krankheitserscheinungen ausgelöst, wie wir sie von den übrigen bösartigen Erkrankungen kennen; infolgedessen sollen sie hier nicht im einzelnen erörtert werden. Die nahezu über alle Körperregionen verbreiteten Metastasen und die Häufigkeit ihres Auftretens bedingen wesentlich die ungünstige Prognose des Sarkoms. Sobald eine endovasculäre Propagation erfolgt ist, kommt eine erfolgreiche Behandlung zu spät.

Über die Dauer der Erkrankung lassen sich keine genauen Zahlenangaben machen. Es liegt dies daran, daß es kaum einmal möglich ist, den Beginn des Leidens festzustellen. Veit schätzt die Lebensdauer beim Uterussarkom durchschnittlich auf 2—3 Jahre. Von dieser Schätzung kommen sehr viele Ausnahmen vor, sowohl nach der guten wie nach der schlechten Seite. Wir haben z. B. erwähnt, daß die intramyomatösen Wandsarkome im allgemeinen langsam wachsen und verhältnismäßig spät Metastasen machen. Aber dies gilt nicht für alle Wandsarkome, insbesondere nicht für die „primären". So beobachtete

Steinhardt vier Wandsarkome, die in sechs Monaten, spätestens in einem Jahr nach den ersten klinischen Erscheinungen zugrunde gingen.

Aus dem Vorhergehenden ersehen wir, daß der Verlauf, die Dauer und Prognose des Uterussarkoms verschieden ist. Teilweise hängt dies mit der Lokalisation des Tumors zusammen, teilweise mit der Schnelligkeit des Tumorwachstums und seiner Ausbreitung in den übrigen Körper. Infolgedessen sind auch die Ursachen, die schließlich den tödlichen Ausgang bedingen, verschieden. Ein Teil der Kranken stirbt an Erschöpfung infolge der Blutungen und des Ausflusses, sowie infolge der Verbreitung der Neubildung im Körper (Metastasen, Implantate). Andere Frauen gehen an septischen Erkrankungen zugrunde, wobei die Schleimhautsarkome mehr beteiligt sind als die Wandsarkome. Allzuleicht erliegen die stark ausgebluteten oder kachektischen Kranken selbst einer an sich geringfügigen Infektion. Seltene Todesursachen sind Ileus und Urämie.

Diagnose.

Die diagnostischen Anhaltspunkte für das Uterussarkom sind verschieden je nach seinem topographischen Sitz, wie schon aus der verschiedenartigen Symptomatologie der Sarkome hervorgeht. Aber es ist sehr schwierig und öfters unmöglich, um dies vorwegzunehmen, auf Grund der Anamnese und des klinischen Befundes mit Sicherheit ein Uterussarkom zu diagnostizieren.

Winter hat unter 27 Fällen nur 2 mal die Diagnose vor der Operation gestellt. In einem Falle von submukösem Sarkom hatten sich 14 Tage nach der Entfernung eines fibrösen Polypen weiche Massen im Uterus gebildet; im zweiten Falle handelte es sich um ein Wandsarkom: sehr großer Tumor, rechtsseitige Drüsenmetastasen in der Inguinalgegend, Ödeme der Beine, starke Abmagerung und Kachexie. Unter 11 Fällen von Schottländer wurde ebenfalls 2 mal, aber nur mit einiger Sicherheit ein Sarkom vor der Operation angenommen. Bei dem Material von Hertel (13 Fälle) und von Steinhardt (38 Fälle) wurde die Diagnose vor der Operation auf Grund des klinischen Befundes niemals gestellt, wohl bei Steinhardt 5 mal durch die histologische Untersuchung. Dabei dürfte es von einer gewissen differentialdiagnostischen Bedeutung sein, daß bei den 38 Fällen von Steinhardt 27 mal ein Myom, 5 mal ein Korpuscarcinom, 3 mal maligner Ovarialtumor, 2 mal bösartige Neubildung des Abdomens und 1 mal Extrauteringravidität angenommen worden waren.

Die Diagnostik gestaltet sich bei den Wandsarkomen, wenn sie die Schleimhaut noch nicht ergriffen haben, und bei den subserösen grundsätzlich anders wie bei den Schleimhaut- und submukösen Sarkomen. Denn bei der ersten Gruppe ist es im Gegensatz zu der zweiten unmöglich, Material zur mikroskopischen Untersuchung zu gewinnen. Dies ist aber in allen Fällen von Sarkomverdacht von ausschlaggebender Bedeutung, weil letzten Endes die Diagnose Sarkom nur mit Hilfe des Mikroskops gestellt werden kann. Besonders ungünstige Verhältnisse bieten in dieser Hinsicht die Sarkome, die sich in einem intramuralen Myom entwickelt haben, weil sie im allgemeinen sehr spät auf die Schleimhaut übergreifen.

Gál gibt an, daß es bei 13 intramyomatösen Sarkomen unmöglich gewesen wäre, durch eine Probeabrasio die Diagnose zu stellen. Imhäuser gelang dies bei 11 derartigen Sarkomen nur ein einziges Mal, und zwar aus einem abgegangenen Tumorstück. Frankl, der seine sämtlichen Fälle nach der Operation auf die Möglichkeit geprüft hat, ob vor derselben Material für eine mikroskopische Untersuchung hätte gewonnen werden können, kommt zu folgendem Ergebnis: von 22 Sarkomen, die auf einer Myombasis entstanden waren, war eine mikroskopische Diagnose in 15 Fällen von vornherein ausgeschlossen infolge der Lage und Ausbreitung des Tumors. In einem der Fälle war sogar viermal curettiert worden, ohne daß je charakteristisches Material gewonnen worden wäre. In den übrigen 7 Fällen ragte der Tumor in die Korpushöhle hinein, so daß es möglich gewesen wäre, die histologische Diagnose vor der Operation zu stellen. Im Gegensatz zu diesem ungünstigen Ergebnisse wäre es in **15 Fällen**, bei denen für ein **präexistentes Myom keine Anhaltspunkte** bestanden, **14mal** möglich gewesen, mit Hilfe der Probeabrasio die Diagnose zu stellen.

Frankl berichtet nicht, wie oft tatsächlich die Diagnose Sarkom vor der Operation gestellt worden ist; aber nach seinen Feststellungen p. op. ist die Annahme begründet, daß das Sarkom weit häufiger diagnostizierbar ist, als es geschieht. Nach Gál wurde unter 22 Fällen viermal die Diagnose durch Probeabrasio gesichert und in dem Material von Steinhardt einmal durch Abrasio und viermal durch Probeexcisio. Daß die Diagnose vor der Operation nicht öfters gestellt wird, liegt wohl daran, daß die klinischen Erscheinungen bei Schleimhaut- und submukösen Sarkomen nicht selten so stark ausgeprägt sind, daß auf eine Probeabrasio bzw. Excisio verzichtet und von vornherein der Uterus exstirpiert wird. In derartigen Fällen ist es im allgemeinen ohne besondere Bedeutung, daß die Diagnose vor der Operation nicht gesichert worden ist. Aber in vielen anderen Fällen wird das Schicksal der Kranken durch diese Versäumnis geradezu besiegelt. Es sind dies die Fälle, in denen in der Praxis auf Grund der klinischen Symptome wohl die Abrasio oder die Entfernung eines Polypen vorgenommen wird, aber in denen das gewonnene Material nicht histologisch untersucht wird. Als Begründung dieser Unterlassung hört man immer wieder die Äußerung, daß das Operationsmaterial makroskopisch keine Anhaltspunkte für Bösartigkeit geboten habe. Auf diese grundfalsche Begründung und diese unentschuldbare Versäumnis muß deshalb im Unterricht immer wieder nachdrücklich aufmerksam gemacht werden.

Auf die anatomische Diagnostik wird nicht eingegangen, da sie bereits von berufener Seite, von R. Meyer erörtert worden ist. Aber es sei darauf hingewiesen, daß es bei Einsendungen von Polypen zwecks anatomischer Untersuchungen wertvoll ist, daß nach Möglichkeit der Stiel des Polypen, die Basis mit eingeschickt wird. Völlig unrichtig ist es, nur gangränöses Gewebe einzuschicken, weil es sich nicht mehr in dem Maße färben läßt, daß die Diagnose gestellt werden kann.

Wenn auch das Sarkom mit voller Sicherheit erst durch das Mikroskop erkannt wird, so gibt es doch eine Anzahl von Fällen, in denen es lediglich auf Grund des klinischen Befundes mit ziemlicher Sicherheit angenommen werden kann. Allerdings sind dies meist dieselben Fälle, bei denen es auch gelingt, Material zur histologischen Untersuchung zu gewinnen. Bei den primären Schleimhautsarkomen fühlt man durch Austastung der Uterushöhle öfter zottige, unregelmäßig gestaltete, weiche, traubig vorspringende Gebilde. In manchen derartigen Fällen treten auch weiche Massen aus dem Cervicalkanal hervor. Submuköse Sarkome sind bisweilen gelappt, oder unregelmäßig knollig geformt bzw. traubenförmig, und sie zeichnen sich durch eine Bröckligkeit des Gewebes aus, was man bei den submukösen Myomen mit meist glatter Oberfläche nicht findet. Derartige Befunde sind höchst verdächtig auf ein Sarkom.

Bei der großen Anzahl der **schleimhautfernen, intramuralen Sarkome** kann die Diagnose nur in fortgeschrittenen Fällen gestellt werden, wenn bereits Metastasen nachweisbar sind; gleichzeitig bestehen dann meist eine Kachexie, eine Anämie und Ödeme.

In allen anderen derartigen Fällen ist die Diagnose unmöglich; man kann nur mit mehr oder weniger großer Wahrscheinlichkeit den Verdacht auf eine sarkomatöse Destruktion aussprechen. Die wichtigsten sarkomverdächtigen Merkmale seinen deshalb angeführt.

Der Verdacht, daß es sich bei einer als Myom angesprochenen Uterusneubildung um ein Sarkom handelt, muß erweckt werden:

1. wenn die Geschwulst nach Eintritt der natürlichen oder durch Röntgenbestrahlung hervorgerufenen Menopause weiter wächst; damit soll aber keineswegs gesagt sein, daß ein Stillstand im Wachstum eine sarkomatöse Destruktion ausschließt;

2. wenn bei einer derartigen Neubildung einige Zeit nach dem Eintritt der Wechseljahre von neuem Blutungen oder blutig gefärbter Ausfluß auftreten;

3. wenn sich Kachexie mit oder ohne Ödeme einstellt, oder eine Anämie besteht, ohne daß starke Blutungen vorausgegangen sind;

4. wenn Beschwerden unabhängig von der Menstruation auftreten, insbesondere auch, wenn sie in einem Mißverhältnis zu der Größe und zu dem Sitz der Geschwulst stehen;

5. wenn ein Ascites nachweisbar ist; nicht selten sind dann gleichzeitig Konglomerattumoren neben dem Uterus zu fühlen, die an Ovarialtumoren oder Exsudate denken lassen;

6. wenn der Tumor unvermittelt rasch wächst und sich weich oder gar schwappend anfühlt;

7. wenn nach der Entfernung eines Polypen sehr bald ein Rezidiv auftritt, oder wenn nach einer supravaginalen Amputation des Uterus sich bald wieder ein Tumor entwickelt;

8. wenn nach der Röntgenkastration Beschwerden von seiten des Tumors weiter bestehen bleiben;

9. wenn neben dem Uterustumor infolge der lymphogenen Ausbreitung knollige, weiche Infiltrate in den Parametrien zu fühlen sind.

Daß die aufgeführten Merkmale nicht eindeutig pathognomonisch für ein Sarkom sind, sondern daß sie auch bei regressiven, nekrobiotischen, entzündlichen und dergleichen Vorgängen in Myomen beobachtet werden, und zwar teilweise infolge derartiger Komplikationen häufiger als bei der sarkomatösen Destruktion, wurde bereits bei der Symptomatologie erörtert, auf die deshalb verwiesen wird. Wenn demnach eine sichere Diagnose der schleimhautfernen Wandsarkome im allgemeinen unmöglich ist, so müssen wir doch an Sarkom denken, wenn ein oder gar mehrere der oben aufgeführten Zeichen vorhanden sind.

Mit einigen Worten sei noch das Bestreben von Seitz und Wintz erwähnt, die Röntgenbestrahlung als differentialdiagnostisches Mittel zwischen Myom und Sarkom zu verwenden. Die beiden Autoren gingen von der Beobachtung aus, daß Myome nach der Verabreichung einer Kastrationsdosis meist erst nach 4—5 Monaten anfangen, kleiner zu werden, während ein Sarkom nach der Verabreichung einer Sarkomdosis, bestehend in 60—70% der HED., sehr rasch schrumpfe. Man könne innerhalb weniger Tage eine Verkleinerung der Geschwulst um die Hälfte und mehr beobachten, und nach 4—5 Wochen sei der Tumor häufig völlig verschwunden. Diese Ansicht hat keine Anhänger gefunden. Die beiden Autoren berichten bereits selbst, daß die Schrumpfung von festen und derben Sarkomen nicht so schnell vor sich gehe. Damit ist meines Erachtens diese Differentialdiagnostik bis zu einem gewissen Grade schon erschüttert. Kommt sie aber nur für Sarkome von weicher Konsistenz in Frage, so muß dagegen eingewendet werden, daß für die weiche Konsistenz eines nichtepithelialen Tumors häufiger gutartige Veränderungen als sarkomatöse Destruktion verantwortlich gemacht werden müssen. Schließlich dürfte auch eine beginnende, circumscripte sarkomatöse Destruktion eines Myoms auf diese Weise nicht erkannt werden. Wenn man demnach den verschiedenen Wirkungseffekt einer Strahlenbehandlung als differentialdiagnostisches Mittel zwischen Myom und Sarkom im allgemeinen ablehnen muß, so sei doch hier schon betont, daß die Beobachtungen von Seitz und Wintz für unser therapeutisches Handeln richtunggebend sind. Man wird sich bei einem Myom, das irgendwie verdächtig auf eine sarkomatöse Destruktion ist und das aus irgendwelchen Gründen nicht operiert wird, nicht damit begnügen, lediglich die Kastrationsdosis zu geben, sondern man wird auch den Tumor, und zwar mit der Sarkomdosis bestrahlen.

Die Diagnostik des Uterussarkoms ist fraglos schwierig, öfter unmöglich, aber es ist häufiger diagnostizierbar, als im allgemeinen angenommen wird. Bei den Schleimhaut- und den Wandsarkomen, insofern sie die Schleimhaut ergriffen haben, ist die Diagnose in ähnlicher Weise wie beim Korpuscarcinom möglich; d. h. auf Grund der klinischen Erscheinungen ist eine Probeabrasio bzw. Excisio angezeigt, damit das gewonnene Material histologisch untersucht wird. Bei schleimhautfernen, insbesondere bei intramyomatösen Myomen ist eine sichere Diagnose unmöglich; sie kann nur beim Auftreten von sarkomverdächtigen Erscheinungen vermutungsweise ausgesprochen werden.

Operative Behandlung.

Die Indikationsstellung zur operativen Behandlung des Uterussarkoms, die Veit in der 2. Auflage dieses Handbuches mit den Worten vertreten hat: „Sobald Sarkom des Uterus festgestellt ist, kann die Behandlung nur in der Entfernung des Uterus bestehen", gilt nicht mehr in dieser apodiktischen Weise, seit günstige Erfolge mit der Strahlenbehandlung, hauptsächlich durch Seitz und Wintz bekannt geworden sind. Allerdings sind bisher nur einzelne Fälle von Dauerheilungen veröffentlicht worden. Sie können deshalb vorläufig lediglich als Beispiele für die Möglichkeit gewertet werden, daß das Uterussarkom durch die Röntgen-Tiefentherapie geheilt werden kann. Die Zahl der Beobachtungen ist auch zu gering und die Augenblickserfolge, die mitgeteilt worden sind, sind ungeeignet, um heute schon die wichtige Frage zu entscheiden, ob grundsätzlich der operativen oder Strahlenbehandlung der Vorzug zu geben ist. Aber die Tatsache, daß Dauerheilungen mit der Strahlenbehandlung erzielt worden sind, stellt einen wichtigen Fortschritt in der Behandlung des Uterussarkoms dar. Dadurch sind wir in die glückliche Lage versetzt, auch inoperable Fälle wirksam zu behandeln; — sei es, daß die Ausbreitung des Tumors über den Uterus hinaus, sei es, daß Anämie, Kachexie oder Ödeme der unteren Extremitäten, mit oder ohne nachweisbare, Thrombose, eine Operation verbieten, oder daß eine Operation durch eine zufällige Organschädigung, wie Vitium cordis, Nephritis, Diabetes usw. kontraindiziert ist.

Wenn damit unser Standpunkt kurz skizziert ist, in welchen Fällen die Strahlentherapie ausschließlich in Betracht kommt, so ist es bei Erörterung der „operativen

Behandlung" naturgemäß unsere Hauptaufgabe zu der Fragestellung zu nehmen, wie wir uns bei den operabelen Fällen zu verhalten haben. Die etwaige Frage, ob in diesen Fällen grundsätzlich die eine oder andere Methode durchgeführt werden soll, ist, wie schon erwähnt, noch nicht spruchreif, weil ein abschließendes, vergleichendes Urteil über die Dauerheilungen der beiden Methoden noch nicht möglich ist. Die Fragestellung, welche Fälle nach wie vor operiert werden sollen, ist übrigens insofern müßig, als die weitaus meisten Sarkome erst nach der Operation diagnostiziert werden. Aber die Tatsache, daß schon ein Sarkomverdacht heute noch fast allgemein als eine Indikation zur Myomoperation gilt, zeigt zur Genüge, daß die meisten Kliniker auf dem Standpunkt stehen, operabele Sarkome zu entfernen. Von dieser Indikationsstellung wird man sich vorläufig auch nicht abbringen lassen durch den an sich sehr beachtenswerten Vorteil der Strahlentherapie, der darin besteht, daß sie nicht durch eine primäre Mortalität belastet ist. Denn die Erfahrungen von Seitz und Wintz sind an anderen Kliniken teilweise nicht bestätigt worden. Es sind Fälle beschrieben, in denen die als Myom angesprochenen Tumoren trotz hoher Röntgendosen weiter wuchsen, schließlich zur Operation zwangen und sich dann als Sarkome erwiesen; es muß demnach röntgenrefraktäre Sarkome geben. Außerdem ist die Anzahl der Dauerheilungen, die mit der Strahlentherapie erzielt worden sind, bis jetzt zu gering, um die Indikationsstellung zur Entfernung der operabelen Sarkome grundsätzlich abzulehnen.

Immerhin lauten die Erfolge der Strahlenbehandlung sehr ermutigend, wobei die Tatsache mitspricht, daß das Sarkom im allgemeinen wesentlich strahlenempfindlicher ist als das Carcinom. Außerdem sind die Heilerfolge der operativen Behandlung, wie wir sehen werden, nicht sehr günstig, so daß sich der Standpunkt vertreten läßt, auch die operabelen Fälle zu bestrahlen. Aber selbst, wenn weitere günstige Erfahrungen mit der Bestrahlung gesammelt werden, so werden bestimmte Fälle nach unseren Erfahrungen bei der Myombestrahlung nur operativ behandelt werden müssen. Es sind dies die submukösen, polypösen und die Schleimhautsarkome und naturgemäß die Wandsarkome, die auf das Endometrium übergegriffen haben. Auch beim Durchbruch des Sarkoms durch die Uterusserosa wird man schon durch die Folgeerscheinungen meist zu einem operativen Eingriffe gezwungen werden, der sich allerdings allzuhäufig zu einem palliativen gestalten wird. Palliativ vorzugehen, wenigstens zunächst, wird man öfters auch gezwungen sein bei Zerfall, Infektion und Verjauchung der Sarkome, wenn diese von der Vagina aus zugängig sind und ausgeräumt werden können. Erst nach dem Nachlassen der Infektionserscheinungen kann entschieden werden, ob radikal operiert und nachbestrahlt oder ausschließlich bestrahlt werden soll.

Wenn wir demnach vorläufig noch den Standpunkt vertreten, operabele Fälle zu operieren, so werden wir doch in den meisten Fällen nachbestrahlen. Für diese Kombination der beiden Behandlungsmethoden spricht meines Erachtens eine aus anderen Gründen mitgeteilte Statistik von Bumm. Er hat bei 200 Fällen, bei denen er wegen eines „Myoms" den Uterus mit den Ovarien entfernt hatte, bei jahrelanger Beobachtung vier Rezidive an Sarkom gesehen. Infolgedessen ist es fraglos angezeigt, bei allen Wandsarkomen eine Nachbestrahlung durchzuführen. Bei polypösen und Schleimhautsarkomen kann vielleicht ausnahmsweise von einer Nachbestrahlung abgesehen werden, wenn die histologische Untersuchung ergibt, daß es sich um eine circumscripte sarkomatöse Destruktion handelt, die noch nicht in die Uterusmuskulatur weiter gewuchert ist.

Auf die einzelnen Operationsverfahren, die bei der Entfernung des Sarkoms in Frage kommen, soll hier nicht eingegangen werden, da sie eine erschöpfende Darstellung in den Abschnitten über die operative Behandlung der Myome und der Carcinome in diesem Handbuch erfahren. Desgleichen scheint es fast überflüssig, auf Besonderheiten beim operativen Vorgehen hinzuweisen, da die meisten Fälle ja unter der Diagnose eines Myoms operiert werden. Wenn ich trotzdem einzelne Punkte herausgreife, so lege ich die Fälle zugrunde, bei denen die Sarkomdiagnose vor der Operation gesichert oder der Sarkomverdacht begründet war.

Bei submukösen, polypösen, zottig ins Uteruscavum vordringenden Sarkomen wird man bestrebt sein, den ganzen Uterus mit den Ovarien zu entfernen und die Parametrien auszuräumen. Es sind zwar einzelne Fälle bekannt, in denen selbst bei einer nur teilweisen Entfernung des Uterus Erfolge erzielt worden sind, aber bei der Operation kann man nicht entscheiden, wie weit die sarkomatösen Wucherungen schon vorgedrungen sind. Infolgedessen kann man die Verantwortung nicht übernehmen, sich auf ein palliatives Vorgehen zu beschränken, wenn eine Radikaloperation technisch durchführbar ist.

Im allgemeinen wird man in diesen Fällen den vaginalen Weg wählen, weil die abdominale Operation eine höhere primäre Mortalität bedingt. Denselben radikalen Grundsatz befolgen wir selbstverständlich auch bei einem begründeten Verdacht, daß ein Wandsarkom vorliegt. Allerdings werden wir dann wegen der Größe des Tumors nicht selten gezwungen, die abdominale Radikaloperation im Sinne von Wertheim auszuführen. Die Radikaloperation — sei es eine vaginale oder eine abdominale — ist angezeigt, weil aus der Zusammenstellung über die Metastasen des Uterussarkoms (vgl. oben) hervorgeht, daß die Ovarien und Drüsen verhältnismäßig häufig von solchen befallen werden.

Über die Heilerfolge der operativen Behandlung des Uterussarkoms sind wir höchst mangelhaft unterrichtet. Es liegt dies in erster Linie daran, daß die Zahl der Beobachtungen an den einzelnen Kliniken sehr gering ist. Infolgedessen werden meist nur Einzelbeobachtungen veröffentlicht, über deren späteres Schicksal die Angaben allzuhäufig fehlen; dabei kann man sich des Eindrucks nicht erwehren, daß die Veröffentlichungen nicht selten in erster Linie wegen eines bemerkenswerten histologischen Befundes erfolgt sind. Schon aus diesen Gründen stößt man bei dem Versuche, die Dauerheilungen statistisch zu erfassen, auf große Schwierigkeiten, die sich durch die in folgendem angeführten Umstände noch wesentlich vermehren. Das Uterussarkom ist sehr vielgestaltig, und der Krankheitszustand ist zur Zeit, zu der die Behandlung einsetzt, sehr verschieden, so daß eine Gruppeneinteilung wie beim Carcinom nicht durchgeführt wird. Auch ist die operative Behandlung des Sarkoms keine einheitliche wie beim Carcinom. Neben der abdominalen und vaginalen Radikaloperation finden wir die Totalexstirpation ohne Entfernung der Adnexe; ferner finden wir die Amputatio supravaginalis und andere palliative Eingriffe. Allzuhäufig wurden vor Einführung der Bestrahlungstherapie inoperable Fälle operativ angegangen, um wenigstens eine Heilung zu versuchen. Diese Versuche belasten die primäre Mortalität, ohne irgendeinen Nutzen zu schaffen. Außerdem wird bei der Angabe über die Heilerfolge nicht unterschieden zwischen den verschiedenartigen Sarkomen, was sehr wichtig wäre. Denn die Wandsarkome kommen verhältnismäßig spät in Behandlung und werden erst in fortgeschrittenen Fällen erkannt, während die Schleimhautsarkome durch ihre ausgeprägten, wenn auch oft uncharakteristischen Erscheinungen in einem früheren Stadium dem Arzt zu Gesicht kommen und häufiger diagnostiziert werden. Erst recht wird nicht unterschieden zwischen den primären und sekundären Sarkomen. Auch dies ist erforderlich, da Gál bei seinem Material beobachten konnte, daß Frührezidive bei den sekundären Sarkomen in 7,6%, bei den primären in 5% der Fälle auftraten. Ältere Statistiken können nicht verwendet werden, da bei ihnen, abgesehen von den eben erwähnten Mängeln, die primäre Mortalität ungünstiger ist als heutzutage. Auf Grund derselben müßte man zu dem noch unbewiesenen Standpunkt kommen, grundsätzlich die operative Behandlung abzulehnen und alle operabelen wie die inoperabelen Fälle von vornherein zu bestrahlen, anstatt beide Methoden zu kombinieren.

Nur wenn man diese Gesichtspunkte beim Betrachten der Tabelle 3 zugrunde legt, kann man es verstehen, daß derartig verschiedene statistische Ergebnisse angegeben werden. So fällt bei der primären Mortalität auf, daß sie zwischen 0% (Newton Evans) und 23% (Gál) schwankt. Dies kann wohl nur auf der Verschiedenartigkeit des Krankenmaterials beruhen. Bei Newton Evans handelte es sich anscheinend um glatte Fälle im Frühstadium, bei denen sich das Sarkom auf einer Myombasis entwickelt hatte; denn seine sämtlichen Fälle wurden unter der Diagnose Myom operiert. Bei Gál dagegen lagen in über der Hälfte der Fälle primäre Sarkome vor, und bei einer Anzahl der Geschwülste waren komplizierte anatomische Verhältnisse bemerkenswert. Ferner ist bei der Höhe der primären Mortalität sicherlich der Umstand von Bedeutung, inwieweit Fälle, die im Grunde genommen inoperabel waren, doch noch operiert worden sind. Eine derartige Überschreitung der operativen Leistungsfähigkeit kann man beispielsweise bei Steinhardt annehmen, weil bei ihrem Material die Spannung zwischen relativer und absoluter Heilung nur rund 4% beträgt.

Die Beobachtungsdauer der operierten Fälle entspricht mit wenigen Ausnahmen nicht den Anforderungen, die wir im Sinne von Winter stellen müssen. Tabelle 3 enthält im ganzen nur 9 Fälle, die über 5 Jahre rezidivfrei geblieben sind. Unter 8 geheilten Fällen (Steinhardt) waren 6 (31,5%) sekundäre Sarkome, 1 (20%) Schleimhautsarkom und 1 (9%) primäres Sarkom. Die primären Sarkome sind eben häufig diffus angelegt und haben deshalb eine ungünstigere Prognose als die circumscripten, in einem Myom entstandenen Geschwülste.

Um die Heilungsaussichten der operierten Fälle besser beurteilen zu können, erscheint es von Bedeutung, sich über das zeitliche Auftreten der Rezidive zu vergewissern. Die Frührezidive treten im allgemeinen beim Sarkom noch zeitiger auf als beim Carcinom. Steinhardt berichtet, daß von 15 Rezidiven 8 (über 50%) bereits im ersten Jahre nach der Operation tödlich endeten; 4 weitere Rezidive wurden im dritten, 2 im vierten und 1 erst im sechsten Jahre p. op. beobachtet.

Schätzungsweise dürfte der Prozentsatz der Dauerheilungen nach operativer Behandlung beim Sarkom annähernd derselbe sein wie beim Collumcarcinom. Fraglos würde dieser Prozentsatz weit günstiger sein, wenn in allen Fällen radikal operiert oder wenn wenigstens die Adnexe mitentfernt worden wären. Denn neben den „Becken-

Tabelle 3.

Autor	Zahl der operierten Fälle	Operations-mortalität	Beob-achtungs-dauer	Verschollen	Rezidiv und Metastasen	Gesamt-mortalität	Heilungen	Bemerkungen
Steinhardt[1]	33 (wurden nach-bestrahlt)	4 = 12,1%	4—10 Jahre	5	15 = 51,7%	24 = 72,7%	9 = 27,3% davon 8 über 6 Jahre 1 über 4 Jahre	Nach Abzug von 9 bei der Operation als inoperabel erkannten Fällen beträgt die Heilung 37,5%
Marnetta Vogt	30	—	3 Jahre	—	—	—	12,5%	Nach Abzug von 6 pallia-tiv operierten Fällen be-trägt die Heilung 15,6%
James Masson	50	2 = 4%	Anscheinend 2 Jahre	?	10 = 20,4%	12 = 24%	36 = 72%	9mal suprav. Amputation mit Entfernung d. Adnexe
Gál	13	3 = 23%	1—5½ Jahre	?	4 = 40%	7 = 53%	5 = 38,4% davon 2 über 1 Jahr 1 über 2 Jahre 1 über 4 Jahre 1 über 5½ Jahre	3mal Totalexstirpation 1mal Enucleation
Nach Miller Sammelstatistik (ältere Literatur) berechnet	323	—	Über 1 Jahr	—	—	—	96 = 30%	Gesamtmortalität: bei 74 Wandsarkomen 47,3% bei 40 Schleimhaut-sarkomen 42,5%
Newton Evans	72	0%	—	—	—	—	—	Alle Fälle wurden unter der Diagnose Myom operiert

[1] Die Zahlenangaben von Steinhardt sind an verschiedenen Stellen ihrer Arbeit verschieden (Druckfehler?); ich habe die Zahlen gewählt, die nach der Endsumme stimmen.

rezidiven" steht die Erkrankung der Ovarien bei den Rückfällen im Vordergrund. Daß häufig nicht radikal operiert wird, liegt daran, daß das Sarkom meist erst nach der Operation erkannt wird. Es ist daher eine selbstverständliche Forderung, schon beim Sarkomverdacht möglichst radikal vorzugehen. Weiterhin würden die Heilungsaussichten der operativen Behandlung wesentlich gesteigert, wenn unser Streben nach der Frühdiagnose von Erfolg sein würde; denn **80%** **der Dauerheilungen von den Steinhardtschen Fällen wurden im Frühstadium der Erkrankung operiert.**

Von Interesse dürfte es noch sein, daß Miller bei 74 Wandsarkomen eine Gesamtmortalität von 47,3% und bei 40 Schleimhautsarkomen eine solche von 42,5% gefunden hat. Hiermit stimmt überein, daß die primäre Mortalität im allgemeinen bei den abdominalen Operationen größer ist als bei den vaginalen, und daß nach der vaginalen Operation mehr Dauerheilungen beobachtet werden als nach der abdominalen. Dies ist wohl darin begründet, daß vaginal die Fälle operiert werden, die unkompliziert liegen und die Nachbarorgane noch nicht ergriffen haben. Auch werden die Fälle (z. B. submuköse Sarkome), die in erster Linie vaginal operiert werden, frühzeitiger erkannt als die Wandsarkome.

Zusammenfassend muß man eingestehen, daß es unmöglich ist, sich auf Grund des vorliegenden Materials Klarheit zu verschaffen über die Leistungsfähigkeit der einzelnen operativen Behandlungsmethoden des Uterussarkoms, geschweige denn über den Prozentsatz der Dauerheilungen im allgemeinen und erst recht nicht über die Dauerheilungen bei den verschiedenartigen Sarkomen. Schätzungsweise dürfte der Prozentsatz der Dauerheilungen nach operativer Behandlung beim Sarkom annähernd derselbe sein wie beim Collumcarcinom. 80% der Dauerheilungen wurden im Frühstadium der Erkrankung operiert. Die primären Sarkome haben eine ungünstigere Heilungsaussicht als die, welche sich in einem Myom entwickelt haben.

Vorläufig halte ich den Standpunkt für begründet, die operabelen Fälle radikal zu operieren und eine Bestrahlungsbehandlung folgen zu lassen. Auf diese Weise wird die primäre Mortalität gebessert und der Prozentsatz der Dauerheilungen erhöht werden. Insbesondere muß nach diesem Grundsatz bei den submukösen, polypösen und den Schleimhautsarkomen vorgegangen werden; desgleichen bei Zerfall, Infektion und Verjauchung der Sarkome, bei denen man sich unter Umständen, wenn die Geschwulst von der Vagina zugängig ist, zunächst auf eine palliative Maßnahme beschränken wird, um dann erst die Frage zu entscheiden, ob radikal operiert werden kann und nachbestrahlt wird, oder ob ausschließlich bestrahlt werden muß.

In vorgeschrittenen, inoperabelen Fällen, bei zufälligen Organschädigungen (z. B. Vitium cordis) und bei Rezidiven ist möglichst von operativen Eingriffen abzusehen und eine Heilung mit der Bestrahlung anzustreben.

II. Mischgeschwülste des Uterus.

Die heterologen Mischgeschwülste des Uterus sind sehr selten. Fast ausschließlich werden sie wegen eines interessanten histologischen Befundes und nicht wegen besonderer klinischer Erscheinungen oder wegen der erfolgten therapeutischen Maßnahmen veröffentlicht. Mit Ausnahme der Geschwülste, die sich klinisch dem Sarkom nähern, werden sie erst erkannt, nachdem aus irgendeinem Grunde ein operativer Eingriff vorgenommen worden ist. So war in manchen Fällen die Vergrößerung des Uterus die Anzeige zu seiner Entfernung, und es fand sich dann zufällig der seltene histologische Befund, ohne daß dieser durch irgendwelche besonderen Krankheitserscheinungen angedeutet gewesen wäre. In anderen Fällen wurden die Mischgeschwülste zufällig bei der Autopsie entdeckt. Bei dieser Sachlage ist es unmöglich, ein Krankheitsbild der Mischtumoren zu geben; nur wenige klinische und statistische Besonderheiten können erwähnt werden. Es ist deshalb auch zu begrüßen, daß der Herausgeber dieses Handbuches für die „Klinik der Mischtumoren" kein eigenes Kapital vorgesehen hat, sondern sie nur anhangsweise an das Sarkom erörtern läßt.

Bei der Klinik der Mischgeschwülste erscheint es zweckmäßig, nicht vom genetischen Standpunkt auszugehen, sondern von der formalen Einteilung: einfache und komplizierte (heterologe) Mischtumoren. Denn diese beiden Gruppen unterscheiden sich klinisch in einem wichtigen Punkte, indem im allgemeinen die ersten gutartig und die letzten bösartig sind.

Unter den einfachen Geschwülsten sind dabei diejenigen zu verstehen, die ausschließlich oder in der Hauptsache einen fremden Gewebsanteil enthalten, während man von komplizierten spricht, wenn mehrere Gewebsarten nebeneinander beobachtet werden.

1. Einfache heterologe Tumoren.

Von den einfachen heterologen Geschwülsten sind an erster und fast ausschließlicher Stelle die Lipome und die Lipomyome zu beachten. Sie sind sehr selten, wie die tabellarische Zusammenstellung zeigt.

Die Durchsicht der Fälle ergibt ferner, daß die meisten Frauen sich jenseits des Klimakteriums befanden. Unter 50 Jahren waren nur fünf Kranke (R. Meyer, Schoinski, Pollack, Veit, Kauffmann). Gegen diese Angaben habe ich das Bedenken, daß ein großer Teil der Lipome sicher mehr oder weniger lange Zeit vorher schon vorhanden war, aber sie wurden erst zu späterer Zeit zufällig entdeckt. Man kann demnach nicht sagen, die Lipome kämen im allgemeinen jenseits des Klimakteriums vor, sondern die Annahme ist begründet, daß sie erst zu dieser Zeit entdeckt werden.

Das größte Lipom, von Thaler beobachtet, war mannskopfgroß; zwei weitere waren kindskopf- und die übrigen faustgroß und darunter.

Ihr Sitz ist in erster Linie das Corpus uteri, und zwar an der Vorder- und Hinterwand, meist in der Nähe des Fundus und sehr häufig an einer Tubenecke, wie aus der Zusammenstellung hervorgeht. Es sind nur 4 Lipome der Cervix bekannt (v. Franqué, Orth, Schoinski, Preißecker), die polypös entwickelt waren. Ihr Sitz in der Uteruswand ist überwiegend intramural, circumscript, in wenigen Fällen submukös und einmal subserös (Krüger).

Tabelle 4.

Lfd. Nr.	Autor	Alter der Kranken	Größe	Sitz	Diagnose
1	Brünings	55	Kindskopf	Vordere Korpuswand	Lipomyom
2	von Franqué	54	Taubenei	Cervixpolyp	Lipomyofibrom
3	Knox	62	Kindskopf	Hinten im Fundus	Lipomyom
4	von Jacobson	67	8 cm Durchmesser	Rechte vord. Korpuswand	Lipomyofibrom
5	Lebert	—	3—4 cm	Korpuswand	Tissu adipeux
6	Merkel	—	Billardkugel	Vordere Tubenecke	Lipom
7	,,	63	Orange	,,	Lipofibromyom
8	R. Meyer	42	Über Kirschkern	Hinten seitlich im Fundus	Lipom
9	Orth	—	Mandel	Cervixpolyp	,,
10	Schoinski	28	Klein	Vordere Muttermundslippe (Polyp)	,,
11	Seydel	56	Über Walnuß	Vorn im Fundus	Lipofibromyom
12	Ellis	60	2½—3 Zoll	,,	Lipom
13	Pollack	37	—	—	Fibröser Polyp mit Fett
14	Veit	29	Hühnerei	Korpuspolyp	Myom, in ihm Lipom
15	Kauffmann	47	Apfel	Hinterwand dicht am Fundus (submukös)	Lipom
16	Ley	—	12 cm Durchmesser	Hintere Uteruswand	Fibromyolipom
17	Thaler	—	Mannskopfgroß	Intramural	Lipom
18	,	—	—	—	,,
19	Krüger	67	Orange	Uterusfundus nahe der Tubenecke (subserös)	Lipofibrom
20	Peißecker	51	4 cm Durchmesser	Collum uteri	Fibromyolipom
21	Starry	64	—	Intramural	Lipom
22	Dworzak	75	3,8:4 cm	Hinterwand gegen die linke Tubenecke zu	Lipoma durum
23	Dworzak[1]	62	3,7:3,1 cm	Linke Tubenecke (submukös)	Lipom

Von Symptomen ist lediglich zu erwähnen, daß die submukösen und polypösen größtenteils profuse Blutungen bedingen, was an sich ja nicht charakteristisch ist. Auch ihre Konsistenz — einmal hart (Lipoma durum), ein andermal weich (Lipoma molle) — ist nicht pathognomonisch. Infolgedessen wird die Diagnose vor der Operation nicht gestellt. Meist wurde ein Myom oder ein fibröser Polyp angenommen.

Die Indikation zu einem operativen Eingriff gaben die Größe des Tumors oder seine Lokalisation und die dadurch bedingten Symptome. Es ist angezeigt, möglichst radikal vorzugehen, wenn bereits während der Operation ein Lipom festgestellt wird. Denn außer den 23 Fällen von einfachen Lipomen bzw. Lipomyomen konnte ich in der Literatur 4 Fälle von Liposarkom feststellen (Beneke, R. Meyer, Sitzenfrey, Walkhoff). Wird ein Liposarkom erst nach der Operation entdeckt, so ist selbstverständlich eine Röntgennachbestrahlung erforderlich.

Die übrigen einfachen Mischgeschwülste werden noch weit seltener als das Lipom beobachtet. Feuchtwanger beschreibt ein erweichtes Chondrom in der Uterusvorderwand, in dem er einen Übergang von Knorpel in Knochen fand. Der zweite Fall von Osteom ist neuerdings von Stade mitgeteilt worden.

---

[1] Einige weitere Fälle erwähnt R. Meyer Bd. VI, 1. Hälfte, S. 778.

Es handelte sich um eine 24jährige Kranke, die mit 21 Jahren eine Schwangerschaft ausgetragen hatte; außerdem hat sie einen Abort im 2. Monat durchgemacht. Die Menses waren stets regelmäßig. Da sie seit 3 Wochen blutete und der Uterus gänseeigroß war, wurde zunächst ein erneuter Abort angenommen. Nach Dilatation der Cervix wurde an der vorderen Wand ein harter, unbeweglicher Körper festgestellt, der bis zum Fundus reichte und sich nicht mobilisieren und extrahieren ließ. Erst nach der vorderen Hysterotomie ließ er sich entfernen.

Auf dem Röntgenbilde erkennt man deutlich Knochenlamellen. Die mikroskopische Untersuchung ergibt vollentwickelte Knochensubstanz, Haverssche Kanäle und Mark. Es fanden sich auch Knorpelinseln vom Bau des hyalinen Knorpels und Züge faserreichen Bindegewebes.

Bei den übrigen, verschiedentlich mitgeteilten Fällen von sogenannten Osteomyomen ist die Knochenbildung nicht auf versprengte embryonale Keime zurückzuführen; infolgedessen gehören sie nicht hierher (s. Myom).

Dasselbe gilt im allgemeinen für die Myxome des Uterus, die auf regressive Vorgänge zurückzuführen sind. Nur in dem Falle von Siedamgrotzki, in dem es sich um ein spindel- und sternzellenhaltiges Myxosarkom handelte, scheint echtes embryonales Schleimhautgewebe vorhanden gewesen zu sein. Die Kranke ist $^3/_4$ Jahre nach der Operation an einem Rezidiv gestorben. In der Bauchhöhle wurden reichlich myxomatöse Massen gefunden.

Neurofibrome und isolierte Rhabdomyome sind bis jetzt im Uterus nicht beobachtet worden. Die quergestreifte Muskulatur findet sich meist in den komplizierten heterologen Mischgeschwülsten. Allerdings ist sie auch im Uterus nachgewiesen worden, ohne daß es zur Geschwulstbildung gekommen ist. Es besteht demnach die Möglichkeit, daß Rhabdomyome vorkommen. Ein Rhabdomyosarkom des Uterus mit Drüsenwucherungen hat Läwen beschrieben.

Angiome des Uterus sind verschiedentlich mitgeteilt worden, und zwar sowohl Hämangiome wie Lymphangiome. Indessen handelt es sich bei den Angiomyomen und Angiosarkomen meist um sehr gefäßreiche Geschwülste, also um Telangiektasien und nicht um echte Angiome mit Gefäßsprossenbildung. Wohl ist in derartigen Tumoren bisweilen ein embryonales Gewebe festgestellt worden, aber es ist nicht bewiesen, daß auf dieser Basis sich die Gefäße gebildet haben. Eine Ausnahme macht wohl der Fall Polano, in dem es sich um ein angioblastisches Sarkom des Uterus handelte.

47jährige Nullipara. Seit 3 Jahren Menopause. Die Kranke bemerkte in den letzten Jahren ein Stärkerwerden des Leibes, das seit 3 Monaten beträchtlich zugenommen hat. Keine Beschwerden. Befund: guternährte Frau mit sehr stark kugelig vorgetriebenem Leibe durch einen anscheinend cystischen, stark fluktuierenden Tumor. Eine genaue Diagnose war unmöglich. Die Behandlung bestand in Laparotomie. Die Kranke ist an Peritonitis gestorben.

Erwähnt sei bei dieser Gelegenheit die klinisch wichtige Erfahrungstatsache, daß alle zellreichen, stark gefäßhaltigen Tumoren verdächtig auf Malignität sind.

2. Komplizierte heterologe Mischtumoren.

Bei den komplizierten Mischgeschwülsten des Uterus unterscheiden wir nach dem histologischen Aufbau Angiosarkome, Chondrosarkome, Liposarkome, Myosarkome, Myxosarkome, Osteosarkome, Rhabdomyosarkome und alle Kombinationsmöglichkeiten dieser verschiedenen Gewebsarten (vgl. Literaturangaben). Wenn sich auch einerseits in der Literatur nicht für jeden Einzelfall ein Beispiel findet, so reicht andererseits diese große Zahl von Kombinationsmöglichkeiten nicht einmal aus, um alle beschriebenen Tumoren in ein derartiges Schema unterzubringen. So enthielt ein heterologer Tumor, den R. Schröder und Hillejahn veröffentlicht haben, folgende Gewebsarten: außer dem Stützgewebe Fett-, Knorpel-, Nerven- und Sarkomgewebe (darunter spindelzelliges-gemischtzelliges, perivasculäres Sarkom, Chondro- und Liposarkom) schließlich „unregelmäßig gewucherte Eizellen" und Carcinom.

Die Mischtumoren kommen sowohl im Collum wie im Corpus uteri vor, während man früher annahm, daß sie sich ausschließlich in der Cervix entwickelten. Aber schon 1906 konnte Kehrer 5 Fälle des Corpus uteri 15 Fällen der Cervix gegenüberstellen. Neuerdings scheint sich dieses Verhältnis von 3 : 1 weiterhin zugunsten des Korpus zu verschieben. Denn Bäcker und Minich, Gamper, Halter, Köhler, Läwen, Schröder und Hillejahn und Ritter berichten über je einen Fall, Glynn und Blair Bell über je zwei Fälle von Mischtumoren des Corpus uteri.

Hinsichtlich des Lebensalters, in dem die Geschwülste beobachtet werden, ist es auffallend, daß sie im allgemeinen im geschlechtsreifen und klimakterischen Alter auftreten, während die Mischtumoren der Vagina meist im frühen Kindesalter beobachtet werden. Auch zwischen den Cervix- und Korpustumoren findet sich in dieser Beziehung ein Unterschied, indem die ersten mehr im geschlechtsreifen Alter, die letzten im oder häufiger noch jenseits des Klimakteriums in Erscheinung treten. Indessen ist anzunehmen, daß die Korpustumoren nicht selten schon längere Zeit vorher vorhanden sind, ehe sie Krankheitserscheinungen machen und dadurch entdeckt werden. So werden gelegentlich vorgeschrittene Geschwulstbildungen gefunden, obwohl die Trägerinnen erst einige Wochen Symptome bemerkt haben (z. B. Fall Gamper).

Die Mischgeschwülste der Cervix sind fast ausnahmslos polypös entwickelt. Nur in einzelnen Fällen breiten sich die Neubildungen diffus markig, infiltrierend aus. Im Beginn ähneln sie häufig den Schleimpolypen; sie fühlen sich weich, ödematös an. In anderen, und zwar in den meisten Fällen weisen sie die Traubenform auf (das frühere traubenförmige Sarkom!). Sie sind von glatter glänzender Oberfläche, gelblich weißer bis bräunlich schwarzer Farbe. Nicht selten sind sie durchscheinend hell und erinnern an das Bild der Blasenmole. Durch diese Wucherungen wird die Vagina mehr oder weniger, bisweilen völlig ausgefüllt, so daß man zunächst den Eindruck hat, als ob es sich um eine Neubildung der Scheide handle. Bemerkenswert erscheint ferner, daß verschiedentlich beobachtet worden ist, daß einfach gestaltete Polypen nach ihrer Entfernung in traubenförmiger Gestalt rezidivierten.

Die Symptome der Cervixtumoren werden durch ihre Lokalisation bestimmt. Es stehen deshalb unregelmäßige Blutungen und Ausfluß im Vordergrund. Dazu kommen die Zeichen des Zerfalls: übelriechender, jauchiger Ausfluß mit geringen Blutbeimengungen. Öfters gehen auch einzelne Gewebsbröckel ab.

Auch bei den Korpustumoren beobachten wir, daß sie ausgesprochen in der uterovaginalen Richtung wachsen, so daß sie schließlich die Cervix entfalten und in die Vagina polypös vordringen. Infolgedessen bedingen sie außer unregelmäßigen Blutungen und Ausfluß nicht selten auch wehenartige Schmerzen. Solange sie sich ausschließlich in der Korpuswand befinden, werden meist lediglich verstärkte Menses beobachtet. Infolge des Blutverlustes, kommt es bald zu einer sekundären Anämie, der Abmagerung und Kachexie folgen.

Der Uterus ist bei den Mischgeschwülsten des Korpus naturgemäß vergrößert, aber nur in mäßigen Grenzen, da die Geschwulstbildungen Gänseeigröße selten überschreiten, ehe sie entdeckt werden. Nur bei einem Fall von Halter reichte der Uterus bis zwei Querfinger unter den Nabel. Bei der Palpation fühlt man häufig den Gewebszerfall, wobei im Gegensatz zum Carcinom mehr eine Neigung zur Zerfaserung als zum eigentlichen Zerfall besteht. In vorgeschrittenen Fällen findet man in der Vagina, in der Cervix und in der Uterushöhle nicht selten nekrotische Massen.

Die Diagnostik der Mischgeschwülste läßt sehr zu wünschen übrig, weil die gleichen oder ähnliche Krankheitserscheinungen und ein ähnlicher Palpationsbefund beim einfachen Sarkom, beim Chorionepitheliom, beim Korpuscarcinom und sogar bei der Blasenmole und dem submukösen Myom beobachtet werden können. Indessen dürfte die Differentialdiagnostik bei Zuhilfenahme der Anamnese und der Inspektion keine großen Schwierigkeiten bereiten bis auf die Unterscheidung einer Mischgeschwulst von einem Sarkom. In diesen Fällen kann nur die histologische Untersuchung Klarheit bringen. Auch ist es verdächtig für eine Mischgeschwulst, wenn einfache Polypen in kürzester Zeit traubenförmig rezidivieren. Wahrscheinlich handelt es sich in manchen Fällen, die die Engländer als „recurrent fibroids" zuerst beschrieben haben, um Mischgeschwülste (s. Sarkom). Es ist dies eine Mahnung, alle Polypen und etwaige Gewebsabzüge histologisch zu untersuchen, was zum Schaden der Kranken in der Praxis allzuoft unterlassen wird.

Die Prognose läßt sich nach den vorliegenden Veröffentlichungen nicht bestimmen, weil nur über Todesfälle oder Augenblickserfolge, aber nicht über länger dauernde Beobachtungen berichtet wird. Nur Gamper erwähnt eine Dauerheilung von $4^1/_2$ Jahren nach Totalexstirpation.

Allgemein gelten die komplizierten Mischtumoren als bösartig, weil als „Grundgewebe" derselben das „Sarkom" in Frage kommt, wie sich Lahm ausdrückt. Ja in vielen Fällen sind sie besonders bösartig. Indessen erfolgt die Ausbreitung in die Nachbarschaft und die Metastasierung verhältnismäßig oft erst spät. Auch können vereinzelt Geschwülste mit mehreren fremden Gewebsteilen gutartig sein (R. Meyer).

Die Metastasierung erfolgt, entsprechend dem fast immer sarkomatösen Charakter, übrigens sowohl auf dem lymphogenen wie auf dem hämatogenen Wege. Unter Benutzung der Lymphbahnen wachsen die Tumoren in das Beckenbindegewebe, wobei besonders das paravesikale Gewebe und die Blasenwand, das rectovaginale Zwischengewebe und der Mastdarm ergriffen werden. Es kann zu einer Kompression der Urethra und der Ureteren kommen. Auch die retroperitonealen Drüsen werden befallen. Entfernt gelegene, auf dem Blutwege entstandene Metastasen sind sehr selten.

Die Prognose wird stark getrübt durch eine sehr erhebliche primäre Mortalität nach Operationen, was größtenteils auf Infektion beruht.

Die Behandlung hat, solange eine radikale Entfernung möglich ist, in dieser zu bestehen. Indessen ist es zweckmäßig, in vielen Fällen zweizeitig zu operieren, um einer Infektion vorzubeugen. Man muß sich zunächst darauf beschränken, die zerfallenden, infektiösen Geschwulstmassen zu entfernen, um dann so bald wie möglich die Radikaloperation anzuschließen. Es erübrigt sich, die einzelnen Operationsverfahren anzuführen, da sie sich mit den Richtlinien, die bei der operativen Behandlung des Carcinoms erörtert werden, decken. Selbstverständlich wird man die Kranken prophylaktisch nachbestrahlen.

Literaturverzeichnis.

I. Uterussarkom.

Adreani, Pietro, Sarcoma endoteliale in utero bicorne, Morganie **65** I, No 5, 163 (1923). Ref. Ber. Gynäk. **1**, 462 (1923). — *Albrecht, Hans,* Halban-Seitz, Biologie und Pathologie des Weibes, Bd. 4, S. 581. Wien u. Berlin: Urban u. Schwarzenberg 1928. — *Bäcker, Josef* u. *Karl Minich,* Ein Fall von Sarcoma polyposum uteri. Beitr. Geburtsh. **14**, 508 (1909). — *Barner, Wiegand,* Beobachtungen und Erfahrungen über Diagnose und Behandlung des Uterussarkoms an der Freiburger Klinik. Inaug.-Diss. 1922. — *Basso, G. L.,* Histologische Untersuchungen an einigen Fällen von Uterussarkom mit besonderer Berücksichtigung des Myosarkoms. Mschr. Geburtsh. **25**, 365 (1907). — *Berreitter, Anton,* Zur Frage der Häufigkeit maligner Uterusmyome. Zbl. Gynäk. **1921**, Nr 44, 1592. — *Biermer,* Zur Frage der Umwandlung von Uterusmyomen in Sarkom. Mschr. Geburtsh. **71**, 197 (1925). — *Bilz, Georg,* Über die Häufigkeit der bösartigen Geschwülste im Jenaer Sektionsmaterial in den Jahren 1910—1919. Z. Krebsforschg **19**, 282 (1923). — *Bumm,* Z. Geburtsh. **72**, 218 (1912). — *Bunten,* Sarcoma of the uterus. Surg. etc. **41**, 477 (1925). — *Dahlet, Ernst,* Maligne Degeneration der Uterusmyome. Z. Krebsforschg **17**, 536 (1920). — *Deutsch,* Fall von Sarcoma cervicis uteri fuscicellulare. Zbl. Gynäk. **39**, Nr 15, 248 (1915). *Dietrich,* Zur Aktinotherapie der Genitalsarkome. Zbl. Gynäk. **1919**, Nr 38, 791. — *Döderlein-Krönig,* Operative Gynäkologie, 5. Aufl., S. 497 u. 674. Leipzig 1924. — *Eckler,* Uterussarkom. Zbl. Gynäk. **1912**, Nr 52, 1765. — *Evans, Newton,* Malignant myomata and related tumors of the uterus. Surg. etc. **30**, 225 (1920). — *Ewing, James,* Diskussion zu Masson. Amer. J. Obstetr. **5**, 443 (1923). — *Fleischmann,* Diskussion zu Schottlaender. Zbl. Gynäk. **1912**, Nr 20, 659. — *Frankl,* Diskussion zu Mandl. Zbl. Gynäk. **1912**, Nr 19, 617. — *Frankl, Oskar,* Über Koinzidenz und Interferenz von Uterustumoren, 3. Teil Carcinom und Sarkom. Arch. Gynäk. **124**, 67 (1925). — *Derselbe,* Über Koinzidenz und Interferenz von Uterustumoren, 1. Teil, Myom und Sarkom. Arch. Gynäk. **122**, 554 (1924). — *Fränkel,* Zur Frage der Umwandlung von Uterusmyomen in Sarkom. Mschr. Geburtsh. **71**, 198 (1925). — *Franqué, Otto, von,* Über Sarcoma uteri. Münch. med. Wschr. 1898, 41. — *Derselbe,* Über Sarcoma uteri. Z. Geburtsh. **40**, 183. — *Franz, K.,* Gynäkologische Operationen. Berlin 1925. — *Froeschmann, E.,* Sarcoma adenomatosum uteri. Z. Geburtsh. **81**, 623 (1919). — *Fuchs, Arnold,* Polymorphzellige Tumoren der Cervix uteri. Z. Geburtsh. **50**, 453. — *Gaertner, Rudolf,* Ein Fall von primärem Sarkom der Portio vaginalis uteri. Inaug.-Diss. Jena 1912. — *Gál, Felix,* Über das Sarkom der weiblichen Geschlechtsorgane. Arch. Gynäk. **127**, 122 (1926). — *Gauss* u. *Friedrich,* Strahlenwirkung auf Myome und hämorrhagische Metropathien. Verh. dtsch. Ges. Gynäk. **1920**, XVI. Ref., 176. — *Geisler, Adolf,* Über Sarcoma uteri. Inaug.-Diss. Breslau 1891. — *Geist,* The clinical significance of sarcomatous change in uterine fibromyomata. Amer. J. Obstetr. **69**, 766 (1914). — *Gessner,* Zit. nach Veits Handbuch der Gynäkologie, 2. Aufl., Bd. 3, 1, S. 516. — *Goldschmidt, H.* u. *J. Koerner,* Zur Prognose der Genitalsarkome. Mschr. Geburtsh. **76**, 443 (1927). — *Graebke, Heinrich,* Über das Uterussarkom. Inaug.-Diss. Jena 1913. — *Gurlt,* Zit. nach Veits Handbuch der Gynäkologie, 2. Aufl., Bd. 3, 1, S. 515. — *Halban,* Zbl. Gynäk. **1912**, Nr 19, 617. — *Halter, Gustav,* Beitrag zur Kasuistik der cystischen Sarkome des Uterus und cystischen retroperitonealen Tumoren. Mschr. Geburtsh. **71**, 82 (1925). — *Henke,* Zur Frage der Umwandlung von Uterusmyomen in Sarkom. Mschr. Geburtsh. **71**, 197 (1925). — *Hertel, Willy,* Zur malignen Degeneration der Uterusmyome. Mschr. Geburtsh. **36**, 325 (1912). — *Imhäuser, Kurt,* Über die Häufigkeit und Bewertung des Myosarcoma uteri. Arch. Gynäk. **123**, 12 (1925). — *Kakuschkin,* Zur Diagnostik und Behandlung der Uterussarkome. Zbl. Gynäk. **1910**, Nr 10, 340; **1912**, Nr 24, 781. — *Kiehne, Hans,* Zur Differentialdiagnose zwischen Portiocarcinom und Portiosarkom. Mschr. Geburtsh. **59**, 284 (1922). *Klien,* Das Uterussarkom. Mschr. Geburtsh. **7**, 102 (1898). — *Kolde, Wolfgang,* Das Myxosarcoma uteri. Arch. Gynäk. **101**, 181 (1914). — *Körner,* Zur Frage der Umwandlung von Uterusmyomen in Sarkom. Mschr. Geburtsh. **71**, 198 (1925). — *Krukenberg,* Die Resultate der operativen Behandlung des Carcinom und Sarkoms der Gebärmutter speziell durch die vaginale Totalexstirpation des Uterus. Z. Geburtsh. **23**, 94. — *Derselbe,* Zit. nach Veits Handbuch der Gynäkologie, 2. Aufl., Bd. 3, 1, S. 515. *Kuncz, Anton* u. *Paul Zacher,* Sarcoma polyposum uteri. Arch. Gynäk. **123**, 211 (1925). — *v. Küttner, O.,* Zur Frage der Umwandlung von Uterusmyomen in Sarkom. Mschr. Geburtsh. **71**, 177 (1925). *Lewin, O.,* Zur Frage der sarkomatösen Degeneration der Uterusmyome. Zbl. Gynäk. **1912**, Nr 24, 781. *Mandl, L.,* Myosarkom des Uterus. Zbl. Gynäk. **1912**, Nr 19, 614. — *Marsh, J. H.,* Uterussarkom. Brit. med. J., Sept. **1913**, 27. Ref. Zbl. Gynäk. **1914**, Nr 6, 245. — *Masson, James,* Sarcoma of the uterus. Amer. J. Obstetr. **5**, 345 (1923). — *Mathias,* Zur Frage der Umwandlung von Uterusmyomen in Sarkom. Mschr. Geburtsh. **71**, 200 (1925). — *v. Mikulicz-Radecki,* Zur Frage der Bestrahlung sarkomverdächtiger Myome. Strahlenther. **18**, 137 (1924). — *Miller, J. R.,* Die Beziehung zwischen

Sarkom und Myom in Rücksicht auf die Röntgentherapie. Strahlenther. 2, 256 (1913). — *Ogorek, Miroslaw*, Postklimakterisches Myosarkom des Uterus. Arch. Gynäk. 99, 190 (1913). — *Olshausen, R.*, Die abdominalen Myomoperationen. Handbuch der Gynäkologie von Veit, 2. Aufl., Bd. 1, S. 654. — *Pergament*, Über Sarkome des Uterus. Diss. Basel 1913, Ref. Zbl. Gynäk. 1915, 776. — *Pischzek*, Diskussion zum Vortrage Goldschmidt: Zur Prognose der Genitalsarkome. Mschr. Geburtsh. 76, 461 (1927). — *Poschmann*, Zit. nach Veits Handbuch der Gynäkologie, 2. Aufl., Bd. 3, 1, S. 445. — *Rau, W.*, Eine vergleichende Statistik der in 5 Kriegsjahren und 5 Friedensjahren sezierten Fälle von Krebs und anderen malignen Tumoren am Pathologischen Institut des Stadtkrankenhauses Dresden-Friedrichstadt. Z. Krebsforschg 18, 141 (1922). — *Reel, Philip J.* u. *Paul H. Charlton*, Sarcoma of the uterus. Ann. Surg. 77, Nr 4, 476 (1923). Ref. Ber. Gynäk. 1, 425 (1923). — *Reifferscheidt*, Rapides Wachstum eines Uterustumors nach Röntgenbehandlung. Zbl. Gynäk. 1923, Nr 3, 132. — *Reusch*, Mesothoriumheilung eines Myxosarkoms bei einem 16jährigen Mädchen. Zbl. Gynäk. 1916, Nr 2, 37. — *Savescu, V.*, Sarkom des Uterus. Rev. Obstetr. (rum.) 3, Nr 2, 53 (1923). Ref. Ber. Gynäk. 1, 252 (1923). — *Schamoni, Herm.* Carcinome und Sarkome. Z. Krebsforschg 22, 24 (1925). — *Schlimpert* u. *Miller*, Häufigkeit und Prognose des Uterussarkoms. Mschr. Geburtsh. 38, 405 (1913). — *Schottlaender*, Kurzer Bericht über die während der letzten $3^{3}/_{4}$ Jahre beobachteten malignen blastomatösen Veränderungen der Uterusmyome und myomatösen Uteri in der II. Universitätsfrauenklinik. Zbl. Gynäk. 1912, Nr 20, 656. — *Seitz, L.* u. *H. Wintz*, Die Röntgenbestrahlung der Genitalsarkome und anderer Sarkome und ihre Erfolge; die Sarkomdosis. Münch. med. Wschr. 1918, Nr 20, 527. — *Dieselben*, Die Röntgenbestrahlung als Mittel zur Differentialdiagnose von Geschwülsten. Münch. med. Wschr. 1920, Nr 23, 653. — *Dieselben*, Erfahrungen mit der Röntgenbehandlung genitaler und extragenitaler Sarkome. Dtsch. med. Wschr. 1922, Nr 11, 345. — *Siefart*, Uterussarkom. Z. Geburtsh. 86, 381 (1923). — *Steinhardt, Bianca*, Ein Beitrag zur Klinik und Statistik der Gebärmuttersarkome. Wien. klin. Wschr. 1924, Nr 35/36, 844, 874. — *Straßmann, Paul*, Die Strahlenbehandlung der Myome. Strahlenther. 27, 281 (1927). — *Studdiford, William*, Diskussion zu Masson. Amer. J. Obstetr. 5, 443 (1923). — *Ulesko-Stroganowa*, Zbl. Gynäk. 1903, Nr 4, 118. — *Uter*, Gleichzeitiges getrenntes Vorkommen von Schleimhautcarcinom und Wandsarkom im selben Uteruskörper. Mschr. Geburtsh. 66, 304 (1924). — *Veit*, Veits Handbuch der Gynäkologie, 2. Aufl., Bd. 3, 1, S. 516. — *Vertes, Oskar* u. *Paul Zacher*, Das Sarkom des Gebärmutterhalses. Z. Geburtsh. 70, 171 (1912). — *Viethen, Hermann*, Über Sarkome des Gebärmutterhalses. Inaug.-Diss. München 1923. — *Vogt, E.*, Über Sarkomentwicklung des Uterus und der Ovarien nach Röntgenbestrahlung. Strahlenther. 24, 313 (1927). — *Vogt, Marnetta*, Sarcoma of the uterus, with a report of thirty cases. Amer. J. Obstetr. 5, 523 (1923). — *Walther, H.*, Über Myosarcoma uteri. Z. prakt. Ärzte 1897, Nr 2. Zit. nach Veits Handbuch der Gynäkologie, 2. Aufl., Bd. 3, 1, S. 452. — *Warnekros*, Über die Häufigkeit sarkomatöser Veränderungen in Myomen. Arch. Gynäk. 97, 292 (1912). *Werner*, Myosarkom. Z. Geburtsh. 72, 197. — *Williams, Roger*, Zit. nach Veit, Handbuch der Gynäkologie, 2. Aufl., Bd. 3, 1, S. 515. — *Winter, Georg*, Die malignen und benignen Degenerationen der Uterusmyome. Z. Geburtsh. 57, 8. — *Derselbe*, Die wissenschaftliche Begründung der Indikationen zur Myomoperation. Festschrift für Olshausen, 1905 S. 49. — *Zweifel, Paul*, Die Sarkome des Uterus und Mischgeschwülste in Zweifel-Payr, Die Klinik der bösartigen Geschwülste, Bd. 3, S. 265. Leipzig: S. Hirzel 1927. Vgl. auch R. Meyer, Bd. VI, 1, S. 830 u. ff.

Nachtrag bei der Korrektur: *Keller, R.*, Uterussarkom mit Darmperforation. Zbl. Gynäk. 54, 1271 (1930).

II. Mischgeschwülste.

Bäcker, Josef u. *Karl Minich*, Ein Fall von Sarcoma papillare. Beitr. Geburtsh. 10, 532 (1906). *Dieselben*, Ein Fall von Sarcoma polyposum uteri. Beitr. Geburtsh. 14, 508 (1909). — *Beneke*, Demonstration eines intramuralen walnußgroßen Tumors des Fundus uteri. Mschr. Geburtsh. 23, 122 (1906). *Berka, F.*, Zur Kenntnis der Rhabdomyome des weiblichen Geschlechtsorgans. Virchows Arch. 68, 236 (1903). — *Brünings*, Über Lipomyome des Uterus. Verh. dtsch. Ges. Gynäk. 8, 340 (1899). — *Chavannaz* u. *P. Nadal* (Bordeaux), Mischgeschwülste des Uterus. Gynéc. et Obstétr., Jan. 1920. Ref. Zbl. Gynäk. 44, 1330 (1920). — *Dworzak, Hans*, Ein Beitrag zu den Lipomen des Uterus. Frankf. Z. Path. 34, 20 (1926). — *Feuchtwanger, J.*, Ein Uterusmyom mit Knorpel- und Knochenbildung. Inaug.-Diss. Straßburg 1897. — *v. Franqué*, Über Sarcoma uteri. Z. Geburtsh. 40, 183 (1899). — *Derselbe*, Lipofibromyom des Uterus. Verh. dtsch. Ges. Gynäk. 9, 491. — *Derselbe*, Hyaline und myxomatöse Degeneration in Uterussarkomen. Zbl. Gynäk. 1893, Nr 43, 987. — *Gamper, Alfred*, Beitrag zur Kenntnis der mesodermalen Mischgeschwülste des Uterus. Arch. Gynäk. 129, 878 (1927). — *Gebhard*, Pathologische Anatomie der weiblichen Sexualorgane. Leipzig 1899. — *Geißler*, Über Sarcoma uteri. Inaug.-Diss. Breslau 1891.

Girodes, Presence de fibres musculaires striées dans une paroie utérine. Comptes rend. 12. XI. 1892. Zit. nach Veits Handbuch der Gynäkologie, 2. Aufl., Bd. 3, 1, S. 550. — *Glynn, E.* u. *Blair Bell*, Rhabdomyosarcoma of the uterus. J. Obstetr. 25, Nr 1, 1—12. Ref. Jber. Gynäk. 28, 236 (1914). — *Halter, Gustav*, Heterotoper Mischtumor des Corpus uteri. Zbl. Gynäk. 50, 2194 (1926). — *v. Jacobson*, Zur Kenntnis der sekundären Veränderungen in den Fibromyomen des Uterus. Z. Heilk. 23 (1902); N.F. 3, H. 4. Zit. nach Veits Handbuch der Gynäkologie, 2. Aufl., Bd. 3, 1, S. 550. — *Kauffmann*, Z. Geburtsh. 60, 310 (1907). — *Kehrer, E.*, Über heterologe mesodermale Neubildungen der weiblichen Genitalien. Mschr. Geburtsh. 32, 646 (1906). Ebenda ausführliches Literaturverzeichnis. — *Keitler, Heinrich*, Über traubenförmige Sarkome im Corpus uteri. Mschr. Geburtsh. 18, 231. — *Knox-Kelly*, Lipomyoma of the uterus. Hopkins Hosp. Bull. 1901, 318. Zit. nach Veits Handbuch der Gynäkologie, 2. Aufl., Bd. 3, 1, S. 550. — *Köhler, R.*, Myxochondrosarcoma uteri. Zbl. Gynäk. 43, 113 (1919). — *Lahm, W.*, Heterologe Tumorbildungen des Müllerschen Ganges im Bereich der Cervix und des Corpus uteri (Mischtumoren). Halban-Seitz's Biologie und Pathologie des Weibes, Bd. 4, S. 639. — *Löwen, A.*, Über ein Rhabdomyosarkom des Uterus mit drüsigen Wucherungen. Beitr. path. Anat. 38, 177 (1905). — *Lebert*, Atlas der Anat. Path. Pl. XVI. Fig. 11. F. 1 zit. nach Veits Handbuch der Gynäkologie, 2. Aufl., Bd. 3, 1, S. 550. *Meyer, R.*, Knochenherd in der Cervix eines fetalen Uterus. Virchows Arch. 167, 81 (1902). — *Derselbe*, Die heterologen mesodermalen Kombinationstumoren in Veits Handbuch der Gynäkologie, 2. Aufl., Bd. 3, 1, S. 548. — *Merkel*, Über Lipombildung des Uterus. Beitr. path. Anat. 1901, 29. — *Nehrkorn*, Quergestreifte Muskelfasern in der Uteruswand. Virchows Arch. 151, 52 (1898). — *Orth*, Lehrbuch der speziellen pathologischen Anatomie, Bd. 2, S. 485, 494. 1889. — *Peham, Heinrich*, Das traubige Sarkom der Cervix uteri. Mschr. Geburtsh. 18, 191. — *Penkert*, Eine teratoide Mischgeschwulst des Uterus. Beitr. Geburtsh. 9, 488 (1905). — *Peterson*, Lipofibroma of the uterus. Trans. Chicago gynec. Soc. Amer. J. Obstetr., März 1904. Zit. nach Veits Handbuch der Gynäkologie, 2. Aufl., Bd. 3, 1, S. 551. — *Pfannenstiel*, Das traubige Sarkom der Cervix uteri. Virchows Arch. 127, 305 (1892). — *Polano, Oskar*, Ein angioblastisches Sarkom des Uterus. Z. Geburtsh. 67, 413 (1910). — *Pollak*, Heterotopie im histologischen Aufbau eines fibrösen Uteruspolypen. Wien. klin. Wschr. 1905, Nr 3. Zit. nach Veits Handbuch der Gynäkologie, 2. Aufl., Bd. 3, 1, S. 551. — *Preißecker*, Zur Frage der Uteruslipome. Wien. klin. Wschr. 39, Nr 2, 51. — *Rein*, Myxoma enchondromatodes arborescens colli uteri. Arch. Gynäk. 15, 187 (1880). *Ritter, Otto*, Über einen mesenchymalen Mischtumor des Uteruskörpers. Z. Geburtsh. 89, 266 (1926). *Schoinski*, Chicago med. Rev. 1, 469 (1880). Zit. nach Veits Handbuch der Gynäkologie, 2. Aufl., Bd. 3, 1, S. 551. — *Schröder, R.* u. *Hillejahn*, Über einen heterologen Kombinationstumor des Uterus. Zbl. Gynäk. 44, 1050 (1920). — *Seydel*, Lipomyofibroma myomatosum uteri. Z. Geburtsh. 50, 274 (1903). *Derselbe*, Ein Enchondrom des Uterus. Z. Geburtsh. 45, 237 (1901). — *Siedamgrotzky*, Ein seltener Fall von Myosarcoma uteri, beobachtet in der Frauenklinik in Jena. Diss. Jena 1906. — *Stade*, Heterologer Tumor aus dem Uterus. Mschr. Geburtsh. 81, 217 (1929). — *Starry, Allen*, Fatty tumors of the uterus. Surg. etc. 41, Nr 5, 642. Ref. Ber. Geburtsh. 9, 739 (1926). — *Thaler, H.*, Uteruslipome. Arch. Gynäk. 117, 430 (1922). — *Veit*, Klinik der Mischgeschwülste des Uterus in Veits Handbuch der Gynäkologie, 2. Aufl., Bd. 3, 1, S. 571. — *Walkhoff*, Über Liposarkombildung im Uterus. Festschrift für v. Rindfleisch. Leipzig 1907. Vgl. auch R. Meyer, Bd. VI, 1, S. 849.

Nachtrag bei der Korrektur: *Akeren, R. v.*, Zwei seltene Fälle von Gebärmuttergeschwulst. Zbl. Gynäk. 54, 905 (1930). — *Glas, Rudolf*, Über Myolipome und Lipome der Gebärmutter. Zbl. Gynäk. 54, 514 (1930). — *Hellendall, Hugo*, Ein intramurales Teratom des Corpus uteri mit Durchbruch in die Uterushöhle und Haarabgang durch die Scheide. Zbl. Gynäk. 54, 2398 (1930).

Die Strahlenbehandlung der Uterusmyome und Uterussarkome.

Von

H. Martius, Göttingen.

Mit 17 Abbildungen im Text.

Die Strahlenbehandlung der Uterusmyome.
Einleitung.

Nach der Stoffeinteilung dieses Handbuches wird die Strahlenbehandlung der Myome in einem von dem übrigen Myomkapitel getrennten Abschnitt der Bearbeitung unterzogen. Die sachliche Berechtigung zu einer solchen Trennung des Stoffes mag darin gelegen sein, daß die Strahlentherapie, sowohl was ihre Technik, als auch was die der Anwendung der Röntgen- und Radiumstrahlen zugrunde liegenden physikalischen und biologischen Tatsachen und Theorien anbetrifft, auf Grund ihrer Entwicklung eine sonderfachliche Stellung einnimmt. Klinisch hängt die Strahlenbehandlung der Gebärmuttermyome aber so eng mit den sonstigen Behandlungsmethoden dieser Erkrankung zusammen und marschiert so innig Schulter an Schulter mit der operativen Therapie der Myome, daß vom praktisch-klinischen Standpunkt aus eine vollkommen getrennte Besprechung dieser beiden Behandlungsarten — Operation und Bestrahlung — schlechterdings nicht möglich ist.

Es wird also ein Kapitel über die „Strahlenbehandlung der Myome" zugleich auch immer ein Kapitel über die Behandlung der Myome überhaupt sein müssen, wobei allerdings die operative Technik außer Betracht bleiben kann. Auf der anderen Seite läßt sich natürlich die Besprechung der Bestrahlungstechnik und Strahlendosierung, sowie die Darstellung der Anschauungen über die biologische Wirkung der Strahlen mit besonderer Beziehung auf die Gebärmuttermyome unschwer aus dem gesamten darzustellenden Stoff herausheben.

Sobald aber rein klinische Fragen angeschnitten werden, ist die Strahlentherapie der Myome mit der operativen Behandlung auf das engste verflochten, so daß z. B., was die Indikationsstellung anbetrifft, für den Bearbeiter die Notwendigkeit besteht, auch über die Anwendung des operativen Verfahrens das Wort zu nehmen. Denn die alte Frage, die lange Zeit im Vordergrunde der Erörterungen stand: sollen die Myome operiert oder bestrahlt werden?, eine Frage, die natürlich immer nur in dem Sinne galt, ob die Bestrahlungstherapie gegenüber dem operativen Vorgehen bei der überwiegenden Anzahl der zur Behandlung kommenden Myomfrauen den Vorrang verdient, die letztere Methode durch die erstere also gewissermaßen abzutreten gezwungen worden ist, existiert meines Erachtens schon lange nicht mehr. Sie mußte vielmehr einer anderen Fragestellung weichen, die dahin geht, ob von den beiden einander nicht nachgeordneten, sondern gleichgeordneten, an sich grundverschiedenen, aber gleich unentbehrlich gewordenen Behandlungsverfahren dem einen oder dem anderen Weg oder auch einer Kombination von beiden in dem betreffenden gerade zur Behandlung stehenden **Einzelfall** mehr Vorteil und Erfolgsicherheit zuzuschreiben sei.

Das Gesagte ist nicht nur für die Art der Darstellung von Wichtigkeit, sondern hat auch noch eine andere, grundsätzliche Bedeutung, insofern nämlich, als wir Gynäkologen verlangen müssen, daß die Strahlentherapie der gynäkologischen Erkrankungen **nicht** aus dem Rahmen des dem Frauenarzt zur Verfügung stehenden Behandlungsrüstzeuges herausgerissen werden darf. Wissenschaftlich wird es unter den Frauenärzten immer, wie es auch bisher war, solche geben, die sich in ihrer Forschungsrichtung vorübergehend oder dauernd mehr mit strahlentherapeutischen Fragestellungen, und solche, die sich mehr mit den für das chirurgische Verfahren wichtigen Problemen beschäftigen. Praktisch sollten aber jedem Frauenarzt für die Behandlung der sich ihm anvertrauenden Patienten beide Behandlungswege stets in gleicher Weise zur Verfügung stehen. Denn nur dann kann er sich für den Einzelfall die durch äußere Momente, wenn auch vielleicht unbewußt, leicht beeinflußbare Freiheit des Entschlusses bei der Wahl des Behandlungsweges wahren.

Es muß vermieden werden, wohin eine Zeitlang die Entwicklung zu gehen schien, daß die Strahlentherapie in der Gynäkologie gewissermaßen ein Spezialfach bildet; und noch mehr muß vermieden werden, daß die strahlentherapeutisch zu behandelnden gynäkologischen Patienten aus der Hand des Frauenarztes in die Hand gynäkologisch nicht geschulter Strahlentherapeuten übergehen. Zum mindesten muß der Gynäkologe mit dem Strahlentherapeuten, wenn beide Tätigkeiten nicht in einer Person zu vereinigen möglich ist, innig Hand in Hand arbeiten.

Die Sonderbearbeitung der Strahlenbehandlung der Myome in diesem Handbuch könnte einer Entwicklung, durch welche die Strahlentherapie aus der Gynäkologie herausgehoben wird, anstatt in sie hineingefügt zu werden, unbeabsichtigterweise Vorschub leisten, was durch die einleitenden Bemerkungen von vornherein vermieden werden möge.

Erstes Kapitel.
Die Entwicklung der Myombestrahlung bis zur Jetztzeit und ihre historischen Grundlagen.

Wenn man den Abschnitt über die Behandlung der Myome in der zweiten Auflage des Veitschen Handbuches der Gynäkologie betrachtet, das im Jahre 1907 erschien, und als dessen dritte Auflage das hier vorliegende Handbuch gilt, so findet man darin ein besonderes, von R. Schaeffer-Berlin bearbeitetes Kapitel über „Die elektrische Behandlung der Uterusmyome" (Bd. 1, S. 557). Es handelt sich dabei um das hauptsächlich auf Apostoli (1881) zurückgehende Verfahren der intrauterinen Ätzung des myomatösen Uterus mit Hilfe des galvanischen Stromes, der mit einer sondenartigen Elektrode zugeführt wurde. Die Apostolische Methode hatte ihre Glanzzeit damals schon weit hinter sich und fristete nur noch ein bescheidenes Dasein im Hintergrunde, zurückgedrängt durch die aufblühende chirurgische Behandlungsweise.

Von der Anwendung der Röntgenstrahlen zur Behandlung der Myome ist jedoch in der genannten Handbuchauflage noch kein Wort zu lesen, trotzdem in dem Erscheinungsjahr 1907 die Röntgenstrahlen bereits acht Jahre bekannt waren und auch schon einige spärliche Bestrahlungsversuche der Myome bis 1902 zurückverfolgt werden können. Der erste, der Genitaltumoren mit X-Strahlen behandelte, war F. J. Deutsch in München (1902). Deutsch berichtete im Jahre 1904 in Form einer vorläufigen Mitteilung über die Bestrahlung von mehreren Fällen von Uterusmyomen und Carcinomen. Damals war die Literatur über die Strahlenbehandlung der Hautgeschwülste schon ziemlich umfangreich. Aber an die tiefliegenden Geschwülste hatte man sich mit dem neuen Heilmittel noch nicht herangewagt.

Deutsch hat die erste Myombestrahlung im April 1902 vorgenommen, also $6^{1}/_{2}$ Jahre, nachdem Röntgen die X-Strahlen entdeckt hatte. Im August 1902 führte William James Morton in New-York seine erste Myombestrahlung aus, während Foveau de Courmelles am 11. Januar 1904 im Institut de France über dieselbe Therapie eine Mitteilung machte. Nach diesen Daten scheint Deutsch tatsächlich der erste gewesen zu sein, der den Gedanken zur Ausführung brachte, die X-Strahlen zur Behandlung auch tiefliegender Geschwülste heranzuziehen.

Deutsch erörtert in der genannten Veröffentlichung auch die Indikationsstellung zur Strahlenbehandlung gegenüber der Operation. Seine Erfolge bestanden zunächst in einer deutlichen Besserung der Blasenbeschwerden bei einer Myomkranken nach fünf Bestrahlungen. Dann beobachtete er bei vier Fällen nach einer Reihe von weiteren Bestrahlungen Schrumpfung der Geschwulst und in einem Falle das Nachlassen der Blutung. Auch bei einem Falle von Uteruscarcinom konnte Deutsch mit 60 Bestrahlungen eine Besserung erzielen. Leider sind über die Technik keine Angaben gemacht.

Nach diesen rein empirischen Vorversuchen gelangte die Strahlentherapie der Myome bald auf festeren Boden dadurch, daß sich die durch Albers-Schönberg beobachtete Strahlenempfindlichkeit der männlichen Keimdrüsen auch bei den weiblichen Keimdrüsen feststellen ließ.

Halberstädter untersuchte im Jahre 1905 als erster die Strahlenschädigung an Tierovarien, Untersuchungen, die von Bergonié, Tribondeau, Récamier und etwas später von Specht, Krause und Ziegler, Lengfellner und Fraenkel (1906) fortgesetzt und ergänzt wurden.

Die ersten histologischen Untersuchungen an bestrahlten menschlichen Ovarien führte 1907 Vera Rosen aus; sie fand eine Verminderung der Primärfollikel, ohne daß Strukturveränderungen nachweisbar waren. 1910 hat dann Faber (Jena) auf Anregung von P. Krause das operativ von C. Franz entfernte Ovarium einer wegen eines Uterusmyoms bestrahlten Frau histologisch untersucht und hochgradige degenerative Veränderungen der Follikel festgestellt.

Aus demselben Jahre stammt bereits die erste der grundlegenden und umfassenden Veröffentlichungen aus der medizinischen Universitäts-Poliklinik und Frauenklinik in

Bonn, die Reifferscheid über die Beeinflussung der tierischen und menschlichen Ovarien durch Röntgenstrahlen brachte. Er untersuchte zuerst Mäuseovarien und fand die in Abb. 2 dargestellten enormen Zerstörungen in diesem Organ. Die Abb. 1 stellt das unbestrahlte Ovarium der gesunden Maus dar.

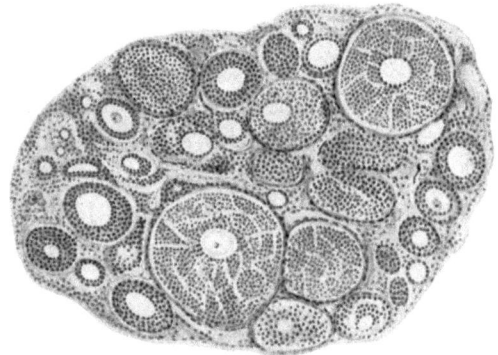
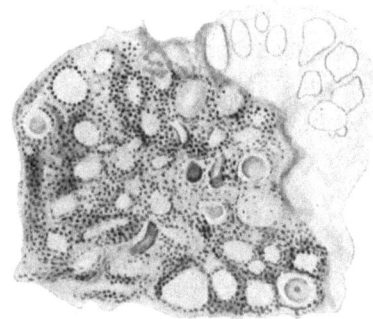

Abb. 1. Ovarium der Maus gesund.   Abb. 2. Ovarium der Maus nach Röntgenbestrahlung.

Dann untersuchte er das bestrahlte Ovarium eines Affen und hatte schließlich Gelegenheit, sieben menschliche Ovarien von Frauen, die vor der Laparotomie bestrahlt worden waren, genau zu durchforschen.

Die Abb. 3 zeigt den in Degeneration begriffenen Discus oophorus eines von Reifferscheid bestrahlten Ovariums.

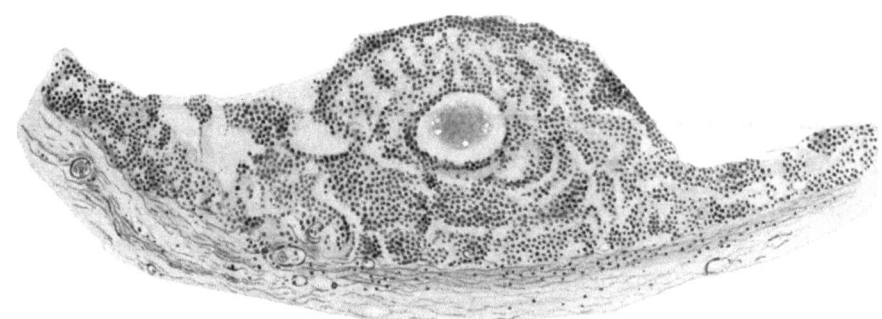

Abb. 3. Discus oophorus (Mensch) in Degeneration nach Röntgenbestrahlung.

Ich führe die drei aus den Veröffentlichungen von Reifferscheid stammenden Abbildungen hier dem Leser noch einmal vor Augen, da sie als die Grundlage für die weitere Entwicklung der Ovarialbestrahlung angesehen werden können, und da von Reifferscheid damals schon an diesen Bildern fast alles beschrieben werden konnte, was noch heute histologisch über die Strahlenbeeinflussung der Eierstöcke gilt. Später (1922) konnte Reifferscheid nachweisen, daß die histologisch erkennbaren Veränderungen in den Ovarien schon drei Stunden nach der Bestrahlung sichtbar werden.

Die degenerativen Veränderungen von radiumbestrahlten Ovarien untersuchten Russi, Fraenkel, Schiffmann, Heimann und Eymer.

Während nun die Veränderungen der männlichen Keimdrüsen durch Röntgenstrahlen nur geringe praktische Verwertung finden konnten, war für die Anwendung der Ovarialbestrahlung durch die Erfahrungen mit der operativen Kastration der Boden schon geebnet.

Die Anzahl derjenigen Forscher, Röntgenologen und Gynäkologen, die besonders im Anschluß an die Reifferscheidsche Veröffentlichung sich der Bestrahlung von gutartigen Uterusblutungen zuwandten, ist eine sehr große. Unter ihnen ist neben Albers-Schönberg besonders Gauß zu nennen. Schon im Jahre 1913 war das Material und die Literatur so angewachsen, daß sie hier nicht im einzelnen angeführt werden kann.

Auf dem IV. internationalen Kongreß für Physiotherapie in Berlin im Jahre 1913 hielt Albers-Schönberg ein Referat über die gynäkologische Tiefentherapie, in dem alles bis dahin Geleistete zur Erwähnung kam, während sein damaliger Assistent Mohr alle bis zum 1. Januar 1913 veröffentlichten, mit Röntgenstrahlen behandelten gynäkologischen Erkrankungsfälle zusammenstellte. Unter den 796 Myomen und 354 Metropathien stehen die Fälle aus der Freiburger Frauenklinik zahlenmäßig bei weitem an der Spitze, und als Gauß auf Grund seines Materials schon damals von einer fast $100^0/_0$igen Strahlenheilung dieser gutartigen Blutungen zu sprechen sich berechtigt fühlte, traten ihm Zweifel und Ablehnung entgegen, die in besonders schroffer Form zum Ausdruck kamen, als Gauß von Freiburg aus in der Berliner Gynäkologischen Gesellschaft im Jahre 1912 über seine Erfahrungen und Ergebnisse mit der Ovarialbestrahlung bei Myomen selber berichtete. Die damalige Sitzung hinterließ bei den Anwesenden den starken Eindruck, einer grundlegenden therapeutischen Neuerung gegenüberzustehen, und wohl selten hat in der Geschichte der Medizin eine ganz neuartige Therapie von den ersten Anfangsgründen an zu so guten Erfolgen geführt, wie die Strahlentherapie der gutartigen Genitalblutungen, und niemals ist durch spätere Erfahrungen der Anfangsenthusiasmus so wenig enttäuscht worden, wie bei ihr, wenn man wenigstens von vornherein die Strahlentherapie nicht als den Gegner des operativen Vorgehens, sondern als eine der Operation befreundete und mit ihr gemeinsam marschierende Truppenmacht betrachtet.

Die folgende Zeit stand unter dem Zeichen der Ausbildung der Bestrahlungstechnik. Es kam darauf an, eine Technik zu finden, die bei dem geringsten Aufwand an Zeit und Material und unter möglichst großer Schonung der Patienten die sichersten Erfolge zeitigte. Dabei mußten in mühsamen Versuchen die günstigste Felderzahl, Filterart und Filterdicke, der günstigste Abstand der Röhre und die notwendige Gesamtintensität der Röntgenstrahlen herausgefunden werden, was darum besonders schwierig war, weil die notwendigen physikalischen Vorstellungen über die Verteilung der Röntgenstrahlenenergie im Innern des durchstrahlten Körpers damals noch fehlten. In dieser Entwicklung ist die Einführung der Filterung durch Perthes als besonders wichtig hervorzuheben.

Was die verwendete Strahlenmenge bei der Behandlung der Myome anbetrifft, so bildeten die Freiburger und die Hamburger Schule zunächst zwei Extreme. Auf der einen Seite wurde die Röntgenstrahlenmenge immer mehr heraufgeschraubt (Freiburg), um sichere Erfolge zu erzielen. Auf der anderen Seite ging man mit kleinen Strahlenmengen vorsichtig und möglichst schonend vor (Albers-Schönberg, Haenisch). Allmählich glichen sich aber diese Gegensätze aus, besonders nachdem durch Krönig und Friedrich und Seitz und Wintz die Bestrahlung des Ovariums einer genauen physikalischen Messung zugänglich gemacht war, und nachdem es gelungen war, die für die Ausschaltung der Ovarialfunktion nötige physikalisch und biologisch gemessene Röntgenstrahlenintensität in Form der „Ovarialdosis" zu ermitteln. Mit der Feststellung der Ovarialdosis kann die erste Entwicklungszeit der Ovarialbestrahlung als abgeschlossen angesehen werden.

Die darauf folgende Entwicklungsepoche der Strahlenbehandlung der Myome und der Strahlentherapie überhaupt möchte ich als die ausgesprochen physikalische bezeichnen. Diejenigen Physiker und physikalisch geschulten Ärzte, die ihre Arbeit in den Dienst der Strahlentherapie stellten, und denen die praktische Strahlentherapie die Probleme stellte — ich nenne besonders die Namen Behnken, Dessauer, Friedrich, Glasser, Glocker, Grebe, Großmann, Holfelder, Holthusen, Jüngling, Küstner, Perthes, Schreus, Voltz und Wintz — untersuchten die Strahlenmeßmethoden und die Art und Weise, wie sich die strahlende Energie in der Tiefe des menschlichen Körpers verteilt und wie sie absorbiert wird.

Die Schaffung exakt physikalischer Grundlagen, die jetzt als im wesentlichen hergestellt angesehen werden können, war ein unbedingtes Erfordernis für die weiteren Fortschritte in der Strahlentherapie.

In dieser Beziehung hat die extrem physikalische Richtung in der Arbeitsmethodik der strahlentherapeutischen Forschung reiche Früchte getragen. Sie brachte es aber auf der anderen Seite mit sich, daß die klinische Anwendung der Röntgenstrahlen vorübergehend wenigstens in ein allzu physikalisches und damit unbiologisches Fahrwasser geriet; Zeiten, in denen vielen Autoren mit der Möglichkeit, eine bestimmte physikalisch exakt gemessene Röntgenstrahlendosis in das Krankheitsgebiet hineinzubringen, die Heilung dieser Krankheit gewährleistet zu sein schien.

Diese extrem physikalische Ära der Strahlentherapie ist jetzt als überwunden anzusehen, nachdem die in ihr geleistete Forscherarbeit durch die Schaffung einer absolut reproduzierbaren und für den internationalen Gebrauch eingeführten Maßeinheit für Röntgenstrahlen, der Röntgeneinheit = r-Einheit gekrönt wurde. Gestützt auf die geschaffene physikalische Basis ist inzwischen die biologische und klinische Denkweise in der Strahlentherapie mit Recht wieder stärker in den Vordergrund getreten, womit überhaupt die Sturm- und Drangperiode in der Entwicklung der Röntgenstrahlentherapie ihr Ende gefunden und von einer ruhigeren und besonneneren Aufwärtsentwicklung ihre Ablösung erfahren hat. Es handelt sich dabei um Entwicklungsstadien der Röntgentherapie überhaupt, die sich in der Strahlenbehandlung der Gebärmuttermyome besonders deutlich wiederspiegeln, indem auch hier das erste Entwicklungsstadium der reinen Empirie von einer zeitweise wenigstens zu stark physikalisch denkenden Entwicklungszeit und diese wieder von der bei jedem Krankheitsfall sorgfältig zwischen Bestrahlung und Operation abwägenden Jetztzeit abgelöst wurde.

Zweites Kapitel.
Die theoretischen Grundlagen der Strahlenbehandlung der Gebärmuttermyome.

Die Strahlenbehandlung der Myome stellt eine indirekte Heilmethode dar, indem das Röntgenlicht in erster Linie nicht am Uterus selber, sondern auf dem Umwege über die Eierstöcke zur Wirkung kommt. Trenholme und Hegar (1870) waren die ersten, die die Abhängigkeit des Myomwachstums von der Ovarialfunktion erkannten. Sie gingen von der Idee aus, mit der Fortnahme der Eierstöcke die Ovulation und damit auch die durch die vorhandenen Myome verstärkte Menstruation zu beseitigen. Man wollte also „den Klimax antizipieren". Als dann nach Ausführung der Ovariektomie nicht nur die Blutung sistierte, sondern auch, was a priori gar nicht zu erwarten war, die Myome wie im natürlichen Klimakterium zur Schrumpfung kamen, war der Zusammenhang zwischen Ovarialfunktion und Myomwachstum erwiesen, und mit vollem Recht hat Tauffer-Budapest kürzlich in einem Nachruf auf Hegar zur Feier seines 100. Geburtstages hervorgehoben, daß die Strahlenheilung der Myome als eine volle Verwirklichung dieser von Hegar zuerst ausgesprochenen Idee, nämlich zum Zwecke der Myomheilung die Ausschaltung der Eierstöcke und damit die Klimax künstlich herbeizuführen, anzusehen ist.

Ich zitiere wörtlich, was Tauffer darüber berichtet, wie in Hegar dieser segensreiche Gedanke aufstieg:

Eines Tages begegnete Hegar bei einem Spaziergang auf dem Freiburger Schloßberge einer seit Jahren an nahezu unstillbaren Blutungen leidenden, myomkranken und schon totgeglaubten Frau, nachdem sie seit geraumer Zeit aus seinem Gesichtsfelde verschwunden war, zu seinem nicht geringen Erstaunen in auffallend blühendem Aussehen. Nach der konventionellen Begrüßung und den Fragen nach ihrem Befinden sagte die einstige Schwerkranke lakonisch folgendes: „Der Wechsel ist bei mir vorüber und seitdem bin ich geheilt." Diese Worte wiederholten sich in mechanischer Weise auf den Lippen Hegars, während er seinen Spaziergang fortsetzte, bis sie plötzlich durch eine Idee unterbrochen wurden, die in der Form folgender Fragen auftauchte: „Könnte man das nicht machen? Könnte man die Klimax nicht antizipieren?" Nachdem die Frage gestellt war, ergab sich die Antwort zwangsläufig: „Jawohl, durch die Entfernung der Ovarien!" Die operative Kastration fand aber aus naheliegenden Gründen, die hier nicht hergehören, als Myomtherapie keine weitere Verbreitung. Durch den Gedankengang Hegars war aber der Strahlenbehandlung der Myome der Weg gebahnt.

Die Entstehung der Myome.

Um die theoretischen Grundlagen für die Strahlenbehandlung der Gebärmuttermyome verständlich zu machen, muß hier zunächst die Frage der Entstehung der Myome erörtert werden. Ich gehe auf die wichtige und noch nicht vollkommen gelöste Frage der Myomgenese hier jedoch nur zusammenfassend und so weit ein, als die geltenden Vorstellungen über die Ursache des Myomwachstums für das Verständnis der Einwirkungsart der Strahlentherapie auf die Myome von Wichtigkeit sind.

a) Histogenese.

Gerade für die Entstehung der Myome ist die Ribbertsche Geschwulstlehre besonders einleuchtend. Danach entstehen die Tumoren aus Gewebselementen, die in frühen Zeiten des Embryonallebens aus dem physiologischen Zusammenhang abgetrennt werden und an abnormer Stelle lagern, bis sie durch einen Reiz oder durch die Summation von vielen Reizen ihr pathologisches Wachstum beginnen.

Die Ribbertsche Geschwulstgenese ist nun aber von Robert Meyer für die Myome als histologisch nicht beweisbar zurückgewiesen worden. Denn alle Forschungen nach besonderen, histologisch differenzierten, von dem normalen Muskelgewebe abgrenzbaren Ausgangszellen für die Myomentwicklung haben zu keinem beweiskräftigen Ergebnis geführt (Albrecht). Ein solches Ergebnis müßte aber für den Beweis der Ribbertschen Geschwulstlehre gefordert werden. Dasselbe gilt für alle anderen histogenetischen Theorien des Myomwachstums, die ein primäres, räumliches Abgetrenntsein der dem Myomwachstum zugrunde liegenden Zellkomplexe von der Umgebung annehmen (Kleinwächter, Opitz und sein Schüler Sames, Costes und Claisse, Ricker, Orloff, Hermann Freund, Roesger, Gottschalk, Klebs), sei es nun, daß die Autoren die Myomzellkeime in die Muskulatur der Gefäßwände verlegen oder in ihnen epitheliale oder bindegewebige Keimversprengungen oder andere von der übrigen Gebärmuttermuskulatur primär abgesonderte Zellkomplexe sehen. Auf die ausgedehnten Untersuchungen von R. Meyer und Becher sowie die von Aschoff und Sakurai, die sich auf die Klärung der Histogenese der Myome beziehen, wird an einer anderen Stelle dieses Handbuches[1] eingegangen. Als das Ergebnis der Untersuchungen von Robert Meyer muß angesehen werden, daß auf Grund der an kleinsten Myomen angestellten Untersuchungen ein kontinuierlicher Zusammenhang zwischen dem Wachstum der Myomzellgruppen und dem normalen Muskelgewebe des Uterus besteht, und daß bei der histogenetischen Deutung der Myome mangels jeder positiven Grundlage auf die Annahme bestimmter fetal oder postfetal abgekapselter Mutterzellen verzichtet werden muß (Albrecht). Man kommt auf Grund der Untersuchungen von Robert Meyer vielmehr zu der Auffassung, daß die Myomzellenkomplexe aus den normalen Gebärmuttermuskelzellen heraussprossen, in denen die letzteren in der Zeit der Geschlechtsreife der Frau stellenweise und scharf umschrieben die Hemmung ihrer sonst nur für die Schwangerschaft bereit gestellten Wachstumsenergie verlieren (Theorie der aufgespeicherten Energie), wobei nach den Befunden von Robert Meyer primär der räumliche Zusammenhang mit dem übrigen Gewebe gewahrt ist und die scharfe Abgrenzung von der Umgebung erst mit dem weiteren Wachstum eintritt.

Wenn wir demnach bezüglich der Histogenese der Myome annehmen müssen, daß ihr Wachstum auf einzelne im Gewebsverbande liegende Muskelzellgruppen zurückgeht, so erhebt sich die zweite Frage, durch welchen **Reiz** diese Muskelzellgruppen zu ihrer erhöhten Wachstumsgeschwindigkeit angeregt werden, und ob dazu überhaupt die Annahme eines besonderen Reizes nötig ist.

Mit Bezug auf die Strahlentherapie interessiert uns hier besonders die Theorie der ovariellen Entstehung der Myome, die hauptsächlich mit dem Namen L. Seitz verknüpft ist, und die darin besteht, daß für das „Inskrautschießen" (Sellheim) der Myommutter-

---
[1] R. Meyer, VI. Band, 1. Hälfte, S. 253.

zellen eine hormonale Dysfunktion der Eierstöcke angenommen wird. Für diese Theorie haben die häufig bei den Myomfrauen vorkommenden morphologischen Veränderungen der Eierstöcke eine wesentliche Stütze abgegeben. Die Veränderungen bestehen in einer Vergrößerung und ödematösen Durchtränkung dieser Organe mit kleincystischer Degeneration, in einer Vermehrung von Stroma und Gefäßen und in einer Verminderung der Zahl der Follikel (Bulius, Popow, Fleck, Gebhardt, Werth, Mandl und Bürger). Albrecht hat z. B. unter 450 Myompräparaten bei 84 Fällen = 19% Veränderungen an den Ovarien in dem genannten Sinne gefunden und erwähnt ferner, daß in 326 Sektionsberichten des Pathologischen Instituts des Krankenhauses München-Schwabing 109mal = 34% cystische Degenerationen der Ovarien notiert wurden.

W. Scheidt (Stickel) fand in 10% der operierten Fälle die kleincystische Degeneration und Cystenbildung der Ovarien.

Das häufige Nebeneinandervorkommen von pathologisch-anatomischen Veränderungen an den Eierstöcken und von Gebärmuttermyomen beweist aber noch nicht, daß diese beiden Erscheinungen in ursächlichem Zusammenhange stehen. Ein solcher wird jetzt auch von den meisten Autoren abgelehnt, so z. B. auch von J. L. Faure, der es für möglich hält, daß die Veränderungen einer gemeinsamen, bisher allerdings noch nicht bekannnten Ursache unterliegen.

Ebensogut können die Veränderungen an den Ovarien auch als eine Folge der Myomentwicklung angesehen werden (Kraul, v. Fekete), wenn überhaupt eine Abhängigkeit beider Erscheinungen besteht. Keineswegs finden sich die genannten Veränderungen der Ovarien bei Myomträgerinnen immer, und oft sind sie auch vorhanden, wenn Myome fehlen.

b) Die „dyshormonale Entstehung" der Myome.

Es lag nun natürlich nahe, nach irgendeiner qualitativen oder quantitativen Veränderung der Ovarialhormone zu suchen, die nach der Theorie von L. Seitz für das Myomwachstum verantwortlich gemacht werden könnte, und den Versuch zu machen, diese ihrer Art nach zu erkennen. Außer L. Seitz haben besonders Aschner und A. Mayer die Ansicht vertreten, daß eine ätiologische Abhängigkeit der Myome von einer Dysfunktion der Ovarien besteht. Der Beweis für das Vorhandensein eines pathologischen Ovarialhormones, von dem die Anregung zum Myomwachstum in spezifischer Weise ausgeht, ist jedoch nicht gelungen (Neu). Anderseits wird aber von niemandem mehr bezweifelt, daß eine trophische Abhängigkeit des Myomwachstums von der Keimdrüsenfunktion besteht.

Einen strikten Beweis für diesen Zusammenhang liefert die tausendfache Erfahrung, daß das Myomwachstum im allgemeinen wenigstens an das Lebensalter der Frau gebunden ist, in dem die Eierstöcke funktionieren, und, daß das Myomwachstum mit dem natürlichen Aufhören und mit der künstlichen Ausschaltung der Ovarialfunktion zum Stillstand zu kommen pflegt. Auch den von Fleischmann berichteten Fall von Myomentwicklung nach Ovarialtransplantation bei einer 34jährigen Frau, die seit dem 19. Lebensjahr nicht mehr menstruierte, kann man als einen gewissen Beweis für die genannte Abhängigkeit des Myomwachstums vom Ovarialhormon ansehen. Albrecht bezeichnet diese Beobachtung als einen schlagenden Beweis für die Abhängigkeit des physiologischen und pathologischen Wachstums der Uterusmuskulatur von den Ovarialhormonen, wobei allerdings die Frage, ob das Myomwachstum nur durch eine abnorme hormonale Funktion der Eierstöcke angeregt wird, offen bleiben muß, ein Frage, deren Beantwortung uns hier, bei der theoretischen Begründung der Wirksamkeit der Ovarialbestrahlung bei Myompatienten, auch nur in zweiter Linie interessiert. **Irgendwelche bündigen Beweise für das Vorhandensein eines „Myomhormons", also einer von der Norm abweichenden hormonalen Funktion der Eierstöcke, sind jedenfalls noch nicht beigebracht, wie auch von R. Schroeder und Runge hervorgehoben wird.**

Besonders skeptisch steht Robert Meyer der hormonalen Entstehung der Myome gegenüber. Es ist ihm zwar sicher, daß die Funktion der Ovarien für die Myomentstehung unerläßlich ist; eine pathologische Ovarialfunktion hält er aber für unerwiesen und nimmt an, daß die Abhängigkeit des Myomwachstums von den Eierstöcken lediglich eine indirekte sei, insofern, als der „Uterus beim Versagen der Ovarialfunktion atrophiere". Die Myome atrophieren zugleich, aber offenbar nicht deshalb, weil sie zu ihrem Leben eines Ovarialhormons bedürfen, sondern weil die Blutgefäße des Uterus versagen. Die Blutzufuhr auf anderem Wege ermöglicht das Weiterwachsen der Myome.

Mit Bezug auf die Strahlentherapie genügt es festzustellen, daß das Myomwachstum von der hormonalen Funktion der Eierstöcke abhängt, wobei es dahingestellt bleiben kann, ob diese Abhängigkeit eine direkte oder indirekte (Robert Meyer) ist, und ob als Ursache für das Myomwachstum eine von der Norm abwegige Ovarialfunktion angenommen werden muß oder nicht.

Drittes Kapitel.
Der Einwirkungsmechanismus der Röntgen- bzw. Radiumstrahlen auf die Uterusmyome.
I. Direkte oder indirekte Wirkung?

Aus dem Gesagten geht mit aller Deutlichkeit hervor, daß, seitdem die Röntgenstrahlen zielbewußt in die Behandlung der Myome eingeführt worden sind, von vornherein diese Behandlungsmethode als ein indirektes Verfahren angesehen wurde, in dem sich der therapeutische Angriff nicht auf die Myome selber, sondern auf die sie beherrschenden Eierstöcke richtete. Eine Ausnahme davon machten höchstens die allerersten tastenden Versuche der Myombestrahlung von Deutsch und Foveau de Courmelles. Später wurde nur die Ausschaltung der Periodenblutung durch die Ovarialbestrahlung bei den Myomen genau so wie bei den einfachen klimakterischen Menorrhagien angestrebt, wobei dann die Schrumpfung der Myome als willkommener Nebeneffekt gebucht werden konnte.

Daß die Ausschaltung der hormonalen Funktion der Eierstöcke durch die Röntgenstrahlen als das Wesentliche bei der Strahlenbehandlung der Myome anzusehen ist, findet auch von fast allen Seiten uneingeschränkte Anerkennung. Von den älteren Arbeiten, die sich mit dieser Frage beschäftigen, nenne ich besonders die Veröffentlichungen von Albers-Schönberg, Spaeth, M. Fraenkel, Kelen, Graefenberg, Jung, Wetterer,

Stoeckel, Béclère, Hofbauer, Seitz und Wintz und vor allem von Gauß und Friedrich.

Dabei steht zur Erörterung, ob nicht neben der indirekten Einwirkung der Bestrahlung auf das Myomwachstum auf dem Umwege über die Eierstöcke auch eine direkte Strahlenwirkung auf die Myome vorhanden ist.

a) Klinische Untersuchungen.

Besonders von französischen Autoren, und zwar in erster Linie von Béclère wird der Standpunkt vertreten, daß neben der ovariellen Einwirkung auch eine direkte Strahlenwirkung auf das Myom stattfindet, indem die Myomknoten sich durch die in ihnen absorbierte Strahlung verkleinern, und zwar schon bevor die indirekte Strahlenwirkung auf dem Umwege über die Ausschaltung der Eierstöcke eintritt.

Béclère hat sich besonders vom klinischen Standpunkt aus mit der Frage der direkten Verkleinerung der Myome durch die Röntgenbestrahlung beschäftigt. Béclère verfügt über ein sehr großes, 2000 Fälle übersteigendes Beobachtungmaterial, da er zu denjenigen gehört, welche die Indikation zur Strahlenbehandlung der Myome am weitesten stellen. Dabei sieht auch er die Ausschaltung der Eierstocksfunktion durch Röntgenstrahlen als einen wesentlichen Teil der Behandlung an. Nach seinen klinischen Beobachtungen und den von ihm angestellten Messungen verkleinern sich die Myome jedoch in einem großen Teil der Fälle schon, bevor die Strahlenamenorrhöe eingetreten ist, und zwar hat Béclère die Verkleinerung der Tumoren bei denjenigen Fällen, bei denen der Uterus die Schamfuge nach oben überragte, systematisch durch Messungen verfolgt, indem er den Abstand der oberen Kuppe des Tumors von der Schamfuge in Zentimetern gemessen hat. Die Messungen wurden so angestellt, daß die Patientinnen horizontal auf eine glatte Unterlage gelegt wurden, nachdem für die Entleerung der Blase gesorgt war, und haben ergeben, daß „die primäre Verkleinerung der Myome" schon mit den ersten Bestrahlungsserien beginnt. Sie ist meistens bei der dritten Bestrahlung, oft schon nach der zweiten Bestrahlung feststellbar. Von Woche zu Woche nähert sich der obere Pol des Tumors mehr oder weniger schnell der Schamfuge. In den günstigsten Fällen beträgt die Abnahme etwa einen Zentimeter in der Woche.

Béclère gibt dann ausdrücklich an, daß diese als „régression primitive" bezeichnete Verkleinerung der Myome unabhängig von der Ovarialfunktion einsetzt, da sie einen, zwei oder sogar drei Monate dem Aufhören der Periode vorausgeht. Auch bei Frauen, die schon in der natürlichen Menopause waren, hat Béclère dieselbe Verkleinerung der Myome nach der Röntgenbestrahlung durch Messungen feststellen können. Aber nicht nur die Messung, sondern auch das prompte Zurückgehen der lokalen Beschwerden, z. B. der Drucksymptome, der Blasenbeschwerden, sowie die Verkleinerung des Leibumfanges lassen die direkte Strahlenwirkung auf die Myome erkennen, während sich das Ausbleiben der Ovarialfunktion erst später durch die Ausfallserscheinungen anzeigt.

Nach alledem zweifelt Béclère nicht daran, daß die Röntgenstrahlen eine „primäre und direkte" Wirkung auf die Uterusmyome ausüben.

In der einheimischen Literatur haben sich besonders Albers-Schönberg, Görl, van de Velde, Henkel, Werner, v. Seuffert, Weber, Zimmer u. v. a. für das Vorhandensein einer direkten Strahlenwirkung auf die Myomgröße ausgesprochen. Gräfenberg (1912) hat der Annahme einer spezifischen Affinität der Myomzelle zu den Röntgenstrahlen Ausdruck verliehen, und Spinelli hält den myomatösen Uterus für ein stark strahlenempfindliches Organ. Auch Haendly (1913) spricht von einer direkten Tumorwirkung der Röntgenstrahlen beim Myom.

Zweifellos kommt es vor, daß die Myome, schon bevor die Strahlenamenorrhöe erzielt ist, anfangen zu schrumpfen. Wenn aber in Deutschland eine dahingehende Beobachtung im allgemeinen weniger Beachtung gefunden hat, als ihr nach den Béclèreschen Veröffentlichungen zuzukommen scheint, so liegt dieser Unterschied höchstwahrscheinlich in der Bestrahlungsmethode begründet. Während bei uns die Bestrahlung im allgemeinen so eingerichtet wird, daß die Ovarien durch eine einmalige auf diese Organe gerichtete Strahlendosis ausgeschaltet werden, bestrahlt Béclère grundsätzlich die Tumoren, und zwar in Serien, die weiter unten (S. 264) im einzelnen noch angegeben werden. Die kleineren, mit kurzen Unterbrechungen applizierten Strahlendosen, wie sie Béclère verwendet, lassen offenbar die Verkleinerung der Tumorgröße dem Versiegen der Ovarialfunktion mehr vorauseilen als bei der einzeitigen Ovarialbestrahlung, die in Deutschland üblich ist. Bei kleinen Tumoren wird, wie Béclère hervorhebt, auch bei der von Seitz und Wintz angegebenen und in Deutschland vorwiegend benutzten, auf das Ovar gerichteten Bestrahlungstechnik das ganze Gebiet des myomatösen Uterus mitbestrahlt, so daß dann nur ein Unterschied in der zeitlichen Verteilung der Strahlendosis gegenüber der Béclèreschen Technik besteht, der aber als Erklärung dafür genügen dürfte, daß die „primäre Verkleinerung" der Myome in dem Béclèreschen Material ein größere Rolle spielt, als es den Beobachtungen bei uns entspricht.

In hohem Maße abhängig ist der Grad der primären Verkleinerung der Myome nach der Bestrahlung von ihrer Konsistenz und geweblichen Beschaffenheit. Stark durchblutete und stark durchwässerte Myome reagieren auf die direkte Röntgenstrahlenwirkung schneller und stärker als harte Fibrome. In verkalkten Partien tritt naturgemäß überhaupt keine Verkleinerung ein, weder eine primäre noch eine sekundäre, ovariell bedingte Verkleinerung. Die Verkalkung der Myome ist aber meistens nur partiell, so daß auch Tumoren, in denen man Kalkpartien fühlt oder auf der Röntgenplatte sieht, Verkleinerungen nach der Bestrahlung erkennen lassen können.

Es kann auch nach meiner Ansicht nicht daran gezweifelt werden, daß die Röntgenstrahlen auf viele Myome eine direkte verkleinernde Wirkung ausüben. **Diese primäre und direkte Strahlenwirkung auf das Tumorgewebe tritt aber praktisch bei der Strahlenbehandlung der Myome in den Hintergrund gegenüber denjenigen Heileffekten, die mit der Ausschaltung der Follikelreifung der Eierstöcke einhergehen oder auf sie folgen, und wir halten deshalb für das Wesentliche bei der Strahlenbehandlung der Myome die Ausschaltung der Follikelreifung durch Röntgenstrahlen**, oder, kurz gesagt, die „Ovarialbestrahlung", die früher mit „Kastrationsbestrahlung" bezeichnet wurde.

b) Histologische Untersuchungen.

Außer der klinischen Beobachtung hat man auch **histologische Untersuchungen** herangezogen, um zu entscheiden, wie weit die Schrumpfung der bestrahlten Myome direkt oder indirekt auf dem Umwege über die Eierstöcke zustande kommt.

Es muß von vornherein als sehr schwierig angesehen werden, die Entscheidung über eine etwa vorhandene direkte Strahlenwirkung auf das Myomgewebe durch histologische Untersuchungen herbeizuführen, da die Veränderungen, die bei der durch die Bestrahlung bedingten Rückbildung im Myomgewebe auftreten, in jeder Beziehung denjenigen Veränderungen gleichen, die man auch sonst oft in den Tumoren findet und die besonders auch infolge der natürlichen Atrophie der Eierstöcke in der Menopause oder infolge der Einwirkung der Bestrahlung auf die Eierstöcke auftreten (P. Prym, Lubarsch-Wätjen). Aus deutscher Feder liegen nur vereinzelte Veröffentlichungen über die unmittelbare Beeinflussung des Myomgewebes durch die Bestrahlung vor. Einige Autoren haben sich in diesem Zusammenhang mit der Strahlenempfindlichkeit der dem Uterus zugehörigen Gewebsarten beschäftigt. So hat Nürnberger z. B. über tierexperimentelle Untersuchungen berichtet, welche eine direkte Strahlenwirkung auf den Uterus der weißen Maus betreffen. Dabei hat Nürnberger neben Veränderungen im Uterusepithel, die er für strahlenspezifisch anspricht, auch eine Atrophie der Gebärmuttermuskulatur gefunden. Es konnte jedoch nicht sicher entschieden werden, ob diese auf eine direkte Strahlenwirkung oder auf eine Schwächung der übergeordneten Ovarialfunktion zurückzuführen war. Nürnberger neigt dazu, nach seinen Untersuchungen auch eine direkte Strahlenwirkung auf die Uterusmuskulatur anzunehmen. Wie schwierig es ist, die indirekte Strahlenwirkung, die auf dem Umwege über das Ovar zustande kommt, von den direkten Bestrahlungseffekten auf den Uterus zu unterscheiden, zeigen besonders die Untersuchungen von Serafini, Plaut und Geller, die nach kleinen Röntgenstrahlendosen eine Hypertrophie des Uterus fanden. Geller stellte erst bei einer Bestrahlung mit 50% der HED bei seinen an Kaninchen vorgenommenen Untersuchungen eine Atrophie des Uterus fest.

Bei den geringen zur Ausschaltung der Eierstocksfunktion notwendigen Strahlendosen ist jedenfalls nicht anzunehmen, daß das gesunde Uterusgewebe, Muskulatur und Schleimhaut, eine wesentliche Veränderung durch die Bestrahlung erfährt. Das würde allen an anderen Organen gemachten strahlentherapeutischen Erfahrungen widersprechen.

Wie resistent gegenüber der Bestrahlung besonders die uterinen Drüsen sind, geht aus dem histologischen Material der mit hohen Dosen bestrahlten Uteruscarcinome hervor, in denen man oft die Epithelien der uterinen Drüsen in unmittelbarer Nachbarschaft zerfallener Krebsherde vollkommen unverändert findet (v. Franqué). Da nun bei den Bestrahlungsmethoden der Uterusmyome nur eine sehr geringe Strahlenmenge an die Gebärmutter gelangt, die bekanntlich ein Drittel der zur Erzeugung des Hauterythems nötigen Strahlenenergie in der Tiefe des Genitalapparates nicht zu überschreiten braucht, so kommt eine direkte Beeinflussung der uterinen Drüsen ebenso wie der Uterusmuskulatur im Sinne der Lähmung oder der Abtötung der Zellen bei der Ovarialbestrahlung gar nicht in Betracht.

Die Strahlenempfindlichkeit des Myomgewebes kann natürlich eine andere sein, wie die des normalen uterinen Muskelgewebes (Rigano-Irrera, Calatayud Costa). Auch besteht sicherlich ein großer Unterschied in der Strahlenempfindlichkeit verschiedener Myome untereinander, was schon daraus hervorgeht, daß das Myomgewebe oftmals histologisch nicht scharf vom Sarkomgewebe zu unterscheiden ist und das letztere oft eine hohe Strahlenempfindlichkeit besitzt. Es gibt Myome, deren histologisches Bild einen ausgesprochen gutartigen Charakter hat und die trotzdem zu

Metastasen führen und klinisch als Sarkom verlaufen. Da nun die Sarkome im allgemeinen besonders radiosensibel sind und eine scharfe Grenze zwischen den bösartigen Bindegewebsgeschwülsten und den reinen Fibromyomen und Myomen nicht gezogen werden kann, ist die Annahme einer verschiedenen Radiosensibilität der Myome selber auch berechtigt.

Dem allgemeinen biologischen Gesetz entsprechend, daß diejenigen Zellen, die am schnellsten wachsen, die größte Strahlenempfindlichkeit besitzen, muß der von Eymer schon 1912 geäußerten Meinung zugestimmt werden, daß die verschiedenen Myome je nach der Lebhaftigkeit ihrer Proliferation verschieden stark auf die in ihnen absorbierte Strahlenenergie reagieren. Und zwar können die Myomknoten in dieser Beziehung der normalen Uterusmuskulatur nahe oder gleich stehen, und sie können auch an die hohe Radiosensibilität der Sarkome heranreichen. Es ist deshalb nicht ohne weiteres von der Hand zu weisen, daß auch bei der kleinen, zur Ausschaltung der Ovarialfunktion nötigen Röntgenstrahlenenergie in der Tiefe ein gewisser direkter Einfluß der Strahlen auf manche Myomknoten stattfindet, und histologisch nachweisbar wird.

Jedenfalls sollte man erwarten, daß, wenn mannskopfgroße und noch größere Myome sich unter der Bestrahlung bis auf kleine Reste zurückbilden, die Röntgenstrahlenwirkung auf das Myom im herausgeschnittenen Uterus auch eindeutig festgestellt werden könnte (P. Prym). Zur Erforschung dieser Frage steht nur ein verhältnismäßig kleines Material zur Verfügung, das nach P. Prym nur aus etwa 30 Einzelbeobachtungen zusammengesetzt wird, da naturgemäß mit Erfolg bestrahlte Myomknoten der histologischen Untersuchung gewöhnlich nicht zugänglich werden.

Die ersten derartigen histologischen Untersuchungen verdanken wir Faber. Faber konnte den myomatösen Uterus einer 43jährigen Frau drei Tage nach der letzten und sechs Tage nach der ersten Röntgenbestrahlung untersuchen. Während Faber damals in der von ihm gefundenen blutigen Durchtränkung und teilweisen zentralen Nekrotisierung der Myome eine Folge der Bestrahlung vermutete, konnten Zaretzky, Eymer und Langes keine Veränderungen feststellen, die für die Bestrahlung als charakteristisch anzusprechen möglich war, während Bolaffio die besondere Strahlenempfindlichkeit des Myomgewebes für unbewiesen und unwahrscheinlich hält. Demgegenüber stellt Spinelli-Neapel die Myomgeschwulst wieder als „exquisit strahlenempfindlich" hin, und Rigano-Irrera ist der Ansicht, daß das Myomgewebe wesentlich mehr als die Uterusmuskulatur unter der Bestrahlung leidet.

Von dieser Gruppe von Arbeiten ist besonders eine Veröffentlichung von R. Meyer aus dem Jahre 1912 zu nennen. R. Meyer hat damals Myome nach vergeblichen Röntgenbestrahlungen untersucht und fand in dem Myomgewebe trotz der Mißerfolge, was das Aufhören der Blutung anbetraf, deutliche Veränderungen im Sinne einer Atrophie der Myomzellen mit Sklerose und hyaliner Degeneration des fibrillären Zwischengewebes, während an der Uterusmuskulatur nichts Besonderes zu entdecken war. Auch in den Gefäßen waren Degenerationszeichen vorhanden.

Die Sklerose im Myom ist allerdings auch ohne Bestrahlung eine häufige Erscheinung, wie auch Robert Meyer hervorhebt. Aber auffällig war ihm die Regelmäßigkeit des Befundes bei allen 6 Fällen.

Robert Meyer hält auf Grund dieser Untersuchungen einen elektiven Einfluß der Röntgenstrahlen auf das Myomgewebe für durchaus möglich, und obgleich er bei den vielen im Tumorgewebe auch sonst vorkommenden Degenerationserscheinungen einen sicheren Beweis nicht für erbracht hält, so äußert er sich doch auch in diesem Handbuch (Bd. VI, 1, S. 287) dahin, daß seine eigenen Befunde für einen direkten Einfluß der Röntgenstrahlen auf die Schrumpfung der Myome sprechen.

Auf die Arbeit von Robert Meyer aus dem Jahre 1912 folgt dann eine größere Reihe ähnlicher Arbeiten in der Literatur, und zwar von Rosenstein, Czyborra, Kurihara, Prochownick, Koblanck, v. Schroeder, Ahlström, Werner und Runge, Kriwsky, in denen allen entweder keine charakteristischen Befunde an den Myomen oder nur solche Veränderungen angegeben werden, wie sie auch sonst im unbestrahlten Myom vorkommen, also Atrophie der Myomzellen, Vermehrung und hyaline Sklerose des Bindegewebes und Gefäßveränderungen.

Manche der Autoren betonen allerdings einen gegenüber den unbestrahlten Myomen auffallend starken Bindegewebsreichtum, während Huetter (1919) nach den von ihm angestellten histologischen Untersuchungen sogar eine strahlenspezifische Zerstörung der Muskelzellen in den Myomen mit Bindegewebsersatz als erwiesen annimmt.

W. Schulte hatte dann im Jahre 1920 unter Aschoff Gelegenheit, 6 vergeblich bestrahlte Myome histologisch zu untersuchen und kam, was die Deutung der auch von ihm festgestellten Degenerationserscheinungen im Myomgewebe anbetrifft, zu dem Ergebnis, daß die Veränderungen nicht durch eine elektive Strahlenbeeinflussung der Myome selber, sondern lediglich durch die Schädigung des follikulären Apparates, also nicht direkt, sondern indirekt entstehe, eine Anschauung, die auch L. Seitz und Wintz vertreten. Auch diese Autoren führen die Schrumpfung der Myome bei den kleinen zur Ovarialbestrahlung benutzten Strahlendosen lediglich auf die Ausschaltung der ovariellen Tätigkeit zurück, da sie an vier zuerst bestrahlten und dann operierten Myomen keinerlei histologische Veränderungen fanden, die für eine direkte Vernichtung der Myomzellen gesprochen hätten. Sie sind der Ansicht, daß erst bei weit größeren Strahlendosen, die $130^0/_0$ der HED überschreiten, eine Abtötung der Muskelzellen stattfindet, womit allerdings die klinischen Beobachtungen nicht in Einklang stehen, da gerade L. Seitz und Wintz nach Bestrahlungen bei Frauen mit Einklemmungserscheinungen eine sofortige Abnahme der Druckbeschwerden, und zwar bereits am zweiten bis vierten Tage nach der Ovarialbestrahlung beobachtet haben.

A. Seitz (1922) nimmt wiederum eine spezifische Strahlenwirkung auf den Tumor selbst als vorhanden an, da sich nach seinen Untersuchungen sehr deutlich ein Unterschied in den Veränderungen nach der Bestrahlung und bei der einfachen klimakterischen Schrumpfung erkennen lasse.

Als besonders wichtig sind noch die Untersuchungen von P. Prym zu nennen, die er an zwei Fällen von bestrahlten Myomen vornehmen konnte. Die von ihm angegebenen Befunde in den Myomen unterscheiden sich nach seiner Ansicht qualitativ in keiner Weise von den auch spontan vorkommenden recessiven Veränderungen im unbestrahlten Myom, wobei er allerdings den Eindruck gewonnen hat, daß nach der Röntgenbestrahlung das Bindegewebe in den Myomen vermehrt auftritt.

Wichtig ist folgende von Prym im einzelnen geschilderte Beobachtung. Er untersuchte einen myomatösen Uterus histologisch, in dem früher ein faustgroßes Myom festgestellt worden war. Die Patientin wurde zuerst bestrahlt, und später wurde ihr der Uterus supravaginal amputiert. Inzwischen war der faustgroße Myomknoten so weit zurückgegangen, daß man an dem Präparat nicht mehr sehen konnte, welcher von den in dem Präparat vorgefundenen kleinen Tumoren der klinisch festgestellte gewesen war, und ob überhaupt noch ein Rest des ursprünglich festgestellten Tumors vorhanden war. Trotzdem boten alle die vorhandenen Myomknoten ein histologisches Bild, welches sich nicht vom unbestrahlten Myom unterschied.

P. Prym kommt deshalb zu dem Schluß, daß keiner der in der Literatur vorliegenden histologischen Befunde an bestrahlten Myomen die Entscheidung erlaube, ob Veränderungen vorliegen, welche als direkte Folge der Strahlenwirkung auf das Myomgewebe anzusehen sind.

Diesem kritischen Standpunkt von P. Prym schließen sich auch O. Lubarsch und J. Wätjen in ihrer kürzlich erschienenen Bearbeitung der allgemeinen und speziellen Histologie der Strahlenwirkung in dem Handbuch der gesamten Strahlenkunde von Lazarus an. Sie betonen, daß die histologische Entscheidung einer Strahlenfolge auch bei klinisch beobachteter Rückbildung unter der Bestrahlung sehr erschwert wird dadurch, daß die histologischen Veränderungen, die bei der durch die Bestrahlung bedingten Rückbildung der Myome auftreten, ganz denen gleichen, die man auch bei der Rückbildung der Myome in der Menopause sieht.

Die Autoren weisen es jedoch nicht als unmöglich von der Hand, daß im muskulären Parenchym eines Myoms die oft beschriebene Atrophie und Verfettung der Muskelzellen und Fibrillen auch als Bestrahlungsfolge auftritt, da es sich beim Myom nicht um normale Muskulatur, sondern um eine Neubildung des Muskelgewebes handele, die sich der Bestrahlung gegenüber anders verhalten könne, wie das wenig strahlenempfindliche normale Muskelgewebe, eine Ansicht, die auch Calatayud Costa teilt.

Auch französische Autoren, z. B. Faure und Siredey geben an, daß sie sehr deutliche Veränderungen in den bestrahlten und später operativ entfernten Myomen gefunden haben, die sie als direkte Strahlenwirkung deuten[1].

Einen anderen Zusammenhang zwischen der Röntgenbestrahlung und der blutungsstillenden Wirkung derselben halten P. Hüssy und G. Wallart nach histologischen Untersuchungen am bestrahlten Uterus für möglich. Sie sahen nämlich Gefäßveränderungen in der Gebärmutterschleimhaut im Sinne einer Endarteriitis obliterans der kleinen Endometriumgefäße, ähnlich, wie sie nach Untersuchungen von Pankow, Szasz-Schwarz und Böshagen auch als ein physiologisches Vorkommnis bei Gravidität und Menstruation beobachtet wurden. Auf eine direkte Schleimhautwirkung wird bei der Besprechung der Radiumbehandlung noch zurückzukommen sein.

Die Annahme einer Gefäßwirkung bei der Bestrahlung des Uterus führt uns zu den Untersuchungen von Ricker, der jede Strahlenwirkung auf das lebende Gewebe durch eine funktionelle Beeinträchtigung des Gefäßsystems, also durch eine ischiämische Nekrobiose bedingt sieht. Bei der blutungswidrigen Wirkung der Myombestrahlung mit Röntgen-

---

[1] Traité de Gynécologie 1928, S. 1024.

strahlen handelt es sich sicher nicht um eine Gefäßwirkung im Endometrium, sondern um das natürliche Ausbleiben der cyclischen Schleimhautveränderungen infolge der Unterdrückung der Follikelreifung. Auch sonst kann die Annahme einer ausschließlichen Einwirkung der kurzwelligen Strahlen auf das menschliche Gewebe auf dem Umwege über eine Strahlenreaktion der Gefäße nicht aufrecht erhalten werden, eine Theorie, die neuerdings wieder durch Seißer eine in ihrer Verallgemeinerung sicher nicht berechtigte Anerkennung gefunden hat.

Für die zweifellos vorhandene primäre Verkleinerung mancher bestrahlten Myome ist allerdings die Annahme einer Gefäßwirkung nicht ganz von der Hand zu weisen, wie sie auch von Haendly und Cetroni angenommen wird.

Der Vollständigkeit halber müssen schließlich auch noch Untersuchungen von Tuffier erwähnt werden, die zur Entscheidung der hier erörterten Frage ausgeführt wurden.

Tuffier hat die Ovarien bei einer Laparotomie in Bleikapseln eingehüllt, um sie vor der Strahlenwirkung bei der Myombestrahlung zu schützen. Sechs Tage nach der Bestrahlung wurden die Kapseln entfernt. Das Resultat war bei drei Fällen, die in dieser Weise behandelt wurden, daß die Blutungen sich regelten. Aber die Tumoren gingen in ihrer Größe nicht zurück. Dieses Experiment am Menschen, das natürlich praktisch gar keine Bedeutung hat, beweist nur von neuem die Abhängigkeit des Myomwachstums von der Ovarialfunktion.

Ebensowenig haben die sehr mühsamen Untersuchungen von Yamasaki, die sich auf den Zellchemismus der bestrahlten Myomzellen beziehen, eine Klärung herbeiführen können. Yamasaki fand zwar bei seinen Untersuchungen eine deutliche Steigerung der autolytischen Fermentvorgänge in der bestrahlten Myomzelle. Eine Entscheidung darüber aber, wie diese festgestellten Auflösungsvorgänge der Myomzellen mit der Bestrahlung in Zusammenhang stehen, direkt oder indirekt, und welche Rolle sie außerhalb des Reagensglases spielen, bringen die Versuche nicht.

Alles in allem sehen wir, daß es weder durch histologische noch durch klinische Untersuchungen gelungen ist, einen etwa vorhandenen direkten Anteil der Strahlenwirkung auf das Myomwachstum von der indirekten Wirkung über das Ovarium zu trennen. Auch W. Schmitt, der sich kürzlich mit dieser Frage an Hand der vorliegenden Literatur ausführlich beschäftigt hat, kommt zu dem Schluß, daß die für die Ausschaltung der Eierstocksfunktion verwendete Strahlenmenge in der Regel nicht genügen dürfte, den Uterus direkt zu beeinflussen, wenn auch seiner Ansicht nach die histologischen und chemischen Untersuchungen für eine direkte Wirkung auf den Uterus und vor allem auf das myomatöse Uterusgewebe sprechen.

Uns scheinen die **klinischen** Beobachtungen, und zwar besonders die Messungen von Béclère und ferner das gelegentlich vorkommende schnelle Verschwinden der durch die Myome vor der Bestrahlung verursachten Drucksymptome eindeutig zu zeigen, daß wenigstens gewisse Sorten von Myomen primär auf die Bestrahlung mit einer Verkleinerung reagieren, eine Wirkung der Bestrahlung, die jedoch in ihrer praktischen Bedeutung durch die indirekte, über die Ovarien gehende Einwirkung auf das Myomwachstum weit übertroffen wird.

II. Der Begriff der sogenannten Kastrationsbestrahlung.

Das Wesentliche bei der Strahlenbehandlung der Myome ist die Ausschaltung der Follikelreifung der Eierstöcke durch Röntgenstrahlen, oder kurz gesagt, die „Ovarialbestrahlung", die früher mit „Kastrationsbestrahlung" bezeichnet wurde. Wir vermeiden diesen Ausdruck ebenso wie Döderlein und Gauß aus verschiedenen Gründen. Nach seiner wörtlichen Herkunft ist der Ausdruck „Kastration" allerdings auch für die „Ovarialbestrahlung" gut brauchbar. Denn „castrare" heißt, „der Zeugungskraft berauben", so daß also mit „Kastrationsbestrahlung" durchaus das bezeichnet wird, was wir bei der Ovarialbestrahlung zum Zweck der Zerstörung der Follikelreifung machen.

Praktisch hat sich aber gezeigt, daß zwischen der operativen Kastration und der „Röntgenkastration" doch wesentliche Unterschiede bestehen. Denn bei derjenigen Ovarialdosis, die im allgemeinen zur Herbeiführung einer Amenorrhöe und damit zur Sterilität der Frau führt, und die etwa einem Drittel der mittleren Erythemdosis der Haut, der sogenannten HED entspricht, handelt es sich keineswegs um eine Zerstörung des gesamten follikulären Apparates bis zur vollständigen Vernarbung desselben. Dann würde allerdings der Bestrahlungseffekt der operativen Entfernung der Eierstöcke entsprechen, und man könnte die dazu benutzte Strahlenmenge mit „Kastrationsdosis" bezeichnen. Für die Erreichung dieser sogenannten „Totalkastration" (Wintz) mit Röntgenstrahlen hat Wintz auch neuerdings eine besondere Dosis angegeben, und zwar 45% der HED, durch die der gesamte innersekretorisch tätige Follikelapparat vollständig zerstört wird, so daß das Ovarium nur noch aus vernarbtem, bindegewebigem Stroma bestehend zurückbleibt.

Mir scheint allerdings eine so scharf begrenzte Dosisabstufung für die beiden genannten biologischen Effekte, nämlich der „Totalkastration" und der Daueramenorrhöe unter Erhaltung eines Teiles des follikulären Apparates nicht möglich zu sein, da eine Abhängigkeit des biologischen Effektes an den Eierstöcken von individuellen Verschiedenheiten in der Radiosensibilität und von dem Alter der Patientin besteht.

Begrifflich bleibt aber ein wesentlicher Unterschied zwischen demjenigen Bestrahlungseffekt, der gerade die Follikelreifung verhindert und einen großen Teil der ruhenden, unreifen und atretischen Follikel bestehen läßt, und der vollständigen Zerstörung des follikulären Apparates bis zur Vernarbung. Da praktisch meistens nur der erstere Effekt angestrebt wird und der Ausdruck „Kastration" in Analogie zum operativen Vorgehen besser für eine totale Zerstörung des spezifischen Ovarialgewebes reserviert wird, sprechen wir bei der gewöhnlichen Ovarialbestrahlung nicht von einer Kastrationsbestrahlung. Aus demselben Grunde sprechen Seitz und Wintz auch von einer „Exovulierung", und Seitz und Guthmann haben kürzlich den Ausdruck „Röntgenmenolipsierung" angegeben.

Wir werden uns weiter unten noch damit beschäftigen, daß auch mit Bezug auf die Ausfallserscheinungen ein wesentlicher Unterschied zwischen der operativen Kastration und den Folgen der „Ovarialbestrahlung" vorhanden ist.

Daß der Ausdruck „Kastrationsbestrahlung" auch deshalb besser vermieden wird, weil er auf das Publikum abstoßend wirkt, sei nur nebenbei bemerkt.

III. Die Einwirkung der intrauterinen Radiumbehandlung auf die Uterusmyome.

Etwas anders liegen die Dinge bei der intrauterinen Radium- und Mesothoriumbehandlung der Myome. Während es bei der Röntgenbestrahlung durch die Felderverteilung möglich ist, die Eierstöcke einer annähernd homogenen Strahlendosis auszusetzen und bei der Anwendung eines großen Leib- und Rückenfeldes auch den myomatösen Uterus in das annähernd homogen durchstrahlte Gebiet mit hinein zu beziehen, nimmt bei der intrauterinen Radiumbehandlung die Strahlenintensität von der Präparatennähe nach außen zu stark ab, und zwar folgt die Abnahme der Strahlenintensität, eine kugelförmige Strahlenquelle vorausgesetzt, dem Quadratgesetz, da nach Untersuchungen von Grebe und Neukirchen der Verlust der Strahlenintensität durch die Absorption im Wasser und damit auch im menschlichen Gewebe mit großer Annäherung durch den Streuzusatz aus dem durchstrahlten Gewebe wieder ausgeglichen wird. Bei langgestreckten Präparaten gilt das Quadratgesetz für jeden Teil des Präparates, so daß man die Intensitätsverteilung in der Umgebung von langgestreckten Präparaten durch Unterteilung desselben für jeden einzelnen Punkt berechnen kann, wobei elliptische Isodosenkurven entstehen, die den durch die Messung mit kleinen Ionisationskammern gewonnenen Isodosenkurven (Friedrich) entsprechen. Je weniger das verwendete Präparat von der Kugelform abweicht, und je weiter man von der Präparatenmitte abgeht, um so mehr nähern sich die elliptischen Isodosenkurven wieder der Kugelform, so daß in größerer Entfernung, z. B. in der Nähe der Eierstöcke bei der intrauterinen Radiumbehandlung, der Intensitätsverlust nach außen zu wieder angenähert mit dem Quadrat der Entfernung geht.

Es ergibt sich also bei jeder intrauterinen Radiumanwendung eine starke Verdünnung der Intensität nach außen zu, so daß die Uterusschleimhaut immer eine weit größere Dosis erhält als die angrenzende Uterusmuskulatur mit den Myomen, und die Uterusmuskulatur einer größeren Strahlenintensität ausgesetzt ist als die Eierstöcke. Zu der Überdosierung der γ-Strahlen in der Uterusschleimhaut tritt noch die Wirkung der aus dem Filter austretenden β-Strahlen.

Erfahrungsgemäß pflegt die Eierstocksfunktion durch eine intrauterine Radiumdosis von 1800—2000 mg Elementstunden ausgeschaltet zu werden. Dabei erhält aber die Uterusschleimhaut eine weit größere biologisch wirksame Strahlendosis als bei der Röntgenbestrahlung, so daß also in der Nähe des intrauterin eingelegten Radiumpräparates eine Überdosierung um das Vielfache stattfindet, da die Hauterythemdosis für γ-Strahlen in 1 cm Entfernung von der Präparatenmitte bei einem Messingfilter von 1,5 mm nach Lahm 450 mg Elementstunden und nach eigenen Untersuchungen sogar nur 270 mg Elementstunden beträgt.

Es fragt sich nun, ob der Unterschied zwischen der Radiosensibilität des Follikelapparates der Ovarien und der Strahlenempfindlichkeit der Gebärmutterschleimhautzellen, welche die größte Dosis erhalten, so groß ist, daß trotz des starken Intensitätsabfalles nach außen zu die „Ovarialdosis" mit der intrauterinen Radiumbestrahlung erreicht wird, ohne gleichzeitig eine wesentliche lokale Strahlenwirkung hervorzurufen. Das ist sicher nicht der Fall. Man muß vielmehr bei der intrauterinen Radiumbehandlung, die so dosiert wird, daß sie zur Ausschaltung der Eierstocksfunktion führt, mit einer der Gewebsverätzung nahe kommenden Strahlenwirkung auf die Gebärmutterschleimhaut rechnen. In diesem Sinne sprechen auch Regaud und Lacassagne von einer cytokaustischen Strahlenwirkung auf das dem Radiumpräparat benachbarte Gewebe.

Man hat natürlich für die Entscheidung der Frage, wie weit bei der intrauterinen Radiumbehandlung der Uterusblutungen eine direkte Einwirkung auf den Uterus angenommen werden muß, und ob in dieser Beziehung ein Unterschied zwischen der Röntgenstrahlenbehandlung und der intrauterinen Radiumbehandlung besteht, auch histologische Untersuchungen herangezogen. Solche Untersuchungen von intrauterin mit Radium bestrahlten Uteri liegen vor von Haendly, Schaedel, Kupferberg, Siegel, Halter, und W. Möller. Die Veröffentlichungen des zuerst und zuletzt genannten Autors scheinen mir besonders wichtig zu sein.

Die Untersuchungen von Haendly sind an bestrahlten carcinomatösen Uteri angestellt. Haendly zieht daraus, daß er histologisch einen Untergang der Uterusmuskulatur und eine hochgradige Atrophie des Uterus feststellte, die durch den Ausfall der Ovarialfunktion nicht genügend erklärt sei, den Schluß, daß auch die Zurückbildung der Myome nach der Bestrahlung zum großen Teil auf eine direkte Strahlenwirkung zurückzuführen sei, und daß der Ausfall der Ovarialfunktion nur als ein die Rückbildung förderndes Moment dazu komme.

Dabei ist aber von Haendly der Dosisunterschied zwischen Carcinom- und Myombestrahlung nicht in Betracht gezogen worden. Seine Beobachtungen sind durch die hohen, früher in der Bummschen Klinik zur Carcinombestrahlung benutzten Röntgen- und Radiumdosen erklärt. Für die geringen, bei der Myombestrahlung verwendeten Röntgenstrahlen haben sie jedenfalls keine Gültigkeit. Für die hier erörterte Frage kann man die Untersuchungsbefunde von Haendly nur so weit als gültig heranziehen, als man in der unmittelbaren Umgebung des intrauterin eingelegten Radiumpräparates mit einer direkten Strahlenwirkung auf die Uteruswand rechnen muß. Die Ansicht einer direkten Radiumwirkung auf die Myome vertritt außer Haendly auch Nogier.

Dem entsprechen auch die Untersuchungen von Schädel, der bei zwei Frauen, die er wegen eines Prolapses operieren mußte, vorher intrauterin Radium einlegte, und zwar der einen Patientin 1300 mg Elementstunden und der anderen 950 mg Elementstunden Radium. Acht Tage bzw. vier Tage nach der Bestrahlung wurde der Uterus mit den Adnexen exstirpiert und untersucht. Dabei fand er in der Media der Gefäße des Uterus eine starke fettige Degeneration, die serosawärts abnahm, neben Zeichen einer reaktiven Entzündung. Die Eierstockfollikel zeigten dagegen nicht die geringsten Veränderungen.

Die von Schädel festgestellten Veränderungen der Schleimhaut scheinen allerdings sehr flüchtig zu sein. Denn sowohl Siegel wie auch Halter fanden in der Schleimhaut der mit Radium bestrahlten Uteri keine Veränderungen. Dem entsprechen auch die ausgedehnten Untersuchungen von W. Möller. Er hatte Gelegenheit, die Genitalorgane von 32 Patienten, die früher mit Radium behandelt worden waren, zu untersuchen, und zwar fand die Untersuchung in einer Zeit von drei Tagen bis sechs Jahren nach der Bestrahlung statt. Die Frauen hatten ein Alter zwischen 22 und 60 Jahren. Die Strahlendosis findet sich in Zahlen nicht angegeben. Sie entsprach bei 25 Patienten der Behandlung gutartiger Veränderungen und war bei sieben Patienten mit Karzinomen entsprechend höher. Dabei fanden sich nun die bekannten, charakteristischen Bestrahlungsbefunde an den Ovarien, wie sie schon oft festgestellt worden sind, z. B. von London (1905), Krönig und Gauß (1913), Schiffmann (1914), Eymer (1917), Lindig (1920), und die vollständig mit den Befunden an röntgenbestrahlten Ovarien übereinstimmen. Dementsprechend fand auch Möller eine Reduktion der Zahl der Primärfollikel, die der Bestrahlungsdosis proportional um so stärker war, je länger die Bestrahlung zurücklag, während die Degenerationszeichen an den Follikeln um so weniger hervortraten, je kürzere Zeit nach der Bestrahlung untersucht wurde.

Bei späteren Untersuchungen sah man die Strahlenwirkung nur an der Einschränkung der Follikelzahl, ohne daß morphologische Veränderungen bestanden.

Was nun die Schleimhautwirkung anbetrifft, so wurde von W. Möller keine Abweichung der Gebärmutterschleimhaut von der Norm gefunden. Weder die Epithelzellen, noch die Drüsen, noch das Stroma zeigten Veränderungen, die auf die Strahlenwirkung bezogen werden konnten. Eine direkte Einwirkung der Radiumstrahlen auf die Schleimhaut kommt also nach der Ansicht des Verfassers als Ursache für die Strahlenamenorrhöe nicht in Betracht. Möller nimmt demnach auch bei der intrauterinen Radiumbehandlung als Angriffspunkt das Ovarium und nicht die Gebärmutterschleimhaut an. Dagegen haben ihn seine histologischen Untersuchungen ebenso wie die klinischen Beobachtungen zu der Überzeugung gebracht, daß bei der Schrumpfung der Myomknoten nach der Bestrahlung außer der indirekten Einwirkung auf dem Umwege über das Ovarium auch eine direkte Wirkung auf das Tumorgewebe vorhanden sein müsse.

Kupferberg hat dagegen wieder verhältnismäßig kurze Zeit nach der Bestrahlung eine völlige Atrophie der Mucosa uteri gefunden.

Demnach bestehen, was die histologisch feststellbaren Veränderungen im radiumbestrahlten Uterus anbetrifft, noch sehr erhebliche Unterschiede in den Untersuchungsergebnissen und in der Deutung derselben, Unterschiede, die vielleicht durch die verschiedenen Zeiten zu erklären sind, die zwischen Bestrahlung und Untersuchung vergingen. Durch systematische Untersuchungen in verschiedenen Abständen von den Bestrahlungsterminen und unter Berücksichtigung der verwendeten Dosis könnte man vielleicht eine Übereinstimmung herbeiführen. Derartige Untersuchungen stehen aber zur Zeit noch aus.

Vorläufig kann man nicht mehr sagen, als daß bei der intrauterinen Radiumbehandlung eine direkte Schleimhaut- und Tumorwirkung auf die Myomknoten viel stärker im Vordergrunde zu stehen scheint, als bei der Röntgentherapie, wofür auch gewisse klinische Unterschiede im Anschluß an diese beiden Bestrahlungsarten sprechen, worauf später noch eingegangen werden wird.

Viertes Kapitel.
Die Verkleinerung der Myome nach der Bestrahlung vom klinischen Standpunkt aus betrachtet.
I. In wieviel Fällen schrumpfen die Myome nach der Ovarialbestrahlung?

Bei der Fülle des vorliegenden Beobachtungsmaterials ist es nicht verständlich, daß die Verkleinerung der strahlenbehandelten Myome bezweifelt werden kann, wie es noch vor nicht allzulanger Zeit geschehen ist [Siegrist (1918) und Arthur Stein (1919)]. Die Myome, die nach der Strahlenbehandlung überhaupt nicht schrumpfen, sind bei weitem in der Minderzahl und haben mit der Vervollkommnung der Technik immer mehr abgenommen. Außer von der Technik hängt die Verkleinerung der Myome in hohem Maße von der histologischen Beschaffenheit des Tumors und dem Flüssigkeitsgehalt desselben ab. So heben Seitz und Wintz die besonders schnelle Verkleinerung von ödematös durchtränkten Myomen hervor, während die derben und festen Tumoren weniger gut zu reagieren pflegen.

Die Durchsicht der vorliegenden Literatur ergibt, daß bei der modernen Bestrahlungstechnik in etwa 80—90% aller Fälle mit einem Rückgang der Größe des Tumors gerechnet werden kann, ein Prozentsatz, der allerdings nach den älteren Veröffentlichungen früher keineswegs immer erreicht worden ist. Der Rückgang der Tumorgröße ist von der Strahlendosis und der Bestrahlungstechnik in gewissem Grade abhängig. Darauf beruhen wohl auch die verschiedenen in der Literatur niedergelegten Zahlen über die Verkleinerung der Myome (25—100%).

Gauß hat sein Myommaterial nach dieser Richtung hin besonders sorgfältig prüfen lassen. Bei den in den Arbeiten von Walter John und Roman Schmid zusammengestellten 2982 Myomen wurde in 62% der Fälle eine deutliche Verkleinerung der Tumoren nach der Bestrahlung festgestellt. Diese Prozentzahl unterteilt sich mit der verschiedenen von Gauß im Laufe der Jahre verwendeten Bestrahlungstechnik nach folgender dem Lehrbuch der Strahlentherapie von Hans Meyer, Bd. IV, Teil 1, S. 408 entnommenen Tabelle:

Myomschrumpfung (nach der Bestrahlungstechnik gruppiert).

Behandlungsgruppe	Fälle	Daueramenorrhöe %	Schrumpfung %
1. Alte Hamburger Technik	398	76,9	69,2
2. Neue Hamburger Technik	479	79,4	50,8
3. Alte Freiburger Technik	1007	86,6	68,3
4. Mittlere Freiburger Technik	596	93,9	80,3
5. Neue Freiburger und Erlanger Technik	425	89,2	82,5
Summe	2905	86,3	62,0

II. Die Abhängigkeit der Myomschrumpfung von der Dosis.

Wir sehen also, daß die Tumorschrumpfung mit der Wirkung der Bestrahlung auf das Ausbleiben der Periode parallel geht. Die Tabelle zeigt aber auch eine deutliche Abhängigkeit der Schrumpfung der Tumoren von der Strahlendosis, da diese bei den verschiedenen Bestrahlungsmethoden im Laufe der Zeit größer geworden ist. Darüber gibt eine andere Tabelle, die Driessen (1920) aus dem von ihm bearbeiteten Freiburger Material gewonnen hat, noch besseren Aufschluß:

E. Zweifel und Froer-Breslau geben an, daß die Schrumpfung der röntgenbestrahlten Myome nur in 6% ausbleibt, während Seitz und Wintz nur in 8% der Fälle jegliche Schrumpfung vermissen und eine auffallende Verkleinerung in 60% der Fälle beobachtet haben. Nach Béclère ist die Verkleinerung der Myome nach der von ihm ausgeführten Serienbestrahlung sogar eine ausnahmslose, und Lundqvist hat eine Verkleinerung in 90% der Fälle beobachtet.

Die Abhängigkeit der Myomschrumpfung von der Dosis.

Dosis	Schrumpfung
16,8—28 e	in 55%
30,8—42 e	in 86%
50,4—72 e	in 93%

Winter-München gibt eine Verkleinerung bei 85% an, Kauffmann bei dem Material von Bumm in 92,4%, Zacherl in 100% und Gauß in 93% der Fälle.

III. In wieviel Fällen schrumpfen die Myome nach der Bestrahlung vollständig?

Es kommt allerdings nicht immer zu einem vollkommenen Verschwinden des Tumors. Darin stimmen die vorliegenden Zahlen ziemlich überein und zeigen, daß nur in etwa einem Drittel aller Fälle die Geschwülste palpatorisch schließlich nicht mehr nachzuweisen sind.

In dieser Beziehung gingen die in früheren Jahren mitgeteilten Zahlen auch sehr erheblich auseinander. So gab z. B. Ebeler im Jahre 1917 in 4,8% der Fälle, Werner (1918) in 22% der Fälle und Steiger (1918) in 26% der Fälle ein vollständiges Verschwinden der Myome an. Von neueren Zahlenangaben sind folgende zu nennen: E. Zweifel 30%, Winter-München (1921) 36%, Kauffmann 30,1%, Lundqvist (1922) 30%, Driessen-Freiburg 31%, Seitz und Wintz 32%, Solomon und Gibert 38%, Zacherl 50%, Gauß 56%, Froer-Breslau 50% usw.

Wichtig ist das Material von Béclère. Dieser Autor gibt über das vollständige Verschwinden von Myomen, deren Kuppe vor der Behandlung oberhalb der Schamfuge stand, in einer Tabelle über 272 Fälle folgende Zahlen an: Es verschwanden für das Tastgefühl vollkommen

      von 53 Tumoren, die 1—4 cm über die Schamfuge reichten 14
      „ 189 „ „ 5—9 „ „ „ „ „ 51
und „ 30 „ „ 10—14 „ „ „ „ „ 9.

Das entspricht einem Prozentsatz von 26,81%.

IV. In welcher Zeit nach der Bestrahlung schrumpfen die Myome?

Über die Zeit, in der die Verkleinerung der Myome vor sich geht, herrschen weniger einheitliche Angaben.

Aus dem gelegentlich zu beobachtenden prompten Nachlassen der Einklemmungs- und Blasenbeschwerden nach der Bestrahlung (Döderlein, Seitz und Wintz, Béclère) läßt sich erkennen, daß die Schrumpfung unmittelbar im Anschluß an die Bestrahlung ihren Anfang nehmen kann. Dabei handelt es sich aber um Verkleinerungen, die palpatorisch nicht feststellbar sind. Wintz sagt selber, daß in den ersten vier Wochen nach der Bestrahlung deutliche Rückbildungserscheinungen beim Myom kaum beobachtet werden, nicht einmal bei den weichen ödematösen Myomen. Im allgemeinen scheinen die Tumoren um so schneller zu reagieren, je lebhafter ihr Wachstum gewesen ist (Eymer, Werner, Lorey). Béclère gibt allerdings auf Grund von sehr genauen, fortlaufend angestellten Messungen an, daß die durch Palpation feststellbare Schrumpfung der Tumoren schon mit den ersten Behandlungssitzungen beginnt. Meistens ist sie von ihm nach der dritten, in wöchentlichen Pausen ausgeführten Bestrahlung, oft aber schon nach der zweiten Bestrahlung festgestellt worden. Von Woche zu Woche nähert sich der obere Pol der Geschwulst mehr oder weniger schnell der Schamfuge. In den günstigsten Fällen beträgt diese Annäherung wöchentlich etwa 1 cm.

Praktisch kann man jedenfalls mit einer palpatorisch feststellbaren Verkleinerung des Tumors erst 4—8 Wochen nach der Bestrahlung rechnen, während die Rückbildung nach 1—1$\frac{1}{2}$ Jahren noch nicht abgeschlossen zu sein braucht.

Im ganzen scheint die Rückbildung der Tumoren nach der Bestrahlung schneller vor sich zu gehen, als in der natürlichen Menopause (Gauß). Keinesfalls läßt sich der Grad und die Schnelligkeit der Tumorverkleinerung nach der Röntgenbestrahlung sicher voraussagen, so daß es sich empfiehlt, in dieser Beziehung mit der Prognose vorsichtig zu sein.

V. Die Verkleinerung der Myome nach der Radiumbehandlung.

Über die Verkleinerung der Myome nach der intrauterinen Radiumbehandlung liegen naturgemäß nur wenige zahlenmäßige Angaben vor, da diese Bestrahlungsmethode beim myomatösen Uterus gegenüber der Röntgentherapie nur eine verhältnismäßig geringe Bedeutung besitzt.

Howard A. Kelly (1918) hat bei 182 Fällen, die er beobachtete, in 94 Fällen die Tumoren vollständig oder so gut wie vollständig verschwinden sehen und in weiteren 64 Fällen eine Verkleinerung beobachtet. Das entspricht einem Prozentsatz von 87 % für die Verkleinerung und von 51 % für das vollständige Verschwinden. Lundqvist beobachtete eine Verkleinerung der Tumoren bei 13 von 20 Fällen durch die Radiumbehandlung. Driessen-Freiburg gibt eine Verkleinerung in 89 % und Kupferberg eine Verkleinerung in 75 % der Fälle an, und in 15 % ein vollständiges Verschwinden.

Diese Zahlen stimmen im großen und ganzen mit denen für die Röntgentherapie überein, so daß, was die Verkleinerung der Tumoren anbetrifft, zwischen diesen beiden Bestrahlungsarten kein deutlicher Unterschied festzustellen ist.

Fünftes Kapitel.
Das Ausbleiben der Periode nach der Myombestrahlung.

Die Ausschaltung der verstärkten Periodenblutung ist das wichtigste Ziel bei der Strahlenbehandlung der Myome. Über die Frage, wann und in wieviel Prozent der behandelten Fälle die Strahlenamenorrhöe nach der Myombestrahlung eintritt, gibt es eine sehr große Anzahl von klinischen Mitteilungen, die hier alle im einzelnen aufzuführen weder möglich, noch nötig ist, schon deshalb nicht, weil keine wesentlichen Meinungsverschiedenheiten in diesem Punkte aufgetreten sind. Zudem hat sich v. Ammon in der Würzburger Frauenklinik erst kürzlich der sehr mühsamen Aufgabe unterzogen, die gesamten faßbaren Bestrahlungsfälle von Myomen und Metropathien zusammenzustellen. Sein Material umfaßt 6967 in den Jahren 1922—1927 mit Röntgenstrahlen behandelte Myomfälle. Nach Abzug von 527 „Verschollenen" bleiben also 6440 Fälle. Von diesen wurden 5972 =

$$92{,}7^0/_0$$

nach der Bestrahlung dauernd oder vorübergehend amenorrhoisch. Die entsprechenden Zahlen bei der Radiumbehandlung sind bei 1866 Fällen mit 79 „Verschollenen", also bei 1787 Fällen 1660 Amenorrhöen =

$$93^0/_0.$$

Die Prozentsätze der erzielten Daueramenorrhöen betragen für dasselbe Material bei der Röntgenbestrahlung

$$91{,}4^0/_0$$

und bei der Radiumbestrahlung

$$90{,}6^0/_0.$$

Die Differenz setzt sich aus Rezidiven und aus den Fällen von gewollten oder erwünschten vorübergehenden Strahlenamenorrhöen zusammen, worauf später gesondert eingegangen wird.

Bezüglich der Daueramenorrhöe unterteilen sich die Prozentzahlen bei der Trennung der einzeitig und in Serien mit Röntgenstrahlen behandelten Fälle ebenfalls unter Abzug der „Verschollenen" für die Myome

auf . . . . 93,6% bei der einzeitigen Bestrahlung,
und auf . . . . . 86,4% bei der Serienbestrahlung.

Die radiumbehandelten Fälle hat v. Ammon nach der Dosis über und unter 1200 mg Elementstunden unterteilt.

Mit den geringeren Dosen wurden bei 995 Myomfällen 813 Daueramenorrhöen erzielt = 81,7% und mit den höheren Dosen bei 592 Myomfällen 578 Daueramenorrhöen = 97,6%. Die Zusammenstellung von v. Ammon umfaßt für die Röntgenbestrahlung folgende Autoren mit einzeitiger Bestrahlung: Bacialli (1926), Fricke (1925), Gilbert (1927),

Heimann (1922), Henkel (1922), Kauffmann (1927), Kroitzsch (1923), Martindale (1924), Nagel (1924), Naldo (1926), Nowicki (1923), Pullmann (1923), Steiger (1922), Stevens (1927), Straßmann (1927), Thomas a. Hill (1924), Wiegels (1927), und folgende Autoren mit Serienbestrahlung: Bacialli (1926), Béclère (1921), Bruns (1921), Driessen (1923), Ford (1926), Franz (1925), Gál (1922), Gremeaux (1922), Hanks (1926), Kjaergaard (1922), Lundqvist (1922), Meyer (1925), Picheral (1922), Sandberg (1922), Semb (1924), Solomon (1926), Scharfbillig (1923), Viallet et Laffont (1924), Zacherl (1924).

Die Zahlen für die Radiumbehandlung sind aus folgenden Arbeiten zusammengestellt: 1. Radiumbestrahlung mit einer Dosis bis 1200 mg Elementstunden: Clark und Block (1925), Ford (1926), Gagey (1925), Lundqvist (1922), intrauterin, Lundqvist vaginal, Magarey (1928), Mundell (1925), Roos (1924), Siegel (1923), Schmitz und Bundy (1924), Weiss (1926). 2. Radiumbestrahlung mit einer Dosis über 1200 mg Elementstunden: Blacker (1923), Burnam (1924), Fabre (1924), Ford (1926), Kuhl (1925), Kupferberg (1923), Perazzi (1927), Petit-Dutaillis (1925), Polak (1922), Pouey (1923), Pullmann (1923), Willis (1924).

Was können wir nun aus diesen Zahlen ablesen?

Wenn man auch in Rechnung ziehen muß, daß in der Literatur die ungünstig verlaufenen Fälle und Mißerfolge stets weniger vollständig in Erscheinung treten, als das günstige Beobachtungsmaterial, so sind die angeführten Zahlen doch ein Maßstab dafür, wieviel man bezüglich der Ausschaltung der Myomblutung, also des hauptsächlichsten Krankheitssymptoms, mit der Strahlenbehandlung erreichen kann. Im Durchschnitt kann man diesen Prozentsatz annähernd mit 80—90% einsetzen, eine Zahl, von der man allerdings sagen muß, daß sie nur auf Grund erfahrener Indikationsstellung aufrecht erhalten werden kann.

I. Wann ist die Strahlenamenorrhöe zu erwarten?

Die Frage der Erzielung der Amenorrhöe bei der Strahlenbehandlung der Myome bedarf jedoch noch der Auflösung in einige Unterfragen.

Zunächst muß erörtert werden, wann die Strahlenamenorrhöe zu erwarten ist. Seitz und Wintz haben zuerst darauf aufmerksam gemacht, daß der Zeitpunkt, in dem die Strahlenamenorrhöe eintritt, von dem Funktionszustand des Ovars zur Zeit der Bestrahlung abhängig ist. „Wenn die Bestrahlung mit der vollen Ovarialdosis nach Seitz und Wintz in die erste Hälfte des Intermenstruums fällt, so bleibt gewöhnlich schon die nächste Regel aus. Wenn die Bestrahlung dagegen in der zweiten Hälfte des Intermenstruums stattfindet, so tritt gewöhnlich noch eine Periode auf." Die Erklärung für diesen Unterschied wird damit gegeben, daß bei der Bestrahlung in der zweiten Hälfte des Intermenstruums von dem heranreifenden Eifollikel bzw. dem reifenden Corpus luteum aus schon vor der Bestrahlung genügend menstruationsauslösende Hormone in den Blutkreislauf gelangt sind.

Seitz und Wintz geben folgende Zahlen an: Bestrahlung in der ersten Hälfte des Intermenstruums

Keine Menstruation mehr . . . . in 97%
1 Menstruation . . . . in 3%
2 Menstruationen. . . . . in 0%.

Bestrahlung in der zweiten Hälfte des Intermenstruums:

Keine Menstruation mehr . . . . in 6%
1 Menstruation . . . . in 81%
2 Menstruationen. . . . . in 12%
3 Menstruationen. . . . . in 1%.

Neuere Zahlen, die Wintz für die Abhängigkeit des Eintretens der Amenorrhöe von dem Zeitpunkt der Bestrahlungen im Zyklus beigebracht hat, sind folgende:

„Wurde bei normal menstruierenden Frauen 34% der HED, die Kastrationsdosis, kurz nach der Menstruation verabfolgt, dann blieb in allen Fällen die Regel bereits aus. Dieses Resultat wurde immer beobachtet, wenn die Bestrahlung nicht später als 12 Tage, vom 1. Tag der letzten Regel an gerechnet, vorgenommen worden war. Nach diesem Zeitpunkt war der Erfolg unregelmäßig. Bis zum 17. Tage beobachtete man ungefähr in 50% der Fälle Ausbleiben der nächsten Regel; je mehr der Bestrahlungstermin sich aber der nächsten Menstruation nähert, desto häufiger wird der Prozentsatz der Fälle, bei denen die nächste Menstruation noch einmal auftritt. Vom 22. Tage an, also in der letzten Woche vor der zu erwartenden Regel, vermag die Bestrahlung mit 34% der HED die nächste Regel nicht mehr zu unterdrücken, die übernächste Regel bleibt aber aus."

Die Beobachtungen von Seitz und Wintz sind inzwischen von verschiedenen anderen Autoren bestätigt worden (Kleinhans, Weiss, Winter). Andere vermissen dagegen einen Zusammenhang zwischen dem Eintreten der Amenorrhöe und der Zeit der Bestrahlung. So wurde z. B. in der Freiburger Frauenklinik nach einer Veröffentlichung von Nathanson und Schubert, sowie ferner von Weigand und Cordua gefunden, daß der Zeitpunkt der Bestrahlung keine wesentliche Rolle dabei spielt, ob die Menses noch einmal wiederkommen oder nicht.

Auch F. Winter fand keinerlei Zusammenhang zwischen Bestrahlungswirkung und Bestrahlungstermin. Nach den Erfahrungen an der Kieler Klinik kommt es nach H. Runge aber doch nach den Bestrahlungen in der ersten Hälfte des Menstruationszyklus so viel seltener zum nochmaligen Auftreten der Blutung, daß die Bestrahlung unmittelbar nach dem Aufhören der Menstruationsblutung empfohlen wird.

II. Die Abhängigkeit von der Strahlendosis und Strahlenverteilung.

Die Gegensätze in den Beobachtungen erklären sich vielleicht daraus, daß verschieden hohe Dosen gegeben wurden. Denn außer der Phase, in der sich der Menstruationszyklus während der Bestrahlung befindet, hängt das Ausbleiben der Periode von der Höhe der gegebenen Dosis und von der zeitlichen Verteilung derselben ab.

Dem entsprechen auch die Erfahrungen von Béclère und anderen Autoren, welche die Ausschaltung der Eierstocksfunktion mit der geringsten möglichen Dosis oder in mehreren Teildosen zur Ausführung bringen.

Béclère gibt an, daß bei seinem mit wöchentlichen Teildosen behandelten Material die Amenorrhöe selten sofort, manchmal nach einer Periode, meistens nach zwei Perioden und ausnahmsweise auch erst nach drei Perioden zustande kommt.

Im allgemeinen kann man annehmen, daß die Einwirkung der Röntgenstrahlen auf die Funktionsausschaltung des Follikelapparates der Eierstöcke in Abhängigkeit steht

1. von dem zyklischen Funktionszustand des Ovars während der Bestrahlung und
2. von der Höhe der Dosis,

wofür auch die Untersuchungen von Guthmann aus der Frankfurter Frauenklinik sprechen.

Es wurden von Guthmann bei 291 Fällen, die mit drei verschieden großen Dosen bestrahlt worden waren, festgestellt, wie oft nach der Bestrahlung die Periode nochmals aufgetreten ist. Die Dosen betrugen

1. 25—30%
2. 35—40%
3. 80% der HED.

Jede Gruppe wurde nochmals nach der Zeit des Menstruationszyklus, in der die Bestrahlung stattfand, unterteilt. Es ergab sich nun für das Ausbleiben der Periode folgende Tabelle:

1. Temporäre Menolipsierung (25—30%).

	1. Hälfte 87 Fälle	2. Hälfte 81 Fälle
0 Menstr.	48,3%	4,9%
1 ,,	29,9%	44,5%
2 ,,	19,5%	37,1%
3 ,,	2,3%	13,6%

2. Totale Menolipsierung (35—40%).

	1. Hälfte 35 Fälle	2. Hälfte 38 Fälle
0 Menstr.	71,4%	31,6%
1 ,,	22,9%	31,9%
2 ,,	5,7%	31,6%
3 ,,	0 %	5,2%

3. Carcinombestrahlung (80% per Ovar).

	1. Hälfte 25 Fälle	2. Hälfte 25 Fälle
0 Menstr.	92,0%	52,0%
1 ,,	8,0%	40,0%
2 ,,	0 %	8,0%
3 ,,	0 %	0 %

Wir sehen also, daß der Prozentsatz der Fälle, bei denen die Blutung sogleich sistierte, wenn man zunächst die Bestrahlung in der ersten Hälfte des Intermenstruums betrachtet, mit der Dosis von

48,3% auf 71,4% und auf 92%

ansteigt. Auch bei der Bestrahlung in der zweiten Hälfte des Intermenstruums zeigen die Prozentzahlen einen Anstieg mit der Dosis, sind aber wesentlich niedriger, als bei der Bestrahlung in der ersten Hälfte des Intermenstruums.

Damit tritt die Abhängigkeit der Strahlenwirkung auf die Ovarien von der Höhe und der Verteilung der Dosis an diesem allerdings nur ziemlich kleinen Material deutlich hervor.

III. Die Abhängigkeit von dem Alter der Patientin.

Außerdem besteht aber noch eine gewisse Abhängigkeit der Strahlenempfindlichkeit der Ovarien und damit auch des praktisch bei der Myombestrahlung zu erreichenden Zieles, der Strahlenamenorrhöe, von dem Alter der Patientin.

Ernst Kadisch hat es im Jahre 1921 unternommen, bei dem Freiburger Material Gesetzmäßigkeiten in dieser Beziehung zu ermitteln. Es ergab sich folgende Tabelle, in welcher die Dosen am Ovarium in R-Einheiten angegeben sind, und zwar ist die Umrechnung von der von Kadisch in „e" angegebenen Dosis auf R erfolgt unter Zugrundelegung einer HED von 580 R in Luft gemessen. Dabei mußte der Rückstreuungsbetrag, der von den Bestrahlungsbedingungen: 190 KV, Feldgröße 20×20 cm, Fokushautdistanz 40—50 cm, Filter 0,5 mm Zink + 4,0 mm Al abhängt, berücksichtigt werden. Die Umrechnung erfolgte durch Neeff.

Altersklasse	Daueramenorrhöe				Temporäre Amenorrhöe			
	Me	My^α	My^β	My^γ	Me	My^α	My^β	My^γ
A = 20—25 Jahre	301	304	350	434	259	260	296	375
B = 26—30 „	289	292	336	416	247	250	284	358
C = 31—35 „	277	279	321	398	235	238	271	340
D = 36—40 „	265	267	307	374	224	227	258	321
E = 41—45 „	252	254	291	356	212	216	245	304
F = 46—50 „	238	240	277	338	200	205	233	288
G = 51—55 „	226	228	262	320	188	194	221	272
H = 56—X „	212	216	248	301	177	183	210	255

R am Ovarium

Die Myome sind in dieser Tabelle nach ihrer Größe in drei Gruppen eingeteilt, und zwar bedeutet My^α die bis zur Symphysenhöhe reichenden Myome, My^β die bis zum Nabel reichenden Myome und My^γ die den Nabel überragenden Myome. Me bedeutet Metropathien.

Die aufgeführten R-Zahlen lassen zwar eine gewisse Abhängigkeit der Strahlendosis von den Altersklassen erkennen. Deutlich ist aber auch, daß in den Altersklassen von 41 bis 45 Jahren und darüber die Abhängigkeit der Strahlendosis von dem Alter der Patientin nur noch eine geringe ist.

Da nun im allgemeinen Frauen mit Myomen erst vom 40. Lebensjahre an der Strahlenbehandlung unterzogen werden, spielt also der „Altersfaktor" praktisch keine große Rolle.

Wir kommen demnach **zusammenfassend** zu dem Schluß, daß das Eintreten der Amenorrhöe nach der Röntgenbestrahlung der Myome von der Größe der Strahlendosis, von der zeitlichen Verteilung derselben und von dem Zeitpunkt des Menstruationszyklus, in dem die Bestrahlung das Ovarium trifft, und in gewissem Grade auch von dem Alter der Patientin abhängt.

Diese Feststellungen ermöglichen es in der Praxis durch Auswahl der Dosis, Dosisverteilung und Bestrahlungszeit einen gewissen Einfluß auf das schnellere oder weniger schnelle Eintreten der Amenorrhöe auszuüben. Es muß aber auf der anderen Seite betont werden, daß wir es klinisch trotz dieser Gesetzmäßigkeiten, die nur für größere Beobachtungsreihen gelten, **im Einzelfall** nicht in der Hand haben, durch die Abstufung der Strahlendosis den Zeitpunkt der eintretenden Amenorrhöe **mit Sicherheit** zu beeinflussen. Auch wenn es darauf ankommt, die Blutungen so schnell wie möglich zu unterdrücken, und Strahlenmengen verwendet werden, die im Endresultat sicher zur Zerstörung sämtlicher Follikel führen, tritt die Periode in vielen Fällen noch einmal oder sogar noch mehrmals auf. Besonders bei den Myomblutungen kann man keineswegs in der von den genannten Autoren angegebenen Gesetzmäßigkeit mit dem Ausbleiben der Regel rechnen.

Auf die Frage, ob es bei der Myombehandlung möglich ist, anstatt einer Daueramenorrhöe eine vorübergehende Amenorrhöe oder eine Eumenorrhöe zu erzielen, und wieweit dieses Ziel erstrebenswert ist, wird an einer anderen Stelle, nämlich in dem Abschnitt über die „Ovarialbestrahlung auf Zeit" ausführlich eingegangen.

IV. Unterschied zwischen Röntgen- und Radiumbestrahlung?

Weiter muß die Frage geklärt werden, ob für den Zeitpunkt des Ausbleibens der Periode durch die Bestrahlung zwischen der Röntgen- und Radiumbehandlung ein Unterschied besteht.

Da der intrauterinen Radiumbehandlung bei den Myomen nur eine Ausnahmestellung zukommt, liegen über diese Frage nur wenig speziell am Myommaterial gesammelte Erfahrungen vor. Was aber das Ausbleiben der Periode nach der intrauterinen Radiumanwendung in einer nicht vergrößerten und nicht formveränderten Gebärmutterhöhle anbetrifft, so muß man aus den klinischen, allerdings nicht zahlenmäßig belegbaren Beobachtungen doch annehmen, daß im Vergleich mit der Röntgenbestrahlung eine schnellere Blutstillung erfolgt. Diese Anschauung vertreten auch Chéron, Edling, Krönig und Gauß und van de Velde. Kupferberg hält den Unterschied in der Röntgen- und Radiumbestrahlung in dieser Beziehung sogar für sehr groß. Zum Teil kommt das prompte Ausbleiben der Regelblutung wohl auf das Konto der bei der Radiumeinlegung gewöhnlich ausgeführten Abrasio mucosae uteri. Eine direkte Schleimhautwirkung ist aber für das Radium bei der hohen Strahlendosis in der unmittelbaren Nähe des Präparates und nach den oben angeführten histologischen Befunden nicht von der Hand zu weisen, worauf auch die nach der intrauterinen Radiumbehandlung fast immer auftretenden, oft störenden **Fluorbeschwerden** hinweisen.

Sechstes Kapitel.
Die ovariellen Ausfallserscheinungen mit Bezug auf die Myombestrahlung.

Die Ausfallserscheinungen nach der Ovarialbestrahlung haben mit Recht im Laufe der Jahre immer mehr Beachtung gefunden und werden in fast jeder Veröffentlichung über die Behandlung der gutartigen Genitalblutungen durch Röntgenstrahlen oder durch radioaktive Substanzen einer eingehenden Erörterung unterzogen.

Ich nenne aus der neueren Zeit die klinischen Arbeiten von Feldweg, Kaplan, Kauffmann, Kroitzsch, Nagel, Naldo, Nowicki, Pullmann, Schwarz und Wolmershäuser für die einzeitige Röntgenbestrahlung; von Béclère, Franz, Freudenthal, Gál, Lundqvist, Sandberg, Schmidt, Zacherl und Groedel für die Serienbestrahlung und von Halter, Kuhl, Kupferberg, Lundqvist, Neill, Pouey und Schaedel für die Radiumbehandlung. Ein großer Teil dieser Arbeiten findet sich im Auszug bequem zugänglich in der oben bereits erwähnten Arbeit von v. Ammon zusammengestellt.

Die älteren Arbeiten sind von Gauß und Friedrich bei Gelegenheit ihres im Jahre 1920 auf dem Gynäkologenkongreß in Berlin erstatteten Referates gesammelt.

Bei der Durchsicht der Literatur stößt man jedoch überall auf Widersprüche und Unklarheiten. Das liegt einerseits an der Schwierigkeit, die Entstehung der ovariellen Ausfallsphänomene einheitlich zu deuten, da die Kenntnisse von den innersekretorischen und nervösen Zusammenhängen zwischen Genitalfunktion und dem allgemeinen Körperzustand der Frau in vieler Beziehung noch lückenhaft sind, und zum andern daran, daß der Arzt bei der klinischen Bewertung der Ausfallserscheinungen fast ganz auf die subjektiven Angaben der Patienten angewiesen ist.

Eine weitere Schwierigkeit bei der Beurteilung der Ausfallssymptome besteht darin, daß die psychisch-neurotische Veranlagung der Patienten einen großen Einfluß auf die Beschwerden ausübt (Walthard, Dubois, Pankow u. a.) und diese Veranlagung nur schwer faßbar ist. Die Unsicherheit in der klinischen Beurteilung der Ausfallsphänomene prägt sich besonders dadurch aus, daß die letzteren bei der Empfehlung von Behandlungsmethoden bald in dem einen, bald in dem entgegengesetzten Sinne ausgespielt zu werden pflegen.

Da die Frage der Entstehung und Bewertung der Ausfallserscheinungen nach der Ovarialbestrahlung in diesem Handbuche an einer anderen Stelle (Wintz) ausführlich zur Besprechung kommt, beschränke ich mich darauf, hier auf diese Phänomene nur so weit einzugehen, als sie auf die Wahl der Behandlungsmethode bei den myomkranken Frauen einen Einfluß ausüben.

Von Wichtigkeit sind folgende Fragen:

1. Unterscheiden sich die Ausfallserscheinungen, die nach der Ovarialbestrahlung auftreten, von den in der natürlichen Klimax vorhandenen Symptomen, und zwar:
    a) qualitativ und
    b) quantitativ?

2. Wie unterscheiden sich die nach der „Ovarialbestrahlung" auftretenden Ausfallserscheinungen von denjenigen, die sich
     a) nach der operativen Entfernung des Uterus und
     b) nach der operativen Entfernung beider Ovarien einstellen?

3. Besteht eine Abhängigkeit der Stärke und Art der Ausfallserscheinungen von der Strahlendosis und deren zeitlichen Konzentration?

I. Vergleich der Ausfallserscheinungen im natürlichen Klimakterium und nach der Ovarialbestrahlung.

a) Qualitativ?

Die erste Frage kommt praktisch für die überwiegende Mehrzahl der Ovarialbestrahlungsfälle in Betracht und ist am leichtesten zu beantworten, besonders wenn man zunächst nur die im oder dicht vor dem Klimakterium ausgeführten Bestrahlungen ins Auge faßt.

Oben wurde bereits erwähnt, daß die Strahlenbehandlung der klimakterischen Blutungen und der Myome in der Herbeiführung eines künstlichen Klimakteriums besteht. Es ist deshalb auch von vornherein wahrscheinlich, daß die nach der „Ovarialbestrahlung" im und dicht vor dem Klimakterium einsetzenden subjektiven Symptome den Ausfallserscheinungen in der natürlichen Klimax qualitativ entsprechen. Die letzteren sind so zu erklären, daß sich der Körper auf die durch den funktionellen Abbau der Eierstöcke bedingten Änderungen der inneren Sekretion erst umstellen muß, wobei dahingestellt bleiben mag, ob der Ausfall der hormonalen Eierstocksfunktion allmählich von anderen Drüsen mit innerer Sekretion ersetzt werden muß, oder ob es durch den Ausfall der Ovarialhormone vorübergehend zu einem Überwiegen anderer mit den Eierstöcken in Beziehung stehender innersekretorischer Drüsen kommt, daß es sich also dann um „Überwiegungssymptome anderer Blutdrüsen" (L. Fränkel und Geller) handelt, die erst wieder ausgeglichen werden müssen. Danach würde dann der „Ausfall" in dem Fehlen der hemmenden Wirkungen der Eierstöcke auf diese Drüsen bestehen, eine Anschauung, die auch Borak vertritt. Jedenfalls gibt der Eierstock im Klimakterium seine tonangebende Rolle in dem komplizierten Zusammenspiel der innersekretorischen Vorgänge des weiblichen Körpers an andere Drüsen ab. Wie weit dabei die gesteigerte Reizbarkeit des vegetativen Nervensystems eine direkte Folge des Wegfalls der Ovarialhormone ist (Adler, Guggisberg), und wie weit Stoffwechselveränderungen (Schickele) mit im Spiele sind, wird hier nicht erörtert. Jedenfalls äußern sich die Ausfallserscheinungen in erster Linie in einer erhöhten Erregbarkeit der vegetativen Nerven, und zwar vor allem in einer erhöhten Labilität der Vasomotoren.

Die in der geschlechtstätigen Zeit vorhandenen Ovarialsekrete sind nach den neuesten Forschungen lediglich an die Eifollikel und an deren Abkömmling, das Corpus luteum gebunden, während das Vorhandensein einer sogenannten interstitiellen Drüse, die innersekretorisch tätig sein könnte, auch, nachdem alle Follikel zerstört oder aufgebraucht sind, in keiner Weise sichergestellt ist. Hört also die Follikelreifung auf, sei es dadurch, daß ihr Vorrat als Zeichen des natürlichen Abklingens des geschlechtstätigen Lebensalters zu Ende ist, oder dadurch, daß die letzten noch vorhandenen Follikel durch die Röntgenstrahlen vollkommen zerstört werden, so entfällt auch die innersekretorische Tätigkeit des Eierstockes, und es ist über jeden Zweifel erhaben, daß die in der Übergangsperiode auftretenden Symptome **qualitativ** in beiden Fällen durchaus die gleichen sind.

b) Quantitativ?

Quantitativ scheint jedoch ein gewisser Unterschied zu bestehen. Die Stärke der Ausfallserscheinungen ist allerdings besonders schwer zu beurteilen, da man dabei vollständig auf die durch die Art der Fragestellung stark beeinflußbaren Angaben der Patienten angewiesen ist, und es ein objektives Maß nicht gibt. Nach dem allgemeinen Eindruck, den man von den bestrahlten Patienten gewinnt, spielen die Ausfallserscheinungen im künstlichen Röntgenklimakterium aber doch eine weit größere, das Allgemeinbefinden störende Rolle, als wenn das Versiegen der Ovarialfunktion in der natürlichen Klimax sich selbst überlassen wird.

Hierbei ist wieder schwer zu entscheiden, wie weit psychische Einflüsse bestehen, indem die Frauen die künstliche Ausschaltung der Eierstöcke als etwas Widernatürliches bewerten und die damit verbundenen vasomotorischen Störungen usw. infolgedessen stärker empfinden (Walthard, Fuchs, Gál, Verfasser, Vogt usw.). Für diese Zusammenhänge spricht, daß die Frauen im allgemeinen stärker leiden, je mehr sie über die Art der Behandlung Bescheid wissen, also die gebildete Klientel mehr als die einfachen Frauen, wie ja überhaupt psychische und neurasthenische Momente für den Grad und die Häufigkeit der Ausfallserscheinungen von größter Bedeutung sind. Auf die subjektiven Beschwerden kommt es aber doch letzten Endes an.

Wir sind deshalb der Meinung, daß die durch die Bestrahlungsbehandlung künstlich in die Menopause gebrachten Frauen im allgemeinen **stärker** unter den Ausfallserscheinungen leiden als die Frauen im natürlichen Klimakterium, daß aber die auftretenden Erscheinungen in ihrer Art den Ausfallserscheinungen in der natürlichen Klimax durchaus gleichen.

Auf keinen Fall dürfen die nach der Röntgenbestrahlung der Eierstöcke auftretenden Ausfallserscheinungen etwa als etwas Gleichgültiges und Nebensächliches angesehen werden.

II. Vergleich der Ausfallserscheinungen nach Bestrahlung und Operation.

Für die Beantwortung der zweiten Frage ist es notwendig, die Ausfallsphänomene in verschiedene Gruppen von Symptomen zu zerlegen.

Klinisch kann man sich an folgende Einteilung halten:

a) Veränderungen vasomotorischer und nervöser Natur: Wallungen, fliegende Hitze, Schwindelanfälle, Herzklopfen, Schweißausbrüche, Schlaflosigkeit und Ohrensausen.

b) Erscheinungen der Psyche: Veränderungen des Gemütszustandes, Gedächtnisschwäche, sexuelle Veränderungen.

c) **Somatische Veränderungen**: regressive Erscheinungen am Genitalapparat, Fettansatz und Haarausfall.

Was die zahlenmäßige Feststellung der einzelnen Komponenten der Ausfallserscheinungen im Strahlenklimakterium anbetrifft, so liegen darüber außer den über ein großes Material sich erstreckenden Untersuchungen aus der Freiburger Frauenklinik (Stammen und Schulte, Brohl, Fröhlich, Goldberg) wertvolle Angaben von Fuchs-Danzig vor, die allerdings aus einer relativ kleinen Anzahl von Fällen gewonnen sind, dafür aber den Vorteil haben, sich nur auf die Privatpatienten zu erstrecken, deren Angaben aus leicht ersichtlichen Gründen zur Klärung der zur Diskussion stehenden Fragen viel geeigneter sind als das Material der Kliniken.

Wertvoll sind ferner die sorgfältigen Nachuntersuchungen von Guthmann und Bott bei Frauen, die zum Zwecke der temporären Strahlenamenorrhöe ovarialbestrahlt worden sind.

a) Die vasomotorischen Störungen.

Fuchs konnte 69 Bestrahlungsfälle verwerten und stellte bei 91,2% derselben typische vasomotorische Ausfallserscheinungen im Röntgenklimakterium fest. Weigand gibt diese Zahl mit 78,65% an.

Die Art des Auftretens der Hitzewallungen, teils mit, teils ohne Schweißausbrüche, Schwindelanfälle und Herzbeschwerden, entspricht durchaus den in der natürlichen Klimax vorhandenen gefäßneurotischen Erscheinungen. Was aber ihre Häufigkeit und Stärke anbetrifft, so scheinen sie auch nach den Untersuchungen von Fuchs über das physiologische Maß bei genitalgesunden Frauen hinauszugehen, wofür allerdings exakte Vergleichszahlen nicht vorliegen. Die Zahl von über 90% für das Auftreten von vasomotorischen Störungen, die auch den Feststellungen von Gauß (Referat 1920) entspricht, dürfte die Häufigkeit der Beschwerden im natürlichen Klimakterium weit übertreffen. Dabei besteht keine deutliche Abhängigkeit von dem Alter der Patientin, wie aus den folgenden Zahlen hervorgeht, die dem Material von Gauß und Fuchs entnommen sind. Es litten nämlich nach der Ovarialbestrahlung an Wallungen:

	Nach Goldberg-Gauß	Nach Fuchs
Von den Frauen unter 35 Jahren	86%	100%
von 36—45 „	95%	93%
von 46—50 „	97%	89%
über 50 „	92%	100%

Die Untersuchungen von Guthmann und Bott ergeben für das Auftreten der vasomotorischen Störungen bei der temporären Amenorrhöe folgende Zahlen bei 85 Fällen:

Keine vasomotorischen Störungen . . . . . in 13 Fällen = 15,3%
Geringe vasomotorische Störungen . . . . . in 22 Fällen = 25,9%
Starke, aber nicht arbeitsbeschränkende vasomotorische Störungen . . . . in 47 Fällen = 55,3%
Sehr starke vasomotorische Störungen . . . . in 3 Fällen = 3,5%.

b) Erscheinungen der Psyche.

Schwere Psychosen gehören ebenso im Röntgenklimakterium wie in der natürlichen Klimax und nach der operativen Kastration zu den Seltenheiten und dürften überhaupt nur bei von Haus aus dazu disponierten Frauen auftreten, wobei dann das künstliche Herbeiführen der Menopause nur als auslösendes Moment anzusehen ist. So beobachtete z. B. Bumm bei drei Frauen, die wegen eines Myoms bestrahlt und amenorrhöisch geworden waren, derart schwere psychische Störungen, daß sie in ein Sanatorium gebracht werden mußten. Wir selber erlebten zwei Fälle von schweren psychischen Störungen nach Ovarialbestrahlung, den einen nach Serienbestrahlung, den anderen nach einzeitiger Bestrahlung. Weitere Mitteilungen dieser Art liegen vor von Fränkel, Halban, Corscaden und von v. Witzleben, ferner von Feldweg, Wiegels, Kosminski und Schubert-Beuthen. Was die Abnahme des Gedächtnisses und die Beeinflussung des sexuellen Verhaltens anbetrifft, so sind aus den Angaben von Gauß und Fuchs und auch nach unseren eigenen Erfahrungen keinerlei Unterschiede zwischen dem Röntgenklimakterium und der natürlichen Klimax zu ersehen.

c) Somatische Veränderungen.

Die Tatsache, daß sich die rückläufigen somatischen Veränderungen des Genitalapparates in der Röntgenklimax genau so wie im natürlichen Klimakterium abspielen, bildet die Grundlage für die Strahlenbehandlung der gutartigen Genitalblutungen.

Neben dem gewollten Effekt der Gebärmutterschrumpfung können ungewollte, für das Röntgenklimakterium charakteristische Veränderungen der Strahlenbehandlung nicht zur Last gelegt werden. Die regressiven Alterserscheinungen an der Vulva und Vagina und am Parametrium, sowie die Veränderungen des allgemeinen Körperzustandes, Fettansatz, Haarausfall usw. verlaufen im Röntgenklimakterium qualitativ genau so wie in der natürlichen Klimax; wenn man auch manchmal den Eindruck hat, daß bei den Bestrahlungspatienten die Schrumpfungsvorgänge am äußeren Genitale stärker sind als sonst, wofür aber kein zahlenmäßiger Beweis beizubringen möglich ist.

Wir kommen also, auch was die Ausfallserscheinungen im einzelnen anbetrifft, zu dem Schluß, daß sich bei den Frauen, die am Ende der geschlechtsreifen Zeit zum Zwecke der künstlichen Ausschaltung der Ovarialfunktion bestrahlt werden, qualitativ genau dieselben Erscheinungen einstellen, wie wenn das Klimakterium spontan verläuft, und daß dabei die vasomotorischen Störungen bei weitem im Vordergrunde stehen.

d) Die Ausfallserscheinungen nach Hysterektomie.

Wenn wir nun zu dem Vergleich dieser Erscheinungen mit den entsprechenden Erscheinungen nach der operativ hergestellten Amenorrhöe übergehen, so muß die Hysterektomie unter Erhaltung der Ovarien und die operative Kastration auseinander gehalten werden.

Von verschiedenen Seiten werden die Ausfallserscheinungen nach der Bestrahlung mit den Symptomen nach der Entfernung des Uterus unter Zurücklassung beider oder eines Ovars auf eine Stufe gestellt. Diese Ansicht dürfte nicht zu Recht bestehen. Denn nach den Untersuchungen von Pankow und Rauscher handelt es sich bei den Erscheinungen nach der Hysterektomie zunächst nicht um Symptome, die mit den ovariell bedingten Ausfallserscheinungen wesensgleich sind. Sie sind vielmehr als ein Ausdruck der noch fortbestehenden Menstruationswelle aufzufassen und entsprechen den schon vor der Operation vorhandenen menstruellen Beschwerden. Diese sogenannten „Molimina menstrualia" beruhen nicht auf einer Beeinträchtigung der Ovarialfunktion; sie sind im Gegenteil so lange vorhanden, wie nach Entfernung des Uterus die Eierstöcke noch ihre Funktion auszuüben imstande sind. Erst wenn die Ovarien, sei es durch mangelhafte Gefäßversorgung infolge der Operation oder nach Aufbrauch der noch vorhandenen Follikel, ihre Funktion einstellen, werden die Molimina menstrualia von den eigentlichen Ausfallserscheinungen abgelöst, was nach Pankow erst etwa ein Jahr nach der Operation der Fall ist.

Ihrem Wesen entsprechend treten die Ausfallserscheinungen nach Hysterektomie auch periodisch auf und unterscheiden sich in dieser Beziehung von den Ausfallserscheinungen nach der Röntgenbestrahlung. Nach den von Fuchs angegebenen Zahlen sind die letzteren nur in einem kleinen Prozentsatz periodischer Natur (6%).

Auch aus den Untersuchungen von Fraenkel, Lundqvist und Kraul geht hervor, daß die Ausfallserscheinungen nach der Uterusexstirpation leichter sind als bei der Strahlenamenorrhöe.

In einer kürzlich erschienenen Arbeit hat Unterberger den Unterschied der Folgeerscheinungen nach der operativen Kastration gegenüber denen nach der Hysterektomie im Tierversuch dargetan. Unterberger hat ebenso wie auch Westmann in älteren Versuchen Kaninchen und Hunden unter peinlicher Schonung der Ovarien den Uterus totalexstirpiert. Bei zwei später getöteten Kaninchen fanden sich die Ovarien makroskopisch und mikroskopisch normal. Zwei andere Kaninchen, die am Leben erhalten waren, wurden in gleicher Weise wie nicht operierte Tiere vom Rammler gejagt und gedeckt, während die kastrierten Tiere vom Rammler ignoriert wurden. Die operierten hysterektomierten Hündinnen nahmen den Rüden an, und es kam zum regulären Deckakt, was als Beweis dafür anzusehen ist, daß die Bildung normaler Follikel und befruchtungsfähiger Eier stattfand, ohne die es beim Hunde nie zum Deckakt kommt.

Unterberger ist der Ansicht, daß auch beim Menschen die Funktionsfähigkeit der Ovarien bestehen bleiben könne, nachdem der Uterus exstirpiert ist, wenn es sich nicht um kranke Ovarien handelt und die ernährenden Ovarialgefäße bei der Operation geschont werden. Er sieht in der Erhaltung von Eierstocksgewebe bei der operativen Entfernung des Uterus den Vorteil der Hysterektomie gegenüber der Röntgenbestrahlung bezüglich der Ausfallserscheinungen und des sonstigen Befindens der Patienten nach der Behandlung.

Die Untersuchungen von Westmann wurden an infantilen weißen Mäusen ausgeführt und haben gezeigt, daß eine Uterusexstirpation bei diesen Tieren keine merkbare Störung in den Ovarien herbeiführt. Die Ovarien erlangen ihre Pubertätsreife, lösen regelrechte zyklische Veränderungen in der Vaginalschleimhaut aus und weisen auch nach relativ langer Beobachtungszeit ein normales anatomisches Bild auf.

Eine große Ähnlichkeit zwischen den Beschwerden der hysterektomierten und der ovarialbestrahlten Frauen besteht nur insofern, als die Erscheinungen bei beiden viel weniger stark und weniger schnell auftreten, als nach der operativen Kastration. Ohne Zweifel ist es aber auch, daß nach der Hysterektomie die für die Frauen so ungeheuer lästigen Ausfallserscheinungen geringer sind als nach der Ovarialbestrahlung (Gál, Pankow, Fuchs, Bumm, Franz, v. Jaschke, Sellheim, Peham, Zacherl, Lundqvist).

e) Die Ausfallserscheinungen nach Ovariektomie.

Was dagegen die Ausfallserscheinungen nach der operativen Entfernung der funktionstüchtigen Eierstöcke im Vergleich mit denen nach der Ovarialbestrahlung besonders bei jüngeren Frauen anbetrifft, so haben sich bemerkenswerte Unterschiede gezeigt.

Qualitativ entsprechen sich zwar die Ausfallserscheinungen der durch die Strahlen amenorrhoisch gemachten und der operativ kastrierten Frauen durchaus in allen Einzelheiten; dabei stehen die vasomotorischen Störungen ebenso wie in der natürlichen Klimax auch hier bei weitem im Vordergrunde der Erscheinungen. Gál hat seine diesbezüglichen Beobachtungen an 168 Fällen von Myomoperationen und 206 Fällen von Strahlenbehandlung in folgender Tabelle zusammengestellt:

	Strahlenbehandlung	Gebärmutter- und Eierstockentfernung	Gebärmutterentfernung mit Eierstockkonservierung
Wallungen	80,9%	82,4%	33,4%
Peinigende Wallungen	12,1%	9,6%	9,5%
Keinerlei Wallungen	19,1%	17,6%	66,6%
Nervöse Erscheinungen	15,0%	15,0%	
Jucken	4,3%	14,0%	
Stuhlverstopfung	4,3%	14,0%	
Verfettung	9,5%	27,0%	
Schmerzen der Bauch- und Kreuzgegend . .	14,3%	11,8%	

Was die Stärke der vasomotorischen Erscheinungen anbetrifft, so besteht ein gewisser Unterschied insofern, als die operierten Frauen nach der Entfernung der gesunden und funktionstüchtigen Eierstöcke im allgemeinen um so stärker an vasomotorischen Erscheinungen leiden, je jünger sie sind, was bei der Strahlenamenorrhöe nicht unbedingt der Fall ist. Man hat sogar den Eindruck, daß die Frauen nahe dem Klimakterium, wenn sie mit der vollen Ovarialdosis bestrahlt werden, stärker mit Ausfallserscheinungen auf die Bestrahlung reagieren, als jüngere mit derselben Dosis bestrahlte Frauen (Pankow), eine Ansicht, die Fuchs und Gál allerdings nicht teilen. Die verhältnismäßig geringe Stärke der Ausfallssymptome bei jüngeren Frauen nach der Ovarialbestrahlung kann man vielleicht so erklären, daß nicht nur den reifenden, sondern auch den ruhenden und atretischen Follikeln eine gewisse innersekretorische Tätigkeit zukommt. Dann ist es möglich, daß diejenige gleichgroße Strahlendosis bei älteren Frauen sofort den ganzen nur noch geringen Vorrat von Follikeln abtötet, während derselben Dosis bei jüngeren Frauen ein Teil der noch widerstandsfähigen Primärfollikel entgeht. Und deren innersekretorische Funktion genügt zwar nicht dazu, die Ausfallserscheinungen ganz zu verhindern, aber doch zu mindern. Die später wieder heranreifenden Follikel sind es dann auch, die bei der temporären Amenorrhöe die Ausfallserscheinungen oftmals früher wieder verschwinden lassen, als die Periode wieder eintritt (Guthmann, Lindig, L. Seitz, Pankow, Weigand).

Auch Fuchs steht auf dem Standpunkt, daß wir für den Kausalzusammenhang zwischen den spezifischen Bestandteilen des Eierstockes und der inneren Sekretion einstweilen ganz auf den Follikelapparat und seine Abkömmlinge angewiesen sind, und auch er nimmt an, daß das Follikelepithel, das durch die Röntgenbestrahlung zur Eiproduktion unfähig gemacht ist, noch innersekretorisch tätig sein kann. Dadurch würde dann also das mildere Auftreten der Ausfallserscheinungen nach der Ovarialbestrahlung gegenüber der operativen Kastration verständlich sein.

Auch Wintz ist der Ansicht, daß während der Röntgenamenorrhöe bei jüngeren Frauen die Tätigkeit der innersekretorischen Zellen der Eierstöcke keineswegs vollkommen stillgelegt ist.

Eine vollkommene Klarheit über diese komplizierten Zusammenhänge besteht jedoch noch nicht. Vielleicht wird es im Laufe der nächsten Zeit möglich sein, diese Klarheit zu erlangen, nachdem die verschiedenen Ovarialhormone — es gibt deren sicher mehrere — isoliert erforscht und rein dargestellt sein werden, wozu Butenandt in dem Chemischen Institut in Göttingen unter Windaus durch die reine Darstellung der Ovarialhormone in krystallisierter Form den ersten Schritt getan haben dürfte.

Die Hormonforschung hat jedenfalls schon das eine gezeigt, daß zwischen der operativen Kastration und der „Röntgenkastration" ein sehr wesentlicher Unterschied bezüglich des Versiegens der Ovarialfunktion vorhanden ist. Zondek hat nämlich bei seinen Untersuchungen über das Auftreten des Prolan A im Harn, also durch den Nachweis des Follikelreifungshormons im Urin der untersuchten Frauen mit Hilfe der spezifischen Wirkung desselben auf das Ovarium der infantilen Maus, beobachtet, daß bei den operativ kastrierten Frauen in der überwiegenden Zahl der Fälle prompt das Prolan A im Harn auftritt und noch bis zu einem Jahre nach der Kastration nachweisbar bleibt. Nach der Röntgenkastration dagegen tritt die Prolan-A-Reaktion im Urin trotz der schon bestehenden Amenorrhöe erst nach mehreren Monaten auf. An einer allerdings vorläufig noch sehr kleinen Zahl von untersuchten Fällen (10 Frauen) wurde die Reaktion erst vom 13.—30. Monat nach Beginn der Röntgenamenorrhöe positiv. **Es besteht also ein sehr wesentlicher Unterschied zwischen der operativen Kastration und Bestrahlungsamenorrhöe insofern, als man nach der operativen Entfernung der Eierstöcke eine ziemlich plötzlich einsetzende Überflutung des Organismus mit Hypophysenvorderlappenhormonen nachweisen kann, während im Strahlenklimakterium ebenso wie im natürlichen Klimakterium die Reaktion erst allmählich auftritt, was auf ein allmähliches Versiegen der Ovarialfunktion schließen läßt.**

Noch deutlicher macht sich ein Unterschied zugunsten der mit Röntgenstrahlen amenorrhoisch gemachten Frauen bemerkbar, wenn wir die somatischen Erscheinungen ins Auge fassen.

In dem gesamten vorliegenden statistischen Material, von dem wieder in erster Linie das aus der Freiburger Frauenklinik und das von Fuchs zu nennen sind, besteht sowohl, was die regressiven Veränderungen am Genitalapparat als auch die Stoffwechselstörungen anbetrifft, ein deutlicher Unterschied zwischen den Ovariektomierten und den Röntgenbestrahlten.

Während bei den ersteren die somatischen Erscheinungen in einer großen Anzahl von Fällen vorhanden sind (z. B. nach Mandl und Bürger: Atrophie der äußeren Genitalien in 36,8%, Fettansatz in 58,3%), treten diese Erscheinungen nach der Röntgenbestrahlung nur ganz vereinzelt auf (nach Gauß: Atrophie der Scheide in 6%, Fettansatz in 1—4%).

Was den Fettansatz nach der Ausschaltung der Eierstocksfunktion durch die Bestrahlung bzw. durch die operative Kastration anbetrifft, sind Untersuchungen von Wintz von besonderer Bedeutung.

Wintz hat bei Frauen im natürlichen Klimakterium nach der Röntgenbestrahlung der Ovarien und nach der operativen Kastration den Fettansatz beobachtet und gleichzeitig Grundumsatzbestimmungen angestellt mit folgenden Ergebnissen:

Bei 42 Frauen in der natürlichen Klimax fand Wintz 11 ohne nennenswerten Fettansatz, bei 13 eine geringe Fettauflage und bei 18 ausgesprochenen, teilweise sogar sehr reichlichen Fettansatz, und es ergab sich bei 26 von den 42 Frauen eine Herabsetzung des Grundumsatzes um 16%, wobei allerdings die Stoffwechselveränderungen nicht immer gerade die Fälle mit Fettansatz betrafen.

Aus diesen Zahlen geht zunächst hervor, daß die Zunahme des Fettpolsters nicht rein kalorisch zu erklären ist, sondern zu den konstitutionellen Eigenschaften des Einzelindividuums gehört. Dem entspricht auch das oft familiär und rassenmäßig gehäufte Auftreten der klimakterischen Fettsucht.

Wir sehen, daß die verschiedenen Persönlichkeiten je nach ihrer Konstitution auf das natürliche Einschlafen der Eierstocksfunktion ganz verschieden reagieren, indem nur etwa bei der Hälfte aller klimakterischen Frauen eine Zunahme der Korpulenz eintritt. Aber das Schwinden der Eierstocksfunktion steht hier als ätiologisches Moment so deutlich im Vordergrunde, daß wir berechtigt sind, gerade bei der klimakterischen Adipositas von einer hypoovariellen Fettsucht zu sprechen.

Entsprechend dem natürlichen Klimakterium verhält sich nun auch, was die Zunahme des Fettpolsters betrifft, das durch Röntgenstrahlen künstlich hervorgerufene Klimakterium. Die Grundumsatzbestimmungen, die Wintz nach dieser Richtung hin angestellt hat, ergeben folgendes:

Bei 38 Frauen im Alter von 30—40 Jahren, die durch Röntgenstrahlen amenorrhöisch gemacht waren, fand sich

bei 17 kein nennenswerter Fettansatz,
bei 8 eine gewisse Wohlbeleibtheit,
bei 13 ein ausgesprochener, manchmal sehr reichlicher Fettansatz.

Der Grundumsatz war bei 11 Frauen überhaupt nicht verändert und bei 27 wenig herabgesetzt, im Durchschnitt um 12%.

Ganz anders sind die Ergebnisse der Stoffwechseluntersuchungen bei operativ kastrierten Frauen.

Wintz fand nämlich bei 27 Frauen im Alter von 30—35 Jahren nach operativer Entfernung der Eierstöcke nur viermal keinen nennenswerten Fettansatz, und alle Fälle zeigten eine deutliche Herabsetzung des Grundumsatzes, im Durchschnitt um 18%, und soweit sie darauf untersucht wurden, auch eine Herabsetzung der spezifisch-dynamischen Eiweißwirkung. Zu ähnlichen Resultaten kam auch Hornung, während im Tierexperiment schon früher A. Loewy und Richter eine Herabsetzung des Grundumsatzes um 14—20% fanden, wenn die Keimdrüsen operativ entfernt wurden.

Während also im natürlichen Klimakterium und nach Röntgenbestrahlung von Wintz eine Übereinstimmung der Ergebnisse der Stoffwechseluntersuchungen gefunden wurde, besteht gegenüber der operativen Kastration ein deutlicher Unterschied, woraus hervorgeht, daß auch in dieser Beziehung die Ausfallserscheinungen in der Röntgenmenopause mit der natürlichen Menopause und nicht mit der operativen Kastration auf einer Stufe stehen.

Interessant sind in diesem Zusammenhang auch die Tieruntersuchungen von v. Schubert und von Schugt, die feststellten, daß bei röntgensterilisierten Mäusen, auch wenn man das Vielfache der für die Ausschaltung der Eireifung nötigen Dosis gibt, die durch die Scheidenuntersuchung nach Evans und Allen nachweisbare Brunst nicht aufhört, während nach der operativen Kastration die Brunst stets zum Verschwinden kommt.

Man kann also bei der weißen Maus mit den Röntgenstrahlen die innere und äußere Sekretion der Eierstöcke gewissermaßen trennen, was beim Menschen in dieser Weise allerdings nicht möglich ist.

Bei dem Vergleich der Ausfallserscheinungen nach den verstümmelnden Operationen am Genitalapparat und nach der Ovarialbestrahlung hätten wir also festzustellen, daß die Ausfallssymptome nach der Ovarialbestrahlung ihrem Wesen nach durchaus denjenigen nach der operativen Entfernung der Eierstöcke entsprechen. Quantitativ besteht aber ein deutlicher Unterschied zugunsten der Röntgenbestrahlten.

Wenn also die Ausschaltung der Ovarialfunktion durch Röntgenstrahlen gegenüber der Ovariektomie, was die Ausfallserscheinungen anbetrifft, auch erheblich besser dasteht, so sind die vasomotorischen Störungen doch allein von so großem Einfluß auf das Wohlbefinden der Patientin, daß man mit der Bestrahlung bei Frauen, die das Klimakterium noch nicht erreicht haben, äußerst zurückhaltend sein muß und im allgemeinen einen operativen Eingriff vorzuziehen hat, sofern dieser unter Erhaltung der Eierstöcke ausführbar ist.

Als Ausfallserscheinungen im weitesten Sinne sind auch die rheumatischen Gelenkbeschwerden aufzufassen, die von Menge kürzlich einer besonderen Beachtung unterzogen und als Arthropathia ovaripriva bezeichnet wurden.

III. Besteht eine Abhängigkeit der Stärke und der Art der Ausfallserscheinungen von der Strahlendosis und der zeitlichen Verteilung derselben?

Hier ist die Frage zu erörtern, ob die Technik der Ovarialbestrahlung auf die Stärke der Ausfallserscheinungen von Einfluß ist, und ob die Möglichkeit besteht, die Ausfallssymptome durch die Art der Bestrahlung herabzumindern.

Man hatte gehofft, die Strahlenwirkung auf die Ovarien so abstufen zu können, daß zwar die Menstruation nicht mehr ausgelöst wird, ein innersekretorisch tätiger Rest der Eierstöcke aber erhalten bleibt. Diese Hoffnung, die hauptsächlich in der Annahme einer interstitiellen Drüse eine Stütze fand, hat sich aber nicht vollkommen erfüllt.

Es hat sich vielmehr als aussichtslos herausgestellt, durch irgendeine abgestufte Bestrahlungstechnik die Amenorrhöe zwar erreichen zu wollen, die Ausfallssymptome aber **gänzlich** zu vermeiden.

Eine Herabminderung der ovariellen Ausfallssymptome durch die Art der Bestrahlung ist aber trotzdem als möglich anzusehen, wenn man die Anschauung gelten läßt, daß nicht nur der jeweils zum Graafschen Follikel heranreifende Follikel und das daraus entstehende Corpus luteum die innersekretorische Tätigkeit besorgt, sondern auch die anderen weniger reifen follikulären Elemente in gewissem Grade daran beteiligt sind.

Wenn dem so ist, wie außer dem Verfasser auch Fuchs, Pankow und E. Straßmann annehmen, wird die klinisch sicher beobachtete Abhängigkeit der Stärke der Ausfallserscheinungen von der Strahlendosis sofort erklärlich, da eine „Minimaldosis", d. h. eine Dosis, die gerade dazu ausreicht, durch Abtötung der heranreifenden Follikel die Strahlenamenorrhöe hervorzurufen, einen größeren Teil des noch ruhenden Follikelvorrates ungeschädigt durchlassen wird, als wenn man stärkere Dosen verwendet. Geller und Schugt haben allerdings gezeigt, daß bei jeder histologisch als wirksam nachweisbaren Ovarialbestrahlung an allen Follikelsorten, auch an den ruhenden Primärfollikeln, Degenerationszeichen aufzufinden sind. Der Zahl nach entgehen aber bei einer geringeren Strahlendosis mehr Primärfollikel der Abtötung, wenn der Vorrat groß ist, als wenn er nur noch klein ist. Bei älteren Frauen kommt es deshalb auch bei einer verhältnismäßig kleinen Strahlendosis bereits zur Daueramenorrhöe.

Auf diese Weise kann man sich eine Abhängigkeit der Stärke der Ausfallserscheinungen von der Größe der Strahlendosis wohl vorstellen, auch wenn man die innersekretorische Tätigkeit der Eierstöcke für streng an den Follikelapparat gebunden hält. Aber nicht nur durch die Verringerung der Strahlendosen, sondern auch durch ihre Verteilung auf einen größeren Zeitraum scheint es möglich zu sein, die Ausfallssymptome herabzumindern, da sie nach der Serienbestrahlung im allgemeinen geringer sind als nach der einzeitigen Bestrahlung. Man kann sich diese Erscheinung so erklären, daß bei der allmählich wirkenden Strahlenschädigung der Ovarien andere Drüsen mit innerer Sekretion ähnlich wie im natürlichen Klimakterium genügend Zeit finden, ausgleichend für die innersekretorische Tätigkeit der Eierstöcke einzutreten und die Ausfallserscheinungen herabzumindern. Für eine solche Möglichkeit sprechen auch andere klinische Beobachtungen. Wenn jungen

Frauen wegen doppelseitiger chronischer Adnexentzündung beide Adnexe entfernt werden, sind die Ausfallserscheinungen im allgemeinen verhältnismäßig gering (Heinen), jedenfalls viel geringer als nach der operativen Entfernung der gesunden, funktiontüchtigen Ovarien. Auch bei ihnen dürfte während der langwierigen chronischen Entzündung der Adnexe schon ein gewisser Ausgleich für die innere Sekretion der geschädigten Eierstöcke durch andere Drüsen eingetreten sein.

Aus diesem Grunde empfiehlt es sich auch bei psycholabilen Kranken, die Ovarialbestrahlung als Serienbestrahlung auszuführen (Vogt), und deshalb scheinen uns auch die früher von Gauß, Krönig und Winter-München gemachten und neuerdings von Gauß besonders wieder aufgegriffenen Versuche, für die Ovarialbestrahlung in jedem Einzelfall die geringste wirksame Dosis zu ermitteln und zu geben, von Wichtigkeit zu sein, soweit dadurch die Sicherheit der klinischen Heilerfolge nicht beeinträchtigt wird. Auch Kauffmann hält die Anpassung der Dosis an die zur Erreichung einer Daueramenorrhöe gerade notwendige Strahlenmenge für erstrebenswert.

Wenn wir noch einmal **zusammenfassen**, so sind wir der Ansicht, daß die ovariellen Ausfallserscheinungen nach der Bestrahlung der Eierstöcke keineswegs als etwas Gleichgültiges anzusehen sind und klinisch bei der Aufstellung des Behandlungsplanes Beachtung finden müssen. Bei der Wahl zwischen der operativen Kastration und der Strahlenamenorrhöe fallen die bei der letzteren viel weniger stark auftretenden Ausfallsphänomene, besonders das Fehlen der somatischen Veränderungen, wesentlich für die Strahlenbehandlung ins Gewicht, wobei man es dann aber nur in geringem Grade in der Hand hat, die Stärke der Symptome durch die Dosierung abzumindern.

IV. Vergleich der Ausfallserscheinungen nach Röntgen- und Radiumbehandlung der Ovarien.

Schließlich ist noch zu erörtern, ob ein Unterschied in den ovariellen Ausfallserscheinungen nach der Röntgenbestrahlung bzw. Radium- oder Mesothoriumbestrahlung der Eierstöcke vorhanden ist. Darüber sind die Meinungen sehr verschieden. So sollen sich die Ausfallserscheinungen nach Gauß und Krinski (1914) und van de Velde (1915) nach der Radiumbehandlung nur in 3% der Fälle finden. Krönig (1913) war der Ansicht, daß sie von geringerer Intensität sind als nach der Röntgenbestrahlung. Nach Weibel sind sie ebenso stark wie nach der Röntgenbestrahlung. Schaedel fand sie dagegen wieder „bei weitem geringer" nach der Radiumbestrahlung.

Nach unseren Beobachtungen pflegen die Ausfallserscheinungen nach der Radiumbehandlung geringer zu sein, was sich dadurch erklären dürfte, daß bei dieser Behandlung der Bestrahlungserfolg nur zum Teil ein Ovarialeffekt, zum anderen Teil aber eine Schleimhautwirkung ist.

Auch hier ist aber wieder eine etwa vorhandene Verschiedenheit in der Einwirkung auf die Psyche nur schwer auszuschalten, insofern nämlich, als im Publikum die Röntgenbestrahlung bereits allgemein bekannt ist und wegen der Ausfallserscheinungen oft gefürchtet wird. Diese Furcht genügt bei empfindlichen Frauen oft dazu, daß sie die an und für sich erträglichen Symptome der Übergangszeit überbewerten und indirekt dadurch wieder steigern.

Die Radiumtherapie ist dagegen im Publikum noch unbekannt, und man braucht auch bei der Radiumeinlage, die im Anschluß an eine Curettage gemacht wird, gar nicht davon zu sprechen, daß eine auf die Eierstöcke wirkende Strahlenbehandlung ausgeführt wird, wodurch also das psychische Moment ganz fortfällt.

Siebentes Kapitel.
Technik und Dosierung bei der Strahlenbehandlung der Myome.
A. Die Bestrahlungstechnik mit Röntgenstrahlen.

Bei der Röntgenstrahlenbehandlung der Myome gibt es zwei verschiedene Gruppen von Methoden. Bei der einen Gruppe sind lediglich die Eierstöcke das Ziel der Strahlenbehandlung. Es handelt sich dann um eine „Bestrahlung zur Ausschaltung der Ovarialfunktion" oder kurz gesagt, um eine „Ovarialbestrahlung" oder „Röntgenmenolipsierung" (L. Seitz) oder, wie man früher sagte, „Kastrationsbestrahlung". Die andere Gruppe von Methoden zieht außer den Eierstöcken den myomatösen Uterus selber mit in die Bestrahlung hinein.

Wenn nun auch bei der „Ovarialbestrahlung", sofern wenigstens die Myome eine gewisse Größe nicht überschreiten, der Uterus und die Tumoren zum großen Teil mit in dem Bestrahlungsgebiet liegen, ist es doch als ein grundsätzlicher Unterschied der beiden Methoden anzusehen, ob die Mitbestrahlung des ganzen myomatösen Uterus für wesentlich gehalten und auch immer durchgeführt wird, oder ob die Mitbestrahlung des Uterus für unwesentlich gehalten wird und nur erfolgt, weil sie sich bei der Ovarialbestrahlung von selbst ergibt. — Bestrahlungsmethoden, die sich nur auf den Uterus beziehen, sind meines Wissens außer von Declairfayt und Spinelli kaum in Vorschlag gebracht worden.

Beide Bestrahlungsarten können wiederum einzeitig, d. h. in einer Sitzung, oder als Serienbestrahlung, also mit zeitlich unterteilten Dosen zur Ausführung gelangen.

Diejenige Bestrahlungstechnik, die für die Myombestrahlung die weitaus größte Verbreitung gefunden hat, ist die von Seitz und Wintz im Jahre 1920 angegebene und heute noch in ihrer ursprünglichen Form ohne wesentliche Änderung gebräuchliche Methode. Bei ihr handelt es sich um eine „einzeitige Ovarialbestrahlung", während als Beispiel für die andere Bestrahlungsart die von Béclère angegebene Serienbestrahlung zu nennen ist. Als eine einzeitige Großfeldermethode zur Ausschaltung der Eierstocksfunktion ist die von Krönig-Friedrich-Gauß ausgearbeitete Bestrahlungstechnik zu nennen.

Von diesen drei Methoden, die weiter unten noch genau geschildert werden, unterscheiden sich die übrigen im Laufe der Jahre angegebenen Bestrahlungsarten der Myompatienten nur unwesentlich durch geringfügige technische Einzelheiten, wie die Zahl der Felder, die Wahl der Feldgröße, den Fokushautabstand, die Strahlenhärte und Intensität, die Bestrahlungspausen, ferner die Strahlenmessung und die Schutzmaßnahmen usw., so daß es mit der ausführlichen Darstellung der drei genannten Typen der Myombestrahlung sein Bewenden haben kann.

Auf die vielen Wandlungen, welche die Technik der Ovarialbestrahlung und speziell der Myombestrahlung von ihren ersten Anfängen an bis zu ihrer endgültigen Ausgestaltung durchgemacht hat, hier näher einzugehen, erübrigt sich ebenfalls. Eine ausführliche Darstellung dieser Entwicklung findet sich in dem auf der 16. Versammlung der Deutschen Gesellschaft für Gynäkologie im Jahre 1920 in Berlin erstatteten Referat von Gauß und Friedrich. Nur soviel sei gesagt, daß für die Zeit der ersten Entwicklung der Myombestrahlung besonders der Name Albers-Schönberg zu nennen ist.

Da früher nur Strahlen von relativ geringer Durchdringungsfähigkeit zur Verfügung standen, von denen ein verhältnismäßig großer Prozentsatz in den oberflächlichen Gewebsschichten absorbiert wurde, mußte im Interesse der Hautschonung die Bestrahlung örtlich und zeitlich verteilt werden, und es entstand die sogenannte „Vielfelder-Serienbestrahlung".

Die örtliche Verteilung geschah so, daß man viele Felder nahm und von ihnen aus die Strahlen auf die Ovarien konzentrierte, also die sogenannte Kreuzfeuermethode ausführte.

Zeitlich wurde dagegen die für den gewünschten Tiefeneffekt nötige Dosis so verteilt, daß die Haut sich in den Bestrahlungspausen immer wieder erholen konnte und jedes Hautstück jedesmal nur so lange bestrahlt wurde, daß keine Schädigung eintrat, was bei den damals gebräuchlichen, relativ weichen und nur schwach gefilterten Strahlen bei den üblichen Entfernungen in etwa 10—15 Minuten der Fall war.

Mit den heute zur Verfügung stehenden harten Strahlen ist es dagegen eine leichte Aufgabe, die für die Ausschaltung der Eierstocksfunktion notwendigen Strahlenmengen von wenigen Feldern aus und in einer einmaligen Bestrahlung an die Ovarien zu bringen.

I. Die Ovarialbestrahlung nach Seitz und Wintz.

Die Ovarialbestrahlung nach Seitz und Wintz stellt eine Vierfeldermethode dar, indem jedes Ovar von einem Bauchfeld und einem Rückenfeld aus mit Röntgenstrahlen beschickt wird. Die Feldgröße war anfänglich 6×8 cm, wurde dann aber bald von L. Seitz auf 80 qcm vergrößert, unter Verwendung des sogenannten anatomischen Tubus (Abb. 4), der sich durch seine Form der Unterbauchgegend gut anpaßt. Der Bestrahlungstubus grenzt mit Hilfe seiner strahlenundurchlässigen Seitenwände das Bestrahlungsfeld nach Form und Größe ab und dient ferner dadurch, daß seine Stirnfläche durch eine dünne Holzplatte verschlossen ist, zur Kompression, wodurch eine Verringerung der Tiefenlage des zu bestrahlenden Organs erreicht wird. Bei den Rückenfeldern hat die „anatomische" Form des Tubus an und für sich natürlich keine Bedeutung. Der Tubus wird aber praktischerweise zum Zwecke der Vereinfachung der Methode auch bei den Rückenfeldern beibehalten.

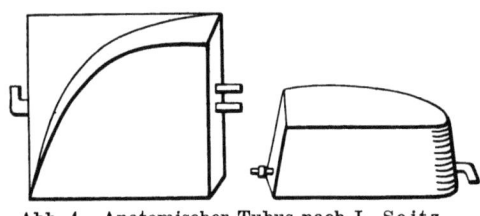

Abb. 4. Anatomischer Tubus nach L. Seitz.

Der Bestrahlungstubus gewährleistet eine zuverlässige Innehaltung des gewünschten Fokushautabstandes, der von Seitz und Wintz mit 23 cm gewählt worden ist. Bei dem jetzt viel in Gebrauch befindlichen Strahlenschutzgerät von Holfelder, der von der Firma Siemens-Reiniger-Veifa in Berlin gelieferten sogenannten Bestrahlungskanone, ist der geringste mögliche Fokushautabstand 30 cm, wodurch die prozentuale Tiefenintensität gegenüber der Originalmethode von Seitz und Wintz etwas verändert wird, was aber die Durchführung der Bestrahlungstechnik mit dem Holfelderschen Bestrahlungsgerät nicht hindert. Weiter verbreitet ist jedoch einstweilen noch als röhrentragendes Gerät irgendeine Form des Röhrenstativs, das einen strahlenundurchlässigen Röhrenkasten trägt, oder ein Stativ mit einer Röntgenröhre, deren Wände selber einen strahlenundurchlässigen Metallmantel tragen, der sogenannten Metallixröhre der Firma C. H. F. Müller, die mit neuartigen Einrichtungen, z. B. der von Koch & Sterzel, hochspannungssicher aufgehängt werden kann.

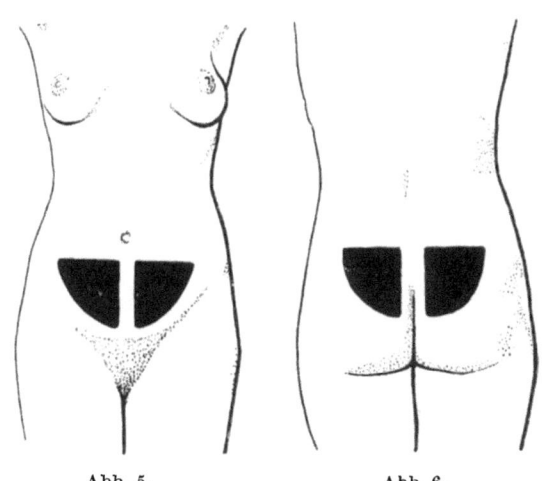

Abb. 5. Abb. 6.
Abb. 5. Bauchfelder bei der Ovarialbestrahlung mit dem anatomischen Tubus.
Abb. 6. Rückenfelder bei der Ovarialbestrahlung mit dem anatomischen Tubus.

Die feste Verbindung zwischen Bestrahlungstubus und röhrentragendem Gerät, die bei allen diesen Einrichtungen besteht, gewährleistet eine besonders einfache und leichte

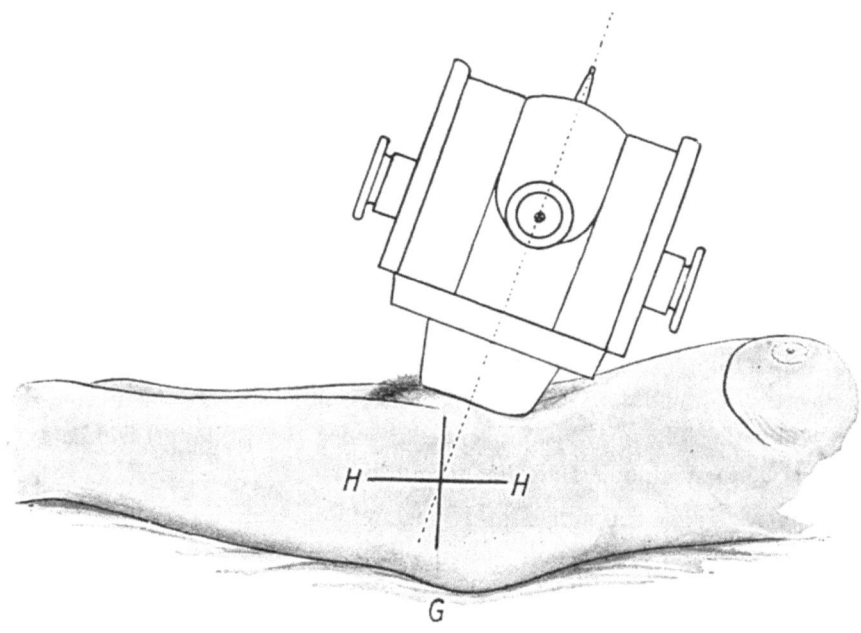

Abb. 7. Einstellung der Röntgenröhre bei der Ovarialbestrahlung nach Seitz und Wintz.

Einstellung der Röntgenröhre. Um die vorher palpatorisch ihrer Lage nach möglichst genau festgestellten Eierstöcke in den Strahlenkegel hineinzubringen, muß das Bestrahlungsgerät bei der Einstellung der Bauchfelder etwas gekippt werden, so daß der Zentralstrahl etwas nach innen und unten zu, also in das kleine Becken hineinfällt. Die Einstellung gelingt, wenn die Eierstöcke nicht etwa durch den Tumor aus ihrer normalen Lage herausgehoben oder herausgedrängt sind, nach dem Gefühl mit Sicherheit, wobei es für den weniger Geübten von Vorteil ist, die Einstellungsrichtung von der Scheide aus mit dem eingeführten Finger zu kontrollieren. Besondere Einstellgeräte sind nicht nötig.

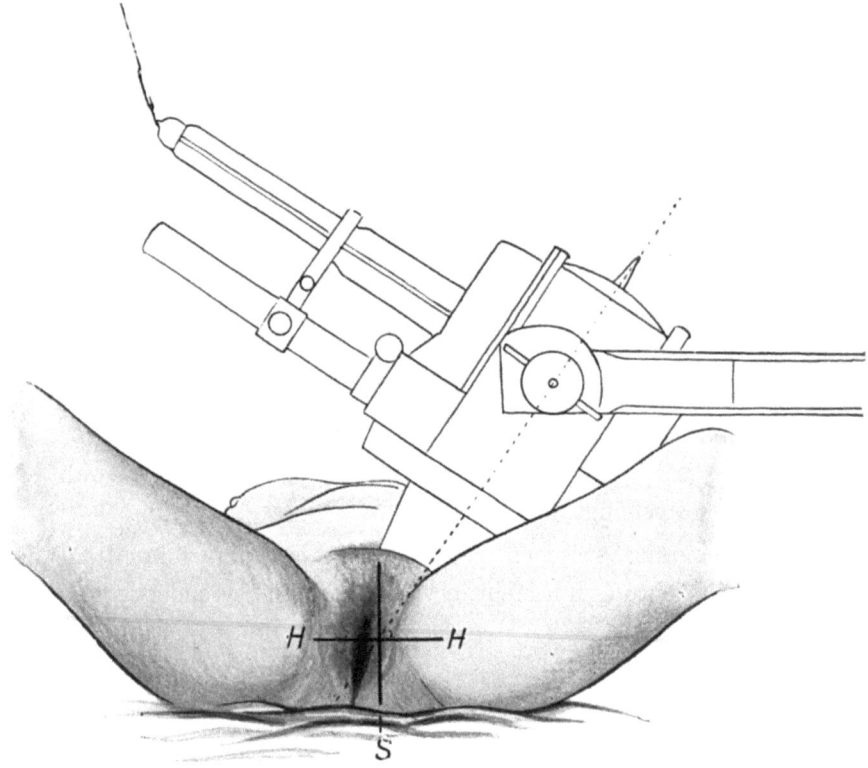

Abb. 8. Einstellung der Röntgenröhre bei der Ovarialbestrahlung nach Seitz und Wintz.

Die richtige Einstellung ist aus den Abb. 5—8 ersichtlich.

Handelt es sich um größere Myome, bei denen der Sitz des Ovars nicht genau festzustellen ist, werden von Seitz und Wintz noch ein bis zwei Zusatzfelder von vorn oberhalb der ersten Felder empfohlen. Neuerdings empfiehlt L. Seitz bei überkindskopfgroßen Myomen auch die Anwendung von Großfeldern. Er gibt im Handbuch von Halban und Seitz Bd. II, S. 426 folgende Zusammenstellung der Bestrahlungstechnik an, wobei ich nur das die Myombestrahlung Betreffende anführe:

„1. Kleinere Myome bis ungefähr Kindskopfgröße: zwei Felder von vorn mit anatomischem Tubus; zwei Felder von hinten mit viereckigem oder anatomischem Tubus.

2. Über kindskopfgroße Myome, bei denen der Sitz des Ovars nicht genau festzustellen ist: ein Großfeld von vorn, ein Großfeld von hinten; je nach der Größe des Tumors muß natürlich auch das Einfallsfeld und der Fokushautabstand größer oder kleiner genommen

werden. Im allgemeinen wird die Feldgröße 15×15 cm, der Hautabstand 40—50 cm genügen; dabei Kompression des Leibes mittels Kompressoriums" (Abb. 9).

Soweit die Angaben von L. Seitz.

Die Dosierung der Strahlen erfolgt bei der Methode von Seitz und Wintz „nach der Zeit". Das heißt, es wird die von der Röhre gelieferte Strahlung nach Qualität und Quantität vor der eigentlichen Bestrahlung gemessen und die Bestrahlung selber nach der Uhr ausgeführt, nachdem die Dosis nach Tabellen unter Berücksichtigung der Rückstreuung aus der Haut und der ungefähren Tiefenlage des Ovars errechnet ist. Diese einfachste Art der Dosierung verlangt allerdings eine vollständige Konstanz der Betriebsverhältnisse, die aber bei den modernen Röntgeneinrichtungen gewährleistet ist, und sie verlangt ferner eine Nachprüfung der von der Röhre gelieferten Strahlung auf ihre Konstanz, die etwa alle acht Tage mit einem zuverlässigen Meßinstrument durchzuführen ist.

II. Die „Freiburger" einzeitige Bestrahlungsmethode, wie sie jetzt von Gauß in Würzburg angewendet wird.

Es handelt sich um eine Großfeldermethode, mit einem Bauch- und einem Sakralfeld und direkter Strahlenmessung mit Hilfe einer in die Scheide eingeführten Ionisationsmeßkammer. Die Methode wird von Gauß in dem Lehrbuch der Strahlentherapie, Bd. IV, 1. Teil, S. 378 folgendermaßen angegeben:

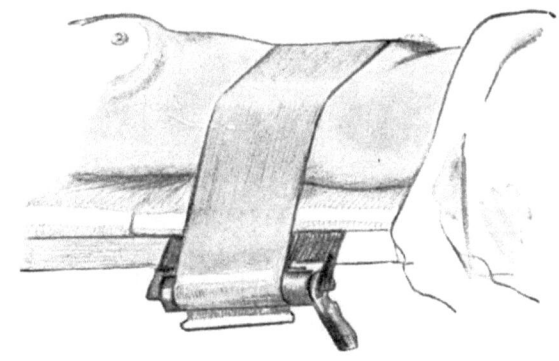

Abb. 9. Kompressorium.

„Die Freiburger einzeitige Bestrahlungsmethode benutzt zwei Einfallspforten, und zwar ein abdominales und ein sakrales Feld von 20×20 cm. Ehe die Festlegung des Feldes erfolgt, wird die Patientin durch eine nach Art des Tourniquets arbeitende Vorrichtung (nach Langer) auf dem Behandlungstisch fixiert, wodurch zugleich eine Kompression der Haut (Anämisierung) und eine Abflachung des Körpers (Wegdrängung der Därme) erreicht wird (Abb. 9). Der über dem Körper der Patientin gelegene Teil des Kompressionsgurtes ist durch Einfügung eines Celluloidfensters durchsichtig gemacht, damit man sich für die Einstellung des Feldes besser orientieren kann.

Ehe wir nun zu der Einstellung der Bestrahlungsfelder schreiten, muß zuvor noch die mit wasserdichtem und spannungsisolierendem Gummiüberzug versehene Meßkammer in die Vagina eingeführt werden. Dabei ist eine Reihe von Vorschriften zu beachten, die hier kurz erwähnt werden sollen. Die Meßkammer muß genau in der Mittellinie des Körpers liegen, damit sie sich möglichst im Zentrum des Bestrahlungsfeldes befindet; sie muß horizontal liegen, damit der Zentralstrahl senkrecht auf sie einfällt; sie muß dem Fornix vaginae eng anliegen, damit sie den Ovarien bestmöglich genähert ist; sie muß unverrückbar sein, damit unter gleichbleibenden Bedingungen gemessen werden kann. Zur Erfüllung dieser Forderungen dient ein eigens dafür gebautes, hölzernes, zwischen den Oberschenkeln der Patientin placiertes Stativ, auf dem der Hals der Meßkammer gelagert und fixiert wird. Über Hals und Kabel der in situ liegenden Meßkammer wird alsdann ein abdeckender Bleigummi gelegt, damit die Messung selbst nicht durch Streustrahlen beeinträchtigt werden kann (Abb. 10).

Nachdem die zur Einführung der Meßkammer gespreizten Beine der Patientin wieder geschlossen sind, kann nunmehr die Abgrenzung des Bestrahlungsfeldes erfolgen. Dieselbe geschieht entweder durch Auflegen von Winkelstücken aus Bleigummiplatten oder wenn es sich um ein normal großes Feld handelt, durch Auflegen einer einzigen großen Bleigummiplatte, an der ein der Feldgröße entsprechendes Stück ausgespart ist. Die an der Würzburger Universitätsfrauenklinik benutzte Bleigummiplatte hat die Maße 60 zu 100 cm; die Lichtung des Einfallsfeldes entspricht einem auf die Spitze gestellten Quadrat von 20 cm Seitenlänge. Sie wird so über den Körper der Patientin gelegt, daß die vier Winkel über Nabel, Vulva und Spina ossis ilei beiderseits zu liegen kommen, wobei Vulva und Nabel selbst durch eine vorgesehene Abflachung der entsprechenden Ecken des Quadrates von der Bestrahlung ausgeschlossen bleiben, damit nur der für die Erfassung der Ovarien nötigste Raum getroffen wird (Abb. 11). Handelt es sich um ein größeres Myom, bei dem man mit der Möglichkeit einer im einzelnen nicht sicher feststellbaren Dislozierung der Ovarien rechnen muß, so wird das Feld durch Verlagerung der Bleigummiplatte nach oben verschoben oder

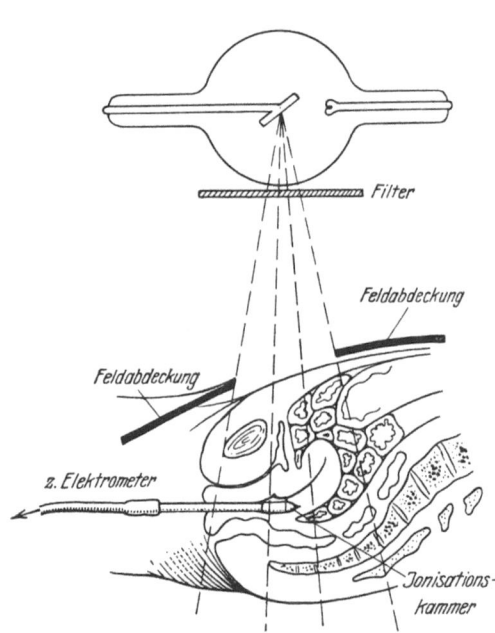

Abb. 10. Lage der Ionisationskammer bei Ausführung der Dosierung nach Krönig-Friedrich (Univ.-Frauenklinik Würzburg). Aus dem Lehrbuch der Strahlentherapie Bd. IV, S. 380.

durch Anwendung der oben erwähnten Bleigummiwinkelstücke entsprechend vergrößert (Abb. 12). Es versteht sich von selbst, daß die Beine der Patientin ebenfalls durch Auflegen großer Bleigummiplatten vor vagabundierenden Strahlen geschützt werden; auch der Thorax und die Arme werden der Sicherheit wegen trotz des durch das Bleiglasfenster gegebenen Schutzes noch einmal für sich mit Bleigummi abgedeckt.

Jetzt erst wird die Röhre über dem Bestrahlungsfeld eingestellt. Es ist darauf zu achten, daß sie in dem für den betreffenden Fall vorgesehenen Abstand steht; das ist für hämorrhagische Metropathien und kleinere Myome ein Fokushautabstand von 40 cm, für größere Myome und Frauen mit starkem Panniculus adiposus ein solcher von 50 cm. Es muß weiter dafür gesorgt werden, daß die Neigung und Drehung der Röhre so eingestellt ist, daß die Antikathodenfläche vorschriftsmäßig nach unten sieht. Es muß endlich durch Visieren mit dem Lot kontrolliert werden, ob die Antikathode genau über dem Mittelpunkt des Bestrahlungsfeldes steht. Jetzt wird die Entladungsvorrichtung der Hochspannungsleitung betätigt und die Türe geschlossen. Erst wenn alles dieses ordnungsgemäß erledigt ist, kann die Bestrahlung selbst beginnen.

Ist die dem abdominellen Felde zugedachte Strahlendosis appliziert, so wird die Hochspannungsleitung wieder kurz geschlossen, ehe das Personal den Bestrahlungsraum betritt. Die Patientin wird alsdann zur Ausführung der sakralen Bestrahlung in die Bauchlage gebracht und nach entsprechender Stützung des Kopfes mit Rolle und Kissen durch die Kompressionsvorrichtung fixiert. Dabei ist besonders vorsichtig zu verfahren, damit die Meßkammer, die bei der Umlagerung der Patientin in der Scheide liegen bleibt, keine

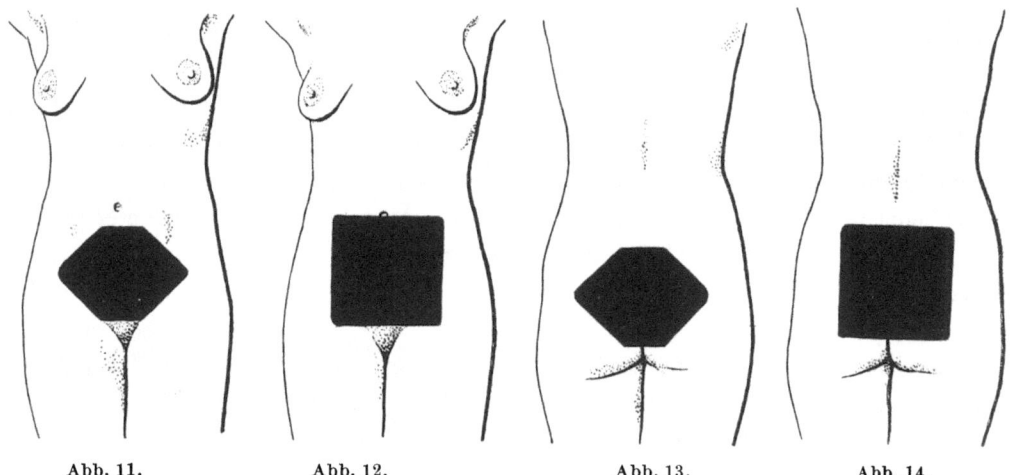

Abb. 11. Abb. 12. Abb. 13. Abb. 14.
Abb. 11. Vorderes Großfeld bei der Methode von Krönig-Friedrich-Gauß (modifizierte Form).
Abb. 12. Vorderes Großfeld bei der Methode von Krönig-Friedrich-Gauß (ursprüngliche Form).
Aus dem Lehrbuch der Strahlentherapie, Bd. IV, S. 381.
Abb. 13. Hinteres Großfeld bei der Methode von Krönig-Friedrich-Gauß (modifizierte Form).
Abb. 14. Hinteres Großfeld bei der Methode von Krönig-Friedrich-Gauß (ursprüngliche Form).
Aus dem Lehrbuch der Strahlentherapie, Bd. IV, S. 383.

größere Verschiebung erfährt, da ihre Einführung bei Bauchlage der Patientin erfahrungsgemäß auf Schwierigkeiten stößt. Nachdem auch jetzt wieder die richtige Lage der Meßkammer kontrolliert und durch Fixation auf dem Holzblock sichergestellt ist, nachdem weiter das Kabel durch Überlegen von Bleigummiplatten abgedeckt ist, wird nun zur Einstellung des sakralen Bestrahlungsfeldes geschritten. Dasselbe wird so angelegt, daß sein Zentrum mit dem oberen Ende der Crena ani zusammenfällt (Abb. 13). Auch hier wird je nach Lage des Falles eine Verschiebung bzw. Vergrößerung des Feldes gegen den Thorax zu vorgenommen (Abb. 14). Nach abermaliger genauer Einstellung der Röhre über dem Bestrahlungsfeld wird wiederum die Entladungsvorrichtung der Hochspannungsleitung ausgeschaltet, das Personal verläßt den Bestrahlungsraum, die Türen werden geschlossen, und die Bestrahlung beginnt von neuem. Nicht unwichtig ist es, zu erwähnen, daß der Bauch der Patientin von dem ihm unterlegten Kissen durch eine dazwischenliegende Bleigummiplatte getrennt ist, damit die ohne eine solche im Kissen entstehende Streustrahlung nicht stören kann."

III. Die Serienbestrahlung nach Béclère.

Béclère führt die Bestrahlung der Myome und Metropathien als Serienbestrahlung aus und gibt in einer seiner Veröffentlichungen über die Röntgentherapie der Fibromyome im Jahre 1921, S. 98 folgende Einzelheiten an:

Bestrahlungstechnik.

„Bestrahlung des ganzen Genitale — Uterus und Ovarium — einschließlich der vorhandenen Myome, mäßige Dosen, wöchentliche Sitzungen, das sind die drei grundsätzlichen Kernprobleme der Bestrahlungstechnik, die ich seit dreißig Jahren anwende. Ohne sich an eine starre Formel für alle Behandlungsfälle zu halten, paßt sie sich jedem einzelnen Fall nach Sitz und Größe der Myome an. In den letzten Jahren wurden mehr durchdringungsfähige, intensivere und stärker gefilterte Strahlen verwendet als früher, ohne daß dadurch die genannten Charakteristica der Technik geändert wurden oder noch geändert werden sollen.

In jeder wöchentlichen Sitzung wird der ganze myomatöse Uterus, wenn er im kleinen Becken liegt, oder nicht höher als 10 cm über die Schamfuge reicht, zwei Bestrahlungsfeldern ausgesetzt, eines rechts und das andere links von der Mittellinie unmittelbar oberhalb des Schamfugenrandes.

Ein drittes Kreuzbeinfeld wird angewendet, wenn der Uterus retroflektiert in der Kreuzbeinaushöhlung liegt. Wenn der myomatöse Uterus größer ist, wird das Abdomen in weitere Bestrahlungsfelder, und zwar bis sechs Felder eingeteilt, die nacheinander bestrahlt werden. Die Einfallsfelder sind rund, haben einen Durchmesser von 10 cm und werden durch einen Bleiglaszylinder gebildet, der durch eine Holzplatte nach unten verschlossen ist und infolgedessen die Haut plan macht, den Druck gleichmäßig verteilt und durch die leichte Kompression die Tiefenlage des Ovars verringert. Die Bestrahlungen werden in der Regel wöchentlich und ausnahmsweise 14tägig ausgeführt. Das ist seit 1908 die Grundlage der Technik."

Dann folgt die Beschreibung der Röntgenapparatur mit Coolidgeröhre, die mit 3 Milliampère und einer Spannung von 100 000 Volt betrieben wird, was einer Funkenstrecke von 23 cm entspricht. Die Strahlung wird mit 6 mm Aluminium gefiltert; der Fokushautabstand beträgt 22 cm.

Die bei diesen Bestrahlungsbedingungen in 5 Minuten gegebene Hautdosis, mit der Sabouraud-Noiré-Tablette gemessen, beträgt 3—3$\frac{1}{2}$ Holzknechteinheiten. Jede Bestrahlung dauert 5 Minuten und nur ausnahmsweise bei der ersten Sitzung oder, wenn die Bestrahlungen anstatt wöchentlich 14tägig ausgeführt werden, 10 Minuten.

Die Zahl der Sitzungen und Gesamtdauer der Behandlung geht aus folgender Tabelle hervor:

Zahl der Sitzungen und Dauer der Behandlung.

```
5—9 Sitzungen . . . . . . . . . . . . . . . . . . .  22 Fälle
10—12   „       . . . . . . . . . . . . . . . . . . . 158   „
Längste Behandlungsdauer 2½ Monate in 60%  . . . . .  der  „
13—14 Sitzungen . . . . . . . . . . . . . . . . . . . 64   „
Längste Behandlungsdauer 3 Monate in 21,33% . . . . . der  „
15—17 Sitzungen . . . . . . . . . . . . . . . . . . . 29   „
18—22   „       . . . . . . . . . . . . . . . . . . . 23   „
mehr als 25 Sitzungen . . . . . . . . . . . . . . . .  4   „
Längste Behandlungsdauer 3 Monate in 18,66% . . . . . der  „
```

B. Die Strahlendosierung bei der Ovarialbestrahlung.
I. Die Dosierung „nach Zeit" und die direkte Strahlenmessung in der Scheide.

Wir selber benutzen seit vielen Jahren zur Ausschaltung der Ovarialfunktion die von Seitz und Wintz angegebene Methode, wie sie oben geschildert wurde. Ihre Vorteile liegen auf der Hand. Sie verbindet die größte Einfachheit und Sicherheit im Erfolg mit einer hochgradigen Gefahrlosigkeit. Dadurch, daß die Röntgenröhre mit dem Bestrahlungstubus in fester Verbindung steht, wird ein falscher Fokushautabstand, einer der häufigsten Fehler bei der Bestrahlung, mit großer Sicherheit vermieden. Der Tubus grenzt ferner in äußerst praktischer und sicherer Weise das Bestrahlungsfeld ab und schützt die Umgebung vor ungewollten Strahlen. Natürlich muß eine Überschneidung der Bestrahlungsfelder sorgfältig vermieden werden. Das durchstrahlte Körpervolumen, die Volumendosis, ist infolge der kleinen Bestrahlungsfelder nur ein verhältnismäßig geringes.

Die Reihenfolge der Felder wird so gewählt, daß zuerst das rechte Ovarium fertig bestrahlt und dann das linke Ovarium in Angriff genommen wird. Es werden also nicht erst die beiden Leibfelder und dann die beiden Rückenfelder gegeben; vielmehr ist die Reihenfolge der Felder folgendermaßen:

        1. rechtes Leibfeld,
        2. rechtes Rückenfeld,
        3. linkes Rückenfeld,
        4. linkes Leibfeld.

Das hat den Vorteil, daß, wenn aus irgendeinem Grunde die Bestrahlung in zwei Teile geteilt werden muß, das eine Ovarium schon seine volle Dosis erhalten hat und keine Verzettelung der Strahlenwirkung auftritt.

Die Dosierung erfolgt bei der Ovarialbestrahlung am besten „nach der Zeit", wie dies auch sonst fast überall in der Röntgentherapie der Brauch ist. Bei der hochgradigen Konstanz der modernen Röntgentherapieapparate besteht keinerlei Bedenken gegen dieses Vorgehen. Die besonders von Gauß empfohlene direkte Dosierung mit der in die Scheide eingeführten Ionisationskammer halte ich nicht für nötig. Sie besitzt meiner Ansicht nach keine besonderen Vorzüge gegenüber der indirekten Dosierung nach der Uhr, dagegen aber den großen Nachteil der mit dem Einführen des Meßapparates in die Scheide für die Patientin verbundenen Unannehmlichkeiten. Abgesehen davon ergibt die Messung der Strahlendosis im Scheidengewölbe mit der in die Scheide eingeführten Ionisationskammer doch nicht die tatsächliche Dosis am Ovar. Denn die Dosis nimmt nach dem Rande der Bestrahlungsfelder, also auch nach den etwas seitlich gelegenen Ovarien zu ab. Die wissenschaftliche Bedeutung der intravaginalen Ionisationsmessungen wird nicht verkannt. Praktisch wird sie von uns aber für unnötig und auch für weniger zuverlässig als die Dosierung nach der Uhr gehalten, weil in dem komplizierten Mechanismus des während der ganzen Bestrahlung anzeigenden oder sogar registrierenden Meßapparates mehr Fehlermöglichkeiten liegen als in der das Röntgenlicht liefernden

Apparatur selber, sofern bei der Dosierung nach der Uhr die Meßapparate zuverlässig beobachtet werden und die Nachmessung des Eichergebnisses der Apparatur regelmäßig erfolgt.

II. Das biologische Maßsystem nach Seitz und Wintz.

Für die Dosisangabe und Dosiswahl bei der Ovarialbestrahlung hat das biologische Maßsystem von Seitz und Wintz die weiteste Verbreitung gefunden. Die von Seitz und Wintz angegebene „Kastrationsdosis" beträgt 34% der HED.

Mit HED = Hauteinheitsdosis haben Seitz und Wintz bekanntlich eine Strahlendosis bezeichnet, die in der Bauchhaut bei einer mit 0,5 mm Zink gefilterten Strahlung von 2,5 Milliampère, einer parallelen Funkenstrecke von 35 cm, bei einer Feldgröße von 6×8 cm und einem Fokusabstand von 23 cm in 8—10 Tagen nach der Bestrahlung eine leichte Hautrötung erzeugt und später eine leichte Hautbräunung hinterläßt. Die dieser Dosis zugrunde liegende Strahlenintensität entspricht dem Ablauf von 35 Sektoreneinheiten in dem damals von Seitz und Wintz benutzten iontoquantimetrischen Meßapparat.

Nach neueren Angaben besitzt die von Wintz benutzte Strahlung eine mittlere Wellenlänge von 0,16 Angströmeinheiten und wird mit einem geeichten Iontoquantimeter gemessen.

Die HED von Seitz und Wintz ist also sowohl biologisch als auch physikalisch eindeutig definiert.

Dementsprechend wird nach der ursprünglichen Definition von Seitz und Wintz als „Kastrationsdosis" diejenige Strahlendosis bezeichnet, „die nötig ist, um mit Sicherheit die Kastration bei jeder Frau herbeizuführen. Sie beträgt 12 Sektoreneinheiten des Iontoquantimeters und entspricht 34% der Hauteinheitsdosis".

Auch diese Dosis ist biologisch und physikalisch definiert. Nach neueren Veröffentlichungen stellt Wintz der „Kastrationsdosis" des Ovars von 34% der HED noch eine Dosis für die „Totalkastration" gegenüber, die 45% der HED beträgt.

III. Die Dosierung in Röntgeneinheiten.

Seit mehreren Jahren wird von uns für die Angabe der Röntgenstrahlendosis die Röntgeneinheit benutzt. Bei der Röntgeneinheit, die aus den Forschungen von Szilard, Villard, Friedrich, Holthusen, Küstner, Behnken, Grebe und anderen entstanden ist, und die auf dem zweiten internationalen Radiologenkongreß in Stockholm für den internationalen Gebrauch angenommen wurde, handelt es sich um ein absolutes und überall reproduzierbares, auf dem Leitendwerden der Luft für Elektrizität durch Röntgenstrahlen beruhendes Einheitsmaß. Die Röntgeneinheit wurde auf der am 29. Mai 1925 in Bonn stattfindenden Sitzung der Standardisierungskommission der Deutschen Röntgengesellschaft [1] folgendermaßen definiert:

„Die absolute Einheit der Röntgenstrahlendosis wird von der Röntgenstrahlenenergiemenge geliefert, die bei der Bestrahlung von 1 ccm Luft von 18° C Temperatur und 760 mm Druck bei voller Ausnutzung der in der Luft gebildeten Elektronen und bei

---

[1] Dtsch. med. Wschr. **1925**, 998.

Ausschaltung von Wandwirkungen eine so starke Leitfähigkeit erzeugt, daß die bei Sättigungsstrom gemessene Elektrizitätsmenge eine elektrostatische Einheit beträgt. Die Einheit der Dosis wird ein „Röntgen" genannt und mit R bezeichnet."

Von dieser ursprünglichen deutschen Röntgeneinheit = R-Einheit weicht die auf dem genannten internationalen Kongreß in Stockholm angenommene Röntgeneinheit = r-Einheit nur in einem Punkt ab, nämlich in der zugrunde gelegten Lufttemperatur, die anstatt auf 18° bei der alten deutschen Röntgeneinheit auf 0° bei der internationalen Röntgeneinheit angesetzt wurde, was einen bestimmten Unterschied ausmacht. Und zwar ist

$$R = r \cdot 1{,}066.$$

Wir haben die absolute Röntgenstrahleneinheit für die praktische Strahlentherapie seit 1922 im Gebrauch, ohne daß sich die Größe derselben geändert hat. Der Vorteil der Dosisangabe in einem absoluten physikalischen Maß gegenüber der Dosierung in Prozenten der HED besteht darin, daß das reproduzierbare und mit Hilfe von geeichten Meßinstrumenten transportable physikalische Einheitsmaß einen zuverlässigen Vergleich der Röntgenstrahlendosis mit einer praktischen Meßgenauigkeit von wenigen Prozent erlaubt, während die als Einheitsmaß früher benutzte Hautreaktion wie jedes biologische Maß einer gewissen Reaktionsbreite unterworfen ist, und deshalb nur eine angenähert genaue Grundlage für die Dosierung und Dosisübertragung bilden kann.

Durch die Dosierung in Röntgeneinheiten hat natürlich die genaue Festlegung der „Hauterythemdosis" oder „Hauteinheitsdosis", und zwar getrennt für die verschiedenen Strahlenqualitäten und in Abhängigkeit von der Strahlenintensität und der zeitlichen Verteilung der Bestrahlung nicht an Bedeutung verloren, da man sich praktisch bei der percutanen Röntgentherapie an eine solche Dosis als oberste Belastungsgrenze der Haut halten muß. Deshalb hat man neuerdings auch praktischerweise für die Bezeichnung „Hauteinheitsdosis" die Bezeichnung „Hauttoleranzdosis" eingeführt (Holthusen).

a) Die Beziehungen zwischen Hautdosis und Ovarialdosis.

Die Beziehungen zwischen der „Hauttoleranzdosis" und der „Ovarialdosis" in Röntgeneinheiten ergeben sich aus folgenden Umrechnungen, die hier im einzelnen ausgeführt werden, da sie die Grundlage für die praktische Dosierung bilden, und weil bei diesen Umrechnungen, wie aus der Literatur hervorgeht, vielfach grobe Fehler gemacht werden, besonders insofern, als der Rückstreuungsbetrag, d. h. also die aus dem Körperinnern in die Haut des Bestrahlungsfeldes zurückgestrahlte Streustrahlung oft nicht mit in Rechnung gestellt wird, wodurch eine ziemliche Verwirrung entstanden ist. So findet man z. B. in der neuesten Literatur an einer Stelle die Ovarialdosis von 20% der HED mit 110 R errechnet, wobei also die Rückstreuung vergessen worden ist, da zu der angegebenen Hautdosis von 550 R erst die Rückstreuung hinzugerechnet werden muß, wenn man die Tiefendosis in Prozenten der Hautdosis zum Ausdruck bringen will.

Ein anderer Fehler, der zur Zeit in der Literatur weit verbreitet ist, besteht darin, daß der Unterschied zwischen der R-Einheit und der r-Einheit nicht berücksichtigt wird.

Diese beiden Größen verhalten sich:

$$R : r = 1{,}066 : 1.$$

Bei der folgenden Darstellung wird zunächst die alte deutsche Röntgeneinheit (R-Einheit) noch benutzt, da man an die Dosishöhe in dieser Einheit gewöhnt ist. Die etwas höheren Dosisangaben in r-Einheiten füge ich jedoch hinzu, da es zweckmäßig ist, die gesamte Strahlentherapie allmählich auf die Dosisangaben in der internationalen r-Einheit umzustellen.

b) Wie groß ist die HED nach Seitz und Wintz in Röntgeneinheiten?

Nach zahlreichen Messungen und Vergleichsuntersuchungen, die von Küstner zusammengefaßt wurden, beträgt diejenige R-Zahl, welche ohne Rückstreuung gemessen bei einer Feldgröße von 6×8 cm und einer Mindestfilterung von 0,5 mm Zink oder Kupfer in der Bauchhaut die von Seitz und Wintz definierte Reaktion, eine leichte Rötung etwa acht Tage nach der Bestrahlung mit anschließender leichter Bräunung hervorruft, also die „**Einfallsdosis**" bei den Bedingungen, die der HED von Seitz und Wintz zugrunde liegen,

550 R.

Umgerechnet auf das internationale r, beträgt diese Einfallsdosis $550 \cdot 1{,}066 = 586{,}3$ r. Der Vereinfachung halber setzen wir in Übereinstimmung mit Küstner für die Einfallsdosis, die der HED nach Seitz-Wintz entspricht,

590 r ein.

Die Rückstreuung beträgt bei der hartgefilterten Strahlung und einer Feldgröße von 6×8 cm sowie einem Fokusabstand von 23 cm, die zu der Definition der HED nach Seitz und Wintz gehört, etwa 20%, wie aus den vorliegenden Tabellen zur Dosierung der Röntgenstrahlen von Grebe und Nitzge[1] in Übereinstimmung mit den Messungen von Holthusen[2] hervorgeht. Die **HED nach Seitz und Wintz**, d. h. also die „**Wirkungsdosis**" in der Haut unter den von Seitz und Wintz angegebenen Bedingungen beträgt demnach

$$550\ \text{R} + 110\ \text{R} = 660\ \text{R},$$

oder in r-Einheiten

703,56 r, also rund **700 r.**

Es ist wichtig und wird oft außer acht gelassen, daß in dieser Berechnung der die Rückstreuung enthaltenden Wirkungsdosis in der Haut in Röntgeneinheiten die Strahlenhärte, Feldgröße und der Fokushautabstand berücksichtigt werden muß. Für eine andere Feldgröße und einen anderen Fokushautabstand ist die in der Haut wirksame Dosis bei gleicher „Einfallsdosis" eine andere, da der Rückstreuungsbetrag mit der Feldgröße wächst und mit dem Fokusabstand abnimmt. Diese Beziehungen sind aus den Kurven zu ersehen, die das Grebe-Nitzgesche Werk auf S. 4 und 5 enthält.

Die Abhängigkeit der Wirkungsdosis in der Haut von dem Rückstreuungsbetrag macht es zweckmäßig (Bericht der Sitzung der Standardisierungskommission in Bonn

---

[1] Berlin und Wien: Urban & Schwarzenberg 1930, 5.
[2] Holthusen, Strahlenther. 27, 725 (1928).

vom 29. Mai 1925), die Hautdosen in der Röntgenstrahlentherapie ohne Rückstreuung anzugeben, also als „Einfallsdosis", d. h. in Röntgeneinheiten, die einer mit freistehender Meßkammer gemessenen Strahlenintensität entsprechen, und für die im Einzelfall benutzten Betriebsbedingungen, Strahlenhärte und Intensität, sowie Feldgröße und Fokusabstand ergänzende Angaben zu machen. **Dadurch wird erreicht, daß die exakte physikalische Dosierung von der gewissen Ungenauigkeiten unterworfenen Dosierung am lebenden Objekt durch eine scharfe Grenze getrennt ist.** Denn die durch sehr mühsame Messungen am Wasserphantom ermittelten Rückstreuungsbeträge — dasselbe gilt auch für die Tiefenintensitäten — gelten streng genommen nur für das Wasserphantom, während der menschliche Körper nur angenähert und infolge der verschiedenen durchstrahlten Gewebsarten an den verschiedenen Körperstellen verschieden stark absorbiert und streut. So können z. B. gasgefüllte Darmschlingen, die durchstrahlt werden, eine wesentliche Änderung der Absorption und Streuung und damit erhebliche Unterschiede in der Tiefendosis für das Wasserphantom und für den menschlichen Körper bedingen.

Es ist zwar anzustreben, in der praktischen Dosimetrie die Angabe der „Einfallsdosis" durch die Angabe der „Wirkungsdosis in der Haut" zu ersetzen, was aber vorläufig noch nicht möglich ist, da die Strahlenmessung mit einer auf die bestrahlte Hautstelle aufgelegten Meßkammer Fehlern unterworfen ist, die auszuschalten noch nicht gelang.

Es muß betont werden, daß den Dosisangaben in der Röntgentherapie eine hochgradige physikalische Genauigkeit vorläufig wenigstens nur insoweit innewohnt, als sie sich auf die auf das Bestrahlungsfeld auffallende Strahlendosis, also die sogenannte „Einfallsdosis" beziehen, daß aber schon bei der Angabe der Wirkungsdosis in der Haut = Einfallsdosis + Rückstreuung aus dem Körper infolge der Unterschiede in der Beschaffenheit des durchstrahlten Körperabschnittes und infolge des Compton-Effektes eine gewisse Ungenauigkeit besteht, die betreffenden Angaben in Röntgeneinheiten also immer nur die Bedeutung eines mit gewissen Schwankungen gültigen Mittelwertes haben können, genau so wie die Angaben der Tiefendosis in Prozenten der HED nur eine von der Beschaffenheit des durchstrahlten Körperabschnittes abhängige angenäherte Genauigkeit haben können.

Bei der Ermittlung der Ovarialdosis erhöht sich die Ungenauigkeit noch durch die niemals ganz sicher feststellbare verschiedene Tiefenlage des Ovars [1].

Diese Ungenauigkeit wird auch durch die Messung in der Scheide nicht vermieden, da die Meßkammer nicht am Orte des Erfolgsorgans, sondern etwas entfernt von den Ovarien liegt.

c) Wie groß ist die Ovarialdosis nach Seitz und Wintz = 34% der HED in Röntgeneinheiten?

Da die „Ovarialdosis" nach Seitz und Wintz 34% der HED beträgt, entspricht ihr mit der oben ausgeführten angenäherten Genauigkeit eine R-Zahl von

$$\frac{660 \text{ R} \cdot 34}{100} = 225 \text{ R} = 240 \text{ r}.$$

---

[1] Die von Dyroff vorgeschlagene Lagebestimmung der Eierstöcke mit Hilfe der Kontrastfüllung des Uterus und der Tuben, also durch die Hysterosalpingographie, lehnen wir für den praktischen Gebrauch auf das strikteste ab. Wieweit derartige Untersuchungen durch das wissenschaftliche Interesse gerechtfertigt sind, soll hier nicht erörtert werden.

IV. Die Ermittlung der Einfallsdosis bei der Ovarialbestrahlung.

Nach unseren Erfahrungen beträgt die Strahlendosis, die mit einer für die Praxis genügend großen Sicherheit zur Ausschaltung der Follikelreifung der Ovarien bei Frauen vom 40. Lebensjahr an führt, etwa

$$270 \text{ R} = 290 \text{ r am Ovar}^1.$$

Um diese Dosis an die Eierstöcke zu bringen, bedienen wir uns, wie oben bereits erwähnt, gewöhnlich, was die Felderwahl betrifft, der Bestrahlungsmethode nach Seitz und Wintz.

Dabei benutzen wir jetzt eine mit 0,5 mm Kupfer gefilterte Strahlung, deren Härte einer Halbwertschicht in Kupfer von 0,7 mm entspricht. Die Röhrenbelastung beträgt gewöhnlich 6 Milliampère.

Von dieser Strahlung geben wir auf jedes der vier anatomischen Bestrahlungsfelder eine Einfallsdosis, die je nach der Dicke der Patientin zwischen 300 und 500 r liegt.

Die bei einer solchen Dosis notwendige Bestrahlungszeit beträgt bei den angegebenen Bedingungen etwa 8—12 Minuten; die ganze Ovarialbestrahlung dauert etwa eine dreiviertel Stunde.

Die Ermittlung der genauen Einfallsdosis bzw. Bestrahlungszeit pro Feld erfolgt dabei sehr bequem unter Benutzung der kürzlich von **Grebe** und **Nitzge** herausgegebenen Tabellen zur Dosierung der Röntgenstrahlen.

Die Tabellen geben neben der prozentualen Tiefendosis an, wie hoch bei den verschiedenen Bedingungen, Halbwertschicht in Cu, Fokushautabstand und Feldgröße, die in irgendeiner Tiefe vorhandene Strahlenintensität bezogen auf die an der reinen Primärstrahlung in 50 cm Abstand von dem Fokus der Röhre gemessene und gleich 100 gesetzte Strahlenintensität ist.

---

[1] Anmerkung bei der Korrektur: In dem soeben erschienenen IV. Band dieses Handbuches geben Wintz und Rump in dem Kapitel „Die physikalischen und technischen Grundlagen der gynäkologischen Röntgentherapie" auf Seite 405 die der Wintzschen HED zugehörige Einfallsdosis ebenso wie wir nach Küstner mit

$$550 \text{ R}$$

an, oder in r-Einheiten =

$$600 \text{ r},$$

(von 587 r nach oben abgerundet). Die HED als Wirkungsdosis in der Haut geben die Autoren jedoch höher an, als den vorliegenden Rückstreuungsmessungen (Holthusen, Grebe-Nitzge) entspricht, und zwar mit

$$800 \text{ r}.$$

Wenn man eine Wintzsche HED von 800 r zu Grunde legt, so beträgt die Ovarialdosis nach Wintz = 34% der HED

$$272 \text{ r}.$$

In einer weiteren soeben erschienenen Arbeit von Uebel aus der Klinik Gauß (Strahlenther. 1930, Bd. 38, S. 445) wird die zur Erreichung der Daueramenorrhöe an der Würzburger Frauenklinik gebräuchliche Dosis am Ovar = „34% der HED" mit

$$275 \text{ R} = 293 \text{ r}$$

$(1{,}066 \cdot 275)$ angegeben.

Diese Tiefenintensität ist in den Tabellen mit i bezeichnet.

Beispielsweise erfolgt die Errechnung der Bestrahlungszeit pro Feld bei der gewöhnlichen Ovarialbestrahlung folgendermaßen:

Es sollen an das von vorn und von hinten angenommenerweise 9 cm unter der Körperoberfläche gelegene Ovar 290 r gebracht werden.

Die Angaben sind folgende:

Halbwertschicht in Cu	0,7 mm
Röntgenwert J der Apparatur in r/Minuten (rückstreuungsfrei in 50 cm Fokusabstand gemessen)	9,1
Fokusabstand	23 cm
Feldgröße	80 qcm.

Dann erhält man aus den Tabellen von Grebe-Nitzge auf S. 129

$i = 158$ (für 75 qcm Feldgröße angegeben).

Es erhält dann das Ovar in 9 cm Tiefe pro Minute

$$\frac{J \cdot i}{100} = \frac{9{,}1 \cdot 158}{100} = 14{,}4 \text{ r.}$$

Man muß also jedes Feld 10 Minuten (145 : 14,4) bestrahlen, damit das Ovar von jedem Feld aus 145 r, im ganzen also 290 r erhält.

Im einzelnen ergibt sich die zu einer bestimmten Hautdosis bei der Ovarialbestrahlung gehörige „Ovarialdosis" aus folgenden Berechnungen:

Für die Feldgröße des anatomischen Tubus von 80 qcm Stirnfläche beträgt die Rückstreuung, die aus den Tabellen von Holthusen oder Grebe-Nitzge entnommen wird,

25%.

Die Wirkungsdosis in der Haut beträgt also, wenn wir beispielsweise eine Einfallsdosis von 430 r benutzen:

$$430 \text{ r} + 25\% = 537 \text{ r.}$$

Von dieser Hautdosis erhalten die Ovarien je nach ihrer Tiefenlage verschieden viel. Der Einfachheit halber wird angenommen, daß das Ovar gleich weit von der vorderen und von der hinteren Körperoberfläche entfernt liegt, so daß sich seine angenäherte Tiefenlage aus der Messung der Körperdicke im Bestrahlungsgebiet unter Berücksichtigung der bei der Bestrahlung ausgeführten Kompression dividiert durch zwei ergibt. Wenn dabei das Ovar nicht gleich weit von der vorderen und von der hinteren Körperoberfläche entfernt liegt, so gleicht sich das bei der Zweifelderbestrahlung einigermaßen aus, was allerdings nicht mathematisch genau stimmt.

Die für die verschiedenen Körpertiefen in Betracht kommenden Tiefenintensitäten bei den angegebenen Bedingungen können ebenfalls aus den „Tabellen zur Dosierung der Röntgenstrahlen" von Grebe und Nitzge entnommen werden. Die Kurven (Abb. 15) sind nach diesen Tabellen gezeichnet. Danach betragen beispielsweise die Tiefenintensitäten bei einer Feldgröße von 80 qcm, einem Fokusabstand von 23 cm und bei hartgefilterter Strahlung

in 8 cm Tiefe	31 %
in 9 cm „	27 %
in 10 cm „	23 %.

Es erhält dann das Ovar, das beispielsweise 9 cm unter der Körperoberfläche liegt, bei einer Einfallsdosis von 430 r = einer Hautwirkungsdosis von 537 r von jedem Feld aus

145 r,

also im ganzen **290 r.**

Dieselbe Rechnung ergibt für eine Tiefenlage des Ovars von 10 cm unter der Hautoberfläche und bei einer **Einfallsdosis** von 480 r eine Dosis am Ovar von je 138 r von vorne und von hinten, im ganzen also von 276 r.

Bei besonders dicken Patienten kann man die Tiefendosis dadurch erhöhen, daß mit der Hautdosis näher an die Toleranzdosis der Haut von 590 r ohne Rückstreuung

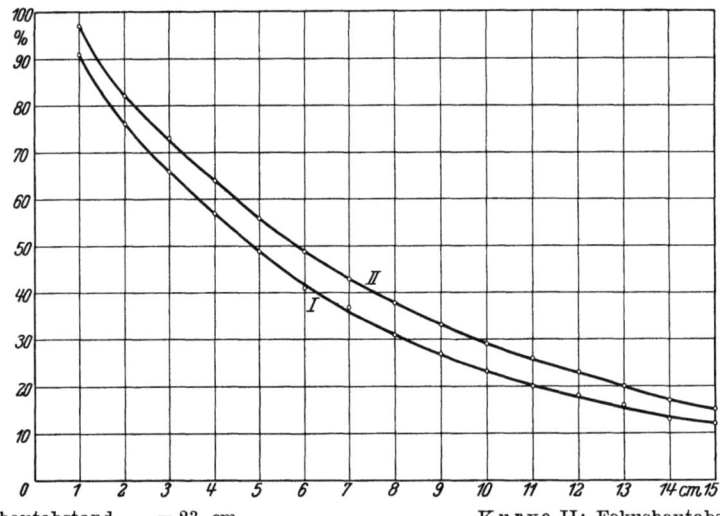

Kurve I: Fokushautabstand = 23 cm
Halbwertschicht in Cu = 0,7 mm
Feldgröße = 80 qcm

Kurve II: Fokushautabstand = 30 cm
Halbwertschicht in Cu = 0,7 mm
Feldgröße = 150 qcm

Abb. 15. Tiefenintensität in % der Oberflächenintensität für zwei verschiedene Fokushautabstände und Feldgrößen. (Kurven gezeichnet nach dem Tabellenwerk von Grebe und Nitzge.)

gemessen herangegangen wird, oder dadurch, daß die Einfallsfelder auf 10 × 15 cm heraufgesetzt werden.

Die Berechnung der Wirkungsdosis in der Haut und in der Tiefe des Körpers erfolgt dann in derselben, oben angegebenen Weise nach den vorliegenden Tabellen, wobei man sich jedoch immer bewußt sein muß, daß es sich, abgesehen von der in hohem Grade genauen physikalischen Dosierung der „Einfallsdosis" in Röntgeneinheiten nur um angenähert genaue Werte handelt, da die Tiefenlage des Ovars niemals auf Zentimeter genau bekannt ist. Wir betonen dieses hier schon so ausdrücklich, weil diese Zusammenhänge für die Dosierungsschwierigkeiten bei den Versuchen der Herbeiführung einer temporären Strahlenamenorrhöe in höchstem Maße in Betracht kommen, und weil in der Literatur und in der Praxis bei den Ovarialbestrahlungen überall mit Dosisunterschieden von wenigen Prozent gearbeitet wird, die für die Wasserphantommessungen zwar als genau stimmend angesehen werden können, aber schon bei der Messung mit einer Ionisationskammer in der Scheide einer gewissen Ungenauigkeit unterworfen sind, die darin besteht, daß die Eierstöcke eine variable und nicht genau bestimmbare Lage haben. Es wird also dem praktischen Handeln oft die Annahme eines Grades von Genauigkeit zugrunde gelegt, der gar nicht zu erreichen ist, wodurch eine Scheingenauigkeit zustande kommt. Um so mehr muß die hochgradige physikalische Genauigkeit der Dosierung dort, wo sie wirklich realisierbar ist, nämlich bei der Messung der Einfallsdosis in Röntgeneinheiten gefordert werden.

Bei größeren, wesentlich über den Schamfugenrand nach oben reichenden Myomen wenden wir auch oft anstatt der Vierfelderbestrahlung zwei große Felder, also ein großes über den ganzen Unterbauch reichendes und das Myom einschließendes Bauchfeld und ein entsprechendes Rückenfeld an, wenn wir auf schnelle Verkleinerung der Tumoren Wert legen und diese auch für möglich halten, also besonders bei weichen und stark ödematösen Knoten. Auch hierbei erfolgt die Dosierung mit einer maximalen Hautbelastung von 590 r ohne Rückstreuung gemessen, unter Berechnung der Tiefendosis in Röntgeneinheiten nach dem vorliegenden Tabellenmaterial von Grebe und Nitze. Die großen Felder werden mit einer Kompressionsvorrichtung (Abb. 9) möglichst plan gemacht und mit Bleigummidecken abgegrenzt, wenn nicht der vorhandene Bestrahlungstubus von 10×15 cm ausreicht.

Natürlich kann man diese Bestrahlungsmethode ohne weiteres auch als Serienbestrahlung ausführen, wenn man die Bestrahlungszeit unterteilt. Dabei ist dann aber, was die biologische Wirkung anbetrifft, die Gesamtdosis nicht gleich der Summe der einzelnen Teildosen zu setzen, da das bestrahlte Gewebe in den Bestrahlungspausen einer gewissen Erholung fähig ist. Es ergibt sich also nicht aus der Summation der Einzeldosen einfach ein gewisser Prozentsatz der HED.

Auf die Vorteile und Nachteile der Serienbestrahlung gegenüber der Ovarialbestrahlung mit Applikation der „Ovarialdosis" in einer Sitzung vom klinischen Standpunkt aus wird später noch eingegangen (S. 331). Aus physikalisch-technischen Gründen ist die Serienbestrahlung dann erforderlich, wenn keine hochleistungsfähigen Röntgenapparate zur Verfügung stehen.

Ausschlaggebend ist dabei die Härte der von der vorhandenen Apparatur gelieferten Strahlung. Von einem gewissen Härtegrad abwärts ist es unmöglich, in einer Sitzung genügend Röntgenlicht an die Ovarien zu bringen. Diejenigen Therapeuten, die nur über eine weniger leistungsfähige Apparatur verfügen, sind deshalb auf die Serienbestrahlung angewiesen, und es liegt kein Grund vor, daß sie dieselbe nicht ausführen, vorausgesetzt, daß die Apparatur im übrigen, und zwar besonders was die Konstanz der Strahlenausbeute anbetrifft, in Ordnung ist. Die weniger leistungsfähigen Röntgenapparate dürften allerdings aus dem Gebrauch für die Tiefentherapie immer mehr verschwinden.

C. Die Technik und Dosierung bei der Behandlung der Myome mit radioaktiven Substanzen.

Wie aus der klinischen Besprechung hervorgehen wird, spielt die Radium- bzw. Mesothoriumbehandlung der Myome eine viel geringere Rolle als die Röntgenstrahlenbehandlung. Bei großen Myomen und bei solchen Tumoren, die eine wesentliche Formveränderung der Gebärmutterhöhle bedingen, kommt die intrauterine Radiumbehandlung nach unserer Ansicht nicht in Betracht. Die Besprechung der Radiumbestrahlungstechnik kann sich deshalb auf die intrauterine Radiumapplikation im normal gestalteten, nicht wesentlich vergrößerten Uterus beschränken oder auf solche Fälle, bei denen kleine Myomknoten die Form und Lage des Uterus nur geringfügig verändern.

Was die Größe der Myome als Gegenindikation gegen die Radiumbehandlung anbetrifft, so sind manche Autoren allerdings weniger zurückhaltend. John G. Clark und Chéron nehmen als obere Grenze für die intrauterine Radiumbehandlung eine Größe des myomatösen Uterus an, die dem dritten Monat der Gravidität entspricht, während Lundqvist unter Umständen bis Kindskopfgröße geht. Schaedel, einer der Hauptanhänger der Radiumbehandlung bei gutartigen gynäkologischen Blutungen, gibt Faustgröße des myomatösen Uterus als obere Grenze an. Kupferberg und Gellhorn wagen sich sogar an Myome, die bis in Nabelhöhe reichen, mit der Radiumtherapie heran. Auch bei 2 von 102 Myomen und Metropathien, die Gauß und Krinski mit Radium behandelten, überragten die Tumoren zwei Querfinger den Nabel. Cleland, Scott, Hewitt und Taussig schließen die Myome, die größer sind als ein im 3.—4. Monat schwangerer Uterus, von der intrauterinen Radiumbehandlung aus, während schließlich Mundell, Récamier, Stacy, Violet, Siegel und Koblank bei den über den Nabel gehenden Myomen die Radiumbehandlung nicht für angezeigt halten und Gauß als Grenze für diese Therapie die dem 5. Schwangerschaftsmonat entsprechende Größe des Tumors angibt.

Die vaginale Radiumbehandlung (Weibel) der Uterusmyome wird hier ganz übergangen, da sie gegenüber der Röntgentherapie viele Nachteile, aber gar keine Vorteile besitzt. Die Nachteile liegen darin, daß das in die Scheide eingelegte Radiumpräparat für die zu behandelnden Organe, Uterus und Ovarien, exzentrisch liegt, womit eine ungünstige Intensitätsverteilung der Strahlen zusammenhängt. Die vaginale Radiumbehandlung der Myome wird deshalb auch von nur wenigen Autoren empfohlen, da ihr der größte Vorteil der intrauterinen Radiumbehandlung gegenüber der Röntgentherapie, nämlich die prompte Blutstillung, fehlt.

Kupferberg empfiehlt allerdings, die intrakorporeale Radiumbehandlung als vaginale, anstatt der intrauterinen Bestrahlung auszuführen, wenn entzündliche Veränderungen neben dem Uterus bestehen. In solchen Fällen dürfte aber ebenfalls die Röntgentherapie das weniger gefährliche und einfachere Verfahren sein.

Eine ausführliche Besprechung eines großen Teiles der über die verschiedenen Applikationsarten des Radiums bei den gutartigen Gebärmutterblutungen bis 1927 erschienenen Literatur findet sich bei Dautwitz, der die betreffenden Arbeiten von Weibel, Steiger, Adler, Forsdike, Flaskamp, Siegel, Flatau, Heymann, Wetterer, Spinelli, Eymer, Titus, Jones, Proust, Stacy, Bardachzi und Schwarz zitiert. Eine weitere Anzahl von Arbeiten wird von Kupferberg auszugsweise angeführt.

Aus dem Studium dieser Arbeiten geht auch hervor, daß die intravaginale Radiumbehandlung, so wichtig sie als Ergänzung der intrauterinen Behandlung beim Gebärmuttercarcinom ist, für die Behandlung der gutartigen Erkrankungen der Gebärmutter nur eine geringe Rolle spielt. Jedenfalls steht die Frage: Röntgen- oder intrauterine Radiumbehandlung? in den meisten der genannten Arbeiten weit mehr im Vordergrunde. Aus historischem Interesse sei hier nur erwähnt, daß R. Abbé schon im Jahre 1913 über Myomheilungen mit Radium berichtet hat.

Die Technik der intrauterinen Radiumbehandlung ist sehr einfach. Die meistens in kleine Platinröhrchen eingeschlossene radioaktive Substanz wird für die intrauterine Radiumbehandlung in zylinderförmigen, aus Messing hergestellten, leicht auskochbaren Trägern mit Schraubverschluß untergebracht, die zum Zweck der Filterwirkung eine überall gleichmäßige Wandstärke von 1,3 mm haben[1]. Das Messing ist als Filtermaterial deshalb am praktischsten, weil es schon bei der verhältnismäßig geringen Wandstärke von 1,3 mm die primäre α- und β-Strahlung genügend stark abfiltert, ohne gleichzeitig einen zu großen Teil der γ-Strahlen zu absorbieren.

Einen Vergleich von verschiedenen Filtermaterialien nach dieser Richtung hin gibt eine Tabelle von Neeff:

Material	mm	Absorbierte γ-Strahlung in %
Aluminium	3,50	3,8
Messing	1,30	3,9
Silber	1,00	4,4
Blei	0,85	4,7
Gold	0,65	4,9
Platin	0,50	5,0

Die erste Kolumne gibt die für die Abfilterung der β-Strahlen nötige Filterdicke und die zweite Kolumne den durch diese Filterdicke bedingten Verlust an γ-Strahlen in Prozenten an. Eine ähnliche Tabelle haben früher schon Keetmann und Mayer (1913) aufgestellt.

Ein „Überfilter" aus Gummi ist bei der intrauterinen Anwendung der Träger überflüssig, da die in dem Messingfilter entstehenden sekundären β-Strahlen für die wenig empfindliche Uterusschleimhaut ungefährlich, vielleicht sogar erwünscht sind.

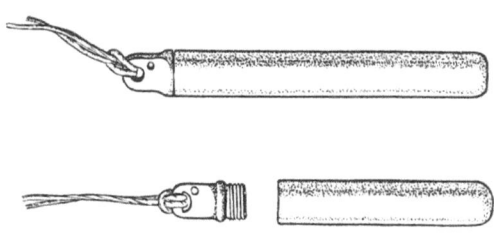

Abb. 16. Radiumträger (⁴/₅ der natürlichen Größe).

Die bei uns gebräuchlichen Radiumträger sind in der Abb. 16 wiedergegeben.

An dem Schraubverschluß der Messingträger ist eine Öse angebracht, die zum Anschlingen des Präparates mit Hilfe eines Zwirnfadens dient. Ein solcher länglicher Radiumträger wird ohne Mühe in die genügend weit dilatierte Uterushöhle, die gegebenenfalls durch einen Laminariastift vorbereitet wird, eingeführt, wobei darauf zu achten ist, daß das Präparat bis auf den Grund der Uterushöhle heraufgeschoben wird, da sonst die Gefahr besteht, daß es später durch Verklebung des Muttermundes zu einer Hämatometra kommt. Eine solche Beobachtung hat Klee veröffentlicht. Der Radiumträger wird mit Hilfe einer Gazetamponade des Halskanals und der Scheide an Ort und Stelle gehalten, wobei sterile weiße Gaze und nicht Jodoformgaze benutzt wird, da die letztere durch

---

[1] Ich möchte empfehlen, die zur Verfügung stehenden Radiumpräparate, die übrigens nicht ausgekocht werden dürfen, auf ihre Wirksamkeit des öfteren nachzuprüfen oder nachprüfen zu lassen, was durch ein Ionisationsinstrument verhältnismäßig leicht geschehen kann. Es hat sich nämlich herausgestellt, daß die Röhrchen des öfteren undicht geworden sind, wodurch dann wertvolle Radiumsubstanz verloren geht und unterdosiert wird.

die von dem Jod ausgehenden Sekundärstrahlen gefährlich ist. Um eine Sekretverhaltung hinter dem Radiumpräparat zu vermeiden, hat Flatau Radiumträger mit seitlichen Rillen angegeben.

Der Radiumeinlage geht eine Ausschabung oder Austastung der Gebärmutterhöhle voraus, und zwar kann das Radiumpräparat unmittelbar im Anschluß an die Abrasio mucosae eingelegt werden oder auch nach einigen Tagen, wenn das Ergebnis der mikroskopischen Untersuchung des Curettements erst abgewartet werden soll, um von ihm gegebenenfalls die Dosierung abhängig machen zu können.

Die Dosierung erfolgt nach Milligrammradiumelementstunden und ist rein empirisch. Die Erfahrung hat gelehrt, daß die Follikelreifung der Ovarien und damit die Periodenblutung bei der üblichen Filterung des Radiums mit 1,3 mm Messing oft bereits bei einer intrauterin gegebenen Radiumdosis von 800—1200 mg Elementstunden ausbleibt. Wir haben jedoch bei dieser Dosis mehrere Mißerfolge, was das Ausbleiben der Periode anbetrifft, erlebt und geben deshalb gewöhnlich 1800 mg Elementstunden intrauterin in einem 3,5 cm langen, aus Messing hergestellten Träger oder manchmal, wenn es uns auf eine besonders prompte Blutstillung ankommt, sogar 2000 mg Elementstunden.

Die notwendige Radiummenge muß annähernd 50 mg Radiumelementäquivalent, also etwa 100 mg Radiumbromid betragen, eine Radiummenge, die dann 36 Stunden liegen bleibt.

Bei kleineren Radiummengen wird die Applikationszeit reichlich lang, was klinisch weniger günstig ist, als wenn das Radiumpräparat nach 36 Stunden wieder entfernt werden kann. Noch günstiger ist eine Radiumelementmenge von 75 mg, die dann zur Erreichung einer Dosis von 1800 mg Elementstunden nur 24 Stunden liegen zu bleiben braucht.

Man muß bedenken, daß es bei einer derartigen Radiumdosierung, verglichen mit der Röntgenstrahlentherapie, zu einer beträchtlichen Überdosierung in der näheren Umgebung des Radiumpräparates kommt. Wir haben durch Versuche an der menschlichen Haut feststellen können, daß bei einer Präparatenlänge von 2 cm die Hauterythemdosis, und zwar eine zarte Rötung nach 8—14 Tagen mit nachfolgender Bräunung der Haut, bei Anbringung des Präparates in 1 cm Entfernung zwischen Haut und Präparatenmitte, bereits bei 270 mg Elementstunden (45 mg Elementstunden × 6 Stunden) auftrat. Das Radiumpräparat wurde zum Zwecke der Distanzierung von der Haut in Paraffin eingelassen.

Lahm hat dieselben Untersuchungen angestellt und kommt zu einer Radiumerythemdosis von 450 mg Elementstunden in 1 cm Entfernung von der Präparatenmitte bei 1,5 cm langem Präparat. Der Unterschied in den beiden Zahlen (270 : 450) ist nicht durch die verschiedene Länge der benutzten Präparate bedingt, sondern beruht in erster Linie auf der verschiedenen Auffassung des Erythems. Die Zahlen verhalten sich annähernd wie die in R-Einheiten ausgedrückten Röntgenerythemdosen, die bei Lahm 1000 R und bei uns 550 R betragen.

Wenn nun ein solches Präparat in den Uterus eingelegt wird, so kommt es in 1 cm Entfernung von der Präparatenmitte zu einer Überdosierung um das 6—7fache der Hauterythemdosis, wenn man 1800 mg Elementstunden gibt, und in der unmittelbaren Umgebung des Präparates zu einer noch weit größeren Überdosierung.

Bei langgestreckten Präparaten wird der Dosenquotient naturgemäß günstiger. Wir konnten durch Untersuchungen an der Haut mit einem in Paraffin eingebetteten Präparat von 7 cm Länge feststellen, daß in 2 cm Entfernung von der Präparatenmitte die Erythemdosis bei 2160 mg Elementstunden erreicht wird. Auch bei einer solchen Verteilung der radioaktiven Substanz besteht in der näheren Umgebung des Radiumpräparates eine erhebliche Überdosierung, so daß man bei der intrauterinen Radiumbehandlung, die zur Ausschaltung der Eierstocksfunktion geeignet ist, mit einer direkten Schleimhautwirkung, die einer Ätzwirkung nahekommt, zu rechnen hat.

Von den in der Literatur enthaltenen Angaben über die Radiumdosis bei der Behandlung der gutartigen Gebärmutterblutungen sei erwähnt, daß Kupferberg als Dosis zur Erzielung der Daueramenorrhöe 1800—2400—3600 mg Elementstunden je nach dem Alter der Patientin und der Dicke des Tumors angibt.

Koblank benutzte zwischen 768 und 5600 mg Elementstunden, und Schaedel gibt als benutzte Dosis 936—1248 mg Elementstunden an. Flatau empfiehlt 50 mg für 24 Stunden, also 1200 mg Elementstunden, ebenso wie Mundell. Forsdike gibt dagegen 100 mg für 24 Stunden, also 2400 mg Elementstunden.

Andere Angaben liegen von Sellers mit 1000—2000, von Siegel mit 1200 und von Weiß mit 600—2000, von Halter mit 990, von Neill mit 1500, von W. Scheidt (Stickel) mit 1600—3200, von Spinelli mit 1200, von Swanberg mit 500 und von Polak mit 1800—2000 mg Elementstunden vor. Eymer legt 100 mg Radiumbromid 3mal 24 Stunden ein, was der sehr hohen Dosis von 3600 mg Elementstunden entsprechen würde, und Bolaffio hat kürzlich die Dosis von 1000 mg Elementstunden zur Erzielung der definitiven Ausschaltung der Eierstocksfunktion bei Frauen nahe dem Klimakterium angegeben, während W. C. Danforth 1500 mg Elementstunden Radium und F. A. Cleland 1200—1500 mg Elementstunden bei kleineren Myomen und 1700 bis 1900 mg Elementstunden bei Myomen einer Gravidität im 3.—4. Monat entsprechend empfehlen.

Schließlich erwähne ich noch, daß es nach den Erfahrungen von L. Seitz[1] bei den Frauen im klimakterischen Alter durch Verwendung von 900—1200 mg Elementstunden regelmäßig gelingt, die Daueramenorrhöe herbeizuführen. Dabei tritt die Amenorrhöe jedoch erst nach Ablauf von 4—6 Wochen ein, während zur Erreichung einer sofortigen Amenorrhöe 3—4000 mg Elementstunden empfohlen werden.

Diese Beispiele mögen genügen, um zu zeigen, wie wenig einheitlich die gegebenen Radiumdosen zur Zeit noch sind. In den letzten Jahren differieren die Dosenangaben für die Radiumbehandlung der Myome und klimakterischen Blutungen allerdings nicht mehr so stark. Sie bewegen sich meistens zwischen 1000 und 2000 mg Elementstunden. Systematische Untersuchungen über die zur Ausschaltung der Eierstocksfunktion mit Radium notwendige Dosis liegen jedoch in genügend großem Umfang noch nicht vor.

Von der percutanen Radiumtherapie zum Zwecke der Ausschaltung der Ovarialfunktion ist in der Literatur nur wenig die Rede (Dautwitz, Krönig, Rittershaus, Wickham, Fricke, Burnam).

---

[1] Rieder und Rosenthal 3, 621.

Derartige Versuche scheitern in Deutschland schon daran, daß keine genügenden Mengen von Radium vorhanden sind. Aber auch, wenn dieser Mangel nicht bestände, würde sich die percutane Radiumbehandlung für die Behandlung der gutartigen Gebärmutterblutungen wohl kaum einbürgern, da sie sich des Hauptvorteils der zentralen Lage der Strahlenquelle bei der intrauterinen Radiumbehandlung begibt, und in der Röntgentherapie eine weniger gefährliche und weniger kostspielige Konkurrentin hat.

Über die kombinierte Röntgen- und Radiumtherapie bei gutartigen Gebärmutterblutungen berichten Bumm-Warnekros, Pankow, van de Velde, Weibel, und Gauß. Letzterer empfiehlt die kombinierte Röntgen- und Radiumtherapie besonders bei sehr großen Myomen und bei starker Anämie der Patienten.

Achtes Kapitel.

Die Strahlenbehandlung der myomkranken Frauen im Rahmen der übrigen Behandlungsmethoden.

Das Uterusmyom unterscheidet sich in bezug auf die Therapie von anderen Neubildungen dadurch, daß es nicht ohne weiteres und in jedem Falle behandelt werden muß, wie z. B. die Ovarialgeschwülste oder alle bösartigen Tumoren. **Die Notwendigkeit der Behandlung wird nicht durch das Vorhandensein eines Uterusmyoms an sich, sondern durch die von ihm hervorgerufenen klinischen Erscheinungen bestimmt.**

Wenn man bedenkt, daß fast jede fünfte Frau des fünften Lebensdezenniums in ihrem Uterus ein oder mehrere Myomknoten beherbergt (Albrecht), und daß diese Tumoren nur in einem relativ geringen Prozentsatz Gesundheitsstörungen verursachen, so geht daraus schon hervor, daß viele Myomträgerinnen ohne jede Behandlung bleiben können. Eine weitgehende therapeutische Zurückhaltung den Uterusmyomen gegenüber lohnt sich besonders auch deshalb, weil sich das Tumorwachstum in trophischer Abhängigkeit von der Eierstocksfunktion befindet und in den meisten Fällen in der Menopause von selbst zum Stillstand kommt, oder die Tumoren in dieser Zeit sogar eine Rückbildung bis zum vollständigen Verschwinden erfahren. Allerdings wird der Plan, die Myomträgerinnen ohne Behandlung oder nur mit einer symptomatischen Behandlung in die natürliche Menopause hinüberzuleiten, oft dadurch vereitelt, daß die Frauen mit Uterusmyomen in einer gewissen Anzahl der Fälle erheblich viel später das Klimakterium überwinden als sonst. Während bei gesunden Frauen die Durchschnittszeit für das Klimakterium zwischen dem 40. und 50. Lebensjahre liegt, dauert die Menstruation bei Myompatienten häufig zehn Jahre länger an, also bis zum 55. und 60. Lebensjahre.

Die diesbezüglichen Zahlen über das Aufhören der Periode hat Troell in folgender Tabelle zusammengestellt:

	Bei Myompatientinnen	Bei Nichtmyomkranken
Vor dem 40. Jahre	0,0%	4,6%
Nach dem Alter von 50 Jahren	42,9%	33,7%
Nach dem 55. Jahre	19,5%	0,9%

Zu beachten ist auch, daß sich die Myome nach dem Klimakterium keineswegs immer zurückbilden und in seltenen Fällen sogar weiter wachsen (Schink, Leo, Jung, Sippel, Eden, Hofmeier, Shaw, Bovin, Schultheiß).

Man wird also notwendigerweise die Myomträgerinnen, auch wenn sie beschwerdefrei sind und deshalb nicht behandelt zu werden brauchen, in Beobachtung halten müssen.

Andererseits sollte aber auch das Zurverfügungstehen der für das Leben ungefährlichen und leicht durchzuführenden Strahlenbehandlung nicht dazu führen, mit Rücksicht auf die genannten Möglichkeiten die Indikationsstellung zur Bestrahlung aus prophylaktischen Gründen zu erweitern. Es gilt vielmehr auch heute im Zeitalter der Strahlentherapie noch die zuerst von Olshausen mit Nachdruck vertretene und besonders von Franz, Albrecht und vielen anderen Autoren mit Bezug auf die Strahlentherapie wiederholte Forderung, daß von einer Behandlung der Myome überhaupt abzusehen ist, wenn diese keine Erscheinungen machen. Diese Ansicht findet sich in weitgehender Übereinstimmung in fast allen klinischen Veröffentlichungen über die Behandlung der myomkranken Frauen vertreten und ist neuerdings auch wieder von Béclère ausgesprochen worden. Auch Bouilly und Faure empfehlen ausdrücklich bei Myomen, welche keine Beschwerden machen, abzuwarten und die Patientin zu überwachen.

Die gleiche Übereinstimmung der Meinungen bestand vor der Einführung der Strahlentherapie auch in bezug auf die Wahl der Behandlungsmethode. Die behandlungsbedürftigen Myomfälle wurden operiert, während die in früheren Zeiten weit verbreiteten konservativen Methoden mit Medikamenten und Bädern immer mehr an Wichtigkeit verloren. Mit der fortschreitenden Verbesserung der Resultate bei der einfachen Myotomie, die zu einer fast lebenssicheren Operation geworden war, konnte die Frage der Wahl der Behandlungsmethode bei den myomkranken Frauen für so gut wie abgeschlossen gelten, bis sie durch die Strahlentherapie wieder in den Mittelpunkt des Interesses gerückt wurde.

I. Operation oder Bestrahlung?

In allen Fällen, in denen es nicht gelingt, bei den Myomträgerinnen mit Hilfe einer symptomatischen Behandlung die Krankheitserscheinungen so einzuschränken, daß die natürliche Klimax abgewartet werden kann, oder bei denen die Symptome von vornherein gebieterisch eine aktive Therapie erfordern, tritt die Frage der Behandlungsweise Operation oder Bestrahlung auf. Über diese Frage gibt es eine sehr große Literatur, und es möge hier, bevor zu der Besprechung der einzelnen Punkte übergegangen wird, hervorgehoben werden, daß in den vielen Erörterungen über die Wahl der Behandlungsmethode bei den Uterusmyomen in den letzten Jahren die früher oft bemerkbare, gewissermaßen feindliche Gegenüberstellung Operation oder Bestrahlung erfreulicherweise immer mehr verschwunden ist, um der anderen Fragestellung Platz zu machen, wie sich die beiden verschiedenen Behandlungswege ersetzen und ergänzen können.

Die genannte Wandlung in der Fragestellung bei der Auswahl der Methode hat dazu geführt, daß die großen Gegensätze in dem zahlenmäßigen Zutagetreten der beiden Behandlungsmethoden bei den verschiedenen Autoren in den letzten Jahren einen gewissen Ausgleich gefunden haben, wie weiter unten noch erörtert wird.

Wenn wir uns nach dem jetzigen Stand der Auffassungen fragen, so haben wir zunächst die einzelnen Momente zu erörtern, die bei der Auswahl der Methode zu berücksichtigen sind, und von denen die der Behandlung innewohnenden Gefahren und die später zu erwartenden Folgeerscheinungen besonders in den Vordergrund treten müssen. Dabei ist das Ziel der Behandlung, die Patientin möglichst schnell und möglichst vollständig beschwerdefrei zu machen, von so vielen Einzelheiten abhängig, daß letzten Endes für die Auswahl der Methode oftmals etwas Gefühlsmäßiges den Ausschlag gibt, das jedoch, wie Béclère richtig bemerkt, nicht dazu führen darf, die Entscheidung für den einen oder den anderen Behandlungsweg nicht nach objektiv aufgestellten Regeln, sondern nach „dem Geschmack" des einzelnen zu treffen.

Die für die Indikationsstellung bei der Behandlung der Myome nach unserem heutigen Wissen und Können objektiv feststellbaren Regeln möglichst scharf zu formulieren, soll die Aufgabe des folgenden Kapitels sein.

II. Die Gegenindikationen gegen die Bestrahlung.

Da die Operation der Myome mit einer durchschnittlichen Mortalität von etwa 2—3% belastet ist, während die Strahlenbehandlung an sich keine Sterblichkeit aufweist, ist bei jedem überhaupt behandlungsbedürftigen Myomfall zunächst die Strahlenbehandlung in Betracht zu ziehen. Aber bei dem Für und Wider steht den Operationsgefahren die bei bestimmten Fällen von Myomen erfahrungsgemäß vorhandene Unwirksamkeit der Bestrahlung gegenüber, oder es sind andere Bedenken gegen die Strahlentherapie vorhanden, die schwer genug ins Gewicht fallen, um eine Gegenindikation gegen die Bestrahlung abzugeben.

Man kann die Gegenindikationen gegen die Bestrahlung einteilen:

a) in solche, die als unbedingt gültig anzusehen sind und infolgedessen auch von fast allen Autoren in einheitlicher Weise anerkannt werden, und

b) in solche, die zwar die Strahlenbehandlung nicht unbedingt ausschließen, aber der Operation im allgemeinen doch den Vorzug geben lassen.

1. Unsichere Diagnose.

Eine weitgehende Einmütigkeit der Meinungen besteht darin, daß bei nicht ganz sicherer Diagnose der Myomoperation vor der Bestrahlung der Vorzug zu geben ist (Gauß, Hüssy-Aarau u. v. a.).

Oft ist es unmöglich, ein intraligamentär entwickeltes Ovarialcystom von einem tiefsitzenden Myom zu unterscheiden. Auch die Unterscheidung eines ödematösen oder zum Teil nekrotischen Myoms von einem Ovarialtumor ist für das Tastgefühl nicht immer möglich, ebenso wie auch ein mit dem Uterus fest verwachsener, alter, entzündlicher Adnextumor oder ein Ovarialhämatom (Opitz) von einem Myom nicht immer sicher unterschieden werden kann. Auch Extrauteringraviditäten und tuberkulöse Adnextumoren sind bereits falsch gedeutet und unter der Diagnose eines Myoms bestrahlt worden. Shaw berichtet über zwei solide Ovarialtumoren und Franz über je einen Fall von Gravidität, Pseudomucincystom und Myosarkom, die ohne Erfolg als Myom bestrahlt wurden. In manchen Fällen wird die Differentialdiagnose auch dadurch erschwert, daß mehrere Tumoren verschiedener Konsistenz vorhanden sind. Wenn auch nur der geringste Verdacht besteht, daß ein Teil der Geschwulstknoten den Eierstöcken angehört und maligner Natur sein könnte, kommt nur die Operation in Frage.

Die fälschliche Annahme eines Myoms hat oft zu Mißerfolgen der Bestrahlungsbehandlung geführt, da die gutartigen Ovarialgeschwülste durch die Röntgenstrahlen unbeeinflußbar sind. Die Zahl solcher Fälle ist in der Praxis sicherlich viel größer, als aus der Literatur zu ersehen ist, da Mißerfolge dieser Art in keiner Rubrik zu erscheinen pflegen. Engelmann erwähnt beispielsweise zwei Fälle von Ovarialcystom, die er operiert hat, nachdem sie vorher von anderer Seite, natürlich erfolglos, als Myome bestrahlt worden waren.

Die Ovarialbestrahlung unter einer solchen Fehldiagnose kann aber nicht nur unwirksam, sondern auch gefährlich sein, wie z. B. ein Fall von Pickhan zeigt, bei dem eine vereiterte Ovarialcyste unter der Diagnose eines Myoms bestrahlt wurde, und bei der schon 48 Stunden nach der gewöhnlichen Ovarialbestrahlung peritonitische Erscheinungen auftraten, die zur Laparotomie und zum Exitus führten. Die Autopsie ergab als Todesursache die Ruptur einer faustgroßen, vereiterten Ovarialcyste bei doppelseitiger Pyosalpinx.

Derartige Mißgriffe werden um so seltener vorkommen, je gründlicher untersucht wird, und je erfahrener der Untersucher ist. Aber auch für den Geübten gibt es immer wieder unklärbare Fälle, auch bei der Anwendung der Narkosenuntersuchung (Gauß), die dann von der Strahlenbehandlung auszuschließen sind. Auch die moderne Röntgenuntersuchung mit Kontrastfüllung des Genitale, die vornehmlich von amerikanischen, belgischen und französischen Ärzten angewendet und zur Differentialdiagnose der Myome empfohlen wird (Mathieu, Declairfayt), hat besonders bei den Kombinationsbefunden keine großen Fortschritte gebracht und ist auch nicht ganz ungefährlich.

So sehen wir, daß oftmals die Bestrahlung von Myomen wegen der nicht ganz sicheren Diagnose unterbleiben und durch die Operation ersetzt werden muß, um zu vermeiden, daß die Strahlentherapie mit Mißerfolgen belastet wird, während die von Béclère und Hauchamps empfohlene „Probebestrahlung" bei uns noch keine Anhänger gefunden hat.

Es kann als Regel hingestellt werden, daß nur bei völlig sicherer Diagnose ein Myom bestrahlt werden darf, daß aber bei allen zweifelhaften Fällen der Operation der Vorzug zu geben ist, und es entgehen durch die „unsichere Diagnose" im klinischen Material nach unseren Erfahrungen der Strahlenbehandlung ungefähr 5% der überhaupt behandlungsbedürftigen Myome.

2. Schwangerschaft und Myom.

Wenn in oder neben einem Uterus myomatosus Schwangerschaftsvorgänge vorhanden sind oder vermutet werden, so hat diese Komplikation unbedingt als eine Gegenindikation gegen jegliche Strahlenbehandlung zu gelten. Schon der geringste Verdacht auf eine vielleicht durch das Myom versteckte Schwangerschaft schließt die Strahlenbehandlung aus. Darüber bestehen keine Meinungsunterschiede. Denn die Bestrahlung einer

Schwangerschaft führt entweder eine Fehlgeburt herbei, oder kann eine Schädigung der Frucht zur Folge haben und ist deshalb zu vermeiden.

Fruchtschädigung durch Röntgenstrahlen.

Strahlenschädigungen der im Mutterleib bestrahlten Frucht sind im Tierexperiment schon lange Zeit bekannt. Försterling und Max Cohn fanden im Tierexperiment Wachstumshemmungen bei Kaninchen, deren Mutter während der Schwangerschaft bestrahlt worden war. H. E. Schmidt bestrahlte trächtige Tiere acht Tage ante partum. Ein Teil der Früchte starb ab, ein anderer Teil wurde zwar lebend geboren, die Tiere waren aber so lebensschwach, daß sie am neunten Lebenstage zugrunde gingen. v. Hippel und Pagenstecher bestrahlten ebenfalls gravide Kaninchen. Die Früchte starben entweder in utero ab oder gingen, wenn sie lebend geboren wurden, bald zugrunde. Dabei fanden sich sehr häufig Augenveränderungen, wie Star, Mikrophthalmus und Kolobom. Nürnberger hat trächtige Kaninchen, Meerschweinchen und Mäuse bestrahlt. Auch er stellte den deletären Einfluß der Bestrahlung auf die Gravidität fest, fand aber, daß neben strahlengeschädigten auch ganz normale und selbst wieder zeugungsfähige Junge zur Welt kommen können.

Es war nun von vornherein höchst wahrscheinlich, daß sich die Gravidität beim Menschen den Strahlen gegenüber entsprechend verhalten würde. Jedoch fehlte zunächst noch der Beweis dafür. Im Gegenteil lagen sogar Fälle vor, bei denen trotz der Bestrahlung in der Gravidität gesunde Kinder geboren wurden. Über einen solchen Fall berichtet Werner. In einem anderen von Werner mitgeteilten Fall von Bestrahlung innerhalb der Gravidität kam ein lebendes, aber unterentwickeltes Kind zur Welt.

Krause und Friedrich beobachteten bei dem Versuch, den künstlichen Abort bei einer Gravidität im vierten Monat durch Röntgenstrahlen herbeizuführen, schwere Milzveränderungen der Frucht. Die Unterbrechung der Schwangerschaft war dabei durch die Röntgenstrahlen nicht gelungen, sondern mußte operativ herbeigeführt werden.

Mit dieser Beobachtung war also auch beim Menschen der Beweis erbracht, daß wiederholte Bestrahlungen in der Schwangerschaft zu einer Schädigung der Frucht führen können.

Der erste Fall von einem durch die Bestrahlung im Mutterleib aufs schwerste geschädigten ausgetragenen Kinde wurde von Aschenheim mitgeteilt.

Die Bestrahlung hatte vom Ende des ersten Schwangerschaftsmonats an vier- bis fünfmal stattgefunden, und zwar unter der Fehldiagnose eines Myoms. Schon bei der Geburt fiel die Kleinheit des kindlichen Kopfes auf.

Mit $3\frac{1}{2}$ Jahren wurde das Kind wegen Mikrocephalie und Imbezillität in die akademische Kinderklinik in Düsseldorf aufgenommen, und es fanden sich bei ihm hochgradige Entwicklungsstörungen und Mißbildungen, von denen die Augenveränderungen im Vordergrunde standen:

Beiderseitige Mikrophthalmie, rechts schalenförmige Linsentrübung und fast völlige Aplasie des Opticus, links Opticusatrophie. Außerdem bestanden spastische Krämpfe.

Daß die in diesem Falle beobachteten Hemmungsbildungen als Röntgenschädigung aufzufassen sind, kann nicht bezweifelt werden, besonders da die im Tierexperiment von

v. Hippel und Pagenstecher erzeugten Augenveränderungen prinzipiell genau dieselben sind.

Seitdem hat sich die traurige Kasuistik von Schädigungen der Frucht durch die Bestrahlung in der Schwangerschaft noch wesentlich vermehrt. Sie ist von Flaskamp kürzlich gesammelt und ausführlich besprochen worden. Es handelt sich in der neueren Literatur um folgende sichergestellte Fälle: Zappert, Deutsch, Abels, Stettner, Albrecht, Flatau, Ganzoni-Widmer, Naujoks, Petenyi, Schiffer, Schwaab, Apert, Schreiber, W. Möller, Werner-Wien und Feldweg.

Andere Beobachtungen zeigen allerdings, daß die Bestrahlung in der Schwangerschaft nicht unbedingt eine Schädigung der Gravidität oder der Frucht nach sich ziehen muß, was natürlich letzten Endes nur eine Dosisfrage ist.

So konnte Döderlein verschiedene Fälle von ausgetragener Schwangerschaft mit in ihrer Erscheinungsform normalen Kindern nach Radiumbehandlung, die wegen eines Portiocarcinoms ausgeführt worden war, zur Veröffentlichung bringen. Ob diese Kinder allerdings nicht etwa an ihren Keimdrüsen oder in ihrer Erbmasse Schädigungen davongetragen haben, kann noch nicht entschieden werden, eine Möglichkeit, an der auch die zahlreichen sonstigen Berichte über Bestrahlungen des schwangeren Uterus ohne Schädigung der Frucht, zum Teil sogar mit relativ hohen Dosen, die in dem Buch von Flaskamp über „Röntgenschäden" eine vollständige Zusammenstellung gefunden haben, nichts ändern können.

Man muß bei einer einigermaßen großen Dosis mit schwersten Schädigungen rechnen, so daß die Gravidität unter allen Umständen als Kontraindikation für die Bestrahlung zu gelten hat.

Wird in der Schwangerschaft irrtümlicherweise mit größeren Dosen bestrahlt, so ist die Einleitung der Früh- oder Fehlgeburt geboten. Einen solchen Eingriff halte ich schon für angezeigt, wenn die bei der gewöhnlichen Ovarialbestrahlung übliche Dosis gegeben wird. Im übrigen fallen auch diejenigen Fälle von „Myombestrahlung" der Methode zur Last, bei denen, wie es nicht selten vorkommt, der gravide Uterus unter der Diagnose eines Myoms bestrahlt wurde, ohne daß ein solches überhaupt vorhanden war.

3. Gleichzeitiges Vorhandensein anderer, eine Operation erfordernder Veränderungen.

Als selbstverständlich kann man diejenigen Fälle von Myomen als der operativen Behandlung zugehörig hinstellen, bei denen aus irgendeinem anderen Grunde sowieso eine Laparotomie notwendig ist. Es wäre widersinnig, bei einer solchen Gelegenheit ein beschwerdemachendes Myom zurückzulassen, um es später zu bestrahlen. Hier kommen besonders Ovarial- und Parovarialtumoren und Neubildungen der Tube in Betracht, wobei es natürlich der besonderen Entscheidung im Einzelfalle unterliegt, ob man den Uterus myomatosus als Nebenbefund zurückläßt oder mitentfernt, was im wesentlichen von dem Alter der Patientin und der Größe der Myome abhängt.

Aber auch andere notwendige operative Eingriffe erleichtern den Entschluß zur Myotomie, wie z. B. Bruchoperationen, Appendektomien bei rezidivierender Appendicitis und Prolapsoperationen. Bei den letzteren kann das Myom oftmals auf vaginalem Wege mitentfernt werden. Auf die Möglichkeit einer Prolapsheilung durch Schrumpfung des Scheidengewölbes nach Radiumbehandlung (Gauß, Koblanck, v. Seuffert) möchte ich mich jedenfalls nicht verlassen.

Das gleichzeitige Vorhandensein anderer, sowieso eine Operation verlangender Veränderungen machen in unserem Myommaterial etwa 5—6% sämtlicher behandlungsbedürftiger Myome aus.

4. Entzündliche Veränderungen an den Adnexen.

Wenn sich neben einem myomatösen Uterus alte entzündliche Veränderungen an den Adnexen mit mehr oder weniger großen Anschwellungen dieser Organe befinden, so tritt der Myombefund oft klinisch so stark in den Hintergrund, daß die Entscheidung über die Behandlungsart fast ausschließlich nach dem Adnexbefund getroffen werden muß, und es werden die Myome also auch der Operation verfallen, wenn wegen des Adnexbefundes operativ eingegriffen werden muß.

Oft bilden die chronisch entzündlichen Adnexveränderungen für die Myompatienten nur einen unwesentlichen Nebenbefund. Eine solche Komplikation bei den Myomen ist sogar sehr häufig, auch ohne klinisch in Erscheinung zu treten. So fand Franz unter 463 operierten Fällen 35mal, W. Scheidt (Stickel) unter 434 operierten Myomen 71mal und Hornung an der Stoeckelschen Klinik bei 447 operierten Myomen 47mal entzündliche Adnexerkrankungen älteren Datums, während Opitz in etwa 20% der Fälle dieselben Veränderungen feststellte.

Wenn die nicht entzündlichen, krankhaften Veränderungen der Ovarien, die eine häufige Begleiterscheinung der Myome sind, wie die kleincystische Degeneration der Eierstöcke und andere Cysten- und Hämatombildungen, auch noch hinzugerechnet werden, so kann man bei dem Myommaterial im ganzen mit 45% Adnexveränderungen rechnen (H. W. Freund), die aber zum größten Teil klinisch ohne Bedeutung und deshalb ohne Einfluß auf die Auswahl des Behandlungsweges sind.

Diese Veränderungen bilden, auch wenn sie palpatorisch feststellbar sind, aber keine klinischen Erscheinungen machen, keinerlei Gegengrund gegen die Bestrahlung.

In der Literatur findet man dagegen mit Recht sehr häufig die Anschauung vertreten, daß bei ausgedehnten, alten, entzündlichen, Beschwerden verursachenden Konglomerattumoren der Adnexe die Myombestrahlung zugunsten der Operation zurückzutreten hat (Hartmann), sofern wenigstens die Konglomerattumoren an sich eine Operationsindikation abgeben, wobei die klinischen Erscheinungen im einzelnen den Ausschlag geben (Franz). Tatsächlich ist der Bestrahlungserfolg in solchen Fällen deshalb oft unbefriedigend, weil die gewünschte Amenorrhöe zwar eintreten kann, durch die Schrumpfung der in die Entzündung eingebackenen Myome die sonstigen Beschwerden aber stärker werden (Dehler). So teilt Gál drei Fälle mit, bei denen nach der Myombestrahlung die Kranken zwar amenorrhoisch, aber infolge der entzündlichen Adnextumoren nicht beschwerdefrei wurden. Ähnliche Bestrahlungsmißerfolge sind auch von verschiedenen anderen Autoren veröffentlicht worden,

z. B. von Schultheiß, und auch v. Jaschke beschreibt einen Fall, bei dem die durch perimetritische Verwachsungen bedingten Beschwerden nach der sonst erfolgreichen Bestrahlung die Operation erforderten.

Demgegenüber macht Pankow wieder geltend, daß die mit entzündlichen Veränderungen an den Adnexen komplizierten Myome, bei denen sehr häufig schwere Verwachsungen nicht nur der Adnexe selber, sondern auch des Uterus mit den Nachbarorganen bestehen, die Bestrahlung ganz besonders erwünscht erscheinen lassen, da der Eingriff durch die Adhäsionen sehr erschwert und die Operationsmortalität gesteigert sein kann.

Bolaffio hält die Ansicht, daß Adnexentzündungen eine Gegenindikation gegen die Bestrahlung der Myome bilden, sogar für „absurd", seitdem auch die Adnexentzündungen selber der Strahlentherapie unterzogen würden, und Soiland, Costolow und Meland, sowie Keith u. Bell und ferner Spinelli empfehlen alle mit Adnexentzündungen komplizierten Myome der Röntgenstrahlenbehandlung zu unterziehen.

Albrecht nimmt einen vermittelnden Standpunkt ein und ist der Ansicht, daß im allgemeinen die Indikation zur Strahlenbehandlung der Myome nur durch schwere entzündliche Veränderungen der Adnexe, größere Adnextumoren, Hydro- und Pyosalpingen, aufgehoben werde, während leichte und alte Adnexveränderungen, die keine oder nur geringe Beschwerden machen, die Wahl der Behandlungsmethode der Myome nicht beeinflussen sollen. Albrecht fügt aber mit Recht hinzu, daß die sichere Diagnose auf entzündliche Adnextumoren neben den Myomen häufig auf Schwierigkeiten stößt, und die Unsicherheit in der Diagnose vielfach den Ausschlag für die Operation zu geben habe, welche Klarheit bringt und vor unliebsamen Überraschungen bewahrt (Zimmer).

Dieser von Albrecht gegebenen Formulierung entspricht mit mehr oder weniger großen Nuancen die Meinung der meisten anderen Autoren, welche sich dazu geäußert haben, z. B. von Franz, Döderlein, Eymer, v. Seuffert, Seitz und Wintz, Martindale, John, P. Burger und anderen mehr, und auch unsere eigene Ansicht.

Man kann also die Frage, ob bei Myomen mit chronisch entzündlichen Adnextumoren eine Gegenindikation gegen die Bestrahlung besteht, nicht ohne weiteres mit ja oder mit nein beantworten. Die Entscheidung hängt von den bestehenden Symptomen ab, und es wird die Wahl der Methode im allgemeinen dann, wenn die Hypermenorrhöen das wesentlichste Symptom darstellen, auf die Bestrahlung, und wenn die Tumorerscheinungen mehr im Vordergrunde stehen, auf das operative Vorgehen fallen müssen.

Ganz anders liegen die Dinge, wenn der Myombefund durch akute oder subakute Entzündungen der Adnexe kompliziert ist. Dabei ist zunächst sowohl die Bestrahlung als auch die Operation der Myome zurückzustellen, und die Behandlung wird gehandhabt, wie es der allgemeinen Anschauung über das therapeutische Verhalten bei den frischen entzündlichen Adnexerkrankungen entspricht.

Für derartige Fälle ist die Strahlentherapie allerdings in einem anderen Sinne empfohlen worden, nämlich zur Behandlung des entzündlichen Prozesses selber, worauf hier im einzelnen nicht eingegangen wird (Fried und Heidenhain, Seitz und Wintz, Guthmann, Wagner, Pankow, J. Molnár, Gambarow u. a.). An dieser Stelle ist nur darüber zu sprechen, ob die Ovarialbestrahlung bei gleichzeitig bestehenden Myomen auch vorteilhaft auf die Adnexentzündung wirkt. Die Ausschaltung der Ovarialfunktion zur Ruhigstellung der Organe wird besonders von der Wintzschen Schule (Flaskamp) und von Guthmann, ferner von Schönholz, F. Gál u. a. bei Adnexentzündungen als vorteilhaft empfohlen. Ich bin der Ansicht, daß die Ovarialbestrahlung bei akuten Adnexentzündungen, besonders wenn der Befund durch Myomknoten kompliziert ist, nicht ganz ungefährlich ist, da es bei den zur Ausschaltung der Eierstöcke notwendigen Strahlenmengen in dem entzündlich veränderten Gewebe leicht zum Gewebszerfall und unter Umständen zu unübersehbaren Abszeßbildungen kommt. Auch Amreich betont, daß die Röntgenstrahlenbehandlung der Myome beim Vorhandensein von Adnexentzündungen oft zum Aufflackern und Fortschreiten des Entzündungsprozesses führe, und daß die Bestrahlung dann wie eine unzeitgemäß angewandte Heißluftbehandlung wirke. Sogar gegenüber der Entzündungsbestrahlung mit kleinen Dosen nach Fried und Heidenhain ist nach meiner Ansicht gerade bei den Adnexentzündungen und besonders, wenn sie noch mit Myomen kompliziert sind, größte Zurückhaltung geboten, da wir außer unerwünschten Abszeßbildungen auch lebensgefährliche Komplikationen von seiten des im Entzündungsgebiet adhärenten Darmes gesehen haben.

Anders steht es bei den parametranen entzündlichen Prozessen, bei denen wir durch die Entzündungsbestrahlung mit kleinen Dosen oft Gutes erreichen konnten, eine Beobachtung, die auch deutlich aus den Erfahrungen der Sellheimschen Klinik hervorgeht.

Bei akuten und subakuten Adnexentzündungen ist es also besser, von der Strahlentherapie in jeder Form Abstand zu nehmen und den Entzündungsprozeß zunächst durch die üblichen antiphlogistischen Methoden, gegebenenfalls unter gleichzeitiger Anwendung von blutstillenden Verfahren, z. B. einer Gynergen-Hypophysinkur oder einer Milzbestrahlung, zur Ruhe zu bringen, um dann, und zwar oft erst nach Monaten, je nach den übrigbleibenden Beschwerden, die Entscheidung zwischen Myombestrahlung und Myomoperation zu fällen.

5. Der submuköse Sitz der Myome.

Bei den gestielten und zum Teil schon in die Scheide geborenen oder im Muttermund sichtbaren submukösen Myomen hat die Strahlenbehandlung allein keine Aussicht auf Erfolg. Diese Myomfälle sind operativ zu behandeln und können meistens durch einen relativ kleinen und ungefährlichen Eingriff von der Scheide aus durch Abtragung des gestielten Tumors, gegebenenfalls unter Zuhilfenahme der Hysterotomia anterior, beschwerdefrei gemacht werden. Als Ergänzung der Operation kommt dann allerdings in vielen Fällen noch eine Ovarialbestrahlung in Betracht, ein Verfahren, das ich besonders bei präklimakterischen Frauen aufs wärmste empfehlen möchte.

Die gestielten submukösen Myome gelten überall in der Literatur als Gegenindikation gegen die alleinige Bestrahlung. Auch Béclère hält es für selbstverständlich, daß die submukösen Myome abgetragen werden, wenn sie gestielt und im Begriff sind, ausgestoßen zu werden. Dasselbe gilt natürlich auch von den seltenen Portiomyomen (Aarno, O. J. Tururen), während die Bestrahlung als ein ungeeignetes Mittel auch dafür angesehen werden muß, die Hauptsymptome, die Blutung und den Ausfluß, zum Verschwinden zu bringen, da bei diesen Fällen die Blutung von der Ovarialfunktion nicht abhängig zu sein pflegt.

Noch nicht einheitlich sind die Ansichten über die Behandlung der breitbasig aufsitzenden submukösen Myome und solcher Fälle, bei denen die Myomknoten kurzgestielt und vollständig gedeckt in der geschlossenen Gebärmutterhöhle sitzen.

Wenn sich auch die überwiegende Mehrzahl der Autoren in den Veröffentlichungen der letzten Jahre kurzerhand für die operative Behandlung auch der breitbasig der Uteruswand aufsitzenden Tumoren ausspricht (Gál, Cordua, Kroitzsch, Nowicki, Pullmann, Bolaffio), so ist es meines Erachtens doch nicht möglich, diese Frage mit einem Wort abzutun. Denn besonders die reichen Erfahrungen von Seitz und Wintz ergeben, daß auch die meisten submukösen Myome, wenn sie gedeckt sitzen, auf die Bestrahlung reagieren. Diese Autoren berichten über 34 sicher und über 33 wahrscheinlich submukös gewachsene Myome, die bestrahlt wurden. Mit Ausnahme eines einzigen Falles, bei dem, wie die später ausgeführte Operation ergab, die Nekrose des Tumors mit Arrosion von Gefäßen den Erfolg vereitelte, wurden alle Patienten von den Blutungen und Beschwerden durch die Bestrahlung befreit. Derartige günstige Erfolge hat auch Schulte aus der Freiburger Klinik mitgeteilt, und auch Béclère erlebte bei der von ihm mitgeteilten Serie von 700 Myomfällen nur siebenmal einen Bestrahlungsmißerfolg, wobei er mit Recht angibt, daß bei den 693 übrigen Myomfällen in einer allerdings nicht sicher feststellbaren Anzahl auch viele submuköse Myome vorhanden waren, die durch die Röntgenstrahlentherapie zur Heilung gebracht wurden. Denn man muß annehmen, daß bei ungefähr 20—25% aller Myomfälle submukös gewachsene Knoten vorhanden sind (Fink und andere Autoren). Günstige Erfolge an bestrahlten, sicher oder wahrscheinlich submukös gewachsenen Myomen haben ferner Eymer, Doederlein, Declairfayt-Brüssel und andere Autoren mitgeteilt.

Solchen Erfolgen stehen aber auf der anderen Seite viele Bestrahlungsmißerfolge gegenüber. Der vergeblich bestrahlte Fall von Seitz und Wintz wurde bereits erwähnt. In der Literatur findet man noch viele solche Fälle, z. B. drei Mißerfolge durch submukösen Sitz unter 477 bestrahlten Myomen, über die Kauffmann aus der Berliner Frauenklinik (Bumm) berichtet, und die nachträglich operiert werden mußten. P. Strassmann teilt folgende Zahlen mit: Von 1032 behandlungsbedürftigen Myomfrauen wurden 503 bestrahlt = 49%. Bei 396 Fällen konnte der Erfolg nachgeprüft werden. 367 = 92,7% waren geheilt. 29 waren nachoperiert worden, also 3,7%, und von diesen 29 Fällen bestanden bei 17 submuköse Myome, bei vier Fällen Myome und Ovarialtumoren, dreimal sarkomatös entartete Myome, zweimal nekrotische Myome und je ein lymphatisches Myom, verkalktes Myom und ein Uterus adenomyomatosus. Also auch bei diesem Material überwiegen unter den Mißerfolgen die submukösen Myome.

Über weitere Bestrahlungsmißerfolge beim submukösen Myom haben Wiegels, Verfasser, Béclère, Naldo, Graebke, Odeskalchi, Amreich, F. A. Cleland (mit Radium) und viele andere Autoren berichtet.

Wir selber haben früher einmal, durch die damals veröffentlichten guten Resultate aus der Freiburger Klinik [Schulte (1919)] veranlaßt, die Strahlenbehandlung eine Zeitlang auch für die durch Austastung der Gebärmutter festgestellten submukösen Myome herangezogen. Mißerfolge haben uns jedoch bald von diesem Vorgehen wieder zurückgebracht. So stand z. B. bei einer Frau mit ausgesprochen submukös gewachsenem, aber breitbasig aufsitzendem Myom die Blutung nach der üblichen Ovarialbestrahlung nicht, so daß der Uterus supravaginal amputiert werden mußte, wobei dann das Operationspräparat außer dem submukösen Sitz des Tumors nichts Besonderes erkennen ließ.

Zu Bedenken Anlaß gibt besonders auch das oben schon erwähnte Material von Béclère, bei dem alle die von ihm beobachteten 7 Bestrahlungsmißerfolge in dem submukösen Sitz der Geschwulst ihre Erklärung fanden, und Bolaffio hebt mit Recht hervor, daß wahrscheinlich auch die oft lange Zeit andauernden geringen Blutungen und serösen Ausscheidungen, die auf manche Myombestrahlung folgen, auf das Vorhandensein nicht diagnostizierter submuköser Myome zurückzuführen sind.

Ferner ist noch zu berücksichtigen, daß es gerade die submukösen Myome sind, die am häufigsten sarkomatös entarten (Winter, v. Franqué, Garkisch, Hertel, R. Meyer); und ferner, daß bei den submukösen Myomen auch ohne, daß sie maligne werden, verhältnismäßig häufig Blutungen noch in der Menopause auftreten (Bovin).

So stehen also dafür, daß die Röntgenstrahlenbehandlung der submukösen Myome zum mindesten ein höchst unsicheres Verfahren ist, ausreichende Belege zur Verfügung, und ich möchte deshalb bei allen als submukös festgestellten Myomen, auch wenn sie breitbasig aufsitzen, im allgemeinen die Operation für die richtige Behandlungsmethode halten, ohne es erst auf einen Bestrahlungsmißerfolg ankommen zu lassen.

Das gilt aber uneingeschränkt nur dann, wenn die betreffende Myomträgerin als gut operabel angesehen werden kann. Wenn dagegen für die betreffende Patientin die Operation an sich aus irgendeinem Grunde als bedenklich anzusehen ist, spitzt sich die Frage der Behandlungswahl auf die Beurteilung zu, ob die Gefahren der Operation oder die möglichen Mißerfolge bei der Bestrahlung stärker zu bewerten sind. Denn es ist kein Zweifel, daß man auch viele submukös gewachsene Myome durch die Bestrahlung heilen kann, weshalb sich Béclère sogar grundsätzlich auf den Standpunkt stellt, die als submukös festgestellten oder vermuteten Myome zunächst einer „Probebestrahlung" zu unterziehen, wodurch es sicher möglich ist, der einen oder anderen Patientin den operativen Eingriff zu ersparen.

Wie wertvoll die Strahlentherapie bei einem submukösen Myom sein kann, zeigt folgende, von mir kürzlich gemachte Beobachtung. Es handelte sich um eine 38 Jahre alte nullipare Frau, die mit einem verjauchten, submukösen, faustgroßen Myom, das bei geschlossenem äußerem Muttermund den Cervixkanal vollständig verstrichen hatte, zur Aufnahme gelangte. Es bestand bei augenblicklich nur geringer Blutung eine Anämie von 20% Hämoglobin und Fieber bis 40°. Am Tage nach der Aufnahme kam es zu einer ausgedehnten Thrombophlebitis des rechten Beines, und jeder operative Eingriff war bedenklich. Da die Zeit der Periodenblutung wieder herankam und der Patientin ein nochmaliger starker Blutverlust unbedingt erspart werden mußte, blieb nichts Anderes übrig, als die Bestrahlung auszuführen, die auf den Uterus und die Ovarien mit der üblichen Ovarialdosis von einem großen Bauch- und einem großen Rückenfeld aus erfolgte. Darauf trat die Periodenblutung noch einmal in herabgesetzter Stärke ein, und es folgte dann die gewünschte Amenorrhöe mit Schrumpfung des Tumors, so daß derselbe palpatorisch bald nicht mehr festzustellen war und die Patientin vollständig genas.

Ich möchte in diesem Fall die Strahlentherapie des submukösen Myoms als lebensrettend und als einzig möglichen Behandlungsweg bezeichnen.

Wir kommen also zu dem Schluß, daß bei den submukös gewachsenen Myomen, ob sie nun als solche festgestellt sind oder nur vermutet werden, die Operation den Vorrang verdient, wenn nicht das Befinden der Patientin gebieterisch gegen einen operativen Eingriff spricht, und deshalb die fernere Gefahr des Bestrahlungsmißerfolges gegenüber der näher gelegenen Operationsgefahr in den Hintergrund geschoben werden muß.

6. Die gestielten subserösen Myome.

Für die gestielten subserösen Myome hat Gauß seinen Standpunkt über die Auswahl des Behandlungsverfahrens so formuliert, daß er die Operation bevorzugt wissen will, wenn es sich um gestielte, zur Stieldrehung neigende, bzw. schon stielgedrehte, subseröse Knoten handelt und weiter, wenn die Menstruation und die Fortpflanzungsfähigkeit erhalten werden soll und nach der Lage der Dinge durch eine konservierende Operation wahrscheinlich auch erhalten werden kann. An einer anderen Stelle läßt Gauß allerdings die Frage, wie weit die „Eventualgefahr" der Stieldrehung als Operationsgrund angesehen werden soll, noch offen.

Ich möchte diese „Eventualgefahr" als eine Indikation zur Operation schon deshalb ansehen, weil die Patientinnen durch die beweglichen gestielten subserösen Myomknoten auch ohne Stieldrehung mehr oder weniger stark belästigt zu werden pflegen, und weil durch den Reiz, den ein gestielter, leicht beweglicher Myomknoten auf das Peritoneum ausübt, sogar ein Ascites entstehen kann. Auch spricht die Beobachtung, daß die gestielten subserösen Myome nach der Bestrahlung verhältnismäßig schlecht zu schrumpfen pflegen, und deshalb auch nach Ausbleiben der Periodenblutung die durch die Myome bedingten Beschwerden bestehen bleiben können, für die Entfernung derselben durch die Operation.

Bei mangelhafter „allgemeiner Operabilität" der Patientin würde ich mich allerdings auch bei solchen Befunden, sofern sie überhaupt Hypermenorrhöen machen, auf die Ovarialbestrahlung beschränken, wenn auch nur ungern, da für die Patienten die Gefahr der Stieldrehung bestehen bleibt. In der Literatur finden sich auch einige Fälle von bestrahlten subserös gestielten Myomen, die nicht beschwerdefrei wurden und später noch operiert werden mußten, z. B. ein Fall von Kolde.

Bei sonst gesunden Frauen und besonders bei jüngeren Patientinnen, bei denen ich allerdings die Operation überhaupt weitgehend bevorzuge, ist die oft unter Erhaltung des Uterus mögliche operative Entfernung des gestielten Myoms ein so leichter und unmittelbar zur Heilung führender Eingriff, daß die Strahlenbehandlung ihm gegenüber nur den Wert eines Palliativverfahrens hat, und wir stellen deshalb auch, ebenso wie die meisten anderen Autoren (Pankow, Strassmann, Wiegels, Bolaffio) bei den gestielten subserösen Myomen gewöhnlich die Indikation zur Operation.

Dagegen können wir bei breitbasig aufsitzenden subserösen Myomknoten keine Gegenindikation gegen die Bestrahlung sehen, wie es manche Autoren tun (Guggisberg v. Jaschke, Hartmann, Blasco und Schultheiss-Labhardt, Schickele). Bei diesen Fällen hängt die Auswahl der Methode natürlich auch noch von vielen anderen Momenten, dem Alter der Patientin, der Größe des myomatösen Uterus usw. ab. Wenn die subserösen Myomknoten nicht zu groß sind und keine mechanischen Reizerscheinungen hervorrufen, so erfordern sie an und für sich keineswegs die operative Entfernung. Auch Albrecht sieht, ebenso wie Eymer, v. Franqué, Walthard und Gilbert, in der subserösen Entwicklung eine Gegenindikation gegen die Bestrahlung nur, wenn sie gestielt und leicht beweglich sind.

Die Stieldrehung und Stieldrehungsgefahr macht als Gegenindikation gegen die Bestrahlung nach unseren Erfahrungen etwa 1—2% aller behandlungsbedürftigen Myomfälle aus.

7. Sehr große Myome.

Einen großen Raum in der Literatur nehmen die Erörterungen darüber ein, ob man die sehr großen Myome bestrahlen darf oder besser operieren soll. Man hat sich bemüht, in dieser Beziehung eine allgemein gültige Regel aufzustellen, wobei von den verschiedenen Autoren die Empfehlung über die Auswahl der Methode nach dem Stand des Fundus uteri zu erfolgen pflegt. Viele Autoren äußern sich z. B. dahin, daß die Myome, die bis in Nabelhöhe reichen, bestrahlt und die über den Nabel hinausreichen, operiert werden sollen. Aber ebenso wie auch sonst derartige Grenzfestsetzungen in der Therapie fast immer nur einen sehr zweifelhaften Wert haben, kann man auch hier die Wahl der Behandlungsmethode viel weniger von einer bestimmten Tumorgröße, als von den Beschwerden, die vorhanden sind, abhängig machen.

Fast alle Tumoren, bei denen die Kuppe des Tumors das kleine Becken wesentlich überragt, bereiten der Trägerin Unbequemlichkeiten oder doch wenigstens eine Beunruhigung insofern, als sie selbst durch die Bauchdecken hindurch eine Geschwulstbildung erkennt. Die wirklichen Beschwerden sind aber in viel höherem Maße von dem Sitz des Tumors, als von dessen Größe abhängig. Das geht besonders deutlich aus den Untersuchungen von Winter-Königsberg hervor, die schon aus dem Jahre 1905 stammen.

Winter stellte fest, daß von 753 myomkranken Frauen im ganzen 568 Frauen = 75% Schmerzen von ihren Tumoren hatten. Nach der Größe der Myome eingeteilt, litten an Schmerzen:

Von 32 Frauen mit hühnereigroßen Myomen . . . . 23 = 72%,
„ 44 „ „ apfelgroßen Myomen . . . . 23 = 52%,
„ 52 „ „ faustgroßen Myomen . . . . 34 = 65%,
„ 74 „ „ kindskopfgroßen Myomen . . . . 50 = 68%,
„ 35 „ „ mannskopfgroßen Myomen . . . . 23 = 66%,
„ 11 „ „ übermannskopfgroßen Myomen . . . . 7 = 64%.

Daraus geht hervor, daß die bestehenden Schmerzen von der Größe der Myome unabhängig sind. Ferner führt Winter 7 Fälle von Riesenmyomen an, die keine

Symptome machten. Auch die Stärke der Hypermenorrhöen steht in keinem regelmäßigen Verhältnis zu der Tumorgröße.

Man wird also bei der Auswahl der Behandlungsmethode gut tun, wenn man weniger die Tumorgröße als die einzelnen Symptome ausschlaggebend sein läßt. Dabei ist besonders zu bedenken, daß durch die Operation alle Erscheinungen, Blutungsstörungen und raumbeengende Symptome, mit einem Schlag beseitigt werden, während der Erfolg der Strahlentherapie, soweit er von der Verkleinerung der Tumoren abhängig ist, gerade bei den größeren Tumoren nur sehr langsam eintritt.

Betreffs der Tumorschrumpfung nach der Bestrahlung wurden oben bereits nähere Angaben gemacht. Danach kann man im allgemeinen mit einer palpatorisch feststellbaren Verkleinerung der Tumoren erst 4—8 Wochen nach der Bestrahlung rechnen, und die Rückbildung kann sich über mehr als $1^1/_2$ Jahre erstrecken. Während man ferner nach den allgemeinen Erfahrungen in 80—90% der Fälle mit einem Rückgang der Tumorgröße rechnen kann, ist das für das Tastgefühl völlige Verschwinden der Myome nur in etwa ein Drittel der Fälle zu erwarten.

Da diese Zahlen aber auch die kleinen Myome mit enthalten, stellen sie sich naturgemäß für die größeren Geschwülste weniger günstig, und viele Autoren, so z. B. Halban, Franz und Albrecht, sowie Kauffmann nach dem Material von Bumm, heben hervor, daß gerade die großen Geschwülste oft sehr schlecht auf die Bestrahlung mit einer genügenden Verkleinerung reagieren.

Auch bezüglich der Amenorrhöeerzielung stehen die großen Myome den kleinen gegenüber deshalb weniger günstig da, weil die Ovarien oft durch die Tumoren überdeckt und aus ihrer Lage gebracht sind, so daß in die Dosierung eine gewisse Unsicherheit hineinkommt, und das erwartete Ausbleiben der Periode und damit auch die Tumorschrumpfung auf sich warten läßt. In dieser Beziehung steht die von Béclère besonders empfohlene Ganz-Tumorbestrahlung in Serien sicher besser da, als die in Deutschland übliche Ovarialbestrahlung, während andererseits wieder durch die über viele Wochen verteilte Bestrahlung bei der Béclèreschen Methode an die Geduld der Patientinnen hohe Anforderungen gestellt werden.

Jedenfalls steht fest, daß man auch die Trägerinnen von Riesenmyomen durch die Bestrahlung von ihren Beschwerden befreien kann, so daß aus der besonderen Größe der Geschwulst keine absolute Gegenindikation gegen die Bestrahlung abgeleitet werden darf (Eymer, Pankow, Doederlein, Seitz und Wintz, Gauß, Béclère, v. Seuffert, Heimann, Santoro und Martindale).

Im Gegenteil sind viele sehr günstige Erfolge mit der Strahlentherapie auch von sehr großen Myomen in der Literatur erschienen. So hat z. B. Schulte über 14 Fälle von über den Nabel reichenden Myomen berichtet, die durch die Bestrahlung beschwerdefrei wurden. Auch Pankow hat Fälle von gleichmäßiger Vergrößerung des Uterus durch ein Myom entsprechend einer Schwangerschaft im 9. Monat mit Erfolg bestrahlt und sieht deshalb in der Größe des Uterus allein keinen Gegengrund gegen die Anwendung der Röntgentherapie.

Ein hierher gehöriger Fall, den Gál beschrieben hat, möge als Beispiel wiedergegeben werden. Gál berichtet darüber folgendes:

„Interessant war unter diesen eine Kranke (gyn. Journal 521/918), deren multiples Fibrom den Nabel um 2 Finger überragte. Ein großer Knoten lag im Douglasschen Raum und Ascites war nachweisbar. Außer Klagen über Blutergüsse traten auch Druckerscheinungen auf, in der letzten Zeit schwollen die Füße der Patientin an, sie war dyspnoisch. Man mußte an maligne Degeneration, bzw. an Zerfall denken. Aber bei so hochgradiger Herabgekommenheit und Anämie (25% Hämoglobin) war an eine Operation nicht zu denken. Wir schritten mithin zur Röntgenbehandlung. Schon nach drei Serien verringerte sich die Blutung, und das Hämoglobin steigerte sich auf 42%. Nach 7 Serien wurde die Frau amenorrhoisch, sie fühlt sich wohl, der Tumor hat sich noch nicht zurückentwickelt. Bei Gelegenheit einer 1 Jahr später vorgenommenen Untersuchung ist die Frau gut bei Kräften, sie arbeitet, keinerlei Klage, Uterus kleinfaustgroß."

Auch Kolde konnte bei mehreren Myomen, die bis zum Rippenbogen reichten, beobachten, daß sich die Tumoren durch die Bestrahlung vollkommen zurückbildeten.

Trotz dieser beachtlichen Erfolge spielt die operative Behandlung bei den sehr großen Myomen mit Recht schon deshalb eine wichtige Rolle, weil sie **schneller** zur Beschwerdefreiheit führt. Ich selber ziehe bei allen Myomen, welche die Mitte zwischen Nabel und Schamfuge überragen, die Operation in erster Linie in Betracht, wobei ich allerdings meine endgültige Entscheidung für die Laparotomie im Einzelfalle davon abhängig mache, ob die Patientin in jeder Beziehung einer Bauchoperation gewachsen erscheint. Nur wenn das nicht der Fall ist, wird die Strahlentherapie bevorzugt, da man niemals außer acht lassen darf, daß auch bei Riesenmyomen durch die Bestrahlung, wenn auch nicht so schnell und oft auch nicht so vollständig wie durch die Operation, dafür aber auf ungefährliche Weise die Beseitigung der Symptome möglich ist.

8. Druckerscheinungen.

Dasselbe gilt von den im kleinen Becken infolge ihrer Größe oder ihres Sitzes eingeklemmten und Druckerscheinungen verursachenden Myomen. Sie figurieren in den Veröffentlichungen über die Behandlung der Myome als Gegenindikation gegen die Bestrahlung meistens mit an erster Stelle (Franz, Strassmann, Henkel, Guggisberg, Schickele, Opitz, Walthard, v. Jaschke, Nagel, Martindale, Novicki). Meiner Ansicht nach gibt es aber auch hier nur in seltenen Fällen ein absolutes Für und Wider bezüglich der Behandlungsart.

Von den Kompressionserscheinungen stehen die Drucksymptome auf die Gefäße, auf die Blase und auf den Darm im Vordergrunde, von denen wieder die Blasenbeschwerden am häufigsten zutage treten.

Es handelt sich bei den Myomen, die Druckerscheinungen im kleinen Becken hervorrufen, entweder um cervical oder intraligamentär entwickelte Knoten oder um Tumoren, die wie bei der Retroflexio uteri gravidi in der Aushöhlung des kleinen Beckens festgehalten werden, mit und ohne perimetritische Verwachsungen. Zu den Entleerungsbeschwerden von Blase und Darm gesellen sich dabei noch die durch die Spannung und den Druck selbst hervorgerufenen Schmerzen, wie überhaupt am häufigsten die Schmerzen beim Myom als Spannungsschmerzen auf Grund von parametritischen und perimetritischen Entzündungen zu deuten sind.

Was nun die Wirksamkeit der Strahlentherapie bei den Druck- und Spannungsschmerzen verursachenden Myomen anbetrifft, so können erfahrungsgemäß die Röntgenstrahlen schon einige Tage nach der Behandlung druckentlastend wirken (Seitz und Wintz, Doederlein, Eymer, v. Seuffert).

Daraus ergibt sich, daß in den Einklemmungserscheinungen, wenn sie nicht so akut sind, daß auch ein Aufschub von einigen Tagen nicht ertragen werden kann, eine absolute Gegenindikation gegen die Strahlenbehandlung nicht zu sehen ist. Man wird sich vielmehr die Möglichkeit, durch die Bestrahlung, auch bei Druck-, Verdrängungs-, Spannungs- und Einklemmungsbeschwerden eine Entlastung herbeizuführen, stets vor Augen halten müssen, wenn nach dem klinischen Bild die sofortige Beseitigung des Druckes nicht erforderlich erscheint. In diesem Sinne sehen auch Zacherl, Wielski, Gauß, Martindale, Gilbert, Santoro, Eymer, Burnam u. a. in den Einklemmungserscheinungen keine Gegenindikation gegen die Bestrahlung, halten die Operation jedoch bei bedrohlichen Erscheinungen für angezeigt. Sehr lehrreich ist ein von Pankow mitgeteilter Fall:

Frau E., 45 Jahre alt, kommt in die Sprechstunde mit der Angabe, sie sei zur Bestrahlung geschickt worden, weil sie eine große Geschwulst habe und die Operation bei ihr nicht möglich sei. Die Untersuchung ergab folgendes: Es handelt sich um eine hochgradige Adipositas mit ausgesprochenen Erscheinungen seitens des Herzens, so daß schon bei geringem Treppensteigen starkes Herzklopfen und Beklemmungsgefühl eintreten. Organische Herzveränderungen waren nicht nachweisbar, weder Geräusche noch eine Verbreiterung. In der Medianlinie des Abdomens sieht man eine große, strahlige, nur von Haut bedeckte Narbe, durch die man die Bewegung der Därme hindurch sieht, und beim Anziehen der Haut kann man ausgedehnte Verwachsungen feststellen. Die Patientin gibt an, daß dreimal der Versuch gemacht sein soll, die Geschwulst zu entfernen, daß aber jedesmal die Operation wieder aufgegeben wurde, weil „wegen der Verwachsungen an die Geschwulst kaum heranzukommen und diese ganz unbeweglich sei". In letzter Zeit haben sich nun erhebliche Störungen beim Harnlassen, oft Verhaltung, oft minuten- und viertelstundenlanges Drängen, bis es zur Entleerung kommt, herausgebildet und auch die Stuhlentleerungen sind mit großen Schmerzen verbunden. Der Stuhl sei ganz plattgedrückt, eine Beobachtung, die in der Klinik bestätigt wurde. Bei der Untersuchung fühlt man das ganze Becken ausgefüllt von einem fast knochenharten Tumor, der bis tief auf den Beckenboden herunterreicht und diesen selbst weit nach unten hin vorgeschoben hat, so daß man gleich nach Eingehen in die Vagina auf den unteren Pol des Tumors stößt. Bei der rectalen Untersuchung läßt sich der Finger nur mit Mühe höher hinaufführen und das Rectum erscheint vollkommen plattgedrückt. Nach oben reicht der Tumor fast bis an den Nabel heran. Bei der bimanuellen Untersuchung ist es trotz starken Druckes von unten nicht möglich, die Geschwulst auch nur um ein Geringes zu verschieben. Die Adnexe sind nicht zu tasten. Es wurde in diesem Falle dem Manne gesagt, daß es bei der Härte der Geschwulst höchst fraglich sei, ob man mit der Bestrahlung etwas erreichen würde, und es wurde schon vor Beginn der Behandlung in das Journal geschrieben: Erfolg mehr als fraglich. Nach in Pausen wiederholten sechsmaligen Bestrahlungen hörte die Periode auf. Schon nach der zweiten Bestrahlung gab die Kranke an, daß sie eine gewisse Erleichterung beim Stuhlgang und beim Wasserlassen verspüre, und $1/_3$ Jahr später kam sie zur Nachuntersuchung und erklärte freudig bewegt, daß sie keinerlei Beschwerden beim Wasserlassen und bei der Defäkation mehr habe. Palpatorisch war nur eine geringe Verschieblichkeit festzustellen und bei der rectalen Untersuchung konnte man konstatieren, daß die starke Abflachung des Mastdarmes verschwunden war.

Über einen ähnlichen Fall hat v. Seuffert[1] berichtet. Er schreibt:

Bei einer 40jährigen, der Klinik schon im Jahre 1913 zugegangenen Patientin ergab die Untersuchung ein von der hinteren Cervixwand ausgehendes Kugelmyom, durch dessen Größe und Härte das ganze kleine Becken wie ausgemauert war. In das vollständig „säbelscheidenartig" komprimierte Scheidenrohr konnte z. B. nicht ein Finger eingeführt werden. Hier bestand fast vollständige Ischurie, so daß der Harn nur mittels Katheters entleert werden konnte, sonst aber keinerlei Beschwerden und nur etwas verstärkte Menses. Dieser Patientin rieten wir selbst dringend zur Operation, da auch wir

---

[1] v. Seuffert: Handbuch von Halban u. Seitz, Bd. 4, S. 552.

damals solche Fälle noch für ungeeignet zur Strahlenbehandlung hielten. Die Angst dieser Frau „vor dem Messer" war aber so groß, daß sie trotzdem die Operation strikt verweigerte, und zwei Tage nach der ersten (damals noch nach Freiburger Methode, also mit 3 mm Aluminiumfilter durchgeführten) Bestrahlung war die Ischurie vollständig beseitigt und seitdem ist die Patientin beschwerdefrei. Die Amenorrhöe aber trat hier erst nach der vierten Bestrahlung, also erst nach etwa 10 Wochen ein, und eine Änderung des Untersuchungsbefundes konnte fast 3 Jahre lang objektiv überhaupt nicht festgestellt werden.

Dann hatte man den Eindruck, daß der Tumor ein wenig beweglich, ausgesprochen weicher und entschieden auch etwas weiter nach oben ausladend, also größer geworden war!

Da demnach mit der Möglichkeit einer malignen Degeneration oder einer gangränösen Erweichung des Myoms gerechnet werden mußte, wurde der Patientin nun abermals zur Operation geraten. Aber natürlich jetzt, wo sie vollkommen beschwerdefrei war, erst recht erfolglos, und deshalb wieder dreimal bestrahlt. Ungefähr 1 Jahr später war der Tumor wieder kleiner, sogar kleiner wie anfangs geworden, auch härter und soviel mehr beweglich, daß es nun gelang, ihn nach oben, aus dem kleinen Becken herauszudrängen und ihn hier während zweier weiterer Bestrahlungen durch Scheidentamponade zu fixieren. Wohl durch die so ermöglichte, viel direktere Bestrahlung des Tumors selbst wurde dann bald eine nochmalige, aber unbedeutende Verkleinerung erreicht, so daß die nach Entfernung der Tamponade immer sofort wieder zurücksinkende Myomkugel jetzt mühelos aus dem Becken herausgeschoben werden kann. Fast über kindskopfgroß ist sie aber heute noch! Die Patientin jedoch fühlt sich seit der ersten Bestrahlung absolut beschwerdefrei und seit der vierten hat sie nie wieder Blutungen gehabt.

Diese Fälle zeigen deutlich, wie erfolgreich selbst bei ausgesprochenen Druckerscheinungen die Röntgenbestrahlung sein kann. Derartige Beobachtungen geben die Berechtigung ab, bei Fällen mit Druck- und Einklemmungserscheinungen, die eine sehr schwierige Operation erfordern würden, oder bei denen die Patienten aus irgend einem anderen Grunde schlecht operabel sind, auch von vornherein die Strahlentherapie anstatt des operativen Vorgehens einzuleiten.

Im übrigen bin ich aber doch der Ansicht, daß man sich bei Druck- und Einklemmungserscheinungen, wenn irgend möglich, die Operation zunutze machen sollte, um die Befreiung der Kranken von ihren Beschwerden mit einem Schlage herbeizuführen.

Wenn man nach diesen Regeln handelt, machen die „Einklemmungserscheinungen" nach unseren Erfahrungen in 2—3% sämtlicher behandlungsbedürftiger Myome die Indikation zur Operation notwendig, während nach dem Material von v. Jaschke diese Zahl etwa 5% beträgt.

9. Sekundäre Veränderungen der Myome.

Das Uterusmyom kann einer Reihe von Veränderungen anheimfallen, deren Auftreten die Wahl der Behandlungsmethode wesentlich beeinflußt, und die keineswegs sehr selten sind. So rechnet Piquard z. B. mit Degenerationserscheinungen in 30% der Myomfälle und gibt als das dafür disponierte Alter der Patientinnen das 40.—65. Jahr an, besonders aber die Zeit des Klimakteriums. In der Literatur werden alle vorkommenden sekundären Veränderungen der Myome, Erweichung, Nekrose, Vereiterung und Verjauchung, gewöhnlich ganz allgemein als eine Gegenindikation gegen die Bestrahlung angeführt, während Seitz und Wintz einen entgegengesetzten Standpunkt einnehmen, indem sie bei allen diesen sekundären Veränderungen der Myome von der Bestrahlung keinen Abstand nehmen und die Operation nicht für notwendig erachten.

Seitz und Wintz stellen sich nach ihren Erfahrungen sogar auf den Standpunkt, daß gerade bei einer Vereiterung des Tumors mit Fieber die Bestrahlung deshalb vorzuziehen sei, weil der Infektionsprozeß die Prognose für die Operation beeinträchtige. Sie teilen unter anderem zwei Fälle von wahrscheinlicher, mit Fieber verlaufender Nekrose der Myome mit, die durch die Bestrahlung geheilt wurden. Neuerdings rät auch Martindale zur Bestrahlung derartiger Fälle.

Wenn man die einzelnen vorkommenden Veränderungen gesondert betrachtet, so ist zunächst von der häufigsten Entartung, nämlich

a) der Erweichung der Myome zu sprechen. Wenn sich ein Myom auffallend weich anfühlt, so kann das

1. auf einer starken ödematösen Durchtränkung beruhen, die sogar Fluktuation vortäuschen und den Eindruck einer Cyste erwecken kann.

Da die ödematösen Myome besonders prompt auf die Strahlenbehandlung reagieren, so kann in dieser Veränderung kein Grund für ein operatives Vorgehen gesehen werden, es sei denn, daß die Pseudofluktuation einen Zweifel an der Diagnose der Myome aufkommen läßt.

2. Weiter kann die Erweichung durch die Ausscheidung von Schleim zustande kommen, und

3. schließlich kann die Erweichung auf einer fettigen Metamorphose der Muskelzellen beruhen.

Alle diese Veränderungen, auch wenn es bei ihnen zu einer mehr oder weniger großen Cystenbildung gekommen ist, bedingen an und für sich keine Gegenindikation gegen die Bestrahlung, da sie die Schrumpfung der Myome nicht beeinträchtigen, teilweise sogar begünstigen. Nur wenn infolge der Zerfallsvorgänge Störungen des Allgemeinbefindens, Übelseins, Frösteln mit Temperatursteigerungen vorhanden sind, ist die sofortige operative Entfernung des Tumors vorzuziehen.

b) Nekrose. Dasselbe gilt auch von den Myomen, die nekrotisch sind. Die Nekrose an und für sich macht die Bestrahlung nicht aussichtslos. Weniger ausgedehnte Nekrosen in Myomen entziehen sich sicher oft der palpatorischen Feststellung und beeinträchtigen den Bestrahlungserfolg in keiner Weise. Bei weitgehendem, palpatorisch feststellbarem Zerfall der Tumoren entscheidet wieder das Allgemeinbefinden der einzelnen Patientin über die Wahl der Behandlung. Dabei ist die Gefahr der Operation besonders bei stark ausgebluteten Frauen gegenüber dem Vorteil, die zerfallende Geschwulst sofort ganz entfernen zu können, für und wider die Bestrahlung in Betracht zu ziehen (Naujoks, Balkányi). Für das operative Vorgehen bei jeder feststellbaren Gewebsnekrose setzen sich Hinterstoisser und J. G. Clark ein.

c) Induration und Verkalkung. Nicht weniger selten als die Erweichung der Myome kommt eine Verhärtung derselben durch Kalkablagerungen vor. Sie schließt die Bestrahlung nicht ohne weiteres aus. Allerdings kann man bei den durch bindegewebige Induration und Kalkablagerung sehr derb und fest gewordenen Tumoren nur mit einer geringen oder sogar überhaupt keiner Schrumpfung der Myome rechnen. Wenn es also darauf ankommt, nicht nur die vorhandenen Hypermenorrhöen, sondern auch die Tumorbeschwerden an sich zu beseitigen, muß die Operation vorgezogen werden. Eine Gefährdung der Patientin durch die Bestrahlung bei einfacher

Verhärtung oder Erweichung des Tumors besteht jedoch nicht. Bei der ersteren wird man allerdings praktisch auf einen Schrumpfungserfolg nach der Bestrahlung verzichten müssen, bei der letzteren sogar mit einer besonders prompten Schrumpfung rechnen können.

d) **Vereiterung.** Auf Grund der Nekrosen kommt es nicht selten zu einer Vereiterung der Geschwulst durch aufsteigende Infektionserreger oder auch zu einer mehr oder weniger vollständigen Verjauchung. Solche Fälle erfordern unter allen Umständen die Operation, da die Perforationsmöglichkeit des Tumors eine fortwährende Lebensgefahr für die Frauen darstellt (Klaften u. a.).

Man muß allerdings bedenken, daß die Vereiterung und Verjauchung der Myome durch die Gefahr der Infektion der Bauchhöhle und durch die schwere Beeinträchtigung des Allgemeinbefindens der Patientin auch für das operative Vorgehen eine gefährliche Komplikation darstellt. Nach den vorliegenden Erfahrungen sind die Gefahren einer Bestrahlung derartiger Fälle jedoch größer als die der Operation, welche deshalb bei allen verjauchten und vereiterten Myomen vorzuziehen ist.

Nach Bolaffio und Bertollotti sind auch schmerzhafte und schubweise wachsende Myome, bei denen der Verdacht auf eine innere Blutung in den Tumor besteht, von der Strahlenbehandlung besser auszuschließen.

10. Verdacht auf Malignität.

Die Möglichkeit einer malignen Neubildung an den Genitalorganen steht mit der Behandlung der Myome in dreierlei Hinsicht in Beziehung.

Erstens kann die Differentialdiagnose zwischen Myom und einer malignen Geschwulst vorliegen.

Zweitens kann bei einem festgestellten Myom der Verdacht auf das gleichzeitige Vorhandensein einer malignen Neubildung bestehen.

Drittens besteht die Frage, ob bei den bestrahlten Myompatienten für späterhin eine erhöhte Gefahr vorliegt, daß sich bei ihnen ein maligner Tumor am Genitale ausbildet.

Alle drei Möglichkeiten sind für das Carcinom und für das Sarkom zu erörtern.

a) Carcinomgefahr.
Differentialdiagnose.

Die Differentialdiagnose zwischen den verschiedenen Arten des Gebärmuttercarcinoms und einem Myom ist in den meisten Fällen leicht und oft schon durch die bloße Palpation und Inspektion sicherzustellen. Manchmal sind aber auch große differentialdiagnostische Schwierigkeiten zu überwinden.

Wenn Metrorrhagien vorhanden sind, muß stets an die Möglichkeit einer malignen Neubildung gedacht werden, wobei dann die Entscheidung grundsätzlich durch die Austastung des Uterus nach vorheriger ausreichender Erweiterung des Halskanals, gegebenenfalls mit Hilfe der Laminariadilatation, herbeizuführen ist. Die einfache Probecurettage genügt im allgemeinen nur dann, wenn der Uterus palpatorisch keine Formveränderung erkennen läßt und das Nichtbemerktwerden von Tumorbildungen mit der Curette ausgeschlossen ist. Bleibt aber irgendeine diagnostische Unsicherheit, z. B. auch gegenüber einem Ovarialcarcinom bestehen, so muß von der Bestrahlung Abstand genommen werden, wie weiter oben schon besprochen wurde.

Carcinom im Uterus myomatosus.

Schwieriger liegen die Verhältnisse durch die Möglichkeit des kombinierten Vorkommens von Myomen mit einem Gebärmuttercarcinom. Für ein Gebärmutterhalscarcinom kann das gleichzeitige Vorhandensein von Myomen allerdings kaum die Diagnose erschweren. Eine derartige Kombination hat auf die Auswahl der Behandlung, Operation oder Bestrahlung, auch kaum einen Einfluß, höchstens insofern, als die Myomknoten die intrauterine Radiumbehandlung erschweren und den Bestrahlungserfolg beeinträchtigen können.

Zwischen Gebärmutterkörpercarcinom und Myom bestehen jedoch enge diagnostische und therapeutische Beziehungen.

Diese Carcinomart ist bekanntlich bei Myomträgerinnen häufiger vorhanden als sonst. H. Albrecht hat kürzlich das diesbezügliche statistische Material zusammengestellt, das von uns ergänzt folgende Tabelle ergibt:

Franz	auf 1390 Myome	10	Korpuscarcinome
Fleischmann	„ 400 „	6	„
Hertel	„ 469 „	16	„
Hofmeier	„ 445 „	9	„
Hofmeier Fehling Winter	„ 1607 „	20	„
Jansen	„ 458 „	13	„
Olshausen (Sammelstatistik)	„ 4014 „	85	„
Olshausen	„ 177 „	21	„
Röhricht	„ 570 „	24	„
Sarwey	„ 360 „	4	„
Schubert	„ 100 „	3	„
	auf 9990 Myome	211	Korpuscarcinome

Demnach kommen im Durchschnitt auf 100 Myome 2,1 Korpuscarcinome.

Die entsprechende Zusammenstellung über die Collumcarcinome ergibt ein gleichzeitiges Vorkommen derselben mit Myomen in 1,7% der Fälle von Myom (Hertel, Hofmeier, Freund, Winter, Schottländer). Daraus ergibt sich ein Häufigkeitsverhältnis von Korpuscarcinom zum Collumcarcinom bei Myomträgerinnen von

1 : 0,8.

Dasselbe Zahlenverhältnis beträgt aber bei Nichtmyomträgerinnen

1 : 15,

d. h. sonst kommen 15mal so viel Collumcarcinome als Korpuscarcinome zur Behandlung, während bei den Myomträgerinnen diese beiden Arten von Tumoren etwa gleich oft festgestellt werden.

Es müssen also bei den Myompatienten die Collumcarcinome entweder seltener als sonst, oder die Korpuscarcinome häufiger als sonst vorkommen. Das letztere ist nach den übereinstimmenden Angaben der Autoren der Fall, und man muß die alte Annahme, daß die Myomatosis uteri das Zustandekommen des Korpuscarcinoms begünstigt, anerkennen (v. Franqué).

Dabei ist von einem histologischen Zusammenhang des Myoms mit dem Korpuscarcinom keine Rede (Robert Meyer, Frankl, Schottländer). Es handelt sich vielmehr um eine Kombination von zwei verschiedenen, histologisch voneinander unabhängigen Neubildungen, wobei sich das Myom vollkommen passiv verhält. Der Grund für die Carcinombereitschaft der Myompatienten ist noch nicht geklärt und wird im allgemeinen so gedeutet, daß man an manchen Uteri eine besondere Tumorkonstitution, also eine gleichzeitige Bereitschaft zu den beiden, voneinander verschiedenen Tumorarten annimmt (Robert Meyer). v. Franqué hält es allerdings für durchaus möglich, daß die in der hyperplastischen Schleimhaut des Uterus myomatosus immer wieder einsetzenden und vor ihrer Vollendung immer wieder gestörten und neu angefachten Regenerationsvorgänge die Ursache für das gehäufte Vorkommen von Carcinomen in der Gebärmutterhöhle darstellen könnten.

Was das Zahlenverhältnis der Tumoren anbetrifft, hat Frankl bei der Zusammenstellung des Materials der Klinik Peham in Wien kürzlich etwas andere Zahlen gefunden. Er fand bei 1878 Myomfällen in 3,3 % Collumcarcinome und in 0,53 % Korpuscarcinome, also verhältnismäßig weniger Korpuscarcinome und mehr Collumcarcinome. Aber auch aus seinem Material geht hervor, daß das Carcinom im ganzen bei den Myomkranken eine erhöhte Häufigkeit besitzt.

Man muß deshalb beim Uterusmyom im allgemeinen mit einer gewissen Prädisposition zum Korpuscarcinom rechnen und die Häufigkeit dieser Kombination mit etwa 2 % aller Myomfälle veranschlagen.

Wenn diese Zahl absolut genommen auch nicht sehr hoch ist, so muß das Vorhandensein eines Korpuscarcinoms bei den Myompatienten, die für die Strahlenbehandlung bestimmt werden, doch sicher ausgeschlossen sein, und es ergibt sich die Frage, wann vor der Myombestrahlung eine Probeabrasio gefordert werden muß.

Probeabrasio vor der Myombestrahlung?

Die grundsätzliche Ausführung der Probeabrasio vor jeder Myombestrahlung, wie sie z. B. von Gauß für richtig gehalten wird (Lehrbuch S. 357), sehe ich nicht für nötig an. Eine derartige grundsätzliche Forderung würde den Wert der Bestrahlungsbehandlung gerade bei den einfachen, unkomplizierten Myomblutungen, die den wesentlichsten Teil der Bestrahlungsfälle ausmachen, erheblich herabsetzen, da für die Ausschabung eine Narkose notwendig ist, und bei der durch die Myome deformierten Gebärmutter eine Probeabrasio allein nicht immer als sicher vollständig angesehen werden kann. Man müßte also schon, wie es z. B. Walthard verlangt, immer die Austastung der Gebärmutter vornehmen, einen Eingriff, der der einfachen vaginalen Myomotomie an Umfang und Gefahren nicht sehr erheblich nachsteht.

Bei streng cyclischem Blutungstypus ohne Zwischenblutungen stehe ich nicht an, die Myombestrahlung ohne Austastung und Ausschabung der Gebärmutter vorzunehmen.

Bei metrorrhagischem Charakter der Blutungen und besonders auch bei denjenigen Blutungen, die sich nach einer periodenfreien Zeit einstellen, ist die Probeabrasio dagegen dringend notwendig, und zwar muß ihr bei Formveränderungen der Gebärmutterhöhle sogar stets die Austastung vorausgeschickt werden.

Im myomatösen Uterus ist die Ausschabung und Austastung der Gebärmutterhöhle nun aber keineswegs ein harmloser Eingriff. Leicht kommt es dabei zur Verletzung der Myomkapsel mit folgender Vereiterung oder Nekrotisierung der Myome, schweren Blutungen und parametranen Infektionen. Über derartige mißliche Ereignisse liegen genügend Erfahrungen vor, und zwar besonders aus der älteren Zeit, in welcher die Abrasio mucosae zu den häufigsten Palliativmaßnahmen bei den Myompatienten gehörte. Wenn viele Buchten vorhanden sind, ist es ferner schwierig, eine sichere Vollständigkeit der Ausschabung zu erreichen.

Praktisch ist es deshalb so, daß, wenn wegen des unregelmäßigen Charakters der Blutungen die Ausschabung bzw. Austastung der Gebärmutter als notwendig angesehen werden muß, diese dann oftmals wegen der nicht sicheren Vollständigkeit nicht befriedigt, oder klinische Folgeerscheinungen, wie Blutungen und Fieber erwarten läßt, so daß, auch wenn sich bei der mikroskopischen Untersuchung nichts Bösartiges findet, die operative Behandlung der Bestrahlung vorzuziehen ist, nachdem einmal intrauterin eingegriffen wurde.

Bei den Myomfällen, die Metrorrhagien aufweisen, kommt also die Strahlenbehandlung nur dann in Betracht, wenn ein Gebärmutterkörpercarcinom und ein Sarkom durch eine einfache Ausschabung oder Austastung der Gebärmutterhöhle mit voller Sicherheit ausgeschlossen werden kann.

„Röntgencarcinome" und Carcinome im bestrahlten Uterus.

Für die Frage, wie weit die myombestrahlten Frauen für späterhin durch ein Carcinom bedroht sind, gilt es zweierlei zu unterscheiden.

Erstens ist zu erörtern, ob die Frauen durch die Bestrahlung in die Gefahr der Entstehung eines echten Röntgencarcinoms geraten können, und zwar sowohl an der Haut, als auch an den inneren Organen.

Zweitens muß darüber Klarheit geschaffen werden, ob die myombestrahlten Frauen etwa der Entstehung eines Genitalcarcinoms in höherem Maße ausgesetzt sind als die operierten Frauen.

Was zunächst das echte Röntgenhautcarcinom anbetrifft, so braucht mit einem solchen Vorkommnis heutzutage, nachdem die Strahlendosierung auf sicheren Boden gestellt und die Röntgenapparaturen einen so hohen Grad der Vervollkommnung erfahren haben, nicht mehr gerechnet zu werden. Denn diejenigen primären Röntgenschädigungen der Haut, auf deren Boden sich später ein Carcinom entwickeln kann, lassen sich bei sachverständiger Handhabung der Apparatur sicher vermeiden, wie überhaupt in der Kasuistik der Röntgenhautcarcinome die gynäkologischen Bestrahlungen eine ganz untergeordnete Rolle spielen. Halberstaedter, Giordano, Hartmann veröffentlichten je einen Fall von Röntgenhautcarcinom nach der Bestrahlung gutartiger Gebärmutterblutungen. Darunter befanden sich zwei Myombestrahlungen. Es handelte sich jedesmal um Überdosierungen oder Kombinationsschäden, z. B. durch den Druck einer Korsettstange und dergleichen. Je einen Fall von Röntgenhautkrebs an der Vulva veröffentlichten Bumm und Riedel. Hier bestand höchstwahrscheinlich in dem Pruritus, dessentwegen die Bestrahlung ausgeführt wurde, schon vorher eine Disposition zur Carcinomentwicklung.

Auch die Annahme, daß in den mitbestrahlten inneren Organen durch die gewöhnliche Röntgentherapie in der Gynäkologie echte Röntgencarcinome entstehen könnten, wie sie mit der Bezeichnung „Röntgentiefencarcinom" belegt worden sind, besteht nicht zu Recht. Rein theoretisch ist diese Möglichkeit allerdings zuzugeben, da es für jede Gewebsart eine bestimmte Dosisgrenze gibt, deren Überschreitung zu irreparablen Schädigungen führt. So kann man sich auch denken, daß die Genitalorgane der Frau einmal eine Röntgenschädigung erfahren, auf deren Boden es später zu einer Carcinomentwicklung kommt. Diese Möglichkeit ist auch tatsächlich für die Praxis von verschiedenen Autoren erörtert worden, z. B. von Bumm, Vogt, Halban, Mackenrodt u. a.

Die betreffende Kasuistik, also diejenigen Uteruscarcinome, die nach der Bestrahlung von Myomen und Metropathien aufgetreten sind, hat Dehler-Erlangen kürzlich zusammengestellt. Es handelt sich um 62 Fälle, und zwar 44 Korpuscarcinome, 17 Collumcarcinome und ein Korpuscollumcarcinom. 54 dieser Fälle wurden mit Röntgenstrahlen, die übrigen mit Radium behandelt.

Inzwischen hat Vogt zwei weitere Fälle von Korpuscarcinomen und einen Fall von Portiocarcinom veröffentlicht, so daß die Gesamtzahl jetzt 65 Fälle beträgt. Der Zeitpunkt des Auftretens der Carcinome liegt zwischen 2 und 9 Jahren nach der Bestrahlung. Die Zahl von 65 Fällen ist, gemessen an dem großen Umfang, den die Strahlentherapie der gynäkologischen Erkrankungen angenommen hat, als nur gering zu bezeichnen.

Zur Beurteilung der Frage, ob die Bildung dieser Carcinome in ursächlichem Zusammenhang mit der Bestrahlung steht, oder ob die bösartigen Tumoren auch ohne die Bestrahlung entstanden wären, ist die absolute Zahl der Fälle nicht brauchbar. Vielmehr muß man die nach der Bestrahlung gutartiger gynäkologischer Leiden auftretenden Carcinomfälle in Beziehung zu der Zahl der Bestrahlungsfälle überhaupt setzen. Diesen Weg hat die Erlanger Frauenklinik beschritten. Dort fand Dehler nach 2310 von 1911 bis Ende 1925 ausgeführten Ovarialbestrahlungen später zweimal eine Carcinomentwicklung = 0,09%. Davon waren 859 Myompatienten, und bei diesen fand sich später nur in einem Fall ein Carcinom = 0,12%. Kauffmann fand bei dem Material von Bumm bei der Nachuntersuchung von 292 bestrahlten Myomen nur einen Fall von Carcinom und bei 347 Metropathien zwei Fälle von Carcinom, was einen Prozentsatz von 0,49% ausmacht.

Wenn man nun bedenkt, daß sonst im myomatösen Uterus etwa 2% Carcinome vorkommen (s. oben), so ergibt die Gegenüberstellung dieser Zahlen eindeutig, daß die Carcinome im bestrahlten Uterus nicht nur nicht häufiger, sondern sogar seltener sind, als im nicht bestrahlten.

Es kann also, wie auch Flaskamp und kürzlich Katz hervorheben, kein ursächlicher Zusammenhang zwischen der vorangegangenen Bestrahlung und der Gebärmuttercarcinomentstehung vorhanden sein.

Dasselbe gilt vom Ovarialcarcinom. Dehler hat 10 Fälle von Carcinomentwicklung in den bestrahlten Eierstöcken zusammengestellt (Blumreich, Bröse, Grosse, Heimann, Mühlmann, Schönhof, Vogt (drei Fälle) und Werner). Das ist ebenfalls eine sehr geringe Zahl, besonders wenn man in Betracht zieht, daß diesen Fällen zum Teil Fehldiagnosen bei der Bestrahlung zugrunde gelegen haben können, die Carcinome also bei der Bestrahlung vielleicht schon vorhanden waren, aber übersehen wurden.

Wir sehen also, daß zwar Carcinome am früher bestrahlten Genitale beobachtet worden sind, daß sie aber nach der Bestrahlung nicht etwa häufiger, sondern sogar seltener auftreten als im unbestrahlten Genitale.

Stumpfcarcinome.

Was nun die Carcinomgefahr nach der Myombestrahlung, verglichen mit der Carcinomgefahr nach der Myomoperation anbetrifft, so würde die Operation natürlich vor der oben genannten, allerdings sehr geringen Gefahrquote eines Portiocarcinoms auch noch schützen, wenn bei jeder Myomoperation der ganze Uterus entfernt würde. Diese Folgerung wird aber im allgemeinen nicht gezogen, trotzdem die Gefahr des Stumpfcarcinoms nach supravaginaler Amputation des Uterus erfahrungsgemäß größer ist, als die Carcinomgefahr im bestrahlten Genitale.

Nach Amreich kamen in dem Material der I. Wiener Klinik in den Jahren 1910 bis Ende 1922 nach 1253 supravaginalen Uterusamputationen, wovon 1071 Myomfälle waren, fünf Stumpfcarcinome = 0,38% vor. Eine Zusammenstellung von Albrecht über 3436 supravaginale Amputationen ergibt die übereinstimmende Zahl von 0,32% Stumpfcarcinomen.

Peham hält trotzdem, wie viele andere Autoren, die sich darüber geäußert haben, z. B. Küstner, Olshausen, Amreich selber, Halban, Nagel, Heimann, Eden, Lockyer, Abramova, und kürzlich auch besonders Beuttner und Labhardt, an der supravaginalen Amputation des Uterus bei den Myomen anstatt der Totalexstirpation fest, da die Totalexstirpation eine höhere Mortalität (3,7% nach Franz) als die supravaginale Amputation (1,68% Mortalität nach Franz) aufzuweisen hat, und zwar selbst dann noch, wenn man das Rechenexempel macht, die fünf Frauen mit Stumpfcarcinomen als primär verloren mitzurechnen, wobei dann eine Mortalität von 2% bei der supravaginalen Amputation herauskommen würde. Mit 3,7% nach Franz ist die Operationsmortalität bei der abdominalen Totalexstirpation des Uterus noch sehr niedrig angesetzt. Sie ist in manchen Einzelstatistiken viel höher, z. B. bei Stickel nach Scheidt 9%.

Ich stehe auf demselben Standpunkt wie Peham, indem ich bei der Myomoperation im allgemeinen die supravaginale Amputation des Uterus bevorzuge, da die Mitentfernung der Cervix für eine weit größere, die Biologie der Scheide stärker verändernde Verstümmelung gehalten werden muß, als die supravaginale Amputation des Uterus.

Die Totalexstirpation des Uterus mit Rücksicht auf die geringe Gefahrquote der Stumpfcarcinome grundsätzlich zu fordern, halte ich für eine zu weitgehende Prophylaxe, ebenso wie auch den Vorschlag von Koblanck, nach der supravaginalen Amputation des Uterus durch das ein- oder zweimalige Einlegen von Radium auf 24 Stunden in die Scheide den Stumpf völlig zur Schrumpfung zu bringen, um die Möglichkeit der Entstehung von Krebs auszuschalten. Dann müßte man auch so konsequent sein, bei jeder Frau im carcinomgefährdeten Alter die prophylaktische Portioamputation bzw. prophylaktische Radiumbestrahlung zu verlangen.

Ebenso halte ich auch, wie die meisten anderen Autoren, die Carcinomgefahr im bestrahlten Genitale nicht für eine Gegenindikation gegen die Strahlentherapie, da sie erwiesenermaßen nicht als größer, sondern sogar als geringer angesehen werden kann, wenn man sie mit der Carcinomgefahr im nicht bestrahlten Genitale und besonders auch, wenn man sie mit der Carcinomgefahr im Cervixstumpf nach der supravaginalen Amputation des Uterus vergleicht.

b) Sarkomgefahr.

Von allen Gegenindikationen gegen die einfache Myombestrahlung wird der Verdacht auf das Vorhandensein eines Sarkoms mit Recht von allen Autoren besonders hervorgehoben.

Die Frage, wie man sich therapeutisch verhalten soll, wenn bei einem Myom auf Grund des unregelmäßigen Blutungstypus, der schnellen Vergrößerung der Geschwulst und der bestehenden Schmerzen angenommen werden muß, daß ein sarkomatöses Wachstum bestehen könne, wird in dem Kapitel der Sarkombehandlung ausführlich besprochen. Hier ist nur die Frage zu erörtern, wie weit die Sarkomgefahr überhaupt als Gegenindikation gegen die einfache Myombestrahlung in Betracht kommt, auch wenn klinische Anzeichen für ein Sarkom nicht vorhanden sind.

Sarkomhäufigkeit beim Myom.

Wenn wir zwischen den beiden Sarkomarten der Gebärmutter, dem primären Schleimhaut- oder Wandsarkom und dem Sarkom im Myom unterscheiden, so gilt für die erste Sorte diagnostisch genau dasselbe wie für das Gebärmutterkörpercarcinom. Die für diese Tumorarten charakteristischen metrorrhagischen Blutungen usw. verlangen in jedem Fall eine Ausschabung bzw. eine Austastung der Gebärmutter, mit deren Hilfe ein Sarkom entweder festgestellt oder sicher ausgeschlossen werden muß, und es tritt, wenn sich etwas Malignes findet, die Sarkombehandlung in ihr Recht.

Häufiger vorhanden und schwieriger feststellbar als das primäre Uterussarkom ist das Sarkom im Uterusmyom. Die Häufigkeit des Vorkommens von sarkomatös wachsendem Gewebe im Myom, oder wie gewöhnlich, aber unrichtigerweise gesagt wird, die „sarkomatöse Degeneration" des Myoms, wird in den verschiedenen Statistiken äußerst verschieden angegeben. Gauß und Friedrich und später auch Berreitter haben sich die Mühe gemacht, die mit exakten Zahlen veröffentlichten Angaben über dieses Vorkommnis zusammenzustellen. Berreitters Übersicht umfaßt 36 Veröffentlichungen mit etwa 20 000 Fällen von Myomen, bei denen sich ein Durchschnitt von 2,26% Sarkomen ergibt. Nach Gauß und Friedrich beträgt die Häufigkeit der „sarkomatösen Degeneration" bei den Myomen im Mittel 1,06%. Dabei schwanken die Zahlenangaben der einzelnen Autoren zwischen 0 und 5,7.

Albrecht hat kürzlich die Sammelstatistik von Berreitter, die schon Gál und Haselhoff ergänzt hatten, bis auf die neueste Zeit erweitert und gibt folgende Tabelle an:

Autor	Myom	Sarkom	Prozentsatz	Autor	Myom	Sarkom	Prozentsatz
Hofmeier	578	11	1,9	Gurlt	883	2	0,2
Döderlein	233	6	2,6	Krukenberg	288	16	5,5
Fehling	409	8	1,9	Bégouin	130	7	5,3
Freund	72	4	5,5	Eckler	—	—	2
Flatau	104	5	5	Klein	491	13	2,6
Bullig	63	1	1,5	Liepmann	514	12	2,3
Lauvers	200	3	1,5	Geist	250	12	4,8
Pfannenstiel	1000	—	—	Werner	240	9	3,7
Carle	830	3	0,3	Schauta	—	—	4,5
Haultain	400	1	0,2	Franz	1390	9	0,65
N. Haultain	120	2	2	Bianca-Steinhardt	1363	38	2,787
Raab	329	1	0,3	Edvard	über 800	—	—
Bosso	105	6	5,7	Grisi	888	1	0,11
Winter	753	27	3,5	Berreitter	716	—	0,8
Simpson	300	—	—	Warnekros	78	7	10
Gullingworth	300	1	0,3	Bretschneider	108	4	4
Bumm	200	4	2	Frankl	1876	46	2,4
Walthard	98	4	4,1	Seliga	280	7	2,5
v. Gurlt	883	2	0,2	Lundqvist	458	6	1,3
Geißler	288	8	2,8	Sarwey	316	6	1,7
Hauber	138	3	2,2	Freiburger Material	304	6	2
Henkel	146	2	1,3	Reel	290	11	3,8
Torkel	313	10	3,2	Vogt	1216	30	2,5
Martin	205	6	3	Masson	4322	44	1,01
Kelly u. Cullen	1400	17	1,2	Hornung	447	9	2
Schottländer	536	18	3,5	Imhäuser	208	11	5
Fleischmann	385	7	1,8	Gál	655	18	2,7
Hertel	468	13	2,8	Olshausen Sammelstatistik	463	8	1,7
v. Franqué	—	—	3—6				
Menge	—	—	4—5	Nobel	1994	31	1,5
Seitz	—	—	2	Nanton	3160	189	5,9
Miller	—	—	2	Gauß	21315	—	1,06
Deaver	—	—	1,2	Baumann	16973	317	1,4
Holz	—	—	½—1	Hermann	2280	20	0,8
Seitz u. Wintz	—	—	1,9	Bovée	1398	24	1,7
Krönig	—	—	1,8	Levis	1518	22	1,4

Außerdem sind noch folgende Zahlen zu erwähnen:

An der Göttinger Klinik wurde das Material aus den Jahren 1897—1923 von Haselhoff geprüft. Er fand unter 542 in dieser Zeit operierten Myomen in den Krankenberichten 10 Sarkome im Myom, also 1,9%, verzeichnet. Kaufmann führt in seinem Lehrbuch der „Speziellen pathologischen Anatomie", 7. und 8. Auflage (1922) an, daß Evans unter 4000 operierten Fällen von Fibromyomen 72mal = 1,8% und Leith in 2% der Fälle eine sarkomatöse Wucherung gefunden habe, und R. H. Miller und Horatio Rogers geben aus dem Material am Massachusetts General Hospital 25 Fälle von Uterussarkomen unter 2043 Myomfällen an, also 1,2%.

Alle die Zahlen fallen also durchaus in den Rahmen der Sammelstatistik von Albrecht hinein, in der nur die Angabe von Warnekros, der in 10% der von ihm untersuchten Fälle von Myomen ein Sarkom gefunden hat, die übrigen Zahlen bei weitem überragt, eine Angabe, die jedoch auch von Kaufmann für zu hoch gehalten wird.

Albrecht führt nun aber mit Recht selber aus, daß die von ihm aufgestellte Sammelstatistik keine große Zuverlässigkeit besitze, da nicht in allen in der Tabelle enthaltenen Veröffentlichungen deutlich zu erkennen sei, wie weit es sich um histologisch untersuchtes Material handle. Albrecht hat deshalb eine Anzahl von Veröffentlichungen gesammelt, die nur mikroskopisch untersuchtes Material enthalten und darüber folgende Tabelle aufgestellt:

Autor	Myom	Sarkom	Prozentsatz	Autor	Myom	Sarkom	Prozentsatz
Winter	753	26	3,4	Reel	290	11	3,8
Bumm	200	4	2	Frankl	1878	46	2,4
Fehling	409	8	1,9	Steinhardt	1363	38	2,7
Werner	240	9	3,7	Imhäuser	208	11	5
Schottländer	536	18	3,5	Gál	655	18	2,7

Wenn man zu diesen Zahlen noch diejenigen aus der Veröffentlichung von Berreitter aus dem Frankfurter Pathologischen Institut mit einer Sarkomhäufigkeit von 0,8% bei 716 Fällen und von Schultheiß aus der Labhardtschen Klinik mit einer Sarkomhäufigkeit von 1,35% bei 520 Fällen, sowie von Uddströmer mit 14 Sarkomen bei 769 histologisch untersuchten Myomen hinzunimmt, so ergibt sich eine Sarkomhäufigkeit von 2,5%, nämlich 216 Sarkome bei 8537 histologisch untersuchten Myomen. Wood fand bei 2438 histologisch untersuchten Myomen sogar nur 19 Sarkome, also 0,78%. Man sieht, daß auch bei dem mikroskopisch untersuchten Material ziemlich große Unterschiede vorhanden sind, die ihre Erklärung in der oft schwierigen Beurteilung der histologischen Bilder finden dürften und darauf beruhen, daß das Myom- und das Sarkomgewebe in ihrer histologischen Beschaffenheit sehr nahe verwandt ist und oft ohne scharfe Grenze ineinander übergeht, so daß bei der Einteilung oft sogar das Mikroskop versagt.

Alles in allem wird man nicht fehlgehen, wenn man die Sarkomhäufigkeit bei den mikroskopisch untersuchten Myomen mit etwa 2—3% einsetzt, was auch den Erfahrungen von Robert Meyer entspricht[1]. Bei allen vorkommenden Myomen ist die Sarkomgefahr natürlich noch geringer als bei den histologisch untersuchten, und es fragt sich nun, ob man wegen dieser Gefahr der Malignität, auch ohne daß klinisch der Verdacht auf ein Sarkom besteht, die Strahlenbehandlung bei sämtlichen Myomfällen verwerfen oder wesentlich einschränken soll, wie es früher des öfteren und kürzlich noch wieder von v. Küttner empfohlen worden ist.

In dieser Beziehung hat C. J. Miller mit Recht der Malignitätszahl von höchstens 2—3% die Mortalitätszahl der einfachen Myotomie, die auch bei bester Technik 2—3% im Durchschnitt beträgt, gegenübergestellt. Da diese sehr vorsichtig berechnete Malignitätszahl also sicher nicht größer ist als die Mortalität bei der Operation, kann die Sarkomgefahr bei den klinisch unkomplizierten, also nicht außergewöhnlich schnell wachsenden und nicht mit Metrorrhagien einhergehenden Myomen nicht gegen die Strahlen-

---

[1] S. dieses Handbuch, Bd. VI, 1. Hälfte, S. 675.

behandlung zugunsten der Operation ins Feld geführt werden und wird es auch meines Wissens heutzutage von kaum einer Seite mehr.

Von manchen Autoren ist empfohlen worden, bei schnell wachsenden Myomen von vornherein eine größere Strahlendosis zu geben. So bestrahlen Seitz und Wintz z. B. bei denjenigen Uterusmyomen, die schnell gewachsen sind, nicht mit der „Kastrationsdosis", sondern geben 60—70% der HED auf den ganzen Tumor, was bei der Verwendung von harten Strahlen und bei moderner Technik ohne Schwierigkeiten möglich ist. Sie glauben sogar durch die Schnelligkeit des Schrumpfens der Geschwulst die Diagnose der „sarkomatösen Degeneration" bis zu einem sehr hohen Grade der Wahrscheinlichkeit stellen zu können. „Beginnt die Rückbildung des Tumors bereits einige Tage nach der Bestrahlung, ist sie nach 14 Tagen sehr deutlich und nach 4—6 Wochen mehr oder minder vollständig, so handelt es sich um ein Sarkom. Setzt dagegen die Rückbildung erst nach 3—4 Monaten ein, vollzieht sie sich langsam und ist erst im Laufe von 1—2 Jahren vollendet, so handelt es sich um ein Myom."

v. Jaschke und Siegel und neuerdings auch Imhäuser aus der Gießener Klinik empfehlen wegen der Sarkomgefahr bei allen Myombestrahlungen von vornherein die Sarkomdosis zu geben. Zu diesem Zwecke wird die Ferngroßfelderbestrahlung auch bei der einfachen Myombestrahlung angewandt. Die Belastung aller Myompatienten mit einer so hohen und einen so großen Abschnitt des Körpers durchsetzenden Dosis nur wegen der in höchstens 3% der Fälle vorhandenen Sarkomgefahr, die also 97% der Frauen unnötig auferlegt würde, halten wir nicht für berechtigt.

Weiterwachsen der Myome nach der Bestrahlung ohne Sarkom.

Mit Bezug auf die Sarkomgefahr sind auch noch diejenigen Fälle von bestrahlten Myomen zu erörtern, die nach der Bestrahlung weiterwachsen, ohne sarkomatös zu sein. Es handelt sich dabei um ein sehr seltenes Ereignis, das aber doch ab und zu beobachtet wird, ebenso wie es gelegentlich vorkommt, daß Myome sich in der natürlichen Menopause noch vergrößern (Bovin, Katz).

So berichtet Schickelé z. B. über einen Fall von Uterusmyom bei einer 32 Jahre alten Frau, das, nachdem die Patientin gegen seinen Rat der Strahlenbehandlung unterzogen worden war, nach 10monatlicher Amenorrhöe wieder Blutungen hervorrief und weiterwuchs. Es wurde deshalb die operative Entfernung des Tumors ausgeführt, und es ergab sich ein vollständig frei bewegliches, solitäres Myom, in dem sich auch mikroskopisch keine Zeichen von Malignität fanden. Dagegen bestand starkes Ödem und zahlreiche Gefäßthrombosen über den ganzen Tumor verteilt. Schickelé erklärt sich den Bestrahlungsmißerfolg folgendermaßen: Durch die Bestrahlung kommt es zu Blutschädigungen, und diese haben die ausgedehnte Thrombosenentstehung in dem Tumorgewebe hervorgerufen. Diese Thrombosen haben zum Ödem und damit zu erneutem Wachstum des Tumors geführt.

Auch Graebke hat bei einer 48 Jahre alten Frau nach Röntgenbestrahlung schnelles Wachstum eines submukösen, polypösen Myoms beobachtet. Zwei weitere ähnliche Fälle beobachtete Heimann und drei weitere Fälle Vogt, und Bovin sah bei einer 60 Jahre alten Frau, die mit 52 Jahren wegen Myomblutungen bestrahlt worden war, nach acht blutungsfreien Jahren wieder Metrorrhagien auftreten durch ein submuköses Myom, das operiert werden mußte.

Derartige Beobachtungen sind natürlich immer verdächtig auf ein Sarkom, gleichgültig, ob eine Bestrahlung vorausgegangen ist oder nicht. Betreffs der Myome, die nach dem Klimakterium weitergewachsen sind, ohne daß ein Sarkom vorliegt, verweise ich auf die kürzlich von Albrecht zusammengestellte Literatur und auf weitere neun von Schultheiß veröffentlichte Fälle, ferner auf das Material von E. Bovin, das 300 Fälle von operierten Myomen enthält, von denen 13 Fälle im Alter von 54—82 Jahren erst nach einer mehr oder weniger langen symptomfreien Zeit der Menopause anfingen, Beschwerden zu machen. Diese Fälle zeigen, daß das Myomwachstum nicht immer und unbedingt von der Follikelfunktion der Eierstöcke abhängig ist. Sie verlangen natürlich alle schon wegen des Verdachtes auf Malignität die Operation, genau ebenso, wie auch diejenigen Myome, die nach ausgeführter Bestrahlung weiterwachsen.

Sarkomdisposition nach der Myombestrahlung.

Schließlich besteht mit Bezug auf die „Sarkomgefahr" noch die Frage, ob und wie weit die myombestrahlten Patientinnen **späterhin** der Entstehung eines Uterussarkoms in erhöhtem Maße ausgesetzt sind, und ob etwa mit der Strahlenbehandlung eine **erhöhte** Sarkomdisposition in ursächlichen Zusammenhang gebracht werden muß. Nach den vorliegenden Erfahrungen ist die Sarkomzahl bei vorher bestrahlten Myomen geringer als die durchschnittliche Sarkomzahl bei Myomen überhaupt. Gál berechnet die erste Zahl mit $0,1\%$ und die zweite Zahl mit $1,7\%$.

Die Kasuistik über die Sarkomentstehung nach Röntgenbestrahlung der Myome ist nur gering. Nach v. Seuffert ist aus der Doederleinschen Klinik ein Fall berichtet worden, „bei dem später ein Sarkom entstand, an dem die Frau allerdings zugrunde ging, weil sie erst etwa ein halbes Jahr nach Wiederauftreten der Blutungen und Beschwerden zum Arzt ging und auch dann noch nicht gleich geeigneter, das ist intensiver Strahlenbehandlung zugeführt wurde".

Nach Vogt sind bis zum Jahre 1927 im ganzen sieben Fälle von Sarkom des Uterus und zwei Fälle von Sarkom des Ovariums nach Röntgenbestrahlung bekannt geworden. Davon erlebte Vogt selber drei Fälle von Uterussarkom. Außer diesen handelt es sich um die Fälle, die von A. Sippel, v. Seuffert, Calmann, Bolaffio und v. Mikulicz veröffentlicht worden sind.

Dazu kommen noch drei Fälle aus dem Material von Gál, ferner zwei von Boije mitgeteilte Fälle und ein Fall, den O. Viana beschrieben hat. Dabei handelt es sich um eine 53jährige Frau, die wegen eines Fibromyoms mit Röntgenstrahlen behandelt worden war. Nach fünf Jahren war der Tumor bis über Nabelhöhe gewachsen und wurde nach der nunmehr ausgeführten Operation als polymorphzelliges Sarkom erkannt.

Bei einem weiteren von Gál mitgeteilten Fall von Sarkom nach Ovarialbestrahlung hat es sich wohl schon während der Bestrahlung um ein Sarkom gehandelt. Dasselbe gilt von drei von Batisweiler und einem von Imhäuser mitgeteilten Fall, der auswärts mit Röntgenstrahlen behandelt wurde, dann weiterwuchs, in der Gießener Klinik operiert wurde und sich als Myosarkom erwies. Offensichtlich hat es sich schon während der Strahlenbehandlung um ein Sarkom gehandelt, ebenso wie bei dem von P. Jacquin mitgeteilten Fall, bei dem allerdings zwischen Myombestrahlung und Wiederauftreten der Blutungen, die zur Operation führten, 10 Monate vergingen. Im ganzen fand Imhäuser in dem Material der Gießener Klinik unter 11 bestrahlten Myomen, die wegen Weiterwachsens und Beschwerden nachträglich operiert wurden, zwei Sarkome, und Batisweiler fand bei einem Material von 784 Myombestrahlungen außer den oben bereits erwähnten drei Fällen noch fünf Fälle, bei denen ein Sarkom in einem Abstand von 2—6 Jahren von der Bestrahlung wahrgenommen und der operativen Therapie zugeführt wurde.

Ferner gehört eine von Reifferscheid gemachte Beobachtung hierher, bei der ebenfalls angenommen werden muß, daß zur Zeit der Ovarialbestrahlung schon ein sarkomatöses Wachstum bestanden hat. Reifferscheid berichtet darüber folgendes:

„Bei einer 40jährigen Frau fand sich ein etwa kindskopfgroßer, glatter, gleichmäßig harter Tumor der vorderen Uteruswand, der mit dem Uterus gut beweglich war. Unter der Diagnose Myoma uteri wurde einzeitig die Kastrationsdosis gegeben (Symmetrieapparat, S.H.S.-Röhre). Nach der Bestrahlung 6 Tage lang schwache Blutung, 4 Wochen später 4 Tage anhaltende schwache Blutung. 6 Wochen nach der Bestrahlung erneute Untersuchung, da Patientin über zunehmende Leibschmerzen klagt, außerdem über Druck auf die Blase und Stärkerwerden des Leibes. Die Geschwulst sei gewachsen.

Es findet sich jetzt ein großer, fast bis zum Nabel reichender, weicher Tumor, der das kleine Becken fast völlig ausfüllt, und der in direkter Verbindung mit der Cervix steht, Uterus nicht neben dem Tumor zu tasten. Tumor im ganzen etwas beweglich. Man hat den Eindruck undeutlicher Fluktuation.

Bei der Operation fand sich nach Eröffnung der Bauchhöhle ein cystisch aussehender Tumor von bläulich schimmernder Oberfläche. Beim Versuch, ihn mit dem Troikar zu entleeren, kommt erst auf stärkeren Druck blutig gefärbte Flüssigkeit in geringer Menge. Nach Vergrößerung des Bauchschnittes zeigt es sich, daß es sich um einen retroperitoneal zwischen Blase und Cervix entwickelten Tumor handelt, der bis auf den Beckenboden herabreicht und der, nachdem die schwierige Ausschälung ohne Nebenverletzung geglückt ist, mitsamt dem Uterus exstirpiert wird. Glatte Heilung.

Die mikroskopische Untersuchung ergab ein Hämangioendotheliom [angio-plastisches Sarkom (Borst)].

Die von den Capillaren aussprossenden soliden Zellstränge verlaufen sich in eine verflüssigte Grundsubstanz und nehmen selbst Schleimzellenformen an (Geh. Kaufmann). Eine Schädigung der Geschwulstzellen durch die Röntgenstrahlen ließ sich nicht nachweisen."

Reifferscheid weist im Zusammenhang mit diesem Fall darauf hin, wie vorsichtig man in der Prognosestellung auch bei der Myombestrahlung, die sonst so ausgezeichnete Erfolge gibt, sein muß. Das schnelle Wachstum ist nach seiner Ansicht wahrscheinlich durch schleimige Degeneration des Tumors, die möglicherweise durch die Röntgenbestrahlung begünstigt wurde, zu erklären.

Als Ergebnis der Prüfung des vorliegenden kasuistischen Materials wäre also zu sagen, daß erfolglose Bestrahlungen auf Grund von Fehldiagnosen naturgemäß niemals ganz zu vermeiden möglich sein werden, die Entstehung von Sarkomen in bestrahlten Myomen aber als ein sehr seltenes Ereignis angesehen werden darf, das sicherlich nicht häufiger, nach den vorliegenden Erfahrungen sogar seltener vorkommt, als beim unbestrahlten Myom, und es ergibt sich daraus, daß die Gefahr der Sarkomentstehung im bestrahlten Myom als eine grundsätzliche Gegenindikation gegen die Myombestrahlung keine Geltung hat, besonders da auch die Operation durch ein späteres Sarkomwachstum ungünstig belastet werden kann.

So teilt z. B. H. H. Schmid aus der Prager Klinik (G. A. Wagner) einen Fall von Sarkom des Portiostumpfes nach supravaginaler Amputation des myomatösen Uterus mit, der 14 Monate nach der ersten Myomoperation mit ungünstigem Ausgang operiert wurde. Weitere hierher gehörige Fälle sind von Wehmer, Menge, Chrobak und v. Wachenfeldt und Gornick mitgeteilt, und schließlich erwähnt H. H. Schmid noch einen Fall von Sarkomentstehung in der Vagina nach Exstirpation des Uterus myomatosus. Der zuerst entfernte Tumor war histologisch als ein gewöhnliches Myom angesprochen worden. Der walnußgroße weiche Scheidentumor entstand ein Jahr nach der ersten Operation. Er wurde mit dem Finger leicht abgelöst und dann durch Bestrahlung völlige Heilung erzielt.

Gegen solche Ereignisse ist natürlich weder die Operation noch die Bestrahlung ein sicher vorbeugendes Mittel.

11. Zusammenfassung.

Wenn wir nun, nachdem die Gegenindikationen gegen die Bestrahlung im einzelnen erörtert sind, noch einmal kurz zusammenfassen, so können wir als in die erste oben aufgestellte Gruppe gehörig diejenigen behandlungsbedürftigen Myompatienten zusammenfassen, bei denen

1. nach irgendeiner Richtung hin eine Unsicherheit in der Diagnose besteht,
2. eine Schwangerschaft vorhanden ist oder vermutet wird,
3. irgendwelche Veränderungen vorhanden sind, die sowieso eine Operation erfordern; ferner
4. submukös gestielt gewachsene Myome,
5. gestielt gewachsene subseröse und sehr bewegliche Myome mit Stieldrehungserscheinungen oder Stieldrehungsgefahr,
6. Myome, bei denen akute Druckerscheinungen vorhanden sind, die eine sofortige Abhilfe verlangen,
7. Myome, bei denen lebensbedrohliche Blutungen vorhanden sind,
8. Myome mit regressiven Veränderungen, die durch ihre Einwirkung auf das Allgemeinbefinden der Patienten eine sofortige Entfernung verlangen, und schließlich
9. Myome, bei denen ein Sarkom oder Carcinom festgestellt ist oder vermutet wird.

Alle diese Kranken kommen für die Bestrahlung nicht in Frage und müssen unbedingt der Operation unterzogen werden.

In die

zweite Gruppe

gehören die Frauen

1. mit sehr großen Myomen, bei denen der Tumor die Mitte zwischen Nabel und Schamfuge überragt,
2. mit operationsbedürftigen Adnexkomplikationen,
3. mit breitbasig aufsitzenden submukösen Myomen,
4. mit Myomen, die starke Schmerz- und Druckerscheinungen verursachen,
5. mit erweichten Myomen, und
6. mit schnell wachsenden Myomen.

Bei allen diesen verdient zwar die Operation weitgehend den Vorzug vor der Bestrahlung. Die letztere kann aber nicht unter allen Umständen als unwirksam und deshalb kontraindiziert angesehen werden.

III. Das zahlenmäßige Verhältnis zwischen Myombestrahlung und Myomoperation.

Bei der noch verhältnismäßig jungen Strahlentherapie ist es von Wichtigkeit, sich über die Anwendungsbreite der Methode bei den verschiedenen Autoren Rechenschaft zu geben, was durch den zahlenmäßigen Vergleich der bestrahlten und operierten Myomfälle geschehen kann, ein Vergleich, der auch sehr häufig in der Literatur angestellt worden ist. Bei derartigen Statistiken muß man aber mit der Gegenüberstellung des Zahlenmaterials sehr vorsichtig sein, um nicht Fehlschlüssen zum Opfer zu fallen, die lediglich durch die Art des Krankenmaterials oder durch die Art der zahlenmäßigen Verwertung desselben bedingt sein und Unterschiede vortäuschen können, die nichts mit einer verschiedenen Auswahl der Behandlungsart zu tun haben.

Das Krankenmaterial an sich kann große Verschiedenheiten aufweisen, insofern, als schon die Zuweisung der Patienten oft in eine gewisse Abhängigkeit von der an einer Behandlungsstelle bevorzugten Behandlungsart gerät. Es werden sich dort, wo die Strahlentherapie in den Vordergrund geschoben wird, die für die Bestrahlung geeigneten Fälle häufen und umgekehrt. Einen gewissen Einfluß auf das sich bietende Zahlenverhältnis zwischen bestrahlten und operierten Myomkranken hat auch die Zusammensetzung des Materials aus klinischen und Privatpatienten, da erfahrungsgemäß die einfachen, unkomplizierten, also für die Bestrahlung geeigneten Myomfälle in der Privatklientel häufiger zur Beobachtung kommen, als im klinischen Material. Große statistische Unterschiede können auch dadurch zustande kommen, daß bei der Berechnung der Prozente von verschiedenen Ausgangszahlen insofern ausgegangen wird, als manche Autoren die nicht behandlungsbedürftigen Myompatienten mit in Rechnung stellen und manche nicht, oder auch dadurch, daß in manchen Statistiken die überhaupt nicht für die Bestrahlung in Betracht kommenden Fälle, z. B. die gestielten submukösen Myome von vornherein ausgeschieden und in manchen Statistiken mitgerechnet werden.

Diese rein statistischen Verschiedenheiten erklären sicherlich zum Teil die großen Unterschiede in der Anwendungshäufigkeit der Myombestrahlung, die sich in der Literatur erkennen läßt. Zum anderen Teil dürften sie allerdings auf einer grundsätzlich verschiedenen Indikationsstellung beruhen.

Besonders wertvoll für die Beurteilung der Indikationsstellung sind diejenigen Zahlenangaben, die eine Änderung in dem Zahlenverhältnis zwischen Operation und Bestrahlung bei ein und demselben Autor an demselben Tätigkeitsort erkennen lassen.

So gibt E. Zweifel aus der Döderleinschen Klinik an, daß

in den Jahren 1912—1916 58% der Myomfrauen bestrahlt und
42% operiert, und
in den Jahren 1917—1919 71% der Myomfrauen bestrahlt und
29% operiert worden sind.

Hier sieht man also eine deutliche Verschiebung nach der Bestrahlungsseite hin.

Vogt gibt aus der Tübinger Klinik folgende Zahlen an:

1911—1918 wurden von 831 Patienten 592 operiert = 71,24%, 114 = 13,72% bestrahlt und 125 = 15,04% konservativ behandelt.

1918—1923 wurden von 1180 Myomen 445 = 37,7% operiert, 537 = 45,51% bestrahlt und 198 = 16,87% konservativ behandelt.

Wenn man dieses Material umrechnet und die konservativ behandelten Frauen fortläßt, so ergibt sich folgendes:

	operiert	bestrahlt
1911—1918	84%	16%
1918—1923	45%	55%

Also auch hier eine Zunahme der Bestrahlungszahl.

Umgekehrt ergibt sich bei der Prüfung des allerdings viel geringeren Materials von Reifferscheid aus der Göttinger Frauenklinik nach einer Zusammenstellung von Wehefritz folgendes:

Im ganzen mußten in den Jahren 1919—1925 225 Myompatienten in Behandlung genommen werden. Von den 225 behandelten Myomfrauen wurden 30% bestrahlt und 70% operiert; in diese 70% sind allerdings auch alle Fälle von submukösem Sitz des Myoms miteingerechnet. In den einzelnen Jahrgängen wurden

behandelt	durch Ovarialbestrahlung	durch Operation
1919	13	17
1920	13	22
1921	7	23
1922	12	22
1923	4	29
1924	10	26
1925	9	18

Wenn man die beiden ersten Jahrgänge zusammen nimmt, so wurden in den Jahren 1919 bis 1920

40% bestrahlt und 60% operiert,

während in den Jahren 1921—1925

26% bestrahlt und 74% operiert wurden.

Es besteht also eine deutliche Verschiebung nach der operativen Seite hin.

Die Sammlung weiterer Zahlenangaben ergibt folgende Tabelle:

		operiert	bestrahlt
Franz	1910—1922	65%	35%
Vogt-A. Mayer	1911—1918	84%	10%
Eckelt-Frankfurt	1913—1918	21%	79%
Vogt-A. Mayer	1918—1923	45%	55%
Straßmann	1913—1919	51%	49%
Schauta	1917	80%	20%
Straßmann	1918—1926	51%	49%
Seitz u. Wintz	1920	16%	84%
Zweifel-Doederlein	1920	21%	79%
v. Jaschke	1921	50%	50%
Gál	1922	45%	55%

		operiert	bestrahlt
Kjaergaard	1922	etwa 60%	etwa 40%
v. Franqué	1922	40%	60%
Straßmann-Meyer	1922	37%	63%
Chidenius	1923	60%	40%
Lockyer	1924	77%	23%
Martindale	1925	56%	44%
Henkel	1925	75%	25%
Remmelts	1925	64%	36%
v. Küttner-Breslau	1925	80%	20%
Schultheiß-Labhardt	1926	79%	21%
P. Werner	1927	50%	50%
Capizzano	1928	50%	50%
Engelmann	1928	66%	34%
Essen-Möller	1928	50%	—
Lehoczky-Semmelweis	1928	58%	42%
Seitz u. Wintz	1928	8—10%	90—92%
Keene u. Block	1929	63%	37%
Morosowa u. Saweliewa	1929	64%	36%
Polak	1929	81%	19%
O. A. Boije	1930	68%	32%

Diese Beispiele mögen genügen, um zu zeigen, wie verschieden sich die statistischen Ergebnisse bei den verschiedenen Autoren präsentieren. In Nordamerika scheint übrigens auch, ebenso wie bei den meisten oben angeführten Autoren, die Operation der Myome zu überwiegen. Denn Davis und Cusick (Detroit) geben auf Grund einer Rundfrage bei 45 Frauenärzten in den Vereinigten Staaten und in Canada an, daß im Durchschnitt 72% der Myomfälle operiert wurden.

Was unser eigenes Myommaterial anbetrifft, so hat die im Jahre 1922 von mir ausgeführte Durchsicht der an der Bonner Klinik unter v. Franqué behandelten Myomfälle folgendes ergeben:

Von den letzten 382 Myomfällen wurden 24 Fälle für nicht behandlungsbedürftig gehalten und 17 nur als zufällige Nebenbefunde bei anderen Operationen gebucht. Von den restlichen 341 Myomen wurden bestrahlt

$$204 \text{ Fälle} = 60\%,$$

und es wurden operiert

$$137 \text{ Fälle} = 40\%.$$

Die Operation fand statt:

14 mal wegen besonderer Größe der Geschwulst,
 5 ,, wegen Einklemmungserscheinungen,
12 ,, wegen Verdacht auf Malignität,
 4 ,, wegen Stieldrehung oder Stieldrehungsgefahr,
22 ,, wegen submukösen Sitzes,
14 ,, wegen unsicherer Diagnose,
21 ,, wegen gleichzeitigen Vorhandenseins anderer, an sich eine Operation erfordernder Veränderungen (2 Hernien, 2 Prolapse, 12 Adnextumoren, 4 chronische Adnexentzündungen, 1 Korpuscarcinom).

7 mal wegen Verjauchung oder Vereiterung des Myoms,
1 „ wegen gleichzeitig bestehender Schwangerschaft,
33 „ wegen des Alters der Patientin unter 40 Jahre,
1 „ wegen besonders gewünschter Erhaltung der Konzeptionsfähigkeit bei einer 42jährigen Frau,
3 „ wegen erfolgloser auswärtiger Bestrahlung mit unbekannter Technik.

Eine ähnliche Aufstellung über die Indikationen zur Operation der Myome liegt von F. Gál vor. Von 374 Myompatienten wurden 206 bestrahlt = 55% und 168 operiert = 45%.

Bei diesen bestanden folgende Indikationen zur Operation:

1. Jugendliches Alter	18	Fälle
2. Sehr große Geschwulst	19	„
3. Submuköser Knoten	11	„
4. Zweifelhafte Diagnose	23	„
5. Höhergradige Druckerscheinungen	51	„
6. Fibrom und Adnextumor	13	„
7. Fibrom und Ovarialtumor	7	„
8. Erfolglose Röntgenbehandlung	4	„
9. Verdacht auf Nekrose oder Malignität	10	„
10. Fibrom und Bauchhernie	1	Fall
11. Fibrom und Gravidität	4	Fälle
12. Kann nicht zur öfteren Behandlung hereinkommen	7	„
	168	Fälle.

Die Durchsicht des Materials der Göttinger Frauenklinik, seitdem dieselbe unter meiner Leitung steht, ergibt folgendes:

Die Zahl der Myomfälle von Juni 1926 bis Ende 1929 in der Klinik und Privatklinik betrug 275. Davon ziehe ich zunächst 58 Fälle, die entweder nur mit einer Abrasio oder überhaupt nicht oder durch die Abtragung eines gestielten und in die Scheide geborenen Myoms behandelt wurden, ab. Von den submukös gestielten Myomen, die operiert wurden, starben drei Frauen an der schon bestehenden schweren Infektion bzw. Anämie.

Es bleiben 217 Fälle. Von diesen wurden 92 Fälle der Strahlenbehandlung unterzogen und 125 Fälle vaginal oder abdominal operiert. Die Bestrahlungstherapie nimmt also

42,5%

und die operative Behandlung

57,5% der Fälle

ein. Von den 125 operierten Fällen starb eine Frau. Die Mortalität beträgt also 0,8%. Bei der gestorbenen Frau hatten akute Einklemmungserscheinungen bestanden, so daß bei ihr die Strahlenbehandlung nicht in Betracht kam. Von denjenigen Frauen, bei denen die Entscheidung, Operation oder Bestrahlung getroffen werden mußte, und die zur Operation kamen, starb also keine Frau.

Eine gewisse Verschiebung erfahren diese Zahlen, wenn ich nur das klinische, nicht ambulante Material ins Auge fasse. Dann verhält sich die Zahl der bestrahlten Frauen zu der Zahl der operierten Frauen wie 34% zu 66%[1].

---

[1] Siehe Aussprachebemerkung in Pyrmont: Fortschr. Röntgenstr. 40, H. 3.

Wir sehen also, daß die Zahl der Myomoperationen gegenüber der Zahl der Myombestrahlungen überwiegt, und zwar besonders, wenn man nur das klinische Material ins Auge faßt.

Eine ähnliche Übersicht hat Henkel-Jena kürzlich über sein Myommaterial gegeben. Von Anfang 1919 bis Ende 1928 traten 1142 Myomkranke in Behandlung. Von diesen wurden

operiert . . . . 690 = 60,4%
bestrahlt . . . . 172 = 15,0%
konservativ behandelt (einschließlich Curettagen und Abdrehung von Polypen) . . . . 280 = 24,6%.

Wenn man für die Frage Operation oder Bestrahlung die 280 konservativ behandelten Fälle fortläßt, so hat Henkel von 862 Fällen

operiert . . . . 690 = 80%
und bestrahlt . . . . 172 = 20%.

In einer kürzlich von W. Scheidt über das Material von Stickel veröffentlichten Zusammenstellung tritt die Strahlenbehandlung allerdings noch viel mehr in den Hintergrund. Es wurden 492 Myome beobachtet. 34 = 7% wurden nicht behandelt. Von 458 behandlungsbedürftigen und behandelten Myompatientinnen wurden nur 24 bestrahlt = 5,3% und die übrigen operiert. Stickel bestrahlt nach dieser Veröffentlichung allerdings nur „die unkomplizierten Myomfälle, die jenseits des 45. Jahres stehen, mit vorwiegend intramuralen Myomen, die nicht über kindskopfgroß sind, und alle Frauen, bei denen infolge Herz-, Lungen- oder Nierenerkrankungen eine Operation kontraindiziert ist". Die Bestrahlung erfolgte 6mal mit Röntgenstrahlen und 18mal mit Radium. Von den operierten Frauen starben 16 = 4,5% (an Embolie 4, an paralytischem Ileus 2, an Myodegeneration 4, an Narkosentod 1, an Peritonitis 3 und an hochgradiger Anämie 2).

Man darf wohl annehmen, daß durch die Bestrahlung manche von diesen 16 Frauen zu heilen gewesen wäre, ohne daß durch die Indikationsstellung der Heilungserfolg bei den übrigen Frauen in Frage gestellt worden wäre.

IV. Die Abhängigkeit der Behandlungswahl von dem Alter der Patientin und den zu erwartenden Ausfallserscheinungen.

Nachdem somit die bedingt und unbedingt gültigen Gegenindikationen gegen die Strahlenbehandlung der Myomatosis uteri im einzelnen erörtert worden sind, muß noch ausführlich darüber gesprochen werden, welchen Einfluß das Alter der Patientin auf die Auswahl der Behandlungsmethode auszuüben hat. Für die Frage, Operation oder Bestrahlung, spielt das Alter der Patientin in jedem Einzelfall eine wichtige Rolle.

In der Literatur hat sich in dieser Frage eine ziemlich einheitliche Grenzfestsetzung eingebürgert, indem viele Autoren angeben, daß die Frauen unter 40 Jahren von der Strahlenbehandlung ausgeschlossen werden sollen, während von dem 40. Lebensjahre an die Strahlentherapie empfohlen wird.

Wenn nun überhaupt in der praktischen Medizin solche Grenzfestsetzungen im allgemeinen nur eine orientierende Bedeutung haben können und für diejenigen als ungefähre Anhaltspunkte Geltung haben mögen, die sich mehr schematisch nach aufgestellten Regeln als nach dem Sinn der Sache zu richten pflegen, so kann auch besonders bei der Myombehandlung eine solche scharfe Grenze kaum aufrecht erhalten werden.

Albrecht und Halban haben deshalb die Altersgrenze für die Bestrahlung der Myompatienten auch schon viel weniger scharf, und zwar mit dem 42.—45. Lebensjahr angegeben, und v. Jaschke schlägt einen Spielraum von dem 40.—45. Lebensjahr vor. Bei näherer Betrachtung gibt es eine solche Altersgrenze überhaupt nicht.

Nach einer Statistik von Hofmeier verteilen sich die Uterusmyome folgendermaßen auf das Alter der Patienten:

im 20.—30. Jahre	4,9%
„ 30.—40. „	28,0%
„ 40.—50. „	53,0%
„ 50.—60. „	13,0%
„ 60.—70. „	1,1%
	100,0%.

Es machen also die jüngeren Patienten unter dem 40. Lebensjahr fast ein Drittel aller Myomkranken aus.

Über die konservativen Myomoperationen.

Ohne Zweifel muß bei allen Frauen, die sich noch fern vom Klimakterium befinden, die Entscheidung bei der Auswahl der Behandlung zugunsten des operativen Vorgehens fallen, wenn nach dem Palpationsbefund die Möglichkeit besteht, konservativ zu operieren und durch die Enukleation eines oder mehrerer isolierter Myomknoten die Konzeptions- und Gebärfähigkeit zu erhalten, besonders wenn die Frauen einen dahingehenden Wunsch äußern oder eine bestehende Sterilität beseitigt haben wollen.

Allerdings sind die Resultate nach den konservativen Myomoperationen, was die Konzeptionsfähigkeit anbetrifft, keineswegs sehr gute. Winter hat durch Nachuntersuchungen von 214 Fällen festgestellt, daß nur sieben Frauen später gravid wurden. Etwas besser ist die Statistik von Engström, der bei 412 mit der abdominalen Enukleation der Myome operierten Frauen 27mal spätere, zum Teil sogar wiederholte Graviditäten feststellte. Am normalen Ende der Schwangerschaft wurden 38 Kinder geboren. Dreimal endete die Schwangerschaft mit einem Abort. Menge operierte 60 Myomfrauen durch Enukleation; zwei starben = 3,3%. Bei sieben von den operierten Frauen trat elfmal eine Konzeption ein mit sechs ausgetragenen und drei früh geborenen Kindern und zwei Aborten. Bumm hat niemals eine Konzeption und ein Austragen der Schwangerschaft nach Enukleation bei vorher sterilen Frauen eintreten sehen.

Gouilloud schätzt die Konzeptionsfähigkeit nach konservativen Myomoperationen auf 25%. Er hat 125 Fälle von Schwangerschaft nach Myomenukleation gesammelt. In 100 von diesen Fällen kam es zur normalen Geburt, in 5 Fällen zur Frühgeburt, in 20 Fällen zum Abort. Etwas günstiger ist das von H. H. Schmid Freiburg veröffentlichte Material. Er schätzt die Wahrscheinlichkeit der Konzeption bei konservativ operierten Frauen unter 35 Jahren mit 38—40% ein, während Maczewski (Lemberg) bei 60 konservativ operierten Myomfrauen nur fünfmal eine Gravidität, die ausgetragen wurde, eintreten sah.

Beeinträchtigt wird das Resultat also außer durch die verhältnismäßig geringe Zahl der Konzeption noch durch die gehäuften Aborte bei Schwangerschaften im operierten Uterus.

So kann man auch bei jüngeren Frauen nach der Enukleation von intramuralen Myomen nur mit einer nicht sehr großen Wahrscheinlichkeit damit rechnen, daß es tatsächlich noch zu Nachwuchs kommt. Man wird deshalb niemals

Versprechungen nach dieser Richtung hin übernehmen dürfen. Der Erfolg hängt natürlich außer von dem Alter der Patientin auch noch von der Größe und dem Sitz des Tumors ab, den man meistens erst bei der Operation beurteilen kann.

Aber auch mit Rücksicht auf diese nur geringen Chancen, die Fortpflanzungsfähigkeit zu erhalten, ist die konservative Operation berechtigt, besonders wenn die Frau den Wunsch äußert, noch Nachwuchs zu bekommen. Jedenfalls hat die Strahlentherapie dann in den Hintergrund zu treten, und auch Béclère äußert die Ansicht, daß er die Enukleation der Myome für das Idealverfahren halten würde, wenn es immer möglich wäre. Häufig sind die zur Enukleation geeigneten Fälle keineswegs, wie auch Mériel und Baillat hervorheben.

Auch was die Beschwerdefreiheit anbetrifft, sind die Ergebnisse nach den konservativen Myomoperationen nur unsicher im Erfolg.

Doederlein berechnet aus den vorhandenen Veröffentlichungen 14% Rezidive, was das Wiederwachsen des Myoms anbetrifft, und nach Schmid-Prag blieben bei 25% der von ihm nachuntersuchten konservativ operierten Fälle die verstärkten Blutungen bestehen.

Die Rücksicht auf die Ausfallserscheinungen.

Demnach haben wir also bei der Entscheidung zwischen Operation und Bestrahlung die Möglichkeit, daß die Myomoperation konservativ, also unter Erhaltung des Uterus und damit der Fortpflanzungsfähigkeit oder wenigstens einer normalen Periodenblutung ausgeführt werden kann, nur als recht gering einzuschätzen. Aber auch wenn wegen der Ausdehnung oder des Sitzes des Myoms der Uterus bei der Operation nicht geschont werden kann, ist das operative Vorgehen bei jüngeren Frauen der Bestrahlung vorzuziehen, und zwar mit Rücksicht auf die **Ausfallserscheinungen.**

Es wurde oben schon ausgeführt, daß die nach der Röntgenkastration auftretenden Ausfallssymptome keineswegs mit den Beschwerden der uteriprivierten Frauen identisch sind. Wir sahen, daß es sich nach der Ovarialbestrahlung um echte ovarielle Ausfallssymptome handelt, die sich allerdings im Gegensatz zu den Erscheinungen nach der Exstirpation der Ovarien meistens auf die vasomotorischen Störungen beschränken. Trotzdem sind aber die Wallungen und die anderen gefäßneurotischen Symptome als eine so schwere Störung des Allgemeinbefindens zu bewerten, daß sie uns oft auf die Strahlenbehandlung zugunsten der Operation verzichten lassen müssen, besonders da es nicht selten möglich ist, bei der Myotomie einen Teil des Corpus uteri und damit die Periodenblutung zu erhalten.

Ich kann der kürzlich von O. A. Boije geäußerten Ansicht nur zustimmen, daß die nach der Bestrahlung auftretenden Ausfallserscheinungen als ein schwacher Punkt der Behandlungsmethode anzusehen sind, da die Beschwerden für sehr viele Patienten ein schweres Leiden darstellen. Nach den Beobachtungen von Boije bleiben nur 21% der Frauen nach der Ovarialbestrahlung von den Ausfallserscheinungen verschont, und die Beschwerden sind nach der Bestrahlung oft schwerer und lästiger als in der normalen Menopause. Die auftretenden Schweißausbrüche, Kopfschmerzen, Angstgefühle und dergleichen können den

Patienten, auch wenn sie von Haus aus ein normales Nervensystem haben und nicht psychoneurotisch veranlagt sind, das Dasein unerträglich machen (Boije).

E. Graff betont — nach meiner Ansicht mit vollem Recht —, daß wegen der Unübersehbarkeit der zu erwartenden Ausfallserscheinungen die Verantwortung, die der Arzt mit der Empfehlung der „Röntgenkastration" übernimmt, weit größer ist, als im allgemeinen angenommen wird.

Nach der Hysterektomie unter sorgfältiger Schonung der Eierstöcke mit den sie ernährenden Gefäßen sind die als „molimina menstrualia" auftretenden Ausfallserscheinungen jedenfalls wesentlich geringer als nach der Ovarialbestrahlung.

Was nun die **Altersgrenze** für die Bestrahlung mit Bezug auf die Ausfallserscheinungen anbetrifft, so wurde oben bereits erwähnt, daß die Ausfallssymptome nach der Ovarialbestrahlung nach unseren Beobachtungen bei jüngeren Frauen keineswegs immer stärker sind als bei Frauen, die sich der natürlichen Menopause bereits genähert haben. Es wurde diese Erscheinung durch die Annahme zu erklären versucht, daß bei den jüngeren Frauen bei der die Amenorrhöe herbeiführenden Strahlendosis noch ein Rest von hormonal tätigen Primärfollikeln und Corpora atretica bestehen bleibt, während die zur Amenorrhöe führende Dosis bei präklimakterischen Frauen den gesamten, noch vorhandenen Follikelvorrat abtötet, so daß sich bei diesen Frauen der Eingriff in das hormonale Gleichgewicht gewaltsamer geltend macht als bei jüngeren Frauen. Mit Rücksicht auf die oft recht störenden und keineswegs leicht zu nehmenden Ausfallserscheinungen halte ich jedenfalls eine um das 40. Lebensjahr gelegene Altersgrenze für die Anwendung der Ovarialbestrahlung nicht für berechtigt.

Auch die Möglichkeit einer temporären Strahlenamenorrhöe kann diesen Standpunkt nicht ändern, da die Frauen, auch wenn die Strahlenamenorrhöe nur eine vorübergehende ist, während des antizipierten Strahlenklimakteriums über oft sehr lästige Ausfallserscheinungen klagen, die zwar etwas geringer zu sein pflegen, als die Ausfallserscheinungen nach der endgültigen Ausschaltung der Eierstöcke durch die Bestrahlung, aber trotzdem nach unseren Erfahrungen nicht so leicht genommen werden dürfen, wie es unter Empfehlung der temporären Ausschaltung der Eierstöcke durch Röntgenstrahlen immer wieder geschieht, ganz abgesehen davon, daß das Ziel, die Ovarialbestrahlung so einzurichten, daß sie die Amenorrhöe nur **vorübergehend** herbeiführt, keineswegs immer mit Sicherheit erreicht wird.

Also auch die Möglichkeit einer nur temporären Amenorrhöe erlaubt uns nicht, die Ausfallserscheinungen unberücksichtigt zu lassen, in welchem Alter auch die Strahlentherapie zur Anwendung gelangt.

Auf der anderen Seite können die Ausfallserscheinungen nach der Ovarialbestrahlung selbst bei jüngeren Frauen und zwar auch bei solchen, die das 40. Lebensjahr noch nicht erreicht haben, nicht für so schwerwiegend erachtet werden, daß man, um die Ausfallserscheinungen zu vermeiden, der Patientin einen operativen Eingriff zumuten darf, wenn dieser als gefährlich angesehen werden muß. Bei Myomfrauen, die aus irgendeinem Grunde schlecht operabel sind, bildet die Rücksicht auf die Ausfallserscheinungen weder vor, noch nach dem 40. Lebensjahr einen Gegengrund gegen die Bestrahlung.

Da unter den Ausfallserscheinungen erfahrungsgemäß die psychopathisch und neuropathisch veranlagten Frauen besonders leiden, ist es zweckmäßig, die Strahlentherapie bei diesen Kranken soweit wie möglich zurückzuschieben, was z. B. auch P. Werner empfiehlt, der mit Rücksicht auf die zu erwartenden und sehr lästigen Ausfallssymptome sehr nervöse Frauen lieber operiert, ebenso wie Henry Schmitz, der bei neurasthenischen Patienten schwere psychische Veränderungen nach der Bestrahlung gesehen hat.

Gegen die Bestrahlung können bei einer jüngeren Patientin, bei der aus irgendeinem Grunde die Operation besser vermieden wird, auch die früher bestehenden Bedenken nicht mehr geltend gemacht werden, daß die Ausschaltung der Follikelreifung und damit der Periodenblutung nicht gelingen könne. Bei dem heutigen Stande der Bestrahlungstechnik ist es vielmehr ein leichtes, auch bei jüngeren Frauen die für die Erreichung der Strahlenamenorrhöe nötige Strahlendosis, die allerdings um so größer sein muß, je jünger die Patientin ist, an die Ovarien zu bringen.

Im allgemeinen tritt die Anwendung der Ovarialbestrahlung bei den Myomkranken immer stärker in den Vordergrund, je näher die Patientin der natürlichen Klimax steht, also besonders von der Mitte der 40iger Jahre an, da dann die Bestrahlung nur das bewirkt, was die Natur selber bald bewirken würde, wenn man sie frei walten lassen könnte; im Anschluß an die Bestrahlung allerdings etwas gewaltsamer und weniger schonend für den Gesamtorganismus, als im natürlichen Verlauf des Klimakteriums.

V. Die Abhängigkeit der Behandlungswahl von dem Zustand des Herzens und des Gefäßsystems der Myomkranken.

Da die Wechseljahre der Frau, auch wenn sie klinisch ungestört verlaufen, natürlicherweise mit funktionellen Veränderungen des Herzens und des Gefäßsystems, und zwar auf Grund der im Klimakterium eintretenden hormonalen Umwandlungen einherzugehen pflegen, spielen bei der Myomerkrankung, bei der diese hormonalen Umwandlungen oft gestört sind, die Herz- und Gefäßerscheinungen erst recht eine wichtige Rolle. H. Runge gibt z. B. an, daß bei einem Drittel der in klinische Behandlung kommenden Myomfrauen subjektive Herzbeschwerden oder objektive Herzbefunde bestehen. Darüber wird an einer anderen Stelle dieses Werkes ausführlich berichtet. Hier müssen diese Zusammenhänge aber auch erörtert werden, und zwar mit besonderem Bezug auf die Behandlungswahl.

Hypertonie bei Myomkranken.

Was zunächst die Hypertonie anbetrifft und die ursächliche Abhängigkeit derselben von dem Myomwachstum, so macht die Entscheidung dieser Frage deshalb Schwierigkeiten, weil die Myompatienten meistens bluten und dadurch eine Herabsetzung des an sich gesteigerten Blutdruckes zustande kommen kann.

Um Klarheit zu gewinnen, ist es ferner nötig, diejenigen Erscheinungen, die mit dem Klimakterium an sich zusammenhängen, bei der Beurteilung abzutrennen, wenn man den Einfluß des Myomleidens auf Herz- und Gefäßsystem feststellen will.

In diesem Sinne ausgeführte Blutdruckuntersuchungen hat E. Strassmann kürzlich mitgeteilt. Bezüglich der klimakterischen Blutdrucksteigerungen hat E. Strassmann in Übereinstimmung mit anderen Untersuchern in der Zeit des Klimakteriums eine regelmäßige Hypertonie festgestellt, den „klimakterischen Blutdruck", der im Durchschnitt um 20 mm Hg gegenüber der Norm erhöht sein soll.

Um den Einfluß der Myomblutungen auf die Beurteilung des „Myomblutdruckes" auszuschalten, hat E. Strassmann die nicht oder nicht stark blutenden Myomkranken bei seinen Untersuchungen abgetrennt und fand bei diesen in einem allerdings nur verhältnismäßig kleinen Material eine Blutdrucksteigerung von ebenfalls etwa 20 mm Hg. Dabei handelte es sich um normal menstruierte, noch nicht klimakterische Myomfrauen. Bei klimakterischen Myomfrauen fand er jedoch einen Blutdruck im Durchschnitt von 160 mm Hg, gegenüber 140 mm Hg bei den klimakterischen Frauen ohne Myome.

Das würde also heißen, daß die Myomfrauen schon vor dem Klimakterium den Blutdruck aufweisen wie andere Frauen im Klimakterium, und die beiden Arten von Blutdrucksteigerung, die durch das Myom und die durch das Klimakterium, summieren sich nach E. Strassmann bei den klimakterischen Myomträgerinnen.

Infolge des erhöhten Blutdruckes haben nun weiter, ebenfalls nach E. Strassmann, 40% der Myomträgerinnen krankhaft vergrößerte Herzen; und zwar sind nicht die Blutungen die Ursache der Herzvergrößerungen, sondern, wie Strassmann stark präzisiert annimmt, beruht sowohl das Myomleiden als auch der erhöhte Blutdruck, als auch die Hypertrophie und Dilatation des Herzens auf derselben Ursache, nämlich auf einer hormonalen Erkrankung der Eierstöcke, so daß mit dieser Auffassung der Begriff „Myomherz" und „Myomblutdruck" von E. Strassmann als zu Recht bestehend wieder hergestellt wird.

Auch zu der Frage der Einwirkung der operativen Kastration bzw. der Ovarialbestrahlung auf den Blutdruck nimmt E. Strassmann auf Grund seiner Untersuchungsergebnisse sehr ausdrücklich Stellung. Er gibt an, daß die operative Kastration regelmäßig menstruierter Frauen zu einer starken Blutdruckerhöhung führt. Diese ist doppelt so hoch wie die infolge des natürlichen Klimakteriums. Sie beträgt im Durchschnitt systolisch 32 mm Hg, diastolisch 15 mm Hg. Die operative Kastration schon klimakterischer Frauen ändert den Blutdruck jedoch nicht. Die konservativen Operationen, d. h. diejenigen, bei denen mindestens ein Eierstock und der Uterus erhalten bleiben, ändern bei noch nicht klimakterischen Frauen den Blutdruck ebenfalls nicht.

Ebenso ändert die übliche Ovarialbestrahlung den Blutdruck nicht, und zwar weder bei den noch regelmäßig Menstruierten, noch bei den Klimakterischen.

Daraus zieht E. Strassmann den Schluß, daß bei der gewöhnlichen Ovarialdosis die innere Sekretion des Ovariums „ungestört bleibt", während sie bei hohen Dosen, z. B. bei der Carcinombestrahlung, vollständig erlischt, da nach dieser Bestrahlung die Blutdruckerhöhung ebenso wie nach der operativen Kastration nicht ausbleibt.

Diesen Angaben von E. Strassmann liegen Blutdruckuntersuchungen an 140 Patienten, wovon 83 operiert und 57 bestrahlt waren, zugrunde. 65 hatten Uterusmyome. Von diesen wurden

totalexstirpiert 32
enukleiert. 11
bestrahlt 22
                                        ──
                                        65.

Die übrigen untersuchten Frauen wurden wegen verschiedener anderer gynäkologischer Leiden operiert oder bestrahlt.

E. Strassmann hält die Röntgenstrahlenbehandlung der Myome, da bei den Myomfrauen Herz- und Kreislauf besonderer Berücksichtigung bedürfen, wegen der fehlenden Wirkung auf den Blutdruck für die Methode der Wahl, wenn außer den Blutungen keine Beschwerden und Komplikationen bestehen.

Die Untersuchungen von E. Strassmann zeichnen sich durch eine überaus klare und erschöpfende Fragestellung aus. In seinen Schlußfolgerungen scheint mir der Autor aber doch etwas zu weit gegangen zu sein, da die von ihm als Gesetzmäßigkeiten aufgestellten Daten aus zu geringem Material abgeleitet worden sind. Schon die von E. Strassmann als regelmäßig angenommene klimakterische Blutdrucksteigerung von durchschnittlich 20 mm Hg kann nicht aufrecht erhalten werden, da für das klimakterische Alter viel weniger regelmäßige Hypertonien, als hochgradige Blutdruckschwankungen als charakteristisch angesehen werden müssen (v. Jaschke, Wiesel, Zondek).

Es wird notwendig sein, durch weitere Untersuchungen festzustellen, ob bei den nicht blutenden Myompatienten eine Blutdrucksteigerung von 20 mm Hg, wie sie E. Strassmann an 24 Patientinnen fand, tatsächlich die Regel ist. Auch Albrecht, der sich mit den Untersuchungen von E. Strassmann ausführlich auseinandergesetzt hat, kommt zu dem Ergebnis, daß für die von E. Strassmann mitgeteilten Gesetzmäßigkeiten wegen der zu kleinen Zahl von untersuchten Frauen der sichere Beweis noch aussteht. Derselben Ansicht ist H. Runge nach den Erfahrungen an der R. Schroederschen Klinik in Kiel.

Ob die bei den Myomfrauen häufig vorhandenen Hochdrucke als myomcharakteristisch und mit dem Tumorwachstum in direktem ätiologischem Zusammenhang stehend anzusehen sind, konnte also noch nicht sicher entschieden werden.

Da das Myomwachstum hormonal angeregt wird, und zwischen Blutdruck und dem hormonalen System enge Beziehungen bestehen, liegt die Annahme eines solchen Zusammenhanges jedenfalls sehr nahe, und zwar kommen sowohl ovariogene als auch thyreogene Innervationsstörungen des Gefäßsystems in Betracht. Auf die diesbezüglichen klinischen und experimentellen Untersuchungen, sowie die daraus abgeleiteten Anschauungen (Winter, Walthard, Mirto, Mahler, Herz, v. Jaschke, Polak, Taylor und C. White) braucht hier nicht im einzelnen eingegangen zu werden, da diese Dinge bei der Besprechung der Symptomatologie der Myome an einer anderen Stelle dieses Handbuches eine ausführliche Bearbeitung erfahren. Hier sei nur so viel ausgeführt, daß tatsächlich von vielen Autoren die im Klimakterium auftretenden Hypertonien mit Störungen der hormonalen Ovarialfunktion in Beziehung gebracht werden. So nimmt Schickelé an, daß das Ovarium unter anderen vasodilatatorische und blutdruckherabsetzende Substanzen abgibt, und daß nach deren Fortfall durch das Überwiegen der Antagonisten dieser Substanz die Blutdrucksteigerung zustande komme. Auch Guggisberg schreibt der normalen Follikelfunktion der Ovarien einen hemmenden Einfluß auf den Sympathikotonus zu und erklärt umgekehrt die klimakterische Steigerung des Sympathikotonus mit dem Wegfall dieser Hemmung bei der gestörten Ovarialfunktion. Andere Autoren machen für die klimakterischen Gefäßinnervationsstörungen hyperthyreotische Zustände, die beim Ausfall der Ovarialfunktion entstehen, verantwortlich. Szabò-Budapest hat kürzlich den Versuch gemacht, durch Untersuchungen des Blutbildes auf Eosinophilie und der Blutkörperchensenkungsgeschwindigkeit bei Myomfrauen Anhaltspunkte für eine ovarielle oder thyreoidale Dysfunktion zu gewinnen, aber ohne eindeutiges Resultat.

Ob nun derartige hormonale Störungen, die im Klimakterium zu einem gesteigerten Blutdruck führen, bei den myomkranken Frauen häufiger und noch ausgesprochener vorkommen, als im Klimakterium sonst, konnte, wie gesagt, noch nicht sicher entschieden werden.

Nach den klinischen Beobachtungen müssen wir jedenfalls bei den Myomträgerinnen oft mit besonders starken und andauernden Hypertensionen rechnen (Fr. v. Müller), und es besteht hier nun unter Zurückstellung der ätiologischen Fragen für uns die Notwendigkeit, zu entscheiden, ob die Myomfrauen mit Hochdruck besser für die Bestrahlung oder für die Operation geeignet sind.

Herzstörungen bei Myomkranken.

Die Beantwortung dieser Frage läßt sich jedoch wieder von der Frage der Bedeutung der bei den Myomträgerinnen häufigen Herzstörungen nicht trennen.

Bekanntlich finden sich bei den Myompatienten sehr häufig Veränderungen des Herzens. Diese hat Albrecht folgendermaßen zusammengefaßt:

„Pathologisch-anatomisch sind nachgewiesen: braune Atrophie und fettige Degeneration des Herzmuskels, Lipomatose und Myofibrosis. Durch klinische Untersuchungen sind festgestellt: endokarditische Herzklappenfehler, Myokardveränderungen, vor allem aber Dilatationen der Herzhöhlen und funktionelle Herzstörungen (Atemnot, Herzklopfen, Tachykardie, Arhythmie, Angina pectoris nervosa), die nicht selten an thyreotoxische Zustände erinnern und im 5. Lebensdezennium häufig mit dauernder hoher Blutdrucksteigerung einhergehen."

Albrecht betont mit Recht ausdrücklich und unter Bezugnahme auf die grundlegenden Untersuchungen von Winter-Königsberg, daß von diesen Herzveränderungen die endokarditischen Prozesse und die entzündlichen Herzmuskelerkrankungen bestimmt keinen Zusammenhang mit dem Myom haben. Außerdem lassen sich für viele Fälle andere Zusammenhänge, wie Arteriosklerose, Adipositas, vorausgegangene Infektionen, Nierenerkrankungen, Basedow usw. verantwortlich machen. Dagegen ist ein mittelbarer kausaler Zusammenhang zwischen Myom und Herzveränderung insofern nachgewiesen, als beim Myom

1. durch Anämie Herzdilatation und in schweren Fällen fettige Degeneration,

2. durch Reduktion des Gesamtorganismus bei großen Tumoren eine braune Atrophie des Herzens entstehen kann.

Darüber hinaus hält Albrecht bisher noch in keinem Fall den sicheren Nachweis für gelungen, daß ein Myom allein ohne die sekundär schädigenden Symptome der Anämie und Kachexie Herzveränderungen hervorzurufen vermag.

Dagegen sind bei den Myomfrauen zweifellos sehr häufig funktionelle Herzbeschwerden vorhanden, die mit den bereits erwähnten, wahrscheinlich endokrin bedingten Blutdrucksteigerungen im Zusammenhang stehen.

Wir hätten also dreierlei zu unterscheiden:

1. die zufällig bei den Myomkranken vorhandenen organischen Herzveränderungen, also endokarditische Klappenfehler, Myokarditiden, arteriosklerotische Veränderungen usw.,

2. die auf dem Umwege über die Myomanämie und Schädigung des Gesamtorganismus der Myompatienten infolge des Tumorwachstums entstehenden Herzdilatationen mit fettiger Degeneration und brauner Atrophie des Herzens, wie sie pathologisch-anatomisch nachgewiesen sind, und

3. die wahrscheinlich als ovariogen oder thyreogen aufzufassenden, mit Blutdrucksteigerungen einhergehenden **funktionellen Herzbeschwerden**, die jedoch nicht unbedingt an das Bestehen eines Myoms gebunden sind, sondern in derselben Weise auch bei klimakterischen Frauen ohne Myome vorkommen können und nur verhältnismäßig selten organische Veränderungen des Herzens zur Folge haben.

Wenn wir nun diese drei Möglichkeiten der Herzschädigung mit der Auswahl der Methode bei der Behandlung der myomkranken Frauen in Beziehung stellen, so spricht natürlich jeder bestehende organische Herzfehler, dessen Erscheinungen bei den ausgebluteten Myompatienten noch verstärkt zu sein pflegen, unbedingt gegen das operative Vorgehen mit Rücksicht auf die akute Gefährdung der Patientin durch die Narkose und die Operation selber, ebenso wie alle anderen die Operationsgefahr heraufsetzenden Befunde den Ausschlag für die Bestrahlung und gegen die Operation zu geben haben.

Dasselbe gilt von den durch die Anämie und das Tumorwachstum sekundär entstehenden, klinisch schon deutlich erkennbaren Herzschädigungen der Myomkranken, die, besonders wenn es sich um ältere Frauen handelt, ohne Zweifel den Ausschlag für die Bestrahlung und gegen die Operation zu geben haben (Gauß, Doederlein), während bei noch bestehenden, sehr starken, lebensbedrohlichen Blutungen die Operation im allgemeinen vorzuziehen ist (Masson, Wintz).

Was schließlich die funktionellen Herzstörungen anbetrifft, die klinisch in erster Linie durch den erhöhten Blutdruck und die entsprechenden subjektiven Beschwerden in Erscheinung treten, so kann man von ihnen nicht so unbedingt sagen, daß die Bestrahlung den Vorzug verdient. Die funktionellen Herzstörungen gefährden die Myomfrauen, wenn der Blutdruck nicht besonders hoch ist, bei der Operation nicht wesentlich, da die betreffenden Erscheinungen selten organische Schädigungen des Herzens zur Folge haben, was schon aus den großen Myomoperationsstatistiken der letzten Jahre hervorgeht, die äußerst selten Herztodesfälle enthalten. Auch die Erfahrungen von R. Schroeder (Runge) gehen dahin, daß Blutdrucksteigerungen bis 140 mm Hg für die Operation belanglos sind.

Sehr hochgradige Hypertonien von 200 mm Hg und darüber verschlechtern allerdings die Operationschancen nicht unbeträchtlich.

Albrecht stellt deshalb auch nur die hochgradige Hypertonie als Indikation für die Strahlenbehandlung und als Gegenindikation gegen die Operation hin, eine Ansicht, der ich mich anschließen möchte.

Bei mäßiger Blutdrucksteigerung habe ich keine Bedenken gegen die Operation und ziehe sie oftmals gerade wegen der vorhandenen Blutdrucksteigerung der Bestrahlung vor, da die Hypertonie auch eine gewisse Zurückhaltung mit der Ovarialbestrahlung erfordert, wie Traugott besonders betont hat. Denn bei schon gesteigertem Blutdruck pflegt derselbe durch die Ausschaltung der Eierstocksfunktion gewöhnlich noch eine Erhöhung zu erfahren und subjektiv stärkere Ausfallserscheinungen hervorzurufen als sonst. Deshalb führt L. Seitz auch den hohen Blutdruck unter den von ihm aufgestellten Gegenindikationen gegen die Strahlenbehandlung an. Dasselbe gilt für Frauen mit etwa vorhandenen thyreotoxischen Erscheinungen, über die jetzt noch gesondert gesprochen werden muß.

VI. Schilddrüsenerkrankungen und Ovarialbestrahlung.

Über die Zusammenhänge zwischen Schilddrüsenerkrankungen und Ovarialbestrahlung gibt es zahlreiche Veröffentlichungen. Die Möglichkeit einer gegenseitigen Störung der Schilddrüse und Eierstöcke ist lange bekannt. So bewirkt die operative Entfernung der Ovarien im Tierexperiment und beim Menschen eine Hypertrophie der Schilddrüse (Engelhorn, Berblinger). Auch im Klimakterium sieht man gelegentlich eine Vergrößerung der Schilddrüse und die Zeichen eines Hyperthyreoidismus in Form von Basedowsymptomen sich entwickeln. Auch nach Röntgen- und Radiumbestrahlungen der Ovarien beobachtet man in manchen Fällen das Auftreten eines Basedow (L. Seitz, E. v. Graff, Wolmershäuser, Ujma, Braun, Novak, P. Werner usw.).

L. Seitz fordert deshalb, „daß man bei Individuen, die durch erbliche Belastung oder durch individuelle Konstitution eine Disposition zum Ausbruch einer Hyperthyreose zeigen, mit der Ausführung der Röntgenkastration besonders zurückhaltend sein soll".

Umgekehrt beobachtete Bertolotti das Sistieren von Myomblutungen nach einer Basedowkropfbestrahlung.

Bei gesunden Frauen wirkt jedoch nach Wintz weder die temporäre Ausschaltung der Eierstöcke mit 28% der HED, noch die Applikation von 34% der HED, die zur vollständigen Ausschaltung der Follikelreifung der Eierstöcke führt, auf die Schilddrüse ungünstig ein, so daß eine Thyreotoxikose oder ein Morbus Basedow ausgelöst werden könnte.

Im Gegenteil empfiehlt Wintz bei Fällen, die er auf Grund von Stoffwechseluntersuchungen für oophorogene Hyperthyreosen hält, die temporäre Ausschaltung der Eierstocksfunktion auszuführen. Hierher gehören auch noch nach Wintz diejenigen Fälle von Myomen, bei denen sich durch die von ihm angenommene Dysfunktion der Ovarien ein Hyperthyreoidismus, also eine ovariell bedingte Schilddrüsenstörung ausgebildet hat. Jedenfalls findet man bei Myomfrauen verhältnismäßig oft eine Schilddrüsenvergrößerung (Lynch).

Für einen innersekretorischen Zusammenhang sprechen auch die Beobachtungen von M. Fraenkel, Mannaberg, Wolmershäuser, Groedel und Salzmann, sowie Plaut und Timm, die über die Rückbildung von Strumen und von Basedowsymptomen nach Röntgenkastration berichten.

Groedel geht sogar so weit, daß er bei jüngeren Frauen mit Uterusmyomen eine bestehende Hyperfunktion der Schilddrüse nicht nur für keine Gegenindikation, sondern sogar für eine besondere Indikation für die Ovarialbestrahlung hält, und F. Lindenberg sah bei einer 49 jährigen Frau mit Basedow nach Röntgenkastration zunächst eine beträchtliche Verschlimmerung der thyreotoxischen Symptome eintreten, der jedoch nach drei Wochen unter gleichzeitigem Versiegen der Genitalblutung eine deutliche Besserung und nach sechs Monaten die völlige Heilung folgte. Zwei ähnliche Fälle sind die von Brown (1924) und von Khoór (1926) beschriebenen. Bei dem letzteren gingen die Basedowsymptome nach der operativen Entfernung des myomatösen Uterus und der Adnexe zurück.

Wir sehen also, daß bezüglich der Schilddrüsenerkrankungen nach der Ovarialbestrahlung sehr verschiedenartige, zum Teil vollständig gegensätzliche Beobachtungen gemacht worden sind.

Wie schwierig die Deutung der Zusammenhänge zwischen den Störungen der Schilddrüsen- und Eierstocksfunktion ist, hebt besonders auch W. Schmitt hervor, da nach seiner Ansicht der Ausfall der Ovarialfunktion bald hemmend, bald fördernd auf die Funktion der Schilddrüse einwirkt.

Praktisch wird man jedenfalls, solange diese Unklarheiten herrschen und es nicht vorauszusehen ist, wie sich im Einzelfall die Ovarialbestrahlung auf die Schilddrüsenfunktion auswirkt, gut tun, bei der Behandlung der Myompatienten, die thyreotoxische Erscheinungen erkennen lassen, mit der Indikationsstellung zur Ovarialbestrahlung sehr zurückhaltend zu sein und solange wie irgend möglich mit Palliativmaßnahmen oder gegebenenfalls mit kleinen Radiumdosen auszukommen suchen, da die Basedowsymptome auch gegen einen operativen Eingriff sprechen.

Hier stehen also, wie so oft, die Rücksichten auf die akuten Operationsgefahren mit der Rücksicht auf lästige Späterscheinungen im Widerstreit, wobei man dann im Einzelfall doch schließlich die letztere Rücksicht zurücktreten lassen muß.

VII. Welche Myomkranken werden bestrahlt?

Wenn wir nunmehr dazu übergehen, positiv ausgedrückt, diejenigen Myomkranken zu bezeichnen, die für die Strahlentherapie in Frage kommen, so sind es in allererster Linie diejenigen älteren Frauen mit nicht zu großen Myomen, bei denen die unkomplizierten, unverdächtigen Hypermenorrhöen im Vordergrunde der Beschwerden stehen.

Bestrahlt werden außerdem alle, auch jüngere Patientinnen, bei denen die Operation aus irgendeinem Grunde kontraindiziert ist.

Wir haben für die Carcinombehandlung dem Begriff der lokalen Inoperabilität den Begriff der „allgemeinen Inoperabilität" der Patienten gegenübergestellt[1]. Auch bei der Myombehandlung ist diese „allgemeine Inoperabilität" für die Behandlungswahl von ausschlaggebender Bedeutung. Als Gegengrund gegen die Operation kommen in erster Linie Herzkrankheiten in Betracht, worauf schon näher eingegangen wurde. Ferner lassen uns ausgedehnte Varikositäten und besonders schon früher durchgemachte Venenthrombosen wegen der neuerlichen Thrombosengefahr und Emboliemöglichkeit von jedem operativen Eingriff zurücktreten, wenn die Strahlentherapie irgend in Frage kommt, ungeachtet der Beobachtung, daß auch die Strahlenbehandlung gelegentlich durch Oberschenkelthrombosen belastet wird. Unterberger teilte einen solchen Fall von schwerer Thrombophlebitis nach Röntgenbestrahlung mit tödlicher Embolie mit.

Als Gegenindikationen gegen die Operation sind ferner schwere arteriosklerotische Erscheinungen, Lungen-, Nieren- und Lebererkrankungen sowie Diabetes und Basedow und schließlich auch schwere sekundäre Anämien zu nennen.

Die „allgemeine Operabilität" wird für die zu Laparotomierenden auch dadurch beeinträchtigt, daß eine starke Adipositas besteht, oder dadurch, daß sehr fette Bauchdecken vorhanden sind. Auch Bauchhautekzeme und dergleichen spielen dieselbe Rolle.

Einen entsprechenden Standpunkt nimmt Béclère ein, der den Rat gibt, abgesehen von dem Alter der Patientin eine hochgradige Fettsucht, eine starke Anämie, einen schlechten allgemeinen Körperzustand, ferner Erkrankungen der Respirationsorgane, Tuberkulose, Lungenemphysem, chronische Bronchitis, organische Herz- und Aortenfehler, Arteriosklerose, arterielle Hypertonien, neue und alte Phlebitiden, Leber- und Nierenerkrankungen, Diabetes, Albuminurien usw. als Gegenindikation gegen die Operation zu berücksichtigen.

Alle derartigen Krankheitserscheinungen verhindern einen chirurgischen Eingriff nicht immer absolut, erhöhen aber sein Risiko.

Bei der Myomtherapie liegen nun die Dinge insofern besonders günstig, als wir gerade bei den Myomkranken, für welche die Strahlentherapie zur Verfügung steht, in der Lage sind, den Begriff der „allgemeinen Inoperabilität" sehr weit zu fassen, d. h. mit anderen Worten, bei jeglichen Bedenken gegen die Operation die Bestrahlung vorzuziehen.

Die Erholungsfähigkeit der bestrahlten bzw. operierten Myomkranken.

Andererseits darf hier eins nicht außer acht gelassen werden. Außer der Behandlungsgefahr und der mehr oder weniger großen Sicherheit, die Krankheitserscheinungen zu beseitigen, ist bei der Auswahl der Methode auch die spätere **Erholungsfähigkeit der Patienten** in die Rechnung einzustellen. In dieser Beziehung stehen nach unseren Erfahrungen die Myomfrauen nach einer glatt erledigten Operation besser als die bestrahlten Frauen da. Bei der Operation ist das Risiko zwar etwas größer als bei der Bestrahlung.

---

[1] Siehe „Die Strahlenbehandlung des Korpuscarcinoms" in den Berichten über Gynäkologie und Geburtshilfe, Bd. 7, H. 8.

Dagegen sind die Chancen für die Erzielung vollständiger Beschwerdefreiheit nach der Bestrahlung geringer als nach der Operation.

Diesem Unterschied haben Franz, Bumm, Miller, Alfieri-Mailand und besonders Sellheim Ausdruck verliehen. Sellheim ging von Blutuntersuchungen aus, die Kiehne ausgeführt hat. Kiehne gibt darüber folgendes an:

„Das Blutbild wurde sofort nach dem Eingriff, 14 Tage und 10 Wochen später vergleichend untersucht. Bei Operierten war das Blut 14 Tage später normal. Bei Bestrahlten zeigte sich 14 Tage später noch starke Anämie und nach zehn Wochen immer noch Zeichen der Anämie mit Vermehrung der Blutplättchen. Die Regeneration des Organismus nach Röntgenkastration ist also wesentlich ungünstiger als nach der Operation."

Worauf dieser von Kiehne beobachtete Unterschied in der Erholungsfähigkeit des Blutbildes bei ausgebluteten Frauen nach Bestrahlung und Uterusexstirpation beruht, ist noch keineswegs geklärt. Sicherlich handelt es sich dabei nur zum geringsten Teil um direkte Blutschädigungen durch die Mitbestrahlung des strömenden Blutes. Man findet zwar nach größeren Röntgenbestrahlungen weitgehende Veränderungen des Blutes und zwar sowohl des weißen und des roten Blutbildes, als auch der Blutsenkungsgeschwindigkeit. Nach dem jetzigen Stande unseres Wissens handelt es sich aber um Veränderungen, die bei den für die Myombestrahlung notwendigen nur geringen Strahlenmengen entweder gar nicht auftreten oder sehr schnell wieder verschwinden (Heinecke, Nürnberger, Bock, Krömeke, Benjamin, v. Reuss, Sluka, Schwarz, Behne, Kroetz, Klewitz, Mahnert, Giesecke, Linzenmeier, v. Mikulicz-Radecki, Pohle, Holthusen, Seitz und Wintz und andere mehr).

Die direkten Blutveränderungen durch die Bestrahlung dürften jedenfalls die schlechtere Erholungsfähigkeit der bestrahlten Myomfrauen nicht erklären. Daß sich aber die bestrahlten Frauen verhältnismäßig schlecht erholen, darin stimmen unsere eigenen Beobachtungen mit denen von Sellheim und anderen Autoren, die sich dazu geäußert haben, z. B. Henkel, Calm, Unterberger und E. v. Graff vollkommen überein.

Die operierten Myomfrauen erholen sich rasch, blühen auf, erhalten frische Farbe, sie nehmen an Körpergewicht zu, werden arbeitsfähig und lebensfroh. Die bestrahlten Frauen erholen sich nur langsam, nehmen nur allmählich an Körpergewicht zu, bleiben lange Zeit blaß, schlapp, leistungsunfähig, ohne Lebensmut und Lebensfreude (Sellheim); ein Unterschied, der auch durch die Ausfallserscheinungen nach der Ausschaltung der Eierstocksfunktion allein keine genügende Erklärung findet.

Allerdings muß man sich in dieser Beziehung auch vor Übertreibungen hüten. Die vielen Folgeerscheinungen, für die B. Aschner in seinem Buche über „Die Konstitution der Frau" die Röntgenbestrahlung der Ovarien verantwortlich macht, gehen weit über die Wirklichkeit hinaus (Schwarz).

Für den unverkennbaren Unterschied in dem Befinden der nachuntersuchten bestrahlten und nachuntersuchten operierten myomkranken Frauen gibt es noch kein objektives Maß. Nach dem allgemeinen Eindruck aber, den die Frauen, wenn sie zur Nachuntersuchung in die Sprechstunde kommen, machen, muß man sich immer wieder davon überzeugen, daß die Erholung nach einer glatten Myomoperation schneller und vollständiger eintritt, als nach der Ovarialbestrahlung, und man sollte diesen Gesichtspunkt bei der Entscheidung über das schonendste Verfahren bei der Myombehandlung nicht gänzlich übergehen. Das ist auch der Grund, warum ich bei Frauen, die zwar das 40. Lebensjahr schon überschritten, aber das Klimakterium noch nicht erreicht haben, wenn sie gut operabel sind, der Operation im allgemeinen den Vorzug zu geben mich berechtigt fühle.

Noch einige allgemeine Fragen bezüglich der Behandlungswahl.

Von den allgemeinen Gesichtspunkten, die für die Bestrahlung und gegen die Operation ins Feld geführt zu werden pflegen, ist auch der psychische Eindruck der Behandlungsart auf die Patienten zu nennen. Ich kann mich der oft geäußerten Ansicht, daß eine Patientin durch die ihr vorgeschlagene Operation psychisch schwerer belastet wird, als durch den Vorschlag der Bestrahlung, nicht ganz anschließen. Es handelt sich hier um Dinge, die natürlich gegen den objektiv weniger gefährlichen und im Erfolg sichereren Behandlungsweg nicht den Ausschlag geben dürfen. Der Arzt, der das Vertrauen seiner Patienten besitzt, sollte dieselben stets von der Zweckmäßigkeit dessen, was er sachlich für das Beste hält, zu überzeugen wissen. Nach meinen Beobachtungen wird aber der Bestrahlungsvorschlag von der mitdenkenden Kranken heutzutage im allgemeinen nicht mehr als etwas Leichtes hingenommen. Das erklärt sich weniger aus der Furcht vor den im Publikum aus der Entwicklungszeit der Strahlentherapie bekannt gewordenen Bestrahlungsschäden, als daraus, daß die gynäkologischen Bestrahlungen in den Augen des Publikums durch die Carcinombehandlung schwer belastet sind, da die vielen langsam und oft unter schweren Qualen hinsiechenden, bestrahlten Carcinomfrauen der Allgemeinheit nicht verborgen bleiben. Wir machen jetzt häufig die Beobachtung, daß die Myomfrauen dem Vorschlage der Operation, von der sie wissen, daß sie durch dieselbe von der Geschwulst mit einem Schlage befreit werden, leichter zugänglich sind als dem Vorschlag der Bestrahlungstherapie, was aber natürlich nicht entscheidend sein darf, wenn schwerwiegende Gründe für oder gegen den einen oder anderen Behandlungsweg sprechen.

Schließlich sind in diesem Zusammenhang auch noch gewisse Äußerlichkeiten zu nennen, durch die sich die Strahlentherapie von dem operativen Vorgehen unterscheidet, und die in vielen Veröffentlichungen über die Behandlungswahl erörtert und zum Teil auch für ausschlaggebend angesehen werden. Für die Bestrahlung der unkomplizierten Myomblutungen spricht unbedingt, daß die Behandlung ambulant zur Ausführung gelangen kann, wenn eine Probeausschabung der Gebärmutter nicht für notwendig gehalten wird. Gauß ist zwar der Ansicht, daß eine ambulante Bestrahlung abzulehnen ist. Wir scheuen uns aber nicht, wenn die Diagnose sicher ist, die Ovarialbestrahlung auch von der Sprechstunde aus zur Anwendung zu bringen, ebenso wie Fürst-Zürich, der sich kürzlich dazu geäußert hat, selbst, wenn die Frauen noch eine Reise vor sich haben, um nach Hause zurückzukehren. Da die unmittelbaren Allgemeinerscheinungen nach der Bestrahlung, die den Namen „Röntgenkater" tragen, nach der verhältnismäßig geringen Volumdosis, die bei der einfachen Ovarialbestrahlung gegeben wird, nur sehr geringe sind und durch die Fortschritte des Hochspannungsschutzes an den modernen Röntgenapparaten noch vermindert worden sind, ist die Krankenhausbehandlung nicht notwendig, wenn an der Diagnose nicht gezweifelt werden kann. Zur Herabsetzung des Röntgenkaters ist allerdings zu empfehlen, die Patienten nicht, wie es früher vielfach geschah, völlig nüchtern der Bestrahlung zu unterziehen. Morgens eine Tasse Tee und etwas Weißbrot, oder wenn die Bestrahlung nachmittags zur Ausführung gelangt, eine mittägliche Suppe, läßt die Bestrahlung viel besser vertragen, als es bei leerem Magen der Fall ist. Natürlich ist als Vorbereitung für die Bestrahlung die Entleerung des Dickdarmes durch einen Einlauf nötig. Eine darüber hinausgehende Darmentleerung durch Abführmittel erübrigt sich für die Ovarialbestrahlung.

Die Möglichkeit der ambulanten Behandlung ist entschieden als ein großer Vorteil der Strahlentherapie gegenüber der Operation anzusehen. Wenn jedoch die Patientin aus klinischen oder diagnostischen Gründen doch im Krankenhaus zur Aufnahme gelangen muß und der Befund vor der Bestrahlung eine Probeausschabung oder Austastung der Gebärmutter erfordert, ist, was Zeitverlust und Kosten anbetrifft, kein sehr großer Unterschied gegenüber der operativen Behandlung der Myome vorhanden. Nach der Entlassung muß auch die bestrahlte Myompatientin sich noch eine Zeitlang schonen, so daß in dieser Beziehung ebenfalls kein großer Unterschied zwischen Strahlentherapie und Operation besteht, jedenfalls kein so großer Unterschied, daß derselbe die Behandlungswahl wesentlich beeinflussen sollte, wie überhaupt derartige Rücksichten die Auswahl der objektiv besten Behandlungsart nicht beeinträchtigen dürfen, besonders nicht in der heutigen Zeit der sozialen Versicherung.

Neuntes Kapitel.

Die Auswahl unter den verschiedenen Bestrahlungsmethoden der Myome.

I. Röntgen oder Radium?

Bei den zur Strahlentherapie ausersehenen Myomkranken fällt die Wahl der Behandlungsmethode meistens auf die Röntgenstrahlentherapie. Ihr gegenüber steht die Behandlung mit radioaktiven Substanzen weit im Hintergrunde, was deutlich aus der Zahl der in der Literatur erschienenen Fälle hervorgeht. Denn v. Ammon berichtet in seiner Sammelstatistik über die Strahlenbehandlung der Myome von 1922—1927 über

6967 röntgenbestrahlte und
1866 radiumbestrahlte und
584 mit Röntgen und Radium kombiniert behandelte Fälle.

Das Zurücktreten der Radiumbehandlung der Myome gegenüber der Röntgenstrahlentherapie macht sich nicht etwa nur in Deutschland, wo es durch das Fehlen der genügenden Radiummengen erklärt sein könnte, bemerkbar, sondern auch in Frankreich, Schweden und anderen mit Radium reichlich versehenen Ländern.

Nur von einzelnen Autoren, von denen ich besonders Kupferberg, Schaedel, van de Velde, Weibel, Koblanck, Nogier, Chéron, Clark und Block, F. A. Cleland W. C. Danforth, Edling, Keene und Block-Philadelphia nenne, wird auch bei den

Uterusmyomen die Radiumtherapie bevorzugt. Faure und Siredey bezeichnen die intrauterine Radiumbehandlung der Myome wegen der schnellen Verkleinerung der Tumoren als das „Idealverfahren", wenn die Myome die Größe einer Faust nicht überschreiten. In dem im Jahre 1928 erschienenen Werk: Traité de Gynécologie médico-chirurgiale Paris, S. 1029—1032 finden sich die bei den französischen Autoren geltenden Anschauungen über die Abgrenzung der Radiumtherapie der Myome gegenüber der Röntgenstrahlenbehandlung in sehr lesenswerter Weise zusammengestellt. Eine verhältnismäßig große Rolle spielt die Radiumtherapie der Uterusmyome in der amerikanischen Literatur. Die meisten Therapeuten, die sich mit der Anwendung der radioaktiven Substanzen und dem Ausbau ihrer Anwendungsmethoden in der Gynäkologie besonders befaßt haben, z. B. Menge, Eymer, W. Möller-Stockholm, Lundqvist, Gauß und Friedrich, Forssell, Heymann, Béclère, Regaud, W. Neill, F. W. Lynch, J. Muir, H. Schmitz, Lindenberg usw., räumen dagegen der Radiumtherapie nur die ihr auch nach unserer Ansicht bei der Myombehandlung zukommende **Nebenstellung** ein.

Was die Myombehandlung mit Röntgenstrahlen und die intrauterine Radiumtherapie stark voneinander unterscheidet, ist die verschiedene primäre Gefährlichkeit der beiden Methoden.

Die Mortalität der Strahlenbehandlung und andere Folgeerscheinungen.

Mit Recht wird meistens angegeben, daß die Röntgenstrahlenbehandlung der gutartigen gynäkologischen Erkrankungen keine Mortalität besitze. Eine unmittelbare Behandlungsmortalität wie bei der Operation durch Narkosenzufälle, Herztod, postoperative Infektionen, Embolien und dergleichen gibt es bei der Röntgentherapie auch tatsächlich nicht. Die vereinzelten Todesfälle im Anschluß an die Röntgenbestrahlung, über die berichtet worden ist [Kjaergaard, Nagel, Nowicki, Meyer-Kaiser, Schulte (zwei Fälle von Embolie) Albers-Schönberg, Calatayud-Costa, Unterberger, Pickhan], sind so selten, daß man ihnen bei der Beurteilung des gesamten Materials keine große Bedeutung zuschreiben darf, besonders wenn man bedenkt, daß die betreffenden Patienten einer Operation höchstwahrscheinlich auch zum Opfer gefallen wären, wie z. B. bei dem Fall von Unterberger, bei dem die myombestrahlte Frau, die an einer Thrombophlebitis erkrankte und eine tödliche Embolie erlitt, nach der Operation wahrscheinlich auch nicht besser davongekommen wäre.

Gauß berechnet bei der Röntgentherapie der Myome und Metropathien an 18015 Fällen eine Mortalität von $0{,}08\%$, der er eine Operationsmortalität von 3% gegenüberstellt. Gauß betont dabei, daß die von ihm aus der Literatur zusammengestellten 16 Todesfälle nach Röntgenbestrahlungen mit der Behandlung gar nichts zu tun haben.

v. Ammon berechnet aus seiner Sammelstatistik über 15 000 Fälle von Myomen und Metropathien eine Bestrahlungsmortalität — Röntgen- und Radiumbestrahlungen — von $0{,}1\%$.

Für die Operation der Myome kann man sich aus der folgenden Sammelstatistik, die von Albrecht zusammengestellt ist und die letzten 10—12 Jahre umfaßt, ein ungefähres Bild machen. Es beträgt nämlich die Mortalität bei der

abdominalen Enukleation . . . . 1,6% auf 1030 Fälle
vaginalen Enukleation . . . . 2,3%   „   983   „
supravaginalen Amputation. . . . . 1,9%   „   4573   „
abdominalen Totalexstirpation . . . . 3,6%   „   2305   „
vaginalen Totalexstirpation . . . . 2,8%   „   3163   „

Béclère gibt die mit Bezug auf die Indikationsstellung zur Strahlentherapie in Betracht kommende Operationsmortalität bei den Myomoperationen nach dem Alter der Patientin verschieden an, indem er sie nach dem Material von Albertin-Lyon mit

0,7% vor dem 40. Lebensjahr,

7 % zwischen dem 40. und 50. Lebensjahr und

20 % nach dem 50. Lebensjahr

bezeichnet.

Bei den in der obigen Sammelstatistik angeführten Zahlen muß man natürlich berücksichtigen, daß sie den Stand der Dinge insofern nicht zuverlässig erkennen lassen, als bei solchen Materialsammlungen immer viel ungünstige Fälle verloren gehen, dadurch, daß im allgemeinen nur die günstigen Beobachtungsreihen zur Veröffentlichung kommen, und viel zersplittertes Material überhaupt nicht erfaßt werden kann. Diese Zahlen stellen also gewissermaßen, was den günstigen Ausgang der Operation betrifft, eine Optimalleistung dar.

Auf der anderen Seite ist zu bedenken, daß das bestrahlte Myommaterial indirekt mit einer gewissen Mortalität belastet ist, insofern, als auf Grund von diagnostischen Irrtümern manchmal Myomfrauen mit einem Korpuscarcinom oder Sarkom der gewöhnlichen Ovarialbestrahlung unterzogen werden und später zugrunde gehen, während sie durch die frühzeitige Operation mit einer gewissen Wahrscheinlichkeit geheilt worden wären.

Eine indirekte Belastung der Myombestrahlung bildet auch der von Neuwirth veröffentlichte Fall, bei dem nach wiederholter Röntgenbestrahlung wegen eines Myoms eine Tubengravidität entstand, die durch Ruptur zum Tode führte.

Trotzdem bleibt, was die Mortalität anbetrifft, ein sehr großer Unterschied zwischen der Röntgenbestrahlung der Myome und der Myomoperation bestehen. Dagegen ist die Radiumbehandlung der Myome mit einer beträchtlichen Mortalität belastet.

W. Müller gibt z. B. eine Radiummortalität von 2% bei 103 intrauterin behandelten Myomfällen an. Kupferberg teilt mit, daß er in den Jahren 1914—1917 zwar Todesfälle erlebt habe, bei „den letzten über 1200 Fällen" dies aber nicht mehr vorgekommen sei. An einer anderen Stelle hat Kupferberg zwei Todesfälle nach Radiumbehandlung näher beschrieben.

Gauß und Friedrich berichten in ihrem Referat im Jahre 1920 über 0,3% Mortalität nach intrauteriner Radiumbehandlung.

Über Todesfälle nach Radiumbehandlung an akuter Peritonitis berichten Petit-Dutaillis, sowie Schmitz, F. A. Cleland, und Bundy. Béclère gibt eine Mortalität von 0,3% nach Radiumbehandlung an. Auch v. Seuffert hat Todesfälle nach der intrauterinen Radiumbehandlung erlebt. Folgender von ihm mitgeteilter Fall [1] sei wörtlich wiedergegeben:

„Es handelte sich um eine Frau mit kleinen Myomen, die, wie so oft, sehr starke Blutungen verursachten. Nach der ersten, 24stündigen Einlage von 100 mg Radiumbromidaktivität, die mit einem

Millimeter-Messingfilter und ausgekochtem Paragummiüberzug aseptisch eingelegt worden waren, traten zunächst keinerlei Beschwerden auf, und schon die nächste Blutung war nurmehr ganz geringfügig. Zwei Tage aber nach der zweiten, zur Vollendung der Behandlung ebenso aseptisch durchgeführten intracervicalen Radiumbestrahlung entstand eine akute diffuse Peritonitis, an der die Frau innerhalb weniger Tage zugrunde ging, und nach dem Befund der sorgfältigen Autopsie kann diese nur dadurch entstanden sein, daß in diesem Zeitpunkte sich bereits Zerfallsprodukte in der Uterushöhle befunden hatten, die durch die erste Bestrahlung entstanden waren, und wahrscheinlich beim Einführen der Kapsel zur zweiten Bestrahlung in die Tuben gepreßt wurden."

Ferner teilt v. Seuffert einen Fall von eitriger Salpingitis mit folgender tödlicher Sepsis nach Radiumbehandlung mit[1]:

v. Seuffert schreibt darüber: „Daß es aber gar nicht einer solchen, verhängnisvollen mechanischen Förderung dieses Ereignisses bedarf, beweist ein zweiter, mir bekanntgewordener Fall, in dem eitrige Salpingitis mit folgender tödlicher Sepsis etwa 4 Wochen nach der ersten intracervicalen Radiumbestrahlung eines Myoms entstanden ist, ohne daß diese wiederholt worden war. Bei diesem Falle muß also die Katastrophe erst und nur durch die Ansammlung der durch die Strahlen zerstörten und vielleicht schon bei der ersten Bestrahlung irgendwie infizierten Gewebe entstanden sein, und gegen diese Möglichkeit kann selbst die strengste Asepsis nicht genügend schützen."

Im großen und ganzen kann man also sagen, daß der Unterschied in der Behandlungsmortalität, der zwischen der Röntgentherapie und der Operation der Myome besteht, zwischen Radiumbehandlung und Operation viel geringer ist.

Die akute Gefährdung der Patienten durch die intrauterine Radiumbehandlung ist bei den Myomfrauen im allgemeinen noch größer anzusehen, als bei den einfachen Metropathien. Denn bei den letzteren ist die Gebärmutterhöhle von gleichmäßiger Gestalt, während im myomatösen Uterus Buchten und Winkel vorhanden sind, die leicht eine Sekretverhaltung zur Folge haben. Ferner besteht bei der intrauterinen Radiumbehandlung der Myome die Gefahr, daß submukös gewachsene Knoten arrodiert werden, so daß sie bluten oder sekundär vereitern oder der Gangrän verfallen.

Bei den einfachen Metropathien ziehe ich, wenn sicher keine alten oder frischen Entzündungsprozesse bestehen, die intrauterine Radiumbehandlung der Ovarialbestrahlung mit Röntgenstrahlen oftmals vor, besonders wenn es auf eine schnelle Blutstillung ankommt, da die letztere infolge der starken direkten Radiumwirkung auf die Uteruswand prompt einzutreten pflegt, und die Einlegung des Radiumpräparates in den Uterus nach der Ausschabung eine große Vereinfachung des ganzen Heilverfahrens darstellt, und da schließlich die Radiumbehandlung der Röntgenbestrahlung gegenüber auch sonst noch gewisse Vorteile besitzt. So sind im allgemeinen sowohl die direkten Bestrahlungsfolgeerscheinungen, der „Bestrahlungskater", als auch die Ausfallserscheinungen geringer, als nach der Röntgentherapie. Die erstere Erscheinung dürfte auf der geringeren Volumdosis, die zweite darauf beruhen, daß bei der Radiumtherapie der blutstillende Effekt nur zum Teil auf einer Ovarialwirkung beruht.

Als großer Nachteil der intrauterinen Radiumbehandlung gegenüber der Röntgentherapie ist zu nennen, daß die Frauen nach der ersteren meistens unter Fluorbeschwerden (Keene und Block), oft recht hartnäckiger Natur zu leiden haben. Auch kommt es manchmal nach der Radiumbehandlung noch längere Zeit zu unangenehmen blutigen Ausscheidungen und auch wirklichen Blutungen, Erscheinungen, die auf Schleim-

---

[1] Halban u. Seitz: Bd. 4, S. 568.

hautveränderungen der Gebärmutter beruhen und als Bestrahlungsendometritis bezeichnet werden können.

Es sind also genügend Gründe vorhanden, welche der Röntgenstrahlentherapie vor der intrauterinen Radiumbehandlung bei den Myompatienten den Vorzug geben lassen.

Die Radiumbehandlung kommt bei den Myomfrauen überhaupt nur in Betracht, wenn es sich um kleine, die Gebärmutterhöhle nicht deformierende Knoten handelt und eine sehr starke Blutung die sofortige Blutstillung erfordert, sofern in diesen Fällen die Operation aus irgendeinem Grunde vermieden werden muß.

Bei derartigen Fällen kann dann auch die kombinierte Röntgen- und Radiumbehandlung Gutes leisten, die z. B. von Norsworthy, Spinelli u. a. empfohlen wird.

II. Einzeitige oder Serienbestrahlung?

Nachdem Seitz und Wintz gezeigt haben, daß es ohne weiteres gelingt, die menstruationsauslösende Ovarialfunktion durch eine einmalige Bestrahlung auszuschalten, hat die einzeitige Bestrahlungsmethode die früher weitverbreitete Serienbestrahlung weitgehend verdrängt. Es wurde oben schon gesagt, daß an der Serienbestrahlung aus physikalisch-technischen Gründen festgehalten werden muß, wenn die zur Verfügung stehende Apparatur eine nicht genügend harte Röntgenstrahlung liefert, um die Ovarialdosis unter genügender Hautschonung ohne Unterteilung der Bestrahlungszeit an die Ovarien bringen zu können. Die Serienbestrahlungen mit solchen Apparaturen sind aber als veraltet anzusehen.

Hier fragt es sich, ob die Serienbestrahlung nicht auch mit den modernen Apparaturen aus klinischen Gründen der einzeitigen Bestrahlung vorzuziehen ist. Béclère, der die Serienbestrahlung am ausdrücklichsten empfiehlt und an ihr immer festgehalten hat, hält die Anwendung seiner in häufigen wöchentlichen Bestrahlungen unterteilten Methode deshalb für vorteilhaft, weil sie eine individualisierende Dosierung ermöglicht. Das heißt, Béclère setzt die Bestrahlung in wöchentlichen Serien so lange fort, bis sich Ausfallserscheinungen als Zeichen der genügenden Wirkung auf die Ovarien einstellen, und hat dann damit die für das betreffende Individuum gerade in Betracht kommende Minimaldosis erreicht. Man muß Béclère durchaus beistimmen, wenn er es aus klinischen Gründen grundsätzlich als einen Vorteil ansieht, mit der Minimaldosis zur Erreichung des gewünschten Zieles, Aufhören der Blutung und Tumorschrumpfung, auszukommen. Dadurch werden die Allgemeinerscheinungen nach der Bestrahlung, also der Röntgenkater, herabgesetzt und auch die Ausfallserscheinungen auf ein Mindestmaß reduziert.

Béclère bestrahlt dann wieder weiter, wenn die Ausfallserscheinungen verschwinden. Einen Vorteil der Serienbestrahlung mit den von ihm gegebenen geringen Einzeldosen sieht Béclère auch darin, daß störende Darmerscheinungen vollständig ausbleiben, die nach seiner Ansicht die in einer Sitzung bestrahlten Frauen oftmals mehrere Tage an das Bett fesseln. Auch Faure und Siredey führen die Erscheinungen von seiten des Darmtractus als Gegengrund gegen die einzeitige Bestrahlung an. Die Bedeutung der Ausfallserscheinungen schätzt Béclère dagegen nur gering ein, da sie etwas Natürliches seien.

Ein Nachteil der in zahlreiche Serien zerlegten Bestrahlung, den auch Béclère im Vergleich mit der einzeitigen Bestrahlung zugibt, ist entschieden der, daß die Patienten so häufig die Bestrahlungsstelle aufsuchen müssen, was besonders störend ist, wenn sie auf dem Lande oder weitab von der Bestrahlungsmöglichkeit wohnen.

Den Standpunkt Béclères, daß die Serienbestrahlung vorzuziehen sei, vertreten übrigens auch fast alle anderen französischen Autoren, so z. B. Vignes und Béclère jun., Solomon, Delherm, Grünspan, de Brancas und Beau, und auch die italienischen Autoren Spinelli und Bacialli sind bestrebt, mit Hilfe einer fraktionierten Bestrahlungstechnik mit den geringsten Strahlendosen auszukommen. Über Serienbestrahlungen berichten ferner Theilhaber, Gilbert, Kroitzsch, Thomas und Hill, Strassmann und Stevens, Driessen, Ford, Franz, Freudenthal, Gál, Gremeaux, Hanks, Kjaergaard, Lundqvist, Philips, Snow, Zacherl u. a.

Die Bestrebungen, den gewünschten Bestrahlungseffekt mit Minimaldosen zu erreichen, sind in Deutschland in erster Linie von Gauß und seinen Mitarbeitern und auch von Weibel, Werner und Winter-München als wichtig bezeichnet worden. Gauß und seine Mitarbeiter versuchen dieses Ziel allerdings auf einem anderen Wege als durch die Serienbestrahlung, die ein allmähliches Herantasten an die Minimaldosis darstellt, zu erreichen.

Gauß, Kadisch und Weigand gehen vielmehr darauf aus, gerade durch die einzeitige Bestrahlung die für den Einzelfall in Abhängigkeit von dem Befund und in Abhängigkeit von dem Alter der Patientin für die Erzielung des Heilerfolges notwendige Minimaldosis zu ermitteln, da die Unterteilung der Dosis eine Unübersehbarkeit der biologischen Wirkung bedingt, insofern nämlich, als man nicht weiß, unter welchen Bedingungen eine einfache Summierung, Abschwächung oder Verstärkung zweier zeitlich auseinander liegender Bestrahlungen hinsichtlich des biologischen Effektes stattfindet (Behrendt).

Dieser Unsicherheitsfaktor fällt bei der einzeitigen Bestrahlung fort. Weigand konnte zeigen, daß man auf Grund der von Kadisch aufgestellten Dosierungstabellen je nach dem Alter der Patientin und der Erkrankungsform bis auf 21 % der HED heruntergehen kann, ohne den Bestrahlungserfolg zu gefährden.

a) Herbeiführung einer Eumenorrhöe.

Bei den durchaus berechtigten Bestrebungen, die Ausschaltung der Ovarien mit einer möglichst kleinen Dosis zu erzielen, hat sich eine Hoffnung jedoch nicht erfüllt, nämlich die Hypermenorrhöen durch die abgestufte Bestrahlung direkt in eine **Eumenorrhöe** überzuführen. Sowohl bei der Serienbestrahlung nach Béclère, als auch bei der einzeitigen, abgestuften Dosierung nach Gauß, Kadisch und Weigand geht der Erfolg immer über die Amenorrhöe und die damit verbundenen Ausfallserscheinungen, wie auch Faure und Siredey, sowie Rubens-Duval und Gagey hervorheben. Eine direkte Regelung der Myomblutungen durch die Bestrahlung ohne vorheriges Ausbleiben der Blutung ist ein Zufallserfolg, mit dem man praktisch nicht rechnen kann. Das geht aus der sich herantastenden Serienbestrahlung Béclères deutlich hervor. —

b) Halbseitige Ovarialbestrahlung.

Das genannte Ziel, die Regelung der verstärkten Periodenblutung mit einer möglichst kleinen Strahlendosis herbeizuführen, hat man auch noch auf eine andere Weise zu erreichen versucht, nämlich durch die von Pape und Mansfeld angegebene „**halbseitige Röntgenkastration**". Dabei wird nur das eine Ovarium mit der Ovarialdosis bestrahlt. Das andere Ovar wird abgedeckt und vor Strahlen möglichst geschützt. Pape geht von der Vorstellung aus, daß durch die Ausschaltung nur eines Ovariums eine Umstimmung der Hyper- oder Dysfunktion der Ovarien erreicht werden kann, sei es nun durch Reduktion von Parenchymmasse oder auf dem Umwege über eine andere innersekretorische Drüse. Seine Resultate sind folgende:

Halbseitige Röntgenkastration.

Mit voraufgegangener Abrasio			Ohne voraufgegangene Abrasio		
Zahl der Fälle	Mit Erfolg	Mit Resultat einer Amenorrhöe	Zahl der Fälle	Mit Erfolg	Mit Resultat einer Amenorrhöe
44	20	8	44	25	7
Ohne Erfolg 16			Ohne Erfolg 12		

Diese Zahlen zeigen, ebenso wie die später von Hubert veröffentlichten, daß das erstrebte Ziel durch die Einschränkung der Ovarialsubstanz nicht mit Sicherheit erreicht werden kann. Für die Myombehandlung und die Bestrahlung der Metropathien hat die „halbseitige Kastration" der Ovarien deshalb auch keine weitere Verbreitung gefunden.

Bei chronischen Adnexentzündungen bedienen wir uns allerdings ebenso wie Seisser gelegentlich der von Pape angegebenen Methode, und zwar bei chronisch rezidivierenden Adnexentzündungen, bei denen der Tastbefund auf der einen Seite überwiegt und beobachtet wird, daß die Erscheinungen intra menses immer wieder aufflackern. Bei hartnäckigen Fällen kann man auf diese Weise gute Erfolge erzielen.

Wenn wir uns nach alledem noch einmal die Frage vorlegen, welchen Vorteil wir uns von der Abstufung der Bestrahlungsdosis bzw. von der Serienbestrahlung versprechen können, so sehen wir zunächst, daß man eine unmittelbar entstehende Eumenorrhöe von keiner der genannten Methoden erwarten kann. Was die Ausfallserscheinungen anbetrifft, so ist es zwar möglich, diese durch eine Einschränkung der Dosis zu verringern. Ganz zu vermeiden sind sie jedoch nicht, da der zu erzielende Heilerfolg von der Abtötung derjenigen Follikelsorten abhängt, an welche die hormonale Tätigkeit der Ovarien hauptsächlich gebunden ist. Da aber die Ausfallserscheinungen nicht nur von den hormonalen Ausfällen, sondern in hohem Grade auch von der psychischen und nervösen Veranlagung der Patientin abhängen, so ist eine regelmäßige Parallelität zwischen der verabfolgten Ovarialdosis und dem Grade der subjektiven Beeinträchtigung des Wohlbefindens der Patientin durch die Ausfallserscheinungen keineswegs vorhanden.

Als ein etwaiger Vorteil der Serienbestrahlung bleiben also nur noch die etwas geringeren, unmittelbaren Bestrahlungsfolgen der einzeitigen Ovarialbestrahlung gegenüber.

Wenn wir uns jedoch an die bei älteren Frauen sowieso nicht in sehr hohem Maße variable Ovarialdosis von höchstens 290 r halten und die Seitz-Wintzsche Technik mit ihrer geringen Volumdosis anwenden, so sind die Röntgenkatererscheinungen so gering, daß wir ihretwegen uns nicht veranlaßt sehen, die Serienbestrahlung zu bevorzugen. Bei diesen Bestrahlungen kommt es auch niemals zu den von Béclère gefürchteten Darmerscheinungen.

Etwas anders liegen die Dinge bei sehr großen Myomen, die der Strahlenbehandlung zugeführt werden. Bei diesen Fällen ist die Lage der Eierstöcke so unbestimmt, daß dadurch schon eine Erhöhung der Gesamtdosis, sei es durch Vermehrung der Felder oder durch Vergrößerung derselben bedingt ist (s. S. 273). Die Gesamtbestrahlung wird dadurch anstrengender und bringt stärkere Allgemeinsymptome mit sich. Bei empfindlichen Patienten mit sehr großen Myomen empfiehlt es sich deshalb, eine gewisse Unterteilung der Bestrahlung vorzunehmen, wobei man dann also der Béclèreschen Vorschrift nahekommt.

In einer Anzahl weiterer Fälle begnügen wir uns ebenfalls mit $^2/_3$ derjenigen Dosis, die sonst zur Ausschaltung der Eierstöcke in einer Sitzung gegeben wird. Bei Frauen, die sich bereits im Klimakterium befinden, und bei denen anzunehmen ist, daß die menstruationauslösende Ovarialtätigkeit schon im Versiegen begriffen ist, geben wir, besonders wenn eine Hypertonie besteht, bei der gewöhnlichen Ovarialbestrahlungstechnik mit dem anatomischen Tubus nach Seitz und Wintz zunächst nur 200 r auf jedes Ovarium und warten dann erst den Erfolg für die nächste bzw. die beiden nächsten Perioden ab, um gegebenenfalls dieselbe Dosis noch einmal zu wiederholen, was aber nur in einer verhältnismäßig kleinen Anzahl von Fällen nötig ist. Diese Dosierung würde dann der von Weigand als Minimaldosis angegebenen Strahlenmenge von 21% am Ovarium nahekommen.

Gewöhnlich führen wir aber die einzeitige, oben angegebene Bestrahlung zur Ausschaltung der Ovarialfunktion aus.

III. Über die Bestrebungen, bei der Myombestrahlung anstatt der Daueramenorrhöe nur eine temporäre Amenorrhöe zu erzielen.

a) Die Ovarialbestrahlung auf Zeit im allgemeinen.

Wir sahen bereits, daß eine direkte Überführung der Myomhypermenorrhöen in eine Eumenorrhöe durch die Bestrahlung im allgemeinen nicht möglich ist. Es gibt aber auch noch ein anderes Verfahren, um bei den verstärkten gynäkologischen Blutungen eine Eumenorrhöe zu erzielen, nämlich auf dem Wege über eine temporäre Amenorrhöe.

Die Ausschaltung der „menstruationauslösenden Ovarialtätigkeit auf Zeit", also die Erzielung einer „temporären Amenorrhöe" wird an einer anderen Stelle dieses Handbuches von Wintz ausführlich behandelt. Hier kommt es darauf an, Rechenschaft darüber zu geben, welche Rolle die vorübergehende Ausschaltung der Ovarialfunktion für die

Myombehandlung spielen kann. Dabei müssen allerdings auch einige allgemeine, mit dieser Methode in Beziehung stehende Fragen kurz erörtert werden.

Die Ausschaltung der menstruationauslösenden Follikelfunktion der Eierstöcke durch Röntgenstrahlen auf Zeit ist zuerst im Jahre 1911 von Gauß und ungefähr gleichzeitig von M. Fraenkel in die praktische Therapie eingeführt worden. Daß es im Prinzip möglich ist, die Ovulation durch Röntgenstrahlen vorübergehend auszuschalten und zwar so, daß sich späterhin nicht nur die Periodenblutung, sondern auch die Fortpflanzungsfähigkeit wieder einstellen kann, haben zuerst die Blutungsrezidive nach gewollter Daueramenorrhöe gezeigt. Der praktischen Ausführung dieser neuen Methode bot sich dann auch sofort ein großes Anwendungsgebiet, da es bei den verschiedensten Gelegenheiten als ein willkommenes Hilfsmittel in dem allgemeinen Heilplan angesehen werden mußte, die Patientin von der Periodenblutung und von der Fortpflanzungsfähigkeit vorübergehend und ohne Operation zu befreien. —

Die neue Methode fand auch bald eine große Anzahl von Anhängern. Durch andere Autoren wurde ihre Anwendung allerdings von vornherein aus gewissen grundsätzlichen Bedenken heraus sehr eingeengt, Bedenken, denen sich dann im Laufe der Zeit auch noch praktische Schwierigkeiten hinzugesellten.

In den folgenden Zeilen werden die Schwierigkeiten und Bedenken bei der Anwendung dieser Methode besonders in den Vordergrund gestellt werden, da sich dann von selber ergibt, in welchen Fällen wir uns berechtigt fühlen dürfen, die Ovarien einer Röntgenstrahlenmenge auszusetzen, von der man erwarten kann, daß sie zu einer vorübergehenden Strahlenamenorrhöe führt. Von denjenigen Erkrankungen, bei denen die Ausschaltung der Ovulation auf Zeit in Betracht kommt, ist in erster Linie die Lungentuberkulose zu nennen, bei der Gauß die temporäre Sterilisation zuerst empfohlen hat, und zwar bei denjenigen Befunden, die vor oder während der Menstruation aufzuflackern pflegen. Ferner kommen andere Krankheiten der inneren Organe in Betracht, die erfahrungsgemäß durch die Periodenblutung ungünstig beeinflußt werden, wie z. B. rekurrierende Endokarditiden, und, wie Doederlein kürzlich empfohlen hat, hartnäckige Pyelitiden. Von gynäkologischen Erkrankungen sind in erster Linie die Entzündungen der Anhänge der Gebärmutter und des parametranen Gewebes zu nennen, besonders auch die Genitaltuberkulose, bei der ich allerdings die mehrmalige Bestrahlung mit kleinen Röntgenstrahlendosen, die nicht die Ovarialdosis erreichen, vorziehe; ferner schwere Dysmenorrhöen und menstruelle Pyschosen, bei denen jedoch die große Gefahr besteht, daß die schadhafte Psyche unter den Ausfallserscheinungen nach der Bestrahlung noch mehr leidet als vorher unter der Menstruation. Schließlich sind noch zu nennen Fälle von ovariellen Hypermenorrhöen, die den anderen Behandlungsmethoden trotzen und, wie Guthmann empfohlen hat, Fälle von Osteomalacie.

Für die Anwendung der Ovarialbestrahlung auf Zeit bei den Myomblutungen kommen besonders jugendliche Frauen in Frage, die aus irgendeinem Grunde nicht operabel sind. Wintz hat gezeigt, daß man durch die Bestrahlung in geeigneten Fällen tatsächlich die Myomblutungen beseitigen und den myomatösen Uterus sogar wieder fortpflanzungsfähig machen kann.

b) Die Dosierungsschwierigkeiten bei der Ovarialbestrahlung auf Zeit.

Die Möglichkeit einer temporären Ausschaltung der Eierstocksfunktion durch Röntgenstrahlen beruht auf der verschiedenen Strahlenempfindlichkeit der Eifollikel. Offensichtlich entgeht bei einer bestimmten Strahlendosis, die zur Abtötung der reifen und reifenden Follikel hinreicht, eine gewisse Anzahl aus der großen Menge der ruhenden Primärfollikel der Abtötung durch die Röntgenstrahlen, so daß sie, nachdem sie herangereift sind, die cyclischen Menstruationsvorgänge in der Gebärmutter wieder in Gang zu bringen und befruchtungsfähige Eier zu liefern in der Lage sind. **Dabei muß aber hervorgehoben werden, daß der Unterschied in der Sensibilität der Follikelsorten keineswegs ein absoluter ist.** Geller und Schugt haben durch histologische Untersuchungen gezeigt, daß schon nach Applikation der geringsten Dosen, die überhaupt histologisch nachweisbare Veränderungen in dem Follikelbestand der Eierstöcke zur Folge haben, Degenerationsmerkmale an sämtlichen Follikelsorten, also auch an den ruhenden Primärfollikeln vorhanden sind. **Wir würden also von einer falschen Voraussetzung ausgehen, wenn wir die Vorstellung, daß sämtliche Primärfollikel eines zum Zweck der temporären Ausschaltung bestrahlten Ovars unversehrt aus der Bestrahlung hervorgingen, zur Grundlage unseres Handelns machten.** Die Untersuchungen der beiden genannten Autoren zeigen vielmehr, daß jede für die Ovarialfunktion überhaupt wirksame Röntgenbestrahlung auf Kosten der gesamten Fortpflanzungsmasse der Eierstöcke geht. **Deshalb ist es auch ein vergebliches Bemühen, selbst mit Hilfe der genauesten physikalischen Dosierung eine Röntgenstrahlendosis anzustreben, durch welche mit Sicherheit nur die reifenden Follikel abgetötet werden.**

Die schon darin gelegenen Dosierungsschwierigkeiten gehen aber über das Gesagte noch hinaus. Denn der Dosisbereich, der erfahrungsgemäß klinisch zur temporären Strahlenamenorrhöe führt, ist ein so enger, daß er praktisch nicht immer getroffen werden kann. Nach den Angaben von Seitz und Wintz beträgt die für die temporäre Ausschaltung der Eierstöcke nötige Strahlenmenge 28% der HED, während mit 34% der HED nach Seitz und Wintz die Eierstöcke bekanntlich endgültig ausgeschaltet werden. Diese beiden Dosen liegen so nahe beieinander, daß sie auch bei der genauesten physikalischen Dosierung nicht immer mit Sicherheit getroffen werden können, da die Wirkungsdosis am Ovarium von dessen nicht immer genau bestimmbarer Lage abhängt. Die Dosierungsschwierigkeiten steigern sich noch erheblich, wenn der Uterus verlagert oder durch Myomknoten deformiert ist, so daß die Lage der Eierstöcke noch weniger genau bestimmbar ist. Auch wenn man sich der intravaginalen Dosierungsmethode nach Gauß bedient, wird die Dosierungsgenauigkeit durch die unsichere Lage der Ovarien beeinträchtigt.

Aber auch, wenn es gelingen sollte, die Röntgenstrahlendosierung am Ovarium so zu vervollkommnen, daß man im Einzelfall mit Sicherheit die Strahlendosis am Ovarium auf wenige Prozent genau gewährleisten kann, z. B. mit Hilfe des kürzlich von Neeff zu diesem Zwecke vorgeschlagenen Verfahrens, das darin besteht, die Patientin ohne Umlagerung von vorn und von hinten, also mit einer Übertisch- und einer Untertischröhre zu bestrahlen, bleibt es doch immer noch zweifelhaft, ob die individuellen Empfindlichkeitsunterschiede des Ovarialgewebes den Röntgenstrahlen gegenüber den gewünschten Erfolg mit einer einigermaßen großen Sicherheit erreichen lassen werden, auch wenn man die Dosis mit dem verschiedenen Alter der Patientin, von dem die Strahlenempfindlichkeit der Ovarien in einer gewissen Gesetzmäßigkeit abhängig ist, variiert. Denn die Untersuchungen von Gauß und seinen Schülern, sowie von Guthmann haben gezeigt, daß diese Abhängigkeit in den in Betracht kommenden Altersstufen der Frau nicht so groß und nicht so durchgehend vorhanden ist, daß sie die individuellen Empfindlichkeitsunterschiede in jedem Falle übertrifft, und zwar besonders nicht, wenn die Ovarien krank sind.

Aus den genannten Gründen sind Fehlschläge in dem Erfolg der Bestrahlung zu erwarten, die auch durch das vorliegende klinische Material bestätigt werden. Zwar haben diejenigen Autoren, die über die größte Erfahrung mit der temporären Ausschaltung der Eierstöcke verfügen (Wintz, Gauß, L. Seitz und Guthmann) in einem gewissen Prozentsatz der Fälle tatsächlich das erstrebte Ziel erreicht, aber auch ungewollte Daueramenorrhöen erlebt.

In der Göttinger Klinik findet sich aus der Reifferscheidschen Zeit das folgende Material vor. In den Jahren 1919—1925 wurde 17mal der Versuch einer temporären Ausschaltung der Eierstöcke mit Röntgenstrahlen angestellt. Von diesen 17 Frauen sind 10 Frauen, die sich in einem Alter von 19—38 Jahren befanden, und bei denen eine Nachprüfung vorgenommen wurde, bei einer Dosis von 25—28% der mittleren Erythemdosis am Ovar dauernd amenorrhoisch geworden und bis zur Zeit der Nachprüfung (1927) 2—8 Jahre amenorrhoisch geblieben. Alle diese Frauen hatten unter Ausfallserscheinungen zu leiden. Bei fünf von den bestrahlten Frauen dagegen ist die erstrebte Amenorrhöe nicht eingetreten. Von diesen Frauen sind zwei wieder in die Hoffnung gekommen und haben gesunde Kinder zur Welt gebracht. Nur bei zwei Frauen wurde der gewollte Effekt der temporären Amenorrhöe auf sechs Monate erreicht, und zwar bei einem Alter von 25 und 35 Jahren und einer physikalisch gemessenen Dosis von 30% der HED an den Ovarien.

Ich persönlich habe bereits früher bei den ersten Versuchen der temporären Sterilisation die Erfahrung machen müssen, daß bei derselben physikalisch genau gemessenen Dosis die eine Patientin überhaupt nicht amenorrhoisch und eine andere dauernd amenorrhoisch wurde, und habe daraufhin die Ausschaltung der Eierstocksfunktion auf Zeit damals schon auf wenige besonders ausgewählte Einzelfälle beschränkt, da ich die ungewollte Daueramenorrhöe mit den damit verbundenen Ausfallserscheinungen für einen zu schwerwiegenden Mißerfolg halte. Außerdem stehen mir mehrere Frauen vor Augen, bei denen von anderen Bestrahlern, denen eine exakte physikalische Dosierung durchaus zugetraut werden darf, die angestrebte temporäre Strahlenmenopause eine dauernde geworden ist, und die unter schweren Ausfallserscheinungen gelitten haben oder noch leiden.

Mit der Anwendung der Ovarialbestrahlung auf Zeit bei Myomfrauen hat Wintz die größte Erfahrung. Er hat bis zum Jahre 1928 37 Fälle beobachtet, bei denen in der Zeit der Röntgenamenorrhöe das Myom zurückging und bei 34 Fällen vollständig verschwand. Nach Ablauf der Röntgenamenorrhöe sind normale Blutungen bei 28 Fällen bis jetzt wieder aufgetreten. Bei vier Fällen ist das Myom wieder gewachsen. Wintz empfiehlt, daß man bei der jungen Myomfrau vor der verstümmelnden Operation die Bestrahlungsmethode der temporären Amenorrhöe versucht. Allerdings erwähnt er auch, daß gerade beim Myom die Applikation von 28% der HED äußerst schwierig ist, weil bei etwa kindskopfgroßen Myomen die genaue Bestimmung der Lage des Ovariums nur durch die Kontrastfüllung der Tube und die röntgenologische Tiefenmessung möglich sei. Wintz hat vier Fälle von mit der temporären Sterilisationsdosis bestrahlten Myomen erlebt, die nach Abklingen der Röntgenamenorrhöe gesunde Kinder geboren haben.

Von weiteren Ergebnissen mit der Bestrahlungsmethode der temporären Amenorrhöe bei Myomblutungen stellt v. Ammon folgende Zahlen zusammen:

Temporäre Sterilisation mit Röntgenstrahlen.
Myome.

Autor	Fallzahl	Heilung		Rezidiv	Besserung	Versager	Gestorben	Verschollen	Tumor		Amenorrhöe	Klin. Heilung
		temp. A.	D. A.						kleiner	verschw.		
Behrendt 1925	7	1	2	3	—	—	—	1	3	—	6	6
Guthmann und Bott 1926	2	2	—	—	—	—	—	—	1	1	2	2
Hauks 1927	9	9	—	—	—	—	—	—	—	—	9	9
Marum 1924	2	1	1	—	—	—	—	—	—	—	2	2
Weigand 1925	11	4	6	1	—	—	—	—	4	—	11	11
Summe	31	17	9	4	—	—	—	1	—	—	30	30
In Prozenten nach Abzug der Verschollenen:	—	56,7	30,0	13,3	—	—	—	—	—	—	100	100

Die in der Tabelle enthaltenen Zahlen lassen erkennen, daß von 31 Myomfrauen, die zum Zwecke der vorübergehenden Ovarialausschaltung bestrahlt wurden, nach Abzug eines verschollenen Falles neun dauernd amenorroisch wurden, und daß bei 17 + 4 = 21 Fällen wieder Blutungen auftraten. Von diesen waren vier als Rezidive zu bezeichnen und 17 als volle Erfolge, da nach der temporären Amenorrhöe geregelte Blutungen auftraten. **Mißerfolge ergaben sich also viermal durch die Rezidivblutungen und neunmal durch die ungewollte Daueramenorrhöe.**

Der angestrebte Erfolg der temporären Amenorrhöe mit nachfolgender geregelter Blutung wurde in 17 Fällen, also in 56,7% der Fälle erreicht. Wenn v. Ammon in seiner Tabelle trotzdem eine 100%ige „klinische Heilung" angibt, so ist dieser Ausdruck mit Bezug auf das angestrebte Ziel der temporären Amenorrhöe unseres Erachtens doch recht weit gefaßt.

Wenn man die Myome und Metropathien zusammennimmt, die der Bestrahlung zur temporären Ausschaltung der Menstruation unterzogen worden sind, so ergeben sich nach der v. Ammonschen Zusammenstellung aus dem Material der oben angeführten Autoren, zu denen noch Naujoks mit 86 und Stark mit 11 nicht getrennt veröffentlichten Fällen von Myomen und Metropathien hinzutreten, 41% temporäre Amenorrhöen. **Also auch hier mißlang in einer großen Anzahl der Fälle, nämlich in 59% der Fälle die Ausschaltung der Eierstocksfunktion auf Zeit.**

Versuche, eine temporäre Ausschaltung der Ovarien herbeizuführen, wurden von einigen Autoren auch mit Radium vorgenommen (Danforth,

Keith, Kupferberg, Schaedel, Schmitz und Bundy, Varley, Vignes, Weiß). Neuerdings haben Massaza und Lebedev die Radiumanwendung zum Zwecke der temporären Kastration empfohlen. Kupferberg gibt an, daß mit Radium eine exaktere Dosierung als mit Röntgenstrahlen möglich sei.

Er stellt folgende Dosistabelle auf:

Dosistafel nach Kupferberg.

Altersklassen	Temporäre Amenorrhöe von 3—12 Monaten				Temporäre Amenorrhöe von 12—30 Monaten			
	Metropathie	Myom			Metropathie	Myom		
		I	II	III		I	II	III
20—25 Jahre	600	800	1000	1200	1200	1600	2000	2400
26—30 „	600	800	1000	1200	1200	1600	2000	2400
31—35 „	550	750	950	1150	1200	1400	1800	2200
36—40 „	550	750	950	1150	1100	1400	1800	2200
41—45 „	500	700	900	1100	1100	1200	1600	2000
46—50 „	500	700	900	1100	1100	1200	1400	1800
51—55 „	500	650	850	1050	1000	1100	1200	1600
56—60 „	500	650	850	1050	1000	1100	1200	1400

Zahlen in Radiummilligrammelementstunden (Ra.Mgr.El.St.). Myom I an den oberen Symphysenrand reichend, Myom II bis Mitte zwischen diesem und Nabel reichend, Myom III bis an den Nabel reichend.

Unseres Erachtens lassen sich die Dosen nicht in ein so enges Schema einordnen. Derjenige, der sich darauf verlassen würde, hätte jedenfalls viele Enttäuschungen zu erwarten.

Auch L. Seitz ist der Meinung, daß die Kupferbergschen Tabellen nur für eine allgemeine Orientierung wertvoll sind, bei einem konkreten Fall, „dessen individuelle Eigenart nicht mit mathematischer Sicherheit erfaßt werden kann", aber versagen müssen. In dieser Auffassung kann ich L. Seitz nur vollkommen beipflichten, wie ich überhaupt der Ansicht bin, daß man sich in der Strahlentherapie davor hüten sollte, biologisches Geschehen in allzuenge mathematisch-physikalische Gesetze hineinzuzwängen.

Wir sehen also, daß die temporäre Ausschaltung der Eierstöcke mit Röntgenstrahlen oder Radium wegen der Dosierungsschwierigkeiten trotz genauester physikalischer Dosierung eine höchst unsichere Methode darstellt, und daß es sich im Einzelfalle immer nur um einen Zufallstreffer handeln kann. —

c) Die Gefahr der Keimschädigung.

Das zweite Hindernis, das der Anwendung der temporären Ausschaltung der Eierstocksfunktion entgegensteht, ist die **Gefahr der Schädigung des noch zu erwartenden Nachwuchses.**

Während die Möglichkeit der intrauterinen Fruchtschädigung durch Röntgenstrahlen, also die Entstehung von Mißbildungen an den Kindern durch die Bestrahlung bei schon bestehender Gravidität, von niemandem mehr bestritten wird und auch durch eine große Zahl von Fällen (s. S. 282) praktisch schon belegt ist, ist die Frage der Keimschädigung durch Röntgenstrahlen heute noch nicht gelöst und steht noch im Mittelpunkt des wissenschaftlichen Interesses. Bei der Erörterung dieser Frage ist es aus praktischen Gründen zweckmäßig, einen Unterschied in der Betrachtung zu machen, je nachdem vor der Befruchtung des bestrahlten Keimes eine vorübergehende Strahlenamenorrhöe vorhanden war oder nicht. Wir sprechen in diesem Sinne nach dem Vorschlage von Nürnberger von Frühbefruchtung und Spätbefruchtung.

Nach meiner Auffassung bedeutet der Befruchtungstermin allerdings keinen grundsätzlichen Unterschied in der Gefahr für die Nachkommenschädigung. Die Eifollikel als Herberge für das Keimgut sind in einer ununterbrochenen Kette verschiedener Entwicklungsstadien vorhanden, und keinerlei theoretische Erwägungen können zu einem prinzipiellen Unterschied in der Gefährdung durch die Strahlen abhängig von dem Befruchtungstermin führen. Graduell scheint uns allerdings ein Unterschied in der Schädigungsgefahr vorhanden zu sein. Man kann sich vorstellen, daß von der großen Menge von ruhenden und infolgedessen weniger strahlenempfindlichen Primärfollikeln, die ja bei der Spätbefruchtung in Betracht kommen, eher einmal eine Anzahl von Follikeln ungeschädigt durchkommt, oder sich auch bei der Befruchtung von der Strahlenwirkung wieder vollständig erholt hat. Das Risiko der Nachkommenschädigung ist deshalb bei der Frühbefruchtung a priori als größer anzusehen als bei der Spätbefruchtung. Deshalb mag diese Unterteilung in der Fragestellung aus praktischen Gründen auch aufrecht erhalten werden. Wintz hat auf Grund derartiger Überlegungen auch entsprechende Folgerungen für sein praktisches Handeln gezogen. Nach Penzoldt fordert er eine Karenzzeit von vier Monaten nach der Bestrahlung der Eierstöcke; fällt die Konzeption in eine Zeit innerhalb der ersten vier Monate nach dem Strahleneingriff, hält er eine Schädigung der Eier für möglich und empfiehlt, die Schwangerschaft zu unterbrechen.

Was kann nun aus den vor der Befruchtung bestrahlten weiblichen Keimen werden? Welche Schädigungen liegen, theoretisch betrachtet, innerhalb der Feststellungsmöglichkeit?

Zunächst besteht die Möglichkeit, daß die aus einem solchen Keim entstandene Gravidität intrauterine Schädigungen aufweist, die entweder durch mikroskopische Untersuchungen nachgewiesen werden können oder sich im Tierexperiment durch gehäufte Fehlgeburten oder durch zahlenmäßig verringerte Würfe präsentieren.

Ferner besteht die Möglichkeit, daß die Früchte von den bestrahlten Keimen mit deutlich erkennbaren Schädigungen in ihrer Erscheinungsform geboren werden oder solche Schädigungen im Laufe ihrer weiteren Entwicklung erkennen lassen, daß also **phänotypisch geschädigte Nachkommen** entstehen.

Weiter besteht die Möglichkeit, daß die phänotypisch kranken Nachkommen auch genotypisch als krank angesehen werden müssen, und schließlich, daß die phänotypisch gesunden bzw. gesund erscheinenden Nachkommen genotypisch krank sind.

Naturgemäß können die Erbschäden nur zu unserer Kenntnis gelangen, sofern sie sich phänotypisch auswirken.

Mit Bezug auf die Praxis ist der augenblickliche Stand der Auffassungen nun so, daß alle Autoren, die sich mit diesen Dingen beschäftigt haben, die Möglichkeit einer Keimschädigung, und zwar einer phänotypischen und genotypischen Schädigung, zugeben, wenn eine **Frühbefruchtung** vorliegt. Dagegen wird bei einer **Spätbefruchtung**, also bei einer Konzeption nach Ablauf der temporären Strahlenamenorrhöe, die Gefahr der Keimschädigung von vielen Autoren praktisch als nicht vorhanden angesehen (Wintz, Doederlein, Nürnberger, Stieve, Kupferberg).

Wir müssen also nach dem augenblicklichen Stand der Dinge hauptsächlich die Frage erörtern, **ob wir nach Spätbefruchtung sicher mit phänotypisch und genotypisch ungeschädigten Kindern rechnen dürfen.** Für die Entscheidung dieser Frage reichen die am Menschen vorliegenden Erfahrungen noch nicht aus. Da echte Erbschäden aus vererbungstheoretischen Gründen überhaupt erst in der Enkelgeneration zu erwarten sind, und dann auch nur, wenn zwei gleichartige, recessive Erbschäden zusammentreffen, kann dieser Teil der Frage durch statistische Erhebungen am Menschen vorläufig überhaupt gar nicht beantwortet werden. In ihrer Erscheinungsform geschädigte Kinder nach Spätkonzeption sind dagegen bereits mehrmals beobachtet worden. Ich erinnere besonders an den viel zitierten Fall von Gummert und Seynsche. Kürzlich ist von Pankow über einen weiteren Fall berichtet, der in noch höherem Maße als der Fall von Gummert und Seynsche den Verdacht berechtigt erscheinen läßt, daß eine Keimschädigung vorliegt.

Es handelt sich um eine Frau, die, nachdem sie sieben Kinder geboren hatte, im Jahre 1922 zum Zweck der temporären Sterilisation bestrahlt wurde. Fünf Monate danach kam es zu einer erneuten Schwangerschaft. Das Kind wurde am normalen Ende der Gravidität geboren, blieb immer schwächlich und starb vor Ablauf des 2. Lebensjahres. Im Jahre 1925 fand wieder eine Geburt statt, und zwar eines toten Kindes mit doppelseitiger Katarakt, also einer Veränderung der Augen, die als echte Mißbildung aufzufassen ist. Hier handelt es sich natürlich auch wieder, ebenso wie bei dem Fall von Gummert und Seynsche, nicht um einen Beweis für eine Röntgenschädigung. Die Beobachtung ist aber jedenfalls als eine Warnung zu bewerten!

Ferner sind hier die mühsamen Untersuchungen von Naujoks zu erwähnen. Naujoks hat Nachforschungen an Kindern angestellt, deren Mütter längere Zeit beruflich kleinen Röntgenstrahlenmengen ausgesetzt waren, und fand in 4% der Fälle Mißbildungen und Entwicklungsstörungen, und zwar bei 5 von 125 Kindern. Der Prozentsatz, mit dem man bei Kindern unbestrahlter Frauen mit den entsprechenden Abnormitäten zu rechnen hat, beträgt nach Plettrichs etwa 1%. Die Streuung dieser Zahl ist nach den Berechnungen von Nürnberger mit $\pm 3\%$ anzusetzen, so daß also die von Naujoks festgestellte Schädigungszahl von 4% an der oberen Grenze des von Nürnberger errechneten Wertes liegt. Auch diese von Naujoks festgestellte Zahl ist eine Warnung, daß die parakinetische Gefahr nicht außer acht gelassen werden darf. Vielleicht wird man in der Frage der parakinetischen Schädigungsgefahr nach Spätbefruchtung durch Tierexperimente über kurz oder lang eine Entscheidung herbeiführen können. Auch wird man vielleicht mehr Klarheit gewinnen, wenn erst die weitere Entwicklung der zahlreichen gesund geborenen Röntgenkinder über die Entwicklungsjahre hinaus erfolgt ist. Dabei wird besonders auf eine etwa bestehende Sterilität zu achten sein.

Das vorliegende Material von Schwangerschaften bei Frauen, welche nach vollständig abgeschlossener Strahlenbehandlung konzipierten, hat Flaskamp kürzlich (1930) in seinem ausgezeichneten Buch über „Röntgenschäden" zusammengestellt.

Von hierher gehörigen Tierexperimenten sind die von Franken-Martius und von Pankow angestellten zu erwähnen.

Mit Franken bin ich seinerzeit so vorgegangen, daß zunächst nichtblutsverwandte weiße Mäuse aus eigener Zucht gepaart und ihre normale Fortpflanzungsfähigkeit festgestellt wurde. Es ergab sich, daß die Elternpaare im Durchschnitt 6—7 normale Tiere warfen, die in einem Alter von 6 Monaten 23—25 g wogen. Dann wurden fünf solcher Muttertiere bestrahlt und nach acht Tagen belegt. Die Strahlendosis betrug 145 R auffallende Primärstrahlung. Die Strahlenhärte entsprach einer Spannung von 5,6 cm Kugelfunkenstrecke und einem Filter von 0,5 mm Zink + 1,0 mm Aluminium. Die Bestrahlung erfolgte auf den Hinterleib der durch eine Vorrichtung langgestreckten Maus aus 23 cm Entfernung

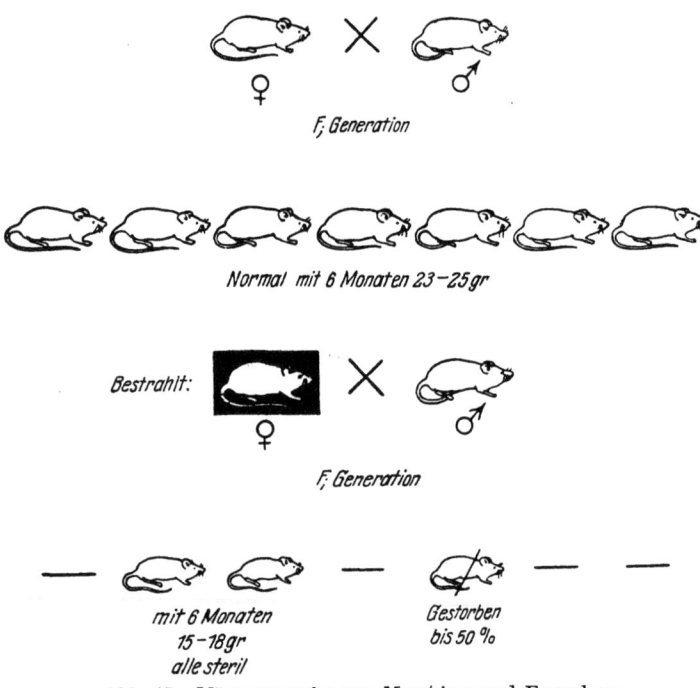

Abb. 17. Mäuseversuche von Martius und Franken.

bei 4 Milliampère in 3 Minuten. Eines von den so bestrahlten Muttertieren blieb steril, die anderen 4 konzipierten.

Wenn wir den Durchschnitt aus diesen 4 grundsätzlich übereinstimmenden Versuchen ziehen, so ergibt sich folgendes: Die Würfe bestanden im Durchschnitt nur aus 3 Jungen, blieben also unter 50% des Normalen. Von den lebend geborenen starben in der Folgezeit etwa die Hälfte der Tiere. Die übrigbleibenden wogen in einem Alter von 6 Monaten 15—18 g gegenüber 23—25 g in der Norm und waren auch sonst kümmerlich. Sie hatten ein dünnes, struppiges Fell, insbesondere auf dem Kopf und im Rücken zwischen den Schulterblättern. Außerdem blieben sie alle steril. Die Ergebnisse sind in der Abb. 17 schematisch dargestellt.

In einem Alter von 12 Monaten wurden die Tiere getötet, um die Keimdrüsen mikroskopisch zu untersuchen. Bei dem Vergleich der Ovarienschnitte der Nachkommen anbestrahlter Muttertiere mit solchen von gleichaltrigen und gleichgewichtigen Kontrolltieren hat man den Eindruck, daß in den ersteren etwas weniger Follikel und vielleicht auch mehr vorzeitig zugrunde gegangene Follikel enthalten sind. Bei der physiologisch bestehenden großen Variationsbreite des Follikelbestandes der Eierstöcke darf man aber nur sehr handgreifliche Unterschiede verwerten. Nur ein sehr auffallender und im großen Material konstanter Unterschied in der Zahl der Follikel überhaupt und in der Zahl der atretisch zugrunde gegangenen Follikel könnte zeigen, daß die Follikel der Röntgennachkommen besonders hinfällig sind. Zu einer sicheren Entscheidung in dieser Beziehung reicht das Material jedoch nicht aus.

Diese Mäuseversuche haben inzwischen eine Bestätigung gefunden. An der Göttinger Frauenklinik haben Schugt und Kikkawa weiße Mäuse in großem Umfange bestrahlt und zwar nicht, um die Frage der Nachkommenschädigung zu studieren, sondern um die Ovarialdosis bei Strahlen verschiedener Qualität in Röntgeneinheiten festzustellen. Dabei wurden abgestufte Dosen benutzt, und es ergaben sich als Nebenbefund ähnliche Nachkommenschädigungen wie bei unseren Versuchen. Besonders deutlich traten die Gewichtsunterschiede hervor. Auch blieben die Nachkommen der anbestrahlten Muttertiere alle steril, wenn Männchen und Weibchen von anbestrahlten Tieren stammten. Dagegen blieben die Paare nicht immer steril, wenn andere Männchen zur Nachzucht genommen wurden, und sie blieben wieder fast immer steril, wenn andere Weibchen genommen wurden. Daraus kann man schließen, daß die Gefahr der Keimschädigung bei den männlichen Nachkommen größer ist als bei den weiblichen.

So haben wir bei den Mäuseversuchen eine vollständige Skala von sämtlichen Graden der direkten Nachkommenschädigung vor uns, vom frühen Fruchttod mit Einschränkung der Wurfzahl bis zur phänotypischen Minderwertigkeit mit und ohne vollständige Sterilität.

Gegen diese Untersuchungsergebnisse ist von Nürnberger eingewendet worden, daß die Schädigungen an den Nachkommen möglicherweise nicht auf einer Schädigung der Ovarialsubstanz, sondern auf einer Röntgenschädigung des Endometriums beruhen könnten.

Deshalb ist Pankow mit einer besonderen Versuchsanordnung so vorgegangen, daß er nur das eine operativ freigelegte Ovarium von Kaninchen isoliert und abgetrennt bestrahlt hat und das andere unbestrahlt ließ. Dann wurde die Nachkommenschaft aus den beiden Uterushörnern kurz vor der normalen Geburt durch Schnittentbindung getrennt gewonnen. Dadurch, daß das Vergleichsmaterial der aus bestrahlten und unbestrahlten Ovarien stammenden Tiere ein und demselben Muttertiere angehörte, wurde erreicht, daß unübersehbare äußere Einflüsse, die immer gegen die Verwertbarkeit im Tierexperiment eingewendet werden, wie z. B. Inzucht, Ernährungsart, verschiedene Herkunft der Tiere usw. ausgeschaltet sind.

Aus dem vorläufigen Ergebnis der Versuche geht hervor, daß „gleichgültig, ob Frühbefruchtung oder Spätbefruchtung, die Zahl der Jungen, die aus dem bestrahlten Ovarium stammen, wesentlich geringer ist, als die aus der gesunden Seite, und daß die Tiere aus dem bestrahlten Eierstock im Durchschnitt leichter sind, als die aus dem nicht bestrahlten".

Über die Erbschädigungen der so gewonnenen Tiere werden weitere Beobachtungen Auskunft geben müssen. Die Versuche bestätigen aber die auch von uns schon erwiesene Möglichkeit, durch Röntgenstrahlen im Tierexperiment unmittelbare phänotypische Schäden durch Ovarialbestrahlungen hervorzurufen.

Erwähnt werden mögen auch noch die früher schon ausgeführten Untersuchungen von Unterberger an Schmetterlingen, der wohl als erster auf Grund von eigenen tierexperimentellen Untersuchungen auf die Gefahr der Keimschädigung durch Röntgenstrahlen hinwies.

Unterberger bestrahlte Weibchen einer Schmetterlingsart vor der Befruchtung der Eier, die bei den Schmetterlingen erst im Augenblick der Eiablage erfolgt. Es ergaben sich Nachkommen, die nur zwei Drittel so groß waren wie die Eltern, und außerdem eine starke Abnahme der Fruchtbarkeit.

Viel schwieriger ist die idiokinetische Gefahr, also die Gefahr der Erbschädigung durch Röntgenstrahlen, zu beurteilen. Hier stehen wir vor der schwerwiegenden Frage, ob wir nicht die therapeutischen Erfolge am Einzelindividuum durch Schädigungen im Bestand des Erbgutes der Menschheit erkaufen, Schädigungen, die erst nach Generationen bemerkbar werden können. Es ist das Verdienst von M. Hirsch (1914), auf diese eugenische Frage zuerst warnend hingewiesen zu haben. Die idiokinetische, d. h. erbändernde Wirkung der Röntgenstrahlen wurde im Tierexperiment schon durch die Untersuchungen von O. G. und P. Hertwig [Literatur s. P. Hertwig (1927)] und dann vieler anderer Untersucher wahrscheinlich gemacht. Neuerdings wurde sie von dem Morganschüler H. G. Muller bewiesen. Die von diesem Forscher angestellten Versuche an der Obstfliege sind von größter Bedeutung. Muller hat nachgewiesen, daß es mit Hilfe von Röntgenstrahlen möglich ist, Genmutationen hervorzurufen, insofern, als Muller durch die Bestrahlung mit Röntgenlicht eine Mutationsvermehrung von etwa $15\,000^0/_0$ gegenüber den nichtbestrahlten Kontrollen ermittelte.

Es handelt sich also um eine Erhöhung der Mutationsquote durch Röntgenstrahlen an der Obstfliege. Diese Untersuchungen der Morganschüler haben inzwischen die allgemeine Anerkennung der Vererbungsforscher gefunden und sind in vieler Beziehung noch erweitert worden. So konnten von Paintel, einem Mitarbeiter von Muller, bereits cytologisch feststellbare Veränderungen an den Chromosomen, z. B. Fragmentierungen und Anheftungen von Fragmenten als Grundlage für die Röntgenmutation beigebracht werden. In einer Arbeit von Patterson wurde gezeigt, daß die Häufigkeit der Fragmentierung von Chromosomen als Ausdruck von Röntgenmutationen der Bestrahlungsdosis direkt proportional geht. Untersuchungen von Hanson und Heys zeigen, daß sich bei Radiumbestrahlungen die Mutationszahl mit der Dicke des Bleifilters verringert. Somatische Mutationen wurden von Patterson und Casteel durch Röntgenbestrahlungen von Eiern und Larven erzeugt. Es wichen dann alle von der erstmutierten Körperzelle abstammenden Körperzellen in derselben Weise von der Umgebung ab. Whiting zeigte, daß die bei der Drosophila wirksamen Dosen bei anderen Versuchstieren, z. B. Schlupfwespen keine Mutationen hervorrufen. Erst mit höheren Dosen ließen sich dann auch bei diesem Versuchstier Mutationen erzeugen. Es besteht also bei den verschiedenen Tieren eine Abhängigkeit der Mutationsentstehung von der Dosis.

Als Vorläufer dieser Forscher kann der frühere Tübinger Chirurg Perthes genannt werden, der schon im Jahre 1903 als einer der ersten den Bestrahlungseffekt mit Chromosomenvorgängen in Verbindung brachte.

Es fragt sich nun, wie weit diese wichtigen tierexperimentellen Ergebnisse auch auf die menschliche Vererbung angewendet werden dürfen, und wie weit man aus ihnen auch auf eine Keimschädigungsgefahr beim Menschen durch Röntgenstrahlen schließen darf. Immer wird hier der Einwand gemacht, daß der Mensch keine Taufliege sei. Nun zeigt aber die moderne Vererbungswissenschaft durchgehend, daß die bei Tier und Pflanze gefundenen Gesetzmäßigkeiten auch für die menschliche Vererbung Gültigkeit haben. Nur ist der Ablauf dieser Gesetzmäßigkeiten bei dem hochdifferenzierten menschlichen Organismus ungleich komplizierter und deshalb weniger übersehbar, als bei den Versuchstieren und Pflanzen.

Man kann also nicht umhin, die Möglichkeit der im Tierexperiment nachgewiesenen Röntgenmutationen auch für die menschliche Zelle als bestehend anzunehmen. Es ist sogar als höchstwahrscheinlich anzusehen, daß die Röntgen- und Radiumstrahlen, und zwar schon geringe Dosen, auch in den Keimzellen des Menschen durch Genmutationen neue, recessive krankhafte Erbfaktoren entstehen lassen, die in der Enkelgeneration manifest werden können, sobald sie mit derselben recessiven Anlage zusammentreffen.

Hier pflegt nun als ein weiterer Einwand geltend gemacht zu werden, daß die Erzeugung von Röntgenmutationen in den Keimdrüsen des Menschen deshalb praktisch gleichgültig sei, weil der Schaden nur manifest werden könne, wenn sich zwei „Röntgenkinder" mit derselben recessiven Röntgenmutation heiraten, was kaum in Frage komme.

Dagegen ist jedoch zu sagen, daß es nach den jetzt gültigen Anschauungen in der Vererbungsforschung nicht notwendig ist, daß zum Manifestwerden eines solchen recessiven Erbschadens zwei mit derselben Röntgenmutation behaftete Röntgenkinder heiraten. Es ist vielmehr auch möglich, daß der in dem Erbgut des einen Partners verborgene Röntgenschaden dadurch manifest wird, daß er in der Erbmasse des anderen Partners zufällig dieselbe recessive Eigenschaft vorfindet, und die letztere Möglichkeit ist durchaus nicht von der Hand zu weisen, da das Erbgut des Menschen von zahlreichen recessiven Krankheitsfaktoren durchsetzt ist. Nach Loeffler kann eine recessiv sich vererbende Mutation, die im Geschlechtschromosom einer Frau lokalisiert ist, bereits in der nächsten Generation bei 50% der Söhne manifest werden, und zwar unabhängig von der Erbkonstitution des Partners.

Die Vererbungswissenschaftler, z. B. Fischer, Lenz und E. Bauer haben aus den Mullerschen Versuchen auch sofort die vollen Konsequenzen für den Menschen gezogen. Muller selbst sagt darüber in einer seiner Arbeiten folgendes:

„Der heutzutage in der Röntgentherapie gewöhnliche Gebrauch, vorübergehende Sterilisation zu bewirken, ist hauptsächlich rein theoretisch durch die Auffassung verteidigt worden, daß Eier nach der Wiederkehr der Fertilität als unverletztes Gewebe angesehen werden müssen. Da es sich aber gezeigt hat, daß diese Annahme falsch ist, sollten viele Ärzte ihre Methoden ändern, wenigstens bis genetische Arbeiten mit Säugetieren ausgeführt sind, die negative Resultate zeigen."

Wenn Stieve, der die Morganschen Theorien überhaupt ablehnt, diese praktischen Konsequenzen nicht zieht, so steht er darin jedenfalls im Gegensatz zu der herrschenden Vererbungslehre.

Nach dem heutigen Stande der Vererbungsforschung ist es als feststehend anzusehen, daß die kurzwelligen Strahlen die einzige Energieform sind, mit der es im Tierexperiment sicher gelingt, künstliche Mutationen, d. h. also neue, vererbbare Eigenschaften hervorzubringen[1]. Es ist deshalb als zum mindesten unvorsichtig anzusehen, wenn gerade das Organ, welches das Keimgut des Menschen beherbergt, bei noch zu erwartendem Nachwuchs mit einer die Eifollikel in gröbster Weise verändernden Dosis von Röntgen- oder Radiumstrahlen beschickt wird.

Mit Rücksicht auf die Erbschädigungen ist natürlich die Grenze, die man zwischen der Gefahr für die Nachkommenschaft nach Früh- und Spätbefruchtung gezogen hat, als eine ganz willkürliche anzusehen.

Aber auch, was die parakinetische Gefahr anbetrifft, können wir einen prinzipiellen Unterschied in den Folgen der Bestrahlung bei Früh- und Spätbefruchtung nicht anerkennen. Die Möglichkeit, daß auch einmal ein ruhender Primärfollikel nach abgelaufener Strahlenamenorrhöe gerade ein solches Maß von Röntgenschädigung in sich trägt, daß er zwar befruchtet werden und sich weiterentwickeln kann, die entstehende Frucht aber geschädigt ist, kann man weder durch vererbungstheoretische Überlegungen, noch auf Grund der vorliegenden Tierexperimente ganz von der Hand weisen.

Nach alledem bin ich der Ansicht, daß bei unserem verantwortungsvollen Handeln in der Praxis so lange der Keimschädigungsgefahr Rechnung getragen werden sollte, bis nicht der strikte Gegenbeweis gegen das Vorhandensein dieser Gefahr erbracht ist. Und das ist noch keineswegs der Fall.

In dieser Forderung unterscheiden wir uns grundsätzlich von anderen Autoren, die sich über die praktische Bedeutung der Keimschädigungsgefahr geäußert haben (Doederlein, Nürnberger, Wintz, v. Seuffert, Kupferberg), während Gauß, der die Methode der temporären Ausschaltung der Eierstocksfunktion durch Röntgenstrahlen auch jetzt noch häufig zur Anwendung bringt, bezüglich der Keimschädigungsgefahr auf demselben Standpunkt steht wie wir, d. h. also bei der Indikationsstellung zu dieser Methode auf die Keimschädigungsgefahr Rücksicht nimmt.

Augenblicklich ist also die Sachlage so, daß eine Gefahr für die Kinder, die nach irgendeiner Ovarialbestrahlung, auch einer solchen mit nur schwachen Röntgenstrahlendosen, geboren werden, zwar noch nicht als sicher bestehend angesehen, aber auch keineswegs sicher ausgeschlossen werden kann. Und so lange das der Fall ist, müssen wir dafür sorgen, daß die Ansicht, die Keimschädigungsgefahr nach Ovarialbestrahlung bestehe praktisch nicht und bilde gewissermaßen kein Problem mehr — eine Anschauung, die lange Zeit schon fast allgemein verbreitet war und auch jetzt noch weitverbreitet ist — einem mehr vorsichtigen Standpunkt Platz macht. In der Praxis muß daran festgehalten werden, daß es noch nicht bewiesen

---

[1] Anmerkung bei der Korrektur: Inzwischen ist es Agnes Bluhm (Monographie bei J. F. Lehmanns Verlag. München 1930) gelungen, durch Alkoholeinwirkung auf die Männchen der Albino-Hausmaus ebenfalls Erbschädigungen zu erzeugen. Das Ergebnis stellt eine erstmalige, willkürliche Mutationserzeugung bei Säugetieren dar.

ist, daß nach irgendeiner wirksamen Ovarialbestrahlung und speziell auch nach der temporären Sterilisation die Gefahr für die Nachkommenschaft, geschädigt zu werden, nicht vorhanden ist. Das gilt sowohl für die idiokinetische, als auch für die parakinetische Gefahr und für die Schwangerschaften nach Frühbefruchtung und nach Spätbefruchtung. Mit dieser negativen Feststellung müssen wir uns vorläufig begnügen und ihr in der Praxis Rechnung tragen.

Wir kommen also zu dem Schluß, daß die temporäre Sterilisation der Frau mit Röntgenstrahlen, aus welcher Indikation heraus sie auch als nützlich angestrebt wird, wegen der Gefahr einer Schädigung des Erbgutes abgelehnt werden muß, während die temporäre Röntgenmenopause nur dann als therapeutisches Ziel angestrebt werden darf, wenn erstens eine ungewollte Daueramenorrhöe nicht als ein großes Unglück anzusehen ist und zweitens nicht mehr mit Nachwuchs gerechnet zu werden braucht. Nur wenn diese Voraussetzungen erfüllt sind, ist es angängig, die Ausschaltung der Eierstocksfunktion durch Röntgenstrahlen auf Zeit als nützliche und unter Umständen sogar sehr wertvolle Behandlungsmethode auch bei den Myompatientinnen zur Anwendung zu bringen.

Zehntes Kapitel.
Die Hypophysen- und Milzbestrahlung bei Myomblutungen.

a) Die Hypophysenbestrahlung.

Im Jahre 1922 wurde von Hofbauer als „ein neues Prinzip gynäkologischer Behandlung" die Hypophysenbestrahlung eingeführt. Hofbauer ging von dem Gedanken aus, daß man durch Ausschaltung des Vorderlappens der Hypophyse die Follikelreifung der Eierstöcke stillegen könne, und daß man infolgedessen, da die Strahlenbehandlung der Myome und Metropathien auf einer Ausschaltung der Follikelreifung beruhe, diese Erkrankungen auch durch die Stillegung des Hypophysenvorderlappens behandeln könne. Hofbauer bezog sich dabei auf die Versuche von Cushing, Horsley, Biedl und Aschner, da diese Autoren regressive Veränderungen am inneren Genitale nach der Ausschaltung des Vorderlappens der Hypophyse bzw. nach Schädigungen des Zwischenhirns festgestellt hatten. Zu der Ausschaltung der Hypophysenvorderlappenfunktion benutzte Hofbauer nun wiederum die Röntgenstrahlen und konnte durch die Bestrahlung der Hypophyse tatsächlich eine Atrophie des Genitale und damit auch das Sistieren der Blutungen bei Metropathien und Myomen herbeiführen, indem er also gewissermaßen den Angriffspunkt der Röntgenstrahlen in dem Korrelationssystem der inneren Drüsen eine Etage höher verlegte. Vorher hatte schon L. Fraenkel auf Grund tierexperimenteller, gemeinsam mit Geller ausgeführter Untersuchungen darauf hingewiesen, daß man die Eierstocksfunktion durch die Bestrahlung der Hypophyse beeinflussen könne.

In seiner ersten Mitteilung gibt dann Hofbauer auch gleich überraschende Resultate von Myomverkleinerungen nach der Hypophysenbestrahlung an.

So beobachtete er eine 49jährige Patientin mit faustgroßem interstitiell-subserösem Myom, bei welcher anderwärts am 10. Januar die Ovarien mittels Kastrationsdosis bestrahlt worden waren, die Blutungen aber bald wiederkehrten und der Tumor unbeeinflußt blieb. Am 7. März desselben Jahres wurde die isolierte Hypophysenbestrahlung ausgeführt. Am 11. April war vom Myom nichts mehr zu fühlen. Am 25. Mai gutes Allgemeinbefinden, Genitale o. B., keine Blutung mehr. — In einem zweiten Falle, 43 Jahre alte Patientin, mit multiplen Myomen in der Vorderwand des Uterus von Haselnuß- bis Apfelgröße, bisher nicht behandelt, bewirkte die am 22. März vorgenommene Hypophysenbestrahlung, daß die Nachuntersuchung am 17. Mai die Myomknötchen als kleine Reste eben noch nachweisbar erscheinen ließ. Bei einer dritten Patientin von 53 Jahren mit kindskopfgroßem Myom an dem retroflektierten Uterus ließ die ovarielle Kastration im Oktober 1921 die Blutungen aufhören, beeinflußte aber den Tumor kaum. Die am 4. März 1922 vorgenommene isolierte Hypophysenbestrahlung beeinflußte den Tumor derart, daß er am 12. April kleinfaustgroß und am 22. Mai gut walnußgroß erschien.

In dem darauffolgenden Jahre (1923) teilte Hofbauer dann allerdings mit, daß die Ergebnisse bei den Myomen und Metropathien keineswegs einheitliche seien, während H. Hirsch-Altona, der die „hypophysäre Kastration" auf die Anregung von Hofbauer hin aufgegriffen und bei einem großen Material angewendet hatte, diese Methode im Jahre 1922 bei den Myomen als die Methode der Wahl bezeichnete. H. Hirsch berichtete über 15 Myomfälle, bei denen er durch die Hypophysenbestrahlung mit 60% der HED ein „außerordentlich promptes Zurückgehen der Myome", und zwar in bedeutend kürzerer Zeit als durch die „ovarielle Kastration" sah. Er beobachtete z. B. Tumorverkleinerungen von Kindskopf- bis Faustgröße auf Walnußgröße in vier Wochen.

Zwei Jahre später widerrief H. Hirsch seine eigenen Ergebnisse. Er fand, daß bei den länger beobachteten Fällen der Schrumpfungsprozeß immer langsamer vor sich ging und nach 8—10 Monaten in den meisten Fällen stillstand. H. Hirsch empfahl die Hypophysenbestrahlung dann auch nur noch für die Fälle, bei denen die Lage des Tumors unsicher war, also bei starker Adipositas und großen Myomen. Bei diesen Fällen hält er die Bestrahlung der gleichmäßig situierten Hypophyse für den günstigeren Angriffspunkt.

Über Mißerfolge mit der Hypophysenbestrahlung haben dann auch P. Werner, Reifferscheid, Borak, Schönhof, Bolaffio, und Del Buono berichtet. Auch Sahler hält bei Genitalblutungen die Eierstocksbestrahlung der Hypophysenbestrahlung für weit überlegen. Er konnte allerdings bei Myomen, die nach der Eierstocksbestrahlung nicht genügend schrumpften, durch die nachträgliche Hypophysenbestrahlung oft eine auffallende Förderung der Rückbildungsprozesse herbeiführen.

Wenn wir uns nach der wissenschaftlichen Grundlage dieser „hypophysären Kastration" fragen, so sind durch zahlreiche experimentelle und pathologisch-anatomische Untersuchungen der letzten Jahre die schon längst vermuteten innigen Beziehungen zwischen Hypophyse und Ovarium sichergestellt worden.

Bekanntlich kommt es physiologischerweise während der Schwangerschaft beim Menschen und bei den meisten Säugetierarten in zweifellos enger Beziehung mit der Veränderung der Ovarialfunktion zu einer Vergrößerung des Vorderlappens der Hypophyse, die dann wieder zu den bekannten akromegalischen Schwangerschaftssymptomen führen kann. Über die dieser Schwangerschaftsvergrößerung zugrunde liegenden histologischen Veränderungen haben uns die Arbeiten von Erdmann und Stumme genau unterrichtet, die zeigen, daß die Vergrößerung des Organes auf einer Vermehrung und Vergrößerung der chromophoben Zellen beruht. Die so entstehenden Zellen sind für die Schwangerschaft charakteristisch und werden als Schwangerschaftszellen bezeichnet.

Aber nicht nur in der Schwangerschaft, sondern auch nach der Ausschaltung der Eierstocksfunktion durch Röntgenstrahlen und nach der operativen Kastration kommt es zu deutlich nachweisbaren Veränderungen der Hypophyse, die den Schwangerschaftsveränderungen sehr nahe stehen. Sie haben in einer Veröffentlichung von Schenk eine besonders ausführliche und sorgfältige Bearbeitung erfahren. Auf diese Arbeit verweise ich auch bezüglich der sehr ausgedehnten Literatur über die Zusammenhänge zwischen Schwangerschaft, bzw. Ausschaltung der Eierstocksfunktion auf der einen Seite und den morphologischen Veränderungen der Hypophyse auf der anderen Seite. Von den hierher gehörigen neueren tierexperimentellen Arbeiten erwähne ich die von Geller, O. Strauß, Rahm, Podljaschuk, Poos, Baniecki und Lehmann.

Es fragt sich nun, ob bei den Myomkranken Veränderungen in der Hypophyse bestehen, die für das Myomwachstum verantwortlich sind und damit eine Grundlage für die therapeutische Inangriffnahme gerade dieses Zentralorgans und seiner Umgebung rechtfertigen. Derartige myomspezifische Veränderungen der Hypophyse konnten jedoch nicht nachgewiesen werden. Es ist nun zwar nicht nötig, daß als Erklärung für die manchmal bei Myomblutungen heilend wirkende Hypophysenbestrahlung irgendwelche spezifischen Zusammenhänge zwischen Hypophysenfunktionszustand und Myomwachstum vorhanden sind. Denn daß die normale Eierstocksfunktion von dem Hypophysenvorderlappenhormon beherrscht wird, ist inzwischen längst bekannt geworden und durch die Forschungen von Zondek und Aschheim eindeutig bewiesen.

Wenn wir aber keine charakteristischen Störungen in den Beziehungen zwischen Hypophyse und Genitale bei den Myomfrauen annehmen müssen, oder solange wir diese nicht kennen, fehlt für die Verlegung der Röntgenbestrahlung von den Ovarien aufwärts in die Hypophyse jede Berechtigung. Die Hypophysenbestrahlung ist aber nicht nur unberechtigt, sondern auch bedenklich, weil dabei mit ziemlich hohen Dosen von etwa 60% der HED nach H. Hirsch und Hofbauer nicht nur die Hypophyse selber, sondern auch die Zwischenhirnbasis getroffen wird, wobei unübersehbare Wirkungen ausgelöst werden können, eine Schwierigkeit, die übrigens auch Hofbauer zugibt. Die Unübersehbarkeit der Strahlenwirkung auf die Hypophyse kommt ferner auch noch dadurch zur Geltung, daß die Hypophyse zweifellos verschiedene biologische Teilfunktionen in sich vereinigt, und der Strahlentherapeut nicht in der Lage ist, die radiologische Beeinflussung der den verschiedenen Teilfunktionen zugrunde liegenden Zellelemente willkürlich zu bewirken.

Solange wir eine besondere, das Myomwachstum bedingende und therapeutisch gut angreifbare „Dysfunktion" der Hypophyse nicht kennen, ist nicht einzusehen, warum man die Röntgenstrahlenbehandlung der Myome, die schon bei der Ovarialbestrahlung in ihrem wesentlichsten Teil eine indirekte Therapie darstellt, noch einen Umweg gehen lassen soll, indem man nicht die stark strahlenempfindlichen Ovarien, sondern das in seiner Strahlenempfindlichkeit noch nicht völlig erforschte Zentralorgan der Bestrahlung aussetzt.

Praktisch hat die Hypophysenbestrahlung bei den Myomblutungen deshalb auch keinerlei Verbreitung gefunden.

b) Die Milzbestrahlung bei den Myomblutungen.

Auch die Milzbestrahlung hat sich zum Zwecke der Blutstillung bei den Gebärmuttermyomen nur wenig einführen können.

Seit den grundlegenden Veröffentlichungen von Stephan ist es bekannt, daß die Bestrahlung der Milz eine Beschleunigung der Blutgerinnung zur Folge hat. Die Gerinnungsbeschleunigung hat ihren Höhepunkt etwa sechs Stunden nach der Bestrahlung, um dann allmählich wieder zur Norm zurückzukehren. Die blutstillende Wirkung der Milzbestrahlung ist seitdem klinisch und experimentell von vielen Seiten bestätigt worden. Die von Stephan gegebene Erklärung dafür kann aber nicht mehr aufrecht erhalten werden. Die Vorstellung von einer reinen Reizwirkung der Röntgenstrahlen auf den reticuloendothelialen Apparat der Milz mußte man aus den verschiedensten Gründen fallen lassen. Der Hauptgrund, der gegen diese Erklärung geltend gemacht werden muß, ist die hochgradige Strahlenempfindlichkeit der Gewebselemente der Milz. Nach therapeutischen Bestrahlungen des lymphatischen Apparates haben schon, wie Jüngling angibt, Strahlenmengen von 10% der Erythemdosis und weniger Zellzerfall zur Folge. Auf jeden Fall haben schon schwache Milzbestrahlungen einen gewaltigen Einfluß auf das Blutbild. Holler hat nachgewiesen, daß sich schon 20 Minuten nach einer sogenannten Milzreizbestrahlung ein Leukocytensturz um ein Drittel und mehr des Ausgangswertes zeigt.

Aber nicht nur das weiße Blutbild erleidet durch die Milzbestrahlung mit kleinen Dosen hochgradige Veränderungen. Nach der Milzbestrahlung setzt auch jedesmal prompt ein Thrombocytenzerfall ein. Hornung hat nach 30 therapeutischen Milzbestrahlungen dahingehende Untersuchungen gemacht. Die Milzgegend wurde mit einem Drittel der Erythemdosis bestrahlt, und es fand sich in 93% der Fälle ein Thrombocytensturz, der 40% des Ausgangswertes erreichte.

Bei den engen Beziehungen, die zwischen den Thrombocyten und der Blutgerinnung bestehen, muß daran gedacht werden, daß speziell der Thrombocytensturz einen wesentlichen Faktor in dem Zusammenhang zwischen Milzbestrahlung und Blutstillung darstellt.

Andere Untersuchungen lassen aber wieder Zweifel darüber aufsteigen, ob überhaupt ein spezifischer Zusammenhang besteht, indem Tichy nach Leberbestrahlungen, Szenes und Gál nach Schilddrüsenbestrahlungen, Amreich nach Parotisbestrahlungen, Nigst nach Bestrahlungen der Lunge, des Abdomens und anderer Körperteile blutstillende Wirkungen gesehen haben.

Nach diesen Beobachtungen liegt es am nächsten, eine unspezifische Leistungssteigerung der Blutgerinnungsvorgänge (Holthusen, Caspari usw.) durch Zellzerfallsprodukte anzunehmen. Borak hat nach Milzbestrahlungen eine vermehrte Harnsäureausscheidung festgestellt. Er schließt daraus auch auf eine

Zerstörung von Zellmaterial durch die Bestrahlung. Interessant in diesem Zusammenhang ist, daß Spiethoff-Jena durch Milzbestrahlungen, die er bei Hautkrankheiten anwendete, Amenorrhöen heilte.

Jedenfalls möchten wir mit Holthusen, um seine Worte zu gebrauchen, daran festhalten, „daß für die Annahme einer direkten Energieübertragung aus der Strahlung auf die Zelle, in dem Sinne, daß durch sie ein direkter fördernder Impuls auf die Zelle ausgeübt wird", auch bei der Milzbestrahlung kein Raum vorhanden ist. Deshalb ist es auch besser, den Ausdruck „Reizbestrahlung der Milz" fallen zu lassen, und schlechtweg von einer Milzbestrahlung zu sprechen.

Aber die Annahme einer reinen Proteinkörperwirkung befriedigt auch nicht vollends. Wenigstens findet dadurch die Beobachtung keine Erklärung, daß manchmal nach der wegen gynäkologischer Blutungen ausgeführten Milzbestrahlung die Hypermenorrhöen nicht nur aufhören, sondern sogar eine Regelung der Periodenblutung zustande kommt, ein Effekt der Milzbestrahlung, der auf intime hormonale Beziehungen zwischen Milz und Ovarium schließen läßt.

Klinische Mitteilungen über Milzbestrahlungen bei gynäkologischen Blutungen überhaupt liegen schon von zahlreichen Autoren vor (Vogt, Wolmershäuser und Eufinger, Nürnberger, Hornung und v. Mikulicz-Radecki, Sippel, Borak, E. Zweifel und P. Werner, Sahler usw.). Das schon ziemlich große Material zeigt fast überall dasselbe Bild, nämlich sehr befriedigende Erfolge der Blutstillung bei den juvenilen Blutungen und bei den Adnexentzündungen und fast gar keine Erfolge bei den klimakterischen Blutungen. Im ganzen lassen die Veröffentlichungen erkennen, daß bei sorgfältiger Auswahl der Fälle, d. h. wenn es sich wirklich um rein ovariell bedingte Blutungen handelt, in 75% ein momentaner Erfolg und in 25% sogar ein Dauererfolg erzielt wird.

Praktisch ist die Milzbestrahlung bei gynäkologischen Blutungen, und zwar in erster Linie bei den juvenilen Uterusblutungen eine wertvolle Bereicherung. Wir wenden sie häufig an und haben schon in manchem Fall die hartnäckigen Hypermenorrhöen junger Mädchen, die sich allen anderen Behandlungen gegenüber als unbeeinflußbar gezeigt hatten, durch die Milzbestrahlung in Ordnung bringen können.

Die Bestrahlungstechnik ist so, daß in der Milzgegend ein Feld von etwa 15 : 15 cm abgedeckt wird. Die Patientin liegt in halber Seitenlage. Es wird nun aus 35 cm Entfernung eine Einfallsdosis von 160 r einer mit 0,5 mm Zink gefilterten Strahlung appliziert. Dazu sind bei 4 Milliampère Belastung und einer Strahlenhärte von 0,7 mm Halbwertschicht in Cu etwa 12 Minuten nötig.

Die r-Angabe betrifft die auffallende Primärstrahlung mit der freistehenden Kammer ohne Rückstreuung gemessen.

Von der Angabe einer Tiefendosis an der Milz sehe ich ab, da diese Angabe bei der Verschiedenheit der Dosis an den verschiedenen Stellen der Milz doch nur eine Scheingenauigkeit in sich schließen würde.

Eine solche Bestrahlung kann mehrmals in Pausen von acht Tagen wiederholt werden.

Manchmal haben wir die Milzbestrahlung mit der Bestrahlung der Schilddrüse kombiniert oder abgewechselt, und zwar wurde die Schilddrüsengegend unter isolierter Abdeckung des Kehlkopfes durch einen kleinen Bleigummistreifen mit derselben Dosis bestrahlt wie die Milzgegend. Bei dieser vorsichtigen Dosierung halten wir auch die Schilddrüsenbestrahlung für ungefährlich und durchaus berechtigt, wenn auch die Zuverlässigkeit ihrer Wirkung noch durch weitere Beobachtungen geprüft werden muß. Die größte Erfahrung über die Beeinflußbarkeit von Menstruationsstörungen im jugendlichen Alter durch Schilddrüsenbestrahlungen hat Gál-Budapest aufzuweisen. Die Erfolge sind befriedigend.

Was nun speziell die Myomblutungen anbetrifft, so kommt die Milzbestrahlung allein bei diesen nur sehr selten in Betracht. Man kann sie höchstens als eine gelegentliche Unterstützung anderer Palliativmaßnahmen bei den Myomblutungen ansehen, da man nur einen vorübergehenden Erfolg und diesen auch nur mit einer nicht sehr großen Sicherheit erwarten darf. So kann es z. B. bei jugendlichen Frauen, bei denen die Ovarialbestrahlung vermieden werden soll und die Operation aus irgendeinem Grunde umgangen werden muß, nützlich sein, die Milzbestrahlung gelegentlich mit in den übrigen Heilplan der Myomblutungen einzufügen.

Eine andere Anwendungsmöglichkeit ist die von Schneider vorgeschlagene, indem dieser Autor die Ovarialbestrahlung grundsätzlich mit der Milzbestrahlung, und zwar mit der hohen Einfallsdosis von 425—475 r kombiniert, um den Effekt der Blutstillung schneller herbeizuführen als durch die Ovarialbestrahlung allein. Auch Bignami und Philips empfehlen die Milzbestrahlung zur Unterstützung der Ovarialbestrahlung bei Myomen.

Wenn auch noch keinerlei Schädigungen durch die Bestrahlung der Milz beobachtet worden sind, so scheint es mir doch besser zu sein, dieses den Strahlen gegenüber hochempfindliche Organ nur zu bestrahlen, wenn keine andere Behandlungsmöglichkeit besteht.

Elftes Kapitel.
Die zahlenmäßigen Ergebnisse der Strahlenbehandlung bei den Uterusmyomen.

Wenn man sich über die Erfolge einer Behandlungsmethode Rechenschaft geben will, so ist die zahlenmäßige Darstellung der Ergebnisse ein unentbehrliches, aber in vieler Beziehung unzureichendes Verfahren. Es ist zwar möglich, bei einem großen Material von gleichartigen Krankheitsfällen statistisch unter Berücksichtigung des dreifachen mittleren Fehlers Auskunft darüber zu geben, in welchem Prozentsatz ein bestimmtes Symptom der betreffenden Erkrankung durch die Behandlung verschwunden, verringert oder bestehen geblieben ist. Man kann beispielsweise auch in einer einfachen Zahl zum Ausdruck bringen, in wieviel Fällen von dem Gesamtmaterial die Behandlungsmethode einen ungünstigen Ausgang gehabt hat, oder wieviel Zeit durchschnittlich bis zum Eintreten der Beschwerdefreiheit verstrichen ist und dergleichen mehr. Der wirkliche Wert einer Behandlungsmethode im Vergleich mit einem anderen Behandlungsverfahren wird aber von so viel verschiedenartigen Einzelheiten bestimmt, daß dafür eine einfache Zahl niemals erschöpfend Auskunft geben kann.

Wenn nun trotzdem in diesem letzten Abschnitt noch einmal über die Erfolge der Strahlenbehandlung der Uterusmyome berichtet wird und diese Erfolge in Zahlen angegeben werden, so kann es sich dabei auch nur um das Herausgreifen eines einzelnen, allerdings stark im Vordergrunde stehenden Symptoms bei den Myompatienten handeln, nämlich um die Myomblutung und den Prozentsatz des Ausbleibens derselben nach der Bestrahlung.

Nach dieser Richtung hin haben Gauß und seine Mitarbeiter das gesamte in der Literatur erschienene Material von strahlenbehandelten Myomen und hämorrhagischen Metropathien zahlenmäßig zusammengestellt. Es handelt sich um die Arbeiten von John bis 1913, Schmid von 1914—1919, Framm von 1920—1921 und v. Ammon von 1922—1927, welch letzterer seine Zahlen mit denen der vorherigen Autoren nochmals vereinigt hat. Die einzelnen Arbeiten, die v. Ammon in seiner Veröffentlichung zusammengefaßt hat, sind oben bereits erwähnt (S. 239). Die Fälle von hämorrhagischen Metropathien werden von uns in der folgenden, der Arbeit von v. Ammon entnommenen Tabelle belassen, da sie in den Veröffentlichungen zum Teil nicht getrennt von den Myomen aufgeführt sind. Einige speziell für die Myome in Betracht kommende Zahlen wurden weiter oben bereits erwähnt (S. 239). Die von v. Ammon aufgestellte Tabelle ist auf S. 354 abgedruckt.

Wenn man diese Tabelle einer näheren Betrachtung unterzieht, so ergibt sich zunächst, daß sie rund 15 000 Fälle von bestrahlten Myomen und Metropathien enthält (15 937 Fälle weniger 1102 verschollene Fälle).

Was die einzelnen Rubriken anbetrifft, so enthält die dritte mit „Heilung" bezeichnete Kolumne die erzielten Daueramenorrhöen einschließlich derjenigen Fälle, bei denen die Daueramenorrhöen durch leichtere Blutungen vorübergehender Art unterbrochen wurden.

Mit „Besserung" sind in der fünften Kolumne diejenigen Fälle bezeichnet, bei denen eine „zufriedenstellende Regelung der vor der Bestrahlung profusen Menstruation" eintrat.

Mit „Amenorrhöen" in der achten Rubrik sind die Daueramenorrhöen mit den „Rezidiven" zusammengefaßt, um die erzielten „Primärheilungen" anzugeben.

Die neunte Rubrik „klinische Heilung" umfaßt die Daueramenorrhöen, Rezidive und Besserungen.

Für die Beurteilung des mit der Bestrahlungstherapie — Röntgenbestrahlung, Radium und Röntgen und Radium kombiniert — bezüglich des Ausbleibens der Periode erzielten Gesamtresultates kommt nur die dritte mit „Heilung" bezeichnete Rubrik der Tabelle in Betracht.

Wir sehen, daß die darin angegebenen Prozentzahlen zwischen **76** und **100%** liegen. Für die Fälle aus den Jahren 1922—1927 macht diese Heilungsziffer im ganzen **92,1%** aus.

Nach alledem kann man also sagen, ohne die einer solchen Sammelstatistik immer innewohnenden großen Fehlerquellen zu gering einzuschätzen, daß die Strahlentherapie der Myome und Metropathien tatsächlich in einem außerordentlich hohen Prozentsatz das Hauptziel der Behandlung, nämlich die Beseitigung der Hypermenorrhöen zu erreichen im Stande ist.

Vergleichende Tabelle aller bis 1927 statistisch erfaßten Fälle strahlenbehandelter Myome und hämorrhagischer Metropathien.

	Fälle	Verschollen	Heilung	Rezidive	Besserung	Todesfälle	Versager	Amenorrhöe	Klin. Heilung
			\multicolumn{7}{c}{in Prozenten nach Abzug der Verschollenen:}							
John, bis 1913									
Rö, My	846	38	85,1	0,5	9,7	0,4	4,3	85,6	95,3
Rö, Me	338	18	80,6	1,2	14,1	—	4,1	81,8	95,9
Rö, My u. Me (nicht getrennt veröffentlicht)	211	15	76,0	1,0	18,3	—	4,6	77,0	95,3
Schmid, 1914—1919									
Rö, My	2728	114	84,0	1,8	9,2	0,15	5,5	85,8	95,0
Rö, Me	1497	30	90,5	0,8	7,97	—	0,7	91,3	99,27
Rö, My u. Me (nicht getrennt veröffentlicht)	994	22	93,3	0,1	2,98	—	3,6	93,4	96,38
Ra, My	1020	16	90,4	0,89	3,4	0,99	5,2	91,29	94,69
Ra, Me	944	14	91,3	0,86	4,9	0,22	2,7	92,16	97,06
Framm, 1920/21									
Rö, My	1374	95	80,6	5,2	12,2	0,08	1,95	85,8	98,0
Rö, Me	659	22	94,98	1,9	1,9	—	1,26	96,88	98,78
Rö, My u. Me (nicht getrennt veröffentlicht)	41	3	97,4	—	—	—	2,6	97,4	97,4
Ra, My	93	10	100,0	—	—	—	—	100,0	100,0
Ra, Me	161	4	93,6	—	4,5	—	1,9	93,6	98,1
Ra u. Rö kombiniert (bei My u. Me nicht getrennt veröffentlicht)	150	—	96,0	1,3	—	—	2,6	97,3	97,3
v. Ammon, 1922—1927									
Rö, My	6967	527	91,4	1,3	2,7	0,1	4,5	92,7	95,4
Rö, Me	2243	352	96,25	1,3	1,6	0,05	0,7	97,6	99,2
Rö, My u. Me (nicht getrennt veröffentlicht)	1452	99	98,2	1,4	—	—	0,3	99,6	99,6
Ra, My	1866	79	88,6	4,4	0,8	0,3	5,9	93,0	93,8
Ra, Me	1627	45	94,8	0,7	2,2	0,06	2,2	95,5	97,7
Ra, My u. Me (nicht getrennt veröffentlicht)	683	—	87,4	11,7	—	—	0,9	99,1	99,1
Ra u. Rö komb. My	584	—	85,1	2,6	—	—	12,3	87,7	87,7
Ra u. Rö komb. Me	515	—	88,3	2,7	—	0,2	8,7	91,0	91,0

Schluß.

Es dürfte kaum eine andere Krankheit geben, für die zwei so grundverschiedene und beide in einem so hohen Prozentsatz der Fälle zur Heilung führende Behandlungsmethoden zur Verfügung stehen, wie bei den Uterusmyomen. Vorläufig ist keine Aussicht vorhanden, daß an einer dieser beiden Behandlungsverfahren —

Operation oder Bestrahlung — eine so wesentliche Änderung vorgenommen werden kann, daß sie etwa die andere Methode stärker zurückzudrängen in der Lage sein wird. Entscheidend für das Schicksal der Myomkranken ist und bleibt deshalb die zielbewußte Auswahl der Methode.

Literaturverzeichnis.

Abels, H., Über Hemmungsbildungen an einem Neugeborenen durch Röntgenwirkung in früher Fetalperiode. Wien. klin. Wschr. 1924, Nr 36, 869. — *Abramova, M.*, Vergleichende Wertschätzung der supravaginalen Amputation und totalen Exstirpation des Uterus bei Fibromyomen. Moskov. med. Z. 8, Nr 10/11, 134—140 (1928). Ref. Ber. Gynäk. 16, 398. — *Adler, L.*, Zur Physiologie und Pathologie der Ovarialfunktion. Arch. Gynäk. 95, 349 (1912). — *Derselbe*, Meno- und Metrorrhagien. Wien. klin. Wschr. 34, 378 (1921). — *Ahlström, E.*, Über Nekrose interstitieller Uterusmyome. Mitt. gynäk. Klin. Engström. Helsingfors-Berlin 1917. Ref. Mschr. Geburtsh. 53, 424 (1920). — *Albers-Schönberg*, Über eine bisher unbekannte Wirkung der Röntgenstrahlen auf den Organismus der Tiere. Münch. med. Wschr. 1903, 1859. — *Derselbe*, Röntgentherapie in der Gynäkologie. Zbl. Gynäkol. 33, 175 (1909). — *Derselbe*, Die Wege der Tiefenbestrahlung und ihre praktische Anwendung in der gynäkologischen Radiotherapie. Z. Geburtsh. 1912, 180. — *Derselbe*, Referat über die gynäkologische Tiefentherapie. Fortschr. Röntgenstr. 20, 93 (1913). — *Albertin, H. A.*, A propos du traitement des fibromes utérins. Nécessité de la collaboration entre les radiologues et les chirurgiens gynécologues. Lyon méd. 132, No 2 (1923). — *Albrecht, H.*, Disk. Tag. bayer. Ges. Frauenkde u. Geburtsh., 18. Dez. 1921. — *Derselbe*, Pathologische Anatomie und Genese der Myome. Biologie und Pathologie des Weibes von Halban-Seitz, Bd. 4, S. 193. Berlin-Wien: Urban u. Schwarzenberg. — *Derselbe*, Klinik der Myoma uteri. Biologie und Pathologie des Weibes von Halban-Seitz 4, 387 (1928). — *Alfieri-Mailand*, Fibromiomi della vagina. Ann. Ostetr. Milano 32, No 8. Ref. Jber. 1910, 213. — *v. Ammon, E.*, Die Erfolge der Strahlenbehandlung bei Uterusmyomen und hämorrhagischen Metropathien. Strahlenther. 34, 458 (1929). — *Amreich, J.*, Disk. geburtsh.-gynäk. Ges. Wien, 13. u. 20. Jan. 1924. — *Derselbe*, Die supravaginale Amputation und die vaginale und abdominale Totalexstirpation bei Myomen, Adnexen, Extrauteringraviditäten und benignen Ovarialcystomen. Z. Geburtsh. 88, 68 (1925). — *Apert* u. *Kermogant*, Zit. nach Flaskamp, Röntgenschäden S. 253. Berlin: Urban u. Schwarzenberg 1930. — *Armanini, C.*, Über die Röntgentherapie der Uterusfibromyome mit besonderer Berücksichtigung der Technik und Indikationen. Ann. di Ostetr. 50, 1397 (1928). — *Aschenheim, E.*, Schädigung einer menschlichen Frucht durch Röntgenstrahlen. Strahlenther. 11, 789 (1920). — *Aschner, B.*, Die Blutdrüsenerkrankungen des Weibes. Wiesbaden: J. F. Bergmann 1918. — *Derselbe*, Die Konstitution der Frau und ihre Beziehungen zur Geburtshilfe und Gynäkologie, Bd. 2. Spezielle Konstitutionslehre. Deutsche Frauenheilkunde von Opitz, Bd. 4. Wiesbaden: J. F. Bergmann. — *Derselbe*, Zit. nach Hofbauer, Ein neues Prinzip gynäkologischer Bestrahlung. Arch. Gynäk. 117, 230 (1922). — *Derselbe*, Die Überlegenheit der erweiterten konservativen Myomoperation über die Radikaloperation und Röntgenkastration. Z. Geburtsh. 89, 17 (1925). — *Aschoff*, Kursus der pathologischen Histologie. Wiesbaden 1900. — *Derselbe*, Geschwülste. Erg. Path. 5, 73 (1898). Wiesbaden 1900. — *Derselbe*, Myomkeime des Uterus. Naturforsch. Ges. Freiburg i.Br., 13. Mai 1909. Dtsch. med. Wschr. 1909, Nr 22, 995.

Bacialli, L., Klinische Erwägungen über die Strahlentherapie der Fibrome und Carcinome des Uterus. Riv. ital. Ginec. 5, H. 3, 303—327 (1926). — *Baniecki, H.*, Schwangerschaftshypophyse und Ovarialhormon. Arch. Gynäk. 134, 693—702 (1928). — *Bardachzi, F.*, Mißerfolge bei der Röntgentherapie und deren Verhütung. Strahlenther. 19, H. 4 (1925). — *Derselbe*, Über die zweckmäßige Behandlung der Myome und hämorrhagischen Metropathien mit Röntgenstrahlen. Strahlenther. 21, H. 3 (1926). — *Derselbe*, Zweckmäßiges Vorgehen bei der Behandlung der Myome und Metrorrhagien. Fortschr. Röntgenstr. 34, H. 3 (1926). — *Batisweiler, S.*, Über die sarkomatöse Entartung röntgenisierter Myome. Orv. Hetil. (ung.) 1930 I, 5—10. Ref. Ber. Gynäk. 17, 729 (1930). — *Bauer, J.*, Vorlesungen über allgemeine Konstitutions- und Vererbungslehre für Studierende und Ärzte. Berlin: Julius Springer 1921. — *Derselbe*, Erbanlage und innere Sekretion. Zbl. Gynäk. 1923, Nr. 46/47, 1793. — *Baur, E., E. Fischer* und *F. Lenz*, Menschliche Erblichkeitslehre, 3. Aufl. München: J. F. Lehmann 1927. — *Becher, E.*, Beitrag zur Histogenese und Morphogenese der Uterusmyome. Inaug.-Diss. Gießen 1916. — *Derselbe*, Beitrag zur Histogenese und Morphogenese der Uterusmyome. Z. Geburtsh. 78, 2, 281 (1916). — *Béclère, Cl.*, L'exploration radiologique en gynécologie. Technique, Résultats. Paris: Masson et Cie.

1928. Ref. Zbl. Radiol. **1928** V, 584. — *Derselbe*, Le radio-diagnostic gynécologique par injection intra-utérine de lipiodol. Schweiz. med. Wschr. **1928** II, 925. Ref. Zbl. Radiol. **1929** VI, 376. — *Derselbe*, De la technique de l'Hysterographie. J. belge Radiol. **1929**, No 18, 208. — *Béclère, Cl., Darbois* et *Ledoux-Lebard*, Du diagnostic radiologique des fibro-myomes utérins. J. de Radiol. 13, 1—22 (1929). — *Béclère, M. A.*, Le traitement des fibromes utérins par les Rayons de Röntgen. Communication au congrès international de médecine de Londres. Édit: Parıs: Vigot Frères 1913. — *Derselbe*, Röntgentherapie der Uterusmyome. Fortschr. Röntgenstr. 21, 285 (1914). Strahlenther. 4, 134. — *Derselbe*, La Radiothérapie des fibromyomes utérins. Resultats, mode d'action et indications d'après une statistique de 400 observations personelles. J. de Radiol. **1919**, No 10, 433. Übersetzt in Strahlenther. Bd. 12, S. 1064. 1921. — *Derselbe*, La technique de la radiothérapie des fibromyomes utérins. J. de Radiol. **1920**, No 1, 2. — *Derselbe*, La Radiothérapie des Fibro-myomes utérins devant la société de Chirurgie. J. de Radiol. **1920** IV, 4. — *Derselbe*, Sur la Roentgenthérapie des Fibromyomes utérins d'après 300 nouvelles observations. Extrait d. Bull. de l'acad. d. Medec. Paris: Masson u. Co. 1921. — *Derselbe*, What is the best method for the treatment of uterin fibromyomata by means of the roentgen rays? Amer. J. Roentgenol. **1922** IX, No 12. — *Derselbe*, Existe-t-il des fibromyomes de l'utérus réfractaires à la Roentgentherapie? J. de Radiol. **1922** VI, No 10. — *Derselbe*, Über die internationale Vereinheitlichung der Dosimetrie der Röntgenstrahlen. Strahlenther. 21, 459 (1925). — *Derselbe*, Röntgenbehandlung des Uterusmyoms. Gynéc. et Obstétr. 12, 340 (1925). — *Derselbe*, Les indications et les résultats du traitement des fibromyomes de l'utérus à l'aide des rayons de Roentgen. L'expansion scientifique Française, 1929. — *Begouin*, Du danger de l'erreur de diagnostic dans la roëntgenthérapique des fibromes utérins. Gaz. Sci. méd. **1928**, No 48, 763. — *Behne, K.*, Versuch einer Analyse der biologischen Strahlenwirkung. Dtsch. med. Wschr. **1920**, 223. — *Behnken, H.*, Maßnahmen zur Standardisierung der Röntgendosismessung in Deutschland. Strahlenther. 20, 115 (1925). — *Derselbe*, Die Absolutbestimmung der Dosiseinheit „1 Röntgen" in der physikalisch-technischen Reichsanstalt. Strahlenther. 26 (1927). — *Derselbe*, Neuere physikalische Forschungen auf dem Gebiete der Röntgenstrahlen. Beih. Med. Klin. 23, H. 5, 138. — *Derselbe*, Zur Frage der Röntgendosiseinheit. Strahlenther. 29, 129. — *Behrendt, H.*, Entwicklung, Technik, Anwendung und Erfolge der temporären Röntgensterilisation. Zbl. Gynäk. 49, 2488 (1925). — *Benjamin, v. Reuß, Sluka* und *G. Schwarz*, Beiträge zur Frage der Einwirkung der Röntgenstrahlen auf das Blut. Wien. klin. Wschr. **1906**, 788. — *Benthin, W.*, Ergebnisse der Strahlenbehandlung bei gynäkologischen Erkrankungen. Strahlenther. 12, 133 (1921). — *Bérard, Du net* et *Mallet Guy*, A propos des difficultés du diagnostic des fibromes utérins et du danger du traitement radiothérapique. Lyon méd. **1925**, 684. — *Berblinger, W.*, Die genitale Dystrophie in ihrer Beziehung zu Störungen der Hypophysenfunktion. Virchows Arch. 288, 151 (1920). — *Derselbe*, Zur Frage der sog. Pubertätsdrüse des Menschen. Med. Klin. **1921**, Nr 21, 617. — *Berblinger, W.* und *K. Muth*, Das histologische Bild der Adenohypophyse bei Krebs- und Sarkomleidenden im Vergleich zur Schwangerschaftshypophyse. Zbl. Gynäk. **1923**, Nr. 45. — *Berreitter, A.*, Zur Frage der Häufigkeit maligner Uterusmyome. Zbl. Gynäk. **1921**, Nr 44, 1592. — *Bertolotti*, Der gegenwärtige Stand der gynäkologischen Radiotherapie. Zit. nach Bolaffio. Strahlenther. 36, 212, 1930. — *Beuttner, O.*, Die chirurgische Behandlung der Uterusmyome vermittels der supravaginalen Amputation. Schweiz. med. Wschr. **1929** II, 805—813. — *Biedl, A.*, Zitiert nach Hofbauer. Ein neues Prinzip gynäkologischer Bestrahlung. Arch. Gynäk. 117, 230 (1922). — *Derselbe*, Physiologie und Pathologie der Hypophyse. München: J. F. Bergmann 1922. — *Biedl, A.* und *J. Borak*, Wirkung der Strahlenenergie auf die endokrinen Drüsen. Handbuch der gesamten Strahlenheilkunde von Lazarus, S. 577. München: J. F. Bergmann 1928. — *Bignami, C.*, La radiotherapia nei fibromi uteri. Ictinoter. (ital.) 7, 132 (1928). — *Blacker, G.*, Die Behandlung der Menorrhagien mit Radium. Lancet 204, 421 (1923). Ref. Ber. Geburtsh. 1, 88 (1923). — *Blasco-Navarro, F.*, Therapeutische Indikationen bei Myom. Med. ibera. **1928** I, 164—167. — *Blumreich, L.*, Über Myomtherapie. Dtsch. med. Wschr. 47, Nr 45 (1921). — *Bock, A.*, Studien zur Blutbildänderung nach Röntgenbestrahlung. Strahlenther. 16, 775 (1924). — *Böshagen*, Zitiert nach Hussy-Wallart. Interstitielle Drüse und Röntgenkastration. Z. Geburtsh. 77, 177 (1915). — *Boije, O. A.*, Strahlenbehandlung von Myomen und hämorrhagischen Gebärmutterleiden. Finska Läk. sällsk. Hdl. 62, H. 1/2. Ref. Mschr. Geburtsh. 56, 72 (1921). — *Derselbe*, Richtlinien bei der Myombehandlung. Acta obstetr. scand. (Stockh.) **1930**, Nr 9, 74/89. Ref. Zbl. Gynäk. **1930**, 2078. — *Bolaffio, M.*, Der gegenwärtige Stand der gynäkologischen Radiotherapie. Strahlenther. 36, 201 (1930). — *Borak, J.*, Über neue Indikationen zur Röntgenbestrahlung der Hypophyse. Zbl. Gynäk. **1924**, Nr 44, 2409. — *Derselbe*, Die Röntgentherapie und die Organotherapie bei innersekretorischen Erkrankungen. Strahlenther. 20 (1925). — *Derselbe*, Wechselbeziehungen der Drüsen mit innerer Sekretion im Klimakterium. Strahlenther. 21 (1926). — *Borst, M.*, Die Lehre von den Geschwülsten. Wiesbaden: J. F. Bergmann 1902. — *Bouchacourt, L.*, Sur le traitement des fibrômes utérins par la roentgentherapie. J. Méd. Paris **1927**, No 42. — *Bouilly*, Zitiert nach Faure. La Chirurgie française dans les cinquante dernières années. Presse méd. 503. — *Bovin, E.*, On symptoms of myomata of the uterus during the menopause. Acta obstetr. scand. **9**, 90 (1930). — *Derselbe*, Zwei Fälle von großen einfachen Zervixmyomen. Hygieia (Stockh.) **1915**. — *Derselbe*, Ein Fall von Myomoperation bei einer 82jährigen Frau. Hygieia (Stockh.) **1918**. — *Braun*, Histologische Veränderungen am radiumbestrahlten Ovar bei direkter Applikation. Mschr. Geburtsh. **55**, 51 (1921); Zbl. Gynäk. 904 (1921). — *Braun, G.*, Entzündung und Schwinden einer Struma nach intrauteriner Mesothoriumanwendung. Zbl. Gynäk. **1924**, 2198. — *Brekányi, M.*, Über die Nekrotisierung der Muskelgeschwülste der Gebärmutter. Gyógyászat (ung.) **68**, 177 (1928). — *Broese*, Verh. Ges. Geburtsh. Berlin **1922**. — *Derselbe*, Diskussion zu Bumm: Über Röntgencarcinome bei der Frau. Z. Geburtsh. **86**, 450. — *Brohl*, Dauerresultate der Radiumtherapie der Myome und Metropathien an der Freiburger Frauenklinik, 1919. Inaug.-Diss. Freiburg 1920. — *Broussard*, La curiethérapie dans le fibrôme de l'utérus. Concours méd. **1924**, 419. — *Bruns, C.*, Erfolge der Röntgentherapie bei Myomen und hämorrhagischen Metropathien an der Univ.-Frauenklinik 1911—1918. Diss. Göttingen 1921. — *Bulius, G.*, Der Eierstock bei Fibromyoma uteri. Z. Geburtsh. **23**, 358 (1892). — *Bumm, E.*, Anwendung der Röntgenstrahlen in der Gynäkologie. Sarkomrezidiv nach Myomoperation. (Diskussionsbemerkung.) Ges. Geburtsh. Berlin, 22. März 1912. Ref. Z. Geburtsh. **72**, 217 (1912). — *Derselbe*, Psychische Störungen nach Myombestrahlung. Diskussionsbemerkung. Z. Geburtsh. **86**, 666 (1923). — *Derselbe*, Über Röntgencarcinom. Berl. Ges. Geburtsh. Ref. Klin. Wschr. **1923**, Nr 7, 323. Z. Geburtsh. **86**, 445. — *Burger, P.*, Behandlung der Myome. Strasbourg méd. **85**, 259 (1927). — *Burnam, C. F.*, Report on some observations of the effect of radium therapy in cases of large uterine fibroids. Trans. Amer. gyn. Soc. **49**, 7 (1924). — *Derselbe*, Behandlung von Uterusfibromen und -blutungen, mit besonderer Berücksichtigung der Bestrahlungsmethoden. New Orleans med. **79**, 477 (1927). — *Butenandt, A.* und *E. v. Ziegner*, Über die physiologische Wirksamkeit des krystallisierten weiblichen Sexualhormons im Allen-Doisy-Test. Hoppe-Seylers Z. **188**, H. 1/2. — *Derselbe*, Über das Pregnandiol, einen neuen Sterin-Abkömmling aus Schwangerenharn. Sonderdr. Ber. dtsch. chem. Ges. Berlin: Verl. Chemie 1930. **63**, 659, H. 3. — *Derselbe*, Über die Reindarstellung des Follikelhormons aus Schwangerenharn. Hoppe-Seylers Z. **191**, H. 3/4. — *Derselbe*, Über physikalische und chemische Eigenschaften des krystallisierten Follikelhormons. Hoppe-Seylers Z. **191**, H. 3/4 (1930).

Calatayud-Costa, Die Röntgentherapie der Uterusfibromyome. J. de Radiol, Febr. **1913**. — *Calm*, Aussprachebemerkung zu Wehefritz, Fortschr. Röntgenstr. **40** (1929). — *Calmann*, Ein Fall von sarkomatös entartetem Uterusmyom. Zbl. Gynäk. **1917**, 566. — *Capizzano, N.*, Über die Behandlung von 1000 Fällen von Uterusmyom. Rev. argent. Obstetr. **12**, 201—211 (1928). Ref. Ber. Gynäk. **17**, 158. — *Caspari*, Theoretisches zur Strahlenwirkung. Fortschr. Röntgenstr. **1923**, Nr 31. — *Castano, C. A.*, Behandlung des Myoms und der sklerotischen Zustände des Uterus. Prensa méd. argent. **15**, 257—267 (1928). — *Casteal, D. B.*, Histology of the eyes of X-rayed Drosophila. J. of exper. Zool. **53**, 373 (1929). — *Cetroni*, Zit. nach Bolaffio. Der gegenwärtige Stand der gynäkologischen Radiotherapie. Strahlenther. **36**, 201 (1930). — *Chéron, H.*, Du traitement des salpingo-ovarites, des fibromes utérins et scléroses utérines par le rayonnement ultrapénétrant du radium. l'Obstétrique. Tome 14. 1909. — *Derselbe*, De la radiumthérapie des fibromes utérins. Arch. Électr. méd. **19**, 1 (1911). — *Derselbe*, Quel rôle doit jouer le radium dans le traitement des fibromes utérins par les différentes radiations. Soc. Obstétr. et Gynéc. Paris. Ref. Jber. **26**, 1912, 154. — *Derselbe*, Considérations sur la technique de la radiumthérapie des fibromes utérins. Arch. mensuelle Obstetr. et Gynéc. **3** (1913). — *Chidenius*, Zusammenstellung der in den letzten 10 Jahren an der geburtshilflich gynäkologischen Klinik zu Helsingfors behandelten Myomfälle mit besonderer Berücksichtigung ihrer Eignung zur Strahlentherapie. Finska Läk. sällsk. Hdl. **65**, H. 19 (1923). — *Chrobak*, Beitrag zur Kenntnis und Therapie der Uterusmyome. Mschr. Geburtsh. **1896**. — *Claisse*, Recherches sur le developpement des fibromyomes et des adénomyomes de l'utérus. Thèse de Paris **1900**. — *Clark*, Die Behandlung der Uterusmyome mit Radium. J. amer. med. Assoc. **73**, 13 (1919). — *Clark* und *Block*, Die Behandlung von Uterusfibromen. Amer. J. Obstetr. **10**, 560 (1925). Zit. Ber. Gynäk. **9**, 738 (1926). — *Clark* und *Keene*, Behandlung von gutartigen Gebärmutterblutungen durch Bestrahlung. J. amer. med. Assoc. **1922**, 79. — *Cleland, F. A.*, The present status of radium in the treatment of nonmalignant gynecological conditions. Canad. J. Med. a. Surg. **57**, Nr 6 (1925). Ref. Zbl. physik. Ther. **31**, H. 3, 192. — *Derselbe*, The radium treatment of fibroids and fibrosis uteri. Amer. J. Obstetr. **17**, 508—516 (1929). — *Cohn, M.*, Verh. dtsch. Röntgenges. **3**, 128. Ref. Münch. med. Wschr. **1909**, 883. — *Cordua, R.*, Über das Erlöschen der Ovarialfunktion nach Röntgenkastration. Zbl. Gynäk. **1926**, Nr 37, 2354. — *Corscaden, J. A.*, Die Grenzen der Radiumtherapie bei Myomen des Uterus. Amer. J. Obstetr. **1921**, Nr 69. — *Corscaden, J. A.* und *A. P. Stout*, Sarcoma of the uterus. Amer. J. Roentgenol **1929**, 155—167. — *Cushing*, Zit. nach Hofbauer. Ein neues Prinzip gynäkologischer

Bestrahlung. Arch. Gynäk. 117, 230 (1922). — *Derselbe,* Die Hypophyse nach dem heutigen Stande unseres Wissens. Lancet **209**, 18, 899 (1925). — *Czyborra,* Uterus und Ovarien nach Röntgenbestrahlung. Nordostdtsch. Ges. Gyn. Königsberg, 28. Juni 1913. Dtsch. med. Wschr. **1913**, 1857.

Danforth, W. C., The treatment of fibroids. Illinois. med. J. **1926**, H. 49, Nr 2. — *Derselbe,* The treatment of benign uterine haemorrhage by irradiation. An Analysis of 100 cases. Amer. J. Obstetr. **6**, Nr 2 (1923). Radiology **13**, 479—483 (1929). — *Danforth, W. C.* and *K. M. Grier,* The treatment of fibroids. Based on a series of a 233 cases. Dep. of Gynecol. a. Obstetr. Evanston Hosp. Amer. J. Obstetr. **19**, 367—373 u. 429—430 (1930). — *Dautwitz, F.,* Die percutane Radiumbestrahlung gutartiger Gebärmutterblutungen. Ein Beitrag zur Tiefenwirkung der Radiumstrahlen. Strahlenther. **25**, 311 (1927). — *Davis, J. E.* und *P. L. Cusick,* Eine kritische Untersuchung von 335 Hysterektomien. Amer. J. Obstetr. **19**, 246/254 (1930). — *Deaver, J. B.* und *St. Ph. Reimann,* Die Behandlung der Uterusfibrome. Ann. Surg. **82**, 486 (1925). — *Declairfayt,* La castration par les radiations pénétrantes en gynécologie. Le Scalpel **75**, No 47 (1922). — *Derselbe,* Les résultats de la radiothérapie profonde dans le traitement du fibrome utérin. Clin. belge Radiol. **13**, H. 2 (1924). — *Dehler, H.,* Das gynäkologische Röntgencarcinom. Arch. Gynäk. **130**, 239 (1927). — *Derselbe,* Zur Frage der Myombehandlung. **92**, 566 (1928). — *Del Buono,* Zit. nach Bolaffio. Der gegenwärtige Stand der gynäkologischen Radiotherapie. Strahlenther. **36**, 207 (1930). — *Delherm, de Brancas et Beau,* Résultats obtenus dans 113 cas de fibromyomes utérins traités par la roentgenthérapie. Bull. Soc. Radiol. méd. France **16**, 48—50 (1928). — *Delherm, Grünspan et de Brancas,* Le traitement roentgenthérapique des fibromyomes utérins. Monde méd. **1927**, 1012. — *Deutsch, J.,* Die Radiotherapie bei Gebärmuttergeschwülsten. Münch. med. Wschr. **1904**, Nr 37. — *Derselbe,* Schädigen die Röntgenstrahlen den Inhalt des graviden Uterus? Mschr. Kinderheilk. **31**, H. 3/4, 284 (1926). — *Doederlein, A.,* Über Röntgentherapie. Mschr. Geburtsh. **33** (1911). — *Derselbe,* Röntgenstrahlen und Mesothorium in der gynäkologischen Therapie, insbesondere auch bei Uteruscarcinom. Mschr. Geburtsh. **1913**, 37. — *Derselbe,* Gibt es eine Strahlenschädigung der Nachkommenschaft? Mschr. Geburtsh. **66**, 178 (1924). — *Derselbe,* Strahlenbehandlung und Nachkommenschaft. Dtsch. med. Wschr. **1928**, Nr 48. — *Doederlein-Krönig,* Operative Gynäkologie. Leipzig: Georg Thieme 1924. — *Döring, H.,* Ein Beitrag zum malignen Myom. Mschr. Geburtsh. **83**, 317 (1929). — *Drevan,* Radiothérapie des fibromes de l'utérus, des utérus fibromateux, des hémorragies de la ménopause et des métrites hémorragiques. Sud. méd. et Chir. **6**, 353 (1929). — *Driessen, Fr.,* Über die Schrumpfung der Myome nach einseitiger Röntgen- und Radiumbehandlung. Inaug.-Diss. Freiburg 1921. — *Driessen, L. F.,* Der Kampf gegen die Myombestrahlung. Zit. nach Ber. Gynäk. **1**, 413 (1923). — *Derselbe,* Experimentelle Untersuchungen über den Einfluß der Röntgenstrahlen auf Uterus und Ovarien des Kaninchens. Arch. Gynäk. **117** (1922). — *Derselbe,* Zur Technik der Fibromyombehandlung mit Röntgenstrahlen. Bestrahlung in zwei Sitzungen. Zbl. Gynäk. **46**, 83 (1922). — *Derselbe,* Keimschädigung durch Röntgenstrahlen. Strahlenther. **16** (1924). — *Dubois,* Zur Frage der sog. Ausfallserscheinungen. Mschr. Geburtsh. **37**, 206 (1913). — *Dyroff, R.,* Experimentelle Beiträge zur Frage der Nachkommenschädigung durch Röntgenstrahlen. Strahlenther. **24**, H. 2 (1926). — *Derselbe,* Röntgenologische Darstellung des Genitaltraktes beim Weibe. Fortschr. Röntgenstr. **34**. Kongr.-H.

Ebeler, F., Die Röntgenbehandlung in der Gynäkologie. Strahlenther. **4** (1914). — *Derselbe,* Die Bedeutung der Strahlentherapie für die Gynäkologie. Strahlenther. **8**, H. 1 (1918). — *Eckelt, K.,* Spätresultate nach Röntgenbestrahlung von Myomen. Zbl. Gynäk. **28**, 752 (1920). — *Eden,* Zit. nach H. Albrecht. Klinik des Myoma uteri. Aus Halban-Seitz, Biologie und Pathologie des Weibes IV, S. 442. Wien u. Berlin: Urban u. Schwarzenberg. — *Edling,* Erfahrungen über Radiumtherapie der Myome und klimakterischen Blutungen des Uterus. Fortschr. Röntgenstr. **20** (1913). — *Engelmann, F.,* Unsere Erfahrungen und Erfolge mit der Strahlenbehandlung von Frauenleiden. Klin. Wschr. **1928**, Nr 34, 1607. — *Engström, O.,* Myom und Schwangerschaft. Zbl. Gynäk. **1909**, Nr. 40. — *Derselbe,* Eigene Erfahrungen in bezug auf Schwangerschaft und Geburt nach ventraler Enukleation intramuraler Uterusmyome. Ref. Jber. Gynäk. **1912**. — *Erdmann, J. F.,* Fibroid of the uterus. Surg. Clin. N. Amer. **5**, 331 (1925). — *Evans, M.,* Maligne Myome und verwandte Tumoren des Uterus. Zbl. Gynäk. **44**, 1366 (1920). — *Derselbe,* Zit. nach Kaufmann, E. Lehrbuch der speziellen pathologischen Anatomie, 7. u. 8. Aufl. Berlin: W. de Gruyter 1922. — *Eymer, H.,* Über die Behandlung gutartiger gynäkologischer Blutungen mit radioaktiven Substanzen. Strahlenther. **10**, 900 (1920). — *Derselbe,* Radium- und Mesothoriumbehandlung gutartiger gynäkologischer Blutungen. Klin. Wschr. **1923**, Nr 37/38, 1761. — *Derselbe,* Die Radiumbehandlung in der Gynäkologie. Dtsch. med. Wschr. (**1927**) 2069. — *Derselbe,* Die gynäkologische Radiumbehandlung. Strahlenther. **26**, 65 (1927). — *Derselbe,* Die Röntgenstrahlen in der Gynäkologie. Bd. 29. Arch. u. Atlas der norm. pathol. Anatomie in prakt. Röntgenbildern. Hamburg: Albers-Schönberg 1913. — *Eymer, H.* und *C. Menge,* Röntgentherapie in der Gynäkologie. Mschr. Geburtsh. **35**, 268 (1912).

Faber, A., Beitrag zur Röntgentherapie von gynäkologischen Leiden. Z. Röntgenkde **1910**, H. 1/3; Inaug.-Diss. Jena. — *Fabre, S.*, Radiumbestrahlungsresultate einer Serie von Myomen. Zit nach Ber. Gynäk. **4**, 448 (1924); Jber. Gynäk. **3**, 142 (1924). — *Derselbe*, Curiethérapie des fibrômes. J. Méd. Paris **1927**, No 43. — *Faure, J. L.*, Radiothérapie der Uterusmyome. Gynéc. et Obstétr. **4**, No 4 (1921). Ref. Jber. **1921**, 315. — *Derselbe*, Radiumthérapie des fibromes utérins. Progrès méd. **48**, No 40, 466. Ref. Jber. **1921**, 315. — *Faure, J. L.* und *A. Siredey*, Traité de Gynécologie medico-chirurgicale IV. édition. Paris: Octave Doin 1928. — *v. Fekete, A.*, Beiträge zur klinischen Bedeutung der Gebärmutterfibromyome. Z. Geburtsh. **94**, 765—775 (1929). — *Feldweg, P.*, Über Folgen und Wert der Röntgenkastration. Münch. med. Wschr. **74**, 228 (1927). — *Derselbe*, Ein ungewöhnlicher Fall von Fruchtschädigung durch Röntgenstrahlen. Strahlenther. **26** (1927). — *Fink, K.*, Indikationsstellung und Operationsergebnisse bei 30 Fällen von Myoma submucosum. Zbl. Gynäk. **1930**, 104—111. — *Fischer, E.*, Strahlenbehandlung und Nachkommenschaft. Dtsch. med. Wschr. **1929**, Nr 3. — *Flaskamp, W.*, Röntgentiefentherapie bei entzündlichen Adnexerkrankungen. Zbl. Gynäk. **1923**, Nr 3. — *Derselbe*, Die artefizielle temporäre Amenorrhoe im Heilplan der entzündlichen Adnexerkrankungen. Dtsch. med. Wschr. **1925**, Nr 44. — *Derselbe*, Temporäre Sterilisation und Keimschädigung. (Diskussion zu Borell.) Arch. Gynäk. **1925**. — *Derselbe*, Zur Frage der Schädigung der Nachkommenschaft durch Röntgenstrahlen. Strahlenther. **24**, H. 2 (1926); Zbl. Gynäk. **1925**, Nr 22; **1927**, Nr 1; Klin. Wschr. **1925**, Nr 20. — *Derselbe*, Gefahren und Schäden bei gynäkologischer Tiefentherapie. Lehrb. d. Strahlenther. IV, 2. Berlin: Urban u. Schwarzenberg 1929. — *Derselbe*, Röntgenschäden. Wien u. Berlin: Urban u. Schwarzenberg 1930. — *Flatau, W. S.*, Schwangerschaft und Röntgenbestrahlung. Bayer. Ges. Geburtsh. u. Frauenheilkde. Nürnberg **1921**. Münch. med. Wschr. **1921**, Nr 8. — *Derselbe*, Die Heilung klimakterischer Gebärmutterblutungen durch Radium. Münch. med. Wschr. **25**, 1277 (1922). — *Fleck*, Zit. nach Albrecht. Pathologische Anatomie und Genese der Myome. Halban-Seitz, Biologie und Pathologie des Weibes, S. 212, Bd. 4. Wien u. Berlin: Urban u. Schwarzenberg. — *Fleischmann, W. C.*, Beitrag zur operativen Myombehandlung. Wien. klin. Wschr. **1913**, Nr 12. — *Derselbe*, Sehr großes subperitoneal entwickeltes Uterusmyom. Zbl. Gynäk. **1916**, Nr 12. — *Derselbe*, Myomentwicklung nach Ovarientransplantation. Zbl. Gynäk. **1922**, Nr 3, 82. — *Derselbe*, Beitrag zur Klinik der Uterusmyome. Wien. klin. Wschr. **1924**. — *Försterling*, Über allgemeine und partielle Wachstumsstörungen nach kurzdauernden Röntgenbestrahlungen von Säugetieren. Arch. klin. Chir. **81** II, 505 (1906). — *Derselbe*, Wachstumsstörungen infolge Röntgenisierung. Verh. dtsch. Röntgengesellschaft **3**, 126 (1907). — *Derselbe*, Wachstumsstörungen nach Röntgenbestrahlungen. Verh. dtsch. Röntgenges. **5** (1909). — *Ford, F. A.*, Vergleichende Studie über Strahlenbehandlung und chirurgische Therapie bei Uterusmyomen. Surg. etc. **42**, 245 (1926). Ref. Ber. Geburtsh. **10**, 130 (1926). — *Forsdike, S.*, The treatment of severe and persistent uterine haemorrhage by radium, with a report upon forty five cases. Proc. roy. Soc. Med. **16**, Nr 8 (1923). — *Derselbe*, Radium in the treatment of uterine haemorrhage, with a report upon forty five cases. Lancet **204**, Nr 26 (1923). Ref. Ber. Geburtsh. **2**, 350 (1924). — *Derselbe*, The treatment of severe and persistent uterine haemorrhage by radium. With a report of 200 cases. Brit. med. J. **1926**, Nr 3402. — *Forssell, G.*, On the permanency of radiological healing in malignant tumors. An enquiry based principally on experiences from the „radiumhemmet" Stockholm. Acta radiol. (Stockh.) Suppl. **2**, 1—83. — *Foveau de Courmelles, V.*, Röntgentherapie der Myome. Fortschr. Röntgenstr. **20**, 9. — *Derselbe*, Die Röntgen- und Radiumstrahlen in der Gynäkologie. Strahlenther. **3**, H. 2, 388 (1913). — *Derselbe*, Rayons X et radium dans le traitement des fibromes. Concours Méd. **1924**, 2, 300. — *Fraenkel, L.*, Vergleichend histologische Untersuchungen über das Vorkommen drüsiger Formationen im interstitiellen Eierstocksgewebe. Arch. Gynäk. **75**, 443 (1905). — *Derselbe*, Beziehung der inneren Sekretion der Keimdrüsen zu dem gesamten endokrinen System. Dtsch. med. Wschr. **1924**, 1007 u. 1041. — *Fraenkel, L.* und *Fr. Chr. Geller*, Hypophysenbestrahlung und Eierstockstätigkeit. Berl. klin. Wschr. **22**, 565 (1921). — *Fraenkel, M.*, Die Röntgenstrahlen in der Gynäkologie. Berlin: Richard Schoetz 1911. — *Derselbe*, Die Bedeutung der Röntgenreizbestrahlung in der Medizin mit besonderer Einwirkung auf das endokrine System. Strahlenther. **12**, 603 (1921). — *Derselbe*, Die Bedeutung der zellfunktionssteigernden Strahlenwirkung in bezug auf Zeitsterilisation und zur Frage der Schädigung von Nachkommenschaft durch Röntgenstrahlen. Strahlenther. **16** (1924). — *Framm, W.*, Zur Strahlentherapie der Myome und hämorrhagischen Metropathien. Diss. Freiburg 1922. — *Frankl, O.*, Beiträge zur Lehre vom Uterusmyom. Arch. Gynäk. **95**, 269 (1912). Ref. Jber. Gynäk. **1912**, 119. — *Derselbe*, Pathologische Anatomie und Histologie der weiblichen Genitalorgane. Liepmanns Handbuch der gesamten Frauenheilkunde. — *Derselbe*, Über Koinzidenz und Interferenz von Uterustumoren. I. Teil Myom und Sarkom. Arch. Gynäk. **122**, 3, 554—584 (1924). — *Derselbe*, Über Koinzidenz und Interferenz von Uterustumoren. II. Teil: Myom und Carcinom. Arch. Gynäk. **123**, 1 (1925). — *Derselbe*, III. Teil Carcinom und Sarkom. Arch. Gynäk. **124**, 67—76 (1925). — *v. Franqué, O.*, Operation oder Bestrahlung bei Frauenkrankheiten ? Med. Klin. **49**, 1250 (1920). — *Derselbe*, Ergebnisse der Strahlentherapie an der Universitäts-Frauenklinik Bonn. Frauenarzt **35**, H. 8 (1920). — *v. Franqué, O.* und *H. K. Schmidt*, Ergebnisse der Bestrahlungsbehandlung 1912—1920 in Bonn. Mschr. Geburtsh. **54**, H. 1, 54 (1921). — *Franz, K.*, Über Uterusmyombehandlung. Münch. med. Wschr. **27**, 879 (1917). — *Derselbe*, Myombehandlung. Arch. Gynäk. **107**, 129 (1917). — *Derselbe*, Gynäkologische Operationen. Berlin: Julius Springer 1925. — *Freudenthal, P.*, Über die klimakterischen Metrorrhagien und ihre Behandlung mit Röntgenstrahlen. Acta obstetr. scand. (Stockh.) **5**, 103 (1926). — *Freund, A.*, Bestrahlungserfolge der Myome und Metropathien in den letzten 6 Jahren. Inaug.-Diss. Hamburg 1924. — *Freund, H.*, Zur Indikation der Myomoperationen. Mschr. Geburtsh. **34**, 589 (1911). — *Derselbe*, Zur Ätiologie der Uterusmyome. Z. Geburtsh. **74** (1913). — *Fricke, R.*, Hochspannungsröntgentherapie in der gynäkologischen Praxis. J. de Radiol. **6**, No 8, 304 (1925). Ref. Ber. Gynäk. **10**, 852 (1926). — *Friedrich, W.*, Die Strahlenbehandlung der Myome in einer einmaligen Sitzung. Münch. med. Wschr. **62**, H. 49 (1915). — *Derselbe*, Die physikalischen Grundlagen der Radiumtherapie. Tagg dtsch. Ges. Strahlenther. Bad Kreuznach **1922**. Zbl. Gynäk. **46** I, 919 (1922). — *Derselbe*, Der Comptoneffekt und seine Bedeutung für die Strahlentherapie. Strahlenther. **24**, 193 (1926). — *Froelich, J.*, Primäre Heilerfolge bei der Röntgenbestrahlung von Myomen und Metropathien. Inaug.-Diss. Freiburg 1920. — *Froer, E.*, Die Rückbildung der Myome nach Röntgenbestrahlung. Inaug.-Diss. Breslau 1928. — *Fuchs, H.*, Zur Verkleinerung der Myome durch Röntgenbestrahlung. Zbl. Gynäk. **1919**, Nr 18. — *Derselbe*, Erfolge der Röntgentiefenbestrahlung bei gutartigen gynäkologischen Erkrankungen. Berl. med. Wschr. **1919**, Nr 25, 588. — *Derselbe*, Die Ausfallserscheinungen nach der Röntgenmenopause. Strahlenther. **12**, 742 (1921). — *Fürst, W.*, Über die Indikationsstellung der operativen und Strahlenbehandlung der Myome. Zbl. Gynäk. **1922**, Nr 38. — *Derselbe*, Die Entwicklung des Kastrationsverfahrens mit Röntgenstrahlen an der Universitäts-Frauenklinik Zürich. Verh. dtsch. Röntgenges. Berlin **1930**. Z. Röntgenol. **10**, Nr 11, 241 (1930). — *Derselbe*, Zur Indikationsstellung der Strahlentherapie in der Gynäkologie. Schweiz. med. Wschr. **55**, Nr 32.

Gagey, J., Indication du radium dans le traitement des fibromes utérines. Bull. méd. **1920**. — *Derselbe*, Die Radiumbehandlung der Carcinome und Myome des Uterus. Gynéc. et Obstetr. **12**, 357 (1925). Ref. Ber. Gynäk. **9**, 803 (1925). — *Derselbe*, Curiethérapie gynécologique. Gynéc. et Obstétr. **20**, 599—602 (1929). — *Gál, F.*, Die Strahlenbehandlung der Fibromyome und Metropathien. Zbl. Gynäk. **46**, 2026 (1922). — *Derselbe*, Die Strahlenbehandlung des Gebärmutterfibroms und der Metropathie. Strahlenther. **13**, 97 (1922). — *Derselbe*, Die Resultate der operativen und Strahlenbehandlung des Gebärmutterfibroms mit besonderer Berücksichtigung der sog. Ausfallserscheinungen. Strahlenther. **15**, 182, 191, 211 (1923). — *Derselbe*, Strahlenbehandlung der im jugendlichen Alter vorkommenden Menstruationsanomalien mit Berücksichtigung der innersekretorischen Korrelation. Arch. Gynäk. **122**, 310 (1924). — *Derselbe*, Über die sog. Reizbestrahlung und über einige Fragen der Eierstockfunktion. Strahlenther. **18**, 573 (1924). — *Derselbe*, Die Strahlenbehandlung der mit entzündlichen Adnexerkrankungen komplizierten Uterusfibrome und Metropathien. Gyógyászat (ung.) **1929** I, 242—244. Ref. Ber. Gynäk. **17**, 139; Strahlenther. **31**, 556. — *Gambarrow, G.*, Über die sog. reizende Wirkung der Röntgenstrahlen. Vestn. Rentgenol. **3**, Nr 6 (1925). — *Derselbe*, Zur Bestrahlung der Uterusmyome. Strahlenther. **32** (1929). — *Ganzoni, M.* und *H. Widmer*, Erfahrung über den Röntgenabort. Strahlenther. **19**, 3 (1925). — *Garkisch, A.*, Klinische und anatomische Beiträge zur Lehre von Uterusmyomen. Berlin: S. Karger 1910. Ref. Zbl. Gynäk. **1911**, Nr 7, 294—295. — *Gauß, C. J.*, Die temporäre Sterilisation tuberkulöser Frauen durch Röntgenstrahlen. Verh. dtsch. Ges. Gynäk. **14** (1911). Lehrbuch der Strahlentherapie, I. Teil, S. 53 bei Walter Schmitt. Berlin-Wien: Urban u. Schwarzenberg 1929. — *Derselbe*, Diskussion zum Thema der Röntgenbehandlung der Myome. Ref. Z. Geburtsh. **72** (1912). — *Derselbe*, Die Wege der Tiefenbehandlung und ihre praktische Anwendung in der gynäkologischen Radiotherapie. Ges. Geburtsh. Berlin **1912**. Ber. Z. Geburtsh. **72**, 180 (1912). — *Derselbe*, Gynäkologische Tiefentherapie. Strahlenther. **2**, 623 (1913). — *Derselbe*, Über die Prinzipien der Strahlenbehandlung gutartiger und bösartiger Geschwülste. Strahlenther. **5**, 379 (1914). — *Derselbe*, Über die Therapie der Wahl bei Myomen und hämorrhagischen Metropathien. Strahlenther. **27**, 5 (1927). — *Derselbe*, Läßt sich heute die operative Therapie der Myome und hämorrhagischen Metropathien noch rechtfertigen ? Med. Klin. **24**, 163 (1928). — *Derselbe*, Die Röntgenbehandlung der Myome und hämorrhagischen Metropathien. Lehrbuch der Strahlentherapie, Bd. 4, S. 345. Wien u. Berlin: Urban u. Schwarzenberg 1929. — *Gauß, C. J.* und *W. Friedrich*, Die Strahlentherapie der Myome und hämorrhagischen Metropathien. Ref. 16. Verslg dtsch. Ges. Gynäk. Berlin **1920**, 343. Leipzig: Joh. Ambr. Barth 1920. — *Gauß, C. J.* und *B. Krinski*, Die Mesothoriumbehandlung der Myome und Metropathien. Strahlenther. **4**, 440 (1914). — *Gebhardt*, Zit. nach H. Albrecht. Pathologische Anatomie und Genese der Myome. Halban-Seitz, Biologie und Pathologie des Weibes. Wien u. Berlin: Urban u. Schwarzenberg Bd. 4, S. 212. — *Geithner, R.*, Die Erfolge der Strahlentherapie bei Myomen und hämorrhagischen Metropathien in den Jahren 1922—1927. Fortschr. Ther. **5**, 280—283 (1929). — *Geller, F. C.*, Zur Frage der Eierstockreizbestrahlung auf Grund tierexperimenteller Untersuchungen. Zbl. f. Gynäk. **1924**, 2343. — *Derselbe*, Über die Wirkung schwacher Eierstockbestrahlung auf Grund tierexperimenteller Untersuchungen. Ein Beitrag zur Frage der Eierstockreizbestrahlung und der temporären Sterilisierung. Strahlenther. **19**, 22 (1925). — *Derselbe*, Kritische Bemerkungen zur sog. Eierstockreizbestrahlung. Zbl. Gynäk. **1925**, Nr 19, 1013. — *Derselbe*, Grundsätzliches zur Untersuchungsmethodik der Wirkung der Eierstockschwachbestrahlung. Zbl. Gynäk. **1926**, 2540. — *Derselbe*, Die Ergebnisse der experimentellen Eierstockbestrahlung. Erg. med. Strahlenforschg **2**, 401. Leipzig: Georg Thieme 1926. — *Derselbe*, Experimentelle Untersuchungen über die Beziehungen zwischen Hypophyse und anderen innersekretorischen Drüsen. Strahlenther. **25**, 193 (1927). — *Geller, F. Chr.* und *L. Fraenkel*, Über Hypophysenbestrahlung und Eierstocktätigkeit. Berl. klin. Wschr. **58**, Nr 22 (1921). — *Gellhorn, G.*, Wann ist bei Fibromyomen des Uterus zu operieren, und wann ist Radium anzuwenden? J. amer. med. Assoc. **78**, Nr 4. Ref. Zbl. Gynäk. **1923**, Nr 14, 572. — *Georgescu, A.*, 32 Fälle von Uterusfibrom mit Röntgenstrahlen behandelt (rumänisch). Gynécol. et Obstétr. **4**, 20 (1926). — *Gieseke, A.*, Ber. nordwestdtsch. Ges. Gynäk. u. Hamburg. geburtsh. Ges. **1920**. Zbl. Gynäk. **45**, H. 1, 38 (1921). — *Gilbert, R.*, Uterusmyome und ihre Behandlung. Californ. Stat. J. Med. **21**, Nr 1 (1923). — *Derselbe*, Die Röntgentherapie der Fibromyome des Uterus und der hämorrhagischen Metropathien. Amer. J. phys. Ther. **4**, 171 (1927). — *Derselbe*, Un procèdé de roentgenthérapie des fibro-myomes utérins et des métropathies hémorragiques. J. belge Radiol. **16**, 22 (1927). — *Derselbe*, Roentgentherapy of uterine fibromyomata and hemorrhagic metropathies. Amer. J. physic. Ther. **5**, 171 (1927). Ref. Ber. Gynäk. **13**, 668 (1928). — *Giordano*, Zit. nach Flaskamp. Röntgenschäden, S. 264. Wien u. Berlin: Urban u. Schwarzenberg 1930. — *Görl, L.* (Nürnberg), Röntgenbestrahlung wegen starker, durch Myome hervorgerufener Menorrhagien. Zbl. Gynäk. **30**, Nr 43 (1906). — *Derselbe*, Die Sterilisierung der Frau durch Röntgenstrahlen. Münch. med. Wschr. **1910**, 1788. — *Derselbe*, Röntgenologisches zur Therapie der Menstruation. Münch. med. Wschr. **1911**, Nr 31. — *Derselbe*, Über Röntgensterilisierung. Berl. klin. Wschr. **1914**, Nr 47, 1839. — *Goldberg, S.*, Über Ausfallserscheinungen nach Bestrahlung myom- und metropathiekranker Frauen. Inaug.-Diss. Freiburg 1921. — *Goldschmidt, R.*, Das Mutationsproblem. (Berlin-Dahlem.) Z. Abstammgslehre **30** (1923). — *Gottschalk, S.*, Über die Histogenese und Ätiologie der Uterusmyome. Arch. Gynäk. **43**, 534 (1893). — *Gouilloud*, Die Indikationen der Myomektomie. Schwangerschaften nach Myomektomie. Presse méd. **1922**, Nr 16. — *Derselbe*, 15 Fälle von Gravidität nach abdominaler Myomektomie. Gynéc. et Obstétr. **9**, 268 (1924). — *Graebke, H.*, Schnelle Entwicklung von Myomen im Uterus nach Röntgenkastration. Zbl. Gynäk. **45**, 1521 (1921). — *Gräfenberg*, Der spezifische Einfluß der Röntgenstrahlen auf das Myomgewebe. Berl. klin. Wschr. **1912**, Nr 18, 828. Ref. Jber. Geburtsh. **1912** I, 141. — *v. Graff, E.*, Die Behandlung der nichtklimakterischen Meno- und Metrorrhagien mit Röntgenstrahlen. Strahlenther. **4**, 426 (1914). — *Derselbe*, Die Basedowsche Krankheit als Kontraindikation gegen gynäkologische Röntgentherapie. Wien. klin. Wschr. **1914**, 93. — *Derselbe*, Zur Therapie der Sterilität der Frau. Wien. klin. Wschr. **1923**, Nr 4, 61. — *Derselbe*, Das Uterusmyom. Chirurg **2**, H. 19, 865. — *v. Graff, E.* und *J. Nowak*, Basedow und Genitale. Arch. Gynäk. **102**, 18 (1914). — *Grebe, L.*, Die Messung der Röntgenstrahlendosis. Strahlenther. **21**, 306 (1926). — *Derselbe*, Die energetische Bedeutung der R-Einheit. Strahlenther. **22**, 438 (1926). — *Grebe-Martius*, Röntgenstrahlenmessung im absoluten Maß und die zur Erreichung des Hauterythems nötige Röntgenstrahlenmenge. Strahlenther. **20**, 128 (1925). — *Dieselben*, Zur Standardisierung der Röntgenstrahlenmessung. Dtsch. med. Wschr. **1926**, Nr 28. — *Grebe-Nitzge*, Tabellen zur Dosierung der Röntgenstrahlen. Wien u. Berlin: Urban u. Schwarzenberg 1930. — *Gremeaux*, Abgekürzte Bestrahlung der Uterusfibrome und ihre Resultate. Ref. Jber. Gynäk. **36**, 495 (1922). Orig. Arch. Électr. méd. **30**, Nr 477 (1922). — *Groedel, Fr.*, Beseitigung einer Struma und Heilung einer Herzinsuffizienz durch Röntgenbestrahlung der Ovarien. Strahlenther. **10** (1920). — *Derselbe*, Die Röntgenbehandlung klimakterischer Erscheinungen. Münch. med. Wschr. **12**, 423 (1922). — *Derselbe*, Die biologische Wirkung der Röntgenstrahlen speziell im Lichte der modernen Capillarforschung und der modernen Entzündungslehre. Berlin: Fischers med. Buchh. H. Kronfeld 1925. — *Grosse*, Néoplasme des ovaires avec métastase utérine chez une femme traitée antérieurement par les rayons-X. (X-) Rev. franç. Gynéc. **18**, 4, 125—129 (1923). — *Guedes, B.*, Zur Behandlung der Fibromyome und uterinen Blutungen durch Röntgenstrahlen und Radium. Lisboa méd. **2**, 16 (1925). — *Guggisberg, H.*, Die Beeinflussung des Stoffwechsels durch das Ovarium. Zbl. Gynäk. **1919**, 561. — *Derselbe*, Die Arbeitsteilung im Eierstock. Zbl. Gynäk. **1922**, 402. — *Derselbe*, Vegetations- und Wachstumsstörungen. Biologie u. Pathologie des Weibes von Halban-Seitz **3**, 1025. Wien u. Berlin: Urban u. Schwarzenberg

1924. — *Guthmann, H.*, Über die Abhängigkeit des biologischen Effektes von der Röntgenlichtdosis. Strahlenther. **25**, 285 (1927). — *Derselbe*, Die Behandlung der gynäkologischen Entzündungen mit Röntgenstrahlen. Klin. Wschr. **1928**, 1236. — *Guthmann, H.* und *O. Bott*, Über die temporäre Röntgenmenolipsierung (temporäre Röntgenkastration). Strahlenther. **23**, 488 (1926) u. Z. Geburtsh. **90**, 263 (1926).

Haendly, P., Ein Beitrag zur Strahlenwirkung, besonders mit Hinblick auf die sog. „elektive Wirkung". Arch. Gynäk. **109**. — *Derselbe*, Die therapeutische Verwendung der Röntgenstrahlen in der Gynäkologie. Strahlenther. **2** (1913). — *Derselbe*, Die Verwendung der strahlenden Energie in der Gynäkologie. Therapeut. Mh. **1913**, H. 11. — *Derselbe*, Pathologisch-anatomische Ergebnisse der Strahlenbehandlung. Strahlenther. **12**, 1 (1921). — *Haenisch, G. F.*, Über die Röntgenbehandlung der Uterusmyome. Strahlenther. **2**, 249 (1913). — *Halban, J.*, Zur Klinik der Myome. Zbl. Gynäk. **42**, 1517 (1921). — *Derselbe*, Indikationsstellung der Strahlenbehandlung in der Gynäkologie. Wien. med. Wschr. **1923**, 22. — *Derselbe*, Uterusexstirpation oder supravaginale Amputation bei Myomen. Zbl. Gynäk. **1924**, 49. — *Halberstädter, L.*, Die Einwirkung der Röntgenstrahlen auf Ovarien. Berl. klin. Wschr. **1905**, 69. — *Halter, G.*, Über die intrauterine Radiumbehandlung gutartiger gynäkologischer Blutungen. Zbl. Gynäk. **37**, 2000 (1924). — *Derselbe*, Disk.Bem. geburtsh. gynäk. Ges. Wien, 13. Mai 1924. Ref. Zbl. Gynäk. **1924**, Nr 45. — *Hamm, A.*, La curiethérapie dans le traitement des métropathies hémorrhagiques. Le Médicin d'Alsace et de Lorraine, Juli 1927. — *Derselbe*, Die Röntgentherapie der Gynäkologie. Ther. Mh. **1913**, 27. — *Hanks, M. E.*, Die Röntgenstrahlen als Heilmittel der Myome und anderer gynäkologischer Erkrankungen. Illinois med. J. **49**, 414 (1926). Zit. Ber. Gynäk. **13**, 545 (1928). — *Hanson, Fr. Bl.* and *H. Heys*, An Analysis of the effects of the different rays of radium in producing lethal mutations in Drosophila. Amer. Naturalist **63**, 201 (1929). — *Hanson, F. B.* and *E. Winkleman*, Visible mutations following radium irradiation in drosophila melanogaster. J. Hered. **20**, Nr 6, 277—286 (1929, Juni). — *Harris, B. B.*, The effects of aging of X-rayed males upon mutation frequency in drosophila. J. Hered. Washington, D. C. Vol. **20**, Nr 6 (Juni 1929). — *Hartmann, H.*, Opération ou traitement par les rayons dans les cas de fibromes utérins. (Operation oder Strahlenbehandlung beim Uterusmyom). Gynéc. et Obstétr. **10**, No 3, 203—205 (1924). Ref. Ber. Gynäk. **7**, 288 (1925); Zbl. phys. Ther. **29**, H. 6, 455. — *Hartmann, J. P.*, Demonstration of some uterinetumors with remarks about X-ray treatment of myoma. Gynéc. et Obstétr. Kopenhagen 8. April 1921. Acta gynec. scand. (Stockh.) **2**, 84—85 (1923). Ref. Ber. Gynäk. **7**, 629 (1925). — *Derselbe*, Erfahrungen bei der Behandlung des Uterusmyoms. Acta obstetr. scand. (Stockh.) **6**, 304 (1927). — *Haselhoff, H.*, Die sarkomatöse Degeneration von Myomen und das Nebeneinandervorkommen von Myom und Carcinom. Inaug.-Diss. Göttingen 1924. — *Hauchamp, L.*, Radiothérapie des méthropathies et des fibromes. J. Radiol. **11**, H. 3 (1922). — *Heidenhain, L.*, Röntgentherapie der Entzündungen. Fortschr. Röntgenstr. **35**, Kongreßh. (1926). — *Heidenhain, L.* und *Fried*, Röntgenstrahlen und Entzündung. Klin. Wschr. **1924**, Nr 25; Zbl. Chirg. **54**, Nr 19. — *Heimann, F.*, Über Wachstum und Genese der Myome und Adenomyome. Z. Geburtsh. **69**, Nr 3 (1911); **78**, Nr 3 (1916). — *Derselbe*, Der Effekt verschieden gefilterter Mesothorstrahlung auf das Kaninchenovarium. Strahlenther. **5** (1915). — *Derselbe*, Eierstockfunktion und Bestrahlung. Strahlenther. **11**, 731 (1920). — *Derselbe*, Zur Biologie des bestrahlten Ovariums. Strahlenther. **12**, 793 (1921). — *Derselbe*, Myom und Schwangerschaft. Zbl. Gynäk. **1921**, Nr 30. — *Derselbe*, Ergebnisse gynäkologischer Bestrahlungen. Strahlenther. **14**, 616 (1923). — *Derselbe*, Strahlentherapeutische Besonderheiten. Mschr. Geburtsh. **65**, 71 (1924). — *Derselbe*, Über Schwachbestrahlung. Klin. Wschr. **4**, Nr. 38 (1925). — *Derselbe*, Eierstockschwachbestrahlung und Schwangerschaft. Strahlenther. **24**, 733 (1926). — *Derselbe*, Strahlenbehandlung der gut- und bösartigen Geschwülste. Verlag Stielke 1928. — *Derselbe*, Die Strahlentherapie bei gutartigen Erkrankungen der weiblichen Sexualorgane. Ein Fortbildungsvortrag. Strahlenther. **33**, 760—769 (1929). — *Heineke, H.*, Zur Frage der Einwirkung der Röntgen- und Radiumstrahlen auf innere Organe, besonders auf die Milz. Dtsch. med. Wschr. **1914**, Nr 25. Ref. Fortschr. Röntgenstr. **22**, H. 4, 469 (1914). — *Heineke* und *Perthes*, Lehrbuch der Strahlentherapie von H. Meyer. Wien u. Berlin: Urban u. Schwarzenberg 1925.) Die biologische Wirkung der Röntgen- und Radiumstrahlen. — *Heinen*, Inaug.-Diss. Bonn 1922. — *Henkel, M.*, Zur Strahlentherapie in der Gynäkologie. Münch. med. Wschr. **1914**, 113. — *Derselbe*, Die modernen Gesichtspunkte der Myombehandlung. Ther. Gegenw., Dez. **1922**. — *Derselbe*, Die individuelle Myombehandlung. Mschr. Geburtsh. **69**, 364 (1925). — *Derselbe*, Biological principles in the treatment of uterine myoma. Surg. etc. **1927**, 365—371. — *Derselbe*, Durchgreifende Bauchwandnekrose 7 Jahre nach Röntgenkastration wegen Uterusmyom. Strahlenther. **31**, 563 (1929). — *Hertel, W.*, Zur malignen Degeneration der Uterusmyome. Mschr. Geburtsh. **36**, 325 (1912). — *Hertwig, G.*, Radiumbestrahlung unbefruchteter Froscheier und ihre Entwicklung nach Befruchtung mit normalem Samen. Arch. mikrosk. Anat. **77**, 165 (1911). — *Derselbe*, Das Schicksal des mit Radium bestrahlten

Spermachromatins im Seeigelei. Arch. mikrosk. Anat. **79**, 201. — *Derselbe*, Das Radiumexperiment in der Biologie. Strahlenther. **11**, 821. — *Hertwig, O.*, Die Radiumkrankheit tierischer Keimzellen. Arch. mikrosk. Anat. II **77**, 1 (1911). — *Derselbe*, Versuche an Tritoneiern über die Einwirkung bestrahlter Samenfäden auf die tierische Entwicklung. Arch. mikrosk. Anat. II **82** (1913). — *Hertwig, P.*, Durch Radiumbestrahlung hervorgerufene Veränderungen in den Kernteilungsfiguren von Ascaris megalocephala. Arch. mikrosk. Anat. **77**, 301 (1911). — *Dieselbe*, Beeinflussung der Geschlechtszellen und der Nachkommenschaft durch Bestrahlung mit radioaktiven Substanzen. Z. Abstammungslehre **17** (1917). *Dieselbe*, Partielle Keimesschädigungen durch Radium- und Röntgenstrahlen. Handbuch der Vererbungswissenschaft. Berlin 1927. — *Herz*, Zit. nach Albrecht. Klinik des Myoma uteri, S. 423. In Halban-Seitz, Biologie und Pathologie des Weibes. Berlin u. Wien: Urban u. Schwarzenberg. — *Hewitt, H. W.*, Die Behandlung der Fibromyome des Uterus. J. Michigan State med. Soc. **25**, Nr 1, 13—17 (1926). Ref. Zbl. Radiol. **1**, 120 (1926). — *Heymann, J.*, Radiological or operative treatment of cancer of the uterus. Acta radiol. (Stockh.) 8 V, 363; Norsk Mag. Laegevidenskd. **88**, Nr 9. — *Derselbe*, Die Erfahrungen des „Radiumhemmet" mit der radiologischen Behandlung des Korpuscarcinoms. Rev. pract. Radiumter. **2**, No 5. — *Hinterstoisser, H.*, Nekrose eines Myosarkoms des Uterus nach Röntgenbehandlung. Zbl. Gynäk. **35**, 977 (1920). — *v. Hippel* und *Pagenstecher*, Über den Einfluß des Cholins und der Röntgenstrahlen auf den Ablauf der Gravidität. Münch. med. Wschr. **10**, 452 (1907). — *Hirsch, H.*, Die Röntgenbehandlung gynäkologischer Blutungen. Zbl. Gynäk. **46**, Nr 49, 1957 (1922). — *Derselbe*, Weitere Erfahrungen mit der Hypophysenbestrahlung. Zbl. Gynäk. **48**, Nr 3, 76 (1924). — *Hirsch, M.*, Röntgenstrahlen und Eugenetik. Zbl. Gynäk. **1914**, Nr 32. — *Hofbauer, J.*, Der hypophysäre Faktor beim Zustandekommen menstrueller Vorgänge und seine Beziehungen zum Corpus luteum. Zbl. Gynäk. **3**, 65 (1924). — *Hofbauer, Ph.*, Ein neues Prinzip gynäkologischer Bestrahlung. Verh. dtsch. Ges. Gynäk. **1922**, Arch. Gynäk. **117**, 230. — *Derselbe*, Klinische Beobachtungen bei Hypophysenbestrahlungen, insbesondere am Carcinom. Verh. dtsch. Ges. Gynäk. **1923**. Arch. Gynäk. **120**, 194. — *Hofmeier, M.*, Über den Einfluß der Fibromyome des Uterus auf Konzeption, Schwangerschaft und Geburt. Z. Geburtsh. **30**, 199 (1894). — *Derselbe*, Handbuch der Frauenkrankheiten, 1920. Leipzig: F. C. W. Vogel 1920. — *Holfelder, H.*, Die geeignete, zeitliche Verteilung der Röntgendosis „das Problem" in der Strahlentherapie. Arch. klin. Chir. **134**, H. 2/3 (1925). — *Derselbe*, Kritische Betrachtungen zum gegenwärtigen Stand der strahlentherapeutischen Forschung. Med. Klin. **1925**, 366. — *Derselbe*, Kritische Übersicht über die Grundlagen der modernen Röntgentherapie. Med. Klin. **1926**, 7. Beih. — *Derselbe*, Ein neues Hochspannungs- und strahlensicheres Bestrahlungsgerät für die Röntgentiefentherapie. Verh. dtsch. Röntgenges. **17** (1926). Strahlenther. **23**, 3 (1926). — *Holthusen, H.*, Biologische Wirkung der Röntgenstrahlen mit Berücksichtigung therapeutischer Fragestellungen. Klin. Wschr. **1922**, 766. — *Derselbe*, Blutveränderungen durch Röntgenbestrahlung und deren Sensibilisierung. Strahlenther. **14**, 561 (1923). — *Derselbe*, Die Wirkung der Röntgenstrahlen in biologischer Hinsicht. Strahlenther. **18** (1924). — *Derselbe*, Über die Beziehungen zwischen physikalischer und biologischer Dosimetrie. Strahlenther. **1924**, 17. — *Derselbe*, Theoretische Grundlagen der Strahlentherapie mit besonderer Berücksichtigung der Allgemeinwirkung. Wien u. Berlin: Urban u. Schwarzenberg. Lehrbuch der Strahlentherapie, von H. Meyer, Bd. 1, S. 803. 1925. — *Derselbe*, Der derzeitige Stand der physikalischen Meßmethoden. Strahlenther. **22**, 30 (1926). — *Derselbe*, Krankheiten des Blutes und der blutbildenden Organe. Lehrbuch der Strahlentherapie, Bd. 3, S. 33. 1926. — *Derselbe*, Der Grundvorgang der biologischen Strahlenwirkung. Strahlenther. **25**, 157 (1927). — *Derselbe*, Praktische Erfahrungen in der Dosierung in Röntgeneinheiten und Nomenklaturfragen. I. Grundsätzliches. Röntgenpraxis **2**, 337—342 (1930). — *Holthusen, H.* und *H. Gollwitzer*, Die Qualitätsmessung der Röntgenstrahlen in der Tiefentherapie. Strahlenther. **26** (1927). — *Hornung, R.*, Unsere Erfahrungen mit der operativen Myombehandlung. Zbl. Gynäk. **45**, H. 10, 381 (1921). — *Derselbe*, Grundumsatz und spezielle dynamische Nahrungswirkung in Beziehung zur Ovarialfunktion. Zbl. Gynäk. **47**, 2971 (1927). — *Hornung, R.* und *F. v. Mickulicz-Radecki*, Milzbestrahlung als Therapie gynäkologischer Blutungen. Zbl. Gynäk. **1925**, Nr 9, 450. — *Horsley*, Zit. nach Hofbauer. Ein neues Prinzip gynäkologischer Bestrahlung. Arch. Gynäk. **117**, 230 (1922). — *Hubert, R.*, Zur Frage der einseitigen Röntgenkastration. Strahlenther. **32**, 303 (1929). — *Hüssy, P.* (Aarau), Die Grenzen der Röntgenbestrahlung. Schweiz. med. Wschr. **1928**, Nr 13. — *Hüssy, P.* und *Wallart, J.*, Interstitielle Drüse und Röntgenkastration. Z. Geburtsh. **77**, 177 (1915). — *Huetter*, Röntgenbestrahlung der Uterusmyome. Altonaer Ärztl. Ver., 26. Febr. 1919. Münch. med. Wschr. **1919**, 730.

Ikeda, J., Beiträge zur reinen Radiumbehandlung der Uterusmyome. Zbl. Gynäk. **1928**, 2514. — *Imhäuser, K.*, Über die Häufigkeit und klinische Bewertung des Myosarkoma uteri. Arch. Gynäk. **123**, 12—25 (1925). Ref. Ber. Gynäk. **8**, 69 (1925).

Jacquin, P., Ein Sarkom und malignes Uterusmyom. Gynéc. et Obstétr. 3, Nr 2—3 (1921). Ref. Ber. Gynäk. **35**, 203 (1923). — *Derselbe*, Ein Fall von Uterussarkom. Geburtsh.-gynäk. Ges. Straßburg **1921**. Ref. Gynéc. et Obstétr. **3**, 208 (1921). — *Derselbe*, Über einen Fall von Myoma aberrans mit bösartiger Entwicklung. Gynéc. et Obstétr. **9**, No 1 (1924). — *James, W. D.* and *A. W. James*, Deep roentgen ray, radium, myomectomy and hysterectomy. Relative value in uterine fibromyomas. J. amer. med. Assoc. **90**, Nr 3, 201—203. — *v. Jaschke, R. Th.*, Die Beziehungen zwischen Herz und Gefäßapparat und weiblichem Genitalsystem. Nothnagels Handb. Suppl. I. Der klimakterische Symptomenkomplex in seinen Beziehungen zur Gesamtmedizin. Prakt. Erg. Geburtsh. **5**, 275 (1913). — *Derselbe*, Die Abgrenzung der Indikationen zur operativen und Strahlenbehandlung bei Myomatosis uteri. Zbl. Gynäk. **28**, 750 (1920). — *Derselbe*, Ist eine operative Behandlung der Myome noch berechtigt? Z. Geburtsh. **83**, 750 (1921). — *v. Jaschke, R. Th.* und *O. Pankow*, Lehrbuch der Frauenheilkunde. Berlin: Julius Springer 1928. — *Jll, E. J.*, Fibroidtumors the indication for treatment and the choice of treatment. Surg. Clin. N. Amer. **6**, 1601 (1926). — *John, W.*, Technik und Erfolge der einzelnen Autoren bei der Behandlung der Myome und hämorrhagischen Metropathien mit Röntgenstrahlen. Inaug.-Diss. Freiburg 1914. Strahlenther. **7**, 1. — *Jones, H.O.*, Berichterstattung über Radiumbehandlung in der gynäkologischen Abteilung des St. Lukashospitals. Surg. etc. **33**, Nr 4. Ref. Zbl. Gynäk. **1922**, Nr 24, 1006. — *Jugenburg, A.*, Über die Einwirkung der Röntgenbestrahlung auf den Stickstoff- und Chlornatriumstoffwechsel. Strahlenther. **25**, 288 (1927). — *Jüngling, O.*, Zur Behandlung des Sarkoms mit Röntgenstrahlen. Strahlenther. **12**, 178 (1921). — *Derselbe*, Die rationelle Röntgenstrahlendosis bei Behandlung chirurgischer Erkrankungen. Strahlenther. **14**, 634 (1923). — *Derselbe*, Röntgenbehandlung in der Chirurgie. Strahlenther. **14**, 761 (1923). — *Jung, Ph.*, Zur Röntgenstrahlentherapie der Uterusmyome und hämorrhagischen Metropathien. 6. internat. gynäk. Kongr. Berlin **1912**. Mschr. Geburtsh. **1912**, Erg.-H. **36**, 207. — *Derselbe*, Cervixmyom in der Schwangerschaft. Berl. klin. Wschr. **1913**. Ref. Dtsch. med. Wschr. Nr. 31, 1531. — *Derselbe*, Röntgenbestrahlung der Myome (Kongreßbericht 444). Dtsch. Ges. Gynäk. Halle **1913**. — *Just, G.*, Von Erblichkeit, Eugenik und Bevölkerungspolitik. Münch. med. Wschr. **1930**, Nr 22.

Kadisch, E., Über die Möglichkeit einer gewollten Abstufung der Röntgentherapie der Myome und hämorrhagischen Metropathien. Inaug.-Diss. Freiburg 1921. — *Derselbe*, Versuche zu einer gewollten Abstufung der Dosenhöhe bei der Röntgentherapie der Myome und hämorrhagischen Metropathien. Strahlentherapie **19**, 462 (1925). — *Kaplan, A.*, Die neuesten Strömungen in der Röntgenbehandlung der Myome und der Gebärmutterblutungen. Zit. Zbl. Radiol. **1**, 541 (1926). — *Kaplan, J.*, Radiation therapy in gynecology. Amer. J. Obstetr. **16**, 855—860 (1928). — *Katz, H.*, Über Myome nach den Wechseljahren. Chirurg **2**, H. 18, 825. — *Kaufmann, E.*, Lehrbuch der speziellen pathologischen Anatomie. Berlin u. Leipzig: W. de Gruyter u. Co. 1922. — *Kauffmann, F.*, Zur Röntgentherapie der Myome und hämorrhagischen Metropathien. Klin. Wschr. **1927**, Nr 11, 489. — *Keene, F. E.* und *Block, F. B.* (Philadelphia), Die Behandlung der Uterusfibrome. Amer. J. Obstetr. **17**, 848/854 (1929). Ref. Ber. Gynäk. **16**, 621 (1929).— *Keetman, B.* und *M. Mayer*, Gesichtspunkte für die Mesothoriumtherapie. Strahlenther. **3**, 745 (1913). — *Kehrer, E.*, Physiologie der Schwangerschaft. Aus Biologie und Pathologie des Weibes. Halban-Seitz, Bd. 6, 2. Teil, S. 713 (795) 1925. — *Keith, J. P., D. Keith* und *J. C. Bell*, Benign uterin hemorrhage. South. med. J. **20**, 43 (1927). Ref. Ber. Gynäk. **13**, 149 (1928). — *Kelen, B.*, Über Röntgenbehandlung in der Gynäkologie. Mschr. Geburtsh. **34**, 160 (1911). — *Derselbe*, Zur Röntgenbehandlung in der Gynäkologie. Budapester kgl. Ärztever., 28. Jan. 1911. Wien. med. Wschr. **1911**, 1175. — *Derselbe*, Röntgenbehandlung der chronischen Metritis. Münch. med. Wschr. **1912**, 749. — *Derselbe*, Die Röntgentherapie in der Gynäkologie. Orv. Hetil (ung.) **1911**. Ref. Zbl. Gynäk. **1912**, 1129. — *Keller, K.*, Schwere Hämorrhagie aus einem submucösen Myom bei einer 80jährigen. Bull. Soc. Obstétr. **6** (1924). Ref. Ber. Gynäk. **6**, 179 (1925). — *Kelly, Howard*, Two hundred and ten fibroidtumors treated by radium. Surg. etc. **27** (1918). — *Kelly* und *Burmann*, Radiumbehandlung bei Uterusblutung und Myom. J. amer. med. Assoc., Aug. 1914. — *Khoór, Ö.*, Über einen geheilten Fall von Hyperthyreoidismus nach operativer Kastration. Zbl. Gynäk. **50**, Nr 6, 343—345 (1926). Ref. Ber. Gynäk. **10**, 281 (1926). — *Kiehne, H.*, Unterschiede im Blutbilde ausgebluteter Frauen nach Röntgenkastration und Uterusexstirpation. Münch. med. Wschr. **1923**, 965, Nr 29. — *Derselbe*, Vergleichende Blutuntersuchung nach Röntgenkastration und vaginaler Totalexstirpation. Münch. med. Wschr. **70**, Nr 47 (1923). — *Kjaergaard, S.*, Operative oder Strahlenbehandlung der Myome. Acta obstetr. scand. (Stockh.) **1**, 191 (1922). — *Klaften, E.*, Über Eiterung in Myomen. Zbl. Gynäk. **51**, 474 (1927). — *Klebs*, Metastasen bei Myomen. Beitr. path. Anat. **3**, 858 (1912). — *Klee, F.*, Hämatometra und Hämatosalpinx nach intrauteriner Radiumbehandlung. Dtsch. med. Wschr. **46**, Nr 26 (1920). — *Derselbe*, Ein Carcinomsarkom des Uterus. Zbl. Gynäk. **5**, 166 (1922). — *Kleinhans, M.*, Menstruationszyklus und Röntgenamenorrhoe. Inaug.-Diss., Univ.-Frauenklinik Frankfurt 1924. Ref. Zbl. Gynäk. 42, 2379 (1925). — *Kleinwächter, L.*, Zur Entwicklung der Myome des Uterus. Z. Geburtsh. 9, 68 (1883). — *Klewitz, F.*, Über Konzentrationsschwankungen des Blutes nach Röntgentiefenbestrahlungen. Klin. Wschr. 1923, Nr 4, 171. — *Koblanck, A.*, Röntgentherapie bei Myomen. Ges. Geburtsh. Berlin, 11. Dez. 1914. Strahlenther. 8, 312 (1918). — *Derselbe*, Operation oder Bestrahlung bei klimakterischen Blutungen? Zbl. Gynäk. 30, 505 (1918). — *Derselbe*, Radiumbehandlung bei Gebärmutterblutungen und bei Myomen. Strahlenther. 10, 64 (1920). — *Kolde, W.*, Die Behandlung der Metropathia haemorrhagica und des Myoms mit Röntgenstrahlen. Mschr. Geburtsh. 53, 283 (1920). — *Derselbe*, Experimentelle Untersuchungen über die Tiefenwirkung der Röntgenstrahlen. Strahlenther. 2, 710 (1913). — *Kosminsky, E.*, Die Röntgentherapie der Myome. Mschr. Geburtsh. 36, Erg.-H., 236. — *Kraul, L.*, Untersuchungen über die Wirkung der Uterusexstirpation und der künstlichen Menopause. Wien. klin. Wschr. 39, Nr 11 (1926). — *Derselbe*, Über Myomovarien. Arch. Gynäk. 129, 526 (1927). — *Krause* und *Friedrich*, Diskussionsbemerkungen zum Vortrag von H. E. Schmidt. Verh. dtsch. Röntgenges. 5, 50 (1908—1909). — *Krause* und *Ziegler*, Zit. nach Albers-Schönberg. Fortschr. Röntgenstr. 20 (1913). — *Kriwsky, L. A.*, Über mikroskopische Veränderungen in einem mit Röntgenstrahlen behandelten Myom. Russ. Arbeit ohne nähere Bezeichnung. Ref. Mschr. Geburtsh. 41, 345 (1915). — *Derselbe*, Die Behandlung des Uterusmyoms. Mschr. Geburtsh. 81, 181—194 (1929). — *Krömeke, Fr.*, Über die Einwirkung der Röntgenstrahlen auf die roten Blutkörperchen. Strahlenther. 22, 608 (1926). — *Kroenig, B.*, Die Strahlentherapie in der Gynäkologie. Ref. Internat. med. Kongr. London 1913. Ref. Zbl. Gynäk. 37 II, Nr 39, 1437 (1913). — *Derselbe*, Der Unterschied zwischen der älteren und neueren Behandlungsart mit X-Strahlen und Radium bei gynäkologischen Erkrankungen. Surg. etc. 18, Nr 5. — *Derselbe*, Röntgenstrahlen, Radium und Mesothorium zur Behandlung von Uterusfibromen und malignen Tumoren. Amer. J. Obstetr., Febr. 1914. — *Krönig* und *Friedrich*, Physik und biologische Grundlagen der Strahlentherapie. Strahlenther. Sonder-Bd. 3 (1918). — *Kroenig, B.* und *Gauß*, Wie weit wird durch die Röntgenbehandlung unsere operative Therapie bei Uterusblutungen und Myomen beeinflußt? Münch. med. Wschr. 1910, Nr 29. — *Kroetz, Chr.*, Der Einfluß kurzwelliger Strahlen auf das Säurebasengleichgewicht im Körper, im besonderen auf die Blutreaktion. Erg. med. Strahlenforschg 2, 351. Leipzig: Georg Thieme. — *Derselbe*, Die Bedeutung physikalisch-chemischer und chemischer Änderungen der Zusammensetzung des Blutes unter Röntgeneinwirkung. Strahlenther. 18, 545 (1924). — *Derselbe*, Die Allgemeinwirkung der Röntgenstrahlen und der Proteinkörper, nach fortgesetzten Versuchen über ihren Einfluß auf den Blutchemismus. Verh. dtsch. Röntgenges. 16. Kongr. 1925. — *Kroitzsch, G.*, Resultate der Myombestrahlungen an der Universitätsfrauenklinik Jena. Diss. Jena 1923. — *Kubinyi, P.*, Die Erfahrungen über das Myommaterial. Orvosképzés (ung.) 18, 8 (1928). Ref. Ber. Gynäk. 15, 33 (1929). — *Küstner, H.*, Die Ionisationsmessung der Röntgenstrahlen. Erg. med. Strahlenforschg 1, 181. Leipzig: Georg Thieme 1925. — *Derselbe*, Wieviel R-Einheiten entspricht die HED? Strahlenther. 26, 120 (1927). — *Derselbe*, Die Beziehungen zwischen der biologischen Einheit „HED." und der physikalischen Einheit „R". Lehrbuch der Röntgenkunde von Rieder und Rosenthal. Bd. 3, S. 79. 1928 (Sonderdruck). Leipzig: Joh. Ambr. Barth. — *v. Küttner, O.*, Zur Frage der Umwandlung von Uterusmyomen in Sarkom. Mschr. Geburtsh. 71, 177 (1925). — *Kuhl, W.*, Der Erfolg der gynäkologischen Radiumtherapie an der Gießener Universitäts-Frauenklinik. Diss. Gießen 1925. — *Kupferberg, H.*, Zur Behandlung der Gebärmutterblutungen benignen Ursprungs. Strahlenther. 11, 269 (1920). — *Derselbe*, Zur Radiumtherapie benigner gynäkologischer Erkrankungen. Strahlenther. 14, 596 (1923). — *Derselbe*, Zur Behandlung von gynäkologischen Erkrankungen gutartigen Ursprungs mittels radioaktiver Stoffe. Lehrbuch der Strahlentherapie, Bd. 4, I. Teil, S. 540. 1929. Wien u. Berlin: Urban u. Schwarzenberg. — *Kurihara, K.*, Experimentelle Untersuchungen über die Röntgenstrahlenwirkung auf die Uterusmuskulatur. Diss. Göttingen 1913.

Labhardt, A., Die Therapie der Uterusmyome auf Grund der Erfahrungen von 1000 Myomoperationen. Schweiz. med. Wschr. 1930, 381. — *Lacassagne, A.*, Experimentelle Resultate der Ovarienbestrahlung. Schlußfolgerungen über den therapeutischen Wert der Strahlen in der Gynäkologie. Ann. Gynéc. et Obstétr. 10, H. 8. Ref. Zbl. Gynäk. 2, 1801 (1913). — *Lahm, W.*, Zur Frage des malignen Uterusmyoms. Z. Geburtsh. 77, 340 (1915). — *Derselbe*, Strahlenwirkung kombinierter Radiumpräparate. Münch. med. Wschr. 1920, Nr 36, 1045. — *Derselbe*, Die Röntgenbehandlung der gutartigen Genitalerkrankungen der Frau. Radiol. Praktika, Bd. 2. Frankfurt a. M.: Keim u. Nemnich 1924. — *Derselbe*, Die Strahlenbehandlung des Kollumcarcinoms. Erg. med. Strahlenforschg 1, 527 (1925). — *Langer, H.*, Die gynäkologische Strahlentherapie im Jahre 1920. Mschr. Geburtsh. 56 (1921). — *Derselbe*, Einstelltechnik unter Kontrolle des Auges für Röntgentiefentherapie. Münch. med. Wschr. 70, Nr 16 (1923). — *Langes, E.*, Erfahrungen mit der Röntgenbehandlung bei Myomen und Metropathien. Strahlenther. 3, 287 (1913); Münch. med. Wschr. 1913, Nr 31. — *Laquerrière, A.*, Du rôle de l'électricité comme adjuvant en certain cas au traitement radiothérapique du fibrome. Bull. Soc. Radiol. méd. France **16**, 193—195 (1928). Ref. Ber. Gynäk. **15**, 576 (1929). — *Lazarus, P.*, Handbuch der gesamten Strahlenheilkunde. München: J. F. Bergmann 1928. — *Lebedev, P. S.*, Über zeitweilige Radiumkastration. Ž. Akuš. (russ.) **39**, 42—50 (1928). Ref. Ber. Gynäk. **15**, 697 (1929). — *Lehoczky-Semmelweis, K.*, Die Therapie des Gebärmutterfibroms. Orvosképzés (ung.) **18**, Sonder-Nr 14 (1928). Ref. Ber. Gynäk. **15**, 33 (1929). — *Leith*, Pathologie of Tumours of the Corpus uteri. J. Obstetr., April u. Mai 1911. — *Lengfellner, K.*, Über Versuche von Einwirkung der Röntgenstrahlen auf Ovarien und den schwangeren Uterus von Meerschweinchen. Münch. med. Wschr. 1906, Nr 44. — *Lengfellner, K.* und *Fraenkel*, Zit. nach Albers-Schönberg. Fortschr. Röntgenstr. **20** (1913). — *Lenz, F.*, Erbänderungen durch Röntgenstrahlen. Münch. med. Wschr. **1927**, Nr 50, 2135. — *Leo, A.*, Demonstration. Fr. Ver. mitteldtsch. Gynäk. 19. Jan. 1913. Ref. Zbl. Gynäk. **1913**, Nr 13. — *Lindenberg, F.* (Los Angeles), Zusammenvorkommen von Fibromyom und exophthalmischer Struma. Bericht über einen durch X-Strahlenkastration geheilten Fall. Amer. J. Obstetr. **16**, 425/27 (1928). Ref. Ber. Gynäk. **15**, 301 (1929). — *Derselbe*, Uterine fibroids. Fundament. in the application of Roentgen rays. Californie Med. **31**, 93—98 (1929). Ref. Ber. Gynäk. **16**, 824 (1929). — *Lindig, P.*, Histologische Untersuchungen am radiumbestrahlten menschlichen Ovar und Uterus. Strahlenther. **11** (1920). — *Linzenmeier, G.*, Neue Untersuchungen über die Senkungsgeschwindigkeit der roten Blutkörperchen. Zbl. Gynäk. **45**, 347 (1921). — *Lockyer, C.*, Bemerkungen zur Behandlung der Uterusfibroide. Brit. med. J. **1924**, 3311. — *Loeffler, L.*, Aussprache-Bemerkung zu dem Referat Martius über Keimschädigung durch Röntgenstrahlen. Zbl. Gynäk. **1930**, Nr 35, 2221. — *Derselbe*, Röntgenschädigungen der männlichen Keimzelle und Nachkommenschaft. Strahlenther. **34**, 735 (1929). — *Loewy* und *Richter*, Zur Frage nach dem Einfluß der Kastration auf den Stoffwechsel. Zbl. Physiol. **16** (1902). — *London*, Zur Lehre von den Bequerelstrahlen und ihrer physiologisch-pathologischen Bedeutung. Berl. klin. Wschr. **1903**, Nr 23. — *Derselbe*, Weitere Untersuchungen über Radiumwirkung. Berl. klin. Wschr. **1905**, Nr 42. — *Lorey, A.*, Zur Bewertung der Röntgenbehandlung bei Myomen und Metrorrhagien. Dtsch. med. Wschr. **1918**, 13. — *Derselbe*, Diskussion zu Lorenz, Behandlung der Myome und nichtmaligner Genitalerkrankungen. Fortschr. Röntgenstr. **35**, 113 (1927). — *Lubarsch* und *Wätjen* In „Handbuch der gesamten Strahlenkunde" von Lazarus, Bd. 1, S. 304. München: J. F. Bergmann 1928. — *Lundqvist, B.*, Operative oder radiologische Behandlung des Uterusmyoms. Acta obstetr. scand. (Stockh.) **1**, Suppl., 3 (1922). — *Lynch, F. W.*, Submucöse Myome und ihre Behandlung. Amer. J. Surg. **3**, 481 (1927). — *Derselbe*, Zit. nach Lindenberg. Amer. J. Obstetr. **16** (1928). — *Derselbe*, Uterine fibromyoma. Review of six hundred and eighty three cases. J. amer. med. Assoc. **94**, 156—162 (1930).

Mackenrodt, A., Bestrahlen? Operieren? Mschr. Geburtsh. **46** (1917); Zbl. Gynäk. **1921**, 155; Z. Geburtsh. **1921**, 235. — *Derselbe*, Verhandlg. d. Ges. f. Geb. u. Gyn. Berlin 1922. Z. Geburtsh. **86**, 449. Diskussionsbemerkung zu Bumm: Über Röntgencarcinom bei der Frau. — *Maczewski, St.* (Lemberg), Über die konservative Behandlung der Uterusmyome. Ginek. polska **8**, H. 1/3 (1929). Ref. Zbl. Gynäk. **1930**, Nr 32, 2046. — *Magarey, R.*, Ursache und Behandlung übermäßiger Gebärmutterblutungen bis zur Menopause und zur Zeit ihres Eintritts. Med. J. Austral. **2**, Nr 15, 504—506 (1927). Ber. Gynäk. **14**, 44 (1928). — *Mahler*, Zit. nach Albrecht. Klinik des Myoma uteri S. 423 in Halban-Seitz, Biologie und Pathologie des Weibes. Berlin: Urban u. Schwarzenberg. — *Mahnert, A.*, Über den Einfluß der Röntgenbestrahlungen auf das Kohlensäurebindungsvermögen des Blutes. Klin. Wschr. **1922**, 1840. — *Mandl* und *Bürger*, Zit. nach Albrecht. Pathologische Anatomie und Genese der Myome. Halban-Seitz, Biologie und Pathologie des Weibes, Bd. 4, S. 212. Wien u. Berlin: Urban u. Schwarzenberg. — *Mannaberg, J.*, Über Versuche, die Basedowsche Krankheit mittels Röntgenbestrahlung der Ovarien zu beeinflussen. Wien. klin. Wschr. **1913**, 693. — *Mangiagalli, L.*, Halbes Jahrhundert Erfahrungen in der Behandlung der Uterusmyome und Carcinome. Arch. Ostetr. (Modena) **13**, 481 (1926). — *Mansfeld, O.*, Über Metrasthenie, Tonisierung der Gebärmutter und halbseitige Röntgenkastration. Zbl. Gynäk. **44**, Nr 44 (1920). — *Mario Sancho Ruiz-Zorilla* (Mexiko), Der gegenwärtige Stand der Röntgenbehandlung der Uterusmyome. Rev. españ. Obstetr. **13** (1928). — *Martindale, L.*, Behandlung der Menorrhagien durch intensive Röntgenbestrahlung. Bericht über 20 Fälle. Brit. med. J. **1923**, Nr 3271, 411—413. — *Derselbe*, Behandlung von Fibromyomen des Uterus und anderer Blutungsursachen durch Röntgentiefentherapie unter besonderer Berücksichtigung von Komplikationen maligner Art. J. amer. med. Assoc. **83**, Nr 14 (1924). Ref. Ber. Gynäk. **4**, 446 (1924); **8**, 162 (1925). — *Derselbe*, Die Fibromyome des Uterus. Eine Serie von 252 Fällen operativ oder mit Intensivröntgenbestrahlung behandelt. J. of Obstetr. **52**, 690 (1925). — *Derselbe*, Review of the comparative values of surgery, deep X-ray therapy and radium in uterine disease. Edinburgh med. J. **36**, 449—469 (1929). — *Martius, H.*, Über Radiumdosierung. Zbl. Gynäk. **1921**, Nr 9, 296. — *Derselbe*, Die biologische Wirkung der Röntgenstrahlen verschiedener Wellenlänge. Strahlenther. **14**, 558 (1923). — *Derselbe*, Die Röntgenstrahlenbehandlung in der Gynäkologie. Handbuch der Röntgentherapie, Bd. 3. Von Boruttau-Mann. 2. Abt. 1. Teilband des Handbuches d. ges. med. Anwendung der Elektrizität. Leipzig: W. Klinkhardt 1924. — *Derselbe*, Das Hauterythem als Strahlenmaß. Vortr. 88. Verslg dtsch. Naturforsch, Ärzte Innsbruck **1924**. Ref. Z. Röntgenkde 4, Nr 20 (1924). Kongreßbericht in den Fortschritten auf dem Gebiete der Röntgenstrahlen. — *Derselbe*, Die sog. Röntgenbestrahlungen in der Gynäkologie. Strahlenther. **21**, 242 (1926). — *Derselbe*, Zur Strahlenbehandlung der weiblichen Adnextuberkulose. Strahlenther. **21**, 260 (1926). — *Derselbe*, Die Strahlenbehandlung des Corpuscarcinoms. Ber. Geburtsh. **7**, H. 8. — *Derselbe*, Diskussionsbemerkung zur „Messung des Rückstreuungsbetrages". Verh. dtsch. Röntgenges. **17** (1926). — *Derselbe*, Geschädigte Nachkommen bei keimbestrahlten Muttertieren. Zbl. Gynäk. **1926**, Nr 1. — *Derselbe*, Welche praktischen Rücksichten erfordert die Keimschädigungsgefahr bei der Ovarialbestrahlung? Zbl. Gynäk. **1927**, Nr 41 (2601). — *Derselbe*, Ovarialbestrahlung und Nachkommenschaft. Strahlenther. **24**, 101 (1927); Zbl. Gynäk. **51**, 1 (1927). — *Derselbe*, Die Röntgenstrahlenmessung in R-Einheiten. Acta radiol. (Stockh.) Festband Forssell, **7**, H. 1/6, Nr 35—40. — *Derselbe*, Formen und Behandlung der Fettsucht. Sonderabdr. aus Bad Pyrmont wiss. Abh. **1929**, H. 7. Bäder- und Verkehrsverlag. — *Derselbe*, Zur Frage der sog. temporären Kastration mit Röntgenstrahlen. Klin. Wschr. **1929**, Nr 51, 2383. — *Derselbe*, Röntgenstrahlen und Keimschädigung. Ihre Bedeutung für die gynäkologische Therapie. Strahlenther. **37**, 164 (1930). — *Derselbe*, Disk.bem. nordwestdtsch. Ges. Gyn. zum Vortr. Haselhorst, Sitzg. 5. Okt. 1929. Zbl. Gynäk. **1930**, Nr 3. — *Massazza, M.*, Radium castrazione temporanea e cura dei fibromiomi uterini. L'Actinoter. **8**, 111—117 (1929). Ref. Ber. Gynäk. **17**, 533 (1930). — *Masson, J. C.*, Myomectomy, hysterectomy, and radiotherapy on fibromyoma of uterus. J. amer. med. Assoc. **87**, 1530 (1926). — *Mathieu, A.*, Lipiodol as a diagnostic aid in fibromata of the female genital tract. Amer. J. Surg. **6**, 720—724 (1929). — *Mavor, J. W.*, The production of Non-Disjunction by X-rays. Science (N. Y.) **1922**, 55, 295. — *Mayer, A.*, Über Störung der Eierstockfunktion bei Myom. Beitr. Geburtsh. **19**, Erg.-H., 115. — *Derselbe*, Röntgentherapie in der Gynäkologie. Strahlenther. **14**, 818 (1923). — *Mayer, A.* und *E. Schneider*, Über Störungen der Eierstocksfunktion bei Uterusmyom und über einige strittige Myomfragen. Münch. med. Wschr. **1914**, Nr 19, 1. — *Menge, C.*, Indikationsstellung bei Röntgentherapie bei Uterusmyom. Mschr. Geburtsh. **35**, 291 (1912). — *Menge, C.-Opitz*, Handbuch der Frauenheilkunde 1920. München u. Wiesbaden: Verl. J. F. Bergmann. — *Derselbe*, Über Arthropathia ovaripriva. Zbl. Gynäk. **48**, H. 30, 1617 (1924). — *Mériel* et *Baillat*, La myomectomie en dehors de la grossesse. Gynéc. et Obstétr. **20**, 223—254 (1929). — *Meyer, G.*, Die Röntgentherapie bei gutartigen gynäkologischen Erkrankungen. Rev. Méd. **47**, 853 (1927). — *Meyer, H.*, Lehrbuch der Strahlenther. Bd. 4, Teil 1, S. 408. Berlin u. Wien: Urban u. Schwarzenberg 1929. — *Meyer, R.*, Beitrag zur Kenntnis der Röntgenstrahlenwirkung auf die anatomische Struktur des menschlichen Uterus und der Ovarien. Zbl. Gynäk. **1912**, 529. — *Derselbe*, Die Pathologie der einfachen homologen Geschwülste der Bindegewebsreihe. Handbuch der Gynäkologie von Veit-Stoeckel Bd. 6, S. 253. Wiesbaden: J. F. Bergmann. — *Meyer, R.* (Berlin), Die Indikation zur Myomoperation. Zbl. Gynäk. **30**, 1231 (1922). — *Meyer-Kaiser*, Inaug.-Diss. Freiburg 1920. — *Meyer, W. H.*, Röntgenbehandlung des Myoma uteri. Med. J. a. Rec. **120**, Nr 10 (1924). Zit. Ber. Gynäk. **8**, 511 (1925). — *v. Mikulicz-Radecki*, Röntgenbestrahlung und Blutkörperchensenkungsgeschwindigkeit. Arch. Gynäk. **120**, 187 (1923). — *Derselbe*, Über die Veränderung der Blutkörperchensenkungsgeschwindigkeit im Gefolge der Röntgentiefenbestrahlungen. Strahlenther. **16**, 222 (1924). — *Derselbe*, Zur Frage der Bestrahlung sarkomverdächtiger Myome. Strahlenther. **18**, 137 (1924). — *Miller, C. J.*, Radium bei der Behandlung der Uterusmyor e, seine Indikationen und Grenzen. Amer. J. Roentgenol. **16**, 228 (1926). — *Miller, G. B.*, Chirurgie gegen die Strahlenbehandlung von Uterustumoren. Amer. J. Obstetr. **14**, 530 (1927). — *Miller, J. R.*, Die Beziehungen zwischen Sarkom und Myom in Rücksicht auf die Röntgentherapie. Strahlenther. **2** (1913). — *Miller, R. H.* und *H. Rogers*, Sarkom des Uterus. New England J. Med. **198**, 18, 927—931 (1928). Ref. Ber. Gynäk. **14**, 834 (1928). — *Mirto*, Zit. nach Albrecht. Klinik des Myoma uteri, S. 423. Halban-Seitz, Biologie und Pathologie des Weibes. Berlin u. Wien: Urban u. Schwarzenberg. — *Mitscherlich, E.*, Einmalige Bestrahlung oder Serienbestrahlung bei Myomen und Metropathien? Zbl. Gynäk. **31**, 525 (1918). — *Mohr*, Fortschr. Röntgenstr. **20**, 105 (1913). — *Möller, W.*, Wirkungsart und Gefahren der Radiumbehandlung gutartiger gynäkologischer Erkrankungen. Acta obstetr. scand. (Stockh.) **4**, 222 (1925). — *Molnár, J.*, Zur Röntgentherapie des Adnextumors. Orv. Hetil. (ung.) **71**, Nr 47. — *Derselbe*, Die Bedeutung der Bestrahlung der Ovarien in der Therapie der Adnextumoren. Magy. Röntgen. Közl. **2**, Nr 1. — *Monsiorski, Z.*, Moderne Probleme auf dem Gebiete der Uterusmyome. Ginek. polska **6**, 1944 (1927). — *Mornard*, Radiothérapie des fibrômes. Bull. Soc. Chir. Paris **1925**, 352. — *Morosowa* et *Saweliewa*, Etude clinique et anatomo-pathologique des fibromyomes utérins. Gynéc. et obstétr.

20, 724—742 (1929). Ref. Ber. Gynäk. 17, 686 (1930). — *Morton, W. J.,* N. Y. med. Rec. 1903. — *Mowbray, F. B.,* The treatment of fibroids. Canad. med. Assoc. J. 18, 285 (1928). — *Mühlmann, E.,* Ein Beitrag zum Kapitel der Röntgenschädigungen. Fortschr. Röntgenstr. 26. — *Derselbe,* Über Röntgenreizbestrahlung. Strahlenther. 15 (1923). — *v. Müller, Fr.,* Die Bedeutung des Blutdruckes für den prakt. Arzt. Münch. med. Wschr. 1923, Nr 1, 1. — *Müller, E. H.,* Die Strahlenbehandlung in der Gynäkologie. Mschr. Geburtsh. 83, 436 (1928). — *Muir, J.,* Radiumbestrahlung bei gutartigen Erkrankungen der Gebärmutter. Med. J. a. Rec. 127, 12, 675—677 u. 28, 1, 37—39 (1928). Ref. Ber. Gynäk. 14, 834 (1928). — *Muller, H. J.,* Artificial transmutation of the gene. Science (N. Y.) 22. Juli 1927. 66, Nr 1699, 84—87. — *Derselbe,* The Problem of Genic Modification. Z. Abstammgslehre Suppl.-Bd. 1, 234 (1928). — *Derselbe,* The Measurement of Gene Mutation Rate. In Drosophila, Its High Variability, And Its Dependence Upon Temperature. Genetics 13, 279—357 (1928, Juli). — *Derselbe,* The Method of Evolution. Sci. Monthly 29, 481—505 (Dez., 1929). — *Derselbe,* The first cytological demonstration of a translocation in drosophila. Amer. Naturalist 63, (1929, Nov.-Dez.). — *Muller, H. J. and L. M. Moll-Smith,* Evidence that natural radiactivity is inadequate to explain the frequency of „natural" mutations. Proc. nat. acad. Sci. U. S. A. 16, 277—285 (1930). — *Muller, H. J. and T. S. Painter,* The cytological expression of changes in gene alignment produced by X-rays in drosophila. Amer. Naturalist. 63 (1929, Mai-Juni). — *Dieselben,* Parallel cytology and genetics of induced translocation and deletions in drosophila. J. Hered. Washington, D. C. 20, Nr 6 (1929, Juni); Cytology by T. S. Painter; Genetics by H. J. Muller. — *Mundell, J.,* Mitteilung vierjähriger Erfahrungen mit der Radiumbehandlung gynäkologischer Erkrankungen. Amer. J. Obstetr. 10, Nr 1, 70—83 (1925). Zit. Ber. Gynäk. 9, 327 (1926).

Nagel, R., Die Röntgenbestrahlung bei Myoma uteri, Menorrhagien, Metrorrhagien und Metropathien. Diss. Gießen 1924. — *Nagel, W.,* Cystisch degeneriertes erweichtes Myom. Mschr. Geburtsh. 47, 82 (1918). — *Derselbe,* Zur Bewertung der Bestrahlung und Myotomie an Hand von 160 durch vaginale Totalexstirpation geheilten Fällen von Myoma uteri. Ref. Zbl. Gynäk. 1918, Nr 18. Orig. Dtsch. med. Wschr. 1917, Nr 46. — *Naldo, N.,* Röntgenbehandlung der Fibromyomatosis uteri in einer Sitzung. Zit. nach Zbl. Radiol. 1, 540 (1926). — *Namdorf, J.,* Zur Radiumtherapie gutartiger Uterusblutungen. Inaug.-Diss. Hamburg. — *Nathanson, A.,* Die Physiologie und Pathologie der Menstruation und ihre Beeinflussung durch die Behandlung mit Röntgen- und Radiumstrahlen. Inaug.-Diss. Freiburg 1920. — *Nathanson* und *Schubert,* Zit. nach Gauß und Friedrich. Ref. 16. Verslg dtsch. Ges. Gynäk. Berlin 1920, 211. — *Nather* und *Schinz,* Tierexperimentelle Röntgenstudien zum Krebsproblem. Mitt. Grenzgeb. Med. u. Chir. 36, 5. Ref. Fortschr. Röntgenstr. 31, 2—3. — *Naujoks, H.,* Die temporäre Sterilisierung der Frau. Dtsch. med. Wschr. 1924, Nr 41. — *Derselbe,* Fruchtschädigung durch Röntgenstrahlen. Mschr. Geburtsh. 68, 40 (1925). — *Derselbe,* Das Problem der temporären Sterilisierung der Frau. Stuttgart: Ferdinand Enke 1925. — *Derselbe,* Die temporäre Sterilisierung durch Röntgenstrahlen. Z. Geburtsh. 86, 638 (1923). — *Derselbe,* Zur Begriffsbestimmung in der gynäkologischen Röntgenologie, besonders im Hinblick auf die Frage der Nachkommenschädigung. Mschr. Geburtsh. 82 (1929). — *Derselbe,* Fertilität und Nachkommenschaft früherer Röntgenassistentinnen. Strahlenther. 32 (1929). — *Derselbe,* Zur klinischen Bedeutung der Totalnekrose intramuraler Myome. Z. Geburtsh. 93, 211 (1928). — *Neeff, Th., C.,* Exakte Dosierung in der gynäkologischen Röntgentherapie. Zbl. Gynäk. 1925, 2507. — *Derselbe,* Physikalische und technische Grundlagen der gynäkologischen Radiumtherapie. Lehrbuch der Strahlentherapie, Bd. 4, S. 273. 1929. — *Derselbe,* Über die Dosierung bei Radium- und Röntgenbestrahlung. Strahlenther. 33, 253 (1929). — *Neill, W.* jr., Radium in der Behandlung von klimakterischen Blutungen ohne nachweisbare sonstige krankhafte Veränderungen. J. amer. med. Assoc. 88, Nr 24, 1867 (1927). Zit. nach Ber. Gynäk. 13, 205 (1928). — *Derselbe,* A review of the treatment of uterine fibroidas, with spezial reference to the use of radium. Amer. J. Roentgenol. 21, 332—336 u. 341—344 (1929). — *Neukirchen,* s. Martius, Über Radiumdosierung. Zbl. Gynäk. 1921, Nr 9, 296. — *Neuwirth, K.,* Erstmalige Beobachtung einer extrauterinen Gravidität nach Röntgenbestrahlung eines Uterusmyoms. Fortschr. Röntgenstr. 36, 798 (1927). — *Nigst, P. F.,* Über therapeutische Gerinnungsverstärkung des Blutes, speziell in bezug auf die Chirurgie. III. Homostyptische Wirkungen durch Reizbestrahlung innerer Organe. Schweiz. med. Wschr. 1922. — *Nogier, Th.,* Sur le traitement des fibromyomes utérins par le radium. Arch. Électr. méd. 30, No 480 (1922). — *Derselbe,* Betrachtungen über die Radiumbehandlung der Uterusmyome. Arch. Électr. méd. 34, 116 (1926). — *Norsworthy, O. L.,* Treatment of hemorrhage from the non-malignant uterus. Amer. J. Roentgenol. 21, 336—344 (1929). — *Novak, J.,* Praktische Ergebnisse aus der Lehre von der inneren Sekretion der Ovarien. Wien. med. Wschr. 73, Nr 26, 1192. — *Derselbe,* Über Arthropathia ovaripriva. Zbl. Gynäk. 1924, 2218. — *Nowicki, A.,* Behandlung der Uterusmyome mit Röntgenstrahlen. Diss. Würzburg 1923. — *Nürnberger, L.,* Klinische Blutuntersuchungen bei der gynäkologischen Tiefentherapie. Dtsch. med.

Wschr. **24**, 700 (1915). Ref. Fortschr. Röntgenstr. **24**, H. 2, 171. — *Derselbe*, Klinische Blutuntersuchungen bei der gynäkologischen Tiefentherapie. Dtsch. med. Wschr. **1915**, 700 u. 730. — *Derselbe*, Über den Einfluß der Röntgenstrahlen auf den Uterus der weißen Maus. Strahlenther. **10** (1920). — *Derselbe*, Keimdrüsenbestrahlung und Nachkommenschaftsschädigung. Mschr. Geburtsh. **63** (1922). — *Derselbe*, Milzbestrahlungen in der Gynäkologie. Zbl. Gynäk. **47** I, 19 (1923). — *Derselbe*, Ovarialbestrahlung und Nachkommenschaft. Strahlenther. **24**, 124 (1927). — *Derselbe*, Experimentelle Untersuchungen über die Gefahren der Bestrahlung für die Fortpflanzung. Prakt. Erg. Geburtsh. **8**, H. 2. — *Derselbe*, Keimschädigung und Röntgenstrahlen. Arch. Gynäk. **125** (1925). Kongr. dtsch. Ges. Gynäk. Wien **1925**. — *Derselbe*, Zur Frage der Keimschädigung durch Röntgenstrahlen. Strahlenther. **21**, H. 4 (1926). — *Derselbe*, Ovarienbestrahlung und Nachkommenschaft. Strahlenther. **24**, 125 (1927).

Odescalchi, J., Controindicazioni assolute e relative alla radioterapia dei fibromioni dell'utero. Fol. gynaec. (Genova) **26**, 293—305 (1929). — *Okabayashi, M. D.*, The „Ovarian Dosis". Several Instances of Pregnancy after Irradiation with X-rays. Jap. J. Obstetr. **12**, 323, Nr 4 (1929). — *Oliver, C. P.*, The effect of varying the duration of X-ray treatment upon the frequency of mutation. Science (N. Y.) **71**, Nr 1828, 44—46, 10. Jan. 1930. — *Olshausen, R.*, Die Myome des Uterus. Handbuch der Gynäkologie von J. Veit, S. 413. Wiesbaden: J. F. Bergmann 1907. — *Derselbe*, Die abdominale Myomoperation. Handbuch der Gynäkologie von Veit, 1907. S. 637. — *Derselbe*, Myom und Schwangerschaft. Handbuch der Gynäkologie von J. Veit, 1907. S. 789. — *Opitz, E.*, Verschwinden von Myomen in der Schwangerschaft. Münch. med. Wschr. **1918**, Nr 39. — *Derselbe*, Über die Bewertung der Strahlenbehandlung von Myomen und funktionellen Uterusblutungen. Münch. med. Wschr. **3**, 76 (1924). — *Derselbe*, Uterusexstirpation oder Kastration? Münch. med. Wschr. **14**, 435 (1924). — *Orloff*, Zur Genese der Uterusmyome. Z. Heilk. **16**. Berlin u. Prag 1895.

Pankow, O., Der Einfluß der Kastration und der Hysterektomie auf das spätere Befinden der Frau. Münch. med. Wschr. **1909**, Nr 6. — *Derselbe*, Was hat die Strahlentherapie in der Behandlung gutartiger und bösartiger Geschwülste bisher geleistet? Ref. Mschr. Geburtsh. **39**, H. 5 (1914). — *Derselbe*, Sind bei Schwangerschaften nach Röntgentiefentherapie mit großen Dosen Mißbildungen der Früchte zu erwarten? Strahlenther. **10**, 1060 (1920). — *Derselbe*, Die Strahlenbehandlung der Myome und hämorrhagischen Metropathien. Aus der Vortragsreihe über gynäkologische Strahlentherapie in Bonn, 1925. — *Derselbe*, Graviditäts-Menstruations- und Ovulationssklerose der Uterus- und Ovarialgefäße. Arch. Gynäk. **80**, 271. — *Derselbe*, Bestrahlung bei Myomen und hämorrhagischen Metropathien. Strahlenther. **21**, 222 (1926). — *Derselbe*, Die Strahlenbehandlung der Myome und hämorrhagischen Metropathien. Berl. Klin. **33**, 1 (1926). — *Derselbe*, Temporäre Kastration und Keimschädigung. Zbl. Gynäk. **1929**, Nr 30 (1916). — *Derselbe*, Keimschädigungen durch Röntgenstrahlen. Münch. med. Wschr. **8**, 303 (1930). — *Pape, C. A.*, Über halbseitige Röntgenkastration. Zbl. Gynäk. **28**, 753 (1920)., *Derselbe*, 3 Jahre halbseitige Röntgenkastration. Strahlenther. **11**, 712 (1920). — *Patterson, J. T.*, The effects of X-rays in producing mutations in the somatic cells of Drosophila melanogaster. Science (N. Y.) **1928** II, 41—43. — *Derselbe*, X-rays and somatic mutations. J. Hered. **20**, Nr 6, 261—268 (1929, Juni). — *Derselbe*, The production of mutations in somatic cells of drosophila melanogaster by means of X-rays. J. of exper. Zool. **53**, 327 (1929). — *Péham, H.*, Über Uterusmyome und deren Behandlung. Med. Klin. **1911**, Nr 7. — *Derselbe*, Disk.bem. geburtsh.-gynäk. Ges. Wien, 24. April 1923 u. 20. Mai 1924. — *Penzoldt, R.*, Temporäre Sterilisation und Keimschädigung. Strahlenther. **21**, 625 (1926). — *Perazzi, P.*, Die Radiumbehandlung des Uterusmyoms. Zit. Zbl. Radiol. **3**, 67 (1927). Radiol. med. **13**, Nr 12, 917—918 (1926). — *Perthes, G.*, Über den Einfluß der Röntgenstrahlen auf epithelische Gewebe, insbesondere auf das Carcinom. Arch. f. Chir. **71**, 955 (1903). — *Derselbe*, Versuche über den Einfluß der Röntgen- und Radiumstrahlen auf die Zellteilung. Dtsch. med. Wschr. **30**, 632 u. 668 (1904). — *Petenyi, G.*, Mikrocephalie nach therapeutischer Röntgenbestrahlung der Mutter. Kgl. Ärztever. Budapest, Sitzg 13. Jan. 1923. Klin. Wschr. **1923**, Nr 12, 566. — *Petit-Dutaillis, P.*, Pathogenese der Gebärmutterfibrome und gegenwärtige Indikationsstellung für ihre Behandlung. Zit. Ber. Gynäk. **6**, 176 (1925). Gynécol. et Obstétr. **23**, No 6, 321—341 (1924). — *Philips, H. B.*, X ray and radium treatment of uterine fibroids and hypertrophied prostates. Med. J. a. Rec. **127**, Nr 5, 238—242 (1928). — *Picheral, Ch.*, Zur Röntgenbehandlung der Uterusmyome. Rev. franc. Gynéc. **16**, No 8, 428—438 (1922). Zit. Jber. Gynäk. **36**, 495 (1922). — *Pickhan, A.*, Lebensbedrohliche Komplikationen der gynäkologischen Strahlentherapie durch entzündliche Prozesse. Ein Beitrag zur primären Mortalität der Röntgen- und Radiumbestrahlung. Zbl. Gynäk. **1929**, 1515—1522. — *Piquand*, Les dégénérescences des fibro-myomes de l'utérus. Trib. méd., April **1905**. Paris: Steinheil. Ref. Jber. **1905**, 501. — *Plaut, R.* und *H. A. Timm*, Über den Einfluß der Keimdrüsen auf den Stoffwechsel. Klin. Wschr. **37**, 1664 (1924). — *Plettrichs*, Über die Häufigkeit des Vorkommens von Mißbildungen. Inaug.-Diss. Hamburg 1924. — *Podljaschuk,*

L. D., Experimentelle Untersuchungen über die Beziehungen zwischen Hypophyse und anderen innersekretorischen Drüsen. 1. Mitt.: Zur Frage über die gegenseitigen Beziehungen zwischen Hypophyse und Genitalapparat. Strahlenther. **24**, 439 (1927). — *Pohle, E. A.*, Studies on the suspension stability of the human blood. 1. The velocity of the sedimentation of erythrocytes in X-ray therapy cases. Radiology **5**, 3, 206 (1925). — *Polak, J. O.*, Bemerkungen zum klinischen Wert des Radiums bei Behandlung von Uterusblutungen. Med. Rec. **101**, Nr 12, 493—494 (1922). Zit. Jber. Gynäk. **36**, 515 (1922). — *Derselbe*, Über die Bedeutung der Pathologie der fibroiden Geschwülste der Gebärmutter für die Wahl von Radium oder Operation zu ihrer Behandlung. Amer. J. Obstetr. **12**, 781 (1929). — *Derselbe*, 15 Jahre Radiumbehandlung der Fibrome. J. Obstetr. **36** (1929). Ref. Ber. Gynäk. **17**, 11 (1930). — *Poos, Fr.*, Über die indirekte Strahlenschädigung des Organismus bei isolierter Organbestrahlung. Klin. Wschr. **1**, 836 (1922). — *Derselbe*, Beiträge zur Physiologie und Pathologie der Hypophyse. Klin. Wschr. **40**, 1884 (1927). — *Popow*, Zur Frage über die Veränderungen der Ovarien bei Fibromyoma uteri. (Russ. Inaug.-Diss. 1890) Zbl. Gynäk. **1890**, Nr 49. — *Pouey*, Die Radiumbehandlung der Uterusmyome. Bull. Soc. Obstétr. Paris **12**, No 3, 93—98 (1923). Ref. Ber. Gynäk. **1**, 414 (1923). — *de Prades* und *R. Gauillard*, Die Behandlung der Uterusfibromyome mit Röntgenstrahlen. Indikation, Erfolge und Technik. **8**, 385 (1927). — *Prochownick, L.*, Beitrag zur Röntgenbehandlung in der Frauenheilkunde. Fortschr. Röntgenstr. **1913**, 20. — *Prym, P.*, Die therapeutische Röntgenbestrahlung vom pathologisch-anatomischen Standpunkt aus. Handbuch der Röntgentherapie von P. Krause, Bd. 5. Leipzig: W. Klinkhardt 1924. — *Pullmann, W.*, Über die operative und Strahlenbehandlung der Myome an der Freiburger Universitäts-Frauenklinik vom 1. IV. 1918 bis 1. V. 1921. Diss. Freiburg 1923.

Rahm, H., Die Röntgentherapie des Chirurgen. Neue dtsch. Chir. **37**. Stuttgart: Ferdinand Enke 1927. — *Rauscher*, Zit. nach Pankow, Der Einfluß der Kastration und der Hysterektomie auf das spätere Befinden der Frau. Münch. med. Wschr. **6**, 263 (1909). — *Récamier, J.*, Zit. nach Albers-Schönberg. Fortschr. Röntgenstr. **20** (1913). — *Derselbe*, Considérations sur l'historique et les ressources actuelles du traitement des fibromes utérins. Gynéc. **21**, No 12 (1922). — *Recasens, S.*, Konservative Chirurgie bei Uterusmyomen. Rev. españ. Obstetr. **11**, 473 (1926). — *Derselbe*, Bases biologiques de la Roentgenthérapie gynécologique. Paris: Masson et Cie. 1928. — *Regaud, Cl.*, und *A. Lacassagne*, Über die Bedingungen der Sterilisierung der Ovarien durch die Röntgenstrahlen. Soc. Biol. J. de Physiothér. 13. Okt. — *Dieselben*, Über die Entwicklung der durch die Röntgenstrahlen in dem Ovarium des Kaninchens hervorgerufenen Veränderungen. J. de Physiothér., 13. Okt. — *Reifferscheid, K.*, Histologische Studien über die Beeinflussung menschlicher und tierischer Ovarien durch Röntgenstrahlen. Verh. dtsch. Röntgenges. Berlin **6** (1910). Zbl. Gynäk. **1910**. — *Derselbe*, Histologische Untersuchungen über die Beeinflussung menschlicher und tierischer Ovarien durch Röntgenstrahlen (mit 4 Tafeln). Z. Röntgenkde **12** (1910). — *Derselbe*, Die Röntgentherapie in der Gynäkologie. Mit 4 Tafeln und einem Anhang über die Röntgentechnik in der Gynäkologie von Prof. Dr. P. Krause. Leipzig: Joh. Ambr. Barth 1911. — *Derselbe*, Experimentelle Untersuchungen über die Regeneration durch Röntgenstrahlen geschädigter Ovarien. Mit 1 Tafel. Z. Röntgenkde **13** (1911). Verh. dtsch. Ges. Gynäk. München **1911**. — *Derselbe*, Die Einwirkung der Röntgenstrahlen auf tierische und menschliche Eierstöcke (1914). Strahlentherapie **5**, 407 (1915). — *Derselbe*, Über die Röntgentherapie in der Gynäkologie. Strahlenther. **5**, H. 1 (1914). — *Derselbe*, Die Bedeutung der Röntgenstrahlen für die Therapie in der Gynäkologie. Schmidt's Jb. **320** (1914). — *Derselbe*, Die Strahlenbehandlung in der Gynäkologie. Z. ärztl. Fortbildg **1920**. — *Derselbe*, Zur Frage der biologischen Wirkung der Röntgenstrahlen auf die Ovarien. Strahlenther. **14** (1922). — *Derselbe*, Rapides Wachstum eines Uterusmyoms bei Röntgenbestrahlung. Zbl. Gynäk. **1923**, Nr 3, 133. — *Reifferscheid* und *P. Krause*, Röntgentherapie in der Gynäkologie. Slg Abh. med. Elektr. u. Röntgenkde H. 9. Leipzig: Joh. Ambros. Barth 1911. — *Remmelts, R.*, Über die Behandlung von Fibromyoma uteri. Nederl. Tijdschr. Verloskde **30**, 246 (1925). — *Ribbert*, Entstehung der Geschwülste. Dtsch. med. Wschr. **1895**, Nr 1—4. — *Derselbe*, Geschwulstlehre. Bonn 1904. Leipzig: F. C. W. Vogel. — *Ricker, G.*, Beiträge zur Ätiologie der Uterusgeschwülste. Virchows Arch. **117**, 193. — *Derselbe*, Mesothorium und Gefäßnervensystem nach Beobachtungen am Kaninchenohr. Strahlenther. **5**, 679 (1915). — *Riedel, K.*, Vulvacarcinom nach Pruritusbestrahlung. Zbl. Gynäk. **1923**, Nr 3, 134. — *Rigano-Irrera, D.*, Beitrag zur pathologischen Anatomie des Myoma uteri nach Bestrahlung. Pathologica (Genova) **20**, 496 (1928). Ref. Ber. Gynäk. **15**, 522 (1929). — *Rittershaus, G.*, Ergebnisse der percutanen Radiumbehandlung durch die Radiumkanone bei Myomen und hämorrhagischen Metropathien. Strahlenther. **11**, 703 (1920). — *Roesger, P.*, Zit. nach Albrecht, Pathologische Anatomie und Genese der Myome. Halban-Seitz, Biologie und Pathologie des Weibes. Berlin: Urban u. Schwarzenberg. — *Derselbe*, Über Bau und Entstehung des Myoma uteri. Z. Geburtsh. **18** (1890). — *Roos, E. C.*, Die Behandlung der Uterusfibrome. Illinois med. J. **45**, Nr 1, 50—53 (1924). Zit. Ber.

Gynäk. 4, 257 (1924). — *Rosen, V.*, L'influence des rayons X sur les ovaires de la femme. Diss. Lausanne 1907. — *Rosenstein*, Röntgenbehandlung der Myome. Gynäk. Ges. Breslau, 26. Okt. 1912. Mschr. Geburtsh. 37, 255 (1913). — *Rosenstein, R.*, Einige strittige Fragen der Röntgenbestrahlung von Uterusmyomen. Ginek. (russ.) 8, 500—502 u. deutsche Zusammenfassung 503 (1929). — *Runge, E.*, Die Röntgentherapie in der Gynäkologie. 6. gynäk. Kongr. Berlin 1912. Mschr. Geburtsh. 1912, Erg.-H., 218. — *Derselbe*, Praktikum der gynäkologischen Strahlentherapie. Leipzig: O. Nemnich 1921. — *Runge, H.*, Klinik und Therapie des Uterusmyoms. Erg. Med. Berlin-Wien: 11, H. 1/2 (1928). Herausgegeben von Ph. Brugsch. Wien und Berlin: Urban u. Schwarzenberg. — *Derselbe*, Indikationen und Erfolge der Röntgenkastration. Strahlenther. 31, 546 (1929). — *Russi*, Zit. nach Martius. Röntgenstrahlenbehandlung in der Gynäkologie, S. 317. Leipzig: W. Klinkhardt 1923.

Sage, E. C. und *A. J. Miller*, Leiomyosarkom der Gebärmutter. Amer. J. Obstetr. 16, 828 (1928). — *Sahler, J.*, Über die Ergebnisse der Hypophysenbestrahlung bei gynäkologischen Erkrankungen. Z. Geburtsh. 92, 25 (1928). — *Salzmann*, Zit. nach Groedel, Beseitigung einer Struma und Heilung einer Herzinsuffizienz durch Röntgenbestrahlung der Ovarien. Strahlenther. 10, 1050. — *Salzmann, Fr.*, Die Röntgenbehandlung innerer Krankheiten. Lehmanns mediz. Lehrbücher, Bd. 4. München: J. F. Lehmann 1923. — *Sames*, Beiträge zur Ätiologie der Uterusmyome und ihrer Histogenese. Inaug.-Diss. Berlin 1901. — *Sandberg, S.*, Die Röntgentherapie der Fibromyome des Uterus. Vestn. Rentgenol. (russ.) 8, H. 5/6, 122, 389—416. Ref. Jber. Gynäk. 36, 497 (1922). — *Santoro, Fr.*, Indikationen und Gegenindikationen der Röntgenbestrahlung bei Uterusmyomen. Radiol. méd. 10, Nr 11 (1923). — *Schaedel, H.*, Die Behandlung gutartiger Gebärmuttererkrankungen mit Radium an der Hand von 500 Fällen. Zbl. Gynäk. 46, Nr 48, 1918 (1922). — *Schaeffer, R.*, Die elektrische Behandlung der Uterusmyome. Veit, Handbuch der Gynäkologie, 2. Aufl., Bd. 1, S. 557. Wiesbaden: J. F. Bergmann 1907. — *Scharfbillig, Ch.*, Strahlentherapie der Myome. Diss. Frankfurt 1923. — *Scheidt, W.*, Myome und ihre Behandlung. Z. Geburtsh. 97, 299 (1930). — *Schenk, F.*, Über die Veränderungen der Rattenhypophyse nach operativer und Röntgenkastration. Z. Geburtsh. 91, 483 (1927). — *Schickelé, G.*, Die sog. Ausfallserscheinungen. Mschr. Geburtsh. 36, 80 (1912). — *Derselbe*, Quels sont les fibromes qu'il faut opérer? Clin. Obstétr. et Gynéc. Strassbourg. Paris méd. 14, No 25, 572—581. Ref. Ber. Gynäk. 1925, Nr 6, 372. — *Derselbe*, Fibrome traité par la radiothérapie profonde sans succès puis opére. Bull. Soc. Obstétr. Paris 14, No 1, 112—114 (1925). Ref. Ber. Gynäk. 8, 161 (1925). — *Derselbe*, Ist die Enukleation der Myome zu empfehlen? Bull. Soc. Obstétr. 1924, 13, No 1. — *Derselbe*, Klinische und topographisch-anatomische Studien über Cervixmyome. Z. Geburtsh. 75, H. 3 (1914). — *Schiffer, G.*, Zit. bei Petêniy, Kgl. Ärztever. Budapest 1923. Klin. Wschr. 1923, Nr 12, 566. Mikrocephalie nach therapeutischer Röntgenbestrahlung der Mutter. — *Schiffmann, J.*, Über Ovarialveränderungen nach Radium- und Mesothoriumbestrahlung. Zbl. Gynäk. 38, Nr 21 (1914). — *Derselbe*, Zit. nach Martius, Röntgenstrahlenbehandlung in der Gynäkologie, S. 317. Leipzig: W. Klinkhardt 1923. — *Schink*, Zit. nach Albrecht, Klinik des Myoma uteri. Halban-Seitz, Biologie und Pathologie des Weibes, Bd. 4, S. 442. Berlin: Urban u. Schwarzenberg 1930. — *Schmid, H. H.*, Über konservative Myomoperationen mit besonderer Berücksichtigung des ovariellen Ursprunges der Myomblutungen. Z. Geburtsh. 86, 36 (1923). — *Derselbe*, Ungewöhnliche Myomfälle. Zbl. Gynäk. 1923, Nr 2. — *Schmid, R.*, Die Strahlentherapie der Myome und hämorrhagischen Metropathien seit dem Jahre 1914. Inaug.-Diss. Freiburg 1920; Strahlenther. 13, 204 u. 385 (1922). — *Schmidt, H. E.*, Über den Einfluß der Röntgenstrahlen auf Embryonen. Verh. dtsch. Röntgenges. 3 (1907). Ref. Münch. med. Wschr. 1907, Nr 16. — *Schmitt, W.*, Nochmals zur Frage der Nachkommenschädigung nach einer der Schwangerschaft vorausgegangenen Röntgenbestrahlung. Strahlenther. 21, 608 (1926). — *Derselbe*, Neue Beobachtungen zur Frage der Nachkommenschädigung nach Ovarialbestrahlung. Strahlenther. 30, 24 (1928). — *Derselbe*, Biologische Grundlagen der gynäkologischen Strahlentherapie. Lehrbuch der Strahlentherapie Bd. 4, 2. Wien u. Berlin: Urban u. Schwarzenberg 1929. — *Schmitz, Henry*, The indications for radiation therapy in benign uterine hemorrhages. Amer. J. Roentgenol. 21, 327—331 u. 341—344 (1929). Ref. Ber. Gynäk. 17, 459 (1930). — *Schmitz* und *Bundy*, Die Behandlung gutartiger Blutungen des weiblichen Genitaltraktes mit Radium. Zit. Ber. Geburtsh. 3, 482 (1924). Amer. J. Roentgenol. 10, Nr 11, 872 (1923). — *Schneider, G. H.*, Über Erfahrungen mit einzeitig durchgeführter Milz- und gynäkologischer Bestrahlung. Z. Geburtsh. 95, 169 (1929); Mschr. Geburtsh. 80, 146 (1928). — *Schönhof, Kl.*, Röntgenstrahlenwirkung und Tumorbildung. Med. Klin. 1925, Nr 35/36. — *Dieselbe*, Untersuchungen zur Frage der Frucht- bzw. Keimschädigung durch Röntgenstrahlen. 5. Tagg Verigg. dtsch. Röntgenol. u. Radiol. tschechoslov. Republik. Fortschr. Röntgenstr. 35, H. 5 (1926). — *Schoenholz, L.*, Was kann der Arzt von der Strahlentherapie in der Gynäkologie erwarten? Dtsch. med. Wschr. 48, 2031 (1926). — *Derselbe*, Das Problem der temporären Strahlenkastration der Frau. Mschr. Geburtsh. 71, 377 (1925); Münch. med. Wschr.

1925, 886. — *Schößler, M.*, Zur Histo- und Morphogenese der Uterusmyome. Arch. Gynäk. 141, H. 1, 95. — *Schottländer, J.*, Zur histologischen Wertung und Diagnose der Radiumveränderungen beim Uteruscarcinom. Zit. nach Gauß, Röntgenbehandlung der Myome und hämorrhagischen Metropathien. Lehrbuch der Strahlentherapie von Meyer Bd. 4, 1. — *Derselbe*, $5^1/_4$ Jahre pathologisch-anatomische Tätigkeit im Laboratorium der II. mediz. Universitäts Frauenklinik in Wien: Ref. Zbl. Gynäk. **1913**, 1555; Wien. med. Wschr. 45, 2897. — *Derselbe*, Über histologische Geschwulstdiagnostik im Bereich der Gebärmutter. Arch. Gynäk. 100, 225 (1913). — *Schratz, Else*, Über Myomenukleation. Inaug.-Diss. Göttingen 1923. — *Schreiber*, Un fanciullo da raggi x. Ref. Arch. di Radiol. 2, 1 (1926). — *v. Schröder*, In welcher Weise wird das Uterusmyom durch Röntgenstrahlen beeinflußt? Diss. Jena 1914. — *Schroeder, R.*, Lehrbuch der Gynäkologie. Leipzig: F. C. W. Vogel 1922. — *Derselbe*, Der mensuelle Genitalzyklus des Weibes und seine Störungen. Veits Handbuch der Gynäkologie, Bd. 1, 2. München: J. F. Bergmann 1928. — *Schubert, Fr.*, Über den Einfluß der Röntgenbestrahlung in Beziehung zur Menstruation für den Eintritt der Menstruation. Inaug.-Diss. Freiburg 1920. — *Schubert, G.*, Myomoperation oder Bestrahlung? Zbl. Gynäk. 21, 1322 (1927). — *v. Schubert*, Über die Wirkungen der Röntgenstrahlen auf den Oestrus der weißen Maus. Berl. med. Ges., 24. Nov. 1926. Zit. nach Schugt, Strahlenther. 27, 603 (1928). — *Schugt, P.*, Untersuchungen über die Wirkung abgestufter Dosen von Röntgenstrahlen verschiedener Wellenlänge auf die Struktur und Funktion der Ovarien. Strahlenther. 27, 603 (1928). — *Derselbe*, Experimentelle Untersuchungen über Schädigung der Nachkommen durch Röntgenstrahlen. Strahlenther. 28 (1928). — *Schulte, W.*, Beitrag zur Histologie bestrahlter Myome und Adnexe. Strahlenther. 11, 55 (1920). — *Schultheiß, H.*, Postklimakterische Myomkomplikationen. Zugleich ein Beitrag zur operativen Myomstatistik. Arch. Gynäk. 128, 210 (1926). — *Schwaab, A.*, Encore un enfant des rayons. Press. méd. 32, Nr 54, 566. — *Schwarz, E.*, Über Schädigungen bei der Röntgenbehandlung von Myomen und hämorrhagischen Metropathien. Strahlenther. 15, 398 (1923). — *Schwarz, G.*, Was ist von den Aschnerschen Vorstellungen über die Folgen der Röntgenbestrahlung bei gynäkologischen Blutungen zu halten? Wien. klin. Wschr. 29, 815 (1925). — *Geyr v. Schweppenburg, J.*, Operation oder Strahlenbehandlung der Uterusmyome? Inaug.-Diss. Bonn 1924. — *Scott, R. A.*, Zit. nach Dautwitz, Die percutane Radiumbestrahlung gutartiger Gebärmutterblutungen. Strahlenther. 25 (1927). Illinois med. J. 47, Nr 6 (1925). Ref. Zbl. physik. Ther. 31, H. 3, 194. — *Seißer, F.*, Erfahrungen mit der Röntgenbehandlung der genitalen Entzündungen. Strahlenther. 33, 471 (1929). — *Seitz, A.*, Anatomische Befunde am röntgenbestrahlten Genitale. Arch. Gynäk. 117, 251 (1922). — *Derselbe*, Beiträge zur Pathogenese der Meno- und Metrorrhagien. Arch. Gynäk. 116, 252 (1922). — *Seitz, L.*, Ovarialhormone als Wachstumsursachen der Myome. Münch. med. Wschr. **1911**, Nr 24, 1281. — *Derselbe*, Die Röntgenbestrahlung als Mittel zur Differentialdiagnose von Geschwülsten. Münch. med. Wschr. **1920**, Nr 23. — *Derselbe*, Röntgen- und Radiumbehandlung. Aus Biologie und Pathologie des Weibes von Halban-Seitz 2, 291 (1924). Wien u. Berlin: Urban u. Schwarzenberg. — *Derselbe*, Indikation zur Strahlenbehandlung. Klin. Wschr. **1927**, 186. — *Derselbe*, Die Röntgenbehandlung in der Gynäkologie. Aus Lehrbuch der Röntgenkunde von Rieder-Rosenthal Bd. 3, S. 565. Leipzig: Joh. Ambr. Barth 1928. — *Seitz, L. und H. Wintz*, Über die Beseitigung von Myom- und Wechselblutungen in einmaliger Sitzung durch Zinkfilterintensivbestrahlung. Münch. med. Wschr. **1916**, Nr 51, 1785—1787. — *Dieselben*, Die Abhängigkeit der Röntgenamenorrhoe vom Menstruationszyklus sowie von der Größe und Verteilung der Dosis. Münch. med. Wschr. **1919**, Nr 18, 475—477. — *Dieselben*, Unsere Methode der Röntgentiefentherapie und ihre Erfolge. Strahlenther. Sonderbd. 5 (1920). — *Sellers, Th. B.*, The use of radium in the treatment of benign and malignant conditions of the uterus (with report of cases). New Orleans med. J. 77, Nr 6 (1924). — *Sellheim, H.*, Neue Wege zur Steigerung der zerstörenden Wirkung der Röntgenstrahlen auf tiefliegende Geschwülste. Münch. med. Wschr. **1913**, Nr 41, 2266. — *Derselbe*, Zur Strahlentherapie von Geschwülsten. Dtsch. med. Wschr. **1914**, Nr 1 u. 2. — *Derselbe*, Erholen sich Frauen mit Blutungen besser nach Uterusexstirpation oder nach Bestrahlung? Münch. med. Wschr. 47, 1406 (1923). — *Derselbe*, Erleichterung der Myomoperation von unten und oben. Mschr. Geburtsh. 82, 70 (1929). — *Semb, O.*, Über Röntgen- und Radiumbehandlung des Uterusmyoms. Norsk Mag. Laegevidensk. 85, Nr 2, 97—116 (1924). Zit. Ber. Gynäk. 5, 116 (1924). — *Serafini*, Experimentelle Versuche über Röntgenbestrahlung des Uterus und der Ovarien. Radiol. med. 7—8 (1916, Juli—Aug.). Ref. Strahlenther. 9, 712 (1919). — *v. Seuffert, E.*, Über gynäkologische Röntgentherapie. Strahlenther. 2, 714 (1913). — *Derselbe*, Strahlentiefenbehandlung. Wien u. Berlin: Urban u. Schwarzenberg 1917. — *Derselbe*, Lehrbuch der physikalischen, biologischen und klinischen Grundlagen zur Strahlentiefentherapie und ihre Anwendung in der Gynäkologie. Berlin: S. Karger 1923. — *Derselbe*, Die Strahlenbehandlung der nicht malignen Metropathien und der Myome. a) Biologie und Pathologie des Weibes von Halban-Seitz Bd. 4, S. 537. Wien u. Berlin: Urban u. Schwarzenberg 1928. — *Seynsche, K. und Gummert*,

Keimdrüsenbestrahlung und Nachkommenschaft. Strahlenther. **21**, 600 (1926). — *Shaw, W.*, Uterine fibroids after the menopause. Brit. med. J. **3489**, 919 (1927). Ref. Ber. Gynäk. **13**, 615 (1928). — *Derselbe,* Über die Behandlung der Uterusfibrome, Operation oder Bestrahlung. Bull. méd. J. **1923**, Nr 3259. Ref. Ber. Gynäk. **1**, 424 (1923). — *Siegel, P. W.*, Ferngroßfelderbestrahlung bei Myomen und Metropathien. Dtsch. med. Wschr. **39** (1920). — *Derselbe,* Zur Technik der Röntgenbestrahlung bei gutartigen und bösartigen Blutungen. Strahlenther. **12**, 152 (1921). — *Derselbe,* Radiumkastration und Radiumdosierung. Dtsch. med. Wschr. **47**, 49 (1923). — *Siegrist, H.*, Vier Jahre Röntgenkastration im Frauenspital Basel. Mschr. Geburtsh. **48** (1918). — *Sippel, P.*, Uterus mit hypertrophischer Muscularis. Ref. Münch. med. Wschr. **1912**, Nr 22, 1247. — *Derselbe,* Die Behandlung der Uterusmyome mit Röntgenstrahlen. Münch. med. Wschr. **1913**, Nr 40. — *Derselbe,* Profuse Menorrhagien bei Uterusmyom. Dauernde Amenorrhöe durch Röntgenstrahlen. Nach elf Monaten Exstirpatio uteri wegen Sarkom. Mschr. Geburtsh. **44**, 139 (1916). — *Derselbe,* Die Gefahren der modernen Röntgenbestrahlung und ihre Verhütung. Z. Gynäk. **86**, 656 (1923). — *Derselbe,* Die Reizwirkung von Röntgenstrahlen in der Gynäkologie. Strahlenther. **18**, 110 (1924). — *Snow, M.*, X-ray therapy of uterine hemorrhage and fibroids. Physic. Ther. **44**, 375 (1926). Ref. Ber. Gynäk. **11**, 285 (1927). — *Soiland, A., Costolow, W.* und *O. N. Meland*, Radiation treatment of uterine fibromyomata. California Med. **30**, 234—240 (1929). — *Solomon*, Précis de Radiothérapie profonde. Paris 1926. — *Solomon, L.* und *P. Gibert*, Statistische Auswertung der Ergebnisse der Röntgenstrahlenbehandlung mit großen Feldern beim Uterusmyom. Bull. Soc. Radiol. méd. France **14**, 27 (1926). Ref. Zbl. Radiol. **1**, 541 (1926). — *Spaeth, F.*, Ein Fall von tödlicher Myomblutung nach Röntgenbestrahlung. Zbl. Gynäk. **33**, 691 (1909). — *Specht*, Zit. nach Albers-Schönberg, Fortschr. Röntgenstr. **20** (1913). — *Spiethoff, B.*, Die menorrhagische Wirkung der Milzbestrahlung. Münch. med. Wschr. **1924**, Nr 23. — *Spinelli, M.*, Die Technik der Radiumbehandlung der Uterusmyome. L'Actinoter. **5**, 123 (1926). — *Derselbe,* Indikationen zur Strahlentherapie der Uterusmyome. L'Actinoter. **5**, 161 (1926). — *Derselbe,* Indikationen und Gegenindikationen bei der Strahlentherapie der Uterusmyome. Rev. franç. Gynéc. **19**, 645 (1926). — *Derselbe,* La radio sensibilità dell 'utero miomatosa e le reduzioni actino terapiche. L'Actinoter. **8**, 3—24 (1929). Ref. Ber. Gynäk. **16**, 487. — *Stacy, L. J.*, Radium treatment in 600 cases of menorrhagie. Amer. J. Roentgenol. **1920**, 379. Ref. Strahlenther. **13**, 695. — *Dieselbe,* The treatment of benign conditions of the pulvis with radium. Amer. J. Roentgenol. **9**, Nr 10 (1922). — *Stafford, O.*, X-Ray therapy in gynecology. Amer. J. physic. Ther. **5**, 351—353 (1928). — *Stammen, Th.*, Nachbeobachtung röntgenbestrahlter Myome und Metropathien. Inaug.-Diss. Freiburg 1920. — *Stark, E.*, Weitere röntgentherapeutische Erfahrungen. Strahlenther. **12**, H. 4 (1921). — *Derselbe,* 4 Jahre Tiefentherapie. Strahlenther. **16**, 600 (1924). — *Steiger, M.*, Erfolge bei der Behandlung der Myome und hämorrhagischen Metropathien mit Röntgenstrahlen. Strahlenther. **8**, 2 (1918). — *Derselbe,* Über die Seitz-Wintzsche Myombestrahlung in einer Sitzung. Schweiz. med. Wschr. **1922**, 625. — *Stein, A.*, The X-ray treatment of uterine myomata. Med. Rec. 3. Juni 1916. — *Derselbe,* Endresults in more than one hundred operations for uterine myoma. (Operative versus Roentgentreatment). J. amer. med. Assoc. **73**, 12. Juli 1919. — *Stephan, R.*, Zur Frage der Blutgerinnung. Münch. med. Wschr. **1920**, 309. — *Derselbe,* Reticulo-endothelialer Zellapparat und Blutgerinnung. Münch. med. Wschr. **1920**. — *Derselbe,* Über die Pathologie der Blutgerinnung. Dtsch. med. Wschr. **1920**, Nr 25. — *Derselbe,* Über das Wesen des Gerinnungsferments. Dtsch. med. Wschr. **1922**, Nr 9. — *Stettner*, Ein weiterer Fall einer Schädigung einer menschlichen Frucht durch Röntgenbestrahlung. Jber. Kinderheilk. **95**, H. 1/2 (1921). — *Stevens, J. Ph.*, Die Behandlung von Myomen und gutartigen Gebärmutterblutungen mit Radium und Röntgenstrahlen. Physic. Ther. **45**, 221 (1927). Ref. Zbl. Radiol. **3**, 646 (1927). — *Stieve, H.* Umweltbedingte, nicht durch Röntgenstrahlen veranlaßte Keimdrüsenschädigungen. Strahlenther. **37**, 491 (1930). — *Stoeckel W.*, Die Strahlentherapie in der Gynäkologie. Med. Klin. **1913**, Nr 50. — *Straßmann, E.*, Die Kreislaufänderung durch Klimakterium und Kastration, besonders bei Myom. Arch. Gynäk. **126**, 169 (1925). — *Straßmann, P.*, Strahlenbehandlung der Myome. Strahlenther. **27**, 281 (1927). — *Straßmann* und *Lehmann*, Zur Pathologie der Myomerkrankung. Arch. Gynäk. **56**, 1898). — *Stumme* und *Erdheim*, Beitr. path. Anat. **46**. — *Swanberg, H.*, Radium in uterine hemorrhage and fibroids. Illinois med. J. **51**, 116 (1927). — *Derselbe,* Das Radium in der Behandlung der Uterusblutungen und Myome. Rev. práct. Radiumther. **3**, 193—198 (1928). Ref. Ber. Gynäk. **17**, 274 (1930). — *Szabò, E.*, Blutbildformen bei Myom. Mschr. Geburtsh. **83**, 314 (1929). — *Derselbe,* Myomatöse Blutbilder. Actis. Univ. Sci. hungar. elisabeth. H. 6, 788—800 (1929) (ung.). Ref. Ber. Gynäk. **16**, 390 (1929). — *Szasz-Schwarz*, Weitere Untersuchungen über Veränderungen des elastischen Gewebes der Gebärmutterwandung und deren Gefäße usw. Ung. Arch. Med. **1901**, Nr 3. Ref. Zbl. Gynäk. **1903**, 173. — *Dieselben,* Recherches sur les altérations séniles ces vaisseaux sanguines et sur le tissu élastique de l'utérus. Rev. Gynéc. **7**, 593 (1903). — *Dieselben,* Interstitielle Drüse und Röntgenkastration. Zit. nach Hüssy-

Wallart. Z. Geburtsh. **77**, 177 (1915). — *Szenes, A.*, Drüsenbestrahlung und Blutgerinnung. Münch. med. Wschr. **1920**, Nr 27. — *Szillard*, Internat. Kongreß für Radiumforschung und Elektrologie. Brüssel 1910. Arch. f. elektr. Med. 1914. 2. Hälfte, S. 24.

Tauffer, W., Hegars Wirken im Geiste Semmelweis. Mschr. Geburtsh. **84**, 8 (1930). — *Taussig, Fred., J.*, In what cases of uterine fibroids still require operative removal? J. Amer. med. Assoc. **77**, Nr 5 (1921). — *Taylor, H. C.* und *W. C. White*, Blood pressure in fibromyomata uteri. Surg. etc. **22**, H. 2, 216. Ref. Jber. Geburtsh. **1916**, 193. — *Theilhaber, A.*, Die Rezidive nach Beseitigung der Myome. Strahlenther. **11**, 692 (1920). — *Thomas* und *Hill*, Behandlung nicht bösartiger Gebärmutterveränderungen. Amer. J. Roentgenol. **12**, 357 (1924). — *Tichy*, Durch Reizbestrahlung der Leber beschleunigte Blutgerinnung. Zbl. Chir. **1920**, Nr 46. — *Titus, E. W.*, Kritischer Bericht über 200 mit Radium im Frauenkrankenhause des Staates New York behandelte gynäkologische Fälle. Amer. J. Obstetr., April **1921**. Ref. Zbl. Gynäk. **1921**, 1731. — *Tóth, S.*, Die Ergebnisse unseres Myommaterials. Actis Univ. Sci. hungar. elisabeth. (ung.) **1929**, H. 6, 538—624. Ref. Ber. Geburtsh. **16**, 390 (1929). — *Traugott, M.*, Zur Behandlung der Myome des Uterus. J.kurse ärztl. Fortbildg **18**, 29 (1927). — *Trenholme* und *Hegar*, Die Kastration der Frauen. Leipzig 1878. Zit. nach Veits Handbuch der Gynäkologie. 1907. S. 756. Wiesbaden: J. F. Bergmann. — *Troell, A.*, Zur Frage von der Behandlung der Uterusmyome. Mschr. Geburtsh. **31** (1910). — *Derselbe*, Uterusmyom, Sterilität, Fertilität. Mschr. Geburtsh. **35**, H. 5 (1912). — *Tuffier, Th.*, Essai sur la protection des ovaires (occultation) dans le traitement des fibromes utérins par les rayons X. Presse méd. **34**, No 94, 1473—1474 (1926). Ref. Ber. Gynäk. **12**, 217 (1927). — *Turunen, A. O. L.*, Die Myome der Portio vaginalis uteri. Acta gynec. (scand. Stockh.) **10**, 111 (1930).

Ujma, Ad., Basedow nach Röntgenkastration. Zbl. Gynäk. **10**, 610 (1927). — *Unterberger, E.*, Experimentelle Röntgenschädigung der Ovarien und ihr Einfluß auf die Nachkommenschaft. Mschr. Geburtsh. **60**, 164 (1922). — *Derselbe*, Keimdrüsenbestrahlung und Nachkommenschaft. Mschr. Geburtsh. **64**, 211 (1923). — *Derselbe*, Experimentelle Untersuchungen über die Tätigkeit der Eierstöcke nach Uterusexstirpation. Zbl. Gynäk. **1930**, Nr 11, 655. — *Uddströmer, M.*, Contribution to the question of simultanous malignant tumor and myoma of the uterus. Acta obstetr. scand. (Stockh.) **8**, 112—130 (1929). Ref. Ber. Gynäk. **16**, 432 (1929).

Varley, Zit. nach Eymer. Die gynäkologische Radiumbehandlung. Strahlenther. **26**, 67 (1927). — *Van de Velde, Th. H.*, Strahlenbehandlung in der Gynäkologie. Zbl. Gynäk. **39**, 313 (1915). — *Viallet* und *Laffont*, Einige in den Jahren 1919 bis 1923 mit Strahlen behandelte Myomfälle. Zit. Ber. Gynäk. **5**, 335 (1924). — *Viana, O.*, Sarkomatöse Degeneration eines Uterusmyoms nach Röntgenbehandlung. Clin. ostetr. **28**, 423 (1926). Ref. Ber. Gynäk. **12**, 218 (1927). — *Vigi, F.*, Beitrag zum Studium des Uterussarkoms in der Jugend. Contributo allo studio del sarcoma dell' utero nell' infanzia. Bull. Sci. med. Bologna **2**, 750—781. — *Vignes, H.*, Le radium en gynécologie. Progrès méd. **51**, 355, No 28. Ref. Jber. Gynäk. **1923**, 159. — *Villard*, Über die Behandlung der Gebärmutterfibrome. Gynécol. **23**, Nr 4, 242—245 (1924). — *Violet, M. H.*, Die Radiumtherapie der Uterusmyome. Lyon. méd. **131**, Nr 10 (1922). Ref. Zbl. Gynäk. **1924**, 103. — *Virchow, R.*, Die krankhaften Geschwülste. Berlin 1863. — *Vogt, E.*, Über die Beziehungen der Milzbestrahlung zu den verschiedenen Abschnitten der Geschlechtstätigkeit. Med. Klin. **1921**, 991. — *Derselbe*, Das gynäkologische Röntgencarcinom. Strahlenther. **17**, 231 (1924). — *Derselbe*, Klinische Beweise für die Allgemeinwirkung der Röntgenstrahlen. Strahlenther. **18**, 64 (1924). — *Derselbe*, Über die Beziehungen zwischen Psyche und Röntgentherapie. Strahlenther. **20**, 84 (1925). — *Derselbe*, Die Röntgenbehandlung der gutartigen Blutungen. Dtsch. med. Wschr. **20**, 812 (1925). — *Derselbe*, Seltenere Indikationen der gynäkologischen Röntgenbestrahlung bei Meyer, H. Lehrbuch der Strahlentherapie. Bd. 4, 577. Wien u. Berlin: Urban u. Schwarzenberg 1929.

v. Wachenfeldt, Seb., Eine vierte Serie von Myomlaparotomien. Mschr. Geburtsh. **58**, H. 3/4 (1922); Sv. Läkartidn. **19**, Nr 32 (1922). — *Wagner, G. A.*, Die Röntgentherapie der entzündlichen Erkrankungen in der Gynäkologie. Ref. 89. Verslg dtsch. Ärzte u. Naturforsch. Düsseldorf **1926**. Strahlenther. **24**, H. 1 (1926). — *Derselbe*, Schwachbestrahlung bei entzündlichen Erkrankungen in der Gynäkologie. Zbl. Gynäk. **51**, Nr 2 (1927). — *Wagner, K.*, Bemerkungen zu den Beziehungen der Röntgenbehandlung der Ovarien und des Basedow. Wien. klin. Wschr. **1914**, 430. — *Walthard, M.*, Über die sog. psychoneurotischen Ausfallserscheinungen. Zbl. Gynäk. **1908**, Nr 17, 564. — *Derselbe*, Der Einfluß des Nervensystems auf die Funktionen der weiblichen Genitalien. Prakt. Erg. Geburtsh. **2** II (1910). *Warnekros, K.*, Über die Häufigkeit sarkomatöser Veränderungen in Myomen. Arch. Gynäk. **97**, 292 (1912). — *Weber, F.*, Die Röntgentherapie in der Gynäkologie. Münch. med. Wschr. **1912**, 745, Nr 14. — *Weber, H.*, Unsere röntgentherapeutischen Erfahrungen 1920—1922. Strahlenther. **15**, 323 (1923). — *Wehefritz, E.*, Die Strahlenbehandlung der Myome. Ber. Gynäk. **16**, H. 6 (1929). — *Derselbe*, Über

Myombehandlung. Strahlenther. 33 (1929). — *Weibel, W.*, Die Behandlung der hämorrhagischen Metropathien und Myomblutungen mit Radium. Strahlenther. 10, 911 (1920). — *Derselbe*, Heilung der klimakterischen Gebärmutterblutungen mit Radium. Zbl. Gynäk. 1921, 885. — *Derselbe*, Die Erfolge der gleichzeitigen kombinierten Röntgen- und Radiumbestrahlung bei hämorrhagischen Metropathien mit Myomblutungen. Zbl. Gynäk. 1921, Nr 25. — *Weigand, H.*, Weitere Erfahrungen mit der temporären Sterilisation der Frau durch Röntgenstrahlen. Zbl. Gynäk. 45, 2525 (1925). — *Derselbe*, Hat der Zeitpunkt der Eierstocksbestrahlung Einfluß auf den zeitlichen Eintritt der Amenorrhoe? Strahlenther. 26, 293 (1927). — *Weiß, E. A.*, Behandlung des Uterusmyoms. Ref. Zbl. Radiol. 1, 267 (1926). — *Derselbe*, Treatment of fibroids of the uterus. Amer. J. Obstetr. 11, 343 (1926). — *Derselbe*, Röntgentherapie der gutartigen Gebärmutterblutungen. Therapia (Budapest) 3, Nr 6, 196. — *Werner, P.*, Beitrag zur Frage der Behandlung von Blutungen infolge von gutartigen gynäkologischen Erkrankungen mittels Röntgenstrahlen. Arch. Gynäk. 106, 342 (1916). — *Derselbe*, Zur Verkleinerung der Myome unter dem Einfluß der Röntgenstrahlen. Zbl. Gynäk. 42, 2, 792 (1918). — *Derselbe*, Beitrag zur Kenntnis des Verhaltens der Eierstockfunktion nach der Röntgentiefentherapie. Arch. Gynäk. 110, 434 (1919). — *Derselbe*, Spätere Beobachtungen an Kindern und Frauen nach Röntgen- oder Radiumbestrahlung. Verh. dtsch. Ges. Gynäk. Berlin 1920. Zbl. Gynäk. 1920, Nr 30, 811. — *Derselbe*, Über die Beeinflußbarkeit einiger gynäkologischer Krankheitsbilder durch Röntgenbestrahlung der Hypophysengegend. Zbl. Gynäk. 31, 1260 (1923). — *Derselbe*, Was für Schädigungen der Frucht sind bei Bestrahlungen während der Schwangerschaft zu erwarten? Wien. klin. Wschr. 1926, Nr. 45. — *Derselbe*, Weitere Beobachtungen an „Röntgenkindern". Arch. Gynäk. 129, H. 1 (1927). — *Derselbe*, Zur Kenntnis der Generationsvorgänge nach der Röntgen-Radiumtiefenbehandlung. Münch. med. Wschr. 1921, Nr 25. — *Derselbe*, Welche sichergestellten Myome sind zu bestrahlen, welche nicht? Wien. klin. Wschr. 40, 1611—1623 (1927). — *Derselbe*, Strahlenbehandlung in der Gynäkologie. Wien. klin. Wschr. 1930 I, 50/51. — *Werner, R.*, Die Radiotherapie der Geschwülste. Strahlenther. 2, 614 (1913). — *Werth, R.*, Naturforsch.verslg Hamburg 1901. Zbl. Gynäk. 1901, Nr 42. — *Derselbe*, Untersuchungen über den Einfluß der Erhaltung des Eierstocks auf das spätere Befinden der Operierten nach der supravaginalen Amputation und vaginalen Totalexstirpation des Uterus. Klin. Jb. 9. Jena: Gustav Fischer 1902. Ref. Zbl. Gynäk. 1902, Nr 50. — *Westmann, A.*, Untersuchungen über die Ovarialfunktion nach Uterusexstirpation. Zbl. Gynäk. 53, 3, 2578 (1929). — *Wetterer, J.*, Die Röntgentherapie in der Gynäkologie. Arch. f. physiol. Med. 7, 7 (1912); Dtsch. med. Wschr. 1912, 2312. — *Derselbe*, Handbuch der Röntgen- und Radiumtherapie von O. Nemnich, 3. Aufl., 1919—1921. — *Derselbe*, Die Radiotherapie des Auslandes. Strahlenther. 17, 439 (1924). — *White, W. C.*, siehe Taylor. — *Whiting, P. W.*, X-rays and parasitic wasps. J. Hered. 20, Nr 6, 269—276 (1929, Juni). — *Wickham, Y. L.*, Zit. nach Caspari, Die biologischen Grundlagen der Strahlenbehandlung bösartiger Geschwülste. In Lazarus, Handbuch der gesamten Strahlenheilkunde, Bd. 1. München: J. F. Bergmann 1928. — *Wiegels, W.*, Röntgentiefentherapie der Myome und Metropathien. Ther. Gegenw. 68, 413 (1927). Zit. Ber. Gynäk. 14, 96 (1928). — *Wielski, Z.*, Behandlung der Uterusfibrome mit Röntgenstrahlen. Polska Gaz. lek. 6, Nr 28/29, 532. — *Wiesel, J.*, Innere Klinik des Klimakteriums. Halban-Seitz III, Biologie und Pathologie des Weibes S. 1025. Berlin: Urban u. Schwarzenberg. — *Willis, G.*, Radiumbehandlung der Muskelgeschwülste der Gebärmutter. Med. J. a. Rec. 120, Nr 10 (1924). Zit. Ber. Gynäk. 8, 511 (1925). — *Winter, F.*, Ergebnisse der Röntgenbehandlung der Myome und menorrhagischen Metropathien. Strahlenther. 12, 778 (1921). — *Derselbe*, Über die Erreichbarkeit sofortiger Amenorrhoe bei Myomen und Metropathien durch intensive Röntgenbehandlung. Münch. med. Wschr. 1917, Nr 10, 310—312. — *Winter, G.*, Die wissenschaftliche Begründung der Indikationen zur Myomoperation. Beitrag zur Symptomatologie und Pathologie der Uterusmyome. Z. Geburtsh. 55, 49 (1905). — *Derselbe*, Die malignen und benignen Degenerationen der Uterusmyome. Z. Geburtsh. 57, 8 (1906). — *Derselbe*, Totalnekrose der Uterusmyome. Dtsch. med. Wschr. 1907 I, Nr 8. — *Wintz, H.*, Adipositas und Ovarium. Zbl. Gynäk. 1926, Nr 14, 964. — *Derselbe*, Erfahrungen mit der Beeinflussung innersekretorischer Drüsen durch Röntgenstrahlen. Strahlenther. 24, 412 (1927). — *Derselbe*, Die temporäre Röntgenstrahlenamenorrhöe. Dtsch. med. Wschr. 40 1667, (1928). — *Derselbe*, Untersuchungen über klimakterische Ausfallserscheinungen. Arch. Gynäk. 125, 570 (1925). (Kongreßbericht.) — *Derselbe*, Strahlenschäden an Hoden, Eierstock und Frucht. Mschr. Geburtsh. 78, H. 6, (1928). — *Wintz, H.* und *L. Baumeister*, Das zweckmäßige Filter der Röntgentiefentherapie. Münch. med. Wschr. 1916, Nr 6, 189—191. — *Wintz, H.* und *H. Iten*, Die Dosierung im praktischen Röntgenbetrieb mit Hilfe der parallelen Funkenstrecke. Münch. med. Wschr. 1918, Nr 14, 375—377. — *Wintz* und *W. Rump*, Physikalische und technische Grundlagen der Röntgenstrahlentherapie. Lehrbuch der Strahlentherapie IV, 1. Wien u. Berlin: Urban u. Schwarzenberg 1929. — *v. Witzleben, H. D.*, Psychische Veränderungen nach Röntgenkastration im Klimakterium.

Arch. f. Psychiatr. 83, 410. — *Wolmershäuser, O.*, Das Verhalten von Blutdruck und Leukocyten während der Röntgenbestrahlung und deren Beziehung zum vegetativen Nervensystem. Strahlenther. 16, 235 (1924). — *Derselbe*, Kastration und Ausfallserscheinungen. Mschr. Geburtsh. 70, 63 (1925). — *Wolmershäuser* und *Eufinger*, Milzbestrahlung bei Genitalblutungen. Münch. med. Wschr. 1922, Nr 29, 1077. — *Wood, F. C.*, Roentgen treatment of uterine fibromyomas. J. amer. med. Assoc. 94, 601—606 (1930). — *Derselbe*, Cancer biology and radiation. Radiology 11, 388—392 u. 407—408.

Yamasaki, Y., Zur Frage der Wirkung der Röntgenstrahlen auf die Rückbildung der Myome. Mschr. Geburtsh. 67, 186 (1924).

Zacherl, H., Ergebnisse der Strahlenbehandlung der Myome und Metropathien an der Grazer Frauenklinik. Arch. Gynäk. 117, 255 (1922). — *Derselbe*, Über Röntgenbestrahlung von Myomen und Metropathien. Strahlenther. 16, 809 (1924). — *Zappert, J.*, Hat eine Strahlenbehandlung der graviden Mutter einen schädlichen Einfluß auf das Kind? Wien. klin. Wschr. 1925, Nr 24. — *Derselbe*, Über röntgenogene fötale Mikrocephalie. Arch. Kinderheilk. 80, H. 1 (1926/27). Ref. Zbl. Radiol. 3, 212 (1927). — *Zaretzky, S.*, Zur Röntgentherapie in der Gynäkologie. Z. Geburtsh. 72, 320 (1912). — *Zimmer, G.*, Über Röntgenbestrahlung bei Myomen. Mschr. Geburtsh. 75, 157 (1926). — *Zondek, B.*, Vasomotorische Störungen im Klimakterium. Z. Geburtsh. 82, 559 (1920). — *Derselbe*, Über die Hormone des Hypophysenvorderlappens. Klin. Wschr. 1930, Nr 6. — *Derselbe*, Polyhormonale Krankheitsbilder. Zbl. Gynäk. 1930, Nr 1. — *Zondek, B.* und *S. Aschheim*, Experimentelle Untersuchungen über die Funktion und das Hormon des Ovariums. Klin. Wschr. 4, Nr 29 (1925). — *Dieselben*, Hypophysenvorderlappen und Ovarium. Arch. Gynäk. 130, H. 1 (1927). — *Zweifel, E.*, Die Erfolge der Strahlenbehandlung der Myome und Metropathien des Uterus. Münch. med. Wschr. 49, 1920. Ref. Zbl. Gynäk. 32, 1161 (1921). — *Derselbe*, Die Strahlenbehandlung der Myome und Metropathien des Uterus. Strahlenther. 12, 144 (1921). — *Derselbe*, Zur Frage der Milzreizbestrahlung. Münch. med. Wschr. 1923, Nr 24. — *Derselbe*, Über Fernwirkung von Röntgenstrahlen. Strahlenther. 20, 565 (1925).

Abgeschlossen im September 1930.

Die Strahlenbehandlung der Uterussarkome.

Wie die Sarkome überhaupt bietet auch das Gebärmuttersarkom ein sehr vielgestaltiges Krankheitsbild. Schon die drei Hauptgruppen dieses uterinen Tumors, das Gebärmutterschleimhautsarkom, das Gebärmutterwandsarkom und das in einem Myom entstehende Sarkom unterscheiden sich in Anatomie und Histologie, Symptomatologie, Diagnostik und Therapie wesentlich voneinander. Ebenso wie bei den Uterusmyomen wird auch die pathologische Anatomie, die Klinik und operative Therapie der Uterussarkome in diesem Werk von der Strahlenbehandlung dieser Geschwülste getrennt behandelt. Das hier folgende Kapitel hat sich also lediglich mit den für die Strahlentherapie in Betracht kommenden Besonderheiten der Gebärmuttersarkome zu beschäftigen, wobei die Abgrenzung der operativen Behandlung gegenüber eine besondere Betonung erfahren muß.

I. Einteilung der Sarkome als Grundlage für die Art der Behandlung.

Wenn wir uns für die Aufstellung von Behandlungsregeln mit besonderer Berücksichtigung der Strahlentherapie nach einem einfachen Einteilungsprinzip der Uterussarkome umsehen, so kommt in erster Linie die oben bereits angedeutete Einteilung nach der Lokalisation der Geschwulst in der Gebärmutter in Betracht. Danach wären nach der alten, von Virchow angegebenen Einteilung zunächst die

Uterusschleimhautsarkome

und die

Uteruswandsarkome

zu unterscheiden.

Diese Einteilung ist jedoch nicht erschöpfend, da sie die auf der Grundlage eines Myoms wachsenden Sarkome nicht mit umfaßt.

Wir haben deshalb, ebenso wie Gál, Frankl, Albrecht u. a. die Uterussarkome oben bereits in drei Gruppen eingeteilt und

1. das Gebärmutterschleimhautsarkom = Sarcoma intramucosum,
2. das Gebärmutterwandsarkom = Sarcoma intramurale, und
3. das Sarkom im präexistenten Myom (Albrecht) = Sarcoma intramyomatosum unterschieden.

Bei fortgeschrittenen Fällen können allerdings diese drei Sorten ineinander übergehen und nicht mehr unterscheidbar sein, da der von der Wand des Uterus ausgehende Tumor in die Schleimhaut und umgekehrt der Schleimhauttumor in die Wand hineinwachsen kann, und da im sarkomatösen Myom das myomatöse Grundgewebe durch das Sarkomgewebe völlig überdeckt werden kann. Für weniger fortgeschrittene Fälle hat sich diese grobanatomische Einteilung der Uterussarkome aber gut bewährt, und wir werden uns bei der Besprechung der strahlentherapeutischen Erfahrungen und Ratschläge auch an dieselbe halten, da sie den für die Auswahl des Behandlungsweges entscheidenden, klinischen Krankheitserscheinungen im Einzelfalle am besten gerecht wird.

Vorher ist es aber nötig, die Uterussarkome auch noch nach einem anderen Prinzip einzuteilen, nämlich nach ihrer histologischen Beschaffenheit, um den Versuch zu machen, bestimmte Gesetzmäßigkeiten zwischen der histologischen Form der Geschwülste und ihrer Beeinflußbarkeit durch die Röntgenstrahlen zu ermitteln.

Das histologische Bild der Uterussarkome ist ebenfalls sehr mannigfaltig. Es kommen die verschiedenartigsten Zellformen und die verschiedensten Grade der Zelldifferenzierung vor. Nach dem Grad der Gewebsreife kann man zunächst die Sarkome mit geringerer Zelldifferenzierung zusammenfassen. Von diesen kommen im Uterus die verschiedensten Sorten, die Rundzellensarkome, die Spindelzellensarkome, die Riesenzellensarkome und die polymorphzelligen Sarkome vor. Ihnen gegenüber stehen die hochdifferenzierten Sarkome des Uterus, die hauptsächlich muskelzellige Sarkome sind, während die anderen Arten von Sarkomen mit ausgereiften Zellelementen im Uterus nur sehr selten beobachtet werden, wie z. B. die reinen Fibrosarkome. Als sehr selten sind auch die Lymphosarkome, Melanosarkome (Schickelé) und Angiosarkome, ferner die Myosarkome, Chondrosarkome und Osteochondrosarkome (L. W. Strong, Kaufmann und Augier) zu nennen.

Von dem Sarcoma myocellulare (Robert Meyer), also dem muskelzelligen Sarkom, ist wieder das Sarkom im Myom, also das Sarcoma intramyomatosum zu unterscheiden.

II. Die Strahlenempfindlichkeit der Uterussarkome.

Man könnte nun erwarten, daß bei den genannten, im Reifegrad stark differenten Sarkomarten auch durchgehende Unterschiede in der Radiosensibilität der Tumoren beständen, indem man das zuerst von Bergonié und Tribondeau ausgesprochene Gesetz, daß die Radiosensibilität des Gewebes mit dem Grad der Differenzierung abnimmt, auf die verschiedenen Sarkomarten bezieht, eine Gesetzmäßigkeit, die auch Kienböck bereits im Jahre 1905 festzustellen in der Lage war.

Dieses Gesetz wurde von Bergonié und Tribondeau bekanntlich folgendermaßen formuliert: „Die Strahlenempfindlichkeit einer Zelle ist um so größer, je größer die reproduzierende Tätigkeit der Zelle ist, je länger ihr karyokinetischer Werdegang ist und je weniger ihre Morphologie und ihre Funktion außer der reproduzierenden Tätigkeit endgültig fixiert ist." Später hat Schinz, da er mit Recht der Ansicht ist, daß man nicht über die Strahlenempfindlichkeit einzelner Zellarten, sondern nur über die Radiosensibilität von Gewebsverbänden sprechen könne, dieser Gesetzmäßigkeit dahin Ausdruck gegeben, daß er alle „Mausergewebe" für strahlenempfindlicher, als die Dauergewebe hinstellte.

Danach müßten also die Tumoren mit wenig differenziertem Zellaufbau im allgemeinen eine größere Strahlenempfindlichkeit, als die hochdifferenzierten Tumoren besitzen.

Was die Sarkome anbetrifft, so sollte man auf Grund dieses Gesetzes auch erwarten können, daß nicht nur eine regelmäßige Verschiedenheit in der Strahlenempfindlichkeit der verschiedenen Sarkomarten in Abhängigkeit von ihrer histologischen Beschaffenheit besteht, sondern auch, daß die Sarkome hinsichtlich ihrer Strahlenheilbarkeit so günstig wie nur denkbar dastehen, da es sich im allgemeinen um Tumoren von mangelhafter Zell- und Gewebsreife handelt. Dem entsprechen aber die Bestrahlungsresultate keineswegs.

Was die in der Literatur enthaltenen Ansichten über die verschiedene Radiosensibilität der Sarkomarten anbetrifft, so wird im allgemeinen den weichen unreifzelligen, rasch wachsenden Sarkomen eine größere Strahlenempfindlichkeit zugesprochen, als den harten großzelligen Formen mit höher differenzierten Zellen (Walthard u. a.).

Nach Barcat-Paris besitzen die Sarkome von rein embryonalem Charakter eine sehr hohe Strahlenempfindlichkeit gegenüber den weniger empfindlichen, nicht embryonalen Formen, von denen wieder die Chondrosarkome und manche Osteosarkome, sowie besonders die Lymphosarkome besser und schneller auf die Bestrahlung reagieren, als z. B. die Fibrosarkome. Gaarenstroom-Amsterdam und Wetterer sahen bei Rundzellensarkomen die günstigsten primären Bestrahlungserfolge. Nach den Beobachtungen von Wetterer geben die lebhaft proliferierenden, blut- und saftreichen Sarkome günstigere Bestrahlungserfolge, als die zellarmen, hauptsächlich aus Zwischensubstanz bestehenden Tumoren von derber Konsistenz, festem Bau und trägem Wachstum. Seitz und Wintz geben auf Grund ihrer reichen Erfahrungen an, daß die Lymphosarkome viel rascher auf die Bestrahlung reagieren, als z. B. die Spindelzellensarkome.

Holfelder teilt mit, daß nach seinen Beobachtungen die Riesenzellentumoren die besten Dauerheilungsaussichten bieten. Ihnen folgen die Spindelzellensarkome und Fibrosarkome, dann die Rundzellensarkome und malignen Myxome. Jüngling hält die Melanosarkome für refraktär, die Lymphosarkome dagegen für hoch sensibel gegenüber Röntgenstrahlen.

Bei weiteren Erfahrungen ist es dann aber doch nicht gelungen, irgendeine durchgehende Abhängigkeit der Strahlenempfindlichkeit und der Strahlenheilbarkeit der Uterussarkome von dem histologischen Bild aufrecht zu erhalten, eine Erscheinung, die in erster Linie dadurch erklärt sein dürfte, daß die histologische Beschaffenheit gerade der Uterussarkome nur selten eine einheitliche ist. Auch Lubarsch und Wätjen erklären sich diese Erscheinung damit, daß das Sarkomgewebe in ein und demselben Tumor sehr verschiedene Reifegrade zu haben pflegt, und daß namentlich diejenigen Teile, die ihren Ausgang von besonderen Stützsubstanzen nehmen, eine geringe Strahlenempfindlichkeit besitzen.

Oft wird die histologische Einheitlichkeit der Sarkome nur vorgetäuscht, und zwar dadurch, daß nur geringe Ausschnitte des Tumors der Untersuchung unterworfen werden und unterworfen werden können. Denn die Mannigfaltigkeit der Sarkome prägt sich nicht nur durch die verschiedenen, vorkommenden Zellarten, sondern auch durch die weitgehende Mischung der Zellarten aus. So läßt sich z. B. oft eine fortlaufende morphologische Reihe von verschiedenen Differenzierungsgraden von unreifen Zellen bis zu rein muskelzelligen Elementen von formaler Vollreife finden (Robert Meyer). **Die Mischformen bringen es mit sich, daß die Abgrenzung gegen andere Tumoren auch histologisch oft recht schwierig oder gar unmöglich ist.** So gibt es beispielsweise in der Gruppe der unreifen Sarkomgeschwülste Arten, die sich vom Carcinom nicht abgrenzen lassen. Auch nach der Seite der gutartigen Geschwülste hin läßt sich nicht immer eine scharfe Grenze ziehen. So ist das Sarkom von dem Myom auch mit dem Mikroskop nicht immer sicher unterscheidbar. Besonders bei den sogenannten „malignen Myomen" versagt die mikroskopische Feststellung der Malignität oftmals und wird erst klinisch offenbar, wofür in der Literatur zahlreiche Belege, die hier nicht im einzelnen aufgeführt zu werden brauchen, wie z. B. der von Vineberg veröffentlichte Fall, zu finden sind.

Man würde also bei vielen Tumoren, selbst wenn man vor der Behandlung in der Lage wäre, eine vollständige mikroskopische Untersuchung auszuführen, nicht immer die Entscheidung über den Grad der Malignität und eine etwa davon abhängige Strahlenempfindlichkeit feststellen können. Überhaupt haben ganz allgemein die Bemühungen, einen Zusammenhang zwischen der Histologie der bösartigen Tumoren und ihrer Ansprechbarkeit auf die Bestrahlung aufzustellen, wenig Erfolg gehabt.

Aber nicht nur die an den gynäkologischen Sarkomen, sondern auch die an den sogenannten chirurgischen Sarkomen gemachten Erfahrungen haben gezeigt, daß es nicht möglich ist, eine gesetzmäßige und für die praktische Dosierung brauchbare Abhängigkeit der Strahlenempfindlichkeit und Strahlenheilbarkeit der Tumoren nach ihrem histologischen Bau zu ermitteln. Besonders aus den Untersuchungen von Jüngling geht hervor, daß histologisch gleichartige Sarkome ganz verschieden reagieren können. Jüngling konnte weder für die kleinzelligen Rundzellensarkome, noch für die Angiosarkome und Melanosarkome eine einheitliche Radiosensibilität ermitteln.

Jüngling hat weiterhin gezeigt, daß bei den extragenitalen Sarkomen die primäre Schrumpfung der Tumoren von der Strahlendosis in hohem Maße unabhängig ist, also in keiner feststellbaren Eigentümlichkeit der verschiedenen Sarkomarten ihre Erklärung findet. Jüngling hat in folgender Tabelle die Früherfolge der Bestrahlung aus den verschiedenen Entwicklungsstadien der Bestrahlungstherapie zusammengestellt.

	Schwund	Schrumpfung	Unbeeinflußt	Gesamt
Kienböck 1902—1905 . . .	16 = 17,8%	52 = 57,8%	22 = 24,4%	90
Seitz u. Wintz 1919	22 = 31,4%	34 = 48,6%	14 = 20%	70
Chirurgische Klinik Tübingen 1917—1920	15 = 31,9%	21 = 44,7%	11 = 23,4%	47
Chr. Müller 1912	11 = 31,4%	16 = 45,7%	8 = 22,8%	35

Daraus ergibt sich eine auffallende Übereinstimmung der Zahlen für den primären Tumorschwund unabhängig von der Vervollkommnung der Technik. Es verhalten sich also manche Sarkome jeder Technik gegenüber refraktär, wofür aber ihre histologische Beschaffenheit keine durchgehende Erklärung gibt. Auch nach den neueren Erfahrungen sind ungefähr 20% der „chirurgischen" Sarkome der Bestrahlung gegenüber refraktär (W. Wollner).

Die vergeblichen Versuche, eine solche Abhängigkeit zu ermitteln, haben deshalb für die chirurgischen Sarkome dazu geführt, die Art der Indikationsstellung und die Prognose von der histologischen Beschaffenheit der Tumoren freizumachen. Die Chirurgen sind vielmehr dazu übergegangen, die Art der Strahlenbehandlung der Sarkome nicht nach ihrer Histologie, sondern nach ihrem Ausgangspunkt zu variieren und den Bestrahlungsmodus für die einzelnen Sarkomarten je nach ihrem Sitz gesondert anzugeben (Holfelder).

III. Kasuistik.

Wenn wir uns nun zunächst nach den bisher mit der Strahlenbehandlung der Uterussarkome erzielten Ergebnissen umsehen, so müssen wir von dem wertvollen und verhältnismäßig großen Material von Seitz und Wintz ausgehen. Diese Autoren haben schon in ihrer im Jahre 1920 erschienenen Monographie[1] über 132 genitale und extragenitale bestrahlte Sarkome berichtet, von denen 45% über 2—5 Jahre gesund blieben. Von 135 Genitalsarkomen waren 74% 2—5 Jahre rezidivfrei.

Kürzlich hat Wintz den Bericht über seine Ergebnisse[2] folgendermaßen ergänzt:

„Bei den 18 histologisch einwandfrei diagnostizierten Sarkomen war eine vorläufige Heilung von 55% festzustellen. Von den nachträglich diagnostizierten Sarkomen waren von 17 Fällen 15 2—4 Jahre am Leben (88%)".

Die Fälle wurden von Wintz weiter verfolgt, und es wurde von ihm in bezug auf das Genitalsarkom (1927) folgendes festgestellt:

„Gruppe I (sichere Uterussarkome). Von 18 Fällen leben nach 5 Jahren 10 = 55%, nach 8—11 Jahren 7 = 39%.

Gruppe II (Myosarkome, durch röntgenologische Differentialdiagnose festgestellt). Von 17 Fällen leben nach 5 Jahren 12 = 70%, nach 8—10 Jahren 11 = 64%".

Wintz verfügt heute über eine weitere Gruppe von Fällen, die bereits mindestens 5 Jahre beobachtet sind. Sie sind wie die von 1920 veröffentlichten Fälle eingeteilt in zwei Gruppen, und zwar:

„Gruppe I (sichere Uterussarkome) 11 Fälle. Von diesen 11 Fällen leben nach 5 Jahren 6 Fälle = 54,5%. (Davon starb ein Fall, der sich bei der Probelaparotomie als inoperabel erwiesen hatte, an Kreislaufstörungen. Gynäkologisch waren keine Besonderheiten mehr festzustellen.)

Gruppe II (Myosarkome, durch röntgenologische Differentialdiagnose festgestellt) 35 Fälle. Von diesen 35 Fällen leben nach 5 Jahren 30 Fälle = 86%."

Danach waren also von den histologisch nachgewiesenen 29 Fällen von Uterussarkom 16 Fälle nach 5 Jahren noch am Leben = 55%.

Das ist ein Ergebnis, das die operativen Heilungsaussichten bei weitem übertrifft. Denn nach Veit beträgt die Ziffer der Heilungen der Uterussarkome durch Operation über 3—5 Jahre nur 20%.

Außer den histologisch diagnostizierten Sarkomen geben Seitz und Wintz 52 Fälle von Myosarkomen an, die „durch die röntgenologische Differentialdiagnose" festgestellt worden waren. Von diesen lebten nach 5 Jahren noch 42 = 80%.

---

[1] „Unsere Methode der Röntgentherapie und ihre Erfolge". Wien und Berlin, Urban & Schwarzenberg.

[2] Lehrbuch der Röntgenkunde, Bd. III von Rieder und Rosenthal, 1928. S. 700.

Die röntgenologische Differentialdiagnose bei den Uterussarkomen.

Die „röntgenologische Differentialdiagnose" besteht nach Seitz und Wintz darin, daß aus dem schnellen Einsetzen der Verkleinerung der Uterustumoren nach der Bestrahlung mit 60—70% der HED bei denjenigen Patienten, deren klinische Erscheinungen den Verdacht auf ein Sarkom erwecken, geschlossen wird, daß es sich um ein Sarkom gehandelt hat. „In den betreffenden Fällen setzt die Verkleinerung der Tumoren bereits bald nach der Bestrahlung ein, ist acht Tage nach der Bestrahlung meistens deutlich und führt 5—6 Wochen nach der Bestrahlung dazu, daß der Tumor nicht mehr zu fühlen ist."

Dagegen macht sich nach Seitz und Wintz die Rückbildung der Myome, auch wenn sie mit 60—70% der HED bestrahlt werden, niemals früher als vier Wochen nach der Bestrahlung bemerkbar.

Diese Fälle haben für die Beurteilung der Sarkomheilbarkeit natürlich nur den Wert einer Wahrscheinlichkeitsdiagnose. Denn weder aus der Konsistenz, noch aus der Wachstumsgeschwindigkeit der Myomknoten, noch aus der Schnelligkeit ihrer Rückbildung nach der Bestrahlung kann man einen sicheren Schluß auf das Vorhandensein eines Sarkoms ziehen.

Ein schnelles Anwachsen der Myomknoten auf Grund von Nekrosen, Gefäßveränderungen und Flüssigkeitsansammlungen ist gar nichts Seltenes, und die in dieser Weise veränderten Myome sind es auch gerade, die auf die Bestrahlung besonders prompt reagieren, und zwar nicht erst auf dem Umweg über die Ovarialausschaltung, sondern direkt, wie das oft prompte Verschwinden der Druck- und Einklemmungssymptome unmittelbar nach der Bestrahlung häufig vor Augen führt. Auch zeigen die genauen Messungen von Béclère, daß bei manchen, besonders günstigen Fällen die Schrumpfung der Myome bereits 14 Tage nach der Bestrahlung meßbar wird. Eine sichere Sarkomdiagnose kann man nur durch die mikroskopische Untersuchung stellen, und diese versagt bekanntlich in vereinzelten Fällen auch noch, so daß erst der weitere klinische Verlauf über die Art des Tumors entscheidet.

Ähnliche Erwägungen haben auch L. Seitz dazu veranlaßt, sich selber im Jahre 1929 zu den von ihm und Wintz angestellten Versuchen, eine Sarkomdiagnose auf Grund des Ansprechens der Tumoren auf die Röntgenbestrahlung zu stellen, sehr zurückhaltend auszusprechen. Seitz sieht in dem guten Ansprechen der auf ein Sarkom verdächtigen Myome niemals ein sicheres Zeichen für das Bestehen einer bösartigen Entartung. Dazu liegen die Verhältnisse bei den bindegewebigen Tumoren des Uterus allzu verschiedenartig. Es sei daher vorläufig nur auf die mikroskopische Diagnose des Uterustumors einigermaßen Verlaß.

So wurde beispielsweise bei einem von P. Jacquin veröffentlichten Fall das operierte Myom histologisch für gutartig gehalten und führte späterhin zu Metastasen (zit. nach Gál, S. 12).

Soviel über die sogenannte röntgenologische Differentialdiagnose der Sarkome. Was nun weiterhin die Bestrahlungsergebnisse von Seitz und Wintz bei den Sarkomen anbetrifft, so hat schon die Gruppe der histologisch diagnostizierten Sarkome in dem Material von Seitz und Wintz eine so große Heilungsziffer aufzuweisen, daß daraus allein die Überlegenheit gegenüber der Operation hervorgeht.

Neben dem genannten umfangreichen Material von Seitz und Wintz finden sich in der Literatur keine größeren Zusammenstellungen von bestrahlten Uterussarkomen, so daß es sich bei der weiteren Darstellung der Kasuistik nur um die Sammlung von verstreuten Einzelfällen handeln kann.

Von Levy-Dorn wurde über drei Fälle von Uterussarkom berichtet, die nach der Bestrahlung sieben Jahre gesund blieben.

Über das Material aus der Bonner Klinik berichtete im Jahre 1921 H. R. Schmidt. Es handelte sich um 15 Genitalsarkome, unter denen sich 9 Uterussarkome, und zwar 3 Schleimhautsarkome und 6 Wandsarkome, befanden.

Von diesen neun Uterussarkomen waren zwei inoperabel. Von den sieben operablen Fällen, bei denen dreimal die vaginale und viermal die abdominale Totalexstirpation ausgeführt wurde, starb eine Frau unmittelbar nach der Operation (abdominale Totalexstirpation). Die übrigen wurden sämtlich nachbestrahlt. Vier wurden geheilt. Davon hatte einer zur Zeit der Veröffentlichung eine Beobachtungszeit von sechs Jahren, die übrigen standen $4^1/_2$ Jahr in Beobachtung; zwei waren verschollen.

Bei den beiden inoperablen Fällen wurde nur probelaparotomiert und die Operation wegen ausgedehnter Metastasenbildung abgebrochen. Ein Fall starb $^3/_4$ Jahr nach der Operation, der zweite hatte faustgroße retroperitoneale Metastasen längs der Wirbelsäule. Auf eine intensive Röntgenbestrahlung verkleinerten sich die Tumoren rasch. Nach der letzten Bestrahlung, etwa ein Jahr nach der Operation, starb die Kranke plötzlich. Sektion nicht ausgeführt.

Drei Fälle von erfolgreich bestrahlten Uterussarkomen gibt Weber-Zittau an. Die Fälle sind, da nähere Angaben fehlen und die mikroskopische Bestätigung anscheinend nicht beigebracht ist, nicht als vollwertig zu betrachten.

Bianca Steinhardt sah bei vier inoperablen Fällen keinerlei Bestrahlungserfolg. A. Mayer sah ein radikal operiertes und nachbestrahltes Uterussarkom rasch durch ein Rezidiv zu Ende gehen und hat auch sonst keine Erfolge beobachtet.

Ein Fall von infiziertem Schleimhautsarkom, das ausgeräumt und dann mit Radium und Röntgenstrahlen behandelt und vorübergehend geheilt wurde, gibt Albrecht an.

Es handelte sich um eine 23jährige Patientin, bei der seit fünf Wochen wechselnd schwere Blutungen, zunehmende Entkräftung und Anämie und seit vier Tagen hohe Temperaturen bestanden. Der behandelnde Arzt vermutete eine Gravidität im 4. Monat und wünschte wegen der septischen Erscheinungen aktive Behandlung. Es ergab sich folgender Befund: hochgradig anämische, hochfiebernde Patientin, septischer Allgemeinzustand. Mäßig starke Blutung von üblem Geruch, Uterus doppelfaustgroß, Cervix erhalten. Wahrscheinlichkeitsdiagnose: „infizierte Fehlgeburt". Sectio vaginalis, nach Eröffnung des Muttermundes quollen zerfallende Tumormengen, die sich bei mikroskopischer Untersuchung als Spindelzellensarkom erwiesen, hervor. Ausräumung mit dem Finger; bimanuell ist festzustellen, daß der Uterus bis auf eine ganz dünne Hülle ausgeweitet und von Tumormassen erfüllt ist, lockere Tamponade. Die septischen Erscheinungen gehen nach einigen Tagen zurück, und die Patientin erholt sich binnen vier Wochen so weit, daß kombinierte Radium- und Intensivbestrahlung des nunmehr faustgroßen und beweglichen

Uterus vorgenommen werden kann. $1/4$ Jahr später war der Uterus vollkommen atrophisch und die Patientin in ausgezeichnetem Allgemeinzustand. Sie blieb zwei Jahre lang völlig gesund, dann traten Schmerzen im rechten Arm auf, und bald wurde die Ursache in einer vielknolligen Metastase rechts neben der Halswirbelsäule gefunden. Acht Wochen später Exitus an Kachexie. Der Tumor am Hals war faustgroß, außerdem fanden sich reichlich Metastasen in den inneren Organen.

Von älterem Material hat Vieten in seiner Inauguraldissertation in Bonn die in der Literatur bis zum Jahre 1922 erschienenen Fälle von bestrahlten Uterussarkomen gesammelt. Es handelt sich um etwa 50 Fälle, teils primäre Uterussarkome, teils intramyomatöse Sarkome.

Im einzelnen seien hier noch folgende Veröffentlichungen angeführt.

Einen Fall von sarkomverdächtigem Myom, der mit der Sarkomdosis bestrahlt wurde und weiter wuchs und deshalb operiert wurde, führt v. Mikulicz-Radecki an. Es handelte sich um ein polymorphzelliges Sarkom. v. Mikulicz-Radecki zitiert noch einen ähnlichen Fall von Sippel aus dem Jahre 1916, der trotz intensiver Bestrahlung unbeeinflußt blieb und daher operiert werden mußte, und einen weiteren Fall dieser Art von Calmann. Weitere Fälle kamen von Reifferscheid, Hinterstoisser, Klee, Adler, Lacaille, und Imhäuser zur Veröffentlichung. Der Fall von Reifferscheid war ein angioblastisches Sarkom, die von Klee und Adler Carcinosarkome. Die Fälle von Klee, Reifferscheid und Lacaille waren vorher als Myome aufgefaßt und bestrahlt worden. Amann empfiehlt bei Gebärmuttersarkomen ausschließlich die Röntgenbestrahlung. Jung hat Bauchmetastasen von Genitalsarkomen mit Röntgenstrahlen zur Schrumpfung gebracht. Masson (Mayo-Klinik) empfiehlt in fortgeschrittenen Fällen und bei Rezidiven die Bestrahlung. Er fand, daß 20—24% der Fälle bei alleiniger Strahlenbehandlung unbeeinflußt blieben. Nach der Radiumbehandlung sah er in einem Fall eine Lungenembolie und in einem anderen eine Absceßbildung. Marnetta Vogt nimmt für die Verbindung von Operation mit Radiumbehandlung Stellung.

Vineberg berichtet über einen Fall, der zweimal nach Operation rezidivierte, zuerst innerhalb eines Jahres nach supravaginaler Amputation, dann abermals nach Entfernung des Rezidivs innerhalb 6—9 Monaten. Die Cervix war frei von Rezidiven. Erst nach Radium- und Röntgenbehandlung trat völlige Heilung ein.

F. Gál veröffentlichte das Sarkommaterial aus der Budapester Klinik von Tóth von $7\frac{1}{2}$ Jahren, einer Zeit, in der 31 histologisch sichergestellte Sarkome vorkamen. Davon waren 13 Fälle Sarkome auf Myombasis und 6 Fälle primäre Gebärmuttersarkome. Die übrigen Fälle verteilen sich auf andere Genitalsarkome und zum Teil draußen schon anbehandelte Uterussarkome. Ein sicher festgestellter Fall von Schleimhautsarkom befand sich nicht unter den Fällen.

Das Material enthält jedoch nur eine geringe Anzahl von Bestrahlungsfällen, da die Klinik den jetzt auch sonst noch am weitesten verbreiteten Standpunkt vertritt, daß jeder operierbare, sarkomverdächtige Fall zur Operation gelangen soll.

Als prophylaktische Nachbestrahlung wird 2—3mal die volle Carcinomdosis gegeben. Über drei nur bestrahlte Sarkomfälle gibt Gál folgendes an:

Zwei durch Auskratzung und histologische Untersuchung festgestellte Gebärmuttersarkome behandelten wir mit Radium- bzw. Röntgenbestrahlung (Gynäk. J., 354/923). Der eine Fall betraf eine 67jährige Frau, bei der wir wegen ihres vorgeschrittenen Alters und großer Herabgekommenheit an die Operation nicht denken konnten. Ihre Gebärmutter war von der Größe einer kleinen Faust. Sie erhielt 2 intrauterine Radium- und 4 intensive Röntgenbestrahlungen. Die Kranke raffte sich anfänglich zusammen und nahm körperlich zu, durch ein Jahr wuchs die Gebärmutter nicht an, dann begann sie aber neuerlich zu wachsen, und trotz wiederholter Bestrahlung traten auch in den Parametrien ausgebreitete Infiltrationen auf. Jetzt, nach Verlauf von 2 Jahren lebt die Kranke zwar noch, aber ihr Zustand ist hoffnungslos.

Gynäk. J., 881/924. Die zweite zählt 49 Jahre. Die geschwulstige Gebärmutter reichte bis zum Nabel, und es entleerte sich daraus brüchiges, mit Gewebsfetzen vermischtes Blut. Mit Rücksicht auf die Blutung führen wir an der sehr herabgekommenen, blutarmen Kranken eine Excochleation durch. Hierauf 3mal intensive Bestrahlung. Nach 9 Monaten sehen wir die Frau, gut genährt und vorzüglich gekräftigt wieder, sie ist arbeitsfähig, ihre Gebärmutter erreicht kaum die Größe einer Männerfaust. Sie steht auch jetzt unter Beobachtung. Histologisch handelte es sich hier um ein spindelzelliges Sarkom.

Gynäk. J., 859/921. Beim dritten Falle erfolgte die histologische Diagnose nach der Operation. Bei der 31jährigen Kranken schreiten wir mit der Diagnose Eierstocksgeschwulst mit Stieldrehung zur Operation, und zwar wegen vorhandenen Herzklappenfehlers in Lokalanästhesie. Die mannskopfgroße Geschwulst hängt mit dem Stiel mit der Gebärmutter zusammen, im Bauche blutiger Ascites, ein an die Geschwulst angewachsenes Netz hat den Darm stranguliert. Wir entfernen die den Eindruck eines gestielten Myomknotens machende Geschwulst. Nach der glatten Heilung der Kranken bekommt sie 5malige Röntgenbestrahlung. Seither befindet sie sich wohl, ist seit 4 Jahren rezidivfrei, arbeitsfähig. Histologisch hat es sich um Myoma sarcomatosum gehandelt.

Es handelt sich also um eine vorübergehende Besserung, einen zur Zeit der Veröffentlichung noch bestehenden Früherfolg und eine Heilung über vier Jahre.

Ferner behandelte Gál fünf Sarkomrezidive mit Röntgenstrahlen. Davon waren zwei Frührezidive von operierten Gebärmuttersarkomen strahlenrefraktär und endeten letal. Die übrigen waren Rezidive von operierten Eierstockssarkomen und reagierten zum Teil sehr gut auf die Bestrahlung.

1929 teilte Gál einen im Jahre 1924 mit Röntgenstrahlen behandelten Fall von Riesenmyom der Gebärmutter mit. Der Autor berichtet darüber wörtlich folgendes:

Die 49jährige, abgemagerte, anämische Nullipara, die wegen großer Schwäche gar nicht gehen konnte, wurde am 1. Sept. 1924 aufgenommen. Patientin gibt an, daß der Bauch vor 3 Jahren zu wachsen begann, vor einem Jahre trat Schüttelfrost, sodann Fieber auf, durch die Scheide hindurch entleerte sich fötider Eiter, worauf der Bauch kleiner wurde, danach setzte die Menstruation 9 Monate lang aus und der Bauch begann von neuem zu wachsen. Nun bestehen schon seit Monaten starke Unterleibs- und Kreuzschmerzen sowie Atmungsbeschwerden, rapide Gewichtsabnahme.

Der Bauch wölbt sich stark hervor, sein Umfang beträgt 98 cm. Er wird vollständig durch eine sich bis unter den Processus xyphoideus erstreckende, derbe, nicht schmerzhafte, kaum bewegliche Geschwulst ausgefüllt, darüber gedämpfter, anderwärts tympanitischer Perkussionsschall. Die Portio, die sich hoch tasten läßt, geht in den Tumor über, aus dem Muttermund entleert sich dunkelbraunes, bröckelndes Sekret.

Die sich entleerenden Gewebstrümmer zeigen unter dem Mikroskop eine bündelartige Struktur, interfasciculäre Substanz ist jedoch kaum anzutreffen. Der Tumor besteht aus länglichen Stäbchen- und Spindelzellen, die Polymorphismus zeigen. Durch den hochgradigen Zellenreichtum und den Mangel des interfasciculären Bindegewebes wird die Diagnose des Sarkoms sichergestellt.

Da die Blutung ständig anhält, ja noch zunimmt und an eine Radikaloperation wegen des schlechten Zustandes der Patientin gar nicht zu denken ist, wird die Cervixwand gespalten und die Gebärmutterhöhle durch die so entstandene Öffnung hindurch mit Volkmannlöffel und Polypzange ausgeräumt. Es werden etliche Handvoll Gewebstrümmer entfernt, worauf die Blutung aufhört.

Patientin wird nun in jeder Weise roboriert, es besteht keine Blutung mehr, bloß reichlicher, fötider Ausfluß. Am 18. Tage nach der Ausräumung wird eine Röntgenbehandlung vorgenommen. Mit Symmetrieapparat erfolgt eine Bestrahlung aus 6 Feldern, welche Quantität einer Carcinomdosis entspricht. Bei der Entlassung der Kranken ist die Geschwulst verkleinert, sie reicht bis zum Nabel. Patientin erhält in einem Zeitabstand von je 5 Wochen noch 3 Röntgenbestrahlungen. Bereits in einigen Monaten ist sie vollständig beschwerdefrei und nimmt an Gewicht zu, auch der Ausfluß hört auf. Im Juni 1925 ist die

Gebärmutter mannsfaustgroß. Patientin — die sich zeitweise in der Klinik meldet — hat seitdem mindestens 15 kg zugenommen, ist arbeitsfähig, der Uterus ist zur Zeit kleinfaustgroß, beweglich, die Umgebung frei, Patientin fühlt sich vollkommen wohl.

Aus dem Material der Klinik Kermauner erwähnt Bianca Steinhardt vier Fälle von inoperablem Gebärmuttersarkom, die erfolglos bestrahlt wurden, und Goldschmidt und Koerner einen weiteren Fall aus dem Material von Asch.

Über einen Fall von erfolglos mit Röntgenstrahlen behandeltem Uterussarkom bei einem 26 Monate alten Kinde berichtet Vigi-Bologna, und schließlich teilt Béclère einen Fall von Uterussarkom bei einer 59 Jahre alten Frau mit, der auf die Röntgenbestrahlung zuerst sehr gut reagierte, dann aber durch Wiederwachsen nach zehn Monaten doch zum Exitus führte, ebenso wie bei einem in der Aussprache von Siredey erwähnten Fall, und Corscaden und Stout erwähnen drei Fälle von Uterussarkom, die nach der Bestrahlung an Metastasen zugrunde gegangen sind.

Sehr spärlich sind die Fälle von Genitalsarkomen, die mit Radium behandelt wurden, in der Literatur. Bis zum Jahre 1920 führt Kehrer in seinem wohl als vollständig anzusehenden Referat auf der XVI. Versammlung der deutschen Gesellschaft für Gynäkologie in Berlin außer sieben eigenen Fällen nur je eine Mitteilung von Wickham und von Adler an.

Bei dem Fall von Wickham handelt es sich um ein intravaginal vorgedrungenes „Adenosarkom" des Uterus, das mit Radium behandelt wurde. Es wurde erreicht, daß der Uterus exstirpiert werden konnte und die Kranke ein Jahr später gesund war.

Adler bestrahlte fünf Uterussarkome, darunter drei Carcinosarkome. Ein operabler Fall starb kurz nach der Bestrahlung. Die Sektion ließ keine Veränderung des Tumors erkennen. Von den vier inoperablen Fällen blieb einer unbeeinflußt, einer entzog sich unbeeinflußt der weiteren Behandlung, zwei waren über ein Jahr geheilt.

Über seine eigenen Fälle teilt Kehrer folgendes mit: 1915 Radiumbestrahlung je eines Korpus- und Vaginalsarkoms. Im ersten Fall Tod nach $1/2$ Jahr an Ovarial- und allgemeinen Metastasen. Im zweiten Fall (Rundzellensarkom) Heilung nach zwei Jahren. — Eine 1916 mit Rundzellensarkom des Uterus Bestrahlte starb $1/2$ Jahr danach an Kehlkopftuberkulose. — 1919 wurden zwei Fälle mit Radium bestrahlt: einmal ein Rundzellensarkom der Portio unvollständig (einmal 48^h mit 70 mg Ra.-El. = 3360 mgeh); die Kranke ist verschollen. Sodann ein stark jauchendes Korpussarkom fünfmal mit 8216 mgeh; Tod an Sepsis.

Dazu äußert Kehrer, daß trotz dieser nicht gerade verheißungsvollen Ergebnisse die mitgeteilten Beobachtungen zu zeigen scheinen, daß auch Sarkome von Uterus und Vagina durch Radium zur Heilung kommen können. Bei dem niedrigen Differenzierungsgrad ihrer Zellen dürfen sie möglicherweise als sehr radiosensibel bezeichnet werden. Da die Sarkome des Uterus bekanntlich frühzeitig zur Jauchung kommen, werde man sich bei ihnen eher zur Radiumbestrahlung als zur Operation entschließen.

v. Seuffert kann im Jahre 1929 diesen Fällen keine weiteren, nur mit Radium behandelten Fälle aus der Literatur hinzufügen.

Ein von uns mit Röntgen- und Radiumstrahlen behandelter Fall von Portiosarkom wird weiter unten beschrieben.

Über Radiumbestrahlung von sarkomatösen Bauchmetastasen berichtet Warnekros. Zu nennen sind noch die Veröffentlichungen von Reusch-Stuttgart und Hüssy-Basel; ferner ein kürzlich von Gornick veröffentlichter Fall von Cervixsarkom, der mit Radium behandelt wurde.

Man sieht aus der Zusammenstellung der Fälle, daß noch von keiner Seite die hervorragenden Heilungsresultate, die Seitz und Wintz aufzuweisen haben, auch nur annähernd erreicht sind. Dafür eine Erklärung beizubringen, ist vorläufig noch nicht möglich. An der Bestrahlungstechnik kann es kaum liegen. Denn auf Grund der Vervollkommnung der Meßtechnik kann man ohne weiteres die von Seitz und Wintz angegebene Bestrahlung in bezug auf die Dosis, sowie ihre räumliche und zeitliche Verteilung überall reproduzieren. Man könnte an eine Verschiedenheit im Material denken, insofern als bei den Seitz-Wintzschen Fällen die Sarkome im Myom stark überwiegen, die allerdings auch sonst viel häufiger sind als die primären Uterussarkome. Zum Teil mag dieser Unterschied aber auch daran liegen, daß die wenigsten Autoren bis jetzt die operablen Fälle von Sarkomen ausschließlich bestrahlt haben, der Strahlenbehandlung vielmehr nur die aus irgendeinem Grunde nicht mehr operablen, also ungünstigsten Fälle zugeführt haben.

IV. Die „Sarkomdosis".

Was die bei der Behandlung der Uterussarkome benutzte Strahlendosis anbetrifft, so findet man in der Literatur, seitdem die Sarkomdosis von 60—70% der HED von Seitz und Wintz angegeben worden ist, diese Dosis in der überwiegenden Anzahl der Fälle verwendet.

Über die Ermittlung der Sarkomdosis geben Seitz und Wintz in ihrer schon erwähnten Monographie aus dem Jahre 1920 auf S. 384 folgendes an:

„Verabreicht man auf ein Uterussarkom an allen seinen Teilen als kleinste Dosis die Sarkomdosis von 60—70%, so fängt der Tumor bereits nach 8—14 Tagen sehr deutlich zu schrumpfen an und ist nach 4—6 Wochen in der Regel mehr oder minder vollständig zurückgebildet. Wenn nur kleine Teile der Geschwulst sarkomatös entartet sind, so ist die Schrumpfung natürlich weniger ausgesprochen."

Die „Sarkomdosis" nach Seitz und Wintz hat inzwischen sehr viel Widerspruch gefunden. Schon frühzeitig (1921) hat sich Jüngling ihr gegenüber ablehnend geäußert. Er machte an seinem Material die Erfahrung, daß eine Gruppe von Sarkomen bei einer Dosis, die etwa der Ovarialdosis entspricht, restlos verschwand, daß es daneben aber andere Sarkomformen gab, welche auf die dreifache Dosis nur wenig oder gar nicht ansprachen. Diese unwiderlegbare Tatsache, die jeder Röntgenologe aus eigenen Erfahrungen mit vielen Beispielen belegen kann, veranlaßte Jüngling, die einheitliche Sarkomdosis fallen zu lassen. Jüngling sagt, daß er der „Carcinomdosis" eine gewisse heuristische Bedeutung nicht absprechen könne, wenn man sie als Mindestdosis betrachte, von der ab eine Beeinflussung des Carcinoms möglich sei. Für das Sarkom sei die „Sarkomdosis" jedoch ein Durchschnittswert, der jeder praktischen Bedeutung entbehre.

Neuerdings hat sich Holfelder dahin geäußert, daß man von einer einheitlichen „Sarkomdosis" nicht reden könne, und daß man nicht einmal in der Lage sei, die Röntgenstrahlentechnik der Sarkome zusammenfassend zu besprechen. Es müsse vielmehr bei der Besprechung jeder einzelnen Sarkomart der Bestrahlungsmodus angegeben werden, der sich bisher am besten bewährt habe.

Es liegen noch viele andere Äußerungen über die Sarkomdosis in der Literatur vor. Für die extragenitalen Sarkome wird die Vereinheitlichung der Bestrahlungsdosis von fast allen Seiten abgelehnt (W. Wollner). Auch viele Gynäkologen sprechen sich gegen die „Sarkomdosis" aus (Pape usw.).

Von anderen Autoren, z. B. von Werner, Lambaridès, Holfelder und Lenk, wird ihr allerdings ein gewisser praktischer Wert nicht abgesprochen, und zwar besonders für die Uterussarkome. So gibt auch Jüngling an einer anderen Stelle an, daß er 60 bis 70% der HED verabfolgt, und Werner hält die Sarkomdosis als Richtschnur für das durchschnittliche Vorgehen für praktisch wertvoll, wobei sie allerdings nur für einen Teil der Geschwülste die optimale Rückbildungsdosis und wiederum nur für einen bescheidenen Prozentsatz von diesen die wirkliche Heildosis darstelle.

Albrecht äußert sich dahin, daß man trotz aller Meinungsverschiedenheiten über die „Sarkomdosis" vorläufig an dieser Dosis bei den Uterussarkomen festhalten müsse unter sorgfältiger Weiterbeobachtung der Bestrahlungserfolge. Wenn die Wirkung ausbleibt, so empfiehlt er nach Ablauf von 6—8 Wochen eine erhöhte Dosis von 100% zu versuchen, welche nach weiteren drei Monaten wiederholt werden kann.

Auch L. Seitz empfiehlt neuerdings, an der von Seitz und Wintz aufgestellten Dosis von 60—70% als Ausgangspunkt festzuhalten. Mit dieser Dosis habe er bei den Uterussarkomen auch bei weiteren Erfahrungen den besten Erfolg erzielt. L. Seitz empfiehlt aber weiter, nicht starr an dieser Dosis festzuhalten. Wenn es sich um ein jugendliches Individuum mit einem polymorphzelligen und namentlich einem an Rundzellen reichen Sarkom handelt, solle man mit der Dosis eher heruntergehen, bis 30% der HED. Umgekehrt, wenn sich zeige, daß die Dosis von 60—70% keine deutliche Rückbildung zu erzielen vermag, solle man — und das sei hauptsächlich bei den Schleimhautsarkomen zu empfehlen — die Dosis steigern.

Nach meiner Ansicht kann man an den Erfahrungen, die Seitz und Wintz an einem verhältnismäßig großen Material mit ihrer unter genauer physikalischer Messung klinisch ermittelten Dosis bei den Uterussarkomen gemacht haben, nicht achtlos vorübergehen. Zwar haben sich die als glänzend zu bezeichnenden Anfangserfolge von Seitz und Wintz auch bei den Uterussarkomen nicht in vollem Umfange weiter bestätigen lassen, und es ist daher auch ganz verständlich, daß die als einheitliche Heildosis zuerst aufgestellte Sarkomdosis viel Ablehnung erfahren hat. Denn jeder, der sich mit der Strahlenbehandlung der Sarkome beschäftigt, weiß, wie stark man unangenehmen Überraschungen, sowohl was das Ausbleiben der primären Schrumpfung, als auch was die Heilungsdauer anbetrifft, ausgesetzt ist. Besonders enttäuscht muß derjenige sein, der, wie es Seitz und Wintz zuerst selber getan haben, die „Sarkomdosis" begrifflich so auffaßt, daß mit dieser Strahlendosis alle Sarkome „mit Sicherheit" zum Verschwinden gebracht werden können. Meines Erachtens kann der Begriff der „Sarkomdosis" überhaupt nur dann aufrecht erhalten werden, wenn man damit zum Ausdruck bringen will, daß diese Dosis als die günstigste Strahlenmenge für die Sarkomheilung anzusehen ist. In diesem Sinne halten wir auch heute noch an der „Sarkomdosis" fest und empfehlen sie wenigstens als Anfangsdosis, solange es noch nicht gelungen ist, anstatt ihrer andere, bei den verschiedenen Tumorarten als besonders wirksam erkannte Strahlendosen anzugeben. Da dies noch nicht der Fall ist, scheint es uns zweckmäßig zu sein, an der von Seitz und Wintz empfohlenen Sarkomdosis als Grundlage für unser strahlentherapeutisches Handeln festzuhalten. Diese Dosis ist auch deshalb günstig, weil sie verhältnismäßig gering ist und von dem umgebenden gesunden Gewebe anstandslos vertragen wird. Dadurch wird eine mehrmalige Wiederholung derselben Bestrahlungsdosis im Sinne der modernen, fraktionierten Bestrahlung der malignen Tumoren ermöglicht.

Wir halten es also für richtig, vorläufig in der Praxis von einer solchen Dosierung auszugehen, solange wenigstens nichts Besseres geboten wird, und haben selber von dieser Dosis auch meistens Gebrauch gemacht.

Ähnliche Betrachtungen gelten auch für den Begriff der „Carcinomdosis" von 100 bis 110% der HED nach Seitz und Wintz. Auch diese Dosis konnte niemals als eine in allen Fällen zur Heilung führende angesehen werden. Dann wäre das Problem der Krebsheilung gelöst, da es keine Schwierigkeit macht, die „Carcinomdosis" überall im Körper in das Tumorgebiet zu bringen. Wir haben den Begriff der „Carcinomdosis" stets nur so aufgefaßt, daß man sich von dieser Strahlenmenge die günstigsten Heilungsaussichten versprechen darf, und zwar nicht, wie man früher annahm, bei einmaliger Applikation derselben. Bei den Gebärmuttercarcinomen bin ich aus biologischen Erwägungen heraus von der einzeitigen Bestrahlungsmethode mit der vollen Carcinomdosis schon seit mehreren Jahren abgegangen, da nach meiner Überzeugung der Unterschied in der Strahlenempfindlichkeit zwischen Tumorzelle und umgebendem gesundem Gewebe, ein Empfindlichkeitsunterschied, welcher die Grundlage für die Heilbarkeit der bösartigen Tumoren überhaupt bildet, besser ausgenutzt wird, wenn die Bestrahlungen unterteilt werden.

Was die zeitliche Verteilung der Bestrahlungsdosis anbetrifft, so ist inzwischen von den allerverschiedensten Seiten in derselben allgemeinen Richtung vorgegangen, d. h. die einmalig gegebene Carcinomdosis verlassen worden. In dieser Beziehung ist neuerdings eine gewisse Einheitlichkeit des Prinzips zu bemerken in den Bestrebungen, die Ergebnisse der Strahlenbehandlung der bösartigen Tumoren zu verbessern. Man hat erkannt, daß die bei den malignen Tumoren nahe beieinander liegenden Strahlendosen für die Zerstörung der Tumorzelle auf der einen Seite und die Gesunderhaltung des umgebenden gesunden Gewebes auf der anderen Seite weiter auseinander rücken, wenn man die Dosis unterteilt und die Strahlenintensität verringert.

So hat beispielsweise schon G. Peter bei der Behandlung maligner Tumoren die „fortgesetzte Kleindosis" gefordert. Er ist der Ansicht, daß bei der von Rapp und Kottmaier empfohlenen hohen Filterung mit 3 mm Zink nicht die dadurch bedingte Veränderung der Strahlenqualität, sondern die Intensitätsverringerung und damit verbundene Verlängerung der Bestrahlungszeit das Wesentliche ist. Ausgehend von den Untersuchungen über die Karyokinese und auf Grund der Feststellung, daß die Zellen im Stadium der Zellteilung am strahlenempfindlichsten sind, wird auch von Alberti und Politzer die Unterteilung der Strahlendosen empfohlen.

Pfahler (1925) hat darauf aufmerksam gemacht, in wie hohem Maße man die Haut durch Fraktionierung der Dosis mehr belasten kann als bei der einmaligen Bestrahlung. Ähnliche Erfahrungen hat Finzi-London mitgeteilt. Bei einer Verteilung der Dosis über 8—10 Tage konnte er die Haut ohne Schädigung mit 200% der HED belasten. Coutard-Paris hat bei der Carcinombestrahlung dem Prinzip der Fraktionierung das der „Verdünnung" der Strahlenintensität durch Vergrößerung des Fokusabstandes, Verringerung der Milliampèrebelastung und höheren Filterung hinzugefügt. Holfelder hat beim Magencarcinom diese Prinzipien auch bereits in die Tat umgesetzt und über „beachtenswerte Erfolge" berichtet (Deutscher Röntgenkongreß in Wien).

In der andersartigen, zeitlichen Verteilung der Strahlendosis mag auch zum Teil die Überlegenheit der Radiumtherapie gegenüber der Röntgentherapie bei dem Uteruscarcinom begründet sein.

Bei dem Uterussarkom kommt aus Gründen der Lokalisation in erster Linie die Röntgentherapie in Betracht, **wobei aber die stärkere Verteilung der Strahlendosis in dem Sinne von Finzi und Coutard besondere Beachtung verdienen dürfte.**

Auf diese Weise würde dann die „Sarkomdosis" allerdings noch mehr von der ihr bisher innewohnenden praktischen Bedeutung verlieren und höchstens noch den Wert einer Anfangsdosis behalten.

Klinische Erfolge liegen unseres Wissens bei Uterussarkomen, die nach den angedeuteten, noch nicht fertig erprobten Grundsätzen bestrahlt sind, in der Literatur noch nicht vor.

V. Die Diagnosenstellung beim Uterussarkom mit Bezug auf die Strahlentherapie.

Es wurde oben bereits ausgeführt, daß die sogenannte röntgenologische Differentialdiagnose zwischen Gebärmuttersarkom und Gebärmuttermyom, d. h. die Versuche, diese beiden Tumorarten durch die Schnelligkeit, mit der sie auf die Bestrahlung reagieren, zu unterscheiden, nur zu einer recht unsicheren Wahrscheinlichkeitsdiagnose führen können.

Hier ist, was die Diagnosenstellung anbetrifft, noch über die Probeentnahme von Gewebe zur histologischen Untersuchung bei dem Verdacht auf ein Gebärmuttersarkom zu sprechen.

Die Frage der Gefährlichkeit der Probeexcision beim malignen Tumor ist viel erörtert worden. Wintz hält Probeexcisionen beim Sarkom für noch viel gefährlicher, als beim Carcinom. Holfelder hält die Gefahren der Probeexcisionen bei den verschiedenen chirurgischen Arten von Sarkom für verschieden groß. Absolut kontraindiziert ist nach seiner Ansicht jede Probeexcision beim Melanosarkom wegen der meist katastrophalen Metastasenaussaat, die auf den operativen Eingriff zu folgen pflegt. Für nicht ganz ungefährlich hält er auch die einfache Probeexcision bei allen Fällen von Weichteilsarkomen. Er schlägt vor, erst eine Vorbestrahlung auszuführen und mit der Probeexcision so lange zu warten, bis eine deutliche Rückbildung des Tumors eingetreten ist. Auf diese Weise wird an der Schmiedenschen Klinik bei den chirurgischen Sarkomen die sichere Diagnose herbeigeführt, ohne die Patienten zu gefährden.

Bei dem Gebärmuttersarkom spielt sich die Diagnosenstellung praktisch gewöhnlich folgendermaßen ab. Oft handelt es sich um polypöse oder traubige Sarkome, die bei der Untersuchung direkt zu fühlen sind. Bei diesen Fällen hat die Entnahme von etwas Material für die histologische Untersuchung nichts auf sich und muß unter allen Umständen durchgeführt werden, wie überhaupt jeder aus dem Uterus oder vom Muttermund abgetragene Polyp und jedes submuköse Myom sorgfältigst auf sarkomatöses Gewebe zu durchmustern ist.

Bei denjenigen Sarkomen, die von der Uterushöhle aus zu erreichen und noch auf den Uterus beschränkt sind, ob es sich nun um die seltenen primären Schleimhautsarkome oder um Wandsarkome handelt, die nach der Uterushöhle zu gewachsen sind, geschieht die Feststellung des Tumors gewöhnlich überhaupt erst durch die auf Grund der bestehenden Metrorrhagien ausgeführten Austastung des Uterus. Dann wird selbstverständlich Material für die histologische Untersuchung entnommen. Die Diagnostik dieser Fälle verläuft also genau so, wie bei dem Verdacht auf ein Gebärmutterkörpercarcinom.

Auch bei Veränderungen an der Portio, die auf das seltene Vorkommnis eines Portiosarkoms verdächtig sind, bleibt nichts anderes übrig, als eine Gewebsentnahme zu diagnostischen Zwecken vorzunehmen, um festen Boden für die Therapie zu gewinnen. Zweifellos haben derartige Gewebsentnahmen durch die Benutzung von Hochfrequenzströmen zum Schneiden an Gefährlichkeit verloren.

Es bleiben schließlich noch die Sarkome im Myom. Diese bieten überhaupt keine Gelegenheit zu einer Probexcision oder Gewinnung von Untersuchungsmaterial durch eine Abrasio. Denn die meisten Sarkome im Myom wachsen von der Schleimhaut räumlich entfernt. So stellte Frankl durch Untersuchungen an seinem operierten Material fest, daß von 22 Sarkomen im Myom vermöge der Lage und Ausbreitung des Tumors eine mikroskopische Diagnose von der Uterushöhle her bei 15 Fällen von vornherein ausgeschlossen gewesen wäre. Bei 15 primären Uterussarkomen wäre dies dagegen in 14 Fällen möglich gewesen. Ähnliche Feststellungen haben Gál, Imhäuser, Bianca Steinhardt und Eckler gemacht. Frankl beschreibt einen Fall von Sarkom im Myom, bei dem die viermal ausgeführte Curettage nicht zur mikroskopischen Diagnose führte. Auch Albrecht gibt einen Fall an von Uteruswandsarkom, bei dem die ausgeführte Curettage nichts Malignes ergab, und auch Kaufmann weist auf die Schwierigkeiten der mikroskopischen Sarkomdiagnose im Curettementmaterial hin.

Wir sehen also, daß die Probecurettage beim Gebärmuttersarkom keineswegs immer zu einem eindeutigen Resultat führt. Außerdem ist sie auch nicht ganz ungefährlich, da es zur Infektion der Geschwulst oder auch zu einem rapiden Weiterwachsen derselben kommen kann.

Trotzdem bleibt aber nichts Anderes übrig, als bei dem Verdacht auf ein nach dem Uterusinnern zu gewachsenes Sarkom den Versuch zu machen, durch eine vorsichtige Materialentnahme die mikroskopische Diagnose herbeizuführen. So empfiehlt auch Seitz (1929), die Diagnosenstellung, wenn irgend möglich, durch eine Probeexcision oder Probeausschabung zu Ende zu führen, da dadurch erst die Möglichkeit geschaffen wird, über die Frage Operation oder Bestrahlung zu verhandeln.

Wenn unter dem Verdacht und wegen des Verdachtes auf ein sarkomatöses Wachstum im Myom laparotomiert wird, bleibt es nicht bei einer Probeexcision, es sei denn, daß der

Tumor inoperabel ist, wobei dann die Excision eines kleinen Gewebsstückes, am besten einer vergrößerten Drüse oder dergleichen, weder die primäre Operationsgefahr, noch die Metastasengefahr wesentlich heraufsetzen dürfte.

Wenn man dagegen bei sarkomverdächtigem Myomwachstum, wie Seitz und Wintz früher empfohlen haben, nicht laparotomiert, sondern primär bestrahlt, so muß man sich bei diesen Fällen mit einer Wahrscheinlichkeitsdiagnose begnügen.

VI. Operation oder Bestrahlung?
a) Inoperable Fälle, Metastasen, Rezidive.

Bei einem großen Teil der in die Behandlung des Arztes gelangenden Gebärmuttersarkome kommt die Operation von vornherein nicht mehr in Betracht, da der Befund oft schon zu weit fortgeschritten ist. Es dürfte kaum zu sagen nötig sein, daß bei jedem nicht mehr operierbaren Fall von Gebärmuttersarkom die Strahlenbehandlung durchgeführt werden muß, und zwar nach meiner Ansicht am besten beginnend mit der in das ganze Tumorgebiet gebrachten Sarkomdosis nach Seitz und Wintz und dann weiter fortlaufend mit häufigen Teildosen, und zwar führe ich eine dreimalige Wiederholung der Bestrahlung mit jeweils der Hälfte der Anfangsdosis in achtwöchigen Pausen aus.

Wenn erst Metastasen vorhanden sind, sinken die Heilungsmöglichkeiten durch die Bestrahlung stark. Allerdings kann man dem Patienten durch die Bestrahlung der Metastasen manchmal eine Erleichterung verschaffen dadurch, daß es zu einer vorübergehenden Verkleinerung der Tumorknoten kommt. Dabei hat man manchmal den Eindruck, daß es nach der vorübergehenden Besserung durch die Bestrahlung zu einer rascheren Ausbreitung des Tumors und rascheren Bildung von neuen Metastasen kommt (B. Steinhardt). Im allgemeinen scheinen nach der Bestrahlung die lokalen Rezidive seltener zu sein, während die Metastasenaussaat oft sehr stürmisch ist. Und zwar scheinen diejenigen Tumoren, die nach der Bestrahlung besonders schnell schrumpfen, auch mehr zur Metastasenbildung zu neigen.

Natürlich werden auch diejenigen Fälle von Gebärmuttersarkom bestrahlt, bei denen die Operation begonnen, aber nicht vollständig durchgeführt wurde. Die Ergebnisse bei den unvollständig operierten Fällen sind allerdings so ungünstig, daß es besser zu sein scheint, die Operation bei den nicht radikal operablen Fällen nicht über das zur Diagnosenstellung unbedingt notwendige Maß hinauszuführen.

Gelegentlich kann man auch bei einem unvollständig operierten Uterussarkom, ebenso wie bei Rezidivtumoren durch die Strahlenbehandlung erfreuliche Resultate erzielen.

Ein von uns in der Bonner Klinik unter v. Franqué beobachteter Fall nahm folgenden Verlauf.

„Ein 23 Jahre altes Mädchen wurde auswärts am 17. Februar 1921 wegen eines Uterussarkoms operiert, und zwar wurde wegen starker Blutung aus dem aufgebrochenen Tumor nur die supravaginale Amputation des Uterus durchgeführt. Metastasen auf dem Peritoneum blieben zurück. Am 12. August 1921 kam die Patientin in unsere Behandlung. Es fand sich ein kindskopfgroßer, derber, höckeriger Tumor, der fast das ganze kleine

Becken ausfüllte, bis drei Querfinger unterhalb des Nabels reichte und unbeweglich war. Es wurde am 12. und 13. August bestrahlt:

ein großes Leibfeld 30 cm Fokushautabstand 80 Minuten
„ „ Rückenfeld 35 „ „ 109 „
„ Vulvadammfeld 23 „ „ 47 „

und zwar mit harten Strahlen. In die Mitte des Tumors gelangten dabei von vorn etwa 28%, von hinten etwa 35%, von unten etwa 39%, also zusammen 102% der Erythemdosis.

Schon am 30. August 1921 war von den Bauchdecken aus kein Tumor mehr zu fühlen. Bimanuell fühlte man, daß die Geschwulst nur noch hühnereigroß war und von ihr aus nach beiden Seiten ein derber Strang zur Beckenwand hinzog. Die vorher bestehenden Stuhlbeschwerden waren verschwunden.

Die Nachuntersuchung am 15. Oktober 1922 ergab: Portio spitz, an sie anschließend der Cervixstumpf, retrovertiert und beweglich, beide Parametrien vollständig frei. Auf der Hinterwand des Stumpfes fühlte man eine narbenähnliche Auflagerung von dem Umfang eines Daumengliedes. Tumorgewebe war nicht zu fühlen. Völliges Wohlbefinden, guter Appetit, geregelte Darmtätigkeit und sechs Pfund Gewichtszunahme in den letzten sechs Wochen.

Nach einer schriftlichen Mitteilung der Patientin vom 8. November 1922, also $1^{1}/_{2}$ Jahre nach der Bestrahlung, befand sich die Patientin bei vollem Wohlbefinden und konnte ihrer Beschäftigung ungehindert nachgehen."

Über einen ähnlichen Fall hat F. Eisler-Wien[1] kürzlich berichtet:

K. E., 40jährige Frau, die am 18. August 1914 zum erstenmal in Spitalsbeobachtung kam. Aus der Anamnese ist nur eine Bauchfell- und Gebärmutterentzündung vor 8 Jahren zu erwähnen. Vor 15 Jahren Lues. In der rechten Bauchhälfte ein bis nahe an den Rippenbogen reichender Tumor palpabel, Uterus nicht differenzierbar, rechtes Scheidengewölbe stark vorgedrängt. Die Operation (Abteilung Professor Halban) ergibt ein subseröses stielgedrehtes, teilweise nekrotisch zerfallenes Myom des Uterus, Pyosalpinx beiderseits. Supravaginale Amputation mit allen Adnexen.

Histologischer Befund: Kleinzelliges Spindelzellensarkom, nekrotisierend, mit starker Blutung. 5. September 1914 geheilt entlassen.

Am 25. Mai 1926 neuerliche Spitalsaufnahme wegen Schmerzen im linken Unterleib.

Gynäkologischer Befund: Vaginal kurzer Cervixstumpf, dessen unmittelbare Umgebung frei ist. Links über dem Stumpf ist ein walnußgroßer, druckempfindlicher, beweglicher, derb elastischer Tumor tastbar. Rechts neben dem Nabel ein doppelfaustgroßer, unregelmäßig höckeriger, beweglicher Tumor. Bei der Laparotomie alles besät von teils kleineren, teils größeren metastatischen Tumoren. Das große Netz und das kleine Becken von Metastasen ausgefüllt. Schließung des Bauches.

Röntgenbehandlung: 24. Juli 1926 Bauch in 4 Feldern. 6/05 Zn + 2 mm Al. 21. August 1926. Gynäkologischer Befund: Der im rechten Oberbauch tastbare Tumor ist bedeutend kleiner, auch sonst keine Knoten im Netz oder Peritoneum zu tasten. 4. Oktober neuerliche Bestrahlung. 30. November. Gynäkologischer Untersuchungsbefund: Vaginal nichts Pathologisches, vom Abdomen aus multiple Tumoren zu tasten. Vom Januar 1927 bis August 1928 werden noch einige Bestrahlungen vorgenommen. Der gynäkologische Befund vom 3. August 1928 ergibt normale Verhältnisse.

Dazu bemerkt Eisler folgendes:

In diesem Fall hat die Bestrahlung zu einem vollen Erfolg geführt. Drei Jahre nach der Probelaparotomie ist der gynäkologische und Palpationsbefund normal, Patientin hat alle Beschwerden verloren und fühlt sich vollkommen gesund. Der Erfolg ist um so bemerkenswerter, als er beweist, daß, während sonst das Auftreten von Metastasen meist

---

[1] Fall Eisler: Wien. med. Wschr. **1929**, 538.

den Beginn der Kachexie anzeigt, die Bestrahlung noch günstige Resultate erzielen kann. Das Gleiche gilt für inoperable Fälle. Die Dosen, die verabreicht wurden, liegen unter der von Seitz und Wintz angegebenen Sarkomdosis, was dafür spricht, daß beim Sarkom ein spezielles Bestrahlungssystem nicht aufgestellt werden kann, sondern individuell variiert werden muß (Holfelder).

Auch bei Rezidivtumoren nach operiertem Ovarialsarkom kann man manchmal günstige Bestrahlungserfolge erzielen, wie der folgende ebenfalls in Bonn von uns beobachtete Fall zeigt, der als Ovarialsarkom nicht unmittelbar hierher gehört, aber die Strahlenheilbarkeit der Sarkome überhaupt so deutlich zeigt, daß er hier noch einmal abgedruckt zu werden verdient.

„Einem 19jährigen Mädchen wurde im Jahre 1918 auswärts ein linksseitiges Ovarialsarkom durch die Operation entfernt. Am 12. Februar 1919 wurde sie wegen eines Rezidivs in die Klinik aufgenommen, und zwar fand sich bei der sonst gesunden, etwas blassen, aber gut genährten Patientin in der linken Leibseite ein derber Tumor, der vom linken Rippenbogen bis in die Lendengegend reichte und unverschieblich war. Ascites war nicht festzustellen. Unter der Diagnose: retroperitoneale Metastasen eines Ovarialsarkoms wurde die Relaparotomie ausgeführt, von der Entfernung des Tumors aber abgesehen, da die Operation technisch unmöglich schien. Der Tumor lag retroperitoneal der linken Seite der Wirbelsäule, den Wirbelquerfortsätzen und der Lendenmuskulatur unverschieblich auf. Nach der Heilung der Operationswunde wurde vom 4. März 1919 bis 7. August 1919 in drei Serien eine Röntgenbestrahlung ausgeführt von einzelnen Rücken-, Bauch- und Seitenfeldern aus. Dabei wurde das rechte Ovarium möglichst abgedeckt, und zwar bekam die Patientin mit der S.H.S.-Röhre bei 23 cm Fokushautabstand, 150 K.V., 0,5 mm Zn + 1,0 mm Al. Filter und 2 M.-Amp. am

4. 3. 1919 . . . . 10 Felder 6 × 8 cm
vom 3.—9. 5. . . . . 6 „ 6 × 8 „
vom 4.—7. 8. . . . . 8 „ 6 × 8 „

Jedes Feld wurde 30 Minuten bestrahlt.

Schon während der Bestrahlung ging die Geschwulst deutlich zurück.

Im Sommer 1921 heiratete die Patientin, kam in die Hoffnung, machte eine normale Schwangerschaft durch und wurde am 23. April 1922 von einem gesunden Kind entbunden. Das Wochenbett verlief ohne Störung. Die letzte Nachuntersuchung am 27. Dez. 1922 ergab, daß die Patientin vollständig gesund war. Das Kind entwickelte sich sehr gut und wog mit 8 Monaten 8470 g. Die Menstruation war einige Monate nach der Bestrahlung wieder eingetreten und seitdem vollständig normal."

Einen weiteren hierher gehörigen Fall gibt Seitz in dem Lehrbuch der Strahlentherapie von Hans Meyer an [1]:

Frau M., 46 Jahre alt. 1911 unregelmäßige Blutungen. Ausschabung erbsengroßer Partikel, mikroskopisch zellreiches Myom. Drei Monate später Abtragung eines gleichen Gebildes: mikroskopisch Spindelzellensarkom. Darauf vaginale Totalexstirpation.

1917 Rezidiv, multiple Knoten in der Scheide, Resistenzen im Parametrium. Probeexcision und mikroskopische Untersuchung: Sarkom. Radiumanwendung per vg., Röntgenbestrahlung vom Abdomen aus. Glänzende Zurückbildung, Tumoren bis auf kleine Infiltrationen verschwunden.

1923 faustgroßes Rezidiv, 20. März Röntgenbestrahlung von zwei Großfeldern. Zurückgehen des Tumors. In der letzten Zeit zeigte die schwartige Resistenz wieder Neigung zum Wachsen.

Daß selbst Lungenmetastasen der Heilung durch Röntgenstrahlen zugänglich sind, geht aus einem von König mitgeteilten Fall hervor.

Einen mit Röntgen- und Radiumstrahlen geheilten Fall von Sarkomrezidiv teilt v. Seuffert in dem genannten Lehrbuch auf Seite 920 mit.

Die betreffende Patientin war im Jahre 1912 wegen eines schon sehr fortgeschrittenen Uterussarkoms radikal operiert worden, kam aber, was schon nach dem Operationsbefund

---

[1] Lehrbuch der Strahlentherapie, Bd. IV, 2. Teil, S. 857.

zu erwarten war, bereits ein Jahr später wieder mit einem ungefähr mannskopfgroßen Rezidivtumor, in den von der Scheide aus eine etwa apfelgroße, jauchende und oft stark blutende Kraterhöhle führte. Schon nach der ersten Bestrahlung war die Jauchung vollständig verschwunden, die Patientin erholte sich innerhalb weniger Wochen so, daß sie ausgehen konnte, und nach einem halben Jahr war nicht nur der Tumor vollständig verschwunden, sondern überhaupt objektiv nichts mehr festzustellen als ein Befund, der etwa dem nach vollständig gelungener Radikaloperation entsprach, und die Patientin lebt seitdem, ohne je wieder irgendwelche Symptome oder Beschwerden gehabt zu haben.

Diese Fälle zeigen, daß auch die Sarkomrezidive und Metastasen der Strahlenbehandlung gut zugänglich sein können, während bei den Carcinomen die Rezidive der Strahlenbehandlung gegenüber oft refraktär sind.

b) Operable Fälle von primärem Uterussarkom.

Außer den inoperablen Genitalsarkomen, also den Fällen, die durch ihr destruktives Wachstum bereits in die Umgebung vorgedrungen sind, und denjenigen, die bereits Metastasen aufweisen, sind von einer Radikaloperation auch die Fälle auszuschließen, bei denen ein nach dem Uteruscavum zu gewachsenes Sarkom schwer infiziert und verjaucht ist. In diesen Fällen ist die Entfernung des Uterus auf operativem Wege primär als eine große Gefahr anzusehen, und es ist vorzuziehen, nur die leicht erreichbaren Tumormassen auszuräumen und die intrauterine Radiumbehandlung und spätere Röntgenbestrahlung auszuführen (Albrecht). Dagegen kommt bei den Sarkomen, die in die freie Bauchhöhle durchgewuchert sind und die Erscheinungen einer Perforationsperitonitis machen, sowie bei Stieldrehungserscheinungen natürlich nur die Operation in Betracht.

Im übrigen gehen die Ansichten der Autoren darüber auseinander, ob bei einem mikroskopisch festgestellten primären Gebärmuttersarkom, wenn es noch auf den Uterus beschränkt ist, die Operation oder die Bestrahlung den Vorzug verdient. Die meisten Autoren empfehlen die Operation (Steinhardt, Frankl, Albrecht usw.), da man die Radiosensibilität des Tumors nicht vorausbestimmen kann, und zwar besonders die abdominale Totalexstirpation, während Albrecht die vaginale Entfernung des Uterus als die Methode der Wahl bezeichnet. Wir selber geben, wenn wir operieren, dem abdominalen Operationsweg wegen der Gefahr der Impfmetastasen den Vorzug.

Ein Fall, bei dem es sich möglicherweise um eine Impfmetastase nach vaginaler Operation gehandelt hat, ist von H. H. Schmid aus der Klinik Wagner in Prag mitgeteilt worden.

Was die grundsätzliche Empfehlung der Strahlentherapie bei allen, auch operablen, primären Uterussarkomen anbetrifft, so sind die Bestrahlungserfolge noch nicht überzeugend genug, daß man die Operation vollständig verwerfen könnte. So sah beispielsweise Seitz bei zwei weit fortgeschrittenen Schleimhautsarkomen keinen wesentlichen Einfluß der Radium- und Röntgentherapie. Beide Frauen gingen innerhalb eines halben Jahres nach Beginn der Behandlung zugrunde. Auf der anderen Seite hat der Standpunkt, auch die operablen Fälle zu bestrahlen, bei den schlechten Dauererfolgen der Operation manches für sich. Denn gerade bei den primären Uterussarkomen hat die Strahlenbehandlung an der Operation nur eine sehr schlechte Konkurrentin, da die Operationsresultate, für die Sarkome durchweg unbefriedigende sind, für die primären Sarkome aber ganz besonders schlechte Zahlen ergeben haben. Über die operativen Heilungsaussichten beim Uterussarkom liegen folgende Zahlen vor.

J. R. Miller sammelte für eine Veröffentlichung über „die Beziehungen zwischen Sarkom und Myom in Rücksicht auf die Röntgentherapie" 180 Sarkomfälle aus der Literatur, die operiert worden waren. Es handelte sich um Fälle von 104 verschiedenen Veröffentlichungen, die bis zum Jahre 1887 zurückgehen. Von den 180 Fällen waren 74 Fälle Wandsarkome und 40 Schleimhautsarkome. Bei 66 Fällen fehlten die näheren Angaben über die Art des Sarkoms. Bei der näheren Prüfung der Fälle kam Miller zu dem Resultat, daß bei der radikaloperativen Therapie der Uterussarkome nur von einer sicheren Heilung von höchstens 25% die Rede sein könne.

Steinhardt verzeichnet eine primäre Mortalität von 11,4% bei 33 Fällen und eine Rezidivfreiheit von 27,27% über fünf Jahre.

In Bonn (H. R. Schmidt) hatten wir bei einer primären Operationsmortalität von einem auf sieben Fälle nur einen Fall, der über fünf Jahre, und vier Fälle, die vorläufig geheilt waren.

Gál hatte in dem Material von v. Tóth unter 20 Fällen eine primäre Mortalität von drei Fällen und eine Heilung von 35% über 1—5½ Jahre.

J. C. Masson gibt bei 50 Fällen eine Operationsmortalität von 4% an.

Wenn man die operativen Heilungen der Uterussarkome über fünf Jahre aus dem Material von v. Franqué (H. R. Schmidt), Kermauner (Steinhardt) und Tóth (Gál) zusammenstellt, so ergibt sich folgendes:

	Zahl der Uterussarkome	Nach 5 Jahren noch am Leben
H. R. Schmidt	7	1
Steinhardt	33	9
Gál	20	1
	60	11 = 18,4%.

M. Vogt gibt eine operative Heilung von 13,5% über drei Jahre bei 24 Fällen an. In seinem Lehrbuch der Gynäkologie (1928) gibt Stoeckel an, daß nach seinen Erfahrungen von den operierten und histologisch als sarkomatös entarteten Myomen nur 15—20% dauernd geheilt bleiben. Dieselbe Zahl geben Goldschmidt und Körner an, die über das Sarkommaterial von Asch-Breslau berichten.

Nach L. Seitz beträgt die primäre Operationsmortalität 10—20%.

Zum Vergleich führe ich beispielsweise die Heilungsresultate bei den extragenitalen Sarkomen an, die Küttner-Breslau im Jahre 1922 veröffentlichte. Bei 326 Knochen- und Weichteilsarkomen blieben nach der Operation 94 Patienten über fünf Jahre geheilt = 29,7%. Bei den meisten Fällen ist die prophylaktische Nachbestrahlung zur Anwendung gekommen. Die primäre Operationsmortalität betrug 6,5%.

Eingeteilt nach den verschiedenen Arten des Uterussarkoms stehen nach der Operation die primären Sarkome, was die Dauerheilungen anbetrifft, ungünstiger da, als die Sarkome im Myom. So verzeichnet B. Steinhardt unter acht Dauerheilungen nur ein primäres Sarkom. Bei Gál trafen 50% frühzeitige Rezidive auf die primären Sarkome gegen 7,6% auf die Sarkome im Myom.

Die Tatsache also, daß die primären Sarkome für das operative Vorgehen noch geringere Heilungschancen haben, als die Sarkome im Myom, spricht dafür, bei den primären Sarkomen die Strahlenbehandlung besonders in den Vordergrund zu schieben.

Dasselbe gilt auch für eine besondere Gruppe von Uterussarkomen, die sehr selten sind, nämlich die Portiosarkome. Bis zum Jahre 1922 hat Kiehne einschließlich von zwei eigenen Fällen 11 Portiosarkomfälle in der Literatur sammeln können. Allerdings wird die Kasuistik sehr verschieden angegeben, da nicht immer zwischen Cervix- und Portiosarkom unterschieden worden ist, und die ersteren nicht so selten sind.

Was die Strahlenbehandlung der Portiosarkome anbetrifft, so hat Batisweiler einen Fall mitgeteilt, bei dem 15 Jahre nach der Myombestrahlung durch Probeexcision aus der Portio vaginalis ein zellreiches Lymphosarkom festgestellt wurde, das „durch die Radium- und Röntgentherapie geheilt werden konnte".

Im übrigen liegen über die Fälle von Portiosarkom, soweit sie überhaupt in operablem Zustand diagnostiziert worden sind, bisher nur operative Beobachtungen vor, so ein Fall von Ehrlich, der radikal operiert wurde und bei einer Beobachtungszeit von vier Jahren gesund blieb.

Ich neige bei diesen Fällen dazu, grundsätzlich die Strahlenbehandlung durchzuführen. Denn gerade bei den Tumoren des Halsteils der Gebärmutter ist bei der intracervicalen und vaginalen Benutzung von Radium die Intensitätsverteilung der Strahlen besonders günstig. Jedenfalls sind die primären Tumorschrumpfungen, die mit der intracervicalen und intravaginalen Radiumtherapie sowohl bei den Cervixsarkomen als auch bei den Portiosarkomen erreicht werden können, sehr augenfällig, wie uns zwei eigene Beobachtungen kürzlich zeigten.

In einem Fall handelt es sich um eine 66 Jahre alte Patientin mit einem faustgroßen, von der Portio ausgehenden Sarkom. Die Patientin wurde mit 6000 mg Elementstunden Radium und mit Röntgenstrahlen behandelt, worauf der Tumor innerhalb von sechs Wochen für das Tastgefühl vollständig verschwand. Nach einem Jahr erkrankte die Patientin an einem offenbar vom Beckenbindegewebe ausgehenden Rezidiv, das jetzt noch besteht und auch auf hohe Röntgenstrahlendosen nicht mehr reagiert.

Bei der anderen Patientin handelt es sich um ein gut faustgroßes, verjauchtes, spindelzelliges Cervixsarkom, das ebenfalls mit Radium und Röntgenstrahlen behandelt wurde und für das Tastgefühl vollständig verschwand. Acht Wochen nach der ersten Bestrahlung wurde die Patientin operiert, und es fand sich eine Sarkommetastase im rechten Ovarium. In der Cervix war auch mikroskopisch kein Sarkomgewebe mehr nachweisbar. —

Die alleinige Strahlenbehandlung kommt natürlich dann nicht in Betracht, wenn der Portiotumor polypös gewachsen oder gar vor die Vulva prolabiert ist, wie z. B. bei den beiden von Ottow kürzlich beschriebenen Fällen. Bei der einen dieser Patienten war ein doppelfaustgroßer sarkomatöser Polyp der Portio vaginalis vor die Vulva prolabiert. Bei der anderen Patientin bestand ein innerhalb von drei Wochen unter den Augen des Arztes schnell herangewachsener, apfelgroßer, sarkomatöser Polyp der Portio. Derartige

Tumoren müssen abgetragen werden. Über die von dem Autor ausgeführte Therapie steht der Bericht noch aus. Bei sarkomatös entarteten myomatösen Polypen empfiehlt auch Seitz, den Tumor vaginal abzutragen und die Radium- und Röntgentherapie anzuschließen, eventuell mit später folgender Totalexstirpation.

Über einen günstigen Früherfolg durch die Bestrahlung bei polypös gewachsenem Cervixsarkom berichtet Gornick aus der Klinik Liepmann. Es handelt sich um eine 47jährige Patientin, bei der ein kleinfaustgroßer, blumenkohlartiger Tumor aus dem Cervicalkanal herausragte, der abgetragen wurde und dessen histologische Untersuchung ein „schnell wachsendes, überwiegend spindelzelliges Cervixsarkom" ergab. Die Patientin wurde der Strahlentherapie zugeführt und mit annähernd 4000 mg Stunden Radium und einer Röntgenherddosis von 50—60%, die ungefähr der von Seitz und Wintz angegebenen Sarkomdosis entspricht, behandelt. Bis zu der im Oktober 1928 stattgefundenen Nachuntersuchung hatte die Patientin bereits 15 Pfund an Gewicht zugenommen, und auch bei der Mitte Januar vorgenommenen Untersuchung war ein pathologischer Befund am Uterus in keiner Weise zu erheben.

Gleichzeitig teilt Gornick einen zweiten Fall mit, der eine 67 Jahre alte Patientin betrifft, die im Jahre 1927 in die Behandlung des „Cecilienhauses" trat, und die bereits drei Jahre vorher in der Gynäkologischen Abteilung eines städtischen Krankenhauses in Berlin operiert worden war. Im Scheidentrichter wurde eine pflaumengroße, gelappte, stellenweise grauweißlich aussehende Geschwulst festgestellt, die wie eine Portio mit vorderer und hinterer Lippe aussah. Es wurde eine Probeexcision vorgenommen, und die histologische Diagnose lautete: Einwandfreies Sarkom der Cervix. Aus dem Bericht des befragten Krankenhauses ging hervor, daß im Jahre 1924 bei der Frau eine Totalexstirpation des Uterus und der Adnexe gemacht worden war, bei der man die Portio stehen gelassen hatte; es hatte sich damals ein kirschgroßes Carcinom im Fundus uteri ergeben, das sich histologisch als Carcinoma solidum erwiesen hatte. Der Autor ist der Meinung, daß es sich wohl damals um ein Sarcoma uteri gehandelt haben dürfte, und daß der oben erwähnte, drei Jahre später erhobene Befund ein Rezidiv desselben darstellt. Die Patientin, die ebenfalls einer Strahlenbehandlung unterzogen wurde, kam noch in demselben Jahre ad exitum.

Gornick hält den ersten Fall ganz sicher für ein echtes Cervixsarkom, während er in dem zweiten Fall den Tumor nicht als ein primäres Cervixsarkom ansieht. —

c) Sarkom im Myom.

Am schwierigsten ist die Frage Operation oder Bestrahlung bei den Sarkomen im Myom grundsätzlich zu entscheiden. Oft werden wir dieser Entscheidung allerdings enthoben, dann nämlich, wenn das Sarkom im Myom erst nach der Operation erkannt wird. Denn die schnellwachsenden, sarkomverdächtigen Myome werden operiert. Wir können uns jedenfalls nicht dazu verstehen, die schnell wachsenden Myome jedesmal unter Sarkomverdacht mit der „Sarkomdosis" zu bestrahlen, und, wenn es gut geht, die Wahrscheinlichkeitsdiagnose Sarkom zu stellen. Nach Imhäuser waren bei dem Myommaterial der Gießener Klinik auch nur etwa ein Viertel der wegen des besonders schnellen Wachstums operierten Myome mikroskopisch Sarkome oder „sarkomverdächtig". Bei inoperablen Fällen, d. h. bei Frauen, die aus irgendeinem Grunde lokal oder allgemein inoperabel sind, bleibt nichts anderes übrig, als so vorzugehen, und die Patienten kommen recht häufig erst dann in die Behandlung, wenn sich bereits die deutlichen Zeichen für ein malignes Wachstum ausgebildet haben, z. B. Ascites, Abmagerung, Kachexie und Anämie, oder die Fälle nicht mehr operabel sind. Wenn sonst bei einem myomatösen Tastbefund die Konsistenz des Tumors, die Art der Blutung, das Auftreten von Schmerzen, die Schnelligkeit des Wachstums — wobei zu bemerken ist, daß keineswegs alle Sarkome schnell wachsen, viele Myome dagegen eine plötzliche Größenzunahme aufweisen, ohne sarkomatös zu sein — oder die erst in der Menopause einsetzende Vergrößerung oder Entstehung der Geschwulst Zweifel darüber auftreten lassen, daß es sich um ein einfaches Myom handelt, ziehe ich die Sicherstellung der Diagnose durch die Operation der versuchsweisen Bestrahlung vor, wobei der Verdacht auf ein Sarkom im Myom oft weniger durch die lokalen Symptome, als durch eine schnell zunehmende Abmagerung und Anämie erweckt wird.

Jedenfalls kann man der Ansicht von v. Seuffert nicht beistimmen, der es wegen der „so glänzenden Erfolge der modernen Strahlentherapie bei Sarkomen" für kein sehr großes Unglück hält, wenn wirklich einmal ein Myom später sarkomatös degeneriert, weil es nicht operiert, sondern mit Strahlen behandelt wurde, „weil es ja dann wieder durch Strahlenbehandlung mit weit mehr Aussicht auf Dauererfolg und viel weniger Gefahr für die Patientin behandelt werden könne, als in der früheren operativen Zeit". Meines Erachtens ist es doch recht optimistisch, von „glänzenden Erfolgen" der modernen Strahlentherapie bei den Sarkomen zu sprechen.

Die Nachbestrahlung von operierten Sarkompatienten scheint nach den vorliegenden Literaturangaben durchweg für richtig gehalten und geübt zu werden. Auch ich wende die prophylaktische Nachbestrahlung regelmäßig an, und zwar mit Röntgenstrahlen. Die prophylaktische Nachbestrahlung mit Radium hat Sàvescu empfohlen.

Bei der prophylaktischen Nachbestrahlung halte ich jedoch die großen Dosen, die von den meisten Autoren dazu empfohlen werden, nicht für ratsam. Ich verteile die prophylaktische Nachbestrahlung bei den operierten Carcinomen und Sarkomen auf vier Sitzungen, die im Laufe eines Jahres zur Ausführung gelangen, und zwar gebe ich je ein großes Bauch- und Rückenfeld, von denen aus das ganze kleine Becken durchstrahlt wird. Jedes Feld erhält bei jeder Sitzung 250 R = 270 r einfallender Strahlung, die eine Halbwertschicht von 0,71 mm Cu hat.

Für die zahlenmäßige Beurteilung der Nützlichkeit der prophylaktischen Nachbestrahlung bei operierten Sarkomfällen liegt noch kein auch nur einigermaßen brauchbares Vergleichsmaterial vor.

Schluß.

Aus alledem geht hervor, daß die Strahlenbehandlung der Uterussarkome, wie überhaupt die Strahlentherapie der malignen Tumoren, noch im Anfang der Entwicklung steht. Bei dem Versuch, das bisher Erreichte zu ordnen, kommt man überall auf unsicheren Boden. Die Schwierigkeiten liegen einmal in der „Launenhaftigkeit des Sarkomwachstums" selbst begründet. Zum anderen ist es bei dem seltenen Vorkommen der Uterussarkome für den einzelnen nicht möglich, größere eigene Erfahrungen zu sammeln. Um weiterzukommen, wird es nötig sein, daß alle bestrahlten Fälle zuverlässig und unter Angabe der genau gemessenen Dosis weiter verfolgt und veröffentlicht werden. **Die Strahlentherapie der bösartigen Tumoren ist gerade jetzt, nachdem sie sich von der bisherigen starren Form gelöst hat, in einer Wandlung begriffen, durch die wir eine Verbesserung der Erfolge zu erreichen hoffen.**

Literaturverzeichnis.

Abbé, R., Die Anwendung von Radium bei Carcinom und Sarkom. Strahlenther. **4**, 27 (1914). — *Adler, L.,* Die Radiumbestrahlung maligner Tumoren. Strahlenther. Sonderbd. **1919**. — *Derselbe,* Meno- und Metrorrhagien. Wien. klin. Wschr. **1921**, Nr 31, 378. — *Alberti* und *Politzer,* Experimentalbiologische Vorstudien zur Krebstherapie. Fortschr. Röntgenstr. **32**, 1/2 (1926). — *Albrecht, H.,* Über das Carcinosarkom des Uterus. Frankf. Z. Path. **1908**, 191. — *Derselbe,* Pathologische Anatomie und Klinik des Uterussarkoms. Biologie und Pathologie des Weibes. Bd. 4, S. 581. Berlin: Urban u. Schwarzenberg 1928. — *Amann, J. A.,* Sarkom der Portio mit doppelseitigem sekundärem Ovarialsarkom. Münch. med. Wschr. **1911**, Nr 13. — *Derselbe,* Demonstration zweier Fälle von Fibrosarcoma uteri mit Metastasen in der Lunge. Zbl. Gynäk. **1916**, Nr 18; Münch. med. Wschr. **1916**, Nr 4, 130. — *Derselbe,* Demonstration eines Riesenzellsarkoms. Gynäk. Ges. München **1910**. Münch. med. Wschr. **1911**, Nr 13. — *Augier, D.,* Sarcomes de l'utérus et tumeurs à tissus multiples. Gynéc. et Sem. gynéc. **16**, No 4, 213. Ref. Jber. Geburtsh. **26**, 206 (1913). — *Auvray,* Über einige seltene Sarkomformen des Uterus. Bull. Soc. Obstétr. Paris **12**, No 4, 280—288 (1923). Ref. Ber. Gynäk. **6**, 270 (1925). — *Azzola, F.,* Ein Fall von Sarcoma uteri polymorphocellulare. Zbl. Gynäk. **42**, 2285 (1924).

Barcat, Die Radiumtherapie maligner Tumoren. Strahlenther. **5**, 51 (1915). — *Batisweiler, J.,* Über die sarkomatöse Entartung röntgenisierter Myome. Orv. Hetil. (ung.) **1930** I, 5—10. Ref. Ber. Gynäk. **17**, 729 (1930). — *Béclère, A.,* La Radiothérapie des sarcomes de l'utérus à la clinique gynécologique d'Erlangen. J. de Radiol. **1920**, No 12, 529. — *Derselbe,* Sur la Roentgenthérapie des fibromyomes utérins d'après 300 nouvelles observations. Bull. Acad. Méd. Paris **86**, No 32 (1921). — *Derselbe,* Bull. Soc. Obstétr. **18**. Paris 1929. — *Derselbe,* Sarcom de l'utérus et roentgenthérapie. J. Obstetr. **21**. Paris 1930. — *Bergonié* und *Tribondeau,* C. r. Acad. Sci. Paris **1906**. — *Büchler, E.,* Über Sarkome der Gebärmutteranhänge von zylindromatösem Bau. Z. Geburtsh. **81**, 723 (1919). Ref. Zbl. Gynäk. **32**, 1160 (1921). — *Bumm, E.,* Anwendung der Röntgenstrahlen in der Gynäkologie. Sarkomrezidiv nach Myomoperation. (Diskussionsbemerkungen.) Ges. Geb. u. Gynäk. Berlin, 22. März 1912. Ref. Jber. Geburtsh. **26**, 139/8 (1913). — *Bunter, J. C.,* Sarkom der Gebärmutter. Bericht über einen Fall mit Literaturübersicht. Surg. etc. **41**, Nr 4, 477 (1925). Ref. Ber. Gynäk. **9**, 370 (1926).

Calmann, Ein Fall von sarkomatös entartetem Uterusmyom. Zbl. Gynäk. **1917**, 566. — *Chrobak,* Beitrag zur Kenntnis des Uterussarkoms. Arch. Gynäk. **4**, 549. — *Corscaden* und *Stout,* Sarkom der Gebärmutter. Amer. J. Roentgenol., Febr. **1929**, 155. — *Coutard,* Zit. nach Holfelder, Aktuelle Fragen der biologischen Dosierung in der Tiefentherapie. Strahlenther. **35**, 59.

Dannenreuther, W., Myosarkom des Uterus. Diagnose, Malignität und Behandlung. J. amer. med. Assoc. **91**, 1532 (1928). Ref. Ber. Gynäk. **15**, 592 (1929). — *Dietrich, H. A.,* Zur Aktinotherapie des Genitalsarkoms. Zbl. Gynäk. **38**, 791 (1919). — *Döring, H.,* Ein Beitrag zum malignen Myom. Mschr. Geburtsh. **83**, 317 (1929). — *Dührssen,* Utero fibromatosis mit sarkomatöser Degeneration (Demonstration). Berl. med. Ges., 31. Mai 1911. Ref. Münch. med. Wschr. **24**, 1324 (1911).

Eckler, R., Uterussarkom. Ges. Geburtsh. u. Gynäk. Wien. Ref. Zbl. Gynäk. **52**, 1765 (1912). — *Ehrlich, F. B.,* Ein Fall von primärem Sarkom der Portio vaginalis uteri. Zbl. Gynäk. **32**, 1142 (1914). Arch. Gynäk. **112** (1914). — *Eisler, F.,* Zur Strahlenbehandlung der Sarkome des weiblichen Genitales. Wien. med. Wschr. **1929** I, 538.

Finzi, N. S., Die Geschwulstformen, die durch Radium günstig beeinflußt werden. Lancet, Aug. **1912**. — *Derselbe,* The use of radium in combination with X-rays and surgery. Amer. J. Roentgenol., Okt. **1925**, 359. — *Derselbe,* Some developments in deep. radio-therapy. Brit. J. Radiol., April **1925**. — *Floris, M.,* Anatomisch-klinische Erwägungen über einen Fall von nekrotischem und vereitertem Uterussarkom mit Scharlach im postoperativen Verlaufe. Clin. ostetr. **29**, H. 1, 9—20 (1927). Ref. Ber. Gynäk. **12**, 85 (1927). — *Frankl, O.,* Beiträge zur Lehre vom Uterusmyom. Arch. Gynäk. **95**, Ref. Jb. Geburtsh. **1912**, 119. — *Derselbe,* Pathologische Anatomie und Histologie der weiblichen Genitalorgane. Liepmanns

Handbuch der gesamten Frauenheilkunde, 1914. — *Derselbe*, Über tumorartige Hyperplasie des Uterus. Wien. med. Wschr. **1914**, Nr 535. — *Derselbe*, Über Koinzidenz und Interferenz von Uterustumoren. I. Teil: Myom und Sarkom. Arch. Gynäk. **122**, 3, 554—584 (1924). Ref. Ber. Gynäk. **7**, 159 (1925). — *Derselbe*, Über Koinzidenz und Interferenz von Uterustumoren. II. Teil: Myom und Carcinom. Arch. Gynäk. **123**, 1 (1925). — *Derselbe*, III. Teil: Carcinom und Sarkom. Arch. Gynäk. **124**, 67—76 (1925). — *Franqué, O. v.*, Hyaline und myxomatöse Degeneration in Uterussarkomen. Zbl. Gynäk. **1893**, 987. — *Derselbe*, Über Sarcoma uteri. Z. Geburtsh. **40**, 183 (1899). — *Derselbe*, Über Myoma sarcomatodes parametr. usw. Festschrift für Rindfleisch. Leipzig 1907. — *Derselbe*, Über den gegenwärtigen Stand der Strahlenbehandlung des Gebärmutterkrebses. Z. Geburtsh. **77**, 244 (1915).

Gaarenstroom, G. F., Sarkome und Röntgenstrahlen. Arch. of Radiol. **1917**, 197; Presse méd., 23. Aug. 1917. Ref. J. of Radiol. **2**, 12. Ref. Strahlenther. **9**, 701 (1919). — *Gál, F.*, Über das Sarkom der weiblichen Geschlechtsorgane. Arch. Gynäk. **127**, 122 (1926). — *Derselbe*, Ein durch Röntgenbestrahlung geheiltes Riesensarkom. Strahlenther. **31**, 88 (1929). — *Goldschmidt, H.* und *J. Koerner*, Zur Prognose der Genitalsarkome. Mschr. Geburtsh. **76**, 443 (1927). — *Gornick*, Sitzgsber. geburtsh.-gynäk. Ges. Berlin, 25. Jan. 1929. Ref. Zbl. Gynäk. **1929**, Nr 26, 1666. (Ausspr. zu Ottow, Ungewöhnliche Fälle von Uterussarkom.)

Haselhoff, H., Die sarkomatöse Degeneration von Myomen und das Nebeneinandervorkommen von Myom und Carcinom. Inaug.-Diss. Göttingen 1924. — *Hertel, W.*, Zur malignen Degeneration der Uterusmyome. Mschr. Geburtsh. **36**, 325 (1912). — *Hinterstoisser, H.*, Nekrose eines Myosarkoms des Uterus nach Röntgenbestrahlung. Zbl. Gynäk. **1920**, Nr 35. — *Holfelder, H.*, Die Röntgentherapie der Sarkome. Med. Klinik 48, 1465 (1921). Ref. Strahlenther. **13**, 773 (1922). — *Derselbe*, Die Röntgentiefentherapie der malignen Tumoren. Strahlenther. **13** (1922). — *Derselbe*, Erfahrungen über die Behandlung von Sarkomen, insbesondere der Knochensarkome. Fortschr. Röntgenstr. **31**. — *Derselbe*, Die geeignete zeitliche Verteilung der Röntgendosis „Das Problem" von der Strahlentherapie. Arch. klin. Chir. **1925**, H. 2/3. — *Derselbe*, Aktuelle Fragen der biologischen Dosierung in der Tiefentherapie. Strahlenther. **35** (1930). — *Hussy, P.*, Nach dem 4. Jahre Bestrahlung bösartiger Tumoren. Strahlenther. **10**, 45 (1920).

Imhäuser, K., Über die Häufigkeit und klinische Bewertung des Myosarcoma uteri. Arch. Gynäk. **73**, 1 (1924). Ref. Ber. Geburtsh. **8**, 69 (1925).

Jacquin, P., Ein Fall von Uterussarkom. Geburtsh.-gynäk. Ges. Straßburg, 5. März 1921. Ref. Gynéc. et Obstétr. **3**, 208 (1921). — *Derselbe*, Ein Sarkom und malignes Uterusmyom. Gynéc. et Obstétr. **3**, No 23, 90—111 (1921). Ref. Ber. Gynäk. **35**, 203 (1923). — *Derselbe*, Über einen Fall von Myoma aberrans mit bösartiger Entwicklung. Gynéc. et Obstétr. **1924**, No 9, H. 1. — *Jüngling, O.*, Zur Behandlung des Sarkoms mit Röntgenstrahlen. Strahlenther. **12**, 178 (1921). — *Derselbe*, Röntgenbehandlung in der Chirurgie. Strahlenther. **14**, 761 (1923). — *Jung* (St. Gallen), zu Demonstration Walthard, Dauerresultate nach Radiumbehandlung von Carcinomrezidiven. Diskussionsbemerkung: Zbl. Gynäk. **1914**, Nr 45, 1395.

Kaufmann, E., Lehrbuch der speziellen pathologischen Anatomie. Berlin-Leipzig: W. de Gruyter u. Co. 1922. — *Kehrer, E.*, Die Radiumbestrahlung bösartiger Neubildungen. Verh. dtsch. Ges. Gynäk. **1920** I, 160. — *Derselbe*, Zur Radiumtherapie der Uteruskrebse. Strahlenther. **11** (1920). — *Kienböck, R.*, Radiotherapie der bösartigen Geschwülste. Strahlenther. **5**, 502 (1915). — *Derselbe*, Über Röntgenbehandlung der Sarkome. Fortschr. Röntgenstr., Bd. 9, S. 329. — *Kiehne, H.*, Zur Differentialdiagnose zwischen Portiocarcinom und Portiosarkom. Mschr. Geburtsh. **59**, 284 (1922). — *Klee, F.*, Ein Carcinomsarkom des Uterus. Zbl. Gynäk. **5**, 166 (1922). — *König*, Was erreichen wir mit der chirurgischen Behandlung der Uterussarkome? Zit. nach Küttner. Klin. Wschr. **26**, 1295 (1922). — *Kottmaier, J.*, Die Dickfilterung in der Röntgentherapie. Strahlenther. **14**, 492 (1923). — *Kroenig, B.*, Röntgenstrahlen, Radium und Mesothorium zur Behandlung von Uterusfibromen und malignen Tumoren. Amer. J. Obstetr., Febr. **1914**. — *Küttner*, Was erreichen wir mit der chirurgischen Behandlung der Uterussarkome? Klin. Wschr. **1922**, Nr 26, 1293.

Lacaille, Röntgenbehandlung des Myoms, ein sehr lehrreicher Fall. Bull. Soc. Radiol. Paris **1914**. — *Lambaridès*, La radiothérapie des sarcoms lymphoides. Paris: Jouve et Cie. 1914. — *Lenk*, Die biologische Dosierung der Röntgenstrahlen (Haut-Carcinom-Sarkom-Tuberkulose-Dosis) nach Seitz u. Wintz. Dtsch. med. Wschr. **1920**. — *Levy-Dorn, M.*, Dauererfolge bei der Röntgentherapie von Sarkomen. Berl. klin. Wschr. **1912**, 10. — *Lubarsch* und *Wätjen*, Allgemeine und spezielle histologische Pathologie. Handbuch der gesamten Strahlenkunde von Lazarus, Bd. 1. München: J. F. Bergmann 1928.

Masson, J. C., Uterussarkom. Amer. J. Obstetr. **5**, Nr 4, 345—357 u. 443—447 (1923). Ref. Ber. Gynäk. **1**, 460 (1923). — *Mayer, A.*, Röntgentherapie in der Gynäkologie. Strahlenther. **14**, 818

(1923). — *Derselbe*, Ein Fall von Exstirpation eines Medullarsarkoms aus der Gebärmutterhöhle. Verh. Berl. Ges. Geburtsh. 12 u. 14. — *Meigs, J. V.*, A case of leiomyosarcoma and the results of x-ray treatment. Boston med. J. 195, Nr 7, 331—333 (1926). — *Meyer, R.*, Pathologische Anatomie des Uterussarkoms. Veits Handbuch, 1907. — *Derselbe*, Zur Pathologie der Uterussarkome. Beitr. path. Anat. 42 (1907). — *Derselbe*, Beiträge zur Pathologie des Uterussarkoms usw. Verh. dtsch. Ges. Geburtsh. u. Gynäk. 60 (1907). — *Derselbe*, Malignes Endotheliom oder Angiosarkom. Ein Fall von Angiosarkomyom des Uterus. Arch. Gynäk. 116, 638 (1923). — *Derselbe*, Die Pathologie der Bindegewebs- und Mischgeschwülste. Veit-Stoeckels Handbuch der Gynäkologie, Bd. 6, I. — *v. Mikulicz-Radecki, F.*, Zur Frage der Bestrahlung sarkomverdächtiger Myome. Strahlenther. 18, 137 (1924). — *Miller, R. H.* und *H. Rogers*, Sarkom des Uterus. New England J. Med. 198, 18, 927—931 (1928). Ref. Ber. Gynäk. 14, 834 (1928). — *Miller, J. R.*, Überblick über eine Reihe von Uterusfibromen nach den Aufzeichnungen des Charity Hospital. New Orleans med. J. 76. — *Derselbe*, Die Beziehungen zwischen Sarkom und Myom in Rücksicht auf die Röntgentherapie. Strahlenther. 2 (1913).

Ottow, B., Ungewöhnliche Fälle von Uterussarkom. Zbl. Gynäk. 26, 1667 (1929) (Aussprache Gornick).

Pergament, Sch., Über die Sarkome des Uterus. Inaug.-Diss. Basel 1913. Ref. Zbl. Gynäk. 39, H. 44, 776 (1915). — *Peter, G.*, Die fortgesetzte Kleindosis in der Behandlung maligner Tumoren. Strahlenther. 18, 858 (1926). — *Pfahler, G. E.*, Radiumtherapie bei tiefsitzenden, bösartigen Erkrankungen. Surg. etc. 1925. — *Philipp, E.* und *P. Gornick*, Die Behandlung des Gebärmutter- und Scheidenkrebses an der Universitäts-Frauenklinik Berlin. Münch. med. Wschr. 73, Nr 7, 272 (1926). — *Piquand*, Les dégénérescences des fibro-myomes de l'utérus. Trib. méd., April 1905. Paris: Steinheil, Ed. Ref. Jsber. 1905, 501. — *Derselbe*, Le sarcome de l'utérus. Etiologie Anatomie pathologique des sarcomes du corps. Rev. Gynéc., Mai 1905. Ref. Jber. 1905, 536.

Rapp, H., Über eine neue Dickfiltermethode. Münch. med. Wschr. 3 (1921). Ref. Fortschr. Röntgenstr. 18, 2. — *Rapp, H.* und *R. Werner*, Zur Strahlenbehandlung bösartiger Neubildungen. Strahlenther. 10, 664 (1920). — *Reel, Ph. J.* and *P. H. Charlton*, Sarkom des Uterus. Ann. Surg. 77, Nr 4, 476—484 (1923). Ref. Ber. Gynäk. 1, 425 (1923). — *Reifferscheid, K.*, Rapides Wachstum eines Uterustumors nach Röntgenbehandlung. Zbl. Gynäk. 1923, Nr 3. — *Derselbe*, Die Strahlenbehandlung in der Gynäkologie. Z. ärztl. Fortbildg 1920. — *Reusch*, Mesothoriumheilung bei Uterussarkom. Strahlentherapie 7, 782. — *Rubens-Duval* et *Chéron*, Der Wert der Radiumbehandlung des Gebärmutter- und Scheidenkrebses. Strahlenther. 75, 80 (1914); Arch. Élektr. méd. 1914, 374.

Sǎvescu, V., Sarkom des Uterus. Rev. Obstetr. (rum.) 3, Nr 2, 53 (1923). Ref. Ber. Gynäk. 1, 252 (1923). — *Schickelé, G.*, Ein Melanosarkom des Uterus. Bull. Soc. Anat. Paris 93 (1923). — *Schinz, H. R.*, Biologische Grundlagen der Strahlentherapie. Fortschr. Röntgenstr. 32, Kongreßh. 1, 101—104 u. 137—141 (1924). — *Schmid, H. H.*, Ungewöhnliche Myomfälle. Zbl. Gynäk. 1923, Nr 2, 75. — *Schmidt, H. R.*, Die Erfolge der Strahlenbehandlung an der Bonner Frauenklinik. Strahlenther. 12, 117 (1921). — *Schmieden*, Indikationsstellung zur Röntgenbehandlung maligner Geschwülste. Strahlenther. 13 (1922). — *Seisser, F.*, Aktuelle Fragen der gynäkologischen Strahlentherapie. Strahlenther. 36, (682 (1930). — *Seitz, L.*, Die Röntgenbestrahlung der Genitalsarkome und anderer Sarkome und ihre Erfolge. Die Sarkomdosis. Münch. med. Wschr. 1918, Nr 20. — *Derselbe*, Die Röntgenbehandlung als Mittel zur Differentialdiagnose von Geschwülsten. Münch. med. Wschr. 1920, Nr 32. — *Derselbe*, Die Röntgenbestrahlung bösartiger Neubildungen. Strahlenther. 11, 859 (1920). — *Derselbe*, Die Röntgentherapie der bösartigen Geschwülste. Lehrbuch der Strahlentherapie, Bd. 4, 2, S. 770. Wien u. Berlin: Urban u. Schwarzenberg 1929. — *Derselbe*, Die Röntgentherapie der bösartigen Genitalgeschwülste. Lehrbuch der Strahlentherapie, Bd. 4, S. 857. 1929. Wien u. Berlin: Urban u. Schwarzenberg. — *Seitz, L.* und *H. Wintz*, Die Röntgenbehandlung der Genitalsarkome und anderer Sarkome und ihre Erfolge; die Sarkomdosis. Münch. med. Wschr. 1918, Nr 20, 520. Ref. Strahlenther. 9, 344 (1919). — *Dieselben*, Erfahrungen mit der Röntgenbehandlung genitaler und extragenitaler Sarkome. Dtsch. med. Wschr. 1922, 345, Nr 11. Ref. Strahlenther. 14 (1923). — *Dieselben*, Unsere Methode der Röntgentiefentherapie und ihre Erfolge. II. Sarkome. Die Sarkomdosis, Berlin u. Wien: Urban u. Schwarzenberg 1920. Strahlenther. Sonderbd. 5, 352. — *Seuffert, E. v.*, Strahlentiefenbehandlung. Berlin u. Wien: Urban u. Schwarzenberg 1917. — *Derselbe*, Lehrbuch der Strahlentiefentherapie. Berlin: S. Karger 1923. — *Derselbe*, Radiumbehandlung der malignen Neubildungen. Lehrbuch der Strahlentherapie, Bd. 4, 2. Wien u. Berlin: Urban u. Schwarzenberg 1929. — *Siefart*, Uterussarkom. Z. Geburtsh. 86, 381 (1923). — *Sippel, A.*, Profuse Menorrhagien bei Uterusmyom. Dauernde Amenorrhöe durch Röntgenstrahlen. Nach 11 Monaten Exstirpatio uteri wegen Sarkoms. Mschr. Geburtsh. 44, 139 (1916.) *Siredey, A.*, La curiethérapie dans le traitement des métrorrhagies en dehors des cancers et des fibromes. Paris. méd. **13**, No 5 (1923). — *Steinhardt, B.*, Ein Beitrag zur Klinik und Statistik der Gebärmuttersarkome. Wien. klin. Wschr. **35**, 844 (1924); **36**, 874 (1924). Ref. Ber. Geburtsh. **7**, 167 (1925). — *Stoeckel, W.*, Lehrbuch der Gynäkologie. Leipzig: S. Hirzel 1928. — *Strong, L. W.*, Sarcoma botryoides. N. Y. obstetr. Soc., 14. Okt. 1919. Bericht: Amer. J. Obstetr. **80**, 6 (771). Ref. Jber. Gynäk. **33/34**, 446 (1928).

Veit, J., Die Behandlung der Frauenkrankheiten. Berlin: S. Karger 1911. — *Derselbe*, Klinik der Uterussarkome. Veits Handbuch der Gynäkologie, Bd. 3 I. Wiesbaden: J. F. Bergmann 1908. — *Vieten, H.*, Die Strahlenbehandlung der gynäkologischen Sarkome. Inaug.-Diss. Bonn 1925. — *Vigi, F.-Bologna*, Beitrag zum Studium des Uterussarkoms in der Jugend. Bull. Sci. méd. Bologna **1924** II. — *Vineberg*, Uterussarkom. Zit. nach Masson. Ber. Gynäk. **1**, 462 (1923). — *Derselbe*, Baldiges Rezidiv nach totaler Uterusexstirpation wegen Fibromyoms. Amer. J. Obstetr. **49** (1914). — *Vogt, E.*, Weitere Beiträge zur Frage der Tumorbildung nach Röntgenkastration mit besonderer Berücksichtigung der Sarkomentwicklung im Ovarium und Uterus. Strahlenther. **23**, 639 (1926). — *Derselbe*, Über Sarkomentwicklung des Uterus und der Ovarien nach Röntgenbestrahlung. Strahlenther. **24**, 313 (1927). — *Vogt, Marnetta E.*, Über Uterussarkom mit einem Bericht von 30 Fällen. Amer. J. Obstetr. **5**, Nr 5, 523—529 (1923). Ref. Ber. Gynäk. **1**, 462 (1923).

Walthard, M., Strahlenbehandlung bösartiger Geschwülste, Sitzungsprotokoll. Ärztlicher Verein Frankfurt. Med. Klin. **1917**, 54. — *Warnekros, K.*, Über die Häufigkeit sarkomatöser Veränderungen in Myomen. Arch. Gynäk. **97**, 292 (1912). — *Weber, H.*, Unsere röntgentherapeutischen Erfahrungen 1920—1922. Strahlenther. **15**, 323 (1923). — *Wehmer*, Beitrag zur Myotomie und Kastration bei Fibromen. Z. Geburtsh. **14** (1880). — *Werner, P.*, Die Rolle der Strahlentherapie bei der Behandlung der malignen Tumoren. Strahlenther. **1** (1912). — *Derselbe*, Behandlung chirurgischer Carcinome und Sarkome mit radioaktiven Substanzen. Strahlenther. **15** (1923). — *Derselbe*, Über die neuen biologischen und chemotherapeutischen Behandlungsmethoden des Krebses. Vortr. dtsch. Röntgenges. Ref. Fortschr. Röntgenstr. **31**. — *Wetterer, J.*, Handbuch der Röntgentherapie nebst Anhang. Leipzig: Otto Nemnich 1913. — *Derselbe*, Die Strahlenbehandlung der bösartigen Geschwülste. Strahlenther. **10**, 758 (1920). — *Wickham, L.*, Die Anwendung des Radiums in der Gynäkologie. Handbuch von Lazarus. Wiesbaden 1913. — *Derselbe*, Welche Dienste leistet das Radium der Chirurgie bei der Behandlung der malignen Tumoren? Ref. Zbl. Radiol. **1913**, Nr 482. — *Wintz, H.*, Die Strahlenbehandlung der bösartigen Tumoren in der Gynäkologie. Lehrbuch der Röntgenkunde von Rieder-Rosenthal, Bd. 3, S. 632. 1928. — *Wollner, W.*, Ergebnisse einer 10jährigen Sarkombehandlung. Beitr. klin. Chir. **138** I, 39. Ref. Fortschr. Röntgenstr. **35**, 879 (1927).

Die Therapie des Uteruscarcinoms und des Chorionepithelioms.

Von

O. Pankow, Freiburg i. Br.

Mit einem Beitrag:

Die Chemotherapie des Carcinoms.

Von L. Schönholz, Köln.

Mit 101 Abbildungen.

Die Therapie des Collumcarcinoms.

Einleitung.

„Die beste Therapie ist und bleibt immer die Prophylaxe". Dieses Wort, das gerade wir Geburtshelfer so hoch zu schätzen wissen, da in ihm die Riesenfortschritte in der Verhütung der Kindbettfiebererkrankungen begründet liegen, ist leider auf die Behandlung des Krebses nicht übertragbar. Wohl aber gilt auch für das Carcinom das andere Wort, daß eine möglichst frühzeitige Diagnose die Erfolge ärztlicher Behandlung in weitgehendstem Maße günstigt beeinflußt. Schon längst ist deshalb auch immer von neuem darauf hingewiesen worden, daß die Hauptaufgabe in der Carcinombekämpfung in der möglichst frühzeitigen Erkennung des Leidens liegt. Leider aber müssen wir feststellen, daß auch heute noch sehr viele krebskranke Frauen zu spät in unsere Behandlung kommen. Ja, es ist unverkennbar, daß die Zahl der weiter vorgeschrittenen Fälle nach dem Kriege erheblich zugenommen hat. Wenn auch die Hauptursache dafür in dem alten Fluch des Carcinoms liegt, daß es im Beginne der Erkrankung keine Schmerzen macht, so ist doch gerade das Uteruscarcinom dadurch hinsichtlich frühzeitiger Erkenntnismöglichkeit besonders gut gestellt, daß es schon in den ersten Anfängen charakteristische Erscheinungen durch Blutabgänge und Ausfluß zeigt, die aber nur zu oft, vor allem von den Kranken selbst, nicht genügend bewertet werden. Es war deshalb ein großes Verdienst von Winter, daß er als Leiter der Königsberger Universitätsfrauenklinik im Jahre 1903 in voller Erkenntnis dieser Dinge sich der Presse als Hilfsmittel bediente und sich aufklärend an die Bevölkerung Ostpreußens wandte. Das Vorgehen Winters hat dann vielfach Nachahmung gefunden und in der Tat bildete die Aufklärung der Bevölkerung durch Wort und Schrift einen Faktor in der Bekämpfung des Uteruscarcinoms, dessen Bedeutung nicht hoch genug eingeschätzt werden kann. In Baden hat sich darum auch ein Landesverband zur Bekämpfung des Krebses gebildet, der neben anderem auch die Aufgabe der Aufklärung der Bevölkerung mit Energie in die Hand genommen hat. Winter konnte aber bei seinen Nachforschungen, die dieser Propaganda vorausgingen, auch wiederum die alten Feststellungen bestätigen, daß doch die Kranken nicht allein die Schuld daran tragen, wenn sie zu spät in sachgemäße Behandlung kommen, sondern daß ein Teil der Schuld leider auch den Hebammen und Ärzten zuzuschreiben ist. Die Hebammen sind nun einmal, wenigstens auf dem Lande, nicht selten die ersten Beraterinnen solcher Frauen, bei denen an den Gestationsorganen irgend etwas nicht in Ordnung ist. Es ist deshalb eine nicht unwichtige Aufgabe unserer Hebammenaus- und -fortbildung, und der Prüfungen und Überwachung durch die beamteten Ärzte, daß dabei immer und immer wieder die charakteristischen Anfangserscheinungen des Uteruscarcinoms gelehrt und die Hebammen eindringlich darauf hingewiesen werden, jede Frau mit derartigen Klagen sofort zu einem Arzt zu schicken. Wir gehen sogar so weit, daß wir ihnen immer wieder einschärfen, es hierbei nicht bewenden zu lassen, sondern daß sie sich sofort mit den Angehörigen einer solchen Frau in Verbindung setzen und ihnen eindringlich klar machen, daß es sich bei den Erscheinungen der Frau vielleicht um eine beginnende bösartige Erkrankung handelt, und daß deshalb auch die Angehörigen selbst unter allen Umständen darauf dringen sollen, daß ein Arzt zu Rate gezogen wird. Leider muß nun aber auch die Tatsache konstatiert werden, daß, wenn die Frauen sofort ärztliche Hilfe aufsuchen, nicht immer alles geschieht, um in solchen Fällen die Verhältnisse zu klären und festzustellen, ob diese Erscheinungen auf einem Carcinom oder auf anderer Ursache beruhen. Bei der heutigen Vorbildung der Ärzteschaft darf es nicht mehr vorkommen, daß, wie es Winter zur Zeit noch feststellen konnte, 14% der Ärzte in solchen Fällen die innere Untersuchung überhaupt nicht ausführten und die Frauen trotzdem in Behandlung nahmen. Jeder Arzt muß heute wissen, daß, wenn auch ein Polyp, eine Colpitis vetularum, ein submuköses Myom usw. gleiche Erscheinungen hervorrufen können, die Möglichkeit eines Carcinoms doch immer und bei jedem Alter der Patienten gegeben ist, und daß es darum seine Pflicht ist, nicht eher zu ruhen, als bis er das Vorhandensein eines Carcinoms erkannt oder mit Sicherheit ausgeschlossen hat.

Noch immer sind die Resultate unserer Behandlungsmethoden des Uteruscarcinoms wenig befriedigend, und noch immer müssen wir damit rechnen, daß in Deutschland rund 10—15000 Frauen jährlich an Carcinom sterben. Wir alle wissen es, daß diese Menschenverluste in einer noch dazu in ihrem Endstadium so furchtbaren Krankheit in dem Ausmaß nicht weiter zu bestehen brauchen, und auch nicht bestünden, wenn es gelänge, die Mehrzahl solcher Frauen frühzeitig genug in unsere Behandlung zu bekommen.

Somit bleibt nach wie vor unsere vornehmste Aufgabe, daraufhin zu arbeiten, daß Ärzte und Hebammen und vor allen Dingen die Frauenwelt selbst die Frühsymptome des Carcinoms kennen, sie richtig einschätzen lernen und damit selbst zur immer häufigeren Erfassung des Gebärmutterkrebses in seinem Frühstadium beitragen.

Was aber soll dann geschehen, wenn die Diagnose richtig gestellt ist?

Hie Operation, hie Bestrahlung, das sind heute die beiden Schlachtrufe im Kampfe gegen das Carcinom. Welcher von beiden wird sich schließlich als der erfolgreichere durchsetzen? Oder wird die Kombination beider das Endergebnis aller Bemühungen sein? Noch läßt sich etwas Bestimmtes vorerst darüber nicht sagen.

Um das entscheiden zu können, muß man sich die beiden Fragen zu beantworten suchen:

1. Was hat jede dieser beiden Methoden bis heute geleistet, und
2. sind sie beide noch weiter entwicklungsfähig?

Wenden wir uns zunächst der operativen Therapie zu:

In der Entwicklung der Behandlung des Uteruscarcinoms ist eine bestimmte zielbewußte und geradlinige Entwicklung erst von der Zeit an bemerkbar, als man die Ausbreitungswege des Carcinoms genauer erkannt hatte und wußte, daß es mit der Entfernung der Uterus allein nicht getan sei, sondern daß auch die Mitentfernung des benachbarten Bindegewebes und der Drüsen des kleinen Beckens für die Erzielung wirklicher Dauerheilungen von größter Bedeutung ist. Alles was vorher geschehen war, konnte nicht zu auch nur annähernd befriedigenden Resultaten führen.

Der erste, der den carcinomatösen Uterus entfernt hat, war Sauter[1]. Er nahm am 28. Januar 1822 die erste vaginale Uterusexstirpation in Konstanz vor. Frühere sogenannte Uterusexstirpationen waren, wie die Geschichtsforschung heute mit Sicherheit ergeben hat, nur teilweise Entfernungen dieses Organs. Schon aus dem Altertum liegen Berichte über die Exstirpation des Uterus vor. Sie können aber ebensowenig der Kritik standhalten wie die 26 Fälle, von denen im Jahre 1600 Schenk v. Grafenberg berichtete. Hatte doch von diesen 26 Fällen ein Teil der Frauen später noch menstruiert, konzipiert und geboren. Dagegen sind sicher beglaubigte Teiloperationen an carcinomatösem Uterus schon vor Sauter bekannt geworden. So hat Marschall im Jahre 1783 eine teilweise Amputation der carcinomatösen Cervix am prolabierten Uterus vorgenommen und Ossian hat im Jahre 1801 sogar am nicht vorgefallenen Organ eine Teilexcision wegen Carcinosis der Portio ausgeführt. Derartige Portio- bzw. Cervixamputationen sind dann bis in unsere Zeit hinein vielfach gemacht worden, und es ist in einigen Fällen, bei denen man mit der Amputation den ganzen noch eng lokalisierten Krankheitsherd entfernte, auch zu Dauerheilungen gekommen. Eine wirklich beglaubigte Uterusexstirpation hat es vor Sauter jedoch nicht gegeben.

Auch die Operation von Langenbeck im Jahre 1813, deren Nachahmung eigentlich auch das Ziel des Sauterschen Eingriffes gewesen ist, war keine vollständige Entfernung des Uterus. Langenbeck selbst schreibt über seine Operation:

„Nun kam ich zu dem Teile des Uterus, der gleichsam, von vorne betrachtet, in das Peritoneum wie in ein Tuch hineingesteckt ist. Ich trennte ebenfalls sehr genau von der Substanz der Gebärmutter das Peritoneum, ohne es zu durchschneiden, weil sonst Gedärme hätten vorfallen können, zog den Uterus immer weiter heraus; diese Trennung setzte ich fort bis an den oberen Rand des Fundus uteri, schnitt nun den Uterus von dem Peritoneo so ab, daß wohl noch ein unbedeutendes Stück von der Substanz desselben mit dem Peritoneo in Verbindung blieb".

Daraus, daß Langenbeck überdies behauptet, daß er bei dieser subperitonealen Ausschälung des Uterus auch die Ovarien mitentfernt hat, die sich jedoch bei der späteren

---

[1] Über die Geschichte der Carcinomoperation siehe Fischer.

Sektion der Frau noch vorfanden, geht ohne weiteres hervor, daß er sich über die Art und Ausdehnung seines Eingriffes selbst nicht klar war. Sauter hat dagegen tatsächlich den ganzen Uterus exstirpiert. Die historische Bedeutung des Eingriffes ist m. E. so groß, daß ich es für richtig halte, die Schilderung Sauters hier wörtlich wiederzugeben:

„Den 28. Januar 1822 Nachmittag 2 Uhr schritt ich in einer Gemütsstimmung eigener Art, in banger Erwartung und Voraussetzung schwerer Vorfälle, doch entschlossen, weil ich mußte, ans Werk.

Herr Oberwundarzt Distel und mein Sohn assistierten mir, ein dritter Wundarzt, der dazu gebeten war, erschien nicht, weil ihn Geschäfte anderswohin gerufen haben sollen.

Ein feines schmales, mit dünnem breitem Stile, kurzer gewölbter Schneide versehenes gutschneidendes Scalpel war das einzige schneidende Instrument, mit dem ich die Operation zu machen versuchte, zugleich hatte ich mehrere Zangen in Bereitschaft.

Patientin wurde, oder legte sich vielmehr selbst auf das zubereitete gewöhnliche Querbett, wie es bei Geburten bereitet wird; ich ließ sie bereits horizontal auf dem Rücken liegen, da sie versprach, ruhig liegen zu bleiben, und gegen das Binden und Festhalten Abscheu hatte, so vertraute ich mich ihrer Entschlossenheit, und ließ nur durch zwei Gehülfen die Schenkel, wie bei Geburten ausgespreitet halten.

Auf Entleerung der Harnblase und des Mastdarmes ward zuerst Bedacht genommen.

Der Anfang der Operation wurde mit einem schonenden Versuch mit dem in den von Auswüchsen verunstalteten Muttermund gebrachten, hackenförmig wirkenden Zeigefinger der linken Hand gemacht, um zu erfahren, wie gerne, und wie weit die Gebärmutter sich herabziehen lassen mochte. Aber schon bei diesem schonenden Versuch rissen die Auswüchse, und fingen zu bluten an, die Gebärmutter aber ließ sich nicht herabziehen; es wurde daher von einer weiteren Verfolgung dieses Versuches abgestanden. Es zeigte sich dabei, daß durch die eingebrachten Finger, oder auch Zange, wenn eine gewählt werden sollte, sowie durch das Herabziehen der das Becken zuvor schon ausfüllenden Auswüchse der ohnehin sehr beschränkte Raum noch mehr verengert, und die Einbringung und Leitung des Messers erschwert, während dem zugleich ich die eine Hand, die doch die Messerklinge zu leiten so unausweichlich notwendig ist, auf eine andere Weise beschäftigt, und daher diese Art zu operieren dadurch noch sehr erschwert, unsicher, oder bereits unmöglich gemacht wurde. Nun wurde der Zeige- und Mittelfinger unter dem Schambein bis an das Gewölbe, welches die Scheide und die Gebärmutter bildet, gebracht, zwischen diese Finger das Messer eingeführt, und die Mutterscheide langsam auf den Uterus hin durchschnitten, der Fingerspitz in die geschnittene Öffnung eingebracht, und nach und nach die Durchschneidung der Vagina ringsum bewirkt. Schwer und alle Aufmerksamkeit erfordernd, war schon diese erste Arbeit, doch glückte sie mir ohne Zufall, und Patientin hielt meisterhaft aus. Jetzt suchte ich die Seitenverbindungen so hoch als möglich weiter hinauf zu trennen, brachte den Zeigefinger der linken Hand wieder in den Muttermund, zog den Uterus so viel wie möglich herab, und versuchte die Trennung der zellichten Verbindung desselben teils mit dem Messerstil, teils mit dem Zeigefinger der rechten Hand zu bewirken; aber es war wegen verengtem Raum bereits nicht beizukommen, und die Verbindung zeigte sich so stark, daß zu ihrer Trennung nur große Gewalt hingereicht haben würde. Dieser Versuch entsprach nicht, es riß dabei ein großer Teil des Auswuchses an der vorderen Lippe des Muttermundes los; nun versuchte ich die Zange, brachte eine solche mit dem einen Arm in den Muttermund, und mit dem anderen über die vordere Wand der Gebärmutter hingeleitet, ein, zog mit einiger Gewalt an, und versuchte die Auslösung zwischen Uterus und der Harnblase nach dem Grund der Gebärmutter zu, durch Trennung mit dem Messerstile oder Finger inner dem Bauchfell zu bewirken. Es wurden, wie ich glaube, einige kleine Partien getrennt, aber mit großer Mühe; die Zähigkeit der Verbindung war so groß, daß wenn ich mit dem Finger einige faserige Zellenhäute angehackt zu haben glaubte, diese nur mit Gewalt zerrissen werden konnten; mit dem Stile des Messers, auch mit einer anderen von Fischbein hierzu bereiteten Spatel konnte nichts ausgerichtet werden. Während diesem zeitraubenden, erfolglosen und sehr schmerzhaften Versuche riß die Zange los, und nahm ein Stück des Auswuchses an der vorderen Lippe mit hinweg.

Nun ward bereits eine halbe Stunde lang operiert, und noch gar nichts erzielt, weder die Herabziehung und Festhaltung des Uterus in der Tiefe des Beckens, noch die Trennung desselben aus dem Bauchfelle, mit oder ohne Messer während dieser Herabziehung konnte bewirkt werden, und ich sah die Unmöglichkeit, auf diese Art die Operation zu vollführen, vollkommen ein. Blut hatten wir zwar verloren, doch war der Verlust noch nicht bedeutend, und das meiste schien durch die Abreißung der Stücke an dem Auswuchse hergekommen; Gefäße von einiger Bedeutung schienen keine verletzt zu sein. Die Geduld der Patientin wankte, sie bat um Unterbrechung der Operation, und äußerte sich, sie wolle lieber unoperiert sterben. Meine Assistenten verzweifelten an der Möglichkeit der Ausführung, ich selbst fand mich einige Augenblicke in Verlegenheit, faßte mich aber sogleich wieder, und suchte meine Verlegenheit besonders vor der Patientin zu verbergen, sprach ihr Mut zu, sagte ihr, es seye ihr die Gefahr und schwere Arbeit zum voraus vorgestellt worden, und sie habe mich durch ihre fortgesetzte Aufforderung zu der Operation, so zu sagen gezwungen, nun könnten wir nicht unbedingt abstehen, und es werde jetzt alles bald in Ordnung kommen; sogleich ermannte sich Patientin wieder, blieb ruhig, und ließ das Folgende geschehen.

So sehr ich damals wünschte, diese Operation nie angefangen zu haben, so ermattet ich schon war, so wenig konnte ich jetzt davon abstehen; die durchschnittene Scheide und die Verletzung der Umgebungen der Gebärmutter würden bald von der Krebsjauche ergriffen und das Übel noch schrecklicher geworden seyn, es mußte daher das Äußerste gewagt werden und keine Bedenklichkeiten konnten mich abhalten; die Noth gebot, der Kampf mußte vollendet werden, der Ausgang mochte auch noch so untröstend scheinen.

Jetzt warf ich alle Zangen auf die Seite, verwünschte die Idee zur Herabziehung und Ausschälung der Gebärmutter aus dem Bauchfelle, untersuchte genau, was bisher geleistet worden sey, wie weit die Trennung stattgefunden habe, und wie sich das Ganze verhalte. Ich fand, daß durch die Ausschälungsversuche die Harnblase in Anspruch genommen war, und daß sich die Trennung der Verbindung zwischen ihr, und dem Uterus, mehr nach der Blase hin gerichtet habe, und zu besorgen war, daß sie nachteilige Verletzungen erlitten haben möchte.

Die Trennung war nur in der Blasengegend in der gemeldeten falschen Richtung durch die Ausschälungsversuche etwa 2—3 Linien höher bewirkt worden, als sie bei der Um- und Durchschneidung der Scheide mit dem Messer schon gemacht worden war. Ich hatte also mit der zeitraubenden Arbeit nichts ausgerichtet, im Gegenteil noch geschadet.

Nun faßte ich in einer Stimmung und Lage, die ich jetzt nicht mehr begreifen, noch beschreiben kann, den Entschluß, die Gebärmutter mit dem Messer in ihrer Lage, wie sie ist, frei herauszuschneiden, und an keine Herabziehung und Ausschälung aus dem Bauchfell mehr zu denken. Zangs abschreckender Ausspruch, daß die Exstirpation der Gebärmutter mit dem Bauchfell ohne Unterbindung, einer wahren Ausweidung gleiche, und der mir bisher so bange machte, verlor auf einmal seine Wirkung; es mögen immerhin die Gedärme in das Becken herabfallen, dachte ich, es wird sich auch da wieder Rat finden; sogleich brachte ich zwei Finger der linken Hand in die Scheide, und in die gemachte Trennung zwischen der Blase und der Gebärmutter, führte das oben bemerkte Scalpel zwischen den Fingern an die zu trennende Stelle, suchte mit dem hackenförmig gebogenen Zeigefinger eine Partie Zellgewebe aufzufassen, und schnitt so Parthie für Parthie zwischen den Fingern ab, bis ich mit den Fingern, mich immer scharf an den Uterus haltend, in die Bauchhöhle kam; sobald dies geschehen war, faßte ich mit dem Zeige- und Mittelfinger hackenförmig das Bauchfell wieder parthienweise, zog es etwas herab, und schnitt zwischen diesen Fingern das Gefaßte jedesmal mit dem Messer durch, so fuhr ich nach beiden Seiten mich scharf an die Gebärmutter haltend fort, bis die obere und vordere Verbindung samt dem Bauchfell bis zu den höher stehenden Seitenverbindungen durchschnitten war; jetzt brachte ich die ganze linke Hand in die Scheide, und die Finger in die Bauchfells-Öffnung, faßte mit dem Zeige- und Mittelfinger diese höher stehende Seiten-Verbindung wieder hackenförmig, zog diese etwas herab, und schnitt von oben herab das gefaßte so nahe als möglich an der Gebärmutter durch; so trennte ich zu beiden Seiten die Verbindungen der Gebärmutter von den Ovarien, Trompeten- Mutterbändern etc. bis gegen die Scheide herab, faßte darauf die Gebärmutter über dem Grund mit vier Fingern hackenförmig, und versuchte die Umstürzung nach vornen herab zu machen; während diesem Versuch drückte Patientin durch meine Hand und die Schmerzen gereizt, und wahrscheinlich in der Einbildung, durch Arbeiten, wie bei den Geburten, den Abgang befördern zu helfen, sehr heftig, und in dem Augenblick rollten die Gedärme über meine Hand herab in die Mutterscheide, ich konnte daher diesen Handgriff nicht verfolgen, sondern mußte die Gedärme zuerst wieder in die Bauchhöhle zurückschieben; zum zweitenmale faßte ich hierauf die Gebärmutter, aber in dem Augenblicke drückte Patientin wieder, und die gleiche Herabrollung der Gedärme erfolgte; zum drittenmale wurde dieser Versuch wiederholt, die Patientin ernstlich ermahnt, sich alles Herabdrückens zu enthalten, und zugleich durch einen Gehülfen mit einer über dem Schambein auf den Unterleib gelegten Hand ein leichter Druck nach aufwärts zu machen angeordnet; nun glückte es die Gebärmutter umzustürzen, und sie mit dem Grund voran bis unter die Schamlippen herabzuziehen; die Gedärme rückten ihr nach, und füllten das Becken aus, ein Gehülfe mußte sie mit drei Fingern, von vornen herab in die Scham gebracht, zurückhalten, währenddem ich mit dem Messer die Trennung der hinteren Wand, und der noch übrigen unteren Seitenverbindungen verrichtete, welches leichter als alles bisherige zu machen war, da die zu durchschneidenden Teile bereits zu Gesichte gebracht werden konnten, und die Trennung der Gebärmutter von der Mastdarm-Verbindung sicherer, ohne Verletzung desselben zu besorgen zu haben, geschehen konnte, welches, wenn die Trennung von unten herauf hätte gemacht werden müssen, schwer zu vermeiden gewesen wäre, und hiemit ward endlich die schwere Operation beendigt.

Sogleich schob ich die Gedärme in ihre gehörige Lage zurück, behielt eine vollkommen horizontale Lage der Patientin bei, schob eine Portion reiner trockener Charpie in die Mutterscheide nach oben zu, um die Gedärme vor Berührung der Luft und den etwa erforderlichen blutstillenden Mitteln soweit möglich zu schützen.

Während der Operation war die Verblutung nie so bedeutend, daß sie Gefahr drohete, gegen das Ende der Operation bei Trennung der schon umgestürzten Gebärmutter aus ihren letzten Verbindungen spritzte einmal ein kleines Gefäß, das sich aber sogleich durch den Fingerdruck des Gehülfen wieder stillte. Es mochte während der ganzen Operation ungefähr ein und ein halbes Pfund Blut verloren gegangen seyn, und es wurde daher von der ganzen blutstillenden Vorrichtung, die ich getroffen hatte, nichts erforderlich: einzig und nur aus Vorsicht füllte ich nach dem zuerst eingeschobenen reinen Charpie-Bausche die Scheide mit aluminierter Charpie aus.

Bisher hielt Patientin ohne Anfälle von Übelkeiten oder Ohnmachten standhaft aus, aber gleich nach beendigter Operation sagte sie: ,,nun ist es Zeit, es wird mir ohnmächtig", sie wurde in gleicher horizontaler Lage haltend in ihr Bett gelegt, und in der nämlichen Lage ruhig erhalten.

Patientin klagte jetzt vorzüglich über Schmerzen in der Magengegend, bekam über den ganzen Körper einen kalten Schweiß, der Puls war sehr klein, kaum fühlbar, Ätherarten mit Opiattinktur verbunden, und Wein wurden sehr oft in kleinen Gaben gegeben; drei Stunden nach der Operation erholte sich Patientin wieder, bekam warmen Schweiß, bessern Puls, klagte nur über Brennen in der Scheide, die Schmerzen in dem Becken als Folge der Operation hatten sich bald vorloren, aber auch in der unteren Bauchgegend klagte sie über keine Schmerzen.

Ermattet, und in einem eigenen Gefühl, von besonderer Mischung aus Froheit über die endliche Beendigung dieser schweren Aufgabe, und der sorgenvollen Bangigkeit für den künftigen Verlauf zusammengesetzt, verließ ich die Patientin nach beendigter Operation, und bereits jeden Trost für die Möglichkeit der Heilung verscheuchten bei mir die vorliegenden Bedenklichkeiten. Werden nicht die aus den zerschnittenen Teilen sich ergießenden Flüssigkeiten in die Bauchhöhle fließen, dort verderben, scharf, faul werden, Entzündungen und Gangrän erregen? — Soll ich, um dieses zu verhüten, und den Ausfluß derselben durch dis Vagina zu befördern, die Patientin mit der Brust höher legen? Werden aber bei dieser Lage nicht die Gedärme in das Becken herab, vielleicht bis zur Scham herausfallen? — Dieses waren Fragen, die ich mir machte, aber die ich mir nicht tröstend beantworten konnte. Zu diesem gesellte sich das Bewußtsein der Lage, in welcher sich die Patientin vor der Operation befunden hatte, ihre Entkräftung, ihr cachektisches Aussehen, der Gedanke an die Abschneidung und Beleidigung aller Nerven, die die Gebärmutter durchdringen und umgeben, und die in hundert andern Gebärmutter-Zufällen so sonderbare und heftige Erscheinungen auf die Organisation des Körpers hervorzubringen vermögend sind, der Gedanke an die seit langer Zeit statt gehabte Absorption der krebsichten Jauche in die Säfte etc. All dieses zusammen betrachtet ließ mich keinen tröstlichen Lohn für meine mühsam bestandene Arbeit hoffen, und nur einen tödtlichen Ausgang statt Heilung erwarten."

Die Patientin, bei der also irgendeine Blutstillung durch Unterbindung oder Abklemmen der Gefäße nicht vorgenommen wurde, überlebte trotzdem den Eingriff mit einer Blasen-Scheidenfistel und starb erst 4 Monate nach der Operation an einem ,,Oedema pulmonum".

Einen entschiedenen Fortschritt der Technik der vaginalen Uterusexstirpation bedeutete die 1829 von Recamier vorgenommene Operation. Er schnitt nach Eröffnung der Umschlagstelle des Blasen-Peritoneum nur die oberen zwei Drittel der beiden Lig. lata ohne Blutstillung durch, unterband dagegen das untere, die Uterusgefäße enthaltende Drittel. Der Blutverlust dieser Operation soll ganz gering gewesen sein, und nach 10 Tagen wurden die beiden Unterbindungen entfernt. Dupuytren und Roux und Richeraud erklärten nach 34 Tagen die Kranke als genesen.

Ähnliche Exstirpationen des carcinomatösen Uterus wurden in der nachfolgenden Zeit vereinzelt ausgeführt, doch war der Ausgang meistens ein ungünstiger. Deswegen wurde der Eingriff von der Mehrzahl der Operateure überhaupt nicht mehr angewendet, sondern es wurde dafür fast nur noch die Amputation der Portio, bzw. der Cervix vorgenommen.

In diesem Stadium blieb die operative Behandlung des Uteruscarcinoms, bis Wilhelm Alexander Freund am 30. Januar 1878 zum ersten Male einen carcinomatösen Uterus per laparotomiam entfernte. Hierbei hielt er sich dicht an der Kante des Uterus, entfernte nur dieses Organ selbst und ließ das Beckenbindegewebe und die Drüsen vollkommen unberücksichtigt. Die Frau überlebte den Eingriff und schon ein halbes Jahr später konnte Freund über 5 weitere Operationen berichten, von denen drei ebenfalls den Eingriff gut überstanden hatten.

Damit war ein ganz neuer Weg der Carcinombehandlung beschritten. Die W. A. Freundsche abdominelle Uterusexstirpation wurde jetzt mit Begeisterung aufgenommen und bald von zahlreichen Operateuren ausgeführt. Der Rückschlag sollte jedoch nicht ausbleiben. Es zeigte sich, daß die primäre Sterblichkeit nach diesem Eingriff doch eine erschreckend hohe war. Nach Gusserow starben von 148 Frauen 106 = 71,6 %. Kleinwächter gab die Sterblichkeit mit 74 %, Ahlfeld mit 72 % an. Diese Resultate wurden durchweg als so entmutigend empfunden, daß die W. A. Freundsche Operation fast vollkommen wieder aufgegeben wurde. Man entschloß sich dazu um so eher, als inzwischen Czerny in Heidelberg die vaginale Exstirpation des Uterus, die am 8. August 1878 zum ersten Male von ihm ausgeführt worden war, so ausgebaut hatte, daß ihre primäre Sterblichkeit nur 32 % betrug. Kein Wunder, daß diese gewaltigen Unterschiede in der primären Operationsmortalität dazu führten, daß die Czernysche vaginale Uterusexstirpation die Operation der Wahl wurde und das W. A. Freundsche abdominelle Verfahren fast ganz verdrängte. Trotzdem aber konnte auch die Czernysche Methode, obwohl bei ihr die primäre Mortalität immer mehr sank, deshalb auf die Dauer nicht befriedigen, weil die Nachbeobachtung der so operierten Frauen ergab, daß es nur in seltenen Fällen gelang, sie dauernd von ihrer Krankheit zu heilen. Das galt hauptsächlich für das Collumcarcinom. Die Resultate, die dabei erzielt wurden, waren nach einer Zusammenstellung Döderleins folgende:

Absolute Heilung erreichte
- Kaltenbach in . . . . 7,2 %
- Zweifel-Glockner in . . . . 7,7 %
- Döderlein-Mayer in . . . . 8,0 %
- Leopold in . . . . 8,2 %
- Küstner in . . . . 9,2 %
- Olshausen in . . . . 9,4 %
- Fritsch-Zurhelle in . . . . 14,0 %

Die ausschließlich operative Behandlung des Collumcarcinoms.

Die wichtigsten, heute angewandten vaginalen Methoden.

Mit dem Ausbau der Anti- und der Asepsis und mit den Fortschritten der Narkosetechnik war inzwischen auch das operative Können der einzelnen Operateure ein besseres geworden. Es war deshalb auch selbstverständlich, daß man nach Wegen suchte, um diese Errungenschaft auch in den Dienst der Carcinombekämpfung zu stellen und Methoden schuf, die eine radikalere Entfernung des Carcinoms ermöglichen sollten. Beide Wege, die schon bisher gegangen waren, wurden hierbei beschritten, der vaginale und der abdominelle.

Nachdem in der Verbesserung der Operationstechnik der einfachen vaginalen Totalexstirpation nach Czerny die Frage der Gefäßversorgung, ob präventiv oder konsekutiv, ob mit Unterbindung oder Abklemmung, dann die Frage, ob der Uterus in toto oder nach Spaltung entfernt werden sollte, weiter, ob man die Cervix zunächst abtragen und dann das Korpus herausnehmen, ob man den Uterus ganz lassen oder ihn zerstückeln sollte, eine gewisse Rolle gespielt hatte, die wohl zur Verbesserung der primären Operationsresultate, aber nicht zur Verbesserung der Dauerheilungen führen konnten, trat im Jahre 1893 Schuchardt mit einem Verfahren hervor, das er als die Hysterectomia perineovaginale bezeichnete. Er meinte, daß man auch auf vaginalem Wege der Ausbreitung des Carcinoms auf die Nachbarschaft, insbesondere auf die Parametrien, ebenso gründlich zu Leibe gehen könnte wie von der Bauchhöhle aus und mit unvergleichlich geringerer Lebensgefahr. Er betrachtete es deshalb als seine Aufgabe, eine Operationsmethode zu schaffen, die es ermöglichen sollte, „in jedem Falle die so wichtigen Parametrien grundsätzlich freizulegen, durch Autopsie in viva durch das Auge, und namentlich auch durch das Tastgefühl zu untersuchen und alles Verdächtige daraus möglichst im Gesunden zu exstirpieren".

Den Zugang zu den Parametrien suchte er sich durch den von ihm schon 1893 angegebenen Paravaginalschnitt zu schaffen. Er schildert sein Verfahren folgendermaßen:

„Denkt man sich, um in diesem Vergleiche zu bleiben, den höchsten Punkt des linken Scheidengewölbes, einen Punkt der äußeren Haut etwa über dem untersten Kreuzwirbel und einen Punkt an der Haut-Schleimhautgrenze etwas hinter der Mitte des Labium majus sin., so wird hierdurch ein Dreieck bestimmt, dessen einer Schenkel die Scheidenwand, der andere die äußere Haut bildet, während die Basis teils im paravaginalen und pararectalen Gewebe, teils im Fett der Fossa ischiorectalis und dem subcutanen Gewebe liegt. Führt man nun diesem Dreiecke entsprechend, von dem zwischen den Fingern angespannten Labium sin. beginnend, einen Schnitt, welcher alle oben genannten Teile parallel dem Mastdarm[1] durchtrennt, so ergibt sich eine riesige Weichteilwunde, durch deren Auseinanderklaffen die Höhle des längs gespaltenen Vaginalschlauches so vollkommen ausgeschaltet wird, daß die Portio vaginalis uteri nunmehr im Grunde eines ganz flachen Trichters liegt, dessen vorderes Segment die zur Hohlrinne aufgeklappte Scheide, dessen hinteres Segment die beiden nach rechts und links auseinanderfallenden Schnittflächen der großen Weichteilwunde bilden. Würde man einen solchen Schnitt ganz in der Medianebene führen, so würde natürlich der Mastdarm halbiert werden. Deshalb beginne ich die Schnittebene links von der Mittellinie und lasse sie erst, wenn der Mastdarm seitlich umgangen ist, in der Tiefe wieder zur Mittellinie zurückkehren, so daß die Basis des Dreiecks schließlich median zu liegen kommt. Hierdurch klappt die rechte Hälfte der Weichteilwunde mitsamt dem Mastdarm ganz zur rechten Seite, namentlich, wenn man erst den oberen Endpunkt des Schnittes rings um die Portio herum verlängert und dadurch das Scheidengewölbe vollends entspannt hat.

Der Paravaginalschnitt beginnt also zwar am linken Labium und spaltet die linke Scheidenwand, ist aber in der Tiefe wesentlich ein Medianschnitt und wird nur

---

[1] Nach seiner Lage zum Mastdarm kann man den Schnitt auch als „pararectal" bezeichnen. Ich habe mich einer ähnlichen Schnittführung bei Männern zur Zugänglichmachung der Prostata mit Erfolg bedient.

in seinem oberflächlichen Abschnitte so weit links gelegt, daß der Mastdarm samt dem M. sphincter ani nicht verletzt wird. Der Hautschnitt bleibt im Bereiche des Afters nur fingerbreit von demselben entfernt, und wendet sich hinter dem After im Bogen zur Mittellinie. In dieser wesentlich sagittalen Lagerung der Schnittebene, welche es gestattet, die Wunde nach hinten beliebig, nötigenfalls bis an das Lig. spinoso-sacrum, zu erweitern, liegt das Eigentümliche und der Hauptvorteil des Paravaginalschnittes, gegenüber den mehr oder weniger schräg gegen das Tuber ischii gerichteten Scheidendammincisionen, deren Vertiefung sehr bald an der seitlichen Beckenwand ihre Grenze findet.

Ist der Paravaginalschnitt in der angegebenen Weise ausgeführt, so sind beide Parametrien in gleicher Weise gut zugängig, und man bedarf eines zweiten, etwa rechtsseitigen Schnittes nicht mehr. Ich übe ausschließlich den linksseitigen Schnitt, der für Rechtshändige bequemer auszuführen ist. Nur wenn es sich darum handelt, den krebsigen Mastdarm mitsamt der krebsigen hinteren Scheidenwand und evtl. den Uterus zu entfernen, habe ich zwei Paravaginalschnitte geführt, die den erkrankten Scheidenabschnitt und den Mastdarm zwischen sich faßten und hinten in der Mittellinie wieder zusammenflossen.

Die Ausführung der Operation, die ich nach den Grundsätzen der trockenen Asepsis ausführe, gelingt am besten, wenn man auf künstliche Beinhalter ganz verzichtet und die Patientin gegen die schmale Kante eines gewöhnlichen Operationstisches so lagert, daß die Beine in den Hüftgelenken möglichst gebeugt sind, und in dieser Stellung auf jeder Seite von einem Gehilfen gehalten werden. Zwischen linkem Daumen und Zeigefinger fasse ich den hinteren Abschnitt des linken Labium, während in der Mitte desselben ein Assistent mit Daumen und Zeigefinger der rechten Hand zufaßt und entgegenspannt. Zwischen diesen beiden Händen schneide ich in der oben geschilderten Richtung ein und dringe womöglich gleich in einem Zuge in die Tiefe bis zur Umschlagstelle des linken Scheidengewölbes nach vorn und bis zur Mittellinie in der Sakralgegend nach hinten. Um die im wesentlichen venöse Blutung aus der Wunde pflege ich mich, wenn es sich nicht um ganz ausgeblutete Kranke handelt, zunächst nicht zu kümmern, sondern stopfe die Höhle mit Gaze aus und setze sogleich die Operation fort, die sich, falls keine Komplikationen vorliegen, zu einer sehr bequemen gestaltet. Man verlängert den oberen Teil des Schnittes rings um die Portio, löst die Harnblase teils mit einigen Scherenschnitten, teils stumpf (ohne Unterbindungen) ab, eröffnet sodann den hinteren Douglasschen Raum, drängt sich von dort aus mit dem linken Zeigefinger erst das eine, dann das andere Parametrium vor, um mittels stark gekrümmter, stumpfer, in einem Langenbeckschen Halter gefaßter Nadel jederseits 3—4 Massenunterbindungen möglichst entfernt vom Uterus mit starkem Catgut zu machen, wobei jedesmal die Nadel doppelt durchgestoßen wird. Nach jeder Unterbindung wird ein weiteres Stück Parametrium durchschnitten, bis man an die Lig. lata gelangt, die in derselben Weise versorgt werden. Die Adnexa werden, falls sie sich bequem einstellen, mit entfernt (s. u.). Zu diesen Manipulationen wird der Uterus vermittels eines dicken Seidenfadens der als Zügel durch die Portio gezogen wird, von einem Assistenten in entsprechender Weise nach unten und seitlich dirigiert. Die Auslösung des Uterus einschließlich des Hilfsschnittes läßt sich auf die geschilderte Weise in 8—10 Minuten vollziehen. Das Übergreifen des

Krebses auf die Scheide erschwert die Operation meist nur unwesentlich. Ohne Mühe kann man beliebig große Stücke des Scheidenrohres im Zusammenhang mit dem Uterus entfernen. In einem von mir operierten Falle blieb das Carcinom nur 2 cm von der äußeren Urethralmündung entfernt. Auch die primären Scheidenkrebse mitsamt dem infiltrierten paravaginalen Gewebe lassen sich leicht auf die geschilderte Weise exstirpieren. Größere Schwierigkeiten fand ich bei den mehrmals beobachteten, prognostisch sehr ungünstigen, primären Carcinomen des Scheidengewölbes vor.

Perimetrische Verwachsungen der Gebärmutter mit den benachbarten Organen können bei der Operation sehr störend einwirken. Mehrmals war ich dabei genötigt, die Exstirpatio uteri Schritt für Schritt vollkommen extraperitoneal auszuführen. Einmal war überdies noch infolge einer auswärts gemachten Ventrofixation der Uterus mit der vorderen Bauchwand verwachsen. Die meisten Schwierigkeiten ergeben sich zweifellos aus den Erkrankungen der Parametrien, namentlich, wenn es sich nicht nur um entzündliche narbige Schrumpfung derselben, sondern um krebsige Einlagerungen handelt. Umschriebene Krebsknoten in den Parametrien, selbst von Walnußgröße lassen sich nach Freilegung durch den Paravaginalschnitt in ausgezeichneter Weise umgehen und im Zusammenhang mit dem Uterus völlig im Gesunden auslösen, wobei man oft genötigt ist, mit den Ligaturen bis an die Beckenwand heranzugehen.

Ist die krebsige Infiltration eine diffuse und doppelseitige, so kann die Exstirpation des fest fixierten Uterus eine sehr schwierige werden, und man muß sich dann so gut helfen wie es geht, indem man zuerst das weniger erkrankte Parametrium durchtrennt, bis man den Uterus umstülpen kann, und dann das stärker erkrankte Parametrium an der Beckenwand abtrennt. Solchen Fällen ist auch durch die sakrale Methode nicht besser beizukommen, geschweige denn von der Bauchhöhle aus, von welcher man zwar die subperitonealen Ausläufer der krebsigen Wucherungen, aber nicht ihre im paravaginalen und paracervicalen Beckenbindegewebe entspringenden Wurzelstöcke ausrotten kann. Nur wenn der krebsige Uterus so groß ist, daß man ihn nach Lösung seiner Befestigungen von unten her nicht umgreifen und herunterziehen bzw. umstülpen kann, ist man genötigt, die Operation durch Laparotomie zu vollenden. Mir ist dies bisher nur einmal begegnet, sonst bin ich stets mit dem Paravaginalschnitte allein ausgekommen und habe nicht ein einziges Mal auf die Durchführung der einmal begonnenen Operation verzichten müssen[1], trotzdem ich, wie ein Blick auf meine Präparate und eine Durchsicht der Krankengeschichten lehrt, in meinen Indikationen soweit wie irgend möglich gegangen bin und, wie bei anderen Krebsoperationen, so auch beim Uteruskrebs stets den Grundsatz befolge, die Operation noch zu unternehmen, wenn ich zu der Überzeugung gelangt bin, daß sie technisch noch durchführbar ist. Dies Urteil bilde ich mir immer nur auf Grund der Untersuchung in tiefer Chloroformnarkose, der ich jede Kranke einige Tage vor der Operation unterwerfe. Freilich begegnet es trotzdem, daß man die Schwierigkeiten der Operation unterschätzt hat, so daß man selbst genötigt ist, carcinomatöse Knoten zurückzulassen und sich im wesentlichen mit der Entfernung des krebsigen Uterus zu begnügen. Mit Absicht habe ich solche

---

[1] Olshausen kam bis 1896 13mal in die Lage, die vaginale Exstirpation als undurchführbar abbrechen zu müssen.

palliativen Uterusexstirpationen niemals gemacht, sondern nur aus Not, weil die für möglich gehaltene radikale Exstirpation sich als unausführbar erwies.

Eine besondere Betrachtung verdient das Verhalten zu den so wichtigen Ureteren, die bekanntlich nicht selten in die krebsige Infiltration der Parametrien hineinbezogen werden. Bei der im Dunkeln arbeitenden gewöhnlichen vaginalen Methode können auch Ureteren, welche in gesunder Umgebung liegen, leicht in Mitleidenschaft gezogen werden. Daher sind in den gynäkologischen Statistiken die Fälle nicht selten, wo ein oder beide Ureteren versehentlich mit in die Ligatur oder die Klammern gefaßt oder direkt durchschnitten wurden. Hier zeigt sich so recht die Überlegenheit des Paravaginalschnittes, der es ermöglicht, alle nötigen Manipulationen unter unmittelbarer Kontrolle des Auges vorzunehmen. Während ich mehrmals einen oder beide Ureteren auf größere Strecken freigelegt habe, ist mir eine unabsichtliche Verletzung des Ureter niemals vorgekommen. Mein Verhalten gegenüber den Ureteren bei der Operation ist folgendes: Wenn die Ablösung der Blase vom Uterus, die ich sehr ausgiebig nach oben und namentlich nach den Seiten hin vornehme, ohne Widerstand vor sich geht, so kümmere ich mich um die Ureteren nicht sonderlich, da ich nach meinen Erfahrungen annehme, daß sie mitsamt der Blase vom Uterus abgeschoben werden. Zeigt sich aber das vesicouterine Bindegewebe pathologisch verändert, so gehe ich mit Vorsicht weiter und es ist mir bisher stets ohne Mühe und ohne eingelegte Ureterenkatheter gelungen, die Ureteren zu finden und nötigenfalls zu isolieren".

Wie leistungsfähig diese Methode gegenüber dem früheren Verfahren war, ergibt eine Statistik Schuchardts, in der allerdings ebenso wie in dem Vergleichsmaterial keine Trennung zwischen Collum- und Corpuscarcinom vorgenommen worden war.

Leopold	hatte bei	20,4%	Operabilität	50%	dauernd geheilt	=	10,2% (10,2%)[1]	absolute	Heilbarkeit
Kaltenbach	,,	40%	,,	21%	,,	,,	= 8% (8,4%)	,,	,,
Thorn	,,	35%	,,	25%	,,	,,	= 7% (8,7%)	,,	,,
Winter	,,	28,7%	,,	33%	,,	,,	= 9,6% (9,5%)	,,	,,
Schauta	,,	14,7%	,,	20%	,,	,,	= 3% (2,9%)	,,	,,
Schuchardt (1894—1901)	,,	56%	,,	36%	,,	,,	= 20,6% (20,1%)	,,	,,
Schuchardt (1894—1896)	,,	61%	,,	40%	,,	,,	= 24,5% (24,4%)	,,	,,

Dieses Verfahren Schuchardts fand sehr bald Anhänger bei den Operateuren, die überhaupt den vaginalen Weg für die Entfernung des carcinomatösen Uterus vorzogen. Ganz besonders Schauta hat sich um diese Methode verdient gemacht und sie auch in manchen Punkten geändert. Er schildert seine erweiterte vaginale Exstirpation des Uterus beim Collumcarcinom folgendermaßen:

„Die eigentliche Operation".

1. Umschneidung. Die Umschneidung der Scheide erfolgt in keinem Falle höher als am Übergange des mittleren ins obere Drittel, und zwar an dieser Stelle nur in leichten Fällen. In schweren Fällen, in denen das Scheidengewölbe mitgegriffen erscheint, wird die Abtragung in der Mitte des Scheidenrohres ausgeführt. Sind umfangreiche Krebsmetastasen in der Scheide vorhanden, oder greift das Carcinom auf die Urethra über,

---

[1] Die eingeklammerten Zahlen sind die von uns korrigierten Zahlen. Sie wurden nach Winter Formel (ohne Abzüge): $\text{Absolute Heilung} = \dfrac{\text{Operabilitätsprozent} \times \text{Dauerheilungsprozent}}{100}$ berechnet.

so wird die Umschneidung in die Vulva verlegt, und mit der Vulva das ganze Scheidenrohr oder die vordere Scheidenwand, evtl. zusammen mit der Harnröhre entfernt. Diese umfangreiche Entfernung der Scheide ist wichtig, da wir durch die sorgfältigen Untersuchungen von Assereto u. a. wissen, daß Metastasen in der Scheide, selbst für das Auge nicht erkennbare, verhältnismäßig oft vorkommen. Dieselben werden am häufigsten durch die Lymphbahnen, aber auch durch die Blutbahnen und auf dem Wege der Nervenscheiden verbreitet.

Ich lege auf die möglichst tiefe Abtragung des Scheidenrohres großen Wert und glaube, daß auf diesem Wege zusammen mit ausgiebiger Excision der Parametrien die Zahl der Rezidive, die fast ausschließlich lokale sind und am oberen Ende des zurückgelassenen Scheidenrohres und dessen nächster Umgebung auftreten, vermieden werden. Schuchardt legte auf diesen Punkt seinerzeit kein Gewicht, indem er die Vorschrift kurz dahin faßte: „man verlängere den Paravaginalschnitt rings um die Portio".

Die Technik der Umschneidung der Scheide gestaltet sich so, daß ich zunächst die Stelle, an der ich das Scheidenrohr abtragen will, durch mehrere (6—8) zirkulär im ganzen Umfange des Scheidenrohres eingesetzte Kugelzangen markiere und dann distal von diesen Zangen den zirkulären Schnitt in der Scheide anlege. Die Ränder des Scheidenrohres werden dann von der Schnittwunde aus proximal stumpf von der Umgebung abgelöst.

2. Manschettenbildung. Durch die Ablösung der Ränder des Scheidenrohres in proximaler Richtung auf 2—3 cm entsteht das, was wir die Manschette nennen. Durch dichte Nähte mit starker Seide wird von einer Seite her unter allmählicher Abnahme der Kugelzangen der vordere mit dem hinteren Anteile des proximalen Scheidenrandes vereinigt, um mit dem Abschlusse des oberen Teiles des Scheidenrohres vom übrigen Operationsfelde auch den Carcinomkrater von der Berührung mit den nun entstehenden Zellgewebswunden auszuschließen.

Ist die Vereinigung vollendet, so knüpfe ich die Enden der sämtlichen lang gelassenen Fäden zu einem Knoten, und diese Fäden dienen während der weiteren Operation nunmehr als bequemer Zügel zum Tieferziehen und Verziehen des Uterus je nach der augenblicklichen Sachlage der Operation.

Damit ist nun das Carcinom definitiv aus dem Bereiche des Operationsfeldes ausgeschaltet. Jetzt werden nochmals die Handschuhe gewechselt, die bisher gebrauchten Instrumente weggelegt oder nochmals ausgekocht und nun kommt die eigentliche aseptische Operation.

3. Ablösung der Blase. Der nächste Akt ist nun die Ablösung der Blase. Ich führe auch diesen Akt noch vor der Anlegung des Scheidendammschnittes aus, um, im Falle sich an dieser Stelle unerwartete Hindernisse ergeben sollten, immer noch die Operation abbrechen zu können, ohne vorher die große Wunde des Scheidendammschnittes erzeugt zu haben.

Die Präparierung der Blase erfolgt nach allgemein bekannten Regeln teils stumpf, teils durch Scherenschläge zuerst in der Mitte, indem man hier das Zellgewebe zwischen Blase und Cervix durchtrennt, dann auch nach beiden Seiten, indem man hier die sog. Blasenzipfel von ihrer Unterlage auf der Vorderfläche der Paramatrien vorsichtig abhebt. Die Ureteren kommen bei diesem Akte in der Regel noch nicht in Sicht, da man die Ablösung der Blase bis zu diesen Stellen besser auf die Zeit nach Anlegung des paravaginalen Schnittes aufschiebt.

Bei diesem Akte sieht man bereits, welcher Art die Verbindung der Blase mit der Cervix und mit den Parametrien ist, ob durch lockeres, leicht dehnbares, abschiebbares Zellgewebe oder durch derbes, entzündlich infiltriertes, nur der Schere weichendes Gewebe, oder endlich, ob das Carcinom von der Cervix oder den Parametrien her schon auf die Blase übergegriffen und die Durchtrennung in der Schicht der Muscularis oder gar zwischen Muscularis und Mucosa erfolgen muß. Ist eine Stelle der letztgenannten Art vorhanden, aber nicht sehr umfangreich, so kann man in einer dieser Stelle entsprechenden Strecke Stücke der Muscularis, ja selbst der Mucosa resezieren, um dann wenig darüber wieder in der richtigen Schicht weiter zu präparieren. Die betreffende Lücke der Muscularis oder der Mucosa wird dann sofort durch dichtstehende Catgutnähte geschlossen. Erreicht jedoch die Strecke, in der ein derartiges Übergreifen von Carcinom auf die Blasenwand erfolgte, eine größere Ausdehnung, so halte ich es wegen der Unsicherheit der Heilung der Blasenwunde, und da in solchen Fällen auch ein oder beide Ureteren reseziert werden müßten, für besser, die Operation zu unterbrechen und es bei dem palliativen Eingriffe der Excochleation bewenden zu lassen. Die Augenblicks- und Dauerfolge solcher Operationen sind zu schlechte, als daß es zu rechtfertigen wäre, in derartigen Fällen die Operation zu erzwingen.

4. Anlegung des Scheidendammschnittes: Nun erst, nachdem die Scheide zirkulär umschnitten, die Manschette vernäht und die Blase bis zu einer gewissen Höhe präpariert ist, schreite ich zur Anlegung des Paravaginalschnittes (siehe Abb. 1).

In der Reihenfolge dieser Operationsakte unterscheide ich mich wesentlich von dem von Schuchardt seinerzeit angegebenen Operationsplane, der den Paravaginalschnitt als ersten Akt der Operation ausführte.

Dadurch, daß ich zuerst die Scheide umschneide und die Manschette vernähe, suche ich den septischen Teil des Operationsfeldes auszuschalten und die folgende Operation aseptisch zu gestalten; auch bestimmt mich zu einem solchen Vorgehen die Sorge vor Impfmetastasen. Endlich will ich die Ablösung der Blase, als den nach meiner Ansicht für oder gegen die Operabilität in letzter Linie entscheidenden Akt, vor Anlegung des Scheidendammschnittes, als einer doch nicht gleichgültigen Verletzung vornehmen, wie ich bereits früher ausführte. Bleibt die Operation eine palliative, so würde der Scheidendammschnitt unter dem Einflusse des bakterienreichen Sekretes aus dem Carcinomtrichter schwer der prima intentio zuzuführen sein, in ein jauchendes Geschwür sich verwandeln, evtl. bald selbst in die Krebserkrankung mit einbezogen werden.

Der Name „Paravaginalschnitt" ist von Schuchardt gewählt. Er bezeichnet das topographisch anatomische Verhältnis des Schnittes nicht sehr glücklich, was auch von anderen Autoren bereits betont wurde.

Zweifel verwirft den Ausdruck „paravaginal", da nicht paravaginal, sondern lateralvaginal geschnitten wird.

Orthmann bezeichnet den Schnitt als Pararectalschnitt.

Ich möchte den Schnitt einfach als Scheidendammschnitt bezeichnen, denn der Schnitt ist in seinem Wesen identisch mit den Schnitten, die wir seit jeher als laterale Episiotomie, später, als sie etwas weiter hinaufreichend angelegt wurden, als Dührssensche Scheidendammincision bezeichnet haben.

In bezug auf die Ausdehnung des Schnittes ging Schuchardt allerdings am weitesten. Die obere Grenze des Schnittes liegt an der Stelle des Scheidenrohres, an der der zirkuläre Schnitt ausgeführt worden war, und zwar am Übergange der seitlichen in die hintere Wand der Scheide. Sein lateral gelegener Punkt ist das hintere Ende des kleinen

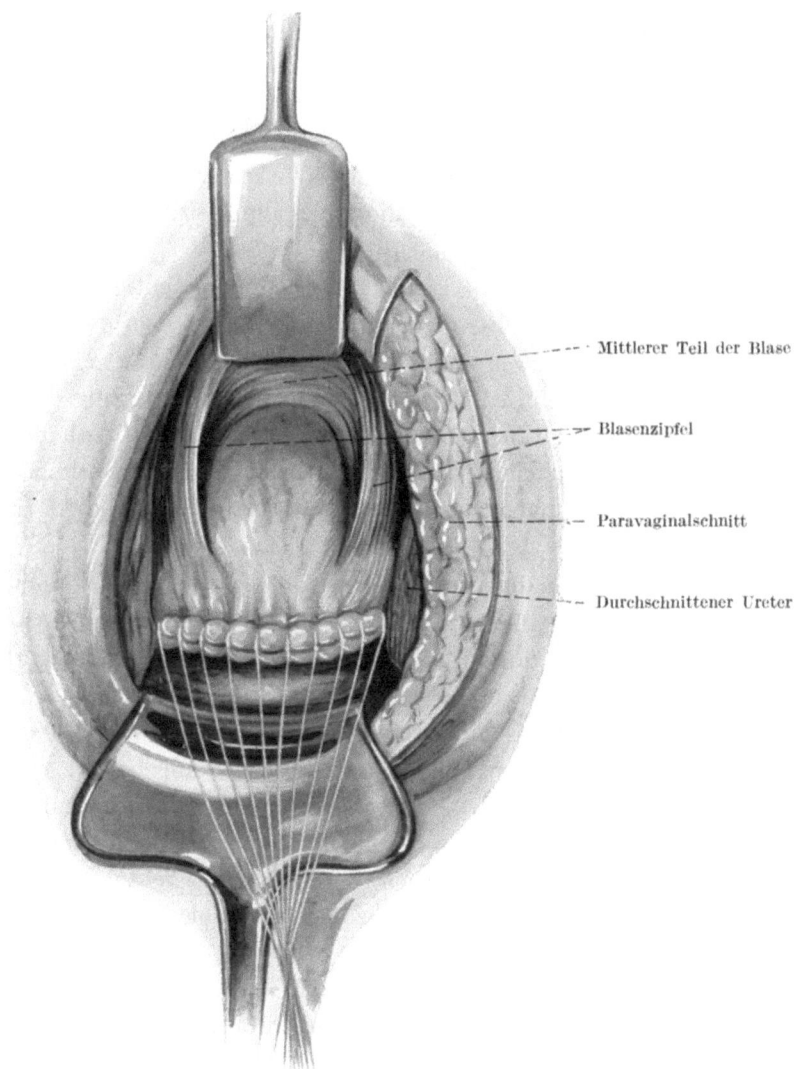

Abb. 1. Die Operation der erweiterten vaginalen Totalexstirpation am Schlusse des 4. Aktes. Die Umschneidung, Manschettenbildung, Abschiebung der Blase in ihrem mittleren Anteile und der Scheidendammschnitt sind ausgeführt. Die beiden Blasenzipfel stehen noch in Verbindung mit den Parametrien und decken die Vasa uterina und die Ureteren [1].

Labium, während sein Endpunkt außen am Hinterdamme, nahe der hinteren und seitlichen Umrandung des Afters zu liegen kommt. Der Schnitt wird meist links angelegt, kann aber auch auf die rechte Seite verlegt werden, wobei ein Überwiegen der Infiltration

---

[1] Die Abbildungen 1—5 sind entnommen aus Schauta: Erweiterte vaginale Totalexstirpation des Uterus bei Collumcarcinom. Wien und Leipzig 1908.

des rechten Parametrium wegen der bei Rechtslagerung des Schnittes besseren Zugänglichkeit des rechten Paramatrium maßgebend sein kann. Einen doppelten Schnitt (wie Staude angegeben) ist man wohl nur sehr selten anzulegen genötigt, doch können besonders schwierige Fälle dazu auffordern. Im übrigen führe ich den Schnitt genau nach Schuchardts Angaben aus, verschiebe aber die Stillung der nicht unbeträchtlichen Blutung, nicht wie Schuchardt auf das Ende der Operation, sondern fasse und unterbinde die blutenden Gefäße sofort. Hierauf lege ich auf die Wundfläche eine flache Kompresse, die den Rest der Flächenblutung beherrschen soll und lege über die Kompresse das von Spiegel angegebene, selbsthaltende Speculum, das an der Tischplatte befestigt eine Hand eines Assistenten für die folgenden wichtigen Akte freigibt und durch das gleichmäßige Angedrückthalten der Kompresse die Blutstillung früher besorgt, als dies ein von einer Hand gehaltener Spatel vermöchte.

5. Präparation der Ureteren. Es folgt nunmehr der wichtigste Akt der Operation, die Darstellung der Ureteren. Auch Schuchardt hat diesen Teil der Operation als den wichtigsten bezeichnet, ohne indes viel auf die Einzelheiten der Technik einzugehen. Viele Autoren zweifeln überhaupt an der Möglichkeit der Darstellung der Ureteren von der Vagina aus. Olshausen, früher ein Anhänger der vaginalen Methode, hat nur vom Gesichtspunkte der Unmöglichkeit der sicheren Vermeidung von Verletzungen der Ureteren, wie er glaubt, den vaginalen Weg als minderwertig gegenüber dem abdominalen hingestellt.

Andere Autoren, die Anhänger der vaginalen Methode bei Carcinoma colli sind, haben ganz besondere Vorsichtsmaßregeln ergreifen zu müssen geglaubt, um solche Verletzungen zu vermeiden. So empfahl Winter zur Vermeidung von Verletzungen der Ureteren das Einlegen eines Katheters vor der Operation; doch gibt er selbst zu, daß Hämaturie, Ureteritis die Folge sein können. Trotzdem sieht er in dem Ureterkatheterismus das Mittel zur Vermeidung von Harnleiterverletzungen.

Die Erfahrungen von 258 Fällen, die ich von Juni 1901 bis Juni 1907 operierte, haben mich überzeugt, daß die Präparierung der Ureteren auch ohne derartige Hilfsmittel möglich ist, wenn man die topographischen Verhältnisse beachtet und sich durch den Scheidendammschnitt einen breiten Zugang zur Wundhöhle verschafft.

Mit der im Operationsakte 3 geschilderten Ablösung der Blase ist der Anfang der Präparierung der Ureteren bereits gemacht. Nach Anlegung des Paravaginalschnittes wird nun die Ablösung der Blase fortgesetzt, und zwar in der Mitte im Bereich ihrer Verbindung mit der Cervix sowie an den Seiten. Unter den früher genannten Blasenzipfeln seitlich von der Cervix, in beiläufiger Höhe des Orificium internum trifft man auf den Ureter. Man muß hier zwei Gruppen von Fällen unterscheiden: Sind die Parametrien weich, dehnbar, oder nur wenig infiltriert, besonders aber in der Umgebung der Ureteren frei, so wird mit der Abschiebung der Blasenzipfel auch der Ureter der betreffenden Seite nach aufwärts abgeschoben und man bekommt ihn gar nicht zu Gesicht. Für diese Fälle gibt es keine Präparierung der Ureteren. Immerhin achte man darauf, die Blasenzipfel so hoch als möglich, gewiß aber bis über den oberen Rand der Parametrien abzuschieben. Ist man bis dahin nicht auf den Ureter gestoßen, so braucht man sich nicht weiter um ihn zu kümmern. Diese Fälle sind nun selten; bei dem ungünstigen Materiale meiner Klinik hat sich dieser Fall nur 28mal unter 258 Fällen ereignet. In allen übrigen Fällen mußte die Präparierung eines oder beider Ureteren vorgenommen werden, wobei sich die Regel ergab, daß gerade der Ureter jener Seite zur Darstellung kam, deren Parametrium infiltriert war. Während nun in jenen Fällen, in denen der Ureter bei Ablösung der Blasenzipfel mit abgeschoben worden war, und überhaupt nicht zu Gesichte kam, kein Fall von Ureterverletzung vorkam, fallen sämtliche Ureterverletzungen in die zweite Kategorie, wie leicht begreiflich. Die anatomischen Verhältnisse des Ureter zum Parametrium werden in solchen Fällen aus der folgenden Überlegung verständlich:

Der Ureter zieht, von der seitlichen Beckenwand kommend, in leichtem Bogen hinter der Arteria uterina zum Blasenboden; dabei kreuzt er den obersten Rand des Parametrium in der Weise, daß er durch eine Lücke nahe dem proximalen Rande des Parametrium durchtritt. Diese Lücke ist der sog. Ureterschlitz. Dieses Verhältnis wird durch die Tafeln nach Holl und Halban-Tandler klargestellt. Schiebt man den Blasenzipfel bei weichem, dehnbarem Beckenzellgewebe nach aufwärts, so erfolgt mit der Lösung der hinteren Blasenwand vom Parametrium gleichzeitig auch die Durchtrennung der wenigen Fasern des Parametrium, die den Ureterschlitz nach oben decken, und der Ureter weicht zusammen mit der Blase dem Finger nach oben aus.

Hat jedoch das Parametrium an der Stelle des Ureterschlitzes seine Dehnbarkeit durch entzündliche oder carcinomatöse Infiltration verloren, so bleibt der Ureter auch nach Ablösung des Blasenzipfels in seinen topographischen Beziehungen zum Parametrium und mit der Freilegung der vorderen Fläche des Parametrium durch Abdrängen des Blasenzipfels wird der Ureter für das Auge sichtbar. Der Ureter präsentiert sich nunmehr in Form einer Schlinge oder Schleife, deren Radius ein weit kleinerer ist als der Radius der Ureterkrümmung an der Kreuzung mit dem Parametrium und der Uterina bei normalem Situs. Das erklärt sich dadurch, daß wir zur Präparierung einen Zug nach abwärts und nach der entgegengesetzten Seite mittels der Fadenzügel ausführen. Der Uterus ist durch die Umschneidung der Scheide, durch den Scheidendammschnitt und durch die Ablösung der Blase doch schon etwas beweglicher geworden, trotzdem die Parametrien noch nicht durchtrennt sind. Mit der Cervix folgt nun auch das Parametrium und mit diesem der Ureter dem Zuge nach abwärts und zur Seite und dadurch wird die leichte de norma bestehende bogenförmige Krümmung des Ureter nach abwärts verschärft und es entsteht jener Bogen, dessen medialer Schenkel zur Blase, dessen lateraler Schenkel zur Niere zieht und aus dessen distalwärts gelegenem Scheitel Arteria und Vena uterina hervortreten.

Ist die Operation bei diesem Punkte angelangt, so handelt es sich meist nur darum, den Ureter aus seinen Verbindungen mit dem Parametrium frei zu machen. In mittelschweren Fällen gelingt dies durch leichten Druck mit dem Finger, in anderen muß die Schere abwechselnd mit dem Finger arbeiten. In sehr schweren Fällen muß der Ureter Schnitt für Schnitt aus der carcinomatösen Umgebung ausgelöst werden, so daß die untere Fläche des Ureterschlitzes als halbkreisförmige Rinne an dem starren Parametrium zurückbleibt. Auch wir haben die Beobachtung gemacht, daß der Ureter selbst rings von Carcinom umwachsen sein kann und doch selbst noch frei von Carcinom gefunden wird. Doch kommen Ausnahmen vor. In diesen bleibt nur die Resektion des Ureter übrig, will man die Operation vollenden. In den schwersten Fällen von Aufgehen des durch das Parametrium ziehenden Anteiles des Ureter in die carcinomatöse Infiltration gelingt die Darstellung des Ureter überhaupt nicht mehr. Der Ureter wird mit dem Parametrium durchschnitten, atypische Fälle, welche besser unoperiert geblieben wären.

Ist der Ureter präpariert, seine Schlinge sowohl im distalen (medialen) als auch im proximalen (lateralen) Schenkel allseits frei von dem umgebenden Gewebe, so kann

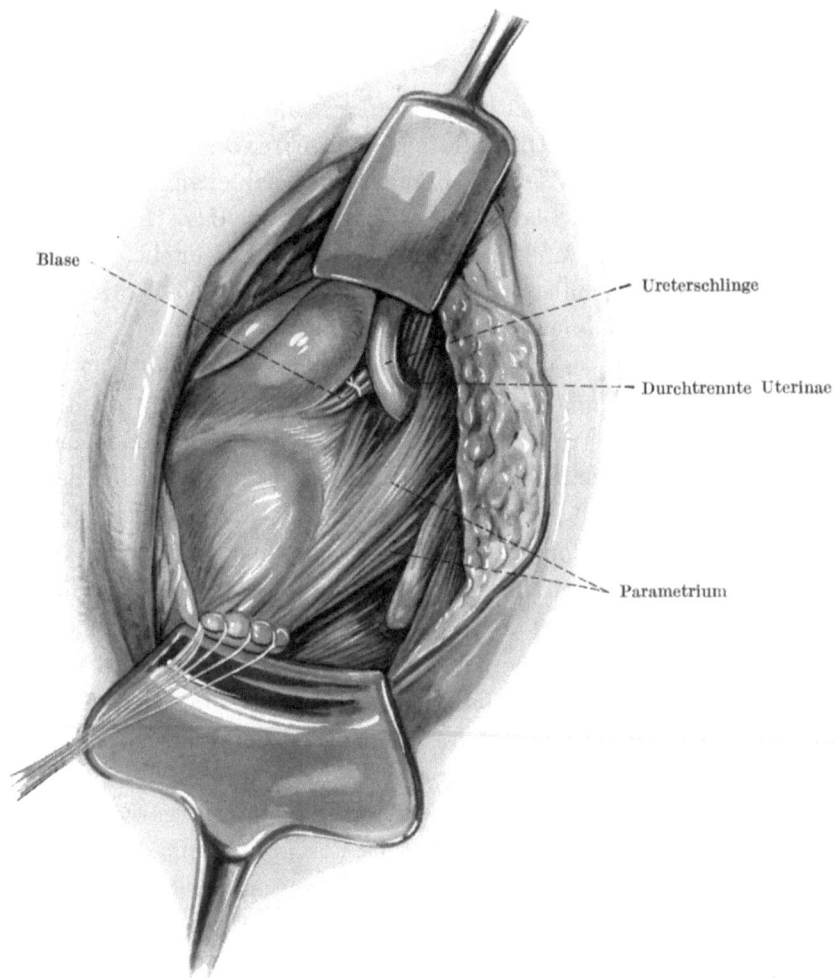

Abb. 2. Die erweiterte vaginale Totalexstirpation im 5. Akt. Die Blasenzipfel sind aus ihrem Zusammenhange mit den Parametrien gelöst und nach aufwärts geschoben. Dadurch wird der obere Rand des Parametrium mit dem Ureterschlitz, der Ureterschlinge und den an dieser Stelle hinter dem Ureter zur seitlichen Cervixwand ziehenden Vasa uterina sichtbar. Die Scheidenmanschette ist im Bilde stark nach abwärts und nach rechts hin verzogen, so daß der Ureter eine scharf gebogene Schlinge bildet.

nun Ureter und Blase mit dem Simonschen Spatel nach aufwärts gehalten werden und das Parametrium liegt nun in ganzer Ausdehnung bis an die Beckenwand frei.

Man kann nun sofort an die Durchtrennung des Parametrium gehen. Besser aber ist es, vorerst die Arteria uterina an ihrer Kreuzung mit dem Ureter so hoch als möglich mit einer Dechampschen Nadel zu fassen und mit Seide zu ligieren (siehe Abb. 2). Bei der weiteren Operation hat man dann fast nur mehr mit der venösen Blutung zu rechnen.

6. **Eröffnung des Douglas:** Über diesen Akt der Operation ist nichts Besonderes zu sagen. Er vollzieht sich in typischer Weise wie bei anderen Köliotomien. Man schiebt das Rectum nach hinten ab und eröffnet mit einem Scherenschlage das Peritoneum, erweitert den Schnitt etwas nach beiden Seiten. Bei Verwachsungen im Douglas

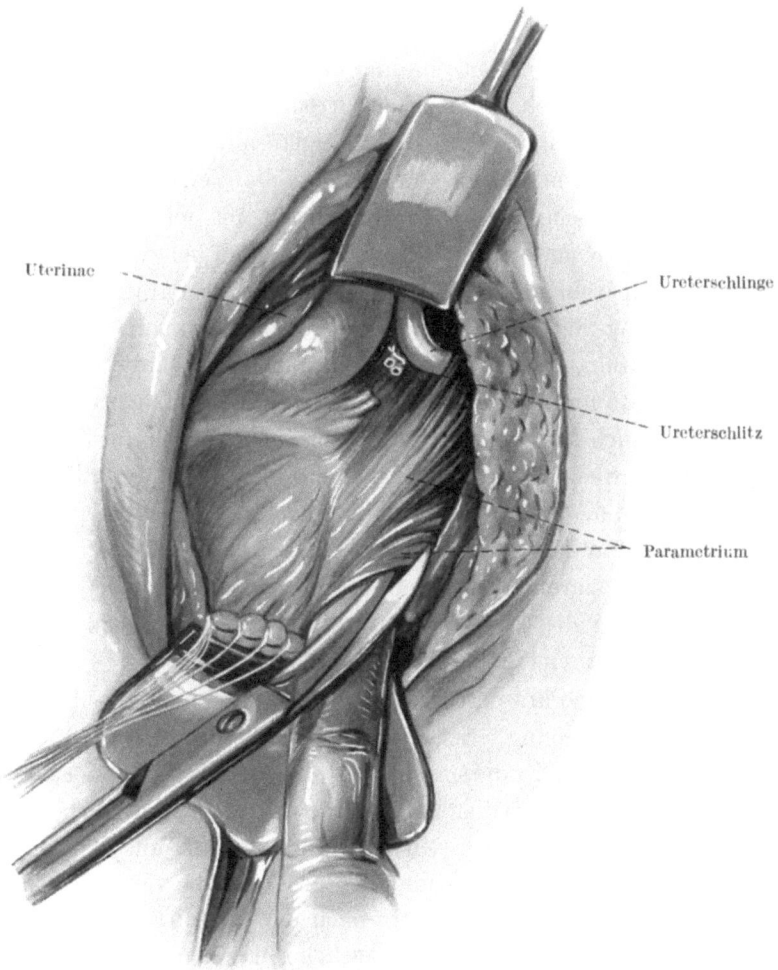

Abb. 3. Die obenstehende Abbildung zeigt die Operation der erweiterten vaginalen Totalexstirpation am Schlusse des 6. Aktes. Der Uterus ist, wie auf Abb. 2, stark nach rechts und unten verzogen. Die Arteria und Vena uterina sind ligiert und durchtrennt. Dadurch ist der Ureter etwas freier geworden und noch weiter von der Vorderfläche der Parametrien abgeschoben, so daß seine Schlinge nicht mehr in so scharfem Bogen verläuft, wie auf Abb. 2. Das Parametrium liegt frei, bis auf die lateralsten Anteile, welche sich im Bilde hinter dem entsprechenden Anteile der Scheidendammwunde verbergen, jedoch durch Einsetzen eines Scheidenspatels sichtbar gemacht werden können. Der Zeigefinger der linken Hand ist in den eröffneten Douglas eingeführt. Die fast horizontal gestellte Schere beginnt die Ausschneidung des linken Parametriums an dessen unterem und seitlichen Rande.

oder bei entzündlichen Adnextumoren, die im Douglas liegen, noch mehr aber bei Übergreifen des Carcinom auf das pararectale Bindegewebe kann dieser Eingriff ein schwieriger werden. Für das Verhalten in den Fällen der ersten Art bestehen allgemein gültige Grundsätze. Bei Carcinom muß dieses umgangen und vom Rectum lospräpariert werden. Unter Umständen müssen auch Teile der vorderen Rectalwand zur Resektion kommen. Der Defekt wird durch sofortige Naht in 2—3 Schichten geschlossen. Doch bildet das

Übergreifen des Carcinom auf das Rectum eine seltene Komplikation dieser Operation (siehe Abb. 3).

7. **Ausschneidung der Parametrien.** Durch die Abschiebung der Blase und ihrer Zipfel nach oben und die Eröffnung des Douglas liegt nun das Parametrium bei geeigneter Einstellung mit Spateln in seiner ganzen Ausdehnung vom unteren zum oberen Rande, von der Seitenkante des Uterus bis zur seitlichen Beckenwand frei und dem Auge zugänglich. Es erfolgt nun dessen Abtrennung soweit als möglich nach außen.

Zu diesem Zwecke führe ich behufs Durchtrennung des Parametrium der linken Seite den Zeigefinger der linken Hand in den Douglas mit nach links gekehrter Spitze ein, trenne mit der fast horizontal liegenden Schere die Verbindung des Parametrium mit dem Rectum an dieser Stelle, wobei gewöhnlich ein Ast der Arteria haemorrhoidalis media durchtrennt wird und versorgt werden muß, gehe dann bei zweckmäßig eingesetzten und stark angezogenen Spateln um den lateralen Anteil des Parametrium dicht an der Beckenwand herum, wobei die Schnittrichtung allmählich in die sagittale übergeht, wechsle den Ort der Spateln, indem ich nunmehr nochmals Blase und Ureter für das Auge freilege, und schneide nun das Parametrium bei schräger Richtung der Schere mit einigen Scherenschlägen auch am oberen Rande ab, wobei der Ureter keinen Augenblick aus dem Auge gelassen werden darf, da die Abtrennung dicht unterhalb des Ureter, und zwar des möglichst hochgehaltenen, nach oben abgelösten Ureter erfolgen muß. Zur Darstellung der am meisten lateral gelegenen Anteile des Parametrium fasse ich von unten her nicht selten das parametrane Gewebe mit einer starken Klemme, an der ich während der Durchtrennung des Parametrium an der seitlichen Beckenwand einen Zug ausüben lasse, um möglichst viel Parametrium mitzunehmen.

Die Durchtrennung des Parametrium erfolgt vollkommen aus freier Hand ohne Präventivligatur oder Abklemmung. So gelingt es viel weiter nach außen zu kommen als mit Ligatur oder Klemme, da in diesen und peripher von ihnen immer Gewebe zurückbleiben muß, das nicht immer mortifiziert. Hat man die Uterina vorher unterbunden, so vollzieht sich die Durchtrennung, abgesehen von der Blutung aus dem oben erwähnten Aste der Arteria haemorrhoidalis media und der größtenteils venösen Flächenblutung, fast blutleer. Gegen letztere wende ich sofort nach der Durchtrennung die Tamponade an, indem ich in die recht große Höhle an der seitlichen Beckenwand eine Gazekompresse einlege und dann sofort zur Excision des anderen Parametrium schreite, die in derselben Weise ausgeführt wird.

Es ist erstaunlich, wie beweglich scheinbar starre Parametrien während der Operation werden und wie man sich überzeugen kann, daß Parametrien, die scheinbar unmittelbar bis an die Beckenwand infiltriert erscheinen, schließlich doch noch dehnbares Gewebe zwischen sich und der Beckenwand frei lassen, in dem die Durchtrennung erfolgen kann. Ein direktes Übergreifen der carcinomatösen Erkrankung auf das Periost scheint nicht vorzukommen, gewiß nicht in Fällen, in denen man auch nur im entferntesten an eine Totalexstirpation denken kann.

8. **Versorgung der Ligamenta lata.** Ist bei Ablösung der Blase der vordere Douglas noch nicht eröffnet worden, so geschieht dies jetzt in bekannter Weise. Der Uterus hängt nun nur mehr an den breiten Mutterbändern. Deren Durchtrennung erfolgt entweder bei Uterus in situ nach Anlegung von 2—3 Ligaturen beiderseits oder

nach Stürzen des Uterus durch die vordere, seltener durch die hintere Scheidenbauchwunde.

Die Abtrennung des Ligamentum latum erfolgt bei Collumkrebs, von dem hier ausschließlich die Rede ist, zwischen Uteruskante und Ovarien. Letztere bleiben, wenn sie normal sind, zurück.

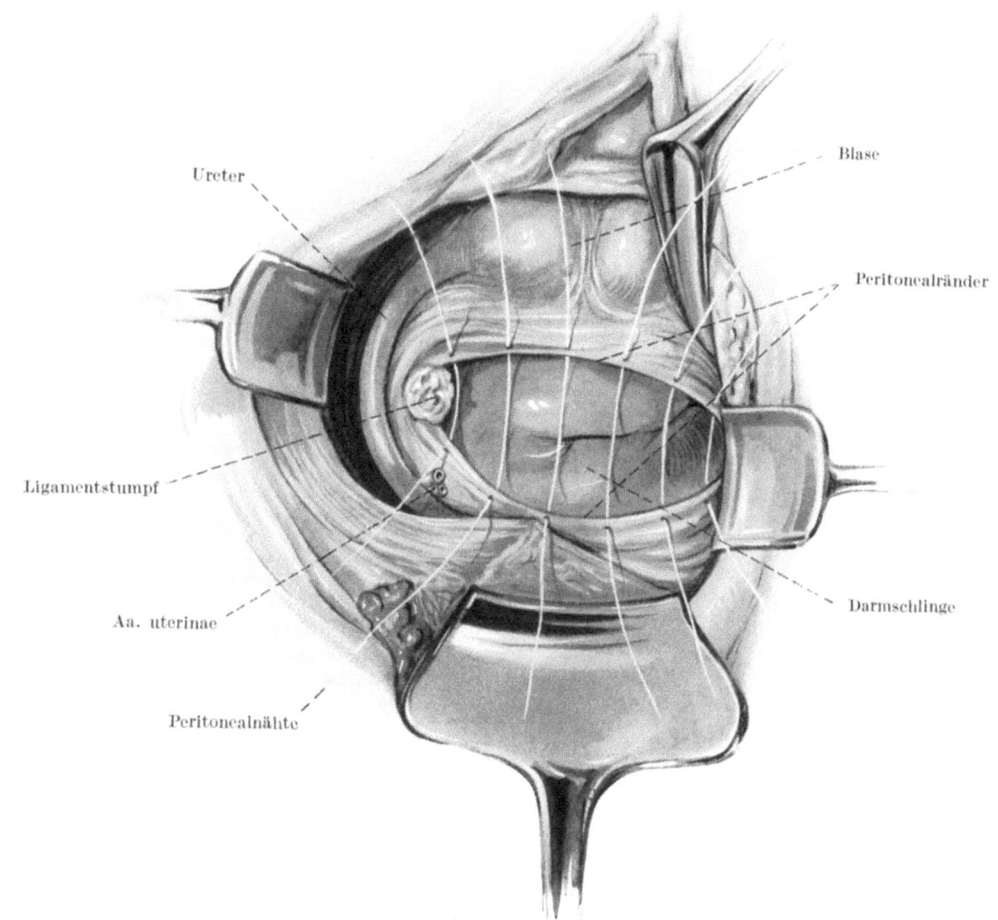

Abb. 4. Die Operation der erweiterten vaginalen Totalexstirpation ist bis zum 10. Akte vorgeschritten. An den Peritonealwundrändern liegen die Nähte. Im rechten Winkel derselben ist der Stumpf des rechten Lig. latum durch eine dicht daneben angelegte Naht fixiert. Nach außen von dieser Stelle verläuft der rechte Ureter in weitem Bogen von der hinteren Beckenwand zur Blase. An seinem medialen Rande hinten und hoch oben sieht man den Stumpf der Vasa uterina der rechten Seite.

Die Entfernung der Adnexe ist bei Carcinom des Collum nicht nötig. In den Tuben kommen Metastasen nicht vor, in den Ovarien nur bei Korpuscarcinom. Von diesem ist hier aber nicht die Rede. Im übrigen erschwert die Entfernung der Adnexe die Operation und verhindert den sicheren Anschluß des Peritoneum durch Herabziehen und extraperitoneale Lagerung der Ligamentstümpfe. Die extraperitoneale Lagerung der Stümpfe scheint mir wichtig im Interesse der Vermeidung der Infektion des Peritoneum.

9. Blutstillung. Ist der Uterus entfernt, so wird das ganze umfangreiche Operationsfeld nochmals einer genauen Revision unterzogen, wobei durch Spatel die seitlichen

Beckenbuchten zugänglich gemacht werden. Etwaige kleinere Gefäße werden noch versorgt. Die venöse Blutung steht bis dahin gewöhnlich.

10. **Schluß der Bauchhöhle.** Das Peritoneum der Blase wird mit dem Peritoneum des Douglas in ganzer Ausdehnung durch dichtgestellte Knopfnähte vereinigt, wobei die Stümpfe der Ligamenta lata an den langgelassenen Fäden herabgezogen, von

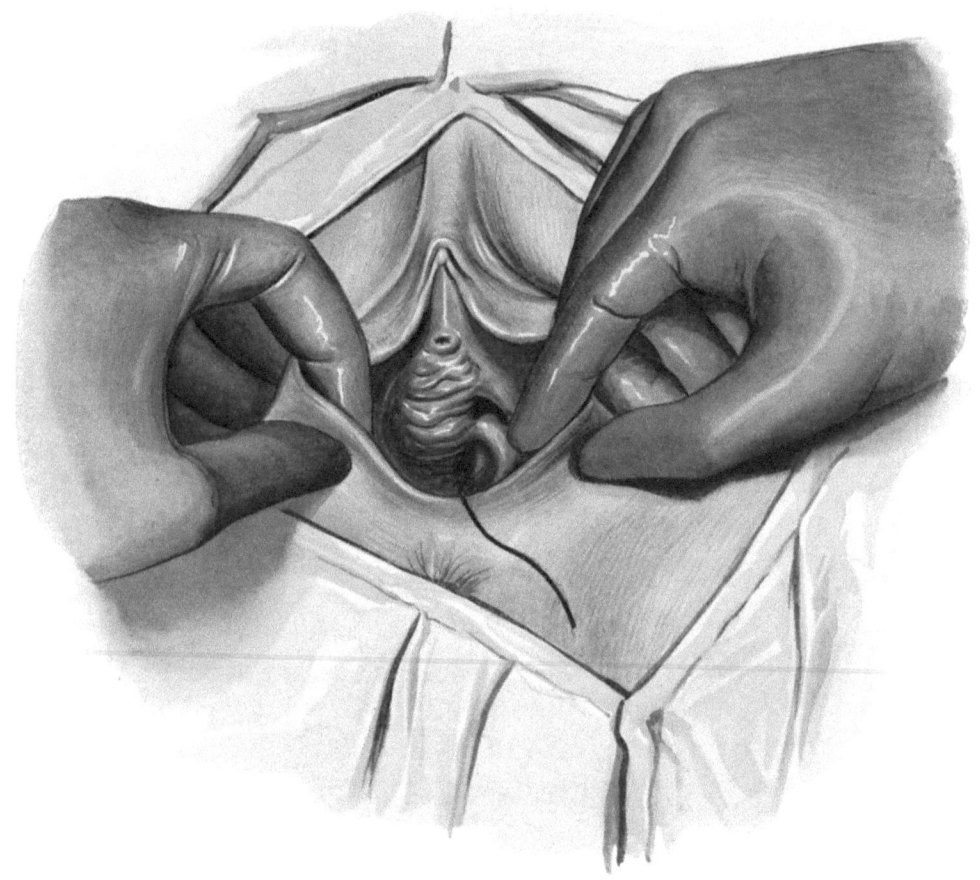

Abb. 5. Die Operation der erweiterten vaginalen Totalexstirpation ist vollendet. Die Peritonealnähte sind geknüpft. Man sieht im Bilde den im rechten Winkel der Peritonealwunde fixierten Stumpf des Lig. latum, die Schlinge des rechten Ureter und den Stumpf der Vasa uterina derselben Seite. Mit der noch ausständigen Vernähung der Scheidendammwunde wird die Operation abgeschlossen.

den Nähten an entsprechender Stelle nahe den Wundwinkeln mitgefaßt und auf diese Weise extraperitoneal gelagert werden. Bei der großen Ausdehnung der Peritonealwunde ist die genaue Vereinigung, besonders in den seitlichen Anteilen, mitunter schwierig, soll aber trotzdem mit größter Sorgfalt ausgeführt werden (siehe Abb. 4).

Dieser Akt der Operation ist der einzige, der im Laufe der Jahre gewisse Wandlungen durchgemacht hat.

In den ersten zwei Jahren stand ich unter dem Eindrucke, daß es am besten sei, bei jeder Totalexstirpation überhaupt zu drainieren. Ich hatte diese Überzeugung aus meinen Erfahrungen über vaginale Adnexoperationen geschöpft. Gerade bei der Carcinomoperation, bei der jedoch so große Zellgewebshöhlen zurückbleiben, bin ich von dieser Ansicht völlig zurückgekommen. Bei nicht völlig aseptischem Heilungsverlaufe jener Zellgewebswunden besteht die Gefahr des Ascendierens des Prozesses auf das Peritoneum. Eine Reihe von Todesfällen, in denen dieser Vorgang klar war, veranlaßte mich nunmehr, diese Zellgewebswunden auszuschalten, und zwar durch Nahtvereinigung der Peritoneal- mit den Scheidenwundrändern. Bei der Notwendigkeit der tiefen Abtragung der Scheide, die mir immer mehr und mehr klar wurde und die ich schließlich zum Prinzipe erhob, war auch diese Methode der Wundversorgung nicht haltbar.

Und nun ging ich zur dritten Art der Wundversorgung über, zur eingangs geschilderten, des vollständigen Abschlusses des Peritonealraumes, der Vernähung der Peritonealränder bei extraperitonealer Lagerung der Stümpfe (siehe Abb. 5).

Der supravaginale Zellgewebsraum wird mit Gaze locker ausgestopft und so drainiert.

11. Naht des Scheidendammschnittes. Den Abschluß der Operation bildet die Naht des Scheidendammschnittes, und zwar der vaginalen Ränder mit Catgut, der Hautwunde mit Seide. Dazu kommen versenkte, die durchtrennten Ränder des Levator ani, des Musculus pubo-coccygeus, des Musculus bulbo-cavernosus und des Musculus transversus perinei superficialis und deren Fascien vereinigende Catgutnähte.

Die Nachbehandlung wird nach denselben Grundsätzen geleitet wie nach jeder Köliotomie. Es wird also hier nur auf einige, unsere Operation speziell betreffende Eigentümlichkeiten zu verweisen sein. Zunächst soll Vorsorge getroffen werden, daß bei längerer Dauer der Operation, bei Bestand eines höhergradigen anämischen Zustandes schon vor derselben, bei stärkerem Blutverluste während der Operation bald nach Beendigung derselben eine subcutane Infusion von physiologischer Kochsalzlösung zur Anwendung kommen könne.

Die Gazestreifen in den Wundhöhlen, die nach der Operation zurückbleiben, werden im allgemeinen vom achten Tage an entfernt. Doch soll dies nicht plötzlich geschehen, denn die Scheidenwunde verkleinert sich nach Entfernung der Streifen oft sehr rasch, und es kann zur Sekretstauung kommen, wenn die Verkleinerung der darüber befindlichen Höhlen nicht gleichen Schritt gehalten. Deshalb lasse ich die Gazestreifen, von denen gewöhnlich einer in jeder der beiden Höhlen liegt, oft auch ein dritter in der Mitte zwischen Blase und Rectum, langsam entfernen, etwa 10 cm täglich von jedem der drei Streifen. So hat die Höhle Zeit sich zu schließen, und nach Entfernung der Streifen liegt am oberen Ende des Scheidenrestes nur mehr eine kleine granulierende Fläche, die sich rasch verkleinert und übernarbt. Eine Entfernung von Ligaturen ist bei dieser Operation nicht notwendig. Die Dammnähte werden am achten Tage entfernt."

Die Operationsmethoden von Schuchardt und Schauta, die den eigentlichen Ausgangspunkt der erweiterten vaginalen Operationstechnik darstellen, habe ich deshalb auch ganz ausführlich wiedergegeben. Ein weiterer Ausbau dieses vaginalen Weges ist dann von verschiedenen Operateuren versucht werden.

Rieck hat den Vorschlag gemacht, bei der vaginalen Uterusexstirpation des carcinomatösen Uterus den Eingriff möglichst extraperitoneal durchzuführen. Er war bei Metropathien und Myomen so vorgegangen, daß er nach dem Abschieben der Blase das Peritoneum eröffnete, den Uterus herauswälzte und nun mit fortlaufendem Catgutfaden das Blasenperitoneum tief auf die Rückseite der Cervix von einer Seite zur anderen herüber aufnähte. Bei den Carcinomoperationen verfuhr er im wesentlichen nach dem Verfahren von Schauta. Er sagt dann weiter: „Mein Verfahren unterscheidet sich von dem Schautaschen erst nach Unterbindung der Uterina beiderseits. Bis dahin verfahre ich so wie er, öffne dann aber nicht den Douglas, sondern nur vorne das Blasenperitoneum, ziehe Uterus samt Adnexen (die ich im Gegensatz zu Schauta stets mitnehme) wie bei der vorderen Kolpotomie durch den Schlitz weit vor die Vulva und nähe mit fortlaufenden Catgutfaden vom Lig. ovaric. pelvic. der einen Seite bis zum Lig. ovaric. pelvic. der anderen Seite bogenförmig nach hinten das Blasenperitoneum auf das Peritoneum der Ligamente und des Douglas möglichst weit nach dem Kreuzbein zu fest und dicht auf. Es liegen nun Uterus, Adnexe und Parametrien extraperitoneal und können jetzt dicht an der Nahtlinie entlang nach Unterbindung der Spermaticae einfach mit der Schere abgeschnitten werden, und zwar am besten von oben her, wie bei dem abdominalen Leibschnitt. Zum Schlusse überzeugt man sich noch einmal, ob irgendwo eine Lücke ist, schließt sie evtl., verengert dann durch Vernähung der Scheide die ganze Wunde, drainiert die seitlichen Beckenhöhlen leicht mit Vioformgaze und vernäht den Schuchardtschnitt ganz wie bei Schauta."

Noch einen Schritt weiter als Schuchardt und Schauta in der Freilegung des Operationsgebietes ging Staude. In Fällen, in denen die Beweglichkeit des Uterus „so gut wie Null war", reichte ihm die einseitige Schnittführung Schuchardts nicht aus. Erst die Hinzufügung eines zweiten Schnittes auf der anderen Seite schuf ihm eine derartige Aufklappung des Vaginalrohres, „daß nun, wenn mit der hinteren Scheidenwand der Mastdarm vollständig nach unten wegsank, die bisher nicht zugängliche Portio auf einmal in der Nähe des Beckenausganges erschien. Dann schuf die Unterminierung der Vagina bis hinter die Portio, wobei man in der Tiefe der Wunde die Parametrien schimmern sieht, nach Durchtrennung der unterminierten Partie die Aufklappung des Scheidengewölbes, die nach Durchschneidung des nun ziemlich schmalen Scheidenrestes vorn, mit nachfolgender Ablösung der Blase, und hinten mit Eröffnung des Douglas die breite Zugänglichkeit zu den Parametrien ermöglicht. Bei der Unterminierung des oberen Vaginaldrittels fühlt man mit dem hinter der Vagina arbeitenden Finger Infiltrationen der Parametrien, man kann sich ein Bild von den Chancen machen, welche die Operation in Beziehung auf ihren Dauererfolg hat, man fühlt die sich spannenden Ligg. sacro-uterina, deren Durchtrennung manchmal erst dem Uterus eine freiere Beweglichkeit gibt. Diagnostisch und technisch ist daher diese Unterminierung des oberen Vaginalteiles von erheblicher Bedeutung". „Ob das Carcinom mit dem Paquelin vorher kauterisiert werden kann, hängt ab von der Zugänglichkeit der Portio. Gelingt es, die Portio in das Speculum einzustellen, so wird dieselbe mit einigen Muzeuxschen Haken gefaßt, womöglich so, daß das kauterisierte Carcinom durch das Zusammenpressen der Lippen nach außen abgeschlossen wird; gelingt das nicht, so lasse ich den Uterus noch unberührt. Dann wird ein Schnitt erst links gemacht, wie bei Schuchardt, der die zwei Drittel der Vagina durchtrennt und durch die Haut nach unten etwas über den Anus hinübergeführt wird. Der Schnitt durchtrennt die ganze Tiefe der Gewebsschichten von der Vagina bis zum Rectum, wendet sich aber nicht, wie bei Schuchardt, hinter dem Rectum herum zur Mittellinie. Dann gehe ich mit zwei Fingern hinter den oberen Rest des Vaginalrohres und unterminiere von der Blasengegend bis in die Nähe des Rectum und nach oben hin bis hinter die Portio das obere Vaginaldrittel, welches dann mit der Schere durchtrennt wird. Die Blutung ist vielfach recht erheblich. Derselbe Schnitt wird dann auf der anderen Seite gemacht. Wenn man jetzt ein Speculum einsetzt, so sinkt die hintere Vaginalwand mit dem Rectum nach unten, die Portio wird faßbar und wird, soweit es ihre Herabziehbarkeit gestattet, herabgezogen. Zwischen den beiden Scheidenwunden bleibt eine nicht sehr breite hintere und vordere Brücke von Scheidenwand, die durchtrennt wird, um vorn die Blase abzulösen, und das vordere Peritoneum und hinten den Douglas zu eröffnen. Daß vorn die Scheide sehr gut abgelöst und in die Höhe geschoben werden muß, habe ich oben schon erwähnt. Damit klafft die Vagina weit auseinander, die Parametrien liegen ausgedehnt vor und werden so entfernt von der Portio, als es angeht, durchtrennt. Zur Unterbindung der Ligamente benutze ich Seidenligaturen. Der Uterus wird, wenn möglich, in situ entfernt, nötigenfalls, wenn es bequemer sein sollte, durch den vorderen Peritonealschlitz hervorgezogen, und dann wird der obere Teil des Ligaments von oben nach unten unterbunden. Ist es leicht, so können die Ovarien und die Tuben und kann von dem Ligament möglichst viel mitentfernt werden. Nach der Exstirpation werden die Ligamentstümpfe in die Wundwinkel hineingezogen und wird das Peritoneum vernäht. Die Bauchhöhle wird von mir prinzipiell verschlossen. Ich habe dies von Anfang an getan, auch schon, als ich nach der alten Methode operierte. Unter den nach der erweiterten Methode von mir operierten 51 Fällen habe ich nur einmal eine Klemme liegen lassen, die mich aber am Schlusse der Bauchhöhle nicht hinderte, und nur in einem zweiten Mal mußte ich in einem ganz desolaten Fall, der kurz post operationem ad exitum kam, mehrere Klemmen zur Stillung einer erheblichen Blutung liegen lassen, und habe in diesem Fall, bei dem es gar nicht mehr darauf ankam, ob man die Bauchhöhle schloß oder nicht, einen Tampon eingelegt. Die Vereinigung der Scheidenschnitte, teils mit Catgut, teils mit Seide, bildet den Schluß der Operation. 6—8 Wochen post operationem haben die Ligaturfäden durchgeschnitten und folgten meist einem leichten Zug. Da, wo die Tuben eingenäht sind, bilden sich gern kleine Granulationen, die ich mit dem Ferrum candens abbrenne, worauf eine glatte Heilung der Scheidenwunde entsteht."

In jüngster Zeit sind dann noch zwei Methoden angegeben worden, die die Leistungsfähigkeit des vaginalen Verfahrens vergrößern sollen, nämlich das von Peham-Amreich und das von Stoeckel. Es ist ein gütiges Geschick, daß es dem leider viel zu früh verstorbenen Meister der vaginalen Operationstechnik Peham wenigstens noch vergönnt war, der Mit- und Nachwelt die Kunst seines Operierens in einer so ausgezeichneten Darstellung zu hinterlassen, wie sie in der eben erschienenen gynäkologischen Operationslehre von Peham und Amreich niedergelegt ist.

Peham und Amreich heben für ihre Operationsmethode des Uteruscarcinoms die Notwendigkeit gründlicher Darmentleerung, besonders auch des Rectums, ausdrücklich hervor, da sonst die Darstellung der Rectumpfeiler sehr erschwert ist und bei gefülltem Darm bei der Abtragung der Rectumpfeiler Verletzungen des Mastdarmes entstehen könnten. Vor Beginn der Carcinomoperation wird von diesen Autoren das Carcinom mit besonderer Sorgfalt und Gründlichkeit excochleiert und die Excochleationswunde wird mit dem Kugelbrenner verschorft. Dadurch glauben sie einen gewissen Schutz gegen die Infektion der Wundhöhle und die Inokulation von Carcinom in die Operationswunden zu erhalten und sich die Operation zu erleichtern.

Während Schauta seine Operationsmethode mit der Bildung der Scheidenmanschette beginnt und dann erst, nachdem er durch den Verschluß dieser Manschette die Infektionsmöglichkeit des Scheidendammschnittes verhindert haben will, diesen Schnitt anlegt, ist bei Peham und Amreich die Scheidendammincision der erste Akt der Operation. Die Abbildung 6 zeigt die Art des Anlegens dieses Schnittes. Der Schnitt liegt an der

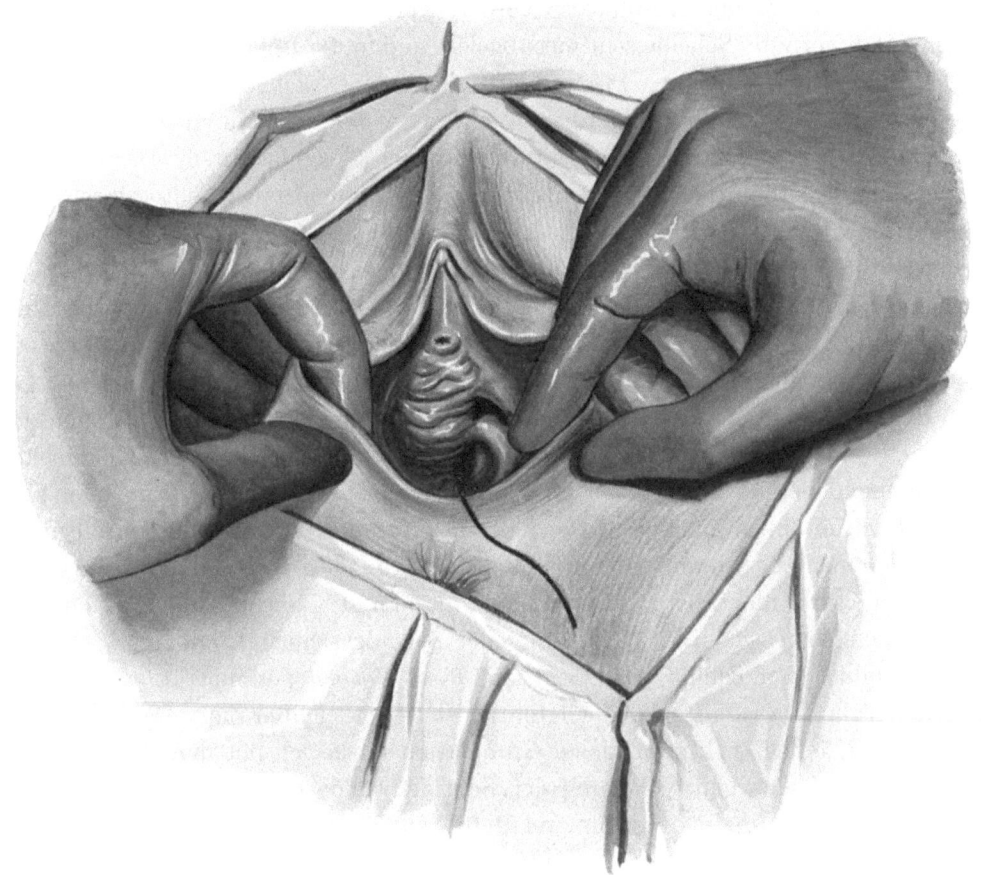

Abb. 6. Vaginale Carcinomoperation. Die hintere Umrandung der Vulva ist von der linken Hand des Operateurs und der rechten Hand des 2. Assistenten mit Zeigefinger und Daumen zur Anlegung des Schuchardtschnittes angehoben. Die Linie, in welcher die Scheidendammlevatorincision die Haut des Dammes zu durchtrennen hat, ist durch den schwarzen Strich markiert [1].

hinteren Commissur dicht neben der Mittellinie. Sein oberes Ende in der Scheide liegt dort, wo die Manschettenbildung erfolgt ist. Das ist entweder in der Mitte oder an der Grenze des mittleren und unteren Drittels des Scheidenrohres. Das untere bzw. hintere Ende liegt zwischen Tuber ischii und der hinteren Umrandung des Anus. In 2—3 cm Entfernung wird der Schnitt so um den Anus links herumgeführt. Um genügend freies Operationsfeld zu erhalten, muß dabei der Schenkel des Levator ani parallel zum Rectum mit eingeschnitten werden. Dann erst ist das Operationsfeld genügend zugängig (siehe Abb. 7).

---

[1] Die Abbildungen 6—16 sind entnommen aus Peham und Amreich, Gynäkologische Operationen. Berlin: S. Karger 1930.

Peham und Amreich machen diesen Scheidendammschnitt stets links, halten seine doppelseitige Anlegung für unnötig und würden ihn für die rechte Seite nur da empfehlen, wo das rechte Parametrium besonders infiltriert ist. Dieser Schnitt soll immer, auch wenn

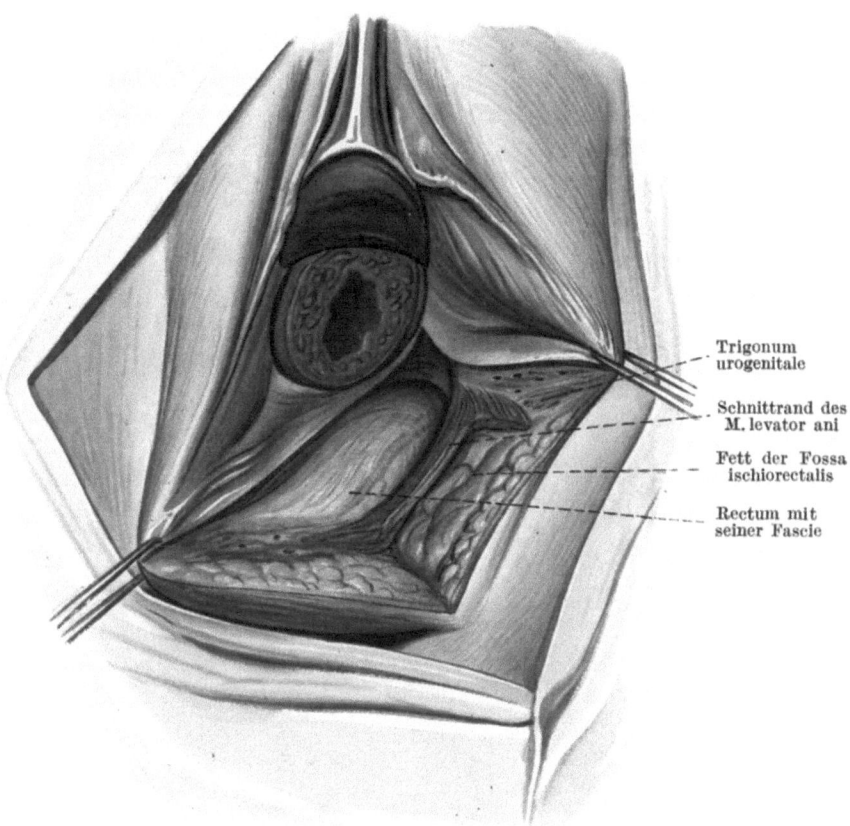

Abb. 7. Vaginale Carcinomoperation. Der Schuchardtschnitt ist angelegt. Durch einen vorderen Spatel ist die vordere Vaginalwand symphysenwärts gehoben. Durch zwei Kugelzangen, die rechts und links vom Schuchardtschnitt an die hintere Umrandung der Vulva angesetzt sind, ist der Scheidendammlevatorschnitt entfaltet. Durch den Druck des vorderen Spatels und Zug an den beiden Kugelzangen ist die Vagina in ihrer ganzen Ausdehnung bis hinauf zur Portio mit dem excochleierten Carcinomkrater zur Ansicht gebracht. Im Wundbereich des Schuchardtschnittes liegt oberhalb des M. levator ani das mit seiner Fascie bedeckte Rectum. Unterhalb des Levators befindet sich das Fett der Fossa ischiorectalis, das sich durch seine grobe Lappung von den kleinen Ballen des subcutanen Fettes unterscheidet.

Die Wunde im Levator zeigt S-Form. Diese Form der Levatorwunde bedarf einer näheren Erklärung. Die platten Muskelbündel des Musculus levator ani liegen wie die Bretter einer Diele Kante an Kante aneinander. Wird der Levator vom freien Rand her angeschnitten, dann retrahieren sich die durchtrennten Muskelbündel. Die Stümpfe des durch das innerste Ende des Schnittes getroffenen, also des letzten durchtrennten Muskelbündels können nur dadurch auseinanderweichen, daß sich diese Muskelbündelhälften mit ihrer Kante gegenüber dem benachbarten Rande des ersten intakten Muskelbündels in der Richtung ihrer Retraktionstendenz und in der Breite der Wunddehiscenz verschieben und das sie verbindende Perimysium hierbei in der Ausdehnung der Wundbreite zerreißt. Die Wundfigur bei der Incision des Levators von seinem freien Rande her ähnelt dadurch dem Aussehen eines Parenthesezeichens der deutschen Druckschrift. Der hintere Parallelschenkel des Schnittes bleibt mit der medialen, der vordere Schenkel mit der lateralen Wundlefze des Schuchardtschnittes in Zusammenhang. Die beiden Parallelschenkel werden durch das Spreizen des Schuchardtschnittes um 180° gegeneinander verdreht, wodurch die oben erwähnte S-Form der Levatorwunde entsteht.

man sonst für die übrige Operation Narkose verwendet, in Infiltrationsanästhesie ausgeführt werden, weil infolge des dem Anaestheticum beigegebenen Adrenalins das Wundgebiet stark anämisiert wird und fast keine Umstechungen gemacht zu werden brauchen.

Der Schutz dieses ganzen Wundbettes während der Operation selbst wird dadurch angestrebt, daß man mit dem hinteren Haltespatel eine Gazekompresse auf das Wundgebiet aufdrückt. Nun erst folgt die Circumcision der Scheide. Hierbei muß man darauf achten,

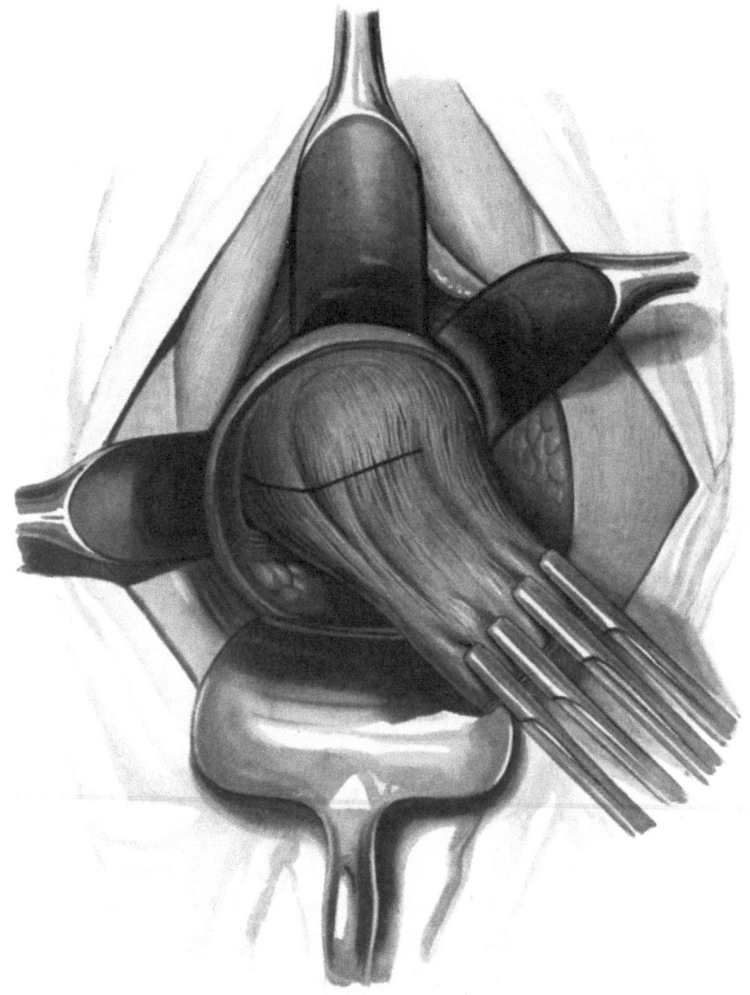

Abb. 8. Vaginale Carcinomoperation. Die Vagina ist durch 4 Spatel entfaltet. Die Scheidencircumcision ist vollendet, die Manschette gebildet und über dem Carcinomkrater mit Mäusezahnzangen geschlossen. Der Uterus ist an den Zangen nach links abwärts sakral gezogen. Es sind durch die Manschettenbildung das Spatium vesicovaginale und die Spatia paravesicalia aufgeklappt. Die Vorderwand des Spatium vesicovaginale ist durch den freigelegten Blasenboden dargestellt, die Hinterwand durch die nach hinten umgeschlagene vordere Vaginalwand, nach oben ist das Spatium vesicovaginale durch das Septum supravaginale gegen das Spatium vesicocervicovaginale abgeschlossen; die seitlichen Grenzwände, die ascendierenden Blasenpfeiler, sind vom Blasenboden abgerissen. Durch den starken Zug an den Mäusezahnzangen ist nicht nur das Genitale, sondern auch die untere Blasenhemisphäre so weit durch die obere Öffnung des vulvaren Scheidenstumpfes nach abwärts gezogen, daß die untere Halbkugel der Blase auch von der rechten Seite her etwas zur Ansicht gelangt. Von der Seitenwand der Blase zieht zur Kante der Cervix bzw. zu dem an der Kante der Cervix liegenden frontalen Bindegewebsgrundstock das Lig. vesicouterinum, der sagittale Blasenpfeiler, der den Ureter enthält. Der mediale Schenkel der Winkellinie markiert die Stelle, wo das Septum supravaginale von der Vorderwand der Cervix abgetrennt, der laterale Schenkel bezeichnet den Ort, wo der Blasenpfeiler vom Blasenboden abgeschnitten werden soll, um möglichst viel vorderes Parametrium zu gewinnen und den Ureter sicher aufzufinden. Lateral vom rechten Lig. vesicouterinum ist ein sagittaler Spalt gelegen, der in das rechte Spatium paravesicale führt. Dieser Spalt wird sacralwärts von einem transversalen Gewebszug begrenzt, der von der Seite gegen die Mitte zu zieht, um sich an die rechte Kante der Vagina nahe ihrer hinteren Wand anzusetzen. Dieser transversale Gewebsstrang ist der horizontale Bindegewebsgrundstock. Sacralwärts vom horizontalen Bindegewebsgrundstock ist infolge der starken Linksverziehung der Scheidenmanschette noch Fett der Rectalvorderwand zu sehen.

daß auch die Fascia vaginalis und der seitliche Bindegewebsgrundstock mit durchtrennt werden. Erst dadurch gelangt man in die richtigen Gewebsschichten, die ein müheloses Weiterarbeiten gestatten, vorne in das Spatium vesicovaginale, hinten in das Spatium rectovaginale und seitlich in die obere Levatorplatte des paravesicalen und pararectalen

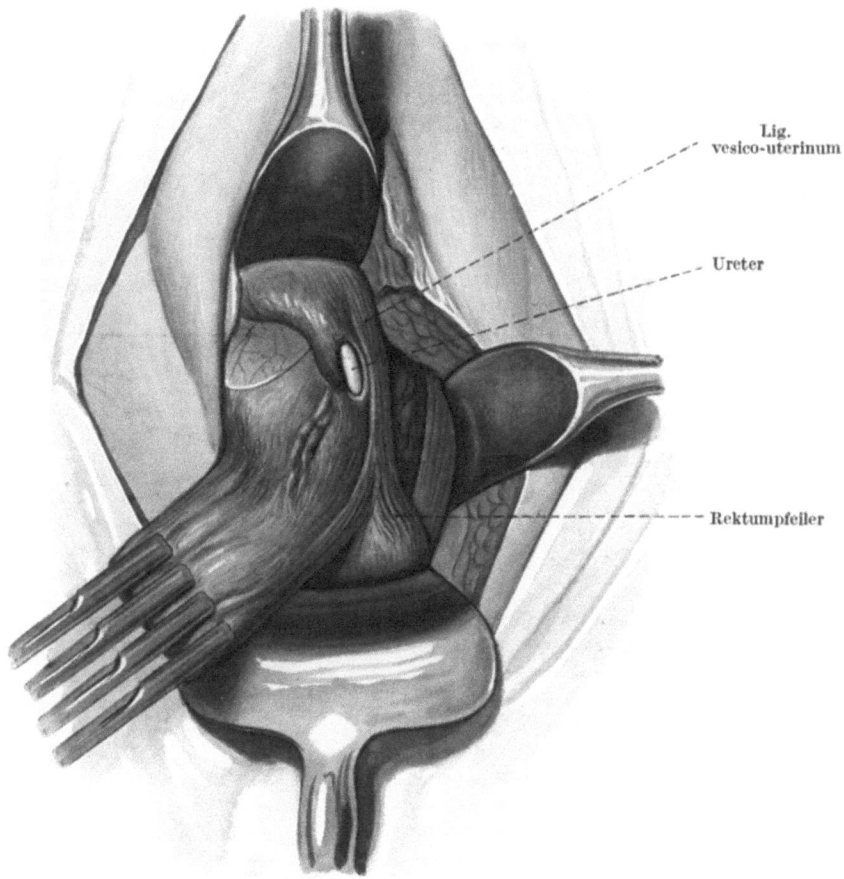

Abb. 9. Vaginale Carcinomoperation. Die Blase ist durch einen vorderen Spatel symphysenwärts angehoben und bis über die vordere Peritonealplika nach oben zurückgeschoben; ein linker Seitenspatel drängt den linken Levator seitlich ab und öffnet die vereinigten Etagen, deren mediale Wand dadurch ebenfalls zur Ansicht kommt. Das Genitale ist an den Mäusezahnzangen stark nach unten hinten rechts gezogen. Das linke Lig. vesicouterinum ist entsprechend der auf der Abb. 8 markierten Linie eingeschnitten. Dadurch ist der Bindegewebskanal, den der Ureter als Weg durch das Lig. Mackenrodt und Lig. vesicouterinum benutzt, vorn an seinem vesicalen Ende eröffnet, ein Stück des Ureters freigelegt worden. Der Ureter verläuft in den medialen Schichten des Lig. vesicouterinum. Die ziemlich dicke Gewebsschichte medial vom Ureter kann daher nicht mehr Gewebe des Lig. vesicouterinum sein. Dieses Gewebe ist ein Blasenzipfel, der sich an die Cervixkante und den medialsten Teil des Lig. Mackenrodt anlagert. Es muß vorsichtig abpräpariert werden, um einerseits eine Schädigung der Blase, andererseits eine Verletzung der Arteria uterina, die hinter dem Blasenzipfel liegt, zu vermeiden. Medial vom linken Blasenzipfel ist der uterine Gefäßstrang sichtbar.

Raumes. Ist die Scheidenmanschette gebildet, so wird sie mit Zangen zugeklemmt, und während an diesen Zangen abwärts gezogen wird, erfolgt die Ablösung der Blase von der Cervix (siehe Abb. 8). Dadurch wird auch das verhältnismäßig kräftige Lig. vesicouterinum freigelegt, in dessen medialen Anteil der Ureter verläuft. Sobald man den lateralen Anteil des Lig. vesicouterinum durchtrennt hat, muß man mit äußerster Vorsicht weiter palpieren, um den Ureter bei seiner Freilegung an dieser Stelle nicht zu verletzen (siehe Abb. 9). Hat man ihn an seiner lateralen Fläche vorsichtig freigelegt, so kann man ihn nun, da er in einem lockeren Bindegewebe wie in einem Kanal verläuft, das ihm seine Bewegungsfreiheit garantiert, leicht von der lateralen Wand des sog. Ureterkanals isolieren, diesen ohne Gefährdung des Harnleiters durchtrennen und damit den Ureter in seinem bogenförmigen

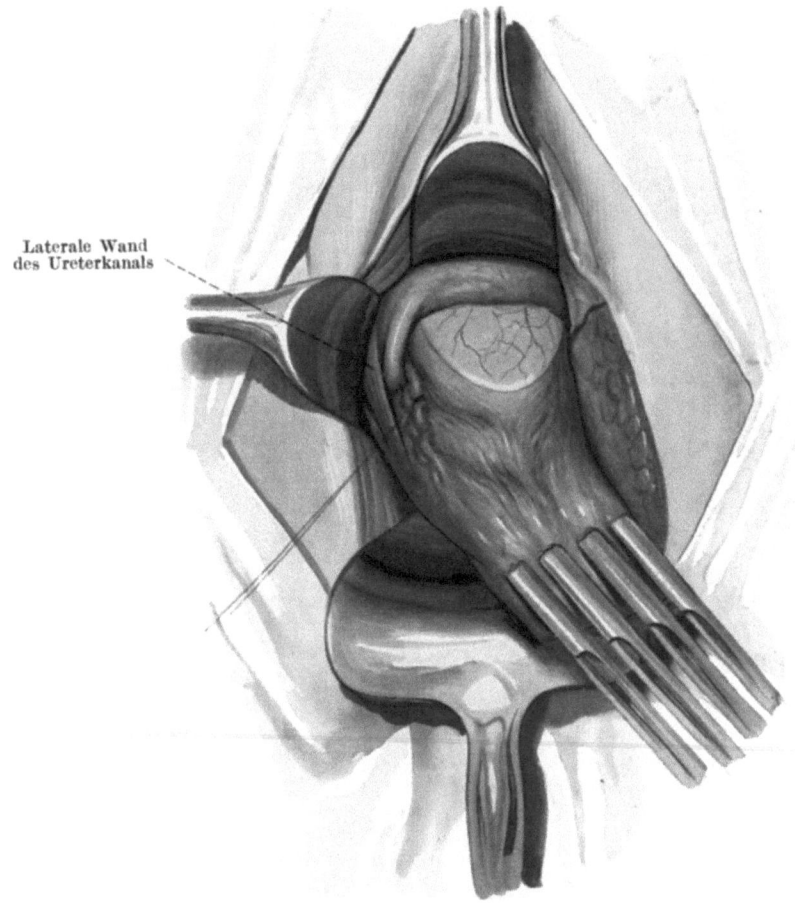

Abb. 10. Vaginale Carcinomoperation. Die Blase ist durch einen vorderen Spatel symphysenwärts bis über die vordere Peritonealplika angehoben. Ein rechter Seitenspatel hält den rechten Levator zur Seite. Das Genitale ist durch die Zangen nach hinten links gezogen. Der rechte Ureter ist aus dem am meisten symphysenwärts gelegenen Teil des rechten Lig. vesicouterinum herauspräpariert. Mit dem Finger ist seine laterale Wand nach hinten zu vom Ureterkanal abgelöst werden. Die laterale Wand des vorderen Teiles des Ureterkanales wird von den Gewebslagen des Lig. vesicouterinum gebildet, die den Ureter im vordersten Verlaufsstück von der Seite her noch zudecken. Der Blasenzipfel medial vom Ureter ist von der Cervix, dem medialen Teil des Lig. Mackenrodt und von der Vorderfläche der Arteria uterina abgelöst. Der uterine Gefäßstrang ist medial vom Ureter unterbunden.

Verlauf um die Uterusgefäße freilegen (siehe Abb. 10). Hat man dann den Ureter auch median aus seinem Kanal ausgelöst, den Ureter von den Uteringefäßen freigemacht und den beim Ablösen der Blase vom parametranen Gewebe sichtbaren Stamm der Uterina unterbunden, so kann man nun auch noch den Rest des medianen Anteils des Lig. vesico uterinum, in dem der Ureter verlief, durchtrennen und jetzt den Harnleiter leicht nach oben hin abschieben und aus dem Operationsfeld bringen. Damit ist, wenn alles das auch an der anderen Seite geschehen ist, die Arbeit an der Vorderwand des Uterus vorerst beendet. Die angehakte Scheidenmanschette wird nun stark symphysenwärts gezogen. Die Rectumpfeiler werden zunächst abgelöst. Dieses anatomisch nicht ganz leichte Vorgehen schildern Peham und Amreich folgendermaßen: „Bevor noch die Plica Douglasi eröffnet ist, sucht man nun, in analoger Weise wie die descendierenden Rectumpfeiler, auch deren Fortsetzung nach oben hin, die intermediären und sagittalen Rectumpfeiler, von der Beckenwand mit dem Finger stumpf abzulösen. Der Finger muß hierbei um den Winkel, den der horizontale Bindegewebsgrundstock mit dem Ligamentum Mackenrodt bildet, herumgeführt werden. In diesem Zusammenhange muß nochmals ausdrücklich darauf hingewiesen werden, daß sich der frontale Bindegewebsgrundstock, i. e. das Ligamentum Mackenrodt, im Bereiche des Foramen ischiadicum majus mit der Beckenwand dadurch fest verbindet, daß die von ihm geleiteten Gefäße von Blase, Vagina und Uterus im Bezirke des Foramen ischiadicum majus in die großen Beckenwandgefäße einmünden. Der Finger, der um den Knick des Bindegewebsgrundstockes herumgeführt werden soll, muß sich daher immer oberhalb der Spina ischiadica befinden und wird, dem Verlaufe des Lig. sacro-spinosum entsprechend, von vorne lateral unten nach hinten medial oben vorgeschoben, bis die Fingerspitze den vierten Kreuzwirbel berührt. Erst dann darf die Fingerspitze sich wieder nach aufwärts wenden und kann durch Druck nach vorwärts einwärts das Bindegewebe des Rectumpfeilers von der Vorderfläche des Kreuzbeines und der hinteren Hälfte des Musculus piriformis abdrängen. Befindet sich der Finger zu hoch über der Spina, so gelangt er beim Vordringen nach hinten an die Platte des Ligamentum Mackenrodt und stößt daselbst auf Widerstand. Nur knapp über der Spina, auf dem durch die anatomischen Verhältnisse vorgeschriebenen Weg gelingt es leicht, um den Knick des Bindegewebsgrundstockes herumzukommen. Verspürt der vordrängende Finger auf seinem Wege nach rückwärts irgendwo einen Strang, so darf dieser nicht durchrissen werden, sondern er muß entweder mit dem Finger umgangen werden oder man gibt zunächst ein weiteres Vordringen sakralwärts auf; denn der gefühlte Strang ist sicher eine Genitalvene, die, vom Beckenbindegewebe herkommend, in eine der Beckenwandvenen einmündet.

Noch auf eine zweite anatomische Tatsache muß in diesem Zusammenhange hingewiesen werden. Der sagittale Rectumpfeiler legt sich der Hinterfläche des frontalen Bindegewebsgrundstocks an und ist mit dessen medialem Abschnitt untrennbar verbunden. Er kann nur von der Seitenwand des Beckens, das ist hier die Vorderfläche der Kreuzbeinflügel und der hintere Abschnitt des Musculus piriformis, und dem lateralen Ende des Ligamentum Mackenrodt stumpf abgelöst werden. Versucht man eine weiter nach vorne gehende Trennung bis in den medialen Teil des Ligamentum Mackenrodt, dann kann das Ligamentum Mackenrodt von der Beckenwand losgerissen werden, und eine foudroyante Blutung ist die Folge.

Ist der sagittale Rectumpfeiler von der Beckenwand losgelöst, dann wird zur Eröffnung der Douglasplica geschritten."

Nun erst wird die Plica Douglasi eröffnet. Abb. 11 zeigt das Situationsbild. Peham und Amreich empfehlen nun das Peritoneum der Rectumpfeiler zunächst so weit kranialwärts zu durchschneiden, als man die Rectumpfeiler selbst zu exstirpieren gedenkt, weil sich dadurch der Mastdarm besser abschieben läßt, und nun erst die Pfeiler selbst zu durchtrennen. Die weitere Technik ist dann folgende: „Der erste Assistent geht mit dem vorderen Spatel in den Douglas ein und hebt den Uterus stark symphysenwärts, während sein von der rechten Hand gehaltener rechter Seitenspatel zwischen

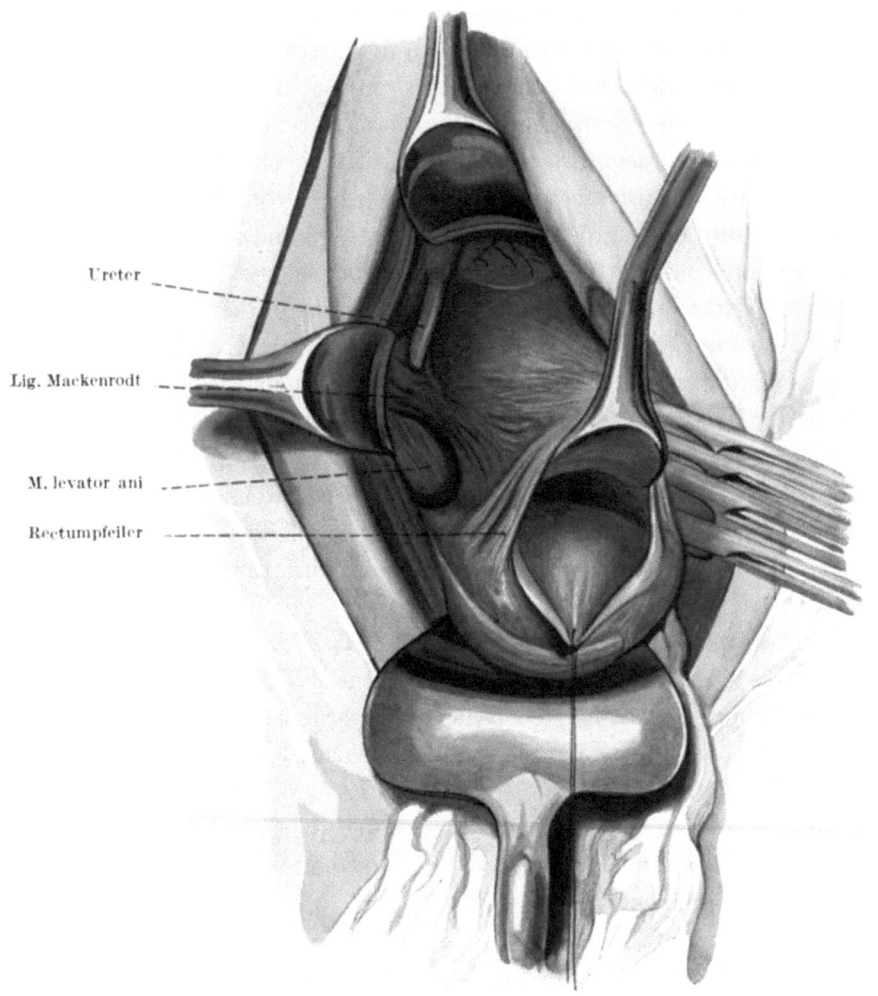

Abb. 11. Vaginale Carcinomoperation. Resultat der bisherigen Präparation. Die Blase und die vordere Vaginalwand sind durch einen vorderen Spatel symphysenwärts emporgehalten, ein Seitenspatel drängt die rechte Vaginalwand und den rechten Levator zur Seite, ein hinterer Vaginalspalt zieht die hintere Wand des caudalen Scheidenstumpfes sacralwärts, das Genitale ist an der Scheidenmanschette stark nach links caudal- und sacralwärts gezogen, durch die Incision im Douglas ist ein vorderer Spatel eingeführt, der die Cervix wirksam symphysenwärts hebt. Auf der Vorderfläche des Uteruskörpers liegt die zungenförmige weißliche Plica vesicouterina. Ein Teil des Blasenbodens quillt rechts vom vorderen Vaginalspatel vor. Von diesem Blasenzipfel ist der rechte Ureter nach rückwärts bis über die Kante des rechten Lig. Mackenrodt zu verfolgen. Caudal von diesem Band zieht parallel zur Scheide an ihrer rechten Kante der vom Levator abgelöste horizontale Bindegewebsgrundstock. Zwischen Uterus und Beckenwand (Levator) liegt der vereinte Spalt des Spatium paravesicale und des caudalen Spatium pararectale (vereinte Etagen). Ganz in der Tiefe desselben zieht das Lig. Mackenrodt von der Cervix nach hinten aufwärts, über den Musculus levator ani zum Foramen ischiadicum majus. Die rectale Wundlefze der Douglasincision ist mit einem Haltefaden versehen. Durch den in den Douglas eingeführten Spatel ist der peritoneumbedeckte Abschnitt des Rectumpfeilers, vor allem der intermediäre Abschnitt desselben deutlich gemacht.

Levator und rechten Rectumpfeiler eingeführt wird und die Weichteile nach der rechten Seite abdrängt. Der zweite Assistent drückt mit einem Seitenspatel die Weichteile links vom linken Rectumpfeiler nach außen und drängt das Rectum mit dem hinteren Speculum sakralwärts. Der Operateur unterstützt dieses durch einen entsprechenden Druck, den er mit einem Stieltupfer auf die Vorderwand des Mastdarms ausübt. Die auf diese

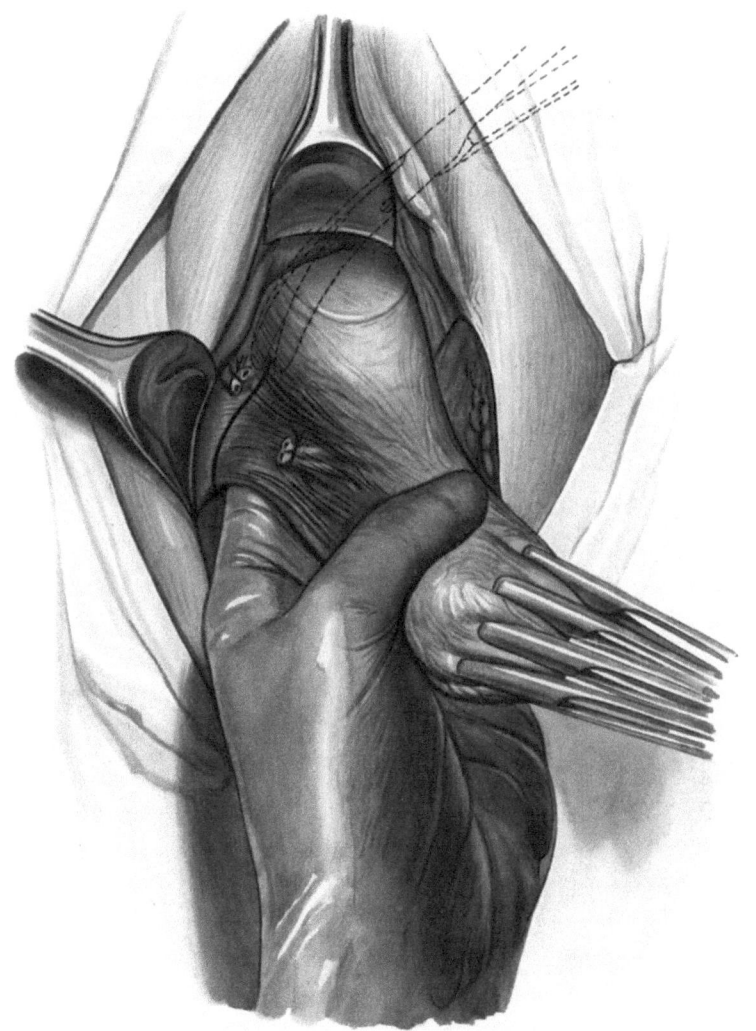

Abb. 12. Vaginale Carcinomoperation. Abtrennung des rechten Lig. Mackenrodt von der Beckenwand und des rechten sagittalen Rectumpfeilers im Bereich des mittleren Drittels seiner oberen Grenze. Das Genitale ist an den Mäusezahnzangen stark nach links caudal- und sacralwärts gezogen. Ein vorderer Spatel hebt den Blasenboden an, so daß die Plica vesicouterina sichtbar wird. Ein seitlicher Spatel stellt den Ansatz des rechten Lig. Mackenrodt an die Beckenwand ein. An der rechten Uteruskante ist der doppelt ligierte und durchgeschnittene Gefäßstrang sichtbar. Die vier Finger der linken Hand des Operateurs liegen an der Hinterfläche des Lig. Mackenrodt bzw. an dem hier angelagerten, sagittalen Rectumpfeiler, hebeln den Uterus von der rechten Beckenwand ab und spannen das Lig. Mackenrodt. Das rechte Lig. Mackenrodt wird in kraniocaudaler Richtung durchtrennt. Der Beginn des Schnittes liegt zwischen den beiden Stümpfen des durchtrennten uterinen Gefäßstranges. Hier wird entsprechend der kranialen Kante des Lig. Mackenrodt der sagittale Rectumpfeiler mit der einen Scherenbranche durchstoßen, und es werden mit einem einzigen Schnitte das Lig. Mackenrodt von der Beckenwand, zugleich der sagittale Rectumpfeiler im mittleren Drittel seiner oberen Grenze von Peritoneum der hinteren Beckenhälfte in der durch die schwarze Linie markierten Richtung abgetrennt.

Weise stark gespannten Rectumpfeiler werden nun knapp am Rectum bis über das Ligamentum sacrouterinum sensu strictiori hinauf vom Mastdarm abgeschnitten. Es darf der Rectumpfeiler aber ja nicht schon jetzt im Bereiche seiner ganzen oberen Grenzlinie, das heißt vom Rectum bis zum Ligamentum infundibulopelvicum hin, abgetrennt werden, weil man den Ureter, der hinter dem Ligamentum infundibulopelvicum über

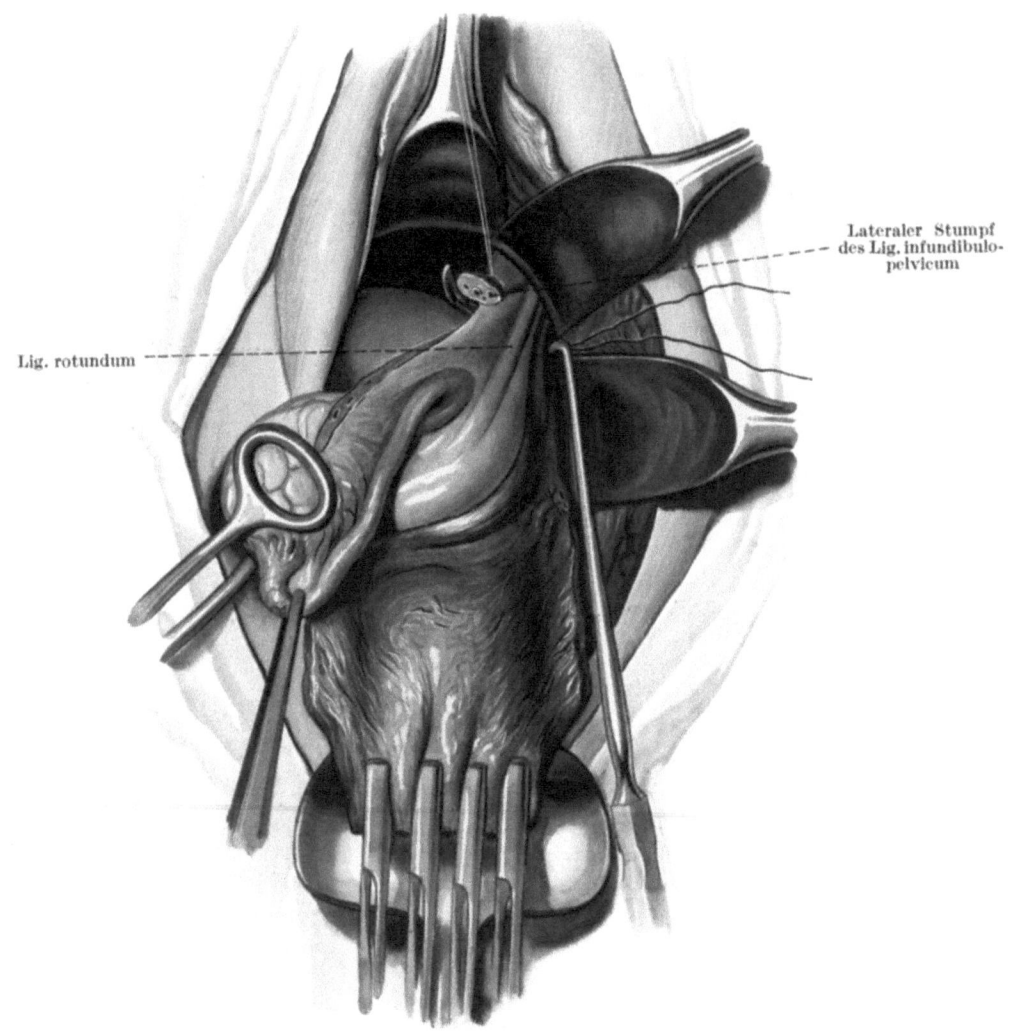

Abb. 13. Vaginale Carcinomoperation. Ein vorderer Spatel hebt die Blase symphysenwärts an. Zwei linke Seitenspatel drängen die Weichteile nach links ab und stellen den Verlauf des linken Lig. rotundum und das angrenzende intraligamentäre Bindegewebe ein. Die Mäusezahnzangen hängen frei über den hinteren Spatel sacralwärts. Vom Fundus uteri ist die Kugelzange wieder entfernt, der Fundus reponiert. Die linken Adnexe sind mittels Ovarialklemme und Péan nach rechts unten sakralwärts gezogen. Das linke Lig. infundibulopelvicum ist bereits unterbunden und uteruswärts von der Ligatur durchschnitten. Der Ligaturfaden ist lang gelassen. Das linke Lig. rotundum und angrenzende Lig. latum werden mit der Deschampnadel umstochen. Nach Durchschneidung des Lig. rotundum uteruswärts von der Ligatur ist nur mehr der sagittale Rectumpfeiler im lateralen Drittel seiner oberen Grenze vom Beckenperitoneum loszuschneiden, dann ist die linke Hälfte des Uterus vollkommen aus ihren Verbindungen gelöst, und das Parametrium und die Adnexe sind linkerseits exstirpiert.

die Linea terminalis ins Becken herabzieht, hierbei unfehlbar durchschneiden würde. Man muß sich vielmehr in diesem Akt der Operation damit begnügen, die sagittalen Rectumpfeiler nur im Bereiche des inneren Drittels ihrer oberen Grenze abzusetzen bis zur Stelle, wo sich die Grenzlinie dem hinteren Umfange des Ligamentum Mackenrodt anzuschließen beginnt. Im Bereiche der beiden lateralen Drittel ihrer oberen Begrenzung werden sie erst in einem späteren Akt der Operation losgetrennt."

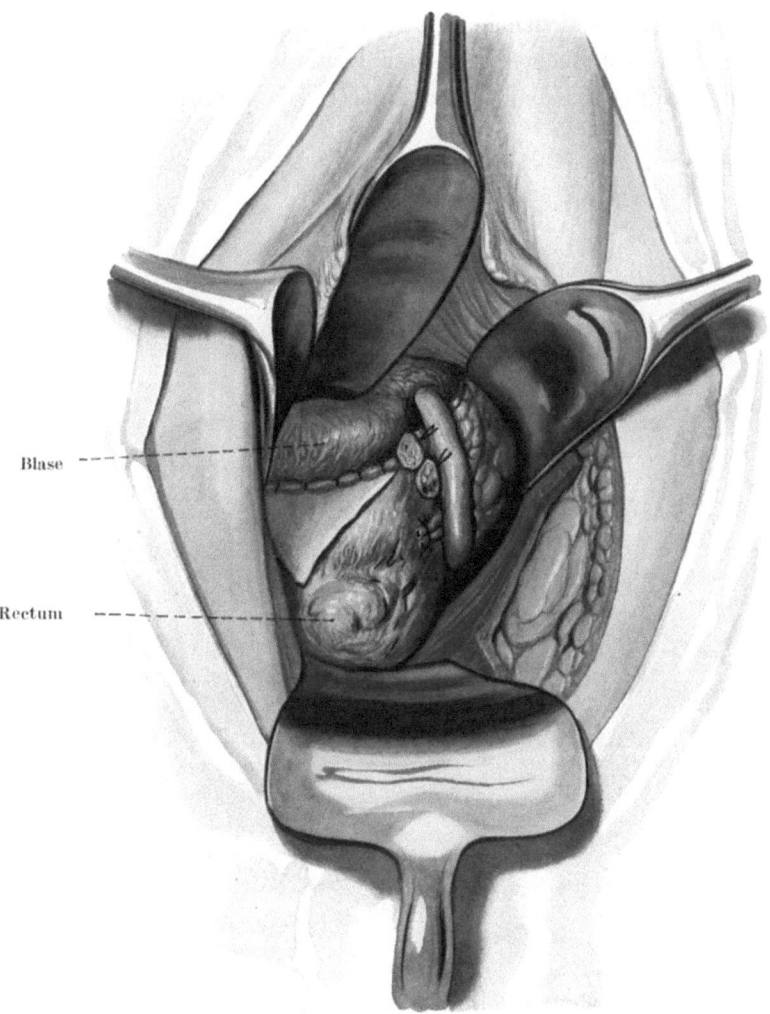

Abb. 14. Vaginale Carcinomoperation. Das Operationsfeld, hauptsächlich seine linke Hälfte, ist durch vier Spatel zur Ansicht gebracht. Die beiden Ecknähte sind geknotet, die Peritoneallücke zwischen ihnen ist mit Knopfnähten geschlossen. Weil der hintere Schnittrand des Peritoneums viel länger als der vordere war, wurde nicht der Schnittrand des Blasenperitoneums einfach mit dem Schnittrand des Rectumperitoneums zusammengenäht, sondern man vereinigte das Blasenperitoneum mit einer quer über das Rectum verlaufenden und künstlich gebildeten Peritonealfalte von ungefähr gleicher Länge wie die des vorderen Peritonealschnittrandes; dabei kommt der unterste Zipfel des Rectumperitoneums extraperitoneal zu liegen. Die Stümpfe liegen sämtlich extraperitoneal: am weitesten symphysenwärts befindet sich der Stumpf des Lig. rotundum, dann folgen in sakraler Richtung der Stumpf des Lig. infundibulopelvicum und der Stumpf des uterinen Gefäßbündels aufeinander. Lateral von den Stümpfen zieht der Ureter nach rückwärts, um im Spalt zwischen Eingeweiden und Levator zu verschwinden. Schnitt- und obere Fläche des linken Levators sind sichtbar. Die Wundränder des Levatorschnittes sind in typischer Weise auseinandergewichen. Die Wundfigur ähnelt dem Aussehen eines Parenthesezeichens der deutschen Druckschrift. Unter dem Levator liegt das großlappige Fett der Fossa ischiorectalis, das sich deutlich von dem kleinballigem subcutanen Fett abhebt.

Ist die Operation bis hierher durchgeführt, so wird nun an die eigentlichen Parametrien, die seitlichen zwischen Collum uteri und Beckenwand ausgepannten Bindegewebsmassen, das Ligamentum Mackenrodt, herangegangen. In ihnen verlaufen die Hauptlymphbahnen des Collum uteri und die Abflußvenen aus den Generationsorganen und der Blase. Je radikaler die Operation, um so näher an der Beckenwand erfolgt die Durchtrennung dieser Bindegewebsmassen (siehe Abb. 12). Peham und Amreich empfehlen die übersichtliche Freilegung der Basis der Parametrien durch Spatel und raten nahe der Beckenwand eine Klemme über das Parametrium zu legen, damit es nicht rückläufig aus den Venen blutet. Die Klemme wird nach dem Durch-

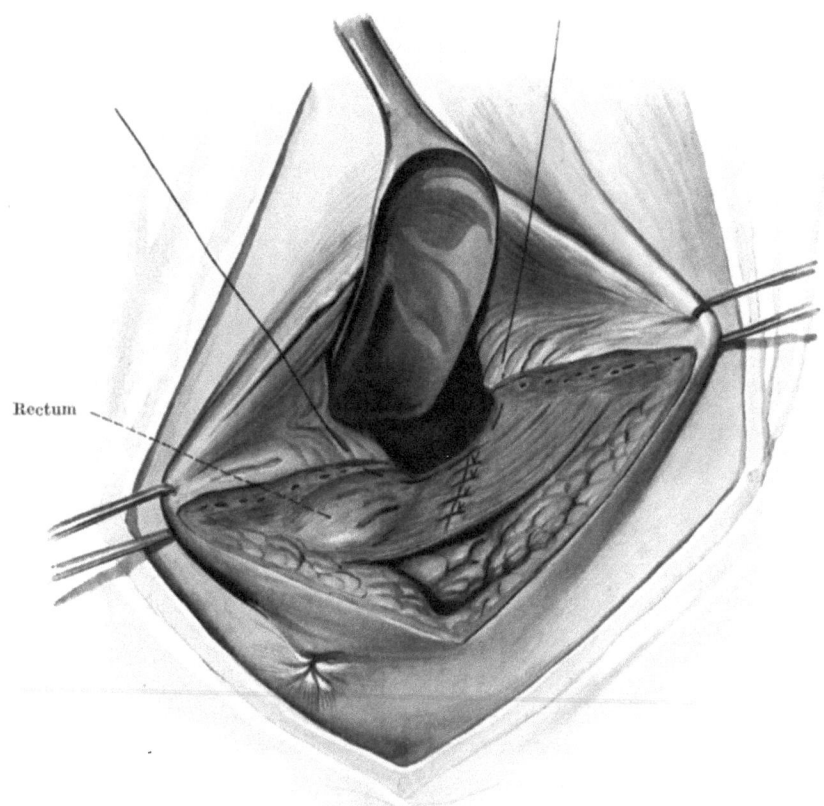

Abb. 15. Vaginale Carcinomoperation. Die Blase ist durch einen vorderen Vaginalspalt emporgehoben, der Schuchardtschnitt durch zwei Kugelzangen entfaltet. Die oberste Naht zur Vereinigung der Scheideninzision ist angelegt. Der Levatorschnitt ist durch Kopfnähte vereinigt und dadurch das Fett der Fossa ischiorectalis gegen die Vagina zu abgedeckt.

schneiden sofort durch eine Umstechung der parametranen Stümpfe ersetzt. Wenn man den kranialen Teil des parametranen Gewebes jetzt noch nicht hinreichend zugänglich machen kann, um auch ihn nahe genug an der Beckenwand absetzen zu können, dann empfehlen Peham und Amreich bis nach der Abtrennung der Adnexe von der Beckenwand zu warten, die jetzt vorgenommen wird. Die Plica vesico-uterina, die bisher geschlossen geblieben war, wird eröffnet, die Tube und das Ovarium werden gefaßt und abwärts gezogen, und nun werden Ligamentum infundibulopelvicum latum, und rotundum umstochen und durchschnitten (siehe Abb. 13). Ist das Gleiche auch auf der anderen Seite geschehen, dann kann jetzt der noch stehengebliebene kraniale Anteil des parametranen Gewebes gleichfalls weit lateral durchschnitten werden. Damit ist dann der Uterus mit seinen breit anhängenden parametranen Bindegewebsmassen entfernt.

Die Wundversorgung geschieht in der Weise, daß das Peritoneum geschlossen wird, und daß dabei die Stümpfe des Lig. infundibulum-pelvicum und rotundum extraperitoneal gelagert werden (s. Abb. 14). Drainiert wird die Peritonealhöhle im allgemeinen nicht. Dagegen wird jederseits in die parametranen Wundhöhlen ein Streifen eingeführt und nach Beendigung der Naht des Scheidendammschnittes auch noch ein Streifen in die Vagina eingelegt. Bei der Naht des Scheidenschnittes wird besonderes Gewicht

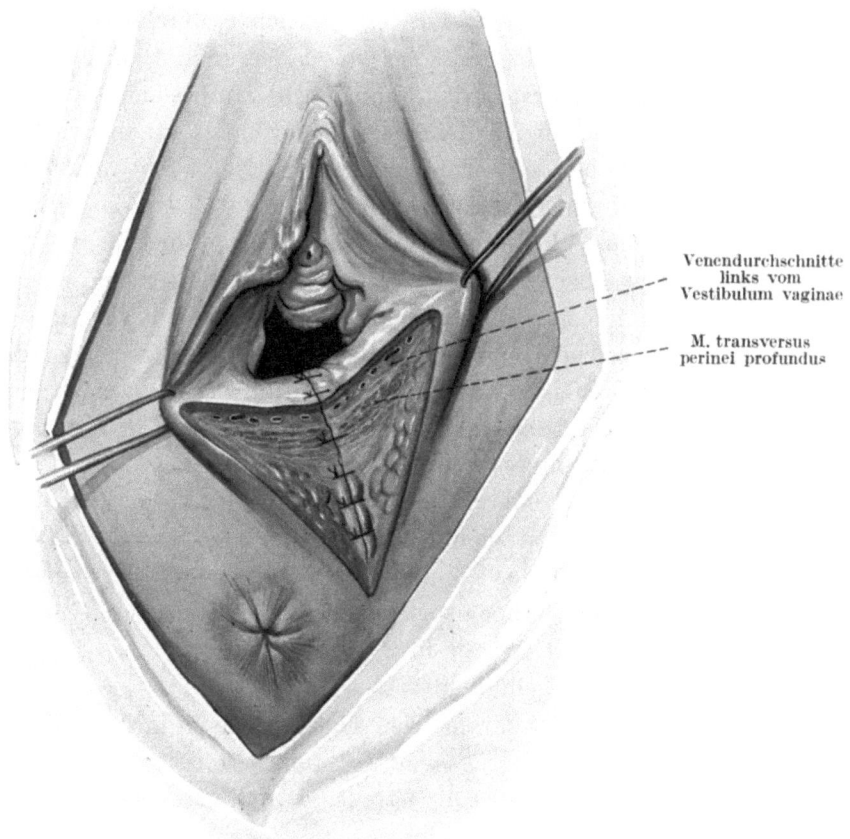

Abb. 16. Vaginale Carcinomoperation. Der Schuchardtschnitt ist durch zwei rechts und links von ihm in die hintere Umrandung der Vulva eingesetzte Kugelzangen entfaltet. Die Discision der Vaginalwand ist nach der Naht des Levators mit Knopfnähten vereinigt worden. Die Wunde des Dammes wird in Etagen durch Einzelnähte geschlossen.

darauf gelegt, daß die erste Naht da, wo Längs- und Circumcisionsschnitt zusammentreffen, auch der Levator mitgefaßt und dadurch die Scheide fest auf ihn aufgepreßt wird. Dadurch soll ein Eindringen von Wundsekret aus den parametranen Höhlen retrovaginal in die Wunde des Schuchardtschnittes verhindert werden. Hierauf folgt die Naht des Levators und darüber die der anderen Gewebsschichten (s. Abb. 15 und 16).

Die Nachbehandlung der Wunden besteht darin, daß die Gazestreifen vom 4. Tage an langsam gekürzt werden, so daß sie am 8. Tage nach der Operation ganz entfernt sind. Treten schon vorher beträchtliche Temperatursteigerungen ein, so werden die Streifen vorher entfernt. Nach der Entfernung der Streifen kann man „eventuell" die Wundhöhlen jeden zweiten Tag ausspülen, wozu Peham und Amreich warme Lösungen von übermangansaurem Kali oder Wasserstoffsuperoxyd empfehlen. Nach der Operation ist infolge der breiten Ablösung der Blase und wegen der Excision des Plexus hypogastricus und des Frankenhäuserschen Ganglions die Blasenfunktion meist schwer gestört. Um eine Cystitis nach Möglichkeit zu vermeiden, empfehlen Peham und Amreich prophylaktisch Urotropin. Auch eine Incontinentia alvi, die jedoch nur bis in die zweite Woche andauert, und am ehesten noch durch eine sorgfältige Levatornaht vermieden werden kann, ist zuweilen die Folge des Schuchardtschnittes.

Peham und Amreich haben ihr anatomisch ausgezeichnet durchdachtes Operationsverfahren, das in der Tat ein sehr radikales Operieren erlaubt, in ausgezeichneter Weise in ihrer gynäkologischen Operationslehre dargestellt. In besonders verdienstvoller und kritischer Art haben sie bei jedem Akt der Operation nochmals auf die zweckmäßigsten Handgriffe und die Fehler, die bei der Technik gemacht werden können, ausführlich und ausdrücklich in klaren Schilderungen aufmerksam gemacht. Jeder der sich in diesen Operationsplan vertieft hat, muß die Sorgfalt bewundern, mit der hier bis in die kleinsten Einzelheiten hinein ein so großer, zweifellos technisch schwieriger und fast wie eine anatomische Präparation anmutender Eingriff durchgeführt wird, und man muß zugeben, daß radikaler auf vaginalem Wege in der Tat nicht mehr vorgegangen werden kann. Sicher ist aber auch, daß nur Meister der vaginalen Technik sie erst nach gründlicher Übung werden ganz beherrschen können, und daß es kein Operationsverfahren ist, an das sich jeder Operateur ohne weiteres heranwagen darf.

Weniger kompliziert ist das Verfahren von Stoeckel, das er in Kombination mit Vor- und Nachbestrahlungen der Carcinome durchführt. Eine besondere Verbesserung seines Verfahrens sieht Stoeckel in der Kombination der Äther- mit der Lokalanästhesie und darin, daß es ihm mit seiner Methode sogar gelingt, die Iliacaldrüsen von unten her anzugehen. Sein Carcinommaterial teilt er in 3 Gruppen ein:

1. Gruppe = völlig auf das Collum uteri beschränkt,

2. Gruppe = Scheidengewölbe, Parametrien oder beide nicht mehr völlig frei, doch noch so wenig infiltriert, daß der Uterus nicht immobilisiert ist.

3. Gruppe = Ausdehnung weit über die Uterusgrenzen hinaus, insbesondere bis zur Beckenwand.

Die Gruppe 3 unterzieht Stoeckel der Strahlentherapie. Gruppe 1 und 2 werden vaginal operiert und mit Strahlentherapie behandelt. In Fällen von Organschäden (Herz, Nieren, Lungen) oder bei übermäßiger Adipositas, zieht Stoeckel auch bei Gruppe 1 und 2 die Strahlentherapie vor, wie das ja die meisten sonst operativ eingestellten Therapeuten tun, wenn der operative Eingriff aus irgendeinem der erwähnten Gründe oder wegen Kreislaufstörung, Atherosklerose usw. von vornherein zu gefährlich erscheint.

Stoeckel behandelt jede Kranke mit Uteruscarcinom mindestens 4 Tage mit Spülungen und Sitzbädern vor und macht, auch wenn kein erkennbares Vitium cordis besteht, eine Digalenkur mit der Kranken durch. Der Wert solcher Digalenkuren wird im übrigen von den internen Klinikern und Pharmakologen nicht durchweg anerkannt. Es wird darauf hingewiesen, daß das gesunde Herz durch eine derartige Vorbehandlung sogar geschädigt werden kann, und diese deshalb in solchen Fällen besser unterbleibt. Am Tage vor der Operation wird leicht abgeführt.

Unmittelbar vor der Operation werden die Bauchdecken mit Wasser und Seife, Alkoholabreibung und Jodanstrich desinfiziert. Die Scheide wird im Speculum mit Sublimat ausgewischt. In Äthernarkose erfolgt nun die Auslöffelung des Carcinoms und das Verschorfen des Carcinomkraters mit dem Paquelin bis zur völligen Bluttrockenheit. Falls letztere nicht absolut erreicht wird, wird mit einem Tampon ausgestopft. Hierauf Lokalanästhesie der Scheide und des paravaginalen und

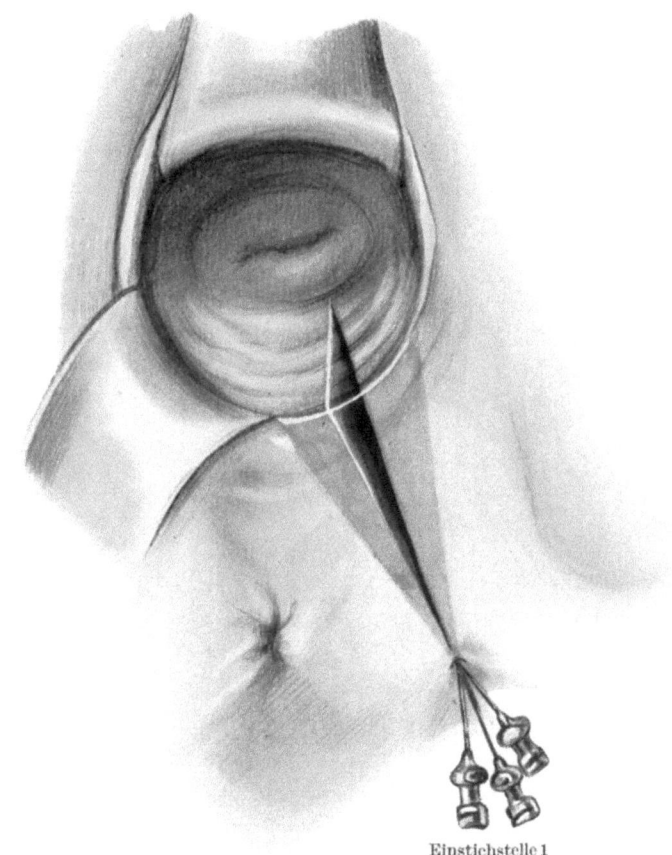

Abb. 17. Einstichstelle 1, von der aus in frontaler Richtung (graues Dreieck) und in vertikaler Richtung (schwarzes Dreieck) das Gebiet des Dührssen-Schuchardtschnittes adrenalisiert wird [1].

paraperinealen Gewebes rechts und links im Bereiche der anzulegenden Scheidendammschnitte mit einer Adrenalin-Novocainlösung (siehe Abb. 17 und 18).

Die Kombination von Äthernarkose und Lokalanästhesie hat sich Stoeckel sehr gut bewährt, da sie besonders dazu beiträgt, die ganze Operation schnell, elegant und namentlich ganz außerordentlich blutsparend durchführen zu können.

Infiltriert man das mittlere Scheidendrittel und die Paraperinealgegend mit einer Adrenalin-Novocainlösung, so fehlt die Blutung sowohl am Manschettenschnitt wie bei dem paravaginalen Schnitt völlig oder fast völlig, so daß überhaupt keine Blut-

---

[1] Die Abb. 17—29 sind entnommen aus Stoeckel: Zur Technik der vaginalen Radikaloperation beim Collumcarcinom. Zbl. Gynäk. Nr. 1, 1931.

stillung nötig ist oder sich sehr einfach gestaltet und rasch zu erledigen ist. Das Operieren geht dadurch schneller und Stoeckel hebt hervor, daß die präparatorische Arbeit an Blase und Ureteren durch die Infiltration wesentlich erleichtert wird.

Nun wird zunächst an die Bildung der Scheidenmanschette gegangen.

Da, wo sich die Scheidenwände über den starren Carcinomkrater herüberlegt, wird zirkulär umschnitten (siehe Abb. 19). Stumpf, und wenn nötig scharf, werden Blase

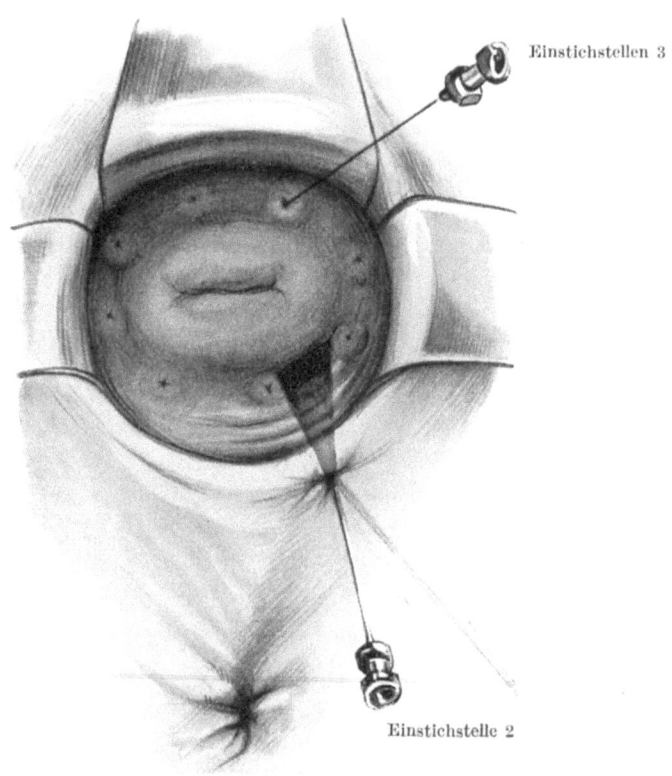

Abb. 18. Einstichstelle 2, von der aus das subvaginale Gewebe bis zur Portio ergänzend in horizontaler Richtung adrenalisiert wird. Einstichstellen 3, von denen aus das Gebiet der Manschette adrenalisiert wird.

und Rectum, soweit nötig, um die Manschettenränder gut fassen zu können, abgelöst und dann wird die Manschette mit dichten Nähten geschlossen. Die Nähte selbst dienen dann als Zügel für den Uterus. Bei diesem Akt der Operation blutet es nicht (siehe Abb. 20).

Wie Schauta macht Stoeckel nun erst den Scheidendammschnitt, der vom Tuber ischii links bis zur linken Seite der Scheidenmanschette reicht, nachdem vorher nochmals die Händedesinfektion erneuert, das Instrumentarium gewechselt und die Manschette selbst mitsamt dem Nahtzügel mit einem Alkoholtupfer abgewischt worden war. Aus der ausgiebigen Scheidendammincision blutet es entweder gar nicht, oder es werden ein paar Unterstechungen nötig. „Die Stärke der Blutung hängt wesentlich davon ab, ob der Levator ani geschont, eingekerbt oder in größerer Ausdehnung durchschnitten wird, und das hängt wieder von der primären Weite der Scheide ab."

Entgegen Peham und Amreich, die stets mit dem einseitigen, allerdings durch den Levatorschenkel hindurchgeführten Scheidendammschnitt auskommen, ist

Stoeckel ganz zu dem beiderseitigen Scheidendammschnitt übergegangen. „Er gibt eine ganz ausgezeichnete Übersicht und bringt das gesamte Operationsgebiet dem Operateur, seinen Augen und seinen Händen so nahe, daß der sehr große Unterschied bezüglich der Übersichtlichkeit und bequemen Zugänglichkeit gegenüber der abdominalen Radikaloperation überzeugend hervortritt. Der dicke Pfeiler des Beckenbodens sinkt

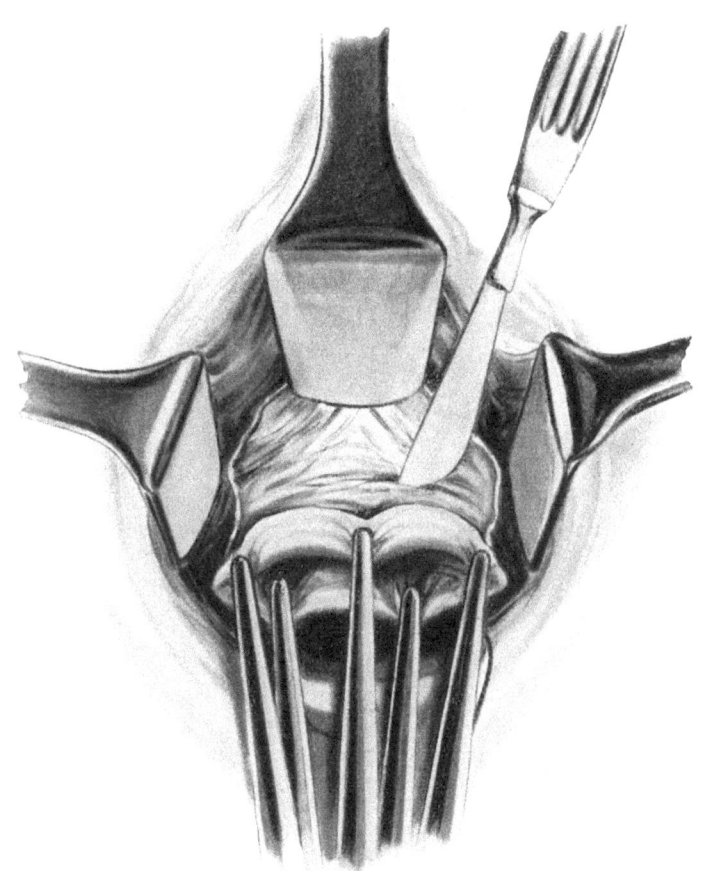

Abb. 19. Die Scheidenwände unterhalb der Portio sind mit Klemmen gefaßt. Bildung der „Manschette" durch Durchschneidung der Scheidenwand oberhalb der Klemmen, während ein vorderes Speculum die Blase stark nach innen und oben drückt.

nach unten, die Wölbung des Scheidenrohres verschwindet, das Promontorium und die hintere Beckenwand rücken gleichsam nach vorn."

„Nachteile der doppelseitigen paravaginalen Schnittführung sind bisher nicht bemerkbar geworden — es sei denn, daß man den Zeitverlust, den die Naht des zweiten Schnittes bringt, als Nachteil rechnet. Die Heilung ist nicht schlechter als nach einseitigem Schnitt, Verletzungen des Sphincters können bei genügend schräger Anlage des Schnittes sicher vermieden werden."

Stoeckel hebt hervor, daß der beiderseitige Scheidendammschnitt besonders angezeigt ist bei engem Schambogen und allgemein verengtem Becken, während man bei weitem Schambogen viel besser auch mit einseitiger Scheidendammincision auskommen kann.

Während Staude, der zuerst mit doppelseitigem Paravaginalschnitt operiert hat, diese Schnitte bis in das Parametrium hineinführte, macht Stoeckel vor dem Parametrium mit dem Schnitt Halt. An die Parametrien geht er erst am Schluß der Operation heran, um sie möglichst weit lateralwärts absetzen zu können.

Da Stoeckel nur Carcinome operiert, die bei intakten Parametrien sehr gut beweglich sind, oder bei denen wenigstens die Parametrien noch so wenig infiltriert sind,

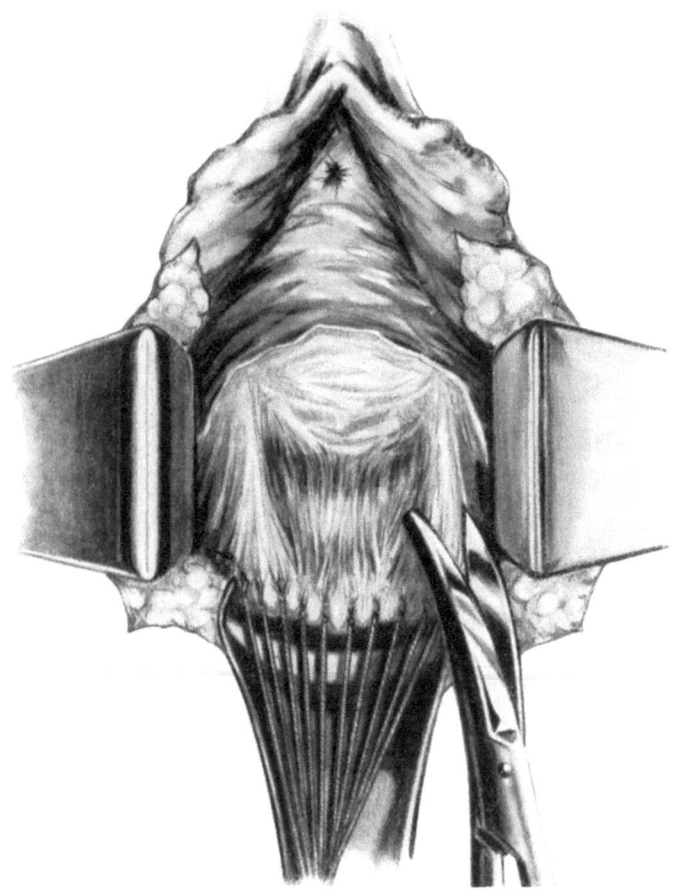

Abb. 20. Mobilisierung der Blasenmitte mittels der Schere, ohne daß die Blase nach oben und innen gedrückt wird. Die Manschettenzügel werden stark nach abwärts gezogen.

daß der Uterus beweglich bleibt, so gelingt es meist, den Uterus an den Manschettenzügeln fast bis in die Vulva zu ziehen. Dadurch ist die Zugängigkeit zum Operationsfeld eine sehr gute. Es erfolgt nun zuerst das Abpräparieren der Blase von Scheide und Cervix mit Messer und Schere. Dabei muß sorgfältig darauf geachtet werden, daß man in der richtigen Schicht, also im Bindegewebe des Septum vesico-vaginale bleibt. Ist die Fixation der Blase eine lockere, so kann man sie vorsichtig stumpf abschieben. Ein gewaltsames stumpfes Abschieben muß vermieden werden, um die Blasenwand dabei nicht zu zerreißen. Vorsichtige Scherenschläge müssen in solchem Falle nachhelfen.

Kommt man an die seitlichen Blasenteile, so muß man wissen, daß man hier an Venen kommt, die am besten gleich hier unterbunden werden. Sonst sind bei diesem

Akt der Operation Unterbindungen nicht nötig. Ist die Blase soweit frei, dann kommt der schwierigere Akt der Operation, der ja auch beim abdominellen Verfahren besondere Sorgfalt verlangt, die Mobilisierung der Blasenzipfel und die Freilegung der Ureteren (siehe Abb. 21.)

Indem der Manschettenzügel stark nach der entgegengesetzten Seite und nach unten gezogen wird, wobei sich selbstverständlich auch das paravaginale und das

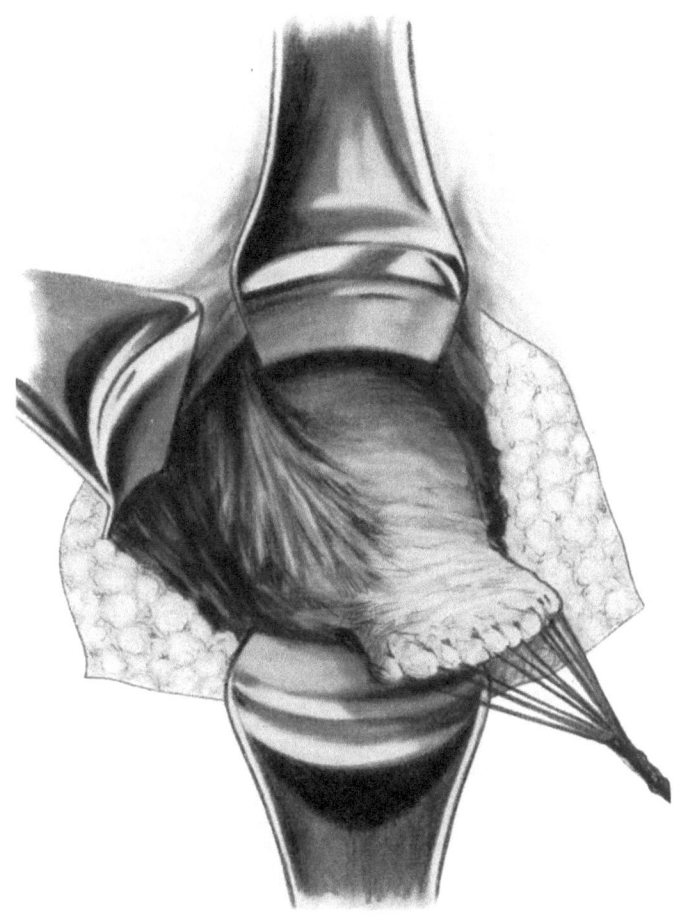

Abb. 21. Freilegung des rechten Ureters. Die Manschettenzügel werden scharf nach links gezogen. Der Ureter liegt hinter dem rechten Blasenzipfel und in dem sich trichterförmig ausbreitenden „Retinaculum uteri".

parametrane Gewebe mit anspannt, wird der Blasenzipfel vorsichtig von dem parametranen Gewebe, das selbst intakt bleibt, abgelöst. Hierbei muß jederseits eine kleine Arterie durchschnitten und unterbunden werden.

Den weiteren Hergang bei der Freilegung der Uteringefäße und des Ureters schildert Stoeckel so:

„Hinter dem zurückweichenden und vorsichtig hochgeschobenen Blasenzipfel erscheinen die angespannten, von oben außen nach unten innen zum Uterus ziehenden Uteringefäße und ein über ihnen gelegenes, zur Blase ziehendes strangartiges Gebilde. Das ist nicht der Ureter, sondern die Arteria vesicalis superior. Hebt man sie lateralwärts ab, so kommen die daruntergelegenen Uteringefäße auf eine weitere Strecke zu Gesicht. Sie werden hart am Uterus mit einer Klemme gefaßt. Beim Anziehen dieser Klemme und gleichzeitigem weiteren Hochschieben des abgelösten Blasenzipfels und der

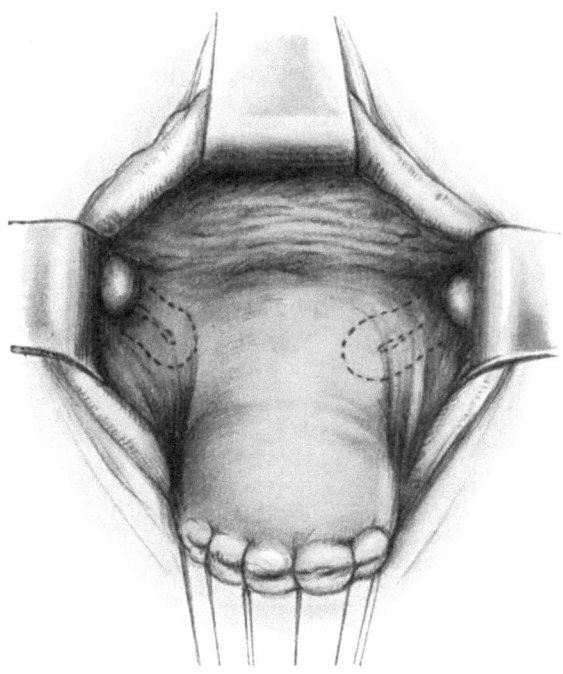

Abb. 22 (Halbschematisch). Links und rechts sind neben den Scheidenspecula die beiden Ureteren am „Ureterknie" in normaler Lage zu sehen. Die punktierten Linien zeigen, wie weit die Ureteren infolge infiltrativer Fixation nach der Mitte hin verlagert sein können (rechts bis an den Cervixrand, links bis auf die Cervixwand).

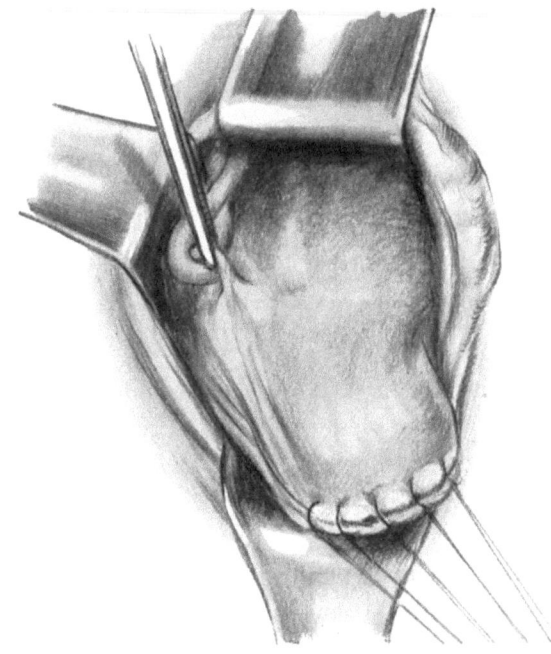

Abb. 23. Torsion der Ureterschleife. Anlegen einer Klemme an die Arteria uterina dicht vor dem Ureterknie.

Arteria vesicalis superior kommt der Ureter zur Darstellung — zunächst noch etwas von lockerem Bindegewebe umhüllt, bei weiterer Arbeit, die mehr mit einem schiebenden und streichenden Stieltupfer als mit einer runden Schere zu geschehen hat, bald völlig nackt und klar als weißlicher, drehrunder Strang, lateralwärts von der an den Uteringefäßen angelegten Klemme (siehe Abb. 22 und 23). Man sieht gewöhnlich zuerst

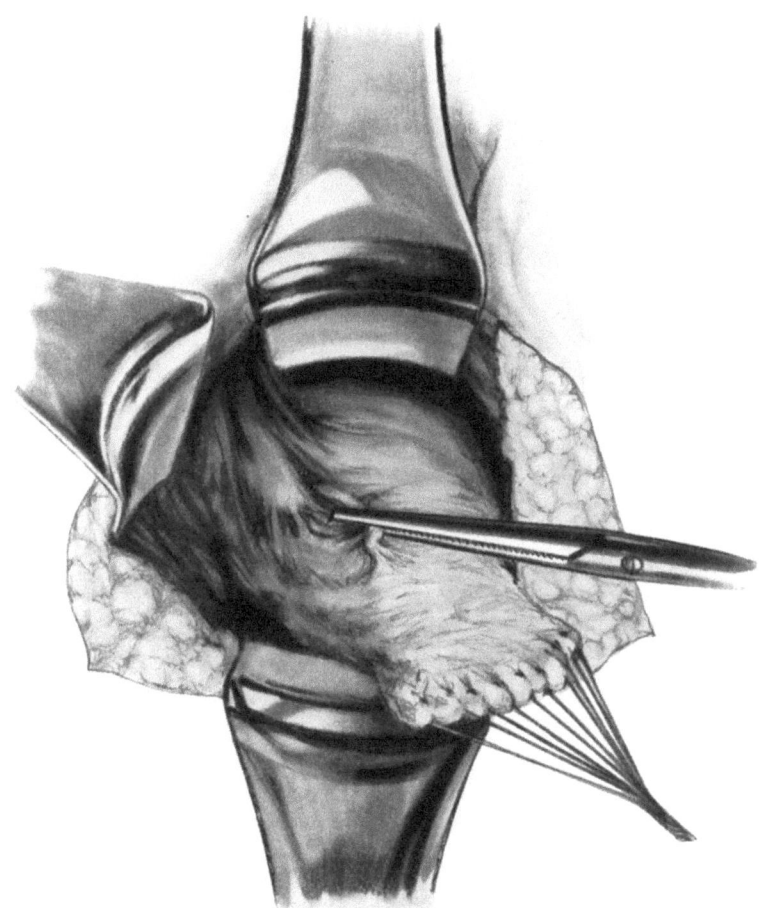

Abb. 24. Freilegung des rechten Ureter. Der rechte Blasenzipfel ist medial freipräpariert und zurückgewichen. Das Bündel der Uterinagefäße ist sichtbar geworden und mit einer Arterienklemme gefaßt. Durch Anziehen dieser Klemme wird die Ureterschleife dem Operateur entgegengezogen, und der Scheitel der Ureterschleife, das „Ureterknie", wird hinter dem Gewebe, das vor ihm liegt, undeutlich erkennbar.

die Stelle, an der der Ureter, unter den Uteringefäßen hindurchgehend, schleifenartig nach oben innen umbiegt, das „Ureterknie" (siehe Abb. 24).

Natürlich darf man an der Uterinaklemme nicht zu stark und nicht in jedem Fall auch nur stark ziehen. Bei vorgeschrittenem Carcinom kann die Brüchigkeit der Gewebe so ausgesprochen sein, daß die Uteringefäße durchreißen, was zwar kein Unglück, aber doch einen Blutverlust und eine Operationsverlängerung bedeutet.

Ich halte es für richtig, in jedem Falle diese Darstellung des Ureter zu erstreben, und ich habe gefunden, daß das mit steigender Übung immer besser und immer sicherer gelingt. Man muß, wenn man längs den stets leicht darstellbaren, nach Ablösung der Blasenzipfel von selbst erschienenen Uteringefäßen lateralwärts präpariert, mit absoluter Sicherheit schnell zum Ureterknie kommen. Schauta legt darauf keinen solchen Wert. Er war zufrieden, wenn er in günstigen Fällen den Ureter so leicht, so schnell und so weit zurückschieben konnte, daß er ihn gar nicht zu Gesicht bekam und präparierte ihn nur da bis zum deutlichen Sichtbarwerden heraus, wo er ihn so fixiert fand,

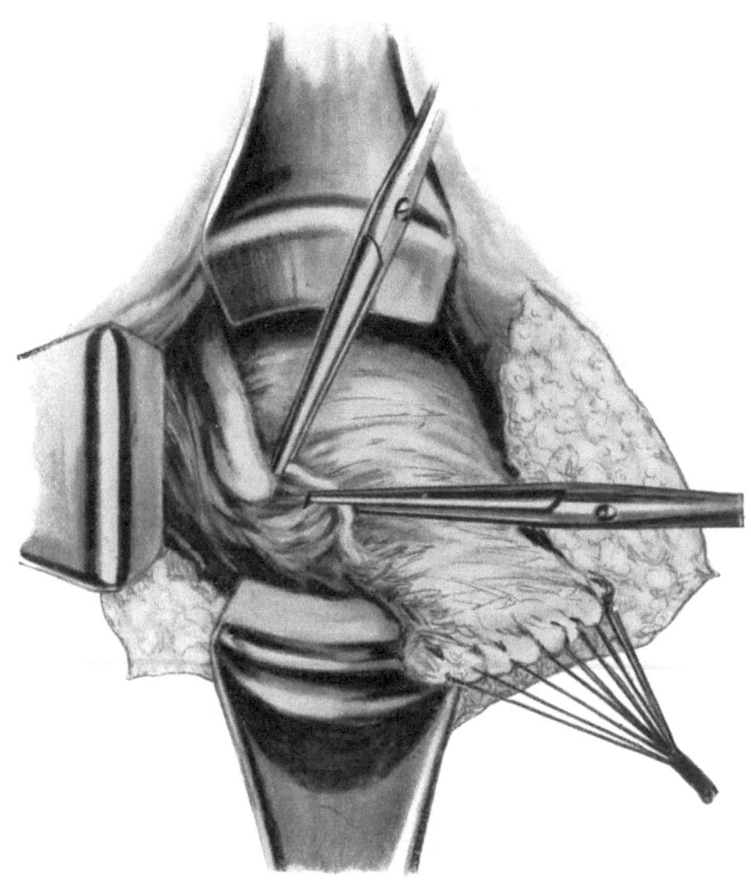

Abb. 25. Nach Präparation des Ureterknies ist der Ureter vom Knie bis zu seinem Eintritt in die Blase freipräpariert. Die Arteria uterina wird hart am Knie gefaßt und zwischen zwei Klemmen durchschnitten. Lateral vom Ureter haftet noch der laterale Teil des rechten Blasenzipfels, der mit einigen Scherenschlägen freigemacht werden muß.

daß er sich nicht abschieben ließ. Will man aber die vaginale Operation in aussichtsvolle Konkurrenz mit der abdominalen bringen, so muß man die Technik auch zu einer so typischen gestalten und durcharbeiten, daß mit exakter Präparationsarbeit die gleiche klare Übersicht über das ganze Operationsgebiet erreicht wird, wie bei der abdominalen Methode.

Und gerade der Ureter muß stets klar vor Augen liegen und überblickt werden können, wenn man ihn, trotz des größten Radikalismus, nicht gefährden will. Ich setze die Uteringefäße möglichst dicht an der Hypogastrica, also möglichst hart am Ureterknie, ab (siehe Abb. 25). Man muß sich bei diesem Vorgehen nur über die durch

Zug an der Klemme und durch Abschieben mit dem Tupfer bedingte Veränderung des Ureterverlaufes völlig im klaren sein. Die Ureterschleife wird auf den nach unten innen gezogenen Uteringefäßen nach oben außen abgeschoben. Von den beiden Schenkeln der Schleife zieht der vordere — vom Operateur aus gesehen — über die Uteringefäße hinweg medianwärts und nach vorn zur Blase, der hintere unter den Uteringefäßen hindurch auch medianwärts und nach hinten, wo er angeheftet ans hintere Blatt des Lig. latum,

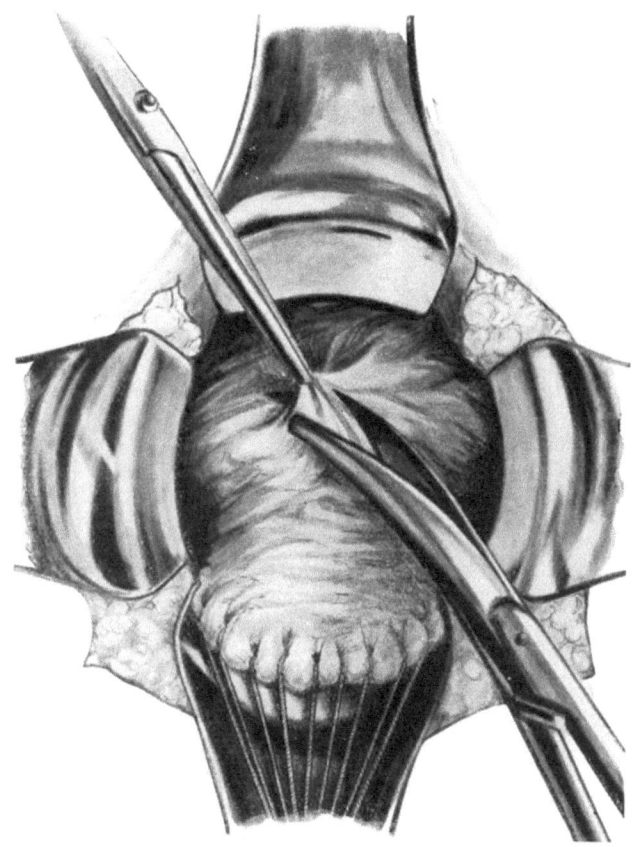

Abb. 26. Nachdem die Blase und beide Ureteren völlig mobilisiert und nach oben aus dem Operationsfeld zurückgeschoben sind, wird die Plica vesico-uterina mit einer Klemme hochgeschoben und mit einem Scherenschlag eröffnet.

ganz in der Nähe des Rectums bleibt. Der anatomisch nicht richtig Orientierte glaubt irrtümlich, daß dieser hintere Schleifenschenkel lateralwärts zur Beckenwand hinzieht, und daß von der Ureterschleife ab medianwärts das Operationsfeld frei vom Ureter ist. Dieser Irrtum kann leicht dazu führen, daß eine zu breit und zu weit nach hinten fassende Klemme beim Absetzen der Uteringefäße und späterhin beim Durchschneiden des pararectalen Gewebes ohne genügend freigemachte Übersicht über den Gesamtureter zur Verletzung dieses hinteren Ureterschenkels führt.

Der ganze Plexus der Uteringefäße wird mit einer Umstechung versorgt.

In der gleichen Weise wird auf der anderen Seite verfahren. Hier ist das Vorgehen in günstigen Fällen infolge der nun bereits größeren Beweglichkeit des Uterus und der Blase meist rascher und leichter durchzuführen. Sind Blasenzipfel und Ureteren so isoliert, dann läßt sich die Blase leicht weiter nach oben hin abschieben, und die Plica vesico-uterina liegt frei. Bevor sie eröffnet wird, wird die Manschette stark nach vorne gezogen und das Rectum abgeschoben, bis auch das Douglasperitoneum freiliegt. Nunmehr erfolgt erst die Eröffnung der Plica vesico-uterina und die Herausleitung des Uterus mit oder ohne Adnexe, die bei Tumorbildungen gegebenenfalls erst am Schluß der Operation entfernt werden (siehe Abb. 26). Dann wird auch der Douglas eröffnet. Jetzt kommt

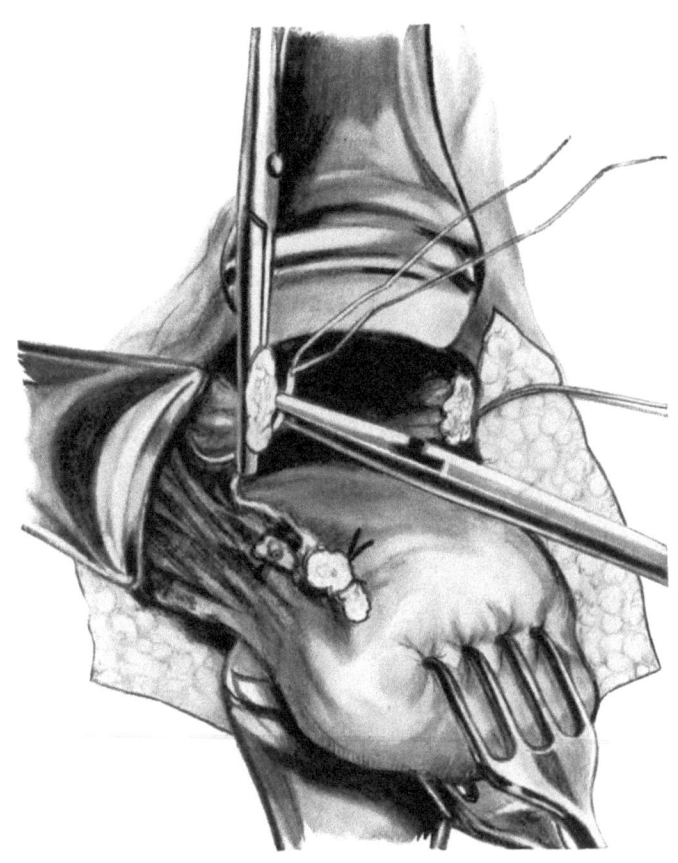

Abb. 27. Der Uterus ist aus der Bauchhöhle in die Scheide geleitet, der Fundus mit einer kräftigen Faßzange gefaßt und nach links unten gezogen. Die linken Adnexe sind bereits abgesetzt und umstochen. Die Enden des Umstechungsfadens sind nach links gezogen. Umstechung der abgesetzten rechten Adnexe. Am Uterus sieht man die Umstechung der Spermaticagefäße, darunter den Stumpf der Uterinaumstechung am Uterus, während der rechte Ureter und der rechte Uterinastumpf vom Seitenspeculum verdeckt werden und nicht sichtbar sind.

der Hauptakt der Operation, die Entfernung des Beckenbindegewebes. Stoeckel schildert sein Vorgehen folgendermaßen:

„Wird nunmehr der Fundus uteri mit einer kräftigen Faßzange nach oben, die Scheidenmanschette an den Zügeln nach unten gezogen, so spannen sich beiderseits die „Paragewebe" also diejenigen Gewebsbündel des Beckenbindegewebes an, die neben dem Uterus, der Blase, der Scheide und dem Rectum liegen (siehe Abb. 27).

Eine in den Spalt des Douglasperitoneums eingesetzte, horizontal gestellte, große Schere schneidet, während die betreffende Beckenhälfte durch Specula übersichtlich erhalten und der Ureter immer überblickt und kontrolliert wird, hart am Rectum, dann zur Beckenwand hin und unterhalb der Ureterschleife das Lig. latum-Gewebe durchtrennend, das Bindegewebe durch, wobei es nicht mehr blutet (siehe Abb. 28). Dasselbe wird auf der anderen Seite durchgeführt, wobei wieder, und in weit stärkerem Maße als bei der Präparation des Ureters, die erheblich größere Beweglichkeit und Dislozierbarkeit des nur noch am rechten Paragewebe wie an einem breiten Stiel hängenden Uterus beachtet werden muß. Sie ist willkommen, weil sich dadurch die Absetzung dieses Gewebes

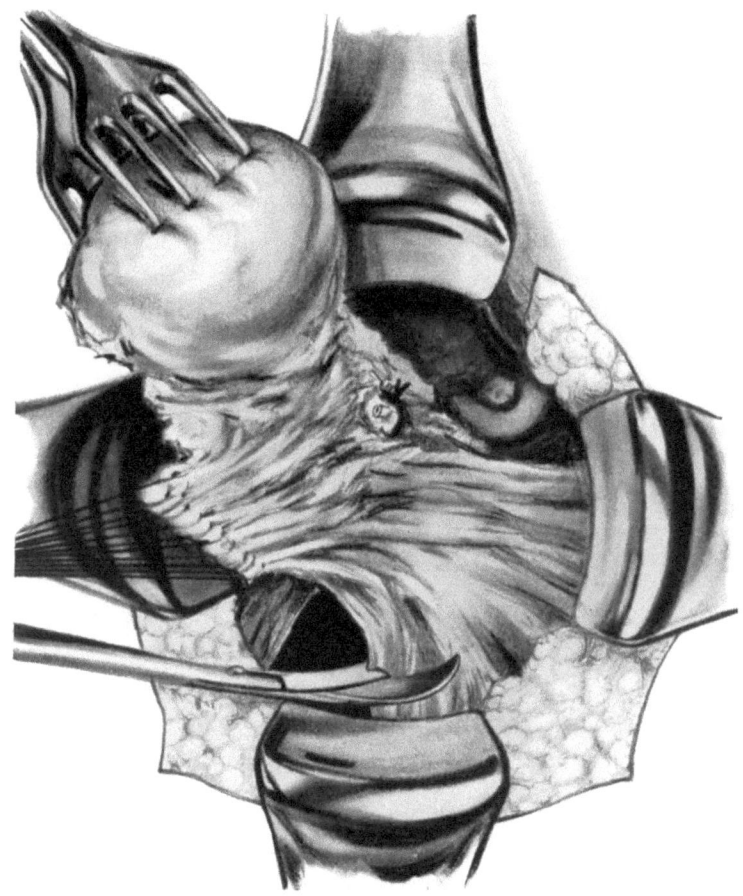

Abb. 28. Nach Absetzen beider Adnexe und Eröffnung des Cavum Douglasii sind der Uterus nach rechts oben, die Manschettenzügel nach rechts unten gezogen. Dadurch wird die breite Platte des linken „Para"-Gewebes entfaltet. An ihrem oberen Rand liegt die Schleife des linken Ureters, zwischen den Schleifenschenkeln der Stumpf der linken Arteria uterina. Durchschneidung des Paragewebes hart am Rectum.

besonders leicht und besonders ausgiebig durchführen läßt, aber sie ist auch gefährlich, weil diese große Nachgiebigkeit Ureter und Rectum so weit mitgehen lassen können, daß bei einiger Unachtsamkeit, beim Außerachtlassen der Ureterkontrolle und bei dem Bestreben, recht radikal abzusetzen, jetzt noch eine Verletzung der beiden weit vorziehbaren Gebilde möglich ist.

Die ganze Operation hat bei typischem Verlauf auf diese Weise vier Unterbindungen erfordert, die beiden uterinen und spermatikalen Plexus jederseits, manchmal noch zwei oder vier Blasengefäße, also im ganzen sechs oder acht.

Man hat besonders darauf zu achten, daß man nicht hinter der ligierten Uterina das „Paragewebe" durchtrennt. Hat man die Uterina zu weit medial unterbunden, so kann man das jetzt leicht korrigieren und eine zweite Versorgung mehr lateral anbringen. Durchschneidet man aber versehentlich die Uterina hinter der Ligatur, so gelingt es sehr leicht, das stets gut zugängliche bleibende spritzende Gefäß erneut zu fassen. Gerade in solchen Fällen wird die gute Übersicht und die gute Zugänglichkeit des der Hand so nahe liegenden Operationsfeldes erkennbar. Daß man etwa gezwungen sein könnte, die Methode zu wechseln und per laparotomiam zu operieren, kommt nicht in Frage.

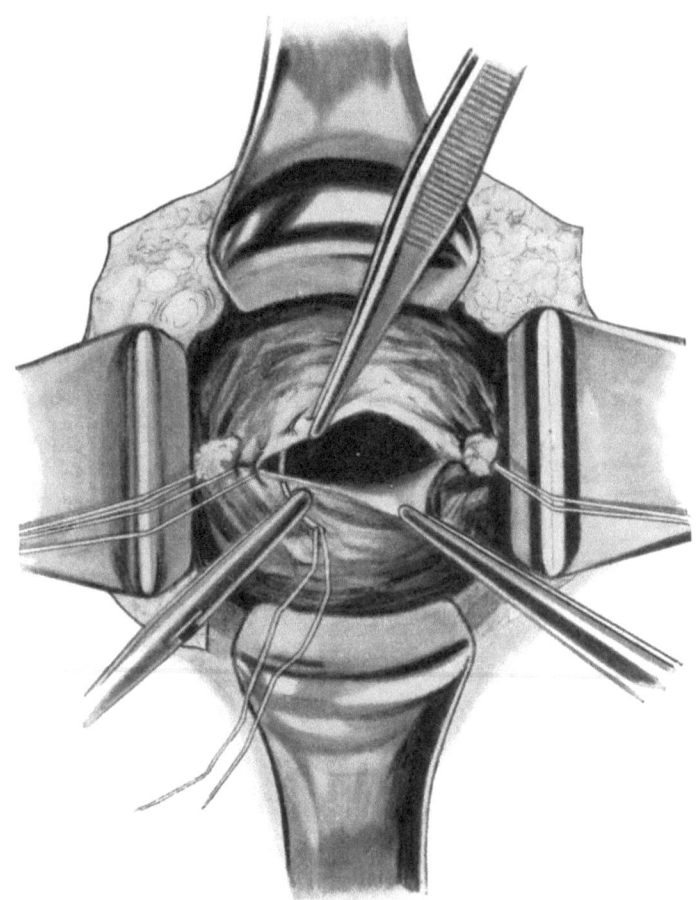

Abb. 29. Naht des Peritoneums.

Es besteht für mich kein Zweifel, daß die Entfernung des Paragewebes auf vaginalem Wege erheblich radikaler gestaltet werden kann als auf abdominalem, und daß darin der Hauptvorzug der vaginalen Methode liegt."

Mit dem doppelseitigen Scheiden-Dammschnitt sind nach Ansicht von Stoeckel auch die iliacalen Drüsen so zugänglich, daß man sie „leicht soweit mobilisieren" kann, daß „die von ihnen abgehenden kleinen Gefäße unter Augenkontrolle abgeklemmt und unterbunden werden können".

Für die Entfernung leicht mobilisierbarer, wenig verwachsener Drüsen mag das möglich sein, bei festeren Verwachsungen vergrößerter Drüsen mit den großen Gefäßen erscheint uns aber diese Auslösung unmöglich, weil zu gefährlich, da man beim Einreißen der großen Gefäße nicht genügend Übersicht und Raum zu wirklich exakter Blutstillung hat.

Nach Entfernung des Uterus schließt Stoeckel die ganze große Peritonealwunde durch exakte Knopfnähte von einer Seite zur anderen (siehe Abb. 29). Hierauf wird die stark zurückgesunkene hintere Vaginalwand beiderseits im Bereiche des Manschettenschnittes an die vordere Vaginalwand angenäht. Zwischen diesen seitlichen Nähten werden hintere und vordere Vaginalwand durch weitere Knopfnähte vereinigt, doch bleibt in der Mitte eine Lücke in der Scheide, durch die ein Gazestreifen in das retroperitoneale Wundbett zwischen Blase und Mastdarm eingelegt wird. Sind die Wundbetten im Gebiet der Parametrien sehr groß, dann wird von dieser Mittelöffnung der Scheide aus je ein Streifen nach der Seite hin in die parametranen Wundhöhlen gelegt. In die paravaginalen Wundhöhlen werden dann noch 2 Glasdrains geführt, die bis in die Parametrien hineinragen. Das Wundbett der Scheidendammschnitte wird dann mit versenkten Nähten vereinigt. „Bei ganz sauber durchführbarer Operation" läßt Stoeckel die paravaginalen Glasdrains auch ganz weg. Über den weiteren Heilungsverlauf sagt Stoeckel:

„Die paravaginalen Schnitte, die bei aseptisch durchführbaren vaginalen Operationen, z. B. bei größeren Myomen, sehr gut heilen, sind nach Carcinomexstirpationen natürlich gewöhnlich nicht aseptisch; auch die Adrenalin-Novocaininjektionen führen nach meinen Beobachtungen leicht zu geringen Nekrosen im Fettgewebe, und vielleicht wirken hier diese nekrotisierende Wirkung und leichte Infektion zusammen. Jedenfalls heilen die Schnitte oft nicht primär. Aus der Scheidenöffnung entleert sich am ersten Tage blutiges Sekret, weil nach völligem Abklingen der Adrenalinwirkung aus den parerectalen kleinen Venen etwas Blut nachfließt. Es handelt sich dabei aber um minimale Blutmengen, die niemals zu einer Blutung anwachsen. Nachblutungen habe ich nie erlebt.

Die Rekonvaleszenz ist erstaunlich gut und gar nicht zu vergleichen mit der Rekonvaleszenz selbst nach glattester und schnellster abdominaler Radikaloperation. Wir kennen den prinzipiellen Unterschied des vaginalen und abdominalen Operierens in dieser Beziehung zur Genüge. Hier kommt es besonders kraß zum Ausdruck, weil der Blutverlust minimal ist, die postoperativen Schmerzen sehr gering sind, der peritoneale Shock fehlt, die Blasen- und Darmfunktion weniger gestört sind. Die Gazestreifen werden am 2., die Drains werden am 3., die Michelschen Klammern am 7. Tage entfernt. Bei stärkerer Sekretion oder oberflächlicher Dehiszenz der paravaginalen Schnitte werden täglich Kamillensitzbäder verabfolgt. Auch wenn die Schnitte per secundam heilen, bleiben nur zwei kurze, schmale Narben zurück."

Die wichtigsten, heute angewandten abdominellen Methoden.

Die Möglichkeit und die Tatsache, daß man bei dem abdominellen Vorgehen das ganze Bindegewebe des kleinen Beckens freilegen, gut übersehen und soweit man wollte, ausräumen und dabei auch den Ureter in seinem ganzen Verlaufe durch das Parametrium verfolgen und isolieren konnte, war es, die dazu geführt hatte, die alte, wieder verlassene W. A. Freundsche Operation von neuem aufzugreifen und zugleich wesentlich auszubauen.

Als erster in Deutschland hat Rumpf am 8. 6. 1895 unter bewußter Freilegung der Ureteren und Ausräumung der Drüsen die Entfernung des carcinomatösen Uterus vorgenommen. „Nach Spaltung des Bauchfells im Bereich der Ligg. lata wurden die Ureteren völlig freigelegt und durch eine Fadenschlinge bei Seite gezogen, also in Sicherheit gebracht. Jetzt konnte die Exstirpation des Organs unter gleichzeitiger völliger Ausräumung der parametranen Räume und Mitentfernung der iliacalen Drüsen und der gesamten verkürzten Douglasschen Falten vorgenommen werden.

Der Eingriff wurde gut ertragen. Patientin nahm etwa 50 Pfund an Körpergewicht zu und ist bis jetzt (August 1897), also schon über 2 Jahre post operationem rezidivfrei geblieben; ein Zeitraum, welcher, da es sich um einen relativ weit vorgeschrittenen Fall handelte, schon eine sehr hohe Sicherheit für die Dauerheilung bieten dürfte."

Im gleichen Jahre war auch von Ries bereits der Vorschlag gemacht worden, die Ausräumung des Fettgewebes und der Drüsen bei der abdominalen Totalexstirpation des Uterus vorzunehmen, eine Forderung, die übrigens bereits im Jahre 1881 von Linkenheld, einem Schüler W. A. Freunds, ausgesprochen war, der eine Ausräumung der Parametrien und kleinsten Drüsen für nötig erklärte, so wie man beim Mammacarcinom die Achselhöhlendrüsen ausräume.

Auch der Amerikaner Clarke hat im Jahre 1895 ein von ihm mit Erfolg geübtes Operationsverfahren angegeben, das unter genauer Berücksichtigung der anatomischen Verhältnisse einen technisch wohl durchdachten Operationsplan darstellt. Von 10 nach diesem Plan operierten Frauen war ihm keine einzige gestorben. Clarke legte zunächst vor der Operation in beide Ureteren einen Katheter ein. Nach Eröffnung der Bauchhöhle unterband er die beiden oberen Teile der Ligamenta lata mitsamt den Spermatikalgefäßen und schnitt sie nahe der Beckenwand ab. Dann durchtrennte er die Plica vesico-uterina von der einen Seite zur anderen herüber und drängte nun das Gewebe zwischen den Blättern der Ligamenta lata auseinander.

Er suchte zuerst die Uteringefäße auf, isolierte sie und unterband sie etwa $2^1/_2$ cm vom Uterus entfernt. Hiernach wurde der Ureter isoliert und nach außen gezogen und dann wurden die Reste der Ligamenta lata möglichst nahe der Beckenwand abgetrennt. Mindestens 2 cm unterhalb des Krankheitsherdes wurde die Vagina abgetragen. Zum Schlusse nahm Clarke fühlbare Iliacaldrüsen heraus.

Dieses Verfahren von Clarke berücksichtigte schon damals in sehr weitem Maße die Hauptforderungen späterer erweiterter Operationsmethoden: die Isolierung des Uterus, die Ausräumung des Beckenbindegewebes, die Bildung einer größeren Scheidenmanschette, die Drüsenausräumung.

Unzweifelhaft aber ist es Ernst Wertheims unsterbliches Verdienst, dieses Verfahren der Freilegung der Ureteren und Ausräumung des Beckenbindegewebes mitsamt den Drüsen erst zu einer sorgfältig durchgearbeiteten exakten Methode ausgebaut zu haben, die so überaus befruchtend auf die ganze operative Entwicklung der Gynäkologie und der wissenschaftlichen Erforschung des Carcinoms gewirkt und zu den hervorragendsten Erfolgen geführt hat, die in der operativen Bekämpfung des Carcinoms überhaupt erreicht worden sind. Wertheim schildert sein Verfahren folgendermaßen:

„Nach Eröffnung der Bauchhöhle durch einen Medianschnitt von der Symphyse bis zum Nabel — bei ziemlich starker Beckenhochlagerung — wird der Uterus mit einer

Kugelzange erfaßt und vorgezogen. Dadurch, daß ein Assistent die Adnexa vor- und seitwärts zieht, werden die Uretergegenden freigelegt, und man sieht fast immer sofort die Ureteren durch das Peritoneum hindurchschimmern. Präventive Sondierung derselben ist, wie wir schon wiederholt hervorgehoben haben, nicht nur überflüssig, sondern

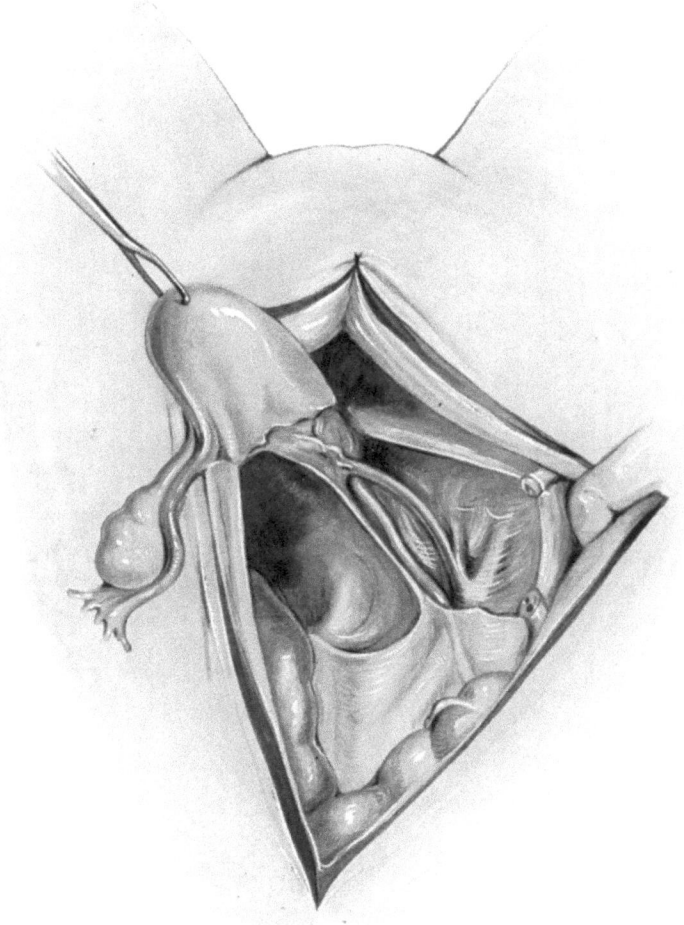

Abb. 30. Freilegung des rechten Ureters bis zu seinem Eintritt in das Parametrium [1].

auch wegen des lang dauernden Liegens des Katheters schädlich. Auch wenn die Ureteren, wie dies ausnahmsweise bei Perimetritis oder bei starkem subperitonealem Fettreichtum vorkommt, nicht durchschimmern, sind sie leicht zu finden: ist doch ihr Verlauf ein typischer. Man hebt das Peritoneum über denselben mit der Pinzette auf und spaltet es sodann abwärts bis zur Stelle, wo die Ureteren in das Parametrium eindringen."

Später ist Wertheim ebenso vorgegangen wie Bumm und Krönig, d. h. er unterband und durchtrennte zunächst das Ligamentum infundibulo-pelvicum, entfaltete die

---

[1] Die Abb. 30—35 sind entnommen aus Wertheim: Die erweiterte abdominale Operation bei Carcinoma colli uteri. Wien und Berlin: Urban & Schwarzenberg 1911.

beiden Blätter des Lig. latum stumpf und suchte auf diese Weise den Ureter auf. Er sagt dazu: „Man hat hierbei nicht nur den Vorteil, daß der Ureter weniger isoliert wird, da er am hinteren peritonealen Blatte haften bleibt, sondern auch den, daß der hintere peritoneale Lappen größer ausfällt und daher zu dem am Ende der Operation

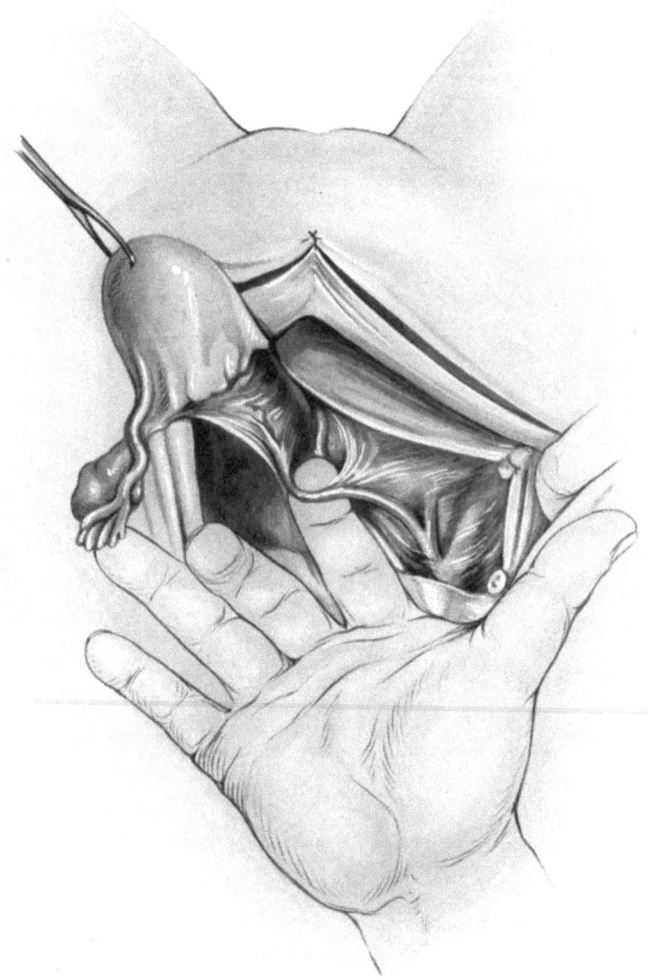

Abb. 31. Isolierung des Ureters in seinem Verlauf durch das Parametrium bis zur Blase. Der über dem Ureter gelegene Anteil des Parametrium mitsamt der uterinen Gefäße ist auf den Zeigefinger genommen.

vorzunehmenden peritonealen Abschlusse mehr Peritoneum zur Verfügung steht" (siehe Abb. 30).

„Der 2. Akt besteht darin, daß der Uteruskörper nabelwärts gezogen, die Blase vom Collum getrennt, die Ligamenta rotunda infundibulo-pelvica und lata ligiert und durchtrennt werden."

3. Akt: Indem zuerst auf der einen, dann auf der anderen Seite der Zeigefinger längs des Ureter durch das Parametrium durchgeschoben wird, so daß die Fingerkuppe vorn an der Blase, und zwar dort, wo der Ureter an dieselbe herantritt, sichtbar wird,

werden die Vasa uterina auf den Finger aufgelagert, ligiert und durchschnitten (siehe Abb. 31). So sieht man die Ureteren in ihrem ganzen Verlaufe bis zur Blase frei liegen (siehe Abb. 32).

4. Akt: Nun wird der Uterus wieder symphysenwärts gezogen, wodurch sich die Ligamenta sacrouterina und Parametrien anspannen. Es folgt die Spaltung des Peritoneums

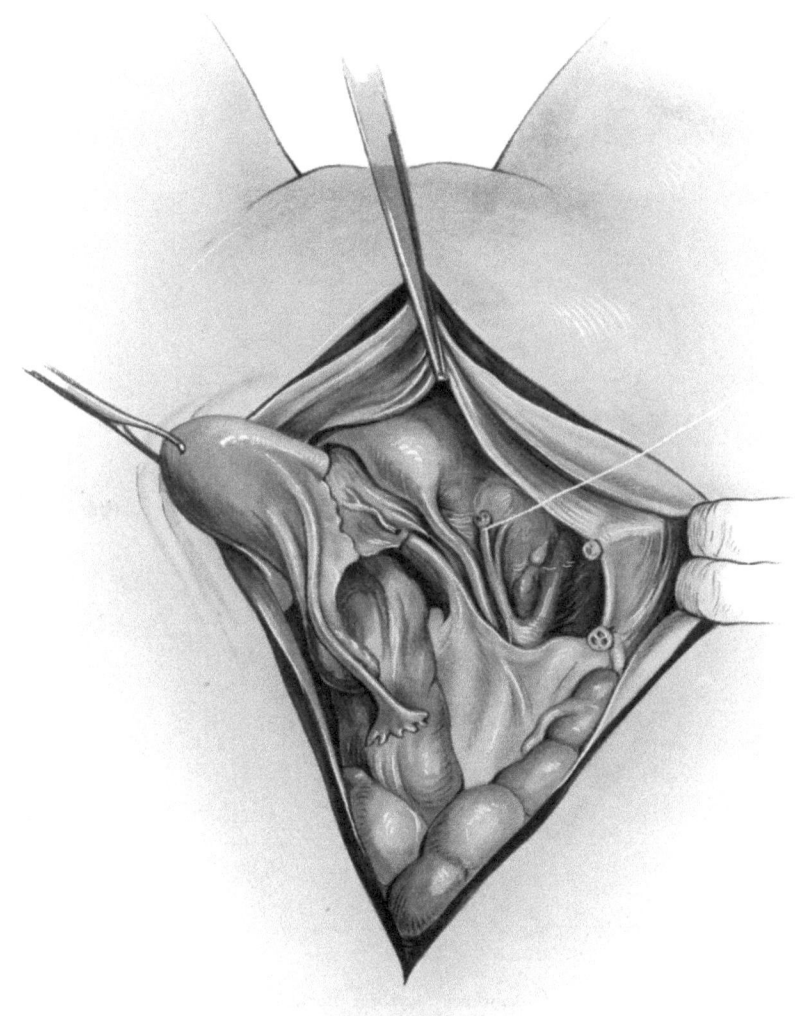

Abb. 32. Die isolierten Uteringefäße sind unterbunden. Die Freilegung der Pars vesicalis des Ureters und die Ablösung des Blasenzipfels sind erfolgt.

über dem hinteren Scheidengewölbe und Ablösung des Mastdarms (was sehr leicht vor sich geht) Durchtrennung der Ligamenta sacrouterina, möglichst nahe der hinteren Beckenwand und fassen der blutenden Gefäße mit Klemmen, welche durch Ligaturen zu ersetzen sind (s. Abb. 33).

5. Akt: Indem vorne die Blase noch weiter von der Scheide getrennt wird (das läßt sich beliebig weit durchführen, evtl. bis zum Introitus vaginae, wodurch die Totalexstirpation der Scheide auf abdominellem Wege ermöglicht wird), ist das Scheidenrohr

allseitig und ringsum zu einem freien Schlauche geworden und wird nun mittels zweier rechtwinklig gebogener Knieklemmen unterhalb des Carcinoms abgeklemmt (siehe Abb. 34).

6. Akt: Absetzung des Scheidenrohres unterhalb dieser Klemmen, worauf der Rand desselben mit Nähten umsäumt wird (siehe Abb. 35).

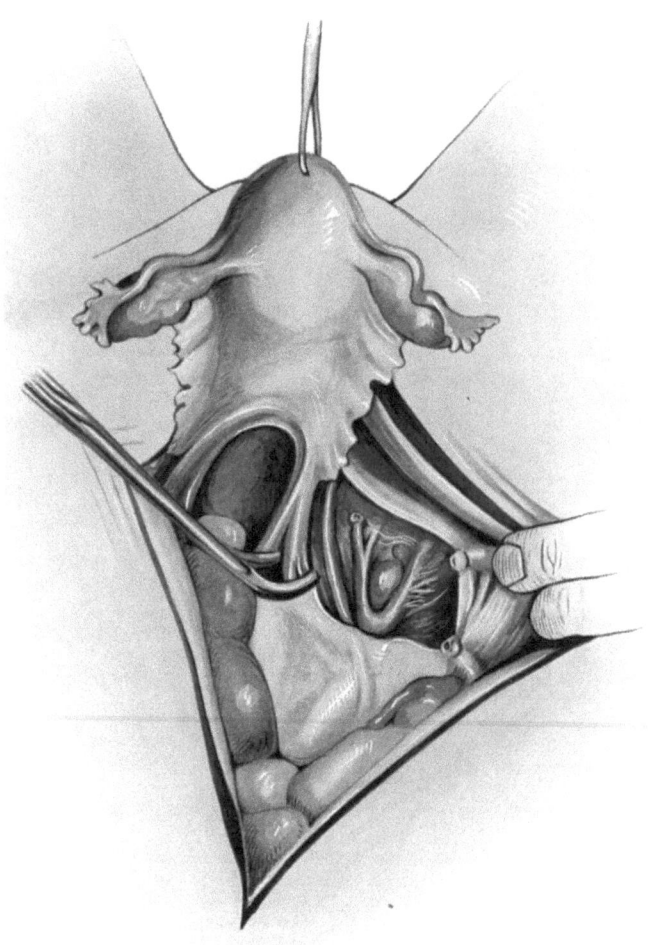

Abb. 33. Abklemmen des parametranen Bindegewebes nahe der Beckenwand. Diese Absetzung erfolgt in kleinen Partien von hinten innen bogenförmig nach vorne herum.

Dieses Klemmenmanöver macht jede besondere Vorbereitung des Carcinoms überflüssig; indem das Carcinom mit dem obersten Teile des Scheidenrohres eingehüllt wird und die fest schließenden Klemmen ein Austreten von Krebspartikeln oder Krebssaft verhindern, wird Infektion vom Carcinom her fast mit Sicherheit hintangehalten. Es empfiehlt sich aber, unmittelbar vor Anlegung der Klemmen die Vagina von einer an der Operation unbeteiligten Hand nochmals (die erste Reinigung erfolgt vor Beginn der Operation) auswischen zu lassen, wodurch die infolge der vorausgegangenen Manipulationen abgebröckelten und ausgepreßten und in der Scheide angesammelten Carcinommassen entfernt werden. Dieses Auswischen der Vagina während der Operation erfordert, daß die Vagina von unten her zugänglich, daß also die Oberschenkel etwas gespreizt seien. Der bei uns in Verwendung stehende Jhlesche Operationstisch entspricht diesbezüglich vollkommen.

Der 7. Akt besteht in der Freilegung der großen Gefäße und Exstirpation der Drüsen samt Fettzellgewebe. Man muß sich eine bestimmte Ordnung zurechtlegen; wir pflegen

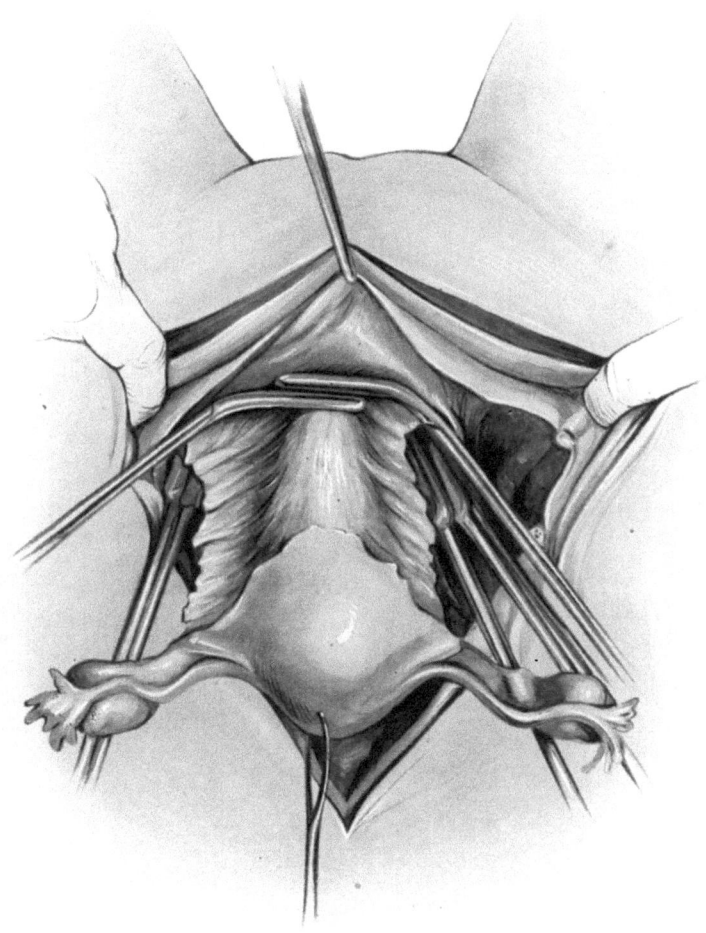

Abb. 34. Anlegen der Vaginalklemmen.

zuerst die Außenseite der Vasa iliaca comm. und externa, dann die Innenseite der Vasa iliaca comm. und interna (s. hypogastr.), zuletzt das Dreieck zwischen den externen und den hypogastrischen Gefäßen vorzunehmen. Über die Teilungsstelle der Aorta bin ich niemals aufwärts gegangen.

Die Wundversorgung gestaltet sich derart, daß das Blasenperitoneum nach hinten gelegt und mit dem Peritoneum der Beckenwand vereinigt wird. Auch die Ureteren und die Gefäße werden so wieder mit Peritoneum bedeckt. Der subperitoneale Raum wird vorher zur Vagina hinab mit Jodoform-Gaze drainiert".

Diese Methode Wertheims ist die Grundlage ihres Vorgehens für alle abdominellen

Operateure geblieben, obwohl manche gewisse Änderungen in der Technik vorgenommen haben. So riet Krönig bereits 1902 den Ureter nicht allzuweit abzulösen und auf zu weite Strecken hin völlig entblößt durch das Parametrium verlaufen, sondern ihn möglichst in Verbindung mit dem hinteren Blatt des Lig. latum zu lassen. Gleich-

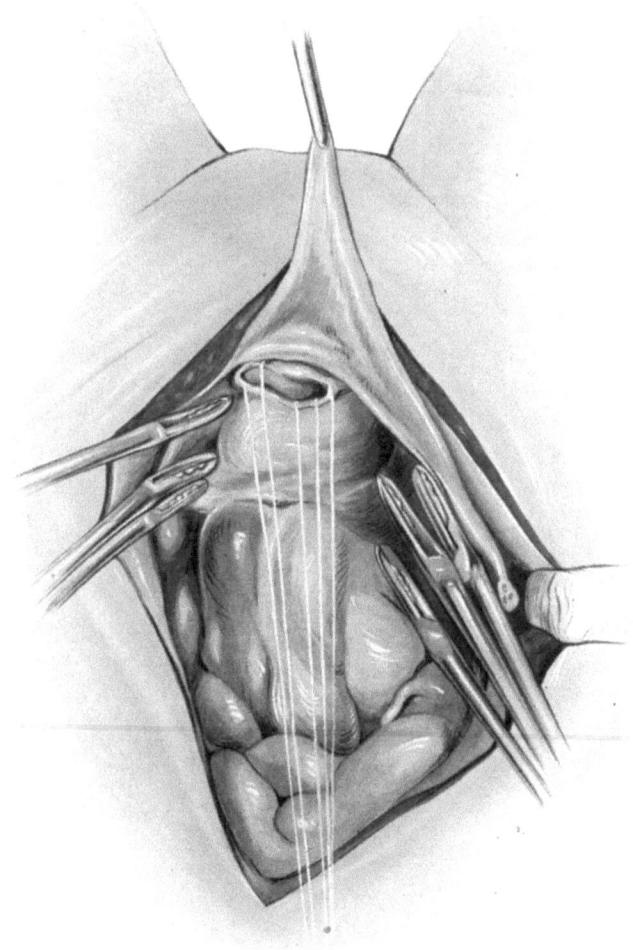

Abb. 35. Umsäumen des Scheidenrandes mit Fäden.

zeitig schlug Krönig vor, die weit abgelöste Blase zu raffen, und das Blasenperitoneum mit der vorderen Vaginalwand und das Douglasperitoneum mit der hinteren Vaginalwand zu vernähen, um dadurch die Bindegewebswunden möglichst zu verkleinern und der nach der Wertheimschen Operation oft so lange dauernden und hartnäckigen Cystitis entgegenzuarbeiten. Besonderen Wert legte Krönig auch darauf, daß wegen der Möglichkeit einer Pyometra der Uterus selbst nicht gequetscht und beim Anziehen vielleicht zerrissen würde, und er faßte deswegen bei seinen Operationen den Uterus nicht mehr direkt mit der Zange, sondern klemmte die Adnexe dicht am Abgang vom Uterus ab und ließ daran die Gebärmutter halten und in die Höhe ziehen.

Bumm änderte das Vorgehen von Wertheim insofern, als er nach Unterbindung der Spermatica und Lig. rotunda, wie das übrigens auch Krönig stets bei seinen Operationen tat, die Lig. lata breit eröffnet auseinanderdrängte, dadurch rasch und leicht die Ureteren freilegte und sofort mit der Ausräumung der Iliacaldrüsen begann. Nachdem er die Spermatikalgefäße beiderseits unterbunden hatte, spaltete er das Peritoneum zuerst von der Ligaturstelle aus nach aus- und aufwärts, links bis gegen den Mesenterialansatz der Flexur, rechts bis gegen das Mesenterium des Coecums, um dann an dem gespannten und in die Höhe gehobenen Lig. latum den Schnitt beiderseits nach unten, über die Lig. rotunda hinweg bis zum Blasenansatz fortzusetzen. Nach Spaltung des Peritoneums mitsamt den beiderseits unterbundenen Lig. rotunda wird durch Auseinanderziehen der Schnitträinder stumpf mit dem Finger oder dem Tupfer das ganze in Betracht kommende Gefäßgebiet mitsamt den Ureteren bloßgelegt. Nun geht Bumm zunächst auf die Arteria iliaca communis und ihre Teilungsstelle los. Bumm hält das für einen Vorteil, da es nun kein Suchen und Zweifeln mehr gäbe. Man sähe vielmehr klar den Verlauf der Gefäße und des Ureters und man komme besser an die Uteringefäße heran, als wenn man direkt auf sie eingine. Auch blute es nicht so leicht dabei aus venösen Gefäßen wie beim direkten Vordringen auf Ureter und Uteringefäße, oder wenn man nach dem Vorgehen von Wertheim den ganzen Uterinstrang mit dem Finger unterminiere. Nun wird das innere Blatt des Lig. latum, an dem der Ureter hängen bleibt, noch mehr medianwärts gedrängt und so der Ursprung der Arteria uterina, die meist gemeinsam mit der Arteria vesic. superior in einem kurzen Stamm von der Hypogastrica abgeht, sichtbar gemacht. Dabei werden zugleich in dem Gefäßdreieck und längs der Arteria iliaca communis und externa die vergrößerten Drüsenpakete (Gl. hypogastricae, Gl. iliaca communis et externae) freigelegt. Die Drüsen werden nun sofort ausgeräumt und kleine dabei blutende Gefäße werden unterbunden, um das Operationsgebiet blutrein und gut übersichtlich zu behalten.

Von hier aus geht Bumm nun an die Uteringefäße heran, die doppelt unterbunden und durchschnitten werden.

Der ganze Gefäßstrang mit dem umgebenden Fettgewebe, den Lymphgefäßen und den Drüsen wird nun medianwärts gezogen, und der Ureter, der bis dahin nur oberhalb seiner Kreuzung mit der Arteria sichtbar war, wird mit wenigen Strichen stumpf nach abwärts bis zur Blase freigemacht und von der Kreuzungsstelle der Uteringefäße bis zur Blase hin vollständig von der Unterlage abgeschoben. Hierauf muß meist ein Ast der Vena uterina noch besonders unterbunden werden, da sich die Vene bald nach ihrem Ursprung aus der Vena hypogastrica teilt und gewöhnlich nur mit dem schwächeren Ast gemeinsam mit der Arteria uterina über den Ureter hinweg zieht, während der andere stärkere und oft federkieldicke Ast unterhalb des Ureter zum Uterus hinzieht. „Schiebt man den isolierten Ureter medianwärts, so wird der Stamm der Vene dicht unterhalb auf eine kurze Strecke frei und kann leicht gefaßt und unterbunden werden. Damit ist eine Quelle unangenehmer Blutungen beseitigt, die bei der Auslösung des Ureter und des Collums, wenn man die sich bald zu einem Plexus auflösende Vene nicht beachtet und einreißt, sich ereignen und in der Tiefe oft nur mühsam zu stillen sind."

Nachdem auf diese Weise ein bluttrockenes gut übersehbares Operationsgebiet geschaffen ist, geht Bumm an die Auslösung des paracervicalen und paravaginalen

Gewebes. Sie muß in weitem Umkreis bis an die Beckenwand heran und bis an das Diaphragma pelvis nach abwärts vorgenommen werden. „Das ist viel wichtiger als die Wegnahme der Drüsen, denn die große Mehrzahl aller Rezidive entwickelt sich hier in der Umgebung der Operationsnarben." Hierbei verfährt Bumm so, daß er stets die gesunde oder bessere Seite zuerst auslöst. „Sitzt beispielsweise das Carcinom mehr nach vorn zu, hat es auf die vordere Scheidenwand und die Blase übergegriffen, so wird zunächst das Peritoneum der Douglasschen Tasche gespalten, das Rectum abgeschoben und nach möglichst weit seitlicher Absetzung der Douglasschen Falten und des hinteren paravaginalen Gewebes die bloßgelegte hintere Vaginalwand zuerst eröffnet. Von der erweiterten Öffnung aus wird, nachdem ein frischer Tupfer auf die Carcinomfläche gepreßt ist, die Vagina ganz umschnitten und von unten nach oben mitsamt dem Carcinom von der Blase abgezogen, wobei man leicht bis an die Muscularis der Blase und seitlich bei der Durchtrennung der Lig. cardinalia und des vorderen paravaginalen Gewebes bis an die Beckenwand herankommt. Indem man die Gewebsmassen anzieht und spannt, lassen sich große Partien entfernen, und indem man die schlimmen Stellen zuletzt vornimmt, und das Carcinom sozusagen stielt, kann man gerade hier am weitesten in die Umgebung vordringen.

Ist die Ausbreitung des Carcinoms nach hinten zu erfolgt, so wird zuerst die vordere Scheidenwand freigemacht und incidiert, von dem Schnitt aus wird dann die Vagina ringsum durchtrennt, hinten gefaßt und nach oben gezogen. Der Mastdarm hebt sich dabei mit in die Höhe, und man nimmt von den Fettmassen rings um die Darmmuskulatur und von dem Bindegewebe ohne Schwierigkeit soviel weg als man will. Die Douglasschen Falten können weit ausgespannt und dicht am Becken abgetragen werden. Verletzungen wichtiger Organe hat man, wenn auf den Ureter gut geachtet wird, nicht zu befürchten, ebensowenig Blutungen. Einige kleinere spritzende Gefäße in den Douglasschen Falten und die Venen am Mastdarm und in der seitlichen Umgebung der Scheide können leicht gefaßt und unterbunden werden. Auch in weit fortgeschrittenen Fällen läßt sich auf dem angegebenen Wege, ohne daß es zum Abreißen des Uterus kommt, in chirurgisch exakter Weise die Auslösung des Carcinoms vornehmen."

Amann hat mit seiner anerkannt meisterhaften Technik die verschiedenen Operationsverfahren geübt. Die vaginale Totalexstirpation, die sakrale, die heute nur noch historisches Interesse hat, und die abdominelle. Er ist zu dem Schluß gekommen, daß das abdominale Verfahren den anderen überlegen sei und hat selbst folgende Technik empfohlen:

„Medianschnitt von der Mitte zwischen Nabel und Symphyse bis zur Symphyse. Rechtwinkelig dazu wird ein zweiter Schnitt über dem horizontalen Schambeinast etwa 10 cm nach links angefügt. Gegebenenfalls wird nur ein Querschnitt über der Symphyse angelegt. Diese Einschnitte durchtrennen die Bauchwand nur bis zum Peritoneum und lösen den linken Musculus rectus vom Becken los."

Nun eröffnet er das Cavum Retzii und dringt von da aus stumpf im paravesicalen, sodann im paravaginalen Raume vor, ohne das Peritoneum, das sich leicht abtrennen läßt, einzureißen. Das Lig. rotundum wird doppelt unterbunden und dazwischen durchschnitten. Nun wird weiter nach unten vorgedrungen, bis man bald an den linken Ureter gelangt, der mit Hilfe von zwei anatomischen Pinzetten zugleich mit der darüber befindlichen Arteria uterina stumpf freigelegt wird. Die Arteria uterina wird möglichst lateral vom Ureter unterbunden. Dann wird der Ureter isoliert und dabei nötigenfalls aus den carcinomatösen Infiltrationen im Parametrium ausgeschält. Die Blase wird vom vorderen Teil des Uterus und der Vagina abgelöst.

Bis zu diesem Akt der Operation läßt Amann die Peritonealhöhle geschlossen. Jetzt erst wird das von der hinteren Blasenwand abgelöste Peritoneum dicht vor der Excavatio vesico-uterina mit der Schere etwa 3—4 cm breit eröffnet. Mitsamt den Adnexen zieht Amann nun den Uterus durch den Schlitz mit einer Kugelzange heraus und unterbindet und durchschneidet jederseits das Ligamentum infundibulo-pelvicum. Nur während dieser kurzen Zeit des Herausziehens des Uterus und der Unterbindung und Durchschneidung der Ligg. infundibulopelvica bleibt bei Amann die Bauchhöhle eröffnet, denn nun schließt er das ganze Operationsgebiet nach oben dadurch ab, daß er das jetzt hinter dem Uteruskörper befindliche Blasenperitoneum sofort mit dem Peritoneum der hinteren Beckenwand mit fortlaufender Catgutnaht vereinigt, so daß die Peritonealhöhle wieder vollkommen abgeschlossen ist. Jetzt wird der linke Ureter beiseitegehalten, und die möglichst radikale Entfernung des linken Parametrium ausgeführt; die Lig. sacro-uterina werden ab-

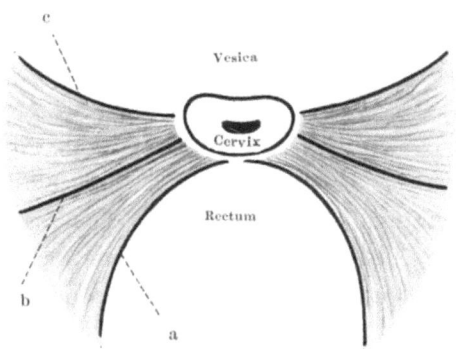

Abb. 36. Aus Latzko und Schiffmann.
Zbl. Gynäk. 1919, 692.
(Erklärung im Text.)

getragen und dann wird die Isolierung des rechten Ureter und des rechten parametranen Gewebes vorgenommen. Der Uterus kann dann am besten durch die Vagina entfernt werden. Amann tamponiert zum Schluß nach oben und unten hin locker mit Jodoformgaze.

„Man ist erstaunt, wie leicht und ohne Blutung man sofort an den wichtigsten Teil, die Kreuzungsstelle der Arteria uterina mit dem Ureter gelangen kann; hier läßt sich auch, wenn nötig, eine Resektion des Ureter und Neueinpflanzung desselben in die Blase nach dem Vorschlage Mackenrodts ausführen."

Latzko wollte das Verfahren Wertheim's dadurch noch radikaler gestalten, daß er den Beckenbindegewebsapparat möglichst nahe an den Beckenwänden abtrug. Er suchte das dadurch zu erreichen, daß er die einzelnen Bindegewebspartien vollkommen isolierte und die 3 auf jeder Seite resultierenden Bindegewebsabschnitte isoliert unterband und durchtrennte. Zur Erklärung der Situation gibt er folgende schematische Abbildung. Man sieht darin (siehe Abb. 36):

1. das sog. Ligamentum sacro-uterinum (a),

2. die Bindegewebsplatte, innerhalb derer der tiefe utero-vaginale Gefäßplexus gegen die großen Beckengefäße zieht (b),

3. die von uns als Ligamentum vesico-utero-vaginale bezeichneten Teile der Beckenfascie (c).

Latzko fährt dann fort: „Diese Gebilde, die in verschiedenen Ebenen liegen, begrenzen mit lockerem Fett- und Zellgewebe ausgefüllte Räume und stellen in ihrer

Gesamtheit einen Körper dar, der in seiner unteren Hälfte an der Beckenwand breitbasig entspringt und an der Cervix-Vaginalkante in einer schmalen Zone inseriert. Ligaturen oder Klemmen, die wir im Bereiche dieses keilförmigen Körpers anlegen, werden — und zwar desto mehr, je weniger Ligaturen oder Klemmen wir anlegen — am Schluß nicht dort sitzen, wo wir wollen, sondern wo sie können, d. h. dort, wo die hier skizzierten Ebenen nahe aneinandergerückt sind, also doch verhältnismäßig weit von der Beckenwand entfernt.

Wollen wir näher an die Beckenwand heranrücken, so gibt es nur eines. Wir müssen die drei ligamentartigen Gebilde isolieren, die vordere und hintere Platte durchtrennen, worauf die eigentliche parametrane, gefäßführende Platte vollkommen frei zugänglich wird und unter Leitung des Auges und der Finger in einzelne isolierte Gefäßbündel, gewissermaßen in Gefäßstiele zerlegt werden kann. **Diese Stielung des Operationsobjektes im engen Anschluß an die anatomischen Verhältnisse ist das Charakteristische der von mir geübten Modifikation der erweiterten abdominellen Carcinomoperation".**

Bei der Durchführung des Eingriffes geht Latzko so vor, daß er im Anfang der Operation, d. h. nach Unterbindung der Ligg. infundibulo-pelvica und rotunda und nach Freilegung der großen Gefäße grundsätzlich zuerst das Zell- und Fettgewebe mitsamt den darin enthaltenen Lymphdrüsen und Lymphbahnen nach oben bis zur Teilungsstelle der großen Gefäße und in die Tiefe bis zum Foramen ischiadicum in toto ausräumt, gleichgültig, ob vergrößerte Drüsen vorhanden sind oder nicht. In der Regel gelingt das ohne Anlegen einer Ligatur leicht und läßt sich in wenigen Minuten durchführen. Dann isoliert er beiderseits den gut zugänglichen Ureter bis zu seinem Eintritt in das Peritoneum und unterbindet die Uteringefäße dicht an ihrem Abgang von der Hypogastrica. Von dem nun deutlich sichtbaren Lig. vesicale laterale aus werden dann die von der Blase zur Cervix führenden Gewebsmassen ohne vorherige Unterbindung durchschnitten. Hierbei blutet es gewöhnlich aus 2—3 kleineren Gefäßen, die sofort unterbunden werden müssen. Latzko glaubt durch dieses Vorgehen mehr Gewebe entfernen zu können als wenn er, wie Wertheim es tut, das ganze Gewebsbündel auf einen Finger nimmt und durch eine Massenligatur versorgt. Sind die blutenden Gefäße unterbunden, dann wird die Blase abgelöst und der im Parametrium freigelegte Ureter zurückgeschoben. Jetzt erst kommt der Akt der Operation, der die verschiedenen, in der Skizze angegebenen Bündel freilegen und ihre möglichst radikale Abtragung nahe der Beckenwand bewirken soll. Diesen wichtigsten Akt seines Operationsverfahrens beschreibt Latzko folgendermaßen:

„Nun erfolgt die Ablösung der Blase in der Mitte bis unterhalb des Lig. interureticum unter Zurseiteschieben der Ureteren mit dem Stieltupfer. Es erscheinen derbe Bindegewebszüge, die von der Blase zum untersten Abschnitt der Cervix und zur Vagina ziehen. Dieselben werden beim Operieren häufig mit dem Parakolpium zusammengeworfen oder verwechselt.

Drückt man die Blase seitlich im Bereiche dieser Bindegewebszüge kräftig weg, so erscheinen dieselben gegen den Beckenausgang zu lockerer; bei gutgenährten Frauen sieht man zwischen ihnen einen Fettpfropf durchscheinen. An dieser Stelle bricht man mit einem kleinen Stieltupfer ein und gelangt dadurch in einen Hohlraum, der nach unten durch den Levator ani begrenzt ist.

Von diesem „Loch" aus werden die früher erwähnten kräftigen, einige kleine Gefäße führenden Bindegewebszüge — das Lig. vesico-utero-vaginale — mit dem Zeigefinger umfaßt, dessen Spitze an der oberen Grenze des Ligamentes an der medialen Seite des Ureter in einer durch lockeres Zellgewebe ausgefüllten Lücke erscheint. Auf der Fingerkuppe wird ein Ligaturinstrument aufgesetzt, das Ligament knapp am Ureter, der hier nicht aus seiner Verbindung gelöst wird, unterbunden und abgetrennt.

Durch den derart entstandenen Spalt kann mit Hilfe eines breiten Spatels der Beckenboden in weitem Umfange übersehen werden. Hierauf wird das Peritoneum des Douglasschen Raumes durchtrennt, das Rectum in der Mitte und besonders zu beiden Seiten mit abgelöst. Während der in seinem pelvinen Anteil aus allen Verbindungen befreite Ureter zur Seite gehalten wird, dringt ein Finger lateral vom Lig. sacro-uterinum bis zur vorderen Kreuzbeinfläche vor. Die nunmehr sich präsentierende dünne, gefäßlose Platte reicht nach abwärts bis zur parametranen Gefäßplatte, mit der sie unter einem fast rechten Winkel zusammenstößt. Sie wird angespannt und ohne Blutung der ganzen Länge nach mit der Schere durchtrennt.

Erst jetzt ist ein Überblick über den eigentlichen Träger des Parametrium, die oben erwähnte, windschiefe, gefäßführende, kräftige Bindegewebsplatte, die von der Gegend der inneren großen Gefäße gegen die Gebärmutterhalsscheidenkante zieht, möglich, und zwar in einem m. E. bisher nicht gekannten Umfang.

Die in dieser Platte verlaufenden Gefäße lassen sich unter Leitung des Auges mit den Fingern in zwei oder mehr isolierte Bündel fassen, also stielen und können derart wirklich knapp an ihrem Abgang bzw., da es sich meist um Venen handelt, knapp an ihrem Eintritt in die Iliaca interna oder media unterbunden werden. Je weiter man mit der Auflösung der Platte in einzelne Gefäßbündel geht, desto näher kann man sich tatsächlich mit den Ligaturen an die großen — wie Mackenrodt sagt — wie in einem Rahmen ausgespannten Venen halten. Doch erscheint mir der hierdurch erzielte Gewinn nur bei sehr weit vorgeschrittenen Carcinomen groß genug, um die notwendige Verlängerung der Operationsdauer aufzuwiegen (s. Abb. 37).

Hier sehen Sie den höheren und lateralen Anteil des Parametriums (a) in eine Schlinge gefaßt. Nach seiner Abbindung und Abtrennung erscheint der tiefere und mediale Anteil (b), der beckenausgangswärts in ein Fascienblatt übergeht, — den eigentlichen Träger des Parakolpiums —, das in seiner äußeren Hälfte gefäßlos ist, nach innen gegen die Scheidenkante zu den venösen Plexus der Scheide führt. Innerhalb des gefäßlosen durchscheinenden Anteiles der Fascie wird der tiefe mediale Rest der Gefäßplatte umstochen, ligiert und abgetrennt, wonach nichts zu tun übrig bleibt, als die längs der Scheide verlaufenden Venen jederseits durch eine quergelegte Umstechung der Scheidenkante zu unterbinden. Abtragung innerhalb der Scheide und Wundversorgung erfolgten wie üblich; letztere bei uns durch die von mir angegebene und mehrfach publizierte Bildung eines Flexurdaches."

Asch führt nach sehr gründlicher Vorbereitung des Carcinoms die ganze Operation mit dem schneidenden Paquelin durch und glaubt damit die Gefahr der Infektion herabsetzen zu können.

Um der Infektionsgefahr und der häufigen tödlichen Peritonitis entgegenzutreten, die bei den eingreifenden abdominellen Operationen oftmals nicht zu vermeiden waren, wurde von Mackenrodt und Amann vorgeschlagen, das Abdomen mit einem großen Querschnitt zu eröffnen und dann das teilweise von der Muskulatur abgelöste Peritoneum der vorderen Bauchwand mit dem Peritoneum des Douglasschen Raumes zu vernähen. Durch diese Abdeckung der freien Bauchhöhle von dem kleinen Becken hoffte man die Häufigkeit der Peritonitis einschränken zu können. Krönig ging sogar noch einen Schritt weiter. Um eine solide Abdeckungsplatte zu schaffen, ging er dazu über, als Septum

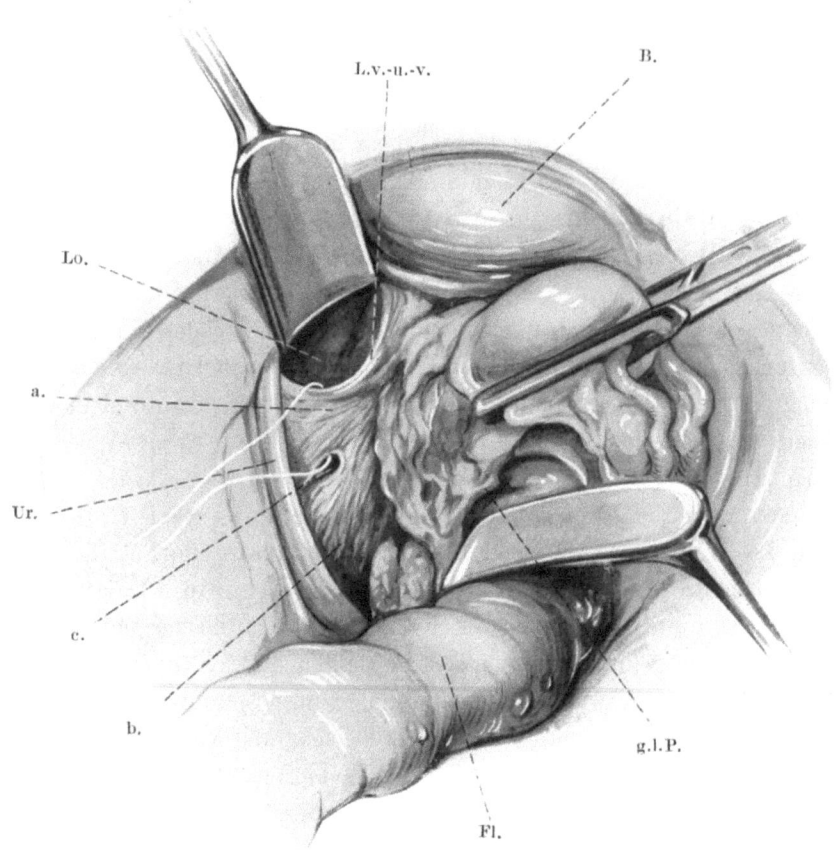

Abb. 37. B. Blase, Fl. Flexur, Ur. Ureter, Lo. Levator, g.l.P. Schnittrand der gefäßlosen Bindegewebsplatte (sog. Lig. sacro-uterin.), L.v.-u.-v. Zentraler Stumpf des Lig. vesico-utero-vaginale, a. lateraler oberer, b. medialer unterer Schenkel der gefäßführenden parametranen Platte, c. gefäßlose Lücke zwischen diesen Schenkeln[1].

nicht nur das Peritoneum, sondern den ganzen Fascienmuskel-Peritoneallappen der vorderen Bauchwand nach hinten umzuschlagen und dann an das Peritoneum der seitlichen und hinteren Beckenwand wie an das Rectum anzunähen. Aber auch durch diese Methode konnte die aufsteigende Peritonitis nicht verhütet werden. Gelegentlich von Sektionen solcher Operationen konnten wir seinerzeit feststellen, daß entweder die Abdeckungsnähte nicht gehalten hatten, oder daß, solange das Peritoneum allein als Abdeckungsplatte gedient hatte, die Eiterung das Septum einfach durchbrochen hatte. Dazu kamen als erhebliche Nachteile zwei Beobachtungen, das waren die schweren Cystitiden und die schlechten Wundheilungen.

---

[1] Die Abb. 36—37 sind entnommen aus Latzko u. Schiffmann: Zur Radikaloperation des Gebärmutterkrebses. Zbl. Gynäk. 1919, Nr 34, 696.

Von den mit Längsschnitt (Wertheim) operierten Frauen hatten:

> Keine Cystitis. 61,8%
> Leichte Cystitis bzw. Blasenreizung 23,5%
> Cystitis 14,7%

Von den mit Bogenschnitt behandelten dagegen hatten:

> Keine Cystitis. 47%
> Cystitis 53%

Dabei sind die postoperativen Cystitiden, die im Anschluß an den Bogenschnitt auftreten, meist wesentlich schwerer, sahen wir uns doch sogar einmal genötigt, eine künstliche Blasenscheidenfistel anzulegen, um die jauchigen Massen einer gangränösen Entzündung überhaupt nur entfernen und die Cystitis zur Ausheilung bringen zu können.

Die Ursache für die Häufigkeit und Schwere der Blasenerkrankung nach der Mackenrodtschen Operation liegen in verschiedenen Dingen. Gewöhnlich handelt es sich bei den Bogenschnitten um weit vorgeschrittene Carcinome, die eine weite Ablösung der Blase von der vorderen Vaginalwand nötig machen. Dazu kommt, daß infolge der Durchschneidung der Recti die Bauchpresse ausgeschaltet wird und in dem Wundbett des Beckens, das nicht peritonisiert werden kann, sich häufig eine sehr starke Jauchung ausbildet, so daß, wie wir es bei Sektionen öfters sahen, fast die ganze Blase von jauchigen Massen umgeben ist. Einen Durchbruch derselben in die Blase haben wir zweimal erlebt.

Das Ablösen der Blase mit oft weitgehender Durchtrennung der Blut- und Nervenbahnen, die Aufhebung der die Miktion unterstützenden Bauchpresse und die Jauchung um die Blase verursachen eine vollständige Parese der Blasenwand, die nun ihrerseits wieder die oft wochenlange Katheterisation nötig macht. Kein Wunder also, wenn wir hier die schwersten und hartnäckigsten Formen des Blasenkatarrhs eintreten sehen.

Ähnlich wie mit der Cystitis ist es mit der Wundheilung. Von den Medianschnitten des Krönig'schen Jenenser Materiales heilten:

> primär 70,6%
> sekundär . . . . 29,4%.

Dabei waren die Wundeiterungen meist nur auf kleine Teile der Wunde beschränkt und fast stets von kurzer Dauer. Ganz anders dagegen die Bogenschnitte, hier ist der Prozentsatz genau der umgekehrte, es heilten:

> primär 30%
> sekundär . . . . 70%.

Da eine Peritonisierung der stark sezernierenden Wunde zwischen Beckenboden, Bauchwand und Abdeckung nicht möglich ist, kommt es sehr häufig zu einer starken Jauchung. Trotz aller Abdeckung mit Drain und Gaze nach oben und unten ist es Krönig doch nicht gelungen, sie zu beherrschen. Er ging deshalb dazu über, nur temporär die Bauchhöhle abzudecken, dann das Septum wieder zu lösen und nun durch sorgfältige Naht die Sekretionsfläche zu verkleinern und zu peritonisieren, tauschte aber dafür nur die Peritonitis ein, so daß er auch davon wieder zurückgekommen ist. Er ließ vielmehr die Wunde weit offen und suchte dem Sekret möglichst breiten Abfluß nach allen Richtungen hin zu geben. Langsam granuliert dann die Wunde zu, und es vergehen meist 6—8 Wochen und mehr, ehe die Frauen die Klinik verlassen können.

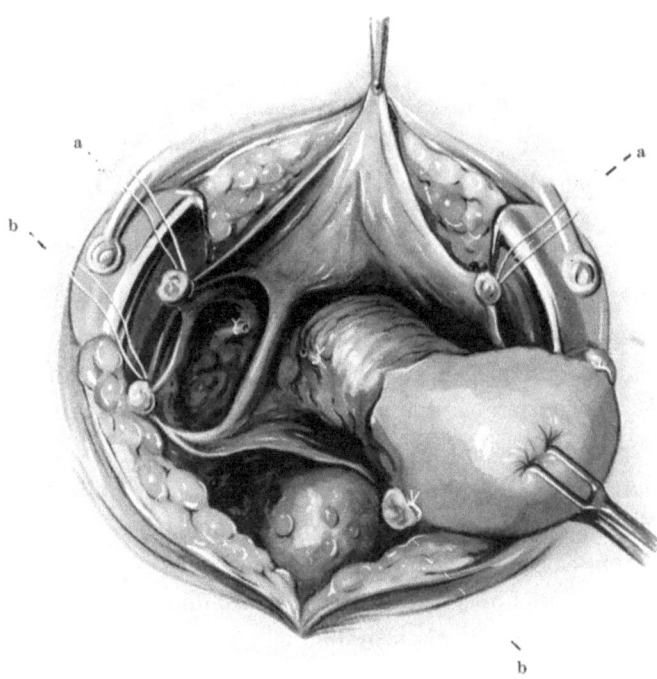

Abb. 38. Abdominale Exstirpatio uteri carcinomatosi mit subperitonealer Versenkung des Uterus (Extraperitonisierung). 1. Bild: Beckenhochlagerung, oben die Blase mit dem Peritoneum der Plica vesico-uterina nach vorn gezogen, unten das Rectum. a Der unterbundene Stumpf des Lig. suspensorium ovarii (alias Lig. infundibulo-pelvicum), b Lig. rotundum uteri, von hinten außen nach vorn innen läuft als weißer dicker Strang der freigelegte Ureter. In dem Raum zwischen den Peritonealplatten des Lig. latum liegt der Stumpf der unterbundenen Arteria uterina[1].

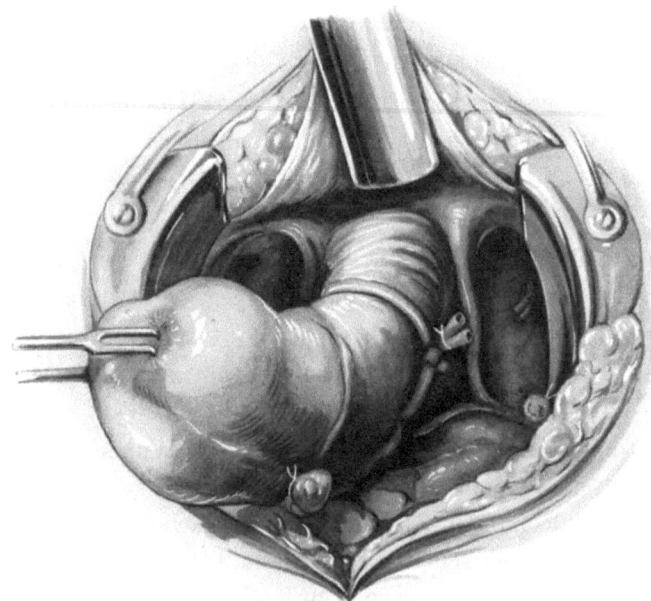

Abb. 39. Abdominale Exstirpatio uteri carcinomatosi mit Extraperitonisierung. 2. Bild zeigt die Präparierung des rechten Ureter, und nachdem so der Uterus ringsum auf beiden Seiten freigelegt ist, wird über die Scheide ein Kautschukschlauch geschnürt, damit bei der Versenkung aus den Gefäßen des Uterus kein Blut nachsickern kann. Wir haben bei den späteren Operationen diese Schnürung weggelassen und doch keine erheblichen Blutabgänge erfahren.

---

[1] Die Abb. 38—43 sind entnommen aus Zweifel-Payr: Die bösartigen Geschwülste der Gebärmutter. Leipzig: S. Hirzel 1927.

Einen anderen Weg zur Vermeidung der Infektion der Bauchhöhle hat Zweifel eingeschlagen, indem er den Eingriff vom Abdomen her begann und von der Vagina aus beendete. Wie alle abdominellen Operationen fängt auch das Zweifelsche Verfahren so an, daß die Artt. ovaricae und uterinae unterbunden, die Ureteren nach dem Vorschlage von Wertheim auspräpariert, die Drüsen von oben her ausgeschält, Blase und Rectum von der Scheide abgelöst werden. Nun werden die zwei Blätter des Beckenperitoneums, die vor und hinter dem Uterus durchschnitten wurden, wieder genau vereinigt, wobei

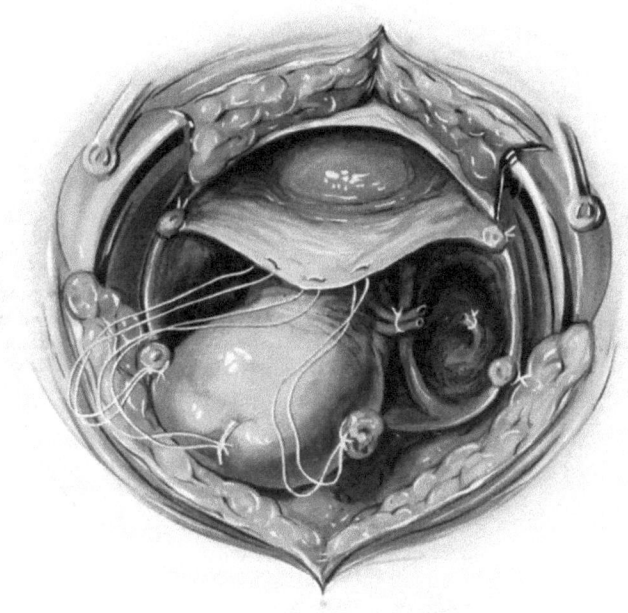

Abb. 40. 3. Bild: Die Vorbereitung der Versenkung des Uterus unter das Beckenperitoneum mit Einstülpung der Scheide. Vorher Anlage der drei Raffnähte. Es werden dazu Catgutfäden von je 1 m Länge genommen, die Serosa der Blase durchstochen, die beiden Enden gleich lang gezogen, die Mitte an der Blasenserosa festgehalten und nun geknotet, so daß also der Knoten genau in die Mitte der Länge kommt. Der zweite Faden wird ebenfalls in das Nadelöhr gelegt, am Uterus durchgestochen und mit beiden freien Enden geknotet. Solcher Raffnähte werden drei gelegt. In der Tiefe der Wunde sieht man die Ureteren.

der ganze Uterus extraperitoneal verlagert wird (s. Abb. 38 u. 39). Jetzt wird die Bauchwunde „provisorisch vernäht und das Cavum peritonei völlig verschlossen". Nun wird die Operation vaginal fortgesetzt. Die Portio wird mit der Zange gefaßt, die Scheide invertiert und ringsherum durchtrennt. Nachdem Blase und Ureteren noch einmal hochgeschoben sind, werden nun über die seitlich stehen gebliebenen Teile, die Parametrien, feste Klemmen gelegt, die ein Abgleiten des Gewebes sicher verhindern. Durch die festen Klemmen will Zweifel ein Ausgleiten der nur noch für eine stärkere Blutung in Betracht kommenden Art. vaginalis vermeiden. Nach Abnahme der Klemmen erfolgt die Ligatur dieser beiden Arterien. Danach ist das ganze Operationsfeld bluttrocken.

Besonderen Wert legt Zweifel auf eine gute Versorgung der Blase, und er befürwortet auch für sein Verfahren die von Krönig angegebene Knopfnaht der Blase. Er sagt dazu: „Um die schweren Blasenentzündungen zu verhüten, die nach dem tagelang wiederholten Katheterisieren sehr häufig auftreten, muß auch die Raffnaht bei dem neuen Verfahren beibehalten werden, um so mehr, als dies mit Leichtigkeit möglich ist.

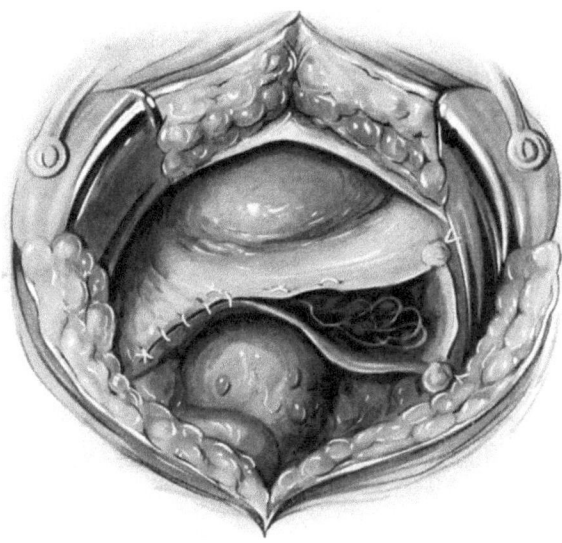

Abb. 41. 4. Bild: Die subperitoneale Versenkung des Uterus samt den Raffnähten fast vollendet. Die peritoneale Decknaht. Es werden etwa 3 Situationsnähte durch beide Serosaplatten gelegt und dann fortlaufend vereinigt. Nun folgt die Bauchnaht und die Umlagerung der Patientin in Kreuz-Rückenlage.

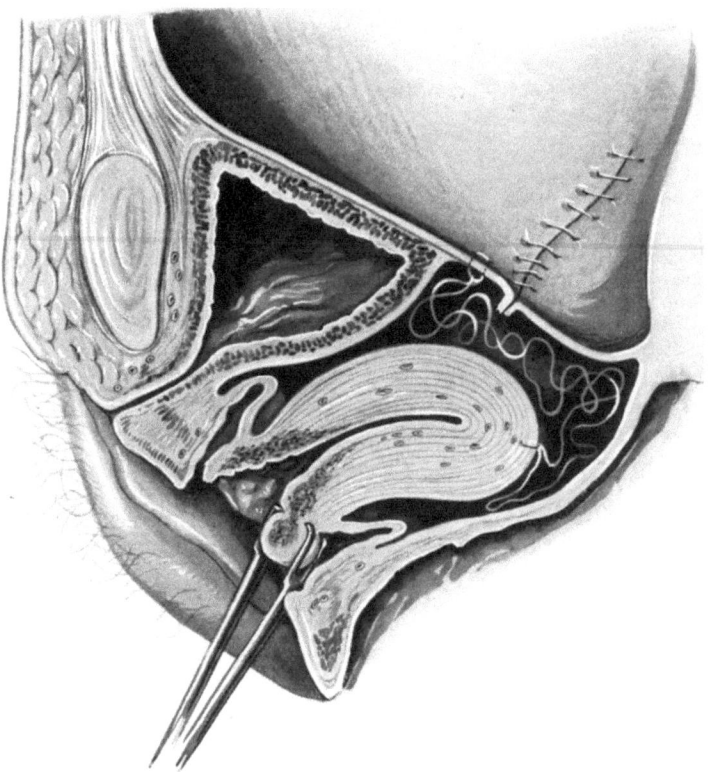

Abb. 42. 5. Bild (nach Schweitzer): Der versenkte Uterus mit seinem Carcinom wird jetzt erst, nachdem der abdominale Teil in der keimfreien Bauchhöhle ausgeführt und diese wieder abgeschlossen ist, von der Scheide aus entfernt. Man umschneidet die Scheide möglichst tief unten und zieht den Uterus mit seinen 3 Raffnähten heraus, legt jede derselben in eine Klemme, um eine Verwirrung der Fäden zu vermeiden. Nach der Entfernung des Uterus und der Blutstillung öffnet man die Klemme, legt einen der Fäden in ein Öhr, sticht die vordere Scheidenwand durch und knotet mit dem anderen Faden.

Gedruckt macht die Beschreibung der Raffnaht unter den neuen Verhältnissen unfehlbar den Eindruck, sehr verwickelt zu sein, während sie in der Ausführung einfach und selbstverständlich erscheint.

Es werden drei Raffnähte gelegt, die mittlere faßt die Mitte des Blasenperitoneums, links etwas seitlich kommt eine andere, rechts die dritte (s. Abb. 40).

Nachdem der erste Faden durch das Blasenperitoneum gestochen ist, werden beide Enden gleich lang angezogen und der Knoten möglichst genau in die Mitte gelegt. Die

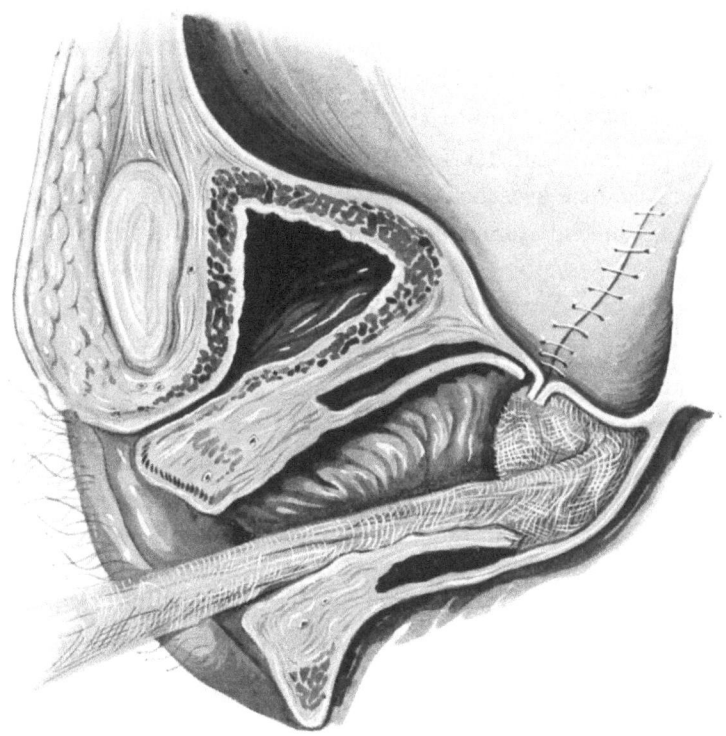

Abb. 43. Abschluß der Operation. 6. Bild: Vorn ist die Scheide bis zur Peritonealdecknaht hochgezogen, das hintere Scheidengewölbe wird mit Jodoformgaze locker ausgestopft.

zwei langen Enden dieser Naht werden nun durch das gleiche Nadelöhr gesteckt und durch den Fundus uteri gestochen, an ihm fest geknotet, aber nur die Enden.

Nun erst wird der Uterus unter Inversion der Scheide tief gezogen und über seinem Fundus und über den Raffnähten der Peritonealspalt geschlossen (s. Abb. 41 u. 42).

Ist später die Operation von der Scheide her so weit im Gange, daß der Uterus herausgewälzt wird, so kommen mit ihm die Fäden, die am Fundus und an der Kante desselben angeheftet wurden, zum Vorschein, ziehen das Blasenperitoneum hervor, das jetzt von unten sichtbar und mit der vorderen Scheidenwand vernäht wird. So wird der Blase wieder der Halt gegeben, den die Raffnaht bezweckt. Im Grunde genommen genügte eine Raffnaht von oben, denn sie zieht das Blasenperitoneum so deutlich in die Scheide hinab, daß man dieses mit Billrothzangen von unten fassen und die Raffnähte von der Scheide aus legen kann."

Die große Wundhöhle im kleinen Becken füllt Zweifel mit Jodoformgaze locker aus. Die Gaze bleibt 10 Tage liegen (s. Abb. 43).

Dieses Vorgehen Zweifels hat außer bei seinen Schülern kaum Nachfolger gefunden. Vielmehr blieb die alte Wertheimsche Methode bei den meisten abdominellen Operateuren das Verfahren der Wahl. Am vollkommensten ausgebildet ist sie wohl von Franz, der damit auch die besten Resultate erreicht hat. Er eröffnet das Abdomen mit einem Fascienquerschnitt, der etwa in der Höhe der Spinae anteriores superiores angelegt wird und 12—14 cm lang ist. Der Uterus wird mit einer Zange gefaßt und nach oben und der Seite gezogen, auf der der Operateur steht. Steht er rechts, dann wird das linke Lig. suspensorium ovarii mitsamt den Spermatikalgefäßen gefaßt und durchschnitten, dann das Lig. rotundum (s. Abb. 44a, b). Nun werden diese Klemmen auseinandergezogen, so daß das intraligamentäre Gewebe sichtbar wird (s. Abb. 45a, b).

Das Gleiche geschieht auf der rechten Seite. Dann drängt Franz mit Schere und Pinzette das lockere Gewebe zwischen den Blättern des Lig. lat. links stumpf auseinander, entfaltet dadurch das linke Parametrium und geht nun auf die Uterusgefäße los. „Nicht der Ureter wird gesucht, sondern die Uteringefäße. Die Uteringefäße müssen anatomisch klar vorliegen. Bei diesem Vorgehen wird der Ureter ohne weitere Bemühung sichtbar."

Die Uteringefäße werden an der Ursprungsstelle aus den hypogastrischen Gefäßen mit einer Klemme gefaßt (s. Abb. 46a, b) und zum Schutze gegen eine retrograde Blutung wird eine zweite Klemme so daneben gelegt, daß gerade Raum bleibt, um die Gefäße zu durchschneiden. Liegen Arteria und Vena uterina zusammen und wie gewöhnlich die Vene unter der Arterie, so werden sie gemeinsam abgeklemmt. Liegen sie auseinander, dann muß jedes Gefäß für sich abgeklemmt werden. Die am Gefäßstumpf liegende Klemme wird nach Durchschneidung der Gefäße sofort durch eine lose Catgutligatur ersetzt. Mit der medianwärts liegenden Klemme wird das zum Uterus ziehende Gefäßstück angezogen, wodurch der Ureter ein gutes Stückchen weiter sichtbar wird. Der Ureter selbst wird nicht angerührt (s. Abb. 47a, b). Nachdem Franz bis hierher gelangt ist, tritt er auf die linke Seite der Frau und legt rechts die Gefäße und den Ureter genau so frei wie vorher links.

Dann wird der Uterus nach oben gezogen, das Blasenperitoneum wird mit der Pinzette aufgehoben und das Peritoneum an der Umschlagsstelle von Blase zum Uterus quer durchtrennt (s. Abb. 48a, b) und die Blase so weit von der Cervix abpräpariert, daß die Grenzen zwischen Blase und Cervicalwand deutlich werden. Nun kommt der nach Franz interessanteste und deshalb gefährlichste Teil der Operation, weil hierbei der Ureter leicht verletzt werden kann, die seitliche Abpräparierung der Blase vom Uterus und das Freilegen des Ureter bis zu seiner Einmündung in der Blase.

Franz schildert diesen Vorgang folgendermaßen:

„Mit der Pinzette wird die Blasenwand in die Höhe gehoben und das parametrane Gewebe über dem Ureter durchtrennt. Dabei werden 1—2 Venen angeschnitten, die sofort unterbunden werden. Nun wird meist der Ureter schon sichtbar. Man geht mit dem Schnitt noch seitlich weiter und löst dann den Ureter von seiner Unterlage an der Cervicalwand und vom medialen Blatt des Ligamentum latum ab, daß er auf 5—6 cm — wenn nötig noch weiter — nach allen Seiten frei ist (s. Abb. 49a, b u. 50a, b). Der Ureter wird weiter verfolgt bis zur Blase, in die er tangential einmündet. Das geschieht alles mit

Pinzette und Schere. Auch unter dem Ureter muß die Blase vom Parametrium freigemacht werden. Hier werden dann die Scheidenblasenvenen sichtbar, die anzuschneiden man sich hüten soll."

Nunmehr geht Franz an die möglichst ausgedehnte Herausnahme des Beckenbindegewebes, die er dadurch zu erreichen sucht, daß er die Scheide von obenher möglichst tief unterhalb der Portio umschneidet, das Rectum von der Scheide her abschiebt, die Scheidenmanschette mit Klemmen schließt und nun durch Zug an dieser Manschette das Beckenbindegewebe so anspannt, daß er es beliebig weit lateral an der Beckenwand abtragen kann. Er verfährt dabei so: Die Scheide wird, nachdem jetzt erst der vor Beginn der Operation eingelegte Scheidentampon entfernt ist, quer eröffnet. Durch dieses Loch hindurch wird die hintere Scheidenwand quer durchtrennt und von diesem Durchtrennungsschnitt der hinteren Vaginalwand aus das Rectum mit einem Stieltupfer vom oberen Teil der hinteren Scheidenwand abgeschoben. Hierauf werden hintere und vordere Scheidenwand zusammen mit 2—3 Collinschen Zangen so gefaßt, daß die Scheidenmanschette dadurch geschlossen ist. „Wird jetzt die zusammengeklemmte Scheide angezogen und der Ureter mit dem Ureterhaken (s. Abb. 51 a, b) zur Seite gehalten, so kommt das ganze Parametrium und Parakolpium zu Gesicht, wie es die Abbildungen veranschaulichen und es liegt ganz im Belieben des Operateurs, wieviel er wegnehmen will, wieweit seitlich und wie tief nach unten (s. Abb. 52 a, b). Nicht viele Gefäße brauchen dabei durchschnitten zu werden, eine Vene direkt an der seitlichen Scheidenwand, dann eine Vene weiter seitlich, die von der Blase kommt, ein bis zwei Venenäste, die zur Tiefe führen und eine Arterie zur Rectalwand (A. haemorrhoidalis). In der Douglasfalte verläuft meist nur ein ganz kleines Gefäß. Legt man sich die Gefäße durch streichende Bewegungen mit der Schere frei, so kommt man mit 3—4 Klemmen auf jeder Seite aus. Hat man die linke Seite fertig, so wechselt man wieder den Platz und tut das gleiche auf der rechten Seite. Hängt der Uterus nur noch an der Douglasfalte rechts, dann wird stets das Rectum mit in die Höhe gehoben und man muß aufpassen, daß man nicht in das Rectum hineinschneidet, wenn das Peritoneum an der tiefsten Stelle des Douglasschen Raumes durchtrennt wird. Denn jetzt erst soll es durchtrennt werden."

Nun erst geht Franz an die Drüsenausräumung. Er zieht die anfangs um das Lig. rot. und Lig. infundibulo-pelvicum gelegten Klemmen oder Unterbindungsfäden an, macht sich dadurch die Gegend des Gefäßdreiecks frei. Mit einer Pinzette wird das Gewebe über der Art. iliaca externa gefaßt und von hier aus werden die großen Gefäße bis zur Teilungsstelle der Iliaca freipräpariert. Das lockere Bindegewebe mitsamt den Drüsen wird aus dem Gefäßdreieck herauspräpariert, wobei der Nervus obturatorius und die obliterierte Nabelvene freigelegt werden. Damit ist die Operation beendet.

Die Wundversorgung machte Franz sich sehr einfach. Er hielt eine Blasenraffung, auf die Krönig, Zweifel u. a. großen Wert legten, nicht für nötig, sondern vereinigte über dem großen Wundbett des kleinen Beckens nun das Peritoneum mit fortlaufender Naht. Eine Tamponade oder Drainage der Beckenwundgebiete fand nicht statt. Franz legte vielmehr nur einen Gazestreifen, den er vor der das kleine Becken abdeckenden Peritonealnaht von oben her durch die Vagina gezogen hatte so in die Vagina, daß diese in ihrem oberen Teil locker ausgefüllt wurde, ohne in die Wundräume des Beckens selbst hineinzuragen.

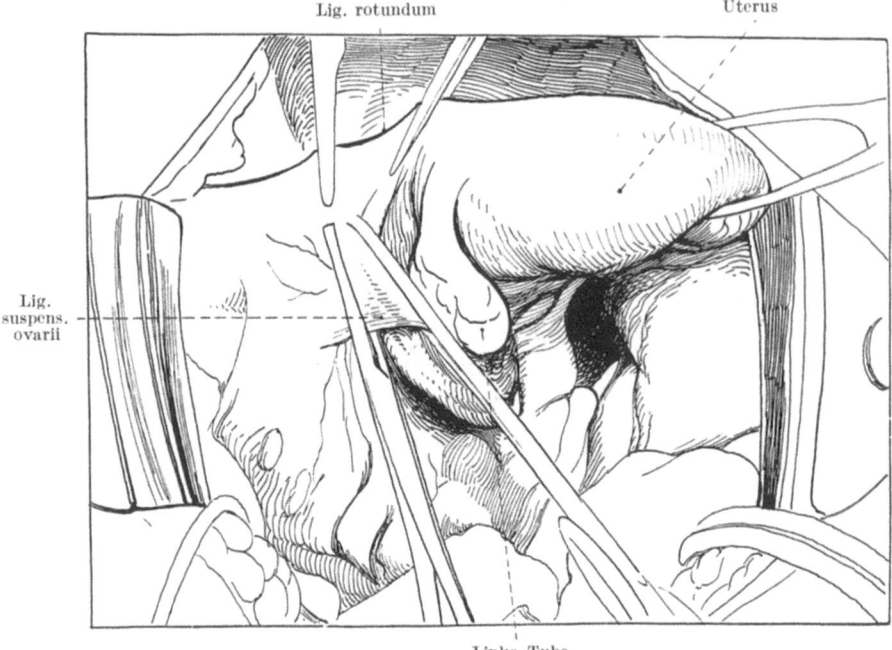

Abb. 44 a[1].

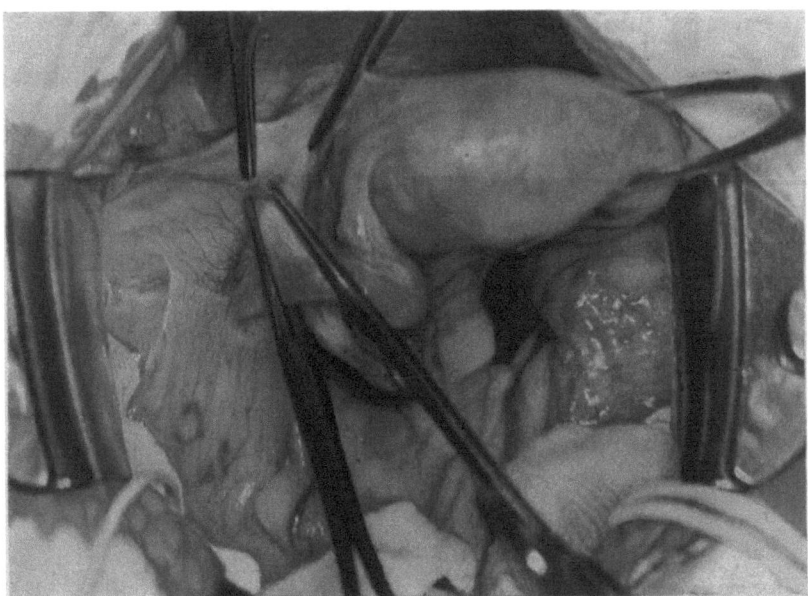

Abb. 44 b. Abdominale Carcinomoperation. Der Uterus ist mit einer Zange gefaßt und stark nach rechts angezogen, damit sich die linken Ligamente spannen. Am Ligamentum suspensorium ovarii mit seinen Spermatikalgefäßen und am Ligamentum rotundum liegen je zwei Klemmen, zwischen denen das Gewebe durchschnitten werden soll.

---

[1] Die Abb. 44a—52b sind entnommen aus K. Franz: Gynäkologische Operationen. Berlin: Julius Springer 1925.

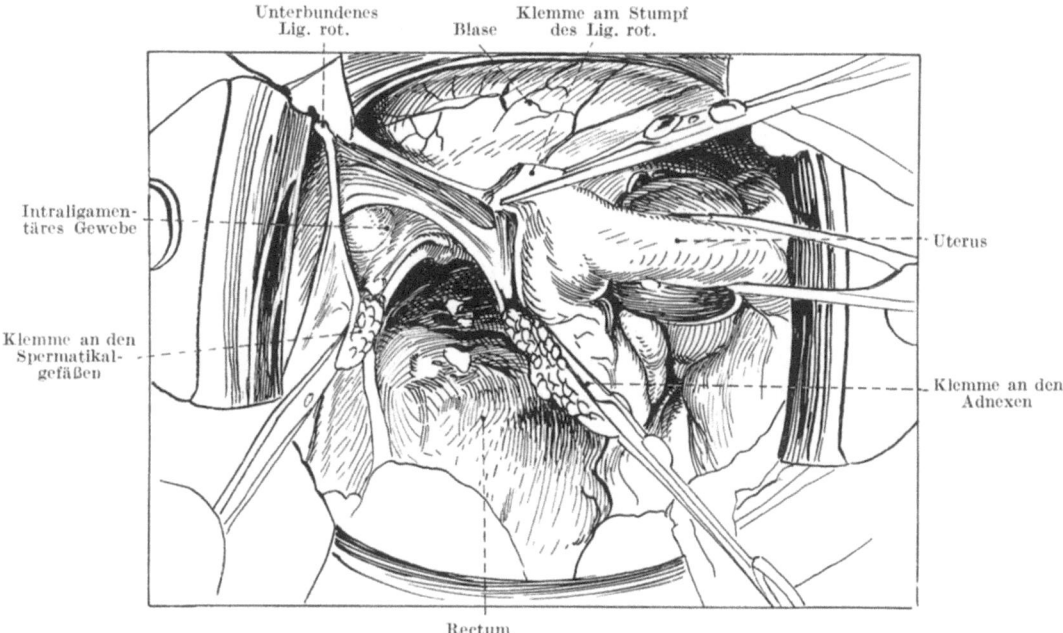

Abb. 45 a.

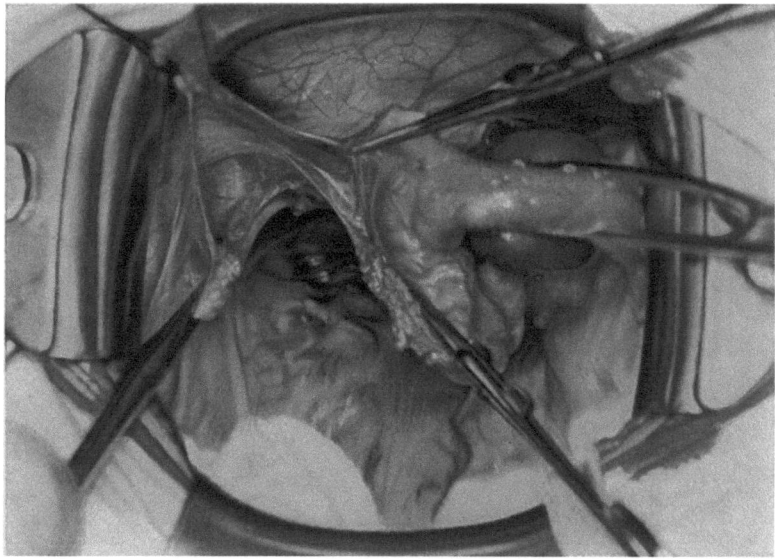

Abb. 45 b. Abdominale Carcinomoperation. Der Uterus ist nach rechts gezogen. Die Ligamente sind zwischen den Klemmen durchschnitten. Die Klemmen sind auseinandergezogen und das intraligamentäre Gewebe offen. Die laterale Klemme am Ligamentum rotundum ist durch eine Ligatur ersetzt.

476 O. Pankow, Die Therapie des Uteruscarcinoms und des Chorionepithelioms.

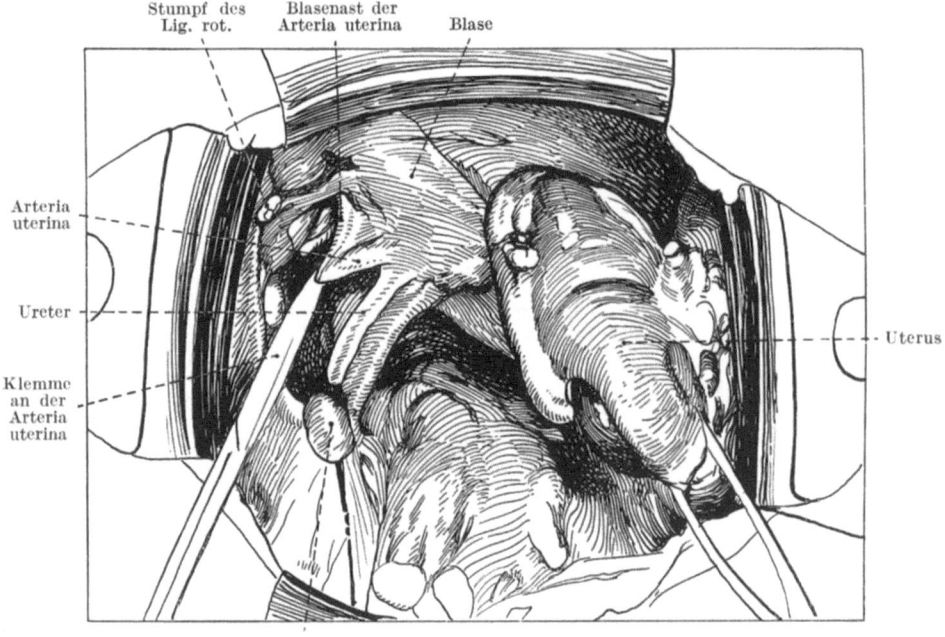

Abb. 46 a.

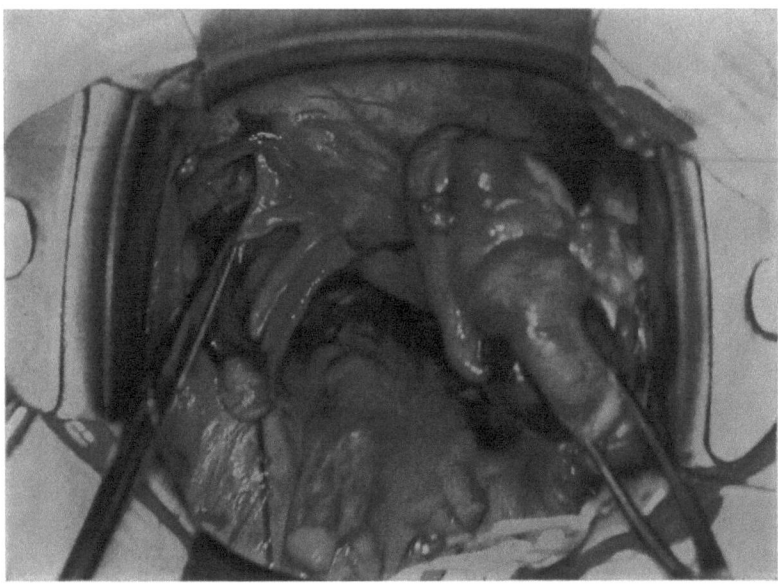

Abb. 46 b. Abdominale Carcinomoperation. Der Uterus ist nach rechts gezogen. Im entfalteten linken Ligamentum latum ist die Uterina sichtbar, an deren Ursprung eine Klemme liegt. Zum Uterus zieht die Arteria uterina und nach vorn ein Blasenast. Auf dem medialen Blatt des Ligamentum latum liegt der Ureter. Am Spermatikalgefäßbündel ist der lang gelassene Unterbindungsfaden sichtbar.

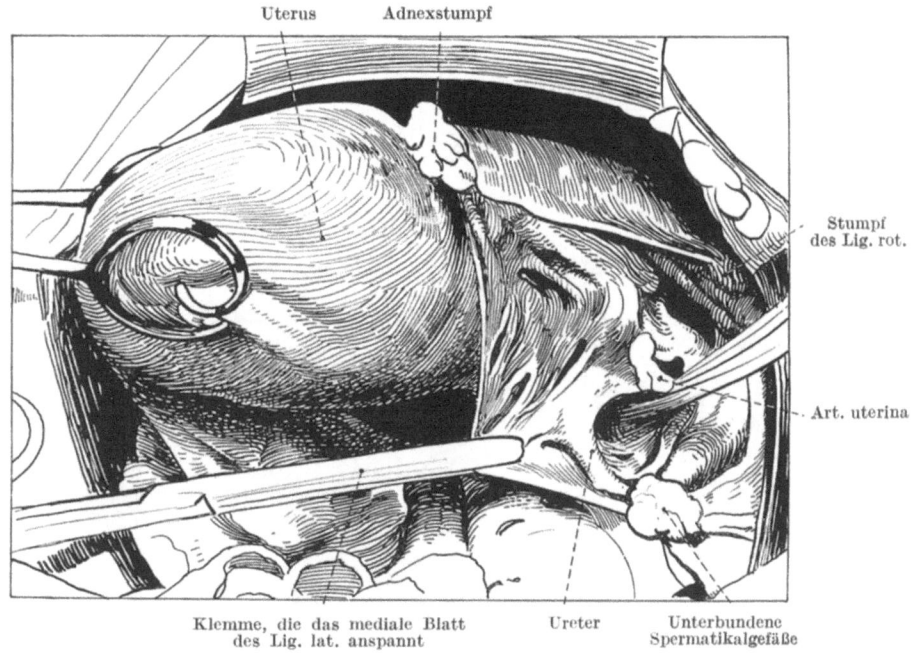

Abb. 47 a.

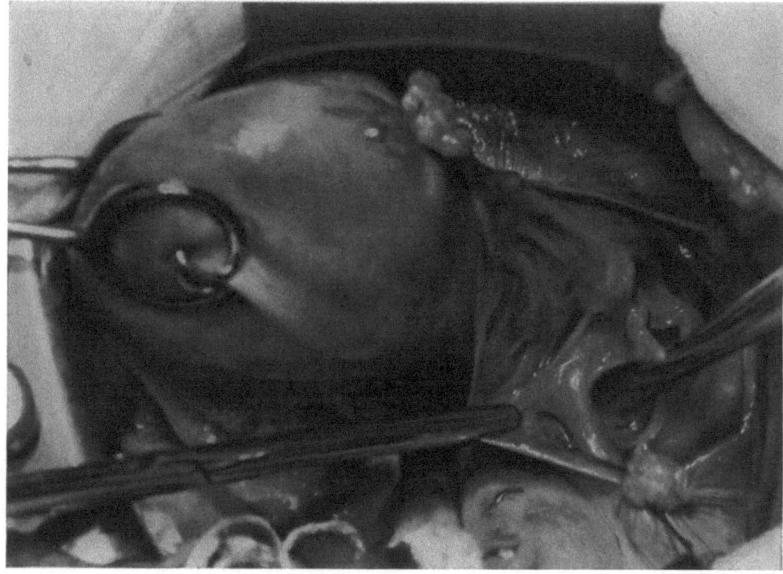

Abb. 47 b. Abdominale Carcinomoperation. Der Uterus, dessen rechte Adnexe entfernt sind, ist nach links gezogen und mit einer Klemme das mediale Blatt des Ligamentum latum zur Demonstration des Lagebildes angespannt. Auf ihm liegt der Ureter, der sich nach vorne im parametranen Gewebe verliert; über ihn weg zieht geschlängelt die Uterina, die hart an ihrer Ursprungsstelle mit einer Klemme gefaßt ist.

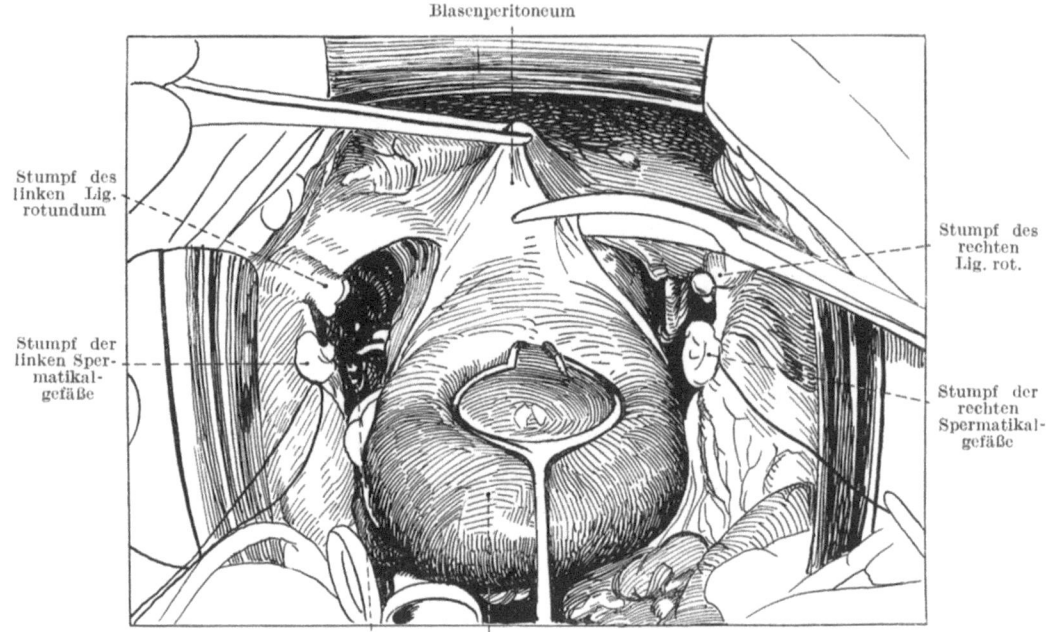

Abb. 48 a.

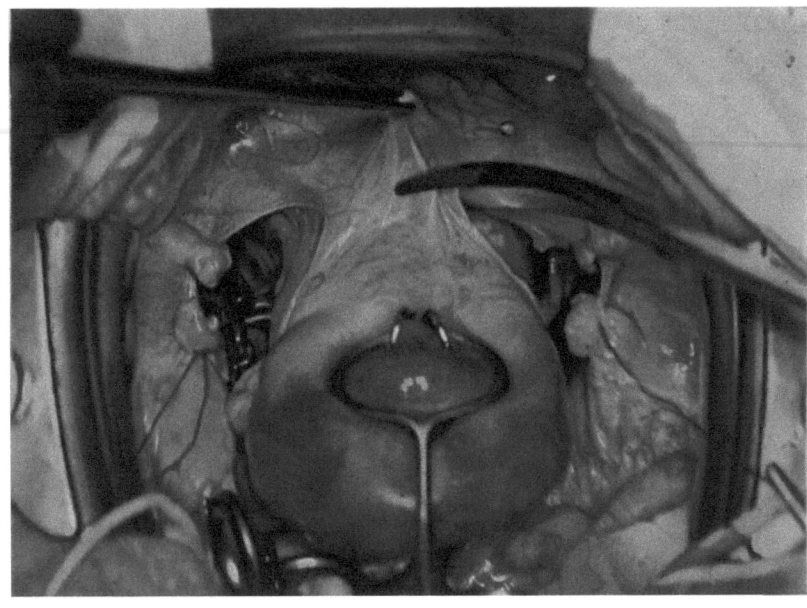

Abb. 48 b. Abdominale Carcinomoperation. Der Uterus ist median gelegt und nach oben gezogen, das Blasenperitoneum mit der Pinzette aufgehoben, das an der Umschlagsstelle von Blase zum Uterus mit der Schere quer durchtrennt wird.

Die wichtigsten, heute angewandten abdominellen Methoden.

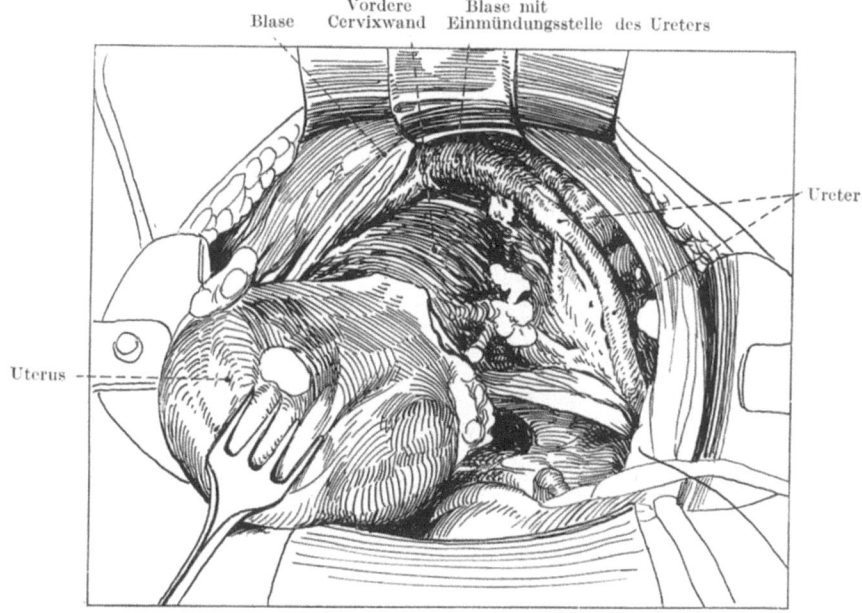

Abb. 49 a.

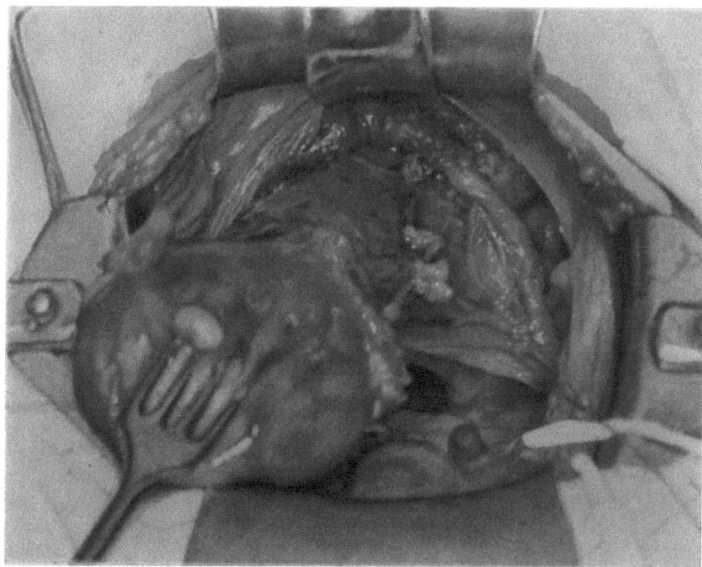

Abb. 49 b. Abdominale Carcinomoperation. Der Uterus ist nach links und oben gezogen. Die Blase ist von der Cervix und Scheidenwand abpräpariert. Der Ureter ist bis an seiner Mündung in die Blase frei. Mit dem parametranen Gewebe, auf dem er liegt, ist er noch in Verbindung gelassen.

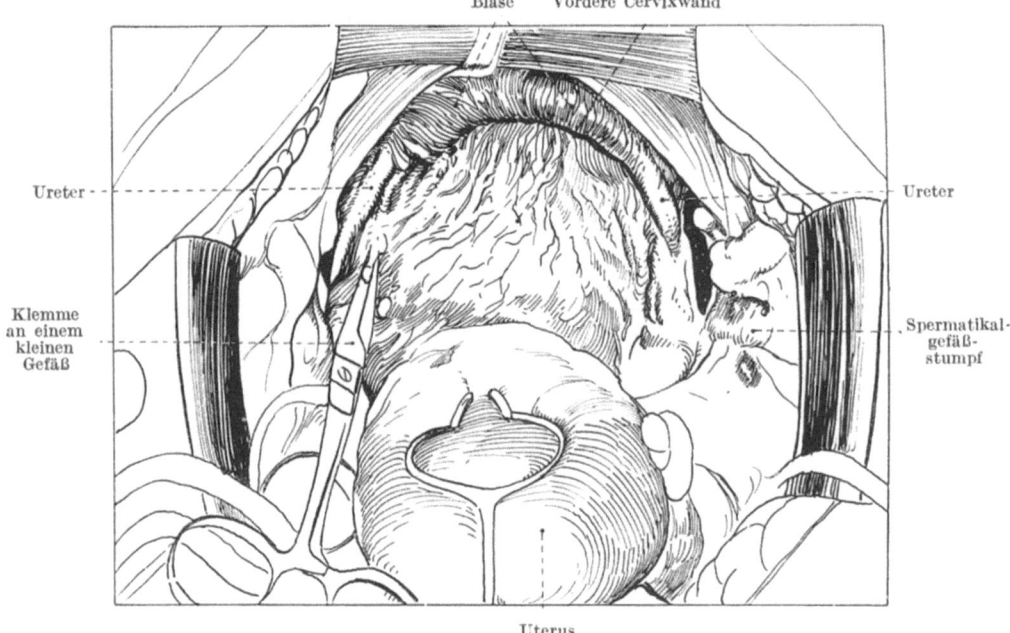

Abb. 50 a.

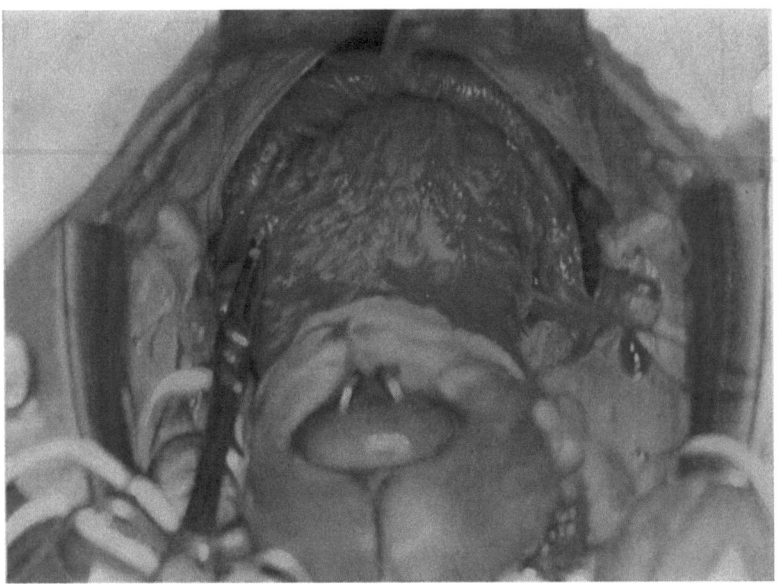

Abb. 50 b. Abdominale Carcinomoperation. Der Uterus ist median gestellt und nach oben gezogen. Die Blase ist, von der vorderen Cervix- und Scheidenwand weit nach unten abpräpariert, das ist an der Entfernung zwischen Blasenwulst und peritonealem Wundrand an der vorderen Uteruswand kenntlich. Beiderseits sind die Ureteren bis zu ihrer Mündung in die Blase sichtbar. Links liegt eine Klemme an einem kleinen Gefäßchen.

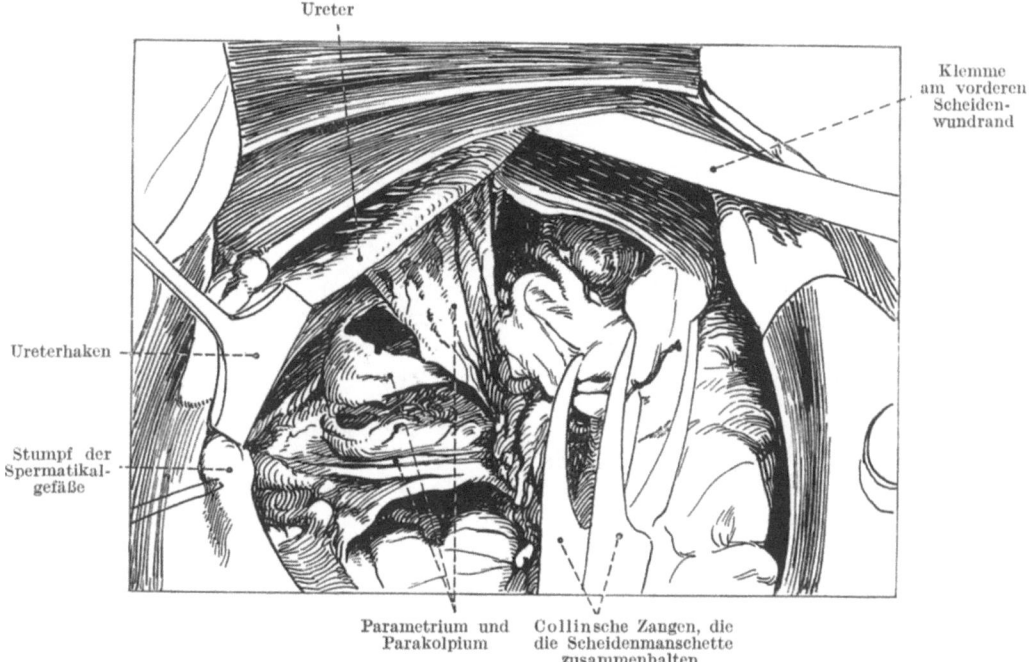

Abb. 51 a.

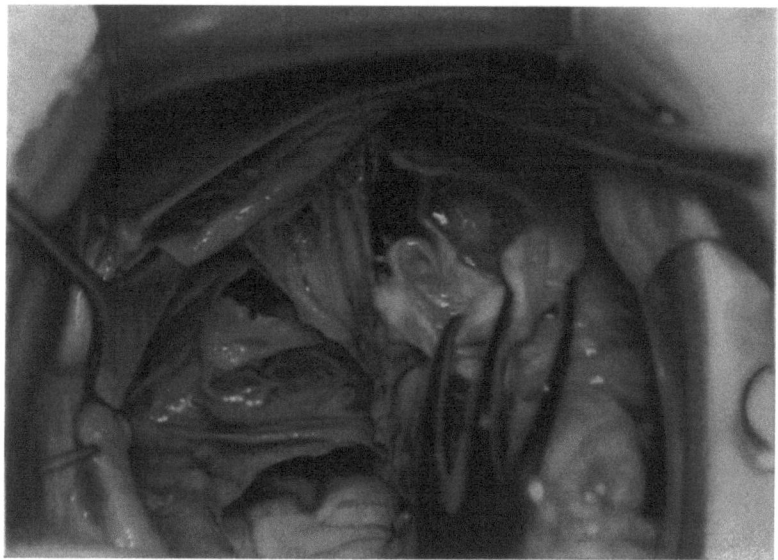

Abb. 51 b. Abdominale Carcinomoperation. Vordere und hintere Scheidenwand sind mit 2 Collinschen Zangen zusammengeklemmt und angezogen. Der linke Ureter wird mit dem Ureterhaken seitwärts gehalten. Das linke Parametrium und Parakolpium ist bis zur seitlichen Beckenwand sichtbar in drei deutlich getrennte Faserzüge gespalten. Symphysenwärts liegt eine Klemme an dem vorderen Scheidenwundrand, unter ihr das offene Scheidenrohr.

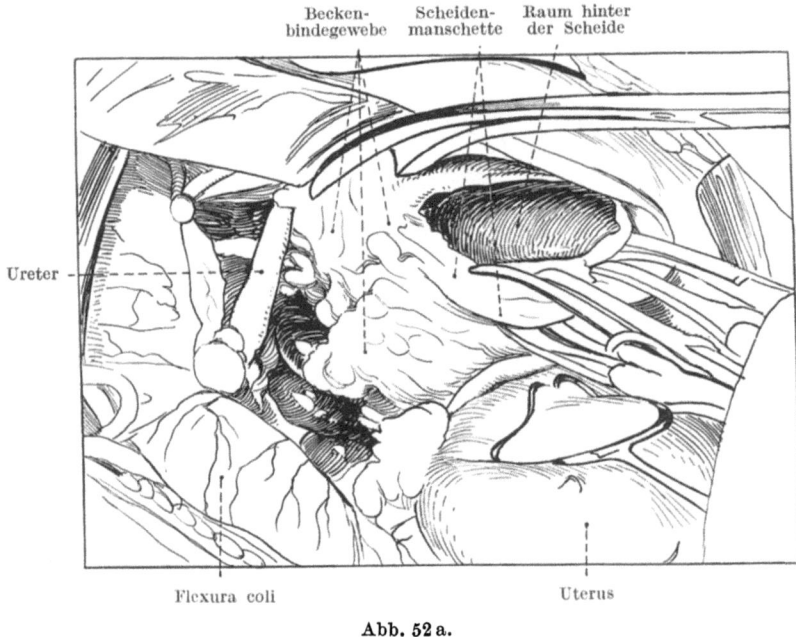

Abb. 52 a.

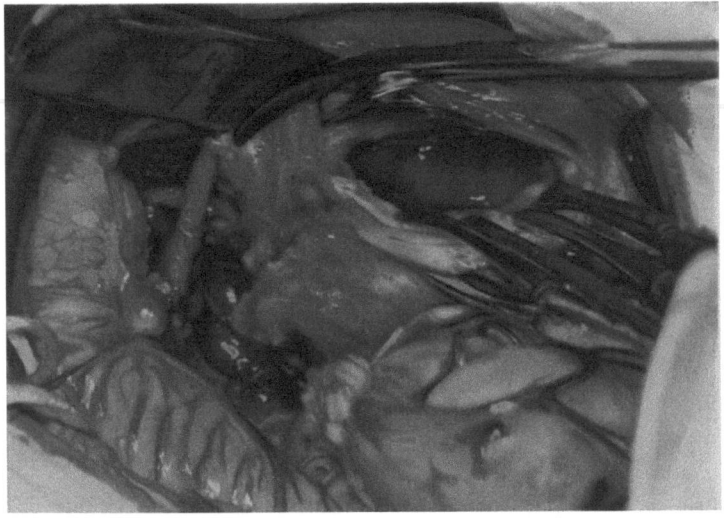

Abb. 52 b. Abdominale Carcinomoperation. Das Bild stellt die Schnittführung zur Exstirpation des Beckenbindegewebes dar. Vordere und hintere Scheidenwand sind mit 4 Zangen zusammengeklemmt und stark nach rechts gezogen, ebenso der Uterus, um das Bindegewebe zu spannen. Der linke Ureter wird mit einem Ekarteur nach oben und seitlich geschoben zum Schutze vor der Schere, die das Bindegewebe zu durchschneiden beginnt.

Das ist das Verfahren, das Franz in mühsamer Arbeit aufgebaut hat. Er selbst hat sich über die Vorzüge dieser Operationsmethode folgendermaßen geäußert: „Diese Operationsmethode steht bei uns seit 12 Jahren fest. Wesentliche Änderungen sind nicht mehr vorgenommen worden und sie ist so einfach, als die an sich anatomisch und technisch komplizierte Operation überhaupt werden kann, die in 30—50 Minuten mit einem sehr geringen Blutverlust auszuführen ist. Sie ist das Ergebnis mancherlei Versuche, die 5 Jahre gedauert haben. Ich habe anfangs Wert darauf gelegt, rings um den Uterus und die Vagina alles Gewebe, wenn möglich in Zusammenhang mit den Drüsen, abzupräparieren, um als letzten Akt der Operation nur noch die Vagina durchschneiden zu müssen, mit dem Gedanken, die keimhaltige Vagina mit dem keimhaltigen Carcinom bis zum Schluß der Operation geschlossen zu halten und so die Infektionsgefahr von da aus zu vermindern.

Dies Verfahren hat besondere Gefahren, die die erwarteten Vorteile nicht aufgewogen haben. Geht man, wie wir es damals gemacht haben, nach Unterbindung der Uterina und nach Freilegung des Ureter in die Tiefe, so kommt man auf die gefüllten Venen, die von der Scheide, Blase und dem Uterus aus zur Vena hypogastrica ziehen. Werden sie verletzt ohne vorherige Abklemmung, was bei aller Sorgfalt häufig geschieht, so kann eine starke venöse Blutung auftreten, die das Operationsfeld überschwemmt und unübersichtlich macht. Sie ist schwer zu stillen, weil die Venen an der seitlichen Beckenwand unbeweglich sind, und Umstechungen neue Blutungen machen können, wenn sie durch benachbarte Venen hindurchgehen. Alle diese Gefahren werden vermieden, wenn nach der oben beschriebenen Weise operiert wird."

Ausdrücklich hat Franz aber hervorgehoben, daß bei seiner Carcinomoperation die Blutung im allgemeinen sehr gering sei, da die meisten Gefäße anatomisch freigelegt und prophylaktisch abgeklemmt würden. So ließe sich wenigstens die arterielle Blutung von vornherein ausschließen. Nicht immer aber sei die venöse Blutung zu vermeiden, da die Wurzeln der Venae hypogastricae sehr zahlreich seien und in einem dichten Netz Blase und Scheide umspännen. Ist es zur Zerreißung solcher Venen gekommen, so kann die Blutstillung manchmal schwierig sein, da sich in der Tiefe des Beckens Umstechungen schwer anlegen lassen und bei den Umstechungen neue Venen verletzt werden könnten. Trotzdem betont Franz, daß er es nur 4mal notwendig gehabt habe, weil eine Unterbindung nicht möglich war, Klemmen liegen zu lassen, die dann am 2. Tage nach der Operation entfernt wurden, ohne daß es dabei jemals nachgeblutet hätte. Franz hat sich auch nicht gescheut bei schweren Blutungen große Gefäße zu unterbinden. So hat er die Vena hypogastrica 6mal, die Arteria hypogastrica 3mal und die beiden Art. hypogastricae einmal unterbinden müssen. Zu schweren Blutungen kann es auch bei der Ablösung fest verwachsener Drüsen von der Vena iliaca kommen. 16mal wurde bei Franz die V. iliaca externa verletzt und 2mal die Art. iliaca externa. Die verletzte Vene ist einmal unterbunden, sonst durch Naht oder wandständige Ligatur versorgt worden. Von den beiden verletzten Art. iliacae hat Franz die eine unterbunden. Im anderen Falle legte er eine wandständige Naht, doch zeigte sich bald eine Gangrän des Fußes und die Patientin ging zugrunde. Von weiteren Verletzungen der Gefäße sagte Franz: „Nehmen wir zu diesen Fällen noch 2 Verletzungen der Vena iliaca externa und 3 Unterbindungen der Vena hypogastrica, die bei den Operationstodesfällen vorgekommen sind, so haben wir 33 Verletzungen und

Unterbindungen großer Gefäße auf 619 Operationen = 5,3%. In Jena hatte ich 19 solcher Vorkommnisse auf 181 Operationen, also 10,5%."

Döderlein fängt die Operation in der gleichen Weise wie Bumm mit der Unterbindung der Spermaticae und Lig. rotunda und Ausräumung der hypogastrischen Drüsen an, um dann den weiteren Eingriff nach dem Wertheimschen Verfahren zu beendigen.

Die Bedeutung der anatomischen Durchforschung operativ gewonnener Präparate für die Frage der Ausbreitung des Carcinoms (Spontanheilung des Carcinoms).

Überblickt man so den Entwicklungsgang der operativen Technik sowohl bei den abdominellen als auch bei dem vaginalen Verfahren, so sieht man, daß eine möglichst radikale Mitherausnahme des umgebenden Gewebes, d. h. des Beckenbindegewebes, der Drüsen und des Scheidenrohres das Ziel aller operativen Verbesserungen und Erweiterungen war. Dazu drängten schon die Sektionsbefunde bei vorgeschrittenen inoperablen Carcinomen, die uns die Wege zeigten, die der Krebs bei weiterer Ausbreitung zu gehen pflegt. Noch lehrreicher für unsere Kenntnisse dieser Wege, besonders in den verschiedenen Stadien der Carcinomentwicklung und auch für die Ausbildung der operativen Technik war jedoch das Studium der bei den erweiterten abdominellen Operationen gewonnenen Operationspräparate. Sie erst ließen es zu, die Frage zu entscheiden, ob die Ausbreitung des Carcinoms in die Umgebung von der Größe des Primärtumors in einem gewissen Abhängigkeitsverhältnis stand, welcher Art die Ausbreitung schon bei beginnender Erkrankung war, ob die palpatorischen Befunde bestimmte Schlüsse auch auf die anatomische Ausbreitung des Carcinoms zuließen usw. Die Beantwortung dieser Frage war von größter Bedeutung für die Bestimmung des Begriffes der Operabilität, für die Indikationsstellung überhaupt und für die Frage der Ausdehnung des operativen Verfahrens einerseits in klinisch palpatorisch noch leichten beginnenden und andererseits in klinisch palpatorisch weit vorgeschrittenen und deshalb schon fast ganz inoperablen Fällen. Früher war man allgemein der Meinung, daß, wenn einmal die Infiltration der Parametrien die Beweglichkeit des Uterus fast völlig oder ganz aufgehoben hatte, diese Veränderungen dann auch durch carcinomatöse Massen bedingt seien und eine Operation nicht mehr in Frage käme. Deshalb waren auch seinerzeit die Mitteilungen Lomers so überraschend, in denen nach Auslöffelung und Verschorfung derartig anscheinend völlig inoperabler Carcinome, die nur zu palliativen Zwecken vorgenommen war, eine vollkommene Heilung beobachtet wurde. Lomer zog daraus den Schluß, daß Spontanheilungen des Carcinoms möglich seien. Erst die Untersuchung der bei der Wertheimschen Operation gewonnenen anatomischen Präparate zeigte, daß diese Deutung von Lomer wohl nicht richtig war. Wir selbst haben die Parametrien von 67 Collumcarcinomen in Serienschnitten untersucht. Von den 67 Collumcarcinomen waren bereits krebsige Veränderungen nachzuweisen

in beiden Parametrien 24 Fälle = 35,8% $\left.\begin{matrix}\\\end{matrix}\right\} = 68,6\%$
in einem Parametrium 22 „ = 32,8%
in keinem Parametrium 21 „ = 31,4%.

Brunet, der das Material von Mackenrodt histologisch untersucht hat, fand bei palpatorisch und makroskopisch freien Parametrien 60%, bei palpatorisch bereits infiltrierten Parametrien in 80% Carcinom in den Parametrien. Gleichzeitig konnte er bei diesen Untersuchungen nachweisen, daß in 42% der Fälle bereits Carcinom in dem oberen Drittel der Scheide zu finden war. Dabei konnte die bekannte Tatsache bestätigt werden, daß das Vordringen des Carcinoms entweder kontinuierlich erfolgte, oder mehr sprungweise auf dem Wege der Lymphdrüsen. Die folgenden 4 Abbildungen zeigen am besten die Befunde, die bei diesen Versuchen erhoben wurden (Abb. 53—56).

Bezüglich der Deutung, die Lomer den Befunden über die sog. Spontanausheilung gab, ist Abb. 53 von ganz besonderem Interesse. Hier schien der Fall infolge der breiten Infiltration der beiden Parametrien vollkommen inoperabel zu sein. Nach vorausgegangener

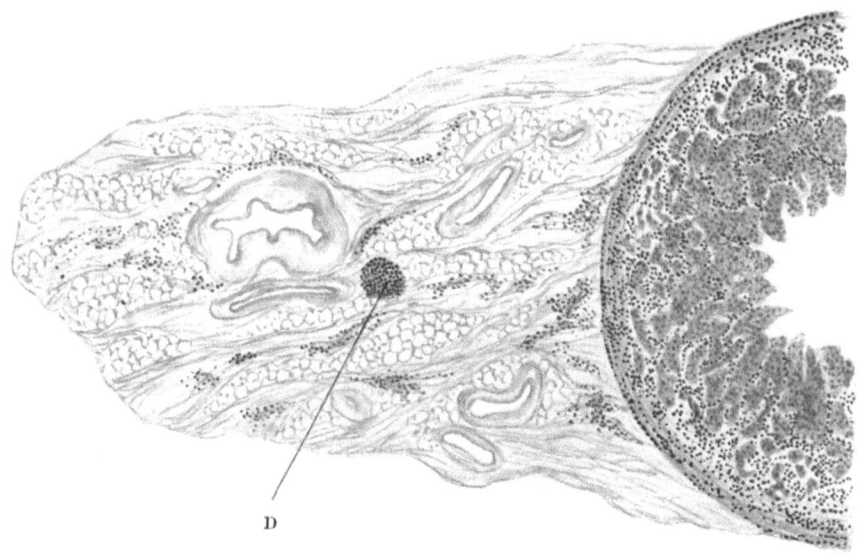

Abb. 53. Carcinoma uteri. Parametrium und Drüsenstation (D) darin frei von Carcinom[1].

Verschorfung wurde der Tumor noch etwas beweglich und schließlich konnte dann doch noch die Radikaloperation nach Wertheim ausgeführt werden. Das Präparat zeigt, wie hier trotz ausgedehnten Durchdringens der ganzen Cervix mit dicken carcinomatösen Strängen die Infiltration des parametranen Gewebes rein entzündlicher Natur ist. Es ist durchaus zu verstehen, daß nach ausgedehnter Verschorfung eines solchen Falles, wenn dabei der primäre Herd in der Cervix sofort vernichtet wird oder im Anschluß an die Verschorfung sekundär nekrotisch zerfällt, die schweren entzündlichen Infiltrationen im Parametrium völlig zurückgehen können, und daß dann der Eindruck entsteht, als ob gar nicht vorhanden gewesene carcinomatöse parametrane Veränderungen spontan ausgeheilt wären. Auf Grund solcher Beobachtungen möchten wir annehmen, daß auf gleiche Art auch die von Lomer beobachteten Fälle zu deuten sind. Vor kurzem ist auch Otto Strauß auf die Frage der Spontanheilung des Carcinoms eingegangen. Er stellte sich die beiden Fragen, ob der Begriff der Spontanheilung des Krebses überhaupt zu Recht besteht, und ob die Spontanheilung auf die große Menge der Carcinome berechnet irgendwelche praktische Bedeutung hat. Strauß stellt fest, daß in einem großen Teil sog. Spontanheilungen doch irgendwelche

---

[1] Die Abb. 53—56 sind entnommen aus Jaschke-Pankow: Lehrbuch der Gynäkologie. 3. u. 4. Aufl. Berlin: Julius Springer 1923.

Eingriffe stattgefunden hatten, wie z. B. Verschorfung bei Mammacarcinom, Abrasionen bei Corpuscarcinom, Gastroenterostomie bei Magencarcinom, Anus praeternaturalis bei Darmcarcinom, Teilexstirpation der Tumoren und sogar Bestrahlung, Eingriffe, die wie wir oben gezeigt haben, einen Stillstand der klinischen Erscheinungen und selbst völlige Ausheilung zur Folge haben können. Daß man trotzdem nicht immer von Heilungen sprechen kann, dafür führt Strauß verschiedene Beobachtungen an. So fand Versé in einem Fall eines scheinbar geheilten Mammacarcinoms noch 6 Jahre später bei der Obduktion allenthalben unter dem Narbengewebe schmale Krebsschläuche, und die betreffende Frau ist an einer weitgehenden Generalisation des Carcinoms über die meisten inneren Organe gestorben.

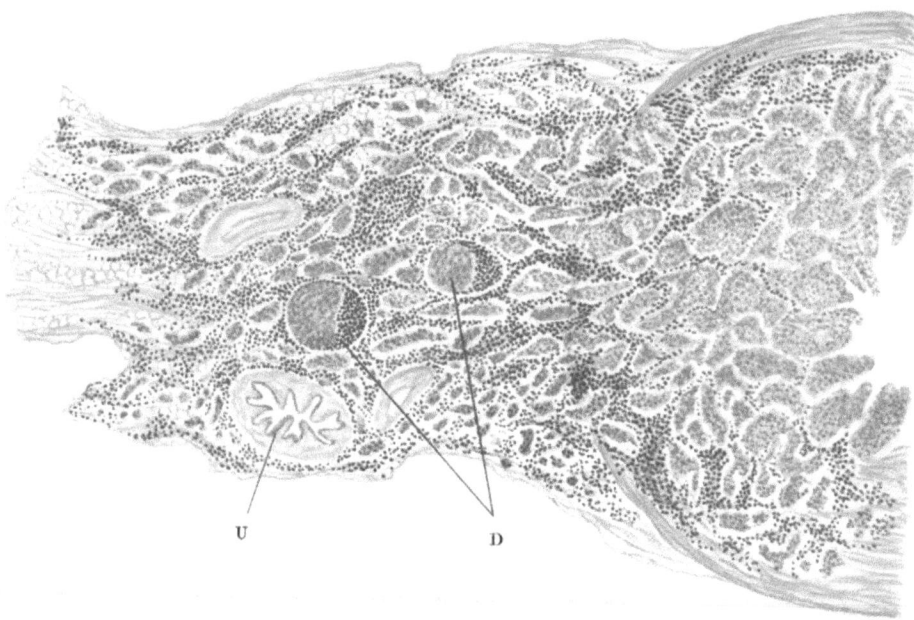

Abb. 54. Carcinoma uteri. Parametrium mit carcinomatösen Drüsen (D) und resezierten Ureterstück (U), das selbst frei ist von Carcinom.

Teutschländer fand sogar noch nach 17 und 18 Jahren bei zwei scheinbar geheilten Fällen von Mammacarcinom haselnußgroße Metastasen. Ferner wies Strauß darauf hin, daß klinisch von Carcinom geheilte Fälle doch auch nicht immer richtig diagnostiziert worden waren, und erwähnt 4 Fälle von Lebercarcinom, bei denen hervorragende Diagnostiker die Diagnose auf Carcinom gestellt hatten, und die sich später bei der Obduktion doch als syphilitische oder tuberkulöse Veränderungen erwiesen. Strauß kommt deshalb auch zu dem Schluß, daß auf die Hunderttausende von Krebskranken berechnet, die wenigen beobachteten einwandfreien Spontanheilungen gar nichts zu sagen hätten, und daß man deshalb sich auch hüten müßte, therapeutische Wege einzuschlagen, die lediglich darauf hinausliefen, eine Anregung des Spontanheilungsprozesses zu versuchen. Er betont, daß auch Döderlein unter Tausenden von Carcinomen, und Werner an dem großen Krebsmaterial des Samariterkrankenhauses von 15 000 Carcinomen niemals Spontanheilungen gesehen hätten.

Aber auch im umgekehrten Sinne gab es bei der histologischen Untersuchung derartiger Operationspräparate große Überraschungen.

Abb. 54 zeigt das Bild einer 50jährigen Patientin, bei der palpatorisch Veränderungen an den Parametrien noch nicht nachweisbar waren. Trotzdem fand man von

4 kleinen parametranen Drüsen 3 bereits carcinomatös erkrankt. Ganz besonders instruktiv in dieser Richtung ist auch folgende Beobachtung:

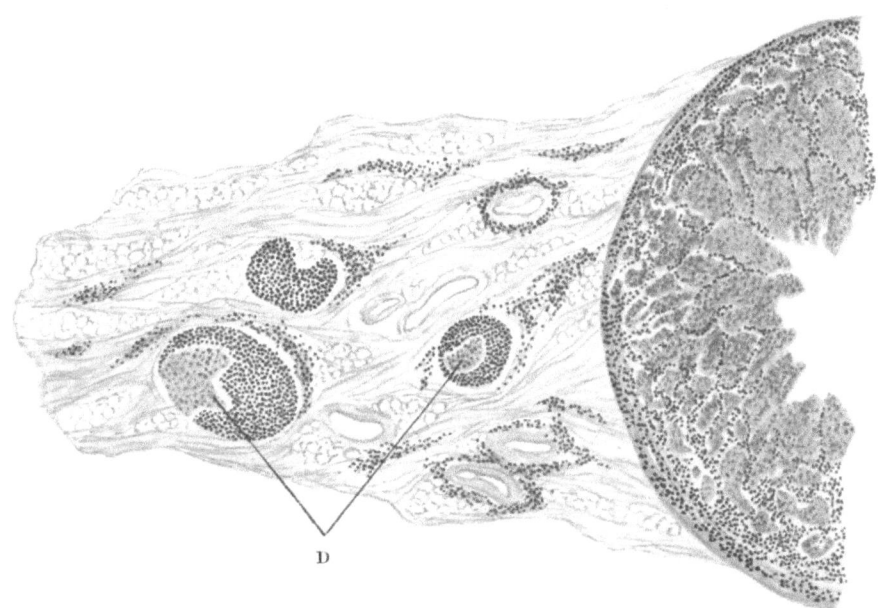

Abb. 55. Carcinoma uteri. Parametrium frei, Drüse teilweise carcinomatös.

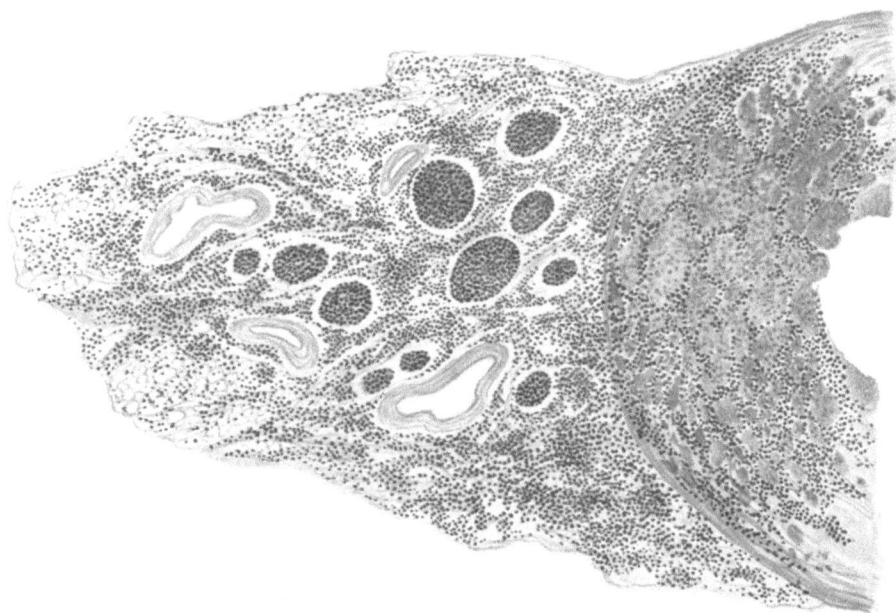

Abb. 56. Carcinoma uteri. Parametrium stark entzündlich, aber frei von Carcinom.

Frau B., 29 Jahre alt, vor 2 Jahren erste Geburt in der Klinik. In der Schwangerschaft schwere Pyelitis gravidarum, die nach der Geburt häufiger rezidivierte. Nachdem Patientin 10 Wochen vorher zum letzten Male wegen eines solchen Rezidivs behandelt war, erscheint sie von neuem in der Sprechstunde wegen Beschwerden beim Wasserlassen. Bei der bimanuellen Untersuchung fühlt man an der vorderen Muttermundslippe eine früher nicht vorhandene kleine Rauhigkeit von der Größe einer Linse. Die Stelle sieht graurötlich aus und blutet bei der Berührung mit der Sonde. Sie wird exstirpiert und ergibt Carcinom. Die Parametrien und Lig. sacro-uterina sind vollkommen frei, der Uterus von normaler Größe und Konsistenz, ausgezeichnet beweglich. Bei der Radikaloperation nach Wertheim werden zunächst die Iliacaldrüsen aufgesucht und es findet sich an der rechten Seite eine taubeneigroße Drüse, die entfernt wird. Die histologische Untersuchung ergibt vollkommen carcinomatöse Veränderungen der Drüse. Trotz sehr radikalen Vorgehens bei der Operation und trotz intensiver Nachbestrahlung, nicht bloß der beiden Iliacalgegenden, sondern des ganzen kleinen Beckens, trat sehr bald eine allgemeine Carcinose auf mit Knoten an Stirn, Nasenflügel, Vagina, Vulva, über dem Schienbein rechts und an allen inneren Organen, so daß schon nach einem Vierteljahr die Patientin an allgemeiner Carcinose zugrunde ging.

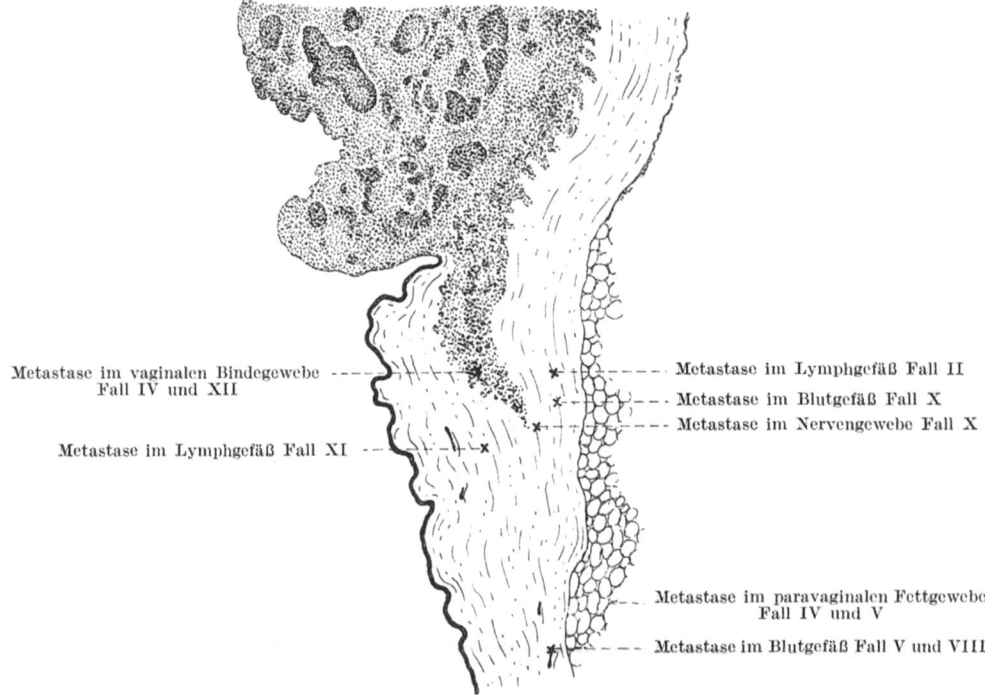

Abb. 57. Halbschematische Zeichnung zur Darstellung der in der Scheidenglocke von Asseretto bei 12 Fällen von Halscarcinom aufgefundenen Metastasen, die in Blut- und Lymphgefäßen, sowie auch in Nervenscheiden nachweisbar waren[1].

Der Vergleich dieser beiden Abb. 55 und 56 zeigt die Schwierigkeit der Bewertung des klinischen Palpationsbefundes. Der Tastbefund allein kann uns nicht darüber aufklären, ob tatsächlich das Carcinom noch auf das Collum uteri beschränkt ist oder nicht, und sagt uns andererseits nicht, ob bei infiltrierten Parametrien die Veränderungen wirklich carcinomatöser Natur sind oder nicht. Wir konnten an unseren damaligen Serienuntersuchungen eine Übereinstimmung der klinischen und histologischen Befunde nach der Richtung, daß klinisch infiltrierte Parametrien Carcinom enthielten und klinisch nicht infiltrierte frei von Carcinom waren, unter 2mal 67 = 134 Parametrien nur 28mal, d. h. in 20,9% nachweisen. Diese auffallende Inkonstanz zwischen klinischem und histologischem Befunde zeigt uns deutlich, wie unzuverlässig unsere klinische Diagnose hinsichtlich der Frage der Ausbreitung des Carcinoms, ja unter Umständen selbst der Operationsmöglichkeit

---

[1] Die Abb. 57 ist entnommen aus Döderlein-Krönig: Operative Gynäkologie. 4. Aufl. Leipzig: Georg Thieme 1921.

ist. Solche Untersuchungen führten aber auch zu dem zwingenden Schlusse, selbst in scheinbar beginnenden Fällen mit der Möglichkeit der sprunghaften Ausbreitung auf dem Wege der Lymphdrüsen zu rechnen und gerade auch diesen Punkt bei der operativen Technik zu berücksichtigen. Die Drüsenfrage, auf die wir später noch einmal zurückkommen müssen, ist letzten Endes ja auch der Grund dafür gewesen, daß die abdominellen Methoden ihre Überlegenheit über die vaginalen Verfahren behalten haben. Aber nicht bloß hinsichtlich der Ausräumung des Beckenbindegewebes und der Drüsen, sondern auch hinsichtlich der Mitherausnahme der Scheide sind die histologischen Untersuchungen von größter Bedeutung gewesen.

Döderlein hat die mitexstirpierte Scheidenmanschette durch Asseretto histologisch untersuchen lassen. In der beifolgenden Abbildung ist ein Übersichtsschema gegeben über die Stellen, an denen Asseretto in 6 von 12 Fällen Metastasen in der Scheide hat nachweisen können. Er fand sie gewöhnlich in den Lymphgefäßen, aber auch im vaginalen Bindegewebe, aber auch im paravaginalen Fettgewebe, in den Blutgefäßen, einmal sogar im Nervengewebe (s. Abb. 57).

Alle diese Untersuchungen zeigen also, daß die Ausläufer des Carcinoms makroskopisch nicht mehr wahrnehmbar weit vom Primärherd sitzen können und sogar in scheinbar klinisch noch ganz beginnenden Fällen. Sie zeigen uns ferner auch, daß wir in diesen makroskopisch nicht nachweisbaren Herden, die bei der Operation übrig bleiben können, die Wurzel später entstehender Rezidive zu erblicken haben.

Wir werden also auch in scheinbar noch vollkommen auf den Ausgangspunkt beschränkten Carcinomen mit der Möglichkeit einer weithin reichenden Ausbreitung unter Umständen rechnen müssen. Solche Fälle zwingen deshalb immer wieder dazu, wenigstens solange man sich auf das operative Verfahren allein stützen muß, unter allen Umständen so radikal wie möglich zu operieren. Schwieriger ist die Frage zu entscheiden, ob man bei mehr oder minder ausgedehnter Infiltration der Parametrien noch die Radikaloperation versuchen soll oder nicht. Ob die getasteten Veränderungen wirklich carcinomatöser Art sind oder rein entzündlicher Natur, das können wir durch die bimanuelle Untersuchung nicht entscheiden. Es ist deshalb auch nicht möglich, rein anatomisch den Begriff der Operabilität durch klinische Untersuchungsmethoden zu bestimmen.

Die klinische Bestimmung der Operabilität des Collumcarcinoms.

Zweifel hat sich deshalb schon sehr früh auf den praktischen Standpunkt gestellt, eine Operationsmöglichkeit des Carcinoms solange anzunehmen, als es gelingt, die Portio bis zur Vulva herunterzuziehen. Es ist klar, daß damit wohl eine gewisse Feststellung des operativ technisch noch Möglichen erreichbar ist, es ist aber ebenso sicher, daß unter Umständen Carcinome mit rein entzündlichen Veränderungen des Beckenbindegewebes zu inoperablen gestempelt werden in Fällen, die rein nach der anatomischen Ausbreitung des Carcinoms betrachtet doch noch vollkommen entfernbar waren. Solange wir uns ausschließlich mit operativen Maßnahmen zur Bekämpfung des Carcinoms helfen müssen, könnte also eine derartige Operabilitätsbestimmung unter Umständen von verhängnisvollen Folgen für die Kranken werden. Heute in der Zeit der Strahlentherapie ist das natürlich anders. Ist man aber Anhänger der operativen Behandlung des Uteruscarcinoms, so wird man in solchen Fällen unter Umständen gut tun, die Probelaparotomie auszuführen und sich durch Besichtigung und Palpation zu überzeugen, ob die Operation nicht doch noch ausgeführt werden kann. Will man das nicht, so kann man abwarten, ob nicht durch Vorbehandlung des Carcinoms mit dem Glüheisen oder vor allen Dingen mit Radium ein vorher technisch inoperables Carcinom doch noch operabel wird.

Von größter Bedeutung hinsichtlich der Frage, ob man ein Carcinom als operabel oder inoperabel betrachten soll, ist der Befund in der Blase. Niemals darf vor der Operation dis cystoskopische Untersuchung unterlassen werden. Sie ist am besten geeignet, uns ein Urteil über die Ausbreitung des Carcinoms nach der Blase hin zu ermöglichen, und uns wenigstens zu zeigen, ob wir bei der Operation mit technischen Schwierigkeiten bei der Blasenablösung zu rechnen haben oder nicht. Verzerrungen und Vorbuckelungen des Blasenbodens, Wulstbildung der Schleimhaut, verwaschene Gefäßzeichnung durch die allgemeine Hyperämie der Blasenschleimhaut, Hämorrhagien in der Mucosa und vor allen Dingen das bullöse Ödem sind Bilder, die wir beim Collumcarcinom verhältnismäßig oft sehen. Sie alle, besonders die Verzerrungen und Wulstbildungen der Wand und das Ödem der Schleimhaut zeigen uns jedoch nur an, daß es schon zu Veränderungen der Blasenwand und zu einer festeren Verlötung zwischen ihr und der Cervix und auch zu Zirkulationsstörungen gekommen ist. Solche Veränderungen dürfen aber nicht als ein Zeichen des Fortschreitens des Carcinoms auf die Blase selbst angesehen werden. Solche Blasenbilder berechtigen vielmehr nur zu dem Schluß, daß wir es bei der Operation bei dem wichtigen Akt der Blasenablösung von vornherein mit mehr oder minder großen Schwierigkeiten zu tun haben werden, und daß wir deshalb von vornherein mit größter Vorsicht arbeiten müssen. Das Übergreifen des Carcinoms auf die Blasenwand selbst erfolgt erfahrungsgemäß erst spät. Das hängt damit zusammen, daß Generationsorgane und Blase keine gemeinschaftlichen Lymphgefäßgebiete haben, sondern daß die Lymphbahnen beider vollkommen voneinander getrennt sind. Zeigt sich nun bei dem Ablösen der Blase, daß die Entfernung des carcinomatösen Uterus nur mit Resektion eines Teiles der Blase möglich ist, so raten Wertheim und Franz die Operation von vornherein aufzugeben und den Fall als inoperabel zu betrachten, da schon die postoperative Prognose solcher Fälle eine recht ungünstige ist. Das gilt natürlich erst recht, wenn das Carcinom bereits in die Blase durchgebrochen ist. Sieht man das schon bei der cystoskopischen Untersuchung, dann soll man von vornherein überhaupt auf die Operation verzichten.

Auch die Funktion des Harnleiters muß vor der Operation genau geprüft werden. Abnorme Bildungen sind an ihnen nicht selten. Der Nachweis eines doppelten Ureterostiums weist uns darauf hin, daß wir bei der Operation ganz besonders vorsichtig sein müssen, um nicht bei vollkommener oder teilweiser Verdoppelung der Harnleiter versehentlich den einen zu durchschneiden, und womöglich unversorgt zurückzulassen. An eine solche Anomalie muß der Operateur übrigens auch dann denken, wenn nur eine Ureteröffnung vorhanden ist. Kommt es doch vor, daß bei Verdoppelung des Harnleiters die Vereinigung zu einem einheitlichen Rohr schon mehr oder minder kurz vor Eintritt in die Blase erfolgt. Dann muß uns aber die cystoskopische Untersuchung weiter zeigen, ob eine Kompression eines oder beider Ureteren besteht. Der Ureterenkatheterismus leistet dabei das Meiste. Kommen wir nur mit Mühe und nach Überwindung eines gewissen Widerstandes, der durchschnittlich in 2—3 cm Höhe liegt, vorwärts und entleert sich dann der Urin sofort kontinuierlich in größeren Mengen, so wissen wir, daß es oberhalb der Kompressionsstelle bereits zu einer Erweiterung des Ureter oder Nierenbeckens gekommen ist. Eine Auffüllung mit einer Kontrastflüssigkeit oder eine intravenöse Uroselektaninjektion mit nachfolgender Röntgenaufnahme verschafft uns sofort ein klares Bild, in welchem Umfang die Erweiterungen bereits erfolgt sind. Die Untersuchung des gewonnenen Urins zeigt uns, ob die Niere gesund und voll funktionsfähig ist oder nicht. Gelingt es, eine derartige Kompression mit nachfolgender Erweiterung des Ureters und Nierenbeckens nachzuweisen, so sagt das jedoch nichts über das Verhalten des Carcinoms zur Ureterwand selbst. Wie bei der Blase zeigt uns dieser Befund nur, daß der Ureter durch carcinomatöse oder entzündliche Infiltration mehr oder minder stark komprimiert ist, und daß deshalb seine Auslösung auf Schwierigkeiten stoßen wird. Die Ureterwand selbst bleibt, wie wir das durch Serienuntersuchungen von Ureterenstücken haben nachweisen können, die gleichzeitig mit den infiltrierten Parametrien entfernt wurden, lange Zeit frei von carcinomatösen Veränderungen selbst dann, wenn die Krebsmassen den Ureter bereits allseitig umklammert haben. Diese Tatsache ist wiederum durch die Art der Lymphgefäßversorgung des Ureter einerseits und der Generationsorgane andererseits zu erklären und wohl auch dadurch, daß seine Wandung in stetiger Bewegung ist und dem vordringenden Carcinom lange Zeit keine ruhende Angriffsfläche bietet.

Alles in allem können wir also sagen, daß wir uns durch die klinischen Untersuchungsmethoden zwar niemals ein genaues Bild über die Ausdehnung des carcinomatösen Prozesses selbst bilden können, daß sie es uns aber ermöglichen, zu erkennen, ob wir es im gegebenen Falle mit besonderen technischen Schwierigkeiten zu tun haben werden oder nicht.

Gefahren der Operation.

Die Operation des Uteruscarcinoms ist mit einer Reihe besonderer Gefahren verbunden, die sich wohl gelegentlich auch bei anderen Operationen gutartiger, vornehmlich intraligamentärer Tumoren und schwer entzündlicher verwachsener Organe geltend machen können, die aber gerade bei vorgeschrittenem Carcinom in erhöhtem Maße vorhanden sind. Das ist die Möglichkeit der Verletzung von Blase, Ureter und der großen Gefäße, sowie die Gefahr von Blutungen aus den tiefen Beckenvenen und von Infektionen des ganzen Operationsgebietes. Schon im Beginn der Operation kann das ganze Operationsresultat dadurch in Frage gestellt werden, daß durch ein ungeschicktes Fassen des Uterus mit Hakenklemmen der Inhalt einer Pyometra durch die feinen Klemmöffnungen hindurch in die freie Bauchhöhle gelangen kann. Zweifel riet deshalb vor jeder Operation den Cervicalkanal zu dilatieren, eine etwa vorhandene Pyometra zu entleeren und eine Ausspülung des Uterus vorzunehmen, wozu er 2%iges Pyoctanin[1] benutzte. Diese Maßnahme ist aber nicht unbedenklich, weil bei solchen Spülungen infektiöses Material durch die Tube in die Bauchhöhle gespült werden kann. Überdies wird auch trotz solcher Spülungen beim Fassen mit Hakenklemmen doch noch infektiöses Material auf das Peritoneum gelangen können. Will man das Uteruskorpus selbst fassen, so muß man unbedingt eine stumpfe Faßzange benutzen. Am besten ist es, man faßt den Uterus bei der Operation überhaupt nicht direkt. Wir legen deshalb jederseits um die Abgangstelle der Adnexe und Lig. rotunda eine feste Kochersche Klemme und dirigieren daran die Gebärmutter. Ebenso ist es wichtig, daß man bei

---

[1] Pyoctaninum coeruleum und P. aureum. Ungiftiges Antisepticum.

dem weiteren Verlauf der Operation, vor allen Dingen, wenn man den Uterus selbst mit der Zange gefaßt hat, jeden starken Zug vermeiden muß, da sonst bei weiter vorgeschrittenen Fällen, bei denen die carcinomatösen Wucherungen bereits die Cervixwand durchsetzt haben, der Tumor einreißen kann. Dann ist nicht nur wiederum die Gefahr des Verschleppens von infektiösem Material in die Bauchhöhle hinein außerordentlich groß, es wird überdies die Entstehung einer Impfmetastase in der Bauchwunde dadurch begünstigt und die Fortführung der Operation deshalb erschwert, weil man den carcinomatösen Cervixstumpf schlecht fassen und aufwärts ziehen kann. Die angelegten Klemmen quetschen oder reißen oft durch und die Weiterführung der Operation wird dann recht schwierig. Schließlich besteht die Gefahr der Verschleppung von infektiösem Material auch dann noch, wenn man beim Abtragen der Organe die Scheide eröffnet. Aus diesem Grunde scheuen sich ja auch die meisten Operateure überhaupt davor, die Scheide zu eröffnen, sondern legen vor Abtragung des Uterus nach dem Vorgehen von Wertheim die Wertheimsche Klemme über das Scheidenrohr, um unterhalb dieser Klemme abzutragen, und so das infizierte Carcinomgebiet völlig verschlossen herauszunehmen. Die Operateure, die wie Franz und Bumm bei ihrem abdominellen Verfahren die Scheide vorher eröffnen, nehmen deshalb auch eine sehr gründliche Vorbereitung des Carcinoms kurz vor der Operation vor, um dadurch den Austritt infektiösen Materials zu verhüten. Aus dem gleichen Grunde bilden auch die vaginalen Operateure im Beginn der Operation eine ausgiebige Scheidenmanschette, die sie fest verschließen, um so den Eintritt von Keimen in das Operationsgebiet zu verhindern.

Prophylaktisch können im übrigen alle die Maßnahmen angewandt werden, die man auch sonst zur Erhöhung der Widerstandsfähigkeit des Peritoneums vorgeschlagen hat. Ist eine Verunreinigung des Operationsgebietes erfolgt, so empfiehlt v. Kubinyi die Einbringung von Wasserstoffsuperoxyd in die Bauchhöhle. Er hat dadurch seine frühere primäre Mortalität von $10,5\%$ bei der Wertheimschen Operation auf $2,7\%$ herabgedrückt.

Aus Furcht vor der oft unvermeidlichen Infektion der gesetzten Wunden durch die bereits weiter in die Lymphbahnen des Beckenbindegewebes und sogar bis in die Drüsen vorgedrungenen Infektionserreger hat Zweifel sein Operationsverfahren geschaffen (siehe S. 469 ff.), und haben Mackenrodt und Amann den Vorschlag gemacht, nach Anlegen eines großen Querschnittes das Peritoneum von dem oberen Lappen des Bauchschnittes abzulösen und es so an das Rectum, die hintere und seitliche Beckenwand zu fixieren, daß das ganze kleine Becken durch dieses künstlich geschaffene Septum von der freien Bauchhöhle abgedeckt werden kann. Wie wir uns selbst überzeugt haben, schützt aber diese Maßnahme nicht vor der Peritonitis. Wir haben es, wie bereits erwähnt, erlebt, daß die Abdeckungsnaht nicht gehalten hat, oder daß das übergenähte Peritoneum durch eine aufsteigende Infektion perforiert wurde, und wir haben auch gesehen, daß eine Peritonitis entstand, obwohl die Abdeckung gehalten hatte. Krönig suchte deshalb das abschließende Septum dadurch fester zu gestalten, daß er nicht nur das Peritoneum, sondern den durch Querschnitt gebildeten ganzen Fascienmuskelperitoneallappen in der geschilderten Weise hinten und seitlich fixierte. Aber auch bei diesem Verfahren gingen die Frauen an Peritonitis zugrunde, weil entweder die Nähte ausgerissen waren, oder weil auch hier trotz intaktem Septum wahrscheinlich auf dem Wege der fixierenden Stichkanäle die Infektion aus dem Operationsgebiet in die Bauchhöhle aufgestiegen war.

Eine besonders große Vorsicht ist bei der Weiterführung der Operation beim Ablösen der Blase geboten, gleichgültig, ob man von oben oder von unten her vorgeht. Ist das Carcinom bereits sicher auf die Blase übergegangen, d. h. kann man im cystoskopischen Bilde den Durchbruch carcinomatöser Massen in die Blase erkennen, so soll man überhaupt auf die Durchführung der Operation verzichten. Heroische Eingriffe, wie sie früher gelegentlich gemacht wurden, bei denen der größte Teil der Blase reseziert und ihr Rest mit den Uretermündungen oder die Ureteren allein in das Rectum implantiert wurden, haben heute, wo uns neben der operativen auch noch die Strahlentherapie zu Gebote steht, wohl kaum noch eine Berechtigung. Es kommt hinzu, daß die Prognose solcher Fälle meist doch eine sehr schlechte ist, und daß die Implantation ins Rectum über kurz oder lang zu einer Infektion der Nieren führt. Ist das Carcinom noch nicht soweit vorgedrungen, und ist die Blase selbst noch frei davon, so kann trotzdem ihre Ablösung zuweilen ungemein schwer sein. Wir haben oben bereits erwähnt, daß Verzerrungen und Wulstbildungen des Blasenbodens, vor allen Dingen ein ausgedehntes bullöses Ödem der Blasenschleimhaut den Operateur immer darauf hinweisen muß, daß er mit Schwierigkeiten der Blasenablösung zu rechnen hat. Eine cystoskopische Untersuchung vor der Operation ist deshalb unerläßliche Forderung für den Operateur. Geht er an die Blasenablösung heran, so muß er von vornherein darauf achten, gleich in die richtige Schicht zu kommen. Ist ihm das gelungen, so muß er unter Umständen bei vorgeschrittenem Carcinom vorsichtig scharf präparierend vaginalwärts weiter vordringen. Denn nur in günstig gelegenen Fällen läßt sich die Blase stumpf abschieben. Eine ganz besondere Vorsicht ist vor allem bei dem Ablösen der seitlichen Blasenzipfel geboten. Franz sagt mit Recht, daß sie anatomisch am interessantesten und technisch am schwierigsten ist. Man muß wissen, daß es dabei regelmäßig zu einer Blutung aus 1—2 Venen kommt, die man aber leicht fassen kann, und die sofort versorgt werden müssen, damit das Operationsgebiet nicht unübersichtlich gestaltet wird. Wird die Muskulatur der Blase trotzdem verletzt, bleibt aber die Schleimhaut intakt, so soll man diese Stelle durch eine Naht vollständig schließen und sie am besten durch eine zweite Decknaht zu sichern suchen. Wird die Blase bei der Ablösung selbst eröffnet, oder muß gar ein Stück der Wand reseziert werden, so muß der Blasenboden so weit mobilisiert und abgeschoben werden, daß nach sorgfältigem Verschluß des Loches wiederum eine zweite Decknaht darübergelegt werden kann. Für ganz besonders wichtig halten wir für den Verschluß derartiger Blasenverletzungen zwei Dinge: Es soll erstens bei der ersten Naht, wie wir es grundsätzlich tun, die Mucosa möglichst nicht durchstochen werden. Es ist interessant, daß ein so ausgezeichneter Operateur wie Franz, der anfänglich bei einer derartigen Blasennaht die ganze Blasenwand einschließlich der Mucosa durchstach, auch von diesem Verfahren abgekommen ist. Auch er riet dringend, die Schleimhaut nicht mitzufassen, weil er meint, die Naht sei sicherer, wenn die Blasenwände mit Vermeidung der Durchstechung der Blasenschleimhaut genäht würden. Zweitens erscheint es uns besonders wichtig, daß man über die genähte Blase hinweg das Blasenperitoneum mit der vorderen Scheidenwand vereinigt. Das haben wir bei unseren Carcinomoperationen ebenso wie Krönig, Menge, Döderlein u. a. grundsätzlich auch dann getan, wenn die Blase nicht verletzt war, und glauben, daß man dadurch auch die Häufigkeit der postoperativen Blasenerkrankungen herabmindern kann. In allen Fällen von Blasenverletzungen soll man für 10 Tage einen Dauerkatheter einlegen, dessen gute Funktion sorgfältig kontrolliert, und der bei Störungen der Urinausscheidung sofort gewechselt werden muß. Auch ohne Zeichen der Cystitis tut man gut, täglich einmal eine vorsichtige Durchspülung der Blase mit geringen Mengen Borwasser (mehrmals hintereinander 100—150 ccm) vornehmen zu lassen. Heilt die Fistel, so kann nach 10 Tagen der Dauerkatheter entfernt werden. Heilt sie nicht, so bleibt der Dauerkatheter zunächst liegen, und es muß weiter abgewartet werden. Dabei wird häufig in der Praxis ein Fehler gemacht, den man vermeiden muß. Es hat keinen Sinn, solche Kranke auf den Untersuchungstisch zu legen und womöglich mit Spiegel die Scheide auseinanderzudrängen, und mit dem Finger in dem Wundbett herumzubohren, um festzustellen, wo die Fistel liegt und wie groß sie ist. Helfen kann man dadurch gar nichts, man kann aber sehr viel schaden, indem dadurch vielleicht eine Spontanheilung, die schließlich doch noch eingetreten wäre, unmöglich gemacht wird. Läßt man eine derartige Fistel in Ruhe, so kann man bei kleineren Öffnungen zum Glück nicht selten sehen, daß sie sich doch noch spontan verschließt. Bleibt sie bestehen, so muß der Fistelschluß später erfolgen, und zwar erst dann, wenn das ganze Operationsgebiet vollkommen vernarbt und keinerlei Wundenabsonderung mehr aus der Scheide besteht. Über die Technik solcher Operationen lassen sich allgemeine Grundsätze nicht aufstellen. Bleibt das Carcinom an sich geheilt, so ist die Prognose der Operation solcher Fisteln nicht schlecht, deren Operationsart sich nach den jeweils gegebenen Verhältnissen zu richten hat.

Wie der Ausbau einer erfolgreichen Carcinomoperation erst durch die besondere Berücksichtigung und besondere Behandlung des Ureter möglich wurde, so spielt auch heute noch die Präparation des Harnleiters die wichtigste Rolle bei allen operativen Maßnahmen.

Von den vaginalen Operateuren war es vor allen Dingen Schauta, der der Präparation des Ureter eine besondere Bedeutung geschenkt hat. Sind die Parametrien palpatorisch frei, oder nur in geringem Maße infiltriert, läßt sich der Uterus noch gut herunterziehen und die Blase leicht abschieben, dann wird mit vorsichtiger Ablösung der seitlichen Blasenzipfel auch der Ureter mit in die Höhe geschoben und braucht, wie das auch Staude bei seiner erweiterten vaginalen Methode betont, überhaupt gar nicht sichtbar gemacht zu werden. Handelt es sich dagegen um starke Infiltration des parametranen Gewebes, und muß man deshalb damit rechnen, daß der Harnleiter von der Infiltration mitbetroffen oder umklammert wird, und nicht ohne weiteres beim Abschieben der seitlichen Blasenzipfel nach oben hin disloziert werden kann, so muß auch bei den vaginalen Operationen der Ureter unbedingt sichtbar gemacht und unter Kontrolle des Auges sorgfältig mit der Schere herauspräpariert werden (siehe Schauta, Abb. 2 u. 3, S. 420 u. 421). Ist das geschehen, dann werden die seitlichen Blasenzipfel mitsamt dem Ureter durch ein Speculum nach oben gehalten und nun erst wird an die Auslösung des parametranen Gewebes nach Unterstechung der Uterusgefäße herangegangen. Demgegenüber legt Stoeckel besonderen Wert darauf, daß in jedem Falle der Ureter freigelegt und unter Kontrolle des Auges aus dem Operationsgebiet ausgeschaltet wird.

Beim abdominellen Verfahren geht man so vor, daß man nach Abbinden der Lig. infundibulo-pelvica, der Lig. rotunda und des Abganges der Adnexe dicht am Uterus Tube und Ovarium vom Lig. latum abschneidet, seine Blätter stumpf auseinanderdrängt, und nun die Uteringefäße und den Ureter aufsucht, der am medialen Blatte des Lig. latum liegt. Anfangs ist empfohlen worden, vor der Operation in die beiden Ureteren je einen Katheter einzuführen. Es ist zweifellos, daß in vielen Fällen dadurch die Auffindung des Harnleiters, besonders wenn es infolge alter chronischer Adnexentzündungen und schwerer Verwachsungen von Tube, Ovarium und Lig. latum evtl. zu Schrumpfung des parametranen Gewebes und dadurch zu Verziehung des Ureter gekommen ist, seine Auffindung erleichtert wird. Der durch das Einführen des Ureterkatheter dicke Harnleiter ist leichter zu palpieren, besonders, wenn man den Katheter vorsichtig hin und her bewegt. Andererseits kann sich aber das lange Liegenlassen des Katheter als schädlich erweisen. Will man von diesem Hilfsmittel Gebrauch machen, dann ist es zweckmäßig, ihn nur so lange liegen zu lassen, bis man den Harnleiter im Beginne der Operation sicher erkannt hat, ihn dann aber zu entfernen. Wir selbst haben anfangs bei schweren Fällen von der Einführung des Ureterkatheter Gebrauch gemacht, später aber darauf verzichtet.

Hat man nach Auseinanderdrängen des Lig. latum den Ureter aufgefunden, so ist die Hauptsache, daß bei der ganzen weiteren Operation die Ureterwand nicht unnötig gequetscht oder gar verletzt wird. Jede auch nur geringe Wandverzerrung begünstigt die Entstehung einer Ureterfistel in dem nach der Operation meist infizierten retroperitonealen großen Wundbett, das sich erst allmählich verkleinert und vollkommen vernarbt.

Es empfiehlt sich deshalb, sobald man den Ureter isoliert hat, ihn durch ein besonderes Instrument, wie sie von Franz, Küstner und Mansfeld angegeben sind, schonend beiseite halten zu lassen und vor allen Dingen ihn niemals mit der chirurgischen Pinzette zu fassen. Was soll aber geschehen, wenn trotz aller Vorsicht eine Ureterverletzung zustande kommt? Ist sie nur oberflächlich, so kann sie durch eine feine Catgutnaht geschlossen werden, doch ist dabei die Entstehung einer Fistel, die sich oft erst 6—10 Tage nach der Operation oder später bemerkbar macht, nicht mit Sicherheit ausgeschlossen. Ist die Verletzung des Ureter eine gröbere, so ist die Wahrscheinlichkeit, daß eine postoperative Fistel entsteht, wesentlich größer, besonders, wenn dabei das Lumen eröffnet wurde. Krönig hatte deshalb vorgeschlagen, in allen Fällen, in denen die Infiltration des Parametrium den Ureter völlig umklammert hat, und eine einwandfreie Auslösung des Harnleiters von vornherein, so gut wie aussichtslos erscheint, oder wo der Versuch nicht gelingt, lieber den Ureter an der Verletzungsstelle oder von vornherein dicht vor seinem Eintritt in das Parametrium zu durchschneiden und in die Blase zu implantieren. Dieses Verfahren ist in allen Fällen angezeigt, in dem eine unfreiwillige Verletzung bis ins Ureterlumen erfolgt ist. Die Implantation des Ureter in die Blase ist nicht schwer. Die Hauptsache ist, daß sie in dem vom Peritoneum überkleideten Teil der Blase und dann vor allen Dingen ohne Spannung erfolgt. Das Verfahren gestaltet sich nach Sampson-Franz folgendermaßen: Das proximale Ende des durchschnittenen Ureter wird so weit von seiner Unterlage abgelöst, als zur spannungslosen Einpflanzung in die Blase nötig ist, dann wird der Ureter selbst auf eine Strecke von $1/2$—1 cm oben und unten längsgespalten, so daß zwei kurze seitliche Ureterlappen entstehen. Durch beide Lappen wird ein mit 2 Nadeln armierter feiner Catgutfaden gelegt. Nun wird ein Katheter in die Blase eingeführt und mit ihm die Stelle der Blasenwand nach der Bauchhöhle zu vorgeschoben, in die der Ureter eingepflanzt werden soll. Die Blase wird auf der Spitze des Katheter eröffnet und durch kleine Häkchen oder feine provisorische Seidennähte offen gehalten, die die ganze Blasenwand einschließlich der Schleimhaut mitfassen, die jedoch nicht geknotet, sondern nachher wieder entfernt werden. Nun werden die beiden Nadeln der armierten Fäden von innen nach außen, etwa 1 cm vom Rande der Blasenöffnung entfernt, durchgestoßen, durch das Anziehen der Fäden wird der Ureter in die Blase hineingeleitet, und hierauf werden die Fäden auf der Serosa der Blase geknotet. Damit ist die Operation beendet. Eine weitere Fixation ist nicht nötig. Will man ein Übriges tun, besonders dann, wenn man den Eindruck hat, daß der implantierte Ureter doch vielleicht etwas gespannt sei, so kann man die der Implantationsstelle entsprechende seitliche Blasenwand durch einige Knopfnähte so gegen die seitliche Beckenwand fixieren, daß dadurch die Blase selbst etwas nach seitlich und oben verzogen, der Ureter aber zugleich entspannt wird. Ist das Loch in der Blase zu groß geraten, so wird es erst durch eine oder mehrere Knopfnähte verkleinert, wobei die Öffnung jedoch nicht so verengt werden darf, daß der implantierte Ureter geschnürt wird. Die Einheilung des Harnleiters erfolgt rasch, und nach dieser Methode ist das von Stoeckel früher gefürchtete, das Lumen des Harnleiters strikturierende Ödem des implantierten Ureterstückes nicht zu erwarten. Davon haben wir uns durch cystoskopische Untersuchung derartiger Fälle und durch die Funktionsprüfung des implantierten Ureter sogar nach gleichzeitiger doppelseitiger Implantation wiederholt überzeugen können. Um die Einheilung zu erleichtern, und den früher gefürchteten Rückfluß des Urins aus der Blase neben dem implantierten Ureter in die Bauchhöhle hinein — eine Gefahr, die u. E. nach sorgfältiger Implantation nicht besteht —, mit Sicherheit zu vermeiden, empfiehlt es sich, für 3—5 Tage einen Dauerkatheter einzuführen und dadurch die Blase ruhig zu stellen.

Ist dagegen die Verletzung des Ureter so hoch erfolgt, daß das proximale Stück zu kurz ist, um in die Blase implantiert zu werden, so soll man auf den unzulänglichen und unsicheren Versuch der Uretero-Uretero-Anastomose verzichten und soll sich lieber rasch entschließen, die betreffende Niere zu opfern, indem man ihre Funktion durch Unterbindung des Ureter ausschaltet oder die Niere exstirpiert. Da die Carcinomoperation als solche bereits erhebliche Ansprüche an den Organismus stellt, wird man sich meist mit dem Verfahren begnügen, das am raschesten zum Ziele führt, das ist die Unterbindung des Ureter. Hier bedeutet der Vorschlag von Stoeckel einen Fortschritt, der darin besteht, daß man nicht den Ureter mit Seide unterbindet, sondern ihn so weit nach oben isoliert, daß man ihn selbst in sich knoten kann. Nach einfachen Fadenunterbindungen hat man infolge Durchschneidens des Unterbindungsfadens durch die Ureterwand wiederholt die Entstehung von Ureterfisteln beobachtet, die, wenn der austretende Urin keinen Abfluß hat, den Tod der Frau bedingen kann, zum mindesten aber die Wundheilung erheblich stört und dann später doch noch die Exstirpation der betreffenden, vielleicht bereits infizierten Niere erfordert. Wir haben den Vorschlag von Stoeckel einmal so durchgeführt, daß wir den kurz oberhalb der Durchschneidung unterbundenen Ureter doppelt in sich verknotet haben. Die Niere, deren durch Urinstauung bedingte vorübergehende und nur zeitweise schmerzhafte Vergrößerung deutlich zu fühlen war, stellte allmählich die Arbeit ein, die Schmerzen verschwanden, und eine Ureterfistel trat nicht ein. Glaubt man bei hochsitzender Verletzung des Ureter die Niere doch noch exstirpieren zu müssen, so tut man das am besten sofort von dem Laparotomieschnitt aus. Man drängt das Colon nach der Medianlinie hin zur Seite, spaltet das Peritoneum der Bauchwand, löst die Niere aus der Fettkapsel, unterbindet mit einem dicken Catgutfaden die Arterien und Venen, mit einem zweiten den Ureter, entfernt rasch die Niere und schließt das Peritoneum wieder.

Anders liegen die Dinge, wenn die Ureterfistel erst nach der Operation entsteht. Auf alle Fälle soll man dann nicht sofort zur Operation schreiten, sondern abwarten, ob nicht doch noch der spontane Verschluß eintritt. Ist das nicht der Fall, so bleiben uns drei Möglichkeiten, die Exstirpation der Niere, die Implantation des Ureter in die Blase und die Ausschaltung der Nierenfunktion durch Röntgenstrahlen. Zunächst ist nötig festzustellen, in welcher Höhe die Fistel sitzt. Durch den Ureterkatheterismus ist das leicht möglich. Sieht man, daß der Katheter nur wie meist 3—5 cm weit eindringt, die Fistel also an dieser Stelle sitzt, so ist das übrige Stück lang genug, um die Implantation in die Blase vornehmen zu können. Immerhin muß man sich darüber klar sein, daß gerade nach einer ausgedehnten richtig durchgeführten Wertheimschen Carcinomoperation mit seiner ausgedehnten Ausräumung des parametranen Gewebes der Ureter in einem breiten Narbengewebe liegt, und daß seine Auffindung und Auslösung nicht leicht sein wird. Bei decrepiden und fetten Frauen wird man dieses Verfahren deshalb von vornherein besser unterlassen. Daß die Auslösung und Implantation erfolgreich durchgeführt werden kann, davon haben wir uns selbst überzeugt. Immerhin muß man aber damit rechnen, daß der so ausgelöste Ureter unter Umständen schlecht ernährt ist, und keine Einheilungstendenzen hat. Sieht man das bei der Operation, oder ist die Auslösung aus dem Narbengebiet mit Verletzungen der Ureterwand verbunden, so soll man auf die Implantation verzichten und evtl. wiederum die Knotung des Harnleiters vornehmen oder die Niere exstirpieren. Die Exstirpation ist auch dann angezeigt, wenn Fieber, Schmerzen und der aus der Ureterfistel aufgefangene Harn zeigen, daß bereits eine Erkrankung der Niere vorliegt. Voraussetzung ist selbstverständlich, daß die andere Niere funktionsfähig ist. Die Exstirpation erfolgt bei bereits bestehender Infektion in der üblichen Weise durch Lumbalschnitt. In neuerer Zeit ist auch mit Erfolg die Ausschaltung der Nierenfunktion mit Röntgenstrahlen durchgeführt worden. Klein nimmt die Röntgenbestrahlung folgendermaßen vor: Bei jeder Bestrahlung wird je nach der Adipositas der Patientin von 1—3 Feldern aus (6×8, 12×16 30 cm FH $^1/_2$ mm Zn $+ 1{,}0$ mm Al) 90 % der HED an der Niere zur Wirkung gebracht. Klein bestrahlte auf diese Weise 4 Fälle, von denen 2 nach einer einmaligen Sitzung und die weiteren zwei nach 2 maliger Bestrahlungsserie vollkommen und dauernd trocken waren. Klein meint übrigens, daß die Mitbestrahlung der betreffenden Nebenniere bedeutungslos zu sein scheine.

Conrad sah bei zwei Fällen, die er nach Angaben Kleins behandelte, nach einer einmaligen Bestrahlungsserie einen vollkommenen Erfolg. Einen gleichen vollkommenen Erfolg hatte Sénèque in 4 Fällen von Ureterfisteln nach abdomineller Radikaloperation.

Schmid bestrahlte einen Fall, von dem ein Dauererfolg nicht mitgeteilt ist. Er sah in den ersten drei Tagen nach der Bestrahlung Kreislaufschwäche, Fieber und starke Übelkeit.

A. Döderlein konnte in einem Falle von Nierenbestrahlung bei einem Ureter bifidus, dessen einer Schenkel neben dem Harnröhreneingang mündete, eine Ausschaltung der Nierenfunktion nicht erreichen.

Stoeckel hat in zwei Fällen gleichfalls ohne Erfolg versucht, die Nierenfunktion durch Röntgenbestrahlung auszuschalten. Stoeckel wirft deshalb die Frage auf, ob in den erfolgreichen Fällen von Klein, Conrad und Sénèque die Heilung nicht dadurch erfolgt sein könne, daß trotz bestehenbleibender Nierenfunktion die Ureterfisteln heilten, weil durch die Bestrahlung die Nierensekretion vorübergehend vermindert und die Harninfektion wirkungsvoll bekämpft wurde.

Wir nahmen die Nierenbestrahlung in einem Falle vor. Es handelte sich um eine 40 jährige 5-Gebärende, bei der draußen ein Wendungsversuch vorgenommen wurde, der erfolglos abgebrochen werden mußte. In der Klinik stellte sich heraus, daß ein Riß in der Cervix links hinten eingetreten war. Nach der Geburt war die Blutung nur durch Anlegen von Klemmen zu stillen. Am 10. Tage p. partum trat bei schwerer Eiterung aus dem linken Parametrium eine Ureterfistel links auf.

Da die Patientin eine Operation ablehnte, wurde der Versuch der Ausschaltung der Nierenfunktion durch eine Röntgenbestrahlung vorgenommen. Vom 14.—16. 8. 1928 wurde von 3 Feldern (6×8 und 12×12) bei einer Hautbelastung von 1 HED pro Feld auf die Niere etwa 100 % der HED verabreicht. Da am 14. 11. 1928 die Patientin immer noch über Urinabgang klagte, wurde dieselbe Bestrahlung mit derselben Dosierung noch einmal vorgenommen. Auch nach der zweiten Bestrahlung zeigte sich bis heute kein Erfolg[1].

Verletzungen des Rectums sind bei der Carcinomoperation wesentlich leichter zu vermeiden als solche der Blase und des Ureter. Nur wenn die Lig. sacro-uterina stärker, sei es, wie meist, durch Entzündungen, sei es durch Carcinom infiltriert sind, kann das Rectum seitlich recht fest mit ihnen verwachsen sein. Dann muß man beim Ablösen des Mastdarms nach Durchtrennung des Douglasperitoneums sehr vorsichtig vorgehen, um den Darm nicht zu eröffnen oder seine Wand zu verletzen. Geschieht das trotzdem, und ist das Lumen dabei eröffnet worden, so muß man den Darm so weit freipräparieren, daß man die Läsionsstelle ohne Spannung vernähen und die erste Naht noch durch eine zweite, nach Art der Lembert-Nähte angelegte Darmwandnaht schützen kann. Bei nur oberflächlichen Wandverletzungen der Serosa und der Muscularis genügt jedoch die einfache Verschlußnaht. Ist ein Cervixcarcinom bereits ins Rectum durchgebrochen, so soll man solche Fälle von vornherein von der Operation ausschließen. Entdeckt man einen Übergang des Carcinoms auf die Mastdarmwand erst bei der Operation und läßt sich diese nicht mehr gut abbrechen, dann muß die betreffende Stelle reseziert und durch die sofortige doppelte Naht verschlossen werden. Mastdarmfisteln entstehen in solchen Fällen sehr leicht, führen zur Verschmutzung und Infektion des ganzen Wundgebietes und können dadurch schließlich den Tod der Frau herbeiführen. Es ist selbstverständlich, daß man in solchen Fällen das Wundbett durch Drainage nach außen offenhält. Ist das bei der Verletzung entstandene Loch zu groß, so wird man, wie das in solchen Fällen geschehen ist, nicht anders vorgehen können, als daß man das betreffende Stück Darm unter Erhaltung des Sphincter ani reseziert, das darüberliegende Stück gut mobilisiert, durch Sphincter und Analöffnung nach außen zieht und außen an die Haut fixiert.

Schließlich sei noch auf die Gefahren schwerer Blutungen hingewiesen, die mit ausgedehnten Carcinomoperationen verbunden sind. Die Freilegung und Unterbindung der Uteringefäße, oder, wie das bei breitinfiltrierten Parametrien zuweilen zweckmäßig ist,

---

[1] Nachtrag bei der Korrektur: Am 12. 2. 31 hat sich die Patientin wiederum vorgestellt. Der Zustand ist der gleiche. Fieber besteht nicht. Zwecks Feststellung der Funktion der linken Niere und in der Hoffnung, durch nochmalige Röntgenbestrahlung der Niere während der Ausscheidung des Uroselektans vielleicht eine intensivere Wirkung zu erzielen, wurde am 20. 2. 31 eine dritte Röntgenbestrahlung während der Uroselektanausscheidung, wiederum mit 1 HED vorgenommen. Auch nach dieser Bestrahlung ist der Zustand der Patientin, die vorerst eine Operation ablehnt, unverändert geblieben.

der hypogastrischen Gefäße der betreffenden Seite ist im allgemeinen nicht schwer und ohne Gefäßverletzung und Blutungsgefahr durchzuführen. Zwei Akte der Operation aber können mit schweren Blutungen verbunden sein. Das ist die Herausnahme von im Iliacaldreieck fest verwachsenen Drüsen und die tiefe Auslösung des seitlichen und hinteren Beckenbindegewebes.

Ist auch im allgemeinen die Entfernung der Drüsen des Iliacaldreieckes nicht schwer, weil sie häufig, selbst wenn die Drüsen bereits stark vergrößert und carcinomatös erkrankt sind, nur durch ein lockeres Gewebe mit der Umgebung in Verbindung stehen, so sind sie doch gelegentlich außerordentlich breit und fest mit den hypogastrischen Gefäßen und vor allen Dingen mit der Vena und gelegentlich auch mit der Art. iliaca externa verwachsen, und auch der N. obturatorius kann breit mit ihnen verlötet oder von ihnen umklammert sein. Bei der Loslösung der Drüsen von den Gefäßen muß mit äußerster Vorsicht ohne Gewaltanwendung Millimeter für Millimeter vorgegangen werden, damit die durch die Verwachsungsveränderungen zuweilen etwas brüchige Gefäßwand nicht verletzt wird. Sieht man, daß es ohne Verletzung nicht abgehen wird, so muß man wohl oder übel auf die Loslösung verzichten und dann bei der Röntgennachbestrahlung besonders auf das Zurücklassen wahrscheinlich carcinomatöser Drüsen Bedacht nehmen. Tritt doch eine Verletzung ein, so kann man versuchen, die Stelle durch eine wandständige Unterbindung oder durch eine Naht zu schließen, wozu man sich feinster Seide und feinster Nadeln bedienen muß. Ist das nicht möglich, so muß das betreffende Gefäß unterbunden werden. Ist das schon bei der Unterbindung der Vena iliaca externa nicht harmlos, so ist die Gefahr der Gangrän des ganzen Beines selbstverständlich eine sehr große, wenn man die Art. iliaca externa unterbinden muß. So berichtet Franz über einen Fall, den er dadurch verloren hat. Man hat also allen Grund, die Herausnahme der Drüsen nicht erzwingen zu wollen, wenn man sieht, daß der Eingriff mit großer Wahrscheinlichkeit zu einer Verletzung dieser Gefäße führen wird. Die Auslösung des N. obturatorius ist dadurch viel leichter, daß man ihn ruhig mit stumpfer Pinzette fassen, ihn isolieren und nötigenfalls aus den carcinomatösen Massen herauspräparieren kann. Gelingt das nicht, so kann ruhig ein Stück des Nerven und auch der Drüse reseziert werden, ohne daß später Störungen dadurch entstehen.

Die zweite Blutungsquelle, die die Durchführung der Operation erheblich erschweren und unter Umständen zu sehr heftigen Blutungen führen kann, ist die Verletzung der tiefen Beckenvenen, die von der Scheide oder Blase zur Hypogastrica fließen, und vor allen Dingen der Hämorrhoidalgefäße, die das Rectum versorgen. Schon bei der Ablösung des unterhalb der Ureterenmündung gelegenen seitlichen Blasenteiles kann es zu Blutungen kommen, die das Operationsgebiet sofort durch die blutige Imbibition des lockeren Zellgewebes recht unübersichtlich gestalten kann. Man muß also schon bei diesem Akt vorsichtig und langsam vorgehen und eine blutende Stelle sofort fassen und versorgen. Ebenso können, dann sogar meist noch stärkere Blutungen auftreten, wenn man beim Auslösen des seitlichen und unteren Beckenbindegewebes in das Gebiet der Hämorrhoidenvenen kommt. Dann sprudelt zuweilen das Blut unaufhörlich von unten herauf und es ist oft gar nicht möglich, in der Tiefe die blutenden Gefäße zu sehen und isoliert zu unterbinden. Da der Ureter bei diesem Akt der Operation bereits isoliert und zur Seite gehalten ist, so kann man dreist mit Klemmen in die Tiefe fassen, um sie dann einzeln zu unterbinden oder zu unterstechen. Zum Fassen derartig in der Tiefe blutender Gefäße eignet sich ganz besonders die von Schoemaker empfohlene Ligaturklemme. Sie hat an der Spitze der einen Branche eine Rinne, in die ein nicht zugezogener Knoten gebracht wird. Die Enden des Fadens werden mit einer Feder am Griffe des Instrumentes festgehalten, so daß er nicht von dem Instrument abrutschen kann. Hat man das Gefäß mit der Klemme gefaßt, so wird der vorher angelegte lockere Knoten einfach zugezogen und dabei schiebt sich der Faden ganz von selbst von der Klemme ab und legt sich über das gefaßte Gefäß.

Franz glaubt gerade diesen Blutungsgefahren aus der Tiefe des Beckens dadurch aus dem Wege gehen zu können, daß er nicht, wie die meisten Operateure, erst das Beckenbindegewebe und zuletzt die Scheide abträgt, sondern erst die Scheide durchtrennt, dann das Scheidenrohr nach oben zieht und nun die in dem nach allen Seiten hin straff angespannten Beckenbindegewebe verlaufenden Gefäße freilegt und sie mit Klemmen möglichst weit zur Beckenwand hin faßt und versorgt (s. S. 473).

Eine besondere Gefahr jeder Carcinomoperation stellt dann schließlich noch die Infektion der großen Operationswunden dar, mit der wir so gut wie stets rechnen müssen, da wir ja beim Krebs des Gebärmutterhalses stets in einem infizierten Gewebe arbeiten. Nach beendeter Carcinomoperation mit ausgiebiger Ausräumung des Beckenbindegewebes bleibt nun je nach der Ausdehnung des Eingriffes ein mehr oder minder großes Wundgebiet im kleinen Becken zurück. Ihre Versorgung wird von den verschiedensten Operateuren ganz verschieden gehandhabt. Franz verfuhr am einfachsten. Er verkleinerte das Wundbett an sich überhaupt nicht. Er führte nur von oben her einen Gazestreifen nach außen, der nur locker in der Scheide liegen und den Vaginalstumpf nach oben nicht überragen soll. Der Streifen kommt also in das eigentliche Wundbett gar nicht hinein, sondern soll nur die Abflußmöglichkeit des Wundsekretes nach unten hin gewährleisten. Darüber wird dann einfach das Peritoneum von der einen Seite des Beckens herüber bis zur anderen vernäht. Krönig legte demgegenüber von vornherein großen Wert darauf, das Wundbett so weit wie möglich zu verkleinern. Dabei war er ganz besonders auf die gute Versorgung der Blase bedacht. Der meist weit abgelöste Blasenteil wurde in sich gerafft und dann wurde grundsätzlich das Peritoneum der Blase mit der vorderen Scheidenwand vernäht. Hiernach wurde das Peritoneum des Douglas mit der hinteren Scheidenwand vereinigt. Waren die seitlichen Wundbetten wie bei nicht infiltrierten Parametrien kleiner und mußten sie nicht von vornherein als sicher verschmiert und infiziert angesehen werden, so vernähte er auch noch die vordere und hintere Scheidenwand miteinander. Dann schloß er auch die seitlichen Wundbetten durch Übernähung mit Peritoneum vollständig. Hierbei wurde immer Wert darauf gelegt, daß alle Stümpfe retroperitoneal zu liegen kamen. Dieses Verfahren bevorzugt auch Menge, Wertheim u. a. Blieben größere, und von vornherein wahrscheinlich infizierte Wundgebiete zurück, so wurde die vordere mit der hinteren Scheidenwand nicht vernäht, sondern über der offenen Scheide nur Blasen- und Douglasperitoneum miteinander vereinigt. Von den Ecken des Scheidenstumpfes aus wurde dann je ein kleines schmales Gazestück in das seitliche Wundgebiet gelegt, das im Verlaufe von 3—5 Tagen nach und nach entfernt wurde, oder es wurde zum Offenhalten der Wundbetten, und um die Abflußmöglichkeit der Sekrete zu gewährleisten, an Stelle der Gaze seitlich je ein Gummidrain so eingeführt, daß der Ureter dadurch nicht gedrückt wurde. In der Mehrzahl der Fälle aber wurde immer die völlige Vereinigung der Wundbetten angestrebt. Döderlein und Bumm vereinigten ebenfalls die Scheidenränder mit dem Douglasperitoneum und führten dann einen Gazestreifen für einige Tage durch die Scheide hindurch in die Beckenbauchhöhle ein. Bumm schränkte später diese Tamponade auf solche Fälle ein, von denen er glaubte annehmen zu müssen, daß die Infektionsgefahr nach der Operation eine besonders große sein würde. Amann empfahl schließlich die tiefen seitlichen Beckenbindegewebswunden nicht nach der Scheide hin, sondern neben dem Tub. ischii durch das Cavum ischio-rectale nach außen zu drainieren, indem er jederseits neben der großen Labie eine kleine Gegenöffnung anlegte.

Nach den vaginalen Operationen haben die früheren radikalsten Operateure, wie Schauta und Staude das Peritoneum durch Naht geschlossen und meistens auf eine Drainage verzichtet. Stoeckel vernäht das Peritoneum ganz, jedoch die vordere mit der hinteren Scheidenwand nur seitlich. In der Mitte bleibt eine kleine Öffnung, durch die er einen kurzen Gazestreifen zwischen Blase und Rektum führt. Sind die parametranen Wundhöhlen sehr groß, so legt er durch die Scheidenöffnung jetzt einen Streifen nach links und rechts bis an die Beckenwand. Auch die beiden paravaginalen Schnitte werden besonders drainiert, indem er jederseits ein schmales Glasdrain anlegt, die bis in die Parametrien hineinragen. Bei ganz sauber durchgeführten Operationen läßt er diese Drains unter Umständen auch fort. Peham und Amreich vernähen das vordere Peritoneum mit dem hinteren und drainieren die Operationswunde gleichfalls.

Man sieht also, daß die Verfahren zur Versorgung der Wundbetten des kleinen Beckens nach diesen ausgedehnten Operationen sehr verschiedene sind, und auch jeder einzelne Operateur hat tastend herumprobiert, ob dieses oder jenes Verfahren zweckmäßiger sei. Trotz aller Versuche aber spielen die Todesfälle an Infektion des Peritoneums und des Beckenzellgewebes bei der primären Mortalität der Carcinomoperationen noch eine erhebliche Rolle. So hat z. B. Franz in Jena bei 181 abdominellen Operationen 36 Todesfälle gehabt = 19,9 % primäre Mortalität. Von den 36 Fällen waren 17 an Infektion zugrunde gegangen. Das sind auf die 181 Fälle berechnet 9,5 % Todesfälle an Infektion. Allein von den 36 Gestorbenen hat er nicht weniger als 47 % an Infektionen verloren. Bei seinem Berliner Material von 690 Abdominaloperationen hatte Franz 87 Todesfälle = rund 14 % primäre Mortalität. Von den 87 Todesfällen sind 48 durch Infektion bedingt gewesen. Das sind 55 % aller Todesfälle und auf das gesamte Material von 619 Carcinomoperationen berechnet 7,7 %. Aus dem Schautaschen Material berechnet Zweifel, daß von 28 Todesfällen 57,1 % an Infektion zugrunde gingen, und zwar 35,7 % an Peritonitis, und 21,4 % an Bindegewebseiterung. Von dem der Berechnung zugrunde liegenden Gesamtmaterial hat Schauta 4 % an Infektionen verloren. Demgegenüber hat Zweifel das erstaunlich gute Resultat zu verzeichnen, daß er bei Anwendung seiner extraperitonealen Carcinomoperation (s. S. 469) von 322 Fällen nur 2 = 0,62 % an Infektion verloren hat. Solange er seine Carcinome nach der Methode von Wertheim operierte, hatte er gleichfalls 5,3 % Infektionstodesfälle. Auch bei den anderen Operateuren figurieren Infektionstodesfälle in hohem Umfange in der Statistik der Operationsmortalität. Sie alle aufzuführen ist zwecklos. Ebenso wie die Häufigkeit der Nebenverletzungen von der Gesamtoperabilität der Fälle, von der Frage, wie weit das Beckenbindegewebe von dem Carcinom bereits carcinomatös und entzündlich verändert war, von der Technik und Erfahrung des einzelnen Operateurs und der Art der Versorgung des Gewebes bei der Operation und der resultierenden Wundbetten abhängt, so ist das auch zum großen

Teil mit der Häufigkeit der Infektionssterblichkeit der Fall. Gerade bei Franz, der wohl seinerzeit über die beste Technik der abdominellen Carcinomoperationen verfügte und ein Riesenmaterial selbst bewältigt hat, sieht man, wie mit der Erfahrung die Resultate besser werden und wie dadurch und das persönliche Können des einzelnen die Resultate beeinflußt werden.

Für die Frage der Vermeidung der Operationsinfektionen schien es früher den meisten Operateuren von großer Bedeutung zu sein, ob und wie man eine lokale Vorbereitung des carcinomatösen Herdes selbst durchführen sollte.

Vorbehandlung des Collumcarcinoms vor der Operation, die Bedeutung des Anästhesierungsverfahrens, der Operationsshock und die Nachbehandlung nach der Operation.

Die Tatsache, daß jedes Carcinom als infiziert zu gelten hat, legte den Gedanken nahe, diesen Infektionsherd durch eine energische Vorbehandlung des Primärherdes auszuschalten. Von den meisten Operateuren wurde deshalb auch anfangs vor der Operation eine gründliche Auslöffelung der Cervix und eine Verschorfung des dadurch geschaffenen Wundtrichters vorgenommen. Franz führte anfangs diese Vorbehandlung sogar schon tagelang vor der eigentlichen Operation aus, kam aber bald wieder davon ab. In der Tat haben auch solche, durch Tage vor der Hauptoperation getrennte Vorbehandlungen ihre großen Gefahren. Wir wissen heute durch sorgfältige Untersuchungen (Veit, Bumm, Liepmann u. a.), daß die Infektion beim Collumcarcinom nicht nur auf den primären Herd beschränkt bleibt, sondern daß auch die Lymphbahnen des parametranen Gewebes und auch die Drüsen nicht selten infiziert sind. Durch die Vorbehandlung wird aber in den Grenzzonen des behandelten Gewebes die Resorption mächtig angeregt und die Infektion kann sich rascher ausbreiten, wie ja auch die Ausbreitung des Carcinoms selbst auf dem Wege der Lymphbahnen dadurch begünstigt werden kann. Wie groß gerade diese Gefahr bei solchen verhältnismäßig großen Eingriffen ist, geht daraus hervor, daß man selbst nach Abrasionen und sogar nach der Probeexcision schwere tödliche Infektionen sowohl wie auch eine Beschleunigung des Carcinomwachstums gesehen hat. Diese Tatsache hat ja dazu geführt, daß manche Kliniker sogar die Probeexcision haben verwerfen wollen, eine unseres Erachtens weit übertriebene Forderung, die auch nicht gerade zur Sicherheit der Diagnose des Carcinoms in fraglichen beginnenden Fällen und damit auch nicht zur Genauigkeit und Zuverlässigkeit der Statistik über die klinischen Erfolge beiträgt. Von einer derartig ausgedehnten Vorbereitung des Carcinoms ist man deshalb, wie gesagt, allgemein wieder abgekommen. Dagegen üben viele Operateure auch heute noch die Auslöffelung und Verschorfung des Carcinoms unmittelbar vor der Operation aus. Andere Operateure hingegen, so Wertheim, Döderlein, Krönig, Menge, wir selbst u. a. haben von vornherein auf jede Vorbereitung des Carcinoms vollkommen verzichtet. Diese Operateure sehen den sichersten Schutz vor der Infektion darin, daß bei dem Eingriff selbst wegen der Gefahr der Pyometra der Uterus nicht mit Krallenzangen gefaßt wird, um einen Übertritt von Entzündungserregern vom Uterus auf die Serosa zu verhüten und darin, daß sie den Uterus erst dann abtragen, wenn die Scheide durch die Wertheimsche Klemme fest verschlossen und das darunterliegende Scheidenrohr noch einmal gründlich gereinigt worden ist. Wer den Uterus in dieser Weise unterhalb der durch die Wertheimsche Klemme abgeschlossenen Scheide abträgt, kann in der Tat auf jede Vorbehandlung des Carcinoms verzichten. Wer es nicht tut, oder vaginal vorgeht, der wird auf eine Vorbehandlung unmittelbar vor der Operation nicht verzichten können. Daß diese Vorbereitung aber nicht so radikal zu sein braucht, daß sie möglichst alles carcinomatöse Gewebe der Cervix vernichtet, das hat Franz gezeigt. Er hat diese gründliche und tiefgreifende Verschorfung und Verätzung des Primärherdes aufgegeben, weil sie die Allgemeinnarkose unnötig verlängert, die verfügbare Zeit bei der Lumbalanästhesie unnötig verkürzt, und weil sie vor allen Dingen an den primären Heilresultaten nichts geändert hat. Franz selbst sagt dazu: „Sitzen auf dem Carcinom virulente Bakterien, dann sitzen sie in der Tiefe. Vernichtet man sie außen, so trifft man noch lange nicht die in der Tiefe liegenden. Man kann übrigens mit keinem Mittel lebendiges Gewebe keimfrei machen."

Schließlich ist auch von manchen Autoren der bakteriologischen Untersuchung des Carcinoms eine große Bedeutung für die Indikationsstellung zur Operation beigemessen worden. Zur Untersuchung virulenter Scheiden- und Cervixkeime von avirulenten harmlosen Formen haben Ruge und Philipp das Eigenblut von Patienten mit den zu untersuchenden Keimen beimpft und das Wachstum unter dem Heizmikroskop und mit dem Plattenverfahren geprüft. Philipp fand in den meisten Fällen eine vollkommene Übereinstimmung zwischen Virulenzprobe und klinischem Verlauf, so daß die Bummsche Klinik soweit ging, Portiocarcinome mit virulenten Keimen von der Operation auszuschließen.

Eine Reihe von Untersuchern, Radice, Gambetti, Joseph und Sachs, Dreyer, Schwarz, Finger, Warnekros, Bumm und Winter haben die Virulenzprüfungen nach Philipp bestätigt. Fuß untersuchte 516 Fälle, und zwar 95 gynäkologische Operationen (einschließlich Carcinom), 238 nicht operierte Carcinome und 183 geburtshilfliche Fälle. Er weist statistisch einen erhöhten Prozentsatz von Morbidität und Mortalität bei virulenten Keimen nach. Er meint jedoch, daß man mit dem Nachweis virulenter Keime in einem bestimmten Falle noch keine definitive infauste Prognose quoad vitam stellen könnte. Der positive Ausfall müsse nur als ein Warnungszeichen für die hohe Wahrscheinlichkeit einer schweren Infektion gelten. Weiter weist Fuß darauf hin, daß auch bei negativem Ausfall der Virulenzprobe tödliche Infektionen auftreten können. Auch Pribram-Gießen (v. Jaschke'sche Klinik) äußert sich in einer Arbeit zur Virulenzprüfung von Cervix- und Scheidenkeimen und ihre Bedeutung für die postoperative Morbidität und Mortalität dahin, daß er den Standpunkt der Bummschen Klinik nicht teilen könne, auf Grund des positiven Ausfalles der Philippschen Virulenzprobe allein die Radikaloperation eines sonst operablen Carcinoms abzulehnen. Er weist mit Recht darauf hin, daß es ein vergebliches Bemühen sei, durch Laboratoriumsversuche allein ein prognostisch verläßliches Urteil über den klinischen Verlauf einer Infektion zu gewinnen. Er konnte bei allen Patienten mit hochvirulenten hämolytischen Streptokokken einen glatten Heilungsverlauf beobachten, bei anderen Portiocarcinomen dagegen bei negativer Virulenzprobe einen langwierigen, hochfebrilen postoperativen Verlauf verzeichnen. Ebenso wie Pribram äußern sich auch andere, Schottländer, Lehmann, Framm und Schugt bezüglich der Virulenzprobe im ablehnenden Sinne.

Die oft überaus eingreifenden Operationen des Collumcarcinoms sind aber auch noch mit einer Reihe anderer Gefahren verbunden, die in erster Linie mit der Größe des Eingriffes selbst und mit den damit bedingten Anforderungen an die Herz-Kreislauf- und Atemtätigkeit verbunden sind.

Es kann nicht Aufgabe dieser Ausführungen sein, die ganz allgemeinen Grundsätze der Vor- und Nachbehandlung der Operation hier zu erörtern. Die schweren und eingreifenden Carcinomoperationen stellen aber häufig eine ganz besondere Gefährdung der Kranken dar, und es soll deswegen hier wenigstens auf die Punkte eingegangen werden, von denen wir wissen, daß sie bei der Operationssterblichkeit eine besondere Rolle spielen. Bei der Gesamtvorbereitung ist selbstverständlich, daß die Übersicht des Operationsgebietes nicht durch stark geblähte Därme erschwert werden darf, um so mehr, als das zwangsweise Hochdrängen des geblähten Darmes gegen das Zwerchfell hin auch für Atmung und Herz nicht gleichgültig ist. Andererseits soll der Darm auch nicht durch zu starkes Abführen vor der Operation überanstrengt werden, damit er seine Funktionen möglichst bald wieder aufnehmen kann. Die Erfahrung hat uns hinreichend gelehrt, daß ein durch zu starkes Abführen ermüdeter Darm seine Funktion nach der Operation schwerer wieder aufnimmt als ein vor der Operation auf diese Weise nicht mißhandelter. Bei regelmäßiger Stuhlentleerung genügt deshalb ein Einlauf am Tage vor der Operation. Bei Stuhlträgheit muß durch ein Abführmittel am Tage vor der Operation eine gründliche Darmentleerung erzielt werden, deren Erfolg durch einen abendlichen Einlauf am gleichen Tage gesichert wird. Die Ernährung bleibt bis zum Tage vor der Operation die gleiche, nur daß man schwere und blähende Speisen vermeidet. Am Abend vor der Operation wird jedoch nur noch ein Teller Suppe oder eine Tasse Tee mit einem Brötchen oder Zwieback verabfolgt. Zum mindesten da, wo bei älteren Frauen chronische bronchitische oder emphysematöse Veränderungen vorliegen, muß, wenn sie überhaupt noch für den operativen Eingriff in Frage kommen, mit regelmäßigen Atemübungen bereits vor der Operation angefangen werden, damit sie die Kranken auch nach dem Eingriff leichter durchführen können. Dieses Verfahren empfiehlt sich überhaupt gerade für den Gynäkologen bei allen Bauchoperationen und garantiert die postoperative Durchatmung der Frauen viel besser, als das bei Patientinnen der Fall ist, die solche Atemübungen vorher nicht gemacht haben. Eine besondere Frage ist die, ob und wie man eine Herzvorbereitung treffen soll. Die Ansichten darüber sind geteilt. Manche Operateure treiben grundsätzlich eine gewisse Herzvorbereitung dadurch, daß sie 3 Tage lang vor der Operation Digitalis verabreichen. Diese Art der Vorbereitung wird aber gerade von den in diesen Dingen besonders sachkundigen Internisten und auch von den Pharmakologen durchaus nicht als notwendig und richtig anerkannt. Es wird im Gegenteil bei gesunden Herzen wegen der mit dem Digitalis verbundenen Vagusreizung direkt vor der anteoperativen Vorbereitung gewarnt. Zug und Zerrungen am Peritoneum, wie sie bei Operationen in der Bauchhöhle häufig vorkommen, stellen an sich schon nicht unerhebliche Vagusreize dar, die sich dann am digitalisierten Herzen in gesteigertem Maße auswirken können. Man wird also gut tun, die Digitalisvorbereitung auf Fälle von nicht ganz gesundem Herzen zu beschränken. Im übrigen haben wir ja auch die Möglichkeit bei Herzerlahmung nach der Operation durch die intravenöse Anwendung von Strophanthin unmittelbar wieder die Herzkraft anregen zu können.

Ein besonderes Problem ist gerade bei der Carcinomoperation die Frage der Vermeidung des Operationsshocks. Von den mannigfaltigen Ursachen, die ihn auslösen können, spielen ja gerade bei unseren eingreifenden Carcinomoperationen drei eine besondere Rolle, der Blutverlust, das Operationstrauma und die Narkose, Dinge, die sich bei den großen Carcinomoperationen gleichzeitig auswirken können. Ob man den Shock nun, wie es die englisch-amerikanische Shockkommission, wenigstens für die traumatische Form will, auf eine Vergiftung durch Gewebszerfallsstoffe, ob man ihn, wie Bainbridge annimmt, auf ein plötzliches Versagen der Adrenalinzufuhr, oder wie Henderson, auf eine CO_2-Verarmung infolge Hyperventilation und Entweichen der Kohlensäure aus den Gefäßen der Bauchhöhle bei eröffnetem Abdomen zurückführen will, im Vordergrunde des Shockbildes steht jedenfalls die schwere Kreislaufschädigung. Die Blutmasse zeigt eine abnorme Verteilung, dem Herzen wird nicht genügend Blut angeboten, der arterielle Blutdruck sinkt ab, die Haut wird kühl, blaß und leicht cyanotisch. Die Körpertemperatur sinkt, die Atmung wird oberflächlicher und in schweren Fällen tritt schließlich Bewußtlosigkeit und der Tod ein. Bei dieser Verdrängung der Blutmasse aus dem arteriellen System tritt nun nicht nur eine einfache Verlagerung in ein bestimmtes Gefäßgebiet ein, die bekannte Verblutung in das Splanchnicusgebiet hinein, sondern es wird vor allen Dingen auch ein großer Teil des Blutes aus der Zirkulation vollkommen ausgeschaltet. Eppinger hat die Frage der Blutverteilung beim Kollaps und analogen Zuständen, zu denen auch der Shock zu rechnen ist, besonders eingehend studiert. Er bediente sich der CO-Methode von Haldane und Smith, durch die Barcroft bereits nachgewiesen hatte, daß durchaus nicht immer gleiche Mengen Blutes in dem Körper zirkulieren, sondern daß die zirkulierende Menge z. B. allein schon durch Aufenthalt in verschiedenen Höhen und Klimaten und durch Wärme starke Veränderungen erfahren kann.

Eppinger stellte nun auch eine erhebliche Veränderung der zirkulierenden Blutmenge beim Kollaps und analogen Zuständen fest. Die unter Umständen sogar sehr stark verminderte zirkulierende Blutmenge führt dann ihrerseits wieder zur mangelhaften Durchblutung des Gehirns und Herzens. Beide Organe werden dadurch in einen Zustand ungenügender Ernährung gesetzt und tragen nun ihrerseits wiederum zur Verschlimmerung des Shockbildes bei. Eppinger konnte in Untersuchungen mit Schürmeyer ein Gleiches auch nach der Narkose beobachten, und dadurch gewinnt dieses Problem für den Operateur seine besondere Bedeutung. Schürmeyer und Franken gingen dann in der Frauenklinik in Freiburg/Br. der Frage nach, wie sich gerade die verschiedenen Narkose- und Anästhesierungsverfahren bezüglich der Blutverteilung im Körper verhalten und verwandten dazu Äther, Narcylen, Avertin und die Lumbalanästhesie. Um den Einfluß der Narkose rein beobachten zu können, wurden nur Fälle geprüft, bei denen keine operativen Eingriffe, sondern nur ausgedehnte Untersuchungen ausgeführt wurden. Nachstehende Tabelle zeigt die Normalwerte der gleichen Patientin im Vergleich zu den Befunden nach $1^1/_2$ stündiger Äthernarkose.

Äthernarkose.

Nr.	Normal			nach $1^1/_2$ stündiger Narkose		
	Blutmenge	Blutdruck	Hämoglobin	Blutmenge	Blutdruck	Hämogl.
1	3680 ccm	122/80	91%	3060 ccm	96/68	89%
2	3450 ccm	119/73	93%	2970 ccm	92/65	90%
3	3710 ccm	121/78	92%	3110 ccm	95/72	91%

Es fand sich also eine Abnahme der zirkulierenden Blutmenge um 10—15 %, während die Fehlergrenze der Methode höchstens 6 % beträgt. Der Abnahme der zirkulierenden Blutmenge entsprach auch eine Senkung des Blutdrucks.

In der nachstehenden Tabelle finden sich die Verhältnisse bei der Avertinnarkose wiedergegeben. Zu den von der ersten Tabelle abweichenden Normalbefunden geben Franken und Schürmeyer folgende Erklärung:

Die abweichenden Befunde in der Blutmengenbestimmung der Normalen lassen sich analog den Versuchen von Barcroft durch die verschiedenen Jahreszeiten, zu denen die Versuche vorgenommen wurden, erklären. Die Werte der Tabelle 1 und 3 wurden im kalten Frühling gewonnen, die Werte der Tabelle 2 in den heißen Julitagen. Die Gaswerte der Analysen wurden entsprechend der Gasreduktionstabelle korrigiert.

Avertinnarkose.

Nr.	Normal		in Avertinnarkose	
	Blutmenge	Blutdruck	Blutmenge	Blutdruck
1	4030 ccm	115/78	3070 ccm	90/50
2	5580 ccm	120/85	4520 ccm	75/55
3	4580 ccm	115/75	3400 ccm	85/45
4	3910 ccm	122/65	4740 ccm	145/89
5	4580 ccm	125/90	3590 ccm	95/55

Bei Avertin ließ sich also eine noch stärkere Beeinflussung des Blutdruckes feststellen, und die zirkulierende Menge war sogar um 20—25 % reduciert. Nur in einem Falle war eine Blutdrucksteigerung und eine Zunahme der Menge des zirkulierenden Blutes nachweisbar. Dabei handelte es sich um eine präklimakterische Patientin mit Cystopyelitis.

In der folgenden Tabelle geben Franken und Schürmeyer die Resultate von Versuchen wieder, bei denen nach 1½ stündiger Äthernarkose nach 10 Minuten die Narkose mit Narcylen fortgesetzt wurde.

Narcylennarkose [1].

Nr.	Normal			nach 1½stündiger Äthernarkose fortgesetzt mit Narcylen nach 10 Min.		
	Blutmenge	Blutdruck	Hämogl.	Blutmenge	Blutdruck	Hämogl.
1	3420 ccm	115/70	86 %	3750 ccm	140/90	86 %
2	3560 ccm	123/85	89 %	3750 ccm	139/84	88 %
3	3650 ccm	110/75	91 %	3810 ccm	135/80	90 %

Diese Versuche waren ganz besonders interessant und sie zeigten, daß bei einer Narkose mit Narcylengaben von 75—80 % mit der nun einsetzenden Steigerung des Blutdrucks auch eine Vermehrung der durch Äthernarkose herabgesetzten Menge des zirkulierenden Blutes eintritt. Die Erhöhung ging nicht nur bis auf die vorherigen Normalwerte hinauf, sondern überstieg in allen Fällen sogar noch die normalen Ausgangswerte. Franken

---

[1] Bei diesen Untersuchungen konnte der Normalwert nur mit dem Wert nach Äther + Narcylennarkose geprüft werden und nicht getrennt mit dem Wert nach Äthernarkose allein und dann anschließend nach den Narcylengaben allein. Die CO-Methode erlaubt in 3 × 24 Stunden nur eine korrekte Bestimmung. Aus der Tabelle 1 geht ja aber hervor, daß durch entsprechende Äthernarkose die zirkulierende Blutmenge um 10—15 % herabgesetzt wird.

und Schürmeyer kamen deswegen zu folgendem Ergebnis, ,,daß 1. bei der Äthernarkose und der Avertinnarkose dem Fallen des Blutdruckes eine Verminderung der zirkulierenden Blutmenge entspricht. Es liegen also dieselben Verhältnisse wie beim Kollaps vor, 2. entsprechend der Blutdrucksteigerung ist bei der Narcylennarkose die zirkulierende Menge des Blutes vermehrt und wird dieselbe Wirkung erzielt, wie sie bei Kollapszuständen durch die üblichen therapeutischen Mittel, Adrenalin, Strychnin, Bariumchlorid, Hexeton, Pituitrin, Wärme und Kohlensäureatmung (Eppinger) bezüglich des Kreislaufes erreicht wird, 3. der durch die Äthernarkose geschaffene Zustand des Kreislaufes mit gesenktem Blutdruck und herabgesetzter Menge zirkulierenden Blutes wird durch die anschließende Narcylenverabreichung nicht nur zur Norm, sondern sogar über diese hinaus geführt."

Auf die Frage, wo die stagnierenden Blutmengen beim Kollaps bleiben, sei nicht eingegangen. Barcroft sieht in der Milz ein Blutdepot. Eppinger und Schürmeyer nehmen an, daß der Leber in diesem Zusammenhang auch vielleicht eine besondere Bedeutung zukommt, und weisen nach, daß die Milz nicht allein als Depot in Frage kommt. Auf jeden Fall findet beim Kollaps und der Narkose eine Verlagerung der Blutmenge in das Splanchnicusgebiet statt. Nur bei der Acetylennarkose sehen wir einen umgekehrten Vorgang, und zwar Vergrößerung des Herzschlagvolumens, Steigerung des Blutdruckes, in der Peripherie Volumzunahme, Strombeschleunigung und Öffnung neuer Capillaren, während im Splanchnicusgebiet mit der Volumabnahme ein Verschwinden vorher durchgängiger Capillaren, bei im übrigen unveränderter Strömungsgeschwindigkeit festgestellt wurde. Im gleichen Sinne verzeichnen wir in der Peripherie eine größere Menge zirkulierenden Blutes und erinnern in diesem Zusammenhang an die klinisch beobachteten vermehrten Blutungen in der Peripherie bei der Narcylennarkose.

Franken hat dann die Untersuchungen noch auf das Verhalten des Blutdruckes nach der Lumbalanästhesie weitergeführt und dabei auch den Dämmerschlaf berücksichtigt, den wir mit der Lumbalanästhesie stets verbinden. Franken schreibt über die an der Freiburger Frauenklinik durchgeführten Untersuchungen folgendes:

Die Untersuchungen über das Verhalten der zirkulierenden Blutmenge bei der Lumbalanästhesie wurden nach 4 Seiten hin geführt. Da die Lumbalanästhesie praktisch klinisch nach einer Dämmerschlafvorbereitung angewandt zu werden pflegt, untersuchte ich zunächst bei 5 Fällen das Verhalten von Blutdruck und Gesamtmenge des zirkulierenden Blutes nach Dämmerschlafmedikation. Die Patientinnen erhielten subcutan 2 und 1 Stunde vor der Untersuchung je $^3/_4$ N einer Ampulle von 0,01 und $^3/_4$ Scop. einer Ampulle zu 0,003. Das normale Verhalten wurde wie bei den übrigen Fällen 3 Tage vor der Untersuchung festgelegt. Die Blutdruckmessungen wurden fortlaufend alle 2—3 Minuten vor, während und nach der CO-Darreichung vorgenommen. In den Tabellen ist der Mittelwert der Blutdruckmessung während der CO-Veratmung aufgeführt. Eine Beeinflussung des Blutdruckes durch die CO-Veratmung an sich konnte nicht festgestellt werden. Die Blutdruckwerte selbst schwankten im allgemeinen bis zu 5 und 10 mm Hg.

Die 5 untersuchten reinen Dämmerschlaffälle sind in untenstehender Tabelle zusammengefaßt. In 2 Fällen mit gutem Dämmerschlaf ist der Blutdruck unverändert und ebenso die Menge des zirkulierenden Blutes. In einem Falle mit leichtem Dämmerschlaf und bei 2 Fällen, die wach blieben, ist der Blutdruck um 10—15 mm Hg erhöht und die Gesamtmenge des zirkulierenden Blutes entsprechend gesteigert. Aus diesen Untersuchungen geht hervor, daß der Blutdruck durch die angewandte Dämmerschlafvorbereitung kaum beeinflußt wurde und entsprechend auch die Gesamtmenge des zirkulierenden Blutes unverändert blieb.

Die geringe Zunahme bei versagendem Dämmerschlaf darf psychisch erklärt werden, da die Patientinnen durch die Injektion und die (von uns der Patientin gegenüber therapeutisch begründete) CO-Veratmung immerhin leicht erregt wurden.

Zirkulierende Menge Blut im Dämmerschlaf.

Nr.	Normal			Dämmerschlaf		
	Blutmenge in ccm	Blutdruck		Blutmenge in ccm	Blutdruck	Bemerkungen
1	3530	115/65	2mal ³/₄ N + Scop.	3485	120/70	guter Schlaf
2	3480	101/50	2 „ ³/₄ N + „	3710	110/60	leichter Schlaf
3	3370	110/55	2 „ ³/₄ N + „	3420	115/65	mittlerer Schlaf
4	3634	115/65	2 „ ³/₄ N + „	3660	125/50	hell wach
5	3170	110/65	2 „ ³/₄ N + „	3510	135/70	desgl.

Zirkulierende Blutmenge in Lumbalanästhesie mit unzureichender Entspannung und Anästhesie.

Nr.	Normal		Nach 30—45 Minuten		
	Blutmenge in ccm	Blutdruck	Blutmenge in ccm	Blutdruck	Bemerkungen
1	3362	130/80	3607	140/80	Prolapsoperation
2	3295	90/60	3505	120/75	Nihil
3	4445	120/60	4840	145/70	desgl.

Zirkulierende Blutmenge in Lumbalanästhesie mit vollständiger Wirkung.

Nr.	Normal		Nach 15—30 Minuten		
	Blutmenge in ccm	Blutdruck	Blutmenge in ccm	Blutdruck	Bemerkungen
1	3536	110/60	3360	90/60	Nihil
2	3395	115/80	2910	90/60	desgl.
3	3830	120/80	3085	95/65	Laparotomieschnitt
4	3310	105/60	3330	105/60	Nihil

Zirkulierende Blutmenge in Lumbalanästhesie mit vollständiger Wirkung.

Nr.	Normal		Nach 30—45 Minuten		
	Blutmenge in ccm	Blutdruck	Blutmenge in ccm	Blutdruck	Bemerkungen
1	3330	130/85	3295	125/60	Nihil
2	3330	110/80	3255	95/55	Laparotomie
3	4100	115/65	3905	105/60	desgl.
4	4155	105/55	4100	100/60	desgl.
5	3333	115/65	3470	125/60	Nihil

Die im folgenden während der Lumbalanästhesie nach guter Dämmerschlafvorbereitung gewonnenen Resultate können also rein als Auswirkung der Lumbalanästhesie selbst gedeutet werden. Die Fälle sind in solche zusammengefaßt, die

1. 30 Minuten nach Beginn der Injektion untersucht wurden, und bei denen die Anästhesie nur unvollständig war, d. h. unvollständig insofern, als keine völlige Entspannung der Bauchdecken erreicht wurde und der Dämmerschlaf nicht tief war;

2. in die Fälle mit vollständiger, d. h. die Bauchdecken ganz entspannender Anästhesie, gemessen 15 Minuten nach Beginn der Injektion; und

3. in die Fälle mit vollständiger, d. h. die Bauchdecken völlig entspannender Anästhesie, gemessen 30 Minuten nach der Injektion.

Gemäß der ersten Zusammenstellung mußten wir bei Versagen der Anästhesie und mäßigem Dämmerschlaf eine Blutdrucksteigerung verzeichnen. Entsprechend war die Gesamtmenge des zirkulierenden Blutes im Durchschnitt um 8% erhöht. Diese Steigerung resultiert aus der Erregung der Patientin durch die Lumbalanästhesie und die anschließend vorgenommenen Eingriffe und Manipulationen.

Bei völlig wirkender Anästhesie ist in der Untersuchungszeit von 15—30 Minuten der Blutdruck bei 3 Fällen um 20—25 mm Hg gesunken. Virgillo fand bei Blutdruckmessungen mit dem Pachonschen Oszillometrographen eine durchschnittliche Erniedrigung von 10—20 mm Hg in den ersten 15—30 Minuten nach der Injektion. Die Gesamtmenge des zirkulierenden Blutes war um rund 14% gemindert. Nur in einem Falle hielt sich der an sich schon nicht hohe Blutdruck von 105/75, hier blieb auch die Menge des zirkulierenden Blutes unverändert.

In der Zeit von 30—45 Minuten nach der Injektion beträgt die Blutdrucksenkung nur noch etwa 10 mm Hg, obwohl 3mal während einer Laparotomie untersucht wurde. Entsprechend ist die Gesamtmenge des zirkulierenden Blutes im Durchschnitt nur noch um 3% reduziert, in einem Falle war der Blutdruck um 10 mm gestiegen, entsprechend hatte die Gesamtmenge des zirkulierenden Blutes zugenommen.

Diese Ergebnisse zeigen also, daß die mit der Blutdrucksenkung und der Verminderung der zirkulierenden Blutmenge verbundene Äther- und Avertinnarkose — bei der Chloroformnarkose, die für so ausgedehnte Eingriffe wohl überhaupt nicht mehr in Frage kommt, wirken sich diese Erscheinungen in noch erhöhtem Maße aus — Bedingungen schaffen, die schon an sich den Befunden beim Shock ähneln. Es wäre demnach der Narcylennarkose nach unseren Erfahrungen aus diesen Gründen der Vorzug zu geben, wenn ihr nicht andere Nachteile anhafteten, die sie gerade für die eingreifenden Carcinomoperationen als ungenügend erscheinen lassen. Neben der vermehrten peripheren Blutung, die eine Folge der Verteilung des Blutes bei der Narcylennarkose ist, und die wohl zuweilen unangenehm, aber doch nicht schwer zu beherrschen ist, ist es vor allen Dingen die mangelnde Entspannung der Bauchdecken, die wir in ausreichendem Maße auch nicht bei Anästhesierung der Recti erreicht haben, und die deshalb die Durchführung solcher technisch doch oft recht schweren Operationen wesentlich erschwert.

Eine Entspannung der M. recti tritt auch dann nicht ein, wenn man die von Gauß empfohlene sog. Rectusblockierung nach Crile vornimmt. Sie besteht darin, daß nach Freilegen der Recti beiderseits quer durch den Muskel von der Mitte nach der Seite hindurch je 10—20 ccm Novocainlösung i. m. injiziert werden. Es war schon aus theoretischen Erwägungen heraus anzunehmen, daß dieser Blockierungsversuch nicht genügen würde, da die Innervation der M. recti in ihrer ganzen Ausdehnung von der Seite her erfolgt. Franken hat dann auch durch tierexperimentelle Untersuchungen gezeigt, daß tatsächlich durch die Crilesche Blockierung eine befriedigende Entspannung der M. recti nicht zu erreichen ist. Nur wenn er die Recti durch Lokalanästhesie von der Peripherie her blockiert, so daß er parallel zum äußeren Rectusrand von oben bis unten hin die Novocainlösung injiziert, so daß alle seitlich eintretenden Äste getroffen werden, erreichte er, daß auch bei Narcylenbetäubung der Tiere die Muskeln schlaff bleiben. Zur Erzielung einer solchen guten Bauchdeckenentspannung ist beim Menschen immerhin eine Bauchdeckenanästhesie mit etwa 200—300 ccm einer $1/2$%igen Novocainlösung erforderlich, die dann aber nur die Entspannung des Muskels vom Nabel bis zur Symphyse herbeiführt. Trotzdem aber muß man bei der Narcylennarkose damit rechnen, daß durch die Spannungsverhältnisse oberhalb des Nabels der Darm nach unten gepreßt wird und dadurch gerade bei den nicht immer einwandfreien Operationsgebieten bei der Carcinomoperation Därme hineingeraten können.

Wir bevorzugen deshalb immer noch die Lumbalanästhesie als das Verfahren der Wahl bei der abdominellen Carcinomoperation. In neuerer Zeit ist das Perkain auch für die Lumbalanästhesie besonders empfohlen. Gerade bei den Perkain-Anästhesien ist die Entspannung der Bauchdecken eine außerordentliche, und damit erscheint sie uns für die großen Carcinomoperationen ganz besonders geeignet. Zur Verwendung kommt Perkain 1:1500 in 0,5 % Kochsalzlösung (spez. Gew. 1,0003). Die Lösung wird von der Ciba A.G., Basel hergestellt.

Die Injektion erfolgte zwischen 1. und 2. Lumbalwirbel für hohe Anästhesie, zwischen 4. und 5. Lumbalwirbel für niedere Anästhesie.

Verwandt wurde eine dünne Nadel aus rostfreiem Stahl. Die Injektion erfolgte in Seitenlage des Patienten auf waagrechtem Tisch.

Es werden nur einige Tropfen Liquor abgelassen. Je nach dem Umfang der gewünschten Anästhesie werden 10—12 ccm der genannten Lösung langsam (etwa in einer Minute) injiziert. Die Injektion erfolgt gegen zunehmenden Widerstand, wenn kein Widerstand vorhanden ist, wird von 2 zu 2 ccm eine kurze Pause gemacht.

Im unmittelbaren Anschluß an die Injektion wird der Patient auf den Bauch gelegt, wobei der Kopf dicht auf die Tischplatte herabgebeugt wird. Nach 5—7 Minuten wird der Patient auf den Rücken gelegt und ein geringer Grad Trendelenburgscher Lage eingestellt und während der Operation beibehalten.

Im Anschluß an die Lumbalinjektion wird regelmäßig intramuskulär eine Spritze Ephetonin gegeben.

Die Patienten erhalten den üblichen Dämmerschlaf mit Narkophin und Scopolamin.

Bei der Gelegenheit möchten wir auch noch darauf hinweisen, daß die heute zur Ausschaltung des Wachzustandes der Frau vielfach beliebten Pernoktongaben meist, und zwar zuweilen von einer sehr erheblichen und anhaltenden Senkung des Blutdruckes begleitet sein können, besonders wenn vorher Morphium und Scopolamin verabfolgt wurde, die es nicht immer gelingt durch Ephetonin oder Ephedringaben auszuschalten oder völlig auszugleichen. Mit der Anwendung von Pernokton empfiehlt es sich deshalb bei eingreifenden, zu Shockerscheinungen neigenden Operationen recht vorsichtig zu sein.

An Stelle der Lumbalanästhesie kann auch die Sakralanästhesie mit 80 ccm einer 1 %igen Novocainlösung treten. Sie ist technisch schwieriger und hat deshalb auch häufiger Versager als die Lumbalanästhesie, schafft aber gleichfalls eine ausgezeichnete Entspannung der Bauchdecken und ist ganz frei von den die Lumbalanästhesie in 10—15 % aller Fälle so unangenehm belastenden postoperativen Kopfschmerzen.

Frigyesi hat an seiner Klinik auch die Lokalanästhesie zu einem sehr leistungsfähigen Verfahren für Laparotomien aller Art ausgebaut. Es besteht zur Zeit darin, daß er an der Seite des 3. Lendenwirbelkörpers jederseits 30 ccm einer halbprozentigen Novocainlösung injiziert. Dadurch wird eine völlige Anästhesie der ganzen Unterbauchorgane unterhalb des Nabels erreicht. Gleichzeitig führt er eine Anästhesie der Bauchdecken dadurch herbei, daß er jederseits von oberhalb des Nabels bis zur Symphyse etwa zwei Querfinger von der Mittellinie entfernt von verschiedenen Einstichen aus zuerst Haut und Fettschicht und dann nach Durchtrennung dieser Schichten von der offenen Wunde aus subfascial in der gleichen Gegend Novocainlösung einspritzt. Es sind dazu jederseits etwa 80 ccm nötig. Wo Frygyesi mit großen operativen Eingriffen im Beckenbindegewebe wie beim Carcinom zu rechnen hat, fügt er diesen Anästhesierungen noch die Parasakralanästhesie hinzu. Hierdurch erhält er eine völlige Entspannung der Bauchdecken und eine vollkommene Schmerzlosigkeit auch bei eingreifenden Operationen. Dasselbe gilt auch für die vaginale Operationsmethode, sofern man nicht die Sakral- und Lokalanästhesie anwenden will, wie Stoeckel sie bei seinen Operationsverfahren (s. S. 441 ff.) angewendet hat. Nur wenn die Lumbalanästhesie versagt, gehen wir zur Äthernarkose über. Gerade in solchen Fällen suchen wir aber auch die Entlüftung des Körpers von dem zugeführten Narkoticum möglichst zu beschleunigen. Dazu erscheint uns die Kohlensäure ganz besonders geeignet.

Henderson, Haggard und Coburn haben die Verwendung der Kohlensäure bei der Narkose im Jahre 1920 zuerst empfohlen und haben ihre Bedeutung nach 3 Gesichtspunkten hin hervorgehoben, nämlich Anwendung bei der Einleitung, im Verlauf und im Anschluß an die Narkose. Durch Zugabe von CO_2 wird das Atemvolumen erheblich vergrößert. Ob durch Reizung des Atemzentrums auf hämatogenem Wege oder durch direkte Beeinflussung der Atmungsorgane selbst, ist noch nicht entschieden. Jedenfalls ist festgestellt, daß das Atemvolumen, wenn man es bei einem natürlichen CO_2-Gehalt der Luft mit 100 bezeichnet

bei 2% CO_2 auf 150%
„ 4% CO_2 auf 260%
„ 5,7% CO_2 auf 480%
„ 7,8% CO_2 auf 1000%

ansteigt. Dabei wird die Zunahme des Atemvolumens bis zu 5% im allgemeinen nur durch die Vertiefung der Atmung und erst bei höherer CO_2-Konzentration durch Vertiefung und Beschleunigung erreicht. Die Wirkung tritt bereits nach 10—20 Sekunden auf. Bei der Einleitung der Narkose erzielt man durch Zugabe von CO_2 auch bei verhältnismäßig niedriger Konzentration des Narkoticums infolge der erheblichen Vergrößerung des Atemvolumens doch bald eine genügend tiefe Narkose, ohne daß die Patientin durch eine hohe Konzentration des Narkoticums unnötig irritiert wird. Während der Narkose ist die CO_2-Zufuhr angezeigt, wenn dyspnoische und oligopnoische oder asphyktische Zustände sich einstellen. **Die Cyanose ist nicht der Ausdruck einer CO_2-Überladung, sondern der einer Sauerstoffarmut des Blutes.** Der Sauerstoffmangel muß also behoben werden. Das geschieht am besten durch Vergrößerung des Atemvolumens, vorausgesetzt natürlich, daß die Sauerstoffzufuhr nicht durch Verlegung der Atemwege bedingt ist, die in solchen Fällen selbstverständlich erst freigemacht werden müssen. Ist das jedoch nicht der Fall, so wird unter der Wirkung des CO_2-Reizes und der dadurch bedingten Vergrößerung des Atemvolumens eine hinreichende Menge Sauerstoff angeboten. Das Blut belädt sich rasch wieder mit ihm, die Cyanose schwindet, und auch die infolge der schlechten Atmung im Körper gesteigerte Kohlensäureanhäufung, die jedoch nicht ausreichte, das durch die Narkose in seiner Erregbarkeit herabgesetzte Atemzentrum anzuregen, wird durch die bei künstlicher CO_2-Zufuhr in 5—10%iger Verbindung mit Sauerstoff oder Luft gesteigerte Lungenventilation, die ja mit einer erhöhten Sauerstoffzufuhr verbunden ist, wieder ausgeglichen. Erleichtert wird der Gasaustausch dadurch, daß, wie Ketcham, King und Hooker nachgewiesen haben, unter der CO_2-Atmung eine Erweiterung der Lungengefäße, und dabei eine bessere Durchblutung der Lunge eintritt. Nach Beendigung der Narkose verläßt der größte Teil des Narkoticums bekanntlich den Körper wieder durch die Lunge. Eine Steigerung des Atemvolumens beschleunigt seine Ausscheidung und stellt das beste Mittel dar, um die nachteiligen Wirkungen des nach jeder Narkose sonst noch lange zurückbleibenden Narkoticums wesentlich herabzusetzen. Es ist die CO_2-Verabfolgung während der Narkose auch der Injektion von Lobelin weit überlegen (Franken). Nur da, wo die Atmung selbst aufs schwerste darniederliegt oder ganz aussetzt, ist eine intravenöse Lobelininjektion angezeigt. Sobald aber die Atmung dadurch in Gang gekommen ist, ist es zweckmäßig, sie durch CO_2-Gaben weiterhin zu vertiefen.

Durch die mit der CO_2-Verabfolgung gesteigerte Lungenventilation wird auch die Gefahr der postoperativen Pneumonie wesentlich herabgesetzt, eine Tatsache, auf die die mit der Anwendung der CO_2 bei der Narkose hauptsächlich erfahrenen Amerikaner ganz besonders hinweisen. Überall da, wo Stauungserscheinungen in der Sekretion und Lungenwegen vorhanden sind, und Schleimbildung und Auswurf nach der Operation bestehen, ist es zweckmäßig, auch in den der Operation folgenden Stunden und Tagen die CO_2-Atmung wiederholen zu lassen.

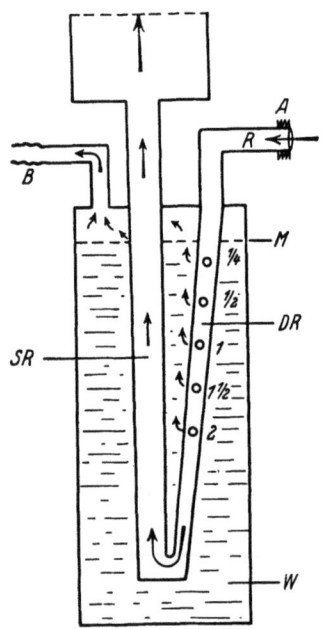

Abb. 58. Schematische Zeichnung des Kohlensäureapparates nach Dr. Franken.

Neben der günstigen Beeinflussung der Atmung hat die Kohlensäure aber auch noch eine ausgesprochen günstige Einwirkung auf den Kreislauf. Die Zunahme des Schlagvolumens des Herzens, die Erhöhung des Blutdrucks, die Verdrängung des Blutes aus dem Splanchnicusgebiet sind Wirkungen, die gerade Zuständen entgegenarbeiten, die wir eingangs bei der Frage der Kollaps- und Shockgefahr beschrieben haben.

Zur Verabfolgung der Kohlensäure allein kann man sich eines handlichen, von Dr. Franken dem Oberarzt der Freiburger Universitätsfrauenklinik konstruierten kleinen Apparates bedienen, der eine Überdosierung praktisch unmöglich macht, die Menge des strömenden Gases anzeigt, bei jedem Narkoseverfahren mit angewendet und auch leicht an die gebräuchlichen Narkoseapparate mitangeschlossen werden kann (s. Abb. 58). Franken beschreibt den oben abgebildeten Apparat folgendermaßen:

„Die Vorrichtung besteht nur in einem Rohr, das in eine Wasservorlage eintaucht und wieder herausführt. Mit dem Gewinde A wird der Apparat an die handelsübliche Kohlensäurebombe mit dem handelsüblichen Reduzierventil fixiert (die Bomben können als Standbomben überall bezogen werden oder als kleine, 30 cm lange Bomben, die mit einem Haken versehen an Wand, Tisch oder Bett aufgehangen werden können. Die Füllung der Bomben reicht bei dem geringen Verbrauch sehr lange). Das Zuflußrohr R taucht als DR-Dosierungsrohr in die Wasservorlage W, die bis zur Marke M mit Wasser gefüllt ist. Das Dosierungsrohr ist mit kleinen Austrittslöchern versehen, aus denen die Kohlensäure austritt und im Wasser sichtbar hochperlt. Die ausgetretene Kohlensäure sammelt sich über dem Wasserspiegel und wird durch das Rohrstück B zum Patienten weitergeführt. Dem Patienten hält man entweder das Schlauchende einfach vor Nase und Mund, oder man führt einen Katheter ins Nasenloch, oder steckt das Schlauchende evtl. unter die nicht zu fest sitzende Narkosemaske, oder bedient sich einer einfachen Rahmenmaske, in die das Schlauchende von oben her eingeführt wird. Diese wird eigens hergestellt und kann die Kohlensäureverabreichung mit dem Narkoticum zusammen ebenso wie die Verabreichung nur mit Luft bewerkstelligen.

Die gewünschte Menge wird mit dem Hahn am Reduzierventil geregelt. Sie wird abgelesen an der Zahl der ansprechenden Löcher des Dosierungsrohres DR, aus denen die Kohlensäure ins Wasser austritt. Je mehr Kohlensäure fließt, um so mehr Löcher sprechen an. Die Löcher sind von rund $^1/_4$—2 Liter Kohlensäure pro Minute geeicht. Außerdem befindet sich eine Skala am Dosierungsrohr, die ein direktes Ablesen der fließenden Menge erlaubt. Wird mehr Kohlensäure zum Fließen gebracht als 2 Liter pro Minute, so entweicht diese durch das Sicherungsrohr SR unter leichtem Brodeln ins Freie. Die Vorrichtung funktioniert nur zuverlässig, wenn das Reduzierventil an der Bombe und die Vorrichtung am Reduzierventil luftdicht und fest angeschraubt ist, da andernfalls Druckschwankungen auftreten, die keinen gleichbleibenden Fluß gestatten.

Abb. 59 zeigt die Vorrichtung an eine Kohlensäurebombe mit Reduzierventil angeschraubt.

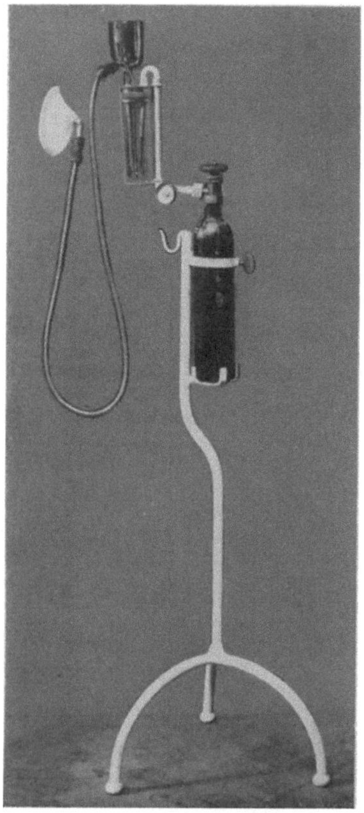

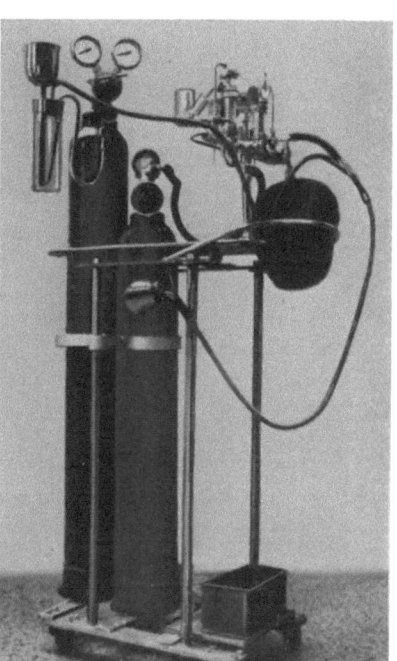

Abb. 59. Kohlensäureapparat nach Dr. Franken an eine tragbare kleine Kohlensäurebombe angeschlossen.

Abb. 60. Kohlensäureapparat als Zusatzeinrichtung an dem Roth-Drägerschen Narkoseapparat.

Abb. 60 veranschaulicht die Apparatur als Zusatzvorrichtung zu dem üblichen Roth-Dräger-Narkoseapparat. Die Zuleitung zum Roth-Dräger-Maskenschlauch erfolgt durch Zwischenschaltung eines T-Rohres. Es kann so jederzeit während der Narkose oder zum reinen Sauerstoff Kohlensäure mit verabreicht werden. Selbstverständlich kann in gleicher Weise eine kleine Bombe an den Roth-Dräger angehangen werden.

Abb. 61 läßt die Zusammenstellung unserer Vorrichtung mit kleiner Bombe am Jehn-Brunner-Narkoseapparat (Stiefenhofer, München) erkennen.

Zusammenfassend möchten wir zu dieser Frage sagen:

Bei Kollaps und kollapsähnlichen Zuständen mit Versagen von Kreislauf und Atmung unter narkotischen Mitteln kann auf Grund unserer praktischen Erfahrungen und systematischer Messung des Atemvolumens und der zirkulierenden Blutmenge und des Blutdrucks als rationellste Therapie folgendes empfohlen werden: Lobelin 0,01 i. v. injiziert, wobei es darauf ankommt, diese Injektion möglichst über 3 Minuten oder noch länger auszudehnen. Auf den Blutdruck wirkt Ephetonin 0,025 am günstigsten und nachhaltigsten. Dazu muß die Verabreichung von 5—10 %iger Kohlensäure mit Luft- oder

Sauerstoff unter Umständen unter Anwendung von künstlicher Atmung bzw. von Wiederbelebungsapparaten als souveränes Mittel bezeichnet werden, um das Atemzentrum zu erregen. Auch die Dauerinfusion Adrenalin 1:1000 1 Tropfen auf 100 ccm physiologischer Kochsalzlösung im ganzen bis zu 1000 ccm bis zu einer halben Stunde fortgesetzt, kann bei schweren Zuständen lebensrettend wirken (Evans). Diese Art der Medikation schließt

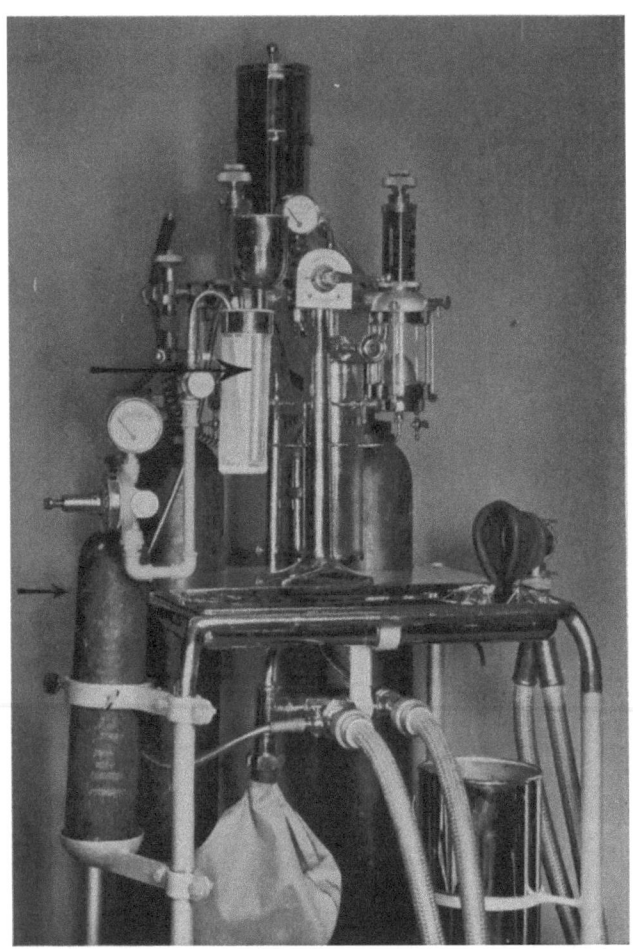

Abb. 61. Dr. Jehn-Brunnersche Narkoseapparat mit dem Frankenschen Kohlensäureapparat kombiniert.

nicht aus, daß die üblichen Analeptica wie Campher, Cardiazol, Coffein usw. in den gebräuchlichen Dosen ebenfalls zur Anwendung gebracht werden.

Auch in den der Operation folgenden kritischen Stunden oder Tagen muß als bestes Mittel zur Belebung der Atmung die Inhalation von 5—10% CO_2 in Luft oder Sauerstoff bezeichnet werden. Als Kreislauftherapie empfiehlt sich, natürlich individuell nach Reaktion und Allgemeinzustand des Patienten modifiziert, in 2 stündlichem Turnus 0,2 Coffein + 0,002 Strychn. nitr. im Wechsel mit einer halben Tablette Ephetonin + 0,1 Digipurattabletten.

Falls die Verabreichung per os auf Schwierigkeiten stößt, können die entsprechenden Medikamente mit Vorteil auch rectal oder i. m. gegeben werden. Während der Nacht ist der regelmäßige Turnus zu unterbrechen und unter ständiger Kontrolle des Kreislaufes den Patienten möglichst eine gewisse Ruhe zu lassen, die wirksam und ohne Schaden für den Kreislauf durch Morphiumderivate unterstützt wird. Auch die beschriebene Schematisierung schließt je nach Zustand von Puls und Blutdruck die Verabreichung von Cardiazol oder von Campher, das wir mit Vorliebe als Depot von wenigstens 5 ccm intraglutaeal zur Anwendung bringen, nicht aus.

Die Nachbehandlung nach der Carcinomoperation ist im allgemeinen die gleiche wie nach Laparotomie überhaupt. Ist der Blutverlust ein großer, so kann man schon am ersten Tage einen Tröpfcheneinlauf mit Kaffeezusatz zur Anregung der Herztätigkeit geben, und vom 2. Tage ab kann man nach der Operation die Patientin auch schon ruhig daneben etwas mehr trinken lassen. Aber auch dann geben wir gerne 1—2mal Kaffeetropfeinläufe (2 Tassen Bohnenkaffee auf $^1/_2$ Liter Wasser).

Besondere Aufmerksamkeit ist auch der Blasenfunktion zu schenken. Versucht man, wie es Krönig vorgeschlagen hat, die Blase ausgiebig zu peritonisieren, so haben wir dadurch auch nach den eingreifendsten Carcinomoperationen die Blasenfunktion wieder rascher in Gang kommen sehen als sonst. Bleibt die Blasenfunktion gestört, und tritt das spontane Wasserlassen nicht ein, so ist natürlich die Gefahr der Cystitis groß, um so mehr als nach Durchtrennung der nervösen Verbindungen und vieler Gefäße eine ungünstige Beeinflussung der Blasenfunktion gegeben ist. In solchen Fällen lassen wir täglich nach dem abendlichen Katheterismus eine Blasenspülung mit Borwasser folgen. Überdies versuchen wir, die Blasenfunktion dadurch in Gang zu bringen, daß wir bei gefüllter Blase 20 ccm einer 10 %igen Borglycerinlösung in die volle Blase injizieren, ein Verfahren, nach dem man häufig das Eintreten der spontanen Urinentleerung erlebt. Auch die Injektion von Cylotropin (5 ccm i. v.) erscheint in manchen Fällen wirksam. Ist der Magen wieder gut aufnahmefähig geworden, so wird überdies Urotropin oder ein anderes Blasenantisepticum verabreicht. Ist die Blase bei der Operation verletzt worden, so legen wir regelmäßig für die ersten 10 Tage einen Dauerkatheter ein und lassen auch hier regelmäßig täglich eine Borwasserspülung der Blase vornehmen.

Resultate der Therapie.

Es ist scheinbar sehr einfach und leicht, sich aus den in der Literatur niedergelegten Zahlen ein Bild von der Leistung der Therapie zu machen. Leider ist das aber durchaus nicht der Fall. Nichts ist undankbarer und schwieriger, als sich aus den in der Literatur niedergelegten Zahlen ein wirklich klares und einwandfreies Bild von den tatsächlichen Erfolgen der verschiedenen Behandlungsmethoden zu machen. Selbst wenn sich jeder Einzelne noch so sehr bemüht, seine statistischen Übersichten nach bestem Wollen und Wissen aufzustellen, so liegen doch in der statistischen Gruppierung und in der Handhabung der Zahlen allerhand Möglichkeiten, die zu Trugschlüssen führen können. Winter sagt, daß Döderlein ihm einmal geschrieben habe, der Schlamperei in der Statistik müßte ein Ende gemacht werden. Wie sehr Döderlein mit diesem, in der ganzen Behandlung der statistischen Frage so treffenden Ausdruck Recht hat, das merkt erst der, der ein großes Material für statistische Betrachtungen und Schlußfolgerungen sichten will, wie das für diese Ausführungen notwendig war. Ich bin meinen beiden Assistenten Dr. Maier und

Dr. Keller ganz besonders dankbar, daß sie sich dieser Aufgabe durch lange Monate hindurch mit solcher Mühe, Sorgfalt und Kritik unterzogen haben. Es war oft außerordentlich schwer, sich ein Bild von den wirklichen Leistungen des einzelnen Operateurs und in gleicher Weise, wie später noch ausgeführt, auch der Strahlentherapeuten zu machen, da in den verschiedenen Statistiken bald der eine bald der andere Punkt nicht genügend berücksichtigt worden ist. So wird z. B. geschrieben, es seien bei prinzipieller Abdominaloperation — sagen wir einmal 300 Fälle — abdominal, aber doch aus irgendwelchen anderen bestimmten Gründen 30 Fälle vaginal operiert worden. Die primäre Mortalität wird dann vielleicht noch getrennt herausgerechnet, aber die Dauerresultate sind aus allen Fällen gezogen, so daß es unsäglicher Mühe und Arbeit bedarf, herauszubekommen, wenn das überhaupt möglich ist, was von Dauerheilungen nun auf Kosten der abdominellen oder der vaginalen Methode kommt. Solche Beispiele mit scheinbar nur geringen Abweichungen von den statistischen Grundlagen lassen sich in vielen einzelnen Statistiken häufig finden. Ja, man kann vielleicht sagen, daß die meisten Statistiken den einen oder anderen Schönheitsfehler aufweisen, der ihre kritische und völlig objektive Auswertung ungemein erschweren kann.

Winter hat ja in unermüdlicher Arbeit immer wieder versucht, bestimmte Grundsätze für die Aufstellung der Statistiken festzulegen, und es ist sein Verdienst, wenn heute ein überhaupt einigermaßen verwertbares Material in der Literatur über die Frage der Leistungsfähigkeit unserer Carcinomtherapie besteht. Bei diesen statistischen Berechnungen haben die beiden Begriffe der relativen und der absoluten Dauerheilung die Hauptrolle gespielt. Unter relativer Heilung verstehen wir die Zahl der Heilungen über 5 Jahre, nur aus der Zahl der Operierten berechnet. Hat z. B. ein Operateur bei der hohen Operabilität von 80 % nach 5 Jahren noch 40 Fälle rezidivfrei am Leben, so hat er 50 % relative Heilung. Hätte ein anderer sehr vorsichtiger Operateur von demselben Material nur 40 Fälle operiert, und lebten davon nach 5 Jahren noch 30, so hätte er eine höhere relative Dauerheilung als der radikale Operateur nämlich 75 %. Diese Zahlen geben deshalb natürlich kein klares Bild über das, was der einzelne Operateur wirklich im Kampfe gegen den Krebs geleistet hat. Das könnte man erst dann beurteilen, wenn man gleichzeitig die Höhe der Operabilität, die primäre Mortalität und vor allen Dingen berücksichtigte, wie viel von allen Krebskranken, die den betreffenden Operateur aufgesucht hatten, nach 5 Jahren noch am Leben geblieben sind. Aus diesem Grunde wurde der Begriff der absoluten Dauerheilung eingeführt. Diese wollte Winter errechnen nach der Formel A (absolute Dauerheilung) = O (Operabilitätsprozent) mal D = (relative Dauerheilung durch 100 $\left(A = \frac{O \cdot D}{100}\right)$. Dabei sollten nach Winter bei der Errechnung der relativen Dauerheilung (D) 1. die bei der Operation Verstorbenen, 2. die an interkurrenten Krankheiten Verstorbenen, und 3. die Verschollenen abgezogen werden. Dieses Weglassen der bei der Operation Gestorbenen haben Waldstein, Döderlein usw. nicht für richtig erklärt, eine Auffassung, der sich viele andere Autoren angeschlossen haben. Sie wollten vielmehr die primäre Mortalität mit in die Berechnung eingeschlossen wissen. Waldstein gab deshalb für die Berechnung der absoluten Dauerheilung eine Formel an, die tatsächlich diesen Forderungen gerecht wird, nämlich

$$A = \frac{O \times D \,(100 - \text{primäre Mortalität \%})}{10\,000}.$$

Hierbei bleibt D dieselbe Zahl wie bei Winter, also die Zahl der die Operation Überlebenden. Ein Beispiel zeigt, daß Waldstein Recht hat, und daß, wie Zweifel sagt, seine Rechnung korrekter ist. Nehmen wir an, ein Operateur hat 100 Fälle in seine Behandlung bekommen, davon 70 Operierte. Von diesen 70 seien 10 an der Operation gestorben = 14,3 % und es seien von den übrigbleibenden 60 Fällen 30 nach 5 Jahren noch rezidivfrei am Leben. Es beträgt also die absolute Dauerheilung, da wir annehmen, daß von den 100 Gesamtfällen 30 am Leben geblieben sind, 30 %. Rechnen wir nun nach Winters Formel die Dauerheilung aus, so ergibt sich folgendes:

$$A = \frac{O \times D}{100}.$$

O ist bei einer Operabilität von 70 : 100 mit 70 anzusetzen. Von diesen 70 Fällen sind 10 bei der Operation gestorben. Diese Fälle zieht Winter ab und berechnet seine Dauerheilung nur von den übrigen 60. Da nach 5 Jahren noch 30 am Leben waren, beträgt die relative Dauerheilung noch 50 %. Es ergibt sich also nach Winters Formel

$$A = \frac{70 \times 50}{100} = 35\,\%.$$

Winters Formel gibt also ein zu hohes Resultat an. Nach Waldsteins Berechnung würde sich unter denselben Voraussetzungen folgendes ergeben:

$$A = \frac{70 \times 50 \times 85{,}7}{10\,000} = 29{,}995 = 30\,\%.$$

Dieses Beispiel zeigt also, daß tatsächlich die Waldsteinsche Rechnung die richtigere ist.

Mit der Einführung der Strahlentherapie hat sich nun die ganze statistische Berechnung, die bisher für die operative Therapie allein gegolten hat, als durchaus unzulänglich erwiesen. Winter hat deshalb im Jahre 1923 neue Vorschläge für die statistische Erfassung des Carcinommaterials und seiner Behandlung aufgestellt. Auf dem Heidelberger Gynäkologenkongreß haben sich die anwesenden Gynäkologen bis auf wenige Ausnahmen bereit erklärt, die Statistiken in Zukunft nach diesen Vorschlägen Winters auszubauen. Sie lauten folgendermaßen:

1. Dem Material der Statistiken werden alle Fälle von Uteruskrebs zugrunde gelegt, die den Rat der Klinik oder des Krankenhauses erbaten.

2. Die Krebsfälle werden eingeteilt in: a) operable Fälle, wenn das Carcinom auf den Uterus und dessen unmittelbare Nachbarschaft beschränkt ist, b) inoperable Fälle, wenn das Carcinom sich so weit auf Parametrium, Harnapparat, Drüsen oder innere Organe ausgebreitet hat, daß es durch keine Operationsmethode mehr zu entfernen ist. Die Rubrizierung erfolgt auf Grund des klinischen Untersuchungsbefundes. (Zur näheren Charakterisierung des Materials kann außerdem noch eine Aussonderung der „Grenzfälle" aus den operablen und der „keiner Behandlung mehr zugänglichen Endstadien" aus den inoperablen Fällen vorgenommen werden.)

3. Das primäre Behandlungsresultat wird gewonnen durch die Berechnung aller Todesfälle, die infolge der Behandlung eintreten.

4. Als geheilt wird ein Fall bezeichnet, der 5 Jahre nach Abschluß der Behandlung keinerlei Zeichen von Carcinom aufweist.

5. Abzüge dürfen bei den Berechnungen der Heilungsresultate nicht gemacht werden.

6. Das Resultat einer Behandlungsmethode wird gewonnen durch die Berechnung der Prozentzahlen der Geheilten.

Absolut nennen wir ein Heilungsresultat, das aus der Gesamtzahl aller zur Beobachtung kommenden Krebsfälle berechnet wird.

Relativ nennen wir ein Heilungsresultat, das nur aus den einer bestimmten Behandlung unterworfenen Fällen berechnet wird.

7. Der Autor, der eine Statistik aufstellt, muß außer den nach Prozenten berechneten Heilungsresultaten auch die absoluten Zahlen, die der Statistik zugrunde gelegt sind, mitteilen.

8. Einteilung der verschiedenen Methoden der Krebsbehandlung, deren Resultate statistisch zu berechnen sind.

1. Operative Behandlung: Abdominale Operationen (Wertheimsche Operation).

Vaginale Operationen: Einfache vaginale Uterusexstirpation; Schautasche erweiterte vaginale Uterusexstirpation.

Abdominal-vaginale Operationen:

Für jede Operation gilt als Unterabteilung: a) Präparatorische Vorbestrahlung oder nicht; b) prophylaktische Nachbestrahlung oder nicht; c) Radium- oder Röntgenstrahlen oder beides.

2. Strahlenbehandlung: a) Radiumstrahlen; b) Röntgenstrahlen; c) beides.

3. Kombinierte operative und Strahlenbehandlung. Es können in diese drei Hauptgruppen noch als weitere Untergruppen neue Behandlungsmethoden (z. B. die Sensibilisierungen) angereiht werden.

Es ist unbedingt notwendig, daß jeder Autor genaue Angaben über seine Methode, sowohl einer Operation als auch einer Strahlenbehandlung macht."

Unser unten zusammengetragenes Material ist in mühevoller Arbeit auf Grund der in den einzelnen Mitteilungen vorhandenen Daten nach diesen Grundsätzen erfolgt. Ausdrücklich ist aber auf dem Gynäkologenkongreß betont worden, daß es jedem Autor überlassen werden soll, andere Wege zu gehen. Das ist auch zum großen Teil geschehen. So hat z. B. Döderlein in einer Statistik die Trennung in operable und inoperable Fälle nicht vorgenommen, sondern das Material in 4 Gruppen eingeteilt. Nämlich in operable, Grenzfälle, inoperable und aussichtslose. Diese Einteilung ist auch von anderen Autoren angenommen worden und dürfte sich gerade auch im Hinblick auf den Vergleich der operativen und der Strahlentherapie als zweckmäßig erweisen.

Allerdings hat eine solche Einteilung und klinische Beurteilung der Fälle immer etwas subjektives und kann leicht zu einigermaßen willkürlicher Gruppierung und damit auch bei den Schlußfolgerungen zu falschen Beurteilungen führen. Für mich persönlich z. B. besteht gar kein Zweifel und das Studium der Literatur bestätigt es, daß die Beurteilung dessen, was operabel und inoperabel genannt werden kann, heute eine andere ist als früher. Früher, wo der Verzicht auf die Beseitigung des Carcinoms zugleich auch ein Verzicht bedeutete, die Kranke zu retten, entschloß man sich nicht so leicht einen Fall als inoperabel zu bezeichnen, wie das heute geschieht, wo man solche Fälle doch immer noch einer nicht unter allen Umständen aussichtslosen Strahlentherapie unterwerfen und mit einer gewissen Wahrscheinlichkeit hoffen kann, Frauen ohne einen Eingriff zu retten, der gerade in so vorgeschrittenen Fällen eine meist sehr hohe primäre Mortalität hat. Es ist wohl kein Zweifel, daß die zum Teil doch auffallend günstigen Resultate der Bestrahlung „inoperabler Fälle" auf einer solchen Verschiebung der Beurteilung und Einteilung beruhen.

Technisch inoperable Carcinomfälle sind ja selbst früher durch kleine Teileingriffe wie Verschorfung, Auslöffelung geheilt worden, und diese Beobachtung hat ja dazu geführt, von einer spontanen Heilung inoperabler Carcinome zu reden. Wir haben oben und schon früher darauf hingewiesen, daß diese Auffassung irrig ist, und daß die technische Inoperabilität solcher Fälle nicht immer nur durch das Fortschreiten des Carcinoms bedingt war, sondern daß es allein weitgehende entzündliche Veränderungen im parametranen Gewebe sein können, die solche Carcinome zu einem inoperablen stempeln können.

Wenn wir nun bedenken, daß wir heute, wo wir das Urteil „inoperabel" leichter fällen als früher, mit der Bestrahlung doch häufig eine gründliche Auslöffelung oder eine umfangreiche Zerstörung und Abtragung des Primärtumors durch Elektrokoagulation verbinden, so kann es nicht verwundern, daß dann auch manche sog. inoperable Fälle geheilt werden können. Damit soll natürlich die Heilungsmöglichkeit wirklich inoperabler weit vorgeschrittener Carcinome durch die Strahlentherapie nicht bestritten werden. Im Gegenteil, auch wir haben die Heilung solcher sicher völlig inoperabler Fälle erlebt.

Auch sonst sind gegen alle derartigen Einteilungen und Statistiken allerlei Einwände berechtigt. Das gilt schon für den Grundsatz, von einer Heilung — der Begriff der Dauerheilung ist von Winter selbst aufgegeben worden — dann zu sprechen, wenn nach 5jähriger Nachbeobachtung durch die klinische Untersuchung ein Carcinom nicht mehr nachgewiesen werden kann. Wissen wir doch, daß es Fälle gibt, bei denen zu der Zeit noch ruhende Carcinomkeime vorhanden sein können, die der klinischen Untersuchung entgehen, die aber später noch zu palpatorisch nachweisbaren Rezidiven führen können. Andererseits erscheint es aber doch zweckmäßig, an der Grenze von 5 Jahren Beobachtungszeit festzuhalten. Tatsächlich ist ja die Zahl der Rezidive, die erst später auftreten, verhältnismäßig gering. Nach fast allen Statistiken sind die Rezidivtodesfälle am häufigsten im 1., 2. und 3. Jahre nach der Operation gewesen. Nach der Statistik von Fritsch in Breslau traten die Rezidive in 96,98 % in den ersten 5 Jahren, nach dem Material von Henkel in 91,8 %, nach dem von Weibel in 93,8 % innerhalb der ersten 5 Jahre p. operat. auf. Diese Zahlen berechtigen uns wohl die Grenze von 5 Jahren als Nachbeobachtungszeit zu wählen, um so mehr, als sonst bei dem oft hohen Alter der Carcinomkranken die Zahl der Todesfälle an anderen Erkrankungen eine zu hohe wird, so daß dadurch eine exakte Beurteilung darüber, ob der Tod solcher Frauen mit der vorausgegangenen carcinomatösen Erkrankung im Zusammenhang steht, immer seltener möglich würde. Auch sonst ist der Begriff der absoluten Heilung nicht nach einheitlichen Grundsätzen errechnet worden. Während die Feststellung der relativen Heilung, worunter wir das Heilungsresultat verstehen, das nach 5jähriger Beobachtungszeit aus der Gesamtzahl der einer bestimmten Behandlungsart unterzogenen Frauen gewonnen wird, allgemein als richtig anerkannt wird, ist das mit der Feststellung der absoluten Heilung nicht der Fall. Die Berechnung dieser Zahl aus dem in der Literatur niedergelegten statistischen Material ist deshalb außerordentlich schwer, weil in früheren Statistiken noch erlaubte Abzüge gemacht wurden und aus einer Veröffentlichung nicht immer klar ersichtlich ist, wie weit das geschehen ist. Dazu kommt, daß auch das zugrunde liegende Gesamtmaterial nach verschiedenen Grundsätzen zusammengestellt ist. Die einen wollen als Berechnungsgrundlage nur die Fälle gelten lassen, die auch wirklich in die Klinik aufgenommen und irgendeiner Behandlung zugeführt wurden. Winter jedoch verlangt auch die Berücksichtigung der Fälle, die zwar die Ambulatorien und die Privatsprechstunde aufgesucht haben, die sich dann aber zur klinischen Aufnahme nicht entschließen konnten. Alle diese Punkte haben wir bei der Aufstellung unserer Statistik mitberücksichtigen müssen. Wir haben deshalb in unserer nachfolgenden großen Statistik die Zahl der absoluten Heilung da aufgeführt, wo wir sie auf Grund der Angaben in den einzelnen Arbeiten, daß die Zahl sich auf das gesamte, „den Kliniken zugegangene Material" bezog, oder auf Grund ähnlicher Bemerkungen errechnen konnten.

Gegen den Begriff der absoluten Heilung sind nun gerade in der letzten Zeit schwere Bedenken erhoben worden, seitdem die Strahlentherapie sich immer weiteren Boden erobert hat. Eine ganze Reihe von Autoren (Zweifel, v. Franqué, Kermauner usw.) wollen sie überhaupt fallen lassen. Wenn auch, wie wir oben gezeigt haben, die Heilung sog. inoperabler Fälle bei der Bestrahlungstherapie vielleicht zum Teil darauf zurückzuführen ist, daß mit der Einführung der Strahlentherapie mancher Fall als inoperabel bezeichnet und der Strahlentherapie zugewiesen wurde, der früher zur Zeit der ausschließlich operativen Therapie doch noch operativ angegangen wäre, und wenn auch dadurch eine gewisse Verschiebung des Materials zugunsten der Strahlentherapie wenigstens hinsichtlich inoperabler Fälle aufgetreten ist, so ist andererseits doch nicht zu bestreiten, daß noch viel mehr Fälle der Strahlentherapie zugeführt wurden, die früher für eine operative Behandlung gar nicht mehr in Frage kamen. Dadurch ist alles in allem tatsächlich das Material der ausschließlichen Strahlentherapeuten schlechter als das der Operateure. Die Ärzte, die früher solche für eine operative Therapie aussichtslosen Fälle gar nicht mehr den Krankenhäusern überwiesen, schicken sie heute doch noch dorthin, wo Strahlentherapie getrieben wird. v. Franqué hat festgestellt, daß die Operabilitätsziffer nur bestrahlender Institute $2^1/_2$mal schlechter ist als das operierender Kliniken. Deshalb ist die Behauptung durchaus berechtigt, daß die aus solchem Material errechnete absolute Heilung immer zuungunsten der Bestrahlung ausfallen muß, und daß deshalb auch tatsächlich die absolute Heilung, soweit sie zum Vergleich der Leistung verschiedener Methoden dienen soll, nicht geeignet ist.

Wenn es sich aber nicht darum handelt, die Leistung verschiedener Methoden gegeneinander auszuwerten, was immer besser an der Hand der relativen Heilung der einzelnen Carcinomgruppen erfolgt, sondern darum, zu wissen, was wir heute insgesamt bei Anwendung aller zur Bekämpfung des Carcinoms verfügbaren Mittel leisten können, dann hat u. E. der Begriff der absoluten Heilung doch noch seinen Wert. Kommen jetzt seit Einführung der Strahlenbehandlung mehr sehr schwere, völlig inoperable Fälle in die Kliniken, so werden sie doch wenigstens statistisch miterfaßt und wir können uns durch die Ausrechnung der absoluten Heilung einschließlich dieser schweren, therapeutisch kaum noch beeinflußbaren Fälle ein richtiges Bild davon machen, wieviel oder wie wenig wir heute im Kampfe gegen das Carcinom durch Bestrahlung in Kombination mit Operation und anderen möglichen Hilfsmaßnahmen überhaupt erreichen können. Jedenfalls zeigen diese Ausführungen, wie sehr eine einheitliche statistische Verarbeitung des Carcinommaterials notwendig ist. Es bedeutet etwas Neues in der Feststellung unserer Leistungsfähigkeit im Kampfe gegen das Carcinom, daß nunmehr auch seitens des Völkerbundes statistische Richtlinien aufgestellt worden sind, die zur allgemeinen Einführung empfohlen werden sollen. Voltz, der selbst Mitglied des Arbeitsausschusses im Völkerbund, gibt sie folgendermaßen wieder[1]:

---
[1] Aus Voltz: Strahlenbehandlung der weiblichen Genitalcarcinome, Kapitel IV und VIII. Berlin: Urban & Schwarzenberg 1930.

Richtlinien, die bei allen Statistiken unbedingt beachtet werden sollen[1].
1. Die Behandlungsresultate bei ausschließlich mit Strahlen behandelten Carcinomen.

1. Die Collumcarcinome bilden ein besonderes statistisches Untersuchungsobjekt. Korpuscarcinome und Vaginalcarcinome scheiden dabei vollkommen aus.

2. Nur diejenigen Fälle dürfen in den Statistiken über die Heilungsresultate geführt werden, die wenigstens fünf Jahre lang genau beobachtet werden konnten.

3. Ausschließlich mit Strahlen behandelte Fälle, operierte Fälle, bei denen das Carcinom aber nicht hat vollständig entfernt werden können, Rezidive nach Operation und radikaloperierte und dann prophylaktisch nachbestrahlte Fälle müssen Gegenstand scharf getrennter Untersuchungen sein.

Als ausschließlich mit Strahlen behandelte Fälle gelten auch Fälle von Stumpfcarcinomen, wenn festgestellt war, daß bei der vorhergegangenen supravaginalen Amputation kein Korpuscarcinom vorlag.

4. Die veröffentlichten Resultate müssen derart vollständig und klar dargestellt sein, daß es dem Leser jederzeit leicht möglich wird, die berechneten Resultate genau zu kontrollieren und evtl. aus anderen wissenschaftlichen Gründen erwünschte statistische Umrechnungen vorzunehmen.

5. In den Statistiken muß infolgedessen angegeben werden:

a) Die Gesamtzahl der wegen Collumcarcinom zur Beobachtung kommenden Patientinnen.

b) Die Gesamtzahl der wegen Collumcarcinom zur Behandlung kommenden Patientinnen mit Einschluß derjenigen Patientinnen, bei denen die Behandlung zwar aufgenommen, aber aus irgendeinem Grunde nicht zu Ende geführt werden konnte.

c) Die Zahl der von der Behandlung ausgeschlossenen Patientinnen, mit Angabe der Gründe, warum sie nicht behandelt wurden. Die nicht zur Behandlung gekommenen Fälle sollen nach folgenden Gesichtspunkten unterteilt werden.

1. Patientinnen, die wegen schlechten Allgemeinzustandes oder zu großer Ausbreitung des Carcinoms oder wegen evtl. Komplikationen nicht behandelt wurden.

2. Patientinnen, die aus Mangel an verfügbaren Betten oder aus Mangel an therapeutischen Hilfsmitteln nicht behandelt werden konnten.

3. Patientinnen, die die vorgeschlagene Behandlung ablehnten oder sich zur bestimmten Behandlung nicht eingefunden haben.

4. Patientinnen, die früher bereits wegen der gleichen Erkrankung anderwärts in Strahlenbehandlung standen oder zur Zeit in anderer Behandlung stehen.

5. Patientinnen, die aus irgendwelchen anderen besonderen Gründen nicht behandelt wurden.

d) Die Anzahl der Patientinnen, die fünf Jahre nach der Behandlung gesund und rezidivfrei sind, wobei wiederum zu trennen ist nach Fällen:

1. die ausschließlich mit Strahlen behandelt wurden,

2. die zunächst mit Strahlen behandelt, dann aber operiert wurden.

e) Die Anzahl der Fälle, bei denen die histologische Diagnose fehlt.

---

[1] Entnommen aus dem Arbeitsbericht der „Radiologischen Kommission des Völkerbundes", wie sie in der Sitzung vom März 1929 angenommen wurden als Grundlage für sichere internationale Vergleichsstatistiken, Kapitel II, C u. D.

Es ist wünschenswert, daß bei den in der Statistik verwendeten Fällen die klinische Diagnose histologisch bestätigt ist. Bei klinisch sicher zu diagnostizierenden Fällen, bei denen aus irgendwelchem Grunde keine histologische Untersuchung gemacht wurde, muß eine genaue Beschreibung jedes einzelnen Falles beigefügt werden. Diese Fälle sollen auch in den Statistiken von den übrigen getrennt bearbeitet werden.

f) Die Verteilung der Fälle auf die verschiedenen Gruppen 1, 2, 3 und 4, entsprechend ihrer anatomischen Ausdehnung.

Diese Verteilung erfolgt:

1. für die Gesamtzahl der in die Behandlung aufgenommenen Patientinnen,
2. für die Anzahl der Patientinnen, die fünf Jahre nach Beginn der Behandlung noch gesund und rezidivfrei sind.

2. Die Behandlungsresultate bei Rezidiven nach Totalexstirpationen und die Behandlungsresultate bei prophylaktisch nach Totalexstirpation bestrahlten Fällen.

Das, was im vorausgegangenen über die ausschließlich mit Strahlen behandelten Collumcarcinome gesagt wurde, soll, soweit anwendbar, auch für die einer Totalexstirpation unterworfenen und prophylaktisch nachbehandelten Fälle gelten.

Die Rezidive nach Totalexstirpation werden in zwei Gruppen aufgeteilt.

a) Lokale Narbenrezidive,
b) fortgeschrittene Rezidive (Beckenbindegewebe, Lymphdrüsen).

3. Auswertung der Behandlungsresultate.

1. Die Behandlungsresultate sollen für Beobachtungszeiten von 5, 6, 7 oder längeren Ganzjahresperioden angegeben werden.

2. Bei der Berechnung der Behandlungsresultate darf kein Abzug gemacht werden, weder für:

a) Fälle, welche die eingeleitete Behandlung abbrachen und infolgedessen unvollständig behandelt wurden;

b) noch für alle Fälle, welche innerhalb der ersten fünf Jahre nach Beginn der Behandlung verschollen sind;

c) noch für Fälle, die innerhalb der gleichen Zeitspanne an interkurrenten Krankheiten verstorben sind. Jede Ausnahme von diesen Richtlinien soll in jedem Fall genauestens begründet werden.

Die verschollenen Fälle, ebenso die an interkurrenten Krankheiten verstorbenen Fälle, auch wenn sie von Carcinom frei waren, werden bei Angabe der fünfjährigen Behandlungsergebnisse für sich angegeben. Bei der Berechnung der Behandlungsresultate werden sie aber den an Carcinom Verstorbenen zugezählt.

Die Statistik und die Berechnung der Behandlungsresultate soll die Zahl der in die Behandlung gekommenen Fälle und nicht die Zahl der zur Beobachtung gekommenen Fälle zur Grundlage haben.

Trotzdem erscheint es wichtig, die Zahl der zur Beobachtung gekommenen und nicht behandelten Fälle zu kennen, ebenso wie die Gründe, die die Behandlung unmöglich machten. Diese Angaben sollen aus Vollständigkeitsgründen gemacht werden, damit der Leser evtl. in die Lage versetzt ist, die Heilungsresultate auf einer anderen ihm notwendig erscheinenden Basis zu berechnen.

Man wird dementsprechend angeben:

a) Die Leistungsziffer der Behandlung für jede der einzelnen Gruppen 1, 2, 3 und 4 nach fünfjähriger Beobachtungszeit;

b) die Leistungsziffer für die ausschließliche Strahlenbehandlung (d. h. für Fälle, bei denen keine Operation ausgeführt wurde), ebenfalls für eine fünfjährige Beobachtungszeit. Fälle, die vor einer Operation bestrahlt wurden, werden in diesen statistischen Aufstellungen nicht berücksichtigt. Fälle, die nach erfolgloser Strahlenbehandlung durch Totalexstirpation geheilt wurden, scheiden ebenfalls aus.

3. Andere statistische Berechnungen, wie z. B. die Berechnung der Resultate bei Operationsrezidiven, bei prophylaktisch nachbestrahlten Fällen, bei präoperativ bestrahlten Fällen oder bei anderen Kombinationen der Strahlenbehandlung mit operativer Behandlung, sollen in Übereinstimmung mit den dargelegten Richtlinien vorgenommen werden.

4. Davon unabhängig ist es natürlich zulässig, die Behandlungsresultate auch nach anderen Gesichtspunkten, z. B. histologischen, biologischen sozialen usw. aufzuteilen.

4. Statistische Formulare.

a) Für die Gesamtzahl der Fälle an Collumcarcinomen, die ausschließlich mit Strahlen behandelt wurden, kommt für die Berechnung der fünfjährigen Beobachtungsresultate das auf S. 524 dargestellte statistische Formular in Vorschlag.

b) Für die Fälle der einzelnen Gruppen von Collumcarcinomen, die ausschließlich mit Strahlen behandelt wurden, kommt für die Berechnung der fünfjährigen Beobachtungsresultate das ebenfalls auf S. 524 dargestellte statistische Formblatt in Vorschlag.

Für die Gruppen 2, 3 und 4 sind die gleichen Formblätter zu verwenden.

5. Angaben über die zur Anwendung gekommene Behandlungstechnik.

I. Curietherapie.

1. Über die zur Verwendung kommenden Präparate sollen folgende Angaben gemacht werden.

a) Art der Substanz: Radium, Radon, Mesothorium usw.

b) Gehalt der Präparate in Milligramm-Ra.-El. bei Radon in Millicurie (mcd).

c) Form und Dimension in Millimetern.

d) Primärfilter: Material und Wandstärke.

2. Über die Applikationstechnik sollen folgende spezielle Angaben gemacht werden.

a) Zahl der Präparate und Verteilung der Präparate auf die verschiedenen Applikationsstellen (Uterus, Cervix, Vagina usw.).

b) Art der Applikation: Form und Dimension, Material und Wandstärke.

c) Menge der verwendeten radioaktiven Substanz, sowohl im Uterus als in der Vagina.

d) Zahl der Behandlungen und Zwischenraum zwischen den einzelnen Behandlungen.

e) Dauer der Applikation für jede einzelne Behandlung.

f) Dosis bei der einzelnen Behandlung (ausgedrückt in der Menge des verwendeten Radiums und der Applikationszeit, in Millicuries des Radon détruits usw.), sowohl für den Uterus als für die Vagina.

g) Gesamtdosis ebenfalls nach den gleichen Richtlinien.

3. Über die Applikationstechnik bei der Radiumdistanzbehandlung sollen folgende spezielle Angaben gemacht werden.

Tabelle 1. **Statistisches Formblatt für die Berechnung der Behandlungsresultate bei der Gesamtzahl der Collumcarcinome. Das Formblatt ist natürlich sinngemäß auch für die Berechnung der übrigen weiblichen Genitalcarcinome ohne weiteres verwertbar.**

	Gesamtzahl der behandelten Fälle	Gesund und rezidivfrei	
		Anzahl	Prozente
Mit histologischer Kontrolle			
Ohne histologische Kontrolle			
Insgesamt			

Zahl der nicht geheilten Fälle, oder der Fälle, die als nicht geheilt zu bezeichnen sind:
- a) An Carcinom gestorben oder lebend, aber mit Rezidiv . .
- b) An interkurrenten Krankheiten verstorben . . . . .
- c) Verschollen . . . .

während der fünfjährigen Beobachtungsdauer

Tabelle 2. **Statistisches Formblatt für die Berechnung der Behandlungsresultate bei den einzelnen Gruppen der Collumcarcinome.**

	Gesamtzahl der behandelten Fälle	Gesund und rezidivfrei	
		Anzahl	Prozente
Mit histologischer Diagnose			
Ohne histologische Diagnose			
Insgesamt			

Zahl der nicht geheilten Fälle, oder der Fälle, die als nicht geheilt zu bezeichnen sind:
- a) An Carcinom gestorben oder lebend, aber mit Rezidiv . .
- b) An interkurrenten Krankheiten verstorben . . . . .
- c) Verschollen . . . .

während der fünfjährigen Beobachtungsdauer

a) Menge der zur Verwendung gekommenen radioaktiven Substanzen.

b) Form und Dimension der strahlenden Fläche.

c) Abstand der strahlenden Fläche von der Haut.

d) Material und Dicke des Primärfilters.

e) Eventuell Isodosenkurven in dem bestrahlten Tumor.

f) Zahl, Lage und Größe der bestrahlten Felder.

g) Gesamtdauer der Bestrahlung und Dauer der Bestrahlung für das einzelne Feld.

h) Dosis für das einzelne Feld (s. auch 2, f).

i) Zahl der Behandlungen auf jedem einzelnen Feld und Abstand zwischen den einzelnen Behandlungen.

k) Gesamtdauer der Behandlung.

l) Gesamtdosis (wieder nach den gleichen Richtlinien).

II. Röntgenstrahlentherapie.

1. Bei der Röntgenstrahlentherapie sollen folgende notwendige Angaben gemacht werden:

a) Art der Apparate, Art des Hochspannungsstromes, Art der Röntgenröhre.

b) Scheitelspannung, Spannung des Gleichstromes bei Kondensatorapparaten.

c) Stromstärke des durch die Röntgenröhre fließenden Stromes in Milliampere.

d) Material und Dicke des Filters.

e) Fokus-Hautabstand in Zentimetern.

f) Angaben über die prozentuale Tiefendosis.

2. Über die Dosierung und die Dosis sollen bei der Röntgenstrahlentherapie folgende Angaben gemacht werden:

a) Zeitdauer der Bestrahlung für jedes einzelne Feld.

b) Hautdosis in R-Einheiten [die R-Einheiten sollen angegeben werden entsprechend der auf dem Zweiten Internationalen Radiologenkongreß in Stockholm 1928 angenommenen Definition (Einheit: „Das Röntgen")].

c) Zahl und Lage der Bestrahlungsfelder für jede einzelne Behandlungsserie.

d) Zahl der Behandlungen für jedes einzelne Feld und Zwischenraum zwischen den einzelnen Behandlungen.

e) Gesamthautdosis für jedes bestrahlte Feld.

f) Zahl der Behandlungsserien.

g) Gesamtdosis auf jedem Feld für jede Behandlungsserie.

h) Gesamtdosis aller Behandlungsserien.

Beschlüsse der „Radiologischen Kommission des Völkerbundes"
Internationales Formblatt, Kapitel II (Anhang). (Nach Voltz.)

Die Mitglieder des Arbeitsausschusses der Radiologischen Kommission des Völkerbundes sind sich bei ihren Studien und Beratungen darüber einig geworden, daß es für die Weiterentwicklung der Strahlenbehandlung und für die Aufstellung genauer Vergleichsstatistiken notwendig ist, ein internationales und einheitliches Formblatt einzuführen, nach welchem alle sich zur Mitarbeit bereit erklärenden Kliniken und Institute ihr Material registrieren sollen.

Der Entwurf dieses Formblattes, das in Abb. 62 (Vorderseite) und Abb. 63 (Rückseite) abgebildet ist, wurde in der Sitzung der Radiologischen Kommission im März 1929 in Genf angenommen.

Dieses internationale Formblatt hat die Größe 18 cm zu 21 cm und enthält folgende Angaben:

Krankenhaus oder Institut.

Name der Patientin.

Alter der Patientin.

Datum der ersten Behandlung.

Journal-Nummer.

Klinischer Befund.

Der klinische Befund soll möglichst ausführlich gegeben werden und soll sich nach den Richtlinien, die in Kapitel II, A u. B der radiologischen Kommission aufgestellt wurden, richten.

Klinische Diagnose.

Die klinische Diagnose soll auf Grund der Richtlinien ebenda gestellt werden.

Gruppe.

Klinik	Name oder Anfangs-buchstaben	Alter	Rasse	Journalnummer	
				der Klinik	der statist. Abteilung

Klinische Diagnose	Gruppe	Datum der 1. Untersuchung	Datum der 1. Behandlung

Anatomische Ausbreitung	Klinischer Befund
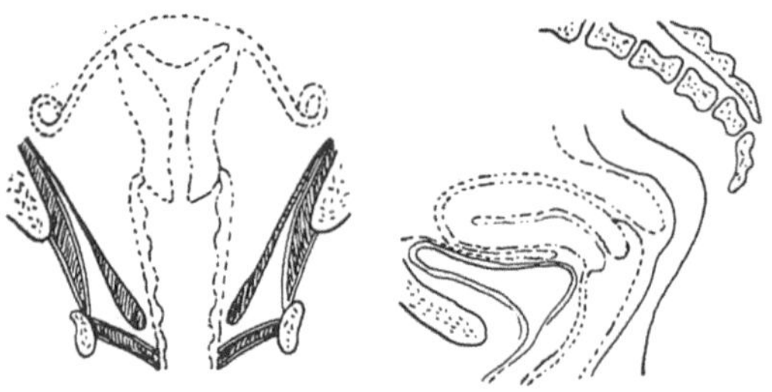	
	Histologische Diagnose

Datum und Art der Behandlung				
Röntgentherapie	Curietherapie			Operative Behandlung
	intern	Nadeln	extern	

Unterstützende Therapie:

Abb. 62. Vorderseite des internationalen statistischen Formblattes, wie es in der Sitzung der Radiologischen Kommission des Völkerbundes im März 1929 angenommen wurde.

Ergebnis der Behandlung	
Nachuntersuchungen nach der Behandlung	Rezidiviert
	Erneute Behandlung
Klinische Heilung am:	Weitere Entwicklung
Datum des Todes und Todesursache	

Abb. 63. Rückseite des internationalen statistischen Formblattes.

Die Gruppeneinteilung soll unter Zugrundelegung der Gesichtspunkte, die in Kapitel II, B besprochen sind, vorgenommen werden.

Die histologische Diagnose.

Art der Behandlung.

Die Beschreibung der Art der Behandlung soll alle in Kapitel II, C u. D dargelegten Gesichtspunkte berücksichtigen.

Weiterer Verlauf.

Aus der Beschreibung des weiteren Verlaufes soll folgendes zu ersehen sein:

Klinisch geheilt am:

Rezidiviert am:

Erneute Behandlung am:

Weiterer Verlauf nach erneuter Behandlung:

Gestorben am:

Todesursache:

Dieses internationale Formblatt soll für alle Uterus- und Vaginalcarcinome verwendet werden. Die drei Institute, das Institut du Radium in Paris, das Radiumhemmet in Stockholm und die Universitäts-Frauenklinik in München, haben sich bereits verpflichtet, vom 1. Januar 1930 ab dieses Formblatt neben ihren üblichen Krankenblättern zur Registrierung des Patientenmaterials zu verwenden. Natürlich ist dieses internationale Formblatt auch für die Registrierung aller übrigen weiblichen Genitalcarcinome ohne weiteres verwertbar. An der Döderleinschen Klinik ist dieses internationale Formblatt mit Beginn 1930 zur Einführung gekommen.

Statistische Erfassung der Erfolge der ausschließlichen operativen Behandlung der Collumcarcinome aus der Weltliteratur.

Unter Berücksichtigung aller der oben angeführten statistisch wichtigen Punkte haben wir uns nun bemüht, das gesamte uns zugängliche Carcinommaterial so gründlich zu werten, wie es die einzelnen Statistiken erlauben, um dadurch ein möglichst objektives und einwandfreies Urteil über die Leistungsfähigkeit der einzelnen Operationsmethoden und der Strahlentherapie zu gewinnen. Wir werden uns jetzt zunächst mit der operativen Therapie befassen und geben im Anfang eine Statistik wieder, die jedem die Orientierung darüber ermöglicht, wo er das angegebene Material finden kann.

In dieser Hauptstatistik sind folgende Punkte angegeben:

1. Klinik, Klinikleiter, Autor, Ort und Zeit der Veröffentlichung.

2. Zahl der sämtlichen Collum-Carcinomzugänge.

3. Das Operabilitätsprozent.

4. Zahl der Operierten von sämtlichen Zugängen und wenn irgend möglich von uns getrennt nach abdominellen und vaginalen Operationsmethoden.

5. Die primäre Operationsmortalität (nach Zahl und Prozent angegeben).

6. Die relative Heilung, d. h. die Zahl der von den Operierten nach 5 Jahren noch am Leben befindlichen, nach Zahl und Prozent.

7. Die absolute Heilung in Prozent.

8. Angabe der Jahrgänge, soweit das aus den Angaben ersichtlich ist.

Haupt-

Klinik oder Klinikleiter Autor Ort und Zeit der Veröffentlichung	Sämtliche Collumcarcinom- zugänge	Operiert	
		%	Zahl
Zweifel-Glockner .... Zbl. Gynäk. **1902**, 508. Beitr. Geburtsh. **6,** 267 (1902).	974[1] 610 Collum- u. Korp.-Ca.	26,6	260 davon 225 vag. 153
Döderlein .... Beitr. Gynäk. **9,** 173 (1905).	134	44,0	59 vag.
Fritsch-E. Zurhelle-Bonn .... Arch. Gynäk. **83,** 246 (1907).	178	34,2	61 vag.
v. Winckel-Seitz .... Beitr. Gynäk. **14,** 330 (1909).	1094	20,2	221 davon 173 vag. 30 abd.
	850	16	136
Klein: München .... Mschr. Geburtsh. **29,** 710 (1909).	265 Collum- u. Korpus-Ca.	33,9	90 31 abd. 59 vag.
Hofmeier-Reinecke .... Z. Geburtsh. **65,** 129 (1916).	526	40,6	214 davon 142 vag. 66 abd. 6 Port. Amp.
	399	38,3	153
Zweifel-Aulhorn .... Arch. Gynäk. **92,** 231 (1910).	641	65,5	420 { 43 vag. 357 abd. 20 Mack.rodt
	255	54,1	138 { 115 abd. 23 vag.
v. Rosthorn-Heidelberg .... Ref. Zweifel-Payr: Klinik der bösartigen Ge- schwülste, Bd. 3.	107	71,9	77 abd.
L. Prochownik-Hamburg .... Zbl. Gynäk. **1915,** H. 36, 627.	697 536	58,1 61,1	405 328 vag. u. abd.
Krönig-Busse-Jena .... Mschr. Geburtsh. **35,** 35 (1912).	79	74,6	59 abd.
Krönig-E. Müller-Freiburg .... Mschr. Geburtsh. **45,** 508 (1917).	125	66,4	83 vag. u. abd., davon 10 Probelaparot. = 58,4% Operabilität
A. Mayer .... Zbl. Gynäk. **1920,** H. 24, 617.	545	62,9	343 Freund-Wertheim

[1] Sind in dieser Statistik, wie z. B. gleich bei den ersten Autoren Zweifel-Glockner, zwei Carcinom enthalten, die bis zum Tage des Erscheinens der Arbeit in die Klinik aufgenommen waren. Die und aus denen allein nur die Frage der absoluten Heilung berechnet werden konnte. Sämtliche Zahlen

statistik.

Primär gestorben		Von allen Operierten nach 5 Jahren rezidivfrei		Absolute Heilung: Sämtliche Ca.-Zugänge, nach 5 Jahren rezidivfrei	
Zahl	%	Zahl	%	%	Jahrgang
22	8,46				1887—1901
14	6,2				
15	9,80	47	30,7	7,7	1887—1897
		14	23,7	10,44 Collum	1897—1899
4	6,6	25	40,9	14,0 Collum	1893—1902
33	14,8				
23	13				
9	30				
19	13,9	32	23,5	3,7 Collum	1888—1902
9	10	8	8,8	3,01	
5	16,1				
4	6,8				
					bis 1903
					1889—1907
18 ⎫	12,67 ⎫				
14 ⎬ 32	21,21 ⎬ 14,9				
0 ⎭	0 ⎭				
23	15,0	42	27,4	10,5 Coll.-Ca.	1889—1903
4 ⎫	13,1				1902—1909
47 ⎬ 56					
5 ⎭					
11 ⎫ 14	9,5 ⎫ 10,1	53 ⎫ 62	46,0 ⎫ 44,9	24,3	
3 ⎭	13,0 ⎭	9 ⎭	39,1 ⎭		
20	25,9	14	18,18	13,0	
54	13,3				1882—1913
45	13,7	82	25,00	15,2	1882—1909
15	25,42	19	32,2	24,0 Coll.-Ca.	1903—1904
33	39,7	4	4,8	3,2 Collum	1904—1911
68	19,8	107	31,1	19,6 Coll.-Ca.	1902—1912

Zahlen angegeben, wie hier einmal 974, dann 610 Fälle, so sind in der ersten Zahl alle Fälle von zweite Zahl umfaßt dagegen die Fälle, bei denen schon eine fünfjährige Nachbeobachtung möglich war und Prozentzahlen der einzelnen Arbeiten sind nachgerechnet und nötigenfalls korrigiert.

Hauptstatistik

Klinik oder Klinikleiter Autor Ort und Zeit der Veröffentlichung	Sämtliche Collumcarcinom-zugänge	Operiert	
		%	Zahl
Zweifel-Schweitzer .... Zbl. Gynäk. 1921, H. 9, 289.	443	56,6	177
			65
			9
		56,6	251
Döderlein-Tübingen .... Op. Gynäk. 1921, 4. Aufl. 640.	211	59,7	126 n. Rumpf-Wertheim
Winckel-München .... l. c.	166	31,3	52
Döderlein-München .... l. c. u. Mschr. Geburtsh. 46, 51 (1917)	273	61,9	169
Würzburg: Gaydoul u. Schmitt .... Mschr. Geburtsh. 60, 317 (1922).	314	51,2	161
	213	58,6	125 { 73 vag. 50 abd. 2. supravag. Amp.
Halban, J. .... Zbl. Gynäk. 1923, H. 37, 1480.	374	41,9	157 { 80 vag. 77 abd. 109 { 55 vag. 54 abd.
Stoeckel-Giesecke .... Arch. Gynäk. 115, 435 (1922).	350	69,4	243 224 abd. 19 vag.
Franz-Berlin .... Gynäk. Operationen Berlin 1925.	120	72,5	87 Wertheim
	143	69,2	99 Wertheim 98 Wertheim 99 Wertheim
Wilson-Birmingham .... Lancet 2, 318 (1914).	386	21,7	84
Siegel-v. Jaschke-Gießen .... Strahlenther. 12, 97 (1921).	121	69,4	84
Thorn-Magdeburg .... Gynäk. Rdsch. 1911, 601.	225	42,6	96
H. R. Schmidt-v. Franqué-Bonn ..... Strahlenther. 12, 117 (1921).	53	67,9	36
Bumm u. Schäfer-Bumm-Berlin ...... Arch. Gynäk. 106, 84 (1917).	234	56,8	133
Davis-Boston .... Ann. Surg. 76, 395 (1922.	46	43,4	20
Weibel, W. .... Arch. Gynäk. 135, 1 (1928).	2201	45,4	1000

(Fortsetzung).

Primär gestorben		Von allen Operierten nach 5 Jahren rezidivfrei		Absolute Heilung: Sämtliche Ca.-Zugänge, nach 5 Jahren rezidivfrei	
Zahl	%	Zahl	%	%	Jahrgang
12 Wertheim-Zweifel	6,78	90	50,8		1910—1915
7 Wertheim	10,7	27	41,5		
0 vaginal	0	3	33,3		
19	7,5	120	47,8	27,0 Coll.-Ca.	
25	19,8	35	27,7	16,5 Collum-Ca.	1902—1905
14	26,9	11	21,1	6,6 Collum-Ca.	1904—1907
35	20,7	59	34,9	21,6 Coll.-Ca.	1907—1912
25	15,5				1910—1919
18 { 8 = 10,9% ; 10 = 20 % }	14,6	43 z.T. postoperativ bestrahlt	34,9	20,1 Collum-Ca.	1910—1916
29 { 10 ; 19 }	12,5 ; 24,6 } 18,5	19 ; 15 } 34	21,6	9,0 Collum-Ca.	1910—1918
7 ; 8 } 15	12,7 ; 14,8 } 13,7				1918—1923
46	18,9	86	35,3	24,5 Collum-Ca.	1910—1916
44	19,6	75	33,4		
2	10,5	11	57,8		
20	22,9	33	37,9	27,5	1904—1907
15	15,2	40	40,4	27,97 Collum-Ca.	1910—1912
10	10,2	28			1913—1915
11	11,11	41	41,4		1915—1917
10	11,9	26, 5 Jahre oder länger	30,9	6,7	1896—1909
	28,0	25 + 5 palliat. behandelt = 30	29,7 ; 35,7	24,7	1905—1915
	5,2	42	43,8	18,7	1896—1905
4	11,1	14 davon 7 p. op. bestrahlt	38,8	26,4	1912—1915
12	9,02	67	50,37	28,63	1911—1912
3	15,0	8	40,0	17,4	1915—1917
163	16,3	384	38,4	17,4	

Hauptstatistik

Klinik oder Klinikleiter Autor Ort und Zeit der Veröffentlichung	Sämtliche Carcinom-zugänge	Operiert %	Zahl
v. Peham, H. . . . . Gynäkologische Operationslehre. Berlin 30.	477		211 vag.
	433		234 vag. (+ 29 abd.)
	487		253 vag. (+ 30 abd.)
	390		199 vag. (+ 15 abd.)
	161		82 vag. (+ 10 abd.)

Um aus dieser immerhin nicht leicht zu übersehenden großen Tabelle sich über die einzelnen Punkte rascher orientieren zu können, geben wir noch folgende besondere Zusammenstellung:

1. Eine Statistik über die Operabilität der Collumcarcinome,
2. eine Statistik über die primäre Mortalität, a) bei vaginaler, b) bei erweiterter abdomineller Operation,
3. eine Statistik über ihre relative Heilung,
4. eine Statistik über ihre absolute Heilung (ohne Trennung der Operationsverfahren, weil das nach den Statistiken meist unmöglich ist),
5. und 6. das Operationsprozent, die primäre Mortalität, die relative Dauerheilung und die absolute Heilung bei rein vaginalen (5) und bei rein abdominellen Methoden (6). Hierzu muß besonders bemerkt werden, daß dieses Material trotz der außerordentlichen Größe des Gesamtmaterials überraschend klein ist, weil nur aus ganz wenigen Arbeiten diese Zahlen einwandfrei zu berechnen sind.

Alle diese Statistiken betreffen fast nur rein operatives Material. Wo Vorbestrahlung und Nachbestrahlung stattgefunden haben, ist das besonders vermerkt.

Eine Übersicht über das Operabilitätsprozent des Collumcarcinoms der einzelnen Operateure zeigt die nun folgende Statistik. Hierbei ist eine Trennung zwischen vaginalen und abdominellen Operationen nicht durchgeführt worden, sondern die Angaben erstrecken sich auf das, was der einzelne Operateur unter Anwendung sämtlicher von ihm geübten Operationsmethoden von seinem Carcinommaterial noch der Operation hat zuführen können.

1. Statistik über die Operabilität bei Collumcarcinom.
Operationsprozent ohne Trennung der Operationsmethoden.

Autor	Sämtl. Zugänge	davon operiert: Zahl	%	Autor	Sämtl. Zugänge	davon operiert: Zahl	%
Zweifel-Glockner . . .	974	260	26,6	v. Winckel-Seitz . . .	850	136	16,0
Döderlein	134	59	44,0	Hofmeier-Reinecke . .	526	214	40,6
Fritsch-Zurhelle . . .	178	61	34,2	Aulhorn-Zweifel . . .	641	420	65,5

(Fortsetzung).

Primär gestorben		Von allen Operierten nach 5 Jahren noch am Leben		Absolute Heilung:	
Zahl	%	Zahl	%	%	Jahrgang
24	11,4	73	34,6	15,3	1901—1906
15	6,4	83	35,47	19,17 abdom. op. als Rezidiv gerechn.	1906—1911
11	4,35	104	41,11	21,36	1911—1916
7	3,5	84	42,21	21,54	1916—1920
—	3,66	40 (+ abd. 3 + bestrahlt 4)	50	24,84 (161:47 = 29,2)	1921—1922

Autor	Sämtl. Zugänge	davon operiert: Zahl	%	Autor	Sämtl. Zugänge	davon operiert: Zahl	%
Rosthorn	107	77	71,9	Siegel-v. Jaschke	121	84	69,4
Prochownik	697	405	58,1	Thorn	225	96	42,6
Krönig-Jena-Busse	79	59	74,6	H.R.Schmidt-v.Franqué	53	36	67,9
Krönig-Freib.-E. Müller	125	73	58,4	Bumm und Schäfer	234	133	56,8
A. Mayer	545	343	62,9	Davis	46	20	43,4
Schweitzer-Zweifel	443	251	56,6	Burkhard	188	50	26,6
Döderlein-Tübingen	211	126	59,7	Schuchardt	103	58	56,3
Westphal	166	52	31,3	Olshausen	341	210	61,5
Döderlein-München	273	169	61,9	v. Rosthorn-Knauer	588	193	32,8
Gaydoul u. Schmitt	314	161	51,2	Staude	156	104	66,6
J. Halban	374	157	41,9	Krinsky	736	131	17,8
Stoeckel-Giesecke	350	243	69,4	Egli	325	165	50,7
Franz-Berlin	120	87	72,5	Wertheim	2201	1000	45,4
Franz-Berlin	143	99	69,2	v. Peham	1948	979	50,2
Wilson	386	84	21,7				

14 901 Zugänge, davon operiert: 6795 = 45,6%.

Aus dieser Übersicht geht hervor, daß das Operabilitätsprozent zwischen außerordentlich weiten Grenzen schwankt, und zwar zwischen 16,0% bis 74,6%. Aus der Gesamtzahl von 14901 Fällen hat sich eine Operabilität von 45,6% ergeben.

Über die primäre Mortalität bei den einzelnen Operateuren geben die nun folgenden beiden Statistiken Auskunft. Sie bauen sich auf auf 4828 Fälle, über die entsprechende Angaben zu finden sind. Von diesen 4828 Fällen sind 665 primär gestorben, was einer primären Mortalität von 13,8% entspricht.

Diese Zahl von 13,8% primärer Mortalität von im ganzen 4828 Fällen setzt sich zusammen aus 1794 vaginal Operierten und 3034 abdominell Operierten (siehe Tabellen). Von 1794 vaginal Operierten sind 156 primär gestorben = 8,69% primärer Mortalität. Von 3034 Fällen, die abdominell operiert wurden, sind 509 primär gestorben, was einer primären Mortalität von 16,7% entspricht.

Wir können also hieraus den Schluß ziehen, daß die primäre Sterblichkeit bei der erweiterten abdominellen Operation beinahe doppelt so groß ist wie die bei vaginaler Operation. Wir machen jedoch gleich hier darauf aufmerksam, daß bei der Erörterung der Frage, vaginale oder abdominelle Operation diese Zahlen anders lauten (s. S. 539). Das kommt daher, daß bei einem sehr viel größeren Material rein vaginal oder rein abdominell operierter Fälle die primäre Mortalität angegeben ist, bei denen jedoch Angaben über das spätere Schicksal der Frauen, d. h. die relative und absolute Dauerheilung fehlen.

2 a. Primäre Mortalität der vaginalen Operation des Collumcarcinoms.

Autor	Fälle	primär gestorben Zahl	%
Fritsch	61	4	6,6
v. Winckel-Seitz	173	23	13,0
Hofmeier-Reinecke	142	18	12,67
Zweifel-Aulhorn	43	4	9,3
Gaydoul-Schmitt	73	8	10,9
Halban	80	10	12,5
Stoeckel-Giesecke	19	2	10,5
Berkeley und Bonney	100	20	20,0
Stoeckel-Leipzig-Berlin	206	10	4,8
v. Peham	897 (1901-20)	57	6,3
	1794 Fälle	156 primär tot	8,69%

2 b. Primäre Mortalität der erweiterten abdominellen Operation des Collumcarcinoms.

Autor	Fälle	primär gestorben Zahl	%
v. Winckel-Seitz	30	9	30
Hofmeier-Reinecke	66	14	21,21
Zweifel-Aulhorn	357	47	13,1
Wertheim	1000	163	16,3
v. Rosthorn	77	20	25,9
Krönig-Jena	59	15	25,42
Mayer, A.	343	68	19,8
Zweifel-Schweitzer	242	19	7,8
Döderlein-Tübingen	126	25	19,8
Gaydoul-Schmitt	50	10	20,0
Halban	77	19	24,6
Stoeckel-Giesecke	224	44	19,6
Franz	383	56	14,6
	3034 Fälle	509 primär tot	16,7

Die nächste Statistik gibt die Resultate der operierten Fälle wieder, soweit sie nach 5 Jahren noch rezidivfrei waren, also die relative Dauerheilung ohne Trennung der Operationsmethoden.

3. Relative Dauer-Heilung des Collumcarcinoms ohne Trennung der Operationsmethoden.

Autor	operiert	5 Jahre rezidivfrei	%	Autor	operiert	5 Jahre rezidivfrei	%
Knauer-Chrobak . . .	97	27	27,8	v. Rosthorn	77	14	18,18
Schuchardt	25	10	40	Prochownik	328	82	25
Blau-Chrobak.	196	49	25	Krönig-Jena	59	19	32,2
Schindler-v. Rosthorn	27	4	14,8	Krönig-Freiburg	83	4	4,8
Staude	58	17	29,3	Mayer, A.	343	107	31,1
Scheib-v. Franqué . .	37	7	18,9	Zweifel-Schweitzer . . .	251	120	47,8
Hofmeier.	106	30	28,3	Döderlein-Tübingen . .	126	35	27,7
Berkeley, u. Bonney .	100	39	39	v. Winckel-München . .	52	11	21,1
Warnekros	186	90	48,3	Döderlein-München . .	169	59	34,9
Egli	165	27	16,3	Gaydoul u. Schmitt .	125	43	34,9
Philipp u. Gornick .	206	87	42,2	Halban	157	34	21,6
Bonney.	214	85	40,0	Giesecke-Stoeckel . . .	243	86	35,3
Peterson	47	18	38,3	Franz.	87	33	37,9
Cullen	26	7	26,9	Franz.	99	40	40,4
Kelly und Neel	82	18	21,9	Franz.	99	41	41,4
Unckell	51	7	13,7	Wilson	84	26	30,9
Döderlein	59	14	23,7	Siegel-v. Jaschke . .	84	30	35,7
Zurhelle-Fritsch . . .	61	25	40,9	Thorn	96	42	43,8
v. Winckel-Seitz . . .	136	32	23,5	Schmidt-v. Franqué .	36	14	38,8
Reinecke-Hofmeier .	153	42	27,4	Bumm u. Schäfer . .	133	67	50,37
Aulhorn-Zweifel . . .	138	62	44,9	Davis.	20	8	40,0
Wertheim.	1000	384	38,4	v. Peham	979	384	39,2

Operiert = 6900, davon nach 5 Jahren am Leben = 2380 = 34,5% relative Dauerheilung.

Es ergibt sich also aus dieser Statistik, daß von den 6900 operierten Carcinomfällen nach 5 Jahren noch 2380 = 34,5% am Leben und geheilt waren. Die relative Dauerheilung der einzelnen Operateure ist eine sehr verschieden hohe, und zwar zwischen 50,37% und 4,8%. Diese letztere Zahl von 4,8% relative Dauerheilung, die Krönig in Freiburg hatte, und die die niedrigste Zahl von allen darstellt, steht in starkem Gegensatz zu der relativen Dauerheilung von 32,2%, die Krönig in Jena aufzuweisen hatte. Sie findet ihre Erklärung darin, daß Krönig in Freiburg nach Aufnahme der Strahlentherapie in bewußter Weise die Ausdehnung seiner Carcinomoperationen einschränkte. Das geht einmal schon aus der Herabsetzung der Operabilität hervor, die in Jena 74,6% und in Freiburg 58,4% war. Das ergab sich aber für uns, die wir ihm bei seinen Operationen assistierten, vor allen Dingen daraus, daß hier die Ausräumung des Beckenbindegewebes lange nicht mehr so gründlich erfolgte, wie das in Jena der Fall war. Krönig glaubte im Vertrauen auf die Nachbehandlung mit Strahlen diese Einschränkung des Radikalismus rechtfertigen zu können, um so mehr, weil er damit auch die primäre Mortalität herabsetzen wollte. Gerade aber auch aus dieser Tabelle geht hervor, daß die Nachbestrahlung mit den damaligen gegenüber heute noch unzulänglichen Methoden nicht den Erfolg gebracht hat, den Krönig von ihr erhofft hatte.

Abgesehen von diesem Einzelfall ist es aber nicht möglich, sich aus der relativen Dauerheilung allein ein Urteil über das zu bilden, was der einzelne nun im Kampfe gegen das Carcinom erreicht hat. Hierüber gibt die folgende Tabelle Aufschluß, die eine Übersicht über das Material der Fälle bringt, die nach 5 Jahren noch am Leben und geheilt waren.

4. Absolute Heilung des Collumcarcinoms ohne Trennung der Operationsmethoden.

Autor	Sämtl. Zugänge	Zahl der nach 5 Jahren noch Lebenden u. Geh.	% der Geh.	Autor	Sämtl. Zugänge	Zahl der nach 5 Jahren noch Lebenden u. Geh.	% der Geh.
Staude	93	17	18,3	Winckel	166	11	6,6
Egli	325	27	8,3	Döderlein-München	273	59	21,6
Döderlein	134	14	10,44	Gaydoul u. Schmitt	213	43	20,1
Fritsch-Zurhelle	178	25	14,0	Halban	374	34	9,0
v. Winckel-Seitz	850	32	3,7	Stoeckel-Giesecke	350	86	24,5
Hofmeier-Reinecke	399	42	10,5	Franz	120	33	27,5
Zweifel-Aulhorn	255	62	24,3	Franz	143	40	27,97
Wertheim	2201	384	17,4	Wilson	386	26	6,7
v. Rosthorn	107	14	13,0	Siegel-v. Jaschke	121	30	24,7
Prochownik	536	82	15,2	Thorn	225	42	18,7
Krönig-Busse	79	19	24,0	Schmidt-v. Franqué	53	14	26,4
Krönig-E. Müller	125	4	3,2	Bumm u. Schäfer	234	67	28,63
Mayer, A.	545	107	19,6	Davis	46	8	17,4
Zweifel-Schweitzer	443	120	27,0	v. Peham	1948	384	19,7
Döderlein-Tübingen	211	35	16,5				

Von 11 133 Zugängen sind 1861 = 16,7% dauernd geheilt.

Aus dieser Statistik ergibt sich also, daß von 11 133 Carcinomkranken, die den verschiedensten Operateuren zugegangen sind, nur 1861 = 16,7 % geheilt worden sind. Es ist selbstverständlich, daß auch in dieser Statistik die Resultate der einzelnen Operateure sehr weit auseinandergehen.

Der gleichgroße Unterschied ist auch bei der Angabe über die primäre Mortalität vorhanden. Sie belastet selbstverständlich das Operationsverfahren um so höher, je radikaler es ist, und je höher die Operabilität ist, die der einzelne Operateur erreicht hat. Die einfache Wiedergabe der operativen Mortalität gibt deshalb auch kein richtiges Bild über die Gefahren der Operation und läßt ganz besonders auch keinen Schluß zu über das operative Können des einzelnen Operateurs. Ganz abgesehen davon, daß trotz des gleichbezeichneten Eingriffes einer Wertheimschen Operation oder einer vaginalen Exstirpation der eine Operateur z. B. die Ausräumung des Beckenbindegewebes weit radikaler macht als der andere, wodurch allein schon die Operationsmortalität erheblich beeinflußt werden kann, ist ganz besonders aber bei der Beurteilung der primären Mortalität die Frage von Bedeutung, wie hoch das Operationsprozent der einzelnen Operateure dabei gewesen ist. Döderlein gibt z. B. folgende Statistik in seiner operativen Gynäkologie an:

Tabelle der primären Mortalitätsziffer bei den erweiterten abdominellen Carcinomoperationen.

Bumm	Wertheim	Döderlein	Veit	Krönig	Prag v. Franqué-Kleinhans
21% 1911—1912 6%	18,6%	18,3%	18,1%	25,42%	19,8%

Hofmeier	Franz	Zweifel	Graz v. Rosthorn-Kramer	Amerika	England
20,0%	15,2%	14,0%	13,67%	15,7%	11,5%

Diese Zahlen bekommen aber sofort ein anderes Gesicht, wenn wir hören, daß die Operabilität bei Wertheim 50%, bei Döderlein rund 60%, bei Krönig und Franz über 70% betrug. Nur die gleichzeitige Betrachtung dieser beiden Zahlen läßt uns die Bedeutung der primären Mortalität richtig erfassen. Wir sehen dann nämlich, daß mit Erhöhung der Operabilität, d. h. mit dem Angang schwerer Fälle auch die primäre Mortalität, aber — und das sei hier gleich besonders betont, — dafür auch die absolute Heilungsziffer steigt. Folgende Tabelle haben wir darüber zusammengestellt.

Operabilität, primäre Mortalität, Dauerheilung und absolute Heilung.

Autor und Klinik	Operabilität d. h. operiert	primär gestorben	Dauer-heilung	absolute Heilung
Fritsch	34,2	6,6	40,9	14,0
v. Winckel	16	13,9	23,5	3,7
Hofmeier	38,3	15,0	27,4	10,5
Zweifel	54,1	10,1	44,9	24,3
v. Rosthorn	71,9	25,9	18,18	13,0
Prochownik	61,1	13,7	25,0	15,2
Krönig-Jena	74,6	25,42	32,2	24,0
Krönig-Freiburg	66,4	39,7	4,8	3,2
Mayer, A.	62,9	19,8	31,1	19,6
Zweifel	56,6	7,5	47,8	27,0
Döderlein-Tübingen	59,7	19,8	27,7	16,5
v. Winckel	31,3	26,9	21,1	6,6
Döderlein-München	61,9	20,7	34,9	21,6
Gaydoul und Schmitt	58,6	14,6	34,9	20,1
Halban	41,9	18,5	21,6	9,0
Stoeckel-Giesecke	69,4	18,9	35,3	24,5
Franz	72,5	22,9	37,9	27,5
Franz	69,2	15,2	40,4	27,97
Wilson	21,7	11,9	30,9	6,7
Siegel-v. Jaschke	69,4	28,0	29,7	24,7
Thorn	42,6	5,2	43,8	18,7
Schmidt-Franqué	67,9	11,1	38,8	26,4
Bumm und Schäfer	56,8	9,02	50,37	28,63
Davis	43,4	15,0	40,0	17,4
Wertheim-Weibel	45,4	16,3	38,4	17,4
v. Peham	50,2	6,3 (1901 bis 1920)	39,2	19,7

Fragen wir uns nun nach den Erfolgen, die die rein operative Therapie in der Bekämpfung des Collumcarcinoms gezeigt hat, so müssen wir das gesamte Material der absoluten Heilung zugrunde legen, die sich aus dem Endresultat aller, auch der nichtbehandelten Fälle ergibt, die die Klinik aufgesucht haben und nach 5 Jahren noch am Leben sind. Die Herstellung dieser Statistik verlangte eine gründliche nochmalige Durcharbeitung aller Arbeiten der in- und ausländischen Literatur und eine Nachrechnung aller Zahlen und eine evtl. Änderung der in den Originalstatistiken angegebenen Rechnungsergebnisse. J. Heymann hat vor einiger Zeit eine ähnliche Statistik aufgestellt, die 5806 Fälle umfaßte. Von diesen wurden 1111 geheilt = 19,1%.

Döderlein gibt in der „Strahlenther. Bd. 33" gleichfalls eine Übersicht über die absolute Heilungsziffer in der Weltliteratur an und führt dabei dieselben Zahlen an, die Heyman veröffentlicht hat.

Wir selbst haben 11133 Fälle aus der Weltliteratur zusammengestellt. Unsere Ergebnisse, wie sie als Endresultat der Tabelle hervorgehen, sind folgende:

Collumcarcinome: absolute Heilung: $11133:1,861 = 16,7\%$.

Das Endresultat ist also das, daß in der Therapie des Collumcarcinoms aus der gesamten Literatur bei rein operativer — abdomineller und vaginaler — Behandlung eine absolute Heilung von $16,7\%$ errechnet werden konnte.

Haben wir bisher die Leistungsfähigkeit der operativen Therapie beim Collumcarcinom insgesamt betrachtet, so interessiert nun die weitere Frage, mit welchen Operationsmethoden, mit den abdominellen oder den vaginalen, die besseren Resultate erzielt werden.

Auf einen Fehler in den Statistiken muß an dieser Stelle noch einmal besonders hingewiesen werden. Das ist die ungenügende Trennung des Materials bezüglich der Art der Operation, ob abdominell oder vaginal. Das ist meistens wohl bei der Errechnung des Operabilitätsquotienten, der primären Mortalität und der relativen Heilung gemacht worden, leider aber hat die Durcharbeitung des Materials ergeben, daß bei der Berechnung der absoluten Heilung diese Trennung kaum je in einer Statistik durchgeführt worden ist. So haben wir wohl große Zahlen in der Literatur niedergelegt, die uns die Zahlen der relativen Heilung nach 5jähriger Beobachtung angeben, aber erschreckend wenig Material, das die Errechnung einer einwandfreien absoluten Heilung entweder bei rein abdominellem oder bei rein vaginalem Operationsverfahren ermöglicht. Aus der weit überwiegenden Mehrzahl aller Statistiken sieht man, daß gerade die abdominellen Operateure aus bestimmten Gründen (Herzfehler, Lungenerkrankungen, Fettleibigkeit, Kreislaufstörungen usw.) immer wieder in einzelnen Fällen die vaginale Operation bevorzugt haben, wie das z. B. in der großen Sammelstatistik bei den Autoren Döderlein, Stoeckel-Giesecke, Franz, Zweifel, weiter bei Halban u. a. der Fall ist.

Das ist ein offenbarer Mangel der Statistiken. Dafür nur ein Beispiel aus der operativen Gynäkologie von Döderlein-Krönig, 4. Aufl., S. 640/41. Dort teilt Döderlein mit, daß vom Januar 1902 bis Dezember 1905 der Tübinger Klinik im ganzen 211 Collumcarcinome zugingen. Von diesen 211 Carcinomen wurden 126 operiert und von diesen 126 Fällen lebten bei der Nachuntersuchung durch Mayer noch 35. Das ergibt ohne jeden Abzug eine relative Dauerheilung von 28%. Bezüglich der Errechnung der absoluten Heilung schreibt nun aber Döderlein folgendes: Die absolute Heilung berechnet sich aus 205 in dieser Zeit zur Beobachtung gekommenen und nach Wertheim operierten Collumcarcinomen. Von den 211 beobachteten Collumcarcinomen haben 2 die Operation abgelehnt und 4 wurden vaginal operiert. Von diesen 205 sind 35 mehr als 5 Jahre gesund geblieben, das ist 17%.

Dieses Beispiel zeigt, wie selbst bei den sonst so ausgezeichneten Angaben, die ein so sorgfältiger Statistiker wie Döderlein macht, doch die Berechnung der absoluten Dauerheilung für das Gesamtmaterial nicht mehr möglich ist, da nicht angegeben ist, was aus den 4 vaginal operierten Frauen geworden ist. Die absolute Dauerheilung Döderleins darf eben nicht nur aus den nach Wertheim operierten 205 Collumcarcinomen errechnet werden, sondern ihr müßte das gesamte Material von 211 der Klinik zugegangenen Collumcarcinomen zugrunde gelegt werden. Das sind in den einzelnen Statistiken immer nur kleine Schönheitsfehler, aber dieses Beispiel zeigt doch, wie ungeheuer schwer es ist, sich ein klares Bild darüber zu machen, was an absoluter Leistung mit nur einem bestimmten Verfahren erreicht ist. Schaltet man alle diese Statistiken für die Beurteilung der Auswertung der abdominellen und der vaginalen Operationsverfahren gegeneinander aus, so bleibt tatsächlich nur ein überaus kleines Material übrig, das wir in folgenden Statistiken anführen.

5. Operabilität, primäre Mortalität, Dauer und absolute Heilung bei vaginaler Operation des Collumcarcinoms.

Autor	Sämtl. Zugänge	Operiert	Operabilitätsprozent	primär gestorben	nach 5 Jahren am Leben Dauerheilung Zahl	%	absolute Heilung %
Staude	93	58	62,3	9	17	29,3	18,3
Döderlein	134	59	44,0	?	14	23,7	10,4
Fritsch	178	61	34,2	4	25	40,9	14,0
v. Winckel-Seitz	850	136	16	19	32	23,5	3,7
v. Peham	1948	979	50,2	?	384	39,2	19,7
	3203	1293	38,6	—	472	38,2	14,7

Primär gestorben: 1152 : 89 = 7,72% (Staude: 58 : 9, Fritsch: 61 : 4, v. Winckel: 136 : 19, v. Peham: 897 : 57).

6. Operabilität, primäre Mortalität, Dauer- und absolute Heilung bei abdomineller Operation des Collumcarcinoms.

Autor	Sämtl. Zugänge	Operiert	Operabilitätsprozent	primär gestorben	nach 5 Jahren am Leben Dauerheilung Zahl	%	absolute Heilung %
Wertheim	2201	1000	45,4	163	384	38,4	17,4
v. Rosthorn	107	77	71,9	20	14	18,18	13,0
Krönig	79	59	74,6	15	19	32,2	24,0
Mayer, A.	545	343	62,9	68	107	31,1	19,6
Franz	120	87	72,5	20	33	37,9	27,5
Franz	143	99	69,2	15	40	40,4	27,9
	3195	1665	52,1	301	597	35,8	18,6

Primär gestorben: 1665 : 301 = 18,0%.

Aus diesen beiden Statistiken ergibt sich eine Bestätigung der Feststellung, daß im allgemeinen mit der erhöhten Operabilität auch die absolute Heilungsziffer steigt. Es ist interessant, daß zwar die primäre Mortalität bei der abdominellen Operation über doppelt so groß ist als bei der vaginalen (18,0 : 7,72%)[1], daß aber trotzdem die relative Heilung bei beiden Operationsverfahren annähernd gleich ist, und daß, wenigstens nach dieser Statistik, die durchschnittliche Zahl der absoluten Heilung bei der vaginalen Operation 14,7%, bei der abdominellen dagegen 18,6% beträgt.

Indessen glauben wir doch, daß diese Zusammenstellung nicht das richtige Bild von der wirklichen Leistungsfähigkeit beider Operationsverfahren gibt. Gerade die Statistik von Peham, der über eine ungewöhnliche gute vaginale Operationstechnik verfügte,

---

[1] Die primäre Mortalität aus einem größeren Material berechnet (s. S. 534) beträgt bei der vaginalen Operation (1794 Fälle) = 8,69%, bei der erweiterten abdominellen Operation (3034 Fälle) = 16,7%.

zeigt, daß auch die vaginale Operation in der Hand des Sachkundigen ausgezeichnete Resultate zeitigen kann. Er hatte bei seinem rein vaginalen Operationsverfahren eine Operabilität von 60%, die nur noch von Staude mit 62,3% übertroffen wurde, der auch eine wesentlich höhere absolute Heilungsziffer erzielte (18,3%) als die übrigen vaginalen Operateure. Betrachtet man jedoch das Resultat aus dem gesamten statistischen Material, das in der Literatur niedergelegt ist, und stellt man dabei den Fehler mit in Rechnung, daß einmal die abdominellen Operateure gelegentlich vaginal, die vaginalen Operateure gelegentlich abdominell operiert haben, so kann man sich im ganzen des Eindruckes doch nicht erwehren, daß im allgemeinen die abdominelle Operation mehr leistet als die vaginale. Gewiß ist es möglich, daß ganz besonders begnadete vaginale Operateure bei der Bekämpfung des Collumcarcinoms dasselbe erreichen wie die, die abdominell vorgehen. Aber selbst wenn man Pehams Resultate, die er mit seiner staunenswert ausgebauten und wohl auch am radikalsten angewandten Methode erreicht hat, mit denen von Franz vergleicht, so bleiben sie doch noch hinter dessen Ergebnissen zurück. Woran liegt das? Wenn man bedenkt, daß die abdominellen Methoden bei Franz eine primäre Mortalität von 14,6% hatten, die vaginalen dagegen nur eine von 6,6% und in den 82 vaginal operierten, die den obigen Betrachtungen zugrunde liegen, sogar nur 3,7%, so muß man zu der Annahme kommen, daß die rein operativ-technische Leistungsfähigkeit der abdominellen Methode doch die größere ist. Das Operationsgebiet ist eben bei der abdominellen Operation doch übersichtlicher und zugänglicher als von unten her. Nun betont aber Peham ganz besonders, in wie weit ausgedehntem Maße er das Beckenbindegewebe durch seine Operationsmethode mitentfernen kann. Liest man seine Operationsschilderung und sieht man die ausgezeichneten Abbildungen, die er dazu gibt, so muß man auch tatsächlich zu dem Eindruck kommen, daß nach dieser Richtung hin die Laparotomie kaum mehr leisten kann. Wenn trotzdem mit der Laparotomie bessere Resultate erzielt werden, so drängt sich doch immer wieder die Frage auf, ob nicht doch der Drüsenausräumung eine größere Bedeutung zukommt, als man ihr heute gerade von den vaginalen Operateuren zuerkennen will.

Die Anhänger der abdominellen Methode haben darin teilweise den Hauptgrund für die Überlegenheit ihres Vorgehens gegenüber den vaginalen Operationen gesehen. Dabei muß betont werden, daß auch unter den abdominellen Operateuren das Vorgehen bei der Entfernung der Drüsen kein einheitliches ist. Während Wertheim selbst anfangs alle auffindbaren regionären Drüsen exstirpierte, beschränkte er sich später darauf, nur vergrößerte Drüsen mit herauszunehmen. Weibel, der zuletzt über das große Material von Wertheim berichtet hat, schreibt dazu: „Wenn wir nun sehen, daß unter den ersten 250 Fällen in $^4/_5$ die Drüsen exstirpiert wurden, in den letzten 500 Fällen aber nur in einem Viertel, so können wir uns nicht der Überzeugung verschließen, daß hier doch wahrscheinlich zu wenig radikal vorgegangen wurde". Während Wertheim anfangs bei seinen operativen Eingriffen mit der Entfernung der Drüsen begann, ging er später so vor, daß er zunächst die Exstirpation des carcinomatösen Uterus vornahm und dann erst die Herausnahme der Drüsen anschloß. Döderlein legte Wert darauf, daß durch die Drüsenentfernung das Wundbett in der Beckenhöhle nicht unnötig vergrößert wurde. Er tastete deshalb durch das Peritoneum nach vergrößerten Drüsen, spaltete über ihnen das Bauchfell, entfernte die Drüsen und versorgte das kleine Wundbett sofort wieder. Während dieses

Vorgehen der Entfernung nur vergrößerter, leicht tastbarer Drüsen von einer Reihe von Operateuren geteilt wurde, gingen andere, Krönig, Bumm, Mackenrodt, Amann, Latzko usw. usw. so vor, daß sie eine möglichst radikale Entfernung der ganzen regionären Drüsen vornahmen. Auch wir haben dieses Verfahren gewählt, und zwar ganz besonders auf Grund unserer histologischen Untersuchungen. Denn eines hat sich aus diesen einwandfrei ergeben, nämlich, daß einmal vergrößerte Drüsen frei von Carcinom sein können und deshalb nicht entfernt zu werden brauchen, und daß andererseits ganz kleine, nicht tastbare Drüsen bereits Carcinom enthalten können. Darum ist u. E. auch der Standpunkt von Schauta nicht zu verstehen, der die Drüsensuche vollkommen ablehnt und zwar auch deswegen, weil er bei Zurücklassen scheinbar carcinomatös erkrankter Drüsen Heilungen bis zu 5 Jahren beobachten konnte: Er sagt:

1. Die Entfernung der Drüsen bei Carcinoma colli ist überflüssig, da die Drüsen entweder gesund oder wenn erkrankt, nur unvollständig entfernbar sind.

2. Die mit Erkrankung carcinomatöser Drüsen operierten Fälle sind trotzdem zumeist rezidiv geworden.

3. Die wenigen Fälle, in denen nach Entfernung carcinomatöser Drüsen Dauerheilung eintritt, beweisen nichts für die Notwendigkeit der Drüsensuche, da höchstwahrscheinlich auch carcinomatöse Drüsen nach Entfernung des Herdes der ursprünglichen Erkrankung ohne weitere Wucherung im Körper verbleiben können.

Diese Begründung Schautas kann aber, wie gesagt, nicht anerkannt werden. Es ist eine sehr willkürliche Annahme zu sagen, daß die Drüsen, wenn sie erkrankt sind, selten vollständig entfernbar sind. Es ist durchaus denkbar, und auch durch anatomische Untersuchungen entfernter Operationspräparate und nachfolgendes Sektionsmaterial erwiesen, daß sehr wohl von einem Drüsenbezirk nur eine oder einzelne Drüsen erkrankt sein können. Es liegen ja auch heute schon eine ganze Reihe von Mitteilungen vor, über Dauerheilung von Fällen, bei denen carcinomatöse Drüsen bei der Operation entfernt wurden und Kermauner hat jüngst 64 Fälle zusammengestellt. Dazu kommen noch 6 Fälle von Heymann, die nach 5 jähriger Beobachtung noch am Leben waren, und von denen 2, der eine 15, der andere 6 Jahre nach der Operation noch rezidivfrei waren, und 2 Fälle von F. Winter, die allerdings nach der Operation nachbestrahlt worden sind. Solche Beobachtungen machen es doch sehr wahrscheinlich, daß die Behauptung Schautas nicht richtig ist, daß wenn diese Drüsen der ersten Etappe erkrankt sind, auch schon die der zweiten Etappe, die der operativen Entfernung nicht mehr zugängig, vom Carcinom ergriffen sind. Denn wenn es auch wohl sicher ist, daß, worauf auch von pathologisch-anatomischer Seite hingewiesen wurde (Borst), die Säfte der Lymphe ebenso wie gegen andere fremde Eindringlinge, auch imstande seien, gegen eingeschleppte Zellen Schutzgifte aufzubringen und dadurch, wenn möglich, auch eine Zeitlang in die Lymphdrüsen eingeschleppte Carcinomzellen zu vernichten, so glauben wir doch nicht, daß es dem Körper häufig möglich sein wird, einmal erst in den Drüsen zur Entwicklung gekommene größere Carcinomnester wieder unschädlich zu machen. Sehr falsch wäre es jedenfalls, aus dem Zurücklassen vergrößerter Drüsen bei der Operation und dem Ausbleiben eines Rezidivs den Schluß zu ziehen, daß auch alle diese Drüsen carcinomatös gewesen seien, und daß der Körper mit diesem zurückgelassenen Carcinom fertig geworden sei. Bei dem von Krönig in Jena operierten Carcinommaterial, das seinerzeit eingehend von mir histologisch untersucht wurde, waren in 17 Fällen vergrößerte Drüsen entfernt, von denen jedoch nur 12 carcinomatös erkrankt, 5 dagegen rein entzündlich geschwollen waren.

Solange man gegen das Collumcarcinom ausschließlich operativ angeht, scheint uns deshalb doch der abdominelle Weg auch wegen der Möglichkeit der Mitherausnahme der Drüsen den Vorzug zu verdienen.

Als Methode der Wahl kommt er besonders für den Durchschnittsoperateur in erster Linie in Frage. Die abdominelle Operation ist leichter zu erlernen als die vaginale, die mit der Technik angewandt, die sich bisher am leistungsfähigsten erwiesen hat und wie sie durch Peham und Amreich ausgebaut ist, nicht leicht ist und nur von dem wirklich gut erlernt werden kann, der über ein besonderes operatives Geschick verfügt und dem auch Gelegenheit geboten ist, sie in den wenigen Kliniken kennen zu lernen, in denen sie überhaupt geübt wird. Aber auch bei der einfacheren Stoeckelschen Methode ist der Eingriff schwieriger als die Laparotomie, sobald es sich nicht mehr um ganz beginnende, freibewegliche carcinomatöse Uteri handelt.

Ob und inwieweit die systematischen Nachbestrahlungen operierter Carcinome imstande sind, zurückgelassene Carcinomreste und damit auch zurückgelassene carcinomatöse Drüsen unschädlich zu machen, das können wir heute noch nicht entscheiden. Könnte man annehmen, daß uns tatsächlich durch solche Bestrahlungen in der Mehrzahl der Fälle die Zerstörung carcinomatöser Drüsen gelänge, dann wäre in der Tat die Drüsenfrage nicht mehr imstande eine für die Wahl des Operationsverfahrens ausschlaggebende Rolle zu spielen.

Interessant ist nach dieser Aussicht eine Angabe von Stoeckel über seine mit seinem vaginalen Operationsverfahren in Leipzig und Berlin gemachten Erfahrungen. Bei über 200 Fällen, die allerdings alle noch nicht genügend lange nachbeobachtet sind, und worunter sich auch recht schlechte und vorgeschrittene befanden, sind die Drüsen vollkommen unberücksichtigt geblieben. In keinem dieser Fälle hat sich bisher eine Drüsenmetastase oder ein Drüsenrezidiv bei der Nachuntersuchung feststellen lassen. Stoeckel meint dazu: „Ich kann daraus nur folgern, daß die Drüsenmetastasen entweder spontan sich zurückbilden können, oder daß sie durch die Röntgennachbestrahlung vernichtet werden; da mir ersteres unwahrscheinlich erscheint, muß ich bis auf weiteres an letzteres glauben".

Die ausschließliche Strahlenbehandlung des Collumcarcinoms.

Einleitung.

Die Strahlentherapie des Uteruscarcinoms, anfangs zu enthusiastisch begrüßt und von manchen Seiten von vornherein mit zu viel Vorschußlorbeeren bedacht, ist heute nach dem Auf und Ab der ersten Jahre ein fester, wertvoller Bestandteil unseres therapeutischen Rüstzeuges geworden. Nachdem es einmal so schien, als sollten Mißerfolge mit ungenügender Bestrahlungstechnik und mit zu niedrigen und teils zu großen Dosen wieder eine allgemeine Rückkehr zur operativen Behandlung bringen, kann man heute sagen, daß über die Berechtigung der Strahlentherapie als ausschließliche Behandlungsart des Uteruscarcinoms kein Zweifel mehr bestehen kann. Über die Frage, ob und inwieweit die Strahlentherapie die operative Behandlung des Uteruscarcinoms teilweise oder ganz ersetzen kann, ist viel geschrieben und Vieles auch zu Unrecht in der Literatur weitergeschleppt worden, das eine starke Belastung der Strahlenbehandlung bedeutet. Wie jedes neue Verfahren hat auch die Strahlentherapie erst ihre Entwicklung durchmachen und dabei selbstverständlich auch ihr Lehrgeld bezahlen müssen. Alle die anfangs beobachteten Schäden, soweit sie nur auf mangelhafte Kenntnis der biologischen Wirkung der Strahlen beruhten und Folgen einer dadurch bedingten unzuverlässigen Bestrahlungstechnik waren, dürfen heute der Bestrahlungstherapie in der Form wie sie jetzt angewandt wird, nicht mehr zur Last gelegt werden. Die Periode der physikalisch und biologisch ungenügend fundierten therapeutischen Versuchszeit ist vorbei. Alles, was damals zu ungunsten der Bestrahlung berichtet worden ist, darf heute nicht mehr als eine unvermeidbare Zugabe der Bestrahlungsbehandlung angesehen werden.

Sind auch wie Wintz in dem Kapitel Theorie und Technik der Strahlentherapie dieses Handbuches gezeigt hat, noch viel Fragen des biologischen Geschehens unter der Strahlenwirkung im Organismus noch nicht völlig geklärt, so sind doch unsere Kenntnisse immerhin so weit vorgeschritten und unsere Bestrahlungstechnik in der Radium- und Röntgentherapie ist derart entwickelt, daß wir heute die anfangs nicht gewollten und nicht unerheblichen schädlichen Begleiterscheinungen vermeiden können. Darum darf auch heute in der Frage Strahlentherapie oder Operation bei der Gegenüberstellung der wirklichen Leistungen beider die Strahlentherapie nicht mehr mit den Nachteilen belastet werden, die ihr anfangs anhafteten.

Es ist hier nicht der Ort auf die Begründung der heute angewandten Bestrahlungstechnik einzugehen und nochmals die ganzen biologischen und physikalischen Grundlagen dieser Therapie und ihrer Entwicklung aufzuzeichnen. Um ein Überschneiden der einzelnen Kapitel dieses Handbuches und eine Wiederholung möglichst zu vermeiden, ist im Einverständnis mit dem Herausgeber eine Einigung ausdrücklich dahin herbeigeführt worden, daß alle diese Fragen durch Wintz in seinem Kapitel Theorie und Technik der Strahlentherapie erörtert werden. Uns scheint es jedoch nötig, an dieser Stelle einen Überblick über den Stand der Bestrahlungstechnik zu geben, wie er heute in der ganzen Welt ist und darum die Techniken anzuführen, die an den verschiedensten Orten heute zur Anwendung kommen.

Das Prinzip unserer Bestrahlungstechnik soll ja sein, die Carcinomzelle selbst zu vernichten, das umgebende gesunde Gewebe, das den Strahlen gleichfalls ausgesetzt ist, aber so wenig wie möglich zu schädigen, damit es sich an der Fortschaffung der zerstörten Carcinomzelle beteiligen und die Heilung bewirken kann. Wenn auch von manchen Autoren (z. B. Opitz) der Hauptwert der Bestrahlung in ihrer Wirkung auf den Gesamtorganismus gesehen wird und in der Wirkung auf das Nachbargewebe des Carcinoms in dem Sinne, daß das durch die Strahlen angeregte Bindegewebe das Carcinom gewissermaßen erdrücken und dabei den Hauptanteil an der Vernichtung des Krebses tragen soll, so stehen wir doch — und mit uns die meisten Autoren — durchaus auf dem Standpunkt, daß die Vernichtung der Krebszelle das Wichtigste ist, das zuerst angestrebt werden muß. Mit Recht sagt von Franqué, daß erst dann, wenn die Krebszellen vernichtet sind, die aufräumenden und wiederaufbauenden Kräfte des Bindegewebes, des Blutes und der Säfte ihr Werk beginnen können. So ist bei dieser Auffassung die Bestrahlung des Uteruscarcinoms heute in erster Linie ein Dosisproblem geworden und die Arbeiten des letzten Jahrzehnts zielen in erster Linie darauf hin, die Dosis zu finden, die das Carcinom vernichtet und das gesunde Gewebe möglichst wenig schädigt. Das hat zur Aufstellung des Begriffes der Carcinomdosis geführt, die man als 90—110 % der HED bezeichnet hat. Wenn man sich auch heute darüber klar ist, daß es eine Carcinomdosis in dem Sinne nicht gibt, daß mit der oben erwähnten Dosis das Carcinom auch in jedem Fall wirklich abgetötet wird, und wenn wir auch wissen, daß die Carcinome, auch die des Uterus allein sich durchaus verschieden gegen die Wirkung der Strahlen verhalten, so ist doch immerhin mit dieser sog. Carcinomdosis ein Anhalt dafür gegeben, wieviel Strahlen zum mindesten an das Carcinom herangebracht werden müssen, wenn man eine zellvernichtende Wirkung erzielen will.

Bei der Ausführung der Strahlentherapie wird heute allgemein eine Kombination von Röntgen- und Radiumstrahlen, bzw. den den Radiumstrahlen gleichzuachtenden Mesothoriumstrahlen angewandt. Manche Therapeuten legen dabei den Hauptwert auf die Röntgenbestrahlung, wie z. B. Wintz. Die Mehrzahl jedoch verwendet in erster Linie Radium oder Mesothorium und ergänzt diese Behandlung durch eine Röntgenbestrahlung der seitlichen Beckenpartien. An einzelnen Stellen, wie in Stockholm und Paris wird auch die äußere Bestrahlung häufig schon durch die Radiumkanone vorgenommen. Forssell und Heymann in Stockholm führen die Röntgentherapie nur dann aus, wenn bereits zu Anfang der Behandlung parametrane Infiltrate oder indirekte Drüsenmetastasen bestehen. Auch Regaud-Lacassagne verzichten auf die Röntgenbestrahlung in Fällen, die auf das Collum beschränkt bleiben. Nach unseren eigenen Untersuchungen über die Ausbreitungswege des Carcinoms und die dabei gefundene Tatsache, daß auch bei ganz beginnenden Collumcarcinomen bereits die parametranen oder die Iliacaldrüsen erkrankt sein können, halten wir aber doch die grundsätzliche Kombination von Radium- und Röntgentherapie für zweckmäßig.

Über die Art der Röntgenbestrahlung gehen heute die Meinungen kaum noch auseinander. Die eine Zeitlang viel geübte und auch von uns angewendete Großfelderbestrahlung ist von der Mehrzahl der Autoren und auch von uns wegen der zu großen Raumdosis, die auch das gesunde Gewebe trifft, wieder aufgegeben worden. Man sucht heute durch eine Anzahl kleinerer Einfallspforten die Strahlendosis, mit der man den Uterus selbst und vor allen Dingen das Beckenbindegewebe und die seitlichen Partien des Beckens treffen will, in die Tiefe zu schicken. Dabei weist wohl der Fokushautabstand bei den einzelnen Autoren noch gewisse Schwankungen auf und ebenso die Art der Filterung, das Prinzip der Röntgenbestrahlung ist jedoch im wesentlichen geklärt.

Über die Art der Radiumtherapie dagegen, ihre zweckmäßige Dosis, die Frage, ob man diese Dosis in einer Sitzung verabfolgen oder sie auf zwei oder mehrere Bestrahlungen verteilen soll, über die Frage der Anordnung der einzelnen Radiumpräparate bei diesen Bestrahlungen selbst, über die Filterung usw. gehen dagegen die einzelnen Ansichten und Techniken noch ziemlich stark auseinander. Darum ist es auch ganz außerordentlich schwer, Vergleichswerte zwischen dem, was die einzelnen Radiumtherapeuten an Strahlendosis verabfolgen, herzustellen und die Resultate der verschiedenen Autoren in Hinblick auf die angewandte Technik der Bestrahlung und der dabei gewählten Dosierung miteinander zu vergleichen.

Bei der Radiumtherapie erfolgen die Angaben gewöhnlich nach Milligramm-Elementstunden. Dabei ist natürlich daran zu denken, daß der Vergleich der Elementstunden bei den einzelnen Bestrahlern nicht ohne weiteres möglich ist. Es ist immer wieder darauf hingewiesen worden, daß Verabfolgung von 1000 mg-Elementstunden und 1000 mg-Elementstunden nicht durchaus dasselbe ist. Voltz gibt folgendes Beispiel:

                                        Ergibt Milligramm-
                                          Elementstunden
a)   50 mg 20 Stunden appliziert 1000
b)   25 mg 40 Stunden appliziert 1000
c) 100 mg 10 Stunden appliziert . . . . 1000.

Trotzdem in den drei Fällen a) b) c) die Anzahl der Milligramm-Elementstunden gleich ist, ist die biologische Wirkung doch verschieden. Es wird infolgedessen dahin gestrebt, entsprechend den Beschlüssen der Radiologischen Kommission des Völkerbundes, in allen Darstellungen über die Behandlung mit radioaktiven Substanzen als Dosisangabe nicht das Produkt aus Menge mal Zeit (Milligramm-Elementstunden) anzugeben, sondern stets auch Menge und Zeit für sich anzugeben. Nach dem oben angeführten Beispiel soll man also nicht die Dosis nur als 1000 mg-Elementstunden angeben, sondern in der Form: 50 mg Radium für 20 Stunden = 1000 mg-Elementstunden.

Zu diesen Schwierigkeiten, sich ein Bild über die wirklich an das Carcinom herangebrachte Radiumdosis zu machen, kommt hinzu, daß natürlich auch die Art der Verteilung des Radiums in den einzelnen Röhrchen, die Art der Filterung, der Abstände von dem Carcinomherd bei den einzelnen Therapeuten verschieden waren und deshalb auch bei der Vergleichung und Berechnung der Behandlungsverfahren Berücksichtigung erfahren müssen. Es ist deshalb ein sehr dankenswerter Versuch von Lahm gewesen, diese Unsicherheit in der Berechnung dadurch auszuschalten, daß er daran ging, eine Einheit der Dosis zu schaffen. Diese Einheit wird definiert als diejenige Dosis, die 1 mg Radiumelement mit 1,0 mm Messing gefiltert in 1 cm Abstand vom Mittelpunkt des Radiums in einer Stunde ergibt. Alle Dosen lassen sich dann bei immer gleicher Anordnung des Präparates auf diese Einheit zurückführen. Durch Vergleichung der Erytheme hat Lahm festgestellt, daß 450 mgh/cm (d. h. die Wirkung von 450 mg Element in 1 Stunde bei 1 cm Abstand) etwa 600 R (deutsches R nach Behnken und Holthusen) entsprechen. Sie entsprechen etwa der Hauteinheitsdosis HED, die Seitz und Wintz aufgestellt haben. Beide Werte schließen Streu- und Rückstrahlung im Gewebe ein.

Es könnte also nach Lahm 450 mgh/cm = 600 R = 1 HED gesetzt werden. Auf dieser Basis ließe sich dann jede Radiumdosis sofort in R bzw. HED umrechnen, indem man die Zahl der mgh/cm mit $^4/_3$, dem Verhältnis 600 : 450, multipliziert.

Diese von Lahm auf Grund eigener Untersuchungen niedergelegte Dosierung bei der Anwendung radioaktiver Substanzen hat jedoch nicht allgemeine Anerkennung und Verwertung gefunden. Seine Werte wurden entweder zu niedrig befunden (Friedrich setzt 560 mgh/cm = 1 HED) oder zu hoch (Glaser setzt 350—400 mgh/cm = 1 HED). Keßler-Sluys finden 310 mgh/cm = 1 HED. Reissner kommt nach seinen in Gemeinschaft mit Neff-Würzburg angestellten physikalisch-biologischen Messungen zur Festlegung der Hautverträglichkeitsdosis (HED) mit 310—330 mgh/ in 1 cm Abstand bei einem Normalpräparat von 20 cm Länge und einem Filter von 0,2 Platin + 1,2 mm

Messing. Nach seiner Ansicht liegen die Unstimmigkeiten in der schwierigen Auswertung der ganz verschieden ablaufenden Erytheme nach Röntgen- bzw. Radiumbestrahlung.

Solange also noch keine Übereinstimmung in der Auswertung der entsprechenden Hautveränderungen nach harten Röntgen- bzw. Radiumstrahlen vorliegt, kann keine exakte Dosierung möglich sein. Die weitere Schwierigkeit der vergleichenden Dosis liegt in der verschiedenen Anwendung des Radiumsalzes als Röhrchen oder flaches Präparat und in der Filterung, wie in eindeutiger Weise auch aus der Arbeit von Reissner hervorgeht.

Verfolgt wird bei der Radium-Mesothoriumtherapie im allgemeinen heute das Prinzip, das Radiumpräparat bei der intrauterinen Anwendung in Form langgestreckter Röhrchen in Anwendung zu bringen, weil dadurch am besten eine allzugroße Inhomogenität der Bestrahlung des Carcinoms und des ganzen Beckenbindegewebes vermieden wird (siehe Wintz, Bestrahlungstechnik). Um die immer erwünschte Homogenität der Bestrahlung noch besser zu gestalten, sind neuestens die Ausländer in ihrer Bestrahlung so vorgegangen, daß sie größere Radiummengen (1—4 g) aus größerer Entfernung bis zu 10 cm mit zahlreichen Kleinfeldern von außen her durch das ganze Becken hindurchschicken. Dieses Verfahren ist in Deutschland noch nicht durchzuführen, weil den einzelnen Instituten derartige Radiummengen nicht zur Verfügung stehen, die ein solches Verfahren einwandfrei gewährleisten würden.

Während wir also in der Dosierung der Röntgenstrahlen für die Praxis brauchbare Vergleichsangaben haben, sind wir in der exakten Dosierung und Vergleichung von Strahlenwerten und Strahlenmengen bei der Anwendung der radioaktiven Substanzen noch ganz in den Anfängen, und es bedarf noch gründlicher Forscher- und internationaler Gemeinschaftsarbeit. In den nun folgenden Angaben der Radiumtherapie der einzelnen Autoren müssen wir uns deshalb immer noch mit den bisher üblichen Angaben der Dosis nach mgh begnügen, denn es ist, wie aus den vorhergehenden Erörterungen erhellt, nicht angängig, diese Dosis einfach ohne nähere Angabe der Autoren in Prozent der HED umzurechnen.

Methoden und Techniken der Strahlenbehandlung[1].
A. Deutschland.
1. Die alte Freiburger Methode.
(Krönig-Friedrich-Opitz.)

Von den in Deutschland angewendeten Methoden verdient die von Krönig und Friedrich zuerst erwähnt zu werden. Es standen seinerzeit noch wenig leistungsfähige Röntgenapparate zur Verfügung, und ebenso war wenigstens in der ersten Zeit der Behandlung das Röntgen-Röhrenmaterial ein noch viel weniger leistungsfähiges. Krönig verwendete einen Induktorapparat der Veifawerke, der nur etwa 160 KV erzeugte, bei 2—2,5 mA. Als Röhren standen zunächst nur die selbsthärtenden Siederöhren zur Verfügung, später kamen dann die noch heute verwendeten Coolidgeröhren. Als Meßinstrument wurden damals Kienböckstreifen verwendet und die Dosis nach X berechnet, wobei etwa 70 X bei 1 mm Cu = 1 HED waren. Später ist in dem von Friedrich konstruierten Iontoquantimeter ein brauchbares Meßinstrument geschaffen worden, dessen Konstruktion auch

---

[1] Für die Zusammenstellung der verschiedenen Behandlungsmethoden bin ich meinem Assistenten Dr. Maier zu besonderem Danke verpflichtet.

während der Bestrahlung die Dosis zu messen gestattet, indem es rectal oder vaginal eingeführt wird. Es waren damals 170—180 e = 1 HED. Diese Einheit e (Friedrich) = elektrostatische Einheit wird definiert als diejenige Elektrizitätsmenge, die einen Filter von der Kapazität 1 auf die Einheit des Potentials (300 Volt) auflädt. Als Filter wurde in der Anfangszeit Aluminium verwendet, später dann 1 mm Cu + 1 mm Al als Sekundärfilter. Es wurden 2 Großfelder 20 × 20 oder 22 × 22 Abdomen und sakral verabfolgt, wobei der Zentralstrahl 1—2 Querfinger oberhalb der Symphyse bei dem Abdominalfeld eingestellt wurde, während bei dem Sakralfeld das Kreuzbein-Steißbeingelenk gewählt wurde. Der Fokushautabstand betrug 50 cm. Als Dosis wurden 150 e vaginal gemessen auf einmal appliziert, ziemlich gleichmäßig verteilt auf Abdomen und Sakralfeld. Dazu wurden je nach Ausdehnung des Carcinoms Radium 3—4000 mgh intrauterin gelegt, im allgemeinen in einer Sitzung.

Um die Röntgenwirkung zu steigern, und dazu die Röhre möglichst nahe an den Ort der Erkrankung unter Ausschaltung der Haut und des Unterhautzellgewebes heranzubringen, wurde vaginal bestrahlt oder auch nach Anlegung einer Scheidendammincision mit Einsetzen eines Speculums. Die Feldgröße betrug 5 × 5 cm, die Dosis 90—130 e bei 40 cm F.H. und 1 mm Cu als Filter. Diese letzte Methode wurde aber bald wieder verlassen, da die Erfolge schlecht waren.

Die Krönig-Friedrichsche Technik war zunächst auch maßgebend für Opitz, der sie dann in Verbindung mit Friedrich bei fortschreitender Verbesserung von Apparatur und Röhren in folgender Weise weiter entwickelt hat.

An Stelle der Induktorapparate traten die Transformatorenapparate mit einer Leistung von 180—200 KV bei 3—4 mA. Fokushautabstand, Filter und Felderzahl, ebenso auch die Feldgröße wurden in der gleichen Weise wie oben beschrieben beibehalten. Prinzipiell wurde das Radium vor der Röntgenbestrahlung angewandt, und zwar 3000 mgh bis 5000 mgh in mehreren Sitzungen, dazu Röntgenbestrahlung 150 e vaginal gemessen, verzettelt auf 2—3 Monate. Als Gesamtdosis: Röntgen + Radium sollen 250 e in Summa nicht überschritten werden. An Stelle dieser schematischen Bestrahlung trat seit 1922 die individuelle Bestrahlung, indem das Radium in Sitzungen zu 500—1000 mgh mit 1—2-tägigen Pausen verabfolgt wurde. Meist wurde das Radium intrauterin gegeben in langem Messingfilter, seltener bei nicht durchgängigem Cervicalkanal in flachem Messingfilter vor die Portio vaginal gelegt. Die Gesamtradiummenge betrug 3—4000 mgh. Die erste Röntgenbestrahlung wurde etwa 8 Tage nach der letzten Radiumeinlage gegeben und betrug 50 e vaginal gemessen. Nach 4—6 Wochen wurde evtl. nochmals Radium angewandt in einer Dosis von 1—2000 mgh. Dazu eine Röntgenbestrahlung mit Großfeld 80—100 e Abdomen und sakral auf der Haut gemessen. Nach weiteren 6 Wochen wurden evtl. je nach dem Untersuchungsbefund nochmals 50 e Abdomen und sakral auf der Haut gemessen gegeben. Nach Abschluß der Radium-Röntgenbehandlung wurde eine Zeitlang Milz und Thymusbestrahlung gegeben mit $1/5$ bis $1/3$ der damaligen HED. Die Erfolge dieser Behandlung sind in der Tabelle S. 600 nachzulesen und sind recht gute gewesen.

2. Die Erlanger Methode.
(Seitz u. Wintz.)

Bahnbrechend in der Ausarbeitung der Röntgentechnik, vor allen Dingen bei der Bestrahlung des Uteruscarcinoms waren die Arbeiten von Seitz und Wintz. Sie machten anfänglich den Versuch, das Carcinom nur mit Röntgenstrahlen zu heilen. Die Erfolgstabelle dieser reinen Röntgenbestrahlung bringen wir später bei der statistischen Wiedergabe der Erfolge aus der Erlanger Klinik. Später sind dann Seitz und Wintz ebenfalls dazu übergegangen die Röntgentherapie mit der Radiumbehandlung zu kombinieren, wobei hauptsächlich von Wintz allerdings immer der Hauptwert auf die Röntgenbestrahlung gelegt wird. Er betrachtet die verabfolgte Radiumbehandlung nur als eine gewisse „Zusatzdosis" zu seiner Röntgentherapie.

Technik: a) Verkupferung. Zur unmittelbaren Vorbereitung des Carcinoms für die Bestrahlung gehört die Verkupferung, bei der mit Hilfe eines elektrischen Schwachstromes Kupfer und Kupfersalzteile in den carcinomatösen Tumor und in dessen Umgebung gebracht werden. Neben der Erhöhung der Sekundärstrahlenwirkung wird durch diese Maßnahme eine Tiefendesinfektion des Gewebes zu erreichen versucht, da wie Dehler u. a. gezeigt haben, der Erfolg der Strahlenbehandlung ganz wesentlich durch die Sekundärinfektion beeinträchtigt wird.

b) Bestrahlung des Primärtumors mit 6—7 Feldern, 6×8 cm, 23 cm F. H. 0,5 Zn + 1 mm Al.

2—3 suprasymphysäre Felder,
2 Parasakralfelder,
1 Coccygealfeld und
1 Vulvafeld.

Die Dosis beträgt am Primärtumor gemessen 110—120% der HED.

Die Radium-Zusatzdosis beträgt 1000—2000 mgh. Wird mehr als 1000 mgh Radium eingelegt, dann verabfolgt Wintz nur 70—80% der HED am Tumor mit Röntgenstrahlen.

c) Bestrahlung der Parametrien nach 6—8 Wochen. 4—6 Abdomenfelder, 6×8 cm, 23 cm F. H. 0,5 Cu, 4—6 Sakralfelder, evtl. 2 Seitenfelder.

Nach 1 Jahr prophylaktische Nachbestrahlung mit 70—80% der HED, meist 2 Großfelder.

3. Die Münchener Methode.
(Döderlein-Voltz.)

An einem besonders großen Material von Carcinomen hat Döderlein seine Bestrahlungstechnik entwickeln können und sie in konsequenter Weise beim Cervixcarcinom als einzige Behandlungsmethode durchgeführt. Den jetzigen Stand seiner Behandlungsmethode gibt Voltz folgendermaßen wieder:

Behandlungsplan für die erste Behandlung:
1. Tag: Aufnahme der Patientin. Erhebung der Anamnese, Erhebung des klinischen Befundes. Festlegung des Behandlungsplanes. Vorbereitung der Patientin zur Behandlung.
2. Tag: Hypophysenvorbestrahlung.
3. Tag: Dextrozidbehandlung, Röntgenstrahlenbehandlung.
4. Tag: Ruhetag (evtl., wenn notwendig, auch mehrere Ruhetage).
5. Tag: Diagnostisch operative Maßnahmen, Excisionen, Abrasionen, Fulgurationen, Kauterisationen, kataphoretische Behandlung.
6. Tag: Ruhetag (evtl. auch zwei bis mehr Ruhetage).
7. Tag: Dextrozidbehandlung. Behandlung mit radioaktiven Substanzen.

8. Tag: Ruhetag.

9. Tag: Entlassung der Patientin.

Die zweite Behandlungsserie wird im Abstand von 8 Wochen, vom Tag der Entlassung der Patientin an gerechnet durchgeführt. Sie setzt sich dann, wie folgt zusammen:

Behandlungsplan für die zweite und evtl. weitere Behandlung.

1. Tag: Aufnahme der Patientin. Nachuntersuchung, Festlegung des weiteren Behandlungsplanes, Vorbereitung der Patientin zur Bestrahlung.

2. Tag: Dextrozidbehandlung. Röntgenstrahlenbehandlung.

3. Tag: Ruhetag.

4. Tag: Dextrozidbehandlung. Behandlung mit radioaktiven Substanzen.

5. Tag: Ruhetag.

6. Tag: Entlassung der Patientin.

Die Art der Durchführung der Röntgenstrahlenbehandlung schildert Voltz so:
Die Röntgenstrahlenbehandlung wurde, wie ich bei der historischen Entwicklung unserer Behandlungsmethoden gezeigt habe, bis zum Jahre 1922 nach der damals üblichen, von Seitz und Wintz angegebenen Erlanger Vielfeldermethode durchgeführt. Es wurden damals sechs Felder appliziert, drei Abdominalfelder und drei Dorsalfelder; die Feldgröße war $6 \times 8 \text{ cm}^2$, also 48 cm^2, der Fokushautabstand 23 cm.

Zu diesen sechs Feldern kam in den allermeisten Fällen noch ein Vulvafeld, Feldgröße 6×8 cm, Fokushautabstand 30 cm hinzu, so daß das Carcinom von insgesamt sieben Feldern aus mit Röntgenstrahlen bestrahlt wurde.

Die Dosis, die bei dieser Methode auf jedes Feld gegeben wurde, entsprach der Erlanger HED, d. h. es wurden auf jedes Feld 100% der Erythemdosis gegeben. Gefiltert wurde damals die Strahlung mit 0,5 mm Zink und 3 mm Aluminium. Die Röhren wurden mit 180 Kilovolt betrieben, die Röhrenstromstärke war 2,5 mA.

Vom Jahre 1922 gingen wir dann aus meßtechnischen und biologischen Erwägungen heraus zur Großfeldmethode über, die wir auch heute noch in den allermeisten Fällen durchführen. In normalen Fällen, also bei Frauen mit nicht sehr dicken Bauchdecken und nicht sehr großem Interspinalabstand des Beckens, beträgt die Feldgröße 10×15 cm, 150 cm^2, der Fokushautabstand 50—60 cm. Die Röhrenspannung ist 200 Kilovolt, die Röhrenstromstärke 2,5 mA. Gefiltert wird die Strahlung jetzt mit 1 mm Kupfer. Jede Patientin erhält je ein Abdominalfeld und je ein Dorsalfeld, wobei auf jedes Feld 90% der Erythemdosis gegeben werden.

Wenn es der Allgemeinzustand der Patientin erlaubt, wird, wie ja auch aus dem Schema unserer Behandlung klar wird, die Röntgenbestrahlung an einem einzigen Tage vorgenommen. In allen denjenigen Fällen, in denen der Allgemeinzustand der Patientin eine Verteilung der Bestrahlung erfordert, wird die Röntgenstrahlenbehandlung an zwei oder drei aufeinanderfolgenden Tagen durchgeführt. Diese Fälle überwiegen gegenüber den Fällen, bei denen die Röntgenbestrahlung an einem Tage durchgeführt werden kann. Die Verteilung der Dosis bedeutet, und das ist wohl zu beachten, keine „Verzettelung" der Dosis, sondern ist lediglich eine Fraktionierung. Wird die Dosis auf zwei Tage verteilt, so werden auf den aufeinanderfolgenden Bestrahlungstagen jeweils 50% der Dosis gegeben.

Bei Frauen mit größerem Interspinalabstand (mehr als 20 cm, gemessen zwischen den beiden vorderen Spinae) wird an Stelle eines Einfallfeldes von 150 cm², d. i. 10 cm:15 cm, ein solches von 200 cm², d. i. 10 cm:20 cm gewählt.

Bei Frauen mit sehr dicken Bauchdecken wird, wenn durch die Veränderung des Fokushautabstandes und durch die Veränderung der Größe des Einfallfeldes die notwendige Dosis von 90% am Uterus sich nicht erreichen läßt, von der Zweifeldbestrahlung abgegangen, und es werden an Stelle von je einem Abdominalfeld und einem Dorsalfeld zwei Abdominalfelder und zwei Dorsalfelder gegeben.

Als Einfallsfeld wird bei jedem dieser Felder ein Feld von 10 cm : 15 cm, also 150 cm², gewählt, der Fokushautabstand beträgt 40 cm.

In manchen Fällen ist es notwendig, dazu auch noch 2 Seitenfelder zu applizieren.

Die Behandlung mit radioaktiven Präparaten erfolgt, wie aus dem Schema unserer Behandlungstechnik hervorgeht, bei allen Behandlungsserien stets nach der Röntgenbestrahlung. Bei der ersten Behandlungsserie gehen der Radiumbehandlung die diagnostisch-operativen Maßnahmen voraus.

Die Behandlung mit radioaktiven Substanzen wird je nach dem klinischen Befund mit verschiedenen Applikatoren durchgeführt. Beim Uteruscarcinom werden neben intrauterinen und cervicalen Einlagen auch, je nachdem es erforderlich ist, vaginale Einlagen durchgeführt. Bei den intrauterinen und cervicalen Einlagen werden die radioaktiven Präparate, Radium und Mesothorium, in Messingfilter gebettet, sog. Dominiciröhren, wie sie die Abb. 64—66 zeigen.

Die Wandstärke der Filter beträgt 1 mm Messing. Die Präparate selbst haben als Primärfilter 0,4 mm Silber, als Tertiärfilter wird für die intrauterinen und cervicalen Einlagen dünner metallfreier Paragummi verwendet. Wir stehen auf dem Standpunkte, daß bei den intracervicalen und intrauterinen Einlagen für eine Behandlung 55 mg Element, 24 Stunden lang, unter den genannten Filterungsbedingungen, als Maximaldosis für die einmalige Behandlung angesehen werden müssen.

Für die vaginalen Einlagen werden als Distanzierungsmittel und als Träger der radioaktiven Präparate verschieden große Korke verwendet, deren Form uns die Abb. 67 zeigt.

Die Präparate werden in diese Korke eingebettet, wiederum mit 1 mm Messing als Sekundärfilter. Bei den vaginalen Einlagen wird als Maximaldosis ebenfalls 55 mg Element, 24 Stunden lang, angesehen.

Je nachdem bei den Uteruscarcinomen der klinische Befund es erfordert, werden auch Kombinationen zwischen intracervicalen und vaginalen Einlagen durchgeführt. Die Haupttypen unserer Einlagen sind in den folgenden Abbildungen 68—71 dargestellt.

Die intracervicale Einlage kommt zur Anwendung bei den Portio- und bei den Cervixcarcinomen, also in allen Fällen von Collumcarcinomen. Bei allen Portiocarcinomen wird man aber zweckmäßig zu der intracervicalen Einlage noch eine vaginale Einlage hinzunehmen, um das Carcinom unter Kreuzfeuerwirkung zu nehmen, wie dies uns die Abb. 68 zeigt. Bei den reinen Cervixcarcinomen wird man sich dagegen auf die cervicale Einlage beschränken können, wie dies in Abb. 69 dargestellt ist.

Bei den cervicalen Einlagen ist aber durch sorgfältige Tamponade der Scheide dafür zu sorgen, daß das in den Cervicalkanal eingelegte Präparat nicht aus ihm herausrutschen kann, während bei der kombinierten cervicalen und vaginalen Einlage, wie sie in Abb. 68 dargestellt ist, das in den Cervicalkanal eingelegte Präparat durch die vaginale Einlage bereits fixiert ist.

Für intrauterine Einlagen, die bei Korpuscarcinomen in Frage kommen, und die uns die Abb. 70 zeigt, werden, worauf ich bereits hingewiesen habe, die Dominiciröhrchen

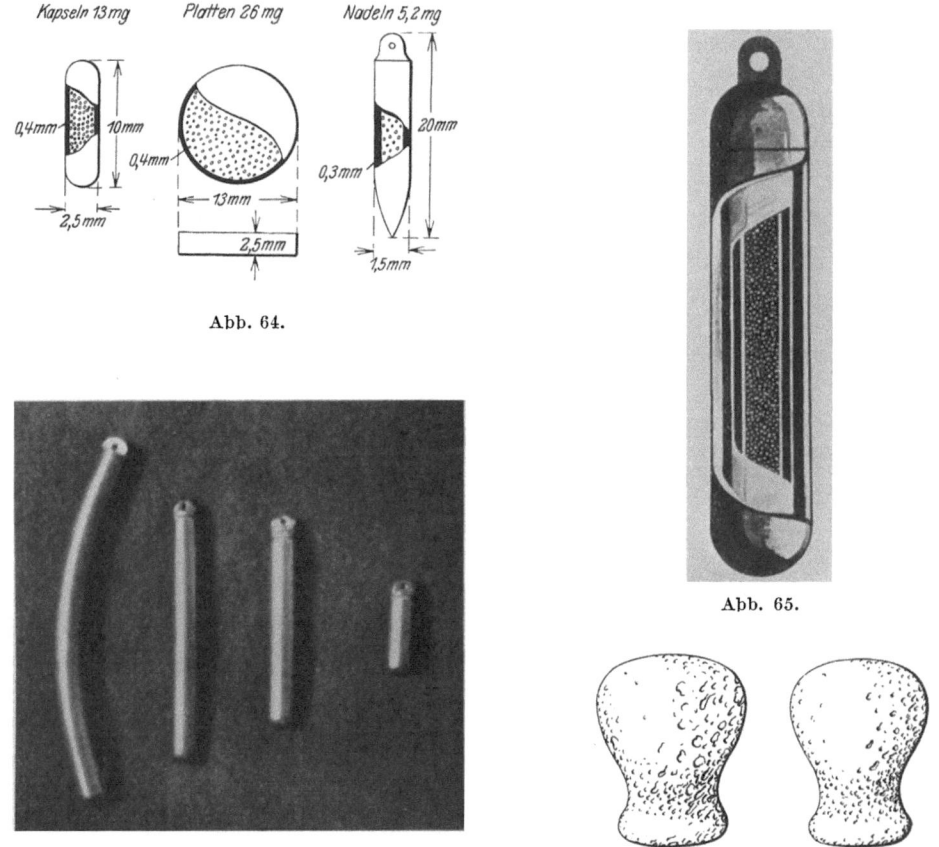

Abb. 64. Schematische Zeichnungen mit Maßangaben der Präparate der Strahlenabteilung der Universitäts-Frauenklinik, München[1].
Abb. 65. Schnitt durch ein Dominiciröhrchen mit dem darin befindlichen radioaktiven Präparat.
Abb. 66. Dominiciröhrchen für intracervikale und intrauterine Einlagen.
Abb. 67. Korke als Träger der Radiumpräparate für vaginale Einlagen.

mit einem Tertiärfilter aus metallfreiem Paragummi überzogen. Bei allen vaginalen Einlagen werden die Korke aus Reinlichkeitsgründen mit einer dünnen Gummihülle (Präservativ) umgeben (siehe Abb. 71).

Die Nadelbehandlung wird vor allem bei Vaginalcarcinomen, Vulvacarcinomen und Operationsrezidiven angewendet. Die Nadeln werden in einem Abstand von etwa 1 cm voneinander eingestochen und bleiben 8 Stunden liegen, so daß sich als Maximaldosis für die Nadelbehandlung unter unseren Filterungsbedingungen fünfmal 5,2 mg Element, acht Stunden lang ergibt, da wir fünf Nadeln verwenden. Durch die Verteilung

---

[1] Die Abb. 64—85 sind entnommen aus Voltz: Die Strahlenbehandlung der weiblichen Genitalcarcinome, Methoden und Ergebnisse. Wien und Berlin: Urban & Schwarzenberg 1930.

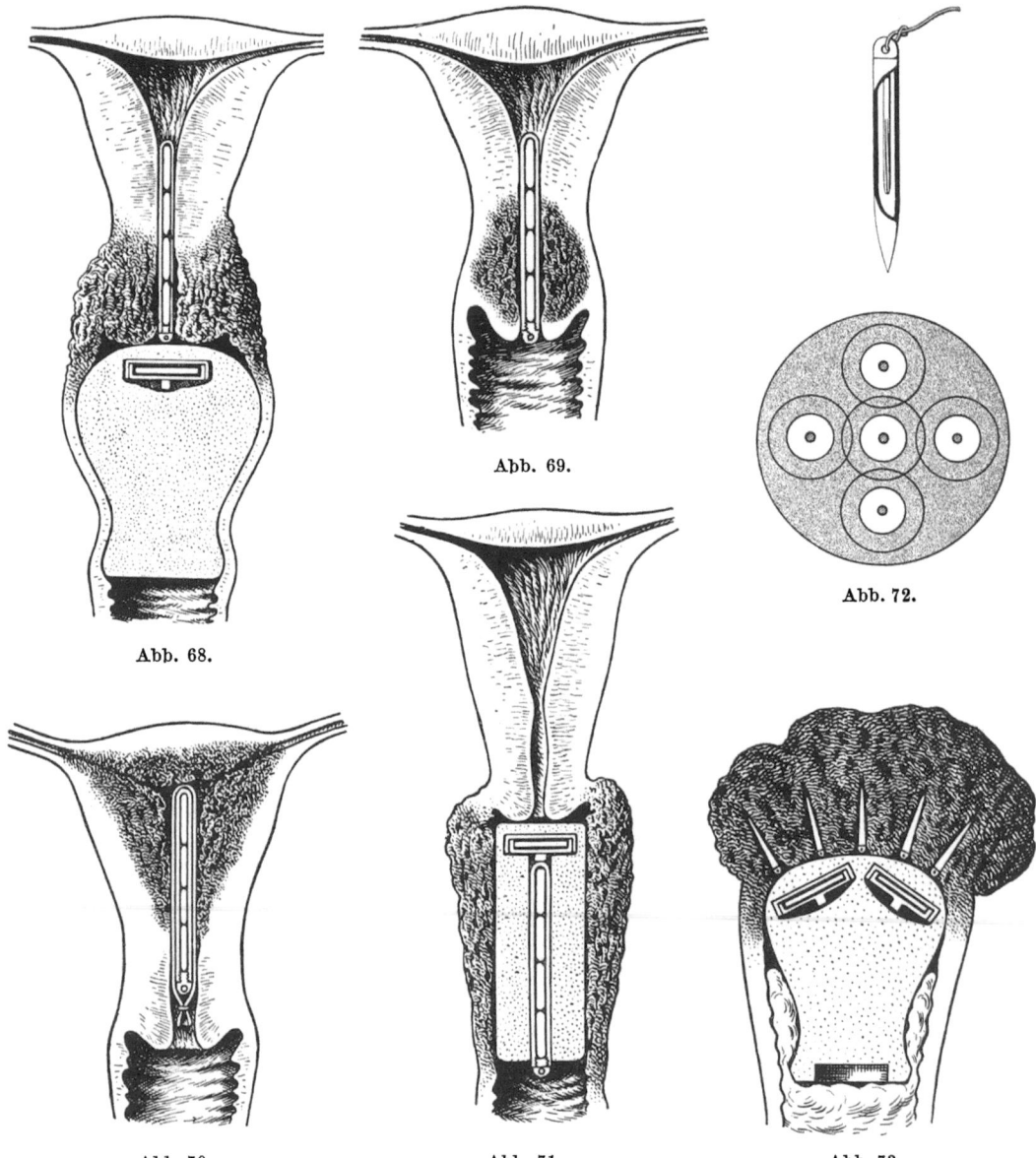

Abb. 68. Kombinierte Einlage bei einem Portiocarcinom. In den Cervicalkanal ist ein Dominiciröhrchen mit 4 Präparaten eingelegt. Vor die Portio ist, eingebettet in einen Kork, ein münzenförmiges Präparat gebracht. (Zeichnung nach einer Skizze von Dr. Karg.)

Abb. 69. Cervicale Einlage bei einem tiefsitzenden Cervixcarcinom. Das Röhrchen enthält vier Präparate und ist so eingelegt, daß es den ganzen Cervicalkanal ausfüllt. (Zeichnung nach einer Skizze von Dr. Karg.)

Abb. 70. Intrauterine Einlage bei einem Corpuscarcinom. Das mit einem Gummiüberzug versehene Dominiciröhrchen ist hoch in die Uterushöhle hinaufgeschoben und enthält wiederum vier Präparate. (Zeichnung nach einer Skizze von Dr. Karg.)

Abb. 71. Vaginale Einlage bei einem Vaginalcarcinom. In einem entsprechend zurechtgeschnittenen Kork ist das längsgestellte Röhrchen mit vier Präparaten eingebettet. Gegen die Portio zu ist ein münzenförmiges Präparat eingelagert. (Zeichnung nach einer Skizze von Dr. Karg.)

Abb. 72. Schematische Darstellung der Nadelbehandlung. Im Innern eines Tumors verschiedene Strahlungszentren. Die von diesen Strahlungszentren ausgehenden Strahlungen überkreuzen sich. Damit wird eine gleichmäßige Durchstrahlung des Tumors erreicht.

Abb. 73. Behandlung eines Operationsrezidivs. In den Tumor sind in möglichst gleichen Abständen fünf Nadeln eingestochen. Außerdem ist vor den Tumor eine vaginale Einlage gebracht, die zwei münzenförmige Präparate enthält; die Präparate sind in diesem Falle schräg gegeneinandergestellt. (Zeichnung nach einer Skizze von Dr. Karg.)

der Radiummenge auf mehrere Strahlungszentren ergibt sich im Tumor eine gleichmäßigere Strahlenverteilung, wie uns die Abb. 72 zeigt.

Diese Methode stellt also eine intramurale Behandlungsart dar. Bei der Spickung von Operationsrezidiven wird in den meisten Fällen noch eine vaginale Einlage von 55 mg Radiumelement 24 Stunden lang hinzugefügt. Die vaginale Einlage wird aber erst nach Entfernung der Nadeln gelegt. Die Behandlung eines Operationsrezidivs hat somit die in Abb. 73 dargestellte Form.

Seit nahezu vier Jahren haben wir auch Versuche aufgenommen mit einem Thoriumpräparat, das von den Chemischen Werken vormals Auergesellschaft in Berlin nach den Angaben von Halberstädter hergestellt wird. Der mit Hilfe von Bariumsulfat unlöslich gemachte Thorium-X-Niederschlag ist mit einer viscösen Masse innig vermischt und in die Form dünner, etwas elastischer Fäden gebracht. Die Verteilung der Aktivität in diesen Stäbchen ist eine recht gleichmäßige. Die Konzentration der strahlenden Substanz ist so gewählt, daß in einem Stück von 1 cm Länge durchschnittlich 0,5 Millicuries enthalten sind. Die Stäbchen sind mit einer dünnen Lackschicht überzogen, so daß der größte Teil der α-Strahlen absorbiert wird, während die β- und γ-Strahlen ungehindert zur Wirkung gelangen können.

Diese Stäbchen lassen sich mit einer einfachen Kanüle bequem in das Carcinom einstechen. Die Substanz verbleibt dort und wird erst nach langer Zeit, nach völligem Abklingen der Aktivität, langsam resorbiert.

Leider ist die Anzahl der Fälle zu gering und auch die Beobachtungszeit zu kurz, um ein Urteil über den Wert dieser Behandlungsmethode abzugeben. Nachteiliges haben wir jedoch nicht gesehen. Wir verwenden diese Spickung mit Thoriumstäbchen vor allem bei Operationsrezidiven.

Mit einem neuen Thoriumpräparat, einem flüssigen γ-Strahlenpräparat, das in Form von Injektionen in den Tumor zur Verwendung kommt, und das nach den Angaben von James Löb und W. Wreschner, vom Kaiser-Wilhelmsinstitut für physikalische Chemie und Elektrochemie in Berlin-Dahlem hergestellt wird, haben wir vor einigen Monaten Versuche aufgenommen, auch wieder bei Operationsrezidiven.

Daß bei allen Radiumbehandlungen, insbesondere bei den intracervicalen und intrauterinen Einlagen, ebenso wie bei allen Spickmethoden für absolute Asepsis gesorgt sein muß, ist wohl etwas so Selbstverständliches, daß es hier keiner besonderen Erwähnung bedarf.

4. Die Bonner Methode.
(v. Franqué-Martius.)

Franqué-Bonn hat die Röntgenbestrahlung allein als zu unsicher im Erfolge widerraten und empfiehlt die Radium-Röntgentherapie in folgender Kombination:

Radium: 6000—7000 mgh möglichst in 2—3 Sitzungen innerhalb von 2—3 Wochen intrauterin oder intracervical mit 1—1,5 mm Messing gefiltert.

Röntgen: 5 Felder, 15 × 15 bis 15 × 20 cm, 30 cm F.H. 0,5 Cu in folgender Anordnung: 1 Bauchfeld, 1 Rückenfeld, 2 Glutäalfelder und 1 Vulva-Dammfeld.

Dosis: Je 600 R an der Oberfläche gemessen. Die Röntgenbestrahlung wird im allgemeinen zwischen 2 Radiumbestrahlungen durchgeführt.

Als Nachbestrahlung nach Operation werden 5 Felder in der Anordnung wie oben mit je 300 R Hautmessung bestrahlt in Pausen von $^1/_4$—$^1/_2$ Jahr bei 3 maliger Wiederholung.

5. Die Göttinger Methode.
(Martius.)

Martius-Göttingen gibt folgendes schematische Beispiel der kombinierten Röntgen- und Radiumbehandlung des Gebärmutterhalscarcinoms:

1. Behandlung (Dauer 14 Tage bis 3 Wochen):
   a) Röntgenbestrahlung (siehe unten).
   b) Radiumbestrahlung: 50 mg Element 50 Stunden = 2500 mg Elementstunden.
2. Behandlung 8 Wochen später: 2. Röntgenbestrahlung.
3. Behandlung 8 Wochen später: 3. Röntgenbestrahlung.
4. Behandlung 8 Wochen später: 4. Röntgenbestrahlung.

Weiterhin werden die Röntgenbestrahlungen noch dreimal mit halbjährigen Pausen wiederholt.

Die Röntgenbestrahlungen werden folgendermaßen ausgeführt:

Es werden mit einer hartgefilterten Strahlung (HWS 0,8 mm Cu) mit einer Feldgröße von 10×15 cm beide Parametrien bestrahlt und zwar so, daß jede Seite ein Feld von vorn, ein Feld von hinten und ein Feld von der Seite erhält. Der Fokushautabstand beträgt 40 cm. Jedes Feld erhält eine Einfallsdosis von 270 r.

6. Die Dresdener Methode.
(Kehrer und Lahm.)

Kehrer und Lahm haben an dem großen Material der Dresdener Klinik die Carcinome anfänglich nur mit Radium, und zwar mit gutem Erfolg behandelt (siehe Statistik Kehrer) haben dann diese Bestrahlungstechnik weiter entwickelt und später auch mit der Röntgenbestrahlung kombiniert. Kehrer und Lahm haben bei ihrem Bestrahlungsverfahren folgende Richtlinien aufgestellt:

1. Das kleine Becken wird in 3 kritische Zonen eingeteilt und die R-Zahlen empirisch aus dem Erfolg der eigenen Fälle bestimmt.

2. Die Strahlenintensität wird mit 50—70 mg Radiumelement angegeben, wobei 100 mg Element nicht überschritten werden sollen. Die Verteilung des Radiumsalzes soll auf möglichst lange Radiumkapseln erfolgen, evtl. ganz dünne Radiumcapillaren von 5 cm Länge.

3. Das Optimum der Bestrahlungsdauer liegt bei 3—5 Wochen. In dieser Zeit soll die notwendige Dosis verabreicht sein. Dies gilt sowohl für die reine Radiumbehandlung als auch für die kombinierte Behandlung mit Radium + Röntgen.

4. Das Optimum der Dosis berechnet aus Intensität und Dauer, d. h. mgh $\times$ Zeit ist abhängig von der Ausdehnung des Carcinoms. Bei alleiniger Radiumbestrahlung sind Dosen von 6—10 000 mgh nötig, bei kombinierter Behandlung 5—7000 mgh und dazu 400—1000 R am Herd, d. h. in der Tiefe gemessen. Carcinome der Gruppe 1, die operablen Carcinome, brauchen 5—6000 mgh. Carcinome der Gruppe 2, die breits auf die Parametrien übergegangenen und die von den Operateuren als Grenzfälle bezeichneten brauchen etwa 8—10 000 mgh, Carcinome der Gruppe 3, die inoperablen und desolaten Fälle, brauchen 10 000 mgh.

5. Die Inhomogenität des Strahlenfeldes, gemessen an den kritischen Zonen des kleinen Beckens, in 1,5 cm (Cervix-Parametriumgrenze), in 2,5 cm (Gegend des Ureter und des Mastdarms), in 6 cm (Gegend der hypogastrischen Drüsen und der Beckenwand) Abstand vom Cervicalkanal, ist bei der Berechnung der Dosis weitgehend zu berücksichtigen. Dabei sollen sich die in den entsprechenden Abständen vom Cervicalkanal nach den aufgestellten Isodosenkurven leicht ablesbaren Energieverluste verhalten wie 6:2:1 bis 3,7:1,7:1. Am günstigsten wäre das Verhältnis 4:2:1, was praktisch kaum zu erreichen ist, wegen der Gefahr für Blase und Darm.

Um diese Gefahr zu vermeiden, soll bei ausgedehnten Carcinomen diese Inhomogenität nicht durch Vergrößerung der primären Radiumdosis ausgeglichen werden, sondern entweder durch Verteilung der radioaktiven Substanz auf einen größeren Raum (Radiumcapillare), oder die Radiumdosis wird herabgesetzt und durch eine möglichst homogene Röntgenzusatzdosis ergänzt. Um an den seitlichen Partien des Beckens eine größere Strahlenwirkung zu erzielen, kombiniert auch Lahm die intracervicale Einlage mit der vaginalen, wobei seine Radiumkapsel möglichst stark an das seitliche Vaginalgewölbe herangedrängt wird. Prinzipiell wird die Radiumbehandlung vor der Röntgenbehandlung durchgeführt. Die Umrechnung der Radium-mgh in R wird so vorgenommen, daß 450 mg Elementstundenzentimeter = 600 R = 1 HED sind. Aus nachfolgender Tabelle Lahms läßt sich sehr leicht bei den jeweils verabreichten Radiumdosen die Umrechnung in HED und R für die jeweiligen kritischen Zonen ablesen:

		in 1,5 cm	in 2,5 cm	in 6,0 cm
Bei 1000 mgh	mgh/cm	415	150	25
zentral verabreicht	% der HED	92	33	5,5
ergibt sich	R	550	205	35
Bei 5000 mgh	mgh/cm	2075	750	125
	% der HED	460	165	27,5
	R	2750	1025	175
Bei 8000 mgh	mgh/cm	3220	1200	200
	% der HED	736	264	44
	R	4400	1640	280
Bei 10 000 mgh	mgh/cm	4150	1500	250
	% der HED	920	330	55
	R	5500	2050	350
Bei 13 000 mgh	mgh/cm	5400	1950	325
	% der HED	1290	430	70
	R	7150	2665	455
Bei 15 000 mgh	mgh/cm	6225	2250	375
	% der HED	1380	500	82,5
	R	8250	3075	525
Bei 20 000 mgh	mgh/cm	8300	3000	500
	% der HED	1840	660	110
	R	14300	5320	700

Praktisch wird von Kehrer und Lahm die Bestrahlung in der Weise durchgeführt, daß die alleinige Radiumbestrahlung kaum noch zur Anwendung kommt, sondern daß der kombinierten Röntgen-Radiumbestrahlung für alle Fälle von Collumcarcinom jetzt der Vorzug gegeben wird. Dabei wird die Radiumbestrahlung prinzipiell vor der Röntgenbestrahlung durchgeführt.

Verwendet werden Radiumpräparate von 25—50 mg Radiumelement und solche von 100—120 mg Radiumelement, falls es auf besonders große Tiefenwirkung ankommt, wobei jedoch das Radiumsalz auf eine Länge von 4—6 cm ausgedehnt wird. Meist wurde früher das Präparat nur intrauterin oder intracervical gelegt, jetzt auch vaginal.

Die Dauer der einzelnen Bestrahlung richtet sich nach der Ausdehnung des Carcinoms und soll für Gruppe I 5000—6000 mgh, bei Gruppe II 8000 mgh und bei Gruppe III 10000 mgh nicht überschreiten. Die Präparate bleiben $1 \times 24 - 3 \times 24$ Stunden liegen. Eine Zeitlang wurde auch der Versuch mit häufigerem Wechseln durchgeführt, ohne daß die Erfolge wesentlich besser geworden wären. Bereits nach 12 Stunden wurde das Radiumpräparat entfernt und nach einer Pause von 12 Stunden bis zu 4 Tagen wieder eingelegt bis zur Erreichung der notwendigen Dosis.

Bei der kombinierten Radium- und Röntgenbehandlung sollen die entsprechenden Dosen für Gruppe I 1500—2000 mgh, für Gruppe II 2500—3500 und für Gruppe III 4000—5000 mgh betragen, während die Röntgenbestrahlung 150% der HED am Rectum nicht überschreiten darf. Durchschnittlich werden zusätzlich Röntgendosen von 350 bis 700 R in der Tiefe verabfolgt. Die Feldgröße beträgt 10×10 cm bei 40—50 cm F. H. 0,5 Cu Filter, die Zahl der Felder 2—4 und zwar abdomen und sacral und evtl. zwei Seitenfelder. Der zeitliche Abstand zwischen der Radium- und Röntgenbehandlung beträgt 6—10 Wochen. Eine weitere Bestrahlung findet nicht vor $^1/_2$ Jahr statt und auch nur dann, wenn noch Carcinom nachgewiesen wird.

Die Erfolge mit dieser Methode waren recht gute, wie sie aus der Hauptstatistik S. 528 ff. zu ersehen sind. Der Wunsch jedoch, diese Erfolge zu verbessern, führte zur wiederholten Änderung unter Anlehnung an die erfolgreichen schwedischen und französischen Methoden.

Lahm schildert seine jetzige Methode folgendermaßen:

a) Radiumbehandlung: Diese findet grundsätzlich vor der Röntgenbestrahlung statt. Es werden nur 20 mg Rad.El. mäßig gefiltert (ohne Gummiüberzug) für 120 Stunden in 6 Tagen = 2400 mgh intrauterin verabfolgt. Vaginal werden gut gefiltert und distanziert nach dem Beispiel von Stockholm 40 mg Rad.El. ebenfalls 120 Stunden in 6 Tagen gegeben, was einer Dosis von 4800 mgh entspricht. Insgesamt beträgt die Dosis intrauterin und vaginal 7200 mgh.

b) Röntgenbehandlung: 4 Tage nach der letzten Radiumbehandlung erfolgt die Röntgenbestrahlung und zwar vom Bauch und vom Rücken aus durch ein dreieckiges Feld von 180 qcm Feldgröße. Dieses Feld wird überdeckt von einem Sekundärfilter, welches stufenweise auf 2 mm Al, 0,2 und 0,5 mm Cu trägt. Die besondere Form des Sekundärfilters soll dem Ausbreitungsgebiet des Carcinoms entsprechen und sich außerdem durch die Art der Filterauflage dem Verlauf der Radium-Isodosen anpassen.

Der Primärtumor bzw. das Collumgewebe wird geschont, das parametrane Gewebe dagegen erhält stufenweise nach der Beckenwand fortschreitend immer höhere Dosen.

Das Filter liegt auf der Haut des Patienten und zwar der Mittelpumkt dicht oberhalb der Symphyse, wobei Ungleichheiten des Abdomens und die Lücken zwischen Mons veneris und Oberschenkelniveau bei der liegenden Frau durch Säckchen mit gepulvertem Paraffin ausgefüllt werden.

Das Primärfilter beträgt 0,5 mm Cu, der F.H. 40 cm, die Spannung 180 KV.

In der Tiefe des Beckens ergeben sich dann durch die kombinierte Radium-Röntgenbehandlung folgende in Prozenten der HED ausgedrückte Werte:

Dosen auf der Interspinallinie.

	Beckenwand	Ureterengegend 3 cm seitlich	Portio central
7200 mg/h (Collum + Vagina)	180 mgh = 40%	360 mgh = 80%	xx [1]
Röntgenbestrahlung, Bauch-Rücken, Feld von 180 qcm	82%	78%	74%
Zusammen	122%	158%	xx

Über die Erfolge dieser letzten Methode hat Lahm noch keine Mitteilung gemacht.

7. Die Heidelberger Methode.
(Menge-Eymer.)

Menge und Eymer haben an der Heidelberger Klinik die Strahlentherapie gleichfalls als Methode der Wahl aufgenommen und sie als kombinierte Radium-Röntgentherapie durchgeführt, wobei allerdings der Radiumbehandlung der Hauptanteil zukommt. Sie verabfolgen intrauterin 75 mg Radiumelement 72 Stunden und vaginal 25 mg Radiumelement 48 Stunden, was eine Gesamtdosis von 6600 mg Elementstunden ergibt. Selten wird die vaginale Radiumdosis mit 25 mg Radiumelement noch einmal für 24 Stunden wiederholt, so daß eine Gesamtdosis von 7200 mgh als Maximum resultiert. Eine spätere Wiederholung findet nicht statt, desgleichen wird Wert darauf gelegt, diese Dosis auf einmal zu applizieren, um Verzettelung zu vermeiden. Dafür wird im allgemeinen eine Röntgenbehandlung nicht verabfolgt.

In allerjüngster Zeit ist Menge dazu übergegangen, eine besondere Apparatur zu konstruieren, die in erster Linie für das Korpuscarcinom gedacht ist, aber auch beim Collumcarcinom in Anwendung kommen kann. Auf seine Methode der Behandlung kommen wir in dem Kapitel Korpuscarcinom nochmals besonders zurück. Er gibt dabei dem Radium die aus den dort beigegebenen Abbildungen erkenntliche Anordnung (s. S. 676). Menge selbst legt in jüngster Zeit den Hauptwert auf die Radiumtherapie und betrachtet die Röntgentherapie nur als eine ergänzende.

8. Die Methode Lazarus-Berlin.

Lazarus gibt keine bestimmte Technik der Behandlung des Uteruscarcinoms an, sondern nur Richtlinien allgemeiner Art, die er an den Carcinomfällen verschiedenster

---

[1] xx bedeutet, daß hier die Berechnung der Radiumdosen illusorisch ist.

Organe und am Tiertumor erprobt hat, und die er ausführlich in seiner Arbeit: ,,Dreiphasenbehandlung der Krebskrankheit und histogenetische Strahlentherapie" beschreibt. Diese Anschauungen scheinen uns wichtig genug, auch in diesem Abschnitt der Bestrahlungsmethoden Erwähnung zu finden. Diese Dreiphasenbestrahlung, die eine fortgesetzt abgestufte Behandlung mit Röntgen, Radium, Radiothor und Thorium-X darstellt, ist: erste Phase = Bestrahlung des Krebsherdes. Diese erfordert eine Maximalbestrahlung (Letaldosis) zwecks völliger Nekrose. Eine etwas schwächere Dosierung (Angiomdosis) ist auf die Umgrenzungszone des Herdes zu richten, mit dem Endzweck, den Krebsherd zu isolieren durch eine demarkierende Entzündung, Gefäßobliteration und Bindegewebsumkapselung. Dies ist die zweite Phase der Bestrahlung. Die dritte Phase endlich erstreckt sich auf den Gesamtorganismus, um eine Stimulation der lymphatischen, erythropoetischen, hormonalen, vasculären und cutanen Abwehrkräfte herbeizuführen. Die Lichtdurchflutung der Haut mit flüssigem Licht verdient hierbei besondere Berücksichtigung. In jedem Falle berücksichtige man lymphoexzitatorische Vorgänge als wichtige Immunitätsfaktoren. Anregung des Stoffwechsels (Thyreoidin-Jod, Reizdiät, antikachektische Behandlung), sowie tonisierende Maßnahmen und evtl. auch Nachbestrahlungen sind ähnlich wie bei anderen konstitutionellen Behandlungen, z. B. bei der Tuberkulose, auf Jahre hinaus anzuwenden.

Lazarus verwendet neben der γ-Strahlung des Radium-Mesothoriums auch die α- und β-Strahlung. Zur Erzeugung der primären β-Strahlen verwendet er mit Thorium-X bestäubte Aluminiumplättchen für die Oberflächenbehandlung, oder die von Halberstädter und Wolf hauptsächlich verwendeten Thorium-X-Stäbchen für die intratumorale Behandlung. Als seine Methode empfiehlt er die Imprägnation und Anlegung von disseminierten Punktherden in der Umgebung des Tumors mit flüssigem Licht, durch Injektion einer Eosinsuspension von Thorium-X (1000—2500 Es Thorium-X pro ccm). Auch die einmalige, vorsichtige intravenöse Injektion von Radiothor 25 Es findet gelegentlich Anwendung. Diese Imprägnation soll eine Sensibilisierung des Tumors bewirken, indem er dann bereits auf schwache Tiefenbestrahlungen von außen mit Beschleunigung des Abbaues reagiert. Daneben wird die Röntgenbestrahlung wegen des notwendig mitbestrahlten gesunden Gewebsanteiles seltener angewandt.

9. Die Methode Kupferberg-Mainz.

Neben der γ-Bestrahlung des Carcinoms sollte nach Kupferberg auch eine weiche Radiumbestrahlung, d. h. eine Bestrahlung mit α- und β-Strahlen vorgenommen werden. Sie erfolgt entweder mit Spickungen mit den Halberstädterschen Thorium-X-Stäbchen oder durch multiple infiltrative Injektionen mit unlöslicher Thorium-X-Emulsion, oder durch Auflegung mit Thorium-X bestrichenen, biegsamen, dünnen Metallplättchen. Damit sollen selbst etwas refraktäre Carcinome zur Heilung zu bringen sein. Bei Collumcarcinomen schlägt er vor, das Präparat unter Schutz der Umgebung nur mit Aluminium gefiltert einzulegen. Am besten sollen sich Adenocarcinome des Korpus dadurch beeinflussen lassen (intrauterine Bestrahlung mit dünnstem Filter), so daß die Dauerheilung die der Radikaloperation wesentlich übertrifft. Auch Rezidive und Metastasen sind — soweit sie zugänglich sind — durch diese Behandlungsart, die sich vor allem der α- und β-Strahlung bedient, gut zu beeinflussen.

10. Die Methode Stoeckel-Mikulicz-Radecki-Berlin.

Stoeckel und v. Mikulicz-Radecki, die das Wort von dem konzentrischen Angriff auf das Carcinom geprägt haben, worin sie die Kombination aller denkbaren Behandlungsmethoden verstehen, führen die Strahlentherapie in folgender Weise durch:

1. Collumcarcinom.

a) Operable Fälle:

1. Prinzipielle Vorbestrahlung mit Radium (kein Röntgen) 6000—7000 mgh insgesamt verteilt auf 2 Sitzungen im Abstand von 3 Wochen. Bei jeder Sitzung etwa 1500 mgh intrauterin, etwa 2000 mgh vaginal (vor die Portio, in den Krater, individualisierend). Vor der ersten Radiumbestrahlung stets Probeexcision.

2. Vaginale Radikaloperation 6 Wochen nach abgeschlossener Radiumbehandlung und Radiumeinlage. Am Ende der Operation in die parametranen Wundhöhlen jederseits etwa 250—400 mgh Radium.

3. Eine Röntgenintensivnachbestrahlung am Ende der Rekonvaleszenz.

b) Inoperable Fälle:

1. Radiumbestrahlung mit Stiften, Röhrchen, Trägern, individualisierend, Dosierung: 6000—7000 mgh insgesamt, verteilt gleichfalls auf 2 Sitzungen im Abstand von 3 Wochen. Wenn möglich bei jeder Sitzung 1500 mgh intrauterin und 2000 mgh vaginal.

2. Gleichzeitige Spickung der Parametrien mit Radiumnadeln. Die Dosierung wird sich nach den Erfahrungen richten.

3. Erste Röntgenintensivbestrahlung gleichzeitig mit der ersten Radiumbehandlung, so daß mindestens ein Bestrahlungsfeld bei liegendem Radium appliziert wird.

4. Zweite Röntgenbestrahlung 8 Wochen später mit verzettelten Dosen, täglich $1/3$ HED auf ein Feld bei 6 Feldern, bis die volle HED auf allen Feldern erreicht ist.

5. Bleibt das Carcinom unbeeinflußt, eine weitere Röntgenbestrahlung mit verzettelten Dosen, jedoch nicht vor 6 Wochen, keine Radiumbestrahlung mehr.

6. Sobald das primär inoperable Collumcarcinom klinisch geheilt ist, vaginale Radikaloperation nebst parametraner Radiumnachbestrahlung, gegebenenfalls eine Röntgenintensivnachbestrahlung.

c) Rezidive nach Operation eines Collumcarcinoms.

1. Exstirpation aller operablen Rezidive und intensive Röntgennachbestrahlung.

2. Bei inoperablen Rezidiven Radiumbestrahlung mit Trägern oder Spickung, evtl. kombiniert. Im Anschluß daran Röntgenbestrahlung mit verzettelten Dosen.

2. Korpuscarcinome.

A. Operable Fälle.

1. Vaginale Totalexstirpation des Uterus unter Mitnahme beider Adnexe.

2. Erste Röntgenintensivnachbestrahlung am Ende der Rekonvaleszenz.

3. Eine zweite Röntgennachbestrahlung mit verzettelten Dosen nur bei Rezidiven. Diese werden soweit möglich auch mit Radium behandelt.

B. Inoperable Fälle.

1. Radiumbestrahlung intrauterin und vaginal (vor die Portio in die Scheidengewölbe) in zwei Sitzungen im Abstand von 3 Wochen. Dosis: bei jeder Sitzung intrauterin 1500 mgh, vaginal 1400 mgh.

2. Erste Röntgenintensivbestrahlung gleichzeitig mit der ersten Radiumbestrahlung.

3. 8 Wochen später zweite Röntgenbestrahlung mit verzettelten Dosen wie beim Collumcarcinom.

4. Wird das Corpuscarcinom nach der Strahlenbehandlung operabel, dann Operation.

11. Die Würzburger Methode.
(Gauß.)

Gauß-Würzburg bestrahlt seine Carcinome nach folgender Methode:

a) Röntgen:

50 cm F.H.; Filter 0,5 Cu + 1 Al; 190 KV; 4 mA. In jeder Sitzung ein Unterbauch- und ein Kreuzbeinfeld.

Feldgröße etwa 20 × 20 qcm.

Dosis: Pro Sitzung 145 r vaginal gemessen.

b) Radium.

Präparate bestehen aus Zellen zu je 3,3 mge mit je 0,2 mm Platinwandstärke, zusammengefaßt in Röhrchen mit 1,2 mm Cu-Wandstärke.

Dosis: Je nach Abstand vom Darm bzw. Blase von der Präparatenachse 1000 bis 3000 mgh [Technik der Applikation und Dosierung siehe Weigand, Strahlenther. **27**, 54 (1927) und Neeff, Strahlenther. **33**, 253 (1929)].

c) Applikation.

1. Tag Röntgen 145 r vaginal gemessen.
2. Tag Pause.
3. Tag Röntgen 145 r.
4. Tag Pause.
5. Tag Radium. 1000—3000 mgh intravaginal, intracervical bzw. intrauterin. Dann etwa 3 Wochen Pause.

Dann Wiederholung des 1.—5. Tages,

die aber jetzt durch nachfolgende Methode abgelöst wurde:

a) Röntgen:

(Nach Goutard; modif. von Neeff.) 80 cm F.H.; Filter 2,0 Cu; 190 KV; 4mA. In jeder Sitzung ein Unterbauch- bzw. Kreuzbeinfeld.

Feldgröße etwa 20 × 20 qcm.

Dosis: pro Sitzung 200 r (in Luft gemessen), verabfolgt in 2 Stunden.

b) Radium:

Präparate bestehen aus Zellen zu je 3,3 mge mit je 0,2 mm Platinwandstärke, zusammengefaßt in Röhrchen mit 1,2 mm Cu-Wandstärke. [Technik siehe Weigand, Strahlenther. **33**, 253 (1929)].

c) Applikation:

a) Röntgen: Innerhalb 3 Wochen 8 Unterbauch- und 8 Kreuzbeinfelder abwechselnd. Dauer jeder Sitzung 2 Stunden. Dosis pro Sitzung 200 r (in Luft gemessen) ist 290 r (Oberfläche). Bestimmung der Tiefendosis durch vaginale Messung bei jeder Sitzung.

b) Radium: Nach Abschluß der Röntgenbehandlung; nicht mehr als 400 mge bis zu 120 Stunden je nach Abstand des Darmes bzw. der Blase von der Präparatachse [siehe Neff, Strahlenther. **33**, 253 (1929)].

Er scheint bisher in Deutschland der einzige zu sein, der die Goutardsche Behandlungsmethode für das Uteruscarcinom in Anwendung gebracht.

12. Die neue Freiburger Methode.
(Pankow.)

Wir selbst führen die Behandlung in der Freiburger Universitäts-Frauenklinik in folgender Weise durch:

Die Klinik verfügt über 180 mg Mesothorium. 2 Präparate à 30 mg, 2 Präparate à 15 mg und 9 Präparate à 10 mg. Die Präparate haben eine primäre Filterung von 0,5 mm Platin.

Als Sekundärfilter benutzen wir intrauterin 0,7 mm Gold aequivalent 1,5 mm Messing oder 1,5 mm Messing direkt. Vaginal filtern wir mit 2 mm Blei.

Collumcarcinom: Nach histologischer Feststellung der Diagnose in allen Fällen 2000 mgh intrauterin und 1000 mgh vaginal.

Im Verlaufe der folgenden Woche nehmen wir eine Röntgenparametrienbestrahlung vor nach Seitz und Wintz, etwa 100% der HED am Herd. Neo-Intensiv-Siemens-Reiniger-Veifa mit Stabilivoltschaltung, 180 KV (gemessen mit Kugelfunkenstrecke und Seemannspektograph), 4 mA, 30 cm F. H., Tubus 6 × 8 cm, 8—10 Felder. Halbwertschicht 1,01 Cu bei 0,5 mm Cu-Filterung.

3 Wochen nach der 1. Radiumbehandlung folgt die 2. Radiumbehandlung, wieder 2000 mgh intrauterin und 1000 vaginal. Eingelegt werden meistens 90 mg für $33^1/_2$ Stunden. Als unterstützende Therapie verwenden wir in geeigneten Fällen radioaktives Bi-Diasporal 360, Dr. Klopfer. Bei inoperablen Fällen ein Vierteljahr nach der ersten Behandlung nochmals eine Röntgenbestrahlung: 100% HED am Herd. Tritt nach der Radiumeinlage Fieber auf, so wird das Präparat früher entfernt. Die weitere Radiumbehandlung erfolgt dann erst nach völliger Entfieberung. Die geplante Gesamtdosis wird dann je nach der weiteren Temperaturreaktion der Kranken auf mehrere, zeitlich von dem Temperaturverhalten abhängigen Dosen verteilt.

Korpuscarcinom: Operable Fälle werden operiert; abdominelle oder vaginale Totalexstirpation. Es erfolgt eine Nachbestrahlung mit Röntgen, bei der das ganze kleine Becken 100% der HED erhält. Inoperable Fälle werden mit Radium und Röntgenstrahlen behandelt wie die Collumcarcinome. Nur findet bei der Parametrienbestrahlung eine Überstrahlung des mit Radium vorbehandelten Primärtumors statt.

Auf die Nachbehandlung mit Injektionen von Arsen in Form von Solarson oder Optarson wird bei allen Patienten Wert gelegt.

B. Ausland.

1. Die Stockholmer Methode.
(Forssell-Heymann.)

Von den ausländischen Bestrahlungsmethoden, die in großem Umfange angewendet werden, möchten wir nur diejenigen hervorheben, die heute im Vordergrunde des Interesses und der Diskussion stehen. Es ist dieses zunächst die schwedische Methode, wie sie am Radiumhemmet in Stockholm von Forssell und Heymann ausgearbeitet wurde. Heymann schreibt darüber Folgendes:

„Unsere typische Behandlungsmethode besteht aus drei zeitlich einander folgenden Radiumbehandlungen.

Die zweite Behandlung erfolgt eine Woche nach der ersten Behandlung, die dritte Behandlung hat von der zweiten Behandlung einen Zeitabstand von drei Wochen. Für die Behandlung filtern wir immer mit einem Filter, das 3 mm Bleiäquivalent hat. Diese Filterstärke setzt sich zusammen aus der Primärfilterung des Radiumpräparates, die 1 mm Bleiäquivalent ist und der Wand des Radiumträgers, also dem Sekundärfilter, das 2 mm Bleiäquivalent ist. (Zwei von unseren älteren Radiumträgern haben noch eine Wandstärke, die 3 mm Bleiäquivalent hat). Als Tertiärfilter verwenden wir für intrauterine Einlagen zur Abfilterung der Sekundärstrahlung von der Wand des Trägers einen Gummifingerling, für vaginale Einlagen zwei Schichten dünnes Papier, darüber wird eine dünne Schicht von Watte gebracht und diese wieder mit einer Gummiumhüllung versehen. Für die intrauterine Behandlung werden gewöhnlich Röhrchen mit 38 oder 43 mg Radiumelement, oder zwei Röhrchen jedes von 25 mg Radiumelement, oder 4 Röhrchen jedes mit 10 mg Radiumelement verwendet. Vaginal werden 12 Röhrchen mit zusammen 78 mg Radiumelement oder 10 Röhrchen mit zusammen 70—80 mg Radiumelement gelegt. Die Radiumträger haben eine gleichmäßige Wandstärke von 1,7 mm und bestehen aus Blei. Sie sind aus Gründen der besseren Haltbarkeit mit einer Silberschicht von 0,45 cm umkleidet. In den folgenden Abb. 74—78 werden die verwendeten Filter dargestellt.

In allen den Fällen, in denen es möglich ist, den Cervicalkanal zu sondieren und zu dilatieren, behandeln wir bei sämtlichen drei Behandlungsserien sowohl intrauterin als vaginal. Die Gesamtdosis bei allen drei Behandlungen ist in der Regel 2200—2600 Milligramm-Elementstunden intrauterin, und etwa 4500 Milligramm-Elementstunden vaginal, so daß auf jede einzelne Sitzung ungefähr 730—865 Milligramm-Elementstunden intrauterin und 1500 Milligramm-Elementstunden vaginal entfällt. (In den Ausführungen auf Seite 545 haben wir gesehen, daß der Begriff Milligramm-Elementstunden keine exakte Definition für die Dosis bedeutet, daß vielmehr stets die Menge und die Zeit angegeben werden soll, nicht das Produkt aus beiden.)

Die bei der Behandlung der Uteruscarcinome normalerweise verwendeten Radiumröhrchen sind hinsichtlich ihrer Menge so berechnet, daß die gewünschte Dosis eine Applikationszeit von 20 Stunden beansprucht.

Da die Bestrahlungszeit 24 Stunden nicht überschreitet, ist genügend Zeit, die Röhrchen wieder zu reinigen und für weitere Behandlungen vorzubereiten. Im folgenden möge ein Beispiel für eine typische Behandlungsreihe gegeben werden:

Erste Behandlung: Intrauterin, 4 Röhrchen, 40 mg Radiumelement. 19 Stunden (760 mg-Elementstunden). Vaginal, 12 Röhrchen, 78 mg Radiumelement, 19 Stunden (1480 mg-Elementstunden).

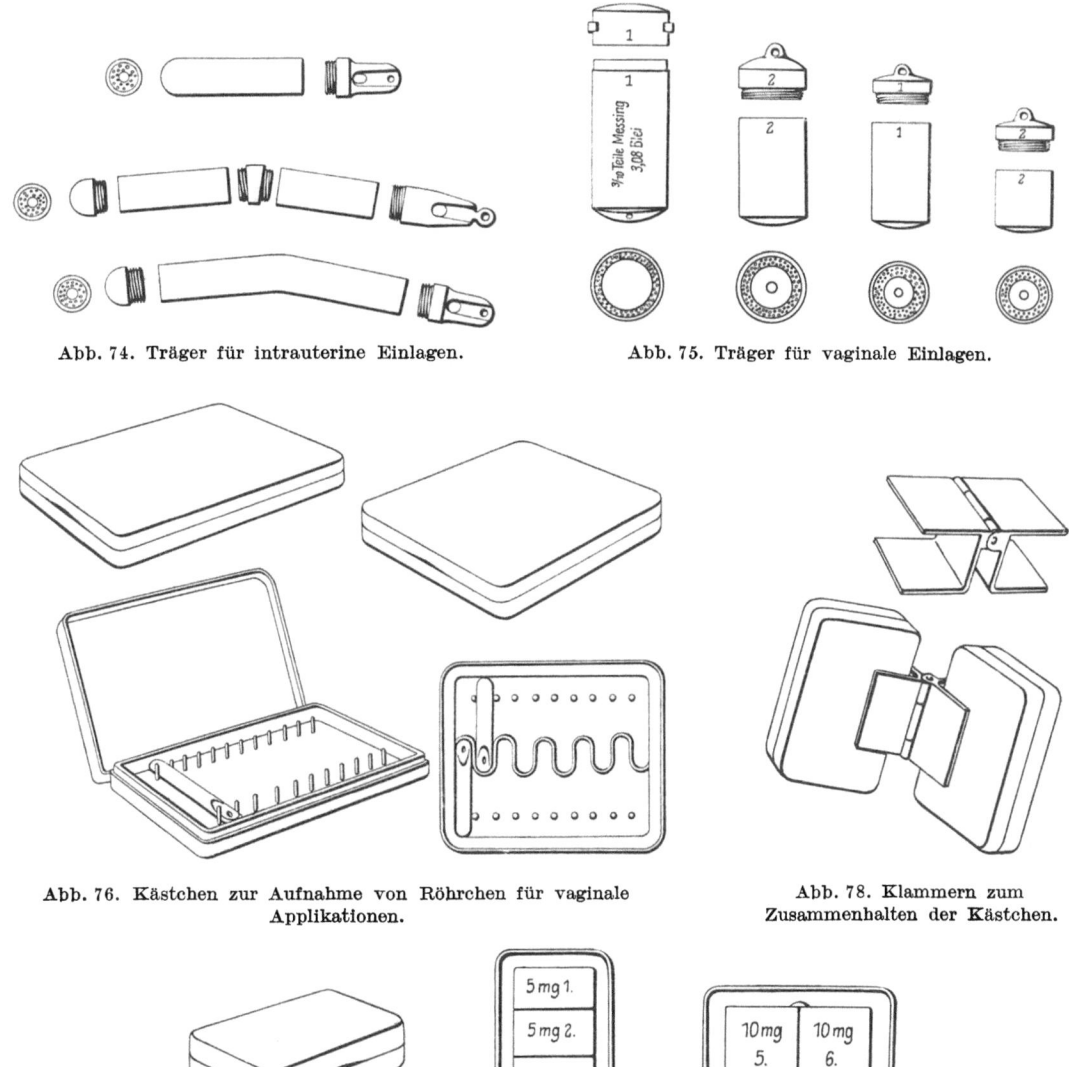

Abb. 74. Träger für intrauterine Einlagen.

Abb. 75. Träger für vaginale Einlagen.

Abb. 76. Kästchen zur Aufnahme von Röhrchen für vaginale Applikationen.

Abb. 78. Klammern zum Zusammenhalten der Kästchen.

Abb. 77. Kästchen zur Aufnahme von Platten für vaginale Applikationen.

Zweite Behandlung (nach acht Tagen): Intrauterin, 1 Röhrchen, 43 mg-Radiumelement, 21 Stunden (900 mg-Elementstunden). Vaginal 10 Röhrchen, 71 mg-Radiumelement, 21 Stunden (1470 mg-Elementstunden).

Dritte Behandlung (nach weiteren drei Wochen): Intrauterin, 1 Röhrchen, 38 mg Element, 19 Stunden (720 mg-Elementstunden). Vaginal, 10 Röhrchen, 80 mg-Radiumelement, 19 Stunden (1520 mg-Elementstunden).

Die Gesamtdosis in dieser Behandlungsserie ist also:

Intrauterin (39 mg-Radiumelement, 59 Stunden) = 2300 mg-Elementstunden.

Vaginal (75 mg-Radiumelement, 59 Stunden) = 4500 mg-Elementstunden.

Um eine möglichst schnelle Orientierung zu ermöglichen, wie lange die zur Behandlung gewählten Radiumpräparate liegen bleiben müssen, um die notwendige Dosis zu erreichen, verwenden wir Umrechnungstabellen. Ein Beispiel gibt uns die nachfolgende Tabelle.

Auf der Ordinate ist die Menge der einzelnen Präparate in Milligrammelement eingetragen, auf der Abszisse die Zahl der Stunden.

Milligrammelementstunden bei verschiedenen Kombinationen von Radiumpräparaten bei verschiedener Bestrahlungszeit.

Zeit in Stunden	15	16	17	18	19	20	mgRaEl.
Präparate der Serie A.							
1 A 5	505	535	570	605	655	670	35,5
1 A 2	155	165	175	185	195	205	10,2
10 A 1	775	830	880	930	985	1035	51,7
9 A 1	695	745	790	835	885	930	46,5
8 A 1	620	660	705	745	785	830	41,4
7 A 1	540	580	615	650	685	725	36,2
6 A 1	465	495	525	560	590	620	31,0
5 A 1	375	400	425	450	475	500	25,0
4 A 1	300	320	340	360	380	400	20,0
3 A 1	225	240	255	270	285	300	15,0
Präparate der Serie B.							
1 B 5	375	400	425	450	475	500	24,9
1 B 2	240	255	270	285	300	315	15,9
10 B 1	1065	1135	1205	1275	1350	1420	71,0
9 B 1	960	1020	1085	1150	1215	1275	63,9
8 B 1	850	910	965	1020	1080	1135	56,8
7 B 1	745	795	845	895	945	995	49,7
6 B 1	640	680	725	765	810	850	42,6
5 B 1	530	570	605	640	675	710	35,5
4 B 1	425	455	485	510	540	570	28,4
3 B 1	320	340	360	385	405	425	21,3
2 B 1	215	225	240	255	270	285	14,2
1 B 1	105	115	120	130	135	140	7,1

Abweichungen von der typischen Behandlungsmethode.

Für die Behandlung der Collumcarcinome verwenden wir stets dieselbe Filterstärke, also wenigstens 3 mm Bleiäquivalent. Die anderen Faktoren der Behandlung werden je nach den anatomischen Verschiedenheiten und nach evtl. vorhandenen Komplikationen von Fall zu Fall mehr oder weniger geändert.

In nicht mit Komplikationen verbundenen Fällen wird der Zwischenraum zwischen den einzelnen Behandlungen nicht verändert.

Die Gesamtdosis wird relativ selten verändert und wenn, dann nur in ziemlich engen Grenzen.

Unsere 15jährigen Erfahrungen haben uns gezeigt, daß wir bei unserer Behandlungstechnik die vaginale Gesamtdosis von 4500 mg-Elementstunden nicht überschreiten dürfen, da sonst Schädigungen des Rectums entstehen.

Voraussetzung dafür ist aber, daß die Weite der Scheide und die Lage des Tumors einen genügenden Abstand zwischen dem Radiumpräparat und der hinteren Scheidenwand zuläßt, weiter, daß der Fokus der Strahlenquelle nicht zu groß und auch nicht zu klein ist, und daß das umgebende Gewebe in normalem Zustand sich befindet.

Die vaginale Gesamtdosis wird ausnahmsweise nur in den Fällen verringert, in denen es sich um eine ältere Patientin mit atrophischer Scheide handelt, wo schlechte Zirkulationsverhältnisse uns zu größerer Vorsicht zwingen, wo eine enge Scheide den Abstand zwischen dem Radiumpräparat und der hinteren Scheidenwand notwendigerweise verringert. Außerdem reduzieren wir die vaginale Gesamtdosis in allen den Fällen, wo die räumlichen Verhältnisse es verlangen, das zur Behandlung bestimmte Radium auf eine kleine Fläche zu konzentrieren. Dies ist auch in solchen Fällen notwendig, wo der Tumor seinen Sitz in der hinteren Vaginalwand hat, besonders wenn diese gleichzeitig verdünnt ist.

Die vaginale Gesamtdosis wird vergrößert in allen den Fällen, in denen wir gezwungen sind, infolge einer sehr großen Tumoroberfläche das Radium über eine relativ große Fläche zu verteilen. Die gleichen Radiummengen vorausgesetzt, ist die Gefahr, das umgebende Gewebe zu schädigen um so größer, auf eine je kleinere Fläche die radioaktive Substanz zusammengedrängt ist. Auch das Umgekehrte ist der Fall. Wenn also bei einer vaginalen Behandlung die normale Radiummenge über eine große Fläche verteilt worden ist, kann die Dosis erhöht werden, doch geben wir selten mehr als einige hundert Milligramm-Elementstunden zu.

Die untere Grenze der intrauterinen Gesamtdosis halten wir ein in solchen Fällen, wo der Uterus atrophisch ist, oder wo ein kurzes Cavum uteri uns zwingt, ein kleines Röhrchen, d. h. also eine relativ kleine strahlende Fläche zu verwenden. Diese untere Grenze der intrauterinen Gesamtdosis beträgt etwa 2200 mg-Elementstunden.

Bis zu der oberen Grenze der intrauterinen Gesamtdosis, die 2600 mg-Elementstunden ist, wird dann gegangen, wenn die Länge des Cavum uteri es erfordert, das Radium auf eine größere Anzahl von Röhrchen, d. h. eine größere Länge zu verteilen. Im großen und ganzen scheint die Uteruswand einen genügenden Widerstand gegen die Strahlen zu bieten, um die obere Grenze der intrauterinen Gesamtdosis ohne Gefahr überschreiten zu können. In manchen Fällen haben wir daher ohne sichtbare Schädigungen sogar 3000 mg-Elementstunden gegeben.

Die Behandlungszeit bei jeder Einzelbehandlung wechselt mit den benutzten Radiummengen, hält sich aber in der Regel zwischen 19 und 23 Stunden. In Fällen, wo zur Deckung einer größeren Tumorfläche die Verwendung größerer Radiummengen bei der ersten oder zweiten Behandlung notwendig wurde, muß die Behandlungszeit entsprechend verringert werden, doch selten wird dabei unter 16 Stunden herabgegangen. Wenn in solchen Fällen unsere intrauterine oder vaginale Durchschnittseinzeldosis überschritten wird, so wird die Verringerung der Behandlungszeit bei der zweiten oder dritten Behandlung vorgenommen, so daß die in dem gegebenen Falle gewünschte Gesamtdosis nicht überschritten wird.

In den normalen und nicht mit Komplikationen einhergehenden Fällen geben wir gewöhnlich bei jeder der drei Behandlungen ein Drittel der gesamten vaginalen und intrauterinen Dosis. Verschiedene Umstände zwingen uns aber, öfters von dieser Regel abzuweichen. Einen dieser Gründe haben wir bereits genannt, es ist die mehr oder weniger große Ausbreitung des Tumors. In den letzten Jahren haben uns aber auch unsere Beobachtungen bei den Untersuchungen der Blutbilder veranlaßt, die Dosis bei den drei Behandlungen individuell mehr und mehr zu verändern.

Wir machen zur Zeit bei den meisten mit Strahlen behandelten Fällen eine fortlaufende Blutkontrolle mit Differenzierung der Leukocyten. Sollte dabei eine Leukopenie oder bei normaler Zahl der Leukocyten evtl. gleichzeitig eine relative Lymphopenie zu finden sein, so betrachten wir dies als Indikation für eine vorsichtigere Behandlung, d. h. wir wählen eine kleinere Dosis als unsere Durchschnittsdosis. Wenn solche Blutveränderungen bereits vor der ersten Behandlung bestehen, so verringern wir die Dosis bei dieser Behandlung und vergrößern sie dafür bei der zweiten oder vielleicht erst bei der dritten Behandlung. Tritt die Blutveränderung nach der ersten Behandlung in Erscheinung, so wird die Dosis bei der zweiten Behandlung verringert.

Diese Versuche, die Dosis dem Blutbild individuell anzupassen, sind erst seit zwei Jahren im Gange, und es ist selbstverständlich noch zu früh, um beurteilen zu können, ob dadurch bessere Dauerresultate erreicht werden können. Einen Vorteil dieser Individualisierung der Dosis konnten wir jedoch bereits mit Sicherheit feststellen. Der Vorteil besteht darin, daß der schwere Kater, der früher ab und zu in Erscheinung getreten ist, jetzt nur mehr zu den Seltenheiten gehört.

In den allermeisten Fällen ist es möglich, das Radium bereits bei der ersten Behandlung intrauterin zu legen. Sollte es notwendig werden, die intrauterine Behandlung aus irgendwelchen Gründen aufzuschieben, so wird die intrauterine Dosis bei den folgenden Behandlungen dementsprechend erhöht.

Bei allen Behandlungen werden die Radiumpräparate so ausgewählt, daß die gewünschte vaginale Dosis in der gleichen oder in kürzerer Zeit erreicht wird als die gewünschte intrauterine Dosis. Ist das letztere der Fall, so bleibt das intrauterin gelegte Radium liegen, auch nachdem das vaginal gelegte Radium entfernt worden ist, bis eben die gewünschte intrauterine Dosis erreicht wird.

Unter den Komplikationen, welche ab und zu eine Veränderung der gewöhnlichen Behandlungstechnik bedingen, ist Fieber die am häufigsten vorkommende. Steigt die Temperatur während der Behandlung bis 39° (Celsius), so wird die Behandlung unterbrochen und nach Abklingen des Fiebers wieder fortgesetzt. In manchen Fällen ist es allerdings notwendig, vor allem wenn langwierige subfebrile Temperaturen bestehen, den Versuch zu machen, die Behandlung fortzuführen, ungeachtet der Gefahr. Wenn aber die Patientin Zeichen einer Pelveoperitonitis haben sollte, so verschieben wir auf jeden Fall die weitere intrauterine Radiumapplikation.

Ich habe in verschiedenen Veröffentlichungen ausgeführt (Heymann), daß wir seit mehreren Jahren versuchen, die Radiumbehandlungen statt in drei Sitzungen in zwei Sitzungen durchzuführen. Die Ursache dieser Versuche war vor allem die steigende Zahl der Patientinnen und der damit entstandene Mangel an Radium und der Mangel an verfügbaren Betten. Diese Versuche sind seit dem Jahre 1920 im Gange. Die fünfjährigen Beobachtungsresultate, die wir mit dieser abgekürzten Behandlung in den Jahren 1921, 1922 und 1923 bei etwa 200 behandelten Fällen erzielt haben, werden in Bälde veröffentlicht werden.

Unsere bisherigen Resultate in dieser Richtung haben uns ermutigt, diese Versuche auch in den folgenden Jahren fortzusetzen. In einigen Jahren wird es uns dann möglich sein,

ein endgültiges Urteil über den Wert dieser Modifikation unter Zugrundelegung eines größeren Materials zu fällen. Bis dahin wird die typische Behandlung die Behandlung in drei Serien verbleiben.

Besondere Gesichtspunkte der Behandlungstechnik.

Die Radiumträger für jede Behandlung werden unter Berücksichtigung von zwei bestimmten Gesichtspunkten ausgewählt:

a) Wenn irgend möglich, soll die ganze Fläche des Tumors mit Radium bedeckt werden.

b) Durch seitliche Ausdehnung der Vaginalwände soll das Radium so nahe als möglich an die Beckenwände herangebracht werden.

Es ist ganz undenkbar, eine nach den örtlichen Verhältnissen jedes einzelnen Falles sich richtende individuelle Behandlung durchzuführen, wenn man nicht, wie dies am Radiumhemmet der Fall ist, eine große Anzahl von Radiumträgern der verschiedensten Form und Größe und zu den verschiedensten Radiumträgern wieder die passenden Radiumpräparate zur Verfügung hat. Für die intrauterine Behandlung wählen wir einen Radiumträger, dessen Länge der Länge des Cavum uteri entspricht, damit die ganze Uterushöhle von unten bis oben vollständig mit dem radioaktiven Präparat ausgefüllt ist. Die vaginalen Radiumträger werden mit Berücksichtigung des Aussehens und der Ausdehnung des Tumors ausgewählt.

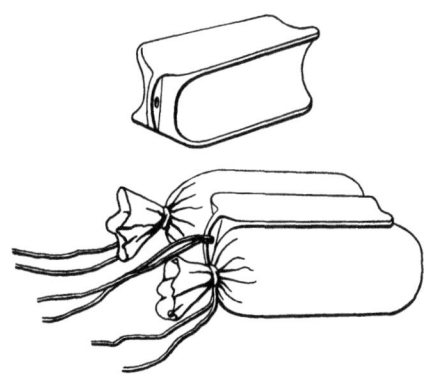

Abb. 79. Schlitten aus Celluloid zur Distanzierung der vaginalen Einlagen.

Wenn wir einen Krater zu behandeln haben, so verwenden wir Hülsen, gewöhnlich zwei, die genügend lang sind, um den Krater der Länge nach auszufüllen. Die Hülsen müssen einen genügenden Durchmesser haben, um dem Krater auch seitwärts anzuliegen. Damit die Hülsen in der gewünschten Lage festgehalten werden, schieben wir in vielen Fällen zwischen die Hülsen einen sog. Schlitten ein, wie ihn die Abb. 79 zeigt.

Die Schlitten haben verschiedene Größen. Die schmalen Schlitten haben 4 mm Breite. Die größte Breite ist 11 mm. Der zwischen die Hülsen eingeschobene Schlitten hat außerdem den Zweck, die beiden Hülsen so nahe als möglich an die Beckenwände heranzubringen. Bei dieser Methode bleibt zwar ein kleiner Streifen der hinteren und der vorderen Vaginalwand vom Radium unbedeckt. Diese Flächen werden aber, da sie ja von zwei Seiten aus bestrahlt werden, mindestens ebenso intensiv wie die anderen Partien des Tumors bestrahlt. Da außerdem erfahrungsgemäß durch die Bestrahlung dieser Vaginalflächen leicht Schädigungen der Blase und des Rectums entstehen können, so ist es ganz vorteilhaft, gerade hier die Strahlenintensität etwas abzuschwächen. Wir benutzen auch solche Hülsen bei Fällen von oberflächlich in einer weichen Vaginalwand wachsenden Carcinomen.

Wenn die Scheide oder der Krater eng ist, verwenden wir nur eine Hülse; sind sie dagegen weit, so verwenden wir zwei, in manchen Fällen auch drei Hülsen.

Für die Behandlung eines scheibenförmigen Tumors verwenden wir Kästchen, deren Form und Größe der Ausdehnung des Tumors und der Weite der Scheide entspricht. Wenn das Kästchen durch die Tamponade gegen den Tumor gepreßt wird, soll es die ganze Fläche des Tumors bedecken und gleichzeitig die Scheide seitwärts ausdehnen. Ist die Ausdehnung der Oberfläche des Tumors größer als das größte uns zur Verfügung stehende Kästchen, dann verwenden wir zwei oder mehrere solcher Kästchen. Bei Verwendung von zwei oder mehreren Kästchen werden diese durch kleine Klammern zusammengehalten. Die Klammern besitzen Scharniere, so daß sich die Kästchen recht gut auch einer unregelmäßigen Fläche anpassen können. Die Abb. 80 zeigt die Verbindungsart der Kästchen.

Bei großen Blumenkohltumoren verwenden wir entweder eine Anzahl kleinerer Kästchen, die durch Klammern zusammengehalten und dann schalenförmig geformt

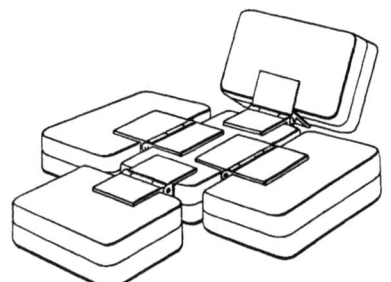

Abb. 80. Kleine, durch Klammern zusammengehaltene Kästchen.

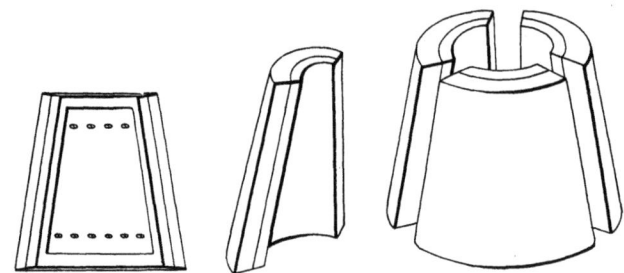

Abb. 81. Apparat zur Bestrahlung eines Blumenkohlcarcinoms.

werden, oder auch drei besonders geformte Kästchen, von denen jedes ein Drittel eines abgestumpften Conus ausmacht, wie die Abb. 81 zeigt.

Das auf die vaginale Fläche des Tumors aufgelegte Radium wird mit Hilfe einer sorgfältigen und besonders festen Tamponade in seiner Lage gehalten. Zur Ausführung dieser Tamponade verwenden wir speziell konstruierte flache Specula verschiedener Breite, welche nach dem Tamponieren leicht herausgezogen werden können, ohne daß die Tamponade aus ihrer Lage gebracht wird. Das eine Speculum preßt den Radiumträger gegen den Tumor in der Richtung auf die Symphyse und Blase zu, das andere Speculum drückt die hintere Vaginalwand nach unten. Die dadurch entstehende Spalte wird sorgfältig mit Gaze ausgefüllt, um das Radium möglichst weit von der empfindlichen Rectalwand zu entfernen.

Der Behandlungsverlauf.

Am Tage vor der Behandlung wird die Patientin abgeführt, und außerdem wird die Scheide gespült. Zur Desinfektion wird die Scheide nach der Spülung mit in Wasserstoffsuperoxyd getränkter Jodoformgaze austamponiert. Diese Tamponade bleibt bis kurz vor der Behandlung liegen.

Unmittelbar vor der Behandlung erhält die Patientin weiter 0,01 Morphium. Eine Narkose der Patientin ist damit in den meisten Fällen überflüssig. In einigen Fällen (bei Virgines oder bei schwer dilatierbarer Cervix) wird es jedoch trotzdem notwendig, einen kurzen Chloräthylrausch zu geben.

Wir untersuchen und behandeln in den meisten Fällen am gleichen Tage. In der Regel wird auch in jedem Falle cystoskopisch untersucht. Nach der Untersuchung wird die Oberfläche des Tumors sorgfältig mit Benzin gereinigt, worauf der Cervicalkanal sondiert und dilatiert und das Radium intrauterin gelegt wird.

Die Probeexcision wird erst nach der intrauterinen Einlage ausgeführt, um damit den Schwierigkeiten, die durch eventuelle Blutungen entstehen können, zu entgehen.

Excochleation, Kauterisation und ähnliche Operationen werden nie vorgenommen.

Bei Pyometra wird einige Tage vor der Behandlung mittels einer Glasröhre drainiert.

Die lokale Radiumbehandlung, kombiniert mit der Röntgenstrahlenbehandlung.

Als das Radiumhemmet im Jahre 1918 seine ersten Röntgenapparate für Tiefenbestrahlung erhielt, haben wir unsere Versuche mit der kombinierten Radium-Röntgenbehandlung aufgenommen. Diese Versuche wurden während der Jahre 1919 bis 1922, hauptsächlich aber während der Jahre 1919 und 1920 auf eine Reihe von 168 beliebig ausgewählten Fällen ausgedehnt. In der bereits erwähnten Veröffentlichung (Heyman) habe ich mitgeteilt, daß wir von diesen Versuchen abgekommen sind, weil unsere Resultate anscheinend nicht besser wurden. Dieser Schluß wurde aus dem vorläufigen Vergleich zwischen den primären Resultaten bei der kombinierten Behandlung und den primären Resultaten bei unserer früheren Behandlungsmethode gezogen. Gegenwärtig sind wir dabei, die Resultate im Hinblick auf die Dauerheilung zu untersuchen. Ich hoffe, bald das Resultat dieser Vergleichsuntersuchungen veröffentlichen zu können.

Seit 1922 bis in die letzte Zeit haben wir die lokale Radiumbehandlung nur in den Fällen mit der Röntgenstrahlenbehandlung kombiniert, wo isolierte Drüsenmetastasen oder große parametrane Infiltrate bereits zu Anfang der Behandlung vorhanden waren. Nach unseren Erfahrungen können wir nämlich nur ganz ausnahmsweise in solchen Fällen auf eine Dauerheilung durch die ausschließliche lokale Radiumbehandlung rechnen.

Bei diesen Versuchen haben wir ein Filter von 0,5 mm Kupfer oder 0,5 mm Zink verwendet. Seit Anfang 1928 sind auch neuere Versuche mit der kombinierten Radium- oder Röntgenstrahlenbehandlung im Gange, wobei wir ein Zinkfilter nach den Angaben von Thoraeus gebrauchen, welches ein Filteräquivalent von 3 mm Kupfer und 1 mm Aluminium besitzt. Über dieses Filter wird demnächst eine Arbeit in den „Acta Radiologica" erscheinen.

Die lokale Radiumbehandlung, kombiniert mit Radiumfernbestrahlung.

Da wir bis jetzt nur über eine relativ beschränkte Menge von Radium, etwas mehr als 2 g, verfügen, ist es uns bis jetzt nur möglich gewesen, die Radiumfernbestrahlung in einer ganz beschränkten Anzahl von gynäkologischen Fällen zu prüfen. Für die Radiumfernbestrahlung haben wir bis jetzt die von Lysholm konstruierte sog. Radiumkanone verwendet.

Die Radiummenge, die uns für die Radiumfernbestrahlung zur Verfügung stand, schwankte zwischen 800 und 1500 mg Radiumelement. Das Radium wurde dabei mit 2 mm Blei und 0,5 mm Kupfer filtriert. Der Fokushautabstand war 5 cm. Das Strahlenbündel wurde so eingestellt, daß von je einem Feld aus je eines der Parametrien getroffen wurde. Je nachdem eines oder beide Parametrien ergriffen waren, wurden ein oder zwei abdominale Felder bestrahlt. Unsere Gesamtdosis überschritt 20 Grammstunden nicht.

Bestrahlt wurde jeweils zwei bis vier Stunden pro Tag. Die Versuche mit der Radiumfernbestrahlung am Radiumhemmet erstrecken sich aber noch über eine viel zu geringe Zahl von Collumcarcinomen. Außerdem ist die Beobachtungszeit noch zu kurz, um ein endgültiges Urteil über den Wert dieser Methode zu fällen. Die sehr schönen Primärresultate jedoch, die wir in einer Reihe von Fällen erzielt haben, lassen uns hoffen, daß sich diese Behandlungsart bei dem Collumcarcinom ebenso bewähren wird, wie bei anderen Arten von Carcinomen, wo jetzt bereits die Radiumfernbehandlung eine große Bedeutung erhalten hat.

Die Wiederholung der Behandlung.

In den meisten Fällen wird nach Abschluß der in unseren Behandlungsplan vorgesehenen drei Radiumbehandlungen keine weitere Behandlung durchgeführt.

Eine Wiederholung der Behandlung in allen den Fällen, in denen keine Heilung erzielt wurde, ist zwecklos und bringt große Gefahren mit sich. Nur in solchen Fällen, bei denen ein kleiner Rest des Tumors noch längere Zeit vorhanden ist, kann eine Wiederholung der Behandlung Wert besitzen. In diesen Fällen haben wir in den letzten Jahren die Spickung mit Radiumnadeln versucht. Je nach der Größe des Tumors haben wir zwei oder mehr Nadeln von 10 mg Radiumelement eingestochen, wobei der Abstand der Nadeln untereinander etwa 1 cm betrug. Die Zeitdauer der Behandlung nach der Spickmethode betrug zwischen drei und vier Stunden, je nach der Lage des Tumors und je nach der Art der bereits vorausgegangenen Behandlungen.

Rezidive und Metastasen nach durch vorausgegangene Bestrahlung erzielter klinischer Heilung werden verschieden behandelt. Bei lokalen Rezidiven führen wir, wenn die Patientin operabel ist, die Totalexstirpation des Uterus aus. Ist die Patientin inoperabel, so versuchen wir die Spickung mit Radiumnadeln. Ebenso wird die Spickung ausgeführt bei isolierten metastatischen Knoten in der Scheide. Hat das Rezidiv die Form eines mehr oder weniger oberflächlichen Infiltrates der Scheidenschleimhaut, so ist die wiederholte lokale Radiumbehandlung vorzuziehen. In solchen Fällen muß aber sehr vorsichtig dosiert werden (500 bis 600 mg-Elementstunden), um Nekrosen zu vermeiden, welche im allgemeinen sehr rasch entstehen können und dann mit großen Schmerzen verbunden sind.

Bis jetzt haben wir Drüsenmetastasen mit Röntgenstrahlen behandelt. Sehr viele Kombinationsmöglichkeiten hinsichtlich der Dosierung, der Filterung, des Fokushautabstandes, der Zahl und der Größe der Felder und des Intervalles zwischen den einzelnen Behandlungen usw. sind dabei geprüft worden. Es scheint aber in solchen Fällen von Drüsenmetastasen, die während oder nach der lokalen Heilung auftreten, mit Röntgenstrahlen unmöglich zu sein, etwas anderes als kurzdauernde, vorübergehende Resultate zu erzielen. Das Gleiche gilt für die Behandlung und für die Prognose in allen Fällen von großen lokalen Rezidiven. Unsere wenigen Versuche, die Rezidive mit Radiumfernbestrahlung zu behandeln, scheinen ebenfalls nur vorübergehende Erfolge zu zeitigen."

Die Resultate der schwedischen Bestrahlungsmethode finden sich in der großen Allgemein-Statistik angegeben.

2. Die Pariser Methoden.

(Regaud-Lacassagne-Goutard. Roussy-Wickham-Laborde.
Gosset-Monod-Wallon. Mallet-Coliez.)

In Frankreich lag die Strahlenbehandlung des Uteruscarcinoms in erster Linie in den Händen von Regaud, Lacassagne und Goutard. Goutard schreibt über die Richtlinien, die unter Regauds Leitung am Pariser Radiuminstitut aufgestellt sind, folgendes:

1. Die Strahlenwirkung ist lokaler Natur, und zwar handelt es sich um eine direkte Wirkung (eine indirekte Wirkung besteht möglicherweise, ist aber nicht einwandfrei nachgewiesen).

2. Die Strahlen vermögen das Verschwinden eines Gewebes (Epidermis, Samenzellenreihe, epidermoides Krebsgewebe) dadurch herbeizuführen, daß sie einzig die Mutterzellen dieser Gewebe zerstören.

3. Es können Unterschiede in der Strahlenempfindlichkeit sogar der Mutterzellen desselben Gewebes bestehen.

4. Die selektive Radiotherapie der Krebse beruht auf der Ausnutzung der Unterschiede der Radiosensibilität, wenn sie zwischen einem Krebsgewebe und den allgemeinen Geweben (Bindegewebe, Blutgefäßen usw.) bestehen, die ihm benachbart sind.

5. Die selektive Wirkung wächst mit dem Durchdringungsvermögen der Strahlung.

6. Durch eine geeignete Verteilung in der Behandlungszeit kann man die Radiosensibilitätsgrenze, welche zwischen dem Krebsgewebe und dem allgemeinen Gewebe besteht, erweitern.

7. Die Fraktionierung der Dosis auf mehrere, voneinander getrennt liegende Behandlungsserien ruft zwei entgegengesetzte Wirkungen hervor: Die Radiosensibilisation der allgemeinen Gewebe einerseits, die Radioimmunisation des Krebsgewebes andererseits.

So entwickelte sich allmählich eine Röntgenbehandlungsmethode der Tiefenkrebse, die sich von den zwei vorerwähnten unterscheidet, und deren wesentliche Merkmale folgende sind: das Anstreben einer möglichst ausgeprägten selektiven Wirkung auf die Krebselemente durch Anwendung einer möglichst penetrierenden Strahlung, und die Steigerung des Unterschiedes der Radiosensibilität durch angepaßte zeitliche Verteilung der Bestrahlungssitzungen.

Diese Methode erhebt keineswegs Anspruch auf allgemeine Anwendung für alle Krebsarten. Regaud hat gezeigt, daß sie erfolgreich bei den Krebsen angewandt wird, die von der Epidermis abstammen, und deren Zellentwicklung in typischer oder nicht typischer Weise zur Verhornung führt (epidermoide Epitheliome).

Nach diesen Grundlinien bestrahlten wir schon im Laufe der Jahre 1919 und 1920 mit einer Gesamtdauer von 10, 15, 20, 25 Tagen, mit effektiven Bestrahlungszeiten von 15 bis 20 Stunden und mehr, wobei wir eine Filterung von anfangs 10, 12 mm Al., dann seit 1921 und 1922 eine solche von 1 mm, 1,5 und 2 mm Zn oder Cu, bei 180—200 KV, Spannung benutzten. Seither hat diese Bestrahlungsweise keine wesentliche Abänderung erfahren.

Die Methode selbst gibt Lacassagne, übertragen von Voltz, folgendermaßen an:

Die Technik der Strahlenbehandlung bei den Collumcarcinomen.
I. Wahl der Behandlungsmethode.

Man kann sagen, daß die Methode, die heutigentags den ersten Rang unter allen Behandlungsmethoden bei den Collumcarcinomen einnimmt, die Strahlenbehandlung ist. Die Erfahrung einer Reihe von Jahren auf diesem Gebiete haben die Überlegenheit der Strahlenbehandlung über die Operation selbst in sehr gut operablen Fällen gezeigt. In einiger Zeit werden die Resultate der letzten Jahre vorliegen, und sie werden, wie wir glauben, den statistischen Beweis für die vorausgegangene Behauptung zur Genüge bieten. Unter diesen Umständen ist es leicht, die therapeutische Indikation zu stellen:

Alle Collumcarcinome, welche unter günstigen Bedingungen bestrahlt werden können, sollen der Strahlenbehandlung zugeführt werden. Dies wird heutigentags am Radiuminstitut durchgeführt.

Für die Chirurgie verbleiben:

a) die adenomatösen Carcinome des Collums;

b) unter den Plattenepithelcarcinomen einige Ausnahmefälle, wie Frauen, bei denen Anzeichen von Adnexerkrankungen vorliegen, oder wo die natürlichen Wege in einem für die Strahlenbehandlung ungeeigneten Zustand sind (z. B. große Enge der Scheide, die eine zweckentsprechende Unterbringung der Radiumträger nicht erlaubt);

c) alle Rezidive nach einem Mißerfolg einer ersten, exakt ausgeführten Strahlenbehandlung. Das ist die hauptsächlichste Indikation für die Radikaloperation. Die Operation kann dann unter gleich guten Bedingungen durchgeführt werden wie bei nichtbestrahlten Frauen.

Die Grundsätze, die die Auswahl der Art der Strahlenbehandlung bedingen, sind einfach und exakt.

a) Die interne Radiumbehandlung soll bei all den Fällen angewendet werden, wo sie sachgemäß durchgeführt werden kann.

b) Die interne Radiumbehandlung genügt bei allen Fällen der Gruppe I, also bei den Fällen, wo das Carcinom vollkommen auf das Collum begrenzt ist, wenn die Behandlung sachgemäß durchgeführt werden konnte.

c) In allen anderen Fällen soll die interne Radiumbehandlung mit der percutanen Strahlenbehandlung, sei es mit Radium, sei es mit Röntgenstrahlen, kombiniert werden.

Die kombinierte Strahlenbehandlung wird also in der überwiegenden Zahl der Fälle notwendig. Eine bestimmte Indikation entweder mit der internen Behandlung oder mit der percutanen Bestrahlung zu beginnen, ist nicht vorhanden. In einfachen Fällen und in Fällen, wo das Carcinom noch nicht sehr weit fortgeschritten ist, beginnt man gewöhnlich mit der internen Curietherapie. In Fällen aber, wo im Scheidengrund breite Ulcerationen vorhanden sind, oder in Fällen von Blumenkohlcarcinomen empfiehlt es sich, die Bestrahlung mit der percutanen Strahlenbehandlung zu beginnen. Die cervicale und vaginale Behandlung kann dann viel sicherer durchgeführt werden. Es kann jedoch auch vorkommen, daß durch die percutane Strahlenbehandlung die Ulcerationen so rasch vernarben, daß nach Beendigung dieser Behandlung der Cervicalkanal sich schwer dilatieren läßt, oder daß er überhaupt undurchgängig ist, daß er also geschrumpft und sklerosiert ist.

II. Die Technik der internen Curietherapie.

Vorbehandlung: Besondere Sorgfalt ist notwendig, um eventuell bestehende Infektionen aufzufinden und eventuell frischen Infektionen vorzubeugen.

Zunächst wird der Patientin Bettruhe verordnet; sie erhält lediglich eine lokale Desinfektion durch vaginale Spülungen. Wenn nach 24 Stunden die Temperatur keine wesentliche Steigerung aufweist, wird als erste Etappe der Behandlung die Dilatation des Cervicalkanals durchgeführt. Ist jedoch, bevor mit der Behandlung angefangen wurde, die Temperatur wesentlich gestiegen, so wird eine bakteriologische Untersuchung der Geschwulstoberfläche ausgeführt und die Behandlung aufgeschoben, bis das Resultat dieser Untersuchung vorliegt, wobei jedoch die lokalen Desinfektionen weiter fortgesetzt werden. Die bakteriologische Untersuchung muß sich bei Untersuchung der Bakterienflora vor allem mit zwei Arten ganz besonders befassen, deren Anwesenheit eine besondere Gefahrenquelle bei der Strahlenbehandlung für die Patientin bilden kann. Die eine Art, das Bacterium perfringens[1]), kommt sehr selten vor. Sein Verschwinden kann vor Beginn der Behandlung durch eine spezifische Serotherapie leicht erreicht werden. Die andere Art, die viel häufiger vorkommt, sind die hämolytischen Streptokokken. Trotz jahrelangen Untersuchungen nach den verschiedensten Richtungen gelang es uns nicht, eine Methode zu finden, um diese Streptokokken zum Verschwinden zu bringen. Auch bei ihrer Anwesenheit muß man ganz besondere Vorsicht bei der Durchführung der Behandlung üben. Es wird immer angebracht sein, die Behandlung sofort zu unterbrechen, wenn ein Temperaturanstieg beobachtet wird.

Bei den fieberfreien Patienten wird an dem der Aufnahme folgenden Tag die Dilatation des Cervicalkanales durchgeführt. Bei Patientinnen, die Fieber haben, wird die Dilatation sobald es möglich ist, durchgeführt. Die Patientin wird rasiert und gewaschen, außerdem erhält sie eine Spülung mit Wasserstoffsuperoxydlösung. Nach Einstellung der Portio wird die Uteruslänge mit einer Sonde gemessen. Dann erfolgt eine langsame und vorsichtige Dilatation mit Hegarschen Dilatatoren unter allen Maßregeln der absoluten Asepsis. Nach der Dilatation bleibt die Patientin im Bett bis zum nächsten Tag. Hier erfolgt die Radiumapplikation, wenn die Dilatation nicht von einem Temperaturanstieg begleitet war, der die Radiumbehandlung verzögern muß.

Ein Abtragen des Carcinoms entweder mit der Curette oder mit dem Elektrokauter oder der Diathermieschlinge wird nie ausgeführt.

Technische Hilfsmittel: Vor der Behandlung wird der notwendige Applikator vorbereitet. Wir wollen einen Applikator beschreiben, wie er gewöhnlich gebraucht wird, d. h. in Fällen, wo die Behandlung in typischer Weise durchgeführt werden kann. Wir verwenden 6 Radiumröhrchen, von denen vier 13,33 mg Radiumelement und zwei nur 6,66 mg Element enthalten. Jedes dieser Röhrchen hat eine Gesamtlänge von 20 mm, wovon die radioaktive Substanz 15 mm beansprucht. Diese 6 Röhrchen werden auf 2 Gruppen verteilt, von denen jede 2 Röhrchen zu 13,33 mg und 1 Röhrchen zu 6,66 mg umfaßt, und von denen die eine Gruppe für die Bestrahlung des Uterus, die andere Gruppe für die Bestrahlung der Scheide bestimmt ist. Die Wandstärke des Filters, das aus Platin mit 10% Iridium besteht, ist 1 mm. Dieses Filter wird für die drei intrauterin gelegten

---

[1] Nach E. Fraenkel identisch mit dem „Bacillus phlegmonis emphysematosae".

Röhrchen verwendet. Ein Filter von 1,5 mm Wandstärke wird für die drei vaginal gelegten Röhrchen gebraucht. Der äußere Durchmesser der Filter ist 3, bzw. 4 mm.

Die Menge an radioaktiver Substanz (13,33 mg und 6,66 mg Radiumelement) wurde deswegen gewählt, um die Umrechnung der Dosen in millicuries d'emanation détruits zu erleichtern, eine am Radiuminstitut allgemein durchgeführte Berechnungsmethode. (Die Umrechnung der in millicuries d'emanation détruits ausgedrückten Dosis in Milligramm-Elementstunden erfolgt durch Multiplikation der Zahl der millicuries détruits mit 133,3.) Die vernichtete Emanation in diesen Röhrchen wird in runden Zahlen ausgedrückt. Sie ist 100

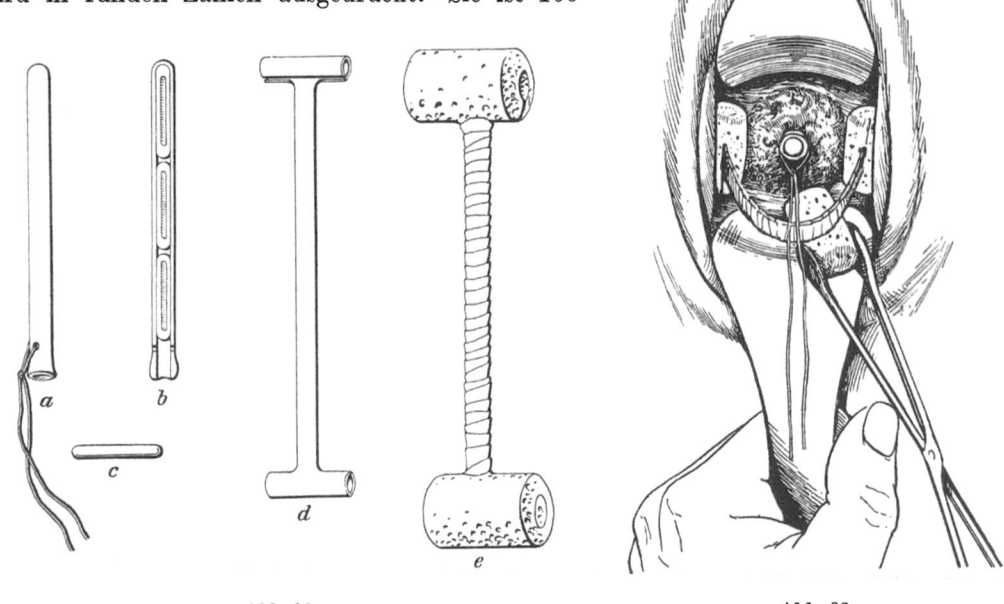

Abb. 82. Abb. 83.
Abb. 82. Träger für vaginale und uterine Radiumeinlagen. a Gummihülle für die Aufnahme der Radiumpräparate. b Verteilung der Präparate in der Gummihülle für eine uterine Radiumeinlage. c Einzelnes Radiumpräparat. d Metallarmatur des Kolpostaten für vaginale Einlagen. e Der Kolpostat für vaginale Einlagen. Anordnung des Radiumpräparates in dem Korkzylinder.
Abb. 83. Vaginale Einlage mittels des Kolpostaten. Zwischen die zwei bereits eingelegten und durch die Feder gehaltenen Korkrollen wird eine dritte Rolle eingeschoben.

mikrocuries détruits pro Stunde (μ cd/h) für die Röhrchen mit 13,33 mg und 50 μ cd/h für die Röhrchen mit 6,66 mg. Unter diesen Umständen ist die Berechnung der Dosis außerordentlich einfach. Ein Röhrchen, das 100 μ cd liefert, gibt 2,4 millicuries détruits (mcd) pro Tag. Jede Serie von 3 Röhrchen, welche 33,33 mg enthalten, ergibt 6 mcd pro Tag und infolgedessen 30 mcd in 5 Tagen.

Der Applikator für uterine Einlagen besteht aus den drei Röhrchen, die dazu bestimmt sind, in die Uterushöhle eingelegt zu werden: aus ihnen wird ein einheitlicher Applikator gebildet. Die Röhrchen stoßen aneinander an und bilden eine Strahlenquelle von 6 cm Länge, d. i. die mittlere Länge der Uterushöhle, die mit der Sonde gemessen wurde. Die Dominiciröhrchen werden dabei in eine dünne Gummihülle eingeschlossen, die an einem Ende verschlossen ist. Die Röhrchen werden eines an das andere in diese Gummihülle eingelegt (Abb. 82 a—c).

Die Primärfilterung ist, wie ich bereits bemerkt habe, 1 mm Platin. Die Sekundärfilterung ist durch die Gummihülle gewährleistet, in dem die Röhrchen eingeschlossen sind, d. h. 1,5 mm Gummi.

Der Applikator für vaginale Einlagen wird so gebildet, daß die zwei Röhrchen von 13,33 mg seitlich im Scheidengrund zu liegen kommen und die Portio umschließen, wobei sie soweit als möglich auseinandergehalten werden. Man erreicht diesen Zweck am besten mit einem sehr einfachen Apparat, dem sog. Kolpostaten. Dieser besteht aus einer elastischen Feder von etwa 10—15 cm Länge, die an jedem ihrer Enden einen Korkzylinder trägt, in dessen Achse das Radiumröhrchen eingebracht werden kann (s. Abb. 82 d—e).

Die Primärfilterung der Radiumröhrchen ist hier 1,5 mm Platin, die Sekundärfilterung besteht in dem Korkzylinder, dessen Wände 0,5 cm Dicke aufweisen.

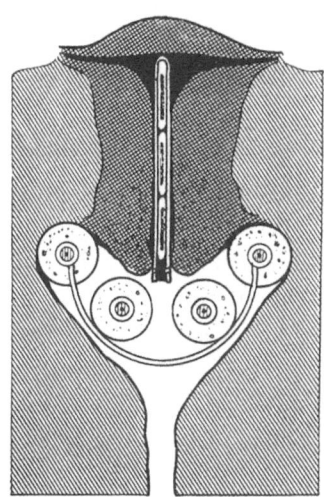

Abb. 84. Schematische Darstellung einer uterinen und vaginalen Einlage. Bei der Einlage in die Scheide sind hier zwischen die beiden Korkrollen des Kolpostaten noch zwei weitere Korkrollen geschoben.

Die Korkzylinder sind an den Außenseiten mit einer dünnen Schicht von Kollodium überzogen, um sie für die Scheidensekrete undurchlässig zu machen. Die elastische Feder selbst ist mit Kautschuk überzogen. Das dritte Röhrchen, ebenfalls in einem Korkzylinder eingeschlossen, ist dazu bestimmt, zwischen die beiden anderen Röhrchen parallel zu ihnen gelegt zu werden. Es kommt in den Raum zwischen die elastische Feder zu liegen (Abb. 83).

Technik des Einlegens: Die Einlage (ebenso wie die Dilatation) wird ausgeführt ohne die Patientin zu narkotisieren. Nach Katheterisierung, Reinigung der Vulva, vaginaler Spülung wird die Patientin in Untersuchungslage gebracht, das Speculum wird eingeführt und eine nochmalige Dilatation ausgeführt, die leichter auszuführen ist als die vorausgegangene. Sie wird ebenso sanft und schrittweise durchgeführt, jedoch bis zu einer größeren Stärke des Dilatators (Dilatator 18 oder 19 der Serie 12 bis 24). Während dieser Zeit werden die Radiumapplikatoren durch Auskochen sterilisiert.

Nach erfolgter Dilatation wird der zunächst uterine Applikator eingeführt, der die ganze Länge der Uterushöhle ausfüllen muß. Die Sicherungsfäden läßt man aus der Scheide heraushängen. Sodann wird der Kolpostat eingelegt und zwar so, daß je ein Radiumröhrchen in jedes der seitlichen Scheidengewölbe zu liegen kommt, wobei die Achse der Röhrchen anteriore posteriore Richtung haben muß. Diese Lage bietet den Vorteil, daß die größte Intensität der Strahlung in transversaler Richtung geht, d. h. also gegen die cervicalen, vaginalen und parametranen Regionen, wodurch soweit als möglich Schädigungen der Blase und des Rectums vermieden werden. Das dritte und evtl. vierte Röhrchen wird dann zwischen die beiden anderen gelegt. Es sitzt also in der Mitte der Scheide direkt gegenüber der Portio (Abb. 84).

Dieser Applikator wird dann gegen jede Verrückungsmöglichkeit noch durch eine vaginale Gazetamponade gesichert. Die Kranke wird daraufhin zu Bett gebracht, das sie während der Dauer der Behandlung, mit Ausnahme des Wechsels der Einlage, während der Einlage nicht verlassen darf.

Maßnahmen während und nach der Behandlung: Die Durchschnittsdosis, die zur Anwendung kommt, ist 60 millicuries détruits (davon sind 30 für den Uterus und 30 für die Vagina bestimmt). Die Strahlungsintensität ist 12 millicuries détruits pro Tag (sechs für den uterinen Applikator und sechs für den vaginalen Applikator). Damit ist die Durchschnittsdauer für die Behandlung fünf Tage. Während dieser Zeit erfolgt jeden Morgen ein Wechsel der Radiumträger, die Applikatoren werden herausgenommen und desinfiziert, wobei gleichzeitig eine vaginale Spülung vorgenommen wird.

Nach Beendigung der Behandlung wird nicht weiter tamponiert. Man beschränkt sich darauf, zweimal täglich Spülungen anzuordnen. Wenn die ganze Behandlung normal verlaufen ist, und wenn die interne Curietherapie nicht mit einer percutanen Strahlenbehandlung kombiniert wird, kann die Kranke die Klinik nach 24 oder 48 Stunden verlassen. Infektiöse Komplikationen oder Blutungen gehören nach der vollständigen Behandlung zu den Seltenheiten. Eine durch das Radium mitunter entstehende Entzündung des Scheidengrundes ist nicht schmerzhaft und verläuft, ohne daß die Patientin etwas davon wahrnimmt. Die einzige Unannehmlichkeit, die manchmal beobachtet wird, sind leichte Darmstörungen, die aber vorübergehend und ohne ernste Folgen sind.

Ausnahmefälle: Die in den vorausgegangenen Abschnitten beschriebene typische Behandlung kann nicht immer in allen Fällen durchgeführt werden. Es wird häufig notwendig, die Art der Behandlung dem einzelnen Fall anzupassen.

Um das Prinzip durchzuführen, den Uterus in seiner ganzen Länge zu bestrahlen, wird es öfters notwendig die Zahl der Radiumröhrchen, die den uterinen Applikator bilden, zu verändern, je nach dem Ergebnis der Sondenmessung. Für den Fall, daß der Uterus länger als 6 cm ist, wird zwischen die drei Röhrchen, die den uterinen Applikator bilden, etwas Watte geschoben, um einen Zwischenraum zwischen den Röhrchen zu erhalten. Ist die Uteruslänge 8 cm, so gebraucht man vier Radiumröhrchen (3 von 50 und 1 von 100 μ cd). Unter diesen Umständen kann die Durchschnittsdosis etwas überschritten werden und ohne Bedenken auf 35 millicuries détruits für die vier uterin gelegten Röhrchen gesteigert werden.

Wenn im Gegenteil die Uteruslänge weniger als 6 cm ist, muß man sich unter Umständen mit dem Einlegen von zwei Röhrchen zu 100 μ cd begnügen. Die Durchschnittsdosis wird damit auf etwa 25 millicuries détruits reduziert. Die Zahl der vaginal gelegten Röhrchen unterliegt den gleichen Schwankungen. In manchen Fällen ist die Scheide sehr dehnbar, was erlaubt, daß man zwischen die zwei Röhrchen des Kolpostaten zwei oder sogar drei Zusatzröhrchen legt. Jedoch wird man in solchen Fällen an Stelle der Röhrchen mit 100 μ cd Röhrchen von 50 μ cd verwenden (Abb. 84). Eine Erhöhung der Gesamtdosis scheint berechtigt. Für den Fall, daß die Scheide eng ist, wird der Kolpostat allein verwendet, in manchen Fällen ist es auch möglich, nur einen Kork mit einem Röhrchen einzulegen. In solchen Fällen, wo also die Gesamtdosis stark reduziert ist, ist eine percutane Strahlenbehandlung unter allen Umständen nach der uterinen und vaginalen Behandlung indiziert, selbst in Fällen, wo die Erkrankung auf das Collum begrenzt ist.

In Fällen von Undurchgängigkeit des Cervicalkanals infolger carcinomatöser Wucherungen oder infolge blutender Ulcerationen ist es nicht immer leicht, mit der Sonde durchzukommen oder zu vermeiden, daß die Sonde im Tumor einen falschen Weg nimmt. Es ist sehr wichtig, alles zu vermeiden, was unter Umständen eine Infektion begünstigen kann.

In solchen Fällen ist es zu empfehlen, zunächst mit der percutanen Strahlenbehandlung zu beginnen, wenn diese vorgesehen ist. Ist das nicht der Fall, so wird man zunächst sich darauf beschränken, den vaginalen Applikator zu legen. Nur in Ausnahmefällen kommt es vor, daß kurze Zeit nach der Strahlenbehandlung der Cervicalkanal nicht auffindbar und nicht durchgängig ist. Man kann dann ohne Gefahr eine uterine Behandlung durchführen, die zeitig getrennt von der vaginalen Behandlung ist. In Fällen von vollkommener Undurchgängigkeit des Cervicalkanals muß man sich auf die percutane Strahlenbehandlung allein beschränken.

Bei ausgedehnter Ausbreitung des Carcinoms auf die Scheide, speziell wenn die carcinomatöse Infiltration über das obere Drittel der Scheide bereits hinausgegangen ist, ist es nicht mehr möglich, mittels des Kolpostaten eine so ausgedehnte Geschwulstmasse gleichmäßig zu durchstrahlen. Wenn die Scheide dehnbar ist, macht man mittels einer Wachsmasse einen Abguß der Scheide, um eine Form herzustellen für einen Applikator, mit dem die oberflächlich gelegenen Carcinome behandelt werden können. Man verwendet hierzu Columbiapaste, eine Zusammensetzung von Paraffin, Bienenwachs und Sägemehl. Diese Form wird dann der Länge nach durchschnitten, und man verteilt im Innern dieser Form gleichmäßig die für eine homogene Durchstrahlung notwendige Anzahl der Radiumröhrchen. Die zwei Hälften der Form werden dann wieder vereinigt, und der Applikator wird in die Scheide eingeführt und mittels einer T-Binde während der notwendigen Zeit festgehalten. In Fällen von Atresie der Scheide kann man den Vaginalkanal mittels eines Applikators bestrahlen, der aus einer Kette von Röhrchen zusammengesetzt ist, ähnlich dem, den man für die Bestrahlung der Uterushöhle verwendet. Der Erfolg ist dabei jedoch nur mittelmäßig. In solchen Fällen ist die einzige Möglichkeit, einen Erfolg zu erzielen, eine percutane Bestrahlung von der Vulva aus.

Technik der percutanen Curietherapie.

Technische Hilfsmittel: Der für die percutane Radiumbestrahlung verwendete Apparat besteht aus einer beweglichen Brücke, die über das Bett der Patientin gebracht werden kann. An dieser Brücke sitzt eine Bleikammer, in welcher 4 g Radium eingeschlossen sind. Die Wände dieser Bleikammer haben eine Stärke von 6 cm. Die Menge der γ-Strahlen, welche diese Schutzwände durchdringt, ist zu gering, um das Blutbild derjenigen Person zu verändern, welche etwa mehrere Stunden in der Nähe sich aufhält. Der Apparat ist außerdem in einem speziellen Raum untergebracht, in welchem die für die Bedienung der Patientin bestimmte Person nur während der Einstellung an der Patientin sich aufhält. Die Bleikammer ist nach allen Seiten leicht beweglich wie eine Röntgenröhre. Die Blende, aus der die Strahlen austreten können, entspricht einem rechteckigen Feld von 150 qcm, die Entfernung des Radiums von der Haut beträgt 10 cm im Minimum. Die Filtrierung der Strahlen entspricht einer Filterstärke von 1 mm Platin (Abb. 85, 86).

Technik der Behandlung: Zunächst werden die Felder bestimmt, die bestrahlt werden sollen. Ihre Zahl und Lage um das Becken herum hängt von der Konstitution der Kranken und von der Ausbreitung des Carcinoms ab. Die Felder, welche sich nicht überlagern dürfen, werden auf die Haut mit einem Hautstift aufgezeichnet. Bei einer Frau mittlerer Dicke, bei welcher beide Parametrien ergriffen sind, und bei der also die Notwendigkeit einer vollständigen Behandlung vorliegt, werden im allgemeinen 8 Felder appliziert, 2 Bauchfelder, 2 Seitenfelder, 2 Dorsalfelder und 2 Glutealfelder. In Fällen, wo das Carcinom auf die Scheide übergegriffen hat, wird noch ein Perinealfeld hinzugegeben. Es kommt vor, daß bei Frauen der Gruppe II, bei denen also das Carcinom nur ein Parametrium ergriffen

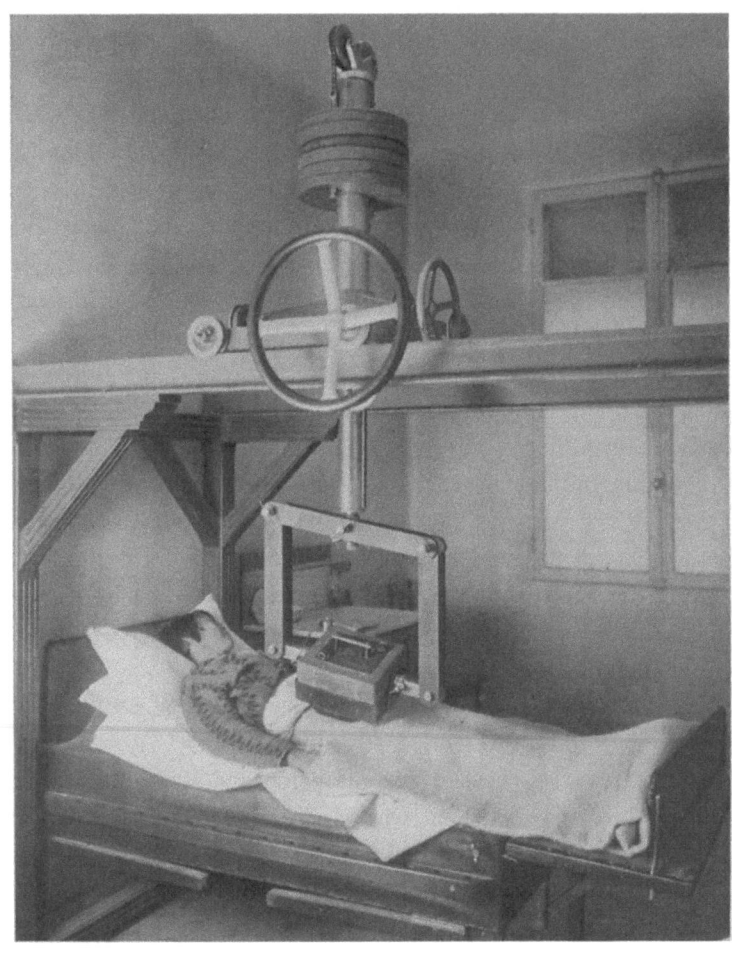

Abb. 85. Apparat zur Ausführung der percutanen Radiumbestrahlung. Man sieht sehr schön die nach allen Seiten leicht bewegliche Bleikammer, in der das Radium eingeschlossen ist. Die Photographie zu der Abb. 85 wurde von dem Laboratoire Pasteur de L'Institut du Radium Paris freundlichst zur Verfügung gestellt.

Diese hier abgebildete Radiumkanone soll auch in Frankreich überholt sein. In Deutschland hat Voltz eine Radiumkanone durch die allgemeine Radium-Chemie-Gesellschaft Berlin N. W. 7, Dorotheenstr. 36 herstellen lassen, die wir in nachfolgender Abbildung wiedergeben.

hat, nur eine Beckenhälfte bestrahlt wird, und zwar mit vier oder fünf Feldern. Die Strahlenmenge, die heute auf jedes Feld gegeben wird, liegt etwas unterhalb der „dose épidérmicide". Sie ruft gewöhnlich eine trockene Abschuppung der Haut hervor und hinterläßt eine deutliche Pigmentation. Diese Dosis entspricht einer Bestrahlung von 4 g Radium in einem Abstand von 10 cm, filtriert durch 1 mm Platin während der Dauer von 10 Stunden oder 300 millicuries détruits (40 Grammstunden), d. h. also 2 millicuries détruits für jeden Quadratzentimeter der bestrahlten Oberfläche. Man sieht daraus, daß die Gesamtdosis, die einer Patientin appliziert wird, bei acht Feldern 2400 millicuries détruits entspricht (320 Grammstunden), und daß dazu 80 Stunden Bestrahlungszeit notwendig sind. Die Patientin wird jeden Tag bestrahlt; die Bestrahlung erfolgt auf einem bequemen Bestrahlungsbett, das unter den Apparat mit der Bleikammer geschoben wird, wie die Abb. 85 zeigt. Die Patientin wird auf den Rücken gelegt bei Bestrahlung der Bauch- und Seitenfelder, auf den Bauch oder auf die Seite für die Bestrahlung der rückwärtigen Felder. Jeden Tag wird ein anderes Feld bestrahlt und die acht Felder werden der Reihenfolge nach bestrahlt. Die tägliche Behandlung dauert drei Stunden. Nach den ersten acht Tagen wiederholt man eine neue Serie von drei Stunden

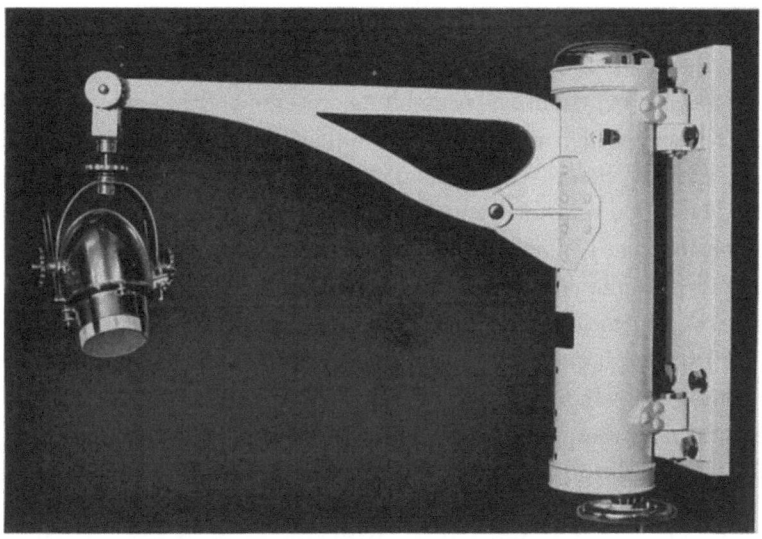

Abb. 86. Radiumfernbestrahlungsgerät nach Professor Dr. Voltz im Gebrauch des Strahleninstitutes der Universitätsfrauenklinik München.

An einem nach allen Seiten drehbaren Arm, der auch hoch und tief verstellbar ist, befindet sich wiederum nach allen Seiten drehbar in einem Gelenk der Bleibehälter, in dem die Radiummengen eingelagert sind. An dem Bleibehälter sind auswechselbar verschieden große Tubusse für verschiedenen Abstand und verschiedene Feldgröße anschließbar.

pro Tag und Feld und endlich wird eine dritte Serie gegeben mit vier Stunden Bestrahlungszeit pro Tag und Feld. Die Gesamtdauer der Bestrahlung ist infolgedessen für die acht Felder 25 Tage.

Die Patientin bleibt während dieser ganzen Behandlungszeit in der Klinik. Die ersten Behandlungen rufen in einigen Fällen die Erscheinungen des Radiumkaters hervor (Kopfschmerz, Schwindel, Übelkeit, Erbrechen, Durchfall). Diese Erscheinungen können es unter Umständen notwendig machen, die Zeitdauer der täglichen Bestrahlung bei den ersten Sitzungen zu verkürzen. Bald aber gewöhnt sich die Patientin, und die tägliche Behandlung, verteilt auf ein oder zwei Sitzungen, wird in den meisten Fällen gut überstanden. Diese Bestrahlungen verursachen trotz ihrer Intensität nur eine sehr geringe Veränderung des Blutbildes.

Technik der Röntgenstrahlenbehandlung. Die Grundsätze, die bei der Durchführung der Technik der percutanen Curietherapie am Institut du Radium angewendet werden, kommen auch bei der Durchführung der Röntgenstrahlenbehandlung zur Anwendung. Die Bestrahlung wird mit einer möglichst durchdringungsfähigen Strahlung ausgeführt: Spannung 180—200 KV, Filter 1—2 mm Zink oder Kupfer, Intensität 4—5 Milliampère, großer Fokushautabstand von 60—80 cm.

Die Felder sind im allgemeinen Großfelder, 230—400 qcm. Sie sind, was Zahl und Lage anbelangt, fast gleich denen, die wir bei der Besprechung der percutanen Curietherapie beschrieben haben. In den meisten Fällen werden die Bestrahlungen zweimal täglich durchgeführt. Jede dauert wenigstens eine Stunde, und zwar wird dabei immer ein anderes Feld bestrahlt. Sie werden wiederholt auf jedes Feld, bis eine Dosis erreicht ist, die etwas unterhalb der „dose épidérmicide" liegt. Um diese Dosis zu erreichen, sind etwa fünf bis acht Stunden Bestrahlung notwendig. Die Dauer einer solchen Behandlung umfaßt einen Zeitraum von 15—25 Tagen.

Wie bereits in den vorausgegangenen Abschnitten dargelegt wurde, werden die meisten Patienten, die sich einer Röntgenbestrahlung unterziehen müssen, in der Fondation Curie behandelt, d. h. sie werden ambulant bestrahlt. Sie haben die Verpflichtung, jeden Tag zu kommen. Trotz dieser ungünstigen Arbeitsbedingungen überstehen die Patienten diese länger dauernden und anstrengenden Behandlungen gut, ohne daß sich irgendwelche unangenehmen Folgen bei ihnen zeigen, auch Veränderungen des Blutbildes werden kaum beobachtet. Die Kombination der Röntgenstrahlenbehandlung mit der internen Curietherapie ist, was ich nochmals bemerken möchte, die Regel, während die Fälle, wo keine Röntgenstrahlenbehandlung angewandt werden kann, nur selten sind. Bei den ambulant mit Röntgenstrahlen behandelten Patienten wird die Curietherapie stets nach Beendigung der Röntgenstrahlenbehandlung durchgeführt."

Zu diesen Ausführungen Lacassagnes gibt Vignes und Béclère in einem Referat über den heutigen Stand der gynäkologischen Strahlentherapie in Frankreich nachfolgenden Bericht über die Resultate dieser Behandlung am Radiuminstitut der Universität Paris. „Die Behandlungserfolge verbessern sich von Jahr zu Jahr im Radiuminstitut der Universität Paris. Eine Zahl genügt schon, um zu zeigen, wie bemerkenswert die Ergebnisse sind: Von allen 1925 behandelten Collumkrebsen sind zur Zeit, d. h. 4 Jahre nach der Behandlung, 45% der Patientinnen noch am Leben. Sie wurden bei gründlicher klinischer Untersuchung rezidivfrei gefunden."

1. Ergebnisse nach 5 Jahren. Wir geben nun die Gesamtresultate an den 1919 bis 1923 behandelten Patienten an, d. h. zu einer Zeit, als die Einzelbehandlung der Parametrien noch nicht durchgeführt war.

Zusammenfassung.

1919	10%	Dauerheilung
1920	17%	,,
1921	25%	,,
1922	26%	,,
1923	30%	,,

Die Zahlen stellen den Prozentsatz der 5 Jahre nach Abschluß der Behandlung andauernden Heilungen dar.

Verschollene oder an vorübergehenden Erkrankungen verstorbene Patienten sind als Mißerfolg der Behandlung gezählt. Als geheilt gelten nur die, die noch am Leben sind und bei gründlicher Untersuchung als klinisch rezidiv-verdachtfrei befunden wurden.

2. Seit 1923 erzielte Erfolge. Erst seit 1923 ist die angewandte Behandlung eine vollständige, da sie eine Sonderbehandlung der Parametrien mit umfaßt. Die jetzigen Prozentzahlen der Heilungen ab den von 1923—1925 behandelten Patienten sind folgend angegeben.

Zusammenfassung.

1923 . . . . 30% Dauerheilung
1924 . . . . 37%   „
1925 . . . . 45%   „

Gewiß können die 1925 behandelten Patienten erst auf eine vierjährige Heilung zurückblicken; bekanntlich ist aber der Prozentsatz vom 4. zum 5. Jahre kaum verschieden. Die Gesamtzahl mit 45% Heilung nach dem 4. Jahre ist sehr beachtenswert.

Zum Schluß kommt, nach Gruppen eingeteilt, die Angabe der Erfolge nach 3 Jahren an den 1925 behandelten und 1928 nachuntersuchten Kranken.

Zusammenstellung.

Gruppe	Behandelte Kranke	Noch am Leben	Heilungsziffer
1	9	7	78 %
2	20	9	45 %
3	30	25	50 %
4	15	1	6,6 = 7% (von V. u. B. mit 6% angegeben)

Des weiteren weisen die Autoren nochmals auf einige wichtige Tatsachen dieser „Pariser Methode" hin.

Die Art der Behandlung.

Es ist von Interesse, zu vermerken, daß diese den Hauptfaktor darstellt. Werden nämlich nur die Fälle berücksichtigt, in denen die Behandlung völlig durchgeführt wurde mit den beiden abgesonderten Techniken, einmal für das Collum, andererseits für die Parametrien, so leuchtet sofort ein, daß die Erfolge sich im wesentlichen gleichartig gestalten, welches auch die Ausdehnung der Erkrankung ist.

So kommt man bei den 1925 Behandelten 3 Jahre nach der Behandlung unter alleiniger Berücksichtigung der richtigen und vollständigen Behandlung zu folgenden Zeiterfolgen:

Gruppe 1 . . . . 77%
Gruppe 2 . . . . 72%
Gruppe 3 . . . . 60%

In vielen Fällen, beinahe der Hälfte, läßt sich eine völlige und regelrechte Behandlung nicht durchführen.

1. Die im Zusammenhang mit dem lokalen Befund stehenden Allgemeinerkrankungen zwingen häufig infolge Zufälligkeiten oder Komplikationen zur Unterbrechung oder Verkürzung der Behandlung.

2. Die örtlichen Verhältnisse sind oft ungünstig. Die Atresie der Scheide ist in vielen Fällen ein Hindernis für das Einbringen des Kolpostaten, der Halskanal ist nicht durchgängig, so daß das Einlegen der intrauterinen Röhren sich verzögert.

Ausdehnung der Schädigungen.

Eine regelrechte und völlige Behandlung läßt sich in den Anfangsstadien leicht durchführen. In vorgerückteren Fällen treten komplizierte Verseuchung und lokale Schwierigkeiten häufiger auf und gestatten öfter nur unvollständige und unrichtige Behandlung.

Histologische Abarten.

Es besteht Gewißheit darüber, daß nicht alle Adenocarcinome des Collum gleichartig sind und auf eine Behandlung verschieden ansprechen. So sind unter den seit 7 oder 8 Jahren geheilten Kranken Patienten zu finden, die mit sehr geringen Dosen geheilt wurden. Ein genaues Kennzeichen dieser histologischen Abweichungen läßt sich bis heute noch nicht ermitteln. Collumadenocarcinome sind ihrerseits sehr wenig strahlenempfindlich. Wir werden unten sehen, daß sie den Korpuscarcinomen gleichwertig sind.

Vergesellschaftete Infektionen.

Wir haben gesehen, daß Infektionen insofern eine große Rolle spielen, daß sie eine richtige Behandlung behindern. Dies ist augenblicklich der Hauptfaktor, an dem an einer größeren Anzahl die Behandlung scheiterte.

Vergleichende Gegenüberstellung der Röntgentherapie und der Telecurietherapie bei der Behandlung der Parametrien.

Es war von Interesse, die Erfolge der Telecurietherapie bei einem Herd von 4 g Radium zu untersuchen. Regaud konnte dem Stockholmer II. Internationalen Radiologenkongreß mitteilen, daß die mit diesem Verfahren erzielten Erfolge sich nicht günstiger gestalten als die der Röntgentherapie. Es liegt also praktisch kein Interesse an der Anwendung dieser Technik, die weit kostspieliger ist als die gewöhnliche Röntgentherapie.

Ergebnis.

Die systematische Behandlung der Parametrien und die Ausbreitung derselben sind als zwei große Fortschritte zu verzeichnen, die es dem Radiuminstitut der Universität Paris ermöglicht haben, seine statistischen Ergebnisse zu verbessern, da doch die jüngsten Gesamtverhältnisse bezüglich der erzielten Erfolge bei sämtlichen Gruppen zusammengerechnet nach mehr als 5 Jahren 37% und bei den 1929 behandelten Patienten 45% betragen.

Aus anderen Pariser Instituten geben Vignes und Béclère folgende Mitteilungen über die dort geübten Methoden und ihre Erfolge:

Krebsinstitut bei der medizinischen Fakultät Paris. Dieses neugegründete Institut wird von Roussy, Professor für pathologische Anatomie, geleitet. Es umfaßt eine Abteilung für Krebsbekämpfung in dem Pariser Weichbild, die seit 1921 unter Roussy und S. Laborde und Y. L. Wickham in Betrieb ist. Im großen und ganzen ist die von diesen Autoren angewandte Technik der von Regaud sehr ähnlich.

Technik.

Bestrahlung der Parametrien und Röntgentiefentherapie. 4 Einfallsfelder. Gesamtdosis 16000—20000 R wird in 15—20 Tagen verabreicht mit je 1000 R täglich. 40 cm Funkenstrecke, Filter 1 mm Kupfer + 2 mm Aluminium.

Zu gleicher Zeit wird die Bekämpfung der Colluminfektion mit täglicher örtlicher Anwendung von Impfung und Immunisierung vorgenommen. Uterovaginale Bestrahlung mit Curietherapie.

Unter Verwendung von intrauterinen Sonden von 40 mg Radiumelement und von vaginalen Herden mit 20 mg Radiumelement wird 5 Tage bestrahlt, wobei 45—50 Millicuries zerfallenes Radium angewandt wird.

Erfolge.

Von 1921—1924 hält bei 93 Patienten nach mehr als 5 Jahren bei 18 Kranken die Heilung an, also bei 19%.

Von 1924—1926 dauert von 80 Patienten nach mehr als 3 Jahren bei 19 die Heilung an, also bei 24%.

Gruppenweise Ergebnisse.

1921—1926	Gruppe 1		Gruppe 2		Gruppe 3		Gruppe 4	
Patienten	beh.	geh.	beh.	geh.	beh.	geh.	beh.	geh.
173	5	4	24	13	94	20	50	0
Heilungen nach 3 Jahren	80%		54%		21%		0%	

Daraus ergibt sich, daß die erzielten Erfolge auch sehr günstig sind, und daß der Prozentsatz der Heilungen bei den Gruppen 1 und 2 sehr hoch ist.

Krebsbekämpfungsanstalt des Salpetriere-Krankenhauses.

Die 1922 begründete Abteilung wird von Gosset, Professor der klinischen Chirurgie, unter Mitwirkung von Monod und Wallon geleitet. Gosset ließ sich zunächst von dem Gedanken leiten, alle eigenen Collumkrebsfälle mit Radium vorzubestrahlen und dann in den operablen Fällen eine erweiterte Wertheimoperation anzuschließen.

Technik.

Curietherapie, die nach Regaud vorgenommen wird. Verwendung von 60 Millicurie innerhalb von 6 Tagen. Gewöhnlich wird nur das Collum mit Strahlen behandelt. Die Parametrien werden nur dann röntgentherapeutisch angegangen, wenn sie sehr stark in Mitleidenschaft gezogen sind.

Operativer Eingriff.

4—6 Wochen nach der Radiumeinlage wird die Wertheimsche Operation vorgenommen.

Erfolge.

Radium und Operation 75 Fälle
Mortalität 4 Fälle = 5%
4jährige Heilung 4 Fälle = 44%.
Gesamtresultate: Anscheinende Heilung nach 5 Jahren 33%.

„Es ist also ersichtlich, daß die sekundäre Hysterektomie, die übrigens nur in günstigen Fällen durchgeführt werden kann, die statistischen Ergebnisse nicht verbessert."

Zusammenfassend wäre also über die Bestrahlung des Collumkrebses in Frankreich zu sagen:

Es bestehen seit 1922 noch 19 andere Institute, die auf ganz Frankreich verteilt sind. Von diesen befinden sich 7 noch im Weichbild von Paris und 12 im übrigen Land.

Die meisten Chirurgen nehmen in den Anfangsstadien, d. h. in operablen Fällen, die Wertheimsche Operation vor. Sie beschränken aber immer mehr die Anzeige zur Operation auf sehr seltene und ganz bewegliche Fälle. Die strahlentherapeutische Behandlung der Collumkrebse verbessert sich mit jedem Jahr. Der großen Zahl amtlicher Krebsbekämpfungsanstalten ist es zu verdanken, daß der Collumkrebs immer mehr mit Strahlen behandelt wird, entsprechend den Forderungen von Regaud. Das Radiuminstitut Paris steht bezüglich der Heilerfolge mit an erster Stelle in der ganzen Welt mit den operativen Erfolgen auffallend überlegenen Resultaten.

Mallet und Coliez am Tenon-Hospital in Paris haben eine auch für das Uteruscarcinom anwendbare Methode der Curie-Tiefentherapie angegeben, die auch mit relativ geringen Mengen von Radium durchführbar sein soll und eine Fern-Curie-Therapie darstellt. Ursprünglich nur für das Hautcarcinom, das Zungencarcinom und das Mammacarcinom im Gebrauch, glauben die beiden Autoren auch das Uteruscarcinom in seinem weiteren Ausbreitungsgebiet im kleinen Becken leichter angreifen zu können, wie das durch die bisherigen intrauterinen und vaginalen Methoden mit ihrer geringen Reichweite möglich war. Die Menge des dazu nötigen Radiums wird mit 80—160 besser aber mit 250—600 mg Radiumelement angegeben. Es wurden zwei Bestrahlungsapparate verwendet. Erstens solche ohne Bleischutzhaube, die aus 4 cm Entfernung ihre Gammastrahlung in die Tiefe schicken und solche mit Bleischutzhauben mit 12 cm Fokushautabstand. Die prozentuale Tiefendosis wird für Röhrchen, die auf drei getrennten Trägern aber ohne Schutzhaube angeordnet sind, mit 20% der Oberflächendosis in 10 cm Tiefe angegeben, während bei den Radiumstrahlen mit Bleischutz und aus 12 cm Entfernung eine Tiefendosis von 60% resultiert. Die Bestrahlungsdauer wird auf 12—15 Tage manchmal sogar bis zu 25 Tagen und länger ausgedehnt. Verabfolgt wird pro Feld etwa 60% der Radiodermatitis-Einheit, die mit 32 D (Dominici) angegeben wird und bei uns dem Erythem 2. Grades entspricht, oder mit 100—110% der HED, die 17 D beträgt.

Die Einheit „D" entspricht einer Gammaenergie, die von einem Radiumröhrchen von 2 cm Länge, das 10 mg Radiumelement enthält, bei einer Filterung mit 1 mm Platin ausgeht, wenn es in einer Entfernung von 2 cm von der Radium-Ionisationskammer 10 Stunden verbleibt. Das sind 100 mgh in 2 cm Entfernung. Diese Radium-Ionisationskammer wird von den Autoren in der Originalarbeit ausführlich beschrieben und ist dort nachzulesen.

Rechnet man das nach den Angaben Lahms: 450 mgh = 1 HED um, so sind für 1 HED aus 2 cm Entfernung 1800 mgh nötig. Wenn dann 100 mgh aus 2 cm = 1 D, dann sind 17 D = 1 HED = 1700 mgh. Allerdings stimmt diese Umrechnung nur annähernd, da Lahm nur mit Messing filtert.

Leider sind über die Erfolge dieser Methode bei Uteruscarcinom in der uns zugänglichen Literatur keine Statistiken veröffentlicht, und man muß, so einleuchtend auch die Ausführungen der beiden Autoren aus der Originalarbeit klingen, ebenso vorsichtig sein bei der Anerkennung und der praktischen Verwertbarkeit dieser Methode, die weder in Deutschland, noch in anderen Ländern unseres Wissens nach einer Nachprüfung unterzogen wurde bzw. eine Nachahmung gefunden hat.

3. Die amerikanischen Methoden.
(Lenz-New-York, Schmitz-Chicago, Pfahler-Widmann-Philadelphia).

Von den amerikanischen Autoren werden zum Teil französische, zum Teil auch die Methoden angewendet, die in Deutschland Brauch sind. So gibt z. B. Lenz, New-York-City folgendes an:

Röntgen: Kleine Dosen stark gefiltert, 2 mm Zn + 3 mm Al + 3 cm Holz 200 KV 4 mA 50 cm F.H. 6 oder mehr Felder 10 × 15. Jedes Feld erhält 2—3 H (Holzknechteinheiten pro Stunde [12 H = 1 HED]). Im ganzen 100—200 H = 2800 Solomon-R = 1300 deutsche R. Falls noch Radium gegeben werden soll, werden nur 70—80 H Röntgen verabfolgt. Dauer der Röntgenbestrahlung täglich eine Stunde. 10—25 Tage lang = 25—55 Stunden effektiver Bestrahlung.

Radium: 33,3 mg Radiumelement intrauterin 5 Tage = 4000 mgh. 1mal am Tage wird das Filter mit dem Radium herausgenommen, desinfiziert und sofort wieder eingelegt. Die Radiumkapseln haben eine Größe von 20 × 22 mm und sind mit 1 mm Pt gefiltert.

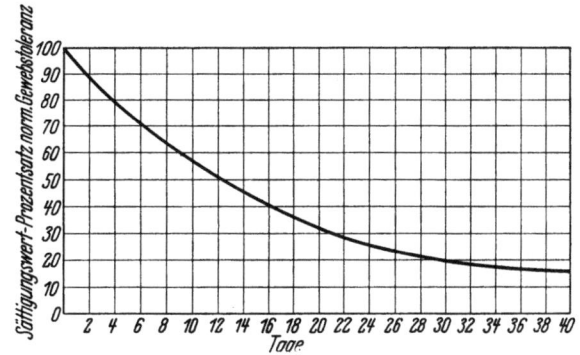

Abb. 87. Sättigungskurve nach Pfahler: — 200 kV. — 0,5 mm Cu + 2 mm Al = 0,165 ÅE mittlerer Wellenlänge.

Vaginal werden 26,26 mg Radiumelement gelegt, 5 Tage = 3168 mgh. Die Gesamtdosis für Radium beträgt 7200 mgh.

Schmitz-Chicago verfährt folgendermaßen: Röntgen: 200 KV 4 mA 50 cm F.H. 1 mm Cu + 1 mm Al. Feldgröße 15 × 20 cm. Die prozentuale Tiefendosis beträgt in 10 cm 42%. Die HED wird mit 230 e bzw. 1000 R angegeben. Maximal werden 120% der HED verabfolgt verteilt auf 3—4 Felder. Eine Wiederholung der Röntgenbestrahlung findet nicht statt. Radium: Intrauterin und vaginal in einer Gesamtdosis von 4800 mgh mit Blei oder Silber gefiltert.

Neuartig ist das Verfahren von Pfahler und Widmann in Philadelphia. Sie verfahren nach dem Prinzip der Sättigungsmethode in der Röntgenbestrahlung, das sie zunächst nur für oberflächliche Carcinome angewendet haben, nun aber auch auf tieferliegende maligne Geschwülste übertragen wollen. Die Sättigungsmethode in der Röntgentherapie besteht in der Verabfolgung einer vollen Erythemdosis an das erkrankte Gewebe innerhalb kurzer Zeit und in der Aufrechterhaltung dieser Wirkung mit Hilfe von kleinen Ergänzungsdosen, die in bestimmten Zeitabständen entsprechend dem Nachlassen der Röntgenreaktion gegeben werden. Es scheint, daß die Röntgenreaktion mit der Zeit gesetzmäßig abnimmt und zwar logarithmisch. Wenn die Hälfte der Wirkung vorüber ist, wird die Geschwindigkeit des Nachlassens für die nächste Periode um die Hälfte länger sein und so weiter, bis der übrigbleibende Effekt zu vernachlässigen ist. Dieser Reaktionsablauf kann theoretisch als logarithmische Kurve betrachtet werden (s. Abb. 87).

Diese Kurve ist abhängig von der Härte der Strahlung, d. h. von Wellenlänge und Filter und beträgt bei den in der Tiefentherapie meist gebrauchten Härten (100—200 KV $^{1}/_{2}$—1 mm Zn oder Cu) 8—12 Wochen zwischen 2 Erythemdosen. Man erstrebt möglichst in einigen Tagen das Maximum mit 100% und sucht nun an Hand der aufgestellten Kurve die für den jeweiligen Tag genau ablesbare Zusatzdosis, die um so größer sein wird, je mehr wir uns der Erholungszeit nähern. Dieser Sättigungsprozeß wird dann etwa 10 bis 14 Tage aufrecht erhalten während der Sensibilitätsperiode der malignen Zellen, und während diese Zellen noch in der Teilung begriffen sind.

Nach dem Ablauf des 4. Teiles der Wirkungszeit müssen 50% und nach Ablauf der halben Wirkungszeit 75% nachgegeben werden.

Die Nachteile der Methode bestehen

1. in der Gefahr der Überdosierung,
2. Verteuerung durch wiederholte Vorbereitung des Patienten,
3. Zeitverlust und
4. Gefahr des vorzeitigen Unterbrechens des Effektes durch Ausbleiben des Patienten.

Aus den Veröffentlichungen der beiden Autoren ist anzunehmen, daß ihre Behandlungsmethode eine reine Röntgenbehandlung darstellt, und daß sie ganz auf Radium verzichten.

Über die Strahlenbehandlung in England liegen in der Literatur nur sehr wenige Angaben vor. Man hat den Eindruck, daß bei den guten Erfolgen der operativen Behandlung, wie sie vor allem durch Bonnet erzielt werden, die Strahlenbehandlung eine untergeordnete Rolle spielt. Jedenfalls liegen ausführlichere Beschreibungen der Methoden und größere statistische Zusammenfassungen nicht vor.

4. Die russischen Methoden.
(Polubinsky-Leningrad, Gambarow-Tiflis.)

Aus Rußland liegen einige Statistiken über die Strahlenbehandlung des Carcinoms vor, und zwar von Polubinsky in Leningrad und Gambarow aus Tiflis. Sie geben ihre Dosierung folgendermaßen an:

Polubinsky bestrahlt ausschließlich mit Radium oder Mesothorium. Die Aktivität der einzelnen Präparate beträgt 25—30 mg Radiumelement mit 1 mm Messing filtert. Die Dauer der einzelnen Sitzungen beträgt 24 Stunden, die Zahl der Sitzungen 10—13, die Mitteldosis beträgt 7—8000 mgh, die Pause zwischen 2 Sitzungen durchschnittlich 3—4 Tage. Die Erfolge seiner Behandlung werden mit etwa 20% Dauerheilung angegeben, (siehe statistische Tabelle). Polubinsky glaubt, daß paravaginale Tunnellierung und die Spickmethode ebenso die Kombination mit der Röntgentherapie Verbesserung der Erfolge bringen kann.

Gambarow wendet die Radiumbestrahlung nur bei den inoperablen Fällen an, während die operablen Fälle sowohl vom Collum als auch vom Korpuscarcinom operiert werden. Es werden 50 mg Radiumelement in Dominiciröhrchen 12—14 Stunden intrauterin eingelegt. Die Bestrahlung wird 5—7mal in 1—2tägigen Intervallen wiederholt. Die Gesamtdosis beträgt 3—4900 mgh. Die Erfolge von Gambarow bei den inoperablen Fällen von Collumcarcinom allein mit der Radiumbehandlung werden mit 5,7% angegeben.

5. Die japanische Methode.
(Ikeda-Saga).

Auch Jkeda in Saga (Japan), der ausschließlich die Radiumbehandlung sowohl bei den inoperablen als auch bei den operablen Fällen anwendet und die operative Behandlung seit Einführung der Radiumtherapie ganz aufgegeben hat, berichtet über beachtenswerte Erfolge, die in der statistischen Tabelle aufgeführt sind. Seine Technik ist folgende:

Es werden 53,52 mg Radiumelement intrauterin bzw. intracervical mit 1 mm Messing gefiltert, 99 mg Radiumelement vaginal mit 2 mm Messing und 1 mm Gummi gefiltert eingelegt. Die Dauer der einzelnen Sitzungen beträgt gewöhnlich 24 Stunden. Bei fieberfreiem Verlauf wird diese Bestrahlung nach 8—14 bis 21 Tagen mit derselben Dosis wiederholt und später, falls der Zustand des Krankheitsherdes es erforderlich macht, auch nach dieser Zeit mit geringerer Dosis noch einige Male bestrahlt.

6. Die ungarische Methode.
(Lehoczky-Semmelweiß, Budapest).

Aus Ungarn berichtet von Lehoczky-Semmelweiß, Budapest, über eine größere Beobachtungsreihe in der Strahlenbehandlung des Uteruscarcinoms. Seine Technik besteht in der Einlage von 25—50 mg Radiumelement mit 1 mm Messing gefiltert. Bei vaginaler Anwendung wird die Messingkapsel in Gaze eingehüllt, in einen Gummifingerling und schließlich wieder in Gaze, um von der Gewebeoberfläche ein wenig entfernt die Tiefenwirkung gleichmäßiger zu gestalten. Bei intrauteriner oder intratumoraler Behandlung wird die Radiumkapsel in eine metallfreie Kautschukkapsel von 1—2 mm Wandstärke gelegt. Die Dauer der einzelnen Sitzungen beträgt 24—28 Stunden. Die Dosis 600 bis 2400 mgh pro Sitzung, die Gesamtdosis 3800—4000 mgh. Bei prophylaktischer Nachbestrahlung nach Operation werden 600 mgh (25 mg Radiumelement für 24 Stunden) 2mal pro Monat eingelegt. Auch erhalten die Operierten Röntgenbestrahlungen zu 2 Serien. Durch diese Art der Nachbestrahlung konnte die Zahl der Operationsrezidive von 37,77 vor der Bestrahlungsära auf 19,35% herabgedrückt werden.

7. Die Züricher Methode.
(Walthard-Fürst).

In der Schweiz wird die Strahlentherapie zum Teil in sehr ausgiebiger Weise als Vor- und Nachbestrahlung mit der operativen Behandlung kombiniert, besonders in der Walthardschen Klinik. Über die Methode hat Fürst berichtet. Ich komme darauf noch in dem Kapitel Vor- und Nachbestrahlung zurück.

Fürst bestrahlt aus Fernfeldern gleichzeitig mit 2 Röhren beim Abstand von 60 bis 100 cm bei einer Feldgröße 18:24 bzw. 9:24 cm. Filter 1,2 mm Cu + 1 mm Al. Die Höchstdosis an Primärstrahlung beträgt 1430—1598 R maximal.

8. Die italienischen Methoden.
(Bolaffio-Modena, Spinelli-Neapel).

Aus Italien liegen Mitteilungen in größerem Umfange vor von Spinelli-Neapel und Bolaffio-Rom. Spinelli-Neapel schildert seine Technik kurz so: Radium intrauterin 4—10 000 mgh in 2—3 Röhrchen mit je 80 mg Radiumbromid, Filter 0,5 Pt, + 1 mm Pb mit Intervallen.

Röntgen: 7 Felder (2 Abdomen, 2 sakral, 2 dorsal und 1 Vulvafeld) Fokushautabstand 30 cm Filter 0,5 Zn + 3 mm Al 2—2$^{1}/_{2}$ mA. 220 KV. Dosis pro Feld je 1 HED.

Bolaffio wendet folgendes Verfahren an:

Röntgen: 4 Großfelder, Abdomen und sakral, Feldgröße 20 × 15, dazu 2 Hüftenfelder 15 × 10, je eine halbe HED. 3 malige Wiederholung mit 6—7 tägiger Pause.

Radium: 50 mg Radiumelement 36—48 Stunden auf einmal oder zweimal mit 5 bis 6 Tagen Abstand, verteilt auf 2—3 Sitzungen in einer Dosis von 2500—6000 mgh.

Bolaffio wählte in allerneuester Zeit folgendes Vorgehen:

1. Operable Fälle sind zu operieren, evtl. mit breiter Scheidenamputation. Die Drüsenausräumung, die die Operationssterblichkeit bedeutend erhöht, ist zu unterlassen. Der Operation soll um 4—6 Wochen eine Radiumbestrahlung mit 2400—3000 mgh vorangehen und eine Röntgenbestrahlung in fraktionierter Form folgen, derart, daß im Laufe von 3 Wochen das Becken homogen mit 600—700 R bestrahlt wird.

2. Grenzfälle sollen zuerst eine mäßige Radiumdosis erhalten, 3000—4000 mgh. Nach 3—4 Wochen wird zu entscheiden sein, ob die Operation ohne große Gefahr ausführbar ist. Im entgegengesetzten Fall wird nochmals mit gleicher oder etwas geringerer Dosis Radium, dazu noch mit Röntgenstrahlen behandelt, wie in den operablen Fällen.

3. Inoperable, aber nicht kachektische oder schwer septische Fälle sind ohne weiteres zu bestrahlen, am besten kombiniert, jedoch mit Bevorzugung des Radiumanteils: 5000 bis 7000 mgh vaginal und cervical, entweder in 2 Bestrahlungen à 48 h in Wochenabstand, oder kontinuierlich durch 6 oder mehr Tage; dann innerhalb weniger Tage eine homogene Röntgenbestrahlung mit 480—600 R; die ganze Behandlung womöglich innerhalb 3 Wochen.

Die Wiederholung der ganzen oder eines Teils der Behandlung soll vor 6 Monaten nicht stattfinden, nach 6 Monaten nur bei Rezidiv.

9. Die Brüsseler Methode.
(Delporte-Cahen).

Als eine besondere Methode der Strahlenbehandlung des Uteruscarcinoms ist die am Brüsseler Radium-Institut angewandte Radiumchirurgie, wie sie von Delporte und Cahen im Handbuch der gesamten Strahlenheilkunde 1930 von P. Lazarus beschrieben worden ist. Wir geben die Ausführungen mit den Abbildungen wörtlich wieder, zumal die Erfolge dieser Autoren damit doch recht beachtenswerte sind und den Wert der Methode erst ins rechte Licht setzen.

a) Indikationsstellung: Die intraabdominale Radiumapplikation ist erst nach völliger Vernarbung des Collum uteri und nach Ausbildung einer neuen Schleimhautdecke im Vaginalgewölbe durchführbar. Es ist dies etwa 6—8 Wochen nach der vaginalen oder uterovaginalen Bestrahlung der Fall. Dann ist der günstigste Moment für die intraabdominale Applikation gekommen. Die Indikation hängt von dem durch vaginale oder uterovaginale Bestrahlung erreichten Resultate ab. Dieser Bestrahlung ist das Kleinerwerden des Tumors und die Vernarbung der ulcerierten Flächen zu verdanken. Das Collum überzieht sich von neuem mit einer gesunden und glatten Schleimhaut. Das Ödem im Bereiche der Ligamenta lata verschwindet, die vaginalen Blindsäcke sind wieder vollkommen geschmeidig und die bimanuelle Untersuchung läßt sich leicht und schmerzlos wieder ausführen. Wenn etwa 2 Monate nach der uterovaginalen Bestrahlung die klinische Untersuchung eine so weitgehende Heilung feststellen läßt, und der Allgemeinzustand des Patienten sich wesentlich gebessert hat, dann sehen wir von weiteren Bestrahlungen ab; die Patientin bleibt in ständiger Beobachtung und wird von Zeit zu Zeit nachuntersucht.

Wenn aber die vaginale Bestrahlung ein derartiges Resultat nicht zu erzielen imstande ist, dann tritt die intraabdominale Applikation in ihre Rechte. Es sind dies die Fälle, in denen durch die vaginale Bestrahlung zwar eine Vernarbung der Collumulceration und ein Rückgang der entzündlichen Begleiterscheinungen erzielt wurde, aber eine längs der Lymphwege sich hinziehende, harte, diffuse, unelastische und wenig bewegliche Infiltration bestehen blieb, die ein müheloses Eindrücken nicht gestattet und fast stets schmerzhaft ist. Diese Infiltrationen, die die verschiedensten Stellen des Ligamentum latum befallen können, finden sich am häufigsten in den Parametrien dicht neben dem Uterus. Diese Fälle, in denen die parametrane Infiltration erkannt ist, aber auch dann, wenn der Verdacht einer solchen besteht, werden der intraabdominellen Radiumbehandlung zugeführt. Hier, wo eine Operation nicht mehr in Betracht kommt, hat sie uns sehr gute und dauernde Erfolge gegeben, wie sie mit den zur Zeit bekannten Methoden der Radiumtiefentherapie keineswegs erzielt werden.

Die Indikationsstellung ist demnach scharf begrenzt. Bei im ganzen 202 Fällen (126 inoperable, 76 weit vorgeschrittene Fälle) haben wir sie 51mal anwenden können.

In den übrigen Fällen, der bei weitem größeren Anzahl also haben wir die Röntgentiefentherapie zur Behandlung der Infiltration des kleinen Beckens herangezogen. Die Ergebnisse waren hier sehr mittelmäßig. Auch die in der Literatur mitgeteilten Erfahrungen sind nicht sehr günstig. Mündliche Mitteilungen von seiten einer großen Anzahl von Röntgentherapeuten aus größeren belgischen, französischen, italienischen und englischen Instituten lauteten nicht anders.

b) Technik. Die Technik lehnt sich in gewisser Weise an die von Proust und Anselm Schwarz im Jahre 1921 veröffentlichte an. Diese Autoren begnügten sich mit der Einführung von Radiumträgern längs der bindegewebigen Scheiden des kleinen Beckens. Sie haben ihre Methode, wie es scheint, nicht häufig anzuwenden Gelegenheit gehabt, und ihre Resultate nicht veröffentlicht. Unser Vorgehen ist von dem ihren doch ziemlich verschieden. Nach medianer Laparotomie unterhalb des Nabels werden Uterus und Parametrien abgetastet, um die Ausdehnung des Prozesses exakt zu bestimmen. Die tatsächliche Ausdehnung der Infiltration wird, wie uns zahlreiche Beobachtungen gelehrt haben, durch den klinischen Tastbefund nicht stets vollkommen erfaßt. Ebenso häufig verkennt man entzündliche Veränderungen der Adnexe, die sich hinter dem Tumor verbergen und die erst bei der Laparotomie aufgedeckt werden. Der Uterus wird mit einer Hand umfaßt und festgehalten, um die Spickung vornehmen zu können. 3 oder 4 Nadeln (0,5 mm Platinfilter) mit je 2 Patronen von 1,33 mg Radiumelement werden von oben nach unten und von hinten nach vorn in die Substanz des Uterus oberhalb des Isthmus eingestochen. Die Hand, die den Uterus hält, gibt zugleich acht, daß die Nadeln die hintere Wand nicht durchbohren (Abb. 88). Durch Incisionen in die vorderen Blätter der Lig. lata werden die infiltrierten Partien freigelegt und in die so entstandene Nische ein Röhrchen mit 10 mg Radiumelement deponiert (2 mm Platinfilter und Kautschuk). In den vorderen Douglasschen Raum vor die Parametrien wird, um die Blase zu schützen und gleichzeitig die Röhrchen zu fixieren, eine mehrfache Lage von Gaze gestopft. Desgleichen wird der hintere Douglassche Raum mit Gaze ausgefüllt und so die Bauchhöhle geschützt. Uterus und Parametrien sind auf diese Weise vollkommen abgeschlossen. Die Bauchwand wird in drei Lagen genäht. Durch eine 2—3 cm lange Öffnung am unteren Ende der Schnittwunde

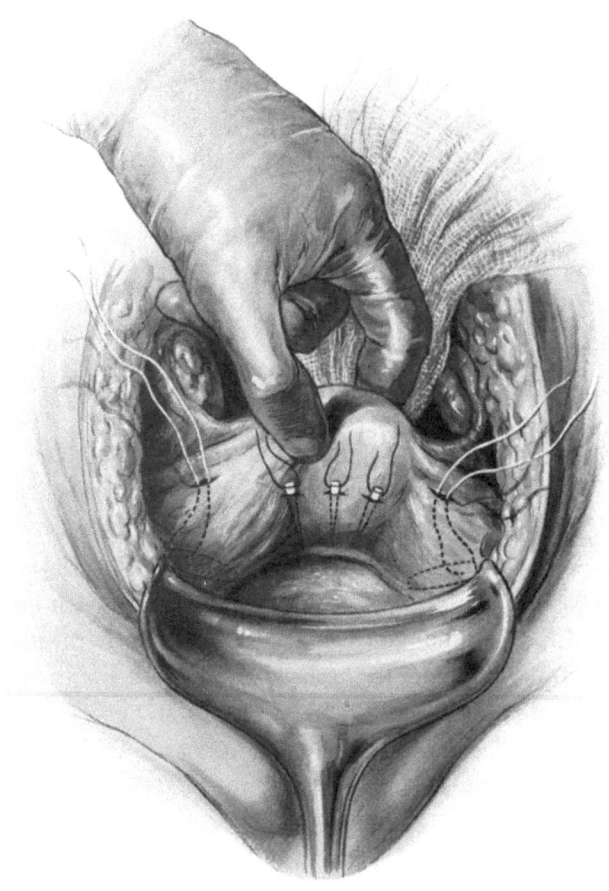

Abb. 88. Transabdominale Technik. Die Nadeln sind von vorn nach hinten in das Corpus uteri eingeführt, oberhalb des Isthmus (3 Nadeln von 2,66 mg Radiumelement, 0,5 mm Platinfilter). Je ein Röhrchen von 10 mg Radiumelement (1,5 mm Platin) ist deponiert auf jeder Seite gegen die Basis des Parametriums, durch Incisionen des vorderen Blattes des Ligamentum latum[1].

läßt man die Gaze und die an den Röhrchen und Nadeln befestigten Fäden heraustreten. Operation und Radiumeinlage werden von den Patienten ohne weiteres vertragen.

Nach 5—8 Tagen entfernt man die vorderen Gazestreifen und die Radiumröhrchen durch einfachen Zug an den Fäden. Die hinteren Gazestreifen lassen wir bis etwa 12 Tage liegen. Hierauf legen wir großen Wert, da durch diese Vorsichtsmaßnahme peritonealen Infektionen vorgebeugt wird. Wir haben seit Befolgen dieser Technik keinerlei Zwischenfälle mehr erlebt. Die auf 5—8 Tage verteilte Dosis beträgt 25—40, im Durchschnitt

---

[1] Die Abb. 88—89 sind entnommen aus F. Delporte u. J. Cahen: Bedeutung der Radiumchirurgie des Uteruscarcinoms. Handbuch der gesamten Strahlenheilkunde, Biologie, Pathologie und Therapie. Paul Lazarus. München: J. F. Bergmann 1929.

30 mgh. Der Eingriff ist bei Beachtung der von uns angegebenen Vorsichtsmaßregeln ohne jede Gefahr (Abb. 89).

Die Technik muß bisweilen den individuellen klinischen Erfordernissen entsprechend abgeändert werden. Wir haben in gewissen Fällen die Spickung des Uterus nicht vorgenommen. Wir haben 2 Röhrchen in ein einziges Parametrium deponiert, wenn die Ausdehnung der Erkrankung es zu fordern schien; in anderen Fällen haben wir Röhrchen in die bindegewebigen Scheiden des kleinen Beckens eingelegt, um weiter entfernte, nach hinten zu sich erstreckende Infiltrationen zu erfassen. In noch anderen Fällen, wenn

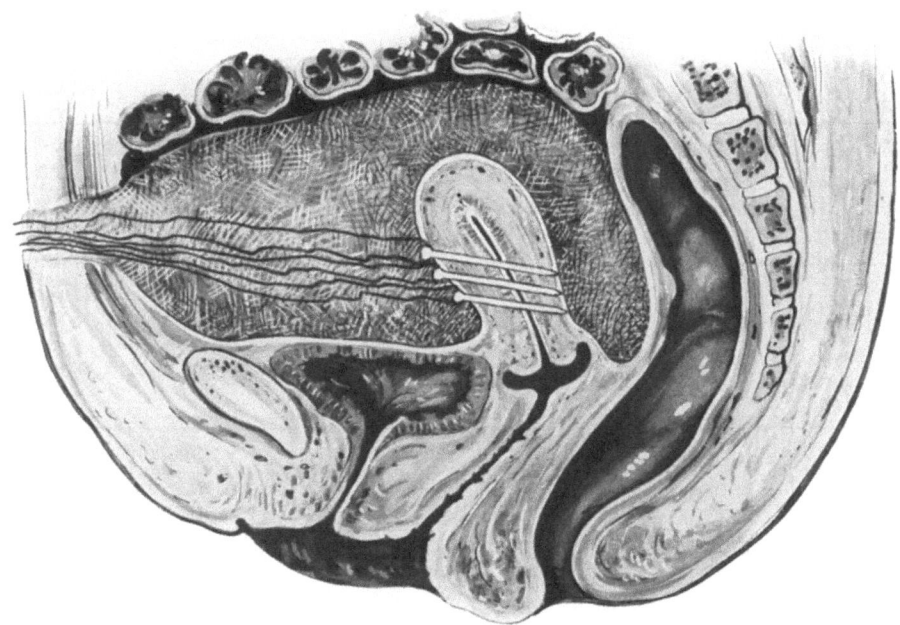

Abb. 89. Transabdominale Technik. 3 Nadeln, enthaltend 2,66 mg Radiumelement (0,5 mm Platinfilterung) sind in das Corpus uteri von vorn nach hinten, oberhalb des Isthmus, eingeführt. Vor und hinter dem Isthmus Isolierung der Blase und des Cavum peritoneale durch Gaze. Die Gazetampons und die Zugfäden der Nadeln werden durch eine kleine Lücke in der unteren Partie der Bauchwandnaht herausgeleitet. Das Schema zeigt nicht die Lagerung der Tuben und der Parametrien.

wir das durch Adhäsionen verklebte Peritoneum nicht ablösen konnten, haben wir die Röhrchen direkt auf die erkrankten Partien gelegt, ohne ihnen eine Nische zu schaffen und haben sie durch Gazetampons in ihrer Lage gut fixiert. Die klinischen Besonderheiten des Einzelfalles sind maßgeblich für diese Abwandlungen der Technik.

c) Resultate. Wir geben die völlige Statistik aller Fälle von Collumkrebs wieder, die von 1919—1926 behandelt wurden; die Zahl der Erkrankten, deren Behandlung wir ablehnen mußten, ist geringfügig. Die Statistik ist am 31. Dezember 1927 abgeschlossen; das Datum der Behandlung der letzten noch angeführten Fälle ist der 31. Dezember 1926. Alle Kranken sind nach abgeschlossener Behandlung wieder untersucht worden, bis auf 5, die wir aus den Augen verloren. Diese letzteren sind bei der Berechnung der Prozentzahlen unter die Todesfälle eingereiht worden [1].

---

[1] Späteren Nachforschungen ist es gelungen, diese 5 Kranken wiederzufinden: 3 sind geheilt, 2 gestorben. Wir werden sie bei der nächsten Statistik, die am 31. Dezember 1928 aufgestellt wird, mit aufzählen.

Tabelle I. Collumkrebs. Von Jahr zu Jahr errechnete Resultate (323 Fälle). Krebs des Collum uteri.

	1921 (7 Fälle)						1922 (40 Fälle)												
	operable 2			postoper. Rezid. 5			operable 9			inoper. 13				sehr fortgeschr. 8			postoper. Rezid. 10			
	G	L	T	G	L	T	G	L	T	G	L	T	Av	G	L	T	G	L	T	Av
1 Jahr	2			2		3	6		3	7	2	4				8	1	1	6	2
2 Jahre	2			2		3	5		4	6		6	1			8		1	7	2
3 „	2			2		3	5		4	4		8	1			8			8	2
4 „	2			2		3	4		5	4		8	1			8			8	2
5 „	2			2		3	4		5	4		8	1						8	2
6 „	2			2		3														2

	1923 (102 Fälle)												1924 (91 Fälle)											
	operable 20			inoper. 40			sehr fortgeschr. 30			postoper. Rezid. 12				operable 18			inoper. 38			sehr fortgeschr. 22			postoper. Rezid. 13		
	G	L	T	G	L	T	G	L	T	G	L	T	Av	G	L	T	G	L	T	G	L	T	Av	G	L	T
1 Jahr	8	1	11	13	5	22	6	1	23	2	1	8	1	8	1	9	20	3	15	5		16	1	3		10
2 Jahre	9		12	10	1	29	5	1	24	2	1	8	1	8		10	15	4	19	4		17	1	3		10
3 „	8		12	10		30	4	2	24	2	1	8	1	8		10	14		24			17	1	3		10
4 „	8		12	9		31	4		26	1		9	1													

	1925 (51 Fälle)											1926 (32 Fälle)								
	operable 13			inoper. 19			sehr fortgeschr. 13			postoper. Rezid. 6			operable 5			inoper. 16			sehr fortgeschr. 3	postoper. Rezid. 8	
	G	L	T	G	L	T	G	L	T	G	L	T	G	L	T	G	L	T	G L T	G	L	T
1 Jahr	10		3	8	1	10	1	4	8	2		4	2		3[2]	7	2	7	2 1	2		6
2 Jahre	9		4	8	1	10		2	11	1		5										

Legende: Inoper. = inoperable. — Sehr fortgeschr. = sehr fortgeschrittene. — Postoper. Rezid. = postoperative Rezidive. — G = gesund. — L = lebend und nicht rezidiv. — T = tot. — Av = aus den Augen verloren. — Bei den Jahren 1922—24—26, Kategorie operable, in Kolonne T sind die an einer interkurrenten Krankheit gestorbenen Patienten bezeichnet.

Diese Tabelle I führt alle Fälle auf und zeigt von Jahr zu Jahr die Resultate, die für jede Kategorie erzielt wurden (operable, inoperable, sehr fortgeschrittene, postoperative Rezidive). Die dreimal als Exponent auftretende Ziffer bezeichnet die an einer interkurrenten Krankheit, die der eine von uns festzustellen Gelegenheit hatte, gestorbenen Patienten. Dies sind im ganzen 5 Fälle, also eine zu geringe Zahl, um das prozentuale Ergebnis merklich zu beeinflussen, weshalb wir sie auch unter die anderen Todesfälle mit eingereiht haben.

Die Tabelle I zeigt deutlich, daß im allgemeinen die Todesfälle im Laufe des ersten Behandlungsjahres eintreten. Die Kranken, die das erste Jahr überstanden haben, haben viel Aussicht auf Heilung. In anderen Worten, die Rezidive sind nach Ablauf des ersten Jahres selten, entgegen der Behauptung gewisser Verächter der Curietherapie.

Die Tabelle II enthält im Auszug Angaben aus der Tabelle I. Alle Fälle sind hier in die vier genannten Kategorien geordnet, wodurch die Möglichkeit gegeben wird, den Prozent-

Tabelle II. Collumkrebs. Prozentsatz der Heilungen nach dem Grad der Operabilität 1921—1926 (323 Fälle).

Operable.

Resultate 1 Jahr nach der Behandlung 33 geheilte von 67 Fällen 49,2%
„ 2 Jahre „ „ „ 31 „ „ 62 „ 50,0%
„ 3 „ „ „ „ 22 „ „ 49 „ 44,8%
„ 4 „ „ „ „ 14 „ „ 31 „ 45,6%
„ 5 „ „ „ „ 6 „ „ 11 „ 54,5%

Inoperable.

Resultate 1 Jahr nach der Behandlung 42 geheilte von 126 Fällen 33,33%
„ 2 Jahre „ „ „ 35 „ „ 110 „ 31,88%
„ 3 „ „ „ „ 27 „ „ 91 „ 29,67%
„ 4 „ „ „ „ 13 „ „ 53 „ 24,54%
„ 5 „ „ „ „ 4 „ „ 13 „ 30,76%

Sehr fortgeschrittene.

Resultate 1 Jahr nach der Behandlung 8 geheilte von 76 Fällen 10,5%
„ 2 Jahre „ „ „ 8 „ „ 73 „ 11,2%
„ 3 „ „ „ „ 8 „ „ 60 „ 13,3%
„ 4 „ „ „ „ 4 „ „ 38 „ 10,5%
„ 5 „ „ „ „ 0 „ „ 8 „

Postoperative Rezidive.

Resultate 1 Jahr nach der Behandlung 10 geheilte von 54 Fällen 18,5%
„ 2 Jahre „ „ „ 8 „ „ 46 „ 17,3%
„ 3 „ „ „ „ 7 „ „ 40 „ 17,5%
„ 4 „ „ „ „ 4 „ „ 27 „ 14,8%
„ 5 „ „ „ „ 2 „ „ 15 „ 13,3%

satz der Heilungen getrennt für die operablen, inoperablen und sehr fortgeschrittenen Fälle und die postoperativen Rezidive zu berechnen. Sie drängt eine der Tabelle I analoge Bemerkung auf. In der Tat ist der Prozentsatz der Heilungen 5 Jahre nach der Behandlung fast gleich groß wie nach dem ersten Jahr der Beobachtung. Was man schon von Tabelle I ablesen konnte, erscheint hier noch deutlicher.

Zusammengefaßt gibt die Statistik der Curietherapie für geheilte Fälle nach 5 Jahre langer Beobachtung folgende Prozentzahlen an:

a) Operable Fälle (Kategorie I) . . . . 44,5—54%
b) Inoperable Fälle (Kategorie III) . . . . 25—33%
c) Sehr fortgeschrittene Fälle (Kategorie IV) . . . . 10—13%
d) Postoperative Rezidive . . . . 13—18%
e) Alle Kategorien zusammen 25%

Die Resultate, die wir für die Kategorien III und IV erhalten haben, sind merklich besser als die in den meisten Statistiken mitgeteilten. Diese verbesserten Resultate für inoperable Fälle sind, wie aus Tabelle III hervorgeht, der Anwendung der intraabdominalen Applikation zu verdanken.

In Tabelle III sind 51 inoperable oder sehr weit fortgeschrittene Fälle zusammengefaßt, die schon in den Tabellen I und II mitgeteilt waren. Aber diese 51 Fälle bilden hier eine getrennte Tabelle, weil gerade diese Fälle einer intraabdominalen Applikation unterzogen wurden. Sie sind in 3 Gruppen eingeteilt wie in unserer Veröffentlichung 1926 (I) und aus den gleichen Gründen wie hier. Die Methode hat sich, seit wir ein intraabdominales Diapositiv anwenden, und seit sie ihr jetzt feststehendes Aussehen gewann,

Tabelle III. Collumkrebs. Prozentsatz der Heilungen bei transabdominaler Technik. Inoperable und sehr fortgeschrittene Fälle.

1. Gruppe: 22 Fälle.

Resultate 1 Jahr nach Behandlung 7 geheilt von 22 (18 inoperable, 4 sehr fortgeschr.) Fällen 31,8%
„ 2 Jahre „ „ 7 „ „ 22 (18 „ 4 „ „) „ 31,8%
„ 3 „ „ „ 7 „ „ 22 (18 „ 4 „ „) „ 31,8%
„ 4 „ „ „ 7 „ „ 22 (18 „ 4 „ „) „ 31,8%

2. Gruppe: 5 Fälle.

Resultate 1 Jahr nach Behandlung 5 Todesfälle (2 inoperable, 3 sehr fortgeschrittene).

3. Gruppe: 24 Fälle.

Resultate 1 Jahr nach Behandlung 2 geheilt von 24 (15 inoperable, 9 sehr fortgeschr.) Fällen 50%
„ 2 Jahre „ „ 8 „ „ 21 (12 „ 9 „ „) „ 38%
„ 3 „ „ „ 6 „ „ 15 (9 „ 6 „ „) „ 40%
„ 4 „ „ „ 4 „ „ 10 (6 „ 4 „ „) „ 40%

in den Einzelheiten der Ausführung und in der Indikationsstellung gewandelt. Entgegen unserer heutigen Behandlungsweise führten wir zu Beginn als ersten Akt die intraabdominale Applikation durch, als zweiten Akt das vaginale Einlegen von Radium. Die nach dieser, später fallengelassenen Technik behandelten Kranken gehören zur ersten Gruppe. In der Folge wurden die erste intraabdominale und die zweite vaginale Behandlung fast gleichzeitig ausgeführt. Diese Methode wurde bei den Kranken der zweiten Gruppe angewandt. Von dieser Art der Technik ist man ebenso wie von der ersten abgekommen.

Schließlich sind wir bei der heute angewandten Methodik angelangt. Einer vaginalen oder uterovaginalen Radiumapplikation folgt nach einer Pause von 2 Monaten eine intraabdominale, wenn die Vernarbung der Collumaffektion erfolgt ist, und wenn eine Infiltration in den Parametrien oder auch nur ein Zweifel über deren Freisein besteht. Die dritte Gruppe umfaßt die Kranken, die nach dieser noch heute angewandten Methode behandelt wurden.

Die zur Behandlung der Krebse der Cervix und des Uterus angewandte Radiumtherapie liefert in operablen Fällen Resultate, die die operativen übertreffen. In Fällen, die einer Operation nicht mehr zugänglich sind, kann das Radium, richtig angewandt, dauernde Heilungen herbeiführen. Für eine Beobachtungszeit von 5 Jahren mindestens betragen die Prozentzahlen der geheilten Fälle bei den operablen 50%, bei den inoperablen 30%, bei den sehr weit fortgeschrittenen 10%, bei den postoperativen Rezidiven 15%. Zusammengefaßt für alle Kategorien insgesamt 25%. Bei Krebsen der Cervix und des Uterus liefert die Radiumchirurgie sehr bemerkenswerte Resultate, vorausgesetzt, daß die von uns aufgestellten Indikationen strikt innegehalten werden.

Sie ist dann der Strahlentiefentherapie in bezug auf Qualität und Dauer der erzielten Heilungen sehr überlegen. Für die Fälle der III. und IV. Kategorie, die für sie in Betracht kommen, beträgt die Zahl der Heilungen etwa 40%. Bis auf weiteres scheint sie in inoperablen oder sehr weit fortgeschrittenen Fällen besser als die Radiumtiefentherapie. Unsere Beobachtung erstreckt sich auf einen Zeitraum von 5 Jahren, der eine Bewertung der Methode schon gestattet. Trotz dieser sehr befriedigenden Resultate hoffen wir, daß ein neues Verfahren unter Verwertung genauer biologischer Kenntnisse bald das Problem der Krebsheilung noch weiter erhellen wird, das noch einer vollständigen Lösung harrt."

Schlußfolgerungen.

Wenn man so das ganze Material über die Anwendung der Radium-Mesothorium- und der Röntgenstrahlen beim Collumcarcinom übersieht, so zeigt sich eine derartige Vielseitigkeit der Anwendungsformen, der Dosierungen usw., die uns schon allein erkennen lassen, wie sehr wir auch heute noch im Anfangsstadium einer allgemein gültigen planmäßigen Anwendung dieser Behandlungsmethoden stehen. Nicht nur, daß fast jede Behandlungsstelle ihr eigenes Verfahren für sich ausgebildet hat, es ist auch an den einzelnen Stellen selbst außerordentlich oft ein Wechsel in der Dosierung, Filterung, Anordnung der Präparate und in der Technik des Einlegens vorgenommen worden. Es fehlt also noch an jeder Einheitlichkeit in der Anwendung der Menge der Strahlensubstanz, der Zeit ihrer Anwendung, des Filters, des Abstandes von dem gesunden Gewebe, der Einlegetechnik usw., kurz es fehlt noch in jeder Beziehung an der Einheitlichkeit des Verfahrens. Völlig unmöglich ist es deshalb, irgendwie Vergleiche zwischen den einzelnen Behandlungsmethoden anzustellen. Die Angabe der Milligramm-Elementstunden — meist sogar ohne Angabe der Radiummenge, des Filters und der Zeit der Bestrahlung —, ist das einzige, was an vergleichbaren Angaben übrig bleibt. Aber selbst dadurch ist noch nicht etwas wirklich Vergleichbares gegeben, da der eine Radiumtherapeut seine ganze Behandlung auf eine massive Dosis in einer Sitzung zusammendrängt, der andere in zwei Sitzungen in Pausen von 1—2—3 oder selbst 4—6 Wochen behandelt, der Dritte schließlich seine Behandlung auf noch mehr Einzelbestrahlungen verteilt, die zeitlich dann wiederum auch mehr oder minder weit auseinanderliegen. Dadurch besteht auch keine Möglichkeit, nach diesen Angaben die wirklich therapeutisch verabfolgte Strahlendosis, etwa wie es Lahm bei seiner Radiumtherapie getan hat, auf die HED umzurechnen und dadurch einen Vergleichswert zu schaffen. Dazu kommt schließlich noch, daß auch die ergänzende Röntgenbestrahlung nach ganz verschiedenen Methoden, mit verschiedener Filterung und in verschiedenen Zeitabständen zur Anwendung gekommen ist.

Hierin liegt noch eine große Unzulänglichkeit in der Strahlentherapie. Es wäre wohl an der Zeit, daß einmal eine Kommission zusammenträte, die sich eine gewisse Normung der bei der Bestrahlung angewendeten Präparate zum Ziele setzte, und daß man sich dahin einigte, die von der Normungskommission angegebenen Präparate allgemein zur Anwendung zu bringen. Dadurch wäre u. E. schon ein Gewinn in der gesamten Technik der Bestrahlung mit Radium und Mesothorium erreicht. Heute können wir uns noch gar kein Bild davon machen, welche Art der Technik, ob die Einlegemethode mit oder ohne Sensibilisierung oder die Spickmethode von unten und oben — die zum Teil auch postoperativ angewandt wurde — oder die Kombination dieser Methoden zu bevorzugen ist.

Die statistische Wiedergabe des Materials der Weltliteratur über die ausschließliche Strahlenbehandlung des Collumcarcinoms.

Nach Anführung der Methoden des In- und Auslandes handelt es sich jetzt um die Frage, was bisher bei der Anwendung der Strahlentherapie geleistet worden ist. Wir geben zunächst eine Hauptstatistik wieder, die entsprechend der bei der operativen Behandlung angelegten Statistik aufgestellt ist. Auch hier ist jede Arbeit im Original nachgelesen worden und auch hier sind hie und da Umrechnungen und Korrekturen notwendig gewesen.

Sammelstatistik der bestrahlten Collum-

Autor	Klinik	Publikationsort u. Zeit	Behandlungs-Jahr	Beobachtungsdauer	Gesamtzahl der Zugänge mit Collumcarcinom
Baisch	Stuttgart	Zbl. Gynäk. 1918. Strahlenther. 10 (1919).	1914	3—4 Jahre	42
Warnekros . . .	Berlin	Verh. dtsch. Ges. f. Gynäk. 1920.	1912—1916	4—5 Jahre	173
Schäfer-Bumm . .	Berlin	Verh. dtsch. Ges. f. Gynäk. 1920. Zbl. Gynäk. 1920, 714.	1913—1915	5—7 Jahre	282
Weinbrenner . . .	Magdeburg	ebenda u. Strahlenther. 11 872 (1920).	1913—1914	5 Jahre	49
v. Seufert (Döderlein)	München	Mschr. f. Geburtsh. 53, 15 (1920).	1913—1914	5 Jahre	205
Benthin	Königsberg	Ztschr. f. Geburtsh. 83, 432 (1921).	1915	5 Jahre	13
Schweitzer-Zweifel	Leipzig	Strahlenther. 12, 501 (1921).	1915	5 Jahre	49
Adler-Schauta . .	Wien	Strahlenther. 12, 169 (1921).	1912—1915	5—8 Jahre	58
Berger-Krönig . .	Freiburg	Strahlenther. 14 (1922).	1913—1916	5 Jahre	76
Kehrer	Dresden	Verh. dtsch. Ges. f. Gynäk. 1920. Arch. Gynäk. 117 (1922).	1914—1915 1915—1917	über 5 Jahre 5 Jahre	— 129
Seitz	Frankfurt	Klin. Wschr. 1922, 741. Verh. dtsch. Ges. f. Gynäk. 1922. Zbl. f. Gynäk. 1922.	1913—1917	5 Jahre	58
Beuttner	Zürich	Schweiz. med. Wschr. 1923, Nr 5.	1914—1918	5—8 Jahre 7—10 Jahre	189
Kupferberg . . .	Mainz	Strahlenther. 13 (1922).	1914—1915	5 Jahre	135
Sippel-Jäckel . . (Bumm)	Berlin	Münch. med. Wschr. 23 1191.	1917—1918	5 Jahre	22
Schulte-Baisch . .	Stuttgart	Arch. f. Gynäk. 121 (1923).	1914—1917	$5^{1}/_{2}$ Jahre	198
Schmidt-Gauß . .	Würzburg	Ztschr. f. Geburtsh. 86, 316 (1923).	1913—1916	5 Jahre	126
Winter, Fr.-Weber	München	Strahlenther. 15, 475.	1918	5 Jahre	48
Bretschneider . .	Leipzig	Mschr. f. Geburtsh. 67 (1924).	1914—1918	4—8 Jahre	37
Heimann, Fritz .	Breslau	Strahlenther. 14, 606 (1924).	1918—1921	3 Jahre	212

carcinome. Fälle der Weltliteratur.

Absolute Heilung %	Relative Heilung %	Operabilität %	primäre Mortalität %	Bemerkungen
7 = 16,5	21 : 7 = 33,3	42 : 21 = 50		
39 = 22,5	96 : 32 = 33	173 : 96 = 55,5		
50 = 17,5	74 : 25 = 33,8	282 : 74 = 26,2	2,7	
18 = 36,7	Gruppe I u. II = 20	55		
40 = 19,5	Gruppe I u. II = 39,2	205 : 102 = 50		
3 = 23	10 : 3 = 30	13 : 10 = 77		
4 = 8,2	8 : 2 = 25,0	49 : 8 = 16,3		
14 = 24				
6 = 7,9	25 : 3 = 12 Gruppe I 55 : 6 = 10,9 Gruppe I u. II	76 : 25 = 33 Gruppe I 76 : 55 = 72,3 Gruppe I u. II		
= 22 36 = 27,9	45,4 59 : 24 = 40,7 Gruppe I u. II	129 : 59 = 45,7 Gruppe I u. II		
12 = 20,7	8 : 4 = 50	58 : 8 = 13,8		
33 = 17,5 24 = 12,7	23 : 10 = 44,4 Gruppe I 51 : 23 = 47,2 Gruppe I u. II	189 : 23 = 12 Gruppe I 189 : 51 = 27 Gruppe I u. II		
13 = 10,4	71 : 9 = 12,6	125 : 71 = 67		
3 = 13,1	10 : 1 = 10	22 : 10 = 45,4		
29 = 14,1	101 : 24 = 23,8	198 : 101 = 51		
28 = 22,2	26 : 5 = 19,2 Rad. allein 17 : 1 = 5,9 Rad. u. Rö. 43 : 6 = 14,0	126 : 61 = 48,4 Gruppe I u. II		Operiert und bestrahlt
4 = 8,3				nur inoperable Fälle
4 = 10,8	7 : 2 = 28,5	37 : 7 = 19		
10 = 4,7	26 : 7 = 27	212 : 26 = 12,4 Gruppe I u. II		

Sammelstatistik der bestrahlten Collumcarcinome.

Autor	Klinik	Publikationsort u. Zeit	Behandlungs-Jahr	Beobach-tungsdauer	Gesamtzahl der Zugänge mit Collum-carcinom
Mühlmann . . .	Stettin	Strahlenther. **16**, 137 (1924).	1915—1920	über 4 Jahre	31
Clark u. Block . .	Philadelphia	Amer. J. Obstetr. **7** Nr 5 (1924).	—	5 Jahre	144
Eymer-Menge . .	Heidelberg	Zbl. f. Gynäk. **1925**, 1643.	1913—1919	5 Jahre	203
Healy	New York Memor. Hosp.	Canadia Praktitioner Mars 1924.	1918—1921	5 Jahre	155
		Amer. J. Roentgenol. **14**, Nr 6 (1925).		3—7 Jahre	375
Lahm	Dresden und Chemnitz	Erg. med. Strahlenforschg **1925**. Fortschr. Röntgenstr. Kongreßh. 1924.	bis 1921	3—5 Jahre	—
			1914—1919	5 Jahre	—
			1915—1917	5 Jahre	137
		Strahlenther. **30**, 482 (1928).	1915—1923	5 Jahre	469
			1921—1923	5 Jahre	124
Polubinsky . . .	Petersburg Rußland	Zbl. f. Gynäk. **1925**, Nr 22 1193.	1914—1921	über 5 Jahre	302
Wintz	Erlangen	Dtsch. med. Wschr. **1925**, Nr 1.	1914—1919	5 Jahre	415
Schmitz	Chicago	J. amer. med. Assoc. **84**, 81 (1925).	—	5 Jahre	103
Lehoczky-Semmelweiß	Budapest	Zbl. f. Radiol. **1926**, 44. Ztschr. f. Geburtsh. **90**, 143 (1926).	1913—1919	5 Jahre	286
Philipp-Gornick . (Bumm)	Berlin	Münch. med. Wschr. **1926**, Nr 7.	1913—1919	5 Jahre	805
Regaud	Paris	Fondement physiol. e. techniq. de le Radiother. des Cancers 1925	1919	5—6 Jahre	85
			1919—1920	4—5 Jahre	180
		Rapport au Congress à Rome 1926 Brüssel	1919—1921	5 Jahre	201
Ward, Georg . .	Amerika	Ref. über die gesamte Gynäk. **9**, 412 (1926)	bis 1920	5 Jahre	181
Ward u. Farrar .	New-York	Report Womens Hosp. **1926**, 34, 1923—1924.	—	5 Jahre	76
Döderlein-Voltz .	München	Gyn.-Kongreß **1927**. Arch. f. Gynäk. **1927**.	1912—1919	über 5 Jahre	1068

Fälle der Weltliteratur. (Fortsetzung.)

Absolute Heilung %	Relative Heilung %	Operabilität %	primäre Mortalität %	Bemerkungen
5 = 16	1 : 1 = 100			
15 = 10,4	22 : 6 = 27,3	144 : 22 = 15,3		
51 = 25,1	63 : 35 = 55,6 Gruppe I u. II	203 : 63 = 31 Gruppe I u. II		
14 = 9,0	34 : 8 = 23,5	155 : 34 = 21,9		
63 = 16,8	—	—		Fälle der Jahre 1915—1917 nur mit Radium behandelt. Davon geheilt: Gruppe I = 57,9 %, Gruppe II = 32,5 %, Gruppe III = 13,6 %, Gruppe IV = 0
34,7	45,4			
24				
33 = 24,1				Fälle der Jahre 1915—1923 nur mit Radium allein 345 : 67 = 19,4 %, Gruppe I = 37,8 %, Gruppe II = 25 %, Gruppe III = 13,3 %, Gruppe IV = 3 %.
109 = 23,5	59 : 24 = 40,7 I 203 : 69 = 34 I u. II	469 : 59 = 12,5 I 469 : 203 = 43,2 I u. II		
42 = 33,8	10 : 5 = 50 I 49 : 24 = 50 I u. II	124 : 10 = 8 % I 124 : 49 = 39,5 I u. II		Fälle der Jahre 1915—1923 mit Radium und Röntgen 124 : 42 = 33,8 %, Gruppe I = 50 %, Gruppe II = 48,7 %, Gruppe III = 25,3 %, Gruppe IV = 0.
60 = 20	Gruppe I u. II 32 % primärer Erfolg 91 %	nicht angegeben	4	
71 = 17,1	55 : 29 = 52,7 89[1] : 55 = 61,8	415 : 89 = 21,4		[1] 34 von den operablen Fällen wurden operiert.
15 = 14,5	18 : 9 = 50	103 : 18 = 17,5		
42 = 14,7	Gruppe I 71 : 27 = 38 Gruppe II 32 : 4 = 12,5 I+II 103 : 31 = 30 III 183 : 11 = 6	286 : 71 = 24,8	0,9	Die Fälle der Gruppe I wurden zum Teil operiert und nachbestrahlt (63 von 71).
123 = 15,27	180 : 51 = 28,33	805 : 180 = 22,3		
9 = 10,6				
26 = 14,4				
25 = 12,4	81 : 15 = 18,5	201 : 81 = 40,3		
42 = 23,2				
17 = 22,4	18 : 9 = 50	76 : 18 = 23,7		
142 = 13,3	357 : 110 = 30,8 48 % bei vollst. Behandl.	1068 : 357 = 33,4		

Sammelstatistik der bestrahlten Collumcarcinome.

Autor	Klinik	Publikationsort u. Zeit	Behandlungs-Jahr	Beobach-tungsdauer	Gesamtzahl der Zugänge mit Collumcarcinom
Scholten-Voltz . .	München	Acta radiol. Festschr. f. Forssell 1926.	1912—1920	über 5 Jahre	1260
Ikeda	Saga-Japan	Zbl. Gynäk. **1927**, 407.	1915—1920	5 Jahre u. m.	254
Wille-Franz . .	Berlin	Zbl. f. Gynäk. **1927**, Nr 45.	1915—1920	5 Jahre	190
Gál	Budapest	Strahlenther. **27**, (1928).	1921—1919	5 Jahre	133
den Hoed	Amsterdam	Strahlenther. **27**, H. 3 (1928).	1915—1920	5 Jahre	109
Seisser-Mau Bauereisen	Magdeburg	Strahlenther. **27**, (1928).	1918	5 Jahre	397
Maier-Pankow . .	Freiburg	bisher noch nicht veröffentlicht	1913—1918	(Krönig) ⎫ 5 J.	112
			1919—1924	(Opitz) ⎭	165
			1913—1924		277
Zweifel, E. . . .	München	Zweifel-Payr. Bd. 3, S. 348 Strahlenther. **26**, 687 (1927).	Sammelstatistik 1926	5 Jahre	3969
			1926—1927	3 Jahre	1829
Heymann-Forssell	Stockholm	Strahlenther. **20** (1925).	1914—1918		217
		Strahlenther. **23** (1926).	1914—1919	5 Jahre	234
		Strahlenther. **29** (1928).	1914—1921		541[1]
Gambarow . . .	Tiflis	Strahlenther. **30**, 467 (1928).	1920—1923	5 Jahre	nicht angegeben
Nahmacher-Henkel	Jena	Strahlenther. **32**, 51.	1919—1923	5 Jahre	257
Strassmann . . .	Berlin	Strahlenther. **32**, 413.	1913—1923	5—10 Jahre	417
Döderlein	München	Strahlenther. **33**, 89.	Weltliteratur	5 Jahre Dauerheilung	6827
Döderlein . . . . und Voltz	München	ebenda Arch. f. Gynäk. **136**, 213.	1913—1923	5—15 Jahre	1448

Fälle der Weltliteratur. (Fortsetzung.)

Absolute Heilung %	Relative Heilung %	Operabilität %	primäre Mortalität %	Bemerkungen
180 = 14				
116 = 45,6			0,4	
23 = 12,1	54 : 17 = 39,5	190 : 54 = 28,4	3,75 bei Rad. 2,63 bei Rö u. Ra.	
14 = 10,5	15 : 5 = 33,3	133 : 15 = 11,2		alle operablen Fälle wurden operiert. Erfolg 55 : 20 = 36,3% Heilung nach Vorbestrahlung mit Röntgen oder komb. Röntgen und Radium.
12 = 11	16 : 9 = 52,2	109 : 16 = 14,7		
86 = 21,6	143 : 56 = 39,1 Gruppe I u. II (Operat. u. Bestrahlung) 110 : 30 = 15,7 der inoperablen Fälle	397 : 143 = 36	2,6	Nach Abzug der operiert. u. unbeh. Fälle bleiben für die Strahlenbehandlung 248 : 47 = 19% abs. Heilg. 58 : 17 = 30% rel. Heil. I u. II
12 = 10,7	37 : 10 = 27	112 : 37 = 33 Gruppe I u. II		
48 = 29	75 : 35 = 46,6	165 : 75 = 45,4 Gruppe I u. II		
60 = 21,6	112 : 45 = 40,1	277 : 112 = 40,4 Gruppe I u. II		
671 = 16,9				
209 = 11,4			1,19	
42 = 19,8	} 40—50			[1] enthält die Gesamtzahl einschl. der Abgewiesenen.
39 = 16,7				
117 = 21,6	144 : 64 = 44,4	541 : 144 = 66,6		
nicht angegeben	104 inoperabl. : 6 = 5,7	nicht angegeben	1	nur inoperable Fälle dabei nur 3% Fistelbildung.
32 = 12,4	23 : 8 = 34,7 Gruppe I u. II	257 : 52 = 20,2	0,79	
47 = 11,3	123 : 28 = 22,8 Gruppe I u. II Gruppe I = 64,3 (29 : 18)	417 : 232 = 55,6	2,04	
1158 = 16,9	960 : 335 = 34,9	15 bis 28		
222 = 15,3	227 : 92 = 40,5 Gruppe I	16 Gruppe I		nach Abzug von 129 unbehandelten Fällen und 103 nur einmal behandelten Fällen 1216 : 222 = 18,2 absolute Leist. der Klinik.
	310 : 69 = 22,3 Gruppe II	37 Gruppe I u. II		
	537+9 : 161 = 29,4	1448 : 546 = 37,7		

Sammelstatistik der bestrahlten Collumcarcinome.

Autor	Klinik	Publikationsort u. Zeit	Behandlungs-Jahr	Beobachtungsdauer	Gesamtzahl der Zugänge mit Collumcarcinom
Forssell	Stockholm	ebenda	1913—1923	5—15 Jahre	502
Regaud	Paris	ebenda	1913—1923	5—15 Jahre	222
Wintz	Erlangen	ebenda	1913—1923	5—15 Jahre	740
Clauberg-Stoeckel	Kiel	Zbl. f. Gynäk. **1929**, 2339	1917—1922	5 Jahre	380
Bolaffio-Pertalozza	Rom	Strahlenther. **29**, 453.	1920—1922	5 Jahre	152
Feldweg-Baisch	Stuttgart	Zbl. f. Gynäk. **1930**, 779.	1913—1924	über 10 Jahre	486

Aus dieser Hauptstatistik lassen sich nun nicht alle Zahlen ohne weiteres für die Beantwortung der verschiedenen Fragen verwerten, die wir uns bei der Betrachtung der Statistik nach den verschiedensten Gesichtspunkten zu stellen haben.

Wir gehen hier bei der Sonderung der Statistik in derselben Reihenfolge vor, wie wir das bei der Betrachtung des statistischen Materials nach operativer Behandlung getan haben und fragen uns zunächst, wie hoch unter dem Strahlenmaterial von den verschiedensten Autoren die Operabilität des ihnen zugegangenen gesamten Carcinommaterials angegeben worden ist. Es ist gerade in der Strahlentherapie immer besonders betont worden, daß man nach Möglichkeit das Carcinommaterial in verschiedene Gruppen einteilen soll. So gibt Döderlein folgende Einteilung:

Gruppe I: Operable Fälle mit absoluter Beschränkung des Carcinoms auf das Collum uteri.

Gruppe II: Grenzfälle, bei denen eine Laparotomie mit radikaler Entfernung des Carcinoms vielleicht noch hätte ausgeführt werden können.

Gruppe III: Unzweifelhaft inoperable Fälle.

Gruppe IV: Inkurable Fälle, d. h. solche Fälle, die von der ersten Untersuchung an für jegliche Behandlung als aussichtslos anzusehen sind.

Diese Einteilung von Döderlein verdient allgemein in Zukunft berücksichtigt zu werden, weil sie in den Völkerbundsbesprechungen als maßgebend bezeichnet und als Muster der Einteilung für solche Carcinome angenommen worden ist. Nach der Voltzschen Übersetzung lautet die Völkerbundseinteilung folgendermaßen:

Gruppierung der Collumcarcinome entsprechend ihrer anatomischen Ausdehnung.

Gruppe I: Das Carcinom ist auf das Collum uteri begrenzt. Der Uterus ist beweglich.

Gruppe II: Das Carcinom hat in größerem oder geringerem Ausmaß auf die Scheidewände übergegriffen oder ist bereits in eines oder beide Parametrien eingebrochen. Der Uterus ist in seiner Beweglichkeit eingeschränkt.

Fälle der Weltliteratur. (Fortsetzung.)

Absolute Heilung %	Relative Heilung %	Operabilität %	primäre Mortalität %	Bemerkungen
117 = 23,3	145 : 67 = 46,2	502 : 145 = 28,9		
37 = 16,6	93 : 24 = 25,8	222 : 93 = 42		
140 = 18,9	108 : 62 = 57,4	740 : 108 = 14,6		
107 = 28,2 durch Operation und Bestrahlung	198 : 37 = 18,7 48 : 21 = 44 Gruppe I 150 : 16 = 10,5 Gruppe II u. III	380 : 208 = 54,7 operiert wurden aber nur 160, so dass Operationsziffer = 42		Primäre Mortalität der Operierten 13% Primäre Mortalität der Radiumbehand. 4,5
13 = 8,6	9 : 63 = 14,3 Gruppe II			Recidive 2 : 32 = 6,1
63 = 13,4	Gruppe I u. II 176 : 50 = 28,4 III u. IV 198 : 13 = 6,6	Gruppe I u. II 486 : 269 = 55,3		

Gruppe III: a) Die klinische Untersuchung ergibt höckerige Infiltrationen eines oder beider Parametrien bis auf die Beckenwand mit eingeschränkter Beweglichkeit des Uterus oder eine massive Infiltration eines der beiden Parametrien mit Fixation des Uterus.

b) Die klinische Untersuchung ergibt ein mehr oder weniger oberflächliches Infiltrat eines größeren Teiles der Scheidenwand, auch wenn der Uterus beweglich ist.

c) Die klinische Untersuchung ergibt isolierte Drüsenmetastasen im Becken bei evtl. relativ kleinem Primärtumor.

d) Die klinische Untersuchung ergibt isolierte Metastasen im unteren Scheidenabschnitt.

e) Im allgemeinen sind der Gruppe III auch alle Fälle zuzurechnen, die sich nicht in Gruppe II oder in Gruppe IV einreihen lassen.

Gruppe IV. a) Die klinische Untersuchung ergibt eine massive Infiltration beider Parametrien bis zu den Beckenwänden.

b) Die klinische Untersuchung ergibt, daß das Carcinom auf Blase und Rectum übergegriffen hat.

c) Die klinische Untersuchung ergibt, daß die ganze Scheide infiltriert ist und ein starres Scheidenrohr bildet, oder daß eine Scheidenwand der ganzen Länge nach infiltriert ist bei Fixation des Tumors.

d) Die klinische Untersuchung ergibt Metastasen außerhalb des Beckens.

Nach dieser Einteilung sind Gruppe I und II noch als operabel zu bezeichnen. Die Gruppe II ist die Gruppe, die man in anderen Statistiken als sog. Grenzfälle angegeben findet. Wir haben deswegen auch aus dem gesamten statistisch gewonnenen Material alle operablen und Grenzfälle in unserer Zusammenstellung als operabel bezeichnet. Gruppe III und IV betrifft das Material, das auch der Operateur als inoperabel bezeichnen würde. Aus der Einteilung von Döderlein und aus der von der radiologischen Kommission des Völkerbundes angenommenen Einteilung ist zu ersehen, welche Fälle der Gruppe III angehören. Die Gruppe IV betrifft die sog. desolaten Fälle, bei denen von vornherein jede therapeutische Maßnahme nur eine palliative sein kann, und wo eine Heilung mit einer an Sicherheit grenzenden Wahrscheinlichkeit nicht in Betracht kommen kann.

Die nachfolgende Tabelle zeigt zunächst, wie hoch sich die Operabilität der Fälle bei den einzelnen Strahlentherapeuten beläuft.

Operabilität in Prozent.

Autor	Gesamtzugänge	davon operabel	in Prozenten	Autor	Gesamtzugänge	davon operabel	in Prozenten
Benthin	10:	3	= 77 %	Ward und Farrar	76:	18	= 22,7%
Schweitzer	49:	8	= 16,3%	Wille-Franz	190:	54	= 28,4%
Beuttner	189:	51	= 27 %	Gál	133:	15	= 11,2%
Kupferberg	125:	71	= 67 %	Seisser und Mau	397:	143	= 36 %
Schmidt-Gauß	126:	61	= 48,4%	Krönig-Opitz	277:	112	= 40,4%
Bretschneider	37:	7	= 19 %	Heymann-Forssell	541:	144	= 26,6%
Clark-Block	144:	22	= 15,3%	Nahmacher-Henkel	257:	52	= 20,2%
Eymer	203:	63	= 31 %	Strassmann	417:	232	= 55,6%
Healy	155:	34	= 21,9%	Döderlein	1448:	546	= 37 %
Lahm	469:	203	= 43,2%	Regaud	222:	93	= 42 %
Schmitz	103:	18	= 17,5%	Wintz	740:	108	= 14,6%
Lehoczky-Semmelweiß	286:	71	= 24,8%	Clauberg-Stoeckel	380:	208	= 54,7%
Bumm (Philipp-Gornick)	805:	180	= 22,3%	Feldweg-Baisch	486:	269	= 55 %
					8265:	2786	= 33,7%

Diese Tabelle gibt ganz überraschende Einblicke in das, was von den einzelnen Therapeuten als operabel bezeichnet wird. Schwankt doch die Operabilität zwischen 11,2% bis 67%, während der Durchschnitt 33,7% beträgt. Wie wir schon oben einmal erwähnt haben, kann man sich des Eindruckes durchaus nicht erwehren, daß man doch seit Einführung der Strahlentherapie mit dem Begriff der Operabilität freigebiger geworden ist. Es ist zwar von manchen Autoren immer wieder betont worden, daß gerade in und nach dem Kriege das Carcinommaterial, das den Kliniken zuströmt, sich wesentlich verschlechtert habe, und es ist in der Tat sicher, daß die Frauen in diesen Jahren einfach keine Zeit hatten krank zu sein und deswegen Frühsymptome viel mehr vernachlässigten, als sie es sonst getan hätten. Aber auch in den letzten Jahrzehnten ist der Prozentsatz der inoperablen Fälle auch in den neueren Statistiken immer noch ein verhältnismäßig hoher, und es stehen diesen 33,7% operablen Fällen bei der Bestrahlung 45,6% operabler Fälle der Operateure gegenüber. Wir haben auch oben bereits erwähnt, daß kein Zweifel darüber bestehen kann, daß den Kliniken, die ausschließlich Strahlentherapie treiben, mehr ungünstiges Material zuströmt, weil die inoperablen Fälle in der Hauptsache in diese Institute geschickt werden, und daß deshalb, wie v. Franqué mit Recht betont, schon von vornherein die Strahlentherapie mit mehr ungünstigen Fällen belastet ist als die operative Therapie[1]. Trotz alledem kann aber nicht daran gezweifelt werden, daß die einzelnen Autoren heute, wo sie das Hilfsmittel der Bestrahlung in der Hand haben, doch nicht mehr so gerne die schweren Formen der Grenzfälle angehen, wie sie das früher getan haben, zumal gerade diese ja auch eine so hohe primäre Mortalität haben. Es ist erklärlich, daß heute diese Grenzfälle häufiger in die Gruppe III der inoperablen eingegliedert werden als das früher der Fall war.

Die nun folgende Tabelle gibt uns einen Überblick über die Mortalität der Bestrahlung. Sie kann nur als nackte Zahl angegeben werden, wie sie die einzelnen Autoren bringen,

---

[1] **Anmerkung bei der Korrektur:** Diese Tatsache gilt zweifellos für das hier zugrunde liegende Material. Seitdem aber die meisten Operateure der großen Kliniken auch zur Bestrahlung ungünstiger Fälle übergegangen sind, wird wieder eine gleichmäßige Verteilung des Materials ungünstiger Fälle stattfinden.

da die der Errechnung zugrunde liegenden Zahlen nicht immer in den Statistiken angeführt worden sind.

Primäre Mortalität.

Schäfer-Bumm	2,7%
Polubinsky	4%
Lehoczky	0,9%
Wille	3,75%
Zweifel	1,2%
Gambarow	1%
Nahmacher-Henkel	0,79%
Strassmann	2,04%
Ikeda-Japan	0,4%
Stöckel-Kiel	4,5%
Seisser-Mau	2,6%

0,79—4,5%, im Mittel 2,3%.

Aus dieser Tabelle ergibt sich, daß die Mortalität der Bestrahlung schwankt zwischen 0,79%—4,5 und im Mittel 2,3% beträgt.

Nun lassen wir die Angaben über die relative Heilung folgen, die sich also nur aus den Gruppen I und II berechnen läßt, die noch der Operationsbehandlung hätten zugeführt werden können.

Relative Heilung der Gruppen I u. II.

Autor	Zugänge der Gruppen I u. II	davon über 5 Jahre geheilt	in Prozenten	Autor	Zugänge der Gruppen I u. II	davon über 5 Jahre geheilt	in Prozenten
Benthin	10	3	30 %	Ward u. Farrar	18	9	50 %
Schweitzer-Zweifel	8	2	25 %	Wille-Franz	54	17	39,5%
Beuttner	51	23	47,2%	Gál	15	5	33,3%
Kupferberg	71	9	12,6%	Seisser-Mau	58	17	30 %
Schmidt-Gauß	43	6	14 %	Krönig-Opitz	112	45	40,1%
Bretschneider	7	2	28,5%	Heymann-Forssell	145	67	46,2%
Clark-Block	22	6	27,3%	Nahmacher-Henkel	23	8	34,7%
Eymer	63	35	55,6%	Strassmann	123	28	22,8%
Healy	34	8	23,5%	Döderlein-Voltz	546	161	29,4%
Lahm	203	69	34 %	Regaud	93	24	25,8%
Schmitz	18	9	50 %	Wintz	108	62	57,4%
Lehoczky	103	31	30 %	Bolaffio	63	9	14,3%
Philipp-Gornick Bumm	180	51	28,33%	Feldweg-Baisch	176	50	28,4%
				zusammen:	2346	754	32,1%

Dieser Tabelle liegen also 2346 behandelte Carcinomfälle zugrunde, von denen 754 nach 5 Jahren noch rezidivfrei waren. Es sind also im ganzen 32,1% von den Gruppen, die noch durch Operation hätten angegangen werden können, 5 Jahre hindurch geheilt gewesen. Demgegenüber betrug die relative Heilung aus 6900 operierten Fällen = 34,5%. Hier ist also schon ein offenbarer Ausgleich in den Resultaten zwischen Operation und Bestrahlung vorhanden.

Um ein Bild über die wirkliche Leistungsfähigkeit der Strahlenbehandlung zu bekommen, muß man selbstverständlich auch die Fälle der III. und IV. Gruppe mitbetrachten. Die folgende Zusammenstellung bringt dieses Material, aus dem sich dann auch die absolute Heilung der Strahlentherapie berechnen läßt. Auch hier ist, wie bei dem operativen Material, aus der Literatur nur das Material herangezogen worden, bei dem ausdrücklich in den Arbeiten angegeben wurde, daß bei der Berechnung der Zahlen das gesamte Material berücksichtigt worden ist, das der Klinik zuging, gleichgültig, ob die Behandlung von vornherein überhaupt nicht mehr durchgeführt worden ist oder nur teilweise durchgeführt werden konnte.

Bestrahlungserfolge beim Collumcarcinom.
Absolute Heilung über 5 Jahre, 1913—1924 (Weltliteratur).

Autor und Klinik	Gesamtzugänge	nach 5 Jahren noch am Leben	in Prozenten
Bumm, Philipp-Gornick-Berlin	805	123	15,3%
Weinbrenner, Magdeburg	49	18	36,7%
Benthin, Königsberg	13	3	23 %
Schweitzer-Zweifel	49	4	8,2%
Adler, Wien	58	14	24 %
Beuttner, Zürich	189	24	12,7%
Kupferberg, Mainz	135	13	10,4%
Schmidt, Würzburg	126	28	22,2%
Bretschneider, Leipzig	37	4	10,8%
Clark und Block, Philadelphia	144	15	10,4%
Eymer, Heidelberg	203	51	25,1%
Healy, New-York	155	14	9 %
Lahm, Dresden	469	109	23,5%
Polubinsky, Petersburg	302	60	20 %
Schmitz, Chicago	103	15	14,5%
Lehoczky-Semmelweiß, Budapest	286	42	14,7%
Regaud, Paris	222	37	16,6%
Ward Georg, Amerika	181	42	23,6%
Ward und Farrar, New-York	76	17	22,4%
Wille-Franz, Berlin	190	23	12,1%
Gál, Budapest	133	14	10,5%
Ikeda-Saga, Japan	254	116	45,6%
den Hoed, Amsterdam	109	12	11 %
Seisser-Mau, Magdeburg	312	47	15,0%
Krönig-Opitz, Freiburg	277	60	21,6%
Heymann, Stockholm	541	117	21,6%
Nahmacher, Jena	257	32	12,4%
Strassmann, Berlin	417	47	11,3%
Döderlein-Voltz	1448	222	15,4%
Wintz, Erlangen	740	140	18,9%
Bolaffio, Rom	152	13	8,6%
Feldweg-Baisch, Stuttgart	486	63	13,4%
	8918	1539	17,2%

Nach dieser Statistik ergibt sich, daß von 8918 nur mit Strahlen behandelten Carcinomfällen die absolute Heilung 1539 = 17,2% beträgt. Auch hier besteht eine auffallende Gleichheit mit den Ergebnissen der operativen Behandlung aus der Weltliteratur, denn von 11 133 operierten Frauen sind 1861 geheilt worden, also 16,7%.

Interessant war natürlich hierbei, der Frage nachzugehen, wie hoch der Prozentsatz der geheilten aus den verschiedenen Gruppen der Carcinome sein würde. Döderlein gibt darüber folgende Tabelle:

5—15jährige Ergebnisse der Strahlenbehandlung.

Universitäts-Frauenklinik München 1913—1923.

Collumcarcinome.

	1448—129 (unbehandelt) = 1319	
Gruppe I	227 : 92 = 40,5%	Operation
	— 44 (nur 1mal beh. und gest.)	Weltliteratur
	183 : 92 = 50,2%	35,6%
Gruppe II	310 : 69 = 22,3% } = 37,0%[1]	
	— 59 (nur 1mal beh. und gest.)	
	251 : 69 = 28,3%	
Gruppe III	543 : 58 = 10,7%	
Gruppe IV	239 : 3 = 1,2%	
	1319 : 222 = 16,8%	
	— 103 (nur 1mal beh. und gest.)	
Absolute Heilungen	1216 : 222 = 18,2%	19,1%

Aus dieser Tabelle ergibt sich, daß die relative Heilung bei den verschiedenen Gruppen betrug:

bei Gruppe I   = 50,2%
bei Gruppe II = 28,3%
bei Gruppe III = 10,7%
bei Gruppe IV = 1,2%

Dabei muß aber ausdrücklich hervorgehoben werden, daß Döderlein bei der Berechnung dieser Resultate die Fälle abzieht, bei denen die Behandlung nicht vollständig durchgeführt wurde. Diese Abzüge Döderleins und auch die Abzüge der Frauen, die unbehandelt geblieben sind, müssen jedoch berücksichtigt werden, wenn man die absolute Heilungsziffer des Döderleinschen Materiales errechnen will. Döderlein gibt die absolute Heilung mit 18,2% an, zieht aber dabei aus dem gesamten Material die unbehandelten und die nicht vollständig behandelten ab. Das ist, wie wir oben schon auseinandergesetzt haben, bei der Berechnung der absoluten Heilungsziffer nicht angängig. Fragt man sich, wieviel von allen ihm zugegangenen Carcinomfällen hat Döderlein geheilt, so sind es von 1448 Fällen im ganzen 222, das sind 15,33%.

Auch aus der Stockholmer Klinik (Forssell), der Pariser (Regaud) und der Erlanger (Wintz) gibt Döderlein in der nachfolgenden Tabelle die bei operablen und inoperablen Collumcarcinomen erzielten Strahlenheilungen an.

5—15jährige Ergebnisse der Strahlenbehandlung.

Forssell (F)-Regaud (R)-Wintz (W).

Collumcarcinome.

F. . . . . 502 : 117 = 23,3%   R . . . . 222 : 37 = 16,6%
   op. 145 : 67 = 46,2%   op.   93 : 24 = 25,8%
   inop. 357 : 50 = 13,9%   inop. 129 : 13 = 10,0%

W . . . . 740 : 140 = 18,9%
   op. 108 : 62 = 57,4%
   inop. 632 : 78 = 12,3%

---

[1] Anmerkung: Die von uns errechnete relative Heilung der 1. und 2. Gruppe aus dem Döderleinschen Material (s. S. 605, Tabelle) beträgt 546 : 161 = 29,4%.

Schon aus diesen wenigen Statistiken, denen man noch eine Reihe anderer aus der Literatur hinzufügen könnte, geht die eigentlich selbstverständliche Tatsache hervor, daß die operablen Carcinome bessere Heilungsresultate bei der Strahlenbehandlung geben als die inoperablen. Aus dem in der Literatur niedergelegten Material kann man auch nicht folgern, daß, wie es Wintz seinerzeit für die Röntgentherapie getan hat, etwa 10 bis 15 % der operablen Fälle gegen die Bestrahlung refraktär wären. Dabei bleibt aber die Tatsache bestehen, die auch wir selbst zu unserer Überraschung immer wieder erlebt haben, daß scheinbar sehr leichte, gut operable Anfangsfälle zum Teil überraschend schnell rezidivieren. Dabei kann das Rezidiv sogar wieder in der Cervix auftreten, obwohl der beginnende Primärtumor der Radium-Mesothoriumtherapie ganz besonders gut zugängig war.

Gefahren der Strahlentherapie des Collumcarcinoms.

Die Gefahren der Strahlentherapie des Collumcarcinoms können in Schädigungen beruhen, die durch Röntgenstrahlen und solche, die durch radioaktive Substanzen hervorgerufen sind. Die Gefahren der Hautverbrennung zweiten und selbst dritten Grades, die im Anfang der Anwendung der Röntgenstrahlen bei der Behandlung des Uteruscarcinoms gesehen worden sind, können heute, eine richtige Technik vorausgesetzt, als überwunden gelten. Auch mit einer Blutschädigung, die den Patienten gefährlich wird und nicht wieder zur Ausheilung kommen könnte, braucht bei der heutigen Bestrahlungstechnik nicht mehr gerechnet zu werden. Im Vordergrunde der möglichen Gefahren stehen vielmehr die Schädigungen der Nachbarorgane des Uterus, d. h. des Darmes, insonderheit des Rectums, und der Blase. Weiterhin besteht noch die Gefahr der durch die intrauterine Behandlung im infizierten Carcinomgewebe möglichen Entstehung septischer Prozesse.

Von den Darmschädigungen muß man verschiedene Grade unterscheiden: die tödlichen, die ulcerativen, die auch zu Fistel- oder Stenosenbildungen führen können, die Tenesmen und die Diarrhöen. Tödliche Darmschädigungen sind nach intensiver Röntgenbestrahlung in einzelnen Fällen beobachtet worden. So von Franz, v. Franqué, Seitz und Wintz u. a. In allen Fällen ergab die rückläufige Betrachtung, wie sie Flaskamp angestellt hat, daß nach unserem heutigen Wissen eine Überdosierung stattgefunden hatte. Auch in einem von Fried berichteten Todesfall an Darmperforation mit nachfolgender Peritonitis nach Röntgenbestrahlung konnte — wie Flaskamp meint — schon allein die hohe Dosis von 128—135 % der HED auf den Darm genügt haben, um die schwere Schädigung hervorzurufen. In dem Falle kam jedoch hinzu, daß die Bestrahlung bei der 63jährigen Patientin 2 Monate nach der Wertheimschen Operation vorgenommen wurde. Fried meint nun, daß durch diese Operation die Blutversorgung des Darmes gelitten, und daß überdies durch Verwachsungen die Beweglichkeit des Darmes gestört gewesen sei. Ein so geschädigter Darm bilde aber einen Locus minoris resistentiae und erkläre die schwere Zerstörung der Darmwand. Eine Überdosierung muß auch für die zwei von B. Fischer berichteten Todesfälle von Kombinationsbehandlung eines Collumcarcinoms mit Radium- und Röntgenstrahlen als Ursache der tödlichen Darmschädigung angenommen werden.

Heute, wo wir über wesentlich vervollkommnetere Meßmethoden verfügen, braucht praktisch mit derartigen Schäden bei der Röntgenbestrahlung nicht mehr gerechnet zu werden. Sie kann jedoch immer noch in den Fällen einmal vorkommen, in denen postoperative oder entzündliche Veränderungen vorhanden sind, die zu Schädigungen und Verwachsungen des Darmes geführt haben. Diese Gefahr wird dann sogar besonders groß sein, wenn durch entzündliche oder postoperative Verklebungen Dünndarmschlingen in den Bereich der Bestrahlungen hineingelagert werden, die als strahlenempfindlicher angesprochen werden müssen als der Dickdarm. Wintz nimmt an, daß für den Dickdarm eine Dosis von 140% der HED noch reversibel sei, für den Dünndarm hingegen nur eine solche von 110%. Es ist also verständlich, daß eine in den Strahlenbereich verlagerte Dünndarmschlinge unter Umständen bei einer Verabreichung von 100—120% der HED schwerste Schädigungen erfahren kann. Das wird besonders dann der Fall sein, wenn eine Empfindlichkeitssteigerung des Darmes durch irgendeine akute Darmerkrankung oder durch einen vor erst längerer Zeit überstandenen Typhus oder Ruhr gegeben war. Es müßten deshalb alle diese Momente bei der Durchführung der Röntgenstrahlen berücksichtigt werden. Bestehen entzündliche oder katarrhalische Erscheinungen des Darmes, so müssen diese erst zur Abheilung gebracht werden. Handelt es sich um eine nicht aufschiebbare Strahlenbehandlung, so muß nach Wintz-Flaskamp die Dosis um 20% herabgesetzt werden. Wintz empfiehlt, um Darmschädigungen zu verhüten, in jedem Falle die Bestrahlung in Beckenhochlagerung vorzunehmen, um etwa im kleinen Becken liegende Darmschlingen aus ihm herauszubringen. Wir haben von dieser Beckenhochlagerung, die für die Patientin auf die Dauer unbequem ist, keinen Gebrauch gemacht und haben niemals eine Röntgenschädigung des Darmes erlebt. Wichtiger erscheint es uns, daß auch der gesunde Darm gründlich entleert wird, da durch Kotansammlung eine Änderung der Streustrahlung und damit eine ungewollte Erhöhung der Dosis eintreten kann. Eine besonders gründliche Entleerung ist dann nötig, wenn man vorher zu diagnostischen Zwecken Kontrastbrei in den Darm gebracht hatte. Hier ist die Gefahr der Überdosierung durch eine ungewollte Vermehrung der Streustrahlung besonders groß. Wintz und Flaskamp raten deshalb auch innerhalb 3 mal 24 Stunden nach Verwendung des Kontrastbreies keinerlei Bestrahlungen vorzunehmen.

Findet man bei der gynäkologischen Untersuchung, daß Adhäsionen bestehen, an denen vielleicht auch der Darm beteiligt sein könnte, dann soll eine Röntgendurchleuchtung feststellen, ob eine Verziehung des Darmes in den Bestrahlungsbereich hinein stattgefunden hat. Von manchen Autoren (Polano, Wintz-Dyroff-Flaskamp) ist auch die Anwendung des Pneumoperitoneums für diese Zwecke empfohlen worden. Sind Verwachsungen vorhanden, so ist besondere Vorsicht bei der Durchführung der Bestrahlung geboten. Flaskamp rät sogar, wenn es der Krankheitszustand zuläßt, „eine operative Regulierung der topographischen Verhältnisse" vorzunehmen. Ob und mit welchem Erfolg das in der Erlanger Klinik geschehen ist, erwähnt er jedoch nicht. Wenn man liest, daß Schäden des Darmes durch vorausgegangene Operationen die Verbrennungsgefahr des Darmes selbst erhöhen, und weiß, wie oft wenigstens nach ausgedehnten Darmadhäsionen trotz operativer Lösung rasch wieder neue Verwachsungen eintreten, so erscheint uns der Wert dieses Flaskampschen Rates doch etwas fragwürdig. Wir halten es vielmehr besser, in solchen Fällen das zu tun, was auch Flaskamp selbst bei Undurchführbarkeit der Operation anrät, nämlich den Dosierungsplan entsprechend zu ändern.

Klinisch wesentlich bedeutungsvoller als die massiven tödlichen Schädigungen des

Darmes sind dagegen die mit der Radium-Mesothoriumtherapie noch immer verbundenen und gar nicht einmal so sehr seltenen Darmschädigungen, die man als Ulcerationen mit und ohne Stenosierung und als Tenesmen und Diarrhöen auftreten sieht. Obwohl, wie man aus Gesprächen über solche Dinge erfährt, überall beobachtet, haben sie doch gegenüber den Fistelbildungen in der Literatur gar nicht die Würdigung gefunden, die sie unseres Erachtens verdienen, weil sie einen ausgesprochenen Nachteil und zum mindesten eine sehr unangenehme Zugabe der Strahlentherapie für manche Patienten bedeuten, auf deren Beseitigung nicht intensiv genug hingearbeitet werden kann. Am seltensten sind heute die nach der Radium-Mesothoriumtherapie auftretenden Fistelbildungen des Darmes, sofern man sie als durch die Bestrahlung selbst entstanden ansehen muß. Gibt es doch zwei Möglichkeiten für die Entstehung solcher Fisteln. Die eine ist die, daß in weit vorgeschrittenen Fällen, bei denen man die Bestrahlung oft nur noch zur Beseitigung der üblichen Nebenerscheinungen, Blutung und Jauchung vornimmt, das Carcinom trotz dieser Bestrahlung weiterwuchert, und zum Durchbruch in das Rectum führt. Solche Fälle dürfen der Bestrahlungstechnik und dem Verfahren als solchem nicht zur Last gelegt werden. Anders ist es dagegen mit den Fisteln, bei denen das Carcinom an sich nicht fortschreitet und sogar ausheilt, oder wenigstens zum Stillstand kommt, und bei denen doch Fisteln beobachtet werden. Wir haben seit dem 1. 4. 1927 unter 164 Fällen von Strahlentherapie einen derartigen Fall erlebt.

Frau J. 35 Jahre, Carcinoma colli uteri operabile. Histologisch Plattenepithelcarcinom.
Aufnahmebefund am 28. 4. 28.
Die vordere Muttermundslippe ist völlig unverändert. Die hintere Lippe ist rüsselförmig verlängert und bildet einen gut haselnußgroßen Tumor, der leicht blutet. Der Uterus ist gut beweglich, normal groß, Adnexe und Parametrien sind frei.

Behandlung: Der Tumor wird keilförmig excidiert. Radium bzw. Mesothorium: 7200 mgeh, Messingfilter 1,5 mm intrauterin oder intracervical und (100 mgeh) vaginal, verteilt auf 4 Sitzungen innerhalb von 12 Monaten, und zwar am 28. 4. 28. 3000 mgeh, am 27. 6. 28. 1500 mgeh (nach 8 Wochen), am 28. 7. 28. 1500 mgeh (nach weiteren 4 Wochen), am 17. 12. 28. 572 + 100 mgeh (nach $4^1/_2$ Monaten), am 8. 4. 29. 544 mgeh nach weiteren $4^1/_2$ Monaten.

Am 22. 5. am 20. 9. und am 26. 10. 28. Röntgen: Parametrienbestrahlung. 2mal eine volle HED mit 5 Monaten Abstand, Vulvafeld 1 HED 4 Monate nach der ersten Röntgenbestrahlung.

Am 17. 1. 29. Primärtumorbestrahlung: Großfernfeld 80% der HED am Tumor (ca. 12 Wochen nach der letzten Röntgenbestrahlung). Parametrienbestrahlung mit 50% der HED nach weiteren $7^1/_2$ Monaten, am 13. 8. 29.

Die gesamte Bestrahlung verteilt sich demnach auf mehrere Sitzungen in einem Zeitraum von 16 Monaten.

Nach einem Jahr ist nichts mehr von Carcinom palpatorisch nachweisbar. Dagegen hat sich eine Rectovaginalfistel entwickelt von Bleistiftdicke, durch die zwar kein normalgeformter Stuhl, aber Blähungen abgehen. Dieser Fistel waren keine besonderen Darmbeschwerden vorausgegangen, sondern sie hat sich angeblich schleichend entwickelt. $2^1/_2$ Jahre besteht zwar die Fistel noch immer, aber die Patientin ist rezidivfrei. Hier handelt es sich zweifellos um eine Strahlenfistel.

Obwohl in diesem Falle eines rasch wachsenden Carcinoms einer Jugendlichen das Mesothorium bis auf 100 mgeh vaginaler Applikation nur intrauterin und intracervical gelegen hatte, können wir uns des Eindruckes nicht erwehren, daß es sich bei der Entstehung dieser Fistel um eine Strahlenwirkung gehandelt hat. Sie wäre nur dadurch zu erklären, daß der untere Kopf des Radiumträgers, der die Fadenschlinge zum Herausziehen trägt, doch etwas aus dem äußeren Muttermunde herausgeragt hätte und der hinteren Vaginalwand zu nahe gekommen ist, eine Beobachtung, auf die ja auch bezüglich der Entstehung von Blasenscheidenfisteln von anderen Autoren hingewiesen worden ist. Dabei wird bei jeder Radiumeinlage bei uns besonders darauf geachtet, daß sowohl das vaginal eingelegte Radium als auch das intrauterin eingeführte durch feste Tamponade so fixiert wird, daß es nicht herausfallen kann, und daß bei intravaginalen Einlagen der Abstand vom Rectum dadurch so groß wie möglich gestaltet wird. Die Technik war also in diesem Falle wie sie immer bei der Therapie gewesen ist. Auf die Gesamtzahl unserer Fälle berechnet, würden wir also mit 1,2% derartiger Fistelbildungen zu rechnen haben. Wenn man bedenkt, daß Bumm anfänglich bei seinen Radiumbestrahlungen unter 42 Fällen 8 Fisteln = 19% hatte, so kann man doch feststellen, daß mit dem Ausbau der Technik der Radium-Mesothoriumbehandlung eine gewaltige Besserung erzielt worden ist.

Wille berichtet über 4,7% Rectum- und Blasenfisteln aus den ersten Jahren der Franzschen Radiumbehandlung von 1915—1920. Damals wurde zum Teil noch mit sehr hohen Dosen bis 15000 mg Stunden gearbeitet. Seitdem die Charité von dieser hohen Dosierung abgegangen ist und nur noch „3000—3600 mg-Std. in zwei Sitzungen, die etwa 8 Tage voneinander getrennt liegen", anwendet, wurde nur eine Fistel in den letzten zehn Jahren beobachtet. Im ganzen hat Wille unter 386 Fällen der Jahre 1915—1928, wie er schreibt 10 Fisteln gesehen = 2,6%. Heyman hat unter 502 Fällen 5mal die Entstehung einer Rectumfistel erlebt = 1%. Schädigungen des Rectums sah er einschließlich dieser Fisteln 54mal = 10,7%. Er trennte diese Schäden in subjektiv leichte (31 = 6,1%) in subjektiv schwere (9 = 1,7%) und in subjektiv sehr schwere (14 = 2,7%). Objektiv fand er in diesen Fällen entweder gar nichts oder Ödeme und Andeutung von kleinen Stenosen 36mal = 7,1%. Ulcerationen 13mal = 2,5% und Fisteln, wie bereits gesagt, 5mal = 1%.

Von den Ulcerationen betonte er ausdrücklich, daß sie ohne bleibende Schäden ausheilten, sofern sie eben nicht zur Fistelbildung führen.

G. Döderlein teilt mit, daß in der Münchner Frauenklinik von 1913 bis 1918 unter 870 Fällen 4,9% Fisteln beobachtet wurden, von denen aber ein Teil sicher carcinomatöse Fisteln waren, die also eigentlich nicht hierher gehören. Bei Frauen des Stadiums I und II nach der Döderleinschen Einteilung, bei denen also das Carcinom als Ursache der Fisteln nicht in Frage kam, wurden Fistelbildungen nur in 2,1% unter 300 Fällen gesehen. G. Döderlein betont, daß damals die Münchener Frauenklinik mit viel höheren Dosen gearbeitet habe als jetzt. Seitdem jedoch die Münchener Frauenklinik gelernt habe „das Radium zu beherrschen, sind auch die Zahlen für unerwünschte Nebenschädigungen bedeutend zurückgegangen." In den Jahren 1913—1923 sind unter 300 Fällen von Collumcarcinom der Gruppe I und II im ganzen 1,3% Fisteln beobachtet worden. In den letzten Jahren, die allerdings noch nicht alle genügend lange nachbeobachtet sind, ist die Zahl der Fisteln bei Collumcarcinom der Gruppe I und II sogar auf 0,6% zurückgegangen. Man darf deshalb durchaus die Hoffnung aussprechen, daß diese Art der Fistelbildung bald nur noch zu den Ausnahmen zu rechnen sein wird. Die Zeit des Auftretens solcher Darmfisteln ist gewöhnlich zwischen dem 6. und 12. Monat nach der Behandlung zu konstatieren. Spontane Ausheilungen können bei kleinen Fisteln zustande kommen. Die operative Behandlung gibt deshalb keine guten Resultate, weil auch das umgebende Gewebe der Fistel durch die vorausgehende Radiumbehandlung zu schwere Veränderungen durchgemacht hat, als daß eine glatte Heilung zu erwarten wäre. Versuche derart sind gemacht worden (Rübsamen), zum vollen Erfolg haben sie nicht geführt.

Gleichfalls sehr unangenehm sind die oft ineinander übergehenden Erscheinungen starker Diarrhöen mit und ohne Tenesmen und der Ulcerationen und Stenosenbildung. Man muß bei der Betrachtung dieser Nebenwirkungen die Früh- und die Spätschädigungen unterscheiden. Das Auftreten besonders der Tenesmen und Diarrhöen, aber auch der Ulcerationsbildungen ist nicht ausschließlich eine Dosierungs-, Filterungs- oder eine Abstandsfrage des Präparates vom Rectum. Es kann gar keinem Zweifel unterliegen, daß sich gerade in dem Auftreten dieser Erscheinungen der individuelle Konstitutionsfaktor in ganz bedeutendem Maße auswirkt. Wir haben viele Frauen gesehen, die die ganze Radium-, Mesothorium- und Röntgentherapie ohne irgendwelche Beschwerden seitens des Darmes ertrugen, und andere, die schon nach Teilgaben von Radium allein mit erheblichen Darmbeschwerden reagierten, obwohl auch da eine dicke Collumwand als Filter zur Verfügung stand und eine unbeabsichtigte Annäherung an das Rectum nicht vorhanden war. Es war auch interessant, daß sich gerade in solchen Fällen trotz aller Vorsicht bei der weiteren Fortsetzung der Bestrahlung, die selbstverständlich immer erst nach Abklingen der ersten Erscheinungen vorgenommen wurde, zuweilen sofort wieder, auch bei wesentlich geringerer Dosierung, erneute Beschwerden zeigten. Im allgemeinen glauben wir aber doch festgestellt zu haben, daß diese Beschwerden bei alten Frauen mit atrophischem Gewebe leichter auftreten als bei Jugendlichen, und wir sind deshalb bei ihnen von unserer Durchschnittsdosis 6—7000 mgeh auf 4—5000 mgeh zurückgegangen.

Frau Gr. 61 Jahre alt. Carc. colli uteri operabile.

Histologisch: Von der Cervixschleimhaut ausgehendes Carcinom.

Aufnahmebefund am 30. 8. 29. An der Portio kleine rauhe Stelle, die bei Berührung leicht blutet. Uterus klein, atrophisch, beweglich, Parametrien frei. Diagnose: Beginnendes Carcinom der Portio ohne Tumorbildung.

Radium bzw. Mesothorium: 6000 mgeh, 1,5 mm Messingfilter intrauterin in 3 Sitzungen, mit 12 bzw. 7 Wochen Abstand. Röntgen: Parametrienbestrahlung 14 Tage nach der ersten Radiumbehandlung, 100 % der HED. Bereits 10 Tage nach der ersten Radiumbestrahlung (3000 mgeh intrauterin) starke quälende Darmbeschwerden, Tenesmen und Durchfälle, die fast 6 Wochen anhielten. Etwa 7—8 Wochen nach der letzten Bestrahlung, etwa 7 Monate nach der ersten Behandlung, erneut sehr heftige Tenesmen mit ständigem Drängen in der Scheide und dem Darm, blutige und schleimige Darmentleerungen, Kreuzschmerzen. Die Untersuchung ergibt, daß das ganze Septum retrovaginale und die vordere Vaginalwand sich prall und geschwollen anfühlt, jedoch glatt ist. Die Portio ist als kleiner, glatter Knopf zu fühlen. Das Rectum ist nicht stenosiert, am Finger blutig schleimiges Sekret. Rektoskopie: An der vorderen Rectumwand Rötung und Schwellung der Schleimhaut in größerer Ausdehnung. Da es bei der Untersuchung stärker blutet, ist nichts Genaueres zu sehen.

Befund: Vagina ist in 6 cm Länge obliteriert. Man fühlt an der Obliterationsstelle eine ganz feine Vertiefung. Rectovaginal fühlt man, daß die vordere Rectumwand sehr stark nach der Vagina vorspringt und in der Gegend der Obliteration kommt man in eine für die Fingerkuppe einlegbare Vertiefung. Diese Vertiefung fühlt sich rauh an und ist mit Gerinnsel belegt. Die Lufteinblasung ins Rectum ergibt eine haarfeine Rectovaginalfistel. Cervix nicht verdickt. Die Basis des linken Parametriums ist starr, fingerdick, macht aber einen narbigen Eindruck. Auch das linke Lig. sacro-uterinum ist starr, bleistiftdick. Rechtes Parametrium frei.

Diagnose: Feine Rectovaginalfistel, Ulcus recti.

Nachuntersuchung am 13. 1. 30: Patientin fühlt sich wohl, hat 20 Pfd. zugenommen. Keinerlei Beschwerden von seiten des Darmes.

Befund: Vagina endet blind, dahinter liegt die kleine Portio. Im Rectum der Cervix entsprechend eine Striktur, durch die man bequem mit dem Finger kommt.

Nachuntersuchung am 5. 5. 30: Subjektiv Wohlbefinden. Ab und zu noch Blut im Stuhl.

Befund: Vagina endet blind, Cervix schmal, dahinter die Portio zu fühlen, Parametrien o. B. Rectal fühlt man die für einen Finger gut durchgängige Striktur, die besonders von links her kommt, und in deren Umgebung das Gewebe des Pararectums infiltriert ist.

Letzte Nachuntersuchung am 29. 1. 31: Patientin klagt wieder über Drang in der Scheide und im Darm.

Die Beschwerden waren hier also sehr hartnäckig und dauerten fast 8 Wochen. Die Heilung erfolgt mit Strikturbildung in Höhe der Cervix, die aber für einem Finger durchgängig ist. Nach einem Jahr kein Rezidiv, Rectumschleimhaut glatt, Striktur noch vorhanden, gut dehnbar. Stuhl und Wasserlassen o. B. Nach $1^1/_2$ Jahren hat sich eine haarfeine Rectovaginalfistel gebildet.

Frau Schm. E. 59 Jahre, Carcinoma colli uteri operabile, mikroskopisch Plattenepithelcarcinom.

Aufnahmebefund am 26. 10. 29: Blumenkohlgeschwulst, ausgehend von der hinteren Muttermundslippe, Uterus nicht vergrößert, frei beweglich, Adnexe und Parametrien ebenfalls frei.

Radium bzw. Mesothorium: 6000 mgeh intrauterin und vaginal 1,5 mm Messingfilter, verteilt auf 2 Sitzungen mit 7 Wochen Abstand.

Röntgen: Parametrienbestrahlung 10 Tage nach der Radiumbestrahlung ca. $100^0/_0$ der HED. Etwa 5—6 Tage nach der Bestrahlung traten Durchfälle und Tenesmen auf, die fast 6 Wochen andauerten und dann aber völlig ausheilten. Rektoskopisch: An der Schleimhaut keinerlei Veränderungen sichtbar. Bei der späteren, zweiten Radiumbestrahlung waren keinerlei Darmbeschwerden mehr aufgetreten.

Hier ist also die Reizerscheinung in verhältnismäßig kurzer Zeit zurückgegangen und hatte auch rektoskopisch zu keinen bemerkenswerten Veränderungen der Schleimhaut geführt. Gewöhnlich aber sieht man, daß die ganze Rectumschleimhaut besonders an der Vorderwand wie geschwollen aussieht, stark gerötet ist und zuweilen von blutigschleimigen Massen bedeckt ist, die oft auch an der Vorderwand stärker haften als an der Hinterwand. Zuweilen sieht man auch beim Abtupfen dieser Schleimhautmassen Blut austreten, und manchmal sieht man auch spontan kleinere fleckige oder in schwereren Fällen auch flächenhafte Blutungen wiederum zumeist an der Vorderwand des Rectums erfolgen. Damit verbunden ist sehr häufig eine ausgesprochene kissenartige Schwellung des Septum rectovaginale. Ebenso wie es nun in der Vagina, ohne daß eine Ulcerationsbildung zustande gekommen war, nicht selten zu ausgesprochenen halbmondförmigen oder ringförmigen Stenosierungen und zu Obliterationen kommt, ebenso sehen wir auch im Darm gelegentlich nach solchen Erscheinungen ohne Ulcerationsbildung Stenosierungen eintreten, die dann aber nach unseren Beobachtungen meistens keine erheblichen Beschwerden verursachen, besonders nach Rückgang der akuten Veränderungen, wie wir sie oben geschildert haben.

Frau Bo. 43 Jahre, Carcinoma colli uteri vix operabile.

Histologisch: Plattenepithelcarcinom.

Aufnahmebefund: 14. 8. 29.

Portio kolbig verdickt, bildet mit der Cervix zusammen einen hühnereigroßen Tumor, der nach dem Cervicalkanal zu Zerfall zeigt, so daß ein für den Finger eingängiger kleiner Krater entsteht. Das Parametrium links ist frei, etwas kurz. Auch das Lig. sacro-uterinum links ist stark verkürzt, aber nicht infiltriert. Das rechte Parametrium, sowie das rechte Sacro-uterinum sind fingerdick infiltriert und nicht gut verschieblich gegen die Beckenwand.

Radium bzw. Mesothorium: 6000 mgeh, davon 5000 mgeh intrauterin und 1000 mgeh vaginal mit 1,5 mm Messing gefiltert, verteilt auf zwei Sitzungen, mit 8 Wochen Pause. Dazu Röntgen-Parametriumbestrahlung $108^0/_0$ der HED pro Parametrium. 8 Tage nach der ersten Radiumbehandlung.

12—14 Tage nach der ersten Bestrahlung (2000 mgeh intrauterin und 1000 mgeh vaginal) starker Drang im Darm und Durchfälle, 3 Wochen lang. Cystoskopie: leichte Cystitis colli.

Rektoskopie: In 5—10 cm Höhe Rötung der Schleimhaut leicht blutende oberflächliche Epitheldefekte, kein Ulcus, kein Tumor. Über 10 cm Höhe normale Schleimhaut.

Befund am 15. 10. 29.: Portio verkürzt, vordere Muttermundslippe glatt. Uterus anteflektiert, hühnereigroß, beweglich. Im rechten Parametrium direkt am Uterusansatz strangförmige Verdickungen, die etwa 2 Querfinger breit sind. Das linke Parametrium ist verkürzt, aber nicht infiltriert.

Bei einer späteren Nachuntersuchung, die etwa 7 Monate nach dem oben beschriebenen Befund stattfand, zeigt sich, daß das Carcinom lokal verschwunden, und daß die strangförmigen Infiltrationen im rechten Parametrium einer narbigen Verkürzung gewichen waren. In der Höhe der Cervix fühlt man im Rectum eine bogenförmige, scharf vorspringende Leiste, die etwa ein Viertel des Darmlumens einengt und an der Vorderwand des Rectums verläuft. Bei der Rektoskopie zeigt sich die Schleimhaut bis 12 cm Höhe gerötet, in 6 cm Höhe ein etwa 10 pfennigstückgroßes schmierig belegtes Ulcus, das bei Berührung leicht blutet. Durch Behandlung (Kamilleneinläufe und Tanninspülungen) konnten die Beschwerden zwar gebessert werden, jedoch hat die Patientin vorzeitig auf eigenen Wunsch die Klinik verlassen.

Am 31. 1. 31 wurde die Patientin vom Arzt wegen Darmblutung wieder eingewiesen. Patientin gibt an, fast dauernd mit dem Stuhl Blutabgang zu haben, jedoch keine Schmerzen. Aus der Vagina kein Ausfluß, kein Blut.

Befund: 31. 1. 31: Scheide in etwa 6 cm Höhe obliteriert, bis auf eine feine Öffnung in der Mitte. Per rectum fühlt man an der gleichen Stelle nur eine mäßige Verengerung. Das Gewebe in der Umgebung ist nur narbig verkürzt, aber nicht infiltriert, so daß die Darmpassage nicht behindert ist. Uterus klein, retrovertiert. Parametrien beiderseits straff, nicht infiltriert. Cystoskopisch findet sich in der Blase unterhalb des rechten Ureterostiums eine narbige Einziehung, die zum Teil mit Membranen belegt ist.

Rectoskopisch ist die Darmschleimhaut blaß. In 6 cm Höhe an der Vorderwand ein unregelmäßig begrenztes, etwa fünfpfennigstückgroßes Ulcus, das in Heilung begriffen zu sein scheint.

Leider aber stellen die akuten Beschwerden mit ihren heftigen Tenesmen und Diarrhöen eine sehr unangenehme Komplikation dar, die die Frauen häufig längere Zeit belästigen und sie unter Umständen so sehr quälen, schlaflos machen und sie, aus Angst vor den Schmerzen nach der Nahrungsaufnahme, so in der Ernährung zurückbringen kann, daß dadurch tatsächlich das Allgemeinbefinden sehr erheblich beeinträchtigt wird. Wir haben solche Darmfrühschädigungen seit dem 1. 4. 27 in 2,43% aller Fälle beobachtet. Sind sie schon nach der ersten Radiumbestrahlung aufgetreten, so muß man auch nach ihrem Abklingen mit der Weiterführung der Strahlenbehandlung sehr vorsichtig sein. Es empfiehlt sich dann dringend, die noch geplante Strahlenmenge in kleinen, zeitlich mehr oder minder weit voneinander getrennten Dosen zu verabfolgen. Gegen die Beschwerden selbst verwenden wir Opiate in Zäpfchenform und bei den Tenesmen mit Vorliebe die Belladonna-Dispertzäpfchen, die sich uns in solchen Fällen besonders gut bewährt haben.

Wir verordnen weiter im Anfange leichte, flüssige und breiige Diät, Bettruhe und warme Packungen. Die Prognose dieser Früherscheinungen ist im allgemeinen gut. Manchmal gehen sie schon in wenigen Tagen vorüber. Bei schweren Erscheinungen dauern sie gewöhnlich 4—6 Wochen, in einzelnen Fällen können sie jedoch auch länger als 6 Wochen anhalten.

Wesentlich häufiger als diese Frühschäden und oft auch sehr viel quälender und langwieriger sind die Spätschädigungen des Darmes, die wiederum in Form von blutig-schleimigen Durchfällen und Tenesmen mit und ohne Ulcerationen und Stenosen auftreten können. Wir haben sie seit dem 1. 4. 27 in 7,32% der Fälle gesehen. Auch hier gehen die leichteren Fälle selbst mit Ulcerationsbildungen zuweilen rasch vorüber.

Bei einigen Frauen machten wir ähnliche Beobachtungen von Tenesmen, ohne daß gleichzeitig Durchfälle oder Ulcerationen bestanden, und wo dann auch alle Erscheinungen verhältnismäßig rasch abklangen. Ernster ist die Bedeutung solcher Beschwerden dann, wenn starke Tenesmen mit blutig-schleimigen Absonderungen bestehen und Ulcerationen im Darm nachweisbar sind. Für gewöhnlich ist bei solchen Frauen der Ablauf viel langwieriger, und die Erscheinungen selbst sind quälender und schmerzhafter. Aber auch dann treten nach unseren Beobachtungen in der Mehrzahl der Fälle Heilungen ein.

Frau Bt. 57 Jahre. Carcinoma colli uteri, vix operabile. Histologisch: Plattenepithelcarcinom.

Aufnahmebefund am 30. 1. 30: Aus der Vagina blutig-schleimige Absonderung, die nicht riecht. Portio narbig zerklüftet. Im Spiegel sieht man an der hinteren Muttermundslippe rechts auf die vordere Muttermundslippe übergreifend eine markstückgroße, grau-rötlich aussehende, bei Berührung leicht blutende, etwas vorgewölbte Stelle. Cervicalkanal geschlossen. Uterus etwas vergrößert, nicht genau abzutasten, etwa gänseeigroß, etwas nach rechts gelegen. Das rechte Parametrium ist ziemlich stark verkürzt, etwas infiltriert. Das linke Parametrium ist frei. Ebenso die Lig. sacro-uterina. Adnexe nicht zu tasten.

Radium bzw. Mesothorium: 6000 mgeh intrauterin und vaginal, 1,5 mm Messing (4000 intrauterin und 2000 vaginal, verteilt auf 2 Sitzungen mit 3 Wochen Abstand).

Röntgen: Parametriumbestrahlung: 100% der HED pro Parametrium. 10 Tage nach der ersten Radiumbehandlung.

8 Monate nach der ersten Bestrahlung, 7 Monate nach der letzten Bestrahlung Durchfälle, Tenesmen. Das rechte Parametrium und Sacro-uterinum zweifingerdick, kurz, infiltriert, teigig. Das Rectum ist in Höhe des Sacro-uterinums leicht stenosiert.

Rektoskopie: Schleimhaut in 8—12 cm Höhe gerötet, dortselbst 2 kleine Ulcera, die nach 4 Wochen unter der Behandlung völlig abheilten. Bei der später vorgenommenen Rektoskopie ist die Rötung völlig verschwunden, an Stelle des tieferen, in 8 cm Höhe befindlichen Ulcus eine leicht blutende Stelle der Darmschleimhaut noch nachweisbar. In 12 cm Höhe ist von einem Ulcus nichts mehr zu sehen, die Schleimhaut ist völlig normal. Bei der letzten Nachuntersuchung am 12. 2. 31 Stuhl und Wasserlassen o. B. Rezidivfrei.

Frau Be. 68 Jahre alt, Carcinoma colli uteri operabile. Histologisch: Plattenepithelcarcinom.

Aufnahmebefund: Am 15. 2. 30:

Portio zerklüftet, links etwas auf das Vaginalgewölbe übergehend, rechtes Parametrium und Parakolpium frei. Das linke Parametrium ist leicht verkürzt.

Radium bzw. Mesothorium: 5500 mgeh intrauterin + vaginal, 1,5 mm Messing, verteilt auf zwei Sitzungen in 3 Wochen Pause (3665 intrauterin und 1833 mgeh vaginal).

Röntgen: 10 Tage nach der ersten Radiumbehandlung Parametriumbestrahlung 100% der HED pro Parametrium. $8^{1}/_{2}$ Monate nach der ersten und $7^{3}/_{4}$ Monate nach der letzten Bestrahlung Durchfälle mit Blut und Schleim, starker Stuhldrang (Tenesmen), kein Fluor, keine Blutungen.

Befund: Vagina im oberen Drittel trichterförmig verengt, verhältnismäßig elastisch, Parametrium frei. Portio atrophisch, glatt.

Rektoskopie: In 8 cm Höhe an der Vorderwand des Rectums gut bohnengroßes, schmierig belegtes flaches Ulcus. Die Darmschleimhaut der Umgebung ist gerötet. Unter der Behandlung (Kamillen- und Tannineinläufe) sind die Beschwerden rasch verschwunden. Bereits 14 Tage später konnte rektoskopisch festgestellt werden, daß das Ulcus wesentlich kleiner geworden und nur noch knapp bohnengroß ist. Weitere 14 Tage später hatten die Darmbeschwerden fast völlig aufgehört, jedoch zeigt sich auch jetzt noch rektoskopisch das Ulcus, wenn auch weiterhin verkleinert. Dieser letzte Befund ist am 2. 12. 30 erhoben. Letzte Nachuntersuchung am 17. 2. 31. Seit 6 Wochen ist der Stuhlgang regelmäßig und ohne Blut- oder Schleimbeimengung.

Alles in allem können wir also sagen, daß so quälend und unangenehm zeitweilig auch die Erscheinungen waren, sie doch in allen unseren Fällen in Heilung übergegangen sind. Unsere Therapie ist bei Durchfällen und Tenesmen dieselbe wie oben angegeben. (Belladonna-Dispertopiate in Zäpfchenform, Diät, Bettruhe, warme Umschläge). Sind Ulcerationen vorhanden, so haben sich uns Kamillen- und Tannineinläufe 1—2mal täglich bewährt, mit denen wir oft auch Tanningaben per os verbinden. Wir haben wiederholt die Beobachtung gemacht, daß die anfangs sehr unangenehmen Beschwerden unter dieser Behandlung schnell zurückgingen und manchmal sogar schon ganz aufhörten, wenn das Ulcus noch nicht einmal völlig abgeheilt war. Wir haben uns auch in solchen Fällen nicht gescheut, die Patienten, wenn sie es selbst wollten, nach Hause zu schicken, und haben sie dann mit genauen Diät- und Behandlungsvorschriften entlassen, die wir ihnen selbst oder dem behandelnden Arzt mitgegeben haben.

Fassen wir alles das zusammen, was wir am eigenen Material haben beobachten können und an Angaben in der Literatur gefunden haben, so können wir nach unseren

Erfahrungen sagen: mit Strahlenfistelbildungen, die nicht durch das Weiterwuchern des Carcinoms hervorgerufen sind, muß man heute noch vielleicht in 1,2% der Fälle rechnen. Wir haben aber schon der Meinung Ausdruck gegeben, daß es wohl gelingen wird, diese Fistelbildungen in Zukunft ganz auszuschalten. Mit Frühschädigungen des Darmes muß man nach unseren Erfahrungen in 2,43% und mit Spätschädigungen in 7,32% rechnen.

Es wäre sehr wünschenswert, wenn auf alle diese Punkte bei den weiteren Veröffentlichungen über die Strahlentherapie eingehender hingewiesen würde als bisher, und wenn dann auch von den einzelnen Therapeuten mitgeteilt würde, wie sie diese Nebenerscheinungen am besten ausgeschaltet und am raschesten zur Ausheilung gebracht haben.

Sehr viel seltener als Darmschädigungen sind die Schädigungen der Blase. Frühschädigungen in Form schwerer Blasenstörungen haben wir seit dem 1. 4. 27 überhaupt nicht beobachtet. Nur in einzelnen Fällen gaben die Frauen in den ersten Tagen nach der Bestrahlung stärkeren Harndrang an, der aber ohne Schmerzen war und rasch vorüberging. Treten solche Erscheinungen von Frühschädigungen jedoch auf, so bestehen sie nach unseren früheren Beobachtungen und nach den Beobachtungen anderer in Erscheinungen der akuten, zuweilen hämorrhagischen Cystitis, mit mehr oder minder heftigem Harndrang und wohl auch Abgang von Blut im Urin. Bei der cystoskopischen Untersuchung sieht man Rötung der Schleimhaut und Blutungen, die hauptsächlich in der Gegend des Blasenhalses sitzen und zuweilen auch mit kleinen weißgrau-grünlich belegten Ulcerationen verbunden sind. Die Therapie kann keine andere sein als die der akuten Cystitis überhaupt. Ob man, um diesen Erscheinungen vorzubeugen, einen Dauerkatheter einlegen soll, bleibt dahingestellt. Wir haben es niemals getan, legen dagegen sehr großen Wert darauf, daß die Blase nicht übervoll ist, sondern regelmäßig spontan oder durch Katheterismus entleert wird.

Spätschädigungen der Blase haben wir jedoch in Form von Ulcerationen in 3,0% der Fälle gesehen. Sie waren zwar niemals so quälend wie die Mastdarmulcerationen, haben aber doch auch die Frauen zeitweise durch ihren ständigen Harndrang recht stark belästigt. Diese Blasenschädigungen zeigen meist einen hartnäckigeren Verlauf als die Rectumulcera. Gewöhnlich klagen die Frauen über krampfartige Schmerzen in der Blasengegend, und zwar meist nach Entleerung der Blase, ähnlich — aber gewöhnlich heftiger — als man sie sonst bei der Cystitis colli beobachten kann. Bei unseren 3 Frauen, bei denen wir solche Geschwürsbildungen nachweisen konnten, saßen die Ulcerationen jedesmal im Blasenhals oder dicht oberhalb davon.

Frau Schn. 62 Jahre, Carcinoma colli operabile.
Histologisch: Basalzellencarcinom.
Aufnahmebefund am 10. 12. 28: Portio und Cervix bilden einen kleinapfelgroßen Tumor, der keinen gröberen Zerfall zeigt. Die Cervix ist gut verschieblich, das Parametrium rechts ist kurz, aber frei. Auch links ist das Parametrium frei. Im linken Ovarium findet sich eine kleine Cyste.
Radium bzw. Mesothorium: 6000 mgeh intrauterin, verteilt auf 2 Sitzungen mit 6 Wochen Pause.
Röntgen: Unmittelbar nach der ersten Radiumbestrahlung Parametriumbestrahlung. 110% der HED pro Parametrium.
Fast 18 Monate nach der ersten und 16 Monate nach der zweiten Bestrahlung klagt Patientin über Schmerzen in der Blase und Brennen beim Wasserlassen, sowie häufigen Harndrang. Der Genitalbefund: Vagina obliteriert, Korpus anteflektiert, nach links gehalten, nicht ganz frei beweglich, Parametrium und Sacro-uterinum frei.
Cystoskopie: Schleimhaut im allgemeinen blaß, Ostium links o. B. Rechts oberhalb des Ostiums eine zweimarkstückgroße, in der Mitte zerfallene Stelle (Ulcus), deren Ränder ein bullöses Ödem aufweisen. Man hat fast den Eindruck eines nach der Blasenschleimhaut vordringenden Carcinoms. Im Urin finden

sich Spuren Eiweiß, Leukocyten und Erythrocyten etwas vermehrt. Mittels Elektrokoagulation wird das untere Drittel des Ulcus verschorft und weiterhin Blasenspülungen mit Borlösung und Argentum nitricum 1 : 4000 bis 1 : 1000 durchgeführt.

Bei der späteren Nachuntersuchung (Cystoskopie) zeigt sich, daß das Ulcus gut gereinigt ist und sehr verkleinert hat. Auch ist das Ödem am Rand bedeutend zurückgegangen.

Im Urin fanden sich nur noch Leukocyten etwas vermehrt, aber keine Erythrocyten und auch kein Eiweiß.

Patientin ist im letzten halben Jahr nicht mehr zur Nachuntersuchung erschienen, hat aber brieflich mit dem 4. 11. 30 mitgeteilt, daß sie keinerlei Beschwerden mehr in der Blase hat, und daß es ihr auch sonst gut geht.

Frau Jm. 63 Jahre, Carcinoma colli operabile. Histologisch: Plattenepithelcarcinom.

Aufnahmebefund: 3. 5. 29.

Die atrophische Portio ist derb, von höckeriger Oberfläche und blutet leicht. Uterus ist nicht vergrößert, etwas nach rechts verlagert. Beide Parametrien verkürzt nicht infiltriert, desgleichen beide Lig. sacro-uterina.

Radium bzw. Mesothorium: 6000 mgeh intrauterin, 1,5 mm Messing, verteilt auf 4 Sitzungen innerhalb von fast 4 Monaten. Die zweite 3 Tage nach der ersten, die dritte 8 Wochen nach der zweiten und die vierte 6 Wochen nach der dritten Bestrahlung.

Röntgen am 3. 5. 29: Vor der Radiumbestrahlung pro Parametrium 110% der HED.

Patientin erholt sich nach der Bestrahlung sehr langsam und behält lange Zeit ein großes Schwächegefühl bei gutem Lokalbefund. Stuhlgang und Wasserlassen anfangs o. B.

Etwa 4 Monate nach der ersten, 4—5 Wochen nach der letzten Bestrahlung Durchfälle, Tenesmen, ziehende Schmerzen nach dem Unterbauch. Cystoskopisch Schleimhaut der Blase o. B. Rektoskopisch bis 18 cm Höhe weder Rötung noch Ulcerationen der Schleimhaut. Behandlung: Kamilleneinläufe, Opium-Belladonna-Zäpfchen.

Seit Anfang August 1930, d. h. etwa 15 Monate nach der ersten und etwa 11 Monate nach der letzten Radiumbestrahlung, angeblich nach Erkältung, Stiche und Brennen beim Wasserlassen, häufiger Harndrang.

Urin: Spur Albumen, Leukocyten vermehrt, reichlich Erythrocyten.

Cystoskopie: In der Nähe des rechten Ostiums ein 10 pfennigstückgroßes, grauweißlich fleckig belegtes, unregelmäßiges Ulcus. Die Umgebung ist in etwa Dreimarkstückgröße gerötet und zeigt bullöses Ödem. Das linke Ostium ist frei, desgleichen Blasenhals und übrige Schleimhaut. Im Fundus deutliche Trabekelzeichnung. Genitale o. B.

Später zeitweise stärkere Blutungen, die durch Claudeninstillation gestillt werden mußten. 6 Wochen später, am 15. 9. 30, zeigt sich bei der Cystoskopie in der Gegend des rechten Ostiums an der Hinterwand der Blase ein etwa kirschgroßes papillomatöses Gebilde, das ziemlich flach entwickelt und mit Fibrin belegt erscheint. Die Umgebung ist in breiter Ausdehnung ödematös geschwollen. Verdacht auf Carcinoma vesicae. Die histologische Untersuchung eines excidierten Stückes ergibt kein Carcinom. Es handelt sich um völlig nekrotisches und kalkig inkrustiertes Gewebe, so daß die Diagnose auf Radiumnekrose gestellt wird. Unter der Behandlung (Spülungen mit Bor und Argentum nitricum 1 : 4000—1 : 1000 haben die Blutungen sehr bald völlig aufgehört. Bei der letzten Nachuntersuchung Mitte Dezember 1930 klagt Patientin über keinerlei Beschwerden mehr.

Objektiv: 50 pfennigstückgroßes Ulcus, auf dem ein knapp bohnengroßer, gelblicher, jetzt glatter Tumor sitzt (nekrotische Masse). Das bullöse Ödem der Umgebung ist bedeutend zurückgegangen. Bei der letzten Nachuntersuchung am 11. 3. 31 ist der Genitalbefund o. B., während der cystoskopische Befund im wesentlichen unverändert wie im Dezember 1930 erscheint.

Der dritte Fall, bei dem gleichzeitig eine leichte Darmschädigung bestand, ist folgender:

Frau Bö. 38 Jahre alt. Carcinoma colli uteri operabile. Histologisch: Plattenepithelcarcinom.

Aufnahmebefund am 7. 12. 28: Vulva und Vagina o. B. Portio ist etwas rüsselförmig verlängert. Die vordere Muttermundslippe zeigt ausgesprochen höckerige, bei Berührung leicht blutende Auflagerungen. Die Cervix ist nicht verdickt, vollkommen gut beweglich. Die Parametrien und Ligamenta sacro-uterina sind beiderseits frei. Der Uterus liegt retrovertiert, ebenfalls frei beweglich.

Radium bzw. Mesothorium: 7000 mgh intrauterin und vaginal mit 1,5 mm Messing gefiltert, verteilt auf 4 Sitzungen, und zwar am 7. 12. 28. 3000 mgh intrauterin am 1. 2. 29. 1400 mgh intrauterin. Am 1. 2. 1929. 1400 mgh intrauterin. Am 4. 2. 29. 1600 mgh vaginal, am 2. 7. 29. 1000 mgh intracervical.

Röntgen: 19. 12. 28. Parametrienbestrahlung. Großfernfeld etwa 110% der HED pro Parametrium.

Etwa 10 Monate nach der ersten Bestrahlung bzw. 3 Monate nach der letzten Radiumbehandlung (1000 mgeh intracervical) Darmbeschwerden, Durchfälle, schleimig-blutige Stühle, Tenesmen. Rektoskopisch findet sich außer einer geringen Rötung der Schleimhaut kein pathologischer Befund. Nach 4 Wochen haben die Durchfälle und Tenesmen vollständig aufgehört und die Patientin ist beschwerdefrei.

Etwa 18 Monate nach der ersten Behandlung bzw. 11 Monate nach der letzten Radiumbehandlung (1000 mgh intracervical) zunehmende Schmerzen im After und im Darm. Durchfälle mit Blut und Schleim, Tenesmen. Brennen beim Wasserlassen, häufiges Wasserlassen.

Cystoskopisch findet sich in der Blase ein zehnpfennigstückgroßes Ulcus an der Hinterwand. Das Collum ist diffus gerötet und leicht ödematös. Rektoskopisch findet sich am Darm außer einer leichten Rötung kein Ulcus.

Das Ulcus der Blase ist nach einem halben Jahr vollständig abgeheilt, die Darmbeschwerden nach etwa 4 Wochen, doch wird auch später hin und wieder im Stuhl etwas Blut von der Patientin bemerkt.

Am 22. 2. 31 erfolgt erneut Aufnahme der Patientin mit Fieber unter den Erscheinungen einer akuten Cystopyelitis.

Befund: Vagina kurz, endet blind mit einer kleinen feinen Öffnung in der Mitte. Parametrien und Parakolpium beiderseits straff und kurz, wie zwei bleistiftdicke Stränge. Sonst ist im Becken kein Infiltrat zu fühlen. Cystoskopisch findet sich an der Blase kein Ulcus, nur das Bild der Cystitis colli. Die Blauausscheidung rechts ist gut, links bleibt sie völlig aus. Bei der Pyelographie gelingt es den Katheter links nur etwa 3—4 cm nach oben zu schieben, dann stößt er auf einen Widerstand, der sich mit leichtem Druck nicht überwinden läßt. Die Sondierung des rechten Ureters gelingt ohne Schwierigkeiten. Es werden rechts 14 ccm Umbrenal eingespritzt, wobei die Patientin starke Schmerzen äußert. Links lassen sich unter geringem Druck 10 ccm einspritzen, aber man hat gleich den Eindruck, daß die Kontrastflüssigkeit in die Blase zurückfließt, da die Patientin über keinerlei Schmerzen in der linken Seite klagt.

Auf der Aufnahme sieht man rechts das gefüllte, etwas erweiterte Nierenbecken, links kommt das Nierenbecken überhaupt nicht zur Darstellung.

Bei der Pyelographie mit Uroselektan zeigt die Röntgenaufnahme folgenden Befund:

Beide Nieren stehen gleichhoch, an normaler Stelle. Die rechte Niere ist nicht vergrößert, doch zeigt das Nierenbecken eine mäßige Erweiterung. Der Ureter, der in seinem obersten und untersten Abschnitt zur Darstellung kommt, ist nicht erweitert. Die linke Niere ist fast doppelt so groß wie die rechte, sie zeigt zwei Einziehungen. Das Nierenbecken füllt sich nicht. Die Niere erscheint nur im ganzen als Schatten, auch der Ureter kommt links nicht zur Darstellung. Es wird nach dem Röntgenbefund und nach der klinischen Beobachtung die Diagnose auf chronische Stauungspyelonephritis bei Verlegung des linken Ureter gestellt. Es ist beabsichtigt, wegen der dauernd fieberhaften Temperaturen und des mäßigen Allgemeinbefindens der Patientin die kranke Niere zu exstirpieren[1].

Merkwürdig ist, daß diese 3 Fälle fast in der gleichen Zeit zur Beobachtung kamen. Man könnte an irgendeine Unzulänglichkeit in der Technik denken, wenn nicht die Behandlung immer von demselben Arzt und in derselben Art stattgefunden hätte, mit der auch alle anderen Frauen in derselben Zeit behandelt worden sind. Die Prognose dieser Schädigungen ist, sofern die Zerstörung nicht zu tief gegangen ist und eine Fistelbildung zur Folge hat, als gut zu bezeichnen. Fistelbildungen sind bei uns nicht entstanden und wir glauben auch bei den Patienten, bei denen das Ulcus noch nicht völlig zur Abheilung gekommen ist, nach dem bisherigen Verlauf nicht mehr damit rechnen zu brauchen. Auch in dem Fall 3 ist das Ulcus als solches abgeheilt. Die noch bestehende hartnäckige Cystitis ist Folge einer erst jetzt entstandenen hoch fieberhaften Pyelonephritis sin. Sie ist eine Folge nicht der Ulcusbildung, sondern einer hochgradigen Kompression des linken Ureter, die durch narbige Schrumpfung, des linken Parametrium bei der rezidivfreien Patientin entstanden ist. Die Nephrektomie wird nicht zu umgehen sein[1]. Die Therapie besteht in Spülungen mit Borwasser und mit dünnen

---

[1] Nachtrag bei der Korrektur: Patientin wurde am 2. 5. 31 operiert: Nephrektomie links wegen Pyonephrose. Letzte Nachuntersuchung am 19. 6. 31: Patientin klagt über Schmerzen entlang dem linken Ureterverlauf und über Beschwerden beim Stuhlgang, manchmal etwas Blutabgang dabei. Befund: Am Genitale kein Anhalt für Rezidiv. Im Rectum keine Stenose, kein Ulcus zu fühlen.

Argentumlösungen von 1 : 5000 bis höchstens 1 : 1000. Konzentrierte Argentum-nitricum Spülungen werden von diesen Frauen als besonders schmerzhaft empfunden. Daneben geben wir Urotropin oder ein anderes ähnliches Mittel, lassen viel Bärentraubenblättertee oder Wildunger Wasser trinken, verordnen anfangs Bettruhe und lassen warme oder heiße Umschläge machen und evtl. später diese Therapie durch Diathermie unterstützen.

Fragt man sich zusammenfassend nun noch einmal, was man tun könnte, um gerade diese die Strahlentherapie immer noch mehr oder weniger stark belästigenden Früh- und Spätschädigungen der Nachbarorgane zu vermeiden, so lassen sich dazu folgende Vorschläge machen.

1. Man muß sich nach dem Zustand des Gewebes richten, d. h. geringere als die sonst üblichen Dosen müssen

a) bei atrophischem Genitale,

b) bei schon vorhandenen Blasenbeschwerden gegeben werden (Cystoskopie, Rektoskopie).

2. Man muß so stark filtern, daß keine β-Strahlen mehr an das gefährdete Gewebe herankommen. Wir filtern in Anlehnung an Stockholm bei unseren vaginalen Gaben mit 3 mm Blei, intrauterin mit 1 mm Blei + 1,5 mm Messing.

3. Man muß durch Tamponade oder Schlitten, auf denen das Filter liegt, für den nötigen Abstand von Blase und Rectum sorgen.

Wir selbst verfahren heute so, daß wir in dreiwöchentlichem Abstand je 2000 mg-Elementstunden intrauterin und 1000 mg-Elementstunden vaginal geben, wobei vaginal 30—50 mg bis höchstens 33 Stunden liegen bleiben.

Seitdem wir vaginal mit Blei filtern, sind die Rectalschäden zurückgegangen. Blasenschäden haben wir dabei noch nicht gesehen, führen diese Art der Behandlung mit Bleifilterung jedoch erst seit 9 Monaten durch.

Neben den Fistelbildungen spielen dann in der Strahlentherapie die infektiösen Prozesse noch eine Rolle. Parametritiden und septische Adnexerkrankungen sind selbst mit tödlichem Ausgange beobachtet worden. Aber selbst da, wo es nicht sofort zu schwerer Allgemeinerkrankung und zum Exitus kam, stellen diese Komplikationen eine unangenehme Zugabe dar, weil sie die Unterbrechung der Behandlung unter Umständen auf so lange Zeit nötig machen, daß sich der carcinomatöse Prozeß währenddem stark ausbreiten kann. Die Prophylaxe ist nach dieser Richtung hin die Hauptsache. Wie wir bereits oben erwähnt haben, muß man bei intrauteriner Radium-Mesothoriumbehandlung die Temperaturkurven genau beobachten und bei Temperaturanstieg die Einlage sofort entfernen. Es muß dann das Abklingen der Temperatur abgewartet werden und nun in mehr oder minder großen Behandlungspausen mit längeren oder kürzeren Einlagen vorsichtig weitergearbeitet werden, bis man die gewünschte Dosis appliziert hat. Ist eine Parametritis oder eine entzündliche Adnexerkrankung oder eine Pelveoperitonitis entstanden, so wird sie nach den allgemeinen Grundsätzen behandelt.

Als weitere Folge der Strahlentherapie muß dann noch die Entstehung der Pyometra erwähnt werden. Mit oder ohne Temperatursteigerungen stellen sich bei solchen Frauen ziehende oder wehenartige Schmerzen im Leibe ein und häufig, besonders bei Retroflexio uteri, wird über Druckgefühl auf den Darm, Drängen nach unten und Ziehen in den Beinen geklagt. Man fühlt den vergrößerten, oft schmerzhaften Uterus und hat manchmal ganz außerordentliche Mühe zunächst auch nur mit einer feinen Sonde durch den rauhen kulissenartig von allen Seiten her ineinandergreifenden Cervicalkanal in das Corpus uteri zu gelangen. Ist man mit aller Vorsicht und ohne Bildung eines falschen Weges in das Cavum eingedrungen, so kann man meist ohne erhebliche Schwierigkeiten bis zum Umfang einer normalen Sonde weiterdilatieren oder bis Hegar 5—6—7 und man sieht dann, wie der Uterusinhalt abfließt. Dabei handelt es sich entweder um blutig schleimig-eitrige, dann auch meist übelriechende Massen oder um mehr serös-schleimigen blutigen, nicht riechenden Inhalt. Die Hauptsache ist, daß durch häufige Dilatation, anfangs wöchentlich 2—3mal, später einmal, dann in Pausen von 2—3 Wochen der Kanal so lange offen gehalten wird, bis keine Stauungen in dem Uterus mehr entstehen. In Einzelfällen haben wir nach genügender Dilatation ein Glasdrain für 24 Stunden eingelegt und diese Einlagen einen Tag um den anderen wiederholt, wenn es möglich war die Frau in der Klinik zu behalten. Unterstützen kann man die Dilatation, und das ist beim retroflektierten Uterus sogar durchaus notwendig, durch sehr vorsichtige Ausspülungen der Gebärmutterhöhle. Wir haben dazu meist Kochsalzlösungen oder dünne Jodlösungen benutzt und selbstverständlich vermieden, einen Druck auszuüben, um nicht infektiöses Material durch die Tube in die Bauchhöhle zu treiben.

Schließlich müssen auch noch die sog. Spätblutungen nach der Bestrahlungstherapie erwähnt werden, wie wir sie ja aber bei fortschreitendem Carcinom auch ohne vorausgegangene Strahlenbehandlung beobachten können. Die Ursache hierfür liegt entweder darin, daß durch die Strahlenwirkung das bereits auf die Gefäße übergreifende Carcinom zum Zerfall gebracht worden ist, oder — und das ist wohl meist der Fall — daß wir trotz der Bestrahlung fortschreitender Carcinome größere Gefäßlumina arrodiert haben. Die Blutstillung ist in solchen Fällen nur durch Tamponade möglich, die jedoch meist im infizierten Gewebe stattfinden muß und deshalb nicht ungefährlich ist. Ist man gezwungen, die Tamponade tagelang immer wieder zu erneuern, so muß man auf die Entstehung lokaler oder allgemein septischer Prozesse gefaßt sein, die dann den Exitus der Frau wesentlich beschleunigen können.

Kombination der operativen und Strahlentherapie des Collumcarcinoms.

Mit der Einführung der Strahlenbehandlung in die Gynäkologie erfolgt sehr bald auch der Versuch, die bei der Operation vielleicht zurückgelassenen Carcinomreste durch Strahlenwirkung zu vernichten. Die Nachbestrahlung nach der Operation war deshalb der zunächst hauptsächlich beschrittene Weg der Kombination beider Methoden. Erst später erlangte auch die Vorbestrahlung eine größere Bedeutung, der dann meist wiederum nach der Operation eine Nachbestrahlung angeschlossen wurde. Gegen die postoperative Bestrahlung haben sich nur wenige Autoren ausgesprochen. Mattmüller sagt, daß an Carcinom operierte, nicht nachbestrahlte Patienten durchschnittlich 36 Monate leben, nachbestrahlte dagegen nur 19 Monate.

Lynch sah bei Nachbestrahlungen bei unvollkommener Operation bei 25 Fällen keinerlei Erfolg.

Revel sah nach postoperativer Anwendung 50% Rezidive, ohne Radiumnachbehandlung 39% Rezidive.

Schmidt sah, daß die Heilungen nach Bestrahlung von 43,4% auf 40% zurückgingen. Demgegenüber sind doch die meisten Operateure Anhänger der Nachbestrahlung geworden und konnten zum Teil sehr ausgesprochene Erfolge dieser Behandlungsmethode feststellen. So hat Warnekros, der als erster über die Erfolge der Nachbestrahlung aus der Bummschen Klinik berichtet hat, angegeben, daß die Dauerheilung der Nachbestrahlten 71,8%, der nicht Nachbestrahlten nur 35,7% betrugen. Eine Zahl, die durch spätere Untersuchungen von Sippel und Jaeckel eine Änderung erfahren hat. Sie geben eine Dauerheilung der Bestrahlten mit 53,5, der Nichtbestrahlten mit 35,6% an, konstatieren also immer noch einen bedeutend besseren Erfolg der Nachbestrahlung. Zacherl und Lundwald geben als Dauerheilung Nachbestrahlter 49,28%, Nichtnachbestrahlter 40,8% an. Kolman von Lehoczky-Semmelweiß sah die Rezidive von 37,77% auf 19,35% zurückgehen.

Seisser und Mau sahen eine wesentliche Besserung der Operationsresultate durch Nachbestrahlung mit Röntgen und geben darüber folgende Statistik an:

Collumcarcinome:

Nichtbestrahlt	Heilung	Nachbestrahlt	Heilung
Wertheim 7	28,6 %	28	64,3 %
Vaginal 10	40 %	54	40,8 %

Korpuscarcinome:
bei Nichtbestrahlten 60,8% Heilung, bei Nachbestrahlten 80% Heilung.

F. Winter machte folgende Angaben über die in den Jahren 1917—1920 operierten Fälle, die alle mit der einfachen vaginalen Totalexstirpation behandelt, jedoch noch nicht volle 5 Jahre nachbeobachtet wurden. Mit Nachbestrahlung leben von 36 Patienten noch 20 = 55%, ohne Nachbestrahlung leben von 23 noch 9 = 39%.

Unter den Nachbestrahlten sind 2 gesund geblieben, bei denen mit der abdominellen Operation an der Hypogastrica bzw. Iliaca carcinomatöse Drüsen exstirpiert wurden.

Amreich sah bei einem Vergleich zwischen 174 mit Radium nachbestrahlten und 35 postoperativ Nichtbestrahlten einen deutlichen günstigen Einfluß der Bestrahlung.

Benthin konnte an dem Winterschen Material eine Besserung durch Nachbestrahlung erzielen und meint, daß die Dauerresultate der vaginalen Totalexstirpation mit Nachbestrahlung den Erfolgen der Wertheimschen Operation kaum nachständen.

De Hoed ist der Ansicht, die prophylaktische Nachbestrahlung nach Collumcarcinom sei ein großer Rückhalt der operativen Therapie. Ähnlicher Ansicht sind heute die meisten deutschen und ausländischen Autoren, die deshalb, wie bereits gesagt, die Nachbestrahlung in der Mehrzahl auch üben. Die Technik der Nachbestrahlung wird verschieden gehandhabt. Am meisten wird die Röntgentherapie dabei geübt. Stoeckel meint, die Röntgenbestrahlung eigne sich besser zur Nachbehandlung als die Radiumtherapie, weil auf sie die traumatisch sensibilisierten Zellen besser ansprächen. Wird die Röntgenbestrahlung geübt, so geht ein Teil der Autoren so vor, daß er möglichst noch vor der Entlassung der Patientin, damit sie auch sicher der Behandlung noch zugeführt wird, die volle Carcinomdosis in das ganze kleine Becken auf einmal hineinschickt. Martius empfiehlt demgegenüber die wiederholten Bestrahlungen mit kleinen Dosen, die gleichfalls von einer Reihe von Autoren angewendet werden.

Für die Nachbestrahlung zunächst mit Radium und später mit Radium und Röntgen ist Adler (v. Peham) sehr warm eingetreten. Er verwendete zunächst hohe Dosen und legt

40 mg Element für etwa 12 Stunden in das Vaginalrohr ein und wiederholt das 6 mal in 4 wöchentlichen Intervallen. Danach erhöht sich die Dauerheilung von 42 % auf 57 % (v. Peham). Es entstand aber jetzt eine beträchtliche Anzahl von Fisteln, an denen auch die eine oder andere der Patientinnen, ohne daß Carcinom nachweisbar war, zugrunde ging. Adler verringert bei sonst gleichem Verfahren die Dosis und legte 25—40 mg höchstens 5 Stunden in die Vagina ein. Danach entstanden wohl keine Fisteln, aber die Resultate wurden schlechter (44 % Dauerheilungen). Er glaubt, daß das daran läge, daß bei den geringen Radiumdosen die Carcinomreste in der Gegend der Beckenwand nicht vernichtet würden. Er ging deshalb zu folgendem Verfahren über:

1. Radikale Entfernung des carcinomatösen Uterus, was durch die erweiterte vaginale Carcinomoperation mit minimaler Gefahr möglich ist.

2. Sofortige Vernichtung von etwa in den Resten des Parametrium zurückgebliebenen Carcinomresten durch Radiumeinführung direkt an die Beckenwand unmittelbar nach der Operation.

3. Homogendurchstrahlung des Beckens mit Röntgenstrahlen, wodurch etwa vorhandene Carcinomzellen mit größerer Sicherheit unschädlich gemacht werden können als der ganze Tumor. Damit erhöht sich die Dauerheilungsziffer auf 51 %.

Demgegenüber lehnt Regaud die postoperative Radiumbehandlung ab und empfiehlt die Röntgennachbestrahlung nur in den Fällen eines Rezidives. Wir selbst haben in manchen Fällen, die uns von anderer Seite zur Nachbestrahlung zugeschickt wurden und bei denen noch ein sehr langes Scheidenrohr vorhanden war, als Zeichen einer sehr unvollkommenen Mitherausnahme der Vagina, ebenfalls die Radiumbestrahlung mit der Röntgentherapie kombiniert und sind dann so vorgegangen, daß wir 1 mal 1000 mgh intravaginal verabfolgt haben. Dabei lagen 50 mg Element je nach Größe des Scheidenstumpfes 5 Präparate à 10 mg in flachen Röhrchen, 2 mm Bleifilter für 20 Stunden. Der Abstand von der Scheidenwand, vor allen Dingen nach dem Rectum zu, wird dadurch gewährleistet, daß 1. das Filter auf einen Fuß aus Celluloid von 5 mm Dicke und 2. das ganze Präparat wieder auf eine Lage Tamponade gelegt wird, die vor Einführung des Präparates eingeführt wird.

Überblickt man das gesamte Material in der Literatur, so kann u. E. kein Zweifel darüber bestehen, daß die grundsätzliche Nachbestrahlung doch zu einer Besserung der operativen Dauerresultate geführt hat.

Ebenso wie die Nachbestrahlung ist dann auch die Bestrahlung vor der Operation des Uteruscarcinoms aufgenommen worden. Morton hat im Jahre 1903 die Vorbestrahlung zum ersten Male mit gutem Erfolge ausgeführt. Wickham und Degrais, Bayet u. a. schlossen sich ihm an. In Deutschland wurde sie zum ersten Male von Wetterer 1908 empfohlen. Danach ist sie bald in großem Umfange von den verschiedensten Operateuren aller Länder versucht worden. Mit dieser Vorbestrahlung wurden zunächst 2 verschiedene Ziele verfolgt. Einmal sollten dadurch vorher inoperable Carcinome zu operablen gemacht, dann aber sollten dadurch die Gefahren der Operation selbst herabgesetzt werden. Die Tatsache, daß vorher klinisch-palpatorisch inoperable Carcinome durch Rückbildung schwerer parametraner Veränderungen operabel gemacht werden können, ist immer wieder bestätigt worden. Dabei spielt zweifellos die Rückbildung entzündlicher Veränderungen in den Parametrien die Hauptrolle, wobei natürlich nicht ausgeschlossen ist, daß bei entsprechender Dosierung auch das carcinomatöse Gewebe vernichtet werden kann.

Dann aber wurde der Vorbestrahlung vor allen Dingen die Herabsetzung der Infektionsgefahr bei der Operation und die Hebung des Allgemeinzustandes der Kranken nachgerühmt, die mit dem Nachlassen von Blutung und Jauchung verbunden ist. Dadurch soll es erreicht werden, daß solche Kranke in einem besseren und der Operation gegenüber widerstandsfähigeren Zustand kommen. Nicht einig sind sich die Autoren dabei über die Frage, ob und inwieweit die Vorbestrahlung durch Beeinträchtigung auch des gesunden Gewebes, vor allen Dingen des parametranen Bindegewebes imstande ist, den Eingriff zu erschweren und die Heilung zu verschlechtern. Heimann und Küstner berichten 1914 über die Vorbestrahlung mit Radium und Röntgen und erklären sie für eine vorteilhafte Vorbereitungskur für die Operation. Durch Abheilung des Geschwürs kommt das Carcinom in keimfreiem Zustand zur Operation. Bei der Operation fände man wohl eine gewisse Succulenz des parametranen Gewebes, die aber die Operation nicht erschwere. 1926 teilt Heimann mit, daß der Streptokokkenbefund im Cervicalkanal sich durch die Vorbestrahlungen nicht ändert. Es kommt aber häufig zur Ausheilung der entzündlich-infiltrierten Parametrien. Wegen der Schwielenbildung lehnt er aber dann die Radiumvorbestrahlung ab.

Wille äußert sich auf Grund der Beobachtungen an dem Operationsmaterial von Franz dahingehend, daß nach vorausgegangener Röntgen- und Radiumbestrahlung das Beckenbindegewebe teils schwartig, teils sulzig infiltriert und deshalb die Operation besonders schwierig sei. Allmann betont, daß inoperable und Grenzfälle durch Bestrahlung mit Mesothorium operationsreif gemacht werden können. Die Operation sei aber nach Bestrahlungen schwieriger, das bestrahlte Gewebe sei derb und hart. Auch v. Franqué, Menge, Füth u. a. haben eine Erschwerung der Operation und eine Verschlechterung der Heilungstendenzen gesehen. Fraenkel sah gleichfalls aus inoperablen Carcinomen durch Röntgenbestrahlungen operable werden. Er gibt an, daß von 40 inoperablen Cervixcarcinomen 7 durch die Bestrahlung operabel wurden.

Russel, der sich schon früh der Vorbestrahlung zugewendet hatte, nimmt sie in allen Fällen von Cervixcarcinomen vor, um 1. zersprengte Krebszellen zu zerstören, 2. die Zellteilung aufzuhalten und 3. um Entzündungen zu bewirken und Bindegewebsbildung anzuregen. Auch er führt die Operation 4—8 Wochen nach der Bestrahlung aus.

Stevens bestrahlt mit Röntgen vor der Operation und operiert nach 14 Tagen. Dadurch würde das Operationsfeld gleichsam sterilisiert, die Wunde heile jedoch langsamer als normal.

Fürst befürwortet gleichfalls die Vorbestrahlung nur mit Röntgenstrahlen. Er operiert 3—6 Wochen danach und hat nur wenig Peritonitiden aus endogener Ursache gesehen. Das Verfahren in der Walthardschen Klinik, über das Fürst berichtet, ist folgendes:

1. Röntgenbestrahlung.
2. Nach 3—6 Wochen Laparotomie, evtl. Wertheim.
3. Nachbestrahlung, wenn nicht radikal operiert ist.

Mansfeld will das Carcinomgeschwür vor der Operation mit Radium heilen und hält dann die Gefahr der Peritonitis für fast ausgeschlossen. Die Operation müßte 4—8 Wochen danach ausgeführt werden.

August Mayer hat in der letzten Zeit nur noch die nicht jauchenden Carcinome sofort operiert, die jauchenden hingegen zunächst mit Röntgen und Radium bestrahlt und dann erst operiert, ,,wenn nach mehreren Wochen oder Monaten die Jauchung verschwunden war". Seit der Einführung dieser Vorbestrahlung konnte er über 67 Fälle berichten, von denen „erst bestrahlt und dann operiert 10, gleich operiert 57 Fälle wurden". Mayer setzt nun diese Resultate dieser 67 Fälle in Vergleich zu 457 Carcinomfälle, die von Döderlein, Sellheim und ihm früher in Tübingen operiert wurden. Dabei betrug die Gesamtmortalität 20,3 und die an postoperativer Peritonitis 10,9%. In diesen 67 Fällen betrug dagegen die Gesamtmortalität 7,4%, die Peritonitissterblichkeit 4,4%.

Meines Erachtens ist es aber nicht richtig, diese Besserung der Sterblichkeit, die auch sonst schon in die Literatur übergegangen sind, auf Kosten der Vorbestrahlung zu setzen. Hat doch Mayer von den 67 Fällen überhaupt nur 10 vorzubestrahlen brauchen, ein Zeichen, daß es sich bei diesen 67 Fällen um eine Serie ganz besonders günstiger Carcinome gehandelt hat. Daß dadurch allein schon bei einem Operateur wie Mayer, der durch zahlreiche Carcinomoperationen seine Technik immer mehr hat verbessern können, die Gesamtmortalität und Peritonitissterblichkeit bei einem so günstigen Material erheblich zurückgehen kann, ist nicht von der Hand zu weisen. Wir können deswegen m. E. diese Verbesserung der Resultate nicht ohne weiteres als einen Erfolg der Vorbestrahlung betrachten.

Oppert bestrahlt mit Radium vor und führt 6—10 Wochen später die Operation aus. In ähnlicher Weise haben sich noch eine ganze Reihe in- und ausländischer Autoren geäußert. Von den meisten Vorbestrahlern wird nach Ausführung der Operation die Nachbestrahlung angeschlossen. Bowing äußert sich dazu: „Die präoperative Radiumbestrahlung kommt nur bei kleinen Tumoren in Frage. Die Operation wird 6—8 Wochen danach ausgeführt. Die postoperative Bestrahlung ist vom Befunde abhängig, sie wird mit Radium- und Röntgenstrahlen vorgenommen. Wenn der Befund die Notwendigkeit nicht ergibt, unterbleibt sie."

Adler will die Vorbestrahlung nur bei inoperablen Fällen vorgenommen haben, führt dagegen die Röntgen- und Radiumnachbestrahlung systematisch bei allen Fällen aus, so wie wir es bei der Nachbestrahlung angegeben haben.

Stoeckel führt an seinem Material die Radiumvorbestrahlung durch und schließt dann an die Operation die Röntgennachbestrahlung an.

Gegenüber diesen Befürwortern der Vorbestrahlung hat F. Heimann von ihr keinen Erfolg gesehen.

Laborde hält von der Vorbestrahlung ebenfalls nicht viel.

Auch Weinbrenner äußert sich früher gegen die Vorbestrahlung, da die Heilung danach keine glatte sei und Fistelbildung eintreten könne.

Von Füth und Asch sind Röntgenulcera nach der Vorbestrahlung beobachtet worden.

Es dürfte wohl kein Zweifel sein, daß bei der Entstehung dieser Ulcerationen eine unrichtige Dosierung stattgefunden hat, und daß derartige Komplikationen an sich heute keinen Gegengrund mehr gegen die Vorbestrahlung abzugeben brauchen.

Seitz hält es für am besten, wenn man die Vorbestrahlung nur mit kleinen Radiumdosen vornimmt und etwa 1200 mgh Radium verabreicht.

Noch besser, meint er, sei es nur eine Röntgenbestrahlung vorzunehmen, wie das jetzt auch von Fürst empfohlen wird. „Die Radiumbestrahlung macht stets eine starke lokale Reizung, die Röntgenstrahlen dagegen verteilen sich viel gleichmäßiger über das ganze Gewebe."

Seitz meint, wenn man dann nach 4—6 Wochen die Operation vornimmt, so sei sie technisch nicht wesentlich erschwert. Auch Stoeckel hebt für seine erweiterte vaginale

Totalexstirpation hervor, daß durch eine vorausgegangene Bestrahlung, die er mit Radium vornimmt, die Schwierigkeit der Herausnahme des Beckenbindegewebes nicht größer sei als sonst. Sellheim schickt bei jauchenden Carcinomen „energische" Radiumbestrahlung voraus. Die primäre Mortalität soll dadurch verringert werden, „weil die Infektionsgefahr weggeschafft ist". Die Technik ist durch die verdichtende Radiumwirkung auf das Bindegewebe, vor allen Dingen um die Ureteren herum etwas erschwert. Auf die Operation folgt gründliche Nachbestrahlung mit Röntgen.

Faßt man alles das zusammen, was über die Vorteile und Nachteile der Vorbestrahlung gesagt ist, so zeigt sich, daß die Ansichten darüber noch geteilt sind. Zweckmäßig scheint es auf alle Fälle nicht zu sein, mit sehr großen Radium- und Röntgendosen vorzubestrahlen und dann erst nach längerer Zeit die Operation vorzunehmen. Will man die Vorbestrahlung ausführen, so dürfte der günstigste Zeitpunkt für die Operation wohl 4—6 Wochen nach der Bestrahlung sein. Die Frage, ob man Radium mit Röntgen kombinieren soll, und wie hoch dann besonders auch am besten die Radiumdosis gewählt wird, muß vorerst noch als unentschieden bezeichnet werden.

Behandlung der Rezidive.

Bei der Frage nach der Therapie der Carcinomrezidive müssen wir heute zwei Gruppen von Carcinomrezidiven unterscheiden. Die eine Gruppe wird von den Fällen gebildet, bei denen nach operativer Entfernung der Generationsorgane ein Rezidiv in Scheidennarbe, Scheidenrohr, Beckenbindegewebe, Bauchnarbe oder im Gebiet der Lymphdrüsen auftritt. Die andere Gruppe umfaßt die Fälle, bei denen nach zunächst erfolgreicher Strahlenbehandlung und spontaner Ausheilung eines Carcinoms ein Rezidiv im Uterus selbst oder in seiner Umgebung, oder im Gebiete der Lymphdrüsen entstanden ist.

Bei der ersten Gruppe wurde früher vor der Einführung der Strahlentherapie ausschließlich operativ verfahren. Auf den Versuch der Heilung aller operativ nicht mehr angreifbaren Fälle mußte verzichtet werden. Es ist klar, daß sich irgendein typisches Verfahren für alle diese Rezidivoperationen nicht herausbilden konnte, da die wechselvollen Bilder je nach dem vorliegenden Befunde ein entsprechendes Vorgehen verlangten. Falls es sich dabei nicht um tiefsitzende isolierte Knoten der Vagina handelt, wurde gewöhnlich der abdominelle Weg gewählt. Voraussetzung für die Durchführung einer Operation ist immer eine gewisse Beweglichkeit des Rezidivknotens. Die der Beckenwand breit aufsitzenden und womöglich schon mit den Gefäßen in großer Ausdehnung verwachsenen Rezidive im Gebiete des Iliacaldreiecks oder noch höher hinauf, sind der operativen Therapie meist überhaupt nicht mehr zugängig. Reine Drüsenrezidive in diesen Gegenden können überhaupt nur dann angegangen werden, wenn sie noch relativ verschieblich sind. Operativ anzugreifen sind in der Mehrzahl der Fälle nur die lokalen Rezidive, die in der Scheidennarbe oder im Gebiete des angrenzenden Beckenbindegewebes sitzen. Liegen auch diese Knoten den Beckenwänden schon sehr breit auf, so ist auch bei ihnen meistens die Durchführung der Operation nicht mehr möglich. Jedoch hat Franz darauf hingewiesen, daß auch solche unbewegliche Knoten auch dann noch gelegentlich erfolgreich angegangen werden können, wenn nicht das Carcinom selbst zu einer breiten Fixierung gegen die Beckenwand geführt hat, sondern wenn das durch entzündliche Veränderungen geschehen ist. Schwierig und eingreifend bleiben alle diese Operationen vor allen Dingen deshalb, weil sie fast stets in unmittelbarer Nähe lebenswichtiger Organe des Ureter, der Blase, des Rectum oder der großen Gefäße gelegen sind, oder bereits auf diese übergegriffen haben. Krönig hat einmal bei einem solchen Rezidiv, bei dem der Ureter fest umgürtet war, die entsprechende Niere exstirpiert und die Frau war noch nach 18 Jahren rezidivfrei. Auch ein anderes, von Krönig im Jahre 1903 operiertes Rezidiv war 1911 noch gesund.

Klein und v. Rosthorn waren die ersten, die den abdominellen Weg zur Bekämpfung der Rezidive gewählt haben, der dann von einer ganzen Reihe von Operateuren versucht und durchgeführt ist. Franz, der die größten Erfahrungen über die Rezidivoperationen hatte, macht darüber folgende Angaben:

„Im ganzen sind von mir in Jena 12 Fälle von Rezidiven operiert worden, und zwar wurden 16 Rezidivoperationen ausgeführt, an 9 Fällen je eine, an 2 je zwei, an einem Falle sieben. Bei 6 Frauen konnte die Operation ohne besondere Komplikationen durchgeführt werden, einmal mußte ein Teil der Blase und ein Stück des Ureter reseziert werden, einmal mußte der Blasenboden mit einem Teil beider Ureteren entfernt werden, einmal war bei der zweiten Rezidivoperation die Implantation eines Ureter in die Blase wegen einer Ureterfistel nötig, die nach der vorhergehenden Rezidivoperation entstanden war, einmal mußte ein Stück Dünndarm, einmal das Rectum reseziert werden, zweimal war die Entfernung einer Niere notwendig. Eine Patientin ist gestorben an einer großen Bindegewebsphlegmone nach rechtsseitiger Nierenexstirpation, die dadurch entstanden war, daß aus dem kranken Ureter eine Menge Eiter in die Operationswunde floß, als der Ureter durchschnitten wurde. Von den übrigen Patientinnen sind 7 beschwerdefrei entlassen worden, 3 mit Blasenscheidenfisteln, eine mit einer Blasenscheiden- und einer Rectumscheidenfistel. Eine Patientin starb $6^1/_2$ Monate und eine 14 Tage nach der Entlassung.

Über die Dauerresultate der oben mitgeteilten Fälle kann ich leider nichts sagen. Mit meinem Fortgang von Jena ist mir das Material entschwunden. Von einem Falle aber weiß ich, daß er 8 Jahre nach der letzten Rezidivoperation, die die 7. gewesen war, darunter 3 Laparotomien mit Dünndarmresektion, Ureterimplantation, gesund und rezidivfrei gewesen ist.

Nach meinen späteren Erfahrungen muß ich allerdings annehmen, daß das Leben der meisten wegen Rezidiv Operierten nicht lange gedauert hat.

Ich habe in $11^1/_2$ Jahren in Berlin nur 14 Fälle von Rezidiv operiert. Darunter waren 2 Probelaparotomien, da die Rezidive inoperabel waren. An der Operation ist keine gestorben. Bei zwei Fällen hat die mikroskopische Untersuchung ergeben, daß der vermutete Rezidivknoten nur entzündlich verdickte Schwarte gewesen war. 11 Fälle sind innerhalb von 3 Monaten bis 2 Jahren an Carcinom zugrunde gegangen, 1 Fall war 4 Jahre und einer 13 Monate nach der Rezidivoperation noch gesund und rezidivfrei."

Allzuviel Erwartungen sind also an die Rezidivoperation nicht zu knüpfen und eine erhebliche Besserung der Dauerresultate der Carcinomoperierten ist durch sie nicht zu erhoffen.

Erwin Zweifel, der die von Krönig und Franz in Jena operierten Fälle nachbeobachtet hat, gibt dann noch an, daß August Mayer über 8 von Döderlein operierte Fälle berichtet hat. Hoehne über 6 Fälle, Kallmann und Staude über je 3, Henkel über 1 Fall. Von den meisten dieser Fälle und den einzelnen Mitteilungen, die sich sonst in der Literatur finden, ist die Nachbeobachtung meist verhältnismäßig kurz gewesen, so daß über die Dauerresultate nicht viel angegeben werden konnte.

Bumm sprach sich einmal dahin aus, daß die Rezidivoperationen wenig befriedigend seien.

Peham hat in den letzten 5 Jahren keine Rezidivoperationen mehr ausgeführt. Auch er weist auf die Unsicherheit der Diagnose besonders kleinerer vermutlicher Rezidive hin, die sich nach mühevoller Exstirpation öfter als einfache Narbenbildungen erwiesen hätten. Überdies seien die Resultate solcher Operationen meist schlecht.

Von den Döderleinschen 8 Fällen war noch einer bei der Nachuntersuchung rezidivfrei. Im allgemeinen kann man wohl sagen, daß einzelne sehr schöne Erfolge mit der operativen Therapie der Rezidive erzielt worden sind, daß man sich jedoch von der rein operativen Behandlung nur wenig versprechen kann.

Mit dem Ausbau der Strahlentherapie hat man darum auch selbstverständlich mit der Strahlenbehandlung die postoperativen Rezidive in Angriff genommen.

Franz verfügt auch hier wieder über ein verhältnismäßig großes Material. Er hat 36 Fälle von Rezidiven bestrahlt. In allen Fällen handelte es sich um lokale Rezidivknoten von Haselnuß- bis Pflaumengröße, meistens walnußgroße Knoten. Größere Knoten und diffuse Infiltrationen schloß er von der Bestrahlung aus. Die Anwendung des Radiums lehnt Franz für die Rezidivbestrahlung ab. Bei seinen mit Röntgenbestrahlungen behandelten 36 Fällen erzielte er folgende Resultate:

10 Fälle entzogen sich der weiteren Nachbeobachtung. 16 Fälle gingen schlecht aus. Franz sagt darüber:

Bei 2 Fällen wurde kurz nach der Bestrahlung eine Verkleinerung des Knotens festgestellt und dann ein rasches Wachstum, von 14 weiteren Fällen sind 4 zwischen 13 und 19 Monaten gestorben, 10 zwischen 2 und 9 Monaten nach Abschluß der Bestrahlung.

Nach dem Verlauf dieser Fälle meinen wir, daß die Bestrahlung den Krankheitsprozeß nicht aufgehalten hat. Beweisen können wir das freilich nicht.

Von den übrigen 10 bestrahlten Fällen sind 1 Fall 3 Jahre 8 Monate, 5 Fälle zwischen 2 Jahren und 1 Monat und 2 Jahren 10 Monaten, 3 Fälle zwischen 1 Jahr 2 Monaten und 2 Jahren gesund gewesen; 1 Fall ist, wie die Sektion ergab, rezidivfrei nach 1 Jahr an einem perforierten Magengeschwür gestorben.

Baisch hat über 7 Fälle berichtet, die 5 Jahre nach der Bestrahlung noch rezidivfrei waren.

Bolaffio hat 32 Rezidive bestrahlt, von denen nach 5 Jahren 2 noch am Leben sind = 6,1%.

Kermauner hat von 1921 ab 217 Rezidive bestrahlt. Von diesen Fällen sind 147 Frauen gestorben, während das Schicksal der übrigen großenteils unbekannt geblieben ist. 6 Fälle dagegen sind ihm bekannt, die mehr als 5 Jahre (2 = 10 Jahre, 1 = 11 Jahre) geheilt geblieben sind. Auch aus späterer Zeit, bei denen die 5jährige Nachbeobachtung noch nicht abgeschlossen war, befinden sich mehrere Fälle, die bis dahin noch geheilt waren. Und zwar 1 Fall = $4^3/_4$ Jahre lang.

An der Freiburger Universitäts-Frauenklinik sind 19 Fälle von postoperativen Rezidiven bestrahlt worden, die über 5 Jahre nachbeobachtet werden konnten. 17 davon sind gestorben, 2 waren nach 5 Jahren noch am Leben = 10,5%.

Wintz gibt folgende Resultate der Bestrahlung von Rezidiven von Carcinoma uteri nach Totalexstirpation an: Von

118 Patienten 3—4 Jahre nach der Behandlung symptomfrei und arbeitsfähig . . . . . 20 = 17 %
104 Patienten 5—6 Jahre nach der Behandlung symptomfrei und arbeitsfähig . . . . . 10 = 9,6%
 59 Patienten 8—9 Jahre nach der Behandlung symptomfrei und arbeitsfähig . . . . . 4 = 6,7%

F. Daels und de Baker-Gent behandeln die Carcinomrezidive durch intraperitoneale Einlage von Radiumröhrchen und haben damit gute Resultate gesehen.

Voltz, der sich bei der Behandlung der Operationsrezidive hauptsächlich der Spickung mit Thoriumröhrchen bediente, berichtet über die Resultate folgendes:

An Operationsrezidiven gingen uns in den Jahren 1913—1923 170 Fälle zur Behandlung zu. Von diesen 170 Fällen waren nach fünf Jahren gesund und symptomfrei 17 Fälle. Das Leistungsergebnis der Strahlenbehandlung ist somit

$$17:170 = 10\%.$$

Von den 170 zugegangenen Rezidiven waren 115 Fälle durch die histologische Diagnose sichergestellt. Von diesen 115 Fällen sind nach 5 Jahren gesund und symptomfrei gewesen 12 Fälle. Für die durch den mikroskopischen Befund sichergestellten Rezidive ergibt sich damit eine Leistungsziffer von

$$12:115 = 10,4\%.$$

Die letzte Angabe von Voltz ist besonders wertvoll, da für die Bewertung aller der Strahlenerfolge folgendes berücksichtigt werden muß. Es ist bekannt, daß gerade bei den sog. lokalen Rezidiven Fehldiagnosen vorkommen, und daß zuweilen vollkommen harmlose carcinomfreie Narbenknoten oder nur chronisch entzündliche oder indurierte Lymphdrüsen als Carcinomrezidive angesehen und behandelt worden sind. So ergibt sich aus den Franzschen Zahlen, daß von seinen 34 Rezidivoperationen, die er an 26 Patienten ausgeführt hat, 29mal die Rezidivknoten histologisch untersucht worden sind. Dabei ergab sich, daß von diesen 29 als Carcinom diagnostizierten Knoten 5 = 17,3% tatsächlich carcinomfrei waren. Es ist also immerhin nicht ausgeschlossen, daß bei der Gesamtheit der von allen Kranken als Carcinom behandelten Rezidiven doch ein gewisser Prozentsatz sich befindet, der nicht carcinomatös war, und daß deswegen immer eine gewisse Zahl, wenn auch nicht jedesmal 17,3% von den Erfolgen der Strahlentherapie der Rezidive abgezogen werden muß.

Seisser und Mau berichten aus der Bauereisenschen Klinik-Magdeburg über 15% relative Leistung durch Bestrahlung bei Operationsrezidiven. Sämtliche Fälle (26) waren außerhalb operiert worden und kamen darum erst später in Behandlung der Klinik, nachdem sie längere Zeit als geheilt gegolten hatten. Von diesen 26 Fällen wurden nur 20 der Bestrahlung unterzogen, während 6 desolate Fälle unbehandelt blieben. Unter Berücksichtigung dieses Umstandes ist das Ergebnis reiner Strahlenbehandlung der Rezidive mit $26:3 = 11,5\%$ als außerordentlich gut zu bezeichnen.

Neben der rein operativen und reinen Strahlentherapie der Rezidive sind dann auch beide Wege gleichzeitig zu ihrer Bekämpfung beschritten worden, und es darf wohl heute als allgemein gültig angenommen werden, daß derjenige, der ein Rezidiv operiert hat, grundsätzlich auch die Bestrahlung anschließt.

Warnekros hat schon vor längerer Zeit versucht die Rezidive operativ und radiotherapeutisch anzugehen. Durch die Operation sollen zunächst die Nekrose und das jauchige

Wundbett entfernt werden und nach Ausheilung der Operationswunde soll dann eine nochmalige Radiumbestrahlung vorgenommen werden. Die starken Bedenken gegen eine Operation bei derartig septischen Prozessen sind durch eigene Vorsichtsmaßregeln, besonders Vorbereitung der Kranken durch Autovaccine, beseitigt worden, so daß die primäre Operationsmortalität fast gleich Null ist. Anschließend an die Operation und in letzter Zeit gleichzeitig wurden die Radiumpräparate intraabdominal eingelegt, wobei sich die Spickmethode besonders gut bewährt hat. Durch diese neue kombinierte operative und radiotherapeutische Behandlung ist es gelungen, mehrere bisher aussichtslose Fälle von Carcinomrezidiven zu retten.

Stoeckel verfährt bei der Behandlung von Rezidiven des Collumcarcinoms nach folgenden Grundsätzen, die v. Mikulicz-Radecki mitgeteilt hat:

1. Exstirpation aller operablen Rezidive und intensive Röntgennachbestrahlung.

2. Bei inoperablen Rezidiven: Radiumbestrahlung mit Trägern oder Spickung, evtl. kombiniert. Im Anschluß daran Röntgenbestrahlung mit verzettelten Dosen.

Handelt es sich um die zweite Gruppe von Rezidiven, die nach scheinbar erfolgreicher Bestrahlung eines Uteruscarcinoms entstanden sind, so stehen die meisten Autoren, die sonst schon Anhänger der Bestrahlungsbehandlung des Carcinoms sind, wohl allgemein auf dem Standpunkt auch diese Rezidive wiederum mit Bestrahlung anzugehen. Resultate über solche Behandlungen, die uns ein Bild von den nach unseren Erfahrungen sehr aussichtslosen Versuchen geben, liegen bisher nicht vor.

Heyman in Stockholm macht als Strahlentherapeut von der Operation dann Gebrauch, wenn es sich um Fälle handelt, bei denen durch die Strahlenbehandlung von vornherein die Geschwulst nicht völlig zur Rückbildung gekommen ist, oder bei denen lokale Rezidive nach der Behandlung eintreten. Er hat innerhalb von 15 Jahren in 44 Fällen — 6 Fälle, die nach Vorbestrahlung operiert worden sind, rechne ich nicht hierher — die Operation nach vorausgegangener radiologischer Behandlung versucht. 3mal machte er nur die supravaginale Amputation, in 30 Fällen dagegen konnte er die Radikaloperation ausführen. Von diesen 44 Fällen lebten nach 5 Jahren noch 7 = 16%. Interessant ist dabei die Mitteilung von Heyman, daß 6 Fälle, die mit Entfernung carcinomatöser Drüsen radikaloperiert wurden, 5 Jahre und länger nach der Operation in Beobachtung waren. 2 von diesen Fällen leben und sind noch — der eine Fall nach 15 Jahren, der andere nach 6 Jahren — rezidivfrei.

Peham berichtet über 15 Rezidivfälle, die alle durch die histologische Untersuchung sichergestellt waren. Zwei dieser 15 mit Radium bestrahlten Fälle sind mehr als 5 Jahre rezidivfrei geblieben.

Alles in allem sind also die Resultate der operativen und der Strahlenbehandlung der Rezidive noch sehr wenig erfreulich und befriedigend.

Die palliative Behandlung.

Nicht nur bei der palliativen Behandlung, sondern auch bei der Weiterbehandlung und Nachbeobachtung operierter und bestrahlter Kranker hat man der Diät der krebskranken Frau besondere Aufmerksamkeit geschenkt. Man ist der Frage nach einer zweckmäßigen Ernährung auch tierexperimentell bei mit malignen Tumoren geimpften Tieren nachgegangen. Die Resultate dieser tierexperimentellen Untersuchungen widersprechen sich jedoch. Für den Menschen darf als feststehend betrachtet werden, daß die krebskranke Frau im allgemeinen eine gewisse Abneigung gegen Fleischnahrung hat. Auf irgendwelche Versuche einer einseitig gerichteten Zwangsernährung soll man jedoch besser verzichten. Beobachtungen der Freiburger Klinik unter Opitz, bei denen die Kranken salzfrei oder mit Kochsalzersatz und nur mit pflanzlichen Fetten ernährt werden sollten, haben jedenfalls zu dem Ergebnis geführt, daß die Patienten diese Ernährung sehr bald ablehnten und dadurch ausgesprochene Unlust am Essen bekamen. Aufgabe der Ernährung krebskranker Menschen muß es sein, sie bei gutem Appetit zu erhalten und ihnen nicht durch irgendwelche aufgezwungenen Ernährungsweisen die Eßlust zu nehmen. Man soll den Kranken deshalb das geben, worauf sie Lust haben und mangelnde Eßlust durch appetitanregende Mittel zu fördern suchen und ihnen bei ungenügender Nahrungsaufnahme Nährmittel verabfolgen, um ihnen den nötigen Calorienbedarf zuzuführen.

Auch in der Behandlung der von vornherein unheilbaren Carcinome spielt heute die Strahlentherapie die Hauptrolle und nur wenige Fälle werden wohl dieser Behandlung zunächst nicht zugeführt. Sofern das jedoch nicht der Fall ist, muß man sich mit den Maßnahmen zu behelfen suchen, die imstande sind, wenigstens vorübergehend Blutungen, Jauchung und Schmerzen günstig zu beeinflussen. Ein Kapitel für sich stellen dabei jene Fälle von rezidivierendem Korpus- und vor allem Collumcarcinom dar, bei denen nach vorausgegangener Strahlenbehandlung neue große Zerfallskrater auftreten, und wo nun eine weitere intrauterine Radiumbehandlung wegen der Gefahr der Fistelbildung unmöglich ist. Hier sind auch andere konservative Maßnahmen, wie Auslöffelung und Glüheisen wegen der gleichen Gefahr des unmittelbaren Einbruchs in die Nachbarorgane kaum mehr anzuwenden. Steht in solchen Fällen die Jauchung im Vordergrunde der Erscheinungen, so muß man sich mit vorsichtigen Ätzungen zu behelfen suchen oder sich wohl gar ausschließlich mit Spülungen begnügen. Treten dagegen, wie wir es zuweilen erlebt haben, schwere Blutungen auf, so ist dann nur noch die Tamponade möglich, die unter Umständen mehrere Tage hintereinander erneuert werden muß. Das ist natürlich wegen der Gefahr der Stauung der jauchenden Sekrete nicht ungefährlich und es kann dadurch zu schweren Entzündungen des Beckenbindegewebes und des Bauchfelles kommen. Diese Gefahr muß dann jedoch mit in Kauf genommen werden. In solchen Fällen sind ja für gewöhnlich auch lokaler Befund wie Allgemeinzustand der Kranken so schlecht, daß eine Unterbindung der zuführenden Gefäße, die früher zur Zeit der rein operativen Therapie des Uteruscarcinoms von den abdominellen Operateuren als Abschluß einer Probelaparotomie öfters ausgeführt wurde, nicht mehr am Platze ist. Aber auch in anderen Fällen von inoperablem Carcinom wird heute von dieser Operation viel weniger, wenn überhaupt noch Gebrauch gemacht. Es bleibt ja auch immer sehr zu überlegen, ob man berechtigt, und ob es überhaupt wünschenswert ist, ein solch jämmerliches Dasein, wie es derartige Kranke führen, durch einen solchen Eingriff künstlich zu verlängern. Diese von Pryor angegebene Operation wurde in Deutschland zuerst von Krönig in 3 Fällen ausgeführt, die wir selbst mitzubeobachten Gelegenheit hatten. Die Blutung stand zunächst jedesmal nach der Operation, trat dann aber nach einiger Zeit doch wieder auf. Iwanoff konnte sogar über 14 Fälle solcher Unterbindungen berichten, die er teilweise gleichzeitig mit Auslöffelung und Ausbrennung des Carcinoms verband. Er macht folgende Angaben über die Lebensdauer der Kranken:

Es starben von diesen 14 Fällen: 1 Frau 10 Monate, eine andere 2 Jahre nach der Operation. Es lebten zur Zeit seiner Veröffentlichung noch etwa 5 Frauen etwas mehr oder weniger als 1 Jahr, 3 noch nach 1 Jahr 4 Monaten, 2 noch nach 2 Jahren 6 Monaten, 2 nach 2 Jahren 7 Monaten und 1 nach 2 Jahren 8 Monaten. Bei seinen Beobachtungen traten die Blutungen frühestens 4 Monate nach der Operation wieder ein. Auch von anderen Operateuren wurde ein günstiger Einfluß auf die Blutungen gesehen. So von Lindenthal, de Rouville und Roux. Weniger günstig äußert sich Stoltz, der bereits frühestens 4 Wochen nach der Operation die Blutungen wieder auftreten sah. Kössler, dessen Fälle erst $^1/_2$ Jahr nach der Operation von neuem anfingen zu bluten, hält den Eingriff für zu groß und will ihn nur bei lebensbedrohlichen Blutungen anerkennen. Schon Krönig hat aber dabei besonders betont, daß diese Operation nur dann eine Berechtigung hat, wenn man gelegentlich des Versuches, die Radikaloperation durchzuführen, darauf verzichten muß. Auch auf vaginalem Wege ist übrigens versucht worden, die Ligatur der Uterin- und Spermatikalgefäße vorzunehmen. So berichten de Rouville und J. Martin über 32 Fälle von meist vaginal ausgeführten Unterbindungen, nach denen das Carcinom sogar teilweise einen Rückgang, jedoch ohne Heilung, gezeigt haben soll. Mit Recht hat schon Fromme betont, daß es unverständlich sei, warum man in solchen Fällen, in denen noch die Unterbindung der Spermatikalgefäße per vaginam möglich war, nicht die Exstirpation ausgeführt hat. Etwas Ähnliches wollte seinerzeit auch A. Martin erzielen, der bei großer Anämie der Patienten und bei abundanter Blutung gelegentlich vom Scheidengewölbe aus präventive Massenligaturen angelegt hat.

Als Palliativoperation der für den Kranken und seine Umgebung oft unerträglichen Jauchung hat dann Küstner beim Carcinom noch ein Verfahren angegeben, das hier wenigstens erwähnt sei. Seine Absicht war, den stinkenden Ausfluß in das Rectum abzuleiten, ihn unter Verschluß des Sphincter ani zu stellen und seine Entleerung von der Willkür der Bauchpresse abhängig zu machen. Er schreibt darüber folgendes:

„Die Ausführung der Operation hat bei diesem Leiden kaum irgendwelche Besonderheiten. Man säubert das Carcinom von allen nekrotischen Gewebsteilen mit Schere und Ferrum candens, soweit es sich mit der Integrität der Nachbarorgane verträgt. Darauf appliziert man einen mit Alkohol getränkten und einem Faden versehenen Tupfer. Alsdann legt man eine breite Kommunikation zwischen Rectum und Vagina durch einen Querschnitt oberhalb des Sphincter ani an, vernäht die Ränder mit Catgut und zieht durch sie und die Analöffnung den am Alkoholtupfer befindlichen Faden; dann verschließt man das Vestibulum nach möglichst breiter Anfrischung mit Silkwormnähten. Den in der Vagina liegenden Alkoholtupfer zieht man am 4. Tage der Konvaleszenz aus dem Anus heraus."

„Fisteln, welche nach Fadeneiterungen übrig bleiben, sind, sobald sich die Ränder gereinigt haben, anzufrischen und zu schließen.

Werden die Kranken aus der Klinik entlassen, so müssen sie einem Arzte überwiesen werden, welcher die Rektovaginalfistel auf ihre Durchgängigkeit kontrolliert, evtl., sobald sie sich zu verengen tendiert, stumpf dilatiert.

Befinden sich die Kranken dauernd in ärztlicher Pflege, so ist eine zweite Spülung der Vagina von der Rectumfistel aus — naturgemäß mit nicht giftigen Lösungen — zu empfehlen.

Eine durch weiter fortschreitenden Zerfall des Carcinoms plötzlich auftretende, das Leben bedrohende Blutung könnte durch Tamponade der Vagina oder durch kalte Irrigationen von der Rectumfistel aus beherrscht werden."

Alle diese oben erwähnten Palliativoperationen spielen heute bei der inoperablen Behandlung des Carcinoms wie gesagt kaum mehr eine Rolle.

Sind wir gezwungen inoperable, jauchige und blutende Carcinome, die der Strahlenbehandlung nicht zugängig gemacht werden können, von vornherein palliativ zu behandeln, so stehen uns verschiedene Verfahren zu Gebote, die darauf hinzielen, das carcinomatöse Gewebe des Primärtumors möglichst weitgehend zu zerstören und an Stelle der krebsigen Wucherungen Narbengewebe zu setzen. Zu diesem Zwecke werden zunächst die carcinomatösen Massen weitgehend mit dem scharfen Löffel entfernt, und dann wird die übrigbleibende Wundfläche mit Hitze oder Ätzmittel behandelt. Cysto- und Rektoskopie müssen selbstverständlich vorher festgestellt haben, in welchem Zustande sich Blasen- und Mastdarmschleimhaut befinden. Verletzungen und Einbrechen in Blase, Rectum und Douglas müssen unter allen Umständen vermieden werden. Die Nähe der Blase können wir durch Einführen eines Katheters und die Kontrolle der Lage der Katheterspitze kontrollieren, die Nähe der Rectumschleimhaut durch einen ins Rectum eingeführten Finger. Zum Verschorfen der gesetzten Wundflächen kann man sich der einfachen Glüheisen oder der Kugelbrenner bedienen. In neuerer Zeit wird auch für diese Zwecke die Elektrokoagulation angewendet, der wir uns heute bei der Behandlung des Vulvacarcinoms grundsätzlich bedienen. Die folgenden Abbildungen zeigen den an der Freiburger Klinik dazu gebrauchten Apparat und die dabei verwendeten Hilfsapparate und Elektroden (Abb. 90—96).

Die Technik aller dieser Maßnahmen ist folgende: Die Scheide wird durch Specula weitgehend vor der unfreiwilligen Verbrennung geschützt. Werden die Specula heiß, so rieselt man sie mit kaltem Wasser ab und nimmt sie heraus, taucht sie in kalte Desinfektionslösung und führt sie wieder ein. An Stelle der Metallspecula kann man auch Porzellan- oder Holzspecula nehmen. Bedient man sich der Elektrokoagulation, so wird unter den Rücken der Frau eine große breite Platte gelegt, die den einen Pol darstellt, während der andere Pol durch eine Kugel oder kleine Plattenelektrode gebildet wird. Dann werden vorsichtig alle weichen Massen mit dem scharfen Löffel entfernt, und nun wird das jetzt zuweilen stark blutende Wundgebiet so lange koaguliert, bis sich ein dicker trockener Schorf bildet und die Blutung steht. Blutet es stärker, so wird man nur selten in der Lage sein, in der schwer zugänglichen und dickwandigen Höhle die blutende Stelle durch Naht zu versorgen. Meist stammt die Blutung aus den seitlichen Partien der Wundhöhle, wo bei der Auslöffelung ein größerer Ast der Uterina eröffnet worden ist. Man muß dann diese Stelle mit einem kleinen Kugelbrenner direkt betupfen, oder ihn in die Nähe der Stelle bringen, um so die strahlende Erhitzung als Blutstillung auszunützen. Hilft das alles nicht, so muß tamponiert werden. Merkt man, daß man bei der Verschorfung in ein Nachbarorgan eingebrochen ist, so muß an dieser Stelle sofort mit der weiteren Verschorfung aufgehört werden. Eine Fistel der Blase oder des Darmes oder beider ist in solchen Fällen die unausbleibende Folge und nur selten kann man hoffen, daß sich kleine Fisteln in diesem Gewebe gelegentlich wieder schließen. Bei Eröffnung des Douglas ist die Gefahr einer tödlichen Peritonitis sehr groß, doch kann sich der entzündliche Prozeß in günstigen Fällen nur auf das Pelviperitoneum beschränken. Werden alle diese Zufälle vermieden, so ist

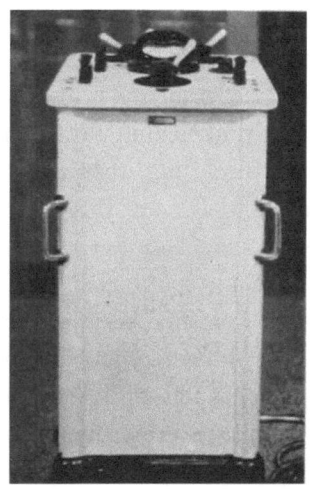

Abb. 90. Operations-Thermoflux-M. S.R.V.

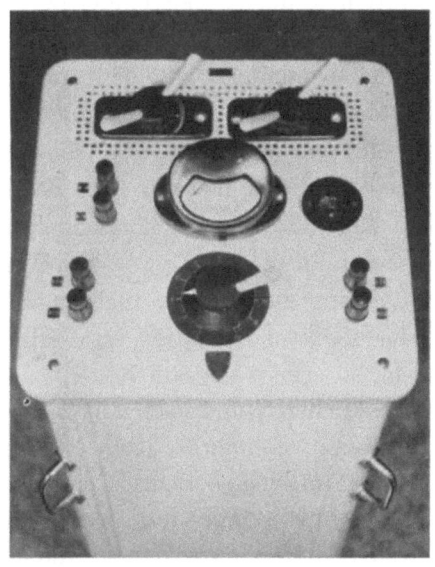

Abb. 91. Schalttisch des Operationsthermoflux-M.

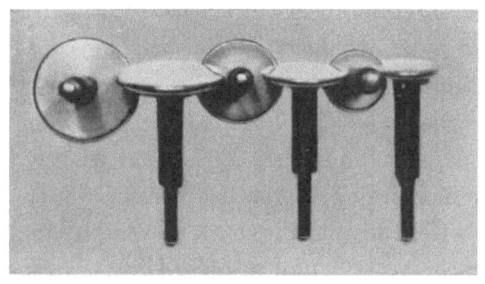

Abb. 95. Koagulationselektroden I.

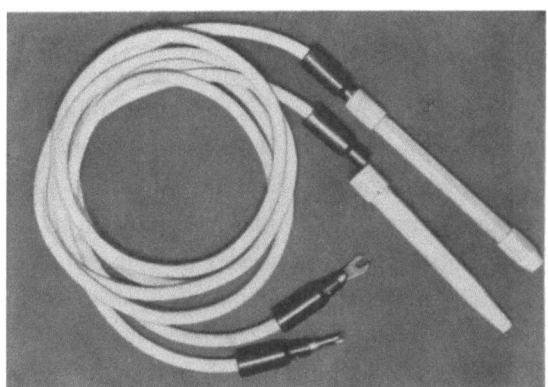

Abb. 92. Handgriffe mit dickem Hebel.

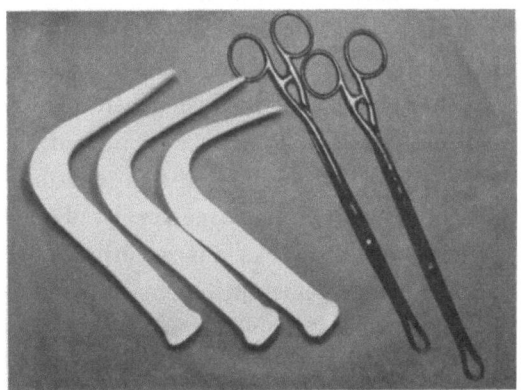

Abb. 93. Porzellanspecula. Isolierte Faßzangen.

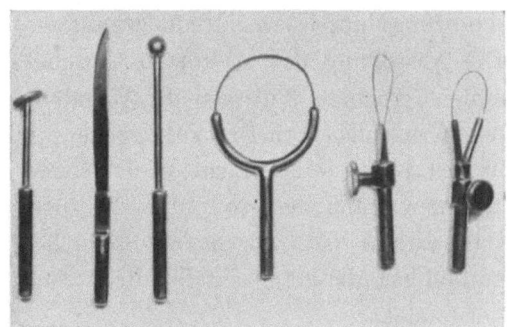

Abb. 94. Verschiedene Elektroden.

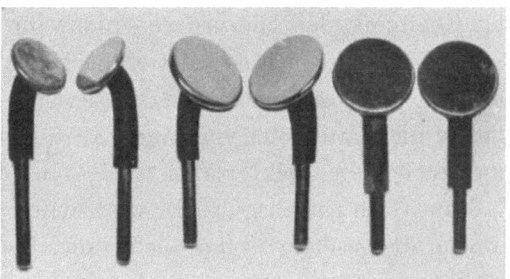

Abb. 96. Koagulationselektroden II.

in vielen Fällen der Eingriff sehr segensreich. Die gesetzte Wundfläche schrumpft und granuliert und deckt sich in manchen Fällen mit einem derben festen Narbengewebe. Da die blutigen und jauchigen Ausscheidungen aufhören, erholen sich die Kranken oft zusehends, der Appetit kehrt zurück und das Gewicht nimmt zu. Die Besserung kann zuweilen eine so überraschende und auffallende sein, daß die Kranken und ihre Umgebung selbst glauben, es wäre eine Heilung eingetreten. Hat die Besserung aber in günstigen Fällen einige Monate angehalten, dann melden sich gewöhnlich wieder die alten Symptome, die Blutung kommt wieder und der Ausfluß setzt von neuem ein. Nur wenn in dem verschorften Gebiete vollkommene Obliterationen eingetreten sind, kann sich das Drama unter Umständen ausschließlich nach innen hin abspielen. Dann aber besteht immer die Gefahr, daß es hinter dem Verschluß zu einer Bildung einer schweren jauchenden Pyometra kommt, von der aus sich sowohl eine allgemeine Sepsis als auch septische Peritonitis ausbilden kann, bei der dann die Kranken oft in solchen Fällen unter sehr heftigen Schmerzen erliegen. Jedenfalls können derartige Verschorfungen unter Umständen von Zeit zu Zeit wiederholt werden. Ist es gelungen, mit dieser Behandlung den jauchenden Hauptherd in der Cervix zu entfernen, so gehen nicht selten auch die oft recht schweren entzündlichen Infiltrationen der Parametrien in auffallender Weise zurück. Schon manches vorher wegen dieser ausgedehnten rein entzündlichen Infiltrationen des Beckenbindegewebes technisch inoperables Carcinom ist danach sogar wieder operabel geworden und konnte operiert werden. Wenn das natürlich auch nur Ausnahmefälle sind, so ist doch mit der Hebung des Allgemeinbefindens und mit dem Aufhören der Blutung und Jauchung und Rückgang der entzündlichen Erscheinungen oft auch ein sehr erfreuliches Nachlassen der Schmerzen verbunden. Es ist deshalb diese Therapie auch heute noch in allen Fällen durchaus zu empfehlen, die einer Strahlentherapie nicht zugeführt werden können. Eine Nachbehandlung solcher Wunden ist, besonders im Anschluß an die Abtragung und Verschorfung durch Hochfrequenzkaustik und Koagulation im allgemeinen nicht nötig. Die Abstoßung des zerstörten Gewebes erfolgt nach der Elektrokoagulation im Verlauf einiger Wochen. Will man die Wunden weiter behandeln, so erfolgt das am besten nach dem Vorschlage von Fritsch trocken, indem eines der zahlreichen Wundpuder alle 2 Tage in den Krater eingebracht wird. Solche Puder wie Bortannin, Jodoform, Kohle, Bolus alba usw. kann man sowohl in Tampons applizieren als auch in kleinen Beuteln einlegen. Olshausen hat übrigens an Stelle der Puderwirkung die Auswischung mit Jodtinktur empfohlen, die er gleichfalls alle 2 Tage vornimmt. Andere haben dazu reinen Alkohol verwendet.

Ebenso wie mit der Verschorfung hat man dann Ätzmittel bei Blutungen und in allererster Linie bei Jauchung der Carcinome angewendet. Eines der ältesten Mittel ist das Chlorzink, das zunächst von Sims für diese Zwecke empfohlen worden ist. Wir selbst haben früher vielfach davon Gebrauch gemacht, und zwar in folgender Weise: Nach Auslöffelung der carcinomatösen Massen wird ein schmaler Gazestreifen, der so lang ist, daß er die Kraterhöhle vollständig ausfüllt und der vorher in 50% Chlorzinklösung getaucht und stark ausgedrückt worden ist, fest in den Uterus hineintamponiert. Es ist sehr wichtig, daß die Gaze gut ausgedrückt wird, damit nicht beim Austamponieren des Kraters Chlorzink in die gesunde Vagina fließt und diese verätzt. Gleichzeitig mit der Chlorzinklösung hat man sich eine Lösung von Natrium-bicarbonicum hergestellt und in diese einen großen

Gazestreifen gelegt, der nun gleichfalls rasch ausgedrückt und mit dem dann die ganze Vagina von oben nach unten austamponiert wird. Sie hat den Zweck, die ätzende Wirkung des allmählich doch aus dem Chlorzinkstreifen absickernden Chlorzinks aufzuheben. Wir haben diese Streifen nach 24 Stunden wieder entfernt. In dieser vorsichtigen Form angewendet hat sich uns das Chlorzink sehr gut bewährt. Es sei aber nicht verschwiegen, daß dieses Mittel wegen seiner starken und deshalb zuweilen zu starken und unberechenbaren Tiefenwirkung von manchen Autoren, wie Fritsch und Martin abgelehnt worden ist. Fraenkel dagegen hat das Chlorzink ebenso wie wir wiederum sehr warm empfohlen, Er verwendet eine Lösung Chlorzink 2:3, verschorft zunächst das Carcinom mit dem Paquelin und läßt dann gleichfalls die Chlorzinktampons nur 24 Stunden liegen und nicht, wie Sims angegeben hat, 4—5 Tage. Die Narbenbildung nach Chlorzinkätzung ist meist eine sehr feste. Nachteile sind natürlich, wie bei jeder Ätzbehandlung, auch beim Chlorzink möglich. So kann es auch hier zu einer hochgradigen Narbenverengerung und zu einer Atresie und damit zur Ausbildung einer Pyometra mit all den oben erwähnten Folgen kommen.

An Stelle der Chlorzinklösung ist auch eine Chlorzinkpaste verwendet worden; Fehling gab dafür folgendes Rezept an: Zinc. chlorat. Amyli tritic. $\overline{aa}$ Glycerini gutt. 4—5.

Schließlich ist das Chlorzink auch in Form von Stiften in die Cervix eingelegt worden. Diese Methode ist übrigens erst vor kurzem wieder für die Behandlung des Korpuscarcinoms von Driessen warm empfohlen worden. Er bezeichnet sein Vorgehen sogar als chemische Uterusexstirpation und beschreibt es folgendermaßen: „Das Verfahren, das ich als chemische Uterusexstirpation bezeichnen möchte, beruht auf der kaustischen Wirkung des Chlorzinks. Ein Dumontpalliersches Stäbchen von 8—10 mm Dicke und 7—13 cm Länge (je nach der Länge des Uterus), zusammengestellt aus: Chloratum zinci 40; Oxydum zinci 10; Farina tritic. 30; Aquae q. s. ut fiant bacilli 8—10 mm mal 70—130 mm, wird nach Dilatation des Uteruskanals durch Hegarstifte in die Uterushöhle gebracht. Die Schleimhaut des Uteruskörpers und -halses und die nächstliegende Muskelschicht erfahren sodann bis mehrere Millimeter in die Tiefe eine höchst eigentümliche Änderung: Die hygroskopische Eigenschaft des Chlorzinks erzeugt eine Mumifikation des Gewebes, das Blut gerinnt in den Adern, in den Capillaren und selbst in den Schlagadern, die Lymphe erstarrt in den Lymphgefäßen und Gewebsspalten; Muskel- und Bindegewebsfibrillen schrumpfen, so daß sich die intrafasciculären Räume erweitern. Es entsteht zirkulär rund um den Chlorzinkstab eine tote Masse, in der Form eines Zylinders, der allmählich sequestriert wird. Die Umgebung empfängt einen intensiven Reiz, wodurch multinucleäre Leukocyten massenhaft angehäuft werden. In 8—14 Tagen spielt sich der Prozeß ab, bis sich der Sequester völlig vom gesunden Gewebe getrennt hat; der ganze Zylinder löst sich schließlich spontan oder kann bequem mittels einer Zange (am besten eignet sich eine kleine Ovarialzange dazu) hervorgezogen werden. Die Extraktion geschieht ohne Narkose, ohne Mühe, ohne Blutung, und wenn man sie nicht zu früh vornimmt, auch völlig schmerzlos. Mitpressen der Kranken erleichtert die Entfernung des Sequesters.

Das Chlorzink wird meistens ohne starke Reaktion des ganzen Körpers vertragen, nur die beiden ersten Tage wird manchmal über schmerzhafte Krämpfe geklagt, die mittels Morphium oder Pantopon beseitigt werden können. Die Temperatur zeigt in einigen Fällen eine Erhöhung bis 38,5 oder 39°C; der Appetit war etwas vermindert; Brechreiz sah ich nie; innerhalb 1 Woche erholt sich der allgemeine Gesundheitszustand. Beunruhigende Symptome bleiben aus.

Nach Extraktion des Sequesters bleiben die Kranken noch etwa 8 Tage im Krankenhause, welche Zeit man benutzen kann, mit Röntgen- oder — besser noch — Radiumbestrahlung prophylaktisch nachzubehandeln. Das ganze Verfahren ist äußerst einfach, schonend und, wiewohl vielleicht nicht ganz gefahrlos, jedenfalls weniger eingreifend als die chirurgische vaginale Totalexstirpation. Bei meinen 8 mit Chlorzink behandelten Fällen hatte ich keine primäre Mortalität; die Morbidität war sehr gering."

Wie Driessen mitteilt, war übrigens Treub der erste, der dieses Verfahren bei einem operablen malignen Adenom des Fundus uteri angewendet hat.

Von einer chemischen Uterusexstirpation hat übrigens auch Babrock-Amerika gesprochen, der in 50% Chlorzinklösung getauchte Tampons für 3mal 24 Stunden in den Uterus einlegte. Auch in der Mayerschen Klinik wird, wie Driessen erwähnt, 50% Chlorzink „zur Entfernung des Uterusinhaltes benutzt".

Ein gleichfalls viel benutztes Ätzmittel ist die rauchende Salpetersäure, die vor allem von Chroback empfohlen wurde. Da dieses Mittel und sogar seine Dämpfe eine stark ätzende Wirkung hat, müssen Vagina und Vulva vorher gründlich mit Vaseline bestrichen werden, um eine unfreiwillige Ätzwirkung an falschen Stellen zu vermeiden. Dann wird wiederum das Carcinom ausgelöffelt, und nun wird die ganze Wundfläche mit der Salpetersäure so lange betupft, bis überall ein graugelber Schorf zu sehen ist. Innerhalb von 2 bis 3 Wochen stößt sich der Schorf ab und die gereinigte Wundfläche verkleinert sich.

Leopold bevorzugt für diese Ätzungen die konzentrierte Carbolsäure.

Von Gellhorn (Amerika) ist besonders das Aceton für die Behandlung jauchender, übelriechender Carcinome empfohlen worden. Er gibt folgende Technik an: „Zunächst wird die ulcerierende Carcinomfläche sehr gründlich ausgeschabt. Die resultierende Wundhöhle wird sorgfältig ausgetrocknet und nun 1—2 Eßlöffel reinen Acetons, das in jeder Apotheke erhältlich ist, durch ein Röhrenspeculum in die Wunde gegossen. Dazu muß die Patientin in Beckenhochlagerung gebracht werden. Man unterbricht jetzt die Narkose, läßt aber die Patientin 15—30 Minuten in ihrer Lage. Dann wird durch das Speculum der Krater mit einem schmalen Streifen Gaze austamponiert, der das überschüssige Aceton aufsaugt, soweit es nicht in die Gewebe eingedrungen oder verdunstet ist. Nunmehr wird die Patientin wieder in Horizontale gebracht, das Speculum entfernt und zum Schluß der untere Abschnitt der Vagina und die Vulva mit sterilem Wasser abgespült und getrocknet.

Der Gazestreifen wird nach 24 Stunden aus der Scheide gezogen, und die Patientin verläßt am 2. oder 3. Tage das Bett. Die Nachbehandlung, die am 5. Tage nach der Auskratzung einsetzt, kann ambulant vor sich gehen. Das Becken der Patientin wird durch untergeschobene Kissen erhöht und ein Röhrenspeculum bis in die Wundhöhle eingeschoben. Im Laufe der Behandlung muß man allmählich zu kleineren Nummern der Röhrenspecula übergehen. Das Speculum wird wieder mit Aceton gefüllt und von der Patientin selbst $1/2$ Stunde lang festgehalten. Die Behandlung ist ganz schmerzlos, so daß Narkose unnötig wird, nur muß man, wenn man nach einer halben Stunde das überschüssige Aceton durch das Speculum herauslaufen läßt, Vulva und Perineum vor Benetzung mit der Flüssigkeit schützen. Diese Behandlung erfolgt im Anfang 3mal wöchentlich; allmählich kann man die Intervalle zwischen den einzelnen Sitzungen verlängern, wenn der gewünschte Erfolg augenscheinlich wird.

Wenn wir uns noch einmal die erste Auskratzung mit daran schließender Acetoneingießung vergegenwärtigen, so beobachten wir als unmittelbaren Effekt folgendes: Eine etwa vorhandene leichte Blutung steht sofort. Die Oberfläche des Kraters bedeckt sich mit einem dünnen weißlichen Überzug; da, wo noch etwas Blut nachgesickert war, ist die Verfärbung hellbraun. Die normale Scheidenschleimhaut zeigt keine Veränderung. Auf der Vulva und der äußeren Haut bringt die Benetzung mit Aceton eine schwach weißliche Verfärbung hervor, die bald spontan verschwindet. Die Ätzung mit Aceton ist nicht schmerzhaft, und nur an der äußeren Haut wird dabei ein leichtes Brennen verspürt, das aber durch kühles Wasser sofort beseitigt werden kann. Schmerzstillende Mittel wurden niemals angewendet.

Schon nach wenigen Tagen wird die Verringerung des üblen Geruches deutlich erkennbar. Der Ausfluß, der zuerst wässeriger wird, verschwindet allmählich vollständig, und zugleich verschwindet auch der Foetor. Aber auch die Blutungen werden geringer oder bleiben überhaupt aus, wenigstens in den bisher behandelten Fällen. Nur in einem Falle von primärem Carcinom der ganzen vorderen Scheidenwand blieb der volle Erfolg aus, obwohl auch hier eine deutliche Besserung vorhanden war, weil es uns aus technischen Gründen nicht gelang, das Aceton lange genug auf die ganze Scheidenwand einwirken zu lassen.

Nach 2—3 Wochen war fast ausnahmslos eine bedeutende Verkleinerung des Kraters unverkennbar. Die Wände der Wundhöhle waren glatt und fest. Polypöse Wucherungen, die sich hätten leicht abkratzen lassen, waren nicht mehr vorhanden.

Wegen der Abwesenheit von Blutungen und Ausfluß hob sich das Allgemeinbefinden der Kranken zusehends. Natürlich übte das Aceton keinen Einfluß aus auf den im Innern des Körpers vordringenden Krankheitsprozeß, und wo das Carcinom bereits benachbarte Organe oder Nervenstämme ergriffen hatte, mußte nach wie vor zu schmerzstillenden Arzneien gegriffen werden."

Neben diesen, am meisten gebrauchten Mitteln sind gelegentlich auch noch andere Maßnahmen angeregt worden. So empfahl Levit das Acetylengas, das sich nach Einlegen von Calciumcarbid entwickelt. Torggeler wendet mit Erfolg das Wasserstoffsuperoxyd an, andere wieder bevorzugen das Formalin in 4—10%iger Lösung. Opitz verabreichte innerlich Jodkali und streute nach gründlicher Excochleation des Tumors Kalomel auf die Wundfläche, um dadurch die Ätzwirkung des Jodquecksilbers von innen heraus zu erreichen.

Neben allen diesen vom Arzt angewendeten Maßnahmen können natürlich in der Zwischenzeit die von der Patientin selbst auszuführenden Reinigungsspülungen nicht entbehrt werden. Alle Mittel, die auch sonst zu Scheidenspülungen angewendet werden, kommen auch hierfür in Frage. Wegen ihrer desodorierenden Wirkung werden aber Spülungen mit übermangansaurem Kali, 1% Thymol und 3% Wasserstoffsuperoxyd vielfach bevorzugt. Eine schwierige Aufgabe bei der Behandlung der inoperablen Carcinome ist es, den üblen Geruch nach Möglichkeit aus dem Krankenzimmer zu entfernen. Früher haben sich uns als Desodorans die Brom-Kieselgurstäbchen von Schering & Kahlbaum sehr bewährt, die aber in letzter Zeit nicht mehr in Handel gekommen sind. Andere

Mittel, den Geruch günstig zu beeinflussen, stehen uns kaum zur Verfügung, so daß eine gute Durchlüftung des Krankenzimmers die Hauptsache bleibt.

Ist es bei inoperablem Carcinom zur Bildung von Blasen oder Mastdarmfisteln oder wohl durch Entstehung beider zur Kloakenbildung gekommen, so müssen selbstverständlich durch häufige Spülungen die Sekrete immer erneut entfernt werden. Es ist zweckmäßig, der Spülung eine Einfettung der äußeren Teile anzuschließen, um die Entstehung der für die Patienten sehr unangenehmen und oft heftig juckenden Ekzeme der äußeren Teile nach Möglichkeit zu verhüten. Bei Urinfisteln, die zu starken Reizungen und Entzündungen der äußeren Teile führen, muß nötigenfalls ein Urinal getragen werden.

Eines der wichtigsten Kapitel in der Behandlung inoperabler Carcinome ist die Frage der Schmerzstillung. Solange es sich dabei um die häufigsten ischiasähnlichen ausstrahlenden Schmerzen in die Beine und Hüften handelt, kommt man sehr lange mit verhältnismäßig harmlosen Mitteln aus. Aspirin, Antipyrin, Pyramidon, Togal, Gelonida antineuralgica, Veramon, und wie die Mittel alle heißen, können versucht und abwechselnd gegeben werden. Sobald die oft lange Zeit anhaltende günstige Wirkung eines bestimmten Mittels nachläßt, auch bei den zwingenden Schmerzen durch Stenosierung des Rectums oder durch Ulcerationen des Mastdarms, wie sie spontan auftreten, oder auch als Folge der Radiumbehandlung beobachtet werden können, bewährt sich der Wechsel oder die Kombination dieser Mittel zum Teil recht gut. Reichen sie nicht aus, so haben wir oft Gutes von Belladonna-Zäpfchen, besonders Belladonna-Dispertzäpfchen (Krause-Medico) gesehen. Nehmen die Schmerzen trotzdem zu, so muß den Zäpfchen Pantopon oder Morphium zugesetzt werden, und man kommt dann wieder oft verhältnismäßig lange Zeit mit 1—2 Zäpfchen pro die aus. Reicht dies alles nicht mehr, um für die Kranken einen relativ erträglichen Zustand zu schaffen, so sind die Opiate, und besonders das Morphium per os oder per injectionem gegeben, nicht mehr zu entbehren. So sehr wir sonst eine dauernde Anwendung solcher Mittel scheuen, so gerne benutzen wir sie in dem Endstadium Carcinomkranker. Man fange jedoch nicht zu früh mit dem Morphium an und gebe anfangs nur kleine Dosen, um immer und immer wieder allmählich steigern zu können. Ist der Zustand einmal so geworden, daß das unvermeidliche Ende nahe bevorsteht, und nehmen die Schmerzen so zu, daß dadurch den Kranken die letzten Lebenswochen erträglich gemacht werden können, dann steigere man ganz nach Bedarf die Dosen und scheue sich auch nicht, solchen armen, verlorenen Frauen die Spritze selbst in die Hand zu geben, die sie dann über ihr grausames Schicksal hinwegtröstet.

Die Morphiumbehandlung ist meistens auch dann nicht zu entbehren, wenn es sich um die gewöhnlich außerordentlich schmerzhaften Knochenmetastasen, besonders Metastasen an der Wirbelsäule handelt. An solche Metastasen denke man immer, wenn nach erfolgreicher Behandlung häufig in Kreuz und Rücken Schmerzen auftreten, die anfangs manchmal nur bei bestimmten Bewegungen, Beugung oder Drehung des Rückgrades ausgelöst werden, und wenn dann die Untersuchung des kleinen Beckens nichts ergibt, das für die Entstehung solcher Schmerzen verantwortlich gemacht werden könnte. Die Röntgenaufnahme, in Zweifelsfällen wiederholt, wird dann die Aufklärung über die Ursache solcher Schmerzen bringen. Die operative Behandlung solcher Metastasen ist nicht durchführbar und die Strahlenbehandlung erfolglos. Gerade in diesen Fällen ist wiederum das Morphium oft das einzige Mittel, das eine Linderung schaffen kann.

Eine unendlich schwierige Aufgabe ist schließlich für den Arzt immer die psychische Behandlung der Frauen, die Aufrechterhaltung ihrer Hoffnungen und der Versuch, sie über die Schwere der Erkrankung hinwegzutäuschen und sie von der Harmlosigkeit ihres Leidens zu überzeugen. Manche Carcinomkranke lassen sich überraschend leicht ein harmloses Leiden vortäuschen, da sie selbst es ängstlich vermeiden, das Wort Krebs in den Mund zu nehmen und von dieser Krankheit zu sprechen. Andere hingegen erkennen den Zustand klar und leiden seelisch außerordentlich unter dieser Erkenntnis. Aber auch bei ihnen schwindet allmählich das Krankheitsbewußtsein, wenn man solche Kranke vorsichtig und rechtzeitig unter Morphium setzt, oder wenn sich dann gar die erlösende Urämie einstellt.

Das Bestreben, eine solche Urämie etwa durch das Anlegen einer Nierenbeckenfistel zu bekämpfen, oder die Ureteren vor ihrer Einmündung in die Parametrien zu durchschneiden und in die Blase zu implantieren, eine Maßnahme, die auch schon als prophylaktische Operation angeraten worden ist, muß abgelehnt werden. Daß die Technik einer solchen Implantation nicht schwer ist und zur vollen Funktion beider Ureteren führen kann, haben wir bereits eingangs an anderer Stelle erwähnt. Die Berechtigung, eine solche Resektion und Implantation auszuführen, haben wir jedoch u. E. nur dann, wenn es uns dadurch gelingt, die sonst unmögliche Radikaloperation des Carcinoms durchzuführen. Andernfalls können wir die Notwendigkeit einer solchen Operation und ebenso der Anlegung einer Nierenbeckenfistel nicht anerkennen, es sei denn, daß wir ausdrücklich von den Angehörigen gebeten werden, durch eine solche Maßnahme die Lebensmöglichkeit der Kranken noch um etwas zu verlängern. Ohne das haben wir kein Recht, solche Operationen auszuführen, um durch derartige Maßnahmen ein nicht mehr lebenswertes jämmerliches Leben länger zu erhalten, als der natürliche Ablauf der Krankheit es sonst mit sich bringen würde.

Operation oder Bestrahlung?

Bei der Betrachtung der Behandlungsresultate des Collumcarcinoms drängt sich immer wieder die Frage auf, ob es denn nicht möglich wäre, in der Behandlung elektiv vorzugehen, indem man bestimmte Gruppen des Carcinoms entweder operiert oder bestrahlt, oder indem man den Behandlungsweg, sei es Operation oder sei es Bestrahlung, je nach der Eigenart des betreffenden Carcinoms verschieden gestaltet.

Auf die Frage der Beurteilung der Malignität eines bestimmten Carcinoms und die prognostische Verwertung solcher Befunde ist bereits sehr viel Mühe und Arbeit verwandt worden. Es ist unmöglich, auf den ganzen damit verbundenen Fragenkomplex hier erschöpfend einzugehen. Wir wollen ihn nur soweit streifen, daß es uns möglich wird zu verstehen, warum alle diese Arbeiten bisher noch zu keinem Resultat geführt haben. Beschäftigt man sich mit dem Studium dieser Frage, so sieht man, daß bei der Betrachtung des carcinomatösen und des benachbarten Gewebes die Deutung gleicher Befunde bei den verschiedenen Untersuchern eine durchaus verschiedene ist. So wird z. B. nach Ansicht von Ribbert durch die kleinzellige Infiltration des Stromas eine Auflockerung des Gewebes hervorgerufen, dadurch das Eindringen des Carcinoms in das benachbarte Gebiet erleichtert, und damit das Wachstum der Geschwulst gefördert. Grenough sieht die Rundzelleninfiltration nicht als Ursache für das fortschreitende zerstörende Wachstum des Carcinomgewebes, sondern als ihre Folge an und meint, daß sie durch die Anwesenheit des Carcinoms und der bei seinem Zerfall entstehenden Produkte hervorgerufen wird. Andere Autoren wiederum sehen die kleinzellige Infiltration in der Hauptsache als Folge der bei dem Carcinom so häufigen bakteriologischen Infektion an. Demgegenüber fassen noch Andere die Rundzelleninfiltration als eine Abwehrmaßnahme des Körpers gegen das vordringende Carcinom und als eine ausgesprochene Schutzmaßnahme auf und sehen deshalb den Verlauf des Carcinoms für um so günstiger an, je stärker die kleinzellige Infiltration ist. Eine besondere Bedeutung ist dabei dem Vorhandensein eosinophil gekörnter Leukocyten beigemessen worden, auf deren häufigen Befund beim Portiocarcinom bereits Kermauner und Schottländer hingewiesen haben. Schoch hat bei den 40 Portiocarcinomen, bei denen eine ausgesprochene lokale Eosinophilie bestand, eine Heilung von 40% beobachtet, gegenüber einer Heilung von nur 13% bei 367 Fällen ohne Eosinophilie. Er hält deshalb die eosinophilen Leukocyten, wenn sie beim Carcinom auftreten, für spezifische Anticarcinomzellen. Böhm, Zweifel und Widakowich bestätigen die bessere Prognose des Portiocarcinoms bei Eosinophilie. Demgegenüber kommt Schwarz zu dem Schluß, daß das Auftreten der Eosinophilen keine Beziehung zum Verlauf des Geschwulstleidens erkennen lasse. Andererseits hat W. Fischer nachgewiesen, daß eine Eosinophilie fast immer in der Umgebung von Nekrosen zu finden ist. Nun werden aber Nekrose und stärkere Hämorrhagien gerade als Zeichen des raschen Wachstums des Carcinoms angesehen. Auch Mallori nimmt an, daß bei rasch wachsender Geschwulst die Mitentwicklung des Stromas nicht gleichen Schritt hält, daß deshalb auch die Ausbildung der Gefäße ungenügend, und daß die Gefäßwände wegen ihrer dünneren Wandung darum auch leichter zu Blutungen neigen. Mallori hält es deshalb auch für durchaus natürlich, daß infolge der dadurch bedingten schlechteren Blutversorgung die Nekrosen um so stärker und ausgesprochener seien, je schneller die Geschwulst wachse. Nach diesen Autoren würde man also eine Eosinophilie, besonders wenn ausgedehnte Blutungen und Nekrosen im Carcinom vorhanden sind, eher als ein prognostisch ungünstiges Zeichen zu bewerten haben.

Wir sehen also, daß die Deutung des Stromabefundes von den einzelnen Untersuchern durchaus verschieden und vielfach im entgegengesetzten Sinne bewertet wird.

Von größerer Bedeutung als die Befunde im Stroma scheinen dagegen die Zellen- bzw. Kernveränderungen des Tumorgewebes selbst zu sein. Die Ansicht von v. Hansemanns, daß ein Carcinom um so bösartiger ist, je weiter sich seine Struktur von der des Mutterbodens entfernt, wird im allgemeinen, wenngleich auch auf Abweichungen von der Regel immer hingewiesen wird, als zu Recht bestehend angesehen. Aus dem Vergleich der Struktur der Tumorzellen mit den Mutterbodenzellen hat man ja auch verschiedene Reifegrade des Carcinoms unterscheiden wollen.

Gerade für die meist von Plattenepithel abstammenden Carcinome des Collum uteri hat aber v. Franqué schon hervorgehoben, daß die Einteilung dieser Plattenepithelcarcinome in verschiedene Reifegrade eine recht unsichere ist. Nicht nur, daß an den verschiedenen Stellen derselben Geschwulst ganz verschiedene, und zwar oft alle 3 Reifegrade mit allen möglichen Übergängen vorkommen, auch die Deutung ein und desselben mikroskopischen Schnittes kann leicht bei verschiedenen Beurteilern eine ganz verschiedene sein.

Das eine geht jedoch aus allen Untersuchungen hervor, daß die sog. unreifen Carcinome bösartiger sind als die ausgereiften.

Ebenso wie der Grad der Differenzierung ist von fast allen Autoren, die sich mit der Frage des Grades der Bösartigkeit einer Geschwulst befaßt haben, auch die Häufigkeit der Kernteilungsfiguren beachtet worden. Man stimmt im allgemeinen darin überein, daß der Grad der Malignität um so größer und die Prognose deshalb um so schlechter ist, je größer die Zahl der Kernteilungen und je abnormer und mannigfaltiger sie sind.

Ein sehr interessantes Licht auf die Kernteilungsbefunde beim Carcinom werfen die Untersuchungen von Peters über das Zellteilungsproblem. Peters unterscheidet zwei Zellfunktionen. Die eine nennt er die egoistische, weil sie nur der Einzelzelle allein zugute kommt. Sie besteht in der Assimilation und der Ernährungsfunktion. Die andere Zellfunktion, die dem ganzen Organismus nützt, nennt er die altruistische. Durch sehr schöne Untersuchungen hat Peters nun nachgewiesen, daß beide Funktionen, die altruistische und die egoistische während der Mitose unterbrochen werden. Er sagt: „Eine Zelle, die sich indirekt teilt, arbeitet nicht." Bei Zellen mit erhöhter Tätigkeit, deren Arbeiten nicht stillestehen darf, tritt deshalb Amitose ein. Dadurch kann man sich auch die Befunde der direkten Kernteilungsfiguren beim Carcinomgewebe gut erklären.

Aus den Untersuchungen der Zell- und Kernveränderungen kann man also nur den Schluß ziehen, daß, je größer die Zahl der Kernteilungen, besonders die der unregelmäßigen und der direkten, je zellreicher das Krebsgewebe, je stärker die Abweichungen der Gesamtstruktur von der des Mutterbodens, je unruhiger das Gesamtbild durch Wechsel der Form und Größe der einzelnen Zellen und der Kerne ist, um so bösartiger auch das Carcinom ist. Ewing betont jedoch, daß man aus solchen prognostisch ungünstigen histologischen Befunden nur die mögliche Bösartigkeit eines Tumors messen könnte. Wie weit, wie rasch, und auf welchen Wegen er sich im Organismus ausbreiten kann, das hänge natürlich noch von einer Reihe anderer Dinge ab, die in der Wirtskonstitution gelegen seien und deren Bedeutung sich nicht bewerten lasse. Wie denn überhaupt nicht nur das histologische Bild allein entscheidend ist für die Prognose des Falles und die Aussichten der Behandlung, sondern zum mindesten ebensosehr die Frage, wie weit sich das Carcinom bei Beginn der Behandlung bereits ausgebreitet hatte.

Was aber das Wichtigste für unsere Fragestellung selbst ist, das ist die Tatsache, daß wir unsere Prognosestellung im einzelnen Falle doch immer nur aus kleinen Gewebsstücken stellen müssen, die wir durch Probeexcision gewinnen. Prym hat aber durch seine eingehenden Untersuchungen einwandfrei bewiesen, daß die histologischen Bilder an den verschiedenen Stellen desselben Carcinoms ganz verschieden aussehen können. Mit Recht wird deshalb bisher auch der Wunsch, aus solchen Probeexcisionsstücken eine bestimmte Prognose für den Einzelfall stellen zu können, als unerfüllbar betrachtet. Auch ein so kritischer Beurteiler wie v. Franqué lehnt deshalb die Prognosestellung aus dem histologischen Bilde vollkommen ab.

Geht schon aus diesen Ausführungen die Unmöglichkeit einer exakten Prognosestellung aus dem histologischen Bilde hervor, so kommt noch hinzu, daß in dem Punkt, in dem immerhin eine gewisse, wenn auch im einzelnen noch stark abweichende Übereinstimmung der histologischen Beurteilung besteht, d. h. in der Einteilung des Carcinoms in Reifegrade, doch bezüglich der Frage, wie diese verschiedenen Reifestadien durch die Strahlenbehandlung beeinflußt werden, gleichfalls noch sehr erhebliche Meinungsverschiedenheiten bestehen. So hält z. B. Lahm die reifen Plattenepithelcarcinome für stark, die übrigen für mittelmäßig radiosensibel. Die Empfindlichkeitsbreite der Carcinome beträgt nach Lahm

für reife Plattenepithelcarcinome . . . . $1-2\frac{1}{2}$ HED
für mittelreife Plattenepithelcarcinome . . $\frac{1}{3}-2$ HED
für unreife Plattenepithelcarcinome . . . $\frac{2}{3}-4$ HED

Schon v. Franqué hat darauf hingewiesen, daß sich nach dieser Skala unter den unreifen Carcinomen die strahlenempfindlichsten und unempfindlichen Fälle befinden, und daß dieselben Dosen bei allen Reifegraden wirksam sein könnten. Interessant ist, daß auch Lahm selbst schließlich zu dem Schlusse kommt, daß aus dem Reifegrad und dem histologischen Befunde allein mit Exaktheit die Strahlenempfindlichkeit des Carcinoms nicht abgeschätzt werden könnte. Auch Adler hält die reifen Plattenepithelcarcinome für stark, die mittelreifen für mäßig, die unreifen für wenig radiosensibel. Demgegenüber ist E. Zweifel der Ansicht, daß das Carcinoma medullare mit unreifen Zellen und starker Leukocytose stark radiosensibel und deshalb am geeignetsten, das verhornende Plattenepithelcarcinom mit nicht leukocytär infiltriertem Bindegewebe am ungeeignetsten für die Bestrahlung sei. Ähnlich drückt sich Schmitz aus, wenn er sagt, daß für die Vernichtung des Plattenepithelcarcinoms $150-170\%$ der HED, dagegen für die Vernichtung des unreifen Basalzellencarcinoms 100% der HED nötig seien. Philipp und Gornick haben an der Bummschen Klinik die Versuche, ihre Bestrahlungsweise nach dem histologischen Befund zu wählen, aufgeben müssen.

Alles in allem sehen wir also, daß die Frage nach der prognostischen Beurteilung des Carcinoms und sogar die nach der Bewertung der verschiedenen Carcinome hinsichtlich ihrer Beeinflussung durch Strahlen noch völlig ungelöst ist. Nur in einem Punkte scheint uns eine gewisse Klärung doch schon herbeigeführt worden zu sein, das ist die Feststellung, daß das Adenocarcinom des Collum uteri ganz besonders schlecht auf die Strahlentherapie anspricht.

Leider kann die Frage nicht beantwortet werden, wie hoch die Dauerheilung operativ behandelter Adenocarcinome des Gebärmutterhalses ist, da darüber Mitteilungen in der Literatur nicht vorliegen. Es wäre eine dankenswerte Aufgabe, wenn die Kliniken, die das mikroskopische Material ihrer durch Operationen gewonnenen Präparate noch im Besitze haben, dieser Frage einmal nachgehen würden und feststellen ließen, wie viele dieser Fälle über 5 Jahre geheilt worden sind. Bezüglich der Strahlentherapie der Adenocarcinome des Collum uteri verfügen wir über eine Reihe von Berichten.

Adler teilte 1916 mit, daß von 14 mit Radium behandelten Adenocarcinomen des Collum uteri 11 ungeheilt gestorben sind, und daß nur bei 3 Frauen „eine Besserung" festzustellen war. Er kam zu dem Schluß, daß sich die Drüsencarcinome des Collum uteri der Radiumbestrahlung gegenüber fast völlig refraktär verhalten.

G. Döderlein fand 1923 bei seinen Untersuchungen, daß kein einziges Drüsencarcinom des Collum uteri unter den geheilten Fällen, die meist der Gruppe I angehörten, war, während sich unter den ungeheilten Adenocarcinome befanden. Carl Stricker, der das Material der Adenocarcinome der Münchner Frauenklinik zusammengestellt hat, kommt zu folgendem Ergebnis:

Korpuscarcinome.

Absolute Leistungsziffer	47 : 19 = 23,24%
Absolute Leistungsziffer der Methode	37 : 16 = 40,43%
10 unvollständig behandelte, 3 geheilt	10 : 3 = 30,00%.

Cervixcarcinome.

Absolute Leistungsziffer	19 : 2 = 10,53%
Absolute Leistungsziffer der Methode	10 : 2 = 20,00%

9 unvollständig behandelte, 0 geheilt.

Korpus-Cervixcarcinome.
2 : 0.

Operationsrezidive.
1 : 0.

Lahm hebt 1929 hervor, daß die Strahlenunempfindlichkeit der Drüsencarcinome nur die Adenocarcinome des Collum uteri betreffe. Lacassagne sagt, daß für die vom Plattenepithel und für die vom Zylinderepithel ausgehenden Epitheliome die Bestrahlungsaussichten gleiche seien, daß aber die von den Collumdrüsen herstammenden Adenoepitheliome weniger strahlenempfindlich zu sein scheinen. Er fand unter 800 Fällen des Pariser Radiuminstituts von 1919—1927 = 17 Adenoepitheliome, das sind 2,1%. Bezüglich der Heilung berichtet er leider nicht getrennt über Korpus- und Collum-Adenoepitheliome. Der Erfolg ist aber bei beiden so schlecht, daß er für die operablen Fälle dieser Formen die Operation anrät. Regaud schreibt 1929, daß von den zwei verschiedenen Krebsarten desselben Organs (Collum und Corpus uteri) nur die Heilung der Plattenepithelcarcinome durch die Strahlenbehandlung gelänge. Wir selbst haben an dem Material der Freiburger Frauenklinik unter 463 Collumcarcinomen 9 Adenocarcinome, = 1,9% gesehen. Es sei besonders betont, daß bei diesen Fällen, deren histologische Erkennung selbst dem Geübten mancherlei Schwierigkeiten machen kann, die Diagnose jedesmal durch das pathologische Institut (Geheimrat Aschoff) gestellt wurde. Von diesen 9 Fällen sind 5 über 5 Jahre nachbeobachtet worden. Keine einzige von ihnen ist geheilt worden. Eine von diesen Patienten lebte noch 5, die zweite 11, die dritte 13, die vierte 23, und die fünfte noch 25 Monate nach der Behandlung. Die durchschnittliche Lebensdauer dieser Fälle betrug also nach der Behandlung 15 Monate. Kermauner nimmt als durchschnittliche Lebensdauer des unbeeinflußten Krebses 16—18 Monate an. Die Adenocarcinome des Collums haben also trotz der Strahlentherapie durchschnittlich keine längere Lebensdauer erreicht.

Wintz widerspricht der Ansicht, daß die Prognose der mit Strahlen behandelten Adenocarcinome des Collums absolut ungünstig sei. Er meint, mit der richtigen Dosis könnte man auch die Adenocarcinome des Collums heilen. Die Differenz der Radiosensibilität zwischen Plattenepithelcarcinom und Adenocarcinom des Collums betrug etwa 20—25% der Carcinomdosis. Nach den Zahlen jedoch, die in der Literatur über einwandfrei diagnostizierte Adenocarcinome des Collum uteri niedergelegt sind, scheint es uns außer Zweifel, daß die Aussichten der Strahlenbehandlung beim Adenocarcinom des Collum uteri denkbar schlechte sind. **Es ist deshalb durchaus berechtigt, wenn man die Forderung stellt, daß das operable Adenocarcinom des Collum uteri der Operation zugeführt wird.**

Obwohl uns also die histologische Untersuchung abgesehen von der Herausarbeitung der Sonderstellung des Adenocarcinoms des Collum uteri keine Möglichkeit bietet, danach zu entscheiden, ob im gegebenen Falle operiert oder bestrahlt werden soll, wird doch immer wieder die Frage aufgeworfen, ob das Collumcarcinom überhaupt besser operiert oder bestrahlt wird. In dieser Form ist die Fragestellung heute nicht mehr zu stellen. Man muß sich heute nur fragen, ob die Bestrahlung allein als Methode der Wahl oder die Kombinationsbehandlung von Operation und Bestrahlung zu bevorzugen ist. Ich gebe in den beiden nachfolgenden Zusammenstellungen noch einmal die Resultate beider Methoden aus der Weltliteratur wieder:

Operationserfolge beim Collumcarcinom. Weltliteratur.

Operabilität: von 14 901 Zugängen operiert 6795 . . . . = 45,6%
Primäre Mortalität der vaginalen Operation: 1794 Fälle, davon 156 primär gestorben . . . . = 8,69%
Primäre Mortalität der erweiterten abdominellen Operation: 3034 Fälle, davon 509 primär gestorben . . . . = 16,7%
Relative Dauerheilung: Operiert 6900, nach 5 Jahren noch am Leben 2380 = 34,5%
Absolute Heilung: 11 133 Zugänge, davon nach 5 Jahren noch am Leben 1861 = 16,7%.

Operabilität, Dauer- und absolute Heilung bei abdomineller Operation.

Von 3195 Zugängen operiert 1665 . . . . = 52,1% Operabilität
Primär gestorben 301 . . . . = 18,0%
Nach 5 Jahren noch am Leben 597 . . . . = 35,8% relative Heilung
                                                   und   18,6% absolute Heilung.

Operabilität, Dauer- und absolute Heilung bei vaginaler Operation:

Von 3203 Zugängen operiert 1293 . . . . = 38,6% Operabilität
primär gestorben 89 . . . . = 7,72%
Nach 5 Jahren noch am Leben 472 . . . . = 38,2% relative Heilung
                                                   und   14,7% absolute Heilung.

Strahlenbehandlungserfolge beim Collumcarcinom. Weltliteratur.

Operabilität: Von 8266 Zugängen waren 2786 operabel . . . . = 33,7%
Primäre Mortalität durch die Strahlenbehandlung. Zwischen 0,8—4,5% im Mittel . . = 2,3%
Relative Dauerheilung: 2346 Fälle der Gruppe I und II bestrahlt, davon 754 nach 5 Jahren noch am Leben . . . . = 32,1%
Absolute Heilung: 8918 Zugänge der Gruppe I—IV, davon 1539 nach 5 Jahren noch am Leben . . . . = 17,2%.

Daraus erfolgt, daß mit der Operationsbehandlung eine relative Dauerheilung von 34,5 % mit der Strahlenbehandlung von 32,1 % erreicht wurde. Die absolute Heilung betrug bei der operativen Therapie 16,7, bei der Strahlenbehandlung 17,2 %. Es zeigt sich also, daß die Leistungen beider Methoden ungefähr gleich sind. Beide Statistiken sind aber noch mit Zahlen belastet, die in der Anfangszeit ihrer technischen Entwicklung liegen. Ich habe deshalb noch einmal eine Zusammenstellung derjenigen Fälle gegeben, die nach 1920 veröffentlicht worden sind, zu einer Zeit also, wo die Operationstechnik ihren Höhepunkt erreicht hatte, und wo auch die Strahlentherapie bereits über gewisse Erfahrungen und technische Weiterbildung verfügte. Das Strahlenmaterial baut sich auf den Fällen auf, die zwischen 1918 und 1924 behandelt worden sind. Die Behandlungsjahre sind hinter den einzelnen Namen angeführt.

Ich lasse zunächst die Tabelle über die operative relative und absolute Heilung folgen und dann die Tabellen über die relative und absolute Heilung bei Strahlenbehandlung.

Collumcarcinom.
Operative Dauerheilung (relative) bei Statistiken, die nach 1920 veröffentlicht wurden.

Autor	Zahl der operablen Fälle	Nach 5 Jahren noch am Leben	In Prozenten
Warnekros	186	90	48,3
Egli	165	27	16,3
Philipp und Gornick	206	87	42,2
Bonney	214	85	40,0
Peterson	47	18	38,3
A. Mayer	343	107	31,1
Zweifel-Schweitzer	251	120	47,8
Döderlein-Tübingen	126	35	27,7
Döderlein-München	169	59	34,9
Gaydoul und Schmitt	125	43	34,9
Halban	157	34	21,6
Giesecke-Stöckel	243	86	35,3
Franz	87	33	37,9
Franz	99	40	40,4
Franz	99	41	41,4
Siegel-v. Jaschke	84	25	29,7
Schmidt-v. Franqué	36	14	38,8
Davis	20	8	40,0
Wertheim-Weibel	1000	384	38,4
v. Peham	979	384	39,2

4636 Fälle operiert, davon sind nach 5 Jahren noch am Leben 1720 = 37,1%.

Collumcarcinom.
Operative absolute Heilung bei Statistiken, die nach 1920 veröffentlicht wurden.

Autor	Gesamtzugänge	Nach 5 Jahren noch am Leben	In Prozenten
A. Mayer	545	107	19,6
Zweifel-Schweitzer	443	120	27,0
Döderlein-Tübingen	211	35	16,5
Döderlein-München	273	59	21,6
Gaydoul und Schmidt	213	43	20,1
Halban	374	34	9,0
Giesecke-Stöckel	350	86	24,5
Franz	120	33	27,5
Franz	143	40	27,9
Siegel-v. Jaschke	121	30	24,7
Schmidt-v. Franqué	53	14	26,4
Davis	46	8	17,4
Egli	325	27	8,3
Wertheim-Weibel	2201	384	17,4
v. Peham	1948	384	19,7

7366 Collumcarcinom-Zugänge, davon sind nach 5 Jahren noch am Leben 1404 = 19%.

Collumcarcinom.
Relative Heilung der Strahlenbehandlung (Behandlungsjahr 1918—1924).

Autor und Behandlungsjahre	Fälle der Gruppen I und II	Nach 5 Jahren noch am Leben	In Prozenten
Heymann 1919—21	109	52	47,7%
Bolaffio 1920—21	63	9	14,3%
Lahm 1921—23	49	24	50,0%
Regaud 1919—21	81	15	18,5%
Gál 1919—21	15	5	33,3%
Opitz 1919—24	75	35	46,6%
Nahmacher 1918—23	52	22	42,3%
Feldweg 1918—24	75	26	34,7%
zusammen	519	188	36,2%

Collumcarcinom.
Absolute Heilung der Strahlenbehandlung (Behandlungsjahr 1918—1924).

Autor und Behandlungsjahre	Gesamtzugänge	Nach 5 Jahren noch am Leben	In Prozenten
Heymann 1919—1921	285	73	24,9%
Bolaffio (1920—1922)	152	13	8,6%
Lahm (1921—1923)	124	42	33,8%
Regaud (1919—1921)	201	25	12,4%
Gál (1919—1921)	133	14	10,5%
Opitz (1919—1922)	165	48	29,0%
Nahmacher (1919—1923)	257	32	12,4%
Feldweg (1918—1924)	281	67	23,8%
	1598	314	19%

Aus diesen vier Statistiken geht folgendes hervor:

Der operativen Therapie wurden 4636 Fälle unterzogen, von denen nach 5 Jahren noch 1720 = 37,1% am Leben waren. Die relative Heilung betrug also rund 37%.

Von im ganzen 7366 Zugängen, von denen 4636 operiert wurden, sind nach 5 Jahren noch 1406 am Leben. Die absolute Leistung beträgt also 19%.

Der Strahlenbehandlung liegen 1598 Zugänge zugrunde, von denen 519 der Gruppe I und II angehören, also als operabel zu bezeichnen waren. Von diesen 519 Fällen lebten noch nach 5 Jahren 188. Die relative Heilung bei der Strahlentherapie operabler Fälle (denn nur diese können hier mit der Operationsleistung verglichen werden) betrug also 36,2%.

Die absolute Leistung von sämtlichen 1598 Zugängen der Gruppe I—IV war die, daß nach 5 Jahren noch 314 am Leben waren. Die absolute Heilung betrug also ebenfalls 19%.

Aus diesem neueren Material ergibt sich also bezüglich der absoluten und auch der relativen Heilung auffallende Übereinstimmung, so daß von einer Überlegenheit der Strahlentherapie nur in dem Sinne gesprochen werden kann, daß bei gleichen Erfolgen die Mortalität bei der Krebsbehandlung geringer ist.

Wenn man sich in das Studium dieses ungeheuren Materials in der Weltliteratur vertieft, so drängt sich einem immer wieder die Frage auf, ob es denn nicht möglich wäre, durch eine glücklichere Kombination beider Behandlungsarten mehr zu erreichen. Döderlein hat unter Weglassung der nicht genügend bestrahlten Fälle 81% der ersten Gruppe dauernd geheilt. Weibel hat an seinem operativen Material festgestellt, daß von der gleichen Gruppe dagegen 87% geheilt sind. Würde er die primäre Mortalität unberücksichtigt lassen, — was wir jedoch für ebensowenig angängig halten, wie das Weglassen der nicht bestrahlten und ungenügend behandelten Fälle durch Döderlein —, so würde er sogar 98% dieser Gruppe geheilt haben. Nach den Angaben von Wille beträgt die Dauerheilung der ersten Gruppe in dem Franzschen Material 76%, würde also ungefähr so hoch sein, wie das Resultat Döderleins, wenn man die nicht und die nur unzulänglich bestrahlten Fälle mit in Rechnung stellen würde. Schon daraus geht hervor, daß man nicht ohne weiteres folgern kann, es wäre besser, die Fälle der ersten Gruppe der Operation zu unterziehen. Das ist um so weniger angängig, wenn man die aus der Weltliteratur zusammengestellte Statistik von Heyman betrachtet, die sich auf operablen Fällen von Collumcarcinom aufbaut, und die ich hier wiedergebe:

Die Heilungsziffer bei den operablen Fällen von Collumcarcinom.

	Chirurgische Behandlung Weltliteratur	Radiologische Behandlung Radiumhemmet 1914—1923
Behandelte Fälle	3659	188
Geheilte Fälle	1303	76
Prozentzahl der geheilten Fälle	35,6%	40,4%

Jedenfalls kann man das eine sagen, daß wir aus dem bisher vorliegenden Material nicht berechtigt sind zu sagen, daß die operablen Fälle nur nach einer Methode behandelt werden müssen. Andererseits könnte man sich fragen, ob man nicht die operativen Resultate dadurch bessern könnte, daß man gerade bei den Gruppen der operablen Fälle und vor allen Dingen bei der Gruppe I auf die Durchführung der sehr radikalen Operation zugunsten der geringeren primären Mortalität verzichtet, um dann eine gründliche Nachbestrahlung dieser Fälle folgen zu lassen. Aus der Tatsache, die F. Winter berichtet, daß von den Fällen, die mit der einfachen vaginalen Totalexstirpation behandelt, jedoch noch nicht alle 5 Jahre nachbeobachtet waren, diejenigen, die nachbestrahlt wurden, noch zu 55%, die jedoch, die nicht nachbestrahlt wurden, nur noch zu 39% lebten, und aus der Angabe von Stoeckel, daß er ohne Drüsenausräumung bei Nachbestrahlung in 200 Fällen nie ein Drüsenrezidiv gesehen hat, könnte man vielleicht die Berechtigung solch eines Vorgehens herleiten. Andererseits stehen dem die Erfahrungen von Krönig durchaus entgegen. Krönig, der noch in Jena sehr radikal operierte und eine absolute Heilung von 24,0% erzielte, schränkte in Freiburg seine operativen Eingriffe bewußt ein und nahm eine gründliche Nachbestrahlung dieser Fälle vor, mit dem Erfolg, daß seine absolute Heilung nur 3,2% betrug. Allerdings waren die Bestrahlungsmöglichkeiten damals noch nicht so ausgebildet, wie sie es heute sind. Immerhin geben die Resultate von Krönig zu denken, und auch Heyman drückt sich dahin aus, daß er diese Form von kombinierter operativer und Radiumbehandlung mit Einschränkung der Operationsausdehnung nicht gerade für vielversprechend hält.

So wird man u. E. zunächst einmal weiter arbeiten müssen, um es der Zukunft zu überlassen, ob einmal die Strahlentherapie die Methode der Wahl wird, oder ob es die Kombinationsbehandlung bleibt. Wer operieren will, der muß u. E. auch radikal operieren.

Wer sein operatives Können auf eine solche Höhe gebracht hatte wie Franz, und wer auch mit den vaginalen Operationen solche Resultate erreicht hat wie Peham und Stoeckel, der mag die operablen Fälle zunächst weiter operieren und die Strahlentherapie als Ergänzungsbehandlung betrachten. Es ist u. E. sogar sehr wünschenswert, daß das geschieht, damit wir auch in Zukunft Vergleichsmaterial haben, aus dem wir später endgültige Schlüsse über die Zweckmäßigkeit unseres Handelns ziehen können. Nur um eines muß man gerade die Operateure dringend bitten, das ist, daß sie Statistiken aufbauen, aus denen man wirklich sehen kann, was sie mit der einen und mit der anderen Methode, und was sie insgesamt an dem ihnen zugegangenen Krankenmaterial geleistet haben. **Ich gebe im Nachfolgenden noch einmal eine Anzahl von Statistiken aus der neueren Zeit, die ich als Musterstatistiken bezeichnen möchte, wieder, weil sie uns klar und übersichtlich einen Einblick über die Arbeit und Leistungsfähigkeit der einzelnen Kliniken geben.**

Klinik	sämtliche Ca.-Zugänge	Operiert	bestrahlt	primär gestorben Zahl	%	nach 5 Jahren noch am Leben Zahl	%	absolute Heilung	Bemerkungen
Wille-Franz, Berlin Zbl. Gynäk. 1927, H. 1, 18; H. 45, 2849.	587[2]	296 Wertheim		42	14,18	133	44,93	28,1	[1] Nach einer persönlichen Mitteilung von Dr. Wille [2] unbehandelt, nur symptomatisch behandelt oder abgewiesen: 96
		12 Schauta		1	8,33	9[1]	75		
		308		43	13,9	142	46,10		
			183	5	2,7	23	12,5		

1913—1924

Klinik	sämtliche Collum-Carcinome	operiert	primär gestorben	bestrahlt	unbehandelt	5 Jahre rezidivfrei	absolute Heilung
R. Feldweg-Baisch Zbl. Gynäk. 1930, 13.	486			374	19	63=16,8%	98=20,1%
		92=18,9% Wertheim und z. T. nachbestrahlt	8=8,7%			35=38% (98)	

Operabilität 55,3% von allen Fällen = 269 Fälle
inop. = 198 Fälle
unbehandelt = 19 Fälle
486 Fälle

	Sämtliche Corpus-Ca.						
	135	57	7=12,3	77	1	24=31,2	57=42,2%
						33=57,9 z. T. nachbestrahlt in etw. 56% d. Fälle	

Operation oder Bestrahlung.

1913—1923.

Klinik	Zugänge			nach 5 Jahren am Leben Relat. Heilung	absolute Heilung
Schmitt-Gauß, Würzburg Strahlenther. 37, 322.	305	oper. 120=39,3% bestr. 163=53,4% unbeh. 22= 7,2% 99,9%		48=40% 14=8,58% 0=0	62=20,3%

1917—1924.

Klinik	Zugänge		primär gestorben		
Reisach-Dortmund Strahlenther. 37, 341.	300	I oper. 60=20% (operab. 122=41%) II Port. Amp. 12 III bestr. 212 IV unbeh. 16 300	6=10%	21=35,0% 4=33,3% 23=10,8% 0=0 48	16%

1910—1925.

Klinik	sämtliche Collum-Ca.-Zugänge			Nach 5 Jahren am Leben Relat. Heilung	Absolute Heilung
Lundh, Gösta-Malmö Zbl. Gynäk. **1929**, 281.	110	6 unbehandelt 57 Wertheim=51,7% 47 bestrahlt	pr. gestorben 7 = 12,3%	0 20=35,1% 5=10,6%	=22,7%

Klinik	sämtliche Collum-Ca.-Zugänge	operiert	bestrahlt	Relative Heilung	Absolute Heilung
v. Jaschke Strahlenther. 37, 293.	130	75=57,6%[1]	55=42,3%[1]	25=33% 5=9%	30=23,0%[1]
	Corpus-Ca. 45	32=71,11%[1]	13=28,88%[1]	20=62,5% 5=38,0%	25=55,5%[1]

1915—1925.

Klinik	sämtliche Zugänge mit Collumcarcinom		Primäre Operationsmortalität	Nach 5 Jahren noch am Leben	
				relative Heilung	absolute Heilung
v. Franqué, Bonn, zusammengestellt durch Haupt (noch nicht veröffentlicht)	309	Operabilität 309 : 139 = 45% davon operiert 86 = 27,8% Operiert und bestrahlt 29 = 9,3% Nur bestrahlt 223 = 72,1%	13:86 = 15%	Operable und Grenzfälle (bestrahlte und operierte zusammen) 53:139 = 38,1% Operable und Grenzfälle (nur bestrahlt) 21:53 = 39,6%	309:87=28,1%

[1] Von uns berechnete Zahlen.

Klinik	sämtliche Ca.-Zugänge	operiert	primär gestorben
H. Nahmacher-Henkel Strahlenther. 32, 51 (1929).	1919—1923 Collum-Ca. 257	28 = 10,8% vag. + abdom.	
	Corpus-Ca. 24	17	1919—1925 bestrahlt: 0,79% Operation: 1,05% 0
Seisser u. Mau-Bauereisen Strahlenther. 27, 663 (1928).	1915—1922 Collum-Ca. 397	85 = 21,4% vag. + abdom.	Wertheim 5,7 vag. tot. Exstirp. 3,7
	Corpus-Ca. 40	19 vag.	vag. 3,8%
Clauberg-Stöckel .... Zbl. Gynäk. 1929, 2339.	1917—1922 Collum-Ca. 380	Wertheim 148 vag. tot. Exstirpat. 12 160 = 42% Operabilität: 208 = 54,7%	21 = 14,2% 0 = 0 } 13,1%

Diese Statistiken geben ein wirklich einwandfreies Bild und verdienen bei späteren Veröffentlichungen der Nachahmung.

Ein Punkt muß jedoch bei der Frage „Operation oder Strahlenbehandlung" unbedingt betont werden. Das ist die Tatsache, daß die operative Behandlung auf der Höhe ihrer Leistungsfähigkeit angelangt ist, daß die Strahlentherapie dagegen noch in ihrer Entwicklung steht und zu weiteren Hoffnungen berechtigt. Ein so begeisterter Verfechter der vaginalen Operationsmethoden wie Stephan von Toth hat auf dem Gynäkologenkongreß 1929 mit Recht gesagt: „Die operative Methode hat mit der Franzschen Ausräumung des Beckens ihren Höhepunkt erreicht, da gibt es keine Fortschritte mehr. Es gibt aber Fortschritte in der Strahlentherapie, ob wir sie nur selbst oder mit Operation kombiniert anwenden." Die Möglichkeit der homogenen Durchstrahlung des ganzen Beckens mit Gammastrahlen, wie sie mit der Anwendung der sog. Radiumkanone erreicht wird, läßt uns vielleicht schon eine weitere Besserung der Erfolge der Strahlenbehandlung erhoffen. Heyman hat wenigstens dabei — nach einer persönlichen Mitteilung an meinen Assistenten Dr. Keller — zum ersten Male isolierte Rezidivknoten im Parametrium verschwinden gesehen, und auch bei der Behandlung des Mammacarcinoms sind mit dieser Methode der Massen-

bestrahlt	unbehandelt	5 Jahre rezidivfrei	absolute Heilung
199 Rö., Rö. + Ra,. Ra.	6 verschorft 24 unbehandelt	14 = 50% z. T. nachbestr. 32 = 16,08	46 = 17,8%
7	0	14 = 82,3 Op., op. + nachbestr.	14 = 58,3%
248 pr. Mor. = 2,6%	64	0 39 = 45,8% z. T. nachbestrahlt 47 = 19%	86 = 21,6%
19	2	0 12 = 63,2 9 = 47,3	21 = 52,5%
48 operabel 150 inoperabel[1] [1] davon (150) 9 primär gestorben = 6%.	22	Wertheim 64 = 43,2% vag. tot. 6 = 50,0% 70 = 43,7% 21 = 43,75% 16 = 10,66% 107	107 = 28,2%

anwendung des Radiums bereits überraschende Erfolge erzielt worden. Leider sind wir in Deutschland heute aus Mangel an Radium noch nicht allenthalben in der Lage, uns dieser Methode zu bedienen. Vielleicht aber gelingt es doch bald der Technik, uns leistungsfähigere Röntgenapparate zu schaffen, die einen sicheren und nicht zu teuren Betrieb garantieren und die eine Durchstrahlung des ganzen Körpers mit einer biologisch dem Radium gleichwertigen Gammastrahlung ermöglichen. Ansätze zu allen solchen Fortschritten sind vorhanden und darum dürfen wir mit Recht noch manches von der Weiterentwicklung der Strahlentherapie erwarten. Eines darf aber nicht vergessen werden, und das hat Toth auf dem Gynäkologenkongreß 1929 ausgesprochen, indem er sagte: „Eine höhere Leistung ist nur dann zu erzielen, wenn immer mehr Frühfälle gut operabler Natur in unsere Hände kommen."

So kommen wir am Schlusse unserer Betrachtungen auf das zurück, was wir eingangs gesagt haben. Eine Prophylaxe bei der Carcinombehandlung können wir nicht treiben, aber die Frühdiagnose ausbauen und Frühfälle rasch in unsere Hände bekommen, das ist ein Ziel, das wir uns stellen müssen, und an dem wir nicht intensiv genug arbeiten können. In musterhafter und nachahmenswerter Weise hat der Badische Landesverband zur

Bekämpfung des Krebses sich auch dieser Frage angenommen und treibt weitgehende und lebhafte Propaganda im Lande, die zweifellos ihre Wirkung nicht verfehlen wird. Schon jetzt sind als Folge der Aufklärungsvorträge Frauen zu uns gekommen, die verdächtige Symptome hatten, und unter denen sich auch einige beginnende Carcinome befanden. Ein solcher Verband erfüllt aber nicht nur die Aufgabe der Aufklärung, sondern er hat eine ganze Reihe von Zweckbestimmungen. In den Satzungen des Badischen Landesverbandes zur Bekämpfung des Krebses heißt es darüber:

„Sein Ziel sucht er zu erreichen unter anderem durch:

a) Einrichtung und Ausbau von besonderen Untersuchungsstellen, die den Minderbemittelten zur unentgeltlichen Benutzung zur Verfügung stehen;

b) ergänzende Ausbildung der Fürsorgeschwestern;

c) Aufklärung über Wesen und Gefahr des Krebses, Unterstützung und Förderung der Krebsforschung.

d) Beschaffung der zu technisch richtiger Behandlung aller in Baden vorkommenden, hierzu geeigneten Krebsfälle erforderlichen Menge von Radium;

e) Fürsorge für bedürftige Krebskranke durch geeignete Maßnahmen, wie

1. Aufgreifen von Frühfällen und Veranlassung einer entsprechenden Behandlung,

2. Durchführung von Krankenhaus- oder klinischer Behandlung beim Fehlen eines sonstigen Kostenträgers,

3. Überführung von fortgeschrittenen Krebskranken, bei denen es an einer ausreichenden häuslichen Pflege fehlt, oder die infolge ihrer Krankheit für ihre Umgebung lästig sind, in Krankenhauspflege und dgl.;

f) Sammlung von Mitteln für Zwecke des Verbandes, insbesondere für Fürsorgemaßnahmen und Radiumbeschaffung.

Erst wenn auch das alles zur Bekämpfung des Krebses in Aktion tritt, können wir von einem **wirklich konzentrischen** Angriff reden, bei dem die Strahlen- und operative Behandlung nur einen Teil darstellt, an dessen Ausbau wir Kliniker jedoch mit allen unseren Kräften weiterarbeiten müssen.

Therapie des Collumcarcinoms in der Schwangerschaft.

Die Therapie des Collumcarcinoms in der Gravidität geschah früher nach dem Grundsatz, in operablen Fällen unter allen Umständen nur das Leben der Mutter zu berücksichtigen und die Operation so rasch wie möglich auszuführen, in inoperablen Fällen jedoch das Leben des Kindes voranzustellen, seine Lebensfähigkeit abzuwarten und es dann möglichst am Ende der Schwangerschaft durch operativen Eingriff zu entwickeln.

Heute, wo wir wissen, daß auch ein nicht kleiner Teil der inoperablen Fälle (etwa $12^0/_0$) durch Strahlentherapie gerettet werden können, hat dieses Vorgehen keine Berechtigung mehr. Wir müssen vielmehr dahin streben, auch die inoperablen Fälle sofort der Strahlentherapie zuzuführen. Strittig dürfte wohl nur noch die Frage sein, ob wir das bei bestehender Schwangerschaft oder nach Entfernung der Frucht tun sollen, eine Frage, die auch für die Strahlenbehandlung operabler Carcinome in graviditate in gleicher Weise vorliegt.

Bestrahlt man bei einer Gravidität in den ersten Monaten der Schwangerschaft ohne vorher die Schwangerschaft unterbrochen zu haben, so muß mit Strahlenschädigungen der Frucht gerechnet werden. Das gilt mit Sicherheit für die Röntgentherapie. Es ist deshalb ja auch geraten worden, sogar in solchen Fällen, wo man nur bei gutartigen Erkrankungen, Myomen, Metropathien usw. die Frau bei nicht erkannter beginnender Gravidität mit der wesentlich kleineren Kastrationsdosis bestrahlt hatte, wegen der Wahrscheinlichkeit der Strahlenschädigung der Frucht die Schwangerschaft zu unterbrechen. Auch bei der Radium-Mesothoriumbehandlung ist in diesen Monaten mit der Schädigung der Frucht zu rechnen, selbst wenn man nur die vaginale Einlage verwendet. Der Abstand zwischen Strahlenquelle und Frucht ist in diesen Monaten noch nicht sehr groß, besonders dann nicht, wenn eine starke Anteflexio oder Retroflexio des Uterus besteht. Selbstverständlich ist die Gefahr der Strahlenschädigung der Frucht noch größer, wenn man das Radium oder Mesothorium nicht nur vor die Portio in die Vagina, sondern wie es meist geschieht, zugleich auch in die Cervix einlegt. Die Möglichkeit, daß die Frucht bei dieser Art der Bestrahlung geschädigt werden kann, ist u. E. auch in den späteren Monaten nicht von der Hand zu weisen. So berichtet Zimmermann über eine interessante Beobachtung, bei der vom Ende des 5. Monats ab 3 mal je 24 Std. 100 mg Mesothorium in die Cervix und 50 mg vor die Portio gelegt waren. Die Geschwulst ging zurück, die Frau war nach 7 Jahren noch rezidivfrei. Das Kind kam am normalen Termin lebensfrisch zur Welt, entwickelte sich gut, blieb dann aber in der Schule zurück und es wurde Schwachsinn bei ihm festgestellt. Der Fall gibt zu denken. Wenn man Zimmermann auch beistimmen muß, daß schwachsinnige Kinder auch ohne vorherige Bestrahlung geboren werden können, so ist es doch durchaus richtig, wenn er trotzdem zur Vorsicht mahnt. Ebenso interessant ist ein Fall von Berkley. Er berichtet über einen Fall, der im 6. Monat der Schwangerschaft bestrahlt wurde, und bei dem man entsprechend der Lage der Radiumkapsel 2 kleine kahle Stellen an dem behaarten Kopfe feststellen konnte. Es wäre sehr interessant, einmal zu erfahren, ob auch bei diesem Kinde in späteren Jahren eine geistige Minderwertigkeit bemerkt worden ist. Petény hat bei inoperablem Carcinom im 5. Monat bestrahlt. Beim Kinde wurde später eine Mikrocephalie und imbeziller Gesichtsausdruck festgestellt, und die Haut zeigte histologisch das Bild der Röntgenatrophie. Besonders groß wird die Gefahr für das Kind auch dann in späteren Monaten sein, wenn man die Radium-Mesothoriumbehandlung mit der Röntgenbestrahlung kombiniert. Es wird sich nicht immer ermöglichen lassen, den Uterus mit dem vorangehenden Kopf des Kindes so aus dem Strahlengang auszuschalten, daß er nicht von den Röntgenstrahlen getroffen wird. Unterläßt man die Röntgenbestrahlung, so läuft man andererseits Gefahr, daß man das parametrane Gewebe nicht in genügender Weise der Strahlenwirkung aussetzt. Jedenfalls zeigen diese Beobachtungen, daß Schädigungen der Frucht bei der Carcinombestrahlung in graviditate durchaus möglich sind. Andererseits hat Karg über 10 Fälle in der Literatur berichtet, in denen „gesunde" Kinder nach vorausgegangener Radiumbestrahlung in der Schwangerschaft geboren worden sind.

v. Franqué hat darauf hingewiesen, daß ein nicht kleiner Teil der Fälle von Carcinom und Gravidität (etwa 30—40%) durch Abort endet. Auch über Aborte im Anschluß an eine Bestrahlung ist wiederholt berichtet worden. Bei solchen Aborten, auch wenn sie spontan eintreten, kann es zu einer septischen Infektion kommen, wenn das Carcinom sich noch nicht genügend gereinigt hat. Noch mehr besteht die Gefahr, wenn in solchen Fällen

Abtreibungsversuche vorgenommen werden, mit denen man bei solchen Kranken, die neben ihrem schweren Leiden noch eine Schwangerschaft mit sich herumtragen, ganz besonders rechnen muß. Burger hat über Fälle berichtet, bei denen solche Frauen an Sepsis nach Abtreibung zugrunde gingen. Giesecke teilt weiter 2 Fälle mit, bei denen sich die Frauen nach vorausgegangener Radiumbehandlung abtreiben ließen, sich dann der Behandlung entzogen und später an ihrem Carcinom zugrunde gingen. Dazu ist folgendes zu berücksichtigen. Die Schwangerschaft bedeutet eine nicht unerhebliche Belastung des kranken Organismus der Mutter. Sellheim hat einmal sehr richtig über ein Wachstum über die physiologischen Grenzen des Organismus hinaus durch die Schwangerschaft gesprochen und von einem reparatorischen Wachstum, das der Organismus bei der Bekämpfung eines Krankheitszustandes durchmache. Es ist ganz klar, daß die Inanspruchnahme beider Wachstumsformen für einen kranken Organismus eine besondere Belastung darstellt. Es liegt unbedingt im Interesse einer solchen Kranken, ihre ganzen Kräfte für die einzige Leistung der Krebsbekämpfung zu konzentrieren. Wir würden deshalb es immer für das Richtige halten, auch in inoperablen Fällen den künstlichen Abort mit nachfolgender Bestrahlung auszuführen und in operablen Fällen, wenn man sich durchaus auf die Bestrahlung versteifen will, den Uterus vorher zu entleeren. Das hat den Vorteil, daß man dann ohne Rücksicht auf das Kind Radium und Mesothorium intracervical und vaginal anwenden und gleichzeitig auch die Parametrien ausgiebig mit Röntgenstrahlen behandeln kann.

Für das Carcinom der späteren Monate kommt dann noch die Gefahr hinzu, die mit der eintretenden Geburt verbunden ist. Zerreißungen und Blutungen werden sowohl bei nicht beseitigtem Carcinom der Cervix infolge der Zerreißlichkeit des Gewebes, wie auch nach ihrer Beseitigung durch die Strahlentherapie infolge der dadurch verursachten Starrheit der Cervix eintreten können. So berichtet Schweitzer über einen Fall, bei dem die Patientin nach vorausgegangener Radiumbestrahlung nach qualvoller Geburt spontan ein lebendes Kind geboren hat, und bei der er tiefe Zerreißungen der Cervix bis in beide Vaginalgewölbe am 10. Tage nach der Geburt feststellen konnte. Schon kurze Zeit post partum war die äußerst blutarme Frau als vollkommen hoffnungslos anzusehen. Ikeda teilt 7 Fälle mit von Strahlenbehandlung in der Gravidität. Zwei von diesen abortierten, die anderen 5 trugen aus und machten normale Geburten durch. Bei 3 Frauen erfolgte nach 8 Monaten, $1^{1}/_{2}$ und 2 Jahren nochmals eine Schwangerschaft. Bei der nun folgenden Geburt gingen alle 3 Frauen angeblich an Blutungen zugrunde. Ikeda nimmt Narbenbildungen im Geburtskanal als Ursache der Blutungen an.

Ganz besonders groß ist überdies bei ausgetragener Schwangerschaft die Gefahr der Sepsis in all den Fällen, in denen die carcinomatösen Veränderungen noch nicht frei von Infektionsträgern geworden sind. Wie groß diese Gefahr ist, das wissen wir ja noch aus der Zeit, in der man noch nicht durch die radikale Operation den schwangeren Uterus beseitigen konnte, und bei der ungefähr $40^0/_0$ solcher Frauen an puerperaler Sepsis zugrunde gingen. Über die bisherigen Erfolge der Strahlentherapie in graviditate gibt die Tabelle auf S. 656—661 Aufschluß.

Aus dieser Tabelle geht hervor, daß von den angeführten 36 Fällen nur bei 22 Fällen Beobachtungen über 5 Jahre vorliegen. Von diesen 22 Patienten leben und sind nach 5 Jahren noch gesund 5 = $22{,}7^0/_0$ absoluter Heilung.

Schließlich sei aber auch noch auf einen wichtigen Punkt hingewiesen. Wie man sich auch zur Frage der Beeinflussung des Krebswachstums durch die Gravidität stellen mag, die ja heute meist dahin beantwortet wird, daß der früher angenommene besonders ungünstige Einfluß der Schwangerschaft auf die Ausdehnung eines Collumcarcinoms nicht vorhanden sei, so ist doch nicht zu bestreiten, daß das Wochenbett den Ablauf des Carcinoms in besonders ungünstiger Weise beeinflußt. Immer wieder wird hervorgehoben, wie rasch das bis dahin noch bewegliche Carcinom sich auf das parametrane Gewebe ausgedehnt und hier zu carcinomatösen Infiltraten geführt hat. v. Franqué glaubt, daß die Geburtsvorgänge als solche die Aussaat von Carcinomkeimen in das Nachbargewebe begünstigten und dadurch das rasche Wachstum einleiteten.

Aus allen diesen Gründen erscheint es uns wichtig, in jedem Falle von Gravidität, wenn man durchaus die Strahlentherapie anwenden soll, zunächst die Entleerung des Uterus vorzunehmen. In der zweiten Hälfte der Schwangerschaft geschieht dieses am besten durch Abtragen des Uterus nach Porro, Naht und Peritonisierung des Stumpfes. Dadurch schaltet man die besonders infektionsempfängliche Placentarstelle aus und ist nun imstande, sehr bald die intracervicale und vaginale Radium-Mesothoriumbehandlung und die Parametrienbestrahlung durch Röntgenstrahlen vorzunehmen. Wenn man an die sonstigen Erfolge der Strahlentherapie beim inoperablen Collumcarcinom denkt, so kann man doch vielleicht hoffen, daß es auch in der Schwangerschaft mit einem solchen Verfahren gelingt, von den inoperablen Fällen mehr zu retten, als es bis heute möglich ist.

Auch die Rücksicht auf eventuelle spätere Geburten dürfte wohl kaum an dieser Indikationsstellung etwas ändern. Die Beobachtung Döderleins, der im Anschluß an die abgeschlossene Radiumbehandlung eines Portiocarcinoms zuerst 3 Aborte und dann die normale Geburt eines „gesunden" Kindes eintreten sah, die Mitteilung von Gagay über die 2 Jahre nach Ausheilung eines Zylinderepithelioms der Cervix erfolgte Geburt eines „gesunden" Kindes, die Tatsache, daß Kupferberg zweimal nach intravaginaler, bzw. intracervikaler Radiumbestrahlung die Geburt eines „gesunden" Kindes am Ende der Schwangerschaft einmal spontan und einmal durch Sectio caesarea erfolgen sah, die Feststellung Ikedas, daß 3 Frauen, die wegen Carcinoma colli in graviditate mit Strahlen behandelt waren, später nochmals gebaren, wobei alle 3 Mütter allerdings an Verblutung zugrunde gingen, sind bereits als besondere Erfolge der Strahlentherapie des Carcinoms gebucht worden.

In der Tabelle auf S. 662—665 sind noch einmal die Fälle zusammengestellt, die wir in der Literatur mit Angaben über Schwangerschaft nach Collumcarcinombestrahlungen haben auffinden können.

Aus dieser Tabelle ergibt sich, daß bei 10 Frauen, die wegen Collumcarcinom mit Radium bestrahlt wurden, nach der Behandlung (durchschnittlich 1—6 Jahre später) wieder Schwangerschaft eingetreten ist. Darunter befinden sich 7 ausgetragene Schwangerschaften mit gesunden und sich normal entwickelnden Kindern, während bei 3 Frauen die Schwangerschaft mit Abort endigte. Eine Heilungsziffer für die Mutter läßt sich daraus nicht berechnen, da die Beobachtungszeit bei noch nicht allen 5 Jahre beträgt.

Die Angaben dieser Tabellen A und B verlangen darum ein Eingehen auf die Frage, ob solche — nebenbei doch nur sehr seltene Ereignisse — überhaupt erstrebenswert sind.

Strahlenbehandlung bei

A. Schwangerschaft bei

Autor	Ort und Jahr der Veröffentlichung	Alter des Patienten	Para Schwangerschaftsmonat bei Behandlungsbeginn	Sitz des Ca.
1. Berkley	zit. bei Zimmermannn: Mschr. Geburth. 80, 198 (1928)	?	? mens VI/VII	?
2. Döderlein	Zbl. Gynäk. **1927**, 847; Dtsch. med. Wschr. **1928** 2000	30 Jahre	? mens VII	Portio-Ca.
3. Döderlein	ebenda	33 Jahre	? mens VII	Portio-Ca.
4. Field	zit. nach Wetterer: Rad.-Ther. d. Auslandes, Bd. 8, S. 678, 1924	?	?	Collum-Ca.
5. Hartmann	Bull. Soc. Chim. biol. Paris **1923**, 167	35 Jahre	V mens IV	Collum-Ca.
6. Schweitzer	Zbl. Gynäk. **1923**	32 Jahre	II para mens VI	Collum-Ca.
7. Ikeda	Zbl. Gynäk. **1927**, 409	?	? mens VI—VIII	Collum-Ca.
8. Ikeda	ebenda	?	,,	Collum-Ca.
9. Ikeda	ebenda	?	,,	Collum-Ca.
10. Ikeda	ebenda	?	,,	Collum-Ca.
11. Ikeda	ebenda	?	,,	Collum-Ca.
12. Ikeda	ebenda	?	,,	Collum-Ca.

Carcinom und Schwangerschaft.

Collum-Ca.-Behandlung.

Behandlungsart	Behandlungsjahr Dosis	Schicksal der Mutter	Schicksal der Kinder	Bemerkungen
Radium vaginal oder cervical?	?	?	spontan am Ende der Zeit	Das Kind zeigte 2 kahle Stellen am Kopf
Radium vaginal und cervical	1918 3×110 mg-Rad.-Br. 24 St. innerhalb 8 Wochen = etwa 4250 mg-Rad.-Elst.	† an Ca. 1919 1 Jahr nach der Behandlung	spontan 18. 5. 18, lebt gesund, normale Entwicklung	3800 g 52 ccm Länge; ungeschädigt
Radium nach Abtragung d. Ca.	1925 Dosis wie oben innerhalb ½ Jahr etwa = 4250 mg-Rad.-Elst.	† an Ca. 1927, 2 Jahre nach der Behandlung	spontan 22. 6. 25, lebt, gesund, normale Entwicklung nach der Behandlung	3760 g, 51 ccm Länge; ungeschädigt
Radium	1922 100 mg cervical ges. Dosis ca. = 7320 mg-Elst. Zeit?	geheilt über 3 Jahre	spontan, gesund, normal entwickelt	2000 g über 3 J. beobachtet
Radium	1922/23 3600 mg-Elst. vaginal nach 8 Wochen nochmals 960 mg-Elst. vaginal Anschließend an die Sectio Totalexstirpation des Uterus	geheilt, wie lange?	Sectio caesarea, lebt gesund, normal entwickelt	2400 g nach 4 Mon. 3960 g Brusternährung
Radium	9000 mgeh in 3 Serien innerhalb von 2 Monaten	† kurze Zeit p. partum an rasch fortschreitendem Ca.	spontan, gesund entwickelt	4500 g
Radium	Dosis?	geheilt über 5 Jahre	spontan, gesund, normal entwickelt	
Radium	Dosis?	geheilt über 5 Jahre	spontan, gesund, normal entwickelt	
Radium	Dosis?	† an Verblutung p. p. 8 Mon. nach der erst. Entbindung, siehe auch Tabelle B, Nr 4	spontan, gesund, normal entwickelt	sämtliche 5 Kinder gedeihen 3 Kinder gehen schon zur Schule und lernen gut
Radium	Dosis?	† an Verblutung p. p. 1½ Jahre nach der ersten Entbindung, siehe auch Tabelle B, Nr. 5	spontan gesund, normal entwickelt	
Radium	Dosis?	† an Verblutung p. p. 2 Jahre nach der ersten Entbindung, siehe auch Tabelle B, N. 6	spontan, gesund, normal entwickelt	
Radium	Dosis?	† an Ca.	Abortus mens II/III	

Autor	Ort und Jahr der Veröffentlichung	Alter des Patienten	Para Schwangerschafts- monat bei Behand- lungsbeginn	Sitz des Ca.
13. Ikeda	ebenda	?	? mens VI—VIII	Collum-Ca.
14. Kupferberg . . .	Strahlenther. 22 (1926)	?	?	Portio-Ca.
15. Kupferberg . . .	ebenda	?	?	Portio-Ca.
16. Kupferberg . . .	ebenda	?	?	Collum-Ca.
17. Giesecke	Arch. Gynäk. 115 (1922) Strahlenther. 11, 739	?	?	Collum-Ca.
18. Giesecke	ebenda	?	?	Collum-Ca.
19. Metzger-Lequeux .	Bull. Soc. Obstétr. Paris 1923, 188	31 Jahre	II para mens III	Collum-Ca.
20. Opitz	nicht veröffentlicht Ca.-Buch Nr. 1003	38 Jahre	para mens IV—V	Portio-Ca.
21. Petény	zit. nach Burger: Zbl. Gynäk. 1924, 1623	?	? mens V	Collum-Ca.
22. Amico Roxas . . (Catania)	zit. Fortschr. Röntgenstr. 39 (1929). Arch. Obstetr. 36 I, 1 (1929)	?	?	Portio-Ca. auf die Scheide übergegriffen
23. Schilling	Amer. J. Obstetr. 7, 440 (1924), zit. nach Zbl. Gynäk. 1925, 2789	32 Jahre	IX para mens VII	Collum-Ca.
24. Siredey	ref. Ber. Gynäk. 12, 367 (1927)	?	?	Collum-Ca.
25. Zimmermann . .	Bayer. Ges. Geburtsh. 11. 12. 27, ref. Mschr. Geburtsh. 80, 138 (1928)	33 Jahre	III para mens V	Portio-Ca.

Behandlungsart	Dosis	Schicksal der Mutter	Schicksal der Kinder	Bemerkungen
Radium	Dosis	† an Ca.	Abortus mens II/III	
Radium	vaginal u. cervical	geheilt?	spontan, lebt, gesund	
Radium	Dosis? vag. u. cervic.	geheilt?	Sectio, lebt, gesund	
Radium	Dosis? vag. u. cervic.	geheilt?	Abortus	
Radium	Dosis?	† an Rezidiv im Wochenbett	Abort mens IV krimin.	
Radium	Dosis?	† an Rezidiv im Wochenbett	Abortus mens VII kriminell, Kind † p. p. an Lebensschwäche, keine Rad.-Schädigung festgestellt	
Radium	1921 120 mg-Rad.-Br. intratumoral 60 mg-Ra.-Br. vaginal × 24 St. etwa = 2320 mg-Rad.-Elst.	† an Rezidiv	vaginale Sectio und Forceps, lebt, gesund normal	3950 g ♂
Radium + Röntgen (50 e = ⅓ HED am Tumor)	1924 2340 mg-Elst. intracervical + vaginal innerhalb von 14 Tg.	† an Ca. nach 10 Mon.	Frühgeburt mens VII, Totgeburt zu Hause	Strahlenschäden der Frucht nicht beobachtet
Radium	Dosis?	geheilt, wie lange?	Kind zeigt Mikrocephalie, spast. Erscheinungen, imbeziller Gesichtsausdruck Atrophie der Haut	
Radium	65 mc. d. etwa = 8600 mg-Rad.-Elst., anschließend an die Sectio, Totalexstirpation des Uterus + Adnexe	seit 15 Monaten gesund	Sectio caesarea, norm. Kind nach 11 Mon. † an Masern	
Radium	2400 mg-Elst., 3 Monate ante partum	† p. operationem, Sectio + Totalexstirpation des Uterus	† p. operation. (Sectio)	
Radium (Emanation)	1920 15,7 mc. detr. etwa 2100 mg-Rad.-Elst. intracerv. + vaginal	geheilt, über 3 Jahre	Abortus mens?	3 Jahre später wieder gravide u. spont. entbund., siehe auch Tabelle B, Nr. 9
Radium	3 × 100 mg intracervic. und 50 mg vag. für 24 St. = 7200 mgeh intracervical und 3600 mgeh vaginal. Zeitintervall nicht angegeben	geheilt seit 7 Jahren	Partus spontan am Ende der Zeit	3125 g 51 ccm Bis zu 6 Jahren normale Entwicklung; in der Schule zurückgeblieben, Hilfsschule besucht, Schwachsinn festgestellt, relative Kleinheit des Schädels

Autor	Ort und Jahr der Veröffentlichung	Alter des Patienten	Para Schwangerschafts- monat bei Behand- lungsbeginn	Sitz des Ca.
26. Martius	noch nicht veröffentlicht	?	III para mens VII/VIII	Portio-Ca.
27. Lehoczky-Sem- melweiss	Z. Geburtsh. 90, 143	?	?	Uterus-Ca. inop.
28. Derselbe	ebenda	?	?	,,
29. Derselbe	,,	?	?	,,
30. Derselbe	,,	?	?	,,
31. Derselbe	,,	?	?	,,
32. Derselbe	,,	?	?	Uterus-Ca. oper.
33. Derselbe	,,	?	?	,,
34. Philipp	Zbl. Gynäk. 1931. 309	38 Jahre	? mens IV	Collum-Ca.
35. Weibel	Zbl. Gynäk. 1931, 309 Arch. Gynäk. 135 (1928)	33 Jahre	? mens X	Collum-Ca.
36. Derselbe	ebenda	28 Jahre	? mens V	Collum-Ca.

Es ist deshalb notwendig, kurz auf die Frage der Keimschädigungen durch Röntgenstrahlen an dieser Stelle einzugehen. Schon heute liegt ein nicht ganz kleines Material von Beobachtungen am Menschen bei über mehr als 300 Schwangerschaften nach vorausgegangener Bestrahlung überwiegend wegen Myomen vor.

Behandlungsart	Dosis	Schicksal der Mutter	Schicksal der Kinder	Bemerkungen
Radium (Operation wurde abgelehnt)	vaginal 2 × 1800 resp. 2000 mgeh innerhalb von 12 Tagen	nach der Geburt mit Röntgen nachbestrahlt; erst 3½ Monate beobachtet	Partus spontan am Ende der Zeit (20. 1. 31)	Gew.: 3550 g ♂ 52 cm Länge. Außer einer handtellergroßen kahlen Stelle am Hinterkopf u. zwar namentlich rechts fanden sich keinerlei Strahlenschädigungen
Radium	Dosis unbekannt	an Sepsis † p. partum	unbekannt	
Radium	,,	† nach wenigen Mon. oder sehr verschlimmert u. nicht mehr erschienen	,,	
Radium	,,		,,	
Radium	,,		,,	
Radium	,,		,,	
op. u. nachbestr.	,,	über 2 Jahre geheilt	,,	
op. u. nachbestr.	,,	über 3 Jahre geheilt	,,	
Radium	insgesamt 7000 mgeh intracervical und vaginal, innerhalb von 9 Tagen	über 6 Jahre geheilt	Abortus mens VI/VII	2 Jahre nach der Behandlung wurde Pat. wieder gravide und hat ein gesundes ausgetragenes Kind geboren, siehe auch Tabelle B, Nr. 10
Radium	nicht angegeben	gestorben an Tbc. pulmonum	spontan Frühgeburt	das spätere Schicksal des Kindes ist nicht angegeben
Radium anschließend nach Abortus abd. Radikaloperation	nicht angegeben	über 5 Jahre geheilt	Abortus arteficialis	

Etwa 20—25% dieser Graviditäten endeten durch Abort. In einem kleinen Teil der Fälle wurde berichtet, daß die Kinder schwächlich geboren und geblieben und zum Teil auch frühzeitig gestorben sind. Einige Male ist auch über Mißbildungen berichtet worden. So teilt Seynsche folgendes mit:

Strahlenbehandlung bei
B. Schwangerschaften nach

Autor	Ort und Jahr der Veröffentlichung	Alter des Patienten	Para	Sitz des Ca.
1. Döderlein	Münch. med. Wschr. 1922 Nr 7	31 Jahre	V	Portio-Ca. Plattenepithel-Ca.
2. Döderlein	ebenda	?	?	Collum-Ca.
3. Gagey	Bull. Soc. Obstétr. Paris 1923. zit. nach Karg: Strahlenther. 26	24 Jahre	?	Collum-Ca.
4. Ikeda	Zbl. Gynäk. 1927, 409	?	?	Collum-Ca.
5. Derselbe	ebenda	?	?	,,
6. Derselbe	ebenda	?	?	,,
7. Mundell	Amer. J. Obstetr. 13, 86 (1927)	25 Jahre	II	Collum-Ca.
8. Schäfer	Verh. dtsch. Ges. Gynäk. 1920, 363	25 Jahre	?	Collum-Ca.
9. Sireday	ref. Ber. Gynäk. 12, 367 (1927)	?	?	Collum-Ca.

Carcinom und Schwangerschaft.
Collum-Ca.-Behandlung.

Behandlungsart	Dosis	Schicksal der Mutter	Schicksal der Kinder	Bemerkungen
Radium cervical und vaginal	1913 3× bestrahlt, ges. etwa 2200 mg-Elst. innerhalb eines 1/2 J. cervic. u. vaginal	geheilt über 5 Jahre	nach 6 Jahren Partus **1919** spontan, normale Entwicklg., lebt (52 ccm, 3600 g) Bis jetzt zeigt das über 8 Jahre beobachtete Kind völlig normale Entwicklung	von 1914—1917 3 Aborte
Radium	?	geheilt über 5 Jahre	Abortus nach 5 Jahr.	
Radium cervical und vaginal	**1923** 15,7 mc. detr. = 2100 mg-Elst.	geheilt über 2 Jahre	nach 2 Jahren Partus spontan am Ende der Zeit, normal, gesund	
Radium	?	† an Verblutung unter der Geburt	nach 8 Monaten spont. gesund, normale Entwicklung	Nach Ansicht d. Autors hätten sämtl. Mütter durch Sectio gerettet werd. können
,,	?	,,	nach 1½ Jahren spontan gesund, normale Entwicklung	
,,	?	,,	nach 2 Jahren spontan gesund, normale Entwicklung	
Radium	2× mit 8 Wochen Pause. Dosis?	† 3 Monate p. ab. an Ca. inop.	Abortus mens III	1. Geburt vor der Erkr. d. Sectio caesarea wegen Rigidität des M. m. beendet, 8 Mon. nach d. Geb. des 1. Kindes Ca. in op. festgestellt. Vielleicht hat Ca. schon bei der 1. Geb. bestand. und war die Ursache der Rigidität
Radium vaginal	**1920** etwa = 8800 mgh Rad. Br. = 4700 mg Rad. Elst. (100 mg Rad.Br. = 53,6 Rad. Elst.)	geheilt über 5 Jahre	nach 4 Jahren Abort. mens III artefiziell	
Radium (Emanation) 1920	15,7 mcd.etwa=2100mg Elst. intracervical und vaginal	geheilt über 3 Jahre	nach 2 Jahren durch Sectio lebendes gesundes Kind (3400 g)	im Anschluß an Beh. während d. Schwangerschaft Abortus mens ?, s. auch Tab. A, Nr 24

Autor	Ort und Jahr der Veröffentlichung	Alter des Patienten	Para	Sitz des Ca.
10. Philipp	Zbl. Gynäk. **1931**, 309	38 Jahre	?	Collum-Ca.

45jährige Frau. 2 Geburten vor 10 und 16 Jahren, kein Abort, beide Kinder gesund. Mit 37 Jahren Kastrationsbestrahlung wegen Myomblutung. Letzte Bestrahlung 1918. Die Menses blieben danach nur 3mal aus und traten dann alle 5—6 Wochen in mäßiger Stärke wieder auf. Im Juli 1920, also 23 Monate nach Beendigung der Röntgenkastration, letzte Menses. Am 28. 3. 1921 Geburt eines Knaben von 53 cm Länge, 3460 g Gewicht und 34,5 cm Kopfumfang. Das Kind hatte eine auffallend schmale Lidspalte, einen ausgesprochenen Mikrophthalmus und eine sehr kleine schmale Mundöffnung. Die körperliche Entwicklung war relativ gut. Nach der Untersuchung von Herrn Dr. Kleefisch, Oberarzt am Franz-Saleshaus in Essen, einer Anstalt für Schwachsinnige, Epileptische usw. in Essen, besteht ein ausgesprochener Mongolismus. Der Kopf ist relativ klein, der Mikrophthalmus ist deutlich, ebenso der Epicanthus. Typisches Clowngesicht. Das Kind spricht wenige, meist unverständliche Worte, dagegen lallt es einige Melodien. Es ist sehr unruhig, in dauernder Bewegung.

Wir selbst haben nachstehende Beobachtung machen können:

Frau H. hat 7 Kinder geboren. Davon sind 3 gestorben, 2 an Lungenentzündung, 1 an Drüsen. Mißbildungen sind in der ganzen Familie nie beobachtet worden und auch nicht bekannt. Im Jahre 1922 temporäre Kastration. 5 Monate danach tritt erneute Schwangerschaft ein. Das Kind, am normalen Ende geboren, war und blieb immer schwächlich und starb vor Ablauf des 2. Lebensjahres an Krämpfen. 1925 wiederum Geburt eines Kindes. Dieses zeigte ausgesprochene Sehstörung. In der Augenklinik in Freiburg wurde die Diagnose gestellt: doppelseitiger Katarakt, links zentraler, gesättigter, rechts Totalstar. Die Augenklinik bemerkte dazu: Der Totalstar, wie er im vorliegenden Falle auf dem rechten Auge beobachtet wurde, ist außerordentlich selten. Es handelt sich dabei um eine Mißbildung. — Die Augenklinik enthält sich dabei des Urteils über die mögliche Ursache dieser Mißbildung.

Recht beachtlich sind auch zwei weitere Mitteilungen von Seynsche über zwei Fälle von Geburten minderwertiger Nachkommen von Vätern, die jahrelang unter Röntgenstrahlen gestanden haben.

Fall 1. Kind We., beide Eltern sind gesund; Familienanamnese o. B. Der Vater ist in seinem Beruf als Arzt seit mehreren Jahren intensiv röntgenologisch tätig. Drei Kinder, von denen das älteste $7^1/_2$ Jahre alt ist, sind vollkommen gesund. Das 5. Kind, 1 Jahr alt, ist nach der Untersuchung von Herrn Privatdozenten Dr. Bossert, dem Leiter der Städt. Kinderklinik in Essen, ein typischer Mongole. Auch das vierte Kind, $2^1/_2$ Jahre alt, hat mongoloide Anzeichen; u. a. ist es noch unsauber.

Fall 2. Kinder Sch., Eltern gesund. In der Familie keine Geisteskrankheiten, Imbezillität oder Idiotie. Der Vater arbeitet seit 16 Jahren in einer großen Röntgenabteilung und hat seit einiger Zeit ein Ekzem an der rechten Hand, das offenbar auf Röntgenschädigung zurückzuführen ist. Die Mutter, die regelmäßig menstruiert, hat eine Fehlgeburt durchgemacht. Die 3 Kinder sind 13, 10 und 5 Jahre alt. Bei der Geburt zeigten sie keine Abweichung von der Norm. Körperlich ist auch heute kein Zurückbleiben im Wachstum nachweisbar. Dagegen sind beide Mädchen, besonders das ältere, ausgesprochen imbezill. Die Schulleistungen sind sehr mangelhaft. Bei dem 5jährigen Knaben ist die Intelligenz, soweit feststellbar, weniger gestört.

In einer sehr bemerkenswerten Arbeit ist Naujoks schließlich der Frage nachgegangen, wie sich das Schicksal solcher Kinder gestaltet hat, deren Mütter in ihrer Berufstätigkeit längere Zeit den Wirkungen von Röntgenstrahlen ausgesetzt waren. Bei 5 von 125 Kindern, also in 4% aller Fälle, konnten Entwicklungsstörungen oder Mißbildungen festgestellt werden.

Hier sind also bei einer Reihe von Fällen am Menschen, deren Mütter oder Väter absichtlich oder unabsichtlich der Einwirkung von Röntgenstrahlen ausgesetzt waren,

Behandlungsart	Dosis	Schicksal der Mutter	Schicksal der Kinder	Bemerkungen
Radium	2 × 118 mg Rad. 30 St. 3540 mgeh intracervical und 1560 mgeh vaginal = 7000 mgeh in 9 Tagen	geheilt über 6 Jahre	gesundes Kind von jetzt 5 Jahren	$2^{1}/_{2}$ Monate nach der Bestrahlung Abortus VI/VII, siehe auch Tabelle A, Nr. 34

Schädigungen beobachtet worden. Lassen wir die Frage offen, ob sie mit den vorausgegangenen Röntgenstrahleneinwirkungen in ursächlichem Zusammenhang stehen oder nicht. Jedenfalls würde diese Gruppe der Schädigungen, wenn man sie mit den Bestrahlungen in Zusammenhang bringen wollte, nur einen Teil der Bestrahlungsfolgen darstellen, die die Nachkommenschaft treffen können.

Bei der Strahlenwirkung müssen wir immer 2 Arten von Keimschädigungen unterscheiden: die phänotypischen und die genotypischen. Unter phänotypischen Keimschädigungen verstehen wir, daß Nachkommen, die aus einer bestrahlten Keimzelle hervorgehen, morphologisch oder funktionell Anomalien in ihrer Erscheinung darbieten. Unter genotypischen Keimschäden verstehen wir dagegen, daß äußerlich normale Nachkommen in ihrer Erbmasse geschädigt sind. Die oben angeführten Fälle würden also, wenn man sie als Bestrahlungsfolgen ansehen müßte, phänotypische Schädigungen darstellen.

Von wesentlich größerer Bedeutung für die Bewertung der temporären Kastration ist aber die Frage, ob man auch mit genotypischen Schädigungen beim Menschen rechnen muß.

Jedes neue Individium entsteht aus der Vereinigung der Chromosomen der männlichen und weiblichen Eizelle. Ist tatsächlich eine Strahlenschädigung am mütterlichen Chromosomenanteil erfolgt, so sind gesunde väterliche und „kranke" mütterliche Genen am Aufbau des neuen Organismus beteiligt. Ein solches Individuum ist phänotypisch gesund, genotypisch hingegen krank. Da es sich bei diesen Schädigungen der weiblichen Chromosomen um recessive Merkmale handelt, so werden auch die späteren Generationen phänotypisch gesund bleiben, solange sich das genotypisch „kranke" Individuum mit einem phänotypisch gesunden Partner paart. Kommt es jedoch zu einer Ehe zwischen zwei derartig genotypisch kranken Menschen, so werden die aus einer solchen Ehe hervorgehenden Nachkommen auch phänotypisch krank sein können.

Eines geht jedenfalls aus diesen Überlegungen klar hervor, daß man aus der großen Zahl phänotypisch gesunder Kinder, die nach Röntgenbestrahlungen beobachtet worden sind, **nicht** den Schluß ziehen darf, daß diese Individuen nun auch genotypisch gesund sind. Am Menschen können erklärlicherweise derartige Beobachtungen noch nicht vorliegen, weil die Beobachtungszeit viel zu kurz ist und sich zur Zeit noch auf die erste Nachkommengeneration beschränken muß. Es liegt deshalb nahe, sich zu fragen, was die Tierexperimente hierüber sagen. Es würde zu weit führen, wenn wir hier auf die zahlreichen Tierversuche eingehen wollten, die zur Klärung dieser Frage angestellt worden sind. Einige Ergebnisse sollen aber doch hervorgehoben werden.

Von den meisten der Untersucher, die gewöhnlich mit weißen Mäusen oder Kaninchen gearbeitet haben, wird auf die Häufigkeit der Aborte nach vorausgegangener Röntgenbestrahlung hingewiesen, eine Erscheinung, die ja auch am Menschen vielfach beobachtet worden ist. Man hat die Zunahme solcher spontanen Aborte bereits als eine Folge der Keimschädigungen ansehen wollen. Wir haben aber schon früher darauf hingewiesen, daß man das nicht ohne weiteres tun dürfte. Es ist bekannt, daß bei den Bestrahlungen, wie sie bei diesen Experimenten vorgenommen wurden, und bei denen der ganze Hinterkörper in den Strahlenbereich fiel, auch der Uterus mitgetroffen werden mußte. Danach aber kommt es leicht auch am Menschen zu anatomischen Veränderungen im Sinne der Atrophie. Es wäre wohl möglich, daß allein dadurch schon der Mutterboden für die befruchteten Eier so verändert würde, daß ein Abort entstehen könnte. Daß aber auch die Keimschädigung als solche die Ursache von Aborten sein kann, geht aus den Untersuchungen von Nürnberger hervor. Der Follikelsprung der weißen Maus erfolgt unmittelbar nach dem Wurf. Nürnberger bestrahlte nun die weißen Mäuse am Ende der Gravidität, ließ diese Tiere gleich nach dem Wurf belegen und tötete sie 7—8 Tage später. Er konnte nachweisen, daß in jedem Falle schwer veränderte pathologische Keimblasen vorhanden waren, die bei Weiterbestehen der Schwangerschaft wohl zweifellos auch den Abort ausgelöst hätten.

Als weiteres Ergebnis tierexperimenteller Untersuchungen, das in jüngster Zeit von einer größeren Zahl von Autoren bestätigt worden ist (so von Lacassagne und Coutard, Schinz, Martius und Franken, Schugt u. a.) steht fest, daß die Zahl der geworfenen Jungen nach vorausgegangener Bestrahlung wesentlich geringer ist als beim normalen Wurf, und daß die Entwicklungsfähigkeit der Tiere oft stark beeinträchtigt und ihre Sterblichkeit erhöht ist.

Von besonderem Interesse hinsichtlich der Frage genotypischer Schädigungen sind die Untersuchungen von Little und Bagg. Sie bestrahlten 20 männliche und 10 weibliche Mäuse an 5 aufeinanderfolgenden Tagen. Von den bestrahlten 20 Männchen waren 14 steril oder starben, von den 10 bestrahlten Weibchen starben 3, die übrigbleibenden 7 Weibchen wurden dann mit bestrahlten Männchen gepaart. In der ersten Nachkommensgeneration wurden Mißbildungen nicht beobachtet. Diese Nachkommen wurden untereinander gepaart. Auch die zweite Generation ließ keine Abnormitäten erkennen. Erst unter den Nachkommen dieser wiederum untereinander gepaarten Tiere wurde eine Reihe von Mißbildungen, Abnormitäten der Augen, Klumpfüße und einseitige Nierendefekte beobachtet, die in manchen Würfen der späteren Generation in 100% der geworfenen Tiere nachweisbar waren. Wichtig ist, daß bei den Kontrolltieren derartige Mißbildungen nicht vorkamen; wichtig für das Verständnis der Häufigkeit der Mißbildungen bei diesen Versuchen ist ganz besonders die Tatsache, daß nicht nur die Weibchen, sondern auch die Männchen aus vorbestrahlten Tieren hervorgegangen. In einer zweiten Serie von Untersuchungen haben sie zwar diesen Befund nicht bestätigen können, doch bleiben immerhin die Resultate der ersten Experimente bestehen.

Das größte Aufsehen jedoch haben in jüngster Zeit Experimente amerikanischer Autoren erlangt, die sie an der Obstfliege Drosophila angestellt haben. Mavor bestrahlte die weibliche rotäugige Fliege und paarte sie mit dem weißäugigen Männchen. Dabei entstehen normalerweise rotäugige Nachkommen. Nach der Bestrahlung gingen aber aus der Paarung von rotäugigen Männchen und Weibchen auch weißäugige Männchen hervor, und zwar — das ist das Wichtigste — häufiger als diese Anomalie sonst zu beobachten ist.

Über weit ausgedehntere Versuche an der Drosophila hat Müller-Texas auf dem 5. internationalen Kongreß über Vererbungswissenschaften und Vererbung berichtet. Er konnte durch sehr sorgfältige Studien und Kontrolluntersuchungen größten Stiles festhalten, daß durch Bestrahlung der Vater- und Muttertiere (einzeln oder beide) Keimschädigungen erzielt werden konnten, so Mißbildungen der Augen, der Flügel, der Fühler usw. Diese Mißbildungen wurden bis zur 6. Generation verfolgt, blieben konstant und vererbten sich nach den Mendelschen Regeln. Diese Befunde Müllers sind inzwischen durch andere amerikanische Untersucher in weitestem Umfange bestätigt worden. In Deutschland hat sich Grüneberg mit der gleichen Frage befaßt und sie am gleichen Objekt studiert. Bei dem Vergleiche der Ergebnisse seiner Bestrahlungsversuche mit den Befunden an den Kontrolltieren kommt er zu dem Resultat, daß die Mutationsratte der Versuchstiere um etwa 1200—1600% gesteigert ist. Er sagt dazu: „Die überwiegende Mehrzahl der Faktoren ist also bestimmt auf die Wirkung der Röntgenstrahlen zurückzuführen, wenn auch für die einzelne Form dieses niemals mit Sicherheit behauptet werden kann."

Diesen Beobachtungen an Mensch und Tier stehen nun die verschiedenen Strahlentherapeuten grundverschieden gegenüber. Die Tatsache, daß der größte Teil der Kinder vorbestrahlter Mütter phänotypisch gesund ist, und die Tatsache, daß eine Reihe von Tierexperimenten zu negativen Resultaten geführt hat, haben die Befürworter der temporären Kastration dazu geführt, in der zum Teil schwächeren Entwicklung der Kinder und in den Mißbildungen und ebenso in den Ergebnissen der Tierexperimente, soweit sie am Säugetier angestellt sind, Erscheinungen zu sehen, wie sie auch sonst vorkommen und an denen deshalb auch die vorausgegangene Bestrahlung keine Schuld zu haben braucht. Die Gegner der temporären Kastration hingegen sehen in all diesen Bestrahlungen doch Erscheinungen, deren Zusammenhang mit der vorangegangenen Bestrahlung immerhin nicht ausgeschlossen werden kann. Sie verlangen deshalb den Verzicht auf die temporäre Kastration bei solchen Frauen, bei denen noch mit nachfolgenden Geburten gerechnet werden muß.

Eine Mittelstellung zwischen diesen beiden Gruppen haben Wintz, Nürnberger u. a. eingenommen. Sie unterscheiden zwischen der sog. Früh- und Spätbefruchtung. Unter der Frühbefruchtung versteht man, daß ein reifes oder der Reife nahestehendes Ei von Röntgenstrahlen getroffen und dann sofort befruchtet wird. Unter Spätbefruchtung dagegen versteht man eine Konzeption, die erst nach vorausgegangener Röntgenamenorrhöe eintritt. Bei der temporären Kastration wird nun eine Röntgendosis von 28% der HED verabfolgt, nach der es gewöhnlich noch 1—2 mal zur Menstruation kommt, ehe die Periode dann vorübergehend aussetzt. Diese 28% der HED sind rund 70—80% der Kastrationsdosis, die 35% beträgt, und durch die sämtliche Eier der Ovarien, auch die Primordialfollikel, abgetötet werden. Nach Erfahrungen der anderen Körperzellen aber muß angenommen werden, daß 70—80% der tödlichen Zelldosis zu Zellschädigung führen, und auch Wintz selbst betont, daß die Zellen des Ovariums bei der temporären Kastration geschädigt werden. Das gilt also nicht nur für die unmittelbar vor der Ausstoßung stehenden, im vorgeschrittenen Reifezustand sich befindenden Eier, die bei der Frühbefruchtung in Frage kommen, sondern auch für die Primordialfollikel. Es ist ja sicher, daß sich solche Follikel, die erst nach mehreren Jahren wieder zur Reife kommen, von den bei der Bestrahlung gesetzten Schäden soweit wieder erholen können, daß sie befruchtungsfähig werden, und es ist möglich, daß dann die Gefahr der Keimschädigung nach Spätbefruchtung **geringer ist als nach Frühbefruchtung.** Sie abzulehnen, geht natürlich nicht an.

Später hat Wintz diesen Standpunkt noch genauer präzisiert und die Forderungen aufgestellt, auch bei Konzeptionen, die in der Zeit von 4 Monaten nach der Strahleneinwirkung fallen, die Unterbrechung der Schwangerschaft vorzunehmen. Danach hält er einen solchen Eingriff nicht mehr für nötig.

Ich muß sagen, daß ich mich diesen Schlußfolgerungen von Wintz nicht anschließen kann, da diese zeitliche Begrenzung eine durchaus willkürliche ist, die jeder sachlichen Unterlage entbehrt. Wie unklar sich Wintz selbst über diese Frage noch ist, geht daraus hervor, daß er in einer Diskussionsbemerkung auf dem Gynäkologenkongreß 1929, wo er wiederum die Möglichkeit der Keimschädigung bei Frühbefruchtung zugibt, sagt: „Etwas ganz anderes ist es aber, wenn nach abgelaufener 1—2jähriger Röntgenamenorrhöe ein Ei wieder reif wird. Dieses hat zunächst die Entwicklung vom Primordialfollikel bzw. von den Frühstadien aus bis zum vollreifen Graafschen Follikel durchzumachen. Ein wirklich geschädigtes Ei kann dieses nicht. Es resultiert in einem solchen Fall kein Graafscher Follikel, sondern ein „atretischer Follikel".

Die Behauptung von Wintz ist völlig unbewiesen, zumal wir, wie ich weiter oben sagte, gar nichts von den feineren Schäden wissen, die die Kernsubstanz treffen und zum Teil zu Schädigungen am Chromosomenanteil führen können. Wenn man schon einmal die Möglichkeit der Keimschädigung bei Frühbefruchtung zugibt, und, wie die Angaben von Wintz zeigen, sich gar nicht darüber klar ist, wo Frühbefruchtung aufhört und Spätbefruchtung anfängt, so muß man m. E. auch zugeben, daß nicht nur in den ersten 4 Monaten nach einer Röntgenamenorrhöe, sondern auch später, und zwar auf unbegrenzte Zeiten hin, Keimschädigungen möglich sind.

Sehr interessant für diese Frage sind übrigens die Untersuchungen von Lacassagne und Coutard. Sie konnten durch ausgedehnte Untersuchungen an bestrahlten Ovarien feststellen, daß auch die Primordialfollikel und Ureier, die bei der mikroskopischen Untersuchung anscheinend eine Röntgenbestrahlung ohne Schädigung ausgehalten hatten, in ihrer weiteren Entwicklung stark verändert wurden.

Dann muß aber noch ein weiteres ausdrücklich betont werden. In seiner Arbeit über Röntgenschäden sagt Flaskamp bei der Besprechung der tierexperimentellen Untersuchungen mit Recht: „Wir geben gerne zu, daß einige wenige Experimente eine doppelte Deutung zulassen. Ihnen stehen aber wiederum Versuchsreihen mit eindeutigen Ergebnissen gegenüber. Seien wir uns bei unserer Kritik klar darüber, daß wir eine Aufgabe lösen wollen, welche zahllose „Unbekannte" enthält. Unsere Kenntnisse über Natur und Wesen der Röntgenstrahlen und ihre biologische Wirkung sind ebenso lückenhaft wie unser Wissen um jene Fragen, welche sich aufwerfen, wenn wir Erscheinungen aus der Genetik analysieren wollen."

Das möchte ich besonders unterstreichen und gegenüber den Rückschlüssen Flaskamps hinzufügen, daß es doch völlig verkehrt wäre, anzunehmen, daß sich in der Kernsubstanz der Keimzellen nur solche Veränderungen abspielen, die für uns anatomisch nachweisbar sind. Von den viel feineren Vorgängen, die nach der Ansicht der Physiologen und Zoologen sich sonst noch in der Zelle abspielen, wissen wir ja außerordentlich wenig. Es ist, wie Lenz schon früher betont hat, durchaus möglich, daß nur einzelne Bausteine aus dem Gefüge der Erbmasse herausgeschlagen werden. Das alles sind Dinge, die von uns Klinikern allerernsteste Berücksichtigung verlangen, wenn wir derartige Massenexperimente mit noch unbekanntem Ausgange am Menschen anstellen, wie das doch heute schon mit der temporären Kastration bei gutartigen Leiden der Frau in recht großem Umfange überall geschieht. Selbst die leidenschaftlichen Vertreter der temporären Kastration geben schon heute die Möglichkeit der Keimschädigung hinsichtlich der sog. Frühbefruchtung zu. Wintz zieht daraus auch den praktischen Schluß, daß er nach der temporären Kastration den Gebrauch antikonzeptioneller Mittel bis zur Erreichung der Amenorrhöe empfiehlt. Tritt trotzdem schon um diese Zeit eine Schwangerschaft ein, so hält er sich in Anbetracht der möglichen Folgen für das Kind für berechtigt, eine derartige Schwangerschaft zu unterbrechen. Wintz ist sich dabei der Tatsache bewußt, daß nach dem Strafgesetzbuch eine solche Schwangerschaftsunterbrechung eigentlich nicht erlaubt sei, meint aber doch, daß man sie rechtfertigen könne und sich einer Strafverfolgung kaum aussetzen würde.

Dann aber verdienen m. E. doch die Erfahrungen, die an der Drosophila gemacht worden sind, allerernsteste Berücksichtigung. Mit dem billigen Einwande, der Mensch sei eben keine Fliege, und deshalb seien die Ergebnisse an der Taufliege auch nicht auf den Menschen übertragbar, sind diese überaus wichtigen Resultate nicht abzutun. So berechtigt es ist, zu sagen, daß in vielen Fragen tierexperimentelle Resultate, wie z. B. beim Studium der Krebsheilung, nicht ohne weiteres auf den Menschen übertragen werden dürfen, weil der Tierkrebs etwas ganz anderes ist als der Menschenkrebs, so unberechtigt wäre es, mit einem gleichen Einwande über die hier in Rede stehenden Experimente hinweggehen zu wollen. Es ist als eine feststehende Tatsache zu betrachten, daß „die erbliche Übertragung normaler und pathologischer Merkmale im ganzen Tierreich grundsätzlich gleich ist". Der bekannte Erbforscher Eugen Fischer sagt dazu weiter: „Wir kennen die geschlechtsgebundene Vererbung bei Insekten und Säugetieren. Wir wissen, daß der Erbgang von pathologischen Dingen, daß recessive Übertragungen überall genau gleich sind. Kein Kenner der Vererbungserscheinungen wird den leisesten Zweifel haben, daß man aus Versuchen, wie den Müllerschen an Drosophila, zum allermindesten eine außerordentlich große Wahrscheinlichkeit annehmen muß, daß dieselben Wirkungen auf die meisten anderen Tierformen zu erwarten sind." In derselben Arbeit sagt er etwas später: „Ich wiederhole, zum mindesten machen die Drosophilaergebnisse es wahrscheinlich, daß röntgenbestrahlte Frauen, deren Kinder kopulieren, mißbildete Enkel in bestimmter Zahl haben können — und das genügt schon für das ärztliche Handeln."

In ähnlicher Weise weist auch der Erbforscher Lenz auf die Bedenklichkeit der Röntgentherapie bei fortpflanzungsfähigen Frauen hin.

Diesen ernsten Mahnungen des Erbforschers sollte sich auch der Gynäkologe nicht verschließen. U. E. ist die Fragestellung falsch, unter der der Strahlentherapeut heute an die temporäre Kastration vielfach herangeht. Die Frage darf nicht lauten: „Ist es wirklich schon durch Tierversuche und Beobachtungen am Menschen erwiesen, daß Keimschädigungen nach vorausgehender Röntgenkastration vorkommen?" Sie muß vielmehr, da wir am wertvollen Menschenmaterial arbeiten, ganz präzise lauten: „Ist mit absoluter Sicherheit auch nur die Möglichkeit einer Schädigung der Nachkommenschaft auszuschließen"? Erst wenn diese Frage mit „Ja" beantwortet werden kann, haben wir die Berechtigung zur Anwendung der temporären Strahlenkastration auch bei noch fortpflanzungsfähigen Frauen. Am Menschen selbst können solche Beobachtungen heute noch nicht gemacht werden, um so mehr, als die durch Strahlenwirkung gesetzten Merkmale recessiv sind und — wie oben angeführt — erst in späteren Generationen in Erscheinung treten, wenn zwei derartig in der Erbmasse „kranke" Individuen sich fortpflanzen. Würden wir aber bis dahin Generationen hindurch in unbeschränktem Maße die temporäre Röntgenkastration auch bei fortpflanzungsfähigen Frauen ausführen und ihr Anwendungsgebiet, wie manche Autoren sogar wollten, noch erheblich ausdehnen, so könnte sich das in späterer Zeit unter Umständen in verhängnisvoller Weise auf die Volksgesundheit auswirken.

Wir stehen heute im Zeitalter der Prophylaxe und Eugenik. Gerade wir Geburtshelfer haben bei dem erschreckenden Rückgang des Geburtenüberschusses allen Grund, mit allen Kräften dahin zu wirken, daß das, was wir noch an Nachkommenschaft zu erwarten haben, nicht durch uns selbst in seiner Erbmasse geschädigt wird. Wir müssen vielmehr fordern, die temporäre Kastration mit ihrer sicher schädigenden Wirkung auf den Gesamtfollikelgehalt des Ovariums überall da unbedingt zu unterlassen, wo man noch mit einer späteren Schwangerschaft rechnen kann.

An Stelle des nicht zu verantwortenden Experimentes am Menschen wollen wir dafür das Tierexperiment weiter pflegen und vor allen Dingen versuchen, ob wir der Lösung der Frage nach Keimschädigungen durch Röntgenstrahlen nicht doch noch durch Experimente am Säugetier näherkommen können.

Aus allen diesen Gründen erscheint es uns richtig, bei der Komplikation von Carcinom und Schwangerschaft nur das Schicksal der Mütter im Auge zu haben, die durch die Schwangerschaft bedingte Mehrbelastung des in seinem Kampfe mit dem Carcinom bereits maximal angestrengten Organismus auszuschalten und nun mit allen Kräften die Behandlung des Krebsleidens selbst aufzunehmen. Zweifel sagt im Hinblick auf die guten Resultate der operativen Behandlung des Collumcarcinoms in der Schwangerschaft: „Wo die Aussicht für die Mutter sich so verbessert hat, wird es zur selbstverständlichen Pflicht, sie so früh wie möglich zu operieren ohne irgendeine Rücksicht auf das Kind zu nehmen. Ist die Schwangerschaft schon bis zur Lebensfähigkeit gediehen, wird jeder Arzt sein möglichstes tun, auch das Kind zu retten. Geschieht diese Erkennung früher, so soll in keiner Weise um des Kindes willen gewartet werden. Dieses Recht hat die Mutter voraus, daß sie nicht dem ungeborenen Kinde geopfert wird."

Ist man Anhänger der grundsätzlichen Strahlentherapie, so muß man u. E. diese Forderungen auch auf die Strahlenbehandlung übertragen. In der zweiten Hälfte der Gravidität erscheint es uns dabei am richtigsten, nicht nur den Uterus zu entleeren, sondern — wie schon gesagt — die Porrosche Operation vorzunehmen und den Uterus im Isthmus abzutragen, um die infektionsgefährliche Placentarstelle auszuschalten. Dabei ist der abdominelle Weg der beste, weil der ganze Eingriff nicht mit dem infizierten Gewebe des Collums in Berührung kommt. In den ersten Monaten der Schwangerschaft wird man sich nach der

Ausdehnung des Carcinoms und dem Grade der Infektion und der Jauchung richten und zu entscheiden haben, ob man nicht denselben Weg wie in der zweiten Hälfte der Gravidität gehen, oder ob man den Abort per vias naturales erledigen und dann die Strahlentherapie aufnehmen soll.

Die Mehrzahl der Geburtshelfer und Gynäkologen zieht heute jedoch bei der Komplikation von Carcinom und Schwangerschaft noch die Operation in Kombination mit nachfolgender Strahlenbehandlung vor. Mit dem Ausbau der operativen Therapie des Collumcarcinoms überhaupt machte auch seine Behandlung in graviditate gleiche Fortschritte. Auch hier wurde wiederum der abdominelle und vaginale Weg gegangen. Es ist bekannt, daß die Entfernung des graviden Uterus bis zum Ende des 4. Monats gewöhnlich keine räumlichen Schwierigkeiten macht, besonders nicht, wenn man sich der erweiternden Hilfsschnitte bedient. In späteren Monaten muß allerdings beim vaginalen Vorgehen zuerst die Entleerung des Uterus durch den von Dührssen eingeführten sog. vaginalen Kaiserschnitt ausgeführt werden. Der frisch entleerte Uterus läßt sich am Ende der Gravidität leicht von der Vagina aus entfernen. Das wird immerhin bei dem besonders zerreißlichen Gewebe der carcinomatösen Cervix nicht zu empfehlen sein. In solchen Fällen ist es besser, per laparotomiam vorzugehen, wie das auch bei den sonst vaginal vorgehenden Operateuren geschieht, wenn der Uterus einmal die Größe des vierten Monats überschritten hat. Bei dem Eingriff selbst kommt auch beim vaginalen wie beim abdominellen Verfahren die starke Schwangerschaftsauflockerung des Gewebes zugute, die eine anerkannt leichtere Durchführung der erweiterten Operationsverfahren ermöglicht. Die Ablösung der Blase und das Freipräparieren der Ureteren ist durch die allgemeine Auflockerung des Gewebes erheblich erleichtert und dadurch läßt sich der Eingriff meist auch rascher durchführen als bei der nicht schwangeren Frau.

Große Beobachtungsreihen liegen bei der Seltenheit der Komplikation nicht vor, und statistische Berechnungen lassen sich bei der Kleinheit der Zahlen nicht anstellen. Interessant sind aus den Angaben der verschiedenen Autoren die Häufigkeit der leichteren Fälle, die dadurch bedingte verhältnismäßig hohe Operationsmöglichkeit, die meist sehr geringe primäre Mortalität und die erhöhte Zahl von Dauerheilungen, soweit man überhaupt aus der verhältnismäßig geringen Zahl Schlüsse ziehen kann. So waren Weibels 26 Fälle in graviditate an sich alle operabel = $100^0/_0$. Auch von anderen Autoren wird eine sehr hohe Operabilität angegeben, so von A. Mayer = $89^0/_0$, Schweitzer = $82^0/_0$, Groß = $100^0/_0$, Katz = $100^0/_0$. Nur eine von diesen Kranken, über die Katz berichtet, wurde vaginal operiert, eine andere wegen gleichzeitiger schwerer Lungentuberkulose, die auch den Tod der Frau zur Folge hatte, mit Radium behandelt. Während nun bei Weibel unter dem gesamten Wertheimschen Material, das seiner Statistik zugrunde liegt, das Verhältnis von den schweren zu den leichten Fällen 1 : 1 betrug, war sie beim Collumcarcinom in graviditate wie 4 : 1. Nur einer dieser schweren Fälle starb an den Folgen der Operation, so daß die primäre Mortalität $4,17^0/_0$ betrug, gegenüber einer Gesamtmortalität Wertheim's bei 1500 nicht graviden Fällen = $13,8^0/_0$. Schweitzer berichtet über 8 radikal operierte Fälle mit $0^0/_0$ Mortalität, ebenso Groß über 6 Fälle mit $0^0/_0$, Katz über 24 Fälle mit 2 Todesfällen = $8,3^0/_0$, August Mayer über 9 Operationen mit 2 Todesfällen = $22,2^0/_0$. Diese Zahlen sind alles in allem außerordentlich instruktiv und sie zeigen, wieviel leichter sich der Eingriff in der Schwangerschaft durchführen läßt.

Erfolge der operativen Behandlung

Ort und Jahr der Veröffentlichung	Ca. + grav.	Operiert Zahl	%	Primär gestorben Zahl	%	Kinder
Hense, K.: Z. Geburtsh. 46, 68 (1901)		82 davon 6 nicht 5 Jahre beobachtet 76		10	12,2	
Glockner, A.: Beitr. Geburtsh. 6, 212 (1902)	17[2]	14[1] 8[3]		2	19,3	5 × mens IV—VI: † 2 × mens IX—X lebt
Sarwey, O.: s. Veit: Handbuch d. Gynäkologie, Bd. 3, S. 2 (1908)		13 Sectio+Werth. (mens VI—X)		0	0	10 leben, 1 lebend nicht lebensfähig, mens. VI, 1 eine St. post. op. †, 1 fehlt die Angabe
Teilhaber: Mschr. Geburtsh. 29, 123 (1909)	4 2 inoperabel	2	50			
Mayer, A.: Zbl. Gyn. 1921, H. 18, 629	18	16 Radikaloper.	88,9			
Groß, E. O.: Zbl. Gynäk. 1922, H. 15, 567	6	6	100	0	0	
Giesecke, A.: Arch. Gynäk. 115, 435 (1922)	4[1]	4	100	2	50	
Weibel, W.: Zbl. Gynäk. 16, 645 (1923). Arch. Gynäk. 135, 1 (1928)	15	1 mit Radium bestrahlt, dann später ebenfalls abdom. Radikaloperation u. 14 abdom. Radikaloperationen	93,3	1	7,1	im Anschluß an die Bestrahlung Abortus mens V
Schweitzer, B.: Zbl. Gynäk. 1923, 657	7 2 inoperabel †	5 4 Wertheim 1 Porro	71,4[1]	1	20	
Katz, H.: Sonderbeilage Wien. klin. Wschr. 1927, H. 34 (von Peham in seiner gynäk. Operationslehre gleichfalls aufgeführt)	20	19 15 Freund-Wertheim, 4 erw. vag. Operat.	100[2]	?	?	

Aus diesen Statistiken zeigt es sich, daß von 50 Fällen von Collum-Ca. bei Gravidität,

bei Carcinom und Schwangerschaft.

Nach 5 Jahren rezidivfrei Relative Heilung Zahl	%	Absolute Heilung %	Bemerkungen
10			Hense berechnet eine Dauerheilung von 24% aus 82 Operierten abzüglich:
10	13,15		41 { 10 primär † 6 nicht 5 Jahre beobachtet 25 Verschollene
2	25,0		[1] 7mal der gravide Uterus (3mal nach vorausgegangener Sectio) exstirpiert. 7mal der puerperale Uterus exstirpiert [2] 3 inop.: 3mal Sectio u. supravag. Amputation: 3 primär † [3] 8 Fälle kommen für die Berechnung der Dauerresultate in Frage
1[1]	50	25	[1] 15 Jahre beobachtet
	41,7	35,7	
	66,67	50	
2 (in der 1. Hälfte der Gravidität)	50	50	[1] 1 Collum-Ca. und extrauterine Gravidität
9 und 1 mit Radium behandelter Fall	64,3	66,6	Auch dieser mit Radium bestrahlte Fall wurde nach Erledigung eines im Anschluß an die Bestrahlung eingetretenen Abortus radikal abdominal operiert.
3 (in der 1. Hälfte der Gravidität)	75[2]	42,8	[1] In anderer Statistik: 82% (von 11 Fällen 9) [2] mit Einrechnung des nach Porro operierten inop. Falles: 60%
6 (in der 1. Hälfte der Gravidität)	31,58	31,58[1]	[1] mit Einrechnung des Falles, der die Operation ablehnte = 30% [2] ein operabler Fall hat die Operation abgelehnt

bei einer Operabilität von 92% eine absolute Heilung von 22 = 44% zu erzielen war, und mit wieviel geringeren Gefahren er deshalb verbunden ist. Ganz besonders interessant ist aber, daß sich damit zugleich auch die Dauerheilung wesentlich erhöht hat. Von 15 Fällen Weibels, bei denen die Operation länger als 5 Jahre zurücklag, war 1 an der Operation gestorben, 4 waren rezidiv, und 10 waren noch nach 5 Jahren rezidivfrei = 66,6%, einschließlich der an der Operation Gestorbenen. Ohne sie würde die Dauerheilung sogar 10 von 14 = 71,4% betragen. Wie die Dauerheilungen bei den anderen Autoren sind, ergibt sich, soweit überhaupt Zahlen darüber in der Literatur vorhanden sind, aus der umstehenden Statistik. Aus dieser Zusammenstellung und aus unseren Ausführungen geht hervor, daß die Operation des Collumcarcinoms in graviditate nach 2 Seiten hin noch bemerkenswerte Vorteile zeigt. Das ist 1. die leichtere Technik der Operation, wozu noch kommt, daß die Zahl der leichteren Fälle überwiegt und 2. die Erhöhung der Dauererfolge. Schweitzer gibt eine Dauerheilung von 43%, A. Mayer von 35,7%, Groß ebenfalls von 50% an. Katz berichtet an dem Pehamschen Material über eine Dauerheilung von 31,6% gegenüber einer Dauerheilung beim Collumcarcinom ohne Schwangerschaft von 22,6%.

Peham gibt zu diesen Katzschen Fällen noch folgende Einzelheiten an: Alle Fälle waren operabel = 100%. Von den 20 Frauen verweigerte eine die Operation. Von den 19 anderen wurden 4 vaginal und 15 abdominell operiert. Von diesen 19 Fällen blieben 6 = 31,58% dauernd geheilt, Peham sagt dazu: Diese Zahl übersteigt bedeutend die absolute Dauerheilung der Operation beim Collumcarcinom in nichtgravidem Zustande, die er an dieser Stelle mit 22—25% angibt. Interessant ist, daß nur solche Fälle geheilt wurden, die sich in der erste Hälfte der Gravidität befanden, und zwar wurden von den 4 vaginal operierten Frauen 1 = 25% von den 15 abdominell operierten 5 = 33% geheilt.

Die Statistik auf S. 672 u. 673 gibt die Resultate der operativen Behandlung nochmals in Form einer Tabelle wieder. Auch in dieser Tabelle sind nur solche Fälle enthalten, die über 5 Jahre nachbeobachtet sind.

Aus diesen Statistiken läßt sich feststellen, daß von 50 Fällen, über die Angaben über die Zahl der Kranken und ihr Schicksal nach 5 Jahren vorhanden sind, 22 über 5 Jahre hinaus gesund waren, was eine absolute Heilung von 44% ergibt, bei einer Operabilität von 92%. Es muß dabei betont werden, daß diese Zahl nicht ganz genau ist, weil unter den Weibelschen geheilten Fällen einer ist, der nicht operiert, sondern mit Radium behandelt worden ist. Wenn man also selbst nach Abzug dieses Falles nur 21 Fälle von 50 als geheilt ansehen würde, so würde die absolute Heilung immer noch 42% betragen. Dem gegenüber steht eine absolute Dauerheilung, die sich allerdings nur aus 22 Fällen berechnen läßt, die der Strahlentherapie unterzogen worden sind, von 22,7%. Dieser Unterschied ist trotz der kleinen Zahlen so außerordentlich groß, daß sich, ganz abgesehen von dem immerhin fragwürdigen späteren Schicksal der Kinder, schon allein aus ihnen die Strahlentherapie des Carcinoms in graviditate nicht rechtfertigen läßt.

Die Therapie des Korpuscarcinoms.

Ebenso wie beim Collumcarcinom stehen uns heute auch bei der Behandlung des Krebses des Gebärmutterkörpers die beiden Möglichkeiten der operativen und der Strahlentherapie als Methoden der Wahl zur Verfügung. Die Ansichten darüber, welches dieser beiden Verfahren zu bevorzugen ist, sind aber auch hier noch nicht gleich. Im allgemeinen ist es wohl heute noch so, daß die meisten Kliniker die operative Behandlung bevorzugen und die Strahlentherapie nur dann vornehmen wollen, wenn die im Durchschnitt mit einer Mortalität von 8,43% verbundene Operation aus anderen Gründen (Herz- und Kreislaufstörungen, Emphysem, Arteriosklerose, starke Adipositas, Schrumpfniere, Hypertonie usw.) von vornherein zu gefährlich erscheint. Die Gründe für die Ablehnung der Strahlentherapie beim Korpuscarcinom sind verschiedene. Zunächst hat man nicht mit Unrecht betont, daß die Ausbreitung des Krebses des Gebärmutterkörpers manchmal eine außerordentlich große ist, und daß dann bei der Radiumbehandlung die von der Strahlenquelle entfernteren Partien von einer nicht genügend großen Strahlenquelle getroffen werden. In der Tat ist ja beim Korpuscarcinom der Uteruskörper nicht selten erheblich vergrößert. Das gilt besonders für die nicht gerade seltenen Fälle von Kombination eines Myoms mit Korpuscarcinom. Gerade bei diesem Zusammentreffen kann die Uterushöhle so stark deformiert, vergrößert und an einzelnen Teilen so schwer zugänglich sein, daß man tatsächlich nicht wissen kann, wie das eingeführte Radium zum Carcinom liegt, und ob man überhaupt mit der eingeführten Strahlenquelle das ganze erkrankte Gebiet richtig erfassen kann. Heimann hebt hervor, daß er tatsächlich beobachtet hat, daß an Uteri, die nach Radiumbehandlung exstirpiert wurden, die Geschwulst im unteren Teil des Uterus wohl vollkommen zerstört gefunden wurde, daß dagegen kleinere Geschwulstteile in dem erweiterten Gebiet der oberen Uterushöhle noch unversehrt vorhanden waren. Er zieht daraus auch für sich den Schluß, daß er beim Korpuscarcinom die operative Behandlung vorzieht. Will man trotzdem die Strahlenbehandlung durchführen, so ist es selbstverständlich, daß man in allen solchen Fällen sich nicht nur mit der Einführung des Radiums begnügt, sondern die Röntgenbestrahlung mit heranzieht. Sie muß mit so vielen Einfallsfeldern durchgeführt werden, daß man mit Sicherheit die sog. Carcinomdosis in das ganze Uteruscavum hineinbringen kann.

Weiter hat man als einen Grund gegen die Bestrahlung des Korpuscarcinoms die Tatsache angeführt, daß man beim beginnenden Carcinom den Sitz der Erkrankung ohne Austastung, die ja bei noch kleinem Uterus und engem Cervicalkanal oft nicht möglich ist, nicht bestimmen könnte. Diese Gefahr scheint uns jedoch nicht groß, da wir in solchen Fällen bei der Kleinheit des Uterus mit einer an Sicherheit grenzenden Wahrscheinlichkeit darauf rechnen können, daß das Carcinom doch von der nötigen Strahlenmenge getroffen wird. Es ist diese Wahrscheinlichkeit um so größer, wenn man die Anordnung der Radiumröhrchen im Uterus so trifft, daß dadurch eine gleichmäßige Bestrahlung der ganzen Uterushöhle ermöglicht wird. Menge hat jüngst auf der Mittelrheinischen Gesellschaft für Geburtshilfe und Gynäkologie ein Instrumentarium demonstriert, das uns für diesen Zweck sehr geeignet zu sein scheint. Über das von Menge und Diehl angegebene Radiuminstrumentarium zur Behandlung des Korpuscarcinoms hat mir Herr Diehl folgende Erläuterungen und Abbildungen zur Verfügung gestellt, die wir nachfolgend bringen (Abb. 97, 1—4 und Abb. 98, 1a—4a).

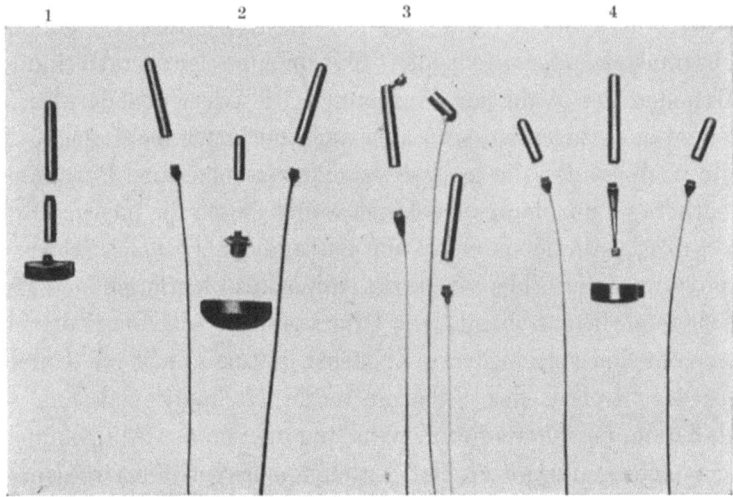

Abb. 97. Heidelberger Radiumapplikatoren (auseinandergenommen) für die Behandlung des Korpuscarcinoms.
Figur 1: Radiumapplikator der alten Heidelberger Methode, Figur 2 und 4: Radiumbouquett auseinandergenommen,
Figur 3: Radiumtriangel auseinandergenommen.

„Radiumbouquett und -Triangel" haben den Vorteil, daß zur Spreizung der einzelnen Bestandteile, die zur Erzielung eines guten Kreuzfeuers unbedingt erforderlich ist, die

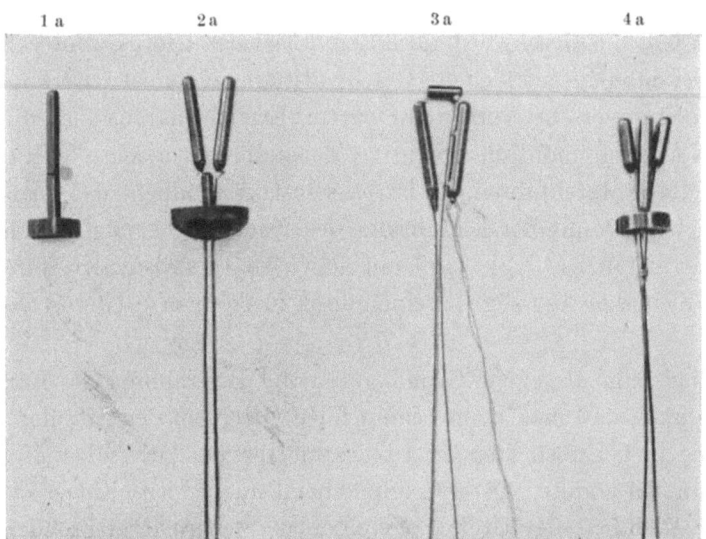

Abb. 98. Heidelberger Radiumapplikatoren für die Behandlung des Korpuscarcinoms. Figur 1a: Radiumapplikator der alten Heidelberger Methode, Figur 2a und 4a: Radiumbouquett, Figur 3a: Radiumtriangel.

Federkraft benutzt wird, welche alle komplizierten und vor allem raumbeanspruchenden Vorrichtungen wegfallen läßt. Die eigentlichen Filterröhrchen bestehen aus 1 mm starkem Messing, die Stäbe sind aus Nickelin hergestellt, rosten und brechen nicht. Das „Bouquett" ist für kleine Korpushöhlen gedacht, die „Triangel" für geräumigere. Die Einführungsweise ist denkbar einfach, und wir haben bisher nie Schwierigkeiten oder sogar Perforationen erlebt.

„Triangel" (Abb. 97, 3 und 98, 3a): Auf den vom Beschauer aus gesehen linken Nickelinstab wird ein Filterröhrchen von 4 cm Länge aufgeschraubt. Oben befindet sich, durch ein Scharnier beweglich verbunden, ein Deckelchen mit Gewinde, an welches ein 1,3 cm langes Filterröhrchen angeschraubt werden kann. An diesem kleinen Röhrchen ist wiederum ein Nickelinstab durch Scharniergelenk befestigt. Die Einführung geschieht so, daß das kleine Röhrchen an dem langen sozusagen aufgestellt wird, so daß es quasi die direkte Verlängerung des langen Filters bildet. In dieser Stellung lassen sich beide durch einen auf Hegar 11 dilatierten Cervicalkanal leicht hinauf in die Korpushöhle führen. Sobald man geringen Widerstand spürt, wird an dem rechten Nickelinstab gezogen, wodurch sich das kleine Röhrchen waagrecht stellt. Nun wird ein weiteres 4 cm langes Filter, an einer Seite mit 2 Gleitösen versehen, an dem rechten Nickelinstab hinaufgeschoben, so daß jetzt alle 3 Präparate in Gestalt einer Triangel in der Uterushöhle liegen. Man kann, wenn das Carcinom weit herunterreicht, auf den Nickelinstäbchen als Gleitschienen noch ein kurzes konzentriertes Präparat für den untersten Teil des Uterus einführen.

„Bouquett" (Abb. 97, 2 und 98, 2a): Die auf die Nickelinstäbe aufzuschraubenden Filterröhrchen sind 2 cm lang. Die Stäbe mit den Filtern werden einzeln, etwa wie Zangenlöffel, in den Uterus eingeführt und legen sich infolge ihrer Federkraft der seitlichen Uteruswand eng an. Nun wird ein weiteres Filter von 4 cm Länge, welches auf einen Schieber aufzuschrauben ist, zwischen den beiden Nickelinstäben hinaufgeschoben. Der Schieber hat unten beiderseits eine Öse, durch welche bei der Einführung die Enden der Nickelinstäbchen gesteckt werden, so daß der Schieber an den Stäben wie an Schienen hinaufläuft. Wenn das Carcinom weit herunterreicht, kann man an den Schieber auch zunächst ein kurzes konzentriertes und daran das oben beschriebene längere Präparat anbringen, außerdem besitzen wir eine durchlochte Platte, die man eventuell noch vor die Portio applizieren kann, so daß ein besonders gutes Kreuzfeuer zustande kommt.

Anordnung (Abb. 97, 4 und 98, 4a) ist vom „Bouquett" übernommen und kann beim Collumcarcinom angewandt werden, wenn die Korpushöhle sehr geräumig ist. Sie hat den Vorteil, daß die beiden gespreizten korporealen Präparate näher an die Parametrien herankommen, als wenn man nur ein Längspräparat benutzt, welches die direkte Verlängerung des cervicalen Präparates bildet.

Die Herausnahme der Apparate geschieht in umgekehrter Weise wie die Einführung. An den Schiebepräparaten ist ein Faden befestigt, mit welchem man die Filter leicht herausziehen kann. Damit die in der Vagina liegenden und zur Vulva herausschauenden Stäbe nicht drücken, kann man über sie ein Hartgummirohr mit einer entsprechend weiten zentralen Bohrung schieben[1]."

In den Abb. 97, 1 und 98, 1a ist die alte in der Heidelberger Frauenklinik geübte Applikationsweise wiedergegeben. Die Abb. 99—101 zeigen die Heidelberger Radiumapplikatoren in situ.

---

[1] Die beschriebenen Radiumträger werden von der Firma Walb, Heidelberg, Bergheimerstraße, hergestellt.

Die Sicherheit des Erfolges wird auch in diesen Fällen noch größer sein, wenn man, wie wir es grundsätzlich tun, auch hier wiederum die Röntgenbestrahlung hinzufügt, bei der wir nicht nur Wert darauf legen, das ganze Beckenbindegewebe zu durchstrahlen, sondern auch hier immer wieder den Uterus selbst in das Bestrahlungsfeld hineinbeziehen.

Nicht zu verkennen ist auch, daß es gelegentlich im Anschluß an die Radiumtherapie zu Stauungen in dem infektiösen Gebiete kommen, und daß dann eine aufsteigende

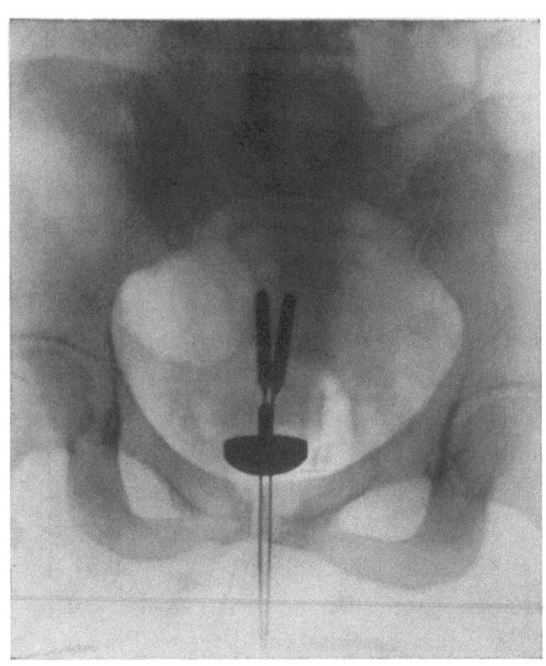
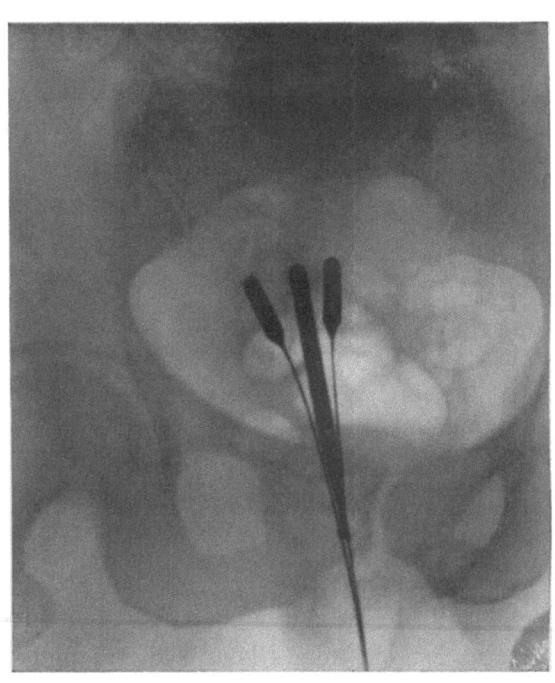

Abb. 99. Radiumbouquet in situ.   Abb. 100. Bouquet für Korpuscarcinom in situ.

Entzündung der Parametrien oder des Peritoneums entstehen kann, die eine Weiterführung der Radiumtherapie erheblich erschwert, wenn nicht sogar unmöglich macht. Diese Gefahr wird besonders dann groß sein, wenn es sich um ausgedehnte Pyometrabildungen handelt. In solchen Fällen muß unbedingt erst genügender Abfluß geschaffen werden, dadurch, daß man zunächst ein Glasdrain in die Uterushöhle einlegt, das einmal später den Zugang des Radiumpräparates zur Uterushöhle erleichtert und 2. für konstanten Abfluß sorgt. Die Behandlung soll erst dann beginnen, wenn sich die Pyometra entleert hat, und ein eventuell bestehendes Fieber heruntergegangen ist. Ob man in solchen Fällen Ausspülungen der Uterushöhle vornehmen soll oder nicht, darüber sind die Ansichten geteilt. Während die einen, wie Zweifel, die Ausspülung des Uteruscavums empfohlen haben, sehen andere darin eine Maßnahme, durch die vielleicht Infektionserreger durch die Tube in die Bauchhöhle gespült werden können und raten davon ab. Wir selbst begnügen uns in solchen Fällen mit der Entleerung des Uterus ohne Spülung. Selbstverständlich ist, daß man nicht bloß bei bestehender Pyometra, sondern auch sonst das eingeführte Radium nur so lange liegen läßt, als Fieber bei der Patientin nicht eintritt. Während wir im allgemeinen so verfahren, daß wir auch bei der Behandlung des Korpuscarcinoms zunächst 3000 mg-E-Stunden intrauterin verabfolgen, dann nach 8 Tagen die Röntgenbestrahlung des Beckens, einschließlich des Uterus mit der sog. Carcinomdosis, d. h. möglichst 100—110% der HED durchführen, und nach weiteren 8—14 Tagen die zweite Radiumdosis von 3000 mg-E-Std. verabfolgen, werden wir bei eintretendem Fieber sofort die Radiumkapsel entfernen und nun die von uns für die Behandlung vorgesehene Dosis von 6000 mg-E-Std. in fraktionierten Gaben, je nach dem Verhalten der Temperatur, nach und nach verabfolgen. Schließlich

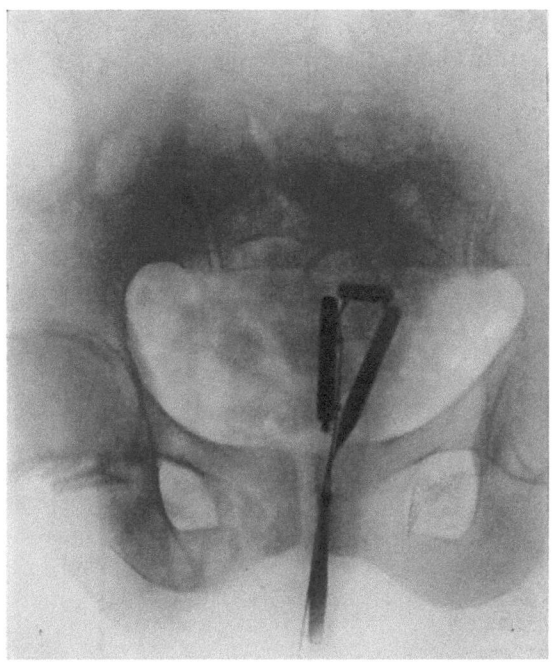

Abb. 101. Radiumtriangel in situ.

hat man auch noch auf die seltenere Gefahr der Perforationsmöglichkeit des oft sehr weichwandigen Uterus hingewiesen, die dann unter Umständen zur tödlichen Peritonitis führen kann.

Obwohl man alle diese Bedenken bei der Strahlentherapie des Korpuscarcinoms anerkennen muß, lassen sie sich doch, wie bereits gesagt, in weitem Umfange auch vermeiden, und man muß sich fragen, ob die klinische Erfahrung lehrt, daß die Nachteile tatsächlich so große sind, daß deshalb die Erfolge der Strahlentherapie hinter denen der operativen Behandlung zurückstehen.

Was sagen uns hierüber die bisherigen Ergebnisse der Strahlentherapie und der operativen Behandlung? Ich lasse zunächst 2 von uns fertiggestellte Statistiken aus dem Material der Weltliteratur folgen, soweit sich die dort niedergelegten Zahlen haben kontrollieren und für diese Zusammenstellung verwenden lassen.

Operative Behandlung

(Hierbei sind nur Statistiken mit

Klinik oder Klinikleiter Autor Ort und Zeit der Veröffentlichung	Sämtliche Korpuscarcinom- Zugänge	Operiert	
		Zahl	%
Döderlein	17	14 vag.	82,3
Fritsch-Bonn .... E. Zurhelle .... Arch. Gynäk. 83, 246 (1907)	33	25 vag.	75,7
Krönig-Freiburg .... E. Müller .... Mschr. Geburtsh. 45, 508 (1917)	23	23	100
A. Mayer .... Zbl. Gynäk. 1920, H. 24, 617	132	102	77,2
Döderlein-Tübingen .... Op. Gynäk. 4. Aufl. 1921. S. 641	37	26	70,2
Döderlein-München............. Op. Gynäk. 4. Aufl. 1921. S. 640	15	13	86,6
Stoeckel-Giesecke .... Arch. Gynäk. 1922, 115, 435	21	21	100
v. Winckel-Seitz .... Beitr. Geburtsh. 14, 330 (1909)	20	10	50
Franz-Berlin .... Gynäk. Operationen. Berlin 1925	62	58	93,5
Wilson Gen. Hosp. Birmingham ...... Lancet 2, 318 (1914)	50	31	62
Thorn-Magdeburg .... Gynäk. Rdsch. 1911, 601	38	30	78,9
L. Prochownik-Hamburg .... Zbl. Gynäk. 1915, 627		42 vag.	
P. Zweifel-Leipzig .... Zbl. Gynäk. 1921, 1126		28	
Wien (Wertheim) .... Weibel .... Arch. Gynäk. 100, 135 (1913)			
H. v. Peham .... Gynäkol. Operationslehre, Berlin 1930	52	46 bestrahlt: 6	

des Korpuscarcinoms.
größerem Material verwendet worden).

Primär gestorben		Von allen Operierten nach 5 Jahren rezidivfrei		Absolute Heilung Sämtliche Ca.-Zugänge nach 5 Jahren rezidivfrei	
Zahl	%	Zahl	%	%	Jahrgang
—	—	10	71,4	58,8	1897—1899
4	16,0	12	48,0	36,3	1893—1902
1	4,34	13	56,5	56,5	1904—1911
8	7,8	56	54,9	42,4	1902—1912
2	7,6	13	50,0	35,1	1902—1905
4	30,7	5	38,4	33,33	1907—1912
3	14,2	10	47,62	47,62	1910—1916
0	0	6	60	30,0	1888—1902
2	3,4	26	44,8	41,9	—1917
	6,4	12	38,7	24,3	1896—1909
?	?	21	70	55,3	1896—1905
3	7,1	30	71,4		
1	3,5	24	85,7		1910—1915
5	11,6	22	51,1		
3	6,5	23	50,0	52:24 = 46,1	1914—1921
0	0	1	16,6		

Sammelstatistik des

Autor	Klinik	Publikationsort u. Zeit	Behandlungsjahr	Beobachtungsdauer	Zugänge Gesamtzahl
Adler	Wien	Verh. dtsch. Ges. Gynäk. 1920, 152 Strahlenther. 12, 21	1913—1915	über 5 Jahre	4
Benthin	Königsberg	Strahlenther. 12, 132 Z. Geburtsh. 83, 432, (1921)	1915	über 5 Jahre	?
Kehrer	Dresden	Verh. dtsch. Ges. Gynäk. (1920). Arch. Gynäk. 117 (1922)	1915 1915—1917	5—7 Jahre	7
Berger-Krönig . .	Freiburg	Strahlenther. 14 (1922)	1913—1916	5 Jahre	18
Kupferberg . . .	Mainz	Strahlenther. 13, 88 (1922)	1914—1915	5 Jahre	24
Schulte-Baisch . .	Stuttgart	Arch. Gynäk. 121, 441 (1923)	1914—1917	5 Jahre	58
Eymer-Menge . .	Heidelberg	Zbl. Gynäk. 1925, 1643	1913—1919	5 Jahre	44
Wintz	Erlangen	Dtsch. med. Wschr. 1925, Nr 1	1915—1919	5 Jahre	45
Döderlein-Voltz . Döderlein, A. .	München	Acta radiol. Festschr. für Forssell 1926 Kongreß Bonn Zbl. Gynäk. 1927, 1985	1912—1919 1912—1921	über 5 Jahre	60 73
Kollmann, v. Lehoczky-Semmelweiß	Budapest	Z. Geburtsh. 90, 143 (1926)	1913—1919	5 Jahre	47
Gál	Budapest	Strahlenther. 27, 27 (1928)	1919—1921	5 Jahre	20
den Hoed	Amsterdam	Strahlenther. 27, 426 (1928)	1915—1920	5 Jahre	6
Seisser-Mau-Bauereisen . .	Magdeburg	Strahlenther. 27, 663 (1928)	1915—1922	5 Jahre	40
Spinelli	Neapel	L'Actinother. 5, (1926)	1914—1920	5 Jahre	13
Maier-Opitz †-Pankow. . . .	Freiburg	nicht veröffentlicht	1913—1918 Krönig 1919—1924 Opitz zusammen: 1913—1924	5—9 Jahre über 5 Jahre über 5 Jahre	61 67 128

bestrahlten Korpus-Ca.

Absolute Heilung %	Relative Heilung %	Operabilität %	Primäre Mortalität %	Bemerkungen
2 = 50	2 : 1 = 50	4 : 2 = 50		
50				Alle Fälle wurden operiert und nachbestrahlt, bei den inoperablen wurde keine Heilung erreicht
5 = 71,4				
6 = 33,3	14 : 5 = 35,7	18 : 14 = 77,7		
3 = 12,5	15 : 3 = 20	17 : 24 = 70		
21 = 36,2	Gruppe I 32 : 17 = 53 Gruppe I u. II 51 : 21 = 41	Gruppe I 58 : 32 = 55,1 Gruppe I u. II 58 : 51 = 88		
12 = 27,3	29 : 9 = 31	44 : 29 = 66	9,1	
14 = 31,1	18 : 10 = 55,6	45 : 18 = 40		
28 = 38	42 : 28 = 67	73 : 42 = 57,5	0,3	
18 = 30				
14 = 30	Gr. I 39 : 12 = 30,8 Gr. II 2 : 1 = 50 I u. II 41 : 13 = 32,3 III 6 : 1 = 16,6	47 : 39 = 83	0,9	Operable Korpus-Ca. wurden operiert und nachbestrahlt. Von 47 wurden 39 operiert
8 = 40				
2 = 33,3				
21 = 52,5	13 : 8 = 61,5	40 : 32 = 80		
4 = 30				
17 = 28	Gruppe I u. II 27 : 11 = 40,7	Gruppe I u. II 61 : 27 = 44,2		Siehe auch Berger-Freiburg
29 = 43,3	47 : 28 = 59,5	67 : 47 = 70		
46 = 36,7	74 : 39 = 52,7	128 : 74 = 57,8		

Autor	Klinik	Publikationsort u. Zeit	Behand-lungsjahr	Beobach-tungsdauer	Zugänge Gesamtzahl
Döderlein	München	Strahlenther. **33**, 89	Weltliteratur Dauerheilung	5 Jahre	352
Döderlein und Voltz	München	ebenda Arch. Gynäk. **136**, 213	1913—1923	5—10 Jahre bis 15 Jahre	91
Forssell	Stockholm	Arch. Gynäk. **136**, 213	1913—1923	5—15 Jahre	46
Wintz	Erlangen	Arch. Gynäk. **136**, 213	1913—1923	5—15 Jahre	101
Feldweg-Baisch .	Stuttgart	Zbl. Gynäk. **1930**, Nr 17, 779	1913—1917	über 10 Jahre	68
			1918—1924	über 5 Jahre	67
Philipp-Gornick (Bumm)	Berlin	Münch. med. Wschr. **1926**, 272		über 5 Jahre	40

Korpuscarcinom.

1. **Operabilität: bei 448 Fällen op.: 353 = 78,8%.**

Döderlein	82,3%	Stoeckel	100,0%
Fritsch	75,7%	Wilson	62,0%
Krönig	100,0%	Thorn	78,9%
Mayer, A.	77,2%	Winckel	50,0%
Döderlein (Tübingen)	70,2%	Franz	93,5%
Döderlein (München)	86,6%		

2. **Primäre Mortalität: bei 435 Fällen: 35 = 8,43%.**

Fritsch	25	4	16,0 %
Krönig	23	1	4,34%
A. Mayer	102	8	7,8 %
Döderlein-Tübingen	26	2	7,6 %
Döderlein-München	13	4	30,7 %
Stoeckel	21	3	14,2 %
v. Winckel	10	0	0,0 %
Franz	58	2	3,4 %
Prochownik	42	3	7,1 %
Zweifel	28	1	3,5 %
Wertheim	67	7	10,4 %

Absolute Heilung %	Relative Heilung %	Operabilität %	Primäre Mortalität %	Bemerkungen
115 = 32,7	154 : 80 = 51,9			
36 = 39,5	50 : 30 = 66 38 : 3 = 7,91 inoperable	94 : 50 = 53,2		3 wurden operiert von den operablen Rad.u.Rö.=78,5% (28:22) Rad.=52,6% (19:10) Operationsrezidive 170 : 17 = 10%
20 = 43,5	25 : 15 = 60	46 : 25 = 54,3		
35 = 34,6	48 : 32 = 66,6	101 : 48 = 47,5		
25 = 36,7	59 : 22 = 37,3	68 : 61 = 89,7		9mal op., sonst Strahlenbehandlung mit 3 Fällen von Heilung = 33,3%
32 = 47,7	18 : 2 = 11,1	67 : 48 = 71,6		48mal op. mit 62,5% Heilung, davon 21 nach der Operation nachbestrahlt mit einer (21 : 12) Heilung von 57,1%, während die nur operierten Fälle eine Heilung von 3 : 18 = 60% aufweisen
18 = 45	34 : 18 = 52,9	40 : 34 = 85		

3. **Relative Dauerheilung**: bei 466 op. Fällen: 260 = 55,7%.

Döderlein	71,4 %	Wilson	38,7%
Fritsch	48,0 %	Thorn	70,0%
Krönig	56,5 %	Prochownik	71,4%
A. Mayer	54,9 %	Zweifel	85,7%
Döderlein (Tübingen)	50,0 %	Winckel	60,0%
Döderlein (München)	38,4 %	Franz	44,8%
Stoeckel	47,62%	Weibel-Wertheim	51,1%

4. **Absolute Heilung**: bei 448 Fällen: 184 = 41,07%

Döderlein	58,8%	Stoeckel	47,62%
Fritsch	36,3%	Wilson	24,0 %
Krönig	56,5%	Thorn	55,3 %
Mayer, A.	42,4%	Winckel	30,0 %
Döderlein (Tübingen)	35,1%	Franz	41,9 %
Döderlein (München)	33,3%		

Aus diesen Statistiken lassen sich folgende Schlüsse ziehen:

1. Es zeigt sich, daß die Operabilität des Korpuscarcinoms zwischen 50% (Winckel) und 100% (Krönig) schwankt und im Durchschnitt 78,8% beträgt.

2. Die primäre Mortalität schwankt zwischen 0 % (v. Winckel) und 30,7 % (Döderlein-München) und beträgt im Durchschnitt 8,43 %.

3. Die relative Dauerheilung aus 466 für diese Berechnung verwendbaren Fällen schwankt zwischen 38,4 % und 85,7 % und beträgt im Durchschnitt 55,7 %.

4. Die absolute Heilung aus 448 Fällen berechnet, schwankt zwischen 24 % (Wilson) und 58,8 % (Döderlein). Sie beträgt also im Durchschnitt 41,07 %.

Die tabellarische Übersicht über die Strahlenbehandlung des Korpuscarcinoms s. S. 682—685.

Auch hier lasse ich gleich wieder die Einzelstatistiken über Operabilität, primäre Mortalität, relative Heilung und absolute Heilung folgen:

Operabilität in Prozenten.

Autor und Klinik	Zahl der Zugänge an Korpus-Ca.	davon operabel Zahl	%
Adler (Wien)	4	2	50,0 %
Kupferberg (Mainz)	17	24	70,0 %
Eymer (Heidelberg)	44	29	66,0 %
Kollmann, v. Lehoczky (Budapest)	47	39	83,0 %
Seisser-Mau-Bauereisen (Magdeburg)	40	32	80,0 %
Krönig-Opitz (Freiburg)	128	74	57,8 %
Nahmacher (Jena)	24	17	70,8 %
Döderlein-Voltz (München)	94	50	53,2 %
Forssell (Stockholm)	46	25	54,3 %
Wintz (Erlangen)	101	48	47,5 %
Feldweg-Baisch (Stuttgart)	135	109	80,0 %
Philipp-Gornick-Bumm (Berlin)	40	34	85,0 %
zusammen	720	483	67,01 %

Primäre Mortalität.

Eymer (Heidelberg)	9,1 %
Döderlein-Voltz (München)	0,3 %
Kollmann, v. Lehoczky (Budapest)	0,9 %
	0,3—9,1 %

Relative Heilung der operablen und Grenzfälle.

Autor und Klinik	Fälle der Gruppe I—II	nach 5 Jahren noch am Leben Zahl	%
Adler (Wien)	2	1	50,0 %
Kupferberg (Mainz)	15	3	20,0 %
Eymer (Heidelberg)	29	9	31,0 %
Kollmann, v. Lehoczky (Budapest)	41	13	32,3 %
Seisser-Mau-Bauereisen (Magdeburg)	13	8	61,5 %
Krönig-Opitz (Freiburg)	74	39	52,7 %
Döderlein-Voltz (München)	50	33	66,0 %
Forssell (Stockholm)	25	15	60,0 %
Wintz (Erlangen)	48	32	66,6 %
Feldweg-Baisch (Stuttgart)	77	24	31,2 %
Philipp-Gornick-Bumm (Berlin)	34	18	52,9 %
zusammen	408	195	47,8 %

Absolute Heilung nach 5 Jahren (1913—1914, Weltliteratur).

Autor und Klinik	Gesamtzugänge an Korpus-Ca.	nach 5 Jahren noch am Leben Zahl	%
Adler (Wien)	4	2	50,0%
Kehrer (Dresden)	7	5	71,4%
Krönig-Opitz (Freiburg)	128	46	36,7%
Kupferberg (Mainz)	24	3	12,5%
Eymer (Heidelberg)	44	12	27,3%
Döderlein-Voltz (München)	91	36	39,5%
Kollmann, v. Lehoczky (Budapest)	47	14	30,0%
Gál (Budapest)	20	8	40,0%
den Hoed (Amsterdam)	6	2	33,3%
Seisser-Mau-Bauereisen (Magdeburg)	40	21	52,5%
Spinelli (Neapel)	13	4	30,0%
Forssell (Stockholm)	46	20	43,5%
Wintz (Erlangen)	101	35	34,6%
Feldweg-Baisch (Stuttgart)	77	24	31,2%
Philipp-Gornick-Bumm (Berlin)	40	18	45,0%
zusammen	688	215	36,3%

Diesen Statistiken liegen also 720 Fälle zugrunde. Von diesen sind 67% von den Strahlentherapeuten als operabel bezeichnet worden, wobei die Unterschiede über die Operabilitätsangaben außerordentlich weit auseinandergehen. Sie liegen zwischen 47,5% und 85%. Die primäre Mortalität ist eine sehr geringe und schwankt zwischen 0,3 bis 0,9%. Nur Eymer berichtet an der Heidelberger Klinik über 9,1% Mortalität. Die relative Dauerheilung, die nur bei 408 Fällen mitgeteilt ist, schwankt zwischen 20% und 70% und beträgt im Durchschnitt 47,8%. Die absolute Heilung aus den 688 Fällen der Gesamtstatistik schwankt zwischen 12,5% und 71%. Sie beträgt im Durchschnitt 36,3%.

Operative und Strahlenbehandlung des Korpuscarcinoms gegenübergestellt ergeben also:

Die durchschnittliche relative Heilung betrug bei der Operation 65,7%, bei der Strahlentherapie 47,8%.

Die durchschnittliche absolute Heilung betrug bei der Operation 41,07%, bei der Strahlentherapie 36,3%.

Aus dieser Gesamtstatistik kann man also den Schluß ziehen, daß die Leistungsfähigkeit der operativen Behandlung doch noch eine größere ist als die der Strahlentherapie. Wir selbst sind bisher auch so verfahren, daß wir beim Korpuscarcinom, wenn keine der oben erwähnten Kontraindikationen bestehen, bis heute noch die operative Therapie bevorzugt haben. Bei beginnendem Carcinom, kleinem Uterus und Fehlen einer Pyometra bevorzugen wir dabei die vaginale Totalexstirpation. Wir haben sogar dabei schon in Ausnahmefällen, wenn schwere Verwachsungen an den Adnexen bestanden, die Tuben und Ovarien, wenn sie makroskopisch als gesund erkannt waren, zurückgelassen, da wir ja grundsätzlich auch anschließend an die Operation des Korpuscarcinoms die Durchstrahlung des ganzen kleinen Beckens mit der Carcinomdosis vornehmen. Wir haben danach eine Ovarialmetastase bisher noch nicht erlebt. Wir führen die grundsätzliche Nachbestrahlung mit Röntgen schon deshalb durch, weil man auch beim Korpuscarcinom in etwa 15% der Fälle mit einer Erkrankung der Lymphdrüsen rechnen muß, wobei allerdings nicht wie beim Collumcarcinom die parametranen und iliacalen, sondern in der Hauptsache die Lumbaldrüsen in der Höhe des 1.—5. Lendenwirbels, erkranken. Man muß auch gerade bei der Operation des Korpuscarcinoms daran denken, daß retrograd gelegentlich auch die Inguinaldrüsen erkranken können. Bei beginnendem Korpuscarcinom ist jedoch die Mitbeteiligung der Lymphdrüsen eine sehr viel geringere. Immerhin kann sie auch da schon gelegentlich einmal erfolgt sein, ohne daß wir imstande sind bei der Operation schon vergrößerte Drüsen nachzuweisen. Das ist der Grund, weswegen wir grundsätzlich in allen Fällen die Nachbestrahlung des ganzen Beckens mit der Carcinomdosis vornehmen. Hat das Korpuscarcinom bereits auf die Cervix übergegriffen, dann ist natürlich auch die Gefahr des Vordringens des Carcinoms auf die Parametrien und die Miterkrankung der parametranen und iliacalen Drüsen ebenso gegeben wie beim Collumcarcinom. Solche Fälle und die, bei denen der Uterus vergrößert ist, oder die mit einem Myom größeren Umfanges kombiniert sind, greifen wir deshalb, wenn wir operativ vorgehen, lieber von oben an. Wir tun das auch dann, wenn eine Pyometra besteht, und wenn wir den Eindruck haben, daß bei vergrößerter Gebärmutter die Uteruswandungen sehr schlaff und brüchig sind. Wir haben gerade in diesen Fällen, wenn wir den Uterus bei der Operation selbst nicht mit der Zange fassen und nun nach Ablösung der Blase die Scheide mit Wertheimschen Klemmen abklemmen, die denkbar größte Garantie den Uterus unverletzt zu entfernen und eine Verschleppung der Infektion auf das Operationsgebiet und die freie Bauchhöhle zu vermeiden.

Die Technik des operativen Eingriffes unterscheidet sich bei der vaginalen Operation leichter Fälle nicht von der Exstirpation kleiner myomatöser Uteri und von der Exstirpation des Uterus bei Metropathien. Sie braucht deshalb nicht besonders geschildert zu werden. Wer trotz fortgeschrittenem Korpuscarcinom noch von unten operieren will, muß je nach den gegebenen Verhältnissen den Eingriff in der bei den Operationsmethoden des Collumcarcinoms angegebenen Weise der erweiterten vaginalen Operation ausdehnen. Bei dem abdominellen Verfahren begnügen wir uns in Fällen, die auf das Korpus beschränkt sind, mit der Revision der Drüsen direkt, die nur dann entfernt werden, wenn sie vergrößert sind und führen in solchen Fällen die einfache Totalexstirpation ohne Mitherausnahme des Beckenbindegewebes aus. Bei Übergreifen des Carcinoms auf den Gebärmutterhals und von da aus auf die Parametrien muß die Operation selbstverständlich im Sinne der erweiterten Totalexstirpation ausgeführt werden, wie sie ebenfalls oben beim Collumcarcinom bereits geschildert worden ist.

In neuerer Zeit hat man eine Trennung der verschiedenen Carcinome nach dem histologischen Bilde verlangt, wie sie Driessen bei seinen 45 Fällen durchgeführt hat, die in nebenstehender Tabelle aufgeführt sind. Solange der Krebs einen rein adenomatösen Bau zeigt, ohne Übergang in alveoläre oder diffuse Struktur, darf man — nach Driessen — im Großen und Ganzen einen guten Verlauf der Operation erwarten, eine unkomplizierte Konstitution des Kranken vorausgesetzt. Dauernde Heilung ist die Regel. Die Adeno-Alveolärcarcinome des Corpus dagegen sind viel gefährlicher: die Neigung zu Rezidiven dürfte kaum geringer sein als beim Halskrebs.

Erst die pathologisch-anatomische Untersuchung der Krebsfälle gibt eine Erklärung für die in der Literatur sich widersprechenden Ansichten über Operabilität, Prognose, Rezidiv und absolute Heilung. Driessen verlangt für eine brauchbare Statistik geheilter Fälle die pathologisch-anatomische Diagnose.

Pathol.-anatom. Diagnose	Anzahl der Fälle	Primäre Mortalität	Sekundäre Mortalität	Rezidiv-mortalität	Geheilt
Adenoma malignum	19	0	2	0	17
Adenocarcinom	11	1	1	3	6
Alveolärcarcinom	15	4	0	5	6
	45	5	3	8	29

Über die Technik der Bestrahlung des Korpuscarcinoms haben wir uns oben bereits geäußert. Es kommt alles darauf an, das Radium intrauterin so zu applizieren, daß möglichst die ganze Uterushöhle von der gewünschten Dosis getroffen wird. Wir haben schon auf Menges Bestreben hingewiesen, das durch eine besondere Anordnung der eingeführten Radiumkapseln zu erreichen. Ob es damit gelingen wird, die Erfolge der Strahlentherapie des Korpuscarcinoms weiter zu bessern, bleibt dahingestellt. Immerhin scheint uns die Möglichkeit durchaus gegeben. Betrachtet man aus dem oben wiedergegebenen gesamten Material der Bestrahlungsstatistiken die 3 Statistiken, die ein Material von 1919 bis 1924 behandeln, also aus einer Zeit berichten, in der schon von einem gewissen Fortschritt in der Strahlentherapie gesprochen werden kann, so ergibt sich schon ein besseres Resultat, als es das Durchschnittsresultat der Gesamtstatistik wiedergibt.

Strahlenerfolge bei Korpuscarcinom.

Absolute Heilung über 5 Jahre 1919—1924.

Döderlein-Voltz	42	23	54,7%
Gál (Budapest)	20	8	40,0%
Opitz (Freiburg).	67	29	43,3%
	129	60	46,5%

Relative Heilung.

Opitz (Freiburg).	47	28	59,5%
Döderlein (München).	28	22	78,5%
	75	50	66,6%

Aus dieser kleinen Statistik von 129 Fällen geht also hervor, daß sich mit besserer Bestrahlungstechnik die relative Heilung von 47,8% auf 66,6% die absolute Heilungsziffer von 36,3% vor 1919 auf 46,5% nach 1919 gehoben hat. Dabei wären also schon die Durchschnittserfolge der operativen Behandlung überschritten. Diese Tatsache und der weitere Ausbau der Strahlentherapie läßt es uns nicht unmöglich erscheinen, daß vielleicht schon in absehbarer Zeit auch beim Korpuscarcinom die Strahlenbehandlung die Methode der Wahl werden wird.

Vignes und Béclère sagen über die Behandlung des Korpuscarcinoms in Frankreich, daß bei allen operablen Adenocarcinomen im Pariser Radiuminstitut die Operation vorgezogen wird, und daß es vor allem auf die exakte Diagnose des Korpuscarcinoms ankommt. Sie schreiben:

„Angesichts der Schwierigkeit der exakten mikroskopischen Diagnose hilft das hysterographische Verfahren, wie es Béclère ausgearbeitet hat, Art und Sitz der Erkrankung festzustellen. Einfache gutartige Adenomwucherungen müssen scharf von den echten Adenocarcinomen getrennt werden. Letztere treten selten auf. Von 800 Carcinomen des Uterus in den Jahren 1919 bis 1927 waren nur 30 Drüsencarcinome, 13 Korpus- und 17 Cervixcarcinome. Davon sind 5 = 16,6% anscheinend geheilt. Von 13 operablen Fällen wurden nur 2, also 15,4% geheilt, wobei jedoch keine Trennung zwischen Korpus und Collum-Ca. gemacht wird.

Schlußfolgerungen zur Frage der Therapie des Uteruscarcinoms.

Zusammenfassend möchten wir folgende Leitsätze für die Behandlung des Collum- und Korpuscarcinoms aufstellen.

1. Wer das Collumcarcinom rein operativ behandelt, muß die Operabilität so hoch wie möglich steigern und so radikal wie möglich vorgehen. Trotz dadurch bedingter erhöhter primärer Mortalität erhöht sich damit auch die Zahl der absoluten Heilung.

2. Als Methode der Wahl kann deshalb für den ausschließlich operativ vorgehenden Therapeuten nur die erweiterte abdominelle oder vaginale Methode in Frage kommen.

3. Die Leistung des abdominellen Verfahrens übertrifft noch immer die der vaginalen Methoden. Die nur bei dem abdominellen Vorgehen ermöglichte Entfernung der Drüsen scheint trotz gegenteiliger Annahmen für diese Überlegenheit doch von Bedeutung zu sein.

4. Diskutabel bleibt die Frage, ob man bei klinisch palpatorisch ganz beginnendem, auf die Portio beschränktem Carcinom die Größe des Eingriffes einschränken und sich mit einer einfachen abdominellen oder vaginalen Totalexstirpation begnügen kann. Unsere eigenen und die Untersuchungen anderer haben zwar gezeigt, daß auch bei ganz beginnendem Carcinom gelegentlich schon die Drüsen, besonders die im Iliacaldreieck erkrankt sein können. Es besteht dann die Möglichkeit, daß diese Fälle, trotz Nachbestrahlung, wenn sie nur mit einfacher Totalexstirpation operiert wurden, rezidiv werden. Andererseits wird durch die Einschränkung des operativen Eingriffes die primäre Mortalität dadurch nicht unerheblich erniedrigt, so daß mit der Einschränkung des operativen Eingriffes in beginnenden Fällen vielleicht doch das Dauerresultat erhöht wird. Voraussetzung für eine derartige Einschränkung wäre jedoch immer eine gründliche Nachbestrahlung.

5. Unter Berücksichtigung dieser Möglichkeit wäre es dann empfehlenswert, in jedem Falle die Operation abdominell anzufangen, um beim Fehlen vergrößerter Drüsen den Eingriff abdominell oder vaginal als einfache Totalexstirpation zu beenden. Fänden sich jedoch vergrößerte Drüsen, dann müßte der Eingriff abdominell oder vaginal so radikal wie möglich durchgeführt werden.

6. Das Adenocarcinom des Collum uteri verlangt — auch im Beginn der Erkrankung — unter allen Umständen ein radikales Vorgehen.

7. Durch eine der Radikaloperation folgende ausreichende und sachgemäße Nachbestrahlung wird die operative Leistung gebessert.

8. Ob und wie weit eine Vorbestrahlung den operativen Eingriff selbst erschwert oder erleichtert, und wie weit durch sie die Resultate günstig beeinflußt werden können, ist noch nicht geklärt.

9. Ungeklärt ist weiterhin, ob man in der Hoffnung auf den Erfolg auf eine Vor- und vor allen Dingen auf eine Nachbestrahlung, die Gründlichkeit des operativen Eingriffes überhaupt herabsetzen darf. Die schlechten Erfahrungen, die Krönig seinerzeit mit

diesem Versuch gemacht hat, — allerdings mit einer bei weitem noch nicht so leistungsfähigen Bestrahlungstechnik wie heute — mahnen zur Vorsicht.

10. Das Collumcarcinom in graviditate erfordert unbedingt eine operative Behandlung ohne Rücksicht auf das Kind. Nur die Gründe, die überhaupt gegen eine Operation sprechen, rechtfertigen die Strahlentherapie als Methode der Wahl.

11. Beim Korpuscarcinom waren bis vor kurzem noch die Resultate der operativen Behandlung besser. In jüngster Zeit sind auch mit der Strahlentherapie Erfolge erzielt worden, die denen der operativen Behandlung gleichkommen. Ob in Zukunft Operation oder Bestrahlung die Methode der Wahl sein wird, läßt sich noch nicht entscheiden.

12. Für die reine Strahlenbehandlung des Collumcarcinoms hat sich die kombinierte Behandlung von Radium oder Mesothorium und Röntgen allgemein eingebürgert. Dabei wird von den allermeisten Therapeuten der Hauptwert auf das Radium bzw. Mesothorium gelegt.

13. Aus dem klinischen Material läßt sich heute noch nicht herauslesen, welche Methode als die erfolgreichste anzusehen ist. Als Optimum der Behandlung werden heute 6000 bis 7500 mgh, intracervical und vaginal verabfolgt, angesehen.

14. Wird ein bestrahltes Carcinom rezidiv, so sind beide Methoden, die nochmalige Strahlentherapie und die operative Entfernung des Uterus versucht worden. Ausreichendes Material zur Beurteilung der Frage, ob diese oder jene Methode die bessere ist, liegt noch nicht vor. Die beachtlichen Erfolge Heymans mit der operativen Behandlung solcher Rezidive und dann nochmals nachfolgender Bestrahlung verdienen Nachahmung.

Die Chemotherapie des Carcinoms.
Von
L. Schoenholz-Köln.

Einleitung.

Ein Handbuchkapitel über die Chemotherapie des Carcinoms zu bringen, mag verfrüht erscheinen, da den zahllos angewandten Mitteln und Methoden zum Mindesten beim Menschen ein durchgreifender Erfolg bisher nicht beschieden war. Es besteht ein krasses Mißverhältnis zwischen der Zahl der Veröffentlichungen auf diesem Arbeitsgebiet und den größtenteils mehr als bescheidenen Erfolgen! Von therapeutischen „Tatsachen" kann noch nirgends gesprochen werden und nur von einer „Forschung" kann die Rede sein; wohl aber sind wir gerade in den letzten Jahren theoretisch, und zwar in der Frage der Geschwulst- und Zellbiologie um ein Bedeutendes vorwärtsgekommen, und die hier gewonnenen „Ergebnisse" weisen der Chemotherapie einen bedeutenden Platz in der Therapie des Carcinoms für die Zukunft zu; sie berechtigen auch dazu, eine Darstellung an dieser Stelle zu bringen, schon aus dem einen Grunde, weil vermutlich auf diesen Ergebnissen der letzten Jahre die Forscherarbeit des nächsten Menschenalters fußen wird.

Trotzdem wäre es nach unserer Ansicht verfehlt, den Bericht auf den oben umschriebenen Stand der chemotherapeutischen Carcinomforschung zu beschränken! Auch die lückenlose Erforschung der Geschwulst- und Zellbiologie besagt noch nicht, daß uns auf diesem Wege das therapeutische Rüstzeug ersteht, das wir als Krönung dieser Forschungen erwarten. Es wäre nicht das erste Mal, daß ein rein empirisch gefundener therapeutischer

Weg den nach jeder Richtung hin wandelbaren, erweiterungs- und einschränkungsfähigen Spekulationen, wie sie sich aus biologischen Kenntnissen für die Therapie ergeben, vorangegangen wäre. Wir werden deshalb nicht umhin können, auch über therapeutische Versuche zu berichten, denen der Zusammenhang mit unseren jetzigen biologischen Kenntnissen fehlt oder zu fehlen scheint. Auf der anderen Seite ist es aber ganz unmöglich, aus diesem Kapitel ein Sammelwerk zu machen, das sämtliche Publikationen berücksichtigt, die zur Chemotherapie zählen. Von dem Umfang einer solchen Arbeit kann sich derjenige eine Vorstellung machen, der das vierbändige Standardwerk dieser Art von J. Wolff kennt, das zudem die lawinenhaft angeschwollene Literatur der letzten 10 Jahre noch nicht berücksichtigt. Wir werden uns darauf beschränken müssen, die Mittel und Wege zu erörtern, die sich einer Anerkennung in der Praxis erfreuen, woraus wir wohl mit Recht auf einen gewisssen Erfolg schließen dürfen, den man bei ihrer Anwendung gesehen hat. Wir werden dabei die Erfahrung machen, daß diese Mittel zum Teil schon von alters her in Gebrauch sind, daß sie sich über Jahrhunderte und Jahrtausende als Therapeutica halten konnten, ohne daß man sich früher über die Wirkungsweise besondere Rechenschaft ablegte. Mit der Entwicklung der Chemie und der biologischen Arbeitsmethoden wurde auch der Einfluß dieser Mittel analysiert und ihr günstiger Effekt zum Teil bestätigt.

Wenn wir von günstigen Resultaten chemotherapeutischer Maßnahmen beim Carcinom schreiben, so betrifft das zur Hauptsache den tierischen Krebs; von Erfolgen beim menschlichen Carcinom kann, wie bereits betont wurde, wenig Gutes, zum mindesten nichts Eindeutiges berichtet werden. Mit dem günstigen „Eindruck", den einzelne Autoren bei Verwendung dieses oder jenes Mittels gewonnen haben, läßt sich nicht viel anfangen, und es ist eine sehr auffallende und zugleich vielsagende Tatsache, daß fast alle Publikationen, die sich mit der Chemotherapie des menschlichen Carcinoms beschäftigen, nur mit Einzelfällen aufwarten, deren Schilderung gewöhnlich im Mißverhältnis steht zu dem großen Umfang, den die theoretische Betrachtungsweise des therapeutischen Vorgehens einnimmt. Soweit ein solches „Programm" auf biologischen und chemischen „Tatsachen" und auf den experimentellen Ergebnissen aufbaut, dient es der Forschung und erweitert unseren Einblick in das biologische Geschehen; wir werden deshalb die Gedankengänge der einzelnen Autoren zu betrachten haben, wenn wir über ihr Vorgehen berichten, auch wenn man im Interesse der Kritik und Klarheit oft wünschen möchte, daß die Veröffentlichungen mehr Praxis und weniger Theorie brächten. Wo aber, wie es sehr oft geschieht, der Boden der wissenschaftlich fundierten Erkenntnisse verlassen und statt dessen nur auf Spekulationen aufgebaut wird, da müssen wir es uns versagen, die theoretischen Gedankengänge der Autoren aufzuzeichnen, auch wenn das Resultat ihrer Therapie eine Schilderung verlohnt.

Im Gegensatz zu der dürftigen Ausbeute klinischer Untersuchungen wird die experimentelle Krebsforschung einen breiteren Raum in dieser Abhandlung einnehmen. Dabei müssen wir uns von vornherein darüber im klaren sein, daß bezüglich der Therapie außerordentlich große Reaktionsunterschiede zwischen dem menschlichen und tierischen Carcinom bestehen. Auf der anderen Seite drängen aber alle Forschungsergebnisse zu der Auffassung, daß das Carcinom bei Mensch und Tier einen analogen biochemischen Prozeß darstellt, der nicht nur dem Krebs, sondern allen malignen Geschwulstarten eigen zu sein scheint. Wir werden uns deshalb auch nicht auf die Chemotherapie des Carcinoms beschränken, sondern Sarkome, Melanome und andere bösartige Geschwülste in unsere Betrachtung einbeziehen müssen. Wo in folgendem vom Carcinom die Rede ist, da sind, wenn nicht ausdrücklich eine Einschränkung gemacht wird, alle malignen Geschwülste gemeint.

Die experimentelle Geschwulstforschung hat uns in der Kenntnis der Chemie und Biologie des Krebsleidens in den letzten Dezennien um ein Bedeutendes vorwärts gebracht. Ihr verdanken wir einen mächtigen Impuls für therapeutische Maßnahmen vieler Art, von denen wir einstweilen allerdings nur hoffen dürfen, daß sie uns über die Grenzen, die der operativen Behandlung und der Aktinotherapie gezogen sind, hinwegführen. Ihre Bedeutung ist im einzelnen dadurch beeinträchtigt, daß die Forschungsergebnisse, auf denen sie beruhen, zum Teil noch sehr umstritten sind. Desungeachtet mögen sie hier Platz und Anerkennung finden, weil wir noch gar nicht überblicken können, nach welcher Seite sich die Waage neigen wird. In vielen Punkten aber gestattet das vorliegende Tatsachenmaterial heute schon eine kritische Stellungnahme.

1. Die Grundlagen der Chemotherapie des Carcinoms.

Die Erörterung der aus der biologischen Erforschung des Krebsleidens bei Mensch und Tier gewonnenen Kenntnisse ist unerläßlich, wenn wir die Wege kennen lernen wollen, die die moderne Chemotherapie geht. Die uns heute auf diesem Gebiete zur Verfügung stehenden Kenntnisse können wir mit Rücksicht auf die Chemotherapie in zwei Teile gliedern. Der eine Teil betrifft chemische und biologische Einzelheiten, die uns von der Geschwulstzelle bzw. dem Geschwulstträger bekannt sind. Der andere Teil geht das Gebiet der Krebsätiologie an, mit dessen Darstellung wir uns zunächst befassen wollen. Ausdrücklich sei nochmals hervorgehoben, daß die Erfassung der gesamten und auf diesem Gebiete besonders umfangreichen Literatur nicht geplant ist, daß es uns vielmehr darauf ankommt, die Forschungsrichtung in großen Zügen hier wiederzugeben und den Zusammenhang zwischen der ätiologischen Betrachtungsweise der Geschwulstbildung und den Wegen, die die moderne Chemotherapie einschlägt, zu zeigen.

Von den zahllosen **Krebstheorien,** die im Laufe der Jahrtausende geboren wurden, war es nur der Virchowschen Reiztheorie vergönnt, sich durchzusetzen. Das geschah, wie wir alle miterlebt haben, unter großen Kämpfen, die letzten Endes immer wieder der Tatsache entsprangen, daß es bis vor kurzem nicht möglich war, den Krebs experimentell durch Reizwirkung zu erzeugen. Man durfte gerade von dieser Theorie — darin hatten die Zweifler unbedingt recht — erwarten, daß sie sich durch das Experiment erhärten ließ. Die Hartnäckigkeit, mit der das Experiment den zahllosen Versuchen trotzte, schien einigen Autoren selbst auch gegen die klinischen Beobachtungen zu sprechen, die vor der Epoche der experimentellen Geschwulstforschung immer als eindeutige Beweise der Carcinomentstehung aus chronischen Reizen angesehen wurden, wie, um nur 2 Beispiele zu nennen, der Pessarkrebs in der Vagina und der Unterlippenkrebs der Pfeifenraucher. Dieser Zweifel sind wir heute völlig enthoben, nachdem es gelungen ist, eine weitgehende Übereinstimmung zwischen den klinischen Beobachtungen und der experimentellen Forschung in dem Sinne herbeizuführen, daß die Reize, die wir klinisch als carcinomauslösende Ursache ansprechen — richtig angewandt — auch beim Tiere eine maligne Neubildung auszulösen imstande sind.

Als Folge mechanischer Reizung sah z. B. Kazama nach Einbringung von Fremdkörpern (Steinen bzw. Gallensteinen) in die Gallenblase oder andere Hohlorgane unter 244 Tieren in 101 Fällen (= 41%) das Auftreten infiltrierend wachsender Adenocarcinome. Nach Haferfütterung an Ratten konnte ferner in einigen Fällen (Secher, Fibiger) ein Carcinom der Zunge beobachtet werden, von dem man ohne weiteres jedoch nicht sagen kann, ob hier der mechanische Reiz allein oder in Verbindung mit einem chemischen Reiz wirksam war, eine Frage, die übrigens auch den Lippenkrebs der Pfeifenraucher betrifft (Nicotin, Tabaksteer s. Lickint). Daß chemische Reize eine Krebsbildung verursachen können, ist klinisch schon lange als sicher angesehen worden. Eine solche Erklärung fanden schon immer die sog. Berufskrebse wie der Blasenkrebs der Anilinarbeiter, der Rußkrebs der Schornsteinfeger am Scrotum, der Paraffinkrebs und der Lungenkrebs der Schneeberger Bergleute. Es ist nun sehr interessant und auch für die Chemotherapie nicht ohne Bedeutung, daß die Berufskrebse dieser Art von Hamilton und anderen Autoren auf eine gemeinsame Ursache, und zwar auf den Arsengehalt der verschiedenen Stoffe zurückgeführt werden. Tatsache ist, daß sowohl die Klinik als auch vor allem das Experiment (Leitsch und Kannaway) das Arsen als ein krebserzeugendes Mittel anzusehen berechtigt; auf der anderen Seite ist es anderen Autoren (Bierich u. Möller, Teutschländer) gelungen, mit arsenfreiem Teer experimentell Krebs zu erzeugen.

Der experimentelle Teerkrebs, der seine Entdeckung den grundlegenden Versuchen von Yamagura und Jchikawa verdankt, stellt heute die sicherste Stütze der Reiztheorie dar. Auf ihm fußt die Mehrzahl aller biologischen Krebsstudien, mit deren Ergebnissen wir uns noch häufig zu befassen haben werden. Außer mit Teer ist heute aber auch die Krebserzeugung experimentell mit allen Substanzen möglich gewesen, die wir für die Berufskrebse ätiologisch in Anspruch nehmen. Das gilt auch für den Röntgenkrebs, für den wir eigentlich des Tierexperimentes nicht mehr bedurften, da sich als unfreiwilliges Versuchsobjekt Ärzte und Techniker der Forschung zur Verfügung stellten. Immerhin ist es doch von Bedeutung, daß es Bloch gelang, durch Röntgenstrahlen auch beim Tier (Kaninchenohr) Krebs zu erzeugen. Das bisher besprochene Ergebnis der experimentellen Geschwulstforschung scheint uns nach allem, wie es auch Lewin ausgesprochen hat, zu der Forderung zu berechtigen, daß jede Krebstheorie heute experimentell belegt sein muß, wenn sie Anspruch auf Anerkennung haben will.

Wie steht es nun in dieser Beziehung mit der parasitären Krebstheorie, die durch die Arbeiten der letzten Jahre in den Mittelpunkt des Interesses gerückt ist? Die entscheidende Frage, auf die es uns hier ankommt, ist die: Ist das Carcinom eine parasitäre Erkrankung oder sind Parasiten nur als Gelegenheitsursache bzw. als prädisponierend anzusprechen, wobei genau so wie bei den vorher genannten Agenzien eine Reizwirkung für die Carcinomentstehung den Ausschlag gäbe.

Schon die klinischen Beobachtungen schienen zu beweisen, daß parasitären Erkrankungen ein ätiologisches Moment für die Krebsentstehung innewohnt. Fabre hat schon im Jahre 1777 die Lues ätiologisch mit dem Carcinom in Beziehung gebracht und auch v. Esmarch hat den Zusammenhang von Lues und Carcinom mit Eifer betont. Auch jüngere Arbeiten (Horand und Schleicher, Monod, Gellhorn) weisen auf den Zusammenhang zwischen Lues und Carcinom hin. Sehr umstritten war im vorigen Jahrhundert die Frage, ob die Tuberkulose eine Prädisposition für das Carcinom schaffe. Während die Wiener Schule unter Rokitansky einem solchen ätiologischen Zusammenhang völlig ablehnend gegenüberstand, ja Carcinom und Tuberkulose geradezu als antagonistische Krankheiten bezeichnete, konnten deutsche Autoren schon damals die Koexistenz von Tuberkulose und Carcinom einwandfrei nachweisen. Heute ist an einem solchen Vorkommen nicht mehr zu zweifeln, und wir möchten nur auf die Beobachtungen v. Franqués aus unserem Spezialgebiet hinweisen, die Fälle von gleichzeitigem Vorkommen von Carcinom und Tuberkulose in Uterus und Tuben betreffen. v. Franqué spricht den chemischen Reiz des Tuberkelbacillus als auslösende Ursache der Carcinomentwicklung an. Auch über diesen Punkt dürfen wir zur Tagesordnung übergehen, nachdem es gelungen ist, nach Impfung mit säurefesten Bakterien (Jensen) und Lues-Spirochäten (Brown, Wade und Pearce) beim Tier eine Carcinomentwicklung zu beobachten. Was wir in dieser Beziehung über die Syphilis und Tuberkulose sagten, gilt vice versa für alle Infektionskrankheiten, deren prädisponierende Eigenschaften für die Carcinomentwicklung von namhaften Forschern heute als sicher angenommen werden.

Was uns therapeutisch vor allem interessiert ist die Frage, ob es spezifische Krebserreger gibt! Noch bis vor wenigen Jahren wurde diese Frage ziemlich einmütig verneint und Berichte über spezifische Carcinomerreger begegneten dem größten Mißtrauen. Heute liegen Beobachtungen vor, die in gewissem Sinne zu einer Revision unserer Jahrzehnte lang geltenden Anschauung auffordern. Glover konnte schon im Jahre 1920 mit einem Mikroorganismus, den Loudon und Cormack aus menschlichen und tierischen Carcinomen züchteten, maligne Geschwülste bei Tieren erzeugen. Wir wollen den Streit, der sich um diesen Mikroorganismus entspann, in seinem Für und Wider nicht verfolgen und uns vielmehr den exakten Untersuchungen dieser Art zuwenden, die von F. Blumenthal und seinen Schülern stammen. Diese Untersuchungen nehmen ihren Ausgang von der Entdeckung des sog. Bacillus tumefaciens als Ursache der Pflanzentumoren durch Erwin Smith. Ein dem Bacillus tumefaciens ähnliches Stäbchen wurde erstmalig von Paula Meyer in dem Sekret eines Mammacarcinoms gefunden. Die Impfung von Sonnenblumen mit einer Kultur dieses Bacillus fiel positiv aus. Nach F. Blumenthal ist es nunmehr gelungen, in einem Drittel aller menschlichen Tumoren den Bacillus tumefaciens nachzuweisen und nach geeigneter Züchtung auch maligne, metastasierende Geschwülste mit ihm bei Tieren zu erzeugen (Auler, Reichert). Die Gruppe des Bacillus tumefaciens wurde von Funk bei Uteruscarcinom und von Kauffmann bei 2 Stämmen des Ehrlichschen Mäusekrebses gefunden.

Ganz einwandfrei hinsichtlich ihrer Deutung sind die oben genannten Experimente zwar nicht, weil ein positives Impfresultat in erheblichem Maße erst zu erzielen war, als man dem Bakteriengemisch Kieselgur oder von Menschenkrebsen stammende Ödemflüssigkeit zusetzte. Nun kennen wir aber schon seit längerer Zeit Kieselgurtumoren, die allerdings zumeist nur zur Bildung von Granulationsgeschwülsten führten. Nur Stieve ist es gelungen, aus solchen Kieselgurtumoren durch Weiterverimpfung in 3 Fällen Geschwülste mit infiltrativem Wachstum zu erzeugen. Wir dürfen deshalb bei dem positiven Ausfall der Tumefaciens-Experimente wohl annehmen, daß dem überimpften Bazillus eine cancerogene Eigenschaft innewohnt, die aber sicher nicht an den Bacillus tumefaciens allein gebunden ist, sondern auch anderen Mikroorganismen innewohnt, ja sogar ein Bestandteil zellfreier Filtrate von Carcinomgewebe zu sein scheint.

Schon im Jahre 1911 berichteten Rous und Murphy von ihren aufsehenerregenden Versuchen mit dem Hühnersarkom, in denen es gelang, bei Überimpfung eines Filtrates einen Tumor vom Bau der Primärgeschwulst zu erzeugen. Lange Jahre wogte der Kampf hin und her in der Frage, ob die Filtrate nicht doch noch Zellen oder Zelltrümmer enthielten, die für das Angehen des Impftumors verantwortlich zu machen seien. Jung glaubt den Nachweis erbracht zu haben, daß selbst bei allerschärfster Filtrierung noch Zellen in das Filtrat übergehen oder zum mindesten Kerne, an denen sich noch Plasmateile befinden. Auf der anderen Seite hält es Alb. Fischer für erwiesen, daß der Roustumor durch ein zellfreies Filtrat erzeugt werden kann. Es würde demnach ein invisibles, cancerogenes Virus bestehen, das übrigens beim Roustumor nicht allein auf die Geschwulst beschränkt ist, sondern dem Organismus des Geschwulstträgers eigen zu sein scheint, weil eine Weiterimpfung auch möglich ist, wenn man mit Filtraten von Blut und Peritonealflüssigkeit oder mit Preßsäften anscheinend gesunder Nieren, Ovarien, Milz usw. arbeitete (Pentimalli, Lewin, Busch, Bürger, E. Fränkel, Teutschländer).

Neuerdings hat Ragnotti seine Untersuchungen besonders der Frage zugewandt, an welchen Teil des Blutes das tumorerzeugende Agens beim Roussarkom gebunden ist. Lewis und Andervont hatten bereits gefunden, daß die Leukocyten und das Plasma der Sarkomtiere geeignet sind, Tumoren zu erzeugen. Pentimalli gelang es, mit gewaschenen Erythrocyten und Serum das Agens zu übertragen. Ragnotti kommt in seinen Experimenten zu einer Bestätigung dieser Beobachtungen und konnte außerdem zeigen, daß auch das Fibrin das Sarkom-Agens enthält.

Welcher Art nun dieses invisible Virus ist, ob es belebt ist oder ein chemisches Agens, vielleicht ein Stoffwechselprodukt der Parasiten oder, wie F. Bumenthal meint, ein Ferment darstellt, das ist noch völlig unklar. Die Mitteilungen von Gye und Barnard, die seinerzeit sehr großes Aufsehen erregten, und von der Weiterzüchtung und photographischen Darstellungsmöglichkeit des filtrierbaren Virus berichteten, sind noch keineswegs sicher erwiesen.

Es erübrigt sich noch, darauf hinzuweisen, daß auch bei malignen Geschwülsten von Ratten und Mäusen eine Überimpfung nach Filtration gelungen ist (Rh. Erdmann, B. Fischer, Haagen). Aus einer jüngst erschienenen Arbeit von F. Blumenthal können wir entnehmen, daß mit demselben positiven Ergebnis auch die Injektion von Blut, Erythrocyten und Leukocyten bei einigen Ratten- und Mäusetumoren abschloß. Besonders wichtig erscheinen in diesem Zusammenhang die Experimente von Kriczewski, die zeigten, daß es auch möglich ist, menschliche Tumoren auf Ratten zu übertragen. Es handelte sich dabei um ein Melanosarkom, dessen Überimpfung außer mit dem Tumor selbst, auch mit seinem blutigen Inhalt, selbst nach Filtration mit Sand gelang. Blumenthal und Auler gelang es in 3 Fällen durch Stauungslymphe von besonders malignen menschlichen Krebsfällen nach Zusatz von Kieselgur als Reizmittel bei Ratten maligne Tumoren zu erzeugen.

Diese Experimente, die im einzelnen von nicht zu unterschätzender Bedeutung sind, besagen nun noch nicht, daß das hier vermutete Krebsvirus eine Allgemeinbedeutung für die Carcinogenese besitzt, daß es, wie einige Autoren meinen, ubiquitär vorkommt und das ätiologische Prinzip des Carcinoms darstellt. Einstweilen können wir nur sagen, daß es bei einigen Säugetiertumoren ätiologisch sehr wahrscheinlich in Frage kommt.

Wenn wir in dieser Arbeit die nicht sicher zu bewertenden Untersuchungsergebnisse im allgemeinen unberücksichtigt lassen wollen, so möchten wir doch etwas näher auf die Experimente Heidenhains eingehen, schon um zu zeigen, daß man gerade in der Frage der parasitären Ätiologie seine Ergebnisse besonders kritisch wägen soll, bevor man mit festen Thesen an die Öffentlichkeit tritt. Heidenhain arbeitete mit zellfreien Tumorautolysaten menschlicher Geschwülste und konnte durch Injektion solchen Materials bei Tieren Carcinome, Sarkome und Mischgeschwülste erzeugen. Die Entwicklung der Geschwülste erfolgte zumeist an einem der Injektionsstelle fernen Ort. Heidenhain kommt auf Grund seiner experimentellen Ergebnisse zu dem Schluß, daß er mit dem zellfreien Autolysat einen Stoff verimpft hat, der geeignet ist, sowohl Carcinome als auch Sarkome hervorzurufen. Die Krebskrankheit trägt nach seiner Ansicht den Charakter der Infektionskrankheit und Heidenhain gibt auch der Meinung Ausdruck, daß das wirksame Agens beim Krebszerfall frei wird und ansteckend wirken kann. Diese Folgerung muß allein schon aus der Tatsache, daß über 90% seiner Versuchstiere (Mäuse) sich als immun erwiesen, abgelehnt werden. Die Entstehungsdauer der Impftumoren, die sich auf 2—23 Monate beläuft, scheint uns ebenfalls nicht gerade für diese Theorie zu sprechen. Auch die Tatsache, daß bei Kontrollversuchen mit Autolysaten normalen Gewebes in 3 Fällen ein Mammatumor entstand, muß zu Bedenken gegen die vorgebrachte Anschauung Veranlassung geben. Gedacht werden muß bei diesen Befunden weiterhin der noch später zu besprechenden Beobachtungen von Maud Slye, die bei etwa 75000 weißen Mäusen in über 6% der Fälle bösartige Spontantumoren nachwiesen und es sei in diesem Zusammenhang schließlich an die Versuche Carrells erinnert, die zeigten, daß man mit kleinsten Mengen von Indol, also mit einem intermediären Stoffwechselprodukt, Tiertumoren erzeugen kann. Wenn Blumenthal auf Grund dieser Befunde schon auf die Möglichkeit der Krebsgenese durch Indol für das menschliche Carcinom aufmerksam macht, so zeigt das zum mindesten, daß man in der genetischen Beurteilung von tierischen Geschwülsten äußerst vorsichtig sein muß.

Heidenhain, der noch immer an der richtigen Auslegung seiner Experimente festhält, fordert neuerdings dazu auf, ihm die Kenntnis aller Spontantumoren bei der Maus zugänglich zu machen. Er hält es für möglich, daß „in unserem Bereich" die Verhältnisse in dieser Beziehung ganz anders liegen wie in Amerika (M. Slye), gleichwie nach sicherer klinischer und statistischer Erfahrung nicht nur in Deutschland, sondern auch im Ausland die Krebshäufigkeit beim Menschen örtlich verschieden ist. Wir sind in der Lage, einen Beitrag zu dieser Frage zu liefern. Zum Zwecke der Züchtung schafften wir uns in Köln einen Stamm von 26 Muttertieren an, die aus verschiedenen Quellen stammten. Von diesen Tieren erkrankten sechs spontan an einem Carcinom. Das entspräche einem Satz von 23%. In 4 Fällen handelt es sich um ein Mammacarcinom, in den beiden andern Fällen war der Entstehungsort noch nicht ganz sicher nachzuweisen; es handelte sich um Tumoren, die sich in der Gegend des linken Vorderlaufes bzw. am Rücken subcutan entwickelt hatten. Wir sehen also, wie bei der Maus in einem sehr hohen Prozentsatz — auch in Deutschland — maligne Spontantumoren auftreten können, deren Art und Lokalisation, wie wir aus den Experimenten von Maud Slye wissen, erblich fixiert und durch Kreuzung zu beeinflussen ist (s. unten). Daß die Experimente Heidenhain's und vor allem seine Schlußfolgerungen mit größter Vorsicht aufgenommen werden müssen, erhellt auch aus den jüngst erschienenen

Ausführungen von Lubarsch, dem die Präparate Heidenhains vorlagen. Von den als positiv bezeichneten 174 Versuchen konnte Lubarsch eine größere Zahl als Fehldiagnose und einen Teil als diagnostisch zweifelhaft nachweisen. Unter Einschluß der zweifelhaften Fälle bleiben 135 positive Versuchsergebnisse übrig, was einem Hundertsatz von 6,6 entspricht. Damit bleibt Heidenhain hinter der von Maud Slye gefundenen Durchschnittszahl von Spontantumoren zurück und liegt weit unter der von uns gefundenen Zahl von 23%, die allerdings ein ganz außergewöhnliches Ergebnis darstellt, immerhin aber darauf hinweist, wie stark bei solchen Experimenten Zufälligkeiten mitspielen können. Wir sind mit Watermann der Meinung, daß sich alle Beobachtungen, die für die parasitäre Ursache des Carcinoms sprechen, später vielleicht als ein besonderes biologisches Problem ganz anderer Art erweisen können.

Wir möchten es nicht versäumen, an dieser Stelle auch der makroskopischen Parasiten als gelegentlicher Krebsursache Erwähnung zu tun, weniger wegen der klinischen Einzelbeobachtungen, die auf einen Zusammenhang der malignen Neubildung mit den in ihnen oder in ihrer Nachbarschaft gefundenen Parasiten hinweisen, als vielmehr wegen der epochalen Untersuchungen Fibigers auf diesem Gebiete. Fibiger gelang es, durch Verfütterung der in Schaben sich entwickelnden Larve eines Nematoden (Spiroptera neoplastica oder Gonglyonema neoplasticum) an Ratten in einem großen Prozentsatz — bei einer Versuchsreihe von über 100 Tieren in fast 60% der Fälle — einen Vormagenkrebs vom typischen Bau des Plattenepithelcarcinoms zu erzeugen. Auch Zungencarcinome wurden von Fibiger beobachtet als Folge der Einwanderung der Larven in das Epithel. Das Gewebe reagiert auf dieses Ereignis zunächst mit einer starken Entzündung, der dann ausgedehnte Zellwucherungen zu folgen pflegen. Auch von menschlichen Carcinomen wissen wir heute, daß bei ihrem Zustandekommen tierische Parasiten eine entscheidende Rolle spielen können. In Ägypten gelangt durch Trink- und Badewasser ein Parasit, Schistosoma haematobium, in den Körper; er siedelt sich mit Vorliebe in der Blase an und ruft in etwa 5—10% der Fälle auf der Basis einer Entzündung einen Krebs hervor. In Japan soll ein Parasit für das Zustandekommen von Darmkrebs eine Rolle spielen. Die vorgenannten, in unseren Breitegraden gemachten klinischen Beobachtungen, bei denen im Geschwulstgewebe bzw. in der Nachbarschaft makroskopische Parasiten verschiedener Art gefunden wurden, erhalten durch die Entdeckung Fibigers ein bis dahin nicht geahntes Gepräge. Im übrigen besagen diese Ergebnisse aber ebenfalls nicht mehr und nicht weniger, daß auch auf diesem Wege ein entzündlicher Reiz entsteht, der den Boden und den Impuls zu einer malignen Neubildung abgeben kann. Von einer spezifischen Infektion kann auch hier nicht die Rede sein.

Wir sagten zu Beginn der Abhandlung, daß es nur der Virchowschen Reiztheorie vergönnt gewesen wäre, sich auf die Dauer durchzusetzen. Dazu ist insofern eine Einschränkung zu machen, als für einen Teil der malignen Tumoren (Teratome) wohl noch die alte Cohnheimsche Hypothese der embryonalen Geschwulstkeimanlage ihre Gültigkeit hat. Ob allerdings B. Fischer-Wasels recht hat mit seiner Behauptung, daß ein großer Teil der Geschwülste und die Mehrzahl aller Geschwulstformen überhaupt auf diese Weise zu erklären wäre, muß nach dem Ausfall der experimentellen Forschung bezweifelt werden. Die Ausbeute des Experimentes an Carcinomen bei Verpflanzung embryonalen Gewebes ist so gering, daß man von „Tatsachen" nicht sprechen kann. Gegen die wenigen positiven

Ergebnisse (Askanazy, Neuhäuser, Inamoto, Skubisrewsky, v. Meyenburg und Weraschinsky), in denen es sich auffallenderweise stets um Sarkome handelte, macht Lewin noch einen Einwand geltend, indem er meint, daß der Nachweis der Entstehung des neugebildeten Sarkoms aus dem überimpften embryonalen Gewebe nicht erbracht sei; das Sarkom könne auch eine von den Zellen des geimpften Tieres selbst gebildete Geschwulst sein, wobei dem überimpften Embryonalgewebe eine ätiologische Bedeutung als Wachstumsanreiz zukäme. Bezüglich der Zahl der auf diese Weise erzeugten Sarkome fällt Ikematsu durch positiv ausgefallene Experimente aus dem Rahmen heraus; eine Erklärung dafür konnte bisher nicht gefunden werden. Die Ausbeute dieser Experimente ändert sich aber allgemein ganz erheblich, wenn dem überimpften Embryonalgewebe ein Reizstoff in Gestalt von Arsen (A. Fischer) oder von Teerprodukten (Carrel, Murphy, Sandsteiner, A. Fischer) zugesetzt wird. Aber auch dann entstehen wiederum nur Sarkome, für deren Genese aus den Embryonalzellen der exakte Beweis noch nicht erbracht werden konnte.

Der Begriff des „Reizes" als ätiologischen Faktors für die Carcinogenese hat nach allem, was uns die experimentelle Geschwulstforschung an Resultaten gebracht hat, durchaus seine Berechtigung; er kann nur dann befriedigen, wenn wir ihn über die zahlreichen bisher erwähnten Möglichkeiten hinaus auf vielerlei bisher noch unerforschte Stoffe und vor allem auf Stoffwechselprodukte ausdehnen, deren Erfassung der Zukunft überlassen bleibt. Er kann aber auch nur dann befriedigen, wenn wir ihn als äußeren Faktor der malignen Gewebsentartung betrachten, dem ein für die Carcinogenese viel bedeutungsvollerer innerer Faktor gegenübersteht, der uns erklärt, warum der eine unter dem Einfluß des äußeren Reizes ein Carcinom bekommt, während der andere, den naturgemäß derselbe Reiz trifft, von der Erkrankung verschont bleibt.

Von einer Erforschung dieses Problems, zu dem das weite Gebiet der Konstitution, der Disposition und der Immunität gehört, sind wir noch weit entfernt. Schon lange vor der experimentellen Ära hat man immer wieder versucht, die klinischen Beobachtungen auf diese für das Krebsproblem wichtige Frage hin zu prüfen. Die Frage der Heredität, der Rasse und der Umwelteinflüsse, besonders der Ernährung in ihrer Bedeutung für die Carcinogenese ist in zahllosen Arbeiten statistischer und spekulativer Art erörtert worden. J. Wolff hat die Literatur darüber bis zum Jahre 1911 zusammengestellt. Die neueren Arbeiten wurden unter anderen von Lewin in seinem Buche über die Ätiologie der bösartigen Geschwülste berücksichtigt. Klarheit haben die Arbeiten bisher nicht gebracht; dieser Autor glaubt, daß z. B. an der Vererbbarkeit des Carcinoms oder der Disposition dazu nicht zu zweifeln sei; der andere Autor mißt alledem gar keine Bedeutung bei. Wo man gar auf Grund klinischer Beobachtungen zu einer Bejahung des Einflusses der Ernährung auf die Carcinomentstehung kommen zu müssen glaubte, da blühen Theorie und Therapie in ungeahntem Ausmaße. Gehören diese Fragen bei weiter Auslegung des Begriffes eigentlich auch zu der „Chemotherapie" des Carcinoms, so können wir uns doch wohl ihre ausführliche Erörterung ersparen wegen der bisher absolut negativen Bilanz für die Therapie oder auch nur für die Krebsverhütung.

Bezüglich der Frage der Heredität wollen wir uns auf die experimentellen Untersuchungen von Maud Slye beschränken, die in ihrem Umfang bis heute einzig dastehen.

Maud Slye verfügte 1927 über ein Material von 75 000 Mäusen; von diesen Tieren erkrankten 5—6000 an Tumoren. Es gelang Maud Slye durch Kreuzung verschiedener Tumortiere mit tumorfreien Mäusen auf der einen Seite Mäusefamilien zu züchten, die ausnahmslos (100%) an malignen Tumoren erkrankten; auf der anderen Seite entstanden auf diese Weise Mäusestämme, deren Individuen stets tumorfrei blieben. Es gelang ihr auch der Nachweis, daß es durch geeignete Kreuzung gelingt, Art und Lokalisation des Primärtumors und Häufigkeit und Sitz der Metastasen zu beeinflussen. Die Neigung zur Tumorbildung stellt nach Maud Slye ein recessiv erbliches Merkmal dar. Zu ganz ähnlichen Resultaten kommt auch Lynch, wenngleich er bei seinen Kreuzungsversuchen eine Ausbeute von 100% keineswegs erzielen konnte.

Eine zweite Frage, die vor allem anregend auf die Chemotherapie gewirkt hat, und in der Zukunft sicher wirken wird, ist die sog. Altersdisposition, die wir als eine durch kein Experiment und keine Ausnahmebeobachtung zu erschütternde Tatsache ansehen. Es mag stimmen, daß sich Impftumoren bei jugendlichen Tieren erheblich besser entwickeln als bei älteren Tieren; beim Menschen kommen maligne Tumoren in der Jugendzeit und sogar angeboren vor. Wer aber könnte daran zweifeln, daß das Carcinom des Menschen eine Alterserscheinung ist?! Lewin glaubt, daß diese Altersdisposition nicht in der Zelle oder im Körper gelegen ist; er meint, der jugendliche Organismus verhalte sich zur Geschwulstentstehung an sich durchaus nicht anders wie der gealterte und macht sich die Ansicht Fibigers und Bangs zu eigen, nach der die den Krebs hervorrufende Schädlichkeit eine lange Latenzzeit braucht. Diese Auffassung ist zwar sehr plausibel und paßt ausgezeichnet in die Reiztheorie hinein; es liegt u. E. aber doch viel näher anzunehmen, daß im Alter die Hemmungen fortfallen, die der jugendliche Organismus als Widerstand gegen das Carcinom besitzt. Dafür sprechen auch die neuesten Untersuchungen über den Einfluß der Hormone auf die Krebsentwicklung.

Freund und Kaminer konnten im Reagensglasversuch zeigen, daß dem Serum von Säuglingen und Kindern eine bis zum 24fachen gesteigerte cytolytische Fähigkeit ausgesprochen für Carcinomzellen, nicht für Organzellen, innewohnt, im Gegensatz zu dem Serum im Greisenalter. Diese spezifische cytolytische Fähigkeit hört in dem beschriebenen Ausmaße bereits zur Zeit der Pubertät auf, eine Erscheinung, die mit der Funktion der Thymusdrüse in Verbindung zu stehen scheint. Dafür geben Freund und Kaminer u. a. folgende Begründung an: Extrakte von Thymus besitzen gegenüber dem Serum und den Extrakten anderer Organe eine wesentlich höhere cytolytische Fähigkeit; durch Exstirpation der Thymusdrüse beim Hunde sinkt das ursprünglich hohe Zerstörungsvermögen des Blutserums gegen Carcinomzellen unter die mit der cytolytischen Reaktion nachweisbaren Grenze; bei Individuen mit Thymuspersistenz schließlich hat das Blutserum ein stärkeres Zerstörungsvermögen als das Serum normaler Menschen gleichen Alters. Freund und Kaminer kommen zu dem Schlusse, daß ein „ursächlicher Zusammenhang zwischen dem die Krebszellen zerstörenden Prinzip der Thymusdrüse und dem die gleiche Zerstörung ausübenden Prinzipe des Blutserums" besteht. Diesen Reagensglasuntersuchungen, die von Watermann bestätigt wurden, entsprechen experimentelle Versuche von Engel und Fichera, die dartaten, daß der Thymus auf Wachstum und Impfausbeute eine hemmende Wirkung ausübt. Noch ein anderes Phänomen muß hier besprochen werden. Watermann konnte in neueren Untersuchungen zeigen, daß sich der Lösungsprozeß unter gewissen Bedingungen in der Form einer Agglutination der Zellen offenbart. Diese Agglutination ist in viel stärkeren Verdünnungen als der lytische Prozeß nachweisbar. Die agglutinierende Substanz kann durch Äther aus Milz und Lymphdrüsen extrahiert werden, und es hat sich herausgestellt, daß diesen Organen auch das lytische Prinzip innewohnt. Watermann meint denn auch, daß die Agglutination mit der Lysis dem Wesen nach verwandt sei.

Der Einfluß der übrigen Drüsen mit innerer Sekretion und anderer Organe auf das Krebswachstum ist experimentell von vielen Seiten studiert worden. Das Ergebnis der einzelnen Autoren widerspricht sich zum Teil vollkommen. So fand z. B. Elsner bei Verwendung von Hodenextrakt eine ausgesprochene Wachstumshemmung, während Engel eine Beschleunigung des Tumorwachstums sah. Loeper, Turpin und Zizine beobachteten nach Kastration oft einen Rückgang des Tumors; Asada, Sweet, White und Saxon stellten eine Wachstumsbeschleunigung und eine Vergrößerung der Impfausbeute nach Kastration fest; Goldzieher und Rosenthal sowie Hilario sahen keinen Einfluß der Kastration auf das Tumorwachstum. Besondere Hervorhebung verdient die Beobachtung von Loeb, daß Mäuse aus Stämmen, in denen das spontane Carcinom mit regelmäßiger Frequenz vorkommt, nach Exstirpation der Ovarien nicht oder nur in viel geringerem Grade an Carcinom erkranken. Je früher der Zeitpunkt der Kastration liegt, desto größer ist der diesbezügliche Unterschied zwischen den behandelten und unbehandelten Tieren. Heim und andere Autoren zeigten, daß die Exstirpation der Nebennieren das Wachstum des Carcinomgewebes hemmt. Die von Korentschewsky beobachtete wachstumshemmende Eigenschaft der Milz konnten wir in eigenen Versuchen bei Verwendung von Milzextrakten verschiedener Herkunft nicht bestätigen; wir möchten jedoch hervorheben, daß der Milz ganz offenbar immunisatorische Kräfte innewohnen, wie sich in zahlreichen Tierversuchen nachweisen ließ (s. Wolff, Bd. 3, S. 431 ff). Diese Stichproben mögen genügen, um darzutun, mit welchen Schwierigkeiten man bei experimentellen Krebsstudien zu rechnen hat, Schwierigkeiten, die zum Teil in der biologischen Eigenart der Geschwulst bzw. des Geschwulstträgers gelegen sind, die zum Teil aber auch wohl mit der verschiedenen Herstellung der verwandten Organpräparate in Verbindung stehen.

Einen ganz neuen Weg beschritt Georgion, indem er bei weißen Mäusen, die Spontantumoren, und zwar Mamma- und Talgdrüsencarcinome besaßen, die Zirbeldrüse exstirpierte. Bei 13 Tieren, die den Eingriff überstanden, kam es zu einer völligen Ausheilung des Carcinoms. Eine Geschlechtsdrüsentransplantation ohne Entfernung der Zirbeldrüse beeinflußte das Tumorwachstum nicht. Bei 12 Kontrolltieren kamen weder Spontanheilungen noch Rückbildungen der Tumoren vor. Wenn die Zahl der Versuche naturgemäß (Spontantumoren!) auch gering ist, so muß der gleichsinnige Ausfall doch hoch veranschlagt werden und zu einer baldigen Nachprüfung anregen. Georgion sieht in der Zirbeldrüse das „Centrum tumefaciens" und zieht daraus die therapeutische Konsequenz beim Menschen, indem er zu Tiefenbestrahlungen der Zirbeldrüse anregt. Strauß gibt zu bedenken, ob die in München mit Erfolg ausgeübte Hypophysenbestrahlung nicht durch eine Epiphysenwirkung zu erklären wäre.

Als experimentell bewiesen müssen wir heute den Einfluß der Ernährung auf das Tumorwachstum ansehen. So ist es eine allen Experimentatoren schon seit langem bekannte

Tatsache, daß Unterernährung das Wachstum von Tumoren hemmt, und daß bei lange dauernder mangelhafter Ernährung das Angehen der Impftumoren und auch die Reimplantation von Spontantumoren verhindert werden kann. Neben Moraschi und Rous, die zuerst auf diesen Punkt aufmerksam machten, wurden diese Verhältnisse von Suginsa und Benedikt, sowie Rochlin bestätigt und von letzterem auch für das Teercarcinom der Maus als vorhanden nachgewiesen (s. Caspari).

Fütterungsversuche mit bestimmter Diät zeigten speziell die Bedeutung der Vitamine für die Tumorgenese. Bei Verabfolgung einer Vitamin-B-freien Kost sahen Funk und Tanigschi ein schlechtes Wachstum des Rousschen Hühnersarkoms. Drummond, Heymann und Gallinek konnten denselben Effekt der B-Avitaminose auf Transplantationstumoren nachweisen. Es fehlt auch nicht an Experimenten, die diesen Effekt nicht zeitigten (J. Levin); sie stehen aber, soweit wir die Literatur überblicken, vereinzelt da und stehen auch in gewissem Widerspruch zu den neuesten Untersuchungen auf diesem Gebiete. So konnten Caspari, Ottensooser, Fanser und Blothner die Bedeutung des Vitamin B für das Tumorwachstum feststellen. Dieselben Autoren konnten auch die Bedeutung einer einseitigen Hafer- und Fleischkost, die sich in einer Behinderung des Geschwulstwachstums auswirkt, dartun. Ludwig, der unter ähnlichen Versuchsbedingungen arbeitete, kommt zu denselben Ergebnissen und erklärt seine Befunde auf Grund des Vitaminmangels.

Besondere Berücksichtigung verdienen noch die Beobachtungen von Saiki an weißen Ratten, die abwechselnd mit einer an Vitamin A-reichen und Vitamin A-armen Nahrung gefüttert wurden. Bei diesen Tieren entstanden am Vormagen und in der Blase häufiger als sonst Carcinome, also Spontantumoren, deren Genese auf die Diät zurückgeführt werden muß, ohne daß eine lokale äußere Reizwirkung bekannter Art in Frage käme. Erdmann, Hagen und Börnstein sahen Spontantumoren bei 3 Ratten, die abwechselnd mit normalem Futter und einer Nahrung gefüttert wurden, die nur Vitamin B enthielt.

Alle diese Untersuchungen werfen auch ein besonderes Licht auf die zahlreichen Studien, die den Immunitätserscheinungen beim Carcinom gelten. Die alte Streitfrage, ob die tatsächlich nachweisbare, absolute oder partielle Immunität nach Einbringung von Tumoren oder Tumorautolysaten (s. Lewin) spezifisch oder unspezifisch ist, wird u. E. allein schon durch die Bedeutung, die ganz offensichtlich dem inkretorischen Apparat für die Geschwulstgenese zukommt, in dem Sinne beantwortet, daß es sich bei diesen Vorgängen zu einem großen Teile sicher um eine unspezifische Reaktion des Körpers handelt. Wir wissen heute auch, daß sich eine Immunität durch indifferente Mittel erreichen läßt. Nakahara gelang es, durch intraperitoneale Injektion von Olivenöl eine Immunisierung bei Mäusen gegen Tumorimpfungen zu erzielen. Lokale Anwendung von Fettsäureverbindungen verhinderte nach Lecloux die Entstehung des Teerkrebses. Lewin machte erfolgreiche Immunisierungsversuche mit Caseosan, Yatren, Yatrencasein und Silacid. Nach Vorbehandlung mit Nucleinsäure erzielte Lewin eine Immunität von $100^0/_0$ aller geimpften Tiere.

Auch durch physikalische Reize gelingt es, eine weitgehende Immunisierung hervorzurufen. Murphy, Caspari, Kok und Vorländer wiesen diesen Effekt für Röntgenstrahlen nach. Auf diesen Beobachtungen baute Opitz seine Ansicht von der Krebsheilung nach Röntgenbestrahlung im Sinne einer Abwehrleistung des Gesamtorganismus auf, um aus ihr sowohl theoretische als praktische, d. h. therapeutische Konsequenzen zu ziehen. Den theoretischen Gedankengängen von Opitz und vielen anderen Autoren wollen wir nicht folgen; sie harren noch allesamt der biologischen Klärung. Der Therapie weisen diese Experimente aber alle dieselbe Richtung; es kommt darauf an, durch geeignete Maßnahmen die Abwehrreaktion des Körpers, der mit seinem Carcinom allein nicht fertig wird, zu stärken. Ob gerade die Bestrahlung eine solche Maßnahme darstellt, diese Frage ist, wie gesagt, noch nicht entschieden und steht hier nicht zur Diskussion. Nur soviel soll gesagt sein, daß wir im Gegensatz zu Opitz der Ansicht zuneigen, daß die Radio- und Röntgentherapie eine lokale Behandlungsmethode ist, die sämtliche chemotherapeutischen Maßnahmen dieser Art an Wert bei weitem übertrifft. Diesen lokal wirksamen Methoden stehen allgemein wirksame Maßnahmen gegenüber, die sich, wie der II. Teil dieser Abhandlung zeigen wird, noch alle im Stadium des Versuches, des Tastens befinden, ohne daß es bisher gelungen wäre, ein überzeugend positives Resultat zu erzielen.

Während die erfolgreiche Beeinflussung der Geschwulstimmunität beim Menschen noch immer ein nicht erfüllter Wunsch ist, sehen wir in dem Wesen dieser Vorgänge und der biochemischen Eigenart des Carcinoms erheblich klarer. Was uns die Forschung in dieser Beziehung an Ergebnissen gebracht hat, muß hier erörtert werden, wenn wir die Chemotherapie in ihren Grundlagen erfassen wollen.

Im Vordergrund der Stoffwechseluntersuchungen, die sich mit der biologischen Eigenart des Carcinomträgers befassen, stehen die Arbeiten von Freund und Kaminer. Sie stellten fest, daß dem Serum gesunder Menschen die Fähigkeit innewohnt, Krebszellen aufzulösen, eine Eigenschaft, die dem Krebsserum abgeht. Das Carcinomserum besitzt außerdem ein aktives Schutzvermögen für die Carcinomzelle. Dafür sprechen folgende Beobachtungen: Verdünnt man das Normalserum mit Kochsalzlösung um das Doppelte, so bleibt die cytolytische Fähigkeit der Lösung erhalten; setzt man statt Kochsalz Carcinomserum zu, so genügt schon eine Verdünnung von einem Drittel, um das Lösungsvermögen zu paralysieren. Die Carcinomzelle wird also durch das Carcinomserum vor der Auflösung geschützt.

Bei der chemischen Analysierung stellt sich heraus, daß die zellzerstörende Substanz des Normalserums durch Äther extrahierbar ist; die Substanz ist nicht dialysabel, durch kalten Alkohol fällbar und durch Erhitzen auf 55° zerstörbar. Pferde-, Hunde-, Kinder- und Kaninchenserum enthalten eine Substanz mit analogen Eigenschaften. Die Substanz ist ihrer Art nach wohl charakterisiert: sie hat ein Molekulargewicht von etwa 500 und erwies sich als zweibasische, gesättigte Fettsäure. Von den bekannten Vertretern der gesättigten Dikarbonsäurereihe zeigten sich die Bernsteinsäure, Korksäure und Bikamethylendicarbonsäure ebenfalls als cytolytisch wirksam, während alle anderen dieser Eigenschaft entraten. Es ist Freund und Kaminer beizupflichten, wenn sie als wichtig besonders hervorheben, daß sie damit zum ersten Male Substanzen als carcinolytisch wirksam befunden haben, die nicht nur Glieder des normalen Stoffwechsels sind, sondern sogar jener Säurereihe angehören, welcher der Schutz gegenüber Carcinomzellen zukommt.

Im Gegensatz zu der cytolytisch wirksamen gesättigten Fettsäure stellt die Carcinomsäure, die das Schutzprinzip für Carcinomzellen enthält, ein pathologisches Nucleoglobulin dar, das eine ungesättigte Fettsäure enthält. Die Carcinomsäure hängt nach den

Feststellungen von Freund und Kaminer an der Euglobulinfraktion, die zum Unterschied vom Normal-Euglobulin einen größeren Reichtum an Kohlehydrat aufweist.

In weiteren Untersuchungen konnte von den Autoren nachgewiesen werden, daß Carcinomzellen ein ausgesprochenes Selektionsvermögen für Kohlehydrate besitzen, während Sarkomzellen besonders Pepton binden. Die Carcinome und Sarkome sind also nicht so zusammengesetzt wie das Muttergewebe, sie zeigen außerdem untereinander noch Divergenzen, durch die sie biologisch gegeneinander abgegrenzt werden.

Als Entstehungsort der beiden Säuren nehmen Freund und Kaminer den Darm an. Nach ihren Untersuchungen entsteht im normalen Darminhalt besonders bei der Verdauung von Fetten eine gesättigte Dicarbonsäure — „Normalsäure" —, welche ein ähnliches Zerstörungsvermögen für Carcinomzellen besitzt wie die Normalsäure des Serums. Im Darminhalt des Carcinomatösen ist unter gleichen Bedingungen das Entstehen dieser Säure nicht zu konstatieren, dagegen entsteht eine ungesättigte Dicarbonsäure, welche gleich dem Carcinomserum die Carcinomzellen vor der Zerstörung durch das Normalserum zu schützen vermag. „Diese Eigenschaft des Carcinomdarminhaltes ist spezifisch. Carcinomdarminhalt schützt nicht Sarkomzellen, sondern nur Carcinomzellen." Auch die Untersuchungen Beckers weisen darauf hin, daß dem Darmtrakt eine Bedeutung für die Carcinogenese zukommt. Becker (zit. nach Bostroem), fand im Stuhl Carcinomkranker stets eine enorme Menge gramnegativer Bakterien und unter ihnen massenhaft hämolytische Stäbchen. Diese Stäbchen sollen nach mehrfacher Übertragung auf gleichen Nährboden ihr hämolytisches Vermögen verlieren und zu ihrer Ausgangsform, dem typischen Colibacillus zurückkehren. Die nach besonderem Verfahren aus den Darmkeimen Carcinomkranker hergestellte Mischvaccine soll bei subcutaner Impfung von einer schnellen Besserung des Allgemeinbefindens und einer günstigen Beeinflussung des Blutbildes gefolgt sein. Mit dieser Besserung geht einher die Umwandlung der Darmflora zur Norm. Bostroem sagt wörtlich: daß ein Wachstum der Krebsgeschwulst nach Beginn der Vaccinebehandlung sicher nicht mehr zu beobachten ist. Wenn sich das bewahrheiten sollte, so sehen wir auch bei dieser Entdeckung wiederum den Darm im Mittelpunkt des kausalen Geschehens. Eine Rückwirkung auf diätetische Maßnahmen dürfte nicht ausbleiben.

Watermann bestätigt im großen und ganzen die Befunde und die Anschauung von Freund und Kaminer und stellte fest, daß die in der Haut normalerweise befindliche krebszellösende Substanz durch Teerpinselung allmählich verschwindet, eine Eigentümlichkeit, die nach den Untersuchungen von Freund und Kaminer z. B. auch dem Tabaksaft zukommt. Watermann gelang die Isolierung dieser krebszellösenden Substanz aus den Lymphdrüsen, der Milz und dem Thymus; er kommt zu dem Schluß, daß es sich um ein Produkt des reticuloendothelialen Systems mit einer hormonartigen Wirkung handelt. Über die diesbezüglichen Experimente von Freund und Kaminer mit dem Thymus haben wir schon früher gesprochen, als von der Altersdisposition die Rede war; sie zeitigten hinsichtlich der zellytischen Wirkung dasselbe Ergebnis wie die Untersuchungen Watermanns.

Piccahuga bestätigte durch Versuche an teergepinselten Ratten, daß durch chronische, krebserzeugende Reize das carcinolytische Vermögen des Serums verhindert bzw. vernichtet werden kann. Peracchia betrachtet das Verschwinden der die Krebszellen lösenden Substanz im Alter als den Ausdruck der Geschwulstdisposition und beobachtete ihren Mangel im Serum auch nach Entfernung des Tumors und ihre Verstärkung durch kleine Röntgendosen. Für große toxische Röntgendosen wiesen Freund und Kaminer nach, daß sie die Fettsäure, die das normale Gewebe und das normale Serum zum Schutz gegen das Carcinom besitzt, zum Verschwinden bringen. Es ist biologisch interessant und auch von praktischer Bedeutung, daß im Gegensatz dazu eine exzessive Radiumbestrahlung die carcinomzellzerstörende Fettsäure aus dem Nucleoglobulin der Carcinomatösen freimacht und die Carcinomzellen ihres pathologischen Selektionsvermögens für Kohlehydrate beraubt.

Auf die Kohlehydrate als Energiequelle für die Carcinomzelle weisen besonders eindringlich die Arbeiten von O. Warburg und seinen Schülern hin. Warburg machte es sich zur Aufgabe, den Gasstoffwechsel der Carcinomzelle zu studieren. Er kam bei seinen Untersuchungen zu der Feststellung, daß die Krebszelle einen großen Teil ihres Energiebedarfes aus der anaeroben Spaltung der Glucose in Milchsäure deckt, und daß die Atmung dahinter zurücktritt. Die glykolytische Wirkung eines Flexner-Joblingschen Rattencarcinoms erwies sich 200 mal so groß wie die eines ruhenden Froschmuskels, und sie bleibt, wenn auch in etwas vermindertem Umfange erhalten, wenn man zu aeroben Bedingungen übergeht. Ganz analoge Resultate zeitigten die Versuche mit menschlichem Carcinom. Unter anaeroben Versuchsbedingungen produzierte der epitheliale Anteil der Geschwülste in der Stunde 16,4% ihres Trockengewichtes an Milchsäure. Genau so verhalten sich nun im Prinzip die gutartigen Tumoren, von denen durch Warburg bzw. seine Schüler menschliche Blasenpapillome und Nasenpolypen untersucht wurden. Bei den benignen Geschwülsten ist jedoch das Verhältnis Spaltungsstoffwechsel : Oxydationsstoffwechsel zugunsten des Sauerstoffs verschoben. Zwischen gutartigen und bösartigen Tumoren bestehen demnach keine prinzipiellen, sondern nur graduelle Unterschiede hinsichtlich ihres Stoffwechsels. Das embryonale, in seinem Zellaufbau geordnete Gewebe läßt hingegen unter aeroben Bedingungen eine glykolytische Wirksamkeit vollkommen vermissen. Unter anaeroben Bedingungen zeigt es einen ungefähr gleichgroßen Gärungsstoffwechsel. Es handelt sich demnach bei der anaeroben Glykolyse um eine Eigenschaft, die allen wachsenden Zellen eigen ist. Der grundlegende Unterschied zwischen Tumoren und embryonalem Gewebe besteht darin, daß der Embryo bei Sauerstoffmangel schnell zugrunde geht, während der Tumor unter anaeroben Bedingungen, also in Stickstoff, am Leben bleibt.

Warburg kommt zu folgender Auffassung von der Entstehung des Carcinoms: „Am Anfang steht der embryonale Zustand mit einer großen anaeroben Glykolyse und einer auf die Glykolyse abgestimmten Atmung. Es folgt im Laufe der Entwicklung der stationäre Zustand des Epithels mit einer kleinen anaeroben Glykolyse und einer im Vergleich zur Glykolyse großen Atmung. Aus dem stationären Zustand entwickeln sich die Carcinome, indem die anaerobe Glykolyse wieder auf den Embryonalwert springt, ohne daß die Atmung in entsprechendem Maße folgt." Watermann fragt sich nach dem Grund der geschilderten Abweichung des Tumorgewebes und sieht die tiefere Ursache für die vermehrte Glykolyse in dem Vorhandensein eines besonders starken Aktivators in den Tumorzellen. Es hat sich denn auch als möglich erwiesen, aus dem Tumorgewebe durch wässerige Extraktion und Filtration einen Stoff zu erhalten, der die Glykolyse normaler Organe in erheblichem Maße zu steigern imstande ist. Über die Natur dieses Stoffes in chemischer Beziehung ist soviel bekannt, daß derselbe thermostabil, mithin kein Ferment ist und sich leicht an Niederschlägen adsorbiert. Watermann weist bei Mitteilung dieser Ergebnisse auf das Insulin hin, das als Aktivator bekannt ist. Er gibt zu überlegen, ob die Produktion des die Glykolyse verstärkenden Aktivators vielleicht hormonal gesteuert wird.

Die Befunde von Warburg müssen wir trotz gegenteiliger Angaben einiger Autoren heute als gesichert ansehen. Besonders beweiskräftig erscheinen uns in dieser Hinsicht noch die Untersuchungen, die sich mit dem Blutzucker- und Milchsäuregehalt der zu- und abführenden Tumorgefäße befassen. Sie zeigten, daß die Venen weniger Glucose und mehr Milchsäure enthalten als die Arterien. C. und G. Cori stellten bei Tieren und einem an Unterarmsarkom leidenden Menschen fest, daß im venösen Blut der gesunden Seite mehr Glucose und weniger Milchsäure enthalten war als in dem venösen Blut der erkrankten Seite. Alle diese Befunde besagen nun aber noch nicht, daß man die Milchsäurebildung resp. den Sauerstoffmangel auch als die Ursache der Carcinom-Entartung ansprechen müsse, obwohl Anhaltspunkte, z. B. die Herabsetzung der Oberflächenspannung durch Milchsäure, für solch eine Annahme, wie wir später noch besprechen werden, vorliegen. Die von Warburg festgestellten Eigentümlichkeiten des Krebsstoffwechsels, die nach neueren Untersuchungen in geringerem Ausmaße auch stationären Körperbestandteilen, z. B. dem lymphadenoiden Gewebe eigen sind, können sehr wohl einen sekundären Vorgang darstellen, hervorgerufen durch irgendeine andere Noxe. Diese Noxe wurde natürlich schon von zahlreichen Autoren zu eruieren versucht, und bei dieser Gelegenheit wurden wiederum Stoffwechselprodukte aller Art, Fermente und Hormone ätiologisch herangezogen, ohne daß diesen Deutungen immer eine experimentelle Erkenntnis zugrunde läge. Auch die klinische Beobachtung, nach der das Carcinom gelegentlich in Narben entsteht, die naturgemäß schlecht ventiliert sind, wird zum Beweis erhoben. Zur Verallgemeinerung liegt aber auch hier kein überzeugender experimenteller Beweis vor. Rosenthal und Lasnitzki machen durch ihre Untersuchungen darauf aufmerksam, daß der anaerobe Zuckerstoffwechsel vielleicht als Indicator der Organdisposition in Betracht kommt. Sie zeigten, daß die Schleimhaut des Magen-Darmkanals, in dem die Carcinombildung häufig ist, einen aëroben Zuckerstoffwechsel ähnlichen Grades besitzt, wie das Carcinom. Niere und Leber, die erfahrungsgemäß selten primär an Carcinom erkranken, stehen in dieser Beziehung dem Stoffwechsel des Krebsgewebes viel weniger nahe.

Die Störung des Kohlehydratstoffwechsels steht absolut im Vordergrund aller Stoffwechselvorgänge, die uns vom Tumor bekannt sind. Im Eiweiß- und Fettstoffwechsel ist der Nachweis von Veränderungen, die das Krebsgewebe vom Muttergewebe fundamental unterscheiden, bisher nicht gelungen. Quantitative Unterschiede bestehen aber auch hier! So überwiegen z. B. in der Tumorzelle die Phosphatide über die Sterine (Bullock und Cramer, Roffs, Blair-Bell, Benett). Dieser Unterschied ist von nicht zu unterschätzender Bedeutung für therapeutische Maßnahmen, wie sie uns vor allem durch die Untersuchungen Watermanns erschlossen worden sind. So ist es z. B. bekannt, daß das Überwiegen der Phosphatide in der Geschwulstzelle zu einem erhöhten Wassergehalt führt, der ebenso wie die noch zu besprechende Abweichung in der Jonenzusammensetzung die physikalischen Eigenschaften des Tumorgewebes verändert. Von der Oberflächenspannung, der elektrischen Leitungsfähigkeit und dem Polarisationswiderstand des Tumorgewebes hängen naturgemäß alle die chemotherapeutischen Maßnahmen weitgehendst ab, die sich zur Aufgabe setzen, therapeutisch wirksame Stoffe an die Tumorzelle heranzubringen.

Die Tatsache einer abweichenden Ionenzusammensetzung ist schon seit 1905 bekannt, seitdem Beebe feststellte, daß der Kalium-Calciumkoeffizient der Malignität der Zelle parallel geht, d. h. mit anderen Worten, daß ein Tumor um so bösartiger ist, je größer sein Gehalt an Kalium ist; bei Regression des Tumors wächst der Calciumgehalt. Wenn der erhöhte Calciumgehalt bei der Tumor-„Heilung" oder bei langsam sich entwickelnden Geschwülsten z. T. wohl als Folge des gehäuften Vorkommens degenerativer Prozesse in solchen Tumoren anzusehen ist, so spielt der Kalk doch biologisch eine wichtige Rolle, und es zeigte sich auch, daß durch Calciumgabe das Wachstum von Impftumoren verzögert, durch Kalium beschleunigt werden konnte.

Die gleichzeitige Anwesenheit beider Substanzen regelt gemäß ihrem Mengenverhältnis das Wachstumsvermögen des Krebsgewebes (Wolf, Troisier). Wir konnten uns in eigenen Untersuchungen, in denen wir mit der Veraschung histologischer Schnitte arbeiteten, davon überzeugen, wie schnell die Carcinomzellen auf die Bestrahlung mit einer Calciumanreicherung reagieren (Schoenholz und Hirsch). Noch bevor histologisch irgendein regressives Merkmal an der Carcinomzelle sichtbar wird, speichert sie Calcium als Ausdruck einer Umstimmung in ihrem Stoffwechsel.

Neben anderen Autoren bestätigt auch Watermann die Beziehung des K/Ca-Koeffizienten zur Wachstumsintensität. Watermann macht nun auf Grund seiner Untersuchungen besonders auf die mit der abweichenden Ionenzusammensetzung einhergehenden Störung des Verhältnisses zwischen Polarisation und Ohmschem Widerstand (P : W) aufmerksam. Dieser Wert liegt beim Carcinomgewebe um 75—80% tiefer als beim normalen Gewebe und ist durch die Ionenzusammensetzung des Milieus zu verändern. So erhöht Calciumzufuhr diesen Koeffizienten und in dieser Richtung bewegten sich auch die Ergebnisse der Versuche, die u. a. mit Metallverbindungen unternommen wurden und eine Wiederherstellung normaler Verhältnisse zum Ziele hatten oder eine Abweichung in solchem Ausmaße erreichen wollten, daß ein Zelleben nicht mehr möglich ist.

Auch auf die Glykolyse der Tumorzellen hat, wie Warburg feststellte, die Ionenkonzentration einen bedeutenden Einfluß; so wird beim Steigen des Bikarbonatgehaltes die Glykolyse erhöht, beim Steigen des Calciumgehaltes die Glykolyse gehemmt. Wenn man weiterhin bedenkt, daß enge Zusammenhänge zwischen Ionenwirkung und endokrinem System bestehen, (Risse und Poos, Kraus und Zondek), so kann man sich eine Vorstellung davon machen, wie ungeheuer verwickelt das Problem liegt. Die wenigen Bausteine, die das Fundament unseres Wissens zur Zeit bilden, lassen nicht ahnen, wie das fertige Gebäude dereinst beschaffen sein wird.

Da die gesamten Stoffwechselvorgänge von den Fermenten beherrscht werden, so liegt es auf der Hand, daß man der Fermentation im Tumorgewebe besondere Beachtung schenkte. Neuberg und Blumenthal machten schon vor Jahren auf die Bedeutung eines proteolytisch wirkenden Fermentes für das maligne Wachstum aufmerksam. Rhoda Erdmann und Drew zeigten, daß die Krebszelle im Gegensatz zu normalen Zeiten imstande ist, Fibrin zu lösen. Veränderungen der Fermentwirkung wurden auch sonst noch mannigfach am Krebsgewebe nachgewiesen u. a. von Edlbacher und Merz, die in allen untersuchten Tumoren das argininspaltende Ferment in größerer Menge vorfanden, als in normalem Gewebe. Wir dürfen heute als erwiesen betrachten, daß eine Vermehrung der Proteolyse, der Peptolyse und der Glykolyse eine Verminderung der Oxydation, der Lipolyse und der Katalase dem Krebsgewebe eigen ist. Aber auch hier handelt es sich zumeist nur um quantitative Unterschiede, die aber dartun, daß die Krebszelle in ihrem Chemismus sich sehr wesentlich von der normalen Zelle unterscheidet. Das proteolytische Vermögen z. B. sehen A. Fischer, sowie Centanni und Hagen als das eigentliche Wesen der Malignität an und betrachten es als die gefährlichste Waffe im Kampf gegen die normalen Zellen.

Als sichergestellt können wir noch folgende Stoffwechselveränderungen im Organismus des Krebskranken bezeichnen:

1. **Der Grundumsatz ist erhöht.**
2. **In vorgeschrittenen Fällen besteht eine Alkalose.**
3. **Der Kaliumgehalt des Blutserums ist erhöht.**
4. **Die Blutgerinnung ist beschleunigt.**

Beim Übergang zu den praktischen Ergebnissen der Chemotherapie oder besser gesagt zu den Versuchen mit chemotherapeutischen Mitteln, wollen wir kurz feststellen, daß über die Wirkungsart der einzelnen Agentien auf das Tumorgewebe noch nichts Sicheres bekannt ist. Bei den meisten Stoffen, deren sich die Chemotherapie beim Carcinom bedient, wie z. B. bei den Metallen und Farbstoffen, geht man heute zumeist noch von dem Gedanken aus, daß eine Wirkung durch ihre Tumoraffinität zu erklären wäre, und daß es nur darauf ankäme, nach einer geeigneten Kombination dieser Stoffe zu suchen. Es besteht kein Zweifel darüber, daß die Metalle einen Einfluß auf die Ionenzusammensetzung des Tumormilieus ausüben und so unter anderem auch auf die fermentativen und oxydativen Vorgänge im Tumor einwirken können. Von einigen Metallen, wie z. B. dem Blei, das sich sowohl im Experiment als auch beim Menschen in der Carcinombehandlung bewährt hat, wird die Tumoraffinität von vielen Autoren jedoch bestritten. Fischer-Wasels denkt bei der Bleiwirkung mehr an eine Aktivierung des reticulo-endothelialen Systems. Wir wollen uns bei der Verwendung kolloidaler Metalle daran erinnern, daß durch Stoffe im dispersen Zustande allgemeine Wirkungen ausgelöst werden können, die ebenso wie bei anderen Erkrankungen auch beim Carcinom durch eine Erhöhung der Abwehrkräfte des Organismus wirksam sind. Dasselbe gilt auch für die Farbstoffe, bei denen für die gebräuchlichsten ihre Tumoraffinität keineswegs feststeht, von den meisten Autoren sogar bestritten wird.

Wenn wir nun kurz zusammenfassend die verschiedenen Wege aufzeichnen, die unser derzeitiges Wissen von der Carcinomgenese dem Therapeuten weist, so ist festzustellen, daß sich aus dem Vorhergesagten naturgemäß 2 Methoden herauskristallisieren. Einmal kann das therapeutische Agens auf den Tumor gerichtet sein; die andere Methode greift dagegen am Gesamtorganismus an oder stellt Heilungsfaktoren allgemeiner Art dar. Zu den letzteren gehören vornehmlich die Immunisierungsversuche, die Ernährungs- und die Gastherapie. Die lokale Beeinflussung des Tumors geschieht zur Hauptsache durch Metalle, denen in neuerer Zeit organische Stoffe zur Seite getreten sind, die entweder alleine oder in Verbindung mit Metallen Anwendung finden. Wenn wir uns zunächst den lokal angreifenden Methoden zuwenden, so wollen wir uns noch einmal darüber klar werden, daß diese Einteilung rein praktischen Gesichtspunkten folgt und nicht etwa biologischen. Ebensowenig, wie wir heute wissen, welchen Faktor der Organismus bei der lokal angreifenden Radiotherapie für die Heilung des Carcinoms darstellt, ebenso gering sind unsere diesbezüglichen Kenntnisse über die Einwirkung der chemischen Stoffe, mit denen wir eine lokale Therapie zu treiben vermeinen.

II. Lokal angreifende chemotherapeutische Mittel.

An erster Stelle verdient das **Arsen** genannt zu werden, weil es auf ein sehr hohes Alter als Krebstherapeuticum zurückblicken kann. Bei Indern und Ägyptern spielte das Arsen bereits eine große Rolle in der Krebstherapie.

Zunächst war seine Anwendung eine rein lokale. Das Unguentum aegypticum enthielt Arsenik und Essig als Hauptbestandteile; es wurde bis ins Mittelalter hinein in der Carcinomtherapie benutzt. Im Mittelalter waren auch noch zahllose andere Ätzpasten dieser Art im Gebrauch, von denen sich das Mittel der Petitefrères (Arsenik, weißer Bernstein und Vermillon) ebenso wie die sog. Wiener Ätzpaste bis ins 19. Jahrhundert halten konnten. Auch die letztgenannte Paste enthielt als Hauptbestandteil Arsenik. v. Esmarch verwandte eine Kombination von Arsenikkalomel mit Morphium und Gummi arabicum zur lokalen Behandlung der Geschwulst; daneben gab er innerlich die Solutio Fowleri. 1855 berichtet Clemens über sehr gute Erfolge mit dem toxisch wirkenden Arsentrichlorid. In der Zellerschen Paste, die zusammen mit innerlichen Gaben von Siliciumsalzen angewendet wurde, glaubte man ein hochwirksames Präparat gegen das Carcinom gefunden zu haben. Eine noch bessere Wirksamkeit wurde der Modifikation von Eben nachgerühmt, die eine Kombination von Arsen mit Quecksilber und Tierkohle darstellte. Beide Präparate enttäuschten bei systematischer Nachprüfung.

In neuerer Zeit ging man dazu über, das Arsen von der Blutbahn aus an den Tumor heranzubringen. Es sei erinnert an das Bromarsen von Wright, an das Elarson von Fischer und Klemperer und an das Atoxyl von Ehrlich, das nach Ansicht des Autors eine indirekte Wirkung durch Reduktion der Arsensäure in arsenige Säure entfalten sollte. Die Kakodylsäure von Ceno Payne und Launois und das Arsacetin von Ehrlich und Seligmann gehören ebenfalls hierher. Im Gegensatz zu Ehrlich sah Uhlenhuth bei der Verwendung von Atoxyl eine Wachstumsbeschleunigung. Sticker dagegen empfiehlt das Atoxyl wegen seiner lytischen Wirkung und der Reizung des hämatopoetischen Systems. Fleischer, Holländer und Pescy verwandten das Jodatoxyl; Blumenthal lehnt das Präparat als zu toxisch ab. Genezda kombinierte Arsen mit Phosphor als Albuminverbindung (Arpholin) und glaubte durch diese Kombination eine Wirkungsverstärkung zu erreichen.

Für das Arsen setzt sich neuerdings Lewin besonders ein. Unter Hinweis auf die konstanten Wirkungen dieses Metalls auf die Zellen der Geschwülste bei Leukämie und anderen Drüsentumoren, empfiehlt er die Anwendung des Präparates in einer von Blumenthal angegebenen Form. Diese besteht in einer Kombination von Atoxyl und Acidum arsenicosum; er injiziert 0,1 Atoxyl und 0,01—0,07 Acidum arsenicosum in ansteigender Form dreimal wöchentlich intravenös. Die von Schlück empfohlene gleichzeitige Injektion von Calcium hält Lewin für sehr wirkungsvoll; bei Kombination dieser Therapie mit der Bestrahlung sah L. beim Sarkom eine sehr günstige Wirkung. In einzelnen Fällen konnte auch bei Carcinomen ein ähnlicher Effekt festgestellt werden; überraschend war in Einzelfällen die Wirkung auf das Allgemeinbefinden. Mit Lewin sind wir der Ansicht, daß der Wirkungsmodus des Arsens in erster Linie auf der Steigerung der Abwehrkräfte des Organismus beruht. Für denjenigen, der die spezifische Einwirkung als Erklärung für den Erfolg der Arsenbehandlung beim Carcinom bevorzugt, sei auf die Ergebnisse von Lugiura Kanematon verwiesen, der mit Arsenoxyd und Arsentrichlorid eine hemmende Wirkung auf das Wachstum experimentell erzeugter Rattengeschwülste ausüben konnte. Spude studierte die histologischen Veränderungen bei Arsengaben; er fand eine perilymphatische Fibrose und Gefäßvermehrung nebst kleinzelliger Infiltration. Er faßt diese Veränderungen als Heilbestrebungen auf und empfiehlt große Arsengaben.

Eine ähnliche Verbreitung wie das Arsen fand in den früheren Jahrhunderten das **Zink.** In der Canquoinschen Paste und in der von Landolff angegebenen Salbe war es als Hauptwirkungsprinzip enthalten. Eine 30%ige Chlorzinkstärkepaste wurde im Jahre 1908 von von Herff empfohlen; zu gleicher Zeit etwa führte Bösch das Zinkopyrin in die Behandlung des Carcinoms ein. Schon im Jahre 1857 verwandte Simson das Chlorzink subcutan. Wir machen auch heute noch von der örtlichen Chlorzinkbehandlung gerne Gebrauch, wenn es sich darum handelt, eine Blutung zu stillen und eine Jauchung zum Verschwinden zu bringen.

Als nächstes Metall in der Carcinombehandlung sei das **Eisen** genannt, das als erstes Metallpräparat überhaupt durch Brainard im Jahre 1852 parenteral injiziert wurde. Es kamen zur Verwendung das phosphorsaure Eisen (Gamage und Dupouget), die von Rust empfohlenen oxydierten Eisenpräparate und das Eisenoxydul, das Spude in die Umgebung des Tumors injizierte und mit einem Wechselstrommagneten in Bewegung brachte.

Gold wurde zuerst von Westring im Jahre 1817 als Goldoxyd und Aurumoxydomuriaticum äußerlich angewandt, während Chrestien Goldsalze innerlich verabfolgte. Später wurde Gold noch von Recamier, Heubner und Lewin, vorwiegend mit negativem Ergebnis, versucht.

Auch die **Silber**behandlung hatte keinen großen Erfolg zu verzeichnen. Praetorius spritzte eine 20%ige Silbernitratlösung in den Tumor ein; Tiersch und Nussbaum verwandten ebenfalls Silbersalzlösungen und bevorzugten intravenöse Gabe. Interesse bestand vorübergehend für das Collargol (Vespe) und das Fulmargin (Kausch). Walburn konnte experimentell den Nachweis führen, daß Silbernitrat einen günstigen Einfluß auf das Teercarcinom ausübt. In 10,3% führte die Behandlung zu einer Heilung. Als optimal wirkende Silberdosen wurden um 10^{-11}—10^{-15} molarer Lösung gefunden.

Von größerer Bedeutung war das **Kupfer,** das eine zeitlang als besonders aussichtsreiches Krebsmittel gegolten hat. Im Mittelalter wurde es in vielen Ätzpasten meist als Kupfervitriol verwendet. Strauß empfahl eine Kupferlezithinsalbe; innerlich wurde das essigsaure Kupfer verordnet, das auch in dem berühmten Gametschen Geheimmittel den wesentlichsten Bestandteil bildete. Mac Clury benützte das Cuprum colloidale, Sellei das ebenfalls kolloidale weinsaure Kupfer. Über umfangreichere Untersuchungen mit der Kupferbehandlung verfügt Daube du Cers. Er berichtet in einer Monographie über zahlreiche gebesserte und sogar geheilte Fälle nach seiner Kupferbehandlung. Zur Anwendung kamen ebenfalls kolloidale Kupferpräparate, deren Wirkungsart der Autor darin sieht, daß das Kupfer spezifisch auf das Lecithin der Carcinomzellen einwirke und dadurch die Zellen zum Absterben bringe. Trotz zahlreicher Angriffe und Ablehnungen dieser Behandlungsart hat sich das Kupfer noch bis in die jüngste Zeit hinein als Krebsmittel behaupten können. In Deutschland spielt es in Kombination mit der Strahlenbehandlung eine gewisse Rolle (Verkupferung), wobei jedoch weniger an eine spezifische Wirkung auf die Krebszelle gedacht wird denn an eine Intensivierung der Bestrahlung (siehe unter Strahlentherapie des Carcinoms).

Über Behandlung von Carcinomen mit **Wismut** berichtet Kahn. Der Autor kombinierte diese Behandlung mit Röntgenstrahlen und verwandte ein kolloidales Wismutpräparat (Wismut-Diasporal 360), das zusammen mit Traubenzucker injiziert wurde. Die Nebenwirkungen sollen harmlos sein. Das Behandlungsschema ist folgendes: Zunächst findet eine Vorbehandlung mit Wismut statt (250 mg), dann folgt Bestrahlung, neben der bei günstig liegenden Tumoren noch eine intratumorale Injektion von Schwermetallen (Thorium) erfolgt. Bei 4 Fällen von Mammacarcinom-Rezidiven sah Kahn eine wesentliche Besserung eintreten, desgleichen bei zwei weiteren Mammacarcinomen mit Metastasen. Bei 2 Fällen von Rezidiv nach Rektumcarcinom wurde erheblicher Tumorrückgang, subjektives Wohlbefinden und Gewichtszunahme erzielt. Dasselbe gelang bei 7 Fällen von Carcinom des Magen- und Darmtraktes. Auch bei alleiniger Behandlung mit Wismut bzw. Thorium wurde ein Rückgang von Tumoren und Metastasen beobachtet. Bei Mäusekrebsen wurde mit Wismut in $30^0/_0$, mit Wismut + Thorium in $40^0/_0$ der Fälle Heilung erzielt.

Während Kahn die Bedeutung des Wismut vorwiegend in seiner Eigenschaft als Sekundärstrahler erblickt, nimmt Zadik eine spezifische Metallwirkung auf die Tumorcapillaren als das wirksame Moment bei der Wismuttherapie an. Zadik will aus Tierversuchen entnehmen, daß das Wismut das einzige Chemotherapeuticum ist, mit dem man eine günstige Beeinflussung von Impf- und Teertumoren erreichen kann, ohne das Tier in seiner Gesundheit zu schädigen. Bei intravenöser Gabe von Wismutpräparaten (Wismut-Yatren, Pallicid, Wismut-Diasporal) tritt nach Zadik in Gegend des Tumors bzw. in Metastasen Hitzegefühl oder brennender Schmerz als Zeichen der elektiven Tumorwirkung auf.

Auf die Wismutbehandlung scheinen nach dem Bericht von Zadik besonders gut die Lungentumoren anzusprechen; aber auch bei andersartigen Carcinomfällen wird oft hervorgehoben, daß die Wismutgaben eine Hebung des Appetits, Abnahme der Schmerzen und Zunahme des Gewichts zeitigten. Die Arbeit von Zadik zeichnet sich durch Schilderung klinischer Zustandsbilder aus, von denen einige herausgehoben werden sollen.

Ein Mann mit Prostatacarcinom und Wirbelmetastasen besserte sich nach Pallicid (Wismutcalcium-Tartrat) wider Erwarten, so daß er in ambulante Behandlung entlassen werden konnte und vorübergehend Zweifel an der Diagnose auftraten. Zwei Patienten mit Rezidiv eines Rippensarkoms und Rezidiv eines Uteruscarcinoms, über die schon 1927 im Hamburger ärztlichen Verein berichtet wurde, geht es nach einer sehr großen Reihe von Wismut-Yatreninjektionen bis auf den heutigen Tag gut. In fünf Fällen von primärem Lungencarcinom sah Zadik vom Wismut eine deutliche Heilwirkung.

Besonders günstig scheint die Kombination von Wismut und Isaminblau zu wirken. Über die von Zadik hierüber gemachten Mitteilungen werden wir weiter unten zu sprechen haben.

Andere Autoren (Lasch und Neumann) sahen bei Verwendung von Wismutpräparaten bis auf 2 Fälle, von denen einer nach der Methode Kahn mit Röntgen kombiniert wurde, niemals eine günstige Beeinflussung des malignen Prozesses.

Keller-Freiburg sah bei Genitalcarcinomen mit der Injektion von inaktivem Wismut keinerlei Erfolge. Er erlebte einen Todesfall, der auf die Injektion zurückzuführen war. Die Methode hat demnach sicher ihre Gefahren. Wismut hat aber in der Reihe der Schwermetalle den Vorzug, daß es selektiv im Tumorgewebe gespeichert wird, wie Kahn und Keller nachweisen konnten; und zwar tritt diese Speicherung vor allem in den rasch wachsenden Partien des Tumors auf (Keller). Versuche mit Injektionen von mit Radium-E aktiviertem Wismut zeigten bei Carcinommäusen eine deutliche Beeinflussung des Tumors, doch konnte eine Heilung nie erzielt werden. Bei Genitalcarcinomen war durch wiederholte Injektionen von aktiviertem Wismut (radio-aktives Wismutdiasporal 360-Klopfer) eine objektive Besserung des Befundes und des Befindens festzustellen, die aber immer nur zeitlich begrenzt war. Ein Zwischenfall wurde dabei nie gesehen.

Zadik betrachtet die Wismuttherapie, wie überhaupt die Chemotherapie, vornehmlich als Unterstützungstherapie der Röntgen- und operativen Behandlung. Für die Technik der Wismutbehandlung scheint maßgebend zu sein, möglichst viel Wismut in den Körper zu bringen. Der Dosierung sind Grenzen gezogen durch Auftreten von Neuralgien, Gingivitiden und Stomatiden bei Überdosierung. Einzelheiten möge man in der Arbeit von Zadik, die zur Nachprüfung dringend auffordert, nachlesen.

Das **Blei** kann als Krebstherapeuticum auf ein hohes Alter zurückblicken. Schon Galen verwandte es als Zusatz von Salben in der Krebstherapie, und im Jahre 1779 wurde von Geulard der Einfluß der Bleisalze auf maligne Geschwüre beschrieben. In neuester Zeit beschäftigt sich eingehend mit diesem Mittel Blair Bell, und es sei an den Versuchen dieses Forschers und seiner Schule gezeigt, in welcher Richtung sich die moderne Metalltherapie des Carcinoms bewegt.

Blair Bell geht bei seinen Forschungen aus von seinen Anschauungen über den kindlichen Trophoblasten, der bei gewissen anormalen Zuständen ein Chorion-Epitheliom entstehen läßt. Er meint, daß das Chorionepithel von Haus aus den Stempel der Bösartigkeit trage, daß aber der Trieb zur Wucherung gehemmt wird, solange die Frucht lebe und das Epithel die Ernährungsfunktion ausübe. Beim Absterben der Frucht kann das Chorionepithel die ihm innewohnenden Eigenschaften zu seinem eigenen Wachstum ausnutzen und sich zu einem „höchst zügellosen und bösartigen Gebilde entwickeln." Datnow schreibt dazu: „Möglicherweise hat jede Zelle im Körper diese Potentialität atavistischen Rückschlages zu den nahrungsgebenden Trieben, welche das Chorionepithelium normal in einem besonderen Grade besitzt."

Blair-Bell versuchte nun zunächst, aus dem Foet einen Stoff zu isolieren, welcher Zotten, die ihre somatische Kontrolle verloren haben, in ihrer weiteren Entwicklung hemmen könnte. Als das mißlang, lenkte er seine Aufmerksamkeit auf Abortivmittel, von denen anzunehmen war, daß sie einen schädigenden Einfluß auf das Wachstum des Chorionepithels hätten und wählte als bekanntestes und wirksamstes Mittel das Blei.

Es zeigte sich in zahlreichen Versuchen an Tieren und Pflanzen, daß das Blei besser als andere Metalle imstande ist, das Zellwachstum zu hemmen, und daß eine

Einwirkung auf das Trophoderm erfolgen kann, ohne den mütterlichen Organismus anzugreifen. Die in Konsequenz dieser Ergebnisse angestellten therapeutischen Versuche beim Menschen zeigten folgendes Resultat: Von 566 mit Blei behandelten malignen Geschwülsten wurden 51 völlig geheilt; bei 12 weiteren Patienten zeigte sich ein Stillstand der Krankheit.

Zu der Wirkungsweise des Bleies sei mit Rücksicht auf die moderne Darstellung dieses und anderer therapeutisch verwendeten Metalle noch erwähnt, daß die Speicherung des Metalles in den Tumorzellen zurückgeführt wird auf seine Lipoidlöslichkeit (Watermann) und auf die erhöhte Permeabilität der Carcinomzellen, die ihrerseits beruht auf dem gestörten Verhältnis zwischen Cholesterin und Lecithin. Ist dieser Koeffizient vermindert, „so kann daraus leicht die erhöhte Leistungsfähigkeit, Wassergehalt, geänderte Salzverteilung, vielleicht auch Deponierung kolloidaler Metalle gefolgert werden" (Watermann).

Blair Bell verwandte Bleiverbindungen mit Lipoiden, z. B. mit den Lecithinen. Von Bedeutung scheint nun die Angabe, daß das nicht toxische kolloidale Präparat therapeutisch offenbar nicht sehr wirksam ist. Blair Bell betont jedenfalls, daß eine wenn auch nur geringe Ionisation vorhanden sein muß, wenn das Präparat wirksam sein soll. Viele Verbindungen des Metalls wurden von ihm untersucht und die Suche nach einem toxisch wenig, therapeutisch aber sehr wirksamen Bleipräparat ist noch nicht beendet. Analog Ishiwara hat Blair Bell intravenöse Bleiinjektionen auch mit Röntgenstrahlen kombiniert. Er erwartete eine Effektsteigerung durch Sekundärstrahlung des im Tumor gespeicherten Bleies. Knox spricht sich ebenfalls für eine Kombinierung von Blei- und Röntgentherapie aus und bestätigt die Angabe von Blair Bell, daß es gelinge, durch Blei das Wachstum einzelner maligner Tumoren aufzuhalten.

Bei starker Steigerung der Dosis war die Wirkung deutlicher, gleichzeitig traten aber auch Vergiftungserscheinungen auf. Über günstige Resultate berichten auch E. Glynn und Duncan Fitzwilliams. Auch Watermann hat das Blei in seine Versuche bei Tier und Mensch einbezogen und konnte u. a. eine wesentliche Virulenzabnahme von hochvirulenten Tiertumoren konstatieren. Die klinischen Versuche am Menschen, die vom holländischen Institut für Krebsforschung angestellt werden, sind noch nicht abgeschlossen. Eine Kombination von Blei und Selen empfiehlt Todd; auch Blair Bell hält diese Kombination für zweckmäßig. Brunner sah unter 15 mit „Collosol-Lead" (Mischung aus 0,1% Blei + 0,1% Quecksilber) behandelten Patienten 7 mal eine günstige Beeinflussung der Erkrankung, und zwar besonders bei Magenkrebsen. Auch er hebt die Kombination mit Bestrahlung als günstig hervor. Dentici, Moratti und Pattarin sahen nach Behandlung von 25 Fällen mit kolloidalen Bleipräparaten 1 klinische Heilung und 1 mal eine Besserung. 16 Patienten starben und 7 Fälle sind noch in Behandlung. Die Verfasser stehen mit anderen Autoren auf dem Standpunkt, daß eine spezifische Affinität des Bleies zu den Tumorzellen nicht besteht, daß die Wirkung vielmehr auf dem Umwege über das reticulo-endotheliale System erfolgt.

Diesen Arbeiten, die einen günstigen Einfluß von Blei auf den Tumor teils mehr, teils weniger offensichtlich erkennen lassen, stehen andere mit gänzlich negativem Heilungserfolg gegenüber (z. B. Martland, Sochoky, Hoffmann, Basil, Hume, Loewy, Loiseleur, Laborde). Das hat das Blei mit allen chemotherapeutischen Mitteln gemeinsam und beweist noch nichts gegen seine Brauchbarkeit in der Krebstherapie. In irgendeiner Form oder Kombination mag es sich in der Zukunft besser bewähren als bisher!

Es war schon davon die Rede, daß Metalle in einer Bindung an chemische Gruppen zur Verwendung kamen, die ihrerseits irgendeine Beziehung zum Krebsgewebe hatten. Diese Forschungsrichtung, die mit Metallen in komplexer Form arbeitet, basiert auf den grundlegenden Versuchen von Wassermann, welcher als erster den Begriff der chemischen Gleitschiene mit seinem Eosin-Selen in die Therapie einführte. Gemeint ist damit, daß das chemische Prinzip, an welches das Metall verankert ist, die Aufgabe hat, dieses zum Tumor hinzuführen. Unendlich viele chemotherapeutische Behandlungsversuche sind auf diesem Prinzip aufgebaut, ohne daß es gelungen wäre, ein für die menschliche Therapie brauchbares Präparat zu gewinnen.

Mit Rücksicht auf die nicht toxisch wirkenden kolloidalen Metalle muß noch gesagt werden, daß eine günstige Beeinflussung des Tumorwachstums nicht unbedingt mit einer Wirksamkeit des Metalles auf den Tumor zusammenhängen muß, ja es ist wahrscheinlich, daß dem Fehlen der Giftigkeit der Verlust der spezifischen Metallwirkung gegenübersteht. Durch diese Mittel wird ebenso wie bei der Therapie anderer Erkrankungen mit unspezifischen Stoffen eine allgemeine Reaktion des Körpers ausgelöst, durch die sekundär ein Tumorprozeß günstig beeinflußt werden kann. Wir haben es hier also schon nicht mehr mit einer lokalen Beeinflussung zu tun, sondern mit einer Allgemeinreaktion, auf die wir später bei der Besprechung der Behandlung mit organischen Stoffen noch eingehen werden. Hier sei nur noch erwähnt, daß gegenüber der Ansicht vieler Autoren (vgl. z. B. Lewin), der direkten Einwirkung der Metalle beim Carcinom scharf das Wort geredet wird von Neuberg, der die Metalle auch mit organischen Stoffen, hauptsächlich Aminosäuren bindet, weil nach seiner Meinung die Metallverbindungen sowohl in kolloidaler Form, als auch in einfacher anorganischer Form sofort vom Bluteiweiß gebunden und unwirksam gemacht werden.

Wir wollen das Gebiet der Metalltherapie nicht verlassen, ohne der **Iontophorese,** d. h. der Zuführung von Metallionen auf elektrochemischem Wege Erwähnung zu tun. Bei dieser Methode handelt es sich um eine lokale Behandlung in der reinsten Form, zu der die grundlegenden Tierversuche von Watermann stammen. Watermann benutzte Lösungen von Calciumchlorid, Cadmiumchlorid und Bleinitrat; er rät zu einer vorsichtigen Anwendung dieser Methode beim Menschen, unter Umständen kombiniert mit anderen Behandlungsarten, z. B. der Bestrahlung und empfiehlt in Übereinstimmung mit den experimentellen Ergebnissen von Borell an einem transplantablen Rattencarcinom vor allem das Blei. Über derartige Versuche am menschlichen Carcinom berichten in neuerer Zeit Reding und Slosse, die zunächst mit dem Magnesium-Ion, später auch mit Calcium und Platin arbeiteten und nebenher diese Elemente auch noch in kolloidaler Form verabfolgten, so daß von einer reinen Iontophoresetherapie nicht mehr gesprochen werden kann. Bei schwer tumorkranken Patienten erzielten diese Autoren eine vollkommene Wiederherstellung in 7—10 % der Fälle.

Bei 3 Fällen von inoperablen Carcinomen wollen Zimmern und Wickham nach iontophoretischer Einführung von Magnesium vorübergehende Besserung gesehen haben. Die iontophoretische Verkupferung des Carcinoms, wie sie Wintz anwendet, dient der Ausnutzung der Sekundärstrahlen; eine **spezifische** Wirkung wird der Methode von Wintz selbst abgesprochen.

Die zur Erklärung des Effektes der metallischen Therapeutica von den meisten Autoren herangezogene Allgemeinwirkung, wird selbst für ein weiteres Mittel angenommen, dessen Tumoraffinität im Gegensatz zu den Metallen unbestritten zu sein scheint: das **Jod.** Dieses Element ist schon seit ältester Zeit in der Krebstherapie verwandt worden. In vielen Geheimmitteln des Mittelalters, die in Tropfenform oder in Salben gereicht wurden, befand sich Jod. Schröder von der Kolk verabfolgte bereits 1854 Jodkalium innerlich und berichtet über günstige Wirkungen auf das Krebswachstum. Mitscheilow verordnete Jodkalium als Clysma und Williamson gab peroral angeblich mit Erfolg Calciumjodat. Opitz kombinierte Jodkali mit anderen therapeutischen Maßnahmen und Braunstein empfahl das Jodmethylenblau in peroraler Gabe mit gleichzeitiger intravenöser Verwendung von Elektroselen. Bis in die jüngste Zeit hinein hat sich das von Lewin empfohlene **Jodcerium** in der Krebstherapie als Palliativum behaupten können, insbesondere als Unterstützungsmittel von Operation und Bestrahlung. Lewin sieht, wie Blumenthal, das Jod als Leitschiene an und schreibt die tumorzerstörende Wirkung dem Cerium zu.

Mit Jodcerium allein oder in Verbindung mit Röntgenbehandlung sah Henri Hirsch im Gegensatz zu Lewin und anderen Autoren niemals eine deutliche Wirkung eintreten. Kombiniert mit Röntgenbehandlung sah er jedoch Erfolge, nachdem er ein Präparat **(Dextrocid)** inaugurierte und benutzte, in dem das Jodcerium an Dextrose gekuppelt ist. Dieser Verbindung von Jodcerium und Dextrose liegt die Erfahrung von Holzknecht zugrunde, daß man mit Hilfe eines Zuckerstoffes den Tumor für eine Bestrahlung sensibilisieren kann, eine Beobachtung, die auch von anderer Seite bestätigt wird und Bedeutung vor allem dadurch gewinnt, daß man auf diese Weise zu einer Ersparnis an strahlender Energie kommt. Hirsch glaubt auch, daß das Carcinomgewebe infolge Zuckerverarmung die Dextrose gierig aufnimmt, und daß somit die Dextrose für die an sie gekoppelte Jodcer-Verbindung ein Transportmittel darstellt. Die in den Tumorzellen gespeicherten Jod- und Ceratome sollen nun als Sekundärstrahler wirken, eine Aufgabe, die den auf iontophoretischem Wege eingebrachten Metallionen entspräche. Weiter meint Hirsch, daß dem Jod sowohl wie dem Cer eine oxydations- und resorptionssteigernde Wirkung zukäme.

Von einer eigentlichen Chemotherapie kann bei diesem Vorgehen keine Rede mehr sein, es wäre aber von größter Bedeutung, wenn es auf diese Weise gelänge, die Erfolge der Strahlenbehandlung zu verbessern. Auch haben wir es hierbei nach Ansicht vieler Autoren mehr mit einer Therapie zu tun, die auf eine allgemeine Kräftigung des Körpers im Kampfe gegen das Carcinom hinzielt, ein Beginnen, das von den Röntgentherapeuten heute wohl allgemein unterstützt wird. Wir unterlassen es absichtlich, über die Resultate dieser Therapie hier näher zu berichten, weil darüber in dem entsprechenden Kapitel (Röntgentherapie) des Handbuches nachgelesen werden kann. Wegen der Kürze der Beobachtungszeit läßt sich ein endgültiges Urteil auch nicht abgeben. Nur soviel sei gesagt, daß außer Hirsch auch Voltz die Dextrocidbehandlung auf Grund größerer Versuchsreihen empfiehlt.

Eine unspezifische Reizwirkung, die wir mit größter Wahrscheinlichkeit zum mindesten für die Wirkungsweise der kolloidalen Metalle in Anspruch nehmen müssen, scheint auch den **Farbstoffen,** nach allem, was uns bis heute über ihre Wirkungsweise bekannt ist, eigen zu sein. Unter den Farbstoffen verdient besondere Beachtung die **Triphenylmethangruppe**, weil bei ihr im Gegensatz zu den vielen anderen Farbstoffen, die seit den ersten Versuchen Wassermanns mit seiner Eosin-Selenverbindung zur Anwendung gebracht wurden, eingehendere Studien vorliegen (Karczog, Teschler, Barok). Die genannten Autoren kommen auf Grund ihrer Experimente zu dem Schlusse, daß vorwiegend die nekrotischen Tumorabschnitte die geprüften Farbstoffe (Fuchsin Lichtgrün, Wasserblau) absorbieren. Watermann knüpft an diese Beobachtung die Bemerkung, daß das Vermögen nekrotischer Massen, infolge ihrer elektrostatischen Ladungen aus dem Blute Substanzen aufzuspeichern, für das Problem der Krebskachexie von Bedeutung sein dürfte. Engels, der mit der gleichen Farbstoffgruppe arbeitete, kommt zu anderen Ergebnissen. Er glaubt, daß die elektive Speicherung nicht auf Nekrose, sondern auf Steigerung der Vitalität des betreffenden Tumors beruht. Eine systematische Nachprüfung dieser Experimente fehlt noch.

Mit Farbstoffen wurden nun auch zahlreiche klinische Versuche angestellt. Erinnert sei an das **Methylenblau,** das noch vor 2 Jahrzehnten als Krebsmittel gepriesen wurde, neuerdings aber mehr in den Hintergrund getreten ist. Dafür beansprucht heute das Isaminblau, ein saurer Farbstoff der Triphenylmethangruppe, das zuerst von Roosen empfohlen wurde, Interesse.

Fußend auf tierexperimentellen Arbeiten Goldmanns wandte Roosen das **Isaminblau** schon vor Jahren bei inoperablen Tumoren an und will dabei bemerkenswerte therapeutische Erfolge gesehen haben. Schon damals zeigte sich, daß das menschliche Carcinom den Farbstoff gierig an sich zieht. Dabei lagert er sich vorzugsweise in der Peripherie, weniger in den zentralen Abschnitten, ab. Auch die gesunde Umgebung des Tumors speichert das Isaminblau in höherem Maße, als es der übrige Organismus zu tun pflegt. Eigentümlicherweise blieb die Speicherung des Farbstoffes aus, wenn die Geschwülste vorher intensiv mit Röntgenstrahlen behandelt worden waren. Roosen glaubt, für diesen Befund die Röntgenschädigung des Bindegewebes in Anspruch nehmen zu müssen; wieweit die veränderte Gefäßversorgung dabei beteiligt ist, der bei der intravenösen Anwendungsart sicherlich eine große Bedeutung zukommt, wird von Roosen nicht untersucht und wäre noch zu klären.

Die Isaminblau-Therapie beim Menschen litt zunächst unter unangenehmen Begleiterscheinungen in Gestalt vasomotorischer Reizerscheinungen, die nach Roosen eine Folge der Ausflockung des Farbstoffes durch Blut sein sollen. Jedenfalls hörten die Begleiterscheinungen auf, nachdem durch Zusatz von Glycerin die Ausflockung des Isaminblaus verhindert wurde.

Roosen hat seine Beobachtungen jüngst in einer ausführlichen Arbeit niedergelegt. Er unterläßt es leider, präzise Krankengeschichten zu bringen und spricht mehr allgemein von der günstigen Beeinflussung des Tumorwachstums; an einer Stelle wird gesagt, daß er auch restlosen Tumorschwund habe beobachten können. Mit gutem Erfolge hat R. die Isaminblau-Therapie mit Diathermie kombiniert, wobei er eine intensivere Speicherung des Farbstoffes beobachtete. Bei dieser Gelegenheit schildert er in extenso einen Fall von Magencarcinom, der durch die Therapie sichtlich gebessert wurde.

Überzeugender als die von Roosen selbst geschilderten Fälle sind Beobachtungen anderer Autoren, die dringend zu einer weiteren Nachprüfung dieser Therapie auffordern.

Karrenberg berichtet über 5 Hautcarcinome, von denen vier vor der Isaminblau-Behandlung bestrahlt worden waren, während in einem Falle die Farbstofftherapie ohne vorherige Bestrahlung angewandt wurde. Karrenberg nahm die von Roosen zuerst angegebene Kombination von Isaminblau mit Neosalvarsan vor, wobei dem Salvarsan jedoch nach dem heutigen Stand der Dinge ein entscheidender Einfluß auf den therapeutischen Effekt nicht zukommen dürfte. In allen 5 Fällen sah Karrenberg nach den Injektionen eine Reinigung der bestehenden Krater und eine Abflachung der Ränder. Zu einer Heilung durch das Isaminblau kam es keinmal; zwei Fälle aber sind bemerkenswert und müssen eingehender geschildert werden. Die eine Patientin wurde 12 Jahre lang von Wichmann ohne Erfolg mit Radium und Mesothorium behandelt. Nach 4 Injektionen von im Ganzen 60 ccm Isaminblau sah Wichmann die Patientin anläßlich einer Demonstration wieder und gab seinem Erstaunen über die „vorzügliche Beeinflussung" des auf Strahlen refraktären Falles Ausdruck. Bei dem 2. Falle, auf den wir näher eingehen wollen, handelte es sich um die nicht mit Strahlen vorbehandelte Patientin. Nach der Isaminblau-Behandlung hatte sich der Krater weitgehend gereinigt; die Wucherungen in der Tiefe des Ulcus blieben dagegen unverändert. „Ein Stillstand des Prozesses war zwar festzustellen, dagegen keinerlei Tendenz zur Rückbildung, auch nicht bei intensivster Blaufärbung". Es wurde deshalb die Behandlung abgebrochen und 2 Monate nach der ersten Injektion eine Röntgenbestrahlung angeschlossen, mit dem Erfolg, daß der Krater sich schloß und an seine Stelle eine strahlige Narbe trat.

Die kombinierte Isaminblau-Strahlenbehandlung, die nach dieser Beobachtung Karrenbergs Erfolg verspricht, wird jüngst von Bernhardt in einer ausführlichen Arbeit propagiert. Schon in früheren Arbeiten konnte Bernhardt dartun, daß man mit Isaminblau allein einwandfreie Einwirkungen erreichen kann und auch in seiner nächsten Veröffentlichung bringt er einige Fälle, die überraschen. So kam eine Patientin, bei der im Jahre 1927 bei einem Ovarialcarcinom mit ausgedehnter Peritonealcarcinose eine Probelaparotomie gemacht und dann eine Isamin- und Bleikur durchgeführt worden war, im Jahre 1929 zur Autopsie nach einer sehr schweren Grippe; es ließen sich nur noch histologisch Carcinomherde nachweisen, makroskopisch war von der Geschwulstbildung nichts mehr wahrzunehmen. Wenngleich es hier zweifelhaft sein kann, ob das Isaminblau oder das Blei oder die Kombination der beiden Stoffe den Erfolg herbeiführte, so ermuntert die Beobachtung zum mindesten doch zu einer solchen chemotherapeutischen Behandlung in desolaten Fällen, in denen wir erfahrungsgemäß auch von der Röntgentherapie einen derartigen Umschwung in dem Krankheitsbild nicht mehr sehen. Bei der Isaminblau-Behandlung rühmt Bernhardt vor allem das fast regelmäßige Nachlassen auch schwerer Carcinomschmerzen, wodurch die Gabe von Opiaten erspart werden konnte.

Der kombinierten Isaminblau-Strahlenbehandlung hat Bernhard bisher 79 Patienten zugeführt, und zwar nur inoperable, meist „ganz schwere, vorgeschrittene Geschwulstkranke", die zum Teil schon eine große Reihe von Behandlungsverfahren durchgemacht hatten. Gut reagieren auf diese Therapie Lungen-, Bauchnetz- und Parotistumoren, ferner Brustdrüsen- und Magencarcinome. Auch die Lymphosarkome sprechen gut an, während Hypernephrome und die Lymphogranulomatose ein schlechtes Ergebnis zeitigten.

Bernhardt geht im Großen und Ganzen nach folgendem Schema vor. In 2—3 Wochen spritzt er in 12—15 Injektionen 1—1,2 g Isaminblau. Der Injektionskur folgt die Strahlenbehandlung, bei der trotz etwaiger vorhergegangener Röntgentherapie möglichst die Volldosis appliziert wird. In dringlichen Fällen wurde auch schon während der letzten Injektionen bestrahlt. Als unangenehme Begleiterscheinung muß man bei dieser Therapie eine Blaufärbung des gesamten Körpers mit in Kauf nehmen; die Verfärbung geht jedoch nach Monaten wieder zurück.

Für die Kombination der Isaminblau- mit der Wismuttherapie setzt sich Zadik ein. Er gibt in seiner Arbeit eine Reihe von klinischen Beobachtungen, die die günstige Beeinflussung des Krankheitsbildes durch die Kombination dieser beiden Mittel dartun, und fordert zu einer Nachprüfung, noch mehr aber zu einer Verbesserung der Kombinationstherapie durch Hinzuziehung anderer Stoffe auf.

Wenn man bedenkt, daß bisher ausschließlich gegen andere Therapeutica refraktäre oder gar überhaupt desolate Fälle mit stark geschwächter Lebenskraft dieser Therapie unterzogen wurden, so müssen die günstigen Berichte der genannten Autoren besonders ernst genommen werden. Neben einer Nachprüfung der Untersuchungen käme vor allem die Prüfung der Frage in Betracht, ob man durch das Isaminblau oder durch Kombination mit einem Metall nicht das Resultat der operativen- und Strahlenbehandlung verbessern kann.

Auf den Wirkungsmodus des Isaminblau wollen wir nicht näher eingehen; diese Frage ist noch gänzlich in Dunkel gehüllt. Cramer nimmt z. B. an, daß es sich bei diesem Stoff „um ein ausgesprochen unspezifisch wirkendes, die fermentativ resorptive Leistung des aktiven Mesenchyms durch Farbstoffspeicherung steigerndes Mittel handelt". Roosen meint dagegen, daß die Isaminblauwirkung abhängig „von seiner Speicherung im Krankheitsgebiet und unabhängig von der Menge des im übrigen Organismus gespeicherten Farbstoffes" ist. Er denkt an eine Änderung des physikalisch-chemischen Milieus im Tumor und glaubt vor allem an eine Änderung der Oberflächenspannung mit Verringerung des Wassergehaltes. Es erübrigt sich noch, darauf hinzuweisen, daß Zadik in Tierversuchen den günstigen Effekt der kombinierten Isaminblau-Wismuttherapie zeigen konnte. Haselnußgroße Tumoren eines Sarkoms wurden zur Resorption gebracht und erneute Impfung mit diesem Tumor blieb im Gegensatz zu den Kontrollen erfolglos.

Von Opitz wurde weiterhin das **Trypanblau** empfohlen, an dessen Stelle neuerdings wieder das Methylenblau getreten ist aus der Überlegung heraus, daß dieser Stoff als Farb- und Leukobase eine Funktion als Wasserstoffakzeptor im Sinne von Wieland ausüben kann. Weitere Farbstoffe sind in Verbindung mit verschiedenen anderen Gruppen untersucht worden, weil sie einen Einfluß auf die Glykolyse ausüben. Yabusoe hat zahlreiche Gruppenuntersuchungen angestellt und neben der Triphenylmethangruppe auch diejenige der Chenoline, Akridine und Azofarbstoffe angewandt. Das Ergebnis dieser Untersuchungen war, daß die bereits in der Krebstherapie gebräuchlichen Farbstoffe wie Methylenblau, Eosin, Trypanblau und Isaminblau einen sehr niedrigen Index in Bezug auf die Hemmung der Glykolyse hatten, während andere Stoffe, welche die Glykolyse im Vitroversuch bis zu 70 % hemmten, das Tumorwachstum überhaupt nicht beeinflußten.

Es ist deshalb natürlich, daß anstelle der Beeinflussungsversuche der Glykolyse das Interesse sich immer wieder auf die Frage einer elektiven Absorption von chemischen Stoffen in der Tumorzelle konzentrierte. Die Fähigkeit der Zellen, Narkotica besonders gut zu absorbieren, führte zu Versuchen mit derartigen Mitteln an Tieren. Watermann benutzte Thymol und Carvacrol, konnte jedoch einen nennenswerten Einfluß nicht bemerken. Ein besserer Erfolg wurde bei Verwendung von Aldehyden (Benzaldehyd und Salicylaldehyd) erzielt.

Unter den Alkaloiden sind Morphium, Cocain, Schleichsche Lösung von Isanowicz experimentell als Mittel nachgewiesen worden, die auf das Wachstum transplantierter Mäusetumoren abschwächend wirken.

An körperfremden Stoffen ist eine Beeinflussung des Carcinomwachstums im Sinne einer Hemmung noch gesehen worden von Thiosinamin (Teleky, Koenigsfeld, Prausnitz) und von Chinin (Stroné, Lauris). Isanowicz konnte diese Wirkung des Chinin durch das Experiment bestätigen.

Bei der Besprechung der Metalle wurde schon darauf hingewiesen, daß das Metall zusammen mit anderen Komplexen Verwendung fand. So wurde die Verbindung von kolloidalen Metallen mit Farbstoffen versucht, und schließlich wurden Präparate zusammengestellt, in denen dem organischen Komplex die Hauptrolle, dem Metall mehr eine untergeordnete Rolle zukommen sollte. Dabei wurde darauf Bedacht genommen, daß der organische Anteil chemische und physikalisch-chemische Beziehungen zu dem Tumor besitzt. Das Studium der Biologie der Geschwülste ergibt — wie bereits betont — theoretisch die Möglichkeit, den Tumor durch Eingriffe in seinen Stoffwechsel zu vernichten. Es wurden daher solche organische Stoffe gebraucht, welche eine Störung des Tumorstoffwechsels herbeizuführen imstande schienen. Neben den zuvor genannten Stoffen wurden deshalb Kohlenwasserstoffe mit möglichst langer Kohlenstoffkette benutzt. Shaw-Mackenzie arbeitete z. B. mit verseiften höheren Fettsäuren und gallsauren Salzen. Makahara benutzte in Tierversuchen Oleatininjektionen. Auch die von Opitz, Vorländer und Jung inaugurierte Therapie mit einem Präparat, das aus Trypanblau + Ceriumchlorid + Cholin + Adrenalin besteht, bewegte sich auf der gleichen Grundlage und war imstande, einen hochvirulenten Mäusekrebs „zu einem regelmäßigen und gleichmäßigen" Rückgang zu bringen. Erwähnt seien weiterhin Versuche von Ishiwara, die mit Metallverbindungen ausgeführt wurden, in denen das Metall (Wismut und Antimon) in einen Kohlenwasserstoffkomplex hineingebracht worden war. Er ging dabei von der Absicht aus, durch diese Verbindungen dem Metall den Eintritt in den Tumor zu erleichtern, damit es dort als Sekundärstrahler bei Röntgenbestrahlungen wirksam wäre, wie es ja mit anderen Metallen, die auf anderem Wege an den Tumor gebracht wurden, auch versucht wurde. Dieses Ziel ließ sich nicht verwirklichen. Der Autor fand aber bei diesen Versuchen einen organischen Komplex, eine Karbonsäure, die in stärkster Verdünnung Tiertumoren zum Verschwinden brachte.

Über Versuche am Menschen mit diesen Kombinationspräparaten liegen ausführliche Angaben von Vorländer vor, die das Material von Opitz umfassen, dessen Untersuchungen und Versuche seiner Zeit großes Aufsehen erregten.

Das vorgenannte Präparat, das sich im Tierversuch als überaus wirksam erwies, und unter dem Namen **Kanzisal** lief, wurde noch zu Lebzeiten von Opitz von seiner Anwendung beim Menschen zurückgezogen, da sein Gebrauch mit zum Teil sehr ernsten Zwischenfällen (Kollaps) verknüpft war. An Stelle des giftigen und leicht zerfallenden Adrenalins traten Brenzcatechine verschiedenster Form; an Stelle des Cholins wurden quartäre Ammoniumbasen und Phosphonium-, Sulfonium- und

Arsoniumverbindungen in quartärer Form genommen, jedoch ohne greifbaren Erfolg. Opitz ging nunmehr dazu über, Präparate zusammenzustellen, die weniger das Carcinom direkt treffen, als vielmehr entsprechend seinen Vorstellungen von der Krebsheilung, die Umgebung des Tumors beeinflussen sollten. Diese Präparate wurden als **Anabole** bezeichnet; ihre genaue Zusammensetzung ist bis heute noch unbekannt. Ein Hauptbestandteil mit war eine organische Säure, die sich bei der Bekämpfung der Krebskachexie scheinbar bewährt hatte, und eine Schwefelverbindung, die auf Grund von Versuchen den Effekt der vorgenannten Säure steigerte. Von Vorländer wird eine rasche und weitgehende Besserung des Allgemeinbefindens mit Hebung des Appetits, Nachlassen der Schmerzen und auffallender Gewichtszunahme auf die Anaboltherapie hin hervorgehoben. Zur Beantwortung der Frage, ob die Kanzisal-Anabol-Injektionstherapie einen merklich günstigen Einfluß auf den Tumorschwund hatte, wollen wir Vorländers Statistik sprechen lassen, zu der zunächst zu bemerken wäre, daß sie nur Fälle umfaßt, die auch mit Strahlen oder operativ behandelt worden waren.

Von 36 Fällen, die dieser Therapie unterzogen wurden, waren am 1. November 1928 noch 5 am Leben, die wir trotz ihrer kurzen Beobachtung ($2^{1}/_{2}$—3 Jahre nach der Behandlung), als geheilt betrachten wollen. Bei diesen 5 Fällen handelte es sich 4mal um ein Cervixcarcinom, einmal um ein Ovarialcarcinom, das vor der Injektionskur unter Exstirpation des gesamten Tumors operiert worden war, und deshalb für eine Beurteilung nach unserer Ansicht vollkommen ausscheidet. Den 4 geheilten Cervixcarcinomen stehen im Ganzen 17 Fälle so behandelter Cervixcarcinome gegenüber; das entspräche einer Heilungsfrequenz von 23,5 %. Für eine derartige Berechnung eignet sich eine solch kleine Zahl von Fällen nicht; immerhin wäre das Resultat bemerkenswert, wenn es sich, so wie Vorländer angibt, tatsächlich um Fälle der Gruppe 3 und 4, also um inoperable Fälle gehandelt hätte. Das scheint aber nach Vorländers eigenen Krankenberichten nicht so gewesen zu sein. In Fall 2 war nämlich das linke Parametrium nur verkürzt, „dagegen nicht sicher infiltriert". Die drei übrigbleibenden Fälle hatten parametrane Infiltrationen, von denen naturgemäß dahingestellt bleiben muß, ob sie carcinomatös oder entzündlich waren.

Analysieren wir die 4 Fälle näher, so stellt sich heraus, daß es sich in Fall 1 um eine 72 Jahre alte Patientin handelte, mit einem Portiocarcinom und beiderseitiger Infiltration der Parametrien. Die Patientin wurde zunächst ausschließlich mit der Injektionstherapie behandelt und zwar vom 23. 4. 26—9. 6. 26. Dann wurde mit dem scharfen Löffel Gewebe exkochleiert, in dem Carcinomgewebe nicht mehr nachweisbar war. Gleichzeitig wurde „aus prophylaktischen Gründen" Radium eingelegt (1500 mg Elementstunden). In der Folgezeit nochmals Radium und Injektionsbehandlung.

In diesem Falle wurde vor Beginn der Behandlung zur mikroskopischen Untersuchung Gewebe mit dem scharfen Löffel entnommen. Vorländer selbst macht schon den durchaus berechtigten Einwand geltend, daß nach Abrasionen klinische Heilungen von Carcinomen vorkommen. Die Tatsache, daß die Excochleation nach der Injektionskur carcinomatöses Gewebe nicht mehr zutage förderte, darf deshalb nicht mit 100 % Sicherheit in dem Sinne ausgelegt werden, daß die Anaboltherapie diesen „Erfolg" verbuchen kann, ebenso wenig wie mit Entnahme kleiner carcinomfreier Gewebsstücke mit dem scharfen Löffel der Beweis zu erbringen ist, daß ein Carcinom tatsächlich verschwunden ist und die nachfolgende Bestrahlung nur prophylaktisches Interesse hat.

In dem 2. Falle wurde scheinbar zu Beginn der Behandlung der histologische Nachweis, daß ein Carcinom vorlag, überhaupt nicht geführt. Es fehlt in dem Krankenbericht jedenfalls jede Angabe darüber und es wird nur von einer sehr stark verdickten, mit Knoten besetzten Portio gesprochen. Diese Knoten fühlten sich wie Ovula Nabothii an. Beim Einführen des Speculums sah man allerdings zerfallene Massen den Cervixkanal ausfüllen, und auf diesen Befund gründete sich wohl die Diagnose. Zunächst wurde eine intensive Radium-Röntgenbehandlung mit 2×3000 mg Elementstunden und 900 R für jedes Parametrium ausgeführt, dann erst folgte die Injektionstherapie. Welchen Einfluß die Anabolinjektion auf den Heilungsvorgang hatte, läßt sich bei diesem Vorgehen überhaupt nicht beurteilen und wir möchten deshalb auf die Darstellung des weiteren Verlaufes verzichten.

„Den 3. Fall hat Opitz selbst immer als sog. reinen Injektionsfall gekennzeichnet", schreibt Vorländer. Uns erscheint die Beurteilung in dieser Hinsicht nicht so einwandfrei! Es handelte sich um eine 40 Jahre alte Patientin mit fortgeschrittenem, nicht verhornendem Portiocarcinom und beiderseitiger Infiltration der Parametrien. Am 10. 12. 24 begann die Behandlung mit einer sehr intensiven Röntgen- und Radiumapplikation, die mit Intervallen bis zum 20. 8. 1925 durchgeführt wurde. Am 16. 9. 25 wurde festgestellt, daß das ganz kleine Becken von einem Tumor ausgefüllt war. Dann beginnt die Injektionsbehandlung, verbunden mit einer kochsalzfreien, an Butter und Fett armen Carcinomdiät, die zu einem langsamen Einschmelzen und schließlich zum Verschwinden der Tumormassen führte. Bei einer Nachuntersuchung im Jahre 1928 erwies sich Patientin als rezidivfrei. Handelte es sich hier in der Tat um einen carcinomatösen Tumor bei Beginn der Anabolbehandlung oder lag hier vielmehr ein entzündliches Infiltrat vor, wie man es nach Radiumeinlagen nicht so selten sieht? Solange der Nachweis eines carcinomatösen Prozesses histologisch nicht erbracht ist, kommt man bei Heilung solcher ausgedehnten Prozesse der Wahrheit sicher am nächsten, wenn man eine entzündliche Genese derselben annimmt.

Fall 4 betrifft eine 55 Jahre alte Patientin mit einem nicht verhornenden Plattenepithelcarcinom, das vom 12. 9. 1924 an mit Radium und Röntgen bestrahlt wurde, ohne daß ein Erfolg zu verzeichnen gewesen wäre. Im Januar 1926 erwies sich das rechte Parametrium ausgedehnt infiltriert mit carcinomatösen Massen, die in die Blase mit papillären Wucherungen durchgebrochen waren. Nachdem am 9. 1. 26 eine „Röntgenbestrahlung" vorgenommen worden war, wurde am 12. 1. 26 mit der Injektionsbehandlung begonnen. Am 25. 2. 26 war in der Blase eine etwa zweimarkstückgroße, flächenhafte Schleimhauterosion sichtbar. Am 3. 3. 26 wurde diese Erosion mittels Diathermie verschorft. Am 13. 3. 26 war das parametrane Infiltrat verschwunden und an Stelle der Erosion in der Blase trat eine Narbe. Patientin war im November 1928 noch gesund. War das parametrane Infiltrat nun wirklich carcinomatös und in die Blase durchgebrochen oder handelte es sich um einen entzündlichen Prozeß im Beckenbindegewebe und um papilläre Blasenwucherungen, die unabhängig von dem parametranen Prozeß waren und durch Kaustik zerstört wurden? Wir möchten die Entscheidung darüber nicht fällen, möchten aber doch auch hier bei der Beurteilung zur Vorsicht mahnen.

Die gleichzeitige Bestrahlung, die in allen Fällen neben der chemotherapeutischen Behandlung von Opitz durchgeführt wurde, läßt leider bei der Kleinheit des Materials eine objektive Beurteilung überhaupt nicht zu. Unter diesem Mangel muß naturgemäß jede Kombinationstherapie dieser Art leiden, ob wir nun die Chemotherapie mit der Strahlenbehandlung oder einem chirurgischen Eingriff verbinden. Nur ganz große Statistiken in Vergleich gesetzt zu den bekannten Resultaten der Actinotherapie und der operativen Maßnahmen könnten uns den Wert oder Unwert eines chemotherapeutischen Agens beim menschlichen Carcinom, speziell dem Genitalkrebs der Frau, vermitteln. Das zuletzt genannte Beispiel weist sehr eindrucksvoll darauf hin, daß die Übertragung der Erfahrungen am tierischen, künstlich erzeugten Krebs auf das menschliche Carcinom — und das gilt für alle bis heute bekannten Mittel dieser Art — nicht statthaft ist, daß die Hoffnungen, die sie hinsichtlich der Beeinflußbarkeit des menschlichen Carcinoms erweckten, bisher nicht in Erfüllung gegangen sind. Immerhin sind sie als Wegweiser für weitere Forschung am Menschen bis heute kaum zu entbehren, und dürften auch Nützliches leisten, vorausgesetzt, daß sie sich in der Hand eines mit allen klinischen Mitteln erfahrenen und sehr kritischen Therapeuten befinden.

III. Heilmaßnahmen allgemeiner Art.

In diesem Kapitel wollen wir uns zunächst mit den Immunisierungsversuchen bei der Krebskrankheit beschäftigen, die mit dem Anbruch der bakteriologischen Ära und ihren Immunisationserfolgen auch beim Carcinom sofort in Angriff genommen und bis in die jüngste Zeit mit Eifer verfolgt wurden. Für diese Versuche lag der Boden damals besonders günstig, weil die parasitäre Ätiologie der Krebskrankheit seiner Zeit sehr eifrig diskutiert wurde.

Von passiven Immunisierungsmethoden haben nur einige wenige größeres Interesse in der Ärzteschaft erlangt. Wlaeff hatte um die Jahrhundertwende aus menschlichen Carcinomen Blastomyceten isoliert, die er für die Krebserreger ansah, und mit denen er Gänse und Enten impfte. Das Serum der Tiere erprobte er bei mehreren hundert menschlichen Carcinomfällen mit dem Erfolge, daß die Geschwülste angeblich heilten oder doch ein Wachstumsstillstand eintrat. Die Methode hat eine weitere Verbreitung nicht gefunden und wurde von verschiedenen französischen Autoren als ebenso unbrauchbar abgelehnt wie die damals gebräuchlichen Antistreptokokkenseren.

Ebenso konnte sich das von Sanfalice mit Blastomyceten bei Hunden gewonnene Serum nicht durchsetzen. Immerhin läßt sich nach den neueren Untersuchungen wohl vorstellen, daß diese Sera einen wachstumshemmenden Effekt hatten. Nach den Berichten von Euler und Watermann befinden sich z. B. in Hefesuspensionen Stoffe, die den Gärungsprozeß verzögern, und Watermann nimmt die Bildung solcher Stoffe für alle mit Bakterien als Antigen entstandenen Agentien als durchaus möglich an.

Ein gegen bestimmte Zellen eingestelltes Serum ist das Tumorzidin, das gegen verschiedene Drüsen mit innerer Sekretion, vornehmlich die Geschlechtsdrüsen, gerichtet ist. Es hat sich bei der klinischen Prüfung nicht bewährt, ebenso versagten die von Abderhalden hergestellten Seren, die er auf Grund seiner Theorie von den Abbaufermenten gegen Tumoren und verschiedene Gewebe wirksam glaubte. Wenn von einigen Autoren über günstige Resultate berichtet wurde, so wollen wir an die Ergebnisse des Experimentes denken, die zeigten, daß die Einverleibung fremden Serums die lytischen Fähigkeiten zu steigern imstande ist.

In weit ausgedehnterem Maße noch wurde versucht, eine aktive Immunisierung herbeizuführen. Eines außergewöhnlichen Interesses von seiten der Ärzteschaft sowohl wie des Publikums erfreute sich seiner Zeit das Antimeristem von Schmidt. Nach

Schmidts Ansicht ist der Krebserreger eine Pilzart, die er aus Carcinomen züchten konnte, und von denen er abgetötete Reinkulturen beim carcinomkranken Menschen verwandte. Nach den Beobachtungen von Schmidt treten nach Injektion kleinster Mengen spezifische Lokal- und Allgemeinreaktionen auf und nach Injektion mit steigenden Dosen erfolgt eine Regression des Tumors und schließlich Vernarbung. Im Jahre 1911 berichtete Schmidt über 304 von ihm und anderen Ärzten mit Antimeristem behandelte Fälle. Nur 72 Fälle waren refraktär; 192 zeigten eine günstige Beeinflussung (Kleinerwerden der Geschwulst, Besserung des Allgemeinbefindens); 28 wurden völlig geheilt. Würde diese Statistik einer ernsten Kritik standgehalten haben, so wäre das Antimeristem wohl nicht so schnell von dem Schauplatz abgetreten wie es tatsächlich geschah. Eine spezifische Heilwirkung, die Schmidt für sein Mittel späterhin selbst auch garnicht mehr in Anspruch nahm, muß dem Antimeristem auf Grund der Resultate fast aller Nachprüfer aberkannt werden. Entzündliche Reaktionen mit Schrumpfungserscheinungen sieht man nach Beobachtungen von Werner auch sehr häufig nach Einverleibung anderer toxischer Substanzen. Andere Autoren glauben an eine Fieberwirkung, die auch für die Wirkungsweise der Erysipelbehandlung nach Coleg angenommen werden muß.

Den Colegschen Versuchen lag die von vielen Seiten gemachte Beobachtung zugrunde, daß ein Carcinom beim spontanen Zutritt eines Erysipels gebessert oder sogar geheilt wird. Während frühere Versuche mit Erysipelerregern oder von diesen gewonnenen Seren, fehlgeschlagen waren, glaubte Coleg einen guten Erfolg zu erzielen, wenn er eine aus Erysipel gezüchtete Streptokokkenkultur mit einer solchen des Bacillus prodigiosus mischte, die Bakterien durch Erhitzen abtötete und das Sterilisat dann in die Geschwulst injizierte. Coleg will in 430 so behandelten Fällen von Carcinomen und Sarkomen, über die er im Jahre 1910 berichtete, 28 Heilungen (Beobachtungszeit über 3 Jahre) gesehen haben. Die Mehrzahl der Nachuntersucher hatte bei dieser Therapie überhaupt keinen Erfolg aufzuweisen. Andere Autoren sahen, vor allem bei Sarkomen, eine günstige Beeinflussung, die sich in einer Verflüssigung des Geschwulstzentrums ausdrückte; in der Peripherie jedoch wuchs zumeist das Neoplasma weiter. Wirkliche Heilungen wurden nur vereinzelt gesehen, so daß man den nicht überbrückbaren Gegensatz zwischen den Beobachtungen Colegs und denen der übrigen Therapeuten wohl auf eine nicht einwandfreie Kritik Colegs zurückführen darf. Es besteht heute Einigkeit darüber, daß bei den regressiven Erscheinungen, die in einigen Fällen sicherlich vorhanden gewesen sind, eine spezifische Wirkung nicht in Frage kommt; wie schon oben gesagt wurde, muß man dabei an eine allgemeine Reaktion des Körpers auf die eingebrachten Toxine denken.

Die Immunisierungsversuche dieser Art wurden bis in die jüngste Zeit hinein fortgesetzt. So oft ein spezifischer Bacillus für die Carcinogenese in Anspruch genommen wurde, so häufig wurde auch versucht, ihn therapeutisch in dieser Weise auszunutzen; der Erfolg blieb beim Menschen bisher aus, obwohl die Wirksamkeit dieser Methoden beim Tiere z. T. eine ausgezeichnete war. So sah z. B. Beck, der mit Prodigiosus- und Staphylokokkenkulturen bei Mäusegeschwülsten arbeitete, bei intratumoraler Injektion der Sterilisate einen vollständigen Zerfall der Geschwulst und Heilung.

Die Mißerfolge aller dieser Methoden beim Menschen nehmen nicht wunder, wenn man bedenkt, wie wenig überzeugend die Versuchsergebnisse sind, eine Immunisierung mit der Implantation von Tumorgewebe, das schließlich das Krebsvirus in Reinkultur beherbergen muß, zu erzielen. Diese Versuche nehmen ihren Ausgang von den Beobachtungen Ehrlichs, die zeigten, daß man Mäuse durch Impfung mit Carcinommaterial in 64% der Fälle gegen hochvirulente transplantable Tumoren immunisieren kann. Ihnen gingen schon die Versuche von Leyden und Blumenthal voraus, mit Hilfe von Tumorextrakten und Autolysaten eine Tumorimmunität zu erreichen. Diesen Bestrebungen müssen wir unsere Aufmerksamkeit zuwenden, weil in jüngster Zeit wieder diese Therapie beim Menschen versucht worden ist.

Die „Autovaccination", wie Blumenthal die Behandlung des Krebskranken mit seinem eigenen Tumor bezeichnete, wurde klinisch mit wechselndem, im ganzen aber unbefriedigendem Erfolge von verschiedenen Autoren versucht (s. Wolff, Bd. 3, S. 564). Nun griff Thies jüngst diese Methode wieder auf und glaubte sie auf Grund seiner Beobachtungen empfehlen zu sollen.

Nach dem Vorgehen von Chambers, Scott, Russ, Kellok, die über 6 Heilungen in 12 behandelten Fällen berichten, hat Thies zunächst versucht, bestrahlte Carcinommassen den Patienten zu reimplantieren. Die Implantate heilten aber nicht ein; deshalb ging Thies einen anderen Weg. Er schnitt gleich nach der Operation aus dem Carcinomgewebe 4—5 dünne Scheiben von im ganzen etwa 50 g Gewicht heraus und legte sie für 2—3 Tage in eine konzentrierte Trypaflavinlösung. Dann erfolgte Überpflanzung unter die Oberschenkelhaut; sie vollzog sich reaktionslos ohne Bildung eines „Rezidivs".

Thies berichtete über diese Methode zum ersten Male auf dem Gynäkologenkongreß in Wien (1925). Er hatte damals 20 Patientinnen behandelt, konnte aber über Dauererfolge noch nichts aussagen. Offenbar als Beweis für den Wert seines Vorgehens bringt er drei Krankengeschichten, die wir uns näher ansehen wollen.

In dem 1. Falle handelte es sich um ein doppelseitiges Ovarialcarcinom mit Metastasen auf dem Bauchfell; die Patientin hatte außerdem einen Scirrhus der linken Brust. Die Operation des Ovarialcarcinoms war eine unvollkommene. 100 g der Tumormassen wurden reimplantiert. Der Scirrhus der linken Brust ging darauf auf den 3. Teil zurück. Thies schreibt dann wörtlich: „Völlige Genesung der Patientin, die Patientin ist voll arbeitsfähig." Er unterläßt es zu sagen, ob auch der Scirrhus der Brust ganz abheilte, oder ob sich die „Genesung" nur auf das Ovarialcarcinom bezog. Ist das der Fall, so ist dieses Vorkommnis nicht so erstaunlich, weil man derartige „Heilungen" nicht radikal operierter Ovarialcarcinome gelegentlich ohne Reimplantation von Tumormassen und ohne Nachbestrahlung zu sehen bekommt. Allerdings ist solch eine „Heilung" dann gewöhnlich nicht eine endgültige und die Patientinnen bekommen ihr Rezidiv. Zu derartigen Immunisationsvorgängen ist eine Reimplantation von Tumormassen jedenfalls nicht unbedingte Voraussetzung.

Der 2. Fall betrifft ein seit Monaten blutendes Portiocarcinom, das nach Wertheim radikal operiert wurde. Etwa 6 Wochen später wurden Granulationen im Scheidengrund festgestellt, die als Recidiv „angesprochen" wurden. Die Patientin bekam eine „Reinjektion aus eigenem Portiocarcinom"; der Scheidengrund heilte darauf ab. An diesem Bericht ist zu kritisieren, daß die Granulationen, von denen doch mühelos ein kleines Stückchen zur histologischen Untersuchung zu entfernen gewesen wäre, nur auf ihr Aussehen hin als Recidiv „angesprochen" wurden.

Im 3. Falle wurde ebenfalls ein Wertheim bei einem Cervixcarcinom gemacht, nachdem die Patientin mit „Carcinominjektion" vorbehandelt worden war. Es entstanden nach 6 Monaten 2 Knötchen im Scheidengrund, von denen das eine als Carcinomrezidiv histologisch sichergestellt wurde; das andere Knötchen blieb unberührt; dieses wurde in den folgenden Tagen noch etwas größer, außerdem entstand ein Granulom im Scheidengrund. Der Bericht von Thies schließt folgendermaßen ab: „Granulation geheilt. Die Patientin hat 7 Carcinominjektionen bekommen in steigender Dosis. Gewichtszunahme, gutes Allgemeinbefinden." Was aus den Knoten geworden ist, erfahren wir nicht und über das weitere Ergehen dieser wie seiner übrigen so behandelten Fälle hat Thies, soweit wir feststellen konnten, bisher keinen Bericht gegeben.

Über die Erfahrungen bei Gebrauch von Carcinom-Trockenpräparaten, deren sich Thies später bediente, machte der Autor nähere Angaben auf dem 51. Chirurgenkongreß. Er bringt in dem Bericht Auszüge aus 5 Krankengeschichten. In allen 6 Fällen wurde die Diagnose Carcinom histologisch sichergestellt.

Fall 1. 16. 3. 1926. Suspekte Erosio der Portio. Excision eines kleinen Teiles des Tumors (Plattenepithelcarcinom). Ausschließlich Injektionsbehandlung von Portio-Carcinom-Pulver.

Fall 2. 30. 12. 1925. Probeexcision aus einer leicht blutenden Erosio (Plattenepithelcarcinom). Ausschließlich Injektionen von Portio-Carcinom-Pulver.

Fall 3. 15. 1. 1927. Excision einer suspekten Erosion der Portio (Medullarcarcinom) mit nachfolgender Verschorfung. Reimplantation (Trypaflavinmethode); Portio-Carcinom-Pulver-Injektionen.

Fall 4. 2. 7. 1926. Excision einer breiten suspekten Erosion (Plattenepithelcarcinom) und Verschorfung des Wundbettes. Reimplantation (Trypaflavinmethode) Portio-Carcinom-Pulver-Injektionen. 25. 2. 1927. Exstirpation des Uterus und einer erbsengroßen Drüse. Uterus frei von Carcinom; Drüse enthält Carcinommetastasen.

Fall 5. 21. 1. 1926. Excision eines wallnußgroßen Tumors der linken Brust (Scirrhus). Scirrhus-Pulver-Injektionen.

Die 51. Tagung der deutschen Gesellschaft für Chirurgie, auf der diese Fälle bekanntgegeben wurden, fand statt vom 20.—23. April 1927. Bei Fall 2 begann die Behandlung nicht ganz 16 Monate vor seiner Bekanntgabe; bei Fall 3 begann sie 3 Monate vorher. Bei den übrigen Fällen liegt der Behandlungsbeginn zwischen diesen beiden Terminen. Wenn Thies über den Zustand seiner Patienten im Jahre 1931—32 dasselbe günstige Urteil abgeben kann, das er vor dem Kongreß im Jahre 1927 bekanntgab, so wäre noch darüber zu diskutieren, ob sich beginnende Carcinomfälle der Portio, die über die Erscheinung einer Erosion nicht hinausgediehen sind und außer mit einer Excision, z. T. auch noch mit Verschorfung behandelt wurden, überhaupt für die Beurteilung eines chemotherapeutischen Heilverfahrens eignen. Wir können es uns ersparen, auf diese Frage, die nach Ansicht wohl aller Autoren, die sich kritisch mit dem Carcinomproblem befaßt haben, mit „nein" beantwortet werden muß, heute näher einzugehen und möchten zunächst einmal den Bericht über das weitere Ergehen dieser Patientinnen abwarten. Fall 5, in dem ein scirrhöser walnußgroßer Knoten der Mamma 15 Monate nach seiner Exstirpation noch nicht zu einem Rezidiv geführt hatte, dürfte genau so zu bewerten sein, wie die beginnenden Carcinome der Portio.

Am 11. 7. 1927 demonstrierte Thies in der Leipziger Gesellschaft für Geburtshilfe und Gynäkologie weiterhin eine Patientin, die 1921 wegen Cervixcarcinom von anderer Seite operiert worden war. Februar 1925 war ein apfelgroßes Rezidiv an der linken Beckenseite vorhanden, das sich im weiteren Verlauf vergrößerte und nach dem Blasenboden zu vorwölbte. „Abmagerung bis auf 70 Pfund. Behandlung mit vielen Eiweißinjektionen, Carcinomimplantationen von homologem Carcinom anderer Patienten, Radiumbestrahlung.

Heilung der Patientin, Erwerbsfähigkeit. Zeit 1 Jahr. Gewichtszunahme auf 100 Pfund." So schließt der kurze Bericht von Thies ab; er ist trotz der das Bild verwischenden Radiumbestrahlung eindrucksvoll und gemahnt, in desolat liegenden Fällen sich auch dieser Methode zu erinnern.

Küstner sah bei Anwendung des Thiesschen Verfahrens (Trypaflavinbehandlung des Carcinommaterials) kaum wesentliche Besserung des klinischen Befundes, bestätigt jedoch eine roborierende Wirkung. Bretschneider berichtet bei gleichem Vorgehen über einen Mißerfolg in 8 Fällen von inoperablem Uteruscarcinom. Nach dem Bericht von Mansfeld auf dem Gynäkologenkongreß in Bonn (1927) hat die Krebskommission der Ungarischen chirurgischen Gesellschaft mit dem Thiesschen Verfahren ausnahmslos schlechte Resultate gesehen, ja es konnten in einigen Fällen Krebsgeschwülste an den Implantationsstellen beobachtet werden. Der Versuch von Thies, der Autovaccination in dieser Form wieder einen Eingang in die Therapie zu verschaffen, muß nach allem als gescheitert betrachtet werden. Der Bericht von Mansfeld sagt uns, daß die Verwendung lebenden Carcinommaterials nicht einmal zur Unterstützung von Operation und Bestrahlung in Frage kommt.

Die Gefahren, die eine Inokulation lebenden Carcinomgewebes in sich schließt, umgeht man, wenn nach dem Vorschlage von Leyden und Blumenthal das Tumormaterial zunächst der Autolyse unterworfen wird. Die klinischen Erfolge sind im Gegensatz zu der Mehrzahl der experimentellen Ergebnisse äußerst mäßig.

Von der Tatsache ausgehend, daß im Kindesalter maligne Neubildungen nur selten vorkommen, wurde von Fichera angeregt, die Tumorautolysate durch solche embryonalen Gewebes zu ersetzen. Auf Grund von Tierversuchen glaubte F., daß die wirksamen Fermente in embryonalen Geweben in weit größerer Menge vorhanden seien, als im Geschwulstgewebe. Fichera selbst behandelte nach dieser Methode 39 inoperable Sarkome, wobei er in 15% der Fälle einen sehr guten Erfolg erzielt haben will. Von anderer Seite (S. Wolff) wurden auch relativ günstige Ergebnisse berichtet.

Es handelt sich bei diesem Vorgehen nun nicht um eine Vaccinationstherapie im Sinne Blumenthals; es ergeben sich aber nach den neuesten Studien zwischen den beiden Methoden Parallelen, die darauf hinweisen, daß wir es allemal mit demselben Vorgang zu tun haben. Es scheint nämlich bei den Implantationsversuchen garnicht darauf anzukommen, daß etwa Tumorgewebe zur Verwendung kommt, der springende Punkt bei allen immunisatorischen Versuchen dieser Art scheint vielmehr der zu sein, daß junges, lebenskräftiges Gewebe im Körper des Wirtes zugrunde geht.

Bei dieser Auffassung wären auch die günstigen Beobachtungen leichter zu erklären, die man mit der Verabfolgung organotherapeutischer Mittel im Tierexperiment gesehen hat, und man versteht die Bemühungen, sie der Carcinombekämpfung beim Menschen nutzbar zu machen. Hierher gehören die Versuche, durch Milz- und Thymusgabe einen Einfluß auf das Carcinomwachstum zu erzielen, Versuche, die augenblicklich von vielen Seiten in Angriff genommen sind und deren Resultat noch aussteht.

Vieles spricht dafür, daß die beim Zellzerfall freiwerdenden Stoffe ihre Wirkung auf dem Umwege über das endokrine System entfalten, ein Punkt, auf den schon im allgemeinen Teil hingewiesen wurde. Wie dem auch sei: eine spezifische Immunisierung scheint auch bei der Verwendung von Tumorgewebe nicht in Frage zu kommen, und im Gegensatze zu der

Immunität, wie wir sie von der Bakteriologie her kennen, scheint es sich bei der Tumorimmunität um einen gänzlich anders gearteten offenbar sehr komplexen Vorgang zu handeln, über dessen Komponenten wir nur wenig wissen. Solange wir die feineren Vorgänge nicht kennen, werden Krebsheilungen auf dieser Basis Einzelbeobachtungen bleiben, die ihre Existenz einem Zufall verdanken. Es ergibt sich aus den klinischen Erfahrungen die therapeutisch recht betrübliche Tatsache, daß jeder Tumor und jeder Organismus seine eigene tumorimmunisatorische Lage hat, wodurch der exakten Erforschung dieser Frage unendliche Schwierigkeiten im Wege stehen.

Als Grundlage jeglicher Immunitätserscheinungen bei den malignen Tumoren muß nach allem eine unspezifische Leistungssteigerung des Organismus angenommen werden. Die gilt es auf jede nur mögliche Weise anzuregen. Deshalb muß auch größter Wert auf eine geeignete Ernährung des Tumorkranken gelegt werden, wobei man sich die im allgemeinen Teil skizzierten Kenntnisse über den Einfluß bestimmter Nahrungsmittel und Vitamine auf das Wachstum der Tumoren nutzbar machen kann. Auf Einzelheiten wollen wir in diesem Zusammenhange nicht eingehen. Eine bestimmte Carcinomdiät gibt es nicht; jeder Autor, der sich mit dieser Frage beschäftigt hat, kommt zu einem anderen Ergebnis. Nur an einem Beispiel sei gezeigt, in welcher Richtung sich die Forschung in dieser Frage bewegt.

Auler und Pelzar sahen bei Immunisierungsversuchen an Ratten und Mäusen, daß die Übertragung heteroplastischer Tumoren auf normale Tiere gewöhnlich nicht gelingt. Werden die Tiere aber zuvor mit artfremdem Serum allergisch gemacht, so gehen die Tumoren an. Weiter versuchten die Autoren mit Tumorextrakten und unter Verwendung der alkohollöslichen Lipoidkomponente eine Schwächung der Hämolyse zu erzielen. Durch eine Lipoid-Antigenbehandlung konnte regelmäßig eine Hemmung im Tumorwachstum festgestellt werden. Die Autoren versuchten nun, diese tumorhemmende Eigenschaft des Lipoid-Antigens in die menschliche Therapie zu übertragen. Sie reichten dem Kranken ein Lipoid-Eiweißgemisch zusammen mit fettspaltenden Fermenten und vitaminarmer Kost. Die Beobachtungszeit war allerdings nur kurz; immerhin erholten sich desolate Fälle angeblich rasch, und am Tumor konnte eine starke Nekrose des Parenchyms histologisch nachgewiesen werden. Es muß bemerkt werden, daß diese Wirkung nicht ausschließlich auf die beschriebene Therapie zurückgeführt werden darf. Die Patienten wurden gleichzeitig mit Sauerstoffzufuhr behandelt und zwar in pneumatischen Kammern unter Überdruck. Der Gedanke war dabei, durch eine allgemeine Oxydationssteigerung den Stoffwechsel der Tumorzellen im Sinne einer Verminderung der Glykolyse zu beeinflussen, ein Punkt, auf den wir später noch zurückkommen werden. Als weiterer therapeutischer Faktor kamen noch Extraktivstoffe aus Pilzen zur Anwendung, von denen man sich versprach, daß die Glykolyse der Tumorzellen geschädigt bzw. unterbunden würde. Angeblich wurde ein riesiger Tumorzerfall als Folge der letztgenannten Maßnahme beobachtet. Daneben verzichteten die Autoren auch keineswegs auf Operation und Bestrahlung. Bei der Vielgestaltigkeit dieser Therapie ist es unmöglich, den Wert oder Unwert eines der genannten therapeutischen Mittel kritisch zu betrachten.

Die Besonderheiten des Stoffwechsels der Tumorzellen, wie sie durch die Untersuchungen Warburgs erschlossen wurden, haben eine große Zahl therapeutischer Versuche zur Folge gehabt, die darauf hinauslaufen, den Oxydationsprozeß zu unterstützen. Reine

Sauerstoffatmung ist nach den Untersuchungen Warburgs nicht imstande, die Tumorzelle zu schädigen, obwohl die Glykolyse herabgesetzt wird. Albert Fischer konnte zeigen, daß bei einer Erhöhung der Sauerstoffspannung dagegen die Zellen eines Explantates von Hühnersarkom rascher abgetötet werden, als explantierte Fibroblasten. Erhöhung des Stickstoffdruckes hatte im Gegensatz dazu keinerlei Wirkung. Auch beim lebenden Tier gelang es A. Fischer, Geschwulstzellen und in einigen Fällen Mäusecarcinome durch Halten der Tiere in einer Sauerstoffatmosphäre von erhöhtem Druck zum Verschwinden zu bringen. Auler wandte diese Methode beim Menschen an, indem er mit einem Überdruck von $1/2 - 1\,1/2$ Atmosphären arbeitete; er will dabei geringe klinische Besserungen gesehen haben.

Eine systematische experimentelle Bearbeitung hat diese Frage durch Fischer-Wasels gefunden; Fischer-Wasels legte sich besonders die Frage vor, welcher Einfluß den tumoraffinen Substanzen zukäme, die als Atmungskatalysatoren wirken können, ein Punkt, der auch schon von A. Fischer berücksichtigt wurde.

Fischer-Wasels arbeitete nach der Prüfung reinen Sauerstoffs mit einem Gasgemisch, das $4\,1/2\%$ CO enthielt und erzielte damit beim Menschen eine Herabsetzung des Milchsäurespiegels im Blute. Er schließt daraus, entsprechend den Kenntnissen, die wir über den Stoffwechsel der Geschwulstzelle besitzen, daß das Gasgemisch auch eine Einwirkung auf die Geschwulst haben müsse. Die Resultate der **Gasgemischbehandlung** im Tierversuch waren recht mäßige. Nur bei einem sehr bösartigen Sarkomstamme kam gelegentlich ein Verschwinden der Geschwulst zur Beobachtung. Ferner zeigte sich, daß die Gas-Vorbehandlung einen bemerkenswerten Einfluß auf die Impfausbeute des sehr malignen Chondroms der Maus hatte; das in 100% der Fälle positive Impfresultat wurde auf 45% herabgedrückt und die Weiterimpfung von Tumoren, deren Wirtstiere mit dem Gas behandelt worden waren, verlief in 100% der Fälle negativ. Auch das Mäusecarcinom verhielt sich nach der Gasbehandlung ähnlich, indem die normale Impfausbeute von 90% auf 29% und bei einem zweiten Stamm auf 20% heruntergedrückt wurde.

Die direkte Beeinflussung der Tumoren ließ sich auch durch den Zusatz von Eisen als Atmungskatalysator nicht erheblich steigern; die Geschwulst wuchs zwar langsamer, von 36 Mäusen wurden aber nur 2 geheilt. Erfolgreicher wurde die Behandlung, wenn außer dem Gasgemisch und der Eisenzufuhr noch Farbstoff appliziert wurde. Die Zahl der Heilungen ging bei einem Farbstoff auf 32%, bei Zusatz eines 2. Farbstoffes auf 44% herauf. In diese Zahl sind aber die Tiere einbegriffen, die zugrunde gingen und bei der histologischen Untersuchung lebende Carcinomzellen nicht mehr aufwiesen. Die an sich sehr hohe Mortalität bei dieser Behandlungsweise bringt Fischer-Wasels in Verbindung mit der Intoxikation durch die nekrotischen Tumormassen. Fischer-Wasels propagiert dann in einer weiteren sehr ausführlichen Arbeit unter Heranholung aller durch die experimentelle Geschwulstforschung bekannt gewordenen biologischen Momente den Gedanken, die Gasbehandlung mit anderen Methoden zu kombinieren und stellt zahllose Probleme zur Diskussion, deren Erhärtung dem Experiment vorbehalten bleibt.

Über die Ergebnisse der Gasbehandlung bösartiger menschlicher Geschwülste ist bei der Jugend dieses therapeutischen Weges noch nicht viel zu sagen. Fischer-Wasels hebt eine auffallend günstige Beeinflussung des Allgemeinzustandes hervor, die auch von Straßburger und Holfelder bestätigt wird. Mehrere Patienten mit vorgeschrittenem inoperablem Magencarcinom, die neben der Gasatmung noch mit Zuckerinjektionen behandelt wurden, wiesen eine Monate anhaltende Gewichtskonstanz auf, während vorher eine rasch fortschreitende Gewichtsabnahme und Verschlechterung des Allgemeinbefindens zu beobachten war. Von Holfelder, der die Gasbehandlung mit der Röntgentiefentherapie kombinierte, wurden nach dem Bericht von Fischer-Wasels Verzögerungen des Geschwulstwachstums und Verlängerung des Lebens beobachtet, die auf das Konto der Gasbehandlung zu buchen seien. Ganz besonders fiel auf, daß das Fortschreiten der Kachexie durch die Gasbehandlung für mehrere Monate zum Stillstand kam. Eine Heilung wurde bei den inoperablen Carcinomfällen auf diese Weise nicht erzielt.

Fischer-Wasels selbst hebt hervor, wie schwierig es sei, beim Fehlen eines einwandfreien Heilungsfalles subjektive Deutungen auszuschalten. Er bringt deshalb mit einer gewissen Genugtuung die Krankengeschichten zweier Fälle, in denen ihm der günstige Einfluß der Gasatmung sehr nahe zu liegen scheint. Bei beiden Patienten bediente er sich neben der Gasbehandlung noch der Röntgentherapie und der Säurezufuhr mittels Salzsäure, wobei die Säurezugabe zur Verstärkung der schon durch die Kohlesäure hervorgerufenen Acidose dienen sollte. Diese beiden Krankengeschichten wollen wir näher betrachten!

Fall 1. Bei einer 54 Jahre alten Frau wurde im Oktober 1928 in England durch Probelaparotomie ein völlig inoperables Magencarcinom mit Drüsenmetastasen festgestellt und die Diagnose histologisch gesichert. Die Kranke kam im Dezember 1928 in eine Frankfurter Klinik, wo sofort mit der Gasbehandlung begonnen wurde; angefangen wurde mit einer dreimaligen Gasatmung von 45 Minuten Dauer pro die. Zugleich wurde Salzsäure und Azidolpepsin in steigenden Mengen gegeben und die Röntgentiefentherapie durchgeführt; daneben fand eine Höhensonnenbestrahlung des ganzen Körpers statt. Im Mai 1929 war unter dieser Behandlung die Geschwulst, die bei Einlieferung der Patientin kindskopfgroß war, völlig verschwunden und im Röntgenbild nicht mehr nachzuweisen. Die Gewichtszunahme betrug in dieser Zeit 20 Pfund. Im September 1929 war die Patientin, die im Mai entlassen wurde und angehalten war, die Gasatmung zuhause noch in den nächsten Monaten durchzuführen und Salzsäure zu nehmen, „frei von allen Beschwerden und bot das Bild völliger Gesundheit".

Fall 2. Ein 63 Jahre alter Mann leidet seit Dezember 1926 an Schluckbeschwerden und Stenoseerscheinungen. Klinische Diagnose: Ösophaguscarcinom. Dem entsprach der weitere Verlauf, der mit völliger Abmagerung einherging; es konnte nur noch flüssige Nahrung passieren. Im Juni 1929 wurde der Patient, bei dem röntgenologisch eine hochgradige, handbreite Ösophagusstenose nachgewiesen werden konnte, in Behandlung genommen, und zwar wurde die Therapie in der gleichen Weise kombiniert mit Röntgen und Höhensonne durchgeführt, wie in dem ersten Falle. Schon nach 10 Tagen wurden die Schluckbeschwerden geringer, nach 14 Tagen konnte der Patient „bei ausgezeichnetem Allgemeinbefinden" feste Nahrung zu sich nehmen. Am 21. Juni 1929 zeigte das Röntgenbild die Speiseröhre in ihrem ganzen Verlaufe fast gleichmäßig weit, am 30. Juni sind sämtliche subjektiven Beschwerden des Kranken verschwunden. Es werden sämtliche Speisen in jeder Form und ohne Beschwerden vertragen. Entlassung am 11. Juni 1929, mit der Anweisung, die Gasatmung und Salzsäurezufuhr fortzusetzen. Gewichtszunahme bei Abschluß der Beobachtung 22 Pfund.

Fischer-Wasels legt selbst einen sehr kritischen Maßstab an diese beiden Beobachtungen an und stellt dahin, ob es sich in dem zweiten Falle, in dem eine Probeexcision nicht gemacht wurde, überhaupt um ein Carcinom gehandelt habe. Beim Vorliegen eines Sarkoms z. B. wäre der Erfolg erfahrungsgemäß nicht so wunderlich und auf das Konto der Röntgenstrahlen zu buchen. Bezüglich des zuerst geschilderten Falles führt Fischer-Wasels selbst an, daß starke Rückbildungen nach Röntgenbehandlung alleine gelegentlich beobachtet werden. Wir können Fischer-Wasels beipflichten, wenn er in seiner Schlußfolgerung sagt, „daß wir berechtigt und verpflichtet sind, auf dem eingeschlagenen Wege mit aller Energie weiterzuarbeiten". Wenn Fischer-Wasels aber weiter meint, daß es langsam Zeit würde, „den ganz allgemeinen, nicht nur bei Laien, sondern auch bei den Ärzten verbreiteten Pessimismus über die Heilungsmöglichkeiten inoperabler Geschwülste aufzugeben", so scheint uns das verfrüht. Bei aller Anerkennung der ungeheuren Arbeitsleistung von Fischer-Wasels und seinen Mitarbeitern müssen wir doch aussprechen, daß uns die bisher vorliegenden klinischen Resultate noch keineswegs zu solch einem Optimismus zu berechtigen scheinen. Dieser Optimismus, der als Triebfeder für den einzelnen Forscher und Trost für den Kranken durchaus erwünscht ist, stellt auf der anderen Seite eine Gefahr dar: er legt der Kritik unbewußt Fesseln an und bringt unter Umständen einen therapeutischen Weg, dessen Richtung dem Ziele wirklich zustrebt, bei Ärzten und Laien in Mißkredit.

Die Enttäuschungen, die wir bisher ausnahmslos mit allen chemotherapeutischen Mitteln und Wegen, die je als Carcinomheilmaßnahmen angegeben wurden, erlebt haben, sind zu zahlreich und zu groß, als daß wir uns auf einzelne klinische Beobachtungen hin entschließen könnten und sollten, einem Optimismus Vorschub zu leisten, dessen Wurzeln zur Hauptsache in dem Boden des Tierexperimentes stecken.

Vor einer Übertragung des Tierexperimentes auf den Menschen hinsichtlich der Wirksamkeit chemotherapeutischer Maßnahmen kann — ganz allgemein — nicht nachdrücklich genug gewarnt werden. Wir müssen uns nach allem darüber klar sein, daß die bösartige Geschwulst von Maus und Ratte und insbesondere die tierische Impfgeschwulst biologisch etwas ganz anderes darstellt, als der Spontantumor des Menschen, der einem Wirt angehört mit viel komplizierterem Organgetriebe, als es das Versuchstier besitzt. Wir müssen bis heute leider damit zufrieden sein, daß uns das Experiment Einblicke in die Ätiologie und auch in die Biologie der bösartigen Geschwulst gewährt hat, die, in Vergleich gesetzt zu unseren diesbezüglichen Kenntnissen beim Menschen, zeigen, daß Parallelen zwischen menschlichen und tierischen Geschwülsten bestehen; von einer Übereinstimmung kann aber keine Rede sein. Wenn dafür etwas beweisend ist, so ist es eben das vollkommen verschiedene Ansprechen der menschlichen und tierischen Geschwülste auf die einzelnen Therapeutica. Wir müssen uns eingestehen, daß alle Experimente bisher nur den Erfolg zeigten, ein schärfer umrissenes Arbeitsprogramm aufzustellen, dessen Verfolgung heute noch Sache des Forschers im Laboratorium und in der Klinik ist. Zu einer Propagierung unserer Erfahrungen in der Öffentlichkeit haben wir leider noch keine Veranlassung; zu diesem Zwecke müßten wir erst einmal beweiskräftigere **klinische** Unterlagen beibringen können, als das bisher möglich ist.

Noch eine weitere Gefahr ist mit der Heraushebung der bisherigen Kenntnisse und Erfahrungen aus der Obhut des Forschers in die Hand der Allgemeinheit verbunden. Arzt sowohl wie Publikum sind erfahrungsgemäß leicht geneigt, eine Einzelbeobachtung zu verallgemeinern; sie wissen auf der anderen Seite, daß der Actinotherapie und der Operation beim Carcinom Grenzen gezogen sind, die sich trotz aller Versuche bisher nicht weiter stecken ließen. Es besteht die Gefahr, daß die beiden bewährten, allen chemotherapeutischen Mitteln bei weitem überlegenen klinischen Methoden, die aber selbst in Ärztekreisen noch einem erheblichen Mißtrauen begegnen, zugunsten einer Maßnahme ausgeschaltet werden, die den Vorzug hat, daß sie wie z. B. das Vorgehen von Fischer-Wasels wenig eingreifend ist und den Arzt nicht zwingt, seinen Patienten in die Behandlung der Klinik abzugeben.

Es muß mit Nachdruck betont werden, daß die alleinige Behandlung des Carcinoms mit chemotherapeutischen Mitteln selbst in vorgeschrittenen Fällen heute noch nicht gerechtfertigt werden kann. Wenn wir an dieser Stelle dem Zweifel Ausdruck geben, ob das überhaupt je soweit kommen wird, so geschieht das weniger aus einer pessimistischen Einstellung diesem an sich erstrebenswerten Ziel gegenüber, als aus der Furcht, daß unsere bisherigen Kenntnisse in therapeutischer Hinsicht überschätzt werden, daß aus einem in der Zukunft liegenden Problem eine bereits gelöste Gegenwartsfrage gemacht wird.

Eine zweite, praktisch sehr bedeutungsvolle Frage ist aber die, ob es möglich ist, mit Hilfe chemotherapeutischer Maßnahmen schon heute den Erfolg der Operation und der Strahlenbehandlung zu verbessern. Es ist zu fordern, daß sich die großen Kliniken der Prüfung dieses Problems in weit größerem Umfange annehmen, als das bisher geschehen ist. Nach einer Veröffentlichung von Voltz hat es z. B. den Anschein, als wenn die Vorbestrahlung der Hypophyse das Resultat der Aktinotherapie zu verbessern in der Lage wäre. In 211 Fällen, die über 5 Jahre nachbeobachtet wurden, betrug die Heilungsquote $23{,}3^0/_0$ gegenüber einer früheren Leistungsziffer von $15{,}4^0/_0$ und $18{,}2^0/_0$. Gleichzeitig mit dieser Art der Vorbehandlung griffen allerdings technische und methodische Verbesserungen der Strahlenbehandlung Platz, die das Bild verdunkeln. Über die Erfolge der Dextrozidbehandlung, die an der Münchener Frauenklinik als Adjuvans der Strahlentherapie in größerem Umfange getrieben wird, können infolge der Kürze der Beobachtungszeit statistische Angaben noch nicht gemacht werden.

Es wäre von größter Bedeutung, wenn auch andere Kliniken dazu übergingen, bestimmte chemotherapeutische Maßnahmen als Unterstützungstherapie ihrer üblichen Behandlung aufzunehmen, um den Wert der einzelnen Mittel an einem großen klinischen Material zu prüfen. Diese Art der Nachprüfung würde ausreichen, um uns den gewünschten Einblick zu verschaffen; dazu benötigen wir garnicht der Beobachtung reiner Fälle, die nur mit bestimmten chemischen Agentien behandelt werden. Die Heilungsziffern der Operation und Strahlentherapie liegen heute für das Carcinom, vor allem in den einzelnen gynäkologischen Kliniken so fest, daß sich schon geringfügige Ausschläge um wenige Prozent bemerkbar machen würden. Einzelbeobachtungen, die begreiflicherweise zunächst nur die günstigen Fälle berücksichtigen, verwirren das Bild. Nur große Zahlen können uns Klarheit verschaffen! Bei dem heutigen Stand der Dinge müssen wir auch in dieser Frage der Statistik das Wort geben und damit eine präzise Beantwortung um Jahre verschieben!

Die Therapie des Chorionepithelioma malignum.
Einleitung.

In der Literatur ist in zahlreichen kasuistischen Mitteilungen bisher — wie Hitschmann festgestellt hat — über rund 1000 Fälle von Chorionepithelioma malignum berichtet worden. Einigermaßen größere Statistiken gibt es kaum, die uns ein Urteil darüber erlauben würden, wie die Heilungsaussichten dieser Erkrankung sind. Geschätzt worden ist die operative Dauerheilung von Harstlin auf $65^0/_0$, von Polano auf $50^0/_0$, Polosson auf $73^0/_0$, Teatcher auf $66^0/_0$. Berechnet ist die absolute Heilung von Sunde aus 38 Fällen, von denen 12 geheilt sind, auf $32^0/_0$. Von diesen 38 Fällen waren jedoch 20 inoperabel.

Nr.	Name	Alter Jahre	Zahl der Geburten	Aborte	Dauer der Schwangerschaft
a)					
1.	Warnekros	51	2	0	7 Wochen
2.	Laserstein	45	4	2	7 Wochen
3.	Kuntzsch I	29	2	0	?
4.	Seegert	51	1	0	2 Monate
5.	Fuchs	40	1	0	5 Monate
6.	Schober	36	3	2	5 Monate
b)					
7.	Buttermann I	42	9	0	?
8.	S. 145	23	?	?	?
9.	Mackenrodt	28	?	?	?
10	Müllerheim	35	0	1	5 Monate
11.	Buttermann II	39	?	?	?
12.	Kuntzsch II	35	?	?	?
13.	Charité. 2418	33	?	?	?
c)					
14.	v. Mikulicz 6779	28	0	0	normale Frühgeburt 7 Monate
15.	Charité. 2605	51	5	0	1 Monat (5 Monate Blutung)
16.	v. Klein	39	4	3	. 2 Monate
17.	Charité. 3174	25	0	2	junger Abort
18.	S. 763	27	0	2	junger Abort
19.	6762 . . . . v. Mikulicz	27	4	0	ausgetragen nach 14 Tagen Blutung
20	P. 5105 . . . . Prof. Warnekros	46	10	1	? (Abort)
21.	Prof. Dr. E. Ph. Cohn	42	2	3	2 Monate

Von den 18 Operationen waren 12 Fälle noch nach einer mittleren Beobachtungszeit von 8 Jahren gesund = 66%. Eiermann konnte über 16 Heilungen unter 30 operierten Fällen berichten = 53%. Eine Statistik über 21 Fälle gibt Robert Meyer (siehe oben).

Weiter bis zur Operation	Ausgang Beobachtungszeit	Metastasen vor Operation	Metastasen nach Operation
6—54 Tage	lebt, 8 Monate	0	0
wenige Tage	lebt, 8 Monate	0	0
2 Monate	lebt, 14 Jahre	0	0
3 Monate	lebt, 9 Monate	0	0
3 Monate	lebt, 17 Jahre	0	0
18 Tage	lebt, 8½ Monate	0	0
1½ Monate	lebt, 3 Jahre	Portio	0
ohne Operation	† an Sepsis	Vagina (Ektopisch)	—
? Totalexstirpation	† an Peritonitis	Orific. urethr. (Ektopisch)	Vagina, 5 Tage
3 Monate	† nach 6 Monaten	0	Bauch, Lunge
4 Monate nur Excision	† nach 2 Monaten (Röntgen)	Parametritis Paravagina	? keine Obduktion
7 Monate	† nach 9 Monaten	0	Vagina keine Obduktion
13 Monate	† nach 18 Tagen	Vagina	Hirn, Lunge Niere, Leber
6 Wochen	† nach 2 Monaten	0	Vagina 20 Tage p. op.
6 Monate	Heilung seit 16 Jahre	0	0
4½ Monate	unsicher während 2 Monate	0	?
13½ Monate	† nach 6 Monaten	Portio und Corp. uteri	Becken, Darm Milz, Lunge, Hirn
Fieber verkannt später 6 Wochen	† nach 9 Monaten	Durchbruch ins Rectum Peritonitis	
Placentarpolyp 10 Monate	† nach 17 Tagen	?	Lunge, Pleura Diaphragma sigmoid. Vag.
	wenige Tage später an Peritonitis †	unbekannt	keine Obduktion
etwa 14 Tage	† post operationem	Vagina, Parametrium Lig. latum, Tube Uterus	

Dieses Material teilt Robert Meyer in 3 Gruppen ein.

21 { a) 6 Fälle: Chorionepitheliom + Blasenmole
b) 7 „ nach früherer Blasenmole
c) 8 „ ohne vorausgegangene Blasenmole.

Über die Dauerheilung dieser 3 Gruppen gibt vorstehende Tabelle auf Seite 732 und 733, in der ein Fall fehlt, weil er nicht nachbeobachtet wurde, Aufschluß.

 ad a) Prognose günstig. Alle 6 zum Teil erst seit $^3/_4$ Jahr geheilt.
 ad b) 2 primär gestorben, 4 an Metastasen gestorben, 1 dauernd geheilt.
 ad c) Nur 1 Fall ohne Metastasen dauernd geheilt (51 Jahre alt). (1 Fall lebt noch nach 2 Monaten, weiteres Schicksal unbekannt).

Hervorgehoben muß werden, daß unter dem Material der in der Literatur niedergelegten Heilungen auch solche sind, bei denen Metastasen in der Scheide und in der Lunge vorhanden waren, und es sind sogar Fälle darunter, bei denen trotz unvollkommener Operation und sicher zurückgelassener Tumorreste eine spontane Ausheilung erfolgte. Andererseits muß gerade auf die Gefahr der Metastasen besonders hingewiesen werden, die ja auf dem Wege der Blutbahn, und zwar meist der venösen, aber auch durch Einbruch der Gewebsmassen in diese auch auf dem arteriellen Wege erfolgen. Sie können sich in allen Organen entwickeln, bevorzugen jedoch die Lunge und auf retrogradem Wege die Scheide besonders. Diese Metastasen bilden auch die Haupttodesursache der an Chorionepithelioma malignum erkrankten Frauen. Wichtig für die Wahl des operativen Weges ist die Tatsache, daß gegenüber der Ausbreitung auf dem Blutwege die Verschleppung auf dem Lymphwege fast gar keine oder wenigstens eine nur sehr untergeordnete Rolle spielt. Ist sie vorhanden, so werden in allererster Linie die regionären Lymphdrüsen, aber auch die peribronchialen Drüsen mit Vorliebe befallen. Es ist von manchen Seiten auch für die Operation des Chorionepithelioms ebenso wie für die Operation des Collumcarcinoms verlangt worden, die Ureteren freizupräparieren und die Lymphdrüsen grundsätzlich auszuräumen. Diese Forderung ist jedoch in Anbetracht der Ausbreitungswege des Chorionepithelioms keinesfalls berechtigt und braucht nicht unter allen Umständen erfüllt zu werden. Bei der Frage nach der Art der Therapie muß man von vornherein unterscheiden zwischen der Therapie des Chorionepithelioms selbst und seiner Metastasen. Wenn wir auch wissen, daß nach Entfernung des Haupterdes die Metastasen gelegentlich von selbst verschwinden können, und wenn auch nach unvollkommenen Operationen und einfachen Teilexcisionen gelegentlich eine spontane Rückbildung des Chorionepithelioms beobachtet worden ist, so dürfen wir doch solche Ereignisse bei unserem therapeutischen Handeln nicht in Rechnung stellen, sondern wir müssen versuchen alles Kranke zu entfernen. Wie beim Carcinom stehen uns auch beim Chorionepitheliom die beiden Wege der operativen und der Strahlenbehandlung zur Verfügung. Ist die Diagnose Chorionepitheliom gestellt, so stehen die meisten Kliniker heute noch auf dem Standpunkte, die operative Entfernung des Uterus und vielleicht schon vorhandener Scheidenmetastasen vorzunehmen. Auch hier kann man vaginal und abdominal vorgehen und auch hier muß man seinen Eingriff nach der Ausdehnung des Übergreifens auf die Nachbarorgane einrichten. Auch wenn bereits Metastasen an anderen Organen, vor allen Dingen in der Lunge, vorhanden sind, soll man auf die Operation nicht verzichten. Schon Marchand, dem wir die grundlegende Kenntnis über Blasenmole und Chorionepitheliom verdanken, hat betont, daß der Körper gelegentlich nach der Entfernung des Haupterdes der Erkrankung mit zurückgelassenen Metastasen fertig werden kann, und spätere Beobachtungen haben das bestätigt. Dazu kommt aber, daß wir heute diesen Metastasen nicht untätig gegenüber zu stehen brauchen, sondern in den Röntgenstrahlen ein Mittel haben, mit denen man die Metastasen des Chorionepithelioms und gerade auch die Lungenmetastasen erfolgreich behandeln kann.

Über die Frage, welchen Weg man bevorzugen soll, den vaginalen oder den abdominellen, gehen die Ansichten noch auseinander. Sunde bevorzugt den vaginalen Weg, weil er mit erheblich geringerer Infektionsgefahr verbunden sei, und die Laparotomie ihm gegenüber keinen Vorzug biete. Hitschmann und Christofoletti haben demgegenüber u. E. mit Recht betont, daß die vaginale Operation mit ihren Zerrungen und Quetschungen des Uterus ein Moment darstelle, das die Verschleppung von Gewebspartikelchen noch intra operationem auf dem Wege der Blutbahn sehr erleichtere, und sie verlangen deshalb unbedingt die Laparotomie. Sie schlagen ein Vorgehen vor, wie wir es oben bereits bei der Therapie des Collumcarcinoms empfohlen haben, und gleichfalls beim Chorionepitheliom anwenden. Es besteht darin, daß wir den Uterus bei der Operation nicht selbst fassen, sondern ihn an zwei über den Abgang der Adnexe und Lig. lata und rotunda gelegten Klemmen dirigieren. Tatsache ist ja, daß man in manchen Fällen nach operativem Eingriff eine außerordentlich schnelle Ausbreitung des Chorionepithelioms gesehen hat. Christofoletti und Hitschmann empfehlen daher auch die präventive Unterbindung der Art. und Vena hypogastrica um Verschleppungen auf dem Wege der Blutbahn während der Operation zu verhüten. Die Ausdehnung der Operation richtet sich nach der Ausdehnung der Wucherung. Eine grundsätzliche Ausräumung des parametranen Bindegewebes und der Lymphdrüsen ist, wie wir oben bereits erwähnt haben, nicht nötig. Grundsätzlich aber soll man an die operative Behandlung des Chorionepithelioms eine Nachbestrahlung des Beckens anschließen. Ist es doch sehr leicht möglich, daß in den zahlreichen Venen des Beckens bereits Geschwulstpartikelchen stecken, die an Ort und Stelle oder weiterverschleppt anderswo zur Metastasenbildung führen können. Folgende Beobachtung spricht durchaus für die Notwendigkeit dieser Therapie.

Frau R. Z., 38 Jahre alt, Landwirtsfrau. Krk. J. 713, 1928.

Aufnahme in die Klinik am 7. 9. 1928 wegen Abortus incipiens.

Anamnese: Letzte Periode Ende Juni 1928 vollkommen normal. Seit 10 Tagen Blutung, die zuletzt stärker wird. 8 Geburten, darunter 6 Zangengeburten, 2 Spontangeburten. Letzte Geburt 1925. Kein Fieber im Wochenbett.

Befund: Blasse Frau in mäßigem Ernährungszustand. Blutdruck: 105/65, Hb-Gehalt 70%, Erythrocyten 3,2 Millionen.

Da die Blutung nicht steht, wird Ausräumung beschlossen. Dilatation bis Hegar 20. Einlegen eines Ballons mit 75 ccm Füllung. Nach Ausstoßung des Ballons digitale Entfernung der Frucht und der Plazenta. Im Anschluß an die Ausräumung entwickelt sich nach 10 Tagen eine linksseitige Parametritis, die auf konservative Behandlung gut zurückgeht. Entlassung am 13. 10. 1928 auf eigenen Wunsch gegen ärztlichen Rat, da die Patientin wieder anfängt etwas zu bluten. 10 Tage nach der Entlassung (23. 10. 1928) erneut starke Blutung, die eine Wiederaufnahme der Patientin notwendig macht. Die Untersuchung ergab, daß der Muttermund für einen Finger bequem durchgängig, der Cervicalkanal trichterförmig verengt und in $1^{1}/_{2}$ cm Länge geschlossen ist. Der Uterus liegt anteflektiert, etwas nach rechts, ist gänseeigroß, etwas weich, die Adnexe sind frei.

Diagnose: Endometritis p. abortum. Differentialdiagnose Plazentarpolyp. Zunächst konservative Behandlung, da keine stärkere Blutung nach der Klinikaufnahme aufgetreten war. Hb-Gehalt 45%, Leukocyten 4600, Erythrocyten 2,84 Millionen. Bakteriologisch: schwach hämolytische Streptokokken; abwarten. Am 9. 12. 1928 hat sich das Allgemeinbefinden wesentlich gebessert, keine Blutung, Hb-Gehalt 55%, Erythrocyten 3,9 Millionen, Leukocyten 6,600. Die spätere Sekretentnahme ergab Staphylococcus aureus.

Nach dem Aufstehen am 20. 12. 1928 geringe Blutung. Am 2. 1. 1929 wird, da die Patientin immer weiter blutete, eine Abrasio durchgeführt. Sondenlänge 11 cm. Dilatation bis Hegar 14. Abrasio mit der großen scharfen Curette. Der Uterus zeigt nach rechts zur Tubenecke eine hühnereigroße Ausbuchtung in der reichlich Bröckel festsitzen, und die nur schwer zu entfernen sind. Dabei blutet es ziemlich stark. Der Uterus verkleinert sich nicht. Scheidentamponade. Secale 2,0. Blutung steht zunächst.

Die histologische Untersuchung der Abrasio (Geh. Rat Aschoff) ergab: Es finden sich in einem Gemisch von Blut und Leukocyten kleinste Fetzen Uterusschleimhaut, an deren Drüsen auffallend hohe Epithelien sind. An anderen Stellen ist die Schleimhaut eigentümlich hyalinisiert. Endlich finden sich ganze Nester von eigentümlich großen, dunkelkernigen Elementen, die ganz wie fetale Deciduazellen aussehen. Es liegen also zweifellos noch Residuen von Schwangerschaftsveränderungen vor. Auffallend ist, daß die fetalen Deciduazellen noch völlig lebensfrisch aussehen. Größere kompakte Massen im Sinne eines Chorionepithelioms werden nicht gefunden, doch muß der Fall nach dem klinischen Bericht und dem mikroskopischen Befund als verdächtig angesehen werden (5. 1. 1929).

Im Laufe der nächsten Tage zunehmende Verschlechterung des Allgemeinbefindens, Temperatursteigerung bis 39,5. Später traten noch Schüttelfröste hinzu. Am 29. 1. 1929 wird die Totalexstirpation des Uterus wegen Verdachts auf Chorionepitheliom beschlossen. Der Uterus präsentiert sich nach Eröffnung der Bauchhöhle faustgroß, blau, sehr weich, überall enorme Venenerweiterungen. Die Venen sind bleistift- bis kleinfingerdick. Totalexstirpation des Uterus und der beiden Adnexe. Der herausgenommene Uterus wird aufgeschnitten dabei finden sich im Cavum einige Abortreste, von einer Geschwulst ist nichts zu erkennen. Erst bei Durchschneidung der Hinterwand kommt man auf einen fast kirschgroßen Hohlraum, in dessen Wandung kleine, bläulichweiße Träubchen zu sehen sind. Sie werden zur Untersuchung entfernt. Der Hohlraum hat keine Verbindung zum Uteruscavum.

Befund des Pathologischen Instituts (Geh. Rat Aschoff) vom 1. 2. 1929:

Die mikroskopische Untersuchung bestätigt die klinische Vermutung, daß es sich um ein malignes Chorionepitheliom handelt. Bei dem Aufschneiden wird, wie schon klinisch festgestellt, im linken Tubenwinkel, eine große Zerfallshöhle gefunden, die mit nekrotischen zum Teil eiterdurchsetzten, zum Teil organisierten Gewebsschichten ausgekleidet ist. Dort wo die Nekrose bzw. Eiterung und das Granulationsgewebe an die Uterusmuskulatur stößt, sieht man hier und da auch ganz diffuse Auskleidungen der Wundhöhleninnenfläche mit großen fetalen Deciduazellen, die sich auch tief in das umgebende Gewebe erstrecken und hier besonders in den dickwandigen Venen sich bis in die äußersten Schichten des Uterus verfolgen lassen. Es besteht eine förmliche Thrombose dieser Gefäße mit Chorionepithel. Leider ist zu fürchten, daß die Exstirpation zu spät gekommen ist. An dem Präparat lassen sich schon makroskopisch an der Abtrennungsfläche verstopfte Gefäße erkennen, die auch mikroskopisch noch untersucht werden sollen. Jedenfalls muß Patientin in Bezug auf ihre Lungen in den nächsten Wochen überwacht werden.

28. 1. 1929. Lungenaufnahme in der medizinischen Klinik.

Feine Interlobärschwarte zwischen rechtem Ober- und Mittellappen, einzelne indurierte Lymphknoten beiderseits im Hilusgebiet. Keinerlei Veränderungen, die für ein Metastasieren des Chorionepithelioms sprechen.

14. 2. 1929. 2. Lungenaufnahme.

Ebenfalls keine krankhaften Lungenveränderungen. Am 14. 2. 1929 soll Patientin nach völlig fieberfreiem Verlauf und ohne jede Störung der Reconvalescenz entlassen werden. Dabei wird zur großen Überraschung folgender Befund erhoben: In beiden Parametrien faustgroße feste Geschwülste, rechts mit einem bohnengroßen Ursprung am unteren Pol. Die Tumoren sind gegen die Vagina verschieblich. Metastase?

15. 2. 1929. Röntgenbestrahlung. Abdomen und sacral je ein Feld 21×28, $^{1}/_{2}$ mm Cu, Fokusabstand 60 cm. Je 96% der HED auf die Haut. Tiefenquotient in 10 cm 60%. Am 17. 2. 1929 erfolgte zunächst Entlassung der Patientin.

Erste Nachuntersuchung 13. 4. 1929. Die Tumormassen sind vollständig verschwunden, das Vaginalrohr endigt in einer glatten Falte. Das Beckenbindegewebe daneben ist ohne Knoten.

Zweite Nachuntersuchung: 17. 12. 1929. Gutes Allgemeinbefinden. Befund: Vagina endigt blind, im kleinen Becken nichts von Tumor zu fühlen. Im Spiegel zeigt die Hinterwand der Vagina im oberen Drittel punktförmige etwas erhabene, blaßrot aussehende Stellen. Kein Anhalt für ein Rezidiv.

Dritte Nachuntersuchung: 18. 1. 1930. Patientin arbeitet wieder zu Hause, hat keine Beschwerden, Status idem. Kein Rezidiv. Auch die beiden folgenden Nachuntersuchungen am 8. 4. 1930 und am 8. 7. 1930 zeigen gutes Wohlbefinden und keinen Anhalt für Metastasenbildungen.

Letzte Nachuntersuchung am 17. 12. 1930. Allgemeinbefinden ausgezeichnet. Tastbefund normal, kein Rezidiv.

Hier sind also zwei rasch entstandene faustgroße Rezidive durch die Nachbestrahlung sehr schnell zum Verschwinden gebracht worden. Daß es sich bei diesen Befunden um

Exsudate gehandelt hat, ist nach dem postoperativen fieberfreien Verlauf ausgeschlossen. Die Patientin ist jetzt 2 Jahre rezidivfrei und kann als dauernd geheilt betrachtet werden. Während wir mit Recht beim Uteruscarcinom eine 5jährige Nachbeobachtung verlangen, ehe wir von einer Dauerheilung sprechen können, haben wir beim Chorionepitheliom, worauf auch Hitschmann hinweist, mit Rezidiven, bzw. Aufkeimen von Metastasen höchstens noch nach 2 Jahren zu rechnen. Ist nach dieser Zeit nirgends ein neues Chorionepitheliom entstanden, so sind wir berechtigt, von einer Dauerheilung zu sprechen.

Anschließend an diesen Fall, der einmal zeigt, wie außerordentlich schnell sich ein Rezidiv entwickeln, aber auch auf Bestrahlung verschwinden kann, gebe ich noch 3 weitere Fälle unserer Klinik wieder.

Auszug aus der Krankengeschichte und aus dem Röntgenprotokoll Nr. 192 aus dem Jahre 1913 über Frau Amalie D., Arztfrau, 34 Jahre. Aufnahme in die Klinik am 21. 11. 1913.

2 Partus, letzter vor 7 Jahren. Juli 1913 Blasenmole. Draußen vom Arzt am 21. Juli 1913 digitale Ausräumung. Die Gravidität bestand seit 1. 2. 1913. Die Blutungen hörten nicht gleich auf, sondern es blutete noch etwa 14 Tage ganz langsam weiter, dann aber stand die Blutung bis Ende August. Jetzt wieder erneute, aber nur mäßige Blutung. Schon vorher war Anfang September und auch Ende Oktober eine mäßig starke Blutung aufgetreten. Am 3. 11. 1913 fand eine Curettage statt. Die histologische Untersuchung (Geh. Rat Aschoff) ergab nur Deciduazellen, nichts Malignes. Am 11. 11. 1913 nochmalige Curettage. Histologisch wiederum nichts Malignes, nur Decidua. Es fiel aber bei der Untersuchung in der vorderen Vaginalwand eine verdächtige Schwellung auf. Nach 3 Tagen wieder starke Blutung und Feststellung eines Tumors in der vorderen Vaginalwand. Befund: Vaginal fühlt man etwa 3 cm vom Introitus entfernt eine hühnereigroße Geschwulst an der vorderen Scheidenwand. Die Schleimhaut darüber ist blau verfärbt. Im Cavum uteri bröckelige Massen. Klinische Diagnose: Chorionepithelioma malignum mit Scheidenmetastase. Probeabrasio und Probeexcision, die im pathologischen Institut (Geh. Rat Aschoff) untersucht wurden, bestätigen den Befund. Am 17. und 24. 11. 1913 und 8. 12. 1913 intrauterin und vaginal Mesothorium. Außerdem prophylaktische Röntgenbestrahlung der Lungen innerhalb von 14 Tagen, Ende November bis Anfang Dezember, insgesamt 350 x unter dem Filter gemessen. 30. 12. 1913 ergibt die Untersuchung, daß der vaginale Tumor vollständig verschwunden ist. Eine normale intakte Schleimhaut deckt seine Stelle. Uterus ist normal groß, hart, keine Blutung. Patientin erholt sich zusehends. 25. 1. 1914 wird die Patientin plötzlich somnolent und stirbt wenige Stunden später im Sopor. Die Obduktion ergibt in Uterus und Scheide nichts von Tumor. Auch in der Lunge finden sich keine frischen Tumorzellen, nur Nekrose und Erweichung. Im Gehirn dagegen findet sich ein Erweichungsherd mit deutlichen Zellresten, die histologisch als Metastase eines Chorionepithelioms festgestellt werden.

Auszug aus der Krankengeschichte J. Nr. 140, Jahrg. 1925, Carcinombuch Nr. 1067. Frau Else L., 24 Jahre, Kaufmannsfrau aus Karlsruhe. Aufgenommen in die Klinik am 8. 1. 1925.

Anamnese: Mensesbeginn mit 14 Jahren, regelmäßig, alle 28 Tage, 3 Tage lang. Letzte Periode 21. 7. 1925. Seitdem dauernde Blutungen. Partus 2, spontan 1921 und August 1924. Kein Abortus. Seit der letzten Geburt im August 1924 während der ganzen Laktationszeit alle 14 Tage Blutung von wechselnder Stärke. Seit 3 Monaten (Mai 1925) nach einer starken 10 tägigen Periode (die Periode kam 10 Tage zu spät) unregelmäßige Blutungen, die bis zu 14 Tagen anhielten, dabei Schmerzen im Leib.

Befund (Geh. Rat Opitz): Blasse Brünette. Aus der Scheide entleert sich schwarzes, übelriechendes Blut. An der rechten Seite der vorderen Scheidenwand längliche Geschwulst von dunkel-schwarzroter Farbe. Uterus und Adnexe frei. Diagnose: Scheidenmetastase eines Chorionepithelioms. Sofortige Röntgenbestrahlung. Am 1. 8. 1925: Feldgröße 22 × 22, 1 mm Cu, FH. 50 cm. Vaginal gemessen Abdomen und sakral je 25 c, bzw. 20 c, am Tumor — 45 c — $1/_3$ HED. Am Nachmittag des gleichen Tages Excision der Geschwulst aus der Scheide in Chloräthyl-Äthernarkose. Umschneidung erfolgt etwa 1 cm im Gesunden. Scharfes Auspräparieren der Geschwulst, Unterbindung der reichlich blutenden Gefäße, Knopfnähte der Scheide. Uterus nicht vergrößert, Sondenlänge 7 cm, Abrasio ergibt reichlich Schleimhaut.

Histologische Untersuchung (Geh.-Rat Aschoff) 5. 8. 1925: = 1. Tumor an der Portio. Mikroskopisch findet sich ein großes Blutgerinnsel, welches in der aufgelockerten Uteruswand haftet. Inmitten dieses Gerinnsels 2 zottenähnliche Gebilde mit Resten von fetalem Ektoblast. Größere zusammenhängende Herde von Chorionepithelien werden nicht gefunden. Aber das ganze Bild spricht für metastasierende Blasenmole bzw. Chorionepitheliom. 2. Abrasio: leichte prämenstruelle Schwellung, nichts von Chorionepitheliom.

Krankheitsverlauf: 2. 8. 1925. Husten, Schnupfen, Temperatur 38^0. Über den Lungen bronchitische und pleuritische Geräusche. 4. 8. 1925. Kontinua um 38^0. Am Nachmittag leichter Schüttelfrost. Am 6. 8. 1925 Untersuchung Geh.-Rat Opitz: Im Speculum sieht man, daß die excidierte Stelle auseinandergewichen ist. Die Wundränder sind zum Teil graubelegt. Hinten eine kirschkerngroße schwarzblaue Auswucherung, ähnlich wie der Ausgangstumor, Radium: 2 Präparate, 60 mg im mittleren Messingfilter, vaginal. 3 Stunden = 180 mgh = 135 e in 0,5 cm Gewebstiefe. Am 8. 8. Temperatur normal, Lunge o. B. Am 10. 8. 1925 Lungenaufnahme. Kräftig gebauter Thorax, Spitzenfelder frei. In beiden Mittelfeldern finden sich kleine hirsekorngroße Herdchen, die wie miliare Aussaat eines Chorionepithelioms aussehen. Im Hilusgebiet rechts 2 scharf umschriebene Kalkherde. Röntgenbestrahlung: Feldgröße 24×30 cm, FH. 55 cm, 1 mm Cu. Auf der Haut gemessen. Abdomen: 55 e sakral 70 e. In der Tiefe etwa 60—65 e = 35 % der HED. Am 11. 8. 1925: Patientin steht auf. 18. 8. 1925: Schmerzen beim Wasserlassen; im Urin reichlich Leukocyten, Albumen Spur; Coli +; Diagnose: Cystitis. 26. 8. 1925. Cystitis gebessert. Befund (Geh. Rat Opitz): Die Wunde ist noch grau belegt, der Belag ist leicht abhebbar. Die Wunde ist 1 Querfinger breit, 2 cm lang. Uterus und Adnexe o. B. Entlassung in ambulante Behandlung.

Nachuntersuchung: 30. 11. 1925: sehr gutes Befinden. Wallungen haben etwas nachgelassen, Geschlechtsgefühl eher etwas gesteigert. Befund: Uterus anteflektiert, klein, Portio wohl erhalten, Adnexe frei. Desgleichen Parametrien zart. Anstelle der Geschwulst in der Scheide derbe Narbe. Patientin ist zur späteren Nachuntersuchung in den Jahren 1926—1928 nicht mehr erschienen. Eine zufällige Nachricht aus dem Jahre 1929 an Prof. Kräuter, Oberarzt der Klinik, hat ergeben, daß es der Patientin gut geht, und daß Metastasenbildungen bzw. Rezidive nicht aufgetreten sind.

Auszug aus der Krankengeschichte, Frau Sophie K., 45 Jahre alt, Landwirtsfrau aus Lippertsreute bei Überlingen, J. Nr. 320, 1921, Carcinombuch Bd. VII, Nr. 840.

Patientin wird am 8. 11. 1921 in die Klinik eingewiesen mit folgender Anamnese:

Am 1. 7. 1921 eine Blasenmolengeburt (letzte Periode im April 1921), die vom Arzt draußen ausgeräumt wurde. Am 25. 7. 1921 starke Blutung, die auf Abrasio stand. 18. 19. Oktober 1921 wieder sehr starke Blutung. Die Frau ist sehr anämisch und pulslos. Es blutet zunächst nicht. Die Untersuchung ist durch starke Darmfüllung sehr erschwert. Am linken vorderen Scheidenteil findet sich ein gut hühnereigroßer Tumor, der die Urethra nach rechts oben verdrängt hat. Am Uterus und an den Adnexen sind sichere krankhafte Veränderungen nicht zu tasten. Die Probeexcision durch den einweisenden Arzt am 18. 10. 1921, aus dem in der Vulva gefundenen Tumor im Pathologischen Institut Freiburg (Geh.-Rat Aschoff) ergab folgenden Befund: „Mikroskopisch handelt es sich um ein typisches Chorionepitheliom. Anscheinend liegt eine Metastase desselben in der Scheide vor. Jedenfalls ist der Fall als sehr bedenklich anzusehen". Befund bei der Aufnahme: Starke Anämie. Fieber. Frostgefühl. Am vorderen Harnröhrenwulst ist nichts mehr zu bemerken. Dagegen ist links eine starke Erweiterung eines Skeneschen Ganges sichtbar. An dieser Stelle ist angeblich das Chorionepitheliom ausgedrückt worden. Der Uterus ist normal groß, frei beweglich, die Adnexe sind vollkommen frei. Im Spiegel sieht man an der Portio keinerlei Veränderungen, auch nicht an der Scheide. Die Sondenlänge des Uterus beträgt 7 cm. Es wird zunächst eine Abrasio am 10. 11. 1921 ausgeführt. Mikroskopische Untersuchung der Abrasio (Geh.-Rat Aschoff). Das übersandte Geschabsel zeigt ruhende Uterusschleimhaut mit frischer stärkerer Durchblutung, das Stroma ist zellreich, sonst o. B.

Krankheitsverlauf: Temperatur am 8. 11. 1921 = $39,8^0$. Hb-Gehalt 33 %. Erythrocyten 1,5 Millionen. Leukocyten 6,400. Keine Poikilocytose. Färbeindex 1. Am 14. 11. 1921 = Allgemeinbefinden besser. Temperatur gesunken. Röntgenbild der Lunge ohne krankhaften Befund. Wegen der bestehenden starken Anämie erhält die Patientin 20 ccm fetales Blut intraglutäal. Am 16. 11. 1921 Thrombose des rechten Ober- und Unterschenkels. Temperatur 38,5. 19. 11. 1930. Untersuchung durch Prof. Ziegler. Diagnose: Anämie, die der perniziösen Anämie sehr nahe steht. Therapie: Blutinjektion. 25. 11. 1930. Über der rechten Lunge unten neben der Wirbelsäule deutliche Verdichtung bei der Röntgenaufnahme, Dämpfung und Bronchialatmen mit vereinzelten feinblasigen Rasselgeräuschen. Da die Möglichkeit besteht, daß es sich um eine Metastasenbildung in der Lunge handelt, wird am 25. 11. 1921 die

Lunge mit Röntgenstrahlen behandelt. Feldgröße 27 × 17, 1 mm Cu, 50 cm Fokushautabstand, Dosis: 132 elektrostatische Einheiten. 28. 11. 1921: Blutbild: Hämoglobin 17,3, Erythrocyten 1,6 Millionen, Leukocyten 5900. Fortsetzung der Blutinjektion. 2. 12. 1921: Vaginale Untersuchung: An der Beckenwand entsprechend dem Absatz der Levatoren leistenartige Verdickungen. Röntgenbestrahlung am 2. 12. 1921. Feldgröße 16 × 16. Abdomen und sakral, 1 mm Cu, 50 cm FH. Dosis 81,2 elektrostatische Einheiten. 5. 12. 1921 Patientin erholt sich etwas, Hämoglobingehalt 20 %. Erythrocyten 2,9 Millionen. 6. 12. 1921. Entlassung auf eigenen Wunsch in Behandlung des einweisenden Arztes. Wegen der starken Anämie wird die Prognose nicht günstig gestellt. In den folgenden Jahren bis 1923 ist die Patientin nicht mehr zur Nachuntersuchung in der Klinik erschienen. Am 10. 7. 1923 erfolgte wegen Blutungen intrauterine Radiumbestrahlung und zwar wurden am 10. und am 12. 7. 1923 je 1060 mgh verabfolgt. Über eine vorher vorgenommene Abrasio ist aus der Krankengeschichte nichts zu entnehmen. Jedenfalls war in den 2 Jahren, d. h. von 1921—1923 eine Metastasierung nicht erfolgt und die Patientin hat sich von der Anämie gut erholt. Über das weitere Schicksal der Patientin ist uns nichts bekannt, da dieselbe nicht mehr zur Nachuntersuchung erschienen ist.

Diese Fälle, wie die in der Literatur niedergelegten, zeigen den zweifellosen Wert der Kombination der operativen und Strahlentherapie beim Chorionepitheliom, insbesondere der Röntgentherapie (siehe statistische Tabelle S. 742 ff). Zur Frage der ausschließlichen Strahlenbehandlung verdient die Mitteilung Naujoks besondere Beachtung. Er berichtet über eine 39jährige Frau mit malignem Chorionepitheliom nach Blasenmole, das zu Metastasenbildungen in der Vagina und in der Lunge (Hustenreiz, Bluthusten, knötchenförmige Verschattungen in den mittleren und unteren Lungengebieten im Röntgenbild) geführt hatte, bei der wegen des schlechten Zustandes eine Operation nicht mehr ausgeführt werden konnte und deshalb die Röntgenbestrahlung vorgenommen wurde. Zur Überraschung der behandelnden Klinik bildete sich das Chorionepitheliom mitsamt seinen Metastasen auf diese Bestrahlungen hin zurück, und nach 7 Monaten — eine längere Nachbeobachtung liegt nicht vor — wurde die Patientin als gesund befunden. Interessant ist dabei, daß man die Generationsorgane wohl mit der Carcinomdosis bestrahlt hatte, daß dagegen eine Lungenbestrahlung nur „solaminis causa" vorgenommen wurde, da es unmöglich erschien, an alle knötchenförmige Verdichtungen, die man auf der Röntgenplatte sah, „die wirksame Dosis" heranzubringen. Einer unserer ersten Strahlentherapeuten, Wintz, konnte bereits 1928 über 6 Fälle Mitteilung machen mit einer Leistungsziffer von 4 : 2 = 50% der reinen Strahlenfälle, während die beiden anderen Fälle erst operiert und nach eingetretener Metastasierung nachbestrahlt wurden. In seiner letzten Veröffentlichung in der Münch. med. Wschr. Jg. 1931, Nr. 19 hat er diese beachtenswerten Erfolge der Strahlenbehandlung des malignen Chorionepithelioms noch übertroffen. Die abgekürzten Krankengeschichten sind in der später folgenden statistischen Tabelle wiedergegeben. Danach hat Wintz in den Jahren 1917—1928 11 Fälle von histologisch sichergestelltem Chorionepithelioma malignum behandelt. 7 Fälle wurden der reinen Röntgenbestrahlung unterworfen, 2 Fälle wurden mit Radium und Röntgenstrahlen behandelt, während 2 weitere Fälle operiert und nachbestrahlt wurden. Von diesen 9 Bestrahlungsfällen sind 7 geheilt, darunter 1 Fall seit 13 Jahren. Der jüngste Fall ist 2 Jahre beobachtet. Nach Abzug der 2 ebenfalls geheilten Fälle nach Operation und Nachbestrahlung wegen Metastasen beträgt die Leistungsziffer der ausschließlichen Strahlenbehandlung bei Wintz 77,7%, wobei allerdings 1 Fall, der nach 9 Jahren geheilt an Grippe und Lungenentzündung verstorben, u. E. mit Recht zu den Geheilten gerechnet wurde.

Wir lassen hier eine Tabelle folgen, aus der die bis jetzt in der Literatur niedergelegten Erfolge der Strahlenbehandlung beim Chorionepitheliom zusammengestellt sind.

Erfolge der Strahlenbehandlung

Autor	Publikation	Anzahl der Fälle	Behandlungsart a) Strahlenbehandlung allein	b) Operation mit Vor- oder Nachbehandlung
Schauta-Adler . . .	Zbl. Gynäk. **1914**, 963 Mschr. Geburtsh. **1914**, 145	1	Radium	
Jung	Zbl. Gynäk. **1919**, 1396	1	Mesothorium	
Hörrmann	Zbl. Gynäk. **1914**, 1128	1		Vaginale Totalexstirpation des Uterus u. der Adnexe. Excis. der beiden äußeren Geschwulstknoten an den Labien, direkte Bestrahlung der Metastasen an den Labien und im linken Parakolpium
Krönig	Dtsch. med. Wschr. **1914**	1	Mesothorium und Röntgen	
Mackenroth	Zbl. Gynäk. **1918**, 626	1		Operiert (nicht angegeben wie) u. nachbestrahlt mit Röntgenstrahlen wegen aufgetretener Metastasen
Gál	Strahlenther. 11 (1920)	2	Mesothorium	
Naujoks	Zbl. Gynäk. **1922**	1	Röntgen	
Kehrer	Zbl. Gynäk. **1922**	1	Röntgen und Radium (2 × 1500 mg) 4 Feld. Ca.-Dosis	
Schimmel	Zbl. Gynäk. **1925**	1		Vorbestrahlung mit Röntgen u. Radium, dann Operation
Lehoczky-Semmelweiß	Z. Geburtsh. 90, 158 (1926).	3	2 Fälle, weil inoper. nur bestrahlt.	1 operabler Fall op. u. nachbestrahlt

bei Chorionepitheliom.

Ausgang		Bemerkungen
Exitus	Heilung	
†		Nach guter Beeinflussung des Primärtumors wahrscheinlich an Lungenmetastase verstorben.
	geheilt	Bestrahlung einer faustgroßen Metastase in der Vagina. Nach 2 Monaten ist Pat. völlig geheilt und arbeitsfähig. Klinisch ohne Befund.
†		Nach guter Beeinflussung der Metastasen plötzlicher Exitus an einem apoplektischen Insult. Obduktion ergibt Metastase im Gehirn und in den Lungen.
†		Gestorben unter den Erscheinungen einer Gehirnembolie nach günstiger Beeinflussung des Primärtumors in der Scheide. Ausführliche Krankengeschichte siehe im Text S. 737.
	geheilt	1 Jahr beobachtet und gesund geblieben.
1 Fall verschollen, Exitus wahrscheinlich	1 Fall geheilt	Über 3 Jahre beobachtet und gesund geblieben. 3 Monate gebessert, dann verschollen.
	geheilt	Sehr schlechter Allgemeinzustand, so daß Operation unmöglich. Obwohl nur der Primärtumor bestrahlt, wurde auch Rückgang der Lungenmetastasen beobachtet. Über 7 Monate beobachtet und gesund geblieben.
	geheilt	Nicht angegeben, wie lange beobachtet.
	geheilt	Nicht angegeben, wie lange beobachtet.
2 inop. Fälle unbekannt ob später †	1 Fall (op.) geheilt	Seit 3 Jahren geheilt. Der eine von den beiden inop. 2 Fällen blieb 3 Monate gesund, ist aber dann verschollen geblieben, der zweite der inop. Fälle verschwand bereits nach der ersten Behandlung.

Erfolge der Strahlenbehandlung

Autor	Publikation	Anzahl der Fälle	Behandlungsart	
			a) Strahlenbehandlung allein	b) Operation mit Vor- oder Nachbehandlung
Wintz	Lehrbuch der Röntgenkunde von Rieder-Rosenthal Bd. 3, 2. Aufl., S. 702. 1928.	6		2 Fälle operiert (Uterusexstirpation) u. nachbestrahlt nach Auftreten von Metastasen
	Münch. med. Wschr. 31 S. 781	6 + 5 = 11	Röntgenbestrahlung in 7 Fällen, in 2 Fällen Röntgen + Radium	

bei Chorionepitheliom (Fortsetzung).

Ausgang		Bemerkungen
Exitus	Heilung	
Von den primär bestrahlten Fällen † 3, einer nach 8 Monaten an Ileus, der zweite nach 10 Monaten an Lungenmetastasen, der dritte blieb nach kombinierter Röntgen- und Radiumbestrahlung 9 Jahre geheilt und starb nach dieser Zeit an Grippe.	8 Fälle geheilt, darunter ein Fall 13 Jahre, zwei andere 10 bzw. 8 Jahre, die übrigen 3 bzw. 4 Jahre, der jüngste Fall bereits über 2 Jahre beobachtet.	1. Behandlungsjahr: 1917. Klin. Diagnose nach Abrasio: Chorionepitheliom. Uterus faustgroß, weich, im Becken fest fixiert. Rechts weiche Geschwulst. Fr. W. 33 Jahre alt. Behandlung Radium + Röntgen. Geheilt über 13 Jahre. 2. Behandlungsjahr: 1918. Klinische Diagnose nach Abrasio: Chorionepitheliom. Rechts neben dem Uterus starker gänseeigroßer Tumor. Beide Parametrien infiltriert. Scheideneingang rechts vorne haselnußgroßer blasser weicher Knoten. Fr. H. 46 Jahre. Behandlung: Radium + Röntgen. Geheilt über 9 Jahre. Gestorben 1927 an Grippe und Lungenentzündung. 3. Behandlungsjahr: 1921. Fr. M. 29 Jahre. Ausräumung eines inkompleten Abortus 11. 12. 20, 30. 1. 21 wegen Blutung Abrasio: Chorionepitheliom. Bestrahlt: 2. 2. 21, 19. 4. 21, 22. 10. 21. Patientin tot. Darmoperation wegen Darmverschluß (Bestrahlungsfolge?) Bei der Sektion kein Anhalt für Chorionepitheliom. Pat. wurde aber auswärts seziert. 4. Behandlungsjahr: 1921. Frau P. 27 Jahre. Juli 1920: Blasenmole. Nov. 1920: Uterus wegen Chorionepitheliom exstirpiert. Jan. 1921 hinter dem Scheidenstumpf großer weicher Tumor. Excision: Chorionepitheliom 19. 1. 21 bestrahlt. Nachuntersuchung: Dez. 1927: gesund. Sept. 1930: nach brieflicher Mitteilung gesund. Geheilt 10 Jahre. 5. Behandlungsjahr: 1922. Frau M. 43 Jahre. Nov. 1921 Abort. Juni 1922: vaginale Uterusexstirpation wegen Chorionepitheliom. 12. 11. 22: Blutabgang. Am Ende des Scheidenstumpfes apfelsinengroßer Tumor, weich, blutend. Diagnose: Chorionepitheliom. 17. 11. 22 bestrahlt. Dosis 90% der HED. Nachuntersuchung: 1927: gesund. Sept. 1930: beschwerdefrei. Geheilt 8 Jahre. 6. Behandlungsjahr: 1924. Frau M. 35 Jahre. August 1923: Abort, ¼ Jahr dauernde Blutungen. Jan. 1924: Ödem der Unterschenkel, Becken ausgemauert von großem Tumor, zerfallende Tumormassen in der Scheide, in der rechten Schulter faustgroßer, weicher, beweglicher Tumor, mikroskopisch Chorionepitheliom. 2. 2. 24 und 4. 4. 24 bestrahlt im Becken und an der Schulter. Dosis 90% der HED. Gestorben 21. 10. 24 an Lungenmetastasen. 7. Behandlungsjahr: 1927. Frau G. 33 Jahre. Mai 1925: Abort. 20. 7. 1927: Blutungen; im Introitus haselnußgroßer, beweglicher, derber Knoten, in der Nähe kirschkerngroßer Knoten. Excidiert: Chorionepitheliom. 20. 7. 1927: bestrahlt mit 85% der HED. Nachuntersuchung: Okt. 1927: gesund. Sept. 1930: gesund.

Erfolge der Strahlenbehandlung

Autor	Publikation	Anzahl der Fälle	Behandlungsart	
			a) Strahlenbehandlung allein	b) Operation mit Vor- oder Nachbehandlung
Opitz	noch nicht veröffentlicht.	2		Fall 1: nach Entfernung des metastatischen Tumors durch Ausquetschen, Röntgenbestrahlung Fall 2: nach Röntgenvorbestrahlung Excision der Scheidenmetastase, später Radiumbestrahlung
Pankow	noch nicht veröffentlicht.	1		Röntgennachbestrahlung nach Totalexstirpation d. Uterus wegen Chorionepitheliom

bei Chorionepitheliom (Fortsetzung).

Ausgang		Bemerkungen
Exitus	Heilung	
		8. Behandlungsjahr: 1926. Fr. M. H. 47 Jahre. 28. 12. 25: Blasenmole. 5. 2. 26: Muttermund klafft, für Finger durchgängig. Uterus kindskopfgroß, weich, linkes Parametrium derb. Kleine Fetzchen aus dem Uterus: Chorionepitheliom. Bestrahlung 5. 2. 26: 115%/₀ HED. im Bereich des ganzen kleinen Beckens. 15. 12. 26: Uterus klein geschrumpft. Hat nach der Bestrahlung noch 2 Monate lang wenig geblutet, dann nicht mehr. Sept. 1930: gesund.
		9. Behandlungsjahr: 1926. Frau K. 39 Jahre. 5. 8. 26: Abort. 4. 9. 26 Abrasio: Chorionepitheliom. 5. 9. 26: Bestrahlung 85%/₀ der HED. 4. 11. 26: Bestrahlung 90%/₀ der HED. Nachuntersuchung: Okt. 1927: gesund. Sept. 1930: gesund.
		10. Behandlungsjahr: 1926. Fr. P. 42 Jahr. 12. 9. 26: eingeliefert wegen Blutungen, nachdem Ende Juli 1926 ein Abort vor sich gegangen war. Uterus überfaustgroß, mittelweich. Ausräumung: Abortreste, ein Teil einwandfrei als Chorionepitheliom entartet. Bestrahlung 15. 9. und 16. 9. 26. Dosis 85%/₀ HED. Dez. 1930: Bestes Allgemeinbefinden. Kleiner seniler Uterus.
		11. Behandlungsjahr 1928: Fr. F. 47 Jahre. 18. 8. 28: Abort im 3. Monat, angeblich Frucht vollständig abgegangen. Seitdem dauernd geringe Blutungen. 27. 9. 28: Uterus kindskopfgroß, weich, vorsichtige Abrasio: Blasenmole mit eigenartiger Proliferation des Zottenepithels, stellenweise typisches Chorionepitheliom. Röntgenbestrahlung 27. u. 28. 9. 28. Juni 29: keine Blutung mehr. Uterus klein. Sept. 1930: gesund seit 2 Jahren.
	geheilt über 7 Jahre	Beide Fälle durch histologische Untersuchung sichergestellt, siehe ausführliche Krankengeschichten im Text S. 737 u. 738.
	geheilt über 5 Jahre	
	geheilt seit 2 Jahren	Ausführliche Krankengeschichte siehe im Text S. 735 ff.

Schlußfolgerungen zur Therapie des malignen Chorionepithelioms.

Aus alledem, was in der Literatur bisher über die Behandlung des Chorionepithelioms zu finden war, und aus eigenen Beobachtungen, müssen wir den Schluß ziehen, daß bei operablen Fällen die operative Behandlung mit anschließender Bestrahlung des ganzen Beckens und evtl. vorhandener Metastasen die empfehlenswerteste Behandlung darstellt.

Sollten jedoch die günstigen Erfahrungen, über die Wintz gerade jetzt berichtet hat, mit einer absoluten Heilung von 77,7% bei auschließlicher Strahlenbehandlung des malignen Chorionepithelioms weitere Bestätigung erfahren, dann dürfte auch für diese Krankheit die Strahlenbehandlung einmal die Methode der Wahl werden. Dabei hat sich gezeigt, daß die Röntgenstrahlen wegen ihrer größeren Reichweite vor der Radiumbehandlung den Vorzug verdienen, insbesondere bei erfolgter Metastasierung.

Literaturverzeichnis.

1. Operationsmethoden.

Abel, Zur Technik und Indikation der sakralen Totalexstirpation des carcinomatösen Uterus. Zbl. Gynäk. **1893**, Nr 1. — *Abimeronis, Abynzoahar*, Opera. Venetiis 1553. Lib. II. tract. 5, cap. IV, fol. 1726. — *Adler, L.*, Zur Operation und Strahlenbehandlung des Gebärmutterkrebses. Strahlenther. **1921**, Nr 12, 109. — *Aetius*, Tetrabibl. Basil. 1542. IV, serm. IV. cap. 76, p. 905. — *Albano, G.*, Ber. Gynäk. **11**, 882 (1927). — *Allmann*, Dtsch. med. Wschr. **1913**, Nr 49. — *Allmann, J.*, Zur Behandlung des Gebärmutterkrebses. Zbl. Gynäk. **1916**, Nr. 7, 129. — *Amann, jr.*, Mschr. Geburtsh. **10**, 59. — *Amann, J. A.*, Verh. gynäk. Kongr. Gießen **1901**, 152. — *Derselbe*, Ein neuer Weg zur Exstirpation des carcinomatösen Uterus. Zbl. Gynäk. **1901**, 669, 744. — *Derselbe*, Bemerkung zu Mackenrodts Aufsatz: „Die Radikaloperation des Gebärmutterscheidenkrebses". Zbl. Gynäk. **1901**, Nr 30. — *Derselbe*, Zur Technik der transperitonealen Exstirpation des carcinomatösen Uterus usw. Mschr. Geburtsh. **16**, 290 (1902). — *Derselbe*, 6. internat. Kongr. Geburtsh. Berlin, Sept. **1912**. — *Amreich*, Zur Anatomie und Technik der erweiterten vaginalen Carcinomoperation. Arch. Gynäk. **122**, 497 (1924). — *Andrae*, Cruce Veneti medici Libri septem. Venetiis 1573. Lib. 5, tract. 3, cap. 4. — *Antoine, T.*, Arch. klin. Chir. **140**, 756 (1926). — *Aristoteles*, Histor. animal. Lib. 9. cap. 50. — *Arnott, J.*, Supravaginal (Schroeders amputation of cervix uteri for cancer. Trans. Med. a. Physiol. Soc. Bombay (1885) 8, 92—94 (1886). — *Aulhorn*, Die Dauererfolge der abdominalen Totalexstirpation bei Carcinoma uteri. Arch. Gynäk. **92**, 231 (1910). — *Aurelii, Severini Marci*, De efficaci Medicina. Francof. ad Moenum 1682. Pars. II, cap. 97, p. 112. — *Asch, Robert*, Zur Technik der Wertheimschen Krebsoperation. Zbl. Gynäk. **1926**, Nr 39. — *Aschheim*, Z. Geburtsh. **65**, 216 (1910); Z. Geburtsh. **91**, 458 (1927). — *Aschoff*, Lehrbuch der pathologischen Anatomie, 5. Aufl., Spezieller Teil, 1921. — *Assareto*, La propagazione del carcinoma dell collo uterino al tessuto paravaginale. Ann. di ostetr. et gin. 29. Jahrg. 1907. Vol. I. pag. 89. Jber. Geburtsh. **1907**, 130. — *Astruc*, Traitédes maladies de femmes, Tome 3. 116.

Baer, B. F., A supplementary paper upon supravaginal hysterectomy by the new method. N. Y. J. Gynec. **3**, 795—809 (1893); Trans. amer. gynec. Soc. Philad. **18**, 62—78 (1893). — *Baecker*, Über Ätiologie und Therapie des Gebärmutterkrebses. Arch. Gynäk. **53**, 47. — *Bainbridge, W. S.*, Arterienunterbindung bei inoperablem Uteruscarcinom. Womans med. J. April 1911. Ref. Zbl. Gynäk. **1912**, Nr 13, 416. — *Baisch*, Die modernen Bestrebungen zur Bekämpfung des Uteruscarcinoms. Württemberg. med. Korresp.bl. **1904**, 319. — *Derselbe*, Der Wert der Drüsenausräumung bei der Operation des Uteruscarcinoms. Arch. Gynäk. **75**, 2 (1905). — *Derselbe*, Die Operationsmethoden beim Uteruscarcinom und ihre Resultate. Arch. Gynäk. **1905**, 702. — *Baker*, Amer. J. Obstetr. **1882**, 265; **1886**, 484. — *Derselbe*, Cancer of the uterus; its treatment by high amputation compared with total exstirpation. N. York Med. Soc. **43**, 313—317 (1886). — *Derselbe*, Cancer of the cervix uteri, result of its treatment by high amputation. Trans. amer. gynec. Soc. Philad. **16**, 152—187 (1891). — *Banner*, Case of exstirpation of the uterus. Liverpool 1829. — *Barbette Paul*, Opera omnia. Genevae 1863. — *Bardenheuer*, Die Drainierung der Peritonealhöhle. Chirurgische Studien. Stuttgart: Ferdinand Enke 1881. — *Barnes, Rob.*, Clinical history of the medical and surgical diseases of women, p. 844. London 1873. — *Barrand, M.*, Hystèrectomie vaginale totale on partielle dans le cancer du col de l'utérus (valeur composée). Thèse de Paris 1889. — *Barth*, Arch. Gynäk. **137**, 350 (1929). — *Bartholinus, Thomas*, Historiarum anatomicorum rariorum. Cent. I et II. Hafniae 1654. Hist. XCI, Cent II, p. 334, 335. — *Derselbe*, Epist. med. Hafniae 1663—1667, Cent. III, epist 64, p. 257. — *Batisweiler*, Zbl. Gynäk. 1926, 217. — *Baudelocque*, Recueil periodique de la Société de Méd. à Paris, Tome 4, p. 106. — *Beckmann*, Z. Geburtsh. 34, 45 (1901). — *Bellini*, Sopra un'amputazione d'un utero scirroso, idropico e invilupato, colla vesica urinaria. Annali univ. di med. Omodei, Vol. 47, p. 365. 1828. —*Benthin*, Z. Geburtsh. 81, 593 (1919). — *Bertnesy, G. v.* u. *K. Wolff*, Über die Verbreitung des Carcinoms auf Grund von 19908 Sektionen. Z. Krebsforschg 21, 109 (1924). — *Berengarius, Jacobus*, Isagoge Anatomiae, Fol. 23a. Bonon 1522. — *Berkeley*, J. Obstetr. 1909, 145. — *Berkeley, C.* u. *V. Bonney*, Die abdominale Radikaloperation des Cervixcarcinoms nach Wertheim. Brit. med. J., 3. Okt. 1908. — *Berl*, Zur palliativen Behandlung des inoperablen Uteruscarcinoms. Inaug.-Diss. München 1910. — *Bernhard*, Klin. Wschr. 1927, 567. — *Berns*, Über Exstirpationen und Amputationen wegen Carcinoma uteri. Dtsch. Z. Chir. 27, H. 5/6. — *Beyerle, F. E.*, Über den Krebs der Gebärmutter. Ein historischer klinischer Versuch, 1818. — *Bier*, Diskussion zu Rieck: „Die Lumbalnarkose in der Gynäkologie". Z. Gynäkol. 65, 441, 443 (1910). — *Blake*, Carcinom eines Uterus bicornis. Ref. Mschr. Geburtsh. 26, H. 3. — *Blancard, Stephan*, Opera omn. Traject. ad Rhénum. 1714, T. II. Instit. chirurg. Pars III, cap. XXVII, p. 475. — *Blau, Albert*, Zbl. Gynäk. 1907, Nr 4. — *Derselbe*, Z. Gynäk. 1923, 744. — *Blau, B.*, Einiges Pathologisch-Anatomisches über den Gebärmutterkrebs. Inaug.-Diss. Berlin 1870. — *Blegny, Nicolaus de*, Zodiacus medico-gallicus. Genevae 1680, I, p. 223. — *Blundell*, Excision of the uterus. Lancet 2, 597 (1827/28). — *Bonetus, Theophilus*, Medicina Septentrionalis, Genevae 1686, Obs. XXXVI. — *Boldt, H. J.*, Vaginal versus abdominal hysterectomy for cancer of the uterus. Amer. gynec. J., Dez. 1900. — *Derselbe*, Mschr. Geburtsh. 1916, 34. — *Bonney*, Operative Behandlung des Uteruscarcinoms. Lancet 10 II, 497 (1925). — *Derselbe*, Lancet 1926, 211. — *Borysovicz*, Über den Wert partieller Operationen usw. Medycyna 1896, 422, 446. — *Bracht*, Zur Rettung der Wertheimschen Operation. 20. Tag dtsch. Ges. Gynäk. Bonn 1927. Zbl. Gynäk. 1927, 1984. — *Braithwaite, J.*, Sixteen cases of complete and of supravaginal hysterectomy for cancer. Brit. med. J. Lond. 1, 329 (1892). — *Braun*, Zbl. Gynäk. 1924, 2341. — *v. Braun-Fernwald*, Lehrbuch der gesamten Gynäkologie. Wien 1881. — *Brenneke*, Z. Geburtsh. 12, 78; Berl. klin. Wschr. 1886, Nr 17. — *Bretschneider*, Arch. Gynäk. 92, 107 (1910). — *Derselbe*, Zbl. Gynäk. 1928, H. 3, 183. — *Breslau, Bernhard*, De totius uteri exstirpatione. Monarchii 1852. — *Brunet*, Ergebnisse der abdominalen Radikaloperation. Z. Geburtsh. 56, H. 1. — *Brunet, G.*, Arch. Gynäk. 78, 632 (1906). — *Bruntzel*, Sechs Fälle von Exstirpation des Uterus „nach Freund" aus der gynäkologischen Klinik in Breslau. Arch. Gynäk. 14, 245—270 (1879). — *Bumm*, Zur Technik der Beckenausräumung beim Uteruscarcinom. Charité-Ann. 31. — *Derselbe*, Zur Technik der abdominalen Exstirpation des carcinomatösen Uterus. Z. Geburtsh. 55, 173 (1905). — *Derselbe*, Über Blutstillung bei abdominaler Beckenausräumung wegen Carcinom. Verh. Ges. Geburtsh. Berlin 11, H. 1 (1907). — *Derselbe*, Z. Krebsforschg 10, 103 (1911). — *Derselbe*, Berl. med. Ges., 7. Jan. 1914. — *Derselbe*, Retrograde Carcinomverschleppung. Berliner geburtshilflich-gynäkologische Gesellschaft. Z. Geburtsh. 62, 374. — *Derselbe*, Technik der abdominalen Exstirpation des Uteruscarcinoms. Z. Geburtsh. 56, 208 (1906). — *Derselbe*, Virulenzprobe und Operationsmortalität. Zbl. Gynäk. 1924, 1995. — *Burger, K.*, Zbl. Gynäk. 1924, 1652. — *Burnham*, Nelsons amer. J. 1864. — *Busse*, Mschr. Geburtsh. 59, 467. — *Busse, W.*, Über Dauerresultate bei der Operation des Uteruscarcinoms nach den abdominalen Methoden. Mschr. Geburtsh. 35, 35 (1912). — *Byrne, J.*, Rules to be observed in performing high amputation and other operative measure for cancer of the uterus by galvano-cautery. Trans. amer. gynec. Soc. Philad. 17, 42—46 (1892). — *Derselbe*, On the relative merits of total or partial hysterectomy etc. Amer. J. Obstetr. 9, 32. — *Derselbe*, Vaginal hysterectomy by galvano-cautery. Remarks on the scope and limits of the operation. Amer. J. Obstetr. 1895. — *Brown, G. van Amber*, Treatment of advenced cancer of the uterus with heat and „starvation ligatur". J. Michigan State med. Soc. 23, Nr. 5, 206—208 (1924). — *Derselbe*, Advanced cancer of the cervix treated with heat and „starvation ligatur". J. Michigan State med. Soc. 23, Nr 12, 520—527 (1924).

Caffier, P., Zbl. Gynäk. 1927, 390. — *Calmann*, Mschr. Geburtsh. 1910, Nr 32, 194. — *Campell, de Morgan*, Brit. and foreign med. chir. review, Vol. 37, p. 201. — *Campermann*, Amer. J. Obstetr. 66, 956 (1912). — *Casini, A.*, Carcinoma del collo dell'utero; amputazione; reproduzione. Giorn. internaz. Sci. med. Napoli, N. s. 13, 405 (1891). — *Cavallini, Jos.*, Tentamina medico-chirurgica de felici in quibusdam animantibus uteri extractione deque partium regeneratione et cicatricis natura. Florent. 1768. — *Chéron*, Trois cas d'amputation du col de l'utérus. Rev. méd.-chir. Mal. femmes Paris 8, 518—525 (1886). — *Chiari, J.*, Klinik der Geburtshilfe und Gynäkologie, S. 684. Wien 1858. — *Chrobak*, Beiträge zur Therapie des Carcinoma uteri mit einer Anmerkung über Hydrometra. Wien.

med. Wschr. 1887, Nr 44, 46. — *Derselbe*, Carcinoma uteri; hohe Excision; Heilung. A. Eder, Ärztl. Bericht, 1888, S. 224. Wien 1889. — *Derselbe*, Zur Behandlung des inoperablen Uteruscarcinoms. Wien. klin. Wschr. 1905, 964. — *Derselbe*, Zur Behandlung des inoperablen Uteruscarcinoms. Arch. Gynäk. 92 (1910). — *Cigheri, M.*, Die Lymphdrüsen bei der Ausbreitung des Uteruscarcinoms. Mschr. Geburtsh. 24, H. 1 (1906). — *Clark*, A more radical method of performing hysterectomy for cancer of the uterus. Hopkins Hosp. Bull. 6 (1895). — *Derselbe*, Radikale Methode der Hysterektomie wegen Uteruskrebs. Hopkins Hosp. Bull. 1895 u. 1896. — *Derselbe*, Ten cases of cancer of the uterus operated upon by a more radical method of performing hysterectomy. Hopkins Hosp. Bull. 7 (1896). — *Cohnstein*, Arch. Gynäk. 5, 366 (1873). — *Colombat, von Isère*, Behandlung der Frauenkrankheiten. Deutsch von Frankenberg, S. 319. Leipzig 1841. — *Cordua*, Zur Klassifizierung des Collumcarcinoms. Virchows Arch. 254, H. 2. — *Cortignera, J.*, La histerotomia y la histerektomia; dos casos de cancer uterino curados por la amputacion parcial. Correo méd. castellano, La Camanca Vol. 6, 193—197. 1889. *Credé, B.*, Eine neue Methode der Exstirpation des Uterus. Arch. Gynäk. 14, 430. — *de Crinis* u. *Mahnert*, Fermentforschg 2, H. 2. — *Cullen*, Cancer of the uterus. Philadelphia und London: W. B. Saunders Comp. 1909. — *Currier, A. F.*, Amputation of the vaginal portion of the cervix uteri in cases of suspected carcinoma. N. Y. med. J. 55, 294—297 (1892). — *Cushing*, Die Entwicklung der abdominalen Hysterektomie und Totalexstirpation des Uterus in Amerika. Mschr. Geburtsh. 31, 211. — *Czerny*, Über Ausrottung des Gebärmutterkrebses. Wien. med. Wschr. 1879, Nr 45—49. — *Derselbe*, Berl. klin. Wschr. 1882, Nr 46.

Daels, Z. Geburtsh. 63, H. 2. — *Dautwitz*, Z. Gynäk. 1926, 3027. — *Dehler, H.*, Arch. Gynäk. 130, 239 (1927). — *Delpech*, Bull. Acad. Méd. 1830. — *Deymel, P. M.*, Zbl. Gynäk. 1927, 1314. — *Dieffenbach, Joh. Friedr.*, Die operative Chirurgie, Bd. 2, S. 785f. Leipzig 1848. — *Dietrich*, Der Gebärmutterkrebs und seine Metastasen besonders im Peritoneum. Inaug.-Diss. Erlangen 1904. — *Dittmer, M.*, Über Carcinommetastasen im Douglas. Inaug.-Diss. Bonn 1918. — *Dobbert*, Der „verstärkte Wundschutz" im Lichte einer Serie von 500 Laparotomien. Slg klin. Vortr. Gynäk. Nr 190. — *Doca*, Z. Geburtsh. 1906. — *Döderlein*, Zur Technik der vaginalen Totalexstirpation. Zbl. Gynäk. 1897, 74. — *Derselbe*, Neue Methode der vaginalen Totalexstirpation. Zbl. Gynäk. 1901, 676. — *Derselbe*, Über vaginale Uterusexstirpation mit einem Vorschlag einer neuen Operationsweise. Arch. Gynäk. 63 (1901). — *Derselbe*, Zbl. Gynäk. 1902, Nr 25/26. — *Derselbe*, Abdominale und vaginale Exstirpation des carcinomatösen Uterus. Beitr. Geburtsh. 9, 173 (1905). — *Derselbe*, Beitr. Geburtsh. 9, 169 (1905). *Derselbe*, Dtsch. med. Wschr. 1906, 1533. — *Derselbe*, Mschr. Geburtsh. 37, 553f. (1913). — *Derselbe*, Operative Gynäkologie. Operat. Gyn., 1925. — *Derselbe*, Münch. med. Wschr. 1927, 546 (Gutachten). — *Derselbe*, Zbl. Gynäk. 1927, 847. — *Döderlein, A.*, G. Döderlein u. *Fr. Voltz*, Acta radiol. (Stockh.) 6, 349 (1926). — *Döderlein-Kroenig*, Operative Gynäkologie, 2. Aufl. Leipzig 1907. — 4. u. 5. Aufl., S. 577 u. f. 1921 u. 1924. — *Dominici*, Acad. Méd. Paris, 7. Juni 1909. — *Doyen*, Techniques chirurg. Paris 1897. — *Driessen*, Zbl. Gynäk. 1927, Nr 5. — *Dubled*, Rev. Méd., Juni 1830. — *Dührssen*, Berl. med. Ges., 8. Juni 1898. — *Duevelius*, Dtsch. med. Wschr. 1885, Nr 9. — *Dunning, L. H.*, High amputation of cervix uteri fot epithelioma. J. amer. med. Assoc. Chicago 18, 186 (1892).

Ebell, J., Über die Behandlungsweise des Carcinoms der Portio vaginalis uteri mit der galvanokaustischen Glühschlinge. Diss. Greifswald 1885. — *Eckardt*, Arch. Gynäk. 30, 471 (1887). — *Eick*, Mschr. Geburtsh. 68, 32. — *Erdmann, Rh. Haager* u. *Börnstein*, Dtsch. med. Wschr. 1927, 796. — *Erlach* u. *Woerz*, Beiträge zur Beurteilung und Bedeutung der vaginalen und sakralen Totalexstirpation des Uterus usw. Wien 1901. — *Etnar, Rud.*, Strahlenther. 25, 195 (1927). — *Eymer, H.*, Sollen die Gebärmutterkrebse operiert oder bestrahlt werden? Strahlenther. 1927, Nr 24, 149.

Fabri, s. Froriceps Notizen 12, 320 (1826). — *Fehim*, Stumpfrezidive nach supravaginaler Amputation des Uterus. Arch. Gynäk. 109, 356 (1918) (Lit.). — *Feitel*, Zur arteriellen Versorgung des Ureter. Z. Geburtsh. 46, H. 2 (1901). — *Feldweg, P.*, Über Hochfrequenzkaustik in der Gynäkologie. Zbl. Gynäk. 1929, 140. — *Fellner, O.*, Arch. Gynäk. 134, H. 3 (1925). — *Fischer, B.*, Handbuch der Physiologie 14 I, 2 (1927). — *Fischer, E.*, Die Vor- und Nachbehandlung von Genitalfisteloperationen. Zbl. Gynäk. 1928, 2299. — *Fischer, J.*, Gynäk. Rdsch. 1915, 113. — *Derselbe*, Geschichte der Totalexstirpation des Uterus. Gynäk. Rdsch. 9, 113 u. 152 (1915) (Lit.). — *Finzi, N. D.*, Lancet 1, 1339, 20. Mai 1911. — *Flatau*, Münch. med. Wschr. 1905, 11. — *Flaischlen, N.*, Dtsch. med. Wschr. 1925, Nr 28, 1161. — *Fleischmann, K.*, Wien. klin. Wschr. 1908, Nr 43. — *Foderé*, Les maladies chroniques de l'uterus et de ses annexes peuvent-elles avec avantage pour les maladies, être l'objet d'opérations chirurgicales? J. compl. Dict. Sci. méd. 21, 287 (1825). — *Forst, W.*, Zbl. Gynäk. 1922, 747. — *Forster, Adolf*, Exstirpation des vorgefallenen Uterus. Allgemeine Wien. med. Ztg 8, 185 (1863). — *Fraenkel, A.*, Wien.

klin. Wschr. **1925**, 718. — *Fraenkel, E.*, Zbl. Gynäk. **1888**, 593. — *Fränkel, L.*, Zbl. Gynäk. **1926**, Nr 14. — *Frank, W. Lynch*, J. amer. med. Assoc. **87**, Nr 21. — *Frankl*, Carcinommaterial. Zbl. Gynäk. **46**, 1300. — *Frankl, O.*, Ein Vorschlag zu Förderung der Frühoperation. Wien. med. Wschr. **1912**, 1897. — *Derselbe*, Zbl. Gynäk. **1923**, 645. — *Frankl* u. *Kraul*, Lebensalter und Reifegrad des Carcinoms. Wien. med. Wschr. **75**, 30. Mai 1925. Festnummer für den deutschen Gynäkologenkongreß, S. 33. — *Dieselben*, Die anatomische und histologische Einteilung der primären Uteruscarcinome. Med. Klin. **1926**, Nr 48. — *v. Franqué*, Z. Geburtsh. **44**, 173 (1901). — *Derselbe*, Zur chirurgischen Behandlung des Uteruskrebses. Zbl. Gynäk. **1902**, 1276. — *Derselbe*, Z. Geburtsh. **60**, 237 (1907). — *Derselbe*, Rezidivoperation nach Uteruscarcinom. Münch. med. Wschr. **1908**, Nr 31. — *Derselbe*, Strahlenther. **1926**. — *Derselbe*, Z. Gynäk. **1927**, 898. — *Franz*, The value of the abdom. rad. Operation etc. Brit. gynec. J. **19** (1903). — *Derselbe*, Ein Rahmenspekulum für Bauchschnitte. Zbl. Gynäk. **1910**, Nr 31. — *Derselbe*, Operationen von Uteruscarcinomrezidiven. Arch. Gynäk. **80**, 422; **97**, 381; Mschr. Gynäk. **32**, 194. — *Derselbe*, Zur Behandlung des Uteruscarcinom. Arch. Gynäk. **109**, 1 (1918). — *Derselbe*, Gynäkologische Operationen. Berlin 1925. — *Derselbe*, Operat. Gynäk. **1926**, 175. — *Franz* u. *Zinsser*, Zur Technik und Klinik der abdominalen Uteruscarcinomoperation. Arch. Gynäk. **91**, 599 (1910). — *Freund*, 76. Verslg dtsch. Naturforsch. Breslau, 19. Sept. 1904. — *Derselbe*, Über die Methoden und Indikationen der Totalexstirpation des Uterus, speziell in bezug auf die Behandlung des Uteruscarcinoms. Beitr. Geburtsh. 1. — *Freund, H. W.*, Zur erweiterten Freundschen Operation bei Krebs der Gebärmutter. Z. Geburtsh. **46**, H. 2. — *Freund, M. B.*, Zur Totalexstirpation des Uterus. Z. Geburtsh. **6**, H. 2. — *Freund, R.*, Beckenhochlagerung bei Rückenmarksnarkose. Zbl. Gynäk. **1905**, Nr 39. — *Derselbe*, Die neue Blasen- sowie Mastdarmscheidenfistelplastik à la Bassini. Zbl. Gynäk. **1928**, 1546. — *Freund, W. A.*, Eine neue Methode der Exstirpation des ganzen Uterus. Slg klin. Vortr. Nr 133. — *Derselbe*, Eine neue Methode der Exstirpation des ganzen Uterus. Volkmann, 1878, und Zu meiner Methode der totalen Uterusexstirpation. Zbl. Gynäk. **1878**, Nr 12, 265. — *Derselbe*, Über Totalexstirpation des Uterus. Zbl. Gynäk. **1881**, Nr 17. — *Derselbe*, Über die Methoden und Indikationen der Totalexstirpation des Uterus nebst einem Versuch usw. Beitr. Geburtsh. 1 (1898). — *Derselbe*, Über die Radikaloperation usw. Verh. dtsch. Ges. Gynäk. 9 (1901). — *Derselbe*, Über die neuesten Erweiterungen der abdominalen Totalexstirpation des Uterus usw. Ther. Gegenw. 9 (1904). — *Frey, E.*, Schweiz. med. Wschr. **56** (1926). — *Frey, G. F.*, Über Carcinom und Schwangerschaft. Inaug.-Diss. Leipzig 1910. — *Frigyesi*, Operation des Scheidenkrebses mit Resektion des benachbarten Mastdarmabschnittes nach der erweiterten vaginalen Methode. Zbl. Gynäk. **1928**, Nr 38, 2452. — *Derselbe*, Uteruscarcinompräparat. 4 Monate nach Ligatur der Art. hypogastrica. Ungar. ärztl. Ver. Budapest, Sitzg 10. Febr. 1914. Ref. Zbl. Gynäk. **1914**, Nr 22, 817—819. — *Fromme*, Der heutige Stand der Lymphdrüsenfrage beim Carcinoma uteri. Med. Klinik **1906**. — *Derselbe*, Was leistet die cystoskopische Untersuchung zur Prognosenstellung der abdominalen Krebsoperation. Mschr. Geburtsh. **27**, H. 2. — *Derselbe*, Studien zum klinischen und pathologisch-anatomischen Verhalten der Lymphdrüsen bei malignen Erkrankungen, hauptsächlich beim Carcinoma colli uteri. Arch. Gynäk. **79**, H. 1 (1906). — *Derselbe*, Veits Handbuch der Gynäkologie, 2. Aufl. — *Frommel*, Bericht. Münch. med. Wschr. **1886**, Nr 23. — *Frommolt* u. *Motiloff*, Zbl. Gynäk. **1926**, Nr 6. — *Fruitnight, J. H.*, High amputation for cancer of the cervix. Amer. J. Obstetr. **23**, 309—312 (1890). — *Fürst*, Zbl. Gynäk. **1925**, 247, 1180. — *Derselbe*, Zbl. Gynäk. **1926**, Nr 43 (Ausspr. zu Vogt). — *Derselbe*, Arch. Gynäk. **130**, 283 (1927). — *Funke*, Beitrag zur abdominalen Totalexstirpation des Uterus bei Carcinom und Sarkom, mit besonderer Berücksichtigung der Dauerresultate. Münch. med. Wschr. **1901**, Nr 6. — *Derselbe*, Zur totalen Uterusexstirpation per laparotomiam usw. Z. Geburtsh. **36** (1897). — *Fuß*, Zbl. Gynäk. **1925**, Nr 3.

Gabriel, Die Wirkungen der Röntgenstrahlen auf die Niere. Bemerkungen zu der gleichnamigen Arbeit von Willis und Bachem, auf S. 121 d. Bd. 27, 1928. Strahlenther. **27** (1928). — *Ganghofner, Fr.*, Prag. Z. Heilk. **9**, 337 (1888). — *Garbien, A.*, Zbl. Gynäk. **1927**, 1450. — *Gauß, C. J.*, Über die Ursachen der Anurie nebst einem kasuistischen Beitrag zur doppelseitigen carcinomatösen Ureterdurchwachsung. Path.-anat. Arbeiten. Festschrift für Orth, S. 623. Berlin 1903. — *Gaydoul* u. *Schmidt*, Mschr. Geburtsh. **60**, 317 (1922). — *Gebhardt*, nach Oppenheims Z. **12**, 515 (1839); Pathologische Anatomie, 1899. — *Gellhorn*, Über die Resultate der Radikalbehandlung des Gebärmutterkrebses mit dem Glüheisen. Berlin: S. Karger 1898. — *Derselbe*, Die Behandlung des inoperablen Uteruscarcinoms mit Aceton. Münch. med. Wschr. **1907**, Nr 51. — *Derselbe*, A new mode of treatment for inoperable cancer of the uterus by means of aceton. J. amer. med. Assoc. **48**, 1400 (1907, April). — *Gerardus, Blasius*, Medicina universa. Amstelod. 1465. Sect. XLVII, cap. XIV, p. 261. — *Gerich* (Riga), Mschr. Geburtsh. **70**, 278 (1926). — *Giesecke*, Strahlenther. **11**, 739; Arch. Gynäk. **115**, 436 (1922). — *Gigl, J.*, Med. Klin. **1927**, 420. — *Glockner*, Beitr. Geburtsh. **6**, H. 2; 10. Kongr. dtsch. Ges. Gynäk. Würzburg, Juni

1903. — *Goenner*, Z. Geburtsh. 10, 7. — *Goldmann*, Anatomische Untersuchungen über die Verbreitungswege bösartiger Geschwülste. Bruns' Beitr. 18, 595 (1897). — *Goldscheider*, Dtsch. med. Wschr. 1927, 289. — *Goßmann*, Sitzgsber. dtsch. gynäk. Ges. München. Mschr. Geburtsh. 5, 213. — *Gould, A. P.*, The treatment of inoperable cancer. Lancet, Jan. 1925, 4665. — *Graff, E. v.*, Zbl. ges. Gynäk. 3, 561 (1913); Zbl. Gynäk. 1923, 644; 1925, 2354. — *Gragert*, Arch. Gynäk. 118, 431 (1923); Zbl. Gynäk. 1927, 1989. — *Gray, H. H. C.*, A successful case of vaginal exstirpation of the uterus, with a comparison of the relative merits of the high and low operations in cases of cancer of the cervix. Glasgow med. J. 37, 423—426 (1892). — *v. Grünewaldt*, Zur operativen Behandlung der bösartigen Neubildung usw. Arch. Gynäk. 11, H. 3. — *Gruber*, Tageblatt der Naturforscherversammlung, S. 113. Dresden 1868. — *Gusserow*, Die Neubildungen des Uterus im Handbuch der Frauenkrankheiten von Billroth und Lücke, 2. Aufl., 1886. — *Gutberlet, Max Josef*, Über die Methode, die krebshafte Gebärmutter auszurotten. Siebolds J. 1, 228 (1813).

Hadra, Ed., Das Verhalten der Parametrien und Beckendrüsen beim Gebärmutterkrebs. Charité-Ann. 31, 460 (1907). — *Halban*, Collumcarcinom. Abdominale oder vaginale Operation. Zbl. Gynäk. 47, 1480. — *Derselbe*, Z. Geburtsh. 66, H. 1. — *Hannes*, Welche Hinweise geben uns bakteriologische Untersuchungen für die Methodik der Wundversorgung bei abdominalen Gebärmutterkrebsoperationen? Z. Geburtsh. 66, H. 1. — *Derselbe*, Zur Wundversorgung bei der abdominalen Radikaloperation. Zbl. Gynäk. 1911, Nr 7, 257. — *Hannes, Walter*, Z. Geburtsh. 57, 215 (1906). — *Hansemann*, Zbl. Krebsforschg 13, 7 (1913). — *Derselbe*, Z. Krebsforschg 14, 139 (1914). — *Hantke, R.*, Neuere Arbeiten über die Behandlung des inoperablen Uteruscarcinoms. Mschr. Geburtsh. 36, H. 6, 712. *Harbitz*, Lancet 1927, Nr 2. — *Hartmann, H.*, L'hystérectomie abdominale dans le cancer de l'uterus. Ann. de Gynec., Juli 1909, 400. — *Heer, Henricus*, Observationes medicae oppido rarae. Ed. secunda, p. 252. Lipsiae 1645. — *Hegar*, In Hegar-Kaltenbach: Operative Gynäkologie. 4. Aufl. 1897. Tagbl. Innsbruck. Naturforsch.verslg 7, 183. — *Derselbe*, Zur Geschichte der operativen Behandlung des Gebärmutterkrebses mit besonderer Berücksichtigung Badens. Freiburg i. B.: Speyer u. Kärner 1905. — *Hegar, A. u. R. Kaltenbach*, Die operative Gynäkologie. Erlangen 1874. — *v. Herff*, Beitr. Geburtsh. 6, 1 (1902). — *Heidler*, Arch. Gynäk. 121, H. 3 (1924); Arch. klin. Chir. 140, 62 (1926). — *Heidler u. Steinhardt*, Würzburg. Abh. 4, H. 8 (1927). — *Heimann*, Berl. klin. Wschr. 1916, Nr 37; 1917, 7; Zbl. Gynäk. 1926, 1945. — *Heimann, F.*, Uteruscarcinom und Streptokokken. Arch. Gynäk. 1918, Nr. 34. — *Heinsius*, Carcinombildung im Beckenbindegewebe. Z. Geburtsh. 45, H. 2. —*Heinsius, Fritz*, Die Therapie des Carcinoma uteri an der Greifswalder Frauenklinik. Klin. Jb. Jena 1902, 2. Erg.-Bd. 23. — *Henderson, T. B.*, Über die nach Entfernung des carcinomatösen Uterus auftretenden Rezidive usw. Z. Geburtsh. 59, 467 (1907). — *Derselbe*, Bemerkungen zur abdominalen Operation des Uteruscarcinoms und ihrer unmittelbaren Mortalität. Brit. med. J. 21. Nov. 1908. — *Henkel, M.*, Über die nach Entfernung des carcinomatösen Uterus auftretenden Rezidive usw. Z. Geburtsh. 59, 467 (1907). — *Hennig, C.*, Exstirpation uteri cancrosi totalis. Allg. Wien. med. Z. 1876, 343. — *v. Herff*, Zur Frage der hohen Collumexcision bei Carcinom und des ferneren Verhaltens nach eingetretener Schwangerschaft. Zbl. Gynäk. 1891, 1009. — *Derselbe*, Vaginale oder abdominale Totalexstirpation beim Uteruscarcinom. Korresp.bl. Schweiz. Ärzte 1904, Nr 2/3. — *Herger, Charles u. Bernhard Schreiner*, Strikturen des Ureters, Hydronephrose und Pyonephrose bei Carcinom der Cervix uteri. Surg. etc., Dez. 1926. — *Herly*, J. of Radiol. 5, H. 2. — *Herold, K.*, Dtsch. med. Wschr. 1927, 840. — *Herxheimer*, Gewebsmißbildungen in Schwalbes Morphologie der Mißbildungen. — *Herzfeld*, Über eine neue Methode der Totalexstirpation des Uterus. Zbl. Gynäk. 1893, Nr 2. — *Herzfeld, K.*, Wien. med. Wschr. 1904, Nr 44. — *Herzfeld, K. A.*, Über die sakrale Totalexstirpation des Uterus. Wien 1888. — *Heß*, Dtsch. med. Wschr. 1913, Nr 22. — *Hesse, Karl Gustav*, Zur Geschichte der Exstirpation der Gebärmutter. Pierers med. Ann. 1826, 578. — *Heßler, E.*, Über Carcinoma uteri. Inaug.-Diss. Würzburg 1907. — *Hewitt, C. E.*, Exstirpation of the cervix uteri for cancer. Internat. Surg. N. Y. 3, 102 (1890). — *Hewitt, G.*, Columna epithelioma of cervix uteri removed by écraseur. Trans. obstetr. Soc. Lond. (1887) 29, 510 (1888). — *Hewitt, Graily*, Diagnose, Pathologie und Therapie der Frauenkrankheiten. Deutsch von Beigel, S. 457. Erlangen 1869. — *Heyman*, 12. Verslg Nordisk kirurgisk Forening Christiania, Juli 1919. — *Heyman, J.*, Strahlenther. 23, 15 (1926). — *Derselbe*, Radiologische oder operative Behandlung von Cancer uteri. Strahlenther. 29 (1928). — *Heynemann, Th.*, Dtsch. med. Wschr. 1924, Nr 34. — *Derselbe*, Zur vaginalen Radikaloperation des Collumcarcinoms. Zbl. Gynäk. 1928, 2330. — *Hinrichs, R.*, Zur Operabilität des Uteruskrebses. Zbl. Gynäk. 1922, Nr 10, 373. — *Hinselmann, H.*, Zur Kenntnis der präcancerösen Veränderungen der Portio. Zbl. Gynäk. 1927, 901. — *Derselbe*, Über die Methodik der Diagnose der Portioleukoplakien. Zbl. Gynäk. 1927, 3162. — *Hirschberg*, Zbl. Gynäk. 1925, 1283. — *Hirt u. Sticher*, Über cystoskopisch nachweisbare Blasenveränderungen bei

Uteruscarcinom. Dtsch. med. Wschr. **1903**, 803. — *Hisgen*, Münch. med. Wschr. **1919**, 1292. — *Hocheisen, P.*, Charité-Ann. **30**, 527 (1906). — *Hochenegg*, Die sakrale Methode der Uterusexstirpation. Wien. klin. Wschr. **1893**. — *Hodgson, R.*, Complete closure of the uterine cut left after removal of cervix for carcinoma; its sequel. Austral. med. Gaz. Sydney 9, 193—196 (1889—1890). — *Hoehne*, Zbl. Gynäk. **1911**, 1145. — *Derselbe*, Über die Operabilität der Rezidive nach Uteruscarcinomoperationen. Mschr. Geburtsh. **32**, H. 2/3, 161 (1910). — *Derselbe*, Zbl. Gynäk. **1924**, 1917. — *Hoffmann, Fr.*, Ref. med. Klin. **1927**, 1094. — *Hofmeier*, Grundriß der gynäkologischen Operationen, 3. Aufl., 1898. — *Derselbe*, Z. Geburtsh. **10**, 269; **13**, 360; Berl. klin. Wschr. **1886**, Nr 6/7 u. Nr 23; Münch. med. Wschr. **1890**, Nr 42/43. — *Derselbe*, Die Exstirpation des ganzen Uterus in: Gynäkologische Operationen, S. 363f. Leipzig-Wien 1905. — *Hofmeier, B. M.*, 83. Verslg dtsch. Naturforsch. Karlsruhe, 26. Sept. 1911. — *Hofmeier, M.*, Zur operativen Behandlung des Carcinoma colli uteri. Z. Geburtsh. **32**, 171 (1895); **69**, 453 (1911). — *Holscher, G. P.*, Beschreibung der völligen Ausrottung einer nicht vorgefallenen carcinomatösen Gebärmutter. Graefe u. Walters J. 6. H. 4, 638 (1824). — *Holz, H.*, Zur Frage der Behandlung inoperabler Uteruscollumcarcinome mit Urämiegefahr. Zbl. Gynäk. **1924**, 705. *Holzbach, E.*, Zbl. Gynäk. **1923**, Nr. 50/51. — *Honsell*, Behandlung des Krebses nach Czerny und Trunecek (mit Arsen). Bruns' Beitr. **18**, 789 (1897). — *Horwitz*, Ber. Gynäk. **1927**, 12, 355. — *Hromada, G.*, Plastischer Verschluß von Blasenscheidenfisteln mit Doppelung des Blasenbodens. Zbl. Gynäk. **1929**, 1431. — *Hüper* u. *Schmitz*, Strahlenther. **24**, 660 (1927).

Jacobson, J. amer. med. Assoc. **56**, 54 (1912). — *Jakobs*, Amputation du col utérin. — Ses indications. Arch. Tocol. et Gynéc **21**, 122 (1895). — *Jaroschka*, Zbl. Gynäk. **1927**, 1103. — *Jaschke, R. Th.*, Herzmittel vor und nach gynäkologischen Operationen, nebst Bemerkungen über die Bedeutung von Narkose und Operation bei Erkrankungen des Zirkulationsapparates. Ther. Monatsh. **1908**, H. 1/2. — *v. Jaschke*, Zur Frage der erweiterten abdominalen Radikaloperation des Collumcarcinoms nach Wertheim. Zbl. Gynäk. **1929**, 1554. — *Jesetts*, Twensy five cases of supravaginal amputation of the cervix uteri for carcinoma. Lancet 1892 II, 1432. — *Derselbe*, An address of the results of the operations of vaginal hysterectomy and supravaginal amputation of the cervix for cancer of the uterus. Lancet 1893 II, 237—241. — *Jörg, Joh. Christ. Gottfr.*, Aphorismen über die Krankheiten des Uterus und der Ovarien zur Würdigung zweier von Herrn Hofrat Osiander in Leipzig unternommenen Operationen. Leipzig 1820. — *Derselbe*, Handbuch der Krankheiten des Weibes, N. A., S. 414. Reutlingen 1832. — *Jonston, Joh.*, Thaumatographia naturalis. Amstelod 1661, classis X, cap. 5, art. 3, p. 464. — *Jordan*, Die chirurgische Behandlung der Uteruscarcinome. Z. Geburtsh. 45, H. 2.

Kahn, Klin. Wschr. **1927**, 452. — *Karg, C.*, Diss. München 1925. Ref. Zbl. Gynäk. **1927**, 1014. — *Kast*, Dtsch. Arch. klin. Med. **76** (1903). — *Katz*, Gebärmutterkrebs und Schwangerschaft. Wien. klin. Wschr. **1927**, Beil. — *Derselbe*, Verh. ges. Gynäk. Bonn **1927**. Ref. Zbl. Gynäk. **1927**, 1985. — *Kauffmann, Fr.*, Zbl. Gynäk. **1926**, 198. — *Kehrer*, Mschr. Geburtsh. 30 (1909). — *Kelly, H.*, Bemerkungen über eine verbesserte Methode usw. Bull. Hopkins Hosp. **1900**. Ref. Zbl. Gynäk. **1900**, 857. — *Derselbe*, Present status of operations for cancerous uteri. J. amer. med. Assoc., 19. Mai **1900**. — *Kermauner*, Mschr. Geburtsh. **14**, 614 (1902). — *Derselbe*, Präparate von Beckenlymphdrüsen bei Carcinoma uteri und vaginae. Münch. med. Wschr. 2, Nr 42, 1853 (1903). — *Derselbe*, „Klinik und operative Behandlung der Krebsformen" in Halban-Seitz: „Biologie und Pathologie des Weibes", Bd. 4. — *Derselbe*, Diskussion zu Kraemers Vortrag. Mschr. Geburtsh. 18, 614. — *Derselbe*, Wien. klin. Wschr. **1926**, Nr 22; **1927**, Nr 1/3. — *Kermauner* u. *Laméris*, Zur Frage der erweiterten Radikaloperation des Gebärmutterkrebses. Beitr. Geburtsh. 5, 87. — *Keysser*, Zweifel-Payr: Klinik der bösartigen Geschwülste, Bd. 3. — *Kieter*, Med. Z. Rußlands, Juli 1848. — *Kimball*, Boston med. J. **1855**. — *Kiwisch, Franz A. v. Rotterau*, Klinische Vorträge über spezielle Pathologie und Therapie der Krankheiten des weiblichen Geschlechtes, 3. Aufl., S. 74. Prag 1851. — *Klein*, Die operative Behandlung des Gebärmutterkrebses. Münch. med. Wschr. **1903**, Nr 11/12. — *Klein, G.*, Adenoma cervicis malignum. Mschr. Geburtsh. **1898**, 132. — *Derselbe*, Abdominale Exstirpation von Carcinomrezidiven 1³/₄ Jahre nach vaginaler Totalexstirpation des Uterus. Zbl. Gynäk. **1901**, Nr 25, 1140. — *Kleinhaus*, Erfahrungen über die abdominale Radikaloperation des Gebärmutterkrebses. Prag. med. Wschr. **1902**, Nr 48—51. — *Klien*, Über das Carcinom des unteren Gebärmutterabschnittes usw. Münch. med. Wschr. **1894**, 862. — *Knoop*, Über die Schautasche Carcinomoperation. Arch. Gynäk. **132**, 156 (1927). — *Koblanck*, Die Beteiligung der Harnwege beim Uteruscarcinom und ihre operative Behandlung. Z. Geburtsh. **55**, 184 (1905). — *Derselbe*, Radikalbehandlung des Gebärmutterkrebses. J. Veits Handbuch der Gynäkologie, Bd. 3, S. 2, 1908. — *Kocks*, Über die Totalexstirpation des Uterus. Vorschlag einer vereinfachten neuen Operationsmethode. Arch. Gynäk. **14**, 127 (1879). — *Koeberle*, Traitement des cancers de la matrice par l'hystèrotomie. Gaz. Sci. méd. Paris **26**, 139 (1886, Febr.). — *Köhler, H.*,

Über Blasenscheidenfisteloperation. Zbl. Gynäk. **1927**, 1907. — *Koenig, R.,* Abdominale Radikaloperation bei Uteruscarcinom. Beitr. Geburtsh. **2**, 402 (1899). — *Kösler,* Zur doppelten Unterbindung der Art. hypogastrica bei inoperablen Uteruscarcinom. Zbl. Gynäk. **28**, 473. — *Kok,* Zbl. Gynäk. **1924**, 1136. — *Kok, Fr.,* Dtsch. med. Wschr. **1923**, Nr 28. — *Kolaczek,* Zur Technik der Totalexstirpation des Uterus. Vorschlag einer vereinfachten neuen Operationsmethode. Arch. Gynäk. **14**, 127 (1879). — *Derselbe,* Zur Technik der Totalexstirpation des Uterus. Sitzg schles. Ges., 17. Dez. 1881. — *Konrad,* Klinische Beiträge zum Kampfe gegen den Gebärmutterkrebs. Mschr. Geburtsh. **27**, 116 (1908). — *Kownatzky,* Über die Venen des weiblichen Beckens. Verh. Ges. Geburtsh. Berlin **7**, 14 (1906). — *Kraul,* Zbl. Gynäk. **1923**, 1580. — *Kroemer,* Klinische und anatomische Untersuchung über den Gebärmutterkrebs. Arch. Gynäk. **65**, 626 (1902). — *Derselbe,* Die Lymphorgane der weiblichen Genitalien und ihre Veränderungen bei malignen Erkrankungen des Uterus. Arch. Gynäk. **73** (1904) mit 251 Literaturangaben. — *Derselbe,* Lymphwege des Uterus. Mschr. Geburtsh. **18** II, 685 (1903). — *Krönig,* Über doppelseitige Ureter-Einpflanzung in die Blase. Zbl. Gynäk. **28**, 346 (1904). — *Derselbe,* Doppelseitige Unterbindung der Art. hypogastrica und Ovarica zur palliativen Behandlung des Uteruscarcinoms. Zbl. Gynäk **26**, 1073 (1902). — *Derselbe,* Zur Technik der abdominalen Totalexstirpation. Mschr. Geburtsh. **15** (1902). — *Derselbe,* Abdeckung der kleinen Beckenhöhle von der Bauchhöhle durch Fascienperitoneallappen. Zbl. Gynäk. **31** (1907). — *Derselbe,* Die Anlegung eines Anus praeternaturalis zur Vermeidung der Colipyelitis bei Einpflanzung der Ureteren ins Rectum. Zbl. Gynäk. **31** 539 (1907). — *Derselbe,* Grenzverschiebungen usw. Mschr. Gynäk. **43**, 289. — *Derselbe,* Mschr. Geburtsh. **35**. — *Derselbe,* Weitere Erfahrungen zur abdominellen Totalexstirpation des carcinomatösen Uterus. Mschr. Geburtsh. **19**, H. 2. — *Derselbe,* Ref. Zbl. Gynäk. **1900**. — *Krönig, B.* u. *A. Döderlein,* ,,Operative Gynäkologie". 5. Aufl., 1924. — *Krotkina, N.,* Z. Krebsforschg **21**, 450 (1924). — *Krukenberg,* Die Resultate der operativen Behandlung usw. Z. Geburtsh. **23**, 94. — *Kubinyi,* Zbl. Gynäk. **1927**, Nr 23. — *Kümmel,* Zbl. Gynäk. **1896**, Nr 5. — *Küster, E.* u. *K. Koulen,* Zbl. Gynäk. **1927**, 770. — *Küstner,* Über die Freundsche Operation beim Gebärmutterkrebs. Volkmanns Slg klin. Vortr., N. F., Nr 204. — *Küstner, H.,* Methode zur Sicherung des Ureters bei der erweiterten usw. Zbl. Gynäk. **32**, 539 (1918), — *Derselbe,* Ureterzange, Bemerkungen zum Aufsatz von Mansfeld. Zbl. Gynäk. **1926**, 1209. — *Derselbe,* Zbl. Gynäk. **1928**, H. 3, 183. — *Küstner, O.,* Ein operatives Palliativverfahren bei inoperablem Ca. uteri Zbl. Gynäk. **1900**, 361. — *Derselbe,* Grundzüge der Gynäkologie, 1912. — *Derselbe* in Döderleins Handbuch der Geburtshilfe **1924** II, S. 78, 83. — *Derselbe,* Mschr. Geburtsh. **68**, 106 (1925). *Derselbe,* Abrasio vor Radikaloperationen. Zbl. Gynäk. **1925**, 1285. — *Kuhn,* Zur Kasuistik der Totalexstirpation nach Freund. Zbl. Gynäk. **1880**, Nr 10. — *Kulenkampff, D.,* Die Operation der Blasenscheidenfistel ohne Spekula. Zbl. Gynäk. **1927**, 1909. — *Kundrat,* Über die Ausbreitung des Carcinoms im parametranen Gewebe. Arch. Gynäk. **69** (1903). — *Derselbe,* Über die Ausbreitung des Carcinoms im parametranen Gewebe bei Krebs des Collum uteri. Arch. Gynäk. **80**, H. 2 (1906). — *Kupferberg,* Strahlenther. **13** (1921).

Labbé, L'hystérectomie par la voie vaginale et l'amputation du col de l'utérus avec ou sans évidement dans les cas de cancer de cet organe. Rev. méd.-chir. Mal. femmes, Paris **8**, 647—650 (1886). — *Labbé, L.,* Ann. Gynéc. **1**, 165. — *Labhardt, A.,* Bruns' Beitr. **33**, 571 (1902). — *Lagrésie,* Mémoire et observations de médecine pratique sur les maladies causées par les aberrations du lait et les fleurs blances, Sect. III, p. 377. Paris 1805. — *Lahm,* Strahlenther. **25**, 22 (1927). — *Derselbe,* Zbl. Gynäk. **1927**, 672. — *Derselbe,* Arch. Gynäk. **121**. — *Derselbe,* Histologische Beobachtungen an 8 vorbestrahlten Carcinomen. Strahlenther. **30**, 277. — *Landau,* Über Klemmbehandlung bei Carcinoma und Myoma uteri bei Pyosalpinx und Beckeneiterungen. 6. Kongr. Verh. dtsch. Ges. Gynäk. **1895**. — *Landau, Th.,* Zur Geschichte und Technik der Totalexstirpation der Gebärmutter. Berl. med. Wschr. **1893**, 24—26. — *Derselbe,* Die vaginale Radikaloperation, Technik und Geschichte. Berlin 1896. — *Langenbeck, C. J. M.,* Beschreibung zweier vom Herausgeber verrichteter Exstirpationen krebshafter nicht vorgefallener Gebärmutter. Neue Bibl. f. d. Chirurgie u. Ophthalmologie, Bd. 4, S. 698. 1828. — *Derselbe,* Geschichte einer von mir glücklich verrichteten Exstirpation der ganzen Gebärmutter. Neue Bibliothek f. d. Chirurgie u. Ophthalmologie, Bd. 1, Stück 3, S. 551. 1817. — *Derselbe,* Geschichte einer Exstirpation der krebshaften Gebärmutter. Neue Bibliothek f. d. Chirurgie u. Ophthalmologie, Bd. 10, S. 57, 1831. — *Derselbe,* Nosologie der chirurgischen Krankheiten, Bd. 5, 3. Abt. Göttingen 1845. — *Langenbeck, M.,* Exstirpatio uteri beim gänzlichen Prolaps. Memorab. Bd. 13, S. 77. 1868. — *Derselbe,* De totius uteri exstirpatione. Inaug.-Diss. Göttingen 1842. — *Lanzoni, Josephus,* s. Moinichen Henricus, Observ. medico-chirurgicae a Josepho Lanzoni, Dresd. Scholiis adauctae. Ferraria 1688. Obs. 4, p. 15. — *Latzko, W.* u. *J. Schiffmann,* Klinisches und Anatomisches zur Radikaloperation des Gebärmutterkrebses. Zbl. Gynäk. **1919**, H. 34, 689. — *Lauenstein, C.,* Zbl. Chir. **1905**, Nr 11. —

Lazzari, P. M., Gior. Med. prat. 2, 4. Padua 1812. — *Lederer, L.*, Zbl. Gynäk. **1924**, Nr 24. — *Derselbe*, Zbl. Gynäk. **1925**, Nr 27. — *de Lee*, Principles and pract. of obstetr., 4. Aufl. — *v. Lehoczky-Semmelweis*, Z. Geburtsh. **90**, 143 (1926). — *Leischner, R.*, Anurie bei inoperablen Uteruscarcinom. Nierenfistel als Palliativoperation. Wien. klin. Wschr. Nr 23, 902. — *Leitch*, Trans. roy. Soc. Lond. obstetr., 1. Dez. **1910**. — *Leithold*, Inaug.-Diss. Jena 1913. — *Leopold*, Arb. Frauenklin. Dresden 2 (1895). — *Lewers*, On the supravaginal amputation of the cervix uteri for malignant disease; with notes of ten cases. Lancet 1888 I, 464—467. — *Derselbe*, Supravaginal amputation of cervix uteri for cancer. Lancet **1892** II, 1384. — *Derselbe*, On some points in the supravaginal amputation of the cervix uteri for cancer with special reference to the methodes adopted in cases where for two years and upwards the disease has not recurred. Med.-chir. Trans. Lond. **76**, 101—102 (1892—1893). — *Derselbe*, An inquiry into the relative advantages of vaginal hysterectomy and supravaginal amputation of the cervix in cancer of the cervix uteri. Lancet **1895**, 23. — *Derselbe*, Specimens of cervix uteri removed by the supravaginal amputation for cancer. Trans. Obstetr. Soc. Lond. **37**, 201. — *Liebert*, Zur Frage des peripheren Wachstums der Carcinome. Inaug.-Diss. Heidelberg. Bruns' Beitr. 29, H. 1. — *Liek, Erwin*, Mschr. Geburtsh. **20**, 227 (1904). — *Liepmann*, Zur Bakteriologie und Technik der abdominalen Beckenausräumung beim Uteruscarcinom. Charité-Ann. 32 (1908). — *Derselbe*, Über die moderne Behandlung des Uteruscarcinoms. Prakt. Erg. Geburtsh. II 1. — *Lindstedt, Folke*, Gibt es eine vermehrte Disposition für Carcinomentwicklung während der Gravidität? Z. Krebsforschg **11**, 220 (1912). — *Linkenheld*, Zur Totalexstirpation des Uterus. Zbl. Gynäk. **1881**, Nr 8. — *Lizars*, Edinburgh med. J. **32**. — *Lockyer, Cuthbert*, Die Behandlung des Cervixcarcinoms. Practitioner 84, No 1. Ref. Zbl. Gynäk. **1910**, Nr 26, 894. — *Loeser*, Zbl. Gynäk. **1926**, Nr 51 a. — *Derselbe*, Zbl. Gynäk. **1927**, 200. — *Lomer*, Z. Geburtsh. **50**, 305.

Mackenrodt, Beitrag zur Verbesserung der Dauerresultate der Totalexstirpation bei Carcinoma uteri. Z. Geburtsh. **29** (1894). — *Derselbe*, Uretercarcinom. Verh. Ges. Geburtsh. Berlin **1905**. — *Derselbe*, Z. Geburtsh. **32**, 285. — *Derselbe*, Drüsenfrage und Rezidive. Bemerkungen zu dem Artikel Schautas. Mschr. Geburtsh. Berlin. Z. Geburtsh. **54**, 355. — *Derselbe*, Ergebnisse der abdominalen Radikaloperation des Gebärmutterscheidenkrebses mittels Laparotomia hypogastrica. Z. Geburtsh. **54**, 514 (1905). — *Derselbe*, Weitere Mitteilungen zur abdominalen Radikaloperation des Uteruscarcinoms. Z. Geburtsh. **64** (1909). — *Derselbe*, Z. Geburtsh. **34** (1896). — *Derselbe*, Über Exstirpatio uteri. Verh. dtsch. Ges. Gynäk. **7**, 454 (1897). — *Derselbe*, Neue „transperitoneale" Operationsmethode. Zbl. Gynäk. **1901**, 669. — *Derselbe*, Die Radikaloperation des Gebärmutterscheidenkrebses mit Ausräumung des Beckens. Zbl. Gynäk. **1901**, Nr 25, 789. — *Derselbe*, Über Laparotomia hypogastrica. Z. Geburtsh. **47**, 152 (1902). — *Derselbe*, Drüsenfrage und Rezidive bei der Totalexstirpation. Mschr. Geburtsh. **19**, H. 6, 815. — *Madden*, On amputation of the cervix uteri in the treatment of Women cancer ans cervical injuries. Med. Press and Circ. Lond., N. s. **47**, 298—300 (1889). — *Madden, F. M.*, On amputation of the cervix uteri, in the treatment of uterine cancer. Dublin J. med. Sci., III. s. **87**, 202—219 (1889). — *Mahnert, A.*, Arch. Gynäk. **130**, 275 (1927). — *Mahnert* u. *H. Zacherl*, Strahlenther. **16**. — *Maluschew, D.*, Über Ureterknotung. Zbl. Gynäk. **1929**, 365. — *Derselbe*, Zwei Fälle von Scheidenplastik nach Schubert. Zugleich ein Beitrag zur Röntgendiagnose, der Beckenniere. Zbl. Gynäk. **1929**, 428. — *Mansfeld*, Zbl. Gynäk. **1925**, 537. — *Derselbe*, Zbl. Gynäk. **1926**, 364 u. 2828. — *Mansfeld, O. P.*, Gynäkologische Klemmzange für Ureteren, Eileiter, Lig. rotunda und Blutgefäße. Zbl. Gynäk. 364 (1926) (m. Abb. S. 364). — *Derselbe*, Ureterzange. Zbl. Gynäk. **1926**, 2828. — *Derselbe*, Zur Mitteilung von H. Küstner, Ureterzange. Zbl. Gynäk. **1926**, 1209. — *Derselbe*, Arch. Gynäk. **132**, 162 (1927). — *Manteufel*, Untersuchungen über Metastasenbildung in den iliacalen Lymphdrüsen des Carcinoma uteri. Inaug.-Diss. Halle 1904. — *Marchand*, Bull. Soc. Chir. Paris, Okt. 1888. — *Marschall*, Geschichte eines geschwürigen scirrhösen Muttervorfalles. Med.-chir. Salzburg. Ztg 1, 136 (1794). — *Martin, A.*, Berl. klin. Wschr. 1887, Nr 5. — *Derselbe*, Dtsch. med. Wschr. **1908**, 89. *Martin, E.*, Zur Carcinomstatistik. Verh. dtsch. Ges. Gynäk. **13** (1909). — *Martius, Fr.*, Ber. Gynäk. **7**, 423 (1925). — *Massari, J. v.*, Studien über Exstirpation des Uterus. Wien. med. Wschr. 1878, 1189, 1216. — *Derselbe*, Exstirpation der Ovarien und des krebskranken Uterus von der Bauchhöhle aus. Zbl. Gynäk. **1879**, Nr 2, 257. — *Mathes*, Technik der abdominalen Radikaloperation bei Collumcarcinom. Zbl. Gynäk. **40**, 529. — *Mattmüller, G.*, Z. Geburtsh. **85**, 106 (1923). — *Maunu af Heurlin*, Arch. Gynäk. **94**, 402 (1911). — *Mayer, A.*, Über das Uteruscarcinom usw. Mschr. Geburtsh. **33**, 701. — *Derselbe*, Präparation von Ureter und Uterina bei der erweiterten Uteruscarcinomoperation. Z. Geburtsh. **75**, 399 (1914). — *Derselbe*, Was leistet wohl die Freund-Wertheimsche Carcinomoperation? Zbl. Gynäk. **1920**, 617. — *Derselbe*, Über das Uteruscarcinom und seine moderne Behandlung. Münch. med. Wschr. **1921**, Nr 6, 168. — *Derselbe*, Erfahrungen über die Behandlung des

Uteruscollumcarcinoms mit Vorbestrahlung und nachfolgender Operation. Zbl. Gynäk. **1922**, 1599. — *Derselbe*, Biologie und Behandlung des Uteruscarcinoms. Dtsch. med. Wschr. **1924**, H. 30. — *Meißner, Fr. L.*, Die Frauenzimmerkrankheiten, S. 1085. Leipzig 1843. — *Mende, L. J. C.*, Die Krankheiten der Weiber, Bd. **2**, S. 259. Leipzig 1810. — *Mergelsberg, O.*, Diss. Berlin 1913. — *Meyer, R.*, Z. Geburtsh. **85**, 444 (1923). — *Derselbe*, Arch. f. Gynäk. **115**, H. 1. — *Derselbe*, Zbl. Gynäk. **1926**, 20. — *Meyer-Bisch*, Z. exper. Path. **20** (1919). — *Meyer, R.* u. *C. Kaufmann*, Über den Wert der Stückchendiagnose. Zbl. Gynäk. **1925**, Nr 1. — *Micholitsch, Th.*, Therapie des Uteruscarcinoms in der Privatpraxis. Zbl. Gynäk. **1928**, 3209. — *Mironoff, M. M.*, J.akush i. jensk. Colicz, Bd. 6, S. 10 bis 26. St. Petersburg 1892. — *Möhnle, W.*, Arch. f. Gynäk. **119**, 373 (1923). — *Mommsen*, Zur Symptomatologie, Diagnose und Therapie des Portio- und Cervixcarcinoms. Inaug.-Diss. Berlin 1890. — *Monod, E.*, De la valeur des opérations partielles dans le traitement du cancer du col. Ann. Policlin. Bordeaux **2**, 43—57 (1891—1893). — *Derselbe*, Arch. Tocol. et Gynéc. **19**, 130—143 (1892). — *Monteggia, G. B.*, Annotazioni pratiche sopra gli mali venerei, p. 179. Milano 1794. — *Morgagni*, (das Nähere bei J. Wolff), Die Lehre der Krebskrankheiten, Bd. 2, S. 915 u. 917. — *Morgagni, Joh. Bapt.*, De sedibus et causis morb. Patav. 1765. Epist. XLV. Art. 4, p. 176. — *Montgomery, E. E.*, Carcinoma uteri; high amputation of cervix; recovery. Med. Reg. **3**, 392. Philadelphia 1888. — *Moschion*, Gynaecia ed. Wolf, Basil. 1566, lib. II, cap. 30, p. 164. — *Müller, B.*, Zur Technik der Laparotomie. Münch. med. Wschr. **1905**, Nr 9. — *Mundell, J. J.*, Amer. J. Obstetr. **13**, 86 (1927).

Nádosy, Zbl. Gynäk. **1**, 94. — *Derselbe*, Die Drüsen beim Uteruscarcinom (ung.). Ref. Zbl. Gynäk. **1910**, Nr 1, 29. — *Nahmacher, F.*, Med. Klin. **1911**, Nr 41. — *v. Neuwirth*, Über den Ersatz der Operation des Gebärmutterkrebses durch die Strahlenbehandlung. Wien 1923 (mit 105 Literaturangaben). — *Neuwirth, Karl*, Über Bestrahlung oder Operation des Collumcarcinoms. Fortschr. Ther. **1926**, H. 13. — *Nikolskij*, Über die Unterbindung der Art. hypogastrica und Art. uterina. Mschr. Geburtsh. **38**, H. 3, Sept., 270—282. — *Noeggerath, E.*, Amer. J. Obstetr. **10**, 105 (1877). — *Novak*, Zbl. Gynäk. **1926**, 2913. — *v. Nußbaum*, Über Umwandlung maligner Geschwülste (Krebse) in gutartige und über Vorzüge glühender Instrumente. München 1883.

Oehlecker, Drüsenuntersuchungen bei 7 Fällen von Uteruscarcinom. Z. Geburtsh. **57**, 384 (1906). — *Oehlecker, Franz*, Z. Geburtsh. **48**, 271 (1903). — *Oeri, R.*, Z. Geburtsh. **57**, 384 (1906). — *Oeuvres, d'Oribase*, Paris: Bussemaker et Daremberg 1858, Tome 3, p. 3775. — *Offergeld, H.*, Über das sekundäre Uteruscarcinom. Z. Geburtsh. **64**, 1 (1909). — *Derselbe*, Das Uteruscarcinom und seine Metastasierung in Organe der inneren Sekretion. Arch. Gynäk. **87**, 144, 288 (1909). — *Okabayaski, H.* (Kyoto), Radikale Hysterectomie auf abdominalem Wege bei Carcinoma uteri. Surg. etc. **33**, Nr 4. — *Olshausen*, Berl. klin. Wschr. **1896**, Nr 23. — *Derselbe*, Wider die Drainage. Z. Geburtsh. **48**, H. 2. — *Derselbe*, Zum Vergleich der vaginalen und abdominalen Operationsmethode bei Carcinoma uteri. 10. Kongr. dtsch. Ges. Gynäk. Würzburg. Z. Geburtsh. **50**, H. 1. — *Derselbe*, Sitzgsber. gynäk. Abtl. 72. Jverslg. Brit. med. Assoc. — *Opitz, E.*, Strahlenther. **3**, 251 (1913). — *Derselbe*, Handbuch der Frauenheilkunde für Ärzte und Studierende. Fünfte, umgearb. und erweit. Auflage. Bd. 1 (Allgemeiner Teil), S. 1—479; Bd. 2 (Besonderer Teil), S. 483—1127. München: J. F. Bergmann 1927. — *Derselbe*, Zbl. Gynäk. **1927**, 1796. — *Opitz, E., K. Vorländer* u. *H. Jung*, Über Fortschritte in der Behandlung des Krebses. S. 38. München 1926 (mit Literaturangaben). — *Orthmann*, Mschr. Geburtsh., Nov. **1903**. *Ortner*, Zbl. Gynäk. **1909**. — *Ottow, B.*, Über konservative Therapie kleiner Blasenfisteln mittels Elektrokoagulation. Zbl. Gynäk. **1927**, 347. — *Derselbe*, Behelfsmäßige cystoskopische Darstellung von Blasenscheidenfisteln. Zbl. Gynäk. **1929**, 360. — *Osiander*, Göttinger gelehrte Anzeigen, 1808, Stück 130 u. 1816, Stück 16. — *Osiander, F. B.*, Reichsanzeiger usw. **1803**, Nr 300, 3926. — *Osterloh, P.*, Die Totalexstirpation des carcinomatösen Uterus. Nach neueren Mitteilungen besprochen. Schmidts Jb. **183**, 289 (1879).

Paletta, Giovanni Battista, Storia d'una matrice amputata 1812. Memoria dell' Instituto Lombardo-Veneto, Vol. 1, p. 17. Milano 1819. — *Pankow*, Über den Vergleich der klinischen und pathologisch-anatomischen Untersuchungsbefunde beim Carcinoma uteri und ihre Bedeutung für die Therapie. Arch. Gynäk. **76**, H. 2. — *Paraeus, Ambrosius*, Opera. Parisiis 1582. L. de hominis generat. Lib. XXIII, cap. 41; Procidentiae uteri curatio, p. 712. — *Patrix, E. G.*, Traité sur le cancer de la matrice et sur les maladies des voies utérines. Paris 1820. — *Pawlik*, Zur Frage der Behandlung der Uteruscarcinome. Wien. Klin. **7**, 403. — *Péan*, Hysterotomie, p. 3. Paris 1873. — *Derselbe*, Traité d'hystérectomie. Paris 1889. — *Derselbe*, Verh. 10. internat. med. Kongr. Berlin. **3**, Abt. 8, 55 (1890, Aug.). — *Péan, Jules*, Bull. Acad. méd. **1883**, 768. — *Peham, H. v.*, Im Krebsbuch der österreichischen Krebsgesellschaft, 1925. S. 315. — *Peham-Amreich*, Gynäkologische Operationslehre. Berlin: S. Karger 1930. — *Peiser*, Anatomische und klinische Untersuchungen über den Lymphapparat des Uterus, mit besonderer Berücksichtigung der Totalexstirpation bei Carcinoma uteri. Z. Geburtsh. **39**, 259. — *Paralta, Ramos A.*, Erweiterte Totalexstirpation bei Cervixcarcinom am Ende der Schwangerschaft. Rev. mens. Gynéc. **15**, H. 2 (1927). — *Peréira, Attay de* (Sao Paolo), Über die Resektion des Nervus praesacralis zur Unterdrückung des Schmerzes beim inoperablen Cervixcarcinom. Rev. Gynec. (port.) **22**, No 1 (1928). — *Pescher*, Thèse de Paris **1892**. — *Pestalozza, E.*, Le indicazioni dell' isterectomia totale abdominale. Gynäkologenkongr. Bordeaux, 9. Aug. 1895. — *Pfannenstiel*, Slg klin. Vortr., N. F., Gynäkologie, Nr 178. — *Derselbe*, Zbl. Gynäk. **1892**, Nr 43. — *Derselbe*, Zbl. Gynäk. **1893**, Nr 18. — *Philipp u. Gornick*, Münch. med. Wschr. **1926**, 272. — *Pichevin, R.*, De l'hystérectomie totale et de l'hysterectomie partielle dans le cancer utérin. Gaz. Hôp. Paris **61**, 1285—1287 (1888). — *Picqué u. Mauclaire*, Considérations sur le traitement du cancer utérin par l'hysterectomie abdominale. Ann. Gynéc. et Obstétr. **51** (1899, Mai). — *Pinard*, Ann. Gynéc. et Obstétr., April **1901**, 309. — *Piso, Nikolaus*, De cognoscendis et curandis praecipue internis humani corporis morbis. Trancof 1580, Lib. III, cap. LII, p. 396. — *Pitinada*, Ref. Zbl. Gynäk. **1927**, 1015. — *Plater, Felix*, Observationum libri tres. Basil. 1644. Observ. LIII, p. 764. — *Posener, K.* u. *W. Behrens*, Klin. Wschr. **1927**, 853. *Poterius, Petrus*, Opera omnia. Francof. a. M. 1698. Cent. III, cap. 46, p. 332. — *Pribram, E.*, Zbl. Gynäk. **1926**, Nr 3, — *Prochownik*, Zbl. Gynäk. **1915**, 632. — *Pronai, K.*, Arch. Gynäk. **89** (1909). — *Prym, P.*, Dtsch. med. Wschr. **1913**, Nr 26. — *Pütz*, Rückblick auf die Therapie des Carcinoms. Inaug.-Diss. Freiburg 1921. — *Puppel*, Beitrag zum Studium der Ausbreitung des Gebärmutterkrebses in präf. Lymphbahnen. Inaug.-Diss. Königsberg 1901. — *Derselbe*, Mschr. Geburtsh. **13**, 76 (1910).

Reamy, Amputation of the cervix uteri for cancer; with cases. Trans. amer. Gynec. Soc. Philad. **13**, 171—190 (1888). — *Récamier, J. C. A.*, Recherches sur la traitement du cancer. Paris 1829. — *Reclus, P.*, De l'hystérectomie totale ou partielle dans les cancers limités au col de la matrice. Gaz. méd. Paris **25**, 690—693 (1888). — *Reinecke*, Beitrag zur Frage der Dauerheilung des Collumcarcinoms durch die Operation. Z. Geburtsh. **65**, H. 1, 129. — *Reiner, E.*, Über die Operabilität der Uteruscarcinome in Ostpreußen. Inaug.-Diss. Königsberg 1903. — *Reuß*, Mitteilungen aus der Praxis. Arch. Gynäk. **15**, 135; **17**, H. 1. — *Richelot, L. G.*, De l'amputation sous-vaginale irrégulière. Univ. méd. Paris **91**, 109 bis 110 (1888). — *Richter, A. G.*, Anfangsgründe der Wundarzneikunst. Bd. 7, S. 14. Wien 1804. — *Riechelmann*, Berl. klin. Wschr. **1902**, Nr 31/32. — *Rieck*, Die Lumbalnarkose in der Gynäkologie. Z. Geburtsh. **65**. *Derselbe*, 89. Verslg d. dtsch. Naturforscher u. Ärzte Salzburg **1909**. — *Derselbe*, Gynäk. Rundschau **1909**. — *Derselbe*, Zbl. Gynäk. **1910**. — *Derselbe*, Zbl. Gynäk. **1927**, 904. — *Ries, E.*, Eine neue Operationsmethode des Uteruscarcinoms. Frankfurt. Ärztever., Vortrag 18. März 1895. Z. Geburtsh. **32**, 266, 273 (1895). — *Derselbe*, **37**, 518 (1902). — *Derselbe*, The operative treatment of cancer of the cervix uteri. J. amer. med. Assoc., 8. Dez. **1906**. — *Rivett*, Lancet **1926**, 211. — *Rokitansky*, Ärztlicher Bericht des Maria-Theresia-Hospitals in Wien vom Jahre 1885. Wien. med. Presse 1886, Nr 5/6. — *v. Rosthorn*, Erfahrungen über die momentanen Heilerfolge, mittels der erweiterten Freundschen Operation bei Krebs der Gebärmutter, 1901. S. 508. — *Derselbe*, Münch. med. Wschr. **1901**, Nr 23. — *Derselbe*, Neuere Bestrebungen und Erfahrungen über operative Behandlung des Gebärmutterkrebses. Mitt. Ver. Ärzte Steiermark **1902**, 57 (4). — *Derselbe*, Erfahrungen bei Operation der Rezidive des Gebärmutterkrebses. Verh. dtsch. Ges. Geburtsh. Kiel **11**, 454 (1905). — *Derselbe*, The Radical Operation in Uterine Cancer. J. amer. med. Assoc., 8. Dez. **1906**, 1872 (6). — *Derselbe*, Verslg dtsch. Ges. Gynäk. Gießen **1901**; Zbl. Gynäk. **1901**, 588. — *Rotter*, Zbl. Gynäk. **1927**, 609. — *Rousset*, De exsectione foetus e matre viva. Trancof. 1601, cap. IV, p. 192. — *Roux u. Kleinerts*, Repert., 1830. S. 31. — *Rowntree, C.*, The operative treatment of inoperable cancer. Brit. med. J. Nr 2752, Sept., 777—780. — *Rozies, H. et M. Arrivat*, Traitement du cancer du col utérin inopérable. Gaz. Hôp. **86**, No 70, 1141—1150. — *Rubin, C.*, Amer. J. Obstetr. **1925**. — *Rübsamen*, Zbl. Gynäk. **1912**, 1009. — *Ruge*, Winters Lehrbuch der gynäkologischen Diagnostik, 3. Aufl., 1907. — *Ruge, C.* u. *J. Veit*, Zur Pathologie der Vaginalportion. Z. Geburtsh. **2**, 415 (1878). — *Dieselben*, Der Krebs der Gebärmutter. Z. Geburtsh. **6**, 265 (1881); **7**, 170 (1882). — *Rumpf*, Vorgeschrittenes Carcinoma uteri, durch Laparotomie exstirpiert. Z. Geburtsh. **33** (1895). — *Derselbe*, Beiträge zur operativen Gynäkologie. Arch. Gynäk. **55** (1898). — *Derselbe*, Arch. Gynäk. **1924**, 1917. — *Runge, Ernst*, Berl. klin. Wschr. **1912**, Nr 37. — *Rust, J. N.*, Nosologischtherapeutische Übersicht der Ereignisse an der Krankenabteilung des Primarwundarztes Dr. u. Prof. Rust im Wiener Allgemeinen Krankenhause vom 1. November 1810 bis letzten Oktober 1812. Salzburg. med.-chir. Ztg **3**, 188 (1813). — *Ruysch, Friedrich*, Thesaurus animalium, Thesaurus anatomicus, VIII. p. 27. *Rydygier*, Berl. klin. Wschr. **1880**, Nr 45.

Saenger, Schmidts Jb. **237**; Verh. dtsch. Ges. Gynäk. **5**, 147. — *Derselbe*, Zur Geschichte der vaginalen Hysterektomie nach Doyen. Zbl. Gynäk. **1896**, Nr 51. — *Saenger, M.*, Palliative Behandlung des Carcinoma Colli uteri. Leipzig. med. Ges., 11. Okt. 1892. — *Sauter, J. N.*, Die gänzliche Exstirpation der carcinomatösen Gebärmutter ohne Vorfall. Konstanz 1822. — *Savariand*, Über die Radiumtherapie des Uteruskrebses. Soc. Chir. Paris, 18. Febr. 1914. Presse méd. **1914**, H. 16. — *Scanzoni, E. W. v.*, Ein Fall von chronischer Inversion des Uterus mit epikritischen Bemerkungen. Beitr. Geburtsh. **5**, 83 (1869). *Derselbe*, Lehrbuch der Krankheiten der weiblichen Sexualorgane, 5. Aufl. Wien 1875. — *Schaller*, Inaug.-Diss. Berlin 1891. — *Scharlau*, Beitr. Geburtsh. **2**, 23 (1872). — *Schauta, F.*, Die Indikationsstellung der vaginalen Totalexstirpation. Münch. med. Wschr. **1890**, Nr 33. — *Derselbe*, Mschr. Geburtsh. **15**, 133. — *Derselbe*, Die Berechtigung der vaginalen Totalexstirpation bei Gebärmutterkrebs. Mschr. Geburtsh. **19**, H. 4, 489. — *Derselbe*, Die erweiterte vaginale Totalexstirpation des Uterus bei Collumcarcinom. Wien u. Leipzig: Safar 1908. — *Derselbe*, Dtsch. med. Wschr. **1909**, 1748. — *Derselbe*, Die erweiterte vaginale Operation beim Carcinoma colli uteri. Mschr. Geburtsh. **33**, H. 6, 680 (1911). *Scheffzek, F. A.*, Maßnahmen zur Verhütung der Peritonitis nach der abdominalen Exstirpation des carcinomatösen Uterus. Zbl. Gynäk. **1910**, Nr 2, 369. — *Derselbe*, Mschr. Geburtsh. **31**, 659 (1910). — *Scheib, A.*, Beiträge zur operativen Behandlung des Uteruscarcinoms. Arch. Gynäk. **86**, 1 u. 233 (1909). — *Derselbe*, Arch. Gynäk. **87**, 1 (1909). — *Schenk v. Grafenberg*, Observat. med. Frankfurt 1600, Lib. IV. — *Scheyer*, Zbl. Gynäk. **1927**, 523. — *Schiffmann*, Zbl. Gynäk. **1926**, 1065. *Schilder, P.*, Med. Klin. **1927**, 761. — *Schiller*, Mschr. Geburtsh. **25**, 953. — *Schiller, W.*, Arch. Gynäk. **121**, 351 (1924). — *Derselbe*, Z. Krebsforschg **23**, 99, 1926. — *Derselbe*, Virchows Arch. **263**, 279 (1927). — *Schilling*, Ref. Zbl. Gynäk. **1925**, 1789. — *Schindler, Rudolf*, Mschr. Geburtsh. **23**, 78 (1906). — *Schirmer*, Neuere Behandlungsmethoden bei inoperablen Krebsgeschwülsten. Zbl. Grenzgeb. Med. u. Chir. **9**, 333. — *Schlimpert, H.*, Über den Wert der Bauchöhlen-Drainage. Z. Geburtsh. **72** (1912). — *Schmechel, A.*, Zbl. Gynäk. **1927**, 2187. — *Schmidt*, Über die Behandlung inoperabler Geschwülste. Reichsmed. Anz. **38**, 161/166. — *Derselbe*, Die Verbreitungswege des Carcinoms usw. Jena: Gustav Fischer 1903. — *Derselbe*, Strahlenther. **12**, 118, 120 (1921). — *Schmitz, H., W. Hüper* u. *L. Arnold*, Amer. J. Roentgenol. **16**, Nr 1 (1926). — *Schoch*, Münch. med. Wschr. **1925**, Nr 10. — *Schönberg*, Diss.-Inaug. Berlin 1889. — *Schoenholz, L.*, Zbl. Gynäk. **1926**, 2433. — *Schoog, H.*, Zbl. Gynäk. **1925**, 1492. — *Schottlaender, J.*, Wien. klin. Wschr. **1912**, Nr 49. — *Derselbe*, Metastasen im Frankl-Hochwart-Noorden-Strümpell Bd. 6, 2. Teil, 551 (1912.) — *Schottlaender* u. *Kermauner*, Zur Kenntnis des Uteruscarcinoms. Monographische Studie über Morphologie, Entwicklung, Wachstum, nebst Beiträgen zur Klinik der Erkrankung. Berlin 1912. (Lit.) — *Schröder, Karl*, Z. Geburtsh. **3**, 419; **4**, 213. — *Derselbe*, Über die teilweise und vollständige Ausschneidung der Gebärmutter. Z. Geburtsh. **6**, 213. — *Derselbe*, Krankheiten der weiblichen Sexualorgane. Charité-Ann. 1878. *Derselbe*, Berl. klin. Wschr. **1881**, Nr 27. — *Derselbe*, Z. Geburtsh. **3**, 419; **6**, 213. — *Derselbe*, Handbuch der Krankheiten der weiblichen Geschlechtsorgane, 7. Aufl., S. 301. Leipzig 1886. — *Schroeder, R.*, Lehrbuch der Gynäkologie, 1926, 2. Aufl. — *Derselbe*, Die Krebsfürsorgebestrebungen in Schleswig-Holstein. Strahlenther. **37** (1930). — *Schuchardt*, Über die paravaginale Methode der Exstirpatio uteri und ihre Enderfolge beim Uteruskrebs. Arch. klin. Chir. **64**, H. 2. — *Derselbe*, Eine neue Methode der Gebärmutterexstirpation. Zbl. Chir. **1893**, Nr 51. — *Derselbe*, Verh. Ges. Geburtsh. Berlin, 12. Jan. **1894**. — *Derselbe*, Über die paravaginale Methode. Mschr. Geburtsh. **13** (1901). — *Schwartz*, Diss. Bonn 1902. — *Schwarzwäller*, Berl. klin. Wschr. **1905**, 278. — *Schweitzer*, Collumcarcinom. Operation nach Wertheim-Zweifel. Zbl. Gynäk. **45**, 289. — *Derselbe*, Erhöhung der Lebenssicherheit bei Carcinomoperation. Arch. Gynäk. **114**, 213 (1921). — *Derselbe*, Zbl. Gynäk. **1923**, 657, 660. — *Seelig*, Pathologisch-anatomische Untersuchungen über die Ausbreitungswege des Gebärmutterkrebses. Inaug.-Diss. Straßburg 1894. — *Seeligmann*, Weitere Mitteilungen zur abdominalen Totalexstirpation des Uteruscarcinoms. Zbl. Gynäk. **32**, 1116. — *Seidemann, H.*, Beitrag zur Operabilität inoperabler Uteruscarcinome nach Bestrahlung. Strahlenther. **1926**, Nr 22, 554. — *Seitz*, Beitr. Geburtsh. **14**. — *Seitz* u. *Wintz*, Dtsch. med. Wschr. **1922**, Nr 11. — *Sellheim, H.*, Über die Verbreitungswege des Carcinoms. Inaug.-Diss. Freiburg 1895. — *Derselbe*, Erweiterte Freundsche Operation des Gebärmutterkrebses und Ureterenchirurgie. Beitr. Geburtsh. **9**, 413 (1905). — *Derselbe*, Zbl. Gynäk. **1924**, Nr 38, 2087. — *Seymour, H. F.*, J. Obstetr. **33**, Nr 1 (1926). — *Siebold, A. Elias v.*, Handbuch zur Erkenntnis und Heilung der Frauenzimmerkrankheiten, 2. Aufl., S. 426. Wien 1829. — *Derselbe*, Eine vollkommene Exstirpation der scirrhösen, nicht prolabierten Gebärmutter, verrichtet und beschrieben vom Herausgeber. Siebolds J. **4**, 507 (1824). — *Derselbe*, Achter Bericht über die Entbindungsanstalt der kgl. Universität zu Berlin usw. Siebolds J. **7**, 600 (1828). — *Siebold, G. v.*, Versuch einer neuen Methode, die scirrhöse und carcinomatöse Gebärmutter mit und ohne Vorfall auszurotten. Würzburg 1827. — *Siegel*, Strahlenther. **12**, 104 (1921). — *Sigwart, W.*, Die Technik der Radikaloperation des Uteruscarcinoms. Wiesbaden 1911. — *Silberstein, Freud* u. *Révész*,

Biochem. Z. **181**, 305 (1927). — *Simon, H.*, Die Behandlung der inoperablen Geschwülste. Erg. Chir. 263—329 (1913). — *Simpson*, Diseases of Women, p. 169. Edinburgh 1872. — *Sims, J. Marion*, Klinik der Gebärmutterchirurgie. Deutsch von Beigel, S. 100. Erlangen 1866. — *Singer, H.*, Ref. Zbl. Radiol. **3**, 214 (1927). — *Sinibaldus, Joh. Benedictus*, Geneanthropeia, Romae 1642, Lib. III. tract. III, cap. 12, p. 416. — *Sippel*, Totalexstirpation von Scheide mit Uterus wegen Carcinom. Zbl. Gynäk. **1900**, Nr 4. — *Sippel* u. *Jaeckel*, Münch. med. Wschr. **1923**, Nr 38. — *Siredey*, Ref. Ber. Gynäk. **12**, 367 (1927). — *Sitzenfrey*, Zur Radikaloperation des weit vorgeschrittenen Uteruscarcinoms. Verborgene Ausbreitung des Carcinoms der hinteren Collumwand entlang den Wandungen eines Divertikels des hinteren Scheidengewölbes. Prag. med. Wschr. **1907**, Nr 38 (4). — *Solms, E.*, Die Anatomie der Fascia vesicae und ihre Bedeutung für die Prolaps- und Collumcarcinomoperation. Zbl. Gynäk. **1921**, 268. *Solares, Vidal*, De la amputacion del cuello uterino. Ann. Oftalm. Madrid 7, 65—75 (1887). — *Sommer, K.*, Zbl. Gynäk. **1925**, 758. — *Derselbe*, Die Gynäkologie des Soranus von Ephesus ed. Lüneburg und Huber. München 1894, cap. 31, p. 152. — *Soranus*, ed. *Ermerins*, p. 15, Oribas coll. XXIV, 31, tom. III, 377. — *Spencer, H.*, Lancet **1926 I**, 601. — *Spencer-Wells*, Brit. med. J., Dez. 1888. — *Spiegelberg*, Über die Amputation des Scheidenteils usw. Arch. Gynäk. **5**, 411. — *Spinelli, P. G.*, L'amputazione supra-vaginale irregolare del collo uterino come cura palliativa chirurgica del cancro propagato dell'utero. Gazz. Clin. Napoli **1891 II**, 257—263. — *Stacy, Leda*, Radiology **5**, 331 (1925). — *Stalpart, van der Wiel*, Observationum rariorum medic.-anatomic. chirurgicarum Centuria prior. Lugd. Batav. 1687, Obs. 87, p. 368. — *Stammler*, Verh. Ges. Chir. **1914 I**, 175. — *Staude, C.*, Über Totalexstirpation des carcinomatösen Uterus mittels doppelseitiger Scheidenspaltung. Mschr. Geburtsh. **15**, 863 (1902). — *Derselbe*, Collumcarcinom. Erweiterte vaginale Totalexstirpation durch doppelseitige Scheidenspaltung. Zbl. Gynäk. **32**, 1201, 1316. — *Derselbe*, Die Resultate der erweiterten vaginalen Totalexstirpation des Uterus usw. Zbl. Gynäk. **1908**, 1201. — *Derselbe*, Mschr. Geburtsh. **32**, 195. — *Steinbüchel*, Münch. med. Wschr. **1905**, Nr 39. — *Stickel*, Pathologisch-anatomische Untersuchungsbefunde an Rezidiven nach Uteruscarcinomoperationen. Arch. Gynäk. **90**, 395 (1910). — *Sticker, A.*, Spontane und postoperative Implantationstumoren. Münch. med. Wschr. **1906**, Nr 39. — *Stoeckel*, Veits Handbuch der Gynäkologie, 2. Aufl. — *Derselbe*, Zur abdominalen Radikaloperation des Uteruscarcinoms. Verh. dtsch. Ges. Gynäk. **11**. — *Derselbe*, Lehrbuch der Gynäkologie, 2. Aufl. — *Derselbe*, Ein verbessertes, sich selbst haltendes Bauchspekulum. Zbl. Gynäk. **1906**, Nr 7. — *Derselbe*, Die Erkrankungen der weiblichen Harnorgane. Veits Handbuch der Gynäkologie, Bd. 2, 1907. — *Derselbe*, Zbl. Gynäk. **1925**, 1284. — *Derselbe*, Technik und Resultate der erweiterten Radikaloperation bei Carcinom der Cervix uteri und der Vagina mit Filmvorführung der vaginalen Radikaloperation. 20. Tagg dtsch. Ges. Gynäk. Bonn. Zbl. Gynäk. **1927**, Nr 31. — *Derselbe*, Z. Geburtsh. **91**, 474 (1927). *Derselbe*, Die vaginale Radikaloperation des Collumcarcinoms. Zbl. Gynäk. **1928**, Nr 1, 39. — *Derselbe*, Zur Technik der vaginalen Radikaloperation beim Collumcarcinom. (Mit 8 Tafeln.) Zbl. Gynäk. **55**, 53 (1931). — *Stoeckel-Reifferscheidt*, Lehrbuch der Gynäkologie 1924, S. 518. — *Stolz, M.*, Zur abdominalen Totalexstirpation des Uteruscarcinoms. Gynäk. Rdsch. **1910**, H. 23. — *Strauß, Otto*, Z. Krebsforschg **24**, 367 (1927); Strahlenther. **24**, 672 (1927); Med. Klin. **1927**, 323. — *Stratz*, Zbl. Gynäk. **1913**, Nr 31. — *Stühlern*, Wien. klin. Wschr. **1926**, Nr 24. — *Süßmann, F.*, Primärmortalität bei Freund-Wertheims Radikaloperation. Zbl. Gynäk. **1923**, 729. — *Szendy, A.* u. *E. Szendy*, Ein neues Verfahren bei Blasenscheiden- und Blasengebärmutterfisteln. Zbl. Gynäk. **1929**, 540. — *Sztehlo, S.*, Ein neues Instrument zum Abklemmen des Lig. latum. Zbl. Gynäk. **1927**, 862.

Tait, L., On uterine amputation. Brit. gynec. J. Lond. **1886—1887 II**, 211. — *Takahasi*, Diss. München 1914. — *Tannen*, Beitr. zur Statistik usw. Arch. Gynäk. **37**. — *Taral, Cl.*, J. méd. **5**, 560. — *Téallier, P. J. S.*, Du cancer de la matrice. Paris 1836. — *Tempski*, Diss. Breslau 1923. Ref. Zbl. Gynäk. **1925**, 1790. — *Terillon*, Hystérectomie sous-vaginale. Bull. Soc. Chir. Paris **16**, 351 (1890). — *Thaler*, Zbl. Gynäk. **1915**, 731. — *Derselbe*, Über 10—15jährige Heilungen nach operativer Behandlung des Collumcarcinoms nach Schauta. Z. Geburtsh. **1917**, 209. — *Theilhaber*, Die Behandlung des Uteruscarcinoms in der Schwangerschaft und bei der Geburt. Arch. Gynäk. **47** (1894). — *Derselbe*, Zur Therapie der Carcinome. Zbl. Gynäk. **1911**, Nr 9. — *Derselbe*, Dtsch. med. Wschr. **1912**, Nr 26. *Derselbe*, Wien. klin. Wschr. **1912**, Nr 37. — *Derselbe*, Z. Krebsforschg **13**, 461, 487 (1913). — *Derselbe*, Dtsch. Z. Chir. **125**, 193 (1913); **194**, H. 1/2 (1925). — *Derselbe*, Die celluläre Immunität usw. Berlin 1924. — *Theilhaber* u. *Edelberg*, Arch. Gynäk. **96**, H. 1. — *Thies*, Zur Operation des Uteruscarcinoms. Zbl. Gynäk. **1924**, Nr 38, 2086. — *Derselbe*, Behandlung bösartiger Tumoren und ihre Entstehung. Arch. Gynäk. **125**, 517 (1925). — *Derselbe*, Carcinomeiweißbehandlung. Arch. klin. Chir. **148**, 264 (1927). — *Derselbe*, Zur Ätiologie und Behandlung des Carcinoms. Zbl. Gynäk. **1928**, H. 3, 182. — *Thomas, J.*, Le diagnostic et le traitement des cancers inopérables. Paris: A. Maloine. — *Thomsen*

Olaf, Ugeskr. Laeg. (dän.) **1906**, Nr 10. — *Thorn*, Statistisches und klinisches zum Carcinoma uteri. Münch. med. Wschr. **1897**, Nr 45/47. — *Töplitz*, Beiträge zur Totalexstirpation des carcinomatösen Uterus nach der Freundschen Methode. Breslau. ärztl. Z. **1879**, Nr 3.

Vanheuverswyn, Epithélioma du col de l'utérus; amputation; ulceration du cul-de-sac vaginal postérieur; mort par péritonite. J. Sci. méd. Lille 9, 297—301 (1887). — *Vassmer, W.*, Arch. Gynäk. 75, 668 (1905). — *Veit, J.*, Dtsch. med. Wschr. **1891**, Nr 40. — *Derselbe*, Über Operationen bei vorgeschrittenem Uteruscarcinom. (Vortrag.) Nederl. Natuur. Geneesk. Congr. Haarlem, 8. April 1899. Berl. klin. Wschr. **1899**, Nr 15. — *Derselbe*, Erfahrungen mit der erweiterten Freundschen Operation. Berl. klin. Wschr. **1906**, Nr 8. — *Derselbe*, Handbuch der Gynäkologie, Bd. 3 (Lit.). Mitarbeiter: Winter, Frommel, Geßner und O. Sarwey. — *Derselbe*, Die abdominale Totalexstirpation des carcinomatösen Uterus. Bericht über eine Reihe von 20 aufeinander folgenden Heilungen. Berl. klin. Wschr. **1907**, Nr 25. — *Derselbe*, Die jetzige Stellung der abdominalen Operation beim Uteruscarcinom. Prakt. Erg. Geburtsh. **1910**. — *Verdalle*, Bull. Soc. Méd. Paris **1903**. — *Verneuil*, De l'amputation partielle du col dans le traitement du cancer de l'utérus. Arch. gén. Méd, Jan. u. Febr. 1884; Bull. Soc. Chir. Paris 14, 717—749 (1888). (Diskussion.) — *Villeneuve*, Epithélioma du col utérin, amputation du col; curage du corps; guérison operativ. Ann. Ecole Méd. et Pharm. Marseille **1892**, 255. Paris 1893. — *Viray* u. *Fournier*, Das Weib im gesunden und kranken Zustande. Deutsch von Renard und Wittmann. Leipzig 1821. — *Vogt, E.*, Suprasymphysäre Schnittentbindung. Berlin 1921. — *Derselbe*, Zbl. Gynäk. **1927**, 719. — *Vokamerus, Joh. Georg*, Zbl. Gynäk. Dec. I, Ann. 6 et 7, Obs. 173. — *Volkmann*, Klin. Wschr. **1926**, 1565. — *Voltz*, Mschr. Geburtsh. 62 (1923). — *Derselbe*, Klin. Wschr. **1925**, 29. — *Vorländer, K.*, Dtsch. med. Wschr. **1923**, Nr 28. — *Derselbe*, Strahlenther. 14 (1922).

Wagner, G. A., Unregelmäßige Blutungen. Med. Klin. Beih. **1927**. — *Waldstein, Edmund*, Arch. Gynäk. 61, 52 (1900). — *Wallace*, Brit. med. J., Sept. 1883. — *Walthard*, Zur Technik der Wertheimschen Carcinomoperation. Zbl. Gynäk. **1904**, 279. — *Warnekros*, Verh. dtsch. Ges. Gynäk. **1920**, **1922**. — *Derselbe*, Die Rezidivbehandlung des Uteruscarcinoms nach Röntgenradiumbehandlung. Münch. med. Wschr. **1930**, Nr 29. — *van de Warker*, Amer. J. Obstetr., März 1884, 225. — *Warren*, Amer. J. med. Sci. 4 (1829, Aug.). — *Watrefield*, Die abdominalen und Beckenlymphgefäße und ihre Beziehungen zum Krebs des Uterus. Ref. Zbl. Gynäk. **1904**, 1220. — *Weibel, W.*, Arch. Gynäk. 100, 141. — *Derselbe*, Das Verhalten der Ureteren nach der erweiterten abdominalen Operation des Uteruscarcinoms. Z. Geburtsh. 62, 184 (1908). — *Derselbe*, Über Spätrezidive nach der erweiterten abdominalen Operation bei Carcinoma uteri. Arch. Gynäk. 102, 114 (1914). — *Derselbe*, Mschr. Geburtsh. 50, H. 5 (1919). — *Derselbe*, Verh. dtsch. Ges. Urol. Wien **1921**. — *Derselbe*, Zbl. Gynäk. **1923**, 645. — *Derselbe*, Zbl. Gynäk. **1925**, 2257. — *Derselbe*, Wien. klin. Wschr. **1925**, 716. — *Derselbe*, 25 Jahre „Wertheimscher" Carcinomoperation. Arch. Gynäk. 135, 1 (1928). — *Weinbrenner*, Strahlenther. **1920**, 874. — *Wendel*, Über Rezidivoperationen nach Uteruscarcinom, mit besonderer Berücksichtigung der Ergebnisse der histologischen Untersuchung der Primär- und Rezidivtumoren und der Ausbreitungsart des Uteruscarcinoms. Prag. med. Wschr. 34, Nr 38—39 (1909). — *Wenzel, C.*, Über die Krankheiten des Uterus. Mainz 1816. — *Wepfer, Joh. Jac.*, Uteri procidentiae excisae felix eventus. Miscell. med. phys. 1688, Dec. II, Ann. VII, p. 98. — *Werth*, Über die Erfolge eines verschärften Wundschutzes. Slg klin. Vortr. Nr 389. — *Wertheim*, Bericht über die Erfolge der erweiterten abdominalen Uteruskrebsoperation. Verh. dtsch. Ges. Geburtsh. 12. — *Derselbe*, Über die Radikaloperation bei Carcinoma uteri. Verh. dtsch. Ges. Geburtsh. 9. — *Derselbe*, Zur Frage der Radikaloperation beim Gebärmutterkrebs. Arch. Gynäk. 61, 627 (1900). — *Derselbe*, Über eine zweite Serie von Uteruskrebsoperationen mit Exstirpation der Parametrien und regionären Lymphdrüsen. Mschr. Geburtsh. 14 (1901). — *Derselbe*, Abdominale Radikaloperation. Zbl. Gynäk. **1901**, 676. — *Derselbe*, Eine neue Serie von Uteruskrebsoperationen mit Exstirpation der Parametrien und regionären Lymphdrüsen. Münch. med. Wschr. **1901**, Nr 23. — *Derselbe*, Ein neuer Beitrag zur Frage der Radikaloperation beim Uteruskrebs. Arch. Gynäk. 65 (1902). *Derselbe*, Über die regionären Lymphdrüsen beim Gebärmutterkrebs. Zbl. Gynäk. **1902**, 105. — *Derselbe*, Zur Kenntnis der regionären Lymphdrüsen beim Uteruscarcinom. Zbl. Gynäk. **1903**, 105. — *Derselbe*, Die Lymphdrüsenmetastasen beim Uteruscarcinom. Z. Geburtsh. 48 (1903). — *Derselbe*, Wien. klin. Wschr. **1904**, Nr 28. — *Derselbe*, Über meine bisherigen Erfahrungen mit der erweiterten abdominalen Uteruskrebsoperation. Verh. 11 (1905). — *Derselbe*, Zum Artikel Zweifels über „Ein neues Verfahren zur Exstirpation des Uteruscarcinoms". Zbl. Gynäk. **1909**, Nr 38. — *Derselbe*, Gynäkologie und Urologie. Verh. dtsch. Ges. Urol. 2 (1909). — *Derselbe*, Die erweiterte abdominale Operation bei Carcinoma colli uteri (auf Grund von 500 Fällen). Berlin: Urban & Schwarzenberg 1911. — *Derselbe*, Wien. med. Wschr. **1913**, Nr 41. — *Westphal, G. F.*, De uteri scirrho Halae 1819. — *Widicz*, Epithélioma du col de l'utérus; ablation; guérison. J. Sci. méd. Lille 11, 295—297 (1888). — *Wierus*,

Joannes, Opera omnia. Amstelod 1660, Lib. IV, cap. 20, p. 327. — *Wille, F. C.*, Operative Behandlung des Collumcarcinoms. Zbl. Gynäk. **1927**, 18. — *Derselbe*, Ergebnisse der operativen Behandlung des Collumcarcinoms an der Charité-Frauenklinik in den Jahren 1916—1920. Zbl. Gynäk. **1927**, 18. — *Williams*, Über den Krebs der Gebärmutter. Deutsche Übersetzung von Abel u. Landau. Berlin 1890. *Derselbe*, Boston med. J. **160**, 669 (1909). — *Willis* u. *Bachem*, Die Wirkungen der Röntgenstrahlen auf die Nieren. Strahlenther. **27** (1928). — *Wilson*, Lehrbuch der Gynäkologie. London 1917. — *Winter, G.*, Handbuch der Gynäkologie von J. Veit, 2. Aufl., Bd. 3, II. Teil, S. 195 (Lit.). — *Derselbe*, Z. Geburtsh. **22**, 200 (1891). — *Derselbe*, Über die Schrödersche supravaginale Amputation bei Portiocarcinom. Verh. dtsch. Ges. Gynäk. 4. Kongr. 453; Z. Geburtsh. **1891**. — *Derselbe*, Über die Rezidive des Uteruskrebses, insbesondere über Impfrezidive. Z. Geburtsh. **27**, 101 (1893). — *Derselbe*, Anatomie des Uteruscarcinoms. Veits Handbuch, 2. Aufl., 1908, Bd. 3, 2. Hälfte. — *Derselbe*, Die zunehmende Inoperabilität des Uteruskrebses. Z. Geburtsh. **1921**, 1739. — *Derselbe*, Münch. med. Wschr. **1921**, 9. — *Wintz, H.*, Dtsch. med. Wschr. **1922**, Nr 11. — *Derselbe*, Röntgenbehandlung des Uteruscarcinoms. Leipzig 1924. — *Derselbe*, Strahlenther. **18** (1924). — *Derselbe*, Dtsch. med. Wschr. **1925**, Nr 1. — *Derselbe*, Strahlenther. **25**, 14 (1927). — *Wisselinck*, Zur Therapie des Uteruscarcinoms. Z. Geburtsh. **27**, 225. — *Wölfler*, Über den parasakralen und pararektalen Schnitt usw. Wien. klin. Wschr. **1889**, Nr 15. — *Wolff, F.*, Zbl. Gynäk. **1922**, Nr 19. — *Wolff, L. A. C.*, Exstirpation der ganzen Gebärmutter, nebst der darauffolgenden Lungenentzündung und Peritonitis. Wien. klin. Wschr. **7**, 479 (1825). — *Wolff, Jakob*, Die Lehre der Krebskrankheit. Jena 1911—1913. 3 Bände (Lit.). — *Derselbe*, Die Lehre von der Krebskrankheit von den ältesten Zeiten bis zur Gegenwart. IV. Bd. Operative Behandlungsmethoden. Jena: Gustav Fischer 1928. Zbl. Gynäk. **1928**, 1272. — *Derselbe*, Die Lehre von der Krebskrankheit von den ältesten Zeiten bis zur Gegenwart, II. Aufl., Bd 1, 753 S. Jena: Gustav Fischer 1929. Zbl. Gynäk. **1929**, 1247. — *v. Wolff*, Berl. Ges. Geburtsh., 11. Febr. **1927**. *Wrisberg, Henr. Aug.*, Commentatio de uteri mox post partum naturalem resectione peracta non lethali. Goett. 1787.

Yokohata, Tokuma, Über die mikroskopischen Krebsmetastasen in der Milz. Z. Krebsforschg **25**, 32 (1927).

Zacherl, Arch. Gynäk. **119**, 440 (1923). — *Zacherl* u. *Lundwall*, Zbl. Gynäk. **1923**, 633. — *Zang, Christ. Bonif.*, Darstellung blutiger heilkünstlerischer Operationen usw., Bd. 3, Abt. 1, S. 392. Wien 1818. — *Zangemeister, W.*, Weibliche Blase und Genitalerkrankungen (Collumcarcinom). Z. Geburtsh. **55**, 303 (1905). — *Derselbe*, Zweifel-Payr: Klinik der bösartigen Geschwülste, 1927, III. — *Derselbe*, Beitrag zur operativen Heilung großer Blasen-Scheidenfisteln. Zbl. Gynäk. **1929**, 352. — *Zehnder*, Krebsentwicklung in Lymphdrüsen. Virchows Arch. **119**, 261 (1890). — *Zweifel, P.*, Über die Klammerbehandlung bei der Totalexstirpatio uteri per vaginam. Zbl. Gynäk. **1896**, Nr 38. — *Derselbe*, Ein neues Verfahren zur Exstirpation des Uteruscarcinoms. Zbl. Gynäk. **1909**, Nr 32. — *Derselbe*, Dauererfolge nach Rezidivoperationen bei Uteruscarcinomen. Arch. Gynäk. **102**, 411 (1914). — *Derselbe*, Zum Andenken an die erste Totalexstirpation des carcinomatösen Uterus (ausgeführt von Dr. Joh. Nep. Sauter in Konstanz). Münch. med. Wschr. **1922**, Nr 1. — *Zweifel, P.* u. *E. Payr*, Die Klinik der bösartigen Geschwülste, Bd. 3, S. 286 (1927) — *Zuckerkandl, E.*, Zur Bloßlegung der Beckenorgane. Wien. klin. Wschr. **1889**, Nr 13 u. 18.

2. Statistik.

Aulhorn, Die Dauererfolge der abdominalen Radikaloperation bei Carcinoma uteri. Arch. Gynäk. **92**, 231 (1910). — *Derselbe*, Zur Frage der Carcinomstatistik. Mschr. Geburtsh. **34** (1911).

Blau, A., Über die Erfolge der vaginalen Uterusexstirpation wegen Carcinom. Beitr. Geburtsh. **10** (1906). — *Boyd*, Sektionsbefund 4½ Jahre nach Wertheimscher Operation. Geburtsh.-gynäk. Abt. der Royal med. Assoc. Ref. Gynäk. Rdsch. **1910**, 542. — *Braunstein*, Zur Frage der Spontanheilung des Krebses. Ref. Zbl. Chir. **1910**, 468. — *Brunet*, Ergebnisse der abdominalen Radikaloperation des Gebärmutterscheidenkrebses mittels Laparotomia hypogastrica. Z. Geburtsh. **56**, 1 (1905). — *Derselbe*, Ergebnisse der abdominalen Radikaloperation des Gebärmutterkrebses. Arch. Gynäk. **78** (1906). — *Burckhard, G.*, 50 Fälle von vaginaler Totalexstirpation des Uterus nach der Doyen-Landauschen Methode. Arch. Gynäk. **53** (1897). — *Busse, W.*, Über Dauerresultate bei der Operation des Uteruscarcinoms nach den abdominalen Methoden. Mschr. Geburtsh. **35** (1912).

Clauberg, Die Dauerresultate der Collumcarcinombehandlung in der Kieler Universitäts-Frauenklinik 1917—1922. (Direktorat Stoeckel). Zbl. Gynäk. **1929**, 2339.

Döderlein, A., Über abdominale Exstirpation des carcinomatösen Uterus nach Wertheim. Zbl. Gynäk. **1902**, H. 26. — *Derselbe*, Abdominelle und vaginale Exstirpation des carcinomatösen Uterus.

Beitr. Geburtsh. 9 (1905). — *Derselbe*, Ergebnisse der Radikaloperation und der Strahlenbehandlung des Cervixcarcinoms. Mschr. Geburtsh. 46 (1917). — *Derselbe*, Operative oder Strahlenbehandlung des Corpuscarcinoms. Zbl. Gynäk. **1926**, H. 14. — *Döderlein, A.* u. *Krönig*, Operative Gynäkologie, 5. Aufl. 1924. — *Drießen, L. F.*, Chemische Uterusexstirpation bei Corpuscarcinom. Zbl. Gynäk. **1927**, H. 5.

Egli, F., Die Resultate der operativen Behandlung des Uteruscarcinoms an der Frauenklinik in Basel. Korresp.bl. Schweiz. Ärzte **1918**, H. 21. Ref. Zbl. Gynäk. **1920**, H. 37. — *Derselbe*, Dauerheilung bei Uteruscarcinom. Z. Geburtsh. **1920**, 1045.

Falk, Zur Statistik des Gebärmutterkrebses. Verslg dtsch. Naturforsch. Königsberg i. Pr., Abt. Gynäk., Sitzg **22**. Sept. 1910. — *Flatau, W. S.*, Zum Carcinomstatistikstreit. Zbl. Gynäk. **1923**, 1237. — *Fleischmann, Karl*, Unerwartete Rezidivfreiheit nach unvollständiger Operation des Gebärmutterkrebses. Wien. klin. Wschr. **1908**, Nr 43. — *Fraenkel, L.*, Beobachtungen an Fällen von Collumcarcinom, die nach Bestrahlung operabel wurden. Zbl. Gynäk. **1926**, H. 14. — *Frank*, Zbl. Gynäk. **1921**, Nr 37, 1320. — *v. Franqué*, Carcinomstatistik. Mschr. Geburtsh. **30**, H. 1, 29 (1909). — *Derselbe*, Operation oder Bestrahlung bei Frauenkrankheiten? Med. Klin. **1920**, H. 49. — *Derselbe*, Wie soll man Uteruskrebs behandeln? Münch. med. Wschr. **1923**, H. 21. — *Franz*, Resultate der operativen Behandlung des Gebärmutterkrebses. Naturforsch.verslg Köln **1908**. — *Derselbe*, Wie können die Dauerresultate der Uteruscarcinomoperation gebessert werden? Arch. Gynäk. 97 (1912). — *Derselbe*, Zur Behandlung des Uteruscarcinoms. Arch. Gynäk. 109 (1918). — *Derselbe*, Gynäkologische Operationen. Berlin 1925. — *Fürst, W.*, Die Vorbestrahlung der Collumcarcinome des Uterus usw. Zbl. Gynäk. **1925**, H. 5.

Gaydoul, W. u. *W. Schmitt*, Die operative Behandlung des Carcinoma-colli-uteri. Mschr. Geburtsh. **60** (1922). — *Giesecke, A.*, Die Dauerresultate nach operativer und Strahlenbehandlung des Uterus- und Scheidencarcinoms. Arch. Gynäk. 115, 435 (1922). — *Glockner, A.*, Über die Dauerresultate der Totalexstirpation des carcinomatösen Uterus. Zbl. Gynäk. **1902**, H. 19. — *Derselbe*, Über Uteruscarcinom und Schwangerschaft mit besonderer Berücksichtigung usw. Beitr. Geburtsh. 6 (1902). — *Derselbe*, Die Enderfolge der Uterusexstirpation beim Gebärmutterkrebs. Beitr. Geburtsh. 6, 293 (1902). — *Derselbe*, Die Enderfolge der Uterusexstirpation beim Gebärmutterkrebs. Beitr. Geburtsh. 63, 182 (1910). — *Goeschen*, Über 27 Fälle abdominaler Totalexstirpation. Inaug.-Diss. Halle 1904. — *Groß, E. O.*, Das Uteruscarcinom in Schwangerschaft, Geburt und Wochenbett. Zbl. Gynäk. **1922**, H. 15.

Haberer, Über einen seltenen Fall von Spätrezidiv eines Carcinoms. Wien. klin. Wschr. **1902**, Nr 35. — *Haenisch*, Kritische Bemerkungen zur Statistik usw. Inaug.-Diss. Berlin 1898. — *Halban, J.*, Spätrezidive nach Carcinomoperation. Zbl. Gynäk. **1915**, H. 13. — *Derselbe*, Abdominale oder vaginale Operation des Collumcarcinoms? Zbl. Gynäk. **1923**, H. 37. — *Hannes, W.*, Rückblick und Ausblick über Operabilität, Operation und Operationsresultate des Uteruscarcinoms an der Hand einer 11jährigen Beobachtung. Z. Geburtsh. 57, 215 (1906). — *Herff, O. v.*, Zur Carcinomstatistik. Zbl. Gynäk. **1908**, 1521. — *Hofmeier, M.*, Zur Statistik des Gebärmutterkrebses und seiner operativen Behandlung. Z. Geburtsh. 10, 269 (1884). — *Derselbe*, Zur operativen Behandlung des Carcinoma-colli-uteri. Z. Geburtsh. 69 (1911).

Jacobs, Spätresultate der abdominalen Hysterektomie mit Ausräumung des Beckens wegen Carcinoma uteri. Rev. Gynéc. et Chir. abdomin. **1900**, No 4.

Kermauner, F., Endgültige Ergebnisse der Krebsoperation in Halban-Seitz: Biologie und Pathologie des Weibes, Bd. 4, S. 860. 1927. — *Klein*, Ergebnisse der Behandlung des Uteruscarcinoms. Mschr. Geburtsh. 29, 710 (1909). — *Knauer, E.*, Die Erfolge der an der Klinik Chrobak wegen Gebärmutterkrebs ausgeführten vaginalen Totalexstirpationen. Beitr. Geburtsh. 5, H. 2 (1901). — *Koblanck*, Carcinomstatistik. Veits Handbuch für Gynäkologie, 2. Aufl., Bd. 3, S. 778; 1908. — *Kriwsky, L. A.*, Über die abdominale Radikaloperation des Gebärmutterkrebses usw. Zbl. Gynäk. **1914**, H. 21.— *Kroemer*, Klinische und anatomische Untersuchungen über den Gebärmutterkrebs. Arch. Gynäk. 65 (1902). — *Krönig, B.*, Können wir hoffen, durch Erhöhung des Operationsprozentes usw. Mschr. Geburtsh. **35** (1910). — *Derselbe*, Grenzverschiebungen zwischen operativer und nicht operativer Therapie in der Gynäkologie usw. Mschr. Geburtsh. 43 (1916). — *Krukenberg*, Die Resultate der operativen Behandlung des Carcinoms und Sarkoms der Gebärmutter. Z. Geburtsh. 23, 94. — *Kubinyi, P. v.*, Herabsetzung der Mortalität der Freund-Wertheimschen Carcinomoperation. Zbl. Gynäk. **1922**, H. 6.

Labhardt u. *Aebly*, Zur Frage der Krebsstatistiken. Zbl. Gynäk. **1919**, Nr 13. — *Latzko, W.* u. *J. Schiffmann*, Klinisches und anatomisches zur Radikaloperation des Gebärmutterkrebses. Zbl. Gynäk. **1919**, H. 34.

Mackenrodt, Ergebnisse der abdominalen Radikaloperation des Gebärmutterscheidenkrebses mittels Laparotomia hypogastrica. Z. Geburtsh. 64, 361; 65, 203 (1909/10). — *Magg*, Carcinomstatistik. Mschr. Geburtsh. **30**, 801 (1909). — *Martin, Ed.*, Carcinomstatistik. Mschr. Geburtsh. **30**, 93 (1909);

Verh. dtsch. Ges. Gynäk. Straßburg **1909**, 500. — *Mathes, P.,* Zur Technik der abdominalen Radikaloperation bei Collumcarcinom. Zbl. Gynäk. **1916**, H. 27. — *Mayer, A.,* Carcinomstatistik. Verslg dtsch. Naturforsch. Königsberg **1910**. — *Derselbe,* Über das Uteruscarcinom und die Ergebnisse seiner Behandlung mit Totalexstirpation nach Wertheim. Mschr. Geburtsh. **33**, 701 (1911). — *Derselbe,* Was leistet wohl die Freund-Wertheimsche Carcinomoperation ? Z. Geburtsh. **1920**, 617. — *Derselbe,* Über das Uteruscarcinom und seine moderne Behandlung. Münch. med. Wschr. **1921**, H. 6. — *Derselbe,* Erfahrungen über Behandlungen des Uteruscollumcarcinoms mit Vorbestrahlung und nachfolgender Operation. Zbl. Gynäk. **1922**, H. 46. — *Derselbe,* Über Biologie und Behandlung des Uteruscarcinoms. Dtsch. med. Wschr. **1924**, H. 30. — *Menge, C.,* Zur Carcinomstatistik. Zbl. Gynäk. **1902**, 705. — *Derselbe,* Zbl. Gynk. **1922**, 1148. — *Müller, E.,* Betrachtungen über die operative Carcinomtherapie der Freiburg. Universitäts-Frauenklinik. Mschr. Geburtsh. **45** (1917).

Naujoks, Carcinomverschlechterung durch den Krieg. Zbl. Gynäk. **46**, 2012. — *Neuwirth,* Über den Begriff der sog. „berechtigten Mortalität" in der operativen Gynäkologie, insonderheit rücksichtlich der Operationen des Uteruscarcinoms. Mschr. Geburtsh. **47**, H. 6, 370 (1924). — *Noble, P. Charles,* The ultimate results of operation for cancer of the uterus. Philad. med. J., 9. Nov. **1901**.

Olshausen, R., Zum Vergleich der vaginalen und abdominalen Operationsmethode bei Carcinoma uteri. Z. Geburtsh. **50**, 1. — *Derselbe,* Zur Statistik und Operation des Uteruskrebses. Münch. med. Wschr. **1901**, Nr 23. — *Derselbe,* Verh. dtsch. Ges. Gynäk. **9** (1901). — *Orth,* Kleiner Beitrag zur Krebsstatistik. Berl. klin. Wschr. **1909**, Nr 13, 577. — *Orthner, F.,* Radikaloperation des Uteruscarcinoms mit extraperitonealer Drüsenausräumung. Zbl. Gynäk. **1917**, H. 44.

Penkert, Spätrezidive nach Carcinomoperationen. Zbl. Gynäk. **48**, 538. — *Pfannenstiel, J.,* Über die Heilerfolge bei Krebs der Gebärmutter. Zbl. Gynäk. **1901**, H. 15. — *Philipp, E.* u. *P. Gornick,* Die Behandlung des Gebärmutter- und Scheidenkrebses an der Universitäts-Frauenklinik Berlin. Münch. med. Wschr. **1926**, H. 7. — *Prochownick, L.,* Behandlung und Statistik des Gebärmutterkrebses im Kleinbetrieb. Zbl. Gynäk. **1915**, H. 36.

Reinecke, Beitrag zur Frage der Dauerheilung des Collumcarcinoms durch die Operation. Z. Geburtsh. **65**, H. 1, 129 (1910). — *Reinike,* Über operative Erfolge beim Collumcarcinom. Mschr. Geburtsh. **29**, H. 3, 389 (1909). — *Reipen, W.,* Die Dauererfolge der vaginalen Totalexstirpation des carcinomatösen Uterus. Beitr. Geburtsh. **4** (1901). — *v. Rosthorn,* Erfahrungen über die momentanen Heilerfolge mittels der erweiterten Freundschen Operation usw. Zbl. Gynäk. **1901**, H. 21.

Sachs, S., Die Wintersche Bekämpfung des Uteruskrebses. Z. Krebsforschg **9**, H. 3. — *Schauta, F.,* Die Operation des Gebärmutterkrebses mittels des Schuchardtschen Para-Vaginalschnittes. Mschr. Geburtsh. **15** (1902). — *Derselbe,* Die Berechtigung der vaginalen Totalexstirpation bei Gebärmutterkrebs. Mschr. Geburtsh. **19** (1904). — *Derselbe,* Die Dauerresultate der erweiterten vaginalen Totalexstirpation des Uterus beim Collumcarcinom. Dtsch. med. Wschr. **1909**, Nr 39, 1681. — *Derselbe,* Die erweiterte vaginale Totalexstirpation des Uterus bei Collumcarcinom. Wien-Leipzig 1908. *Derselbe,* Bericht über das elfte Beobachtungsjahr der erweiterten vaginalen Krebsoperation. Mschr. Geburtsh. **36** (1912). — *Scheib, A.,* Klinische und anatomische Beiträge zur operativen Behandlung des Uteruscarcinoms. Arch. Gynäk. **87** (1909). — *Schindler,* Statistische und anatomische Ergebnisse bei der Freundschen Radikaloperation des Uteruscarcinoms. Mschr. Geburtsh. **23**, H. 3, 78, 235, 371, 502 (1906). — *Schottländer, J.* u. *Kermanner,* Zur Kenntnis des Uteruscarcinoms. Wien u. Berlin 1912. — *Schuchardt, K.,* Über die paravaginale Methode der Exstirpatio uteri und ihre Enderfolge bei Uteruskrebs. Mschr. Geburtsh. **13** (1901). — *Schweitzer, B.,* Über Heilungserfolge nach Operation des Uteruscollumcarcinoms, insbesondere nach der Methode Wertheim-Zweifel. Zbl. Gynäk. **45**, 289 (1921). — *Derselbe,* Über Heilerfolge nach Operation des Collumcarcinoms, insbesondere nach der Methode der Extraperitonisierung. Z. Geburtsh. **1921**, 289. — *Derselbe,* Über Dauererfolge nach Bestrahlung des Uteruscollumcarcinoms usw. Strahlenther. **12** (1922). — *Derselbe,* Bestrebungen zur Erhöhung der Lebenssicherheit der Carcinomoperation. Arch. Gynäk. **1921**, H. 14. — *Seitz, L.,* Zur Carcinomstatistik. Beitr. Geburtsh. **14**, H. 2, 330 (1909). — *Derselbe,* Zur Carcinomstatistik. Zbl. Gynäk. **1922**, Nr 10, 369. — *v. Seuffert,* Mschr. Geburtsh. **53**, 119. — *Staude, C.,* Die Resultate der erweiterten vaginalen Totalexstirpation des Uterus usw. Zbl. Gynäk. **1908**, H. 37. — *Staude,* Carcinomstatistik. Hamburger ärztlicher Verein. Mschr. Geburtsh. **28**, 373 (1908). — *Stoeckel,* Arch. Gynäk. **132** (1927).

Thaler, H., Über 10—15jährige Heilung nach operativer Behandlung des Collumcarcinoms. Zbl. Gynäk. **1917**, H. 9. — *Theilhaber, A.,* Zur Therapie der Carcinome. Zbl. Gynäk. **1911**, H. 9.

Vaßmer, Ist durch Abrasio eine Dauerheilung des beginnenden glandulären Uteruscarcinoms zu erzielen ? Arch. Gynäk. **75**, H. 3, 668 (1905). — *Veit, J.,* Handbuch der Gynäkologie, Bd. 3, 2. Aufl. 1908. — *Derselbe,* Carcinomstatistik. Mschr. Geburtsh. **31**, H. 1, 101 (1910).

Waldstein, E., Über die Erfolge der operativen Behandlung des Gebärmutterkrebses. Arch. Gynäk. **1900**. — *Derselbe*, Weiterer Beitrag zur Carcinomstatistik, 1901, S. 1363. — *Derselbe*, Zur Berechnung des „absoluten Heilungsprozentes" in der Carcinomstatistik. Zbl. Gynäk. **1904**, 1286. — *Weibel, W.*, Die klinische Stellung des Carcinoma corporis uteri. Arch. Gynäk. 100 (1913). — *Derselbe*, Über Spätrezidive nach der erweiterten abdominalen Operation bei Carcinoma uteri. Arch. Gynäk. 102 (1914). — *Weindler*, Unerwartete Heilerfolge bei inoperablem Uteruscarcinom. Zbl. Gynäk. **1907**, 632. — *Wenczel, T.*, Über den Gebärmutterkrebs auf Grund der Erfahrungen von 10 Jahren. Orv. Hetil. (ung.) 1908. Ref. Zbl. Gynäk. **1910**, 29. — *Werner, J.*, Zur Berechnung des „absoluten Heilungsprozentes" usw. Zbl. Gynäk. **1905**, 12. — *Wertheim, E.*, Zur Frage der Radikaloperation beim Uteruskrebs. Arch. Gynäk. 61 (1900). — *Derselbe*, Ein neuer Beitrag zur Frage der Radikaloperation beim Uteruskrebs. Arch. Gynäk. 65 (1902). — *Derselbe*, Kurzer Bericht über eine dritte Serie von 30 Uteruskrebsoperationen. Zbl. Gynäk. **1902**, 249. — *Derselbe*, Zum Aufsatz Winters „Über die Prinzipien der Carcinomstatistik". Zbl. Gynäk. **1902**, Nr 4, 225. — *Derselbe*, Die chirurgische Behandlung des Uteruscarcinoms. Mschr. Geburtsh. 16 (1902). — *Derselbe*, Zur Frage der Carcinomstatistik. Zbl. Gynäk. **1902**, 633, 710. — *Derselbe*, Statistik. Wien. klin. Wschr. **1904**, Nr 42/43. — *Derselbe*, Überblick über die Leistungen der erweiterten abdominalen Operation. Wien. klin. Wschr. **1906**, Nr 26. *Derselbe*, Die Spätresultate der erweiterten abdominalen Uteruskrebsoperation. Internat. Kongr. Budapest **1909**. — *Derselbe*, Die erweiterte abdominale Operation bei Carcinoma colli uteri. Berlin-Wien 1911. — *Wille, F. C.*, Ergebnisse der operativen Behandlung des Collumcarcinoms an der Charité-Frauenklinik in den Jahren 1916—1920. Zbl. Gynäk. **1927**, H. 1, 18. — *Wille*, Die Beteiligung der Iliakaldrüsen beim Collumcarcinom und ihr Einfluß auf die operativen Ergebnisse und Dauerresultate. 20. Tagg dtsch. Ges. Gynäk. Bonn. Zbl. Gynäk. **1927**, Nr 31. — *Winter, G.*, Genügt die vaginale Uterusexstirpation als radikale Krebsoperation? Z. Geburtsh. 43 (1900). — *Derselbe*, Noch einmal die Carcinomstatistik. Zbl. Gynäk. **1902**, 545. — *Derselbe*, Zbl. Gynäk. **1923**, 1084. — *Derselbe*, Über die Prinzipien der Carcinomstatistik. Zbl. Gynäk. **1902**, 81. — *Derselbe*, Der Erfolg der Bekämpfung des Uteruskrebses in Ostpreußen. Zbl. Gynäk. **1904**, Nr 14. — *Derselbe*, Die Bekämpfung des Uteruskrebses. Stuttgart: Ferdinand Enke 1904. — *Derselbe*, Entwurf zu den Grundsätzen einer Statistik. Königsberg 1907. — *Derselbe*, Vorschläge zur Einigung über eine brauchbare Carcinomstatistik. Zbl. Gynäk. **1908**, Nr 6. — *Derselbe*, Die Antworten zu meinen „Vorschlägen zur Einigung über eine brauchbare Carcinomstatistik". Zbl. Gynäk. **1908**, Nr 36. — *Derselbe*, Entwurf zu den Grundsätzen einer Statistik über die Erfolge der radikalen Operation beim Uteruskrebs. Flugschrift 1908. — *Derselbe*, Die zunehmende Inoperabilität des Uteruskrebses und ihre Bekämpfung. Zbl. Gynäk. **1921**, Nr 48. — *Derselbe*, Die in Heidelberg angenommene neue Carcinomstatistik. Zbl. Gynäk. **1923**, 1233. — *Derselbe*, Die neue Carcinomstatistik. Zbl. Gynäk. **1922**, 529. — *Derselbe*, Zu Menges Vorschlägen für eine neue Carcinomstatistik. Zbl. Gynäk. **1922**, 1250. — *Derselbe*, Noch einmal Carcinomstatistik. Arch. Gynäk. 120, 219 (1923). — *Derselbe*, Entgegnung an Flatau. Zbl. Gynäk. **1923**, 1614. — *Wolff, F.*, Carcinomfragen. Zbl. Gynäk. **1922**, H. 29. — *Wolff, J.*, Die Lehre von der Krebskrankheit, Jena 1911/13.

Zurhelle, E., Statistik des Gebärmutterkrebses. Arch. Geburtsh. 83, 246 (1907). — *Zweifel*, Bericht über die wichtigsten gynäkologischen Operationen am Trierschen Institut während der letzten 23 Jahre. Arch. Gynäk. 92 (1910). — *Derselbe*, Dauererfolge nach Rezidivoperationen bei Uteruscarcinom. Arch. Gynäk. 102, 411 (1914). — *Derselbe*, Zbl. Gynäk. **1921**, Nr 32, 1129. — *Zweifel, P.*, Die Statistik der Krebsbehandlung in P. Zweifel und E. Payr: Die Klinik der bösartigen Geschwülste, Bd. 3. 1927.

3. Bestrahlungsmethoden.

Abbé, R., Strahlenther. 4, 27f. (1913). — *Derselbe*, Die Anwendung von Radium bei Carcinom und Sarkom. Strahlenther. 4, H. 1 (1914). — *Abel*, Berl. med. Ges.; 7. Jan. 1914. — *Abrahamsen*, Über Gebärmutterkrebs. Ugeskr. Laeg. (dän.) 88, 59—164 (1926). Ref. Ber. ges. Gynäk. 10, 472 (1926). — *Adler, L.*, Radiumbehandlung bei Gebärmutterkrebs. Mschr. Geburtsh. 41, H. 2, 145. — *Derselbe*, Morphologische Kennzeichen für die Radiumempfindlichkeit des weiblichen Genitale. Zbl. Gynäk. **1916**, H. 33, 673. — *Derselbe*, „Die Radiumbehandlung maligner Tumoren in der Gynäkologie", 4. Sonderband der Strahlentherapie. Berlin: Urban & Schwarzenberg 1917. — *Derselbe*, Die Radiumbehandlung maligner Tumoren in der Gynäkologie. Berlin: Urban & Schwarzenberg 1919. — *Derselbe*, Zur operativen Strahlenbehandlung des Uteruscarcinoms. Verh. dtsch. Ges. Gynäk. **1921** II. — *Derselbe*, Wien. klin. Wschr. **1921**, Nr 26. — *Derselbe*, Zur Operation und Strahlenbehandlung des Gebärmutterkrebses. Strahlenther. 12, 109 (1921). — *Derselbe*, Der gegenwärtige Stand der Behandlung des Collumcarcinoms. Wien. med. Wschr. 74, 521—526 u. 740—743 (1924). — *Allmann*, Die Behandlung des Carcinoms mit Mesothorium. Dtsch. med. Wschr. **1913**, H. 49. — *Derselbe*, Zur nichtoperativen Carcinombehandlung.

Ver. nordwestdtsch. Chir. Hamburg, 7. Febr. 1914. Zbl. Chir. **1914**, H. 15; Strahlenther. **4**, H. 2. — *Derselbe*, Die unblutige Carcinombehandlung. Dtsch. med. Wschr. **1914**, H. 21. — *Altschul*, Strahlenther. **20**, H. 2 (1925). — *Derselbe*, Strahlenschutzbestimmungen. Strahlenther. **24**, 766. — *Derselbe*, Etappenbestrahlung. Strahlenther. **26**, 712. — *Amann*, Wandlungen der Krebsbehandlung mit Röntgenstrahlen. Münch. med. Wschr. **1914**, H. 31. — *Derselbe*, Zur Strahlenbehandlung des Uteruscarcinoms. Münch. med. Wschr. **1917**, Nr 3. — *Amreich*, Untersuchungen über die Verbesserungsfähigkeit der Radiumtiefentherapie des Collumcarcinoms. Strahlenther. **10**, H. 2 (1920). — *Derselbe*, Radium-Röntgentherapie maligner Tumoren. Zbl. Gynäk. **1921**, 1177. — *Appeal*, An for the employment of the X-ray and desiccation in the treatment of cancer. Physic. Ther. **47**, 682—685. — *Arendt*, Die Behandlung inoperabler Carcinome des Uterus mit Radiumstrahlen. 14. Kongr. dtsch. Ges. Gynäk. München, 7.—10. Juni 1911; Dtsch. med. Wschr. **1911**, 32. — *Derselbe*, Über die Wirkung der Radiumstrahlen auf inoperable Uteruscarcinome. Berl. med. Ges., 25. Jan. 1911. Berl. klin. Wschr. **1911**, H. 8. — *Artom, V.*, Die Wirkung des Mesothoriums beim Uteruscarcinom. Rev. Acad. med. Roma, 7. März **1913**; Policlinico **1915**, H. 16. — *Aschheim, S.* u. *S. Meidner*, Erfahrungen mit intensiver Mesothorbestrahlung bei gynäkologischen Carcinomen. Z. Geburtsh. **77**, H. 1 (1915). — *Aschoff, Krönig* u. *Gauß*, Zur Frage der Beeinflußbarkeit tiefliegender Krebse durch strahlende Energie. Münch. med. Wschr. **1913**, Nr 7. — *Derselbe*, Radiumtherapie. 85. Naturforscherkongr., 21. bis 25. Sept. 1913. *Aulhorn*, Corpuscarcinom. Leipzig. gynäk. Ges. Zbl. Gynäk. **1910**, Nr 9, 313.

Babcock, W. W., Chemical hysterectomy. Amer. J. Obstetr. **7**, 693 (1924). — *Bachem*, Die physikalischen Grundlagen der Uterusbestrahlungen und die kombinierte Röntgen-Radiumbehandlung. Strahlenther. **12**, 979 (1921). — *Backer, P. de*, Technique de radiumthérapie profonde. J. Radiol. et Électrol. **7**, No 1, 20—32 (1923). Ref. Ber. Gynäk. **1**, 86 (1924). — *Baer*, Med. Klin. **1927**, 752. — *Baggs, R. H.*, (Pittsburg Pa.), Die Behandlung von malignen Tumoren. Amer. Roentgenol. Soc., 11.—14. Sept. 1912 Niagara Falls. Ref. Zbl. f. Röntgenstr. **1913**, S. 62. — *Bailey* and *Healy*, Cancer of the uterine cervix treated by irridiation. Methods of treatment and results in 1024 cases. J. amer. med. Assoc. **83**, Nr. 14, 1055/56 (1924). Ref. Ber. Gynäk. **8**, 166 (1925). — *Batley* u. *Quimby*, Die Radiumanwendung usw. Amer. J. Obstetr., Juli **1922**. — *Bardachzi, Franz* u. *Richard Epstein*, Zur Wahl der Dosis und Strahlenhärte bei bösartigen Neubildungen. Strahlenther. **33**, 139—141. — *Barsony*, Orv. Het. (ung.) **1913**, Nr 47. — *Bayer*, Med Klin. **1922**, Nr 51. — *Bayet*, Die Grenzen der Radiumtherapie für den tiefliegenden Krebs nach dem heutigen Stande der Wissenschaft. Strahlenther. **5**, 205 (1914). — *Beck, A.* u. *Engel, D.*, Strahlenther. **26**, 729. — *Bégouin*, Cancer du col de l'uterus. 4.Congr. Assoc. Gynec. et Obstétr., 1.—3. Okt. 1925. Ref. Internat. Radiotherapie **1**, 548 (1926). — *Behrens, A.*, Strahlenther. **26**, 602. — *Bentheim*, Ergebnisse der Strahlenbehandlung bei gynäkologischen Erkrankungen. Strahlenther. **12**, 133 (1921). — *Benthin, W.*, Erfahrungen mit Röntgen- und Radiumtherapie. Z. Geburtsh. **83**, H. 2 (1921). — *Berg* u. *Ellinger*, Über biologische Röntgenstrahlenwirkungen. II. Mitteilung: Die Abhängigkeit der Elektronenemission und Streustrahlung von dem chemischen Bau der bestrahlten Materie. Strahlenther. **14**, H. 3 (1923). — *Berven, Elis, J. Heyman* and *R. Thoraeus*, The technique in the treatment of tumours at radiumhemmet, Stockholm. Acta radiol. (Stockh.). **7**, 176; **10**, 1—70. — *Beuttner*, „Zur Radiumbehandlung des Uteruscarcinoms". Brüssel 1926; Soc. internat. Chir. Rom 1926. — *Bienenfeld*, Z. Geburtsh. **92**, 326. — *Bogdanovics*, Orv. Hetil. (ung.) **58** (1915). — *Bolaffio*, Der gegenwärtige Stand der gynäkologischen Radiotherapie. Strahlenther. **36** (1930). — *Borak*, Strahlenther. **25**, 105. — *Borell*, Beitrag zur Methodik der Röntgenbehandlung des Uteruscarcinoms. Zbl. Gynäk. **1920**, 313. — *Boyer*, Traitement des ulcérations du col utérin par le rayonnement total du Radium. Bull. méd. **40**, Nr 6, 140/141 (1926). Ref. Ber. Gynäk. **10**, 134 (1926). — *Bracht*, Zbl. Gynäk. **1927**, 1984. — *Derselbe*, Arch. Gynäk. **132**, 132. — *Brande*, Zbl. Gynäk. **1914**, Nr 48. — *Brandeß*, Meß- und Einstellapparat für die Röntgenbestrahlung des Uteruscollumcarcinoms. Eine Erwiderung auf die gleichnamige Arbeit von J. Palugyay in Band XXI dieser Zeitschrift. Strahlenther. **22**, 569 (1926). — *Brandt*, Die Scheidendosis. Ein Beitrag zur Radiumdosierung. Arch. Gynäk. **134**, 449 (1925). — *Braun* (Chemnitz), Hilfsmethoden bei der Röntgenbestrahlung des Carcinoma portionis. Verslg Naturforsch. Innsbruck 1924. Zbl. Gynäk. **1924**, 2342. — *Brooks, Clark D.*, Radiotherapy in inoperable carcinoma of the cervix. Amer. J. Roentgenol. **14**, Nr 6, 541/42 (1925). Ref. Ber. Gynäk. **10**, 646 (1926). — *Brooks, Clark D.* and *Wm. R. Clinton*, Radium treatment in cancer of the cervix. J. Michigan State med. Soc. **22**, Nr 2, 80—83 (1923). Ref. Ber. Gynäk. **1**, 89. — *Bumm, E.*, Zur Kenntnis der Wirkung der Röntgenstrahlen auf das Uteruscarcinom. Zbl. Gynäk. **1912**, 47, 1509. — *Derselbe*, Zur Klärung der „Aktinotherapieprobleme" bei Carcinom. Zbl. Gynäk. **1914**, H. 5. — *Derselbe*, Sechs Jahre Radium. Z. Gynäk. **1919**, Nr 1. — *Derselbe*, Über paravaginale Radiumbestrahlung. Verh. dtsch. Ges. Gynäk. **1922**, 221. — *Derselbe*,

Geburtshilfe und Gynäkologie. Dtsch. med. Wschr. **50**, Nr 44, 1728 (1924). — *Bumm* u. *P. Schäfer*, Strahlenbehandlung der Genitalcarcinome. Arch. Gynäk. **106**, 84 (1917). — *Bumm* u. *Voigts*, Zur Technik der Carcinombestrahlung. Münch. med. Wschr. **1913**, Nr 31, 1697. — *Bumm* u. *Warnekros*, Heilung tiefliegender Carcinome durch Röntgenbestrahlung von der Körperoberfläche aus. Münch. med. Wschr. 1914, H. 29, 1601. — *Del Buono*, Questioni di tecnica nella terapia Röntgen del carcinoma uterino (Kl. Spinelli). L'Actinoter. **3**, H. 1, 57—69 (1923). Ref. Ber. Gynäk. **1**, 32. — *Derselbe*, Zur Frage der Gebärmutterkrebsbestrahlung. Strahlenther. **16**, H. 5, 800—808 (1924). — *Burgheim*, Strahlenther. **27**, 297. — *Burnam* and *Neill*, A brief review of the indications and technical procedures employed by the authors in treatment of cancers of the uterine cervix and body. Radiology **5**, 104 (1925, Juli). Ref. Internat. Radiotherapie **1**, 549 (1926). — *Burrows*, Das Problem der Radiumtherapie des Krebses. Brit. med. J. **1922**, 3210. — *Butts, Donald C. A.*, Klinisch-experimentelle Studien über den Krebs und seine Behandlung mit Radium- und Röntgenstrahlen. Bol. Inst. Med. exper. Cánc. Buenos Aires **4**, 439—445 (1928) (span.), 446 (deutsche Zusammenfassung).

Caan, Albert, Über Radiumbehandlung der bösartigen Geschwülste. Münch. med. Wschr. **1909**, H. 42. — *Caffier*, Zbl. Gynäk. **7**, 390 (1927). — *Capizzano, Nicolas*, Radiumtherapie des Uteruskrebses. Rev. méd. lat.-amer. **10**, 236—243 (1924). Ref. Ber. Gynäk. **9**, 412 (1926). — *Cappelli, J.*, La radium Roentgen terapia dei tumori maligni. Osservazioni clinico-critiche su 688 casi trattati nel biennio 1927 bis 1928. Il Dermosifilogr. **4**, 197—224. — *Case*, Die neue Röntgenstrahlentherapie mit Kurzwellenstrahlen. J. amer. med. Assoc. **1922**, Nr. 4. — *Caspari*, Krebs und Immunität. Tagg dtsch. Röntgenges., 26. u. 27. Mai 1923. Zbl. Gynäk. **1923**, 1183. — *Derselbe*, Biologische Grundlagen zur Strahlentherapie der bösartigen Geschwülste. Dresden u. Leipzig: Theodor Steinkopff 1923. — *Cazin, M.*, Die Anwendung des Radiums bei der Behandlung des inoperablen Carcinoms. Soc. Chir. Paris, 5. Dez. 1913; Presse méd. **1913**, H. 102. — *Chambacher* u. *Descourt*, Beitrag zur Anwendung starker Dosen bei der Röntgentiefentherapie und des Carcinoms des Uterus. Presse méd. **1922**, Nr 47 u. 74. — *Chaoul, H.*, Über den Stand der Bestrahlungstherapie der malignen Tumoren. Med. Klin. **1929** I, Beih. 1, 9—10. *Chéron* et *Rubens-Duval*, Observations de cancers utérins et vaginaux traités par le rayonnement ultra-pénétrant du radium. Bull. Soc. Obstétr. Paris, Dez. **1909**. — *Dieselben*, Le traitement des cancers inoperables du col de l'utérus et du vagin par l'utilisation massive du rayonnement ultra-pénétrant du radium. Obstétr., Sept. **1910**, No 9. — *Dieselben*, Radiumthérapie des épithéliomes végétants du col de l'utérus primitifs ou récidivés. Soc. Gynéc., Dez. **1911**. — *Dieselben*, Guérison d'un cancer inopérable du col de l'utérus traité par le rayonnement ultra-pénétrant du radium. Bull. Soc. méd. Hôp. Paris, 11. Okt. **1912**; Presse méd. **1912**, No 84. — *Dieselben*, Über den Wert der Radiumtherapie in der Behandlung der uterinen und vaginalen Krebse. Fortschr. Röntgenstr. **21**, H. 2 (1913). — *Dieselben*, Wert der Radiumtherapie bei den Carcinomen des Uterus und der Vagina. Arch. Électr. méd. **1914**, 374. — *Chilaiditi*, Cancer avancé de la matrice, radium et roentgentherapie pénétrante. Gaz. méd. Orient **1925**, No 5/6. Ref. Internat. Radiotherapie **1**, 550 (1926). — *Choldin, S.*, Über Strahlensensibilisierung von Geschwülsten. Vestn. Chir. (russ.), H. 53, 161—167. — *Clark, John G.* and *B. Block*, Relative values of irradiations and radical hysterectomy for cancer of the cervix. Amer. J. Obstetr. **7**, 543—549 u. 625—627 (1924). Ref. Ber. Gynäk. **6**, 59 (1924). — *Clark, J. G.* and *L. K. Ferguson*, Carcinoma of the Cervix uteri as treated in the Gynaecologic department of the University Hospital. Amer. J. Obstetr. **13**, 144 (1927). — *Clement, Gage*, Radiosensitivity of tumors. Arch. physic. Ther. **10**, 545—548. — *Clyde, Donaldson* and *Knappenberger*, Radiumtreatment of inoperable carcinoma of the cervix uteri. Oklahoma med. Assoc. Radiol. **1925**, 353. Ref. Internat. Radiotherapie **1**, 550 (1926). — *Comet, A.*, Traitement d'un cancer du col de l'utérus par la curiethérapie pendant la grossesse. Thèse de Paris **1925**; Presse méd. **1925**, 66. Ref. Internat. Radiotherapie **1926** I, 550. — *Contard, H.*, Zusammenfassung der Grundlagen der röntgentherapeutischen Technik der tiefgelegenen Krebse. Strahlenther. **37** (1930). — *Contard* et *Regaud*, Résultats et technique de la röntgenthérapie dans les cancers du col de l'utérus. Gynéc. et Obstétr. **12**, No 4, 344—347 (1925). Ref. Ber. Gynäk. **10**, 132 (1926). — *Crile, G. W.*, Carcinoma of uterus. Amer. J. Obstetr. **7**, 528 (1924).

Daels et *de Backer*, Nouvelles techniques de curiethérapie du cancer du col utérin. Presse méd. **52**, No 38, 557—558 (1924). Ref. Ber. Gynäk. **7**, 66 (1925). — *Dieselben*, Beitrag zur Technik der intraperitonealen Bestrahlung des Gebärmutterkrebses. Strahlenther. **25**, 646 (1927). — *Daels, Frans* and *de Paul Backer*, Contribution to the technique of intraperitoneal irradiation of cancer of the cervix uteri. Brit. J. Radiol. **30**, Nr 305, 472—473 (1925). Ref. Ber. Gynäk. **11**, 374 (1926). — *Dannemann*, Diss. München 1921. — *Dannreuther*, Combined radium therapy and operation in the treatment of cancer of the uterus. Amer. J. Obstetr. **9**, Nr 5, 608—618 u. 711—713 (1925). Ref. Ber. Gynäk. **8**, 719 (1925). — *Dautwitz*, Die äußere Bestrahlung mit radioaktiven Substanzen. Strahlenther. **26**, 45 (1927).

Derselbe, Beitrag zur Radiumwirkung auf die Glykosurie bei Carcinombestrahlung. Strahlenther. **32** (1929). — *David, O.*, Strahlenther. **26**, 419. — *Deaver*, Radiumtherapie mit besonderer Rücksicht auf Erkrankung des weiblichen Beckens. Ther. Gaz., Juli **1922**. — *Dechambre, Sylvain*, Die Technik der Radiumbehandlung auf natürlichem Wege bei den Collumcarcinomen des Uterus. Thèse de Paris **1923**. — *Deelmann*, Z. Krebsforsch. **21** (1924). — *Degrais* u. *A. Belor*, Uteruscarcinom und Radium. Clinique **1924**, H. 15. — *Dieselben*, Uteruskrebs und Radium. Strahlenther. **5**, H. 1 (1914). — *Dieselben*, Que peut-on attendre du radium dans le traitement du cancer du col de l'utérus Clinique 18, No 16, 103—105 (1923). Ref. Ber. Gynäk. **1**, 355. — *Degrais* u. *Wickham*, Strahlenther. **3**, 457f. (1913). — *Dehler, H.*, Beeinträchtigt die Sekundärinfektion im Uteruscarcinom den Erfolg der Strahlenbehandlung? Strahlenther. **31** (1929). — *Delius, R.*, Z. Neur. **107**, 152. Ref. Ber. Gynäk. **12**, 232. — *Delporte, F.*, Les techniques du curiethérapie du cancer des organes génitaux de la femme. J. Radiol. et Électrol. **12**, H. 2, 42—58 (1923). Ref. Ber. Gynäk. **2**, 138 (1924). — *Delporte, Franz* et *Jean Cahen*, Curiethérapie du cancer des organes génitaux de la femme. Contribution casuistique. Le Cancer 1, No 1, 28—68 (1923). Ref. Ber. Gynäk. **7**, 519 (1925). — *Dieselben*, Traitement transabdominal des cancers inopérables du col utérin. (Résultats et statistique 1922—1926). Le Cancer 3, No 1, 21—54 (1926). Ref. Ber. Gynäk. **11**, 649 (1927). — *Dieselben* in Lazarus: Handbuch der ges. Strahlenheilkunde, Biologie, Pathologie u. Therapie. Bd. 2. München: J. F. Bergmann 1931. — *Delporte* et *Sluys*, Technique radio-chirurgicale dans les cancers du col utérin. J. Radiol. et Électrol. **7**, No 12, 550—551 (1923). Ref. Ber. Gynäk. **4**, 45 (1924). *Dessauer, F.*, Strahlenther. **27**, 364. — *Döderlein, A.*, Über Radiumtherapie in der Gynäkologie, insbesondere beim Uteruscarcinom. Ärztl. Ver. München, 26. Febr. 1913. Berl. klin. Wschr. **1913**, Nr 15. — *Derselbe*, Röntgen- und Mesothoriumbehandlung bei Myom und Carcinom des Uterus. 15. Verslg dtsch. Ges. Gynäk. Halle, 14. bis 17. Mai **1913**, 391. — *Derselbe*, Demonstrationen zur Radiumtherapie des Carcinoms. Gynäk. Ges. München, 19. Juni 1913. Münch. med. Wschr. **1913**, Nr 32. — *Derselbe*, Röntgenstrahlen und Mesothorium in der gynäkologischen Therapie, insbesondere auch bei Uteruscarcinom. Mschr. Geburtsh. **37**, 553 (1913). *Derselbe*, Die Verhandlungen über die Strahlentherapie des Carcinoms auf dem XV. Kongreß der Deutschen Gesellschaft für Gynäkologie in Halle. Mschr. Geburtsh. **38**, 51 (1913); Bayer. Ges. Geburtsh., 7. Dez. 1913; Zbl. Gynäk. **1914**, Nr 6. — *Derselbe*, Mesothorium- und Röntgenbehandlung der Uteruscarcinome. Strahlenther. **1913**, H. 2. — *Derselbe*, Demonstration eines durch Röntgenstrahlen merkwürdig gebesserten Falles von inoperablem Carcinom. Gyn. Ges. München, 23. Jan. 1913. Münch. med. Wschr. **1913**, Nr 8. — *Derselbe*, Ein Fehlschlag in der Röntgentherapie. Gynäk. Ges. München, 22. Jan. 1914. Med. Klin. **1914**, H. 14. — *Derselbe*, Zur Strahlenbehandlung der Krebse. Zbl. Gynäk. **1915**, H. 12, 185. — *Derselbe*, Der gegenwärtige Stand der Strahlenbehandlung in der Gynäkologie. Münch. med. Wschr. **1916**, Nr 50. — *Derselbe*, Strahlentherapie bei Carcinom. Beitr. klin. Chir. **95**, H. 3, 584 (1916). — *Derselbe*, Krebsheilung durch Strahlenbehandlung. Arch. Gynäk. **109**, H. 3 (1918). — *Derselbe*, Über die Strahlenbehandlung des Collumcarcinoms des Uterus. Münch. med. Wschr. **1922**, 221. Disk. Arch. Gynäk. **117**, 273 (1922). — *Derselbe*, Die Therapie der gynäkologischen Krebse mit radioaktiven Substanzen. Tagg Röntgenges. Heidelberg, 26. u. 27. Mai 1923. Ref. Zbl. Gynäk. **1923**, 1180; Strahlenther. **15**, H. 6, 766—769 (1923); Zbl. Gynäk. **1925**, Nr 16. — *Derselbe*, Operative oder Strahlenbehandlung des Corpuscarcinoms? Zbl. Gynäk. 50, Nr 14, 847—850 (1926). *Döderlein, G.*, Kritische Untersuchungen zur Carcinomfrage. Arch. Gynäk. **120**, 201 (1923). — *Döderlein, Albert, Gustav Döderlein* u. *Friedrich Voltz*, Über das Uteruscarcinom und seine Strahlenbehandlung. Acta radiol. (Stockh.) **6**, H. 1/6, 335—358 (1926). — *Döderlein* u. *Krönig*, Operative Gynäkologie, 5. Aufl. Leipzig: Georg Thieme. 1924. — *Domagk*, Med. Klin. **1927**, 345. — *Dominici*, Sitzungsberichte der „Académie de medicine". Paris, Juni 1909. Ref. Münch. med. Wschr. **1909**, 1766. *Derselbe*, Radiumthérapie et réceptivité des tissus normaux et pathologiques. Esculape, Febr. **1911**. — *Dominici* et *Chéron*, Traitement des cancers profonds par le Radium. J. de Physiothér., 15. März **1910**, 87. — *Dominici* and *Warden*, The Technique and Results od Radium-Therapy in malignant disease. London: J. u. A. Churchill 1912. — *Donald, Max* and *T. Ross*, Radium in malignant disease and varicose ulceration. Brit. med. J. **1912**, Nr 2658, 1529. — *Donaldson, Clyde O.*, Tretament of cancer of the cervix. Radiology **12**, 419—422. — *Donaldson* u. *Ganti*, Beobachtungen an 50 Fällen von Cervixcarcinomen, die mit Radium behandelt wurden. Brit. med. J. **1922**, 3262. — *Dorneich, M.*, Über die Frage der Verteilung der Röntgenstrahlenintensität im Körper bei Tiefentherapiebestrahlungen. 1. Krit. Rückblick und Grundsätzliches. Strahlenther. **38** (1930). — *Drießen, L. F.*, Chemische Uterusexstirpation bei Corpuscarcinom. Zbl. Gynäk. **1927**, 272. — *Durham, Paul E.*, Intraperitoneal implantation of cervical carcinoma. New technic for the implantation of cervical carcinoma and the extensions in the parametria with radium emanation in capillary tubes by the intraabdominal route. Med. J. a. Rec. **121**, Nr 10, 597—600 (1925). Ref. Ber. Gynäk. **8**, 882 (1925). — *Dyroff*, Fortschr. Röntgenstr. **36**, Beih., 65.

Eckelt, Qualität der Radium- und Röntgenstrahlen und ihre Bedeutung für die Behandlung des Collumcarcinoms. Arch. Gynäk. **110**, 685 (1919). — *Derselbe,* Weitere Erfahrungen mit der Radium- und Röntgenbestrahlung der Collumcarcinome. Verh. dtsch. Ges. Gynäk. **1920**. — *Eckstein,* Erfahrungen und Erfolge mit der Röntgentiefentherapie bei gynäkologischen Erkrankungen. Zbl. Gynäk. **1919**, Nr 3. — *Edelberg, H.,* Zur Therapie des Portiocarcinoms. Akuscherstwa i Gynek. **1924**, Nr 6. — *Edling, L.,* Über Radiumbehandlung von malignen Tumoren des Uterus. Nord. med. Ark. (schwed.) **1911**, H. 1. — *Derselbe,* On plastic means of application in radium therapy. Acta radiol. (Stockh.) **1**, H. 1, 60 (1921). — *Engelhorn,* Über den derzeitigen Stand der Strahlentherapie in der Gynäkologie. Strahlenther. **3**, H. 1 (1913). — *D'Erchia,* Neue Probleme der Carcinombehandlung. Zbl. Gynäk. **49**, 2234. — *Eymer,* „Die Röntgenstrahlen in Gynäkologie und Geburtshilfe". Hamburg: Lucas Gräfe u. Sillem 1913. — *Derselbe,* Der derzeitige Stand der Strahlentherapie an der Heidelberger Frauenklinik. Mittelrhein. Gyn. Ges., 14. Dez. 1913. Mschr. Geburtsh. **1913**. — *Derselbe,* Experimentelles zur Bleifilterbestrahlung. Strahlenther. **8**, H. 2, 407 (1917). — *Derselbe,* Die Entwicklung der gynäkologischen Strahlentherapie. Zbl. Gynäk. **1919**, Nr 3. — *Derselbe,* Zur Technik der intrauterinen und intravaginalen Radiumanwendung. Zbl. Gynäk. **1922**, 1183. — *Derselbe,* Verh. dtsch. gynäk. Ges. **1925**. — *Derselbe,* Die gynäkologische Radiumbehandlung. Strahlenther. **26** (1927). — *Derselbe,* Die gynäkologische Radiumbehandlung. Verh. dtsch. Röntgen-Ges. **18**, 60 (1927). — *Derselbe,* Die Radiumbehandlung in der Gynäkologie. Med. germ.-hisp.-amer. **1927**. — *Derselbe,* Radiumbehandlung in der Gynäkologie. Dtsch. med. Wschr. **1927**, 2069. — *Derselbe,* Die gynäkologische Radiumbehandlung. Strahlenther. **26**, 65 (1927).

Fabre, S., Radiumtherapie in Gynecology. Arch. of Röntgen-Ray **1910**, Nr 124. — *Farrar, Lilian K. P.,* Radium for carcinoma of the cervix; operation. Surg. Clin. Amer. **5**, Nr 2, 560—562 (1925). Ref. Ber. Gynäk. **8**, 880 (1925). — *Derselbe,* Die Reaktion des Gewebes bei der Behandlung des Portiocarcinoms mit Radium und die Bedeutung von Verletzungen der Cervix für die Entstehung des Krebses. Trans. amer. gynec. Soc. **51**, 106, 1368 (1926). — *Faure,* Ultrapenetrierende Radiumstrahlen bei der Behandlung des Uteruscarcinoms. Soc. Obstétr. Gynec. Paris, 5. Juli 1913. Presse méd. **1913**, No 61. — *Derselbe,* Traitement du cancer du col de l'utérus. Presse méd. **31**, No 41, 461—463 (1923). Ref. Gynäk. **2**, 26. — *Fehling,* Wirkung radioaktiver Mittel auf Krebsgewebe. Unterelsäß. Ärztever. Straßburg, 8. Nov. 1913. Dtsch. med. Wschr. **1914**, H. 6. — *Derselbe,* Operative und Strahlenbehandlung bei gutartigen und bösartigen Geschwülsten der Gebärmutter. Münch. med. Wschr. **1914**, Nr 49. — *Ferroux, Monod et Regaud,* Traitement des cancers du col de l'utérus par les foyers extérieurs de radium. Technique et premiers résultats. Gynec. et Obstétr. **12**, 342—344 (1925). Ref. Ber. Gynäk. **10**, 367 (1926). — *Dieselben,* Traitement des cancers du col de l'utérus par de foyers extérieus de radium à distance. Technique et premiers résultats. J. Radiol. et Électrol. **10**, 21—23 (1926). Ref. Ber. Gynäk. **10**, 366 (1926). — *Flatau,* Zur Klärung der Aktinotherapieprobleme bei Carcinom. Zbl. Gynäk. **1914**, H. 1/2. — *Derselbe,* Über Strahlenbehandlung des Gebärmutterkrebses. Zbl. Gynäk. **1919**, Nr 7, 134. — *Derselbe,* Strahlenbehandlung des Carcinoms. Zbl. Gynäk. **47**, 737. — *Derselbe,* Eine Verbesserung der intrauterinen Radiumanwendung. Zbl. Gynäk. **1922**, 36. — *Forestier, Jacques,* Principes du traitement du cancer de l'utérus par le radium. Le Scalpel **76**, Nr 14, 365—368 (1923). Ref. Ber. Gynäk. **1**, 355. — *Forsdike,* Cancer of the uterus treated by Radium and X-rays. Soc. internat. Chir. Roma, April **1926**. — *Derselbe,* Behandlung des Uteruscarcinoms. Ref. 7. internat. Chir.kongr. Rom, April **1926**. Gaz. Hôp. **1926**, No 35. — *Forssell,* Oefersikt öfver resultaten af svulstbehandling vid Radiumhemmet, Stockholm 1910/11. Nord. Tijdskr. Ter. **1912**, H. 1. Ref. Zbl. Röntgenol. **1913**, 46. — *Forssell, G.,* Strahlentherapie maligner Tumoren in Schweden, mit besonderer Berücksichtigung der Erfahrungen des Radiumhemmets. Strahlenther. **37** (1930). — *Foveau, de Courmelles,* Die Röntgenstrahlen und das Radium in der Gynäkologie. Arch. Électr. méd. **1913**, No 365. — *Derselbe,* Röntgen- und Radiumstrahlen in der Gynäkologie. J. Physiothér. **1913**, No 129; Strahlenther. **3**, H. 2 (1913). — *Derselbe,* Das Radium in der gynäkologischen Therapie. Gaz. Hôp. **1914**, H. 4. — *Derselbe,* Radium and cancer of the cervix uteri. Physic. Ther. **44**, Nr 12, 584—588 (1926). Ref. Ber. Gynäk. **12**, 215 (1927). — *Fraenkel,* Wien. klin. Wschr. **1924**, Nr 5. — *Fraenkel, L.,* Fortschr. Ther. **3**, 417. Ref. Zbl. Radiol. **4**, 48. — *Derselbe,* Beobachtungen an Fällen von Collumcarcinom, die nach Bestrahlung operabel wurden. Zbl. Gynäk. **50**, Nr 14, 862—865 (1926). — *Fraenkel, M.,* Die Röntgenreizdosen in der Gynäkologie mit besonderer Berücksichtigung der Krebsbekämpfung. Zbl. Gynäk. **1920**, 1285. — *Frank, Louis,* The treatment of cancer of the uterus with radium. South. med. J. **15**, Nr 6, 489—495 (1922). Ref. Ber. Gynäk. **6**, 312 (1925). — *Frankl, O.,* Strahlenbehandlung bösartiger Geschwülste mit Radium und Mesothorium. Zweifel-Payr, Die Klinik der bösartigen Geschwülste, Bd. 3, S. 511. Leipzig: S. Hirzel 1927. — *Frankl-Amreich,* Zbl. Gynäk. **1920**, Nr 26. — *v. Franqué,* Über den gegenwärtigen Stand der Strahlenbehandlung des Gebärmutterkrebses. Z. Geburtsh. **77**, 244 (1915). — *Derselbe*, Die Strahlenbehandlung in der Gynäkologie. Niederrhein. Ges. Natur- u. Heilk. Bonn, 28. Juni 1915. Med. Klin. **1915**, Nr 34, 956. — *Derselbe*, Zur Strahlenbehandlung der Uteruskrebse. Tagg dtsch. Ges. Strahlenther. Kreuznach **1922**. Zbl. Gynäk. **1922**, 920. — *Derselbe*, Bemerkungen zur Strahlenbehandlung des Uteruskrebses und der Dysmenorrhoe. Med. Klin. **1922**, Nr 26, 817. — *Derselbe*, Strahlenbehandlung der Genitalcarcinome. Strahlenther. **21**, 187—221 (1926). — *Franz*, Zur Behandlung des Uteruscarcinoms. Arch. Gynäk. **109**, H. 1/2 (1918). — *Freund, H.*, Intraperitoneale Verwendung von Radium. Dtsch. med. Wschr. **1914**, H. 25. — *Derselbe*, Die therapeutische Verwendung von Radium und Mesothorium. Straßburg. med. Ztg., Jan. **1914**. — *Freund, L.*, Die gegenwärtigen Methoden und Erfolge der Krebsbestrahlung mit verteilten Dosen. Strahlenther. **37** (1930). — *Friedländer, W.*, Über lokale Mesothoriumtherapie. Berl. klin. Wschr. **1912**, Nr 15. — *Friedrich, W.*, Physikalische Grundlagen der Radiumtherapie. Strahlenther. **26**, 4 (1927). — *Friedrich* u. *Behne*, Über die Bedeutung der Bestrahlungstechnik für die Stärke der biologischen Wirkung der Röntgenstrahlen auf das Uteruscarcinom. Strahlenther. **11**, 35 (1920). — *Friedrich, W.* u. *O. Glaser*, Strahlenther. **14**, 262f. (1923). — *Fürst, W.*, Zbl. Gynäk. **1925**, Nr 5, 247f. — *Derselbe*, Zur Frage der Strahlenbehandlung der Collumcarcinome. Zbl. Gynäk. **1926**, Nr 43, 1938. — *Derselbe*, Unsere Indikationsstellung zur Strahlentherapie bei den bösartigen Erkrankungen des weiblichen Genitale. Schweiz. med. Wschr. **56**, 313—321 (1926). — *Derselbe*, Zu den Bemerkungen von Neuwirth: „Zur Frage der Strahlenbehandlung der Collumcarcinome". Zbl. Gynäk. **1926**, Nr 51a. — *Derselbe*, Zbl. Gynäk. **1927**, 1115. — *Derselbe*, Schweiz. med. Wschr. **1927**, Nr 25. — *Derselbe*, Der heutige Stand der Bestrahlungsfrage in der Therapie der Collumcarcinome. Arch. Gynäk. **130**, H. 2. *Derselbe*, Zbl. Gynäk. **1927**, Nr 44, 2830. — *Derselbe*, Untersuchungen über die Dosierung harter Röntgenstrahlung aus Fernfeldern bei der Behandlung des Collumcarcinoms. Strahlenther. **33**, 601—636; **34**, 340—380, 501—540. — *Füth*, Disk. niederrhein.-westfäl. gynäk. Ges., 24. Mai 1914. — *Füth* u. *Ebeler*, Röntgen- und Radiumbehandlung des Uteruscarcinoms Z. Gynäk. **1915**, H. 14, 217.

Gaerthner u. *Klövekorn*, Strahlenther. **26**, 211. — *Gaeßler, E. O.*, Über die Auswirkung der Röntgen- und Radiumbestrahlung im Stoffwechselbild von Gebärmutterkrebskranken. Strahlenther. **37** (1930). — *Gagey, Jean*, Note complémentaire sur une observation de radiothérapie pour cancer utérin avec gestation consécutive. Bull. Soc. Obstétr. Paris **12**, No 3, 168/169 (1923). Ref. Ber. Gynäk. **3**, 242 (1924). — *Derselbe*, Sur le traitement curiethérapique du cancer du col operable. Bull. Soc. Obstétr. Paris **13**, No 1, 22—28 (1924). Gynéc. et Obstétr. **23**, No 2, 91—94 (1924). Ref. Ber. Gynäk. **5**, 110 (1924). — *Gál*, Strahlenther. **27**, 27. — *Derselbe*, Überraschende Besserungen durch kleine Röntgendosen in als unrettbar angesehenen Uteruscarcinomfällen? Strahlenther. **31** (1929). — *Derselbe*, Die Entwicklung der gynäkologischen Röntgenbehandlung während der letzten 10 Jahre in der II. Universitäts-Frauenklinik Budapest. Strahlenther. **37** (1930). — *Gamborow*, 13 Jahre Strahlenbehandlung des Uteruscarcinoms. Strahlenther. **30**, 467 (1928). — *Gauß, C. J.*, Fortschr. Röntgenstr. **40**, Kongreßh. — *Derselbe*, Gynäkologische Tiefentherapie. Strahlenther. **2**, 623 (1913). — *Derselbe*, Zur Technik der gynäkologischen Mesothoriumtherapie. Strahlenther. **3**, H. 1, 348 (1913). — *Derselbe*, Gynäkologische Tiefentherapie. 4. internat. Kongr. Physiother., 26.—30. März 1913. Zbl. Röntgenstr. **1193**, 288. Berl. med. Ges., 3., 10., 17. Dez. 1913. — *Derselbe*, Über die Prinzipien der Strahlenbehandlung gutartiger und bösartiger Geschwülste. Strahlenther. **5**, 379 (1914). — *Derselbe*, Klinische Erfahrungen mit der Radium- und Mesothoriumbehandlung bösartiger Geschwülste. Ärztl. Ver. Marburg, 21. Febr. 1914. Med. Klin. **1914**, H. 15. — *Derselbe*, Strahlenther. **27**, 5. — *Gauß, C. J.* u. *H. Lembcke*, „Röntgentiefentherapie, ihre theoretischen Grundlagen, ihre praktische Anwendung und ihre klinischen Erfolge". 1. Sonderband der Strahlentherapie. Berlin: Urban u. Schwarzenberg 1912. — *Gellhorn*, Die neue Richtung in der gynäkologischen Behandlungsweise. Amer. J. Obstetr. **3** (1922). — *Derselbe*, Die Behandlung des Uteruscarcinoms mit Aceton und Radium. Zbl. Gynäk. **1927**, 3114. — *Gendreau, J. E.*, A review of the present status of radiotherapy of cancers. Amer. J. physic. Ther. **6**, 343—347. — *Gentil* u. *Guedes*, Über die Radiumbehandlung des Uteruskrebses. Lisboa méd. **1925**, Nr 8/9, 465. Ref. Internat. Radiother. **1**, 560 (1926). — *Giesecke*, Unsere Erfahrungen mit der gynäkologischen Strahlentherapie. Strahlenther. **11**, 739 (1920). — *Mc. Glinn*, Der Wert des Radiums für die Gynäkologie. Ther. Gaz., Sept. **1922**. — *Glocker*, Physikalische Wirkung. Fortschr. Röntgenstr. **36**, Beih., 80. — *Derselbe*, Strahlenschutz. Strahlenther. **22**, 193. — *Gould, Alfred Pearay*, The treatment of inoperable cancer. Lancet **184**, H. 4, 215 (1913). Zbl. Röntgenol. **1913**, 253. — *Graff, E. v.*, Über die bisherigen Erfolge mit Radium und Röntgenstrahlen bei der Krebsbehandlung. Strahlenther. **5**, H. 2, 627 (1914). — *Grandclaude* et *Y. L. Wickham*, Traitement des états infectieux surajoutés dans le cancer du col de l'utérus. Bull. Assoc. franç. Étude Canc. **18**, No 4 (1929, April). — *Granzow, Joachim*, Die Strahlenbehandlung des Krebses in Schweden. Bericht über einen Studienaufenthalt am

Radiumhemmet in Stockholm. Med. Klin. **1929** II, 1357—1359. — *Graves, William P.*, Cancer of the cervix uteri. Boston med. J. 188, Nr 25, 1006—1008 (1923). Ref. Ber. Gynäk. **2**, 432 (1924). — *Derselbe*, Contraindications to the use of radium in gynecology. Amer. J. Obstetr. 9, Nr 4, 445—452, 562—566 (1925). Ref. Ber. Gynäk. **8**, 597 (1925). — *Greenough, Robert B.*, The treatment of malignant diseases with radium and X-ray. Cancer of the cervix. Surg. etc. 39, Nr 1, 18—26 (1924). Ref. Ber. Gynäk. **6**, 361 (1925). — *Grusdew*, Zur Radiumtherapie des Uteruskrebses. Kazan. med. Ž. 20, Nr 1, 48—62 (1924). Ref. Ber. Gynäk. **5**, 116 (1924). — *Gunsett*, Die Radiumfrage bei der Krebsbehandlung. Arch. Électr. méd. **1913**, H. 369. — *Derselbe*, Die Frage der Radiumbehandlung der gynäkologischen Krebse in Frankreich. Unterels. Ärztever. Straßburg, 8. Nov. 1913. Berl. klin. Wschr. **1913**, H. 49; Strahlenther. 4, H. 1 (1914).

Haendly, Die Verwendung der strahlenden Energie in der Gynäkologie. Ther. Mschr. **1913**, H. 11. — *Derselbe*, Die Strahlenbehandlung des Carcinoms. Zbl. ärztl. Fortbildg **1914**, H. 2. — *Halban*, Die Radiumbehandlung des Uteruscarcinoms (Arosion der Vena hypogastrica). Zbl. Gynäk. **1915**, Nr 15, 246. — *Halberstaedter*, Intrakorporale Radiumbehandlung. Einlage-, Nadel-, Spickverfahren und biologische Grundlagen. Strahlenther. **26** (1927). — *Derselbe*, Zur Technik der intratumoralen Behandlung mit Thor-X. Strahlenther. **29** (1928). — *Halter*, Zbl. Gynäk. **1924**, Nr 37. — *Hamm*, Technik und Resultate der Strahlentherapie. Berl. klin. Wschr. **1913**, H. 49. — *v. Hansemann*, Über Veränderungen der Gewebe und der Geschwülste nach Strahlenbehandlung. Berl. klin. Wschr. **1914**, Nr 23, 1064. — *Haret*, Einführung von Radium in das Gewebe durch Elektrolyse. Acad. Méd. Paris, 21. Mai 1911. — *Haultain*, Radiotherapy in gynecology. Edinburgh med. J. 30, Nr 7, 289—297 (1923). Ref. Ber. Gynäk. **2**, 350 (1924). — *Haupt, Walter*, Zur Technik der Röntgenbehandlung des Uteruscarcinoms. Richtungsanzeiger zum genauen Einstellen des Strahlenkegels auf das Collum und zur Tiefenlagenbestimmung. Strahlenther. 21, 132—139 (1925). — *Haupt* u. *Pinoff*, Der erweiterte Röntgen-Wertheim. Berl. klin. Wschr. **1921**, H. 8. — *Hauschting*, Erythemdosis und Carcinomdosis der Radiumstrahlen. Arch. Gynäk. **113**, H. 1 (1920). — *Healy, William P.*, Cancer of the uterus and its treatment by irradiation. Amer. J. Obstetr. 19, Nr 6, 789—798, 870—873 (1925). Ref. Ber. Gynäk. **9**, 863 (1925). — *Derselbe*, Radium therapy in carcinoma of the cervix. N. Y. State Med. 27, Nr 3, 116—119 (1927). Ref. Ber. Gynäk. **12**, 296 (1927). — *Heidenhain*, Die Aussichten der Strahlentherapie wider die Carcinome. Strahlenther. 5, 25 (1914). — *Derselbe*, Operation oder Bestrahlung? Münch. med. Wschr. **1914**, Nr 32, 1781. — *Heidler*, Arch. klin. Chir. **140**, 62. — *Heimann*, Die gynäkologische Röntgentherapie. Mschr. Geburtsh. März **1913**. — *Derselbe*, Zur Röntgentiefentherapie. Strahlenther. 3, H. 1 (1913). — *Derselbe*, Röntgenstrahlen und Mesothorium in der Gynäkologie. Gynäk. Rdsch. **1914**, H. 13. — *Derselbe*, Erfahrungen in der Gynäkologie mit der Kombination Mesothorium-Röntgen-Bestrahlung. Med. Klin. **1914**, H. 5. — *Derselbe*, Zur Strahlentiefenwirkung. Berl. klin. Wschr. **1915**, Nr 47, 1210. — *Derselbe*, Die physikalischen, technischen und klinischen Grundlagen der Strahlentherapie der Breslauer Frauenklinik. Ther. Mh. **1915**, H. 11, 602. — *Derselbe*, Strahlenther. 10, 867 (1920). — *Derselbe*, Strahlentherapeutische Besonderheiten. Gynäk. Ges. Breslau, 19. Juni 1923. Zbl. Gynäk. **1924**, 41. — *Heineke*, Zur Theorie der Strahlenwirkung, insbesondere über die Latenzzeit. Münch. med. Wschr. **1914**, H. 15. — *Henkel*, Zur Strahlentherapie in der Gynäkologie. Die Behandlung der Uteruscarcinome. Münch. med. Wschr. **1914**, H. 3/5. — *Heurich*, Carcinombekämpfung und Röntgenreizdosen. Zbl. Gynäk. 44, 1285. — *Heyman, J.*, Erfahrungen mit der Radiumbehandlung (vorläufige Mitteilung). Arch. Gynäk. **107**, 387 (1917). — *Derselbe*, Die Radiumbehandlung des Uteruskrebses. Arch. Gynäk. **108**, 229 (1918). — *Derselbe*, Technik und Ergebnisse in der Behandlung des Cervixcarcinoms im „Radiumhemmet" Stockholm. J. Obstetr. 31, Nr 1 (1924). — *Derselbe*, Discussion on the treatment of inoperable cancer of the female pelvic organs. Brit. med. J. **1925**, Nr 3384, 827—841. Ref. Ber. Gynäk. **9**, 684 (1925). — *Derselbe*, Über die Behandlung der inoperablen Carcinome der weiblichen Beckenorgane. Strahlenther. 23, H. 1, 15—50 (1926). — *Derselbe*, Radiologische oder operative Behandlung von Cancer uteri (a. d. Schwedisch. übers. v. Dr. R. Popper, Stockholm). Strahlenther. **29** (1928). — *Derselbe*, Die Strahlentherapie als vollständiger oder teilweiser Ersatz der Operation bei der Behandlung von Carcinomen des Uterus, der Vagina und der Ovarien. Strahlenther. **37** (1930). — *Heynemann*, Gynäkologische Strahlentherapie. Ther. Mh. **1915**, H. 2, 78. — *Hirsch*, Gegenwärtiger Stand und Aussichten der Röntgen-, Radium-, und Mesothoriumtherapie bei malignen Tumoren in der Gynäkologie. Ärztl. Ver. München, 15. Okt. 1913. Berl. klin. Wschr. **1913**, H. 46. Berl. med. Ges., 3., 10., 17. Dez. 1913. — *Derselbe*, Zbl. Gynäk. **1922**, Nr 49. — *Derselbe*, Die Röntgenstrahlen-, Radium- und Mesothoriumtherapie bei malignen Tumoren in der Gynäkologie. Fortschr. Röntgenstr. 21, H. 2 (1914). Diskussion zu Hofbauer. Arch. Gynäk. **120**, 207 (1923). — *Derselbe*, Med. Klin. **1923**, Nr 11. — *Derselbe*, Weitere Erfahrungen mit der Hypophysenbestrahlung. Zbl. Gynäk. 48, Nr 3, 76 (1924). — *Derselbe*, Die Röntgenbestrahlung bösartiger Tumoren in Verbindung mit Dextrocidbehandlung. Strahlenther. **26** (1927). — *Derselbe*, Weitere Erfahrungen mit der Röntgen-Detrocidbehandlung bösartiger Tumoren und ihr weiterer Ausbau. Strahlenther. **33**, 696—703. — *Derselbe*, Hilfsmethoden bei der Strahlenbehandlung des Krebsleidens. Strahlenther. **37** (1930). — *Hoed, Den*, Strahlenbehandlung des Gebärmutterkrebses. Nederl. Tijdschr. Geneesk. **70 II**, Nr 10, 1070—1081 (1926). Ref. Ber. Gynäk. **11**, 374 (1926). — *Hölder*, Über Strahlenbehandlung in der Gynäkologie. Med.-naturwiss. Ver. Tübingen, 15. Dez. 1913. Münch. med. Wschr. **1914**, H. 8. — *Hofbauer*, Klinische Beobachtungen bei Hypophysenbestrahlungen, insbesondere beim Carcinom. Verh. Ges. Gynäk. **1923**; Arch. Gynäk. **120**, 194 (1923). — *Hofmeier*, Zur Frage der ausschließlichen Strahlenbehandlung operierbarer Uteruscarcinome. Zbl. Gynäk. **1915**, Nr 1, 1. Disk. Arch. Gynäk. **117**, 270 (1922). — *Derselbe*, Mschr. Geburtsh. **70**, 343f. (1925). — *Derselbe*, Zur Anatomie und Therapie des Carcinoma corporis uteri. Z. Geburtsh. **82**. — *Hohlfelder*, Ferngroßfelderbestrahlung oder Röntgen-Wertheim? Strahlenther. **11**, 917 (1920). — *Derselbe*, Was kann man heute von der Röntgentherapie der sog. inoperablen Tumoren erwarten? Strahlenther. **33** (1929). — *Derselbe*, Gegenwärtige Methoden der Krebsbestrahlung und ihre Erfolge. Die Sättigungsmethode nach Pfahler und Kingery. Strahlenther. **37** (1930). — *Holger, Rud.*, A histological investigation of a case of cancer of the cervix of the uterus cured locally by radium and X-ray treatment. Acta obstetr. scand. (Stockh.) **4**, H. 1/2, 66—78 (1925). Ref. Ber. Gynäk. **10**, 645 (1926). — *Holzbach*, Woran sterben die inoperablen Collumcarcinome. Zbl. Gynäk. **47**, 1893 (1923). — *Holzknecht*, Zur Carcinomtherapie. 15. Tagg dtsch. Röntgenges. ref. Zbl. Gynäk. **46**, 1176 (1924). — *Hornung*, Z. Geburtsh. **91** 203f. (1927). — *Hubert*, Zur Frage: Soll das operable Collumcarcinom radikal operiert oder bestrahlt werden? Strahlenther. **37** (1930). — *Hüssy*, Zwei Jahre Radium im Frauenspital Basel. Mschr. Gynäk. **48**, H. 6 (1918). — *Derselbe*, Die moderne Therapie des Uteruscarcinoms. Schweiz. med. Wschr. **1925**, Nr 50. — *Derselbe*, Schweiz. med Wschr. **55**, 1129f. (1925). — *Hüssy* u. *Herzog*, Abwehrfermente nach Carcinombestrahlung. Zbl. Gynäk. **40**, 886. — *Hueter*, Ein Fall von Portiocarcinom, das mit Mesothorium bestrahlt wurde. Altona. ärztl. Ver., 21. Jan. 1914. Münch. med. Wschr. **1914**, H. 10.

Ikeda, Zbl. Gynäk. **1927**, 407.

Jakobs, Die Erfolge der gynäkologischen Radiumtherapie, Bd. 17. Internat. Kongr. London, 5.—12. Aug. 1913. — *Derselbe*, Erfahrungen über die Steigerung der Röntgenstrahlenwirkung mit Dextrocid. Strahlenther. **29** (1928). — *Derselbe*, Zbl. Röntgenstr. **1913**, 482. — *Jarre*, Klin. Wschr. **1924**, Nr 14. — *v. Jaschke*, Das Kernproblem im Kampfe gegen das Uteruscarcinom. Strahlenther. **35** (1930). — *v. Jaschke* u. *Siegel*, Die Ferngroßfelderbestrahlung in der gynäkologischen Röntgentiefentherapie, speziell des Uteruscarcinoms. Münch. med. Wschr. **1920**, Nr 21. — *Johannsen*, Inoperable Carcinome, Antimeristembehandlung. Zbl. Gynäk. **36**, 426. — *Jones, Thomas E.*, The rôle of radium in benign and malignant tumors of the uterus. Illinois med. J. **45**, Nr 4, 255—258 (1924). Ref. Ber. Gynäk. **5**, 335 (1924). — *Derselbe*, The rôle of radium in the treatment of cancer of the cervix. Amer. J. Obstetr. **9**, Nr 5, 662—666, 711—713 (1925). Ref. Ber. Gynäk. **8**, 880 (1925). — *Jung*, Zur Mesothoriumbehandlung von Genitalcarcinomen. Strahlenther. **3**, 246 (1913). — *Derselbe*, Mesothoriumbehandlung bei Genitalcarcinomen. Med. Ges. Göttingen, 25. Juni 1913.

Kaboth, G., Über die isolierte Radiumapplikation auf den Fundus uteri (Fundusverödung). Strahlenther. **37** (1930). — *Kaestle*, Einiges über Technik und Erfolge meiner gynäkologischen Röntgenbestrahlungen. Fortschr. Röntgenstr. **29**, H. 2 (1913). — *Kaplan, J. J.*, Treatment of the malignancy of cervix by Radium. Radiology **9**, 314 (1927). — *Keene, F. E.*, Treatment of carcinoma of the cervix by irradiation. Surg. Clin. N. Amer. **6**, Nr 1, 113—118 (1926). Ref. Ber. Gynäk. **11**, 374 (1926). — *Keetmann* u. *Mayer*, Gesichtspunkte für die Mesothoriumtherapie. Strahlenther. **3**, H. 2 (1913). — *Kehrer, E.*, Die wissenschaftlichen Grundlagen und Richtlinien der Radiumbehandlung des Uteruscarcinoms. Arch. Gynäk. **108**, H. 2/3 (1918). — *Derselbe*, Über Tiefenwirkung und Reizdosierung des Radiums bei der Carcinombestrahlung. Münch. med. Wschr. **1918**, Nr 27, 718. — *Derselbe*, Zur Radiumtherapie der Uteruskrebse. Strahlenther. **11**, 865 (1920). — *Derselbe*, Die Radiumbestrahlung bösartiger Neubildungen. Verh. ref. dtsch. Ges. Gynäk. Berlin **1920**. — *Derselbe*, Zbl. Gynäk. **1920**, Nr 25. — *Derselbe*, Radiumbestrahlung. Verh. dtsch. Ges. Gynäk. **1922**. Arch. Gynäk. **117**, 261. — *Derselbe*, Diskussion zum Krebsthema. Arch. Gynäk. **120**, 214 (1923). — *Kehrer* u. *Lahm*, Über die Grenzen der Radiumtherapie des Collumcarcinoms. Strahlenther. **10**, H. 1 (1920). — *Keil*, Technik der Mesothoriumbehandlung bei gynäkologischen Fällen. Münch. med. Wschr. **1914**, Nr 20, 1108. — *Keith, D. Y.* and *J. P. Keith*, Radiation in the female pelvis. Radiology **6**, Nr 6 (1925). Ref. Internat. Radiotherapie **1**, 566 (1926). — *Keitler*, Zur Radiumbehandlung des Gebärmutterkrebses. Wien. klin. Wschr. **1913**, H. 45. — *Kelen*, Orv. Hetil. (ung.) **1913**, Nr 47. — *Derselbe*, A gyogyitas Röntgen-Radium és ibolyantuli sugarakkal. Ung. naturwiss. Ges. Budapest

1923. — *Keßler*, Die räumliche Verteilung der Gammastrahlung und ihre Messung für therapeutische Zwecke. Strahlenther. 29 (1928). — *Keßler* u. *Sluys*, Die Messung der Gammastrahlung in absoluten „R"-Einheiten. 1. Mitt. Strahlenther. 31 (1929). — *Kiehne*, Münch. med. Wschr. 1923, Nr 47. — *Kienböck, Rob.*, Über Röntgentherapie des Carcinoms. Fortschr. Röntgenstr. 33, H. 5, 679—682 (1925). — *Kirstein*, Was brachte das Jahr 1913 der gynäkologischen Röntgentherapie? Fortschr. Röntgenstr. 22, H. 1. — *Klein, G.*, Erfolge der Röntgenbehandlung bei Carcinom des Uterus, der Mamma und Ovarien. Strahlenther. 3, H. 1, 260 (1913). — *Derselbe*, Münch. med. Wschr. 1913, Nr 17. — *Derselbe*, Zur Maßberechnung der Strahlendosis bei der Radium- und Mesothoriumtherapie. Münch. med. Wschr. 1914, H. 12. — *Derselbe*, Primäre Ergebnisse der kombinierten Carcinombehandlung mit Mesothorium, Röntgenstrahlen und intravenösen Injektionen. Münch. med. Wschr. 1914, H. 3, 115. — *Klein, G.* u. *H. Dürck*, Mschr. Geburtsh. 1915, Nr 3. — *Klotz*, Ersparnis an strahlender Energie bei der Behandlung des inoperablen Carcinoms. Dtsch. med. Wschr. 1913, H. 52. — *Derselbe*, Die Beeinflussung der inoperablen Uteruscarcinome mit Strahlen- und intravenöser Therapie. Münch. med. Wschr. 1913, H. 31. — *Knox*, Radiumtherapie. Brit. med. J. 1922, 3199. — *Derselbe*, Die Strahlentherapie in der Gynäkologie. Brit. med. J. 1922, 3224. — *Koblanck*, Welche Carcinome eignen sich zur Behandlung mit radioaktiven Stoffen? Berl. klin. Wschr. 1914, H. 17. — *Köhler* u. *Schindler*, Uteruscarcinom mit Radium behandelt. K. k. Ges. Ärzte Wien, 6. März 1914. — *Dieselben*, Zur Radiumbehandlung der Uteruscarcinome. Wien. klin. Wschr. 1914, Nr 15, 418. — *Dieselben*, Münch. med. Wschr. 1914, H. 12. — *Kreutzmann, H. J.*, Röntgenstrahlen und Mesothorium in der Gynäkologie. California State J. Med. 12, H. 3 (1914). — *Krinski*, Entwicklung und augenblicklicher Stand der Therapie mit strahlenden Substanzen in der Gynäkologie. Zbl. ges. Gynäk. 3, H. 2 (1913). — *Kriser*, Zur Technik der Röntgenbehandlung des Uteruscarcinoms. Richtungsanzeiger zum genauen Einstellen des Strahlenkegels auf das Collum und zur Tiefenlagenbestimmung. Strahlenther. 22, 377 (1926). — *Kroemer*, Über die Einwirkung von Röntgen- und Mesothoriumstrahlen auf maligne Neubildungen der Genitalien: Strahlenther. 3, H. 1 (1913). — *Derselbe*, Mesothoriumeinwirkung auf Neubildungen. 15. Verslg dtsch. Ges. Gynäk. Halle, 14.—17. Mai 1913, 396. — *Derselbe*, Behandlung von Carcinomrezidiven durch Röntgenstrahlung. Med. Ver. Greifswald, 24. Juli 1914. Dtsch. med. Wschr. 1915, Nr 13, 391. — *Derselbe*, Der Einfluß der Strahlentherapie auf die Krebsbehandlung und die Grenzen ihrer Leistungsfähigkeit. Mschr. Geburtsh. 46, H. 4 (1918). — *Krönig*, Die Behandlung des Krebses mit Röntgenlicht und Mesothorium. Dtsch. med. Wschr. 1913, Nr 26. — *Derselbe*, Die operationslose Behandlung des Krebses. Verh. 15. Verslg dtsch. Ges. Gynäk. Halle, 14.—17. Mai 1913, 389. — *Derselbe*, Die Strahlentherapie in der Gynäkologie. Strahlenther. 3, 429 (1913). — *Derselbe*, Bedeutung der Strahlentherapie für die Gynäkologie. Med. Klin. 1914, Nr 5, 192. — *Derselbe*, Strahlenbehandlung bei gutartigen und bösartigen Geschwülsten. D. Revue, April 1914. — *Derselbe*, Über die biologische Reichweite der Radium-Mesothorium- und Röntgenstrahlen. Münch. med. Wschr. 1914, H. 31. — *Krönig, B.* u. *W. Friedrich*, Physikalische und biologische Grundlagen der Strahlentherapie. 3. Sonderband der Strahlentherapie. Berlin: Urban & Schwarzenberg 1918. — *Krönig* u. *Gauß*, Die Strahlentherapie in der Gynäkologie: Röntgen- oder Radiumtherapie? Zbl. Gynäk. 1913, Nr 5/6. — *Krönig, Gauß, Krinski, Lembcke, Wätjen* u. *Königsberger*, Weitere Erfahrungen bei der nichtoperativen Behandlung des Krebses. Dtsch. med. Wschr. 1914, H. 15/16. — *Krompecher*, Orvosképzés (ung.) 1914. — *Krukenberg*, Ein neuer Vorschlag zur Radiotherapie. Münch. med. Wschr. 1913, H. 38. — *Kupferberg*, Röntgen-, Radium- und Mesothoriumstrahlen im Dienste der Gynäkologie. Fortschr. Med. 1914, H. 6. — *Derselbe*, Die Behandlung der bösartigen Geschwülste mittels Radium und Mesothorium. Ärztl. Kreisver. Mainz, 3. März 1914. Münch. med. Wschr. 1914, H. 16. — *Derselbe*, Carcinomtherapie mit Radium. Fortschr. Röntgenstr. 36. Beih.. 62. — *Derselbe*, Sieben Jahre gynäkologischer Carcinombehandlung. Strahlenther. 13, H. 1 (1922). — *Derselbe*, Carcinomtherapie mit radioaktiven Stoffen. Arch. Gynäk. 132, 140. — *Derselbe*, Neue Wege in der Krebsbehandlung. Münch. med. Wschr. 1923, Nr 1. — *Derselbe*, Disk. oberrhein. Ges. Geburtsh., 15. Okt. 1922. Zbl. Gynäk. 1923, 281. — *Derselbe*, Münch. med. Wschr. 1923, Nr 1. — *Derselbe*, Zur Therapie des Carcinoms mit radioaktiven Stoffen. 20. Tagg dtsch. Ges. Gynäk. Bonn. Zbl. Gynäk. 1927, Nr 31.

Labey, Du rôle de la Curiethérapie associée à la chirurgie dans le traitement du cancer du col utérin. La Médecine 1927, No 7. — *Laborde, Simone*, La curiethérapie des cancers. Paris: Masson u. Cie 1925. Ref. Ber. Gynäk. 10, 364. — *Laborde, Simone* et *Yves-Louis Wickham*, Radiumthérapie du cancer du col de l'utérus. (Statistique des années 1921, 1922, 1923 und 1924). Bull. Assoc. franç. Étude Canc. 15, No 7, 309—322 (1926); Gynéc. et Obstétr. 14, No 6, 397—411 (1926). Ref. Ber. Gynäk. 11, 730; 12, 219 (1927). — *Dieselben*, La radiothérapie du Cancer du col de l'utérus au Centre anti-cancéreux de la banlieue parisienne. Directeur G. Roussy. Gynéc. et Obstétr. 20, No 5, 602 (1928, Nov.). — *Lacassagne*,

Dosisangaben in der Radiumbehandlung. Strahlenther. **26** (1927). — *Derselbe,* Importance respective des causes de succès ou d'échec en radiothérapie des épithéliomas du col utérin. The Brit. Empire Cancer Campeign. London, 17. Juli 1928. — *Derselbe,* Die relative Bedeutung der Ursachen für den Erfolg oder das Fehlschlagen bei der Radiotherapie der Collumepitheliome. Strahlenther. **32** (1929). — *Derselbe,* Über die Wirkungen der Röntgenstrahlen und der Radiumgammastrahlung auf die Gefäße und ihre Rolle bei der Rückbildung der Krebse. Strahlenther. **32** (1929). — *Derselbe,* Rapport sur la radiothérapie des épithéliomas du col utérin à l'Institut du Radium de Paris. Publ. Genève, 5. März 1929. — *Lahm,* Über den Einfluß von Radium- und Mesothoriumbestrahlung auf das Cervixcarcinom. Mschr. Geburtsh. **39**, H. 3 (1914). — *Derselbe,* Verh. dtsch. Ges. Gynäk. **1922**, 264. — *Derselbe,* Die Strahlenbehandlung des Collumcarcinoms, gemessen an den R-Zahlen in den sog. kritischen Zonen. Strahlenther. **20**, H. 1, 1—33 (1925); Fortschr. Röntgenstr. **33**, Kongreßh., 82—84 (1925). — *Derselbe,* Die Strahlenbehandlung des Collumcarcinoms. Erg. med. Strahlenforschg 1. Leipzig: Georg Thieme 1925. — *Derselbe,* Z. Geburtsh. **93**, 356f. (1928). — *Derselbe,* Die biologische Carcinomheilung. Strahlenther. **28** (1928). — *Derselbe,* Histologische Beobachtungen an acht vorbestrahlten Carcinomen des Collum uteri, zugleich ein Beitrag zur Rezidivfrage und dem Problem der biologischen Krebsheilung. Strahlenther. **30** (1928). — *Derselbe,* Die Radiumbestrahlung als Heilbehandlung des Collumcarcinoms. Strahlenther. **33** (1929). — *Derselbe,* Warum und in welchen Grenzen ist bei der Radiumbestrahlung des Carcinoms grundsätzlich die Inhomogenbestrahlung anzustreben? Strahlenther. **37** (1930). — *Landau,* Zur Behandlung des Carcinoma uteri mittels radioaktiver Substanzen. Zbl. Gynäk. **1914**, H. 11. — *Lapointe* et *Gagey,* Deux cas d'épithéliome du corps de l'utérus guéris par les radiations. Bull. Soc. Obstétr. (Paris), Nr. 2, 94 (1927). — *Laquerrèire,* Die Radiumelektrolyse in der Gynäkologie. Acad. Sci., 1. April 1912. Presse méd. **1912**, No 29. — *Derselbe,* 17. internat. Kongr. London, 5.—12. Aug. 1913. Zbl. Röntgenol. **1913**, 481. — *Derselbe,* Elektrolytische Einführung des Radiums nach Haret in der Gynäkologie. Arch. Électr. méd. **1913**, 371 — *Derselbe,* Die Elektrolyse des Radiums in der Gynäkologie. J. de Radiol. de Soc. belg. Radiol. **1913**, H. 1. — *Latzko,* Über die Radiumbehandlung des Uteruscarcinoms. K. k. Ges. Ärzte Wien, 13. Juni 1913. Berl. klin. Wschr. **1913**, Nr 35. — *Derselbe,* Zur Radiumbehandlung des Krebses. 85. Naturforsch.kongr. Wien, 2.—25. Sept. 1913. — *Derselbe,* Disk. Arch. Gynäk. **117**, 270 (1922). — *Latzko, W.* u. *H. Schuller,* Zur Radiumbehandlung des Krebses. Wien. klin. Wschr. **1913**, Nr 39. — *Lazarus, Paul,* Dreiphasenbehandlung der Krebskrankheit und histogenetische Strahlentherapie. Dtsch. med. Wschr. **1927**, H. 11, 439; H. 12, 479; H. 13, 521. — *Derselbe,* Handbuch der ges. Strahlenheilkunde, Biologie, Pathologie und Therapie, 2. Aufl., 1929, 1931. 2 Bände. München: Bergmann. — *Leclerc,* Kombination der chirurgischen und der Strahlentherapie beim Carcinom, besonders des Uterus. Presse méd. **1922**, No 68. — *Lebensbaum, M.,* Krebs der Vagina als Impfmetastase bei Corpuscarcinom. Zbl. Gynäk. **1893**, Nr 6. — *Legneux* u. *Chéron,* Heilung eines inoperablen Uterovaginalkrebses mit Radium. Soc. Chir. Paris, 11. Febr. 1914. Presse méd. **1914**, H. 14. — v. *Lehoczky-Semmelweis, Kolman,* Über die therapeutische und prophylaktische Radiumbehandlung auf Grund von 1000 Fällen. Z. Geburtsh. **90** (1926). — *Leland,* Massive dose radium treatment in carcinoma of cervix uteri. Amer. J. Roentgenol. **12**, Nr 4, 373—378 (1924). Ref. Ber. Gynäk. **7**, 520 (1925). — *Letulle,* Einfluß des Radiums auf den carcinomatösen Uterus. Presse méd. **1922**, No 12. — *Levin, Isaac,* Intraperitoneal insertion of buried capillary glass tubes of radium emanation in carcinome of the cervix uteri. Amer. J. Roentgenol. **12**, Nr 4, 352—357 (1924). Ref. Ber. Gynäk. **8**, 504 (1925). — *Lewin, Karl,* Klinische und experimentelle Untersuchungen über Krebsimmunität. Med. Klin. **1922**, Nr 31, 983. — *Derselbe,* Die nichtoperative Krebsbehandlung. Ther. Gegenw., 17. März **1922**, H. 3. — *Lieber, D.,* Über die Einwirkung der Röntgenstrahlen auf den Organismus, besonders auf Carcinome. (Vorläufige Mitteilung.) Z. Krebsforschg **21**, 325—336 (1924). — *Liechti, A.,* Über den Zeitfaktor der biologischen Strahlenwirkung. Strahlenther. **33** (1929). — *Lipliawsky* u. *Lungwirt,* Die Radioelemente in der Heilkunde. Berlin: Adler 1913. — *Littauer,* Therapeutische Bestrahlung von Uteruskrebsen. Med. Ges. Leipzig, 26. Mai 1914. Dtsch. med. Wschr. **1914**, H. 32. — *Loewenthal, S.,* Grundriß der Radiumtherapie und der biologischen Radiumforschung. Wiesbaden: J. F. Bergmann 1918. — *London, E. S.,* Das Radium in der Biologie und Medizin. Leipzig: Akademische Verlagsgesellschaft 1911.

Magian, Cancer of the uterus. Its causation, diagnosis and treatment. With notes on the comparative values of operative intervention and Y-ray and radium therapy. J. of Canc. **2**, Nr 7, 1—18 (1925). Ref. Ber. Gynäk. **10**, 261 (1925). — *Mallet-Coliez,* Untersuchungen über die Verteilung der strahlenden Energie bei der Radiumtherapie. Direkte Messung der Gammastrahlung. Strahlenther. **22**, 417 (1926). — *Mallot,* Kombinierte Radium- und Röntgentherapie beim Cervixcarcinom. Presse méd. **1923**, Nr 25. — *Mansfeld,* Strahlentherapie des Gebärmutterkrebses. Orv. Hetil. (ung.) **1914**, H. 2. — *Markl,* Über perorale Darreichung von Radium und physiologische Dosierung. (Zugleich ein Beitrag zur

Verankerung des Radiums in den parenchymatösen Organen bei peroraler Zufuhr. Strahlenther. **26** (1927). *Martin*, Die Strahlenbehandlung des Corpuscarcinoms. Ber. Gynäk., Juli **1925**, 417. Die hierher gehörige Röntgenliteratur ist bis 1912 enthalten in: Eymer, Die Röntgenstrahlen in der Gynäkologie usw. Fortschr. Röntgenstr. Erg.-Bd **29**. Hamburg 1913. — *Derselbe*, Zur Strahlentherapie. Mschr. Geburtsh. **1914**, Nr 3. — *Martius*, Die Strahlenbehandlung der inoperablen Portiocarcinome. Dtsch. med. Wschr. **1922**, Nr 29. — *Derselbe*, Die Röntgenstrahlenbehandlung in der Gynäkologie. Bd. 3, 2. Teil, Lief. 4 des Handbuches der gesamten medizinischen Anwendungen der Elektrizität einschließlich der Röntgenlehre von Boruttau. Mann, Levy, Dorn u. Krause, S. 1824. Bonn 1923. — *Derselbe*, Einführung in die gynäkologische Strahlentherapie. Bonn 1923. — *Derselbe*, Ber. Gynäk. 7, H. 8 (1925). — *Derselbe*, Strahlenbehandlung des Gebärmutterhalscarcinoms. Klin. Wschr. **1927**, 966. — *Derselbe*, Merkblatt über Schutzmaßnahmen. Fortschr. Röntgenstr. **34**, 848. — *Masini*, La curiethérapie du cancer utérin. Soc. Méd. et Chir. 58, Nr 2054, 318—320 (1926). Ref. Ber. Gynäk. 11, 730 (1927). — *Mayer, A.*, Über das Uteruscarcinom und seine moderne Behandlung. Münch. med. Wschr. **1921**, Nr 6, 168. — *Derselbe*, Arch. Gynäk. **132**, 164. — *Derselbe*, Röntgentherapie in der Gynäkologie. Strahlenther. 14, H. 4, 818—835 (1923). — *Derselbe*, Über Biologie und Behandlung des Uteruscarcinoms. Dtsch. med. Wschr. 50, Nr 30, 1009—1010 (1924). — *Meidner*, Radium bei Carcinoma uteri. 4. internat. Kongr. Physiotherap. Berlin, 26.—30. März 1913. Zbl. Röntgenol. **1913**, 287. — *Menge*, Zur Strahlenbehandlung der bösartigen Geschwülste. Naturhist. med. Ver. Heidelberg, med. Sekt., 17. Febr. 1914. Zbl. Röntgenol. **1914**, 205. — *Derselbe*, Zur Strahlenbehandlung des Uteruscarcinoms. Zbl. Gynäk. **1918**, 890. — *Meyer, E.*, Zur Wertung der intrauterinen Radiumapplikation bei Carcinoma uteri. Zbl. Gynäk. **1914**, H. 31. — *Meyer, Hans*, Die Grundlagen der Röntgentherapie in der Gynäkologie. Strahlenther. **1**, 381 (1912). — *Derselbe*, Röntgenstrahlen und Stoffwechsel. 15. Tagung d. dtsch. Röntgenges. Ref. Zbl. Gynäk. **1924**, 1234.— *Meyer, W.*, Die ersten Erfahrungen in der Behandlung inoperabler Uteruscarcinome mit radioaktiven Substanzen an der kgl. Universitäts-Frauenklinik Erlangen. Diss. Erlangen 1915. — *Micholitsch, Th.*, Therapie des Uteruscarcinoms in der Privatpraxis. Zbl. Gynäk. **1928**, 3209. — *Miescher*, Carcinomtherapie mit superponierten (verzettelten) Röntgenbestrahlungen. Strahlenther. **36** (1930). — *Derselbe*, Gegenwärtige Methoden der Krebsbestrahlung und ihre Erfolge. Strahlenther. **37** (1930). — *v. Mikulicz-Radecki*, Die Strahlentherapie der malignen Geschwülste in der Gynäkologie. Strahlenther. **26** (1927). — *Derselbe*, Der konzentrische Angriff auf das Genitalcarcinom mit Operation und Aktinotherapie. Strahlenther. **32** (1929). — *Derselbe*, Die Behandlung des Uteruscarcinoms an der Stoeckelschen Klinik. Strahlenther. **33** (1929). — *Molinari, José F., Iribame Julio* u. *Nicolas Capizzano*, Krebs der weiblichen Genitalien und der Mamma. Rev. méd. lat.-amér. 11, Nr 121, 189—207 (1925). Ref. Ber. Gynäk. 10, H. 1/2, 64 (1926). — *Monod*, Behandlung des Krebses durch Radium. Gaz. Hôp. **1910**, Nr 69. — *Derselbe*, Beitrag zur Radiumtherapie. Bull. Soc. Chir. Paris, 4. März **1914**. Ref. Strahlenther. Ref.-Bd. 1, 148. — *Moran, H. W.*, The treatment of uterine cancer. J. Coll. Surg. Austral. 2, 250—253. — *Morgan, J. Douglas*, Small versus large doses in deep X-ray therapy. Physic. Ther. 44, Nr 4, 226—237 (1926). Ref. Ber. Gynäk. 11, 648 (1927). — *Morton, Ch. L.*, Radium in cancer. Brit. med. J., 25. Febr. **1911**. — *Mühlmann*, Zur Strahlenbehandlung des Teratocarcinoms der Gebärmutter. Fortschr. Röntgenol. 34, Kongreßh., 32/33 (1926). — *Derselbe*, Beobachtungen über Strahlentherapie in Verbindung mit Traubenzuckerinjektionen. Strahlenther. **27** (1928). — *Muir, Joseph*, Radio-active substances and their therapeutic use and applications. Radiotherapy of cancer of the uterine cervix. I. u. II. Radiology, 1. Okt. **1925**, 322. II. 6, Nr 2, 146—150 (1926). Ref. Ber. Gynäk. 11, 126 (1926). — *Müller, Chr.*, Die Röntgenstrahlenbehandlung der malignen Tumoren und ihre Kombinationen. Strahlenther. 3, H. 1 (1913). — *Murdoch*, Vergleichende Studie von zwei dosimetrischen Röntgeneinheiten — das französische R (Solomon) und das deutsche R (Behnken). Aus dem Französischen übertragen von Dr. G. Wittigschlager in Bremen. Strahlenther. **27** (1928).

Nabias, Curiethérapie du cancer du col utérin chez la femme anceinte. Gynéc. et Obstétr. 12, 369—377 (1925). Ref. Ber. Gynäk. 10, 369 (1926). — *Nahmacher*, Das Problem der Behandlung des Uteruscarcinoms und unsere Resultate der Jahre 1919—1923 bzw. 1924 und 1925. Strahlenther. **32** (1929). — *Nasledow* u. *Kacura*, Die Abhängigkeit der Verteilung der Tiefendosis von der Art des Röntgenapparates. Strahlenther. **27** (1928). — *Naujoks*, Mschr. Geburtsh. **76**, 74. — *Derselbe*, Die Strahlenbehandlung maligner Neubildungen in der Gynäkologie. Dtsch. med. Wschr. 50, 396—399, 403—405 (1924). — *Neef*, The treatment of advanced cancer of the cervix by vaginal and transperitoneal implantation of glass radium emanation capillaris. Arch. Clin. canc. Res. New York, Jan. **1925**. Ref. Internat. Radiotherapie **1926 I**, 574. — *Neeff*, Über die Dosierung bei Radium- und bei Radium- und Röntgenbestrahlung. Strahlenther. **33** (1929). — *Nemenov, Arnstamm* u. *Novotelnova*, Röntgen- und Radiumtherapie des Krebses der weiblichen Genitalorgane. Vrač. Delo. (russ.) 9, Nr 15/16, 1265—1272 (1926). Ref. Ber.

Gynäk. **11**, 867 (1927). — *Neuhaus*, Zur Behandlung beginnender Portiocarcinome. Arch. Gynäk. **118**, 436 (1923). — *Neuwirth*, Strahlenbehandlung der Collumcarcinome. Zbl. Gynäk. **50**, 3351. — *Derselbe*, Über den Ersatz der Operation des Gebärmutterkrebses durch die Strahlenbehandlung, S. 1557. Wien u. Leipzig: Wilhelm Braumüller **1923**. — *Derselbe*, Bemerkungen zum Artikel von Fürst „Zur Frage der Strahlentherapie des Collumcarcinoms" in Nr 30 dieses Blattes. Zbl. Gynäk. **1926**, 3351. — *Derselbe*, Fortschr. Röntgenstr. **36**, 798. — *Nogier*, Monde méd. **1924**, No 647. — *Derselbe*, Ce que l'on demande et ce que l'on devrait demander au radium. Gynéc. et Obstétr. **23**, No 10, 613—616 (1924). Ref. Ber. Gynäk. **8**, 162 (1925). — *Derselbe*, Comment traiter correctement par la curiethérapie le cancer du col de l'utérus. Gynéc. et Obstétr. **23**, 616—619 (1924). Ref. Ber. Gynäk. **8**, 164 (1925). — *Derselbe*, Comment traiter directement par la curiethérapie le cancer du col de l'utérus. Soc. nat. Méd. et Sci. méd. Lyon, Mai **1927**. — *Noltmann*, Verh. Ges. Geburtsh. Berlin, 12. Febr. **1926**. Z. Geburtsh. **90**, 397 (1926). — *Norris, C. C.*, Carcinoma of the Fundus. Soc. Clin. N. Amer. **6**, 118 (1926). — *Norris, C. C.* and *M. E. Vogt*, Carcinoma of body of uterus. Amer. J. Obstetr. **7**, 550 (1924).

Opitz, Randbemerkungen über Unterstützung und Ersatz der Strahlenbehandlung bösartiger Geschwülste. Strahlenther. **3**, H. 1, 251 (1913). — *Derselbe*, Bestrahlung und Operation bei einzelnen Krebsformen, S. 1366. Bruns' Beitr. Chir. **139**, 1. — *Derselbe*, Der Stand der Bekämpfung des Gebärmutterkrebses. Mschr. Geburtsh. **23**, H. 1, 62. — *Derselbe*, Demonstrationen zur Radium- und Röntgenbestrahlung bösartiger Geschwülste. Med. Ges. Gießen, 3. März 1914. Med. Klin. **1914**, H. 19. — *Derselbe*, Zur Technik der gleichzeitigen Radium- und Röntgenbestrahlung. Zbl. Gynäk. **1918**, 789. — *Derselbe*, Verh. dtsch. gynäk. Ges. **1920**. — *Derselbe*, Münch. med. Wschr. **69**, Nr 25 (1922). — *Derselbe*, Zum Problem der Krebsbestrahlung. Klin. Wschr. **1923**, Nr 49. — *Derselbe*, Biologische Vorgänge bei Bestrahlung des Carcinoms und ihre Ausnutzung für die Behandlung. Mschr. Geburtsh. **61** (1923). — *Derselbe*, Über die Ursachen der Erfolge der Strahlenbehandlung des Gebärmutterkrebses. Münch. med. Wschr. **1923**, Nr 41. — *Derselbe*, Über die Lebensvorgänge am Krebs der weiblichen Geschlechtsorgane nach Bestrahlung. Med. Klin. **1923**, Nr 36, 1215. — *Derselbe*, Über die Biologie der Strahlenbehandlung des Krebses. Verh. dtsch. Ges. Gynäk. **1923**. Arch. Gynäk. **120**, 175 (1923). — *Derselbe*, Zbl. Gynäk. **1924**, Nr 23. — *Derselbe*, Die biologischen Grundlagen der Strahlentherapie des Carcinoms. Lehrbuch der Strahlentherapie, Bd. 1, S. 875. Wien u. Berlin: Urban u. Schwarzenberg 1925. — *Derselbe*, Die biologischen Grundlagen der Strahlenbehandlung des Carcinoms, insbesondere derjenigen des Uterus. Strahlenther. **21**, 353—367 (1926). — *Derselbe*, Disk. oberrhein. Ges. Geburtsh., 3. Mai 1926. Ref. Zbl. Gynäk. **1926**, 2782. — *Opitz* u. *Friedrich*, Die Freiburger Strahlenbehandlung des Uteruskrebses. Münch. med. Wschr. **1920**, Nr 1. — *Opitz, Vorlaender* u. *Jung*, Über Fortschritte in der Behandlung des Krebses. Münch. med. Wschr. **1926**, Sonderdr. Lehmann. — *Oppert*, Einige Ursachen für die Unwirksamkeit von Radium bei der Behandlung der Corpuscarcinome. Gynéc. et Obstétr., Mai **1923**. — *Derselbe*, Traitement du cancer du col de l'utérus. Serv. de radiumthérap. hôp. Lariboisière, Paris, Bull. méd. **40**, No 35, 961, 963 (1926). Ref. Ber. Gynäk. **11**, 538 (1927). — *Orth*, Demonstration von Leichenteilen einer an Mesothoriumeinspritzung gestorbenen Frau und experimentelle Organveränderungen am Hunde durch dieselbe Noxe. Berl. med. Ges., 24. April 1912. Berl. klin. Wschr. **1912**, Nr 18. — *Ostrcil* u. *Novak*, Radiumtiefentherapie. Čas. lék. česk. **65**, Nr 12, 456—457 (1926). Ref. Ber. Gynäk. **11**, 200 (1926).

Palugyay, Meß- und Einstellungsapparat für die Röntgenbestrahlung des Uteruscollumcarcinoms. Erwiderung auf die gleichnamige Publikation von Brandeß im 22. Band, S. 569 dieser Zeitschrift. Strahlenther. **23**, 191 (1926). — *Pankow*, Zur Großfelderbestrahlung des Uteruscarcinoms. Verh. dtsch. Ges. Gynäk. **1920**; Zbl. Gynäk. **1920**, 683. — *Pankow* u. *Borell*, Zur Frage der Großfelderbestrahlung des Uteruscarcinoms. Strahlenther. **11**, 906 (1920). — *Parache*, Radiumbehandlung des Uteruskrebses. Siglo méd. **75**, No 3708, 4—6 (1925); Rev. españ. Obstetr. **10**, 66 (1925). Ref. Ber. Gynäk. **8**, 600, 624; Siglo méd. **75**, No 3714, 161—163 (1925). Ref. Ber. Gynäk. **9**, 188 (1925). — *Peham*, Zur Radiumbehandlung in der Gynäkologie. Wien. klin. Wschr. **1913**, Nr 41. — *Derselbe*, Röntgen- und Radiumbehandlung in der Gynäkologie. Med. Klin. **1914**, H. 12. — *Percy, K. J.*, Uterine carcinoma and its treatment by continuous low heat: Preliminary Report. Amer. J. Obstetr. **6**, 78 (1923). — *Perrola, Alb.*, Le traitement des cancers du col inopérables avant et depuis l'emploi du radium (1900—1918). Rev. franç. Gynéc. **18**, No 10, 321—329 (1923). Ref. Ber. Gynäk. **3**, 241 (1924). — *Pestalozza*, La curieterapia del cancro dell'utero. Soc. internaz. Chir. Roma, April **1926**. — *Peter, G.*, Zur Bedeutung der vasculären Permeabilität für die Strahlenbehandlung maligner Tumoren. Strahlenther. **26** (1927). — *Petit-Dutaillis, Paul*, Curiethérapie centrale et périphérique du cancer cervico-utérin. La curiethérapie préganglionnaire réalisé par un nouveau mode d'emploiement pariétal des dispositifs radifières. Gynéc. et Obstétr. **22**, Nr 7, 396 bis 344 (1923). Ref. Ber. Gynäk. **3**, 483 (1924). — *Pfahler, G. E.*, and *B. P. Widmann*, Statistical analysis of the radiation treatment of cancer of the breast on the basis of the saturation technique,

412 cases (1920—1928). Amer. J. Roentgenol. 21, 546—555. — *Pfahler, George E.*, Radiation therapy in malignant disease. Results to be expected. Ann. int. Med. 3, 483—491. — *Derselbe*, Radiation therapy in malignant disease with special reference to the saturation method. Illinois med. J. 55, 177—187. — *Pfahler, E.* u. *B. P. Widmann*, Weitere Beobachtungen über die radiotherapeutische Sättigungsmethode bei tiefsitzenden malignen Erkrankungen mit anschließender Statistik. Strahlenther. 32 (1929). — *Philipp, E.*, Die Dauerbestrahlung des Portiocarcinoms mit Radium. Münch. med. Wschr. 72, 1769 bis 1771 (1925). — *Philipp, E.* u. *P. Gornick*, Die Behandlung des Gebärmutter- und Scheidenkrebses an der Univ.-Frauenklinik Berlin. Münch. med. Wschr. 1926, Nr 7. — *Pinch*, Anmerkungen über Radiumtherapie bei Carcinoma uteri. Brit. med. J. 1921, Nr 3155. — *Pinkus, A.*, Zur Mesothoriumtherapie bei Krebskranken. Berl. klin. Wschr. 1912, Nr 20. — *Derselbe*, Behandlung krebskranker Frauen mit Mesothorium. 6. internat. Kongr. Geburtsh. Berlin, 9. u. 13. Sept. 1912. — *Derselbe*, Die Mesothoriumbehandlung des Krebses. Gynäk. Kongr. Halle, 14.—17. Mai 1913. Dtsch. med. Wschr. 1913, Nr 31. — *Derselbe*, Die Behandlung des Krebses mit Mesothorium und ihre Kombination mit anderen Verfahren. Dtsch. med. Wschr. 1913, Nr 36. — *Polak, I. O.*, A Manual of Gynecology, Ed. 3, Philadelphia: Lea u. Febiger 1927. — *Pomeroy, L. A.* and *A. Strauß*, Carcinoma of cervix uteri. J. amer. med. Assoc. 83, 1060 (1924). — *Portmann, Ursus V.*, Radiation therapy of cancer of the uterus. Amer. J. Obstetr. 7, Nr 5, 536—540, 611—615 (1924). Ref. Ber. Gynäk. 5, 420 (1924). — *Porzola*, Die Behandlung des inoperablen Collumcarcinoms vor und seit der Anwendung des Radiums (1900—1918). Rev. franç. Gynéc. 1923, No 10. — *Pouey*, Chirurgie et curiethérapie combinées dans le cancer de l'utérus. Gynéc. et Obstétr. 22, Nr 1, 16—34 (1923). Ref. Ber. Gynäk. 1, 211. — *Prochownik*, Behandlung und Statistik des Gebärmutterkrebses im Kleinbetrieb. Zbl. Gynäk. 1915, Nr 36, 627. — *Derselbe*, Strahlenther. 24, 701. — *Proust*, Les indications et l'orientation actuelle de la technique curiethérapique dans le cancer du col utérin. J. Méd. 1929, Nr. 37, 784. — *Proust* et *Mallet*, Les conditions rationelles d'irradiation curiethérapiques de l'utérus et des ligaments larges. Bull. Assoc. franç. Étude Canc. 15, No 3, 126—134 (1926). Ref. Ber. Gynäk. 11, 199 (1926). — *Puga-Huete*, Bedeutung der Großfeldmethode von Warnekros in der Technik der Röntgenbehandlung der Corpus- und Collumcarcinome des Uterus. Strahlenther. 13, 622 (1922).

Quick, D., Über biologische Wirkungen von Radium- und Röntgenstrahlen, speziell in bezug auf die Faktoren Wellenlänge, Strahlungsintensität und Bestrahlungsdauer. Strahlenther. 31 (1929).

Ramon y Cajal Pedro, Wirkung der Radiumaktivität beim Krebs. Rev. espanola de obstetr. y ginecol. 9, 473—483 (1924). Ref. Ber. Gynäk. 9, 187 (1925). — *Recasens*, Veränderungen in der Applikationstechnik des Radiums in den verschiedenen Formen des Cervixcarcinoms. Strahlenther. 11, 189 (1920). — *Derselbe*, Les nouvelles applications de la radiothérapie en gynécologie. Presse méd. 31, No 65, 705—708 (1923). Ref. Ber. Gynäk. 4, 320 (1924). — *Derselbe*, Änderungen in der Technik der Radiumapplikation bei Cervixcarcinom nach der histologischen Struktur. Rev. expañ. Obstetr. 9, No 101, 193—201 (1924). Ref. Ber. Gynäk. 8, 164 (1925). — *Derselbe*, Technik der Radiumanwendung beim Cervixkrebs, entsprechend dessen histologischer Struktur. Progr. de Clínica 27, No 150, 721—735 (1924). Ref. Ber. Gynäk. 6, 251 (1924). — *Derselbe*, Curiethérapie du cancer. Soc. internaz. Chir. Roma, April 1926. — *Regaud, Cl.*, Traitement des cancers du col de l'utérus par les radiations. Rapport 7. Congr. internaz. Chir. Roma 1926. Bruxelles: Imprimerie Médicale et Scientifique, 1926. — *Derselbe*, Behandlung des Uteruscarcinoms. Ref. 7. internat. Chir.kongr. Rom, April 1926. Gaz. Hôp. 1926, Nr 35. — *Derselbe*, Traitement des cancers du col de l'utérus par les radiations: Idée sommaire des methodes et des résultats indications thérapeutiques. Arch. Électr. méd. 34, No 515, 119—140; No 516, 161—189 (1926). Ref. Ber. Gynäk. 11, 287. — *Derselbe*, Strahlentherapie der Cervixcarcinome. Allgemeine Richtlinien der Methoden und Resultate; therapeutische Indikationen. Fortschr. Röntgenstr. 35, H. 2, 288—333 (1926). — *Derselbe*, Radiophysiol. et Radiothér. H. 3. Presses Univ. France 1928. — *Derselbe*, Les cancers du col de l'utérus, de la bouche, du sein et du rectum, considérés comparativement du point de vue des méthodes radiothérapiques, 1928. — *Derselbe*, Influence du facteur temps sur la stérilisation des lignées cellulaires normales et néoplasiques par la radiothérapie. Acta radiol. 3 I, Suppl. (Stockh.) (1929). — *Regaud* u. *Ferroux*, Über den Einfluß des „Zeitfaktors" auf die Sterilisation des normalen und des neoplastischen Zellnachwuchses durch die Radiotherapie. Strahlenther. 31 (1929). — *Dieselben*, Vergleichende Betrachtung der Collumcarcinome, der Krebse der Mundhöhle, der Mamma und des Rectum vom Standpunkt der radiotherapeutischen Behandlungsmethoden. Strahlenther. 31 (1929). — *Regaud, Ferroux* et *Monod*, Traitement des cancers du col de l'uterus par les foyers exterieurs de radium. Technique et premiers resultats. Gynéc. et Obstétr. 12, No 4 (1925). Ref. Internat. Radiotherapie 1, 578 (1926). — *Regaud* und *Lacassagne*, Einige Fälle von radiotherapeutisch behandeltenUterussarkomen. Strahlenther. 37 (1930). — *Regaud, Lacassagne, Monod, Richard*, Le traitement du cancer du col de l'utérus par les rayons X et le radium. État actuel des indications thérapeutiques. Gynéc. et Obstétr. **12**, No 4, 347—349 (1925); J. Radiol. et Électrol. **9**, No 12, 561—563 (1925). Ref. Ber. Gynäk. **10**, 366, 647 (1926). — *Reißner*, Strahlenther. **38**, 19 (1930). — *Ribbert*, Dtsch. med. Wschr. **1916**, Nr 10. — *Rieder-Rosenthal*, Lehrbuch der Röntgenkunde, 2., vermehrte Aufl. Röntgentherapie, Bd. 4, 865 S. Leipzig: Johannes Ambrosius Barth 1928. Zbl. Gynäk. **1928**, 2119. — *Ries*, Amer. J. Obstetr. **11**, 361 (1926). Ref. Zbl. Radiol. **1**, 550. — *Ritter* u. *Allmann*, Experimentelle Beiträge zur Cholinwirkung. Strahlenther. **4**, H. 1 (1914). — *Rosenthal*, Disk. Arch. Gynäk. **117**, 275 (1922). — *Rothschild, K.*, Aktinotherapie bei Carcinom des Uterus und der Mamma. Diss. München, Sept. 1915. — *Rouffart*, État actuel de la curiethérapie dans le cancer utérin. Le Scalpel **76**, Nr 39, 1073—1077 (1923). Ref. Ber. Gynäk. **2**, 354 (1924); Gynéc. et Obstétr. **9**, No 2, 201—207 (1924). Ref. Ber. Gynäk. **6**, 163 (1924). — *Roux-Berger*, Les thérapeutiques associées (Chirurgies, rayons X, radium) dans le cancer du sein, de la langue et de l'utérus. Paris méd. **13**, No 12, 269—274 (1923). Ref. Ber. Gynäk. **1**, 168. — *Roux de Brignoles*, *Pieri* et *Gamel*, Radiumthérapie et exérèse dans les néoplasies du col utérin. Arch. francobelg. Chir. **26**, No 3, 279—284 (1923). Ref. Ber. Gynäk. **1**, 355. — *Rubens-Duval*, Démonstration anatomique de l'action du rayonnement ultra-pénétrant du radium sur les cancers inoperables de l'utérus. Soc. méd. Hôp. Paris, 28. Juli 1911. Presse méd. **1911**, No 61. — *Derselbe*, Bull. Soc. méd. Hôp. Paris, 3. Aug. 1911. — *Rubin*, Der Wert der Röntgenstrahlen und der radioaktiven Substanzen in der Behandlung des Uteruscarcinoms. Amer. J. Obstetr. **1914**, H. 6. — *Runge*, Umfrage über die Bedeutung der Strahlentherapie für die Gynäkologie. Med. Klin. **1914**, H. 1. — *Derselbe*, Beitrag zur Strahlenbehandlung des Uteruscarcinoms. Arch. Gynäk. **109**, 176 (1918). — *Derselbe*, Die gynäkologische Strahlentherapie der Jahre 1920—1923. Strahlenther. **18**, 880 (1924).

Sachs, Der augenblickliche Stand der Röntgentherapie maligner Uteruserkrankungen. Leipzig: B. Konegen 1914. — *Schäffer*, Arch. Gynäk. **106**, H. 1. (1916). — *Schauta*, Über Radiumbehandlung bei Gebärmutterkrebs. Zbl. Gynäk. **1914**, Nr 27. — *Derselbe*, Radium und Mesothorium bei Carcinoma cervicis. Mschr. Geburtsh. **38**, H. 5 (1915). — *Derselbe*, Zur intrauterinen Radiumbehandlung. Geburtsh.-gynäk. Ges. Wien, 8. Juni 1915. Zbl. Gynäk. **1915**, Nr 31, 543. — *Derselbe*, Die bisherigen Erfahrungen der Frauenklinik mit Radium und Mesothorium bei Krebs. Wien. med. Wschr. **1913**, H. 46. — *Scherer*, Orv. Het. (ung.) **1913**, Nr 47. — *Scherer* u. *Kelen*, Kombinierte Behandlung des Uteruskrebses mit Röntgen- und Radiumstrahlen. 85. Naturforsch.kongr. Wien, 21.—25. Sept. 1913. — *Schiller*, Zbl. Gynäk. **25**, 1562f. (1928). — *Schintz*, Schweiz. med. Wschr. **1928**, Nr 59. — *Derselbe*, Gegenwärtige Methoden der Krebsbestrahlung und ihre Erfolge. Strahlenther. **37** (1930). — *Schmitt, Walter*, Über die Strahlenbehandlung des Carcinoma colli uteri (Würzburg). Z. Geburtsh. **86**, 316—329 (1923). — *Derselbe*, Mschr. Geburtsh. **60**. — *Schmitz*, Die Röntgentiefentherapie in der Gynäkologie. Dtsch. med. Ges. Chicago, 5. Febr. 1914. Münch. med. Wschr. **1914**, H. 36. — *Derselbe*, The management of the treatment of carcinoma of the uterine cervix. Urologic Rev. **27**, Nr 5, 297—299 (1923). Ref. Ber. Gynäk. **1**, 426. — *Derselbe*, Technic of treatment of Carcinoms of cervix uteri with Combination of Roentgen Rays. Am. J. Roentgenol. **10**, 219 (1923). — *Derselbe*, A study of the action of measured radiation doses on carcinomata of the uterine cervix. Amer. J. Roentgenol. **10**, Nr 10, 781—792 (1923). Ref. Ber. Gynäk. **5**, 241 (1924). — *Derselbe*, The treatment of inoperable cervical carcinomata with measured doses of X-rays and radium based on microskopic examinations. The five year endresults. Amer. J. Obstetr. **9**, Nr 5, 644—658, 711—713 (1925). Ref. Ber. Gynäk. **8**, 881 (1925). — *Derselbe*, End-results of the treatment of cervical carcinoma with Radium and Roentgen-Rays. J. amer. med. Assoc. **84**, 81 (1925). — *Derselbe*, Radium and X-ray treatment in carcinomata of the uterine cervix. Acta radiol. (Stockh.) **7**, H. 1/6, 405—414 (1926). Ref. Ber. Gynäk. **11**, 198 (1926). — *Schneider*, Temperatursteigerungen nach Radium- und Röntgenbehandlung. Strahlenther. **15**, 550 (1923). — *Schoch*, Über die Blumenkohlcarcinome der Portio. Zbl. Gynäk. **1925**, Nr 39. — *Scholten, Gust. C. J.*, Unsere Heilerfolge des Uteruscarcinoms durch Strahlenbehandlung. Münch. med. Wschr. **1923**, 300. — *Scholten* u. *Voltz*, Die Strahlenbehandlung des gynäkologischen Carcinoms. Münch. med. Wschr. **1925**, 6. — *Schücking*, Radiumstrahlen bei Carcinoma. Zbl. Gynäk. **30**, 273. — *Schürch* u. *Tschudi*, Experimentelle Untersuchungen über die Heilung elektrokoagulierter und mit Radium bestrahlter Wunden. Strahlenther. **32** (1929). — *Schultze, Günther*, Die in R-Einheiten durch vaginale Messung bestimmte Dosis bei der Bestrahlung des Uteruscarcinoms. Strahlenther. **28** (1928). — *Schumacher, Paul*, Zur Kombination der Röntgenbestrahlung mit intravenösen Traubenzuckerinjektionen. Klin. Wschr. **1929** I, 585—587. — *Schweitzer*, Mesothoriumbehandlung bei Gebärmutter- und Scheidenkrebs. Zbl. Gynäk. **1914**, H. 32. — *Derselbe*, Zbl. Gynäk. **1923**, 657. — *Schwartz*, Zbl. Gynäk. **1924**, Nr 22. — *Schwarz, G.*, Heilung tiefliegender Carcinome durch Röntgenbehandlung von der Körperoberfläche aus. Münch. med. Wschr. **1914**, Nr 31, 1733. — *Seißer, F.*, Aktuelle Fragen der gynäkologischen Strahlentherapie. Strahlenther. **36** (1930). —

Seitz, Die Röntgenbestrahlung bösartiger Neubildungen. Strahlenther. **11**, 859 (1920). — *Derselbe*, Die Röntgenbestrahlung des Uteruscarcinoms. Klin. Wschr. **1922**, Nr 15. — *Derselbe*, Erfahrungen mit Röntgen-Radiumbehandlung bei Uteruscarcinomen. Tagg dtsch. Ges. Strahlenther. Kreuznach **1922**. Zbl. Gynäk. **1922**, 920. — *Derselbe*, Strahlenbehandlung bösartiger Geschwülste. Franzensbader Vorträge, 21.—24. Sept. 1922. Franzensbad 1922. — *Derselbe*, Die Röntgenbestrahlung des Uteruscarcinoms. Klin. Wschr. **1922**, 741. — *Derselbe*, Verh. dtsch. Ges. Geburtsh. **1922**. — *Derselbe*, Reizbestrahlung. Fortschr. Röntgenstr. **36**, 184. — *Derselbe*, Indikation zur Strahlenbehandlung. Klin. Wschr. **1927**, 186. — *Seitz* u. *Wintz*, Carcinomdosis bei Röntgen- und Radiumbestrahlung. Zbl. Gynäk. **44**, 97. — *Dieselben*, Grundsätze der Röntgenbestrahlung des Gebärmutterkrebses und des Carcinoms im allgemeinen. Zbl. Gynäk. **1919**, Nr 3. — *Dieselben*, Erfahrungen mit der Röntgenbestrahlung des Gebärmutterkrebses kombiniert mit Radiumbestrahlung. Zbl. Gynäk. **1919**, Nr 3. — *Dieselben*, Die ausschließliche Röntgenbestrahlung des Gebärmutterkrebses. Der Röntgen-Wertheim. Münch. med. Wschr. **1919**, Nr 40, 1131. — *Dieselben*, Unsere Methode der Röntgentiefentherapie und ihre Erfolge. 5. Sonderband der Strahlentherapie. Berlin: Urban u. Schwarzenberg 1920. — *Dieselben*, Die Röntgenbestrahlung bösartiger Neubildungen. Verh.ref. dtsch. Ges. Gynäk. Berlin **1920**. — *Dieselben*, Die Carcinomdosis bei Röntgen- und Radiumbestrahlung. Zbl. Gynäk. **1920**, 529. — *Dieselben*, Tagg bayer. gynäk. Ges. **1920**. — *Dieselben*, Klinische Erfahrungen und technische Neuerungen in der Röntgenbehandlung des Carcinoms. Bayer. Ges. Geburtsh., 30. Jan. 1921. Zbl. Gynäk. **1921**, 1544. — *Sellheim*, Neue Wege zur Steigerung der zerstörenden Wirkung der Röntgenstrahlen auf tiefliegende Geschwülste. Münch. med. Wschr. **1913**, Nr 41. — *Derselbe*, Strahlenbehandlung von Geschwülsten. Dtsch. med. Wschr. **1914**, H. 2. — *Derselbe*, Münch. med. Wschr. **1923**, Nr 47. — *v. Seuffert*, Carcinomtherapie. Berl. med. Ges., 3., 10., 17. Dezember 1913. — *Derselbe*, Über gynäkologische Röntgentherapie. Strahlenther. **2**, H. 2, 714 (1913). — *Derselbe*, Mesothorium- und Röntgenbehandlung der Uteruscarcinome. 4. internat. Kongr. Physikother. 26.—30. März 1913. — *Derselbe*, Heutiger Stand, Probleme und Grenzen der Strahlenbehandlung des Krebses. Strahlenther. **4**, 740 (1914). — *Derselbe*, Zur Frage der Tiefenbestrahlung von Carcinomen mittels Röntgenmaschinen. Münch. med. Wschr. **1915**, Nr 19, 641. — *Derselbe*, Strahlentiefenbehandlung. Strahlenther. Sonder-Bd. 2. Berlin: Urban & Schwarzenberg 1917. *Derselbe*, Die Strahlenbehandlung in der Gynäkologie. Wien. med. Wschr. **1921**, Nr 15/16. — *Derselbe*, Strahlenbehandlung des Uteruscarcinoms. Tagg dtsch. Ges. Strahlenther. Kreuznach **1922**. Zbl. Gynäk. **1922**, 920. — *Derselbe*, Lehrbuch der physikalisch-biologischen und klinischen Grundlagen zur Strahlentiefentherapie und ihre Anwendung in der Gynäkologie. Handbuch der gesamten medizinischen Anwendung der Elektrizität einschließlich der Röntgenlehre, Bd. 3, S. 399—477. Leipzig: W. Klinkhardt 1923. — *Shaw, Ernest H.*, The action of radium and x-rays on malignant growth. Brit. med. J., 11. Aug. 1912. — *Sherrik*, The treatment of early carcinoma of the uterus. California Med. **1925**, 1002. Ref. Internat. Radiotherapie **1**, 586 (1926). — *Siegel*, Zur Technik der Röntgenbestrahlung bei gut- und bösartigen gynäkologischen Blutungen. Verh. dtsch. Ges. Gynäk. **1920**. — *Derselbe*, Zur Strahlenbehandlung des inoperablen Collumcarcinoms des Uterus. Zbl. Gynäk. **1922**, 2067. — *Derselbe*, Strahlenbehandlung des Collumcarcinoms. Zbl. Gynäk. **46**, 2067. — *Sigwart*, Rückbildung der Blasenveränderungen bei bestrahltem Collumcarcinom. Zbl. Gynäk. **37**, 1645. — *Sigwart* u. *Haendly*, Das Mesothorium in der Gynäkologie. Med. Klin. **1913**, H. 33. — *Simon*, Zur intrauterinen Radiumanwendung. Strahlenther. **34** (1929). — *Simons*, Vergleichende Untersuchungen über die Bedeutung des Radiumträgers bei intratumoraler Anwendung radioaktiver Substanzen. Strahlenther. **29** (1928). — *Simons* u. *Strauß*, Über die Einwirkung der Thor-X-Stäbchen auf Bakterien. Bd. **29** (1928). — *Simpson, Fr. E.*, Die Technik der Anwendung radioaktiver Substanzen. Lehrbuch der Strahlentherapie, Bd. 1, S. 601. Wien u. Berlin: Urban u. Schwarzenberg 1925. — *Sippel, P.* u. *G. Jaeckel*, Über die Ursachen der Mißerfolge der Röntgentherapie bei malignen Erkrankungen. Münch. med. Wschr. **1923**, 1191. — *Sluys*, Zur Behandlung mit Thermo-Radiotherapie. J. de Radiol. et Ann. Soc. belge Radiol. **7**, H. 2 (1913). — *Soiland, Albert*, The treatment of inoperable cancer of the pelvis by radium. Amer. J. Roentgenol. **12**, Nr 4, 378—382 (1924). Ref. Ber. Gynäk. **7**, 518 (1925). — *Spinelli*, Beitrag zur Radium-Röntgentherapie des Uteruscarcinoms. Strahlenther. **13**, H. 3 (1922). — *Stacy, Leda J.*, Treatment of carcinoma of the body of the uterus. Radiology **5**, Nr 4, 331—338 (1925). Ref. Ber. Gynäk. **12**, 27 (1927). — *Steiger*, Ein Beitrag zur Behandlung des Uteruscarcinoms durch Röntgenstrahlen. Schweiz. Korresp.bl. **1915**, Nr 52, 1633. — *Stephan*, Ein neues Spreizspekulum für vaginale Röntgenbestrahlung. Strahlenther. **8**, 425 (1918). — *Stephens, J. G.*, The principles of the radiation therapy of malignant disease. J. Canc. Res. Comm. Univ. Sydney **1**, 184—191. — *Stern, Alfr.* u. *Oskar Bott*, Über Uteruscarcinomrezidiv bei Bestrahlung. Strahlenther. **21**, 426—443 (1926). — *Stoeckel*, Die Strahlentherapie in der Gynäkologie. Med. Klin. **1913**, H. 50. — *Stoeckel-Reifferscheid*, Lehrbuch der Gynäkologie 1924. — *Stone*, Die gegenwärtige Stellung des Radiums im Studium und in der Behandlung des Uteruskrebses. Surg. etc., Juni **1921**. Zbl. Gynäk. **1921**, 1730. — *Strachan, Gilbert,* Radium treatment of inoperable Carcinoma of the cervix. Brit. med. J. **1925**, Nr 3358, 879/880. Ref. Ber. Gynäk. **9**, 39 (1925). — *Straßmann,* Berl. med. Ges., 3., 10., 17. Dez. 1913. — *Derselbe,* Disk. Arch. Gynäk. **117**, 272 (1922). — *Derselbe,* Strahlenther. **27**, 281. — *Derselbe,* Strahlenther. **33**, 413f (1929). — *Derselbe,* Zur Strahlenbehandlung des Gebärmutterhalskrebses. Strahlenther. **32** (1929). — *Derselbe,* II. internat. Radiol.kongr. Stockholm **1928**, Kongreßber. — *Strauß,* Med. Klin. **1924**, Nr 26 u. 50/52. — *Derselbe,* Über Krebs und Krebsbehandlung. Med. Klin. **1926**, 927, 963, 1588, 1626/27. — *Stubbe, H.,* Radium- und Röntgenstrahlen als mutationsauslösender Faktor. Strahlenther. **37** (1930).

Tata, Das Radium in der Gynäkologie. 17. internat. Kongr. London, 5.—12. Aug. 1913. Zbl. Röntgenol. **1913**, 481. — *Tauffer,* Über Heilungsversuch mit Radium bei Gebärmutterkrebs. Sitzgsber. Budapest. Ärztever. **1913**, H. 21. — *Taussig, Fred J.,* Irradiation in cancer of the cervix. Radiology, Juli **1925**, 5. Ref. Internat. Radiotherapie **1**, 589 (1926). — *Thaler,* Disk. Arch. Gynäk. **117**, 276 (1922). — *Derselbe,* Strahlenbehandlung der operablen Carcinome. Zbl. Gynäk. **41**, 209. — *Theilhaber, A.,* Der Einfluß der Diathermiebehandlung auf das Carcinomgewebe. Münch. med. Wschr. **1919**, Nr 44, 1260. — *Derselbe,* Die elektromagnetischen Schwingungen und die Immunität. Strahlenther. **15**, H. 5 (1923). — *Derselbe,* Die celluläre Immunität usw. Festschrift, S. 176. Berlin: Pilger 1924. — *Thies,* Zur Bestimmung der malignen Tumoren. Verh. dtsch. Ges. Gynäk. Wien **1925**. Ref. Zbl. Gynäk. **49**, 1644 (1925). — *Thomas,* Mesothoriumbehandlung des Krebses der weiblichen Genitalien. Cleveland med. J. **23**, H. 2 (1914). — *Tomanek, F.,* Über die Behandlung der malignen Geschwülste mit radioaktiven Injektionen. Strahlenther. **31** (1929). — *Treatment,* Radiological treatment of cancer. Recommendations on standards and technique. Lancet **1929** II, 348—351.

Uhle, Über die Behandlung des Gebärmutterkrebses mittels Radium- und Röntgenstrahlen. Med. Ges. Chemnitz, 11. Febr. 1914. Münch. med. Wschr. **1914**, H. 12. — *Uhlig,* Zur Beratung der Bestrahlung. Zbl. Gynäk. **1919**, Nr 3. — *Ullmann, H. J.,* Colloidal lead and irradiation in the treatment of cancer. Report of two jears' experience. J. amer. med. Assoc. **92**, 18—20.

Valcke-Gent, Ein Beitrag zum Versuch der Desinfizierung des Cervixcarcinoms. Strahlenther. **25**, 649 (1927). — *Velde, Th. H. van de,* Strahlenbehandlung in der Gynäkologie. Zbl. Gynäk. **1915**, Nr 19, 313. — *Vignes, Henri,* Le radium in gynecologie. Progres méd. **51**, Nr 28, 355/356 (1923). Ref. Ber. Gynäk. **4**, 446 (1924). — *Violet,* La laparotomie exploratrice comme temps préable de la curiethérapie dans certains formes de cancer de l'utérus. J. Radiol. et Électrol. **7**, Nr 12, 553 (1923). Ref. Ber. Gynäk. **4**, 45 (1924). — *Vogt,* Über die Diagnose und Therapie des Carcinoms des Gebärmutterkörpers. Münch. med. Wschr. **1925**, Nr 11. — *Voltz, F.,* „Physikalische und technische Grundlagen der Messung und Dosierung der Röntgenstrahlen." 6. Sonderband der Strahlentherapie. Berlin: Urban u. Schwarzenberg 1921. — *Derselbe,* Münch. med. Wschr. **1922**, 782f. — *Derselbe,* Münch. med. Wschr. **75**, Nr 49/50 (1928). — *Derselbe,* Fortschr. Röntgenstr. **29**, 61f. (1922). — *Derselbe,* Strahlenther. **14**, 93f. (1922). *Derselbe,* Strahlenther. **24**, 564f. (1927). — *Derselbe,* Strahlenther. **32**, H. 2 (1929). — *Derselbe,* Verh. dtsch. Röntgenges. **1923**. — *Derselbe,* Die ausschließliche Strahlenbehandlung des Collumcarcinoms. Klin. Wschr. **4**, Nr 29, 1396—1401 (1925). — *Derselbe,* Die ausschließliche Strahlenbehandlung der gynäkologischen Carcinome. Münch. med. Wschr. **1925**. — *Derselbe,* Mschr. Geburtsh. **70**, 343 (1925). *Derselbe,* Mschr. Geburtsh. **81**, 209f. (1929). — *Derselbe,* Dosierungstafeln für die Röntgentherapie. 2. vermehrte Aufl. München: J. F. Lehmann 1928. — *Derselbe,* Med. Welt **1929**, Nr 10. — *Derselbe,* Die unterstützenden Methoden der Strahlenbehandlung der weiblichen Genitalcarcinome. Strahlenther. **36** (1930). — *Derselbe,* Die Strahlenabteilung der Univ. Frauenklinik München. Strahlenther. **37** (1930). *Derselbe,* Strahlenbehandlung des weiblichen Genitalcarcinoms. Berlin: Urban & Schwarzenberg 1930. Sonderheft Strahlenther. **13**. — *Voltz, F. u. Wintz,* Strahlenther. **10** (1919).

Wachtel, Heinrich, Die Radiumpunktion mittels stark gefilterter Radiumnadeln. Z. physik. Ther. **29**, H. 2, 45/46 (1924). — *Wätjen,* Über die Einwirkung der Röntgen- und Radiumstrahlen bei inoperablen bösartigen Tumoren und ihren Metastasen. Freiburg. med. Ges., 18. Nov. 1913. Berl. klin. Wschr. **1913**, H. 49. — *Wall, J. P.,* Radium in treatment of cervical carcinoma. New Orleans med. J. **79**, Nr 9, 246—251 (1926). Ref. Ber. Gynäk. **12**, 17 (1927). — *Wallon,* Comment combattre les complications infectieuses de la curiethérapie des cancers utérins. Presse méd. **8**, 1061 (1928). — *Walthard,* Demonstrationen von Präparaten eines 6 Monate alten Dauerresultates bei einem radiumbestrahlten Carcinom. Wiss. Vortr. städt. Krankenhaus Frankfurt a. M., 19. Mai 1914. Münch. med. Wschr. **1914**, H. 28. — *Derselbe,* Zbl. Gynäk. **1927**, 2297. — *Ward, George Gray,* Follow-up clinic; cases of carcinoma of the cervix treated by radium. Surg. Clin. N. Amer. **5**, 573 (1925). Ref. Ber. Gynäk. **9**, 38 (1925). —

Derselbe, Radium treatment of cancer of the uterus. Amer. Obstetr. 11, 690—692 (1926). Ref. Ber. Gynäk. 11, 435 (1926). — *Ward, Grant E.*, Radium in the treatment of cancer of the cervix uteri. J. amer. med. Assoc. 87, Nr 21, 1697—1700 (1926). Ref. Ber. Gynäk. 12, 164 (1927). — *Warnekros*, Röntgentechnik bei Carcinomen. Berl. med. Ges., 3., 10., 17. Dez. 1913. — *Derselbe*, Zur Röntgentechnik der Carcinombestrahlung. Berl. klin. Wschr. 1914, H. 5. — *Derselbe*, Durch Röntgenbestrahlung geheilte tiefliegende Carcinome. Hufeland-Ges. Berlin, 9. Juli 1914. Berl. klin. Wschr. 1914, H. 41. — *Derselbe*, Rezidivbestrahlung und postoperative Bestrahlung. Mschr. Geburtsh. 44 (1916); Münch. med. Wschr. 1917, Nr 27/28. — *Derselbe*, Die Homogenbestrahlung des Uteruscarcinoms durch Summation der Röntgen- und Radiumenergie. Zbl. Gynäk. 1918, 620. — *Derselbe*, Carcinombehandlung mit höchstgespannten Strömen (über 200 000 Volt). Münch. med. Wschr. 1919, Nr 32, 891. — *Derselbe*, Ein verbessertes Speculum zur vaginalen Röntgenbestrahlung. Strahlenther. 8, 155 (1918). — *Derselbe*, Die biologische Strahlenwirkung und Bestrahlungstechnik des Uteruscarcinoms. Verh.ref. dtsch. Ges. Gynäk. Berlin 1920. — *Derselbe*, Die Rezidivbehandlung des Uteruscarcinoms nach Röntgen-Radiumbehandlung. Münch. med. Wschr. 1930, Nr 29. — *Warnekros* u. *Dessauer*, Wendepunkt in der Technik der Tiefentherapie. Strahlenther. 11 (1920). — *Waters, Charles A., J. A. C. Colston* and *Leslie N. Gay*, Colloidal lead with high voltage Roentgen theapy in malignant disease. Report of cases. J. amer. med. Assoc. 92, 14—18. — *Welsch*, Über die Behandlung des Carcinoms mit Beta-Strahlen. Mschr. Geburtsh. 85, H. 4 (1930). — *Werner*, Strahlenther. 1, H. 1/2. — *Derselbe*, Zur Strahlenbehandlung des Gebärmutterkrebses. Arch. Gynäk. 106, 58 (1917). — *Derselbe*, Über die Abgrenzung der Indikationen für die Röntgenbehandlung maligner Tumoren gegen die anderen Behandlungsmethoden (Radium, Operation und medikamentöse Therapie). Strahlenther. 30 (1928). — *Derselbe*, Neuere Behandlung von inoperablen Krebsgeschwülsten. Chirurg. 1, 241—246. — *Werner* u. *Caan*, Münch. med. Wschr. 1910, 1045; 1911, Nr 23. — *Wertheim*, Radiumbehandlung des Krebses. 85. Naturf.kongr. Wien, 21.—25. Sept. 1913. — *Derselbe*, Radium und Uteruskrebs. Strahlenther. 3, H. 2 (1913). — *Weibel, W.*, Die klinische Stellung des Carcinoma corporis uteri. Arch. Gynäk. 100, 138 (1913). — *Derselbe*, Die Therapie des Gebärmutterkrebses. Ther. Mh. 1915, Nr 7, 362. — *Derselbe*, Verh. dtsch. gynäk. Ges. 1922; Disk. Arch. Gynäk. 117, 271 (1922). — *Derselbe*, Arch. Gynäk. 135, H. 1 (1928). — *Weigand*, Zur Technik der Radiumapplikation in der Gynäkologie. Strahlenther. 27 (1928). — *Weill, René*, Accidents du radium au cours des affections gynécologiques. J. Méd. Paris 42, No 18, 359 (1923). Ref. Ber. Gynäk. 1, 415. — *Weinbrenner*, Mesothorium in der Behandlung weiblicher Genitalerkrankungen. Med. Ges. Magdeburg, 9. Okt. 1913. Münch. med. Wschr. 1914, H. 1. — *Derselbe*, Weitere Erfahrungen in der Behandlung der weiblichen Genitalcarcinome mit Mesothorium. Med. Ges. Magdeburg, 29. Jan. 1914. Münch. med. Wschr. 1914, H. 13. — *Derselbe*, Weitere Beiträge zur Behandlung der Uteruscarcinome mit Mesothorium auf Grund von Operationen nach Bestrahlung. Mschr. Geburtsh. 39, H. 4 (1914). — *Derselbe*, Die Behandlung der Genitalcarcinome mit Mesothorium. Mschr. Geburtsh. 1914, H. 2. — *Westermaier, H.*, Radiumtherapie in der Gynäkologie. Diss. Freiburg i. B. 1913. — *Wetterer*, Handbuch der Röntgentherapie nebst Anhang: Die radioaktiven Substanzen in der Therapie. 2 Bände. Leipzig: Otto Nemnich 1913. — *Derselbe*, Die Radiotherapie des Auslandes. Strahlenther. 1917, H. 3, Sonderband. — *Derselbe*, Handbuch der Röntgentherapie. Leipzig: Otto Nemnich 1914. — *Wickham, L.*, Radium und der bösartige Krebs. Arch. f. Dermat. 1912, H. 1. — *Derselbe*, Die Anwendung des Radiums in der Gynäkologie. Handbuch von Lazarus. Wiesbaden 1913. — *Wickham* u. *Degrais*, Radiumthérapie. Paris: Baillière et fils 1912. — *Dieselben*, Kann das Radium der Chirurgie bei der Behandlung maligner Tumoren Dienste leisten? Strahlenther. 3, H. 2 (1913). — *Dieselben*, Welche Dienste leistet das Radium der Chirurgie bei der Behandlung der malignen Tumoren? 17. internat. Kongr. London, 5.—12. Aug. 1913. Zbl. Röntgenol. 1913, Nr 482. — *Wille, F. C.*, Strahlentherapie des Collumcarcinoms. Zbl. Gynäk. 1927, 2849. — *Winter*, Zbl. Gynäk. 1923, Nr 31. — *Wintz*, Die Röntgenbehandlung des Uteruscarcinoms, S. 1313. Leipzig: Georg Thieme 1924. — *Derselbe*, Dtsch. med. Wschr. 1925, Nr 1. — *Derselbe*, Dtsch. med. Wschr. 1927, Nr 17. — *Derselbe*, Gründe für Mißerfolge in der Strahlentherapie des Carcinoms. Strahlenther. 25, 1 (1927). — *Derselbe*, Diskussion über Carcinombehandlung. Zbl. Gynäk. 1927, 1995; Arch. Gynäk. 132, 165. — *Derselbe*, Die Grundlagen der Röntgentherapie. Zweifel-Payr: Die Klinik der bösartigen Geschwülste, Bd 3, S. 471. Leipzig: S. Hirzel 1927. — *Derselbe*, Münch. med. Wschr. 1929, Nr 11. — *Wintz, H.* u. *L. Seitz*, Tagg bayer. gynäk. Ges. 1920, Ref. — *Wittigschlager* u. *Heyman*, Über die Behandlung der inoperablen Carcinome der weiblichen Beckenorgane. Strahlenther. 23, 15 (1926). — *Wolff*, Carcinom und Schwangerschaft. Zbl. Gynäk. 46, 743. — *Derselbe*, Carcinomfragen. Zbl. Gynäk. 46, 1196. — *Wood, Francis Carter*, Limitations in the radiotherapy of cancer. N. Y. State J. Med. 23, Nr 11, 446—449 (1923). Ref. Ber. Gynäk. 4, 327 (1924).— *Derselbe*, Krebsbiologie und Bestrahlung. Strahlenther. 32 (1929).

Zweifel, E., Münch. med. Wschr. **1921**, 1076f. — *Derselbe*, Die Bedeutung der Strahlentherapie in der Behandlung des Uteruscollumcarcinoms. Strahlenther. **14**, 605 (1922). — *Zweifel, P.*, Münch. med. Wschr. **1923**, Nr 9. — *Derselbe*, Die bösartigen Geschwülste der Gebärmutter. In Zweifel-Payr: Klinik der bösartigen Geschwülste, Bd. 3, 189f. — *Zweifel-Payr*, Die Klinik der bösartigen Geschwülste, III. Leipzig: S. Hirzel 1927.

4. Statistik.

Adler, Zur Operation und Strahlenbehandlung des Gebärmutterkrebses. Strahlenther. **12**, 109 (1921). — *Derselbe*, Wien. med. Wschr. **1924**, Nr 11. — *Archanguelsky, B.*, Eine vergleichende Bewertung der chirurgischen und der radiologischen Behandlungsmethoden des Krebses der weiblichen Geschlechtsorgane, 2. internat. Radiologenkongr. Stockholm **1928**, Kongreßber. Ref. Gynéc. et Obstétr. **18**, 324—333 (1928). — *Bailey* u. *Healy* (New York), Follow-up resultats of 908 cases of uterine cancer treated by radium. Amer. J. Obstetr. **6**, Nr 4, 402—406, 491, 495 (1923). Ref. Ber. Gynäk. **5**, 243 (1924). — *Baisch*, Erfolge der Mesothoriumbehandlung des Uteruscarcinoms. Württemberg. med. Korresp.bl. **1914**. — *Derselbe*, Erfolge der Mesothoriumbehandlung bei 100 Uteruscarcinomen. Münch. med. Wschr. **1915**, Nr 49, 1670. — *Derselbe*, Ergebnisse der Radium- und Mesothoriumbehandlung der Genitalcarcinome. Zbl. Gynäk. **1918**, 281. — *Derselbe*, Erfolge der Radiumbehandlung des Uteruscarcinoms. Strahlenther. **10**, H. 1 (1920). — *Bauereisen*, Bemerkungen zu der Arbeit Seißer-Mau, Ergebnisse der Carcinombehandlung. Strahlenther. **27** (1928). — *Bégouin*, Statistique de „guérisons clinique" du cancer du col utérin par le radium. Gynéc. et Obstétr. **23**, Nr 4, 219/220 (1924). Ref. Ber. Gynäk. **6**, 163 (1924). — *Derselbe*, Deux cas de mort à la suite d'application de radium intra-utérin. Bull. Soc. Obstétr. Paris **15**, 137/138 (1926). Ref. Ber. Gynäk. **10**, 368 (1926). — *Belugin, J.*, Über die Beeinflussung der primären Sterblichkeit bei Radiumbehandlung des Uteruscarcinoms durch im kleinen Becken lokalisierte Eiterherde. Zbl. Gynäk. **1924**, 1977. — *Benthin*, Z. Gynäk. **33**, 432 (1921). — *Berger*, Dauererfolge der Strahlentherapie des Krebses an der Freiburger Universitäts-Frauenklinik von 1913—1916. Strahlenther. **14**, H. 2 (1923). — *Beuttner, O.*, Die Resultate der der Curietherapie unterworfenen Uterushalscarcinome nach 5—8jähriger Beobachtungsdauer. Schweiz. med. Wschr. **53**, Nr 5, 105—108 (1923). — *Derselbe*, Soc. internaz. Chir. Roma **1926**. — *Bochenski, K.*, Über die Organisation der Behandlung des Uteruscarcinoms durch Strahlentherapie. Ginek. polska 8, 11—26, 72—76 und französische Zusammenfassung, S. 26—27. — *Böhme* u. *E. Zweifel*, Z. Gynäk. **1926**, Nr 1. — *Bolaffio*, Unsere Erfahrungen mit der Röntgentherapie des Collumcarcinoms. Strahlenther. **29** (1928). — *Bortini, Ennio*, Risultati di un esperimento di terapia col piombo colloidale, combinata alla terapia radiante, in alcuni casi di carcinomi dell' apparato genitale muliebre. Ann. Obstetr. **51**, 1142—1157. — *Bretschneider*, Über weitere Resultate in der Strahlenbehandlung der weiblichen Genitalcarcinome. Mschr. Geburtsh. **67**, H. 1/2 (1924). — *Bumm, E.*, Über Erfolge der Röntgen- u. Mesothoriumbestrahlung beim Uteruscarcinom. Berl. klin. Wschr. **1913**, Nr 22, 2001; Berl. med. Ges., Mai **1913**. Ref. Zbl. Gynäk. **1913**, 395; Verh. 15. dtsch. Ges. Gynäk. Halle, 14.—17. Mai **1913**, 384. — *Derselbe*, Weitere Erfahrungen über die Carcinombestrahlungen. Berl. med. Ges., 9., 10. u. 17. Dez. 1913. Berl. klin. Wschr. **1914**, H. 5, 193. — *Derselbe*, Erfahrungen über die Bestrahlung tiefliegender Carcinome. Hufeland-Ges. Berlin, 9. Juli 1914. Berl. klin. Wschr. **1914**, H. 41. — *Derselbe*, Erfahrungen über die Strahlenbehandlung der Genitalcarcinome. Ges. Geburtsh. u. Gynäk. Berlin, 26. Mai 1916. Ref. Zbl. Gynäk. **1917**, 592. — *Derselbe*, Sechs Jahre Radium. Zbl. Gynäk. **1919**, 1. — *Bumm* u. *Schäfer*, Erfahrungen über die Strahlenbehandlung des Genitalcarcinoms. Arch. Gynäk. **106** (1917). — *Buono, Del*, Zur Frage der Gebärmutterkrebsbestrahlung. Strahlenther. **16**, 800 1924). — *Burnam, C. F.*, Amer. J. Roentgenol. **9**, 165 (1922).

Chéron et *Rubens-Ducal*, Die Resultate der Radiumtherapie der Carcinome des Uterus und der Vagina. Soc. Obstétr. et Gynéc. Paris, 14. Mai 1913. — *Cheval, Max*, Quelques résultats de la curiethérapie du cancer du col utérin. Gynéc. et Obstétr. **7**, No 4, 351—357 (1923). Ref. Ber. Gynäk. **1**, 352. — *Clauberg, Carl*, Die Dauerresultate der Collumcarcinombehandlung in der Kieler Univ.-Frauenklinik 1917—1922. Zbl. Gynäk. **1929**, 2339—2347. — *Coutard* et *Regaud*, Résultats et techniques de la röntgenthérapie dans les cancers de l'utérus. J. Radiol., **1926**. — *Cullen, T. S.*, Cancer of the uterus. New York 1900.

Dautwitz, Radiumbestrahltes inoperables Collumcarcinom. 13jährige Beobachtung. Zbl. Gynäk. **50**, 3027. — *Delbet, Pierre, Mocquot, Herrenschmidt, Mock*, Statistik über die mit Radium behandelten Krebsfälle. Bull. Assoc. franç. Étude Canc., Sitzg 19. Jan. 1914. Ref. Strahlenther. **1**, 311. — *Deputovič, A.*, Erfolg der Strahlentherapie beim Carcinoma uteri. Vopr. Onkol. (russ.) **2**, 32—42 und deutsche Zusammenfassung, S. 42. — *Dietrich*, Erfolge der Mesothorium- und Radiumtherapie des Genitalcarcinoms an der Göttinger Universitäts-Frauenklinik. Strahlenther. **10**, H. 21 (1920). — *Dobbert*, Ergebnisse der Behandlung des Gebärmutterkrebses mit Radium. Petersburg. med. Z. **1914**, H. 8. — *Döderlein, A.*, Ergebnisse der Radikaloperation und der Strahlentherapie des Cervixcarcinoms. Mschr.

Geburtsh. **46**, 51 (1917). — *Derselbe*, Krebsheilung durch Strahlenbehandlung. Arch. Gynäk. **109**, 705 (1918). — *Derselbe*, Münch. med. Wschr. **1922**, Nr 7. — *Derselbe*, Strahlenther. **15**, H. 6 (1923). — *Derselbe*, Zbl. Gynäk. **1926**, Jubil.-H. 14. — *Derselbe*, Arch. Gynäk. **132** (1927). — *Derselbe*, 14 Jahre Strahlenbehandlung des Uteruscarcinoms. 20. Tagg dtsch. Ges. Gynäk. Bonn **1927**. — *Derselbe*, Zbl. Gynäk. **1927**, 1985. — *Derselbe*, Carcinoma uteri. 5jährige Dauerheilung. Strahlenbehandlung-Operation. Fortschr. Röntgenstr. **40**, Kongreßheft. — *Derselbe*, Ergebnisse der Strahlentherapie der Uteruskrebse in Tabellen. Strahlenther. **33**, 89—90. — *Döderlein, Gustav*, Gibt es eine primäre Mortalität bei der Radiumbehandlung des Uteruscarcinoms? Zbl. Gynäk. **49**, 852 (1925). — *Derselbe*, Mschr. Geburtsh. **68**, 155f. (1925) — *Derselbe*, Zbl. Gynäk. **16**, 859 f. (1925) — *Derselbe*, Z. Krebsforschg **23** (1926). — *Döderlein, A., G. Döderlein* u. *F. Voltz*, Acta radiol. (Stockh.) **6** (1926). Festschrift für G. Forssell. — *Döderlein* u. *E. v. Seuffert*, Unsere Erfahrungen mit der Mesothoriumbehandlung des Carcinoms. Münch. med. Wschr. **1914**, 225, 313. — *Döderlein, G.* u. *F. Voltz*, Mschr. Geburtsh. **66**, 247. — *Donaldson*, Report on eighty-five inoperable case of carcinoma of the cervix uteri with radium. Brit. med. J., Mai **1925**. Ref. Internat. Radiotherapie **1**, 554 (1926). — *Derselbe*, Bericht über 85 inoperable Fälle von Cervixcarcinom, welche im St. Bartholomews-Hospital mit Radium behandelt wurden. Strahlenther. **25**, 657 (1927). — *Donaldson* u. *Ganti*, Z. Geburtsh. **1924**, 254. — *Douay*, Radium et cancer du col. Résultats des cas traités en 1919—1920—1921 à l'hôpital Broca. Bull. Soc. Obstétr. Paris **13**, No 2, 85—98 (1924); Gynéc. et Obstétr. **23**, No 4, 223—226 (1924). Ref. Ber. Gynäk. **5**, 242 (1924). — *Derselbe*, Cancer du col utérin. Quel traitement conseiller. Opération, radium ou association? Bull. Soc. Obstétr. Paris **13**, No 5, 341—345 (1924). Ref. Ber. Gynäk. **5**, 427 (1924). — *Dustin, A. P.*, Guérison réelle et guérison apparente des tumeurs malignes irradiées. Arch. franco-belg. Chir. **31**, 609—615.

Eckelt, Die Resultate der Radiumbehandlung beim operablen und inoperablen Collumcarcinom. Zbl. Gynäk. **1919**, Nr 3. — *Eymer*, Ergebnisse der Strahlenbehandlung der Gebärmutterkrebse, Operation oder Bestrahlung? Arch. Gynäk. **125**, 515 (1925). Verh. dtsch. Ges. Gynäk. **1925**. — *Derselbe*, Klin. Wschr. **1926**, Nr 1, 44; Zbl. Gynäk. **1925**, Nr 30, 1643. — *Derselbe*, Sollen die Gebärmutterkrebse operiert oder bestrahlt werden? Strahlenther. **24**, 149 (1927). — *Derselbe*, Über internationale Zusammenarbeit in der Frage der Radiumtherapie des Uteruscollumcarcinoms. Strahlenther. **29** (1928).

Farrar, Lilian K. P., Preliminary report of primary carcinoma of the cervix uteri treated with radium in the woman's hospital in the state of New York. Amer. J. Obstetr. **10**, Nr 2, 205—213 (1925). Ref. Ber. Gynäk. **9**, 326 (1925). — *Flatau*, Dürfen wir operable Uteruscarcinome ausschließlich bestrahlen? Zbl. Gynäk. **1915**, Nr 35, 611. — *Derselbe*, Vorläufige Ergebnisse der Strahlenbehandlung des Gebärmutterkrebses. Strahlenther. **7**, 289 (1916). — *Derselbe*, Ergebnisse der Strahlenbehandlung des Gebärmutterkrebses. Zbl. Gynäk. **1923**, 737. — *Forssell, G.*, Acta radiol. (Stockh.) **9**, H. 4; Hygiea (Stockh.) **76** (1915). — *Derselbe*, Die radiotherapeutische Klinik des Kanzervereins in Stockholm, Radiumhemmet, ihre Organisation, Arbeitsmethoden und Behandlungsmethoden. Stockholm 1928. — *Fraenkel, L.*, Zbl. Gynäk. **1926**, Nr 14, 863. — *Franke, Ida*, Die Ergebnisse der Röntgentherapie des Uteruscarcinoms unter Berücksichtigung der jeweils angewandten Technik. Inaug.-Diss. Freiburg 1926. — *von Franqué*, Strahlenbehandlung der Genitalcarcinome. Vortrag, gehalten, gelegentlich der Vortragsreihe der Deutschen Röntgengesellschaft (Ges. Röntgenk. u. Strahlenforschg). Strahlenther. **21**, 187 (1926). — *Fürst*, Zbl. Gynäk. **1925**, 251f.; **1926**, Nr 4, 250, Ref.

Gaarenstroom, G. F., Ist man berechtigt zur Strahlenbehandlung der operablen Gebärmutterhalskrebse? Acta radiol. (Stockh.) **6**, 458—465 (1926). — *Gál*, Sechs Jahre Strahlenbehandlung des Krebses der weiblichen Geschlechtsorgane. Strahlenther. **11**, 880 (1920). — *Derselbe*, Durch Strahlenbehandlung erzielte Dauerresultate beim Carcinom der weiblichen Geschlechtsorgane. Strahlenther. **27** (1928). — *Gambarow*, Strahlenther. **26**, 698. — *Derselbe*, 13 Jahre Strahlenbehandlung des Uteruscarcinoms. Strahlenther. **30**, H. 3, 467; Fortschr. Röntgenstr. **39**, H. 1 (1929). — *Gauß*, Verh. dtsch. Röntgenges. **10**, 111 (1919). — *Derselbe*, Was leistet die Strahlentherapie in der Gynäkologie? Z. Urol. **20**, H. 9, 671—673 (1926). — *Giesecke, August*, Die Dauerresultate nach operativer und Strahlenbehandlung des Uterus- und Scheidencarcinoms. Arch. Gynäk. **1922**, 115. — *Gornick* u. *Philipp*, Münch. med. Wschr. **73**, 272f. (1926). — *Guggisberg*, Erfahrung mit Radium bei Genitalcarcinomen. Schweiz. med. Wschr. **1925**, Nr 13.

Halluin, Maurice d', Spätresultate der mit Strahlen behandelten Krebse. Rev. práct. Radiumther. **4**, 43—56. — *Hamm*, Radiotherapeutische Erfolge und Mißerfolge beim Uteruscarcinom. Strahlenther. **8**, 161 (1918). — *Healy*, Amer. J. Roentgenol. **14**, Nr 6, 542 (1925). — *Derselbe*, Endresultate der Bestrahlung des Cervicalkrebses. Amer. J. Obstetr. **1928**, 594. — *Heimann*, Erfolge der Mesothorium- und Röntgenbehandlung beim Carcinom. Med. Sekt. Ges. vaterländ. Kultur Breslau, Juni **1913**. — *Derselbe*, Berl. klin. Wschr. **1914**, H. 1. — *Derselbe*, Erfahrungen mit der Strahlentiefentherapie in der Gynäkologie, besonders beim Carcinom. Strahlenther. **7**, 581 (1916). — *Derselbe,* Ges. vaterländ. Kultur Breslau **1**, 1 (1918). — *Derselbe,* Acta radiol. (Stockh.) **4**, 651 (1925). — *Derselbe,* Die Bedeutung der Cystoskopie für die operative und Strahlenbehandlung des Uteruscarcinoms. Chirurg. **1**, 687—691; Fortschr. Röntgenstr. **40**, 696. — *Herrera, José Carlos,* Über Radium in der Gynäkologie. Rev. españ. Obstetr. **10**, 515—524 (1925). Ref. Ber. Gynäk. **10**, 368 (1926). — *Heyman* (Stockholm), Unsere Resultate und Erfahrungen mit der Radiumbehandlung des Gebärmutterkrebses. Arch. Gynäk. **107**, H. 3 (1917). — *Derselbe,* Erfolge der Radiumbehandlung von Gebärmutterkrebsen am „Radiumhemmet", Stockholm, nach einer Beobachtungszeit von 5 Jahren beurteilt. 12. Verslg nord. chir. Ver. Chistiania, 3.—5. Juli 1919. Zbl. Gynäk. **1920**, 209. — *Derselbe,* Fünfjährige Erfahrung mit Radiumbehandlung bei Gebärmutterkrebs am Radiumhemmet zu Stockholm. Strahlenther. **11**, 179 (1920). — *Derselbe,* Experiences of radiological treatment of cancer in gynaecology. Proc. roy. Soc. Med. **22**, 801—810. — *Derselbe,* J. Obstetr. **31**, Nr 1 (1924). — *Derselbe,* Technik und Ergebnisse bei der Behandlung des Cervixcarcinoms in „Radiumhemmet", Stockholm. Strahlenther. **20**, H. 1, 34—56 (1925); J. of Obstetr. **31**, Nr 1, 1—19 (1924). — *Derselbe,* Experiences with radiological treatment of cancer of the corpus uteri at Radiumhemmet. Acta radiol. (Stockh.) **4**, H. 6 (1925). — *Derselbe,* Final results in radium treatment of carcinoma of the cervix uteri at Radium home. Stockholm, Sweden. Surg. **40**, Nr 2, 161—164 (1925). Ref. Ber. Gynäk. **8**, 165 (1925). — *Derselbe,* Two cases illustrating a detail in the statistics of cancer uteri. Acta obstetr. scand. (Stockh.(**3**, H. 1, 60 (1924). Ref. Ber. Gynäk. **7**, 839 (1925). — *Derselbe,* Strahlenther. **23** (1926). — *Derselbe,* Acta radiol. (Stockh.) **8**, H. 5 (1927). — *Derselbe,* Strahlenther. **29** (1928). — *Hoed, den,* Strahlenbehandlung des Gebärmutterkrebses. Strahlenther. **27** (1928). — *Holfelder, H.,* Was kann man heute von der Röntgentherapie der sogenannten inoperablen Tumoren erwarten? Strahlenther. **33**, 131—138. — *Holthusen,* Der gegenwärtige Stand der Strahlenbehandlung beim Carcinom. Dtsch. med. Wschr. **1929 II**, 1491—1495.

Ikeda (Saga, Japan), Praktische Ergebnisse der Radiumbehandlung bei weiblichem Genitalkrebs. Zbl. Gynäk. **1927**, 407.

Jäckel u. *Sippel,* Münch. med. Wschr. **1923**, Nr 28. — *v. Jaschke,* Die Resultate der Behandlung des Uteruscarcinoms in den Jahren 1918—1930. Strahlenther. **37** (1930).

Kassogledow, Die unmittelbaren Resultate der Behandlung inoperabler Formen von Uteruscarcinom und postoperativer Rezidive mit Radium und Röntgenstrahlen. Vrač. Gaz. (russ.) **1914**, H. 12/13. — *Kehrer,* Verh. dtsch. Ges. Gynäk. **1920** u. **1922**; Arch. Gynäk. **117**, 262f. (1922). — *Kehrer* u. *Lahm,* Über die Grenzen der Radiumtherapie des Collumcarcinoms. Strahlenther. **10**, 3 (1920). — *Kimbrongh, R. A., Ir.* and *C. C. Norris,* Factors influencing end-results in carcinoma of the cervix after irradiation. Amer. J. Obstetr. **13**, 279 (1927). — *Klein, G.,* Mehrjährige Erfolge der kombinierten Aktinotherapie bei Carcinom des Uterus und der Mamma. Münch. med. Wschr. **1915**, Nr 15, 494. — *Kraul, L.,* Ergebnisse der Strahlenbehandlung des Gebärmutterkrebses. Zbl. Gynäk. **1923**, 1573. — *Krebs, Carl,* The effect of Roentgen irradiation on the interrelation between malignant tumors and their hosts. A study. Acta radiol. (Stockh.). Suppl. **8**. — *Krönig,* Welche Schlußfolgerungen ergeben sich nach 2 Jahre zurückreichenden Beobachtungen von Carcinomkranken, die mit strahlender Energie behandelt sind? Freiburg. med. Ges., 3. Febr. 1914. Dtsch. med. Wschr. **1914**, H. 16. — *Küstner, H.,* Sollen wir das Uteruscarcinom operieren oder bestrahlen? Dtsch. med. Wschr. **1922**, Nr. 49. — *Küstner* u. *Heimann,* Ergebnisse der Strahlenbehandlung der Carcinome. Dtsch. med. Wschr. **1914**, H. 33. — *Kuhn, Robert,* Bestrahlung oder Operation des Gebärmutterkrebses? Unter Zugrundelegung von Publikationen des Jahres 1923. Z. ärztl. Fortbildg **21**, Nr. 13, 387—390 (1924). — *Kupferberg,* Sieben Jahre gynäkologischer Carcinombehandlung. Strahlenther. **13**, 88 (1921). — *Derselbe,* Zum Krebsproblem. Strahlenther. **32** (1929).

Labhardt, Operation oder Bestrahlung des Uteruscarcinoms? Zbl. Gynäk. **1919**, Nr 3. — *Lacassagne, A.,* Ergebnisse der Strahlentherapie bei den Adenoepitheliomen des Uterus. Strahlenther. **33** (1929). — *Lahm,* Fortschr. Röntgenstr. **32 I**, Kongreßh., 142 (1924). — *Derselbe,* Die Erfolge der kombinierten Radium-Röntgenbehandlung des Uteruscarcinoms im Vergleich zur alleinigen Radiumbehandlung an der staatlichen Frauenklinik in Dresden. 15. Tagg dtsch. Röntgenges. Zbl. Gynäk. **1924**, 1177. — *Derselbe,* Erg. Strahlenforschg. **1** (1925). — *Derselbe,* Der Erfolg der Strahlenbehandlung des Collumcarcinoms, gemessen an den R-Zahlen in den sog. kritischen Zonen. Strahlenther. **20**, 1 (1925). — *Derselbe,* Die Dauerheilung des Uteruscarcinoms nach Radium- und kombinierter Radium-Röntgenbehandlung. Strahlenther. **30** (1928). — *Derselbe,* Die Dauerheilung des Uteruscarcinoms nach Radium- und kombinierter Radium-Röntgenbehandlung. Strahlenther. **30**, H. 3, 470. — *Derselbe,* Fortschr. Röntgenstr. **39**, H. 1 (1929). — *Derselbe,* Strahlenbehandlung des Krebses. Berichte im Auftrage der radiologischen Unterkommission der Krebskommission des Völkerbundes, Juni 1929. Serie der Publikationen des Völkerbundes, III, Hygiene. Klin. Wschr. **1929** II, 2016—2018. — *Derselbe,* Recidive di carcinomi dell collo uterino in seguito alla irradiazione preoperatoria. Riv. Radiol. e Fiscia med. **1,** 146—153. — *v. Lehoczky-Semmelweis, Kolman,* Zbl. Radiol. **1,** H. 1, 44 (1926). — *Dieselben,* Über die therapeutische und prophylaktische Radiumbehandlung auf Grund von 1000 Fällen. Z. Geburtsh. **90,** 143 (1926). — *Lynch, F. W.,* Five year endresults in the treatment of cancer of the uterine cervix. J. amer. med. Assoc. **87,** 1700 (1926).

Mayer, Mschr. Geburtsh. **67,** H. 5, 302 (1924). — *Maxwell, Alice,* Results of radium in gynecology. California State J. Med. **21,** Nr 4, 155—158 (1923). Ref. Ber. Gynäk. **1,** 354. — *Menge,* Zur Carcinomstatistik. Verh. dtsch. Ges. Gynäk. **117,** 214 (1922); Zbl. Gynäk. **1922,** 1178. — *Monod, R.,* 75 cas de Cancers cervico-utérins traités par l'association du radium et de la chirurgie. Trav. de la Clin. Chir. de la Salpêtr., 2. Série. Paris 1927. — *Mühlmann,* Ergebnisse der Strahlenbehandlung des Gebärmuttercarcinoms. Strahlenther. **16,** H. 1 (1923). — *Mundell,* Four years experience with radium in treatment of the gynecologic conditions. Amer. J. Obstetr. **10,** 70—83 (1925). Ref. Ber. Gynäk. **9,** 327 (1925).

Nahmacher, Die Resultate der Uteruscarcinombehandlung der Jahre 1919—1925 an der Univ.-Frauenklinik Jena. Mschr. Geburtsh. **82,** 255—257. — *Neuwirth,* Über Bestrahlung oder Operation des Collumcarcinoms. Fortschr. Ther. **2,** H. 13, 423—427 (1926).

Odescalchi, Innocenzo, Alcuni rilievi sopra 100 casi di epitheliomi della „portio" trattati col radium. Ann. Obstetr. **46,** No 5, 187—196 (1924). Ref. Ber. Gynäk. **7,** 66 (1925). — *Oppert, M.,* Quinze ans de radiumthérapie du cancer de l'utérus. 49. Congr. Assoc. franç. Sci. méd. Grenoble **1925.** Ref. Internat. Radiotherapie **1,** 574) (1926). — *Derselbe,* J. de Radiol. **9,** H. 11, 541 (1925). — *Opitz,* Eine Nachprüfung der Dauererfolge bei Carcinombestrahlung. Naturf. u. Ärzte Leipzig 1922. Fortschr. Röntgenstr. **30,** H. 3, S. 30—31, 32—35 (1923). — *Derselbe,* Erfolge der Radium-Röntgenbehandlung des Uteruscarcinoms. Tag. dtsch. Ges. Strahlenther. Kreuznach **1921.** Zbl. Gynäk. **1922,** 920. — *Derselbe,* Neue Erfolge unserer Strahlenbehandlung der Uteruscarcinome. Oberrhein. Ges., 26. März 1922. Zbl. Gynäk. **1922,** 1535. — *Derselbe,* Z. Krebsforschg **22,** H. 2, 108 (1925).

Paroli, Giovanni, Osservazioni cliniche sulla radioterapia del carcinoma del collo dell'utero. Atti Soc. ital. Ostetr. **27,** 171—174. — *Petersen* u. *Heyman,* Technik und Ergebnisse bei der Behandlung des Cervixcarcinoms in „Radiumhemmet", Stockholm. Strahlenther. **20,** 34 (1925). — *Philipp* u. *Gornick,* Die Behandlung des Gebärmutter- und Scheidenkrebses an der Univ.-Frauenklinik (Geh. Rat Bumm). Münch. med. Wschr. **72,** 272—275 (1926). — *Polubinsky,* 421 Fälle von Radiumtherapie vom Jahre 1914—1921. Zbl. Gynäk. **49,** 1193 (1925). — *Proust* u. *Mallot,* Die Indikationen der Totalexstirpation, der Radium- und Röntgenbehandlung des Collumcarcinoms. Presse méd. **1922,** Nr 9.

Ransohoff, J. L., End result of radium treatment in cancer of cervix. Ohio State med. J. **22,** 763 (1926). — *Regaud, Cl.,* Vergleichende Betrachtung der Collumcarcinome, der Krebse der Mundhöhle, der Mamma und des Rectum vom Standpunkt der radiotherapeutischen Behandlungsmethoden. Strahlenther. **31,** 495—508. *Regaud, Lacassagne,* J. de Radiol. **9,** No 12, 1 (1925). — *Dieselben,* Traitement des cancers du col de l'uterus par les radiations. Brüssel 1926. — *Dieselben,* J. de Radiol. **17,** 510. — *Regaud, Roux-Berger, Lacassagne, Cesbron, Contard, Monot* et *Richard,* Curiethérapie des Cancers du col de l'utérus. Résultats de l'institut du radium de Paris pour les annés, 1919, 1920 et 1921. État actuel des indications, thérapeutique. Arch. Électr. méd. **31,** No 492, 289—296 (1923). Ref. Ber. Gynäk. **5,** 337 (1924). — *Reisach,* Bericht über die Ergebnisse der von 1917—1927 operierten und strahlenbehandelten Genitalcarcinome und über einen geheilten Fall von Traubensarkom beim Kinde. Strahlenther. **37** (1930).

Schäfer, P., Statistik der Carcinomheilung mit Radium. Arch. Gynäk. **110,** 374 (1919). — *Derselbe,* Ergebnisse der Bestrahlungstherapie weiblicher Genitalcarcinome, 1912—1915. Mschr. Geburtsh. **110,** H. 2 (1919). — *Derselbe,* Ergebnisse der Bestrahlung mit Radium und mit Radium und Röntgen kombiniert. Verh. dtsch. Ges. Gynäk. **1920;** Zbl. Gynäk. **1920,** 174. — *Schinz, Hans R.,* Heutiger Stand der Krebsbekämpfung. Allgemeiner Teil. Schweiz. med. Wschr. **1929** I, 375—379, 398—408. — *Derselbe,* Thesen zur Organisation der Krebsbekämpfung in der Schweiz. Strahlenther. **34,** 876—882. — *Schmitt,* Z. Geburtsh. **86,** H. 2, 316 (1924). — *Schmidt, E. A.,* Über die früher und heute erzielten Erfolge der Strahlenbehandlung bei tiefgelegenen Carcinomen. Fortschr. Röntgenstr. **21,** H. 1 (1914). — *Derselbe,* Die neueren Ergebnisse auf dem Gebiete der Röntgentherapie in Amerika. Strahlenther. **13,** H. 3 (1922). — *Schmidt, W.,* Die Ergebnisse der Röntgentherapie bösartiger Geschwülste an der Chirurgischen Universitäts-Klinik zu Göttingen in den Jahren 1919—1927. Strahlenther. **30** (1928). — *Derselbe,* Über die Erfolge der Strahlenbehandlung beim inoperablem Collumcarcinom. Strahlenther. **37** (1930). — *Schmitz,* Amer. J. Obstetr. **9,** 644 (1925). — *Derselbe,* End-results of the treatment of cervical carcinoma with radium and Roentgenrays. J. amer. med. Assoc. **84,** Nr 2, 81—84 (1925). Ref. Ber. Gynäk. **8,** 166 (1925). —

Schoch, Münch. med. Wschr. **1925,** Nr 10. — *Schreiner, B. F.,* Clinical results after Radium and Roentgen-Ray Irradiation of cancer of cervix uteri. Amer. J. Roentgenol. **12,** 367 (1924). — *Derselbe,* Arch. clin. Canc. Res. **1,** 1 u. 2 (1925). — *Schreiner,* A report of sixteen cases of adenocarcinoma of the cervical canal treated by radium and X-rays. Arch. clin. Canc. Res. N. Y., Jan. **1925.** Ref. Internat. Radiotherapy **1,** 585 (1926). — *Derselbe,* A summary of the results in the treatment of adenocarcinoma of the fundus of the uterus by radiation. Arch. clin. Canc. Res. N. Y., Jan. **1925.** Ref. Internat. Radiotherapy **1,** 585 (1926). — *Schreiner* and *Kress,* Untoward results in radiation therapy of uterine cancer when complicated with latent gonococcic salpingitis. Amer. J. Roentgenol. **12,** Nr 1, 51—53 (1924). Ref. Ber. Gynäk. **7,** 702 (1925). — *Schulte,* Arch. Gynäk. **121,** H. 3, 446. — *Derselbe,* Ergebnisse unserer Behandlung von 536 Genitalcarcinomen aus den Jahren 1914—1920. Arch. Gynäk. **121,** H. 3 (1924). — *Schweitzer, B.,* Die bisherigen Erfolge der Mesothoriumbehandlung beim Gebärmutter- und Scheidenkrebs. Zbl. Gynäk. **1914,** Nr 32; Med. Ges. Leipzig, 26. Mai 1914. Med. Klin. **1914,** H. 31; Münch. med. Wschr. **1914,** H. 28. — *Derselbe,* Über Dauererfolge nach Bestrahlung des Uteruscollumcarcinoms mit radioaktiver Substanz. Strahlenther. **12,** H. 2, 508 (1921). — *Second,* Internat. Congress of radiology: Abstracts of communications. Stockholm 1928. — *Seißer,* Ergebnisse der Carcinombehandlung und Beziehungen des Lebensalters zu Heilungserfolgen und Strahlenheildosis. Strahlenther. **27** (1928). — *Seitz, L.,* Zur Carcinomstatistik. Zbl. Gynäk. **1922,** 369. — *Derselbe,* Fünfjährige Erfahrungen aus der Strahlenbehandlung des Uteruscarcinoms. Verh. dtsch. Ges. Gynäk. **1922,** 258. — *v. Seuffert,* Die Erfahrungen der Univ.-Frauenklinik München. Strahlenther. **2,** 729 (1913). — *Derselbe,* Das Ergebnis der Strahlenbehandlung der Portio-Cervix-Carcinome. Verh. dtsch. Ges. Gynäk. **1920;** Mschr. Geburtsh. **53,** H. 1, 115 (1920). — *Siegel,* Dauererfolge in der gynäkologischen Radiotherapie. Strahlenther. **1,** 358 (1912). — *Sippel* u. *Jäckel,* Münch. med. Wschr. **1923,** Nr 28. — *Stein, Arthur,* Über den Fortschritt in der Behandlung der Uteruscarcinome in Amerika während der letzten 5 Jahre. Mschr. Geburtsh. **81,** H. 1/2. — *Stern* u. *Bott,* Über Uteruscarcinomrezidive bei Bestrahlung. Strahlenther. **21,** 426 (1926). — *Strauß, Otto,* Über die bisherigen Erfolge der Strahlenbehandlung des Carcinoms. Z. Röntgenther. **1924,** 41. — *Derselbe,* Strahlenther. **24,** 672. — *Derselbe,* Die statistische Auswertung der Strahlenbehandlung bösartiger Geschwülste. Röntgenpraxis **1,** 427—443.

Tausig, Amer. J. Obstetr. **1,** Nr 3, 314 (1922). — *Taylor, Howard* and *Thomas Peightal,* End results of 201 cases of carcinoma of the cervix. Amer. J. Obstetr. **8,** Nr 3, 288—297 (1924). Ref. Ber. Gynäk. **7,** 164 (1925). — *Teutschländer, O.,* Zur Ätiologie des Krebses mit Berücksichtigung seiner Verhütung. Dtsch. med. Wschr. **1928,** Nr 41. — *Thies,* Erfahrungen mit der Mesothoriumbehandlung. Zbl. Gynäk. **1914,** 31; **49,** 1644 (1925). — *Titus, W.,* Kritischer Bericht über 200 mit Radium in dem Frauenkrankenhaus des Staates New York behandelte gynäkologische Fälle. Amer. J. Obstetr., April **1921.** — *Derselbe,* Zbl. Gynäk. **1922,** 1348. — *Treber,* Ergebnisse der Aktinotherapie bei Carcinomen des Uterus und der Mamma, Mai 1911 bis Dez. 1914. Strahlenther. **6,** 193 (1914). — *Derselbe,* Dauerergebnisse der Aktinotherapie bei Uteruscarcinomen. Mschr. Geburtsh. **54,** H. 1 (1920).

Voltz, Statistische Untersuchungen an 2000 Carcinomfällen. Mschr. Geburtsh. **62,** 187 (1923). — *Derselbe,* Die Strahlenbehandlung des Uteruscarcinoms. Statistische Untersuchungen an 1500 Fällen. Arch. Gynäk. **136,** 213—228. — *Derselbe,* Völkerbund und Strahlenbehandlung. Münch. med. Wschr. **1928,** Nr 50. — *Derselbe,* Völkerbund und Strahlenbehandlung. Ein Reise- und Studienbericht. II. Teil. Münch. med. Wschr. **1929** I, 284—285. — *Derselbe,* Die Tätigkeit der „Radiologischen Kommission" des Völkerbundes. Strahlenther. **32** (1929). — *Derselbe,* Strahlenbehandlung der weiblichen Genitalcarcinome. Berlin: Urban & Schwarzenberg 1930. Sonderbeitr. Strahlenther. **13.** — *Voltz, F.* u. *G. Döderlein,* Mschr. Geburtsh. **66,** 247f. — *Voltz, F., A. Döderlein* u. *G. Döderlein,* Acta radiol. (Stockh.) **6** (1926). — *Voltz, F.* u. *G. Scholten,* Münch. med. Wschr. **1925,** Nr 1. — *Vorlaender, K. F.,* Bericht über die an der Freiburger Frauenklinik mit Injektionen von Cancisal und Anabol behandelten Fälle. Strahlenther. **33** (1929).

Ward, G. E., Radium in the treatment of cancer of the cervix uteri. J. amer. med. Assoc. **87,** 1897 (1926). — *Derselbe,* Ref. Ber. Gynäk. **9,** H. 8, 412 (1926). — *Ward, George Gray* and *K. P. Lilian Farrar,* Radium treatment of carcinoma of the cervix uteri. Results at the Womans hospital after five years. J. of amer. med. Assoc. **85,** Nr 3, 159—163 (1925). Ref. Ber. Gynäk. **9,** 412 (1925). — *Warnekros,* 4—5jährige Heilung fortgeschrittener Carcinome durch Bestrahlung. Ges. Gynäk. Berlin, 15. März 1919. Zbl. Gynäk. **1919,** 551. — *Derselbe,* Verh. dtsch. Ges. Gynäk. **1920** u. **1922.** — *Webster, J. H. Douglas,* The clinical results of the treatment of malignant disease by X-rays. Lancet **204,** Nr 8, 373—378 (1923). Ref. Ber. Gynäk. **1,** 351. — *Weibel, W.,* Lassen sich die Behandlungserfolge beim Carcinoma colli uteri verbessern? Wien. klin. Wschr. **38,** 656—660 (1925). — *Derselbe,* Arch. Gynäk. **135,** H. 1 (1928). — *Derselbe,* Operieren und Bestrahlen beim Gebärmutterkrebs. Strahlenther. **37** (1930). — *Weinbrenner,*

Verh. dtsch. Ges. Gynäk. **1920**; Zbl. Gynäk. **1920**, 714. — *Derselbe,* Über Behandlung und Dauerheilung der Uteruscarcinome mit Mesothorium. Strahlenther. **11**, 872 (1920). — *Werner, R.,* Zur Kasuistik der Strahlenerfolge bei Tumoren. Strahlenther. **31** (1929). — *Derselbe,* Die Bekämpfung der Krebskrankheit in Baden. Strahlenther. **33** (1929). — *Werner* u. *Borchardt,* Dtsch. med. Z. **1924**, 3. — *Wertheimer, Selma,* Die Metastasierung bestrahlter und nichtbestrahlter Collumcarcinome. Strahlenther. **12** (1921). — *Westmann,* Acta radiol. (Stockh.) **3**, Nr 16, 502 (1924). — *Wille, F. C.,* Die Strahlentherapie des Collumcarcinoms an der Charité-Frauenklinik und ihre Ergebnisse. Zbl. Gynäk. **1927**, 2849. — *Winter, Friedrich,* Erfahrungen mit der Strahlenbehandlung des inoperablen Carcinoms des Collum uteri. Strahlenther. **15**, H. 4, 473—479 (1923). — *Derselbe,* Erfahrungen mit der Strahlenbehandlung des inoperablen Uteruscarcinoms. Fortschr. Röntgenstr. **31**, Kongreßh., 86 (1923). — *Winter, G.,* Verh. dtsch. Ges. Gynäk. **1923**, 219. — *Derselbe,* Noch einmal die Carcinomstatistik. Arch. Gynäk. **120**, 219 (1923). — *Derselbe,* Verh. dtsch. gynäk. Ges. **1922**. — *Derselbe,* Die neue Carcinomstatistik. Zbl. Gynäk. **1922**, 529. — *Wintz,* Ergebnisse der Untersuchungen über Röntgentiefentherapie an der Univ.-Frauenklinik Erlangen unter spezieller Berücksichtigung der Dosierung beim Carcinom. Berl. klin. Wschr. **1919**, 101. — *Derselbe,* Die Erfahrungen mit der Röntgentherapie der Krebse an der Erlanger Frauenklinik. Tagg dtsch. Röntgenges., 26. u. 27. Mai 1923. Zbl. Gynäk. **1923**, 1181; Strahlenther. **15**, 770 (1923). — *Derselbe,* Ergebnisse der Röntgenbehandlung. Dtsch. med. Wschr. **1925**, 19. — *Derselbe,* Internat. Röntgenkongr. London **1925**. Brit. J. Radiol. **21**, 309. — *Derselbe,* Kongr. dtsch. Ges. Gynäk. Wien **1925**. Arch. Gynäk. **125**, 542 (1925). — *Derselbe,* Erfahrungen mit der Röntgenbehandlung des Carcinoms. Strahlenther. **21**, 368—379 (1926). — *Derselbe,* Die Mitarbeit des praktischen Arztes bei der Röntgentherapie. Dtsch. med. Wschr. **1927**, 700. — *Derselbe,* Ergebnisse der Strahlenbehandlung beim Uteruscarcinom und Mammacarcinom. Strahlenther. **33** (1929). — *Derselbe,* Die Strahlenbehandlung beim Uterus- und Mammacarcinom und ihre Ergebnisse. Münch. med. Wschr. **1929** I, 481; Zbl. Chir. **1929**, 1448.

Zacherl u. *Lundwall,* Zbl. Gynäk. **1923**, 633. — *Zweifel, E.,* Erfahrungen über Mesothoriumbehandlung. Med. Ges. Leipzig, 26. Mai 1914. Med. Klin. **1914**, H. 31. — *Derselbe,* Münch. med. Wschr. **1914**, H. 28. — *Derselbe,* Zbl. Gynäk. **1914**, H. 31. — *Derselbe,* Über Erfolge der Strahlenbehandlung des Uteruscollumcarcinoms. Dtsch. med. Wschr. **1922**, Nr 23. — *Derselbe,* Die Bedeutung der Strahlentherapie in der Behandlung des Uteruscollumcarcinoms. Strahlenther. **14**, 605 (1923). — *Derselbe,* Erfahrungen mit der Strahlentherapie des Uteruscollumcarcinoms. Strahlenther. **15**, 118 (1923). — *Derselbe,* Zur Frage der Carcinombestrahlung. Strahlenther. **15**, 243—251 (1923). — *Derselbe,* Internat. Röntgenkongr. London **1925**. Brit. J. Radiol. **30**, 367. — *Derselbe,* Die Statistik des bestrahlten Uteruscarcinoms. Aus Zweifel-Payr Bd. 3, S. 339, Leipzig: S. Hirzel 1927. — *Derselbe,* Die Arbeiten der Krebskommission des Völkerbundes. Tagg München 10.—14. Dez. 1928. Dtsch. med. Wschr. **1929** I, 238. — *Zweifel, P.,* Die Statistik der Krebsbehandlung. Aus Zweifel-Payr Bd. 3, 306, 1927. — *Derselbe,* Die Ergebnisse der Strahlenbehandlung des Uteruscarcinoms. Strahlenther. **26** (1927). — *Zweifel-Payr,* Die Klinik der bösartigen Geschwülste der Gebärmutter. Bd. 3, Leipzig: S. Hirzel 1927.

5. Diagnose, Probeexcision und histologische Prognose.

Abel, Zur Frühdiagnose des Gebärmutterkrebses. Arch. Gynäk. **64**, 316 (1901). — *Adami* and *Mac Crae,* A Text Book of Pathology. Philadelphia and New York: Lea and Febiger. — *Adami, George J.,* Principles of Pathology. Philadelphia and New York: Lea and Febiger. — *Adler, L.,* Morphologische Kennzeichen für die Radiumempfindlichkeit der Carcinome des weiblichen Genitales. Zbl. Gynäk. **1916**, 673. — *Albrecht, E.,* Demonstration eines diffus infiltrierenden Gallertcarcinoms. Mittelrhein. Ges. Gynäk., Nov. **1906**. Mschr. Geburtsh. **23**, 285. — *Alfieri, E.,* Über ein aus einer primären Cervicalerosion hervorgegangenes Carcinom des rechten Scheidengewölbes. Ref. Zbl. Gynäk. **1908**, 232. — *Arnold, Julius,* Beobachtungen über Kernteilungen in den Zellen der Geschwülste. Virchows Arch. **78**, 279 (1902). — *Asrican, E.,* Zur Probeexcision und Probeabrasio beim Uteruscarcinom in der Allgemeinpraxis. Dtsch. med. Wschr. **1928**, Nr 35. — *Assareto,* La propagazione del carcinoma dell collo uterino al tessuto paravaginale. Ann. di ostetr. et gin. 29. Jahrg., 1907. Vol. I. pag. 89, rf. Jahresber. f. Gebh. u. Gyn., 1907, S. 130.

Baake, Zbl. Gynäk. **1926**, 1561; Arch. Gynäk. **1928**, 230. — *Bab,* Carcinom und Myom. Berl. gynäk. Ges. Z. Geburtsh. **58**, 345 (1906). — *Barth, C.,* Die prognostische Bedeutung bakteriologischer Untersuchungen bei abdominalen Uterusexstirpationen wegen Carcinoms. Arch. Gynäk. **87**, 350 (1909). — *Beckmann, W.,* Einige klinische Beobachtungen über Uteruscarcinom. Z. Geburtsh. **45**, H. 3. — *Benjasch* u. *Feldmann,* Z. Immun.forschg, Orig. **45**, H. 5. — *Benthin,* Strahlenther. **11**, 501; Mschr. Geburtsh. **39**, 652. — *Berthold,* Wann die Rezidive? Inaug.-Diss. München 1921. — *Biermer,* Zbl. Gynäk. **1925**,

673. — *Biro, E.*, Das Verhalten bösartiger Geschwülste gegenüber verschiedenen Röntgenstrahlenmengen. Schweiz. med. Klin. **1928**, H. 14, 552. — *Blau, A.*, Uteruscarcinom mit besonders langer Latenzzeit. Zbl. Gynäk. **1923**, 744. — *Blumenthal*, Problem der Bösartigkeit beim Krebs. Zbl. Gynäk. **1919**, Nr 13. — *Derselbe*, Münch. med. Wschr. **1924**, 349. — *Böhm* u. *E. Zweifel*, Inwieweit kann man heute aus mikroskopischen Befunden eine Prognose für die Bestrahlung des Uteruscarcinoms stellen? Zbl. Gynäk. **50**, Nr 1 (1926). — *Borrmann, Robert*, Die Entstehung und das Wachstum des Hautcarcinoms. Z. Krebsforschg **2**, 1 (1904). — *Borst, Max*, Die Lehre von den Geschwülsten. Wiesbaden: J. F. Bergmann 1902. — *Derselbe*, Die Kerngröße der Krebszellen. Sitzgsber. physik.-med. Ges. Würzburg **1910**. — *Derselbe*, Allgemeine Pathologie der malignen Geschwülste. Leipzig: S. Hirzel 1924. — *Bostroem, Eugen*, Das Chorionepitheliom. Beitr. path. Anat. **76**, 293 (1927). — *Boveri, Th.*, Zur Frage der Entstehung maligner Tumoren. Jena: Gustav Fischer 1914. — *Braun*, Probeexcision bei Erkrankungen der Brustdrüse. Klin. Wschr. **1925**, 189. — *Broders, Albert C.*, Some Practical Surgical Pathologie. Observations and Déductions. J. amer. med. Assoc. **80**, 104 (1923). — *Brüda, Botho E.*, Über erfolgreiche Züchtung von Mäusetumoren auf entmilzten Ratten. Klin. Wschr. **7**, 27 (1928). — *Bürgers*, Zbl. Gynäk. **1916**, 602. — *Bublitschenko*, Zbl. Gynäk. **1926**, 155. — *Bumm, E.*, Zbl. Gynäk. **1924**, 1710. — *Burckhardt, Georg*, Über den Wert der Probeausschabung zur Diagnose des Carcinoma corporis uteri. Z. Geburtsh. **75** (1914).

Caffier, P., Blutkörperchensenkungsgeschwindigkeit und Heilerfolg beim Genitalcarcinom des Weibes. Zbl. Gynäk. **1927**, 390. — *Caspari*, Über die Ernährung der Krebskranken. Strahlenther. **37** (1930). — *Clauberg*, Ruge-Philippsche Virulenzproben bei 200 Carcinomfällen. Zbl. Gynäk. **1929**, 1116. — *Cordua*, Klassifizierung der Collumcarcinome aus der Kieler Klinik. Virchows Arch. **254**, 499 (1925). — *Derselbe*, Die Morphologie der Collumcarcinome des Uterus als Grundlage für die Beurteilung ihrer Strahlenempfindlichkeit. Strahlenther. **22**, 689 (1926). — *Cutler, Max*, Relation between structure and prognosis in cervical carcinoma unter radiation treatment. New. England J. Med. **200**, 517—521.

Dautwitz, F., Bemerkungen zur 13jährigen Beobachtung eines radiumbestrahlten inoperablen Gebärmutterhalskrebses. Zbl. Gynäk. **1926**, 47. — *Degrais* u. *Bellot*, Uteruskrebs und Radium. (Klinische und histologische Beobachtungen.) Strahlenther. **5**, 102 (1914). — *Dehler, H.*, Die Streptokokken im Uteruscarcinom, ihre Virulenzprüfung und ihre Beeinflussung durch die Röntgentiefenbestrahlung. Arch. Gynäk. **134**, H. 2 (1928). — *Derselbe*, Beeinträchtigt die Sekundärinfektion im Uteruscarcinom den Erfolg der Strahlenbehandlung? Strahlenther. **31**, 691. — *Dielmann, H. T.*, Over Cacernioceler Kanker, Kinderanfällen, Epithelveränderungen aan de portio vagin. uteri (Gebärmutterkrebs und Kinderzahl). Nederl. Tijdschr. Geneesk. **1921**, Nr 26, 65. — *Döderlein, G.*, Kritische Untersuchungen zur Carcinomfrage. Arch. Gynäk. **120**, 201 (1923). — *Duncan, C. L. Fitzwilliams*, The importance of exploratory incision in cancer of the breast. Brit. med. J. **3360**, 953 (1925). — *v. Dungern*, Die Carcinomfrage. Zbl. Bakter. Abt. 1, Orig. **54**, Beih., 84 (1912). — *Dusch, Guido*, Untersuchungen an den mit Strahlen behandelten Collumcarcinomen der Gruppen III und IV. Diss. München 1927. — *Dyroff*, Histologische Beobachtungen nach Röntgenbestrahlung von Uteruscarcinomen. Ber. 19. Gynäk.kongr. Wien **1925**. Arch. Gynäk. **125**, 529 (1925); Zbl. Gynäk. **49**, 1645 (1925). — *Derselbe*, Das histologische Heilungsbild des Carcinoms nach Röntgenbestrahlung. Mschr. Geburtsh. **80**, H. 2/3 (1928). — *Derselbe*, Die histologische Rückbildung des Uteruscarcinoms nach Röntgenbestrahlung. Arch. Gynäk. **136**, 141.

Ebsen, Lebensdauer nach palliativer Behandlung inoperabler Uteruscarcinome (70% sterben im 1. Lebensjahr). Inaug.-Diss. 1911. — *Emmerich*, Klin. Wschr. **1925**, 798. — *Ewing, J.*, Neoplastic Diseases Philadelphia: W. B. Saunders Company 1919. — *Eymer, H.*, Die Klinik der Bestrahlung der Gebärmutterkrebse. In Halban-Seitz, Handbuch der Pathologie und Biologie des Weibes, Bd. 4, S. 940. 1928.

Farrar, Lilian K. P., The reaction of the tissues to radium in treatment of cancer of the cervix and the importance of lacerations in producing cancer in this location. Surg. etc. **43**, Nr 6, 719—723 (1926). — *Feldbausch, F.*, Über das Vorkommen von eosinophilen Leukocyten in Tumoren. Virchows Arch. **161**, 1 (1900). — *Findley, P.*, Präceneröse Veränderungen des Uterus. Amer. J. Obstetr. **11**, 450—453 (1926). — *Finger*, Zbl. Gynäk. **1924**, 2629. — *Fischer, Walther*, Über die lokale Anhäufung eosinophil gekörnter Leukocyten in den Geweben, besonders beim Krebs. Beitr. path. Anat. **55**, 1 (1913). — *Derselbe*, Experimentelle Pathologie und Therapie der Tumoren. Zbl. Ophthalm. **4**, 369 (1921). — *Fischer-Wasels, Bernhard*, Allgemeine Geschwulstlehre. Im Handbuch der normalen und pathologischen Physiologie, Bd. 14, S. 2. Berlin: Julius Springer 1927. — *Forst, W.*, Beitrag zur Frage der Wachstumsschnelligkeit des Uteruscarcinoms. Zbl. Gynäk. **46**, 147 (1922). — *Framm*, Zbl. Gynäk. **1925**, 156; Münch. med. Wschr. **1925**, 388. — *Frankl, Oskar*, Pathologische Anatomie und Histologie der weiblichen Genitalorgane. W. Liepmann, Kurzgefaßtes Handbuch der gesamten Frauenheilkunde, Bd. 2. Leipzig: F. C. W. Vogel 1914. — *Derselbe*, Über das sog. Adenoma malignum uteri. Mschr. Geburtsh. **48**, 178 (1918). — *Derselbe*, Über Frühstadien des Uteruscarcinoms. Zbl. Gynäk. **1924**, 725. — *Franqué, O. v.*,

Die anatomische und histologische Einteilung der primären Uteruscarcinome. Med. Klin. **1926**, 48 H., 1841f. — *Derselbe*, Anatomie, Histogenese und anatomische Diagnostik der Uteruscarcinome. Handbuch der Gynäkologie Veit-Stoeckel, Bd. 6, S. 1. Berlin: Julius Springer 1930. — *Franz*, Rezidivoperationen. Arch. Gynäk. 80. — *Freund*, Fortschr. Röntgenstr. **33**, 594 (1925). — *Friboes, W.*, In E. Riecke, Lehrbuch der Haut- und Geschlechtskrankheiten. Jena: Gustav Fischer 1921. — *Fried*, Strahlenther. **19**, 649; **21**, 56. — *Fromme*, Über das Fieber beim Carcinom. Zbl. Gynäk. **1908**, Nr 20. — *Derselbe*, Zbl. Gynäk. **1908**, 1213; Zbl. Gynäk. **1909**, 1217. — *Fuß*, Zbl. Gynäk. **1926**, 140.

Galeotti, G., Beitrag zum Studium des Chromatins in den Epithelzellen der Carcinome. Beitr. path. Anat. **14**, 249 (1893). — *Gambetti*, Dtsch. med. Wschr. **1924**, 571. — *Geller*, Experimentelle Untersuchungen über die Beziehungen zwischen Hypophyse und anderen innersekretorischen Drüsen. (Bemerkungen zu dem gleichnamigen Aufsatz von Podejaschuk in Bd. 24, H. 3 dieser Zeitschrift). Strahlenther. **25**, 193 (1927). — *Gellhorn*, Zur Kasuistik der Hornkrebse der Gebärmutter. Z. Geburtsh. **86**, 430. — *Gerassimoff*, Die Abhängigkeit der Größe der Zelle von der Menge ihrer Kernmasse. Z. Physiol. **1**, 221 (1902). — *Goldmann*, Anatomische Untersuchungen über die Verbreitungswege bösartiger Geschwülste. Bruns' Beitr. **18**, 595 (1897). — *Gosset, Bertrand J. et Molliere*, Les resultats anatomiques du traitement curiethérapique du cancer du col utérin. Ann. Anat. et Path. méd.-chir. **1**, No 6, Nov. 1924. — *Graebke*, Carcinomimplantationen, foudroyant verlaufende, nach Exstirpation eines bei der Operation geplatzten cystischen Ovarialtumors. Zbl. Gynäk. **43**, 204.

Häcker, Valentin, Über die in malignen Neubildungen auftretenden heterotypischen Teilungsbilder. Biol. Zbl. **24**, 787 (1904). — *Hadjidakis*, Wien. med. Wschr. **1926**, Nr 42. — *Haendly*, Die Wirkung der Mesothorium- und Röntgenstrahlen auf das Carcinom, den Uterus und die Ovarien. Strahlenther. **3**, H. 1 (1913). — *Derselbe*, Anatomische Befunde bei mit Mesothorium und Röntgenstrahlen behandelten Carcinomen. Arch. Gynäk. **100**, H. 1 (1913). — *Derselbe*, Die histologischen Veränderungen der mit Röntgenstrahlen und Mesothorium behandelten Carcinomfälle. 14. Verslg dtsch. Ges. Gynäk. Halle, 14.—17. Mai **1913**, 394; Berl. med. Ges., 7. Mai 1913. Berl. klin. Wschr. **1913**, 22. — *Halter, Gustav*, Beitrag zum Carcinomsarkom des Uterus. Wien. med. Wschr. **1925**, Nr 33. — *Hannes*, Z. Geburtsh. **66**, 150. — *Hanons*, Arch. Gynäk. **123**, 279. — *Hansemann, D. v.*, Über assymmetrische Zellteilung in Epithelkrebsen und deren biologische Bedeutung. Virchows Arch. **119**, 299 (1890). — *Derselbe*, Studien über die Spezifität, den Altruismus und die Anaplasie der Zellen. Berlin: A. Hirschwald 1893. — *Derselbe*, Die mikroskopische Diagnose der bösartigen Geschwülste. Berlin: A. Hirschwald 1902. — *Derselbe*, Das Problem der Krebsmalignität. Z. Krebsforschg **17**, 172 (1920). — *Heiberg, K. A.*, Studien über Hautepithelatypie bei Krebs und Granulationsgewebe und die diagnostische Bedeutung der Kerngröße. Virchows Arch. **234**, 469 (1921). — *Heidenhain*, Über das Problem der bösartigen Geschwülste. Eine experimentelle und theoretische Untersuchung. Berlin: Julius Springer 1928, 1930, 2 Bände. Zbl. Gynäk. **1928**, 2043. — *Derselbe*, Strahlenther. **24**, 37. — *Heidenhein u. Fried*, Klin. Wschr. **1924**, 1127. — *Heidler, H.*, Über die Gefährlichkeit der Probeexcision. Arch. f. Chir. **140**, 62 (1926). — *Heimann*, Zur Histologie bestrahlter Carcinome. Berl. klin. Wschr. H. 32, 1516 (1914). — *Derselbe*, Die Bewertung des Blutbildes nach Bestrahlung beim Uteruscarcinom. Dtsch. med. Wschr. **1916**, Nr 49, 1507. — *Derselbe*, Berl. klin. Wschr. **1917**, 7; Berl. klin. Wschr. **1918**, 183; Zbl. Gynäk. **1926**, 1945. — *Heim-Schlirf*, Zbl. Bakter. I Orig. **100**, 24. — *Henke, Fr.*, Praktische Anleitung zur Untersuchung von Geschwülsten. Jena: Gustav Fischer 1906. — *Derselbe*, Zbl. Chir. **1927**, H. 8, 470. — *v. Herff*, Verhalten des Uterus bei Collumcarcinom. Zbl. Gynäk. **15**, 1009. — *Herly, L.*, Prognosis in Cancer: Med. J. Rec. **122**, 509 (1925). — *Hertwig, R.*, Über das Wechselverhältnis von Kern und Protoplasma. Sitzgsber. Ges. Morph. u. Physiol. München **18**, 77 (1902—1903). — *Derselbe*, Über neue Probleme der Zellenlehre. Arch. exper. Zellforschg **1**, 1 (1908). — *Heyman, J.*, Technik und Egebnisse bei der Behandlung usw. Strahlenther. **20**, 34 (1925). — *Heynemann*, Gefahren der Probeexcision. Zbl. Gynäk. **1924**, 1917. — *Derselbe*, Arch. Gynäk. **86**, 61; Arch. Gynäk. **88**, 132; Zbl. Gynäk. **1924**, 1922; Zbl. Gynäk. **1925**, 156. — *Heynemann u. Barth*, Z. Geburtsh. **63**, 325. — *Hinrichs*, Zbl. Gynäk. **1925**, 156; Münch. med. Wschr. **1925**, 538. — *Hinselmann, H.*, Der Begriff der Umwandlungszone der Portio. Arch. Gynäk. **139** (1927). — *Derselbe*, Zur Frage der Frühdiagnose des Portiocarcinoms anläßlich der Ausführungen von Kermauner in Halban-Seitz, Bd. 4, S. 168. 1927. Zbl. Gynäk. **1928**. — *Derselbe*, Über die Methodik der Diagnose der Portioleukoplakien. Zbl. Gynäk. **1927**, 3162. — *Derselbe*, Zur Kenntnis der präcancerösen Veränderungen der Portio. Zbl. Gynäk. **1927**, 901. — *Derselbe*, Über die Größe der Portioleukoplakien. Zbl. Gynäk. **1928**, 2828. — *Derselbe*, Zwei Fälle von kolposkopisch bemerkten, aber nicht diagnostizierten Leukoplakien der Portio, Zbl. Gynäk. **1928**, S. 1698. — *Derselbe*, Weiteres zur Diagnose der Portioleukoplakien. Zbl. Gynäk. **1928**, 1373. — *Derselbe*, Die Ätiologie, Symptomatologie und Diagnostik des Uteruscarcinoms. Handbuch der Gynäkologie Veit-Stoeckel, Bd. 6/1, S. 855. — *Hinselmann u. Esser*, Erzeugung von Portioleukoplakien durch Probeexcision in zwei Fällen. Zbl. Gynäk. **1928**, 686. — *Hirschberg*, Über Corpuscarcinom bei Virgines. Berl. klin. Wschr. **1909**, Nr. 8. — *Derselbe*, Leistung der Stückchendiagnose auf Carcinom. Zbl. Gynäk. **1925**, 1284. — *Hitschmann*, Ein Beitrag zur Kenntnis des Corpuscarcinoms. Arch. Gynäk. **69**, 629 (1903). — *Höhne*, zit. nach Heidler, H., Arch. f. Chir. **140**, 62 (1926). — *Hoffmann, Frederik L.*, The mortality from cancer troughout the world, New York, New Jersey 1915. p. 116. — *Holl*, Beitrag zur Frage des Zusammenhanges zwischen Blutbild und Prognose beim bestrahlten Gebärmutterkrebs. Arch. Gynäk. **127**, 708 (1926). — *Holthusen, H.*, Strahlenbiologie. Klin. Wschr. **26**, 1260 (1927). — *Derselbe*, Biologische Strahlenwirkung. Strahlenther. **25**, 157. — *Holzbach*, Woran sterben die inoperablen Collumcarcinome? Zbl. Gynäk. **1923**, 1893. — *Holzknecht, G.*, Klinische Prognostik der Strahlentherapie bei den Carcinomen. Bericht über eine klinisch-röntgenologische Studie E. G. Mayers. Wien. klin. Wschr. **1929** I, 51—53. — *Hüper* u. *Schmitz*, Der „histologische Malignitätsindex" und seine Bedeutung für Prognose und Behandlung der Cervixcarcinome des Uterus. Strahlenther. **24**, 660 (1927). — *Dieselben*, Der prognostische Wert des „histologischen Malignitätsindex" und der „klinischen Einteilung" der Cervikalcarcinome des Uterus. Strahlenther. **30**, 650 (1928). — *Hüssy*, Mschr. Geburtsh. **43**, 96.

Jaroschka, Über den Einfluß der Röntgenstrahlen auf den Kohlehydratstoffwechsel des Portiocarcinoms. Strahlenther. **28** (1928). — *Jorio*, Einige histologische Untersuchungen über die Geschwülste und ihre Metastasen in den Lymphdrüsen. Zbl. Bakter. **48**, H. 2. — *Josef* u. *Sachs*, Klin. Wschr. **1924**, 1493. — *Joux*, Recherches anatom. sur la propagation et généralisation dans le cancer de l'uterus. Thèse de Paris **1905**. Ref. Zbl. Gynäk. **1906**, Nr 36, 1009.

Kahlstorf, A., Die histologische Prognose bösartiger Gewächse. Z. Krebsforschg **26**, H. 5 (1928). — *Kaiserling*, Histologie der Radiumwirkung aus Lazarus: Radiumbiologie und -therapie, S. 153. München: J. F. Bergmann 1913. — *Kappis, Max*, Hochgradige Eosinophilie des Blutes bei einem malignen Tumor der rechten Lunge (Bronchialcarcinom). Münch. med. Wschr. **54**, 881 (1907). — *Katz*, Die Sonderstellung des Cervixhöhlencarcinoms im Rahmen des Carcinoma colli uteri. 20. Tagg dtsch. Ges. Gynäk. Bonn. Zbl. Gynäk. **1927**, Nr 31. — *Kaufmann*, Carcinome in der Kriegszeit. Zbl. Gynäk. **50**, 198. — *Derselbe*, Lehrbuch der speziellen pathologischen Anatomie. Berlin u. Leipzig: Vereinigung wissenschaftlicher Verleger 1922. — *Keller, Fr.*, Die Prognose des Adenocarcinoms des Collum uteri bei Strahlenbehandlung. Strahlenther. **37** (1930). — *Kermauner*, Klinik und operative Behandlung der Krebsformen der Gebärmutter. Halban-Seitz, Biologie und Pathologie des Weibes, Bd. 4. 1928. — *Kilgore, A. R.*, Doubtfoul Tumors- Shall we excise a piece for diagnosis. California Med., April **1925**, 434. Ref. Radiology **5**, 3, 205. — *Klee*, Ein Carcinomsarkom des Uterus. Zbl. Gynäk. **1922**, Nr 5. — *Klein, G.* u. *H. Dürck*, Mikroskopische Befunde nach Mesothoriumbestrahlung bei Carcinomen. Mitt. gynäk. Ges., 16. Juli 1914. — *Klemperer, Paul*, Histopathologie changes in uterine carcinoma treated with radium. Amer. J. Obstetr. **9**, Nr 5, 619—627; 711—713 (1925). Ref. Ber. Gynäk. **8**, 712 (1925). — *Komileff, Iwan*, Kritische Bemerkungen im Anschluß an einen Fall von Doppelcarcinom im Uterus. Inaug.-Diss. Frankfurt a. M. 1926. — *Konjetzny, G. E.*, Spontanheilung beim Carcinom, insbesondere beim Magencarcinom. Münch. med. Wschr. **65**, 292 (1918). — *Krämer*, Carcinomverschleppung. Zbl. Gynäk. **46**, 1518. — *Krecke, A.*, Über Probeschnitt und Probeexcision bei Tumoren. Münch. med. Wschr. **1925**, Nr 24, 994. — *Kreibig, K.*, Zur Anatomie der Hautepitheliome. Dermat. Wschr. **11**, 675 (1904). — *Kroemer*, Die Verwertung des histologischen Bildes für die Therapie des Uteruscarcinoms. Verh. dtsch. Ges. Gynäk. **1907**, 381. — *Derselbe*, Über die Einwirkung von Röntgen- und Mesothoriumstrahlen auf maligne Neubildungen der Genitalien. Strahlenther. **3**, 226 (1913). — *Krompecher, E.*, Über Zellteilung. Zbl. Path. **13**, 273 (1902). — *Derselbe*, Der Basalzellenkrebs. Monographie Jena 1903. — *Derselbe*, Basalzellenkrebs des Uterus. Z. Geburtsh. **81**, 299 (1919). — *Küstner, O.*, Lehrbuch der Gynäkologie, 7. Aufl., 1919. — *Derselbe*, Zbl. Gynäk. **1924**, 150; Zbl. Gynäk. **1926**, 129; Münch. med. Wschr. **1925**, 115. — *Derselbe*, Diskussion zu Hirschberg. Zbl. Gynäk. **1925**, 1284. — *Kupfferberg, H.*, Zur gynäkologischen Strahlenbehandlung maligner Tumoren. Mschr. Geburtsh. **68**, 106 (1925).

Laborde, S., La Curiethérapie des cancers, S. 72. Paris 1925. — *Derselbe*, Die Strahlenempfindlichkeit der Gewebe und ihr Verhalten zur Krebsbehandlung. Rev. práct. Radiumther. **4**, 97. — *Lacassagne, A.*, Die relative Bedeutung der Ursachen für den Erfolg oder das Fehlschlagen bei der Radiotherapie der Collumepitheliome. Strahlenther. **32** (1929). — *Derselbe*, Ergebnisse der Strahlentherapie bei den Adenoepitheliomen des Uterus. Strahlenther. **33** (1929). — *Lahm, W.*, Das Carcinom des Uterus nach ätiologischen und pathoanatomischen Gesichtspunkten in Halban-Seitz: Biologie und Pathologie des Weibes, Bd. 4. — *Derselbe*, Zur Ätiologie und Histiogenese des verhornenden und nichtverhornenden Plattenepithelkrebses des Uterus. Arch. Gynäk. **112**, 136 (1920). — *Derselbe*, Die Bedeutung der mikroskopischen Untersuchung für die Behandlung und Prognose des Collumcarcinoms. Verh. dtsch. Ges.

Gynäk. **1922**; Arch. Gynäk. **107**, 264. — *Derselbe*, Die Radiotherapie des Gynäkologen in Wetterer Internat. Radiotherapie 2 — *Derselbe*, Der Vorgang der Carcinomvernichtung beim bestrahlten Collumcarcinom. 20. Tagg dtsch. Ges. Gynäk. Bonn. Zbl. Gynäk. **1927**, Nr 31. — *Derselbe*, Über die lokale Eosinophilie bei Carcinom. Zbl. Gynäk. **1927**, 669. — *Derselbe*, Die Prognose des bestrahlten Uteruscarcinoms im Lichte der mikroskopischen Untersuchung. Strahlenther. **25**, 22 (1927). — *Derselbe*, Zur Kasuistik des radiumbestrahlten Collumcarcinoms. Untersuchungen an fortlaufenden Probeexcisionen über die biologische Strahlenwirkung und Carcinomheilung. Strahlenther. **27** (1928). — *Derselbe*, Das Carcinom des Uterus. In Halban-Seitz, Biologie und Pathologie des Weibes, Bd. 4, 1928. — *Derselbe*, Histologische Beobachtungen an acht vorbestrahlten Carcinomen des Collum uteri, zugleich ein Beitrag zur Rezidivfrage und dem Problem der biologischen Krebsheilung. Strahlenther. **30** (1928). — *Derselbe*, Abrasio und Probeexcision. Dresden u. Leipzig 1929. — *Laker*, Über das Wesen und die Heilbarkeit des Krebses. Wien: Franz Deuticke 1906. — *Lammers*, Prakt. Erg. Geburtsh. 5, H. 1. — *Langer, H.*, Die gynäkologische Strahlentherapie im Jahre 1922. Mschr. Geburtsh. **64**, 217 (1923). — *Lapatsanis*, Beitrag zur Allgemeinwirkung der Röntgenstrahlen. Strahlenther. **22** (1926). — *Lapointe* et *Gagey*, Deux cas d'épithélioma cylindrique du corps utérin traités et guéris par le radium. Bull. Soc. Obstétr. Paris **16**, No 2, 94—101 (1927). Ref. Ber. Gynäk. **12**, 367 (1927). — *Lazarus-Barlow* u. *Leening*, Natürliche Dauer der Carcinome. Brit. med. J. Nr 3320. — *Lehmann*, Klin. Wschr. **1924**, 1806; Münch. med. Wschr. **1925**, 417. — *Derselbe*, Carcinomprophylaxe und klimakterische Blutungen. Zbl. Gynäk. **37**, 96. — *Lehoczky-Semmelweis*, Über therapeutische und prophylaktische Radiumbehandlung usw. Orv. Hetil. (ung.) **70**, 29. — *Liegner, B.*, Zur Prognose des Cervixcarcinoms aus der Probeexcision. Zbl. Gynäk. **1926**, Nr 39. — *Liepmann, W.*, Bakteriologie und Prognose. Berl. klin. Wschr. **1908**, Nr 22. — *Derselbe*, Zbl. Gynäk. **1911**, 1710. — *Louros*, Arch. Gynäk. **123**, 48; Klin. Wschr. **1923**, 1919. — *Lubarsch, O.*, Zur Lehre von den Geschwülsten und Infektionskrankheiten. Wiesbaden: J. F. Bergmann 1899. — *Derselbe*, Der heutige Stand der Geschwulstforschung. Klin. Wschr. **1922**, Nr 22. — *Derselbe*, Über destruierendes Wachstum und Bösartigkeit der Geschwülste. Klin. Wschr. 1, 1801 (1922). — *Lubarsch, O.* u. *J. Wätjen*, Allgemeine und spezielle pathologische Histologie der Strahlenwirkung. In Lazarus, Handbuch der gesamten Strahlenheilkunde, Biologie, Pathologie und Therapie, Bd 1, Lief. 2. — *Ludwig, F.*, Ist die Probeexcision oder Probecurettage bei Carcinomkranken vorzunehmen oder zu verwerfen. Schweiz. med. Wschr. **1926**, Nr. 8, 1368. — *Lümell, A. R.*, Adenoma malignum cervicis uteri. Arch. Gynäk. **77**, 127 (1906).

Maljeff, M. I., Zur Frage der Krebsmetastasen. Arch. Gynäk. **139** (1927). — *Mallory, Frank B.*, The Principles of Pathologic Histology. Philadelphia u. London: W. B. Saunders Company 1914. — *Mandelbaum*, Zbl. Gynäk. **1927**, 1271. — *Mansfeld, O.*, Zur Diagnose der Malignität am Uterus. Z. Geburtsh. **60**, 369 (1907). — *Marchand, F.*, Über Gewebswucherung und Geschwulstbildung mit Rücksicht auf die parasitäre Ätiologie der Carcinome. Dtsch. med. Wschr. **28**, 693 (1902). — *Markovits, Emmerich*, Beitrag zur experimentalbiologischen Strahlenforschung des Krebses. Strahlenther. **21**, 81—90 (1925). — *Masson, P.*, Diagnostics de laboratoire (Traité de Pathologie médicale et de thérapeutique appliquée, Tome 23). Paris: A. Maloine et fils 1923. — *Meyer, Karl*, Die klinische Bedeutung der Eosinophilie. Berlin 1905. — *Meyer, R.*, Über den Wert der Stückchendiagnose. Zbl. Gynäk. **1926**, H. 1, 20. — *Derselbe*, Die histologischen Grundlagen der Carcinomdiagnose. 90. Verslg Ges. dtsch. Naturforscher u. Ärzte. Zbl. Gynäk. **1928**, Nr 43, 2792. — *Meyer-Wirz*, Gallertcarcinom des Collum uteri mit gleichzeitigem Adenocarcinoma corporis uteri. Beitrag zur Frage der Impfmetastasen. Arch. Geburtsh. **110**, 510 (1919). — *Mibayashi, R.*, Über die Wachstumsschnelligkeit des Collumcarcinoms des Uterus. Kinki Fujinkwa Gakkwai-Zasshi (jap.) 8; Ber. Gynäk. **9**, H. 10/11 (1926). — *Miller*, Über den Schleimkrebs des Collum uteri. Arch. Gynäk. **89**, 76. — *Morgenroth*, Dtsch. med. Wschr. **1919**, S. 505. — *Müller*, Gebärmutterkrebs und Aufklärung des Publikum. Münch. med. Wschr. **21**, 1127. *Müller, W.*, Beobachtungen über Rückbildung und Heilung großer Tumoren im Anschluß an unvollkommene, diagnostische Eingriffe. Arch. klin. Chir. **118**, 830 (1921). — *Murphy, James B.* and *Ernest Sturm*, Effect of Stimulation of the Lymphocytosis on the Rate of Growth of Spontaneous Tumors in Mice. J. of exper. Med. **29**, 31 (1919). — *Murphy, James B., Raymond G. Hussay, Waro Nakohara* and *Ernest*, Studies on X-Ray Effects. VI. Effect of the Cellular Reaction Induced by X-Rays on Cancer Grafts. J. exper. of Med. **33**, 299 (1921).

Nather, K., Die Probeexcision der malignen Tumoren usw. Arch. f. Chir. **119**, 64 (1922). — *Noeßke, Hans*, Eosinophile Zellen und Knochenmark, insbesondere bei chirurgischen Infektionskrankheiten und Geschwülsten. Dtsch. Z. Chir. **55**, 211 (1900). — *Nürnberger*, Klinische Blutuntersuchungen bei der gynäkologischen Tiefentherapie. Dtsch. med. Wschr. **1915**, Nr. 24, 700.

Opitz, E., Über die Biologie der Strahlenbehandlung des Krebses. Strahlenther. **15**, 750 (1923). —

Derselbe, Zum Problem der Krebsbestrahlung. Klin. Wschr. **2**, 2232 (1923). — *Derselbe*, Über die Strahlenbiologie des Carcinoms. Fortschr. Röntgenstr. **32**, Kongreßh. 1, 95—101, 137—141 (1924). — *Derselbe*, Über Krebs und Krebsheilung. Z. Krebsforschg **22**, 108 (1925). — *Oser, E. G.* u. *Egon Ewald Pribram*, Über die Bedeutung der Milz in dem an malignen Tumor erkrankten Organismus und die Beeinflussung von Tumoren durch Milzbrei. Z. exper. Path. **12**, 295 (1913).

Palugyay, Über die Zulässigkeit der Probeexcision usw. Fortschr. Röntgenstr. **32**, 881 (1924). — *Derselbe*, Reifestadium des Carcinoms und Zellteilung. Z. Krebsforsch. **22**, 251 (1925). — *Pankow*, Vergleich der klinischen und pathologisch-anatomischen Untersuchungsbefunde beim Carcinoma uteri und ihre Bedeutung für die Therapie. Arch. Gynäk. **76**, 337 (1905). — *Pavlovsky* u. *Widakovich*, Die Eosinophilie im Uteruscarcinom. Bol. Soc. Obstetr. Buenos Aires **5**, No 6, 238—242 (1926). — *Patti*, Über die verschiedenen klinischen und anatomisch-pathologischen Bilder des Uteruskrebses, mit besonderer Berücksichtigung des Krebses in jugendlichem Alter. Riv. Ostetr. **5**, No 10, 445 (1923). Ref. Ber. Gynäk. **3**. Berlin: Julius Springer 1924. — *Pemberton, T. A.*, Relation between treatment of cancer of cervix and cell type. Amer. J. Obstetr. **12**, 536 (1926). — *Peracchia, Carlo G.*, Milz und Geschwulstabbau. Klinische und experimentelle Untersuchungen. Z. Krebsforschg **26**, 42 (1927). — *Peter, Karl*, Über Zellteilungsprobleme. Klin. Wschr. **3**, 2177 (1924). — *Petersen, Ekkert*, Kliniske Studier over Uteruscarzinomets Behandling med saerligt Henblik paa Radiumbehandlingen. Arbeyder fra Fødeafdeling A og gynaekologisk Afdeling, Rigshospitalet. V. Bind. — *Pfalz*, Münch. med. Wschr. **1926**, 221; Mschr. Geburtsh. **72**, 298. — *Pfannenstiel*, Carcinom am Collum und am Corpus uteri. Zbl. Gynäk. **16**, 841. — *Philipp*, Münch. med. Wschr. **1923**, 493; **1924**, 1571; Klin. Wschr. **1923**, 1925; Arch. Gynäk. **121**, 320; Z. Geburtsh. **88**, 427; Zbl. Gynäk. **1924**, 1999. — *Pickham, A.*, Lebensbedrohliche Komplikationen der gynäkologischen Strahlenbehandlung durch entzündliche Prozesse. Ein Beitrag zur primären Mortalität der Röntgen- und Radiumbestrahlung. Zbl. Gynäk. **1929**, 1515. — *Plaut*, Histologischer Befund und Prognose bei Collumcarcinom. Zbl. Gynäk. **1926**, Nr 19, 1294. — *Derselbe*, Die Beziehung zwischen Prognose und histologischem Befund beim Cervixcarcinom. Surg. etc., Okt. **1926**. — *Derselbe*, The Relation between the Histologic Picture and Prognosis of Tumors. Arch. of Path. **3**, 240 (1927). — *Pleick, Erna*, Über die Beziehungen zwischen histologischem Bau und klinischer Prognose bei operablem und operiertem Uteruscarcinom unter Berücksichtigung postoperativ angewandter Strahlentherapie. Inaug.-Diss. Königsberg 1922. — *Podljaschuk*, Experimentelle Untersuchungen über die Beziehungen zwischen Hypophyse und anderen innersekretorischen Drüsen. I. Mitt.: Zur Frage über die gegenseitigen Beziehungen zwischen Hypophyse und Genitalapparate. Strahlenther. **24**, 439 (1927). — *Powell, Lester D.*, The Relationship of Cellular Differenziation Fibrosis, Hialinization, and Lymphocytic Infiltration to Postoperativ Longevity of Patients with Squamous-Cell Epithelioma of the Skin and Lip. J. Canc. Res. **7**, 371 (1922). — *Pordes*, Strahlenther. **24**, 73. — *Preissecker, E.*, Zur Frühdiagnose des Portiocarcinoms. Zbl. Gynäk. **1929**, 11. — *Pribram*, Zbl. Gynäk. **1926**, 137. — *Prym*, Die therapeutischen Röntgenbestrahlungen vom pathologisch-anatomischen Standpunkte. 5. Lieferung des Handbuches der Röntgentherapie von P. Krause, S. 1871. Leipzig 1924. — *Przewoski, E.*, Über die lokale Eosinophilie beim Krebs nebst Bemerkungen über die Bedeutung der eosinophilen Zellen im allgemeinen. Zbl. Path. **7**, 177 (1896).

Quensel, Ulrik, Zur Kenntnis des Vorkommens vom Krebs im jugendlichen Alter. Acta path. scand. (København.) **2**, 193 (1925).

Radice, Dtsch. med. Wschr. **1923**, 1926. — *Rascher*, Krebskrankheit und ihre Bekämpfung. Zürich 1926. Zbl. Gynäk. **1927**, 184. — *Regaud*, Die Radiosensibilität der malignen Neubildungen in ihren Beziehungen zu den Schwankungen der Zellvermehrung. C. r. Soc. Biol. Paris, 8. u. 29. April u. 6. u. 20. Mai **1922**. — *Derselbe*, Fondements physiol. et techn. de la Radiotherapie des cancers, **1925**. H. 5, 208. — *Derselbe*, Vergleichende Betrachtungen der Collumcarcinome usw. Strahlenther. **31** (1929). — *Regaud, Cl.* und *R. Ferroux*, Über den Einfluß des „Zeitfaktors" auf die Sterilisation des normalen und des neoplastischen Zellnachwuchses durch die Radiotherapie. Strahlenther. **31**, 495. — *Reist*, Zbl. Gynäk. **1925**, 2050. — *Ribbert, Hugo*, Das Carcinom des Menschen. Bonn: Friedrich Cohen 1911. — *Derselbe*, Geschwulstlehre. Bonn: Friedrich Cohen 1914. — *Roussy, Laborde, Leroux, Payre*, Lokale und allgemeine Reaktionen des Organismus im Verlauf der Röntgen-Radiumbehandlung des Collumcarcinoms. Bull. Assoc. franç. Étude Canc. **11**, No 7 (1922). — *Roussy, Leroux et Wickham*, Étude histologique des épithéliomes du col utérin au cours du traitement par les radiations. Bull. Assoc. franç. Étude Canc. **14**, 437—442 (1925). Ref. Ber. Gynäk. **10**, 365. — *Rubens-Duval et Chéron*, Sur le processus histologique de la régression du cancer de l'utérus sous influence du rayonnement ultrapénétrant du radium. 11. Congr. franç. Méd., Okt. **1910**. — *Rud, Einar*, Blutuntersuchungen bei Patientinnen mit Carcinoma colli uteri während der Radiumbehandlung. Strahlenther. **25** (1927). — *Ruge*, Med. Klin. **1923**, 200; Arch. Gynäk. **120**, 5; **121**, 363. — *Rychlowski, Zbigniew*, Der Einfluß der strahlenden

Energie auf das cystoskopische Bild bei Erkrankung an Portiocarcinom. Ginek. polska 8, 44, 72 und französische Zusammenfassung, S. 49—50.

Sachs, Z. Geburtsh. **65**, 143. — *Sauerbruch, F.* u. *M. Lebsche,* Die Behandlung der bösartigen Geschwülste. Dtsch. med. Wschr. **48**, 83 (1922). — *Schäfer,* Arch. Gynäk. **107**, 109. — *Schallehn,* zit. nach Heynemann. Zbl. Gynäk. **1924**, 1917. — *Derselbe,* Gefahr der Probeexcision (Diskussionsbemerk.). Zbl. Gynäk. **1924**, 1918. — *Scheib,* Klinische und anatomische Beiträge zur operativen Behandlung des Uteruscarcinoms. Arch. Gynäk. 87, H. 1/2 (1909). — *Schiffmann, J.,* Zur Diagnose der Malignität an der Portio. Zbl. Gynäk. **1928**, 2995. — *Schiller, W.,* Zur histologischen Frühdiagnose des Portiocarcinoms. Zbl. Gynäk. **1928**, 1562. — *Schmitz, H.,* The prognostic value of histo-pathological an clinical grouping of carcinomata of the Uterine cervix of five-year. End-Results, p. 119. — *Derselbe,* Histological and biological studies of the action of radium in uterine carcinomata. Urologic Rev. 28, Nr 8, 447—450 (1924). Ref. Ber. Gynäk. **6**, 361 (1925). — *Schmitz, H. Hueper* u. *Arnold,* The significance of the histological „malignancy index" for prognosis and treatment oft carzinomata of the cervix uteri. Amer. J. Röntgenol. **16**, Nr 1 (1926). Ber. Gynäk. **11**, 1927. — *Schoch,* Blumenkohlcarcinom der Portio. Zbl. Gynäk. **49**, 2204. — *Derselbe,* Eosinophilie in Probeexcisionen, als prognostisch günstiges Zeichen des Portiocarcinoms. Münch. med. Wschr. **1925**, Nr 10, 380. — *Derselbe,* Über die lokale Eosinophilie bei Radiumcarcinom. Zbl. Gynäk. **1926**, Nr 45. — *Schottländer,* Über histologische Geschwulstdiagnostik im Bereiche der Gebärmutter. Arch. Geburtsh. **100**, 225 (1913). — *Derselbe,* Zur histologischen Wertung und Diagnose der Radiumveränderungen bei Uteruscarcinom. Strahlenther. **1914**, H. 2. — *Schottländer, J.* u. *F. Kermauner,* Zur Kenntnis des Uteruscarcinoms. Berlin: S. Karger 1912. — *Schottmüller* u. *Barfurth,* Beitr. Klin. Inf.krkh. **3**, 291. — *Schugt,* Münch. med. Wschr. **1925**, 1282. — *Schumacher, Josef,* Untersuchungen zur Ätiologie und Therapie des Carcinoms, 145 S. Berlin: S. Karger 1926. Zbl. Gynäk. **1927**, 186. — *Schwarz,* Die Lehre von der allgemeinen und örtlichen Eosinophilie. Erg. Path. I, **17**, 575, 690 (1914). — *Derselbe,* Zbl. Gynäk. **1924**, 1623. — *Derselbe,* Dtsch. med. Wschr. **1922**, 766. — *Derselbe,* Dtsch. med. Wschr. **1924**, 754. — *Schwarz, G.,* Röntgenologische Erfahrungen zum Krebsproblem. Fortschr. Röntgenstr. **40**, Kongreßheft. — *Schwarz-Száß,* Carcinom und Tuberkeln in demselben Uterus. Drei operative Fälle von Corpuscarcinom. Ref. Zbl. Gynäk. **1902**, 834. — *Schweitzer, B.,* Collumcarcinom bei Jugendlichen. Z. Geburtsh. **1922**, 1588. — *Seelig, M.,* Pathologisch-anatomische Untersuchungen über die Ausbreitungswege des Gebärmutterkrebses. Diss. Straßburg 1894. — *Siegel,* Die Lebensdauer der an Uteruscarcinom erkrankten Frau. Zbl. Gynäk. **1920**, Nr 27, 716. — *Sigwart,* Arch. Gynäk. **87**, 469; **99**, 284. — *Sitzenfrey,* Die Notwendigkeit der Probeexcision und mikroskopischen Untersuchung zur Sicherstellung der Diagnose „Carcinomrezidiv" usf. Z. Geburtsh. **68**, 106 (6). — *Skajaa,* Acta obstetr. et gynecol. scandinav. **4**, 1. — *Sokoloff, Boris,* The Nucleo-Cytoplasmatic Ratio and Cancer. J. Cancer Res. **7**, 395 (1922). — *Sorge,* Mikroskopische Untersuchung von regionären Lymphdrüsen auf Metastasenbildung bei 15 Fällen von Carcinoma uteri. Inaug.-Diss. Jena 1905. — *Spencer, H.,* Carcinoma adenomatodes der Cervix uteri. Lancet 1, 12, 601 (1926). — *Spude, H.,* Über Ursache und Behandlung des Krebses. Z. Krebsforschg **5**, 211; **6**, 363 (1908). — *Stein, E.,* Über carcinomähnliche, erbliche Gewebeentartungen in Antirrhinum (Löwenmaul) dem Soma durch Radiumbestrahlung induziert. Strahlenther. **37** (1930). — *Sternberg,* Der heutige Stand der Lehre von den Geschwülsten, im besonderen der Carcinome. Abh. Med., S. 1825. Wien: Julius Springer 1924. — *Derselbe,* Über die Malignität der Geschwülste. Die Krebskrankheit. Wien: Julius Springer 1925. — *Derselbe,* Der heutige Stand der Lehre von den Geschwülsten. Wien: Julius Springer 1926. — *Steyskal,* Über lokale Hautüberempfindlichkeit durch Proteinkörpertherapie und die Möglichkeit ihrer Verwendung. Wien. klin. Wschr. **35**, 761 (1922). — *Stieve, H.,* Der Halsteil der menschlichen Gebärmutter. Leipzig: Akad. Verlagsgesellschaft 1927. — *Stoeckel,* Aussprache zu Hirschberg. Zbl. Gynäk. **1925**, 1285. — *Stratz,* Carcinomheilung durch Probeauskratzung. Zbl. Gynäk. **37**, 1141. — *Strauß, Otto,* Über die Spontanheilung des Carcinoms. Z. Krebsforschg **24**, 367 (1927). — *Derselbe,* Über Krebs und Krebsbehandlung. Med. Klin. **1928**, H. 3, 110. — *Stroebe, H.,* Über Vorkommen und Bedeutung der asymmetrischen Karyokinese. Beitr. path. Anat. **14**, 154 (1893).

Tateyama, Mschr. Geburtsh. **71**, 46. — *Tenckhoff,* Dtsch. med. Wschr. **1924**, 1748. — *Thadewald,* Mschr. Geburtsh. **70**, 174. — *Theilhaber,* Die Lehre von der humoralen Entstehung der Carcinome und der Einfluß dieser Lehre auf die Therapie. Wien. klin. Wschr. **27**, 206 (1914). — *Derselbe,* Carcinom-Therapie. Zbl. Gynäk. **95**, 355. — *Theilhaber* u. *Edelberg,* Die Beziehungen der Fortpflanzungsvorgänge zu den Geschwülsten. Arch. Gynäk. **96**, 29, 30 (1912). — *Thibaudeau, A. A.,* and *E. M. Burke:* Carcinoma of the cervix uteri. An investigation of the rleation between the histological findings and the results of radiation therapy. J. Canc. Res. **13**, 260. — *Thies,* Diskussion zu Hirschberg. Zbl. Gynäk. **1925**, 1288. — *Thorn,* Carcinominfektiosität. Zbl. Gynäk. **18**, 228. — *Traugott,* Z. Geburtsh. **66**, 331; **68**, 328.

Unna, P. G., Die Herkunft der Plasmazellen. Virchows Arch. **214**, 321 (1913).

Veit, Der Gebärmutterkrebs. Seine Ätiologie, Diagnose, Prognose und Behandlung. Deutsche Klinik von Leyden und Klemperer, Bd. 9. 1901. — *Vincent, Rene* et *Octave Monod*, Étude de la flore microbienne des épithéliomas du col utérin. Son importance pour la radiothérapie. Gynéc. et Obstétr. **20**, 709. — *Vogt, E.*, Klinische Beweise für die Allgemeinwirkung der Röntgenstrahlen. Strahlentherapie **18**, 64 (1924). — *Derselbe*, Tagg bayer. gynäk. Ges., Herbst 1927. — *Volkmann*, Serologische Carcinomnachweis. Zbl. Gynäk. **50**, 529. — *Derselbe*, Jedes exzidierte Gewebsstück gehört ausnahmslo unter das Mikroskop. Zbl. Chir. **1928**, 1299. — *Vorlaender, Karl*, Histologische Untersuchungsergebnisse über die Wirkung der Bestrahlung auf das Impfcarcinom der Maus. Dtsch. med. Wschr. **49** 910 (1923).

Wallart, J., Über die Kombination von Carcinom und Tuberkulose des Uterus. Z. Geburtsh. **50** (1903). — *Warnekros*, Arch. Gynäk. **120**, 3. — *Weibel*, Spätrezidive. Arch. Gynäk. **102** (1914). — *Weinzierl*, Zur Frage der Wachstumsschnelligkeit des Carcinoma colli uteri. Mschr. Geburtsh. **74**, 322 (1926). — *Weishaupt*, Über eosinophile Leukocyten in entzündlichen Infiltraten, besonders der mit und ohne Strahlentherapie vorbehandelten Uteruscarcinome. Arch. Gynäk. **1914**, H. 2, 489. — *Wertheimer*, Die Metastasierung bestrahlter und nichtbestrahlter Collumcarcinome. Strahlenther. **12**, 90 (1921). — *Westmann*, Acta radiol. (Stockh.) **2**, 57. — *White, Cl.* and *Fred D. Weidman*, Pseudo-Epitheliomatous Hyperplasia at the Margins of Cutaneous Ulcers. J. amer. med. Assoc. **88**, 1959 (1927). — *White, William Crawford*, Late Results of Operation for Carcinoma of the Breast. Ann. Surg. **86**, 695 (1927). — *Wickham, L.*, Die Morphologie der Strahlenwirkung. 4. internat. Kongr. Physiother. Berlin, 26.—30. März 1913. Zbl. Röntgenol. **1913**, 291. — *Winkler* u. *Tietze*, Nutzen und Gefahren der Probeexcision. Zbl. Chir. **1927**, H. 8, 470. — *Winter*, Zbl. Gynäk. **1923**, 1489; Zbl. Gynäk. **1925**, 1. — *Wintz, H.*, Disk.bem. Arch. Gynäk. **120** (1923). — *Derselbe*, Die Röntgenbehandlung des Uteruscarcinoms, S. 13. Leipzig: Georg Thieme 1924. — *Derselbe*, Die Erfahrungen mit der Röntgentherapie usw. Fortschr. Röntgenstr. **32**, 681 (1924). — *Derselbe*, Gründe für Mißerfolge in der Strahlentherapie des Carcinoms. Strahlenther. **25** (1927). — *Derselbe*, Die Strahlenbehandlung der bösartigen Tumoren in der Gynäkologie. Lehrbuch der Röntgenkunde, herausgeg. von Rieder u. Rosenthal, 2. Aufl., Bd. 3, S. 676. 1928. — *Wirz*, Gallertcarcinom des Collum uteri mit Adenocarcinoma corporis ut. Arch. Gynäk. **110**, 510 (1919). — *Wyard, S.*, Cancer of the Breast. Lancet **1**, 1179 (1925).

Zacherl, Das Verhalten der Abwehrfermente gegen das Carcinom bei mit Röntgen und Radium bestrahlten Gebärmutterkrebsen. Arch. Gynäk. **119**, H. 3 (1923). — *Derselbe*, Strahlenther. **20**, 57. — *Derselbe*, Die Beeinflussung der Philippschen Virulenzprobe beim Collumcarcinom durch Bestrahlung. Arch. Gynäk. **125**, Kongreßber., 512—514 (1925). — *Derselbe*, Über die Bedeutung des reticuloendothelialen Apparates bei der Röntgenbestrahlung des Collumcarcinoms. Strahlenther. **33** (1929). — *Zumpe*, Die Veränderung des Blutbildes und ihre prognostische Bewertung in der Strahlentherapie des Carcinoms. Strahlenther. **12**, 696 (1921). — *Zweifel, Erwin*, Über Verbreitung und Vorkommen von Uteruscarcinom. Münch. med. Wschr. **1921**, Nr 34, 1076—78. — *Derselbe*, Zur Indikationsstellung für die Strahlenbehandlung des Uteruscarcinoms. Münch. med. Wschr. **1921**, Nr 39.

6. Prae- und postoperative Bestrahlung.

Allmann, Die Behandlung des Carcinoms mit Mesothorium. Dtsch. med. Wschr. **1913**, 2402. — *Adler, L.*, Zur operativen und Strahlenbehandlung des Uteruscarcinoms. Zbl. Gynäk. **1920**, 757. — *Derselbe*, Zur operativen und Strahlenbehandlung des Gebärmutterkrebses. Strahlenther. **12**, 109 (1921).

Benthin, Ergebnisse der Strahlenbehandlung bei gynäkologischen Erkrankungen. Strahlenther. **12**, 133 (1921). — *Bowing, H. H.*, Chirurgie, Radium- und Röntgenbestrahlung in der Behandlung des Cervixcarcinoms. Amer. J. Obstetr. **1926**, H. 11, 400. Ref. Fortschr. Röntgenstr. **34**, H. 6, 1047. — *Bumm*, Virulenzprobe und Operationsmortalität. Zbl. Gynäk. **1924**, Nr 37.

Dannreuther, W. S., Combined Radium Therapy and Operation in the Treatment of Cancer of the Uterus. Amer. J. Obstetr. **9**, 608 (1925).

Eckelt, K., Die Qualität der Radium- und Röntgenstrahlen usw. Arch. Gynäk. **110**, 685 (1919).

Fraenkel, L., Beobachtung an Fällen von Collumcarcinom, die nach der Bestrahlung operabel wurden. Zbl. Gynäk. **1926**, 862. — *Derselbe*, Aussprache zu Heimann, Fortschr. Röntgenstr. **1926**, H. 34, 974. — *Frank*, Prophylaktische Nachbehandlung der Carcinome. Zbl. Gynäk. **45**, 122. — *Fürst*, Zur Vorbestrahlung bei Collumcarcinom des Uterus. Zbl. Gynäk. **1925**, 251, 1180. — *Derselbe*, Die Vorbestrahlung bei Collumcarcinom des Uterus und ihr Einfluß auf die postoperative Infektion aus endogener Ursache. Zbl. Gynäk. **1926**, 250.

Giesecke, Die Dauerresultate nach operativer und Strahlenbehandlung des Uterus- und Scheidencarcinoms. Arch. Gynäk. **115,** 435 (1922).

Heimann, Fr., Rückblicke und Ausblicke der Strahlentiefentherapie usw. Berl. klin. Wschr. **1916,** 1025. — *Derselbe*, Bakteriologische Untersuchungen beim Uteruscarcinom. Berl. klin. Wschr. **1917,** 7. — *Derselbe*, Fortschr. Med. 1916/17, Nr 20; Mschr. Geburtsh. **65** (1924). — *Derselbe*, Uteruscarcinom und Streptokokken. Berl. klin. Wschr. **1918,** 183. — *Derselbe*, Technik und Biologie der Röntgenbestrahlung. Klin. Wschr. **3,** Nr 32. — *Derselbe*, Anteoperative Röntgenbestrahlung des Uteruscarcinoms und ihre Tiefenwirkung. Zbl. Gynäk. **50,** 1945, 1950 (1926). — *Hofmeier, M.*, Zur Frage der ausschließlichen Strahlenbehandlung operierbarer Uteruscarcinome. Zbl. Gynäk. **1925,** 1.

Jakobi, Prophylaktische Nachbestrahlung nach Carcinomoperation. Diss. Freiburg 1919.

Küstner, O. u. *Fr. Heimann*, Ergebnisse der Strahlenbehandlung der Carcinome. Dtsch. med. Wschr. **1914,** 1651. — *Kupferberg, M.*, 7 Jahre gynäkologische Carcinombehandlung. Strahlenther. **13,** 88 (1922).

Lahm, Über Strahlenwirkung und Strahlendosierung nach Beobachtungen an vorbestrahlten Uteruscarcinomen. Strahlenther. **36** (1930). — *Lehoczky-Semmelweiß, v. Kolman*, Über die therapeutische und prophylaktische Radiumbehandlung auf Grund von 1000 Fällen. Z. Geburtsh. **90,** 143 (1926). — *Lynch, Frank W.*, 5 Jahresresultate in der Behandlung des Cervixkrebses. J. amer. med. Assoc. **87,** Nr 21.

Magian, A. C., Gebärmutterkrebs; seine Ursache, Diagnose und Behandlung; mit Bemerkungen über den vergleichenden Wert der operativen Behandlung und der Bestrahlung mit Röntgen- und Radiumstrahlen. J. of Canc. **2,** Nr 7, 1 (1925). Ref.: Ber. Gynäk. **9,** 261. — *Mansfeld*, Nach Radiumbehandlung operierte Fälle von Uteruscarcinom. Zbl. Gynäk. **1925,** Nr 49, 2773. — *Mattmüller, G.*, Beitrag zur Statistik der Genitalcarcinome. Z. Geburtsh. **85,** 106 (1923). — *Mayer, A.*, Zbl. Gynäk. **1921,** Nr 18. — *Derselbe*, Erfahrungen über die Behandlung des Uteruscollumcarcinoms mit Vorbestrahlung und nachfolgender Operation. Zbl. Gynäk. **1922,** 1599. — *Derselbe*, Über Vorbestrahlung des Uteruscarcinoms. Mschr. Geburtsh. **67,** H. 5 (1924). — *Meyer*, Die postoperative Röntgentherapie des Krebses. Strahlenther. **13,** 278 (1922). — *Monod, R.* u. *O.*, Zur Behandlung des Collumcarcinoms mit Totalexstirpation nach vorhergegangener Radiumbestrahlung. Presse méd. **1922,** No 11. — *Morton, William J.*, Internat. J. Surg. **1903.** Ref. nach Wolff. Die Krebskrankheit, Bd. 4, S. 563 (1928).

Nahmacher, Die Behandlung des Krebses mit Radium als Ergänzung zur chirurgischen Behandlung bei operablen und als selbständige Behandlungsmethode bei inoperablen Erkrankungen. Med. Klin. **1911,** Nr 41. *Nikolskij, L.*, Behandlung von bösartigen Geschwülsten mittels Epinephrectomie mit nachfolgender Röntgenbestrahlung nach Flörcken. Vestn. Chir. (russ.) H. 53, 185.

Offermann, Vorschläge für den Schutz der Ovarien bei postoperativer Nachbestrahlung. Zbl. Gynäk. **1923,** 631.

Pfahler, Radiotherapie in Carcinoma of the breast. Surg. etc. **1922,** 217. Ref. Strahlenther. **17,** 724 (1924). — *Puga*, Operation und Radiumröntgentherapie beim Uteruscarcinom. Rev. español. Obstetr. 1922, Nr 80; Zbl. Gynäk. **1924,** 453.

Revel, J., Gebärmutterkrebs und seine Behandlung. Rev. mens. Gynéc. **11,** 423 (1925). Ref. Zbl. Gynäk. **1926,** Nr 22, 1479. — *Russel*, The treatment of the cervix and uterus by radium Suppl. by deep röntgentherapy. Arch. of Radiol. **1922,** 362. Ref. Strahlenther. **17,** 753 (1924).

Schmidt, H. R., Die Erfolge der Strahlenbehandlung an der Bonner Frauenklinik. Strahlenther. **12,** 117 (1921). — *Seidemann*, Beitrag zur Operabilität inoperabler Uteruscarcinome nach Bestrahlung. Strahlenther. **22,** 554 (1926). — *Seiler, S.*, Inaug.-Diss. München 1924. (Über Nachbestrahlung.) — *Sellheim, Hugo*, Disk. Zbl. Gynäk. **1924,** 2087. — *Sippel, P.* u. *G. Jaeckel*, Über die Ursachen der Mißerfolge der Röntgentherapie bei malignen Neubildungen. Münch. med. Wschr. **38,** 1191 (1923). — *Skinner, C. E.*, Postoperative Röntgenisation bei Carcinom. Amer. Roentgen-ray Soc. 12. Jverslg Richmond, Va., 20.—23. Sept. 1911. Ref. Zbl. Röntgenol. **1912,** 91. — *Soiland, Albert, William E. Costolow* and *Orville N. Meland*, Colloidal lead combined with X-rays and radium in treatment of cancer. Further studies. J. amer. med. Assoc. **92,** 104. — *Steiger, M.*, Die prophylaktische Nachbestrahlung usw. Korresp.bl. Schweiz. Ärzte **1919,** Nr 45. Ref. Zbl. Gynäk. **1920,** 252. — *Stevens*, Advances in radiation therapy of deep seated tumors. J. Michigan State med. Soc. **1923.** Ref. Strahlenther. **17,** 763. — *Derselbe*, The present status of Radiationstherapy with case reports. J. of Radiol. **1923,** 239. Ref. Strahlentherapie **17,** 764 (1924).

Vogt, E., Wie heilen gynäkologische Operationswunden nach Röntgenbestrahlung. Zbl. Gynäk. **1922,** 1669.

Wagner, G. A., Die abdominelle Radikaloperation des Carcinoma colli uteri nach Wertheim. Chirurg **1928**, H. 2, 49. — *Warnekros*, Über den Wert der prophylaktischen Bestrahlungen nach Carcinomoperationen und die Erfolge der Rezidivbehandlung mittels Röntgenlicht und Radium. Münch. med. Wschr. **1917**, Nr 27, 865; Nr 28, 905. — *Derselbe*, Die biologische Strahlenwirkung usw. Zbl. Gynäk. **1920**, H. 25, 651. — *Weibel, W.*, Der Wert der prophylaktischen Radiumbestrahlung nach der erweiterten abdominalen Operation wegen Carcinoma colli uteri. Mschr. Geburtsh. **100**, 342 (1919). — *Weinbrenner, C.*, Weitere Beiträge zur Behandlung der Uteruscarcinome mit Mesothorium, auf Grund von Operation nach der Bestrahlung. Mschr. Geburtsh. **39**, 181, 483 (1914). — *Wille, F. C.*, Ergebnisse der operativen Behandlung des Collumcarcinoms. Zbl. Gynäk. **1927**, H. 1. — *Winter, F.*, Beitrag zur Frage der postoperativen prophylaktischen Bestrahlungen beim Uteruscarcinom. Münch. med. Wschr. **1923**, H. 1, 7 (Literatur). — *Wintz*, Die Vor- und Nachbehandlung bei der Röntgenbestrahlung. Ther. Gegenw., Juni **1923**. Disk. Arch. Gynäk. **120**, 210 (1923).

Zacherl, H., Lundwall K., Über den Wert der prophylaktischen Röntgenbestrahlung beim Collumcarcinom. Zbl. Gynäk. **1923**, 633.

7. Chemietherapie des Karzinoms.

Zusammenfassende Abhandlungen mit ausführlicher Literaturangabe.

Bostroem, Der Krebs des Menschen. Leipzig: Georg Thieme 1928. — *Fischer-Wasels*, Die Gasbehandlung bösartiger Geschwülste. München: J. F. Bergmann 1930. — *Heim, Fr. u. Ph. Schwartz*, Kapitel Tumoren in Anatomie und Pathologie der Spontanerkrankungen der kleinen Laboratoriumtiere. Herausg. von R. *Jaffé*. Berlin: Julius Springer 1931. — *Heidenhain, L.*, Über das Problem der bösartigen Geschwülste. Berlin: Julius Springer 1928 u. 1930. — *Lewin, C.*, Die Ätiologie der bösartigen Geschwülste. Berlin: Julius Springer 1928. — *Strauss*, Über Krebs und Krebsbehandlung. Fortlaufende Referate in der medizinischen Klinik. — *Watermann*, Der heutige Stand der chemotherapeutischen Carcinomforschung. Berlin: Julius Springer 1926. — *Wolff*, Lehre von der Krebskrankheit, 4 Bände. Jena: Gustav Fischer.

Die im speziellen Teil herangezogenen Autoren und Arbeiten älteren Datums sind zum größten Teil aus dem Werke von *Wolff* zitiert; diese werden hier nicht gesondert aufgeführt.

Asada, Zit. nach Lewin. — *Askanazy*, Verh. dtsch. path. Ges. **1907** u. **1926**. — *Beck*, Dtsch. Z. Chir. **186**. — *Beeb*, Amer. J. Physiol. **12** (1904). — *Bennet*, Biochemic. J. **1914**. — *Bernhardt*, Zbl. Gynäk. **1928**, Nr 22, 1430. — *Dersslbe*, Med. Klin. **1930**. — *Bierich u. Möller*, Münch. med. Wschr. **1921**, Nr 42. — *Blair-Bell*, Lancet **1924, 1925, 1926**. — *Bloch*, Schweiz. med. Wschr. **1924**, Nr 38. — *Blumenthal*, Strahlenther. **1913**, Nr 3. — *Derselbe*, Med. Klin. **1925**, Nr 8. — *Derselbe*, Festschrift zum 25jährigen Bestehen des Instituts für Krebsforschung. Berlin: Julius Springer 1928. — *Derselbe*, Z. Krebsforschg **29**. — *Blumenthal u. Auler*, Z. Krebsforschg **22**. — *Borrel*, C. r. Soc. Biol. Paris **87**. *Bretschneider*, Zbl. Gynäk. **1928**, H. 3. — *Brown, Wade u. Pearce*, J. of exper. Med. **37** u. **38**. — *Brunner*, Schweiz. med. Wschr. **1929**. — *Bürger*, Z. Krebsforschg **14**. — *Bullock u. Cramer*, Proc. roy. Soc. Lond. **87** (1913). — *Busch*, Verh. dtsch. path. Ges. **1914**. — *Carrel*, C. r. Soc. Biol. Paris **96**. *Caspari*, Z. Krebsforschg **21, 29**. — *Caspari, Ottensooser, Fauser u. Blothner*, Z. Krebsforschg **29**. *Centanni*, Tumori **2**. — *Chambers u. Russ*, Lancet **1929**. — *Coleg*, Zit. nach Wolff. — *Cori*, J. of biol. Chem. **64** u. **65**. — *Datnow*, Mschr. Geburtsh. **80**. — *Dentici, Moratti u. Pattarin*, Tumori **3** (1929). — *Drummond*, Lancet **205**, 1368. — *Derselbe*, Biochemic. J. **11**, (1925). — *Elsner*, Monographie Karger, 1926. — *Engel*, Z. Krebsforschg **19**. — *Erdmann, Rh.*, Zit. nach Blumenthal. — *Erdmann, Haagen u. Börnstein*, Dtsch. med. Wschr. **1927**, Nr 19. — *Euler*, Z. physiol. Chem. **152**. *Fabre*, Zit. nach Wolff. — *Fibiger*, Z. Krebsforschg **17**. — *Derselbe*, Hosp.tid. (dän.) **64**. — *Fibiger u. Bang*, Zit. nach Lewin. — *Fichera*, Arch. Méd. Exper. **1909**. — *Derselbe*, Z. Krebsforschg **14**. — *Fischer, A.*, Münch. med. Wschr. **1926**. — *Derselbe*, Arch. exper. Zellforschg **3**. — *Derselbe*, Z. Krebsforschg **21, 23** u. **24**. — *Fränkel*, Z. Krebsforschg **24** u. **25**. — *v. Franqué*, Z. Geburtsh. **37, 42** u. **59**. — *Freund u. Kaminer*, Biochemische Grundlagen der Disposition für Carcinome. Wien 1925. — *Funk*, Z. physiol. Chem. **28**, 352 (1913). — *Derselbe*, C. r. Soc. Biol. Paris **1925** u. **1926**. — *Georgion*, Z. Krebsforschg **28**. — *Glower*, Zit. nach Lewin. — *Glynn*, Biochemic. J. **1926**. — *Goldmann*, Zit. nach Roosen. — *Goldzieher u. Rosenthal*, Z. Krebsforschg **13**. — *Gye u. Barnard*, Lancet **209**. — *Haagen*, Zit. nach Blumenthal. — *Derselbe*, Med. Klin. **1927**, Nr 24. — *Hamilton*, J. Hyg. **3**. *Heidenhain*, Z. Krebsforschg **28**. — *Heymann u. Gallinek*, Zbl. Bakter. **106** (1928). — *Hilario*, J. med. Res. **22**. — *Hirsch, Henry*, Strahlenther. **26, 33, 34** u. **37**. — *Derselbe*, Verh. dtsch.

Röntgen-Ges. 19. — *Hölder*, Strahlenther. 5, H. 1, 122 (1914). — *Holfelder*, Zit. nach Fischer-Wasels. — *Holzknecht*, Ther. Gegenw. 1927. — *Derselbe*, Strahlenther. 24. — *Jkematsu*, Zit. nach Lewin. — *Jnamato*, Zit. nach Lewin. — *Ishiwara*, Z. Krebsforschg 21. — *Jung*, Z. Krebsforschg 20. — *Kahn*, Verh. dtsch. Ges. inn. Med. 1928. — *Kahn, Herbert*, Strahlenther. 37 (1930). — *Karczag, Teschler* u. *Barok*, Z. Krebsforschg 21. — *Karrenberg*, Klin. Wschr. 1928. — *Kazama*, Jap. med. World 2, 4. — *Keller, Fr.*, Verh. dtsch. Röntgen-Ges. 21, 114 (1930). — *Derselbe*, Zbl. Gynäk. 43, 2745 (1930); 10, 633 (1931). — *Klotz*, Strahlenther. 4, H. 2, 622 (1914). — *Knox*, J. amer. med. Assoc. 92 (1929). — *Königsfeld* u. *Prausnitz*, Zbl. Bakter. Abt. 1. 74. — *Dieselben*, Dtsch. med. Wschr. 1913, 50. — *Kok*, Strahlenther. 18. — *Korentschewski*, Zbl. Path. 1914. — *Derselbe*, C. r. Soc. Biol. 83. — *Kraus* u. *Zondek*, Klin. Wschr. 1922 u. 1923. — *Kriczewski*, Zit. nach Blumenthal. — *Küstner*, Zbl. Gynäk. 1928, H. 3. — *Labord*, Ann. Méd. 24 (1928). — *Lasch* u. *Neumann*, Klin. Wschr. 1929. — *Lecloux*, Arch. med. belg. 78, Nr 4. — *Ledoux-Lebard*, Bull. de thérap. 1912, Sept. — *Leitch* u. *Kennaway*, Leeuwenhock-Vereenig. 1922. — *Levin*, Proc. N. Y. path. Soc. 16 (1916). — *Derselbe*, Med. Klin. 1924, Nr 38. — *Lewis* u. *Andervont*, Amer. J. Hyg. 1926. — *v. Leyden* u. *Blumenthal*, Dtsch. med. Wschr. 1903, Nr 24. — *Lieguer*, Schwermetalle in der Behandlung bösartiger Geschwülste. Mschr. Geburtsh. 88, H. 5, 386 (1931). — *Loeb*, Zit. nach Watermann. — *Loeper, Turpin* u. *Zizinc*, C. r. Soc. Biol. Paris 93. — *Loewy* u. *Loiseleut*, Bull. Assoc. franc. Etude Canc. 17 (1928). — *Ludwig*, Z. Krebsforschg 23. — *Mansfeld*, Arch. Gynäk. 132 (1927). — *Martland, von Sochoky, Hoffmann*, Zit. nach Rhode, Ther. Ber. J. G. Farben 1927, 330. — *Matsushita* (Tokio), Dtsch. med. Wschr. 1924, 1. — *v. Meyenburg*, Virchows Arch. 254. — *Meyer, Paula*, Zit. nach Blumenthal. — *Moreschi*, Z. Immun.forschg 2. — *Murphy*, Zit. nach Lewin. — *Derselbe*, Proc. nat. Acad. Sci. U.S.A. 6, Nr 1. — *Nakahara*, J. of exper. Med. 41, H. 3. *Neuberg* u. *Blumenthal*, Med. Klin. 1909. — *Neuhäuser*, Dtsch. med. Wschr. 1911. — *Opitz*, Mschr. Geburtsh. 61. — *Derselbe*, Strahlenther. 15. — *Pankow*, Mschr. Geburtsh. 44, H. 5, 392 (1916). *Pelczar* u. *Auler*, Ann. Soc. sci. Brux. 48 (1928). — *Pentimalli*, Z. Krebsforschg 15. — *Derselbe*, Dtsch. med. Wschr. 1914. — *Peraccaia*, Z. Krebsforschg 23. — *Piccaluga*, Tumori 11. — *Ragnotti*, Z. Krebsforschg 29. — *Reding* u. *Slosse*, Bull. Acad. Méd. Belg. 1924, 1925. — *Risse* u. *Poos*, Arch. f. exper. Path. 108. — *Roffo*, Bull. Assoc. franc. Étude Canc. 14. — *Rokitansky*, Zit. nach Wolff. *Roosen*, Würzburg. Abh. 6, H. 5. — *Rosenthal* u. *Lasnitzki*, Biochem. Z. 207 (1929). — *Dieselben*, Klin. Wschr. 1928, Nr 5. — *Rous* u. *Murphy*, Berl Klin. Wschr. 1913. — *Saiki*, Dtsch. med. Wschr. 1927, Nr 13. — *Secher*, Z. Krebsforschg 17. — *Seeligmann, L.*, Dtsch. med. Wschr. 1913, Nr 27. — *Derselbe*, Münch. med. Wschr. 1913, Nr 34. — *Shaw-Mackenzie*, Lancet 203. — *Skubirewski*, C. r. Soc. Biol. Paris 93. — *Slye*, Lit. s. Heim u. Schwartz bzw. Heidenhain. — *Smith*, Zit. nach Lewin. — *Sweet, White* u. *Saxon*, Zit. nach Lewin. — *Schleicher*, Z. Krebsforschg 22. *Schoenholz* u. *Hirsch*, Strahlenther. 34. — *Schmidt*, Mschr. Gynäk. 17. — *Derselbe*, Zbl. Gynäk. 1911, Nr 51. — *Strasburger*, Zit. nach Fischer-Wasels. — *Strauss, O.*, Med. Klin. 1930, Nr 1. — *Stieve*, Beitr. path. Anat. 54. — *Taniguchi*, Fukuoka acta med. 20 (1927), 21 (1928). — *Teutschländer*, Klin. Wschr. 1925 u. 1926. — *Thiess*, Arch. Gynäk. 1925 u. 1927. — *Derselbe*, Zbl. Gynäk. 1928, H. 3. — *Derselbe*, Kongreßbericht der deutschen Gesellschaft für Chirurgie. Arch. Chir. 1928. *Troisier* u. *Wolf*, C. r. Soc. Biol. Paris 86, No 12. — *Voltz*, Strahlenther. 36, H. 1. — *Vorländer*, Strahlenther. 18 u. 33. — *Warburg*, Biochem. Z. 142, 164. — *Derselbe*, Klin. Wschr. 1924, Nr 24. — *Derselbe*, Monographie. Berlin: Julius Springer 1926. — *Watermann*, Z. Krebsforschg 29. — *Wereschinsky*, Virchows Arch. 250. — *Werner*, Arch. klin. Chir. 95. — *Werner, R.*, Tagung der Deutschen Röntgengesellschaft 26. u. 27. Mai 1923. Zbl. Gynäk. 1923, 1185. — *Wolf*, C. r. Acad. Sci. Paris 126. — *Wood, Francis Carter*, J. amer. med. Assoc. 1926, Sept. 4., S. 1365. — *Yamagiwa* u. *Ichikawa*, Virchows Arch. 233, 245. — *Zadik*, Z. Krebsforschg 1930. — *Zimmern* u. *Wickam*, Bull. Assoc. franc. Etude Canc. 17 (1928).

8. Strahlenschädigung.

Aschenheim, Schädigung einer menschlichen Frucht durch Röntgenstrahlen. Strahlenther. 11, 789 (1920).

Bolaffio, Ungeschädigte Fruchtentwicklung bei Konzeption in der Latenzzeit nach Kastrationsbestrahlung. Strahlenther. 23, 288 (1926). — *Bruner, Edw.*, Zur Behandlung der Röntgenulcerationen der Haut. Strahlenther. 36 (1930).

Dautwitz, Spätschädigung der Frucht durch indirekte Radiumstrahlenwirkung? Strahlenther. 36 (1930). — *Döderlein, A.*, Strahlenbehandlung und Nachkommenschaft. Dtsch. med. Wschr. 1928,

Nr 48. — *Drießen*, Keimschädigung durch Röntgenstrahlen. Strahlenther. **16**, 656 (1924). — *Duncker, H.*, Röntgenstrahlen und Keimschädigung. Tierexperimentelle Grundlagen. Strahlenther. **37** (1930). — *Dyroff*, Experimentelle Beiträge zur Frage der Nachkommenschädigung durch Röntgenstrahlen. Strahlenther. **24**, 288 (1927).

Eymer, Schwerfilterbehandlung und Darmschädigung. Zbl. Gynäk. **1918**, 885; **1920**, 719; **1922**, 922. Tagg dtsch. Ges. Strahlenther. Kreuznach **1922**. — *Derselbe*, Schwerfiltertherapie und Darmschädigung. Zbl. Gynäk. **1919**, Nr 4.

Feldweg, Ein ungewöhnlicher Fall von Fruchtschädigung durch Röntgenstrahlen. Strahlenther. **26** (1927). — *Fischer, Eugen*, Strahlenbehandlung und Nachkommenschaft. Dtsch. med. Wschr. **1929**, Nr 3. — *Flaskamp, W.*, Zur Frage der Schädigung der Nachkommenschaft durch Röntgenstrahlen. Zbl. Gynäk. **1927**, 14. — *Derselbe*, „Über Röntgenschäden und Schäden durch radioaktive Substanzen", Strahlenther. Sonderband **12**. Berlin: Urban u. Schwarzenberg 1930 (ausführliche Lit.). — *Fraenkel*, Die Bedeutung der zellfunktionssteigernden Strahlenwirkung in bezug auf Zeitsterilisation und zur Frage der Schädigung von Nachkommenschaft durch Röntgenstrahlen. Strahlenther. **16**, 690 (1924). — *Fried*, Ein Todesfall durch Darmruptur nach Röntgentiefenbestrahlung. Strahlenther. **14**, H. 3 (1923). — *Fürst, W.*, Über die therapeutische Schwangerschaftsunterbrechung durch Röntgenstrahlen. Strahlentherapie **27** (1928).

Ganzoni u. *Widmer*, Erfahrungen über den Röntgenabort. Strahlenther. **19**, 485 (1925). — *Grüneberg*, Ein Beitrag zur Kenntnis der Röntgenmutationen des X-Chromosoms von Drosophila melanogast. (Hier auch ausführliche Literatur über weitere einschlägige experimentelle Untersuchungen.) Biol. Zbl. **49**, H. 11 (1929). — *Guthmann*, „Schädigungen an Bestrahlten und Bestrahlern, durch die im Röntgenzimmer entstehenden Gase." Diss. Erlangen 1919.

Harris u. *Kean*, Über die therapeutische Schwangerschaftsunterbrechung durch Röntgenstrahlen. Bemerkungen zur gleichnamigen Arbeit von Dr. W. Fürst, Bd. 27. Strahlenther. **28** (1928). — *Heimann*, Eierstocksschwachbestrahlung und Schwangerschaft. Strahlenther. **24**, 733 (1927). — *Derselbe*, Die Blasenveränderungen beim bestrahlten Gebärmutterkrebs. Zbl. Gynäk. **1927**, 1899. — *Heynemann*, Cystoskopische Befunde bei bestrahlten Collumcarcinomen und ihre praktische Verwertung. Strahlenther. **5**, H. 1, 92 (1914). — *Holz*, Collumcarcinom mit Urämiegefahr. Zbl. Gynäk. **48**, 705.

Keller, Fr., Verh. dtsch. Röntgenges. **21**, 128 (1930). — *Kolde, W.*, Zur Behandlung der Mastdarmgeschwüre nach Mesothoriumbestrahlung des Gebärmutterkrebses. Zbl. Gynäk. **1920**, 319. — *Krönig*, Zur Verhütung von Nebenschädigungen bei der Behandlung tiefgreifender Carcinome mit Radium und Mesothorium. Dtsch. med. Wschr. **1915**, Nr 45; Zbl. Gynäk. **1919**, Nr 3. — *Keupski* u. *Eisenberg*, Über den Einfluß schwacher Röntgenbestrahlung der Ovarien auf die Nachkommenschaft bei weißen Mäusen. Strahlenther. **30** 527 (1928).

Lacassagne et *Coutard*, Gynec. et Obstétr. **7**, Nr 1 (1929). — *Lenz*, Münch. med. Wschr. **1927**. — *Letulle*, Die durch Radium hervorgerufenen nekrotischen Veränderungen der Genitalschleimhaut (Uterus und Vagina). Bull. Soc. Anat. Paris **1921**, No 2. — *Little* u. *Bagg*, J. of exper. Zool. **40**, Nr 1 (1924); Amer. J. Anat. **33**, 119; Amer. J. Röntgenol. **20**, 52 (1924).

Martius, H., Ovarialbestrahlung und Nachkommenschaft. Zbl. Gynäk. **1927**, 7. — *Derselbe*, Welche praktischen Rücksichten erfordert die Keimschädigungsgefahr bei der Ovarialbestrahlung? Zbl. Gynäk. **1927**, 2601. — *Derselbe*, Röntgenstrahlen und Keimschädigung. Ihre Bedeutung für die gynäkologische Therapie. Strahlenther. **37** (1930). — *Martius* u. *Franken*, Geschädigte Nachkommen bei keimbestrahlten Muttertieren. Zbl. Gynäk. **1926**, Nr 1. — *Marum*, Erfahrungen mit der Ovarialschwachbestrahlung bei Frauen im noch fortpflanzungsfähigen Alter. Strahlenther. **18**, 849 (1924). — *Matusovsky*, Über einen Fall von sechstägiger Anurie infolge Radiumbestrahlung. Mschr. Geburtsh. **65**, H. 5 (1923). — *Mavor*, Genetics 8, Nr 4, 355 (1923); J. of exper. Zool. **39**, 381 (1924). — *Mayer*, Über die Beeinflussung der menschlichen Frühschwangerschaft durch Röntgenstrahlen. Strahlenther. **14**, 97 (1923). — *Müller, H. J.*, Science (N. Y.) **1927**, Nr 66, 84; Verh. internat. Kongr. Vererbgswiss. Berlin **1927**.

Naujoks, H., Fertilität und Nachkommenschaft früherer Röntgenassistentinnen. (Ein Beitrag zur Frage der sog. Keimschädigung. Strahlenther. **32** (1929). — *Derselbe*, Röntgenstrahlen und Nachkommenschaft. Arch. Gynäk. Kongreßber. **137**; Strahlenther. **32**. — *Derselbe*, Die Entwicklung der Kinder, die nach temporärer Strahlensterilität der Mutter geboren wurden. Strahlenther. **37** (1930). — *de Nobele* u. *Lams*, Über die Wirkung der Röntgenstrahlen auf die Schwangerschaft und die Entwicklung des Fetus. Strahlenther. **25**, 702 (1927). — *Nürnberger*, Zur Frage der Keimschädigung durch Röntgenstrahlen. Strahlenther. **21**, 577 (1926). — *Derselbe*, Ovarienbestrahlung und Nachkommenschaft. Strahlenther. **29**, H. 1 (1926); **24**, 125 (1927). — *Derselbe*, Ovarialbestrahlungen und Nachkommenschaft. Zbl.

Gynäk. **1927**, 1. — *Derselbe*, Die tierexperimentellen Grundlagen zur Frage der Spätschädigung nach Röntgenstrahlen. Strahlenther. **37** (1930).

Pankow, Über Blasen- und Mastdarmschädigungen bei Radium- und Mesothoriumbehandlung des Uteruscarcinoms. Niederrh. westf. Ges. Gynäk., 24. Mai 1914. — *Derselbe*, Mesothoriumschädigung des Darmes. Arch. Gynäk. **106**, 320 (1917). — *Derselbe*, Sind bei Schwangerschaften nach Röntgentiefentherapie mit großen Dosen Mißbildungen der Früchte zu erwarten? Strahlenther. **10**, 1016 (1920). — *Derselbe*, Temporäre Kastration und Keimschädigung. Arch. Gynäk. **137**, Kongreßber. (1929). — *Derselbe*, Keimschädigungen durch Röntgenstrahlen. Münch. med. Wschr. **1930**, Nr 8, 303. — *Pemoldt*, Temporäre Sterilisation und Keimschädigung. Strahlenther. **21**, 625 (1926).

Reyn, Die Lichttherapie der Röntgen- und Radiumschädigungen der Haut. Aus d. Französ. übertr. von Dr. G. Wittigschlager in Bremen. Strahlenther. **26** (1927). — *Rübsamen*, Die operative Behandlung der rekto-vaginalen Radiumfisteln. Zbl. Gynäk. **1920**, Nr 27, 717. — *Derselbe*, Die operative Behandlung der rektovaginalen Radiumfisteln durch partielle Kranialwärtsverlagerung des Afterschließmuskels. Mschr. Geburtsh. **54** (1921).

Schinz, Strahlenther. **15**, H. 2; Klin. Wschr. **1924**, Nr 52. — *Derselbe*, Der Röntgenabort. Strahlenther. **15**, 146 (1923). — *Schmidt*, Ist mit einer Schädigung der Nachkommenschaft infolge einer vor der Befruchtung erfolgten Keimdrüsenbestrahlung der Mutter zu rechnen? Strahlenther. **18**, 410 (1924). — *Derselbe*, Neue Beobachtungen zur Frage der Nachkommenschädigung nach Ovarialbestrahlung. Strahlenther. **30** (1928). — *Derselbe*, Nochmals zur Frage der Nachkommenschädigung nach einer der Schwangerschaft vorangegangenen Röntgenbestrahlung. Strahlenther. **21**, 608 (1926). — *Schugt*, Klin. Wschr. **1927**, 2064. — *Derselbe*, Experimentelle Untersuchungen über Schädigungen der Nachkommen durch Röntgenstrahlen. Strahlenther. **28** (1928). — *Schumann*, Über einen Fall von Schwangerschaft nach Röntgenkastration mit dem Ergebnis eines normal entwickelten Kindes. Strahlenther. **9**, 195 (1919). — *Seynsche*, Keimdrüsenbestrahlung und Nachkommenschaft. Strahlenther. **21**, 1296. — *Sigwart*, Über die Rückbildung der Blasenveränderungen bei bestrahlten Collumcarcinomen. Zbl. Gynäk. **1913**, H. 45. — *Stieve, H.*, Umweltbedingte, nicht durch Röntgenstrahlen veranlaßte Keimdrüsenschädigungen. Strahlenther. **37** (1930).

Unterberger, F., Röntgenschädigung der Frucht durch wiederholte Durchleuchtungen während der Schwangerschaft. Zbl. Gynäk. **1929**, 44.

Wagner, G., Schädigungen durch Anwendung großer Radiummengen. Ges. Ärzte Wien, 13. Febr. 1914. Münch. med. Wschr. **1914**, H. 8. — *Weibel*, Darm- und Blasenschädigungen nach postoperativer prophylaktischer Radiumbestrahlung. Zbl. Gynäk. **1919**, 249. — *Wintz*, Arch. Gynäk. **1924**, Kongreßber.; Mschr. Geburtsh. **78** (1928); Dtsch. med. Wschr. **1928**, Nr 40.

9. Carcinom und Schwangerschaft.

Amico-Roxas, Zit. Fortschr. Röntgenstr. **39** (1929); Arch. Obstétr. **36** I, 1 (1929). — *Archangelsky*, Arch. Gynäk. **118** (1923). — *Aschenheim*, Strahlenther. **11**.

Beckmann, W., Beitrag zur Komplikation der Schwangerschaft und Geburt mit Collumkrebs. Z. Geburtsh. **67**, 445 (1900). — *Berkley*, zit. bei Zimmermann. Mschr. Geburtsh. **80**, 198 (1928). — *Bolaffio*, Strahlenther. **26** (1923). — *Burger, K.*, Komplikation der Schwangerschaft und Geburt mit Genitaltumoren. Zbl. Gynäk. **1924**, 651.

Cathala u. *Mérat*, Collumcarcinom des graviden Uterus und Radiumtherapie. Bull. Soc. Obstétr. **1923**, Nr 2. — *Cohnstein*, Über die Komplikation der Schwangerschaft und Geburt bei Gebärmutterkrebs. Arch. Gynäk. **5**, 366 (1873); **5**, 36 (1874) (Lit.). — *Comet, A.*, Traitement d'un cancer du col de l'utérus par la curiethérapie pendant la grossesse. Thèse de Paris **1925**; Presse méd. **1925**, 66. Ref. Internat. Radiotherapie **1926** I, 550. — *Conill, Victor*, Ber. Geburtsh. **4**; Rev. españ. Obstetr. **9** (1924).

Deutsch, Mschr. Kinderheilk. **31** (1926). — *Döderlein*, Mschr. Geburtsh. **29**, 122; Münch. med. Wschr. **1922**, Nr 7; Zbl. Gynäk. **1927**, 847. — *Derselbe*, Vortr. bayer. Ges. Frauenheilk. München, 27. Febr. 1927; Mschr. Geburtsh. **66**. — *Derselbe*, Dtsch. med. Wschr. **1928**, 2000. — *Drießen*, Strahlenther. **16**; Nederl. Mschr. Geneesk. **12** (1924). — *Dyroff*, Strahlenther. **24** (1926).

Edelberg, Berl. klin. Wschr. **1914**. — *Edelberg* u. *Galant*, Krebs und Schwangerschaft. Mit besonderer Berücksichtigung des konstitutionellen Moments in seiner Bedeutung bei den Krebserkrankungen. Arch. Gynäk. **124** (1925). — *Eymer, H.*, Strahlenbehandlung bei mit Gravidität einhergehendem Collumcarcinom. Halban-Seitz, Biologie und Pathologie des Weibes, Bd. 4, S. 949. 1928.

Feldweg, Strahlenther. **26**. — *Field*, Amer. J. Roentgenol. **9**, No 10 (1922). — *Derselbe*, Zit. nach Wetterer: Radiumtherapie des Auslandes, Bd. 8, S. 678. 1924. — *Flatau*, Bayer. Ges. Geburtsh.

Nürnberg **1921**. Münch. med. Wschr. **1921**, 254. — *Frank*, Carcinomatöser Uterus mit Gravidität von 8—10 Wochen. Zbl. Gynäk. **1908**, Nr 32, 1058. — *Frankl*, Zbl. Gynäk. **1923**, 645. — *Frankl-Köhler*, Zbl. Gynäk. **1918**, 396. — *Franz, K.*, Collumcarcinom und Gravidität. In Gynäk. Operationen, S. 155. Berlin 1925. — *Frey, C. F.*, Über Carcinom und Schwangerschaft. Inaug.-Diss. Leipzig 1910. — *Friedrich*, Z. Röntgenkde **12** (1916).

Gagey, Jean, Note complémentaire sur une observation de radiothérapie pour cancer utérin avec gestation consécutive. Bull. Soc. Obstétr. Paris **12**, No 3, 168—169 (1923). Ref. Ber. Gynäk. 3, 242 (1924). Zit. nach Karg. Strahlenther. **26**. — *Giesecke, A.*, Die Dauerresultate nach operativer und Strahlenbehandlung des Uterus und Scheidencarcinoms. Arch. Gynäk. **115**, 435 (1922). — *Derselbe*, Strahlenther. **11**, 739. — *Glockner, A.*, Über Uteruscarcinom und Schwangerschaft mit besonderer Berücksichtigung der Dauerresultate der operativen Behandlung. Beitr. Geburtsh. **6**, 212 (1902). — *Gobiet*, Ein Fall von ausgetragener Schwangerschaft, kompliziert mit Krebs der Gebärmutter, beider Eierstöcke und des Wurmfortsatzes als Metastasen eines Magenkrebses. Wien. klin. Wschr. **1909**, Nr 4. Ref. Zbl. Gynäk. **1910**, Nr 1. — *Graefe, M.*, Zur Frage der Dauerheilungen nach Operation des Cervixcarcinoms in der Schwangerschaft. Halle 1907. Slg zwangl. Abh. Frauenheilk. **7**, H. 4 b. Ref. Zbl. Gynäk. **1908**, Nr 30, 998. — *Grimond*, Collumkrebs und Schwangerschaft. Gaz. Hôp. **1907**, 105. Ref. Zbl. Gynäk. **1908**, Nr 30. — *Groß, E. O.*, Das Uteruscarcinom in Schwangerschaft usw. Zbl. Gynäk. **1922**, 567.

Haggag, Ahmed Zaki, Über drei Fälle von Collumcarcinom, kompliziert mit Schwangerschaft. Inaug.-Diss. Breslau 1926. — *Hartmann* u. *Fabre*, Schwangerschaft, Collumcarcinom, Radiumtherapie. Fortbestand der Schwangerschaft. Lebendes Kind. Bull. Soc. Obstétr. Paris **1923**, No 3. — *Hauch, E.*, Grossesse et cancer du col utérin. Rev. franç Gynéc. **22**, 413 (1927). Ref. Ber. Gynäk. **13**, 520 (1928). — *Hense, K.*, Der Einfluß von Schwangerschaft usw. Z. Geburtsh. **46**, 68 (1901). — *v. Herff*, Zur Frage der hohen Collumexcision bei Carcinoma colli und des ferneren Verhaltens nach eingetretener Schwangerschaft. Zbl. Gynäk. **1891**, 1009. — *v. Hippel-Pagenstecher*, Münch. med. Wschr. **1907**, 452. — *Holzknecht*, Zbl. Gynäk. **1921**.

Ikeda, Zbl. Gynäk. **1927**, 409.

Karg, Schwangerschaft nach und bei Gebärmutterkrebs. Strahlenther. **26** (1927); Mschr. Geburtsh. **78**, H. 4/5. Zbl. Gynäk. **1928**, Nr 29, 1873. — *Katz, H.*, Zur Frage des Einflusses der Schwangerschaft auf das Wachstum des Gebärmutterkrebses. Zbl. Gynäk. **1927**, 2267. — *Derselbe*, Gebärmutterkrebs und Schwangerschaft. Sonderbeilage der Wien. klin. Wschr. **40**, H. 34 (1927). — *Kermauner, Fr.*, Schwangerschaft und Krebs des Gebärmutterhalses. In Halban-Seitz, Biologie und Pathologie des Weibes, Bd. 4, 795. 1928. — *Kok, F.*, Schwangerschaft und Carcinom. Zbl. Gynäk. **48**, 1136 (1924). — *Krotkina, N.*, Z. Krebsforschg 1924, H. 21, 450. — *Küstner*, Schwangerschaft und Geburt bei Uteruscarcinom. Handbuch der Geburtshilfe von Döderlein, Bd. 2. 1916. — *Kupferberg*, Strahlenther. **22** (1926).

Lederer, L., Der Einfluß der Schwangerschaft auf das Wachsen und Rezidivieren maligner Geschwülste. Zbl. Gynäk. **1924**, H. 24, 1289. — *Derselbe*, Der Einfluß der in der Gravidität veränderten Oberflächenspannung auf das Wachstum usw. Zbl. Gynäk. **1925**, H. 27, 1458. — *Lehoczky-Semmelweis*, Z. Geburtsh. **90**, 188. — *Löhlein*, Collumcarcinom als Geburtskomplikation. Zbl. Gynäk. **15**, 193.

Mayer, Zbl. Gynäk. **1921**; Strahlenther. **14** (1922). — *Mayer, A.*, Über das Uteruscarcinom und seine moderne Behandlung. Münch. med. Wschr. **1921**, 168. — *Derselbe*, Steigert die Schwangerschaft die Bösartigkeit des Uteruskrebses. Z. Geburtsh. **1921**, Nr 18, 629. — *Marsalek, J.*, Gravidität und Carcinom (tschechisch). Čas. lék. česk. **1929**, Nr 15, 576. — *Metzger* u. *Lequeux*, Geburtsstörung durch Rigidität des Collums nach Radiumbehandlung wegen Carcinom. Bull. Soc. Obstétr. Paris **1923**, No 3. — *Dieselben*, Radiumthérapie pour cancer du col au cours de la gestation; Dystocie. Presse méd. **31**, No 47, 535 (1923). Ref. Ber. Gynäk. 3, 242 (1924). — *Dieselben*, Dystocie par rigidité du col après curiethérapie pour cancer. Gynéc. et Obstétr. **22**, No 7, 424 (1923). Ref. Ber. Gynäk. 3, 25 (1924). — *Mündell*, Amer. J. Obstetr. **13**, 86 (1927).

Nagel, Carcinom und Schwangerschaft. Z. Geburtsh. **53**, 579 (1904). — *Neill*, Zbl. Radiol. **6**, H.7. — *Nevinny, Hans*, Über das Collumcarcinom am Schwangerschaftsende. Z. Geburtsh. **99**, H. 2 (1931). — *Nissen*, Carcinom und Schwangerschaft. Gynäk. Ges. Dresden **1924**, 1665. — *De Nobele* u. *Lams*, Strahlenther. **25**.

Olshausen, Carcinom und Schwangerschaft. Z. Geburtsh. **37**, 1 (1897). — *Opitz-Friedrich*, Freiburger Strahlenbehandlung. Münch. med. Wschr. **1920**. — *Orthmann, E. G.*, Gebärmutterkrebs und Schwangerschaft. Mschr. Geburtsh. **18**, 718 (1903). — *Oui*, Die Indikationen bei der Behandlung des Uteruscarcinoms, kompliziert mit Schwangerschaft. Ann. Gynéc. et Obstétr., April **1907**. Ref. Zbl. Gynäk. **1908**, Nr 47.

Pankow, Strahlenther. **10**. — *Peller, S.,* Wien. klin. Wschr. **1925**, H. 32. — *Petény,* Zit. nach Burger. Zbl. Gynäk. **1924**, 1623. — *Peralta-Ramos, Alberto* u. *Bazan,* Röntgentiefenbehandlung in der II. Hälfte der Schwangerschaft. Presse méd. Argent. **10**, 681 (1924). — *Pfisterer, Arthur,* Über die Therapie des Gebärmutterkrebses bei schwangeren Frauen. Diss. Heidelberg 1922. — *Philipp,* Ber. gynäk. Ges. Berlin. Zbl. Gynäk. **1931**, 309. — *Poucy,* Zbl. Radiol. **5**, H. 1. — *Portes* et *de Nabias,* Traitement du cancer du col de l'utérus pendant la gestation et la parturition par l'association de la curiethérapie et de la chirurgie. Gynéc. et Obstétr. **10**, No 2, 105—111 (1924). Ref. Ber. Gynäk. **7**, 82 (1925).

Ramos-Peralta, Semana méd. **30**, No 1552, 758 (1923). — *Reifferscheid,* Komplikation von Graviditas mens X mit Portiocarcinom. Dtsch. med. Wschr. **1906**, 812.

Sarwey, O., Zur Behandlung des Carcinoms am Ende der Schwangerschaft. Beitr. Geburtsh. **2**, 178 (1899). — *Derselbe,* Uteruscarcinom und Schwangerschaft. Veits Handbuch der Gynäkologie, 2. Aufl., **3**, S. 849. 1908. — *Schaaning, G.,* Der Uteruskrebs in der Schwangerschaft (norwegisch). Norsk Mag. Laegevidensk. **87**, 1049 (1926). Ref. Ber. Gynäk. **12**, 190 (1927). — *Schäfer,* Schwangerschaft nach Radiumbestrahlung. Mschr. Geburtsh. **52**, H. 2. — *Derselbe,* Verh. dtsch. Ges. Gynäk. **1920**, 363. — *Scheib,* Klinische und anatomische Beiträge zur operativen Behandlung des Uteruscarcinoms. Arch. Gynäk. **87**, H. 1/2, 62. — *Schiller,* Ausgetragene Schwangerschaft als Erfolg einer Röntgenbestrahlung. Wien. klin. Wschr. **1924**, Nr 46; Ges. Ärzte Wien **1924**, Nr 31. — *Schilling,* Amer. J. Obstetr. **7**, 440 (1924). Zit. nach Zbl. Gynäk. **1925**, 2789. — *Schinz,* Strahlenther. **15**. — *Schmidt, H. E.,* Zur Frage der Schwangerschaftsunterbrechung der Röntgenstrahlen. Dtsch. med. Wschr. **1909**, Nr 24. — *Schmidt, Walter,* Strahlenther. **21**; Klin. Wschr. **1924**, Nr 36. — *Schmitz, Henry,* Radiumbehandlung und Schwangerschaft. Verh. f. Geburtsh. u. Gynäk. u. Bauchchirurgie d. Amer. medical association. Atlantic City, Juni 1919. — *Schönhoff, Klara,* Fortschr. Röntgenstr. **35**, H. 5. — *Schroeder,* Vaginale Uterusexstirpation im 6. Schwangerschaftsmonat wegen Carcinoms. **26**, 1043 (1902). — *Schweitzer, B.,* Komplikation der Schwangerschaft mit Gebärmutterkrebs. Zbl. Gynäk. **1923**, Nr 17, 657. — *Siredey,* Ref. Ber. Gynäk. **12**, 367 (1927). — *Sommer, K.,* Gravidität und Carcinom. Zbl. Gynäk. **49**, 758 (1925).— *Spieler, K.,* Schwangerschaft und Uteruskrebs. Inaug.-Diss. Erlangen 1926. Ref. Zbl. Gynäk. **51**, 3189 (1927).

Theilhaber, Die Behandlung des Uteruscarcinoms in der Schwangerschaft und bei der Geburt. Arch. Gynäk. **47**, 56 (1894) (Lit.). — *Derselbe,* Mschr. Geburtsh. **29**, 123 (1909). — *Trotta,* Über einen Fall von Kaiserschnitt mit abdominaler Totalexstirpation bei Cervixcarcinom. Arch. Obstetr., April **1906**. Ref. Zbl. Gynäk. **1907**, Nr 48, 1517.

Vignes, H., Geburtsgewichte der Kinder krebskranker Frauen (französisch). Bull. Assoc. franç. Étude Canc. **1924**, Nr 3. Ref. Zbl. Gynäk. **52**, 2495 (1928). — *Vignes, H.* u. *Cornil,* Geburtshindernis der Narbenstenosen des Collum im Anschluß an intracervicale Radiumbehandlung. Presse méd. **31**, No 47 (1923). — *Vignes, H.* et *P. Duhail,* Cancer et gestation. Rev. Path. comp. et Hyg. gén. **27**, 963, 1001, 1049 (1927). Ref. Ber. Gynäk. **13**, 781 (1928).

Wagner, G. A., Über das schnelle Wachstum bösartiger Geschwülste in der Schwangerschaft. Mschr. Geburtsh. **85**, 1 (1930). — *Wahn, O.,* Über die operative Therapie bei Carcinom des graviden Uterus. Inaug.-Diss. Halle 1896. — *Weber, W.,* Der Gebärmutterkrebs und Schwangerschaft. Inaug.-Diss. München 1912. — *Weibel, W.,* Zusammenhänge zwischen Uteruscarcinom und Schwangerschaft. Arch. Geburtsh. **120**, 203 (1923). — *Derselbe,* Carcinom und Schwangerschaft. Zbl. Gynäk. **1923**, H. 16, 645. — *Derselbe,* Gravidität und Carcinoma colli uteri. Wien. klin. Wschr. **38**, 1040 (1925). — *Derselbe,* Arch. Gynäk. **135**, H. 1 (1928). — *Werboff,* Der vaginale Weg bei Komplikation von Schwangerschaft mit Carcinoma uteri. Mschr. Geburtsh. **32**, Erg.-H. — *Werner,* Zbl. Gynäk. **1920**; Verh. dtsch. Ges. Gynäk. **1920**; Arch. Gynäk. **129**. — *Derselbe,* Was für Schädigungen der Frucht sind bei Bestrahlung während der Schwangerschaft zu erwarten? Wien. klin. Wschr. **1926**, Nr 44, 1294. — *Wertheim, E.,* Schwangerschaft und Geburt bei Uteruscarcinom. Winckel: Handbuch der Geburtshilfe, Bd. 2, S. 474 (1904). — *Weyl,* Inoperables Carcinom der Mamma und der Portio, kombiniert mit Gravidität. Wien. med. Wschr. **1904**, Nr 37/40. Ref. Zbl. Gynäk. **1905**, Nr 8, 244. — *Winz,* Diskussionsbemerkung zum Vortrag Döderlein. Bayer. Ges. Geburtsh., Febr. **1927**. — *Wolff, F.,* Carcinom und Schwangerschaft. Zbl. Gynäk. **1922**, 743.

Zappert, Wien. klin. Wschr. **1925**; Arch. Kinderheilk. **80**. — *Zimmermann, Rob.,* Cervixcarcinom und Schwangerschaft, unter Berücksichtigung der Frage einer Strahlenschädigung der Frucht. Strahlenther. **29** (1928). — *Derselbe,* Bayer. Ges. Geburtsh., 11. Dez. 1927. Ref. Mschr. Geburtsh. **80**, 138 1928). — *Zweifel, P.,* Totalexstirpation einer carcinomatösen Gebärmutter im 6. Monat der Schwangerschaft. Zbl. Gynäk. **1889**, 193. — *Derselbe*, Strahlenther. **12** (1922). — *Derselbe*, Carcinom und Gravidität. Zweifel-Payr, Klinik der bösartigen Geschwülste, Bd. 3, S. 243. 1927.

10. Therapie des Chorionepithelioma malignum.

Acconci, G., Destruierende Blasenmole und Chorionepitheliom. Fol. gynaec. (Genova) **21**, H. 2 (1925). — *Aschheim* u. *Meidner*, Z. Geburtsh. **77**.

Bauereisen, Z. Geburtsh. **1925**. — *Bostroem*, Das Chorionepitheliom. Beitr. path. Anat. **76**, 243 (1927).

Clark, Amer. J. Obstetr. **72**.

Döderlein, Diskussion zu Hörrmann; Zbl. Gynäk. **1914, 1922**. — *Derselbe*, Mschr. Geburtsh. **66** (1924).

Engelhorn, E., Über einen geheilten Fall von Chorionepitheliom im Ligamentum latum. Mschr. Geburtsh. **67**, H. 1/2 (1924). — *Essen-Möller*, Wiesbaden: J. F. Bergmann 1912.

Fels, E., Zur Biologie des Chorionepithelioms. Zbl. Gynäk. **1929**, 466. — *Fleischmann*, Mschr. Geburtsh. **17**, 21. — *Fohr* u. *Kratzeisen*, Arch. Gynäk. **118** (1923). — *Franqué*, Z. Geburtsh. **34**, 49; Münch. med. Wschr. **1903**; Z. Geburtsh. **1907**; Verh. dtsch. Ges. Gynäk. **1903**; Gynäk. Rdsch. **1910**. — *Fromme* u. *Heynemann*, Veits Handbuch der Gynäkologie Bd. 5.

Gál, Strahlenther. **11** (1920). — *Gemmel, A. Arthur*, Ein Fall von Chorionepitheliom mit Adenomyom. J. of Obstetr. **33**, Nr 1 (1926). — *Gentili, A.*, Über die somatischen Veränderungen der an Chorionepitheliom erkrankten Frauen und über ihre Bedeutung. Fol. gynaec. (Genova) **21**, H. 4 (1925). — *Gustavson*, Ein Fall von Chorionepitheliom, entstanden während der Gravidität. Mschr. Geburtsh. **59**, 75 (1919).

Heimann, F., Z. Geburtsh. **68**. — *Hitschmann*, Z. Geburtsh. **53, 1901**. — *Derselbe*, Wien. gynäk. Ges. **1901**; Zbl. Gynäk. **1901**, 820. — *Derselbe*, Malignes Chorionepitheliom. Halban-Seitz, Handbuch der Biologie und Pathologie des Weibes, Bd. 7, 2. Teil, S. 503. — *Hitschmann* u. *Christofoletti*, Wien. klin. Wschr. **1911**. — *Hoehne*, Z. Geburtsh. **1924**. — *Hörmann*, Münch. gynäk. Ges. **1904**; Beitr. Geburtsh. 8; Zbl. Gynäk. **1908**, 371; Z. Geburtsh. **54**; Münch. gynäk. Ges., Mai **1914**. — *Derselbe*, Mschr. Geburtsh. **14**, 689; Beitr. Geburtsh. 8; Z. Geburtsh. **34**. — *Hörrmann*, Zbl. Gynäk. **1914**, 1128. — *Hüssy*, Z. Geburtsh. **1925**.

Jung, Gynäk. Rdsch. **1910**. — *Derselbe*, Diskussion zu Walthard. Zbl. Gynäk. **1914**, 1396. — *Derselbe*, Zbl. Gynäk. **1919**, 1396.

Kaiser, Dresdener gynäk. Ges., Tagg **1912**. — *Kaltenbach*, Diskussion zu Sänger. Bonner Kongr. **1891**. Zbl. Gynäk. **1891**, 527. — *Kehrer*, Arch. Gynäk. **45**; Zbl. Gynäk. **1912**, 933. — *Kermauner*, Münch. med. Wschr. **1905**. — *Klein*, Arch. Gynäk. **129**, 662 (1927). — *Koritschoner*, Über ein Chorionepitheliom ohne Primärtumor mit abnorm langer Latenzzeit. Beitr. path. Anat. **20**, 501 (1920). — *Kroemer*, Dtsch. med. Wschr. **1907, 1917**; Naturforschertag **1911**. — *Krönig*, Dtsch. med. Wschr. **1914**. — *Krösing, E.*, Chorionepitheliom mit langer Latenzzeit. Arch. Gynäk. **88**, 469 (1909).

Lehoczky-Semmelweiß, Z. Geburtsh. **90**, 158 (1926).

Mackenroth, Zbl. Gynäk. **1918**, 626. — *Derselbe*, Z. Geburtsh. **80**, 703 (1918). — *Marchand, F.*, Bericht über eine eigentümliche Geschwulst der Scheide (Chorionepitheliom). Berl. klin. Wschr. **1894**, 813. — *Derselbe*, Mschr. Geburtsh. 1; Z. Geburtsh. **32** und **39**; Zbl. Gynäk. **1898**, 808; Gynäk. Ges. Leipzig **1901**; Münch. med. Wschr. **1901**. — *Masieri*, Riv. ital. Ginec. 1, 355 (1923). — *Meyer, Robert*, Über klinische und pathologisch-anatomische Erfahrungen mit Chorionepithelioma malignum uteri. Ges. Geburtsh. Berlin. Zbl. Gynäk. **1927**, Nr 42, 2679. — *Derselbe*, Beiträge zur Pathologie und Klinik des Chorionepithelioma uteri malignum. Z. Geburtsh. **92** (1928). — *v. Mikulicz-Radecki*, Zur Klinik des Chorionepithelioms. Ges. Geburtsh. Zbl. Gynäk. **1927**, Nr 42, 2678.

Naujoks, Zbl. Gynäk. **1922**; Mschr. Geburtsh. **58**. — *Nevinny, H.*, Zur Genese des Chorionepithelioms. Zbl. Gynäk. **1929**, 908.

Risel, Monographie 1904. Leipzig. gynäk. Ges. **1905, 1907**. — *Derselbe*, Z. Geburtsh. **1905**. Ref. Z. Geburtsh. **1907**; Erg. Path. **1907**.

Sänger, Leipzig. gynäk. Ges., Juli **1888**; Zbl. Gynäk. **1889**, 132; Arch. Gynäk. **44**, 1893; Z. Geburtsh. **1889**. — Diskussion zu Schmorl. Zbl. Gynäk. **1893**, 169; Dtsch. Ges. Gynäk. Bonn **1891**. — *Derselbe*, Diskussion zu Menge. Zbl. Gynäk. **1894**, 265. — *Derselbe*, Diskussion zu Ruge. Zbl. Gynäk. **1895**. Dtsch. Ges. Gynäk. Leipzig **1897**. — *Schauta*, Wien. gynäk. Ges. **1914**; Zbl. Gynäk. **1895**, 242; **1914**, 963. — *Schimmel*, Zbl. Gynäk. **1925**. — *Schmid, H. H.*, Zur Frühdiagnose des Chorionepithelioms durch abdominale Hysterotomie. Zbl. Gynäk. **1929**, 1565. — *Sellert*, Amer. J. Obstetr. **10**, 740 (1925). — *Siredy, Brocq, Monod, Richard*, Rev. franç. Gynéc. **1925**. — *Stroback*, Gynäk. Ges. Dresden **1912**. — *Stunde, Anton*, Chorionepithelioma malignum, Kristiania, 1920. Ref. C. f. P. **31**, 168 (1920/21). — *Sunde*, Zbl. Gynäk. **1920**, 208; Acta obstetr. scand. (Stockh.) H. 1. — *Derselbe*, Chorionepithelioma malignum. Ref. Z. Geburtsh. **1921**, 1202. — *v. Szathmáry, Zoltán*, Die Bedeutung des Alters und der Strahlenbehandlung in der Therapie der Mole und des Chorionepithelioms. Z. Geburtsh. **98**, 444 (1930). — *Derselbe*, O. H. **1926**, H. 20/21.

Taylor, Amer. J. Obstetr. **1912**; Lancet **1916**; Zbl. Gynäk. **1917**, 782. — *Thaler*, Wien. gynäk. Ges. **1920**; Zbl. Gynäk. **1919**, 576; **1920**, 438. — *Turolt*, Zbl. Gynäk. **1924**, 926. — *Turolt*, Z. Geburtsh. **1924**.

Veit, Handbuch der Gynäkologie 1898 u. 1908, Bd. 3 (Lit.). Z. Geburtsh. **62**. Gynäk. Rdsch. **1910**. — *Vogt*, Zbl. Gynäk. **1928**, 2791.

Wintz, Lehrbuch der Röntgenkunde von Rieder-Rosenthal, Bd. 3, 2. Aufl., S. 702. 1928. — *Derselbe*, Die Strahlenbehandlung des Chorionepithelioma malignum. Münch. med. Wschr. **1931**, Nr 19, 871.

Namenverzeichnis.

(Die schrägen Zahlen beziehen sich auf die Literaturverzeichnisse).

Aarno 287.
Abbé, R. 274, *400, 762.*
Abderhalden 11, *722.*
Abel 45, *172, 746, 759,* 762, *784.*
Abels 283, *355.*
Abimeronis *746.*
Abrahamsen *762.*
Abramova 301, *355.*
Abuladse 120, *172.*
Acconci, G. *799.*
Achard 122.
Ackermann *167.*
Adami *784.*
Adler 58, 150, 153, *172,* 246, 274, *355,* 384, 386, *400,* 606, 621, 622, 624, 642, *682,* 686, 687, *746, 762, 779, 784, 791.*
Adler-Schauta 596.
Adreani 188, *212.*
Aebly *760.*
Aetius *746.*
Ahlfeld, Fr. *167.*
Ahlström, E. *167,* 229, *355.*
Aimes *161.*
Akeren, R. v. *214.*
Albano, G. *746.*
Albers 131, *178,* 217, 219, 224.
Albers-Schönberg 225, 258, 328, *355, 358, 365, 366, 370, 373.*
Albert 131.
Alberti 389, *400.*
Albertin *172,* 329, *355.*
Albrecht 4, 6, 7, 16, 17, 38, 45, 74, 77, 78, 153, 160, *161, 166,* 222, 223, 278, 279, 283, 285, 290, 291, 301, 302, 303, 306, 313, 319, 320, 321, 322, 328, *355, 359, 363, 366, 367, 370, 371,* 377, 383, 388, 391, 395, *784.*
— H. *167, 172,* 183, 185, 188, *212,* 297, *358, 360, 400.*
Alexander, H. 45, *167.*
Alfieri *161, 172,* 325, *355, 784.*
Allaines d' 120, *176.*
Allen *161,* 254.
— -Doisy *357.*

Allmann *161, 167,* 623, *746, 762, 763, 775, 791.*
Alschwang, M. *167.*
Altschul *763.*
Amann 167, 197, 384, *400,* 462, 463, 466, 492, 501, 541, *746, 763.*
— jr. *746.*
Amico *796.*
Ammon, v. 239, 245, 327, 328, 338, 353, 354, *355.*
Amreich 5, 6, 150, 153, *161, 172,* 286, 287, 301, 350, *355,* 427, 428, 429, 433, 438, 439, 440, 442, 501, 542, 621, *746, 763, 766.*
Anderes *167.*
Andervont 696, *794.*
Andrae *746.*
Antoine, T. *746.*
Apert 283, *355.*
Apostoli 216, 217.
Appeal *763.*
Archangelsky *796.*
Archanguelsky *779.*
Arendt *763.*
Aristoteles *746.*
Armanini, C. *355.*
Arnold, J. *784, 790.*
— L. *756.*
Arnott, J. *746.*
Arnstamm *772.*
Arrivat, M. *755.*
Artom, V. *763.*
Asada 701, *793.*
Asch 9, 40, *161,* 386, 396, 465, 624, *746.*
Aschenheim 282, *355, 794, 796.*
Aschheim *167,* 376, *746, 763, 799.*
Aschner 11, 15, 30, 72, 73, 120, 154, *161, 172,* 223, 325, 347, *355, 372.*
Aschoff, L. 2, 159, *161, 166,* 222, 229, *355,* 643, 736, 737, 738, *746, 763.*
Askanazy 699, *793.*
Asrican, E. *784.*
Assereto 415, 488, 489, *746.*

Astruc *746.*
Augier 378, *400.*
Auler 695, 696, 727, *793, 794.*
Aulhorn 528, 532, 534, 535, 536, *746, 759, 763.*
Aurelii *746.*
Austerlitz *161.*
Auvray *400.*
Azzola, F. *400.*

Baake *784.*
Bab *784.*
Babcock, W. W. *763.*
Babrock 636.
Bachem 749, *759, 763.*
Bacialli 25, *167,* 239, 240, 332, *355.*
Backer, P. de *763, 764.*
Bäcker 210, *212, 213, 746.*
Baer 121, *746, 763.*
Bagg 666, *795.*
Baggs, R. H. *763.*
Bailey *763, 779.*
Baillat 315, *367.*
Bainbridge 505, *746.*
Baisch 596, 602, 604, 605, 606, 627, *648, 682,* 686, 687, *746, 779.*
Baker de 628, *746.*
Baldy 159.
Balkányi 295.
Baltischwieler *167.*
Bamert, J. *161.*
Bang 700, *793.*
Baniecki 349, *355.*
Banister 122.
Banner *746.*
Banstohoff 45.
Barbette, P. *746.*
Barcat 379, *400.*
Barcroft 505, 506, 507.
Bardachzi 274, *355, 763.*
Bardeleben 114.
Bardenheuer 134, *746.*
Bares 12.
Barfurth *790.*
Barnard 696, *793.*

Barner 182, 184, 185, 188, 189, 212.
Barnes 746.
Barok 716, 794.
Barrand, R. 746.
Barrows 161, 167.
Barsony 763.
Bartel 16, 19, 161.
Barth 746, 784, 786.
Bartholinus, Th. 746, 747.
Bartholomé 9, 161.
Bas, R. 167.
Basil 713.
Basso, G. L. 167, 183, 184, 185, 186, 212.
Batisweiler 306, 307, 355. 397, 400, 747.
Battey 11.
Baudelocque 747.
Bauer, E. 345.
Bauer, J. 161, 355.
Bauer, R. 89, 90, 133, 151, 153, 172.
Bauereisen 33, 600, 650, 682, 686, 687, 779, 799.
Baumann 303.
Baumeister, L. 375.
Baur, E. 355.
Bayer 763.
Bayet 622, 763.
Bayle 9, 161.
Beau 332, 358.
Becher 2, 161, 222, 355.
Beck 723, 763, 793.
Becker 704.
Beckmann 153, 167, 172, 747, 784, 796.
Béclère 51, 78, 172, 175, 225, 226, 231, 237, 238, 240, 241, 242, 245, 257, 264, 279, 281, 286, 287, 288, 291, 315, 324, 328, 329, 331, 332, 334, 355, 356, 386, 400, 580, 581, 582, 689.
— jun. 332, 356.
Beeb 793.
Beebe 707.
Bégouin 172, 303, 356, 763, 779.
Behne 325, 356.
Behnken, H. 220, 266, 356, 545, 772.
Behrendt 332, 338, 356.
Behrens, A. 763.
— W. 755.
Beigel 757.
Bell, J. C. 285, 364.
Bellini 747.
Bellot 785.

Belor, A. 765.
Belugin, J. 779.
Bender 42, 45.
Benedikt 702.
Beneke 208, 213.
Benett 706, 793.
Benjamin 325, 356.
Benjasch 784.
Bentheim 763.
Benthin 19, 71, 121, 153, 161, 172, 356, 596, 604, 605, 606, 621, 682, 747, 763, 779, 784, 791.
Benzel 45, 167.
Bérard 356.
Berblinger, W. 322, 356.
Berengarius, J. 747.
Berg 763.
Berger 167, 596, 682, 683, 775, 779, 782.
Bergonié 217, 378, 400.
Berka, F. 213.
Berkeley 534, 535, 747.
Berkley 653, 656, 796.
Berl 747.
Bernhardt 717, 747, 793.
Berns 747.
Berreitter 41, 167, 196, 212, 302, 303, 304, 356.
Berthold 784.
Bertnesy, G. v. 747.
Bertollotti 296.
Bertolotti 322, 356.
Bertrand 786.
Berven, E. 763.
Beuttner 57, 64, 120, 167, 301, 356, 596, 604, 605, 606, 763, 779.
Beyerle, F. E. 747.
Bianca-Steinhardt 303.
Biedl, A. 347, 356.
Bieger 114, 172.
Bienenfeld 763.
Bier 747.
Bierich 694, 793.
Biermer 212, 784.
Bierner 40.
Bignami, C. 352, 356.
Billroth 750.
Bilz 182, 196, 212.
Birnbaum 26, 167.
Biro, E. 785.
Björkqvist 167.
Blacker, G. 240, 356.
Blair-Bell 210, 214, 706, 712, 713, 793.
Blake 747.

Blancard 747.
Bland-Suttow 167.
Blasco 290.
— -Navarro, F. 356.
Blasker 167.
Blau, A. 535, 747, 759, 785.
— B. 747.
Blegny, N. de 747.
Bloch 694, 793.
Block 153, 173, 240, 311, 327, 330, 357, 364, 598, 604, 605, 606, 764.
Bloissier 42.
Blothner 702, 793.
Bluhm, A. 346.
Blumenthal, F. 695, 696, 697, 707, 709, 715, 724, 726, 785, 793, 794.
Blumreich 114, 172, 300, 356.
Blundell 747.
Bochenski, K. 779.
Bock, A. 325, 356.
Böhm 27, 640, 785.
Böhme 779.
Börnstein 702, 748, 793.
Bösch 710.
Böshagen 161, 230, 356.
Bogdanovics 763.
Boije 306, 311, 315, 316, 356.
Bolaffio 228, 277, 285, 287, 288, 290, 296, 306, 348, 356, 357, 587, 588, 602, 605, 606, 627, 646, 763, 779, 794, 796.
Boldt 167, 747.
Bonaretti 38, 167.
Bonetus, Th. 747.
Bonfils 167.
Bonnet 33, 168, 586.
Bonney 118, 120, 121, 122, 172, 173, 534, 535, 645, 747.
Borak 246, 348, 350, 351, 356, 763.
Borchardt 784.
Borell 359, 714, 763, 773, 793.
Borrmann, R. 785.
Borst 20, 161, 307, 356, 541, 785.
Bortini 779.
Boruttau-Mann 367, 772.
Borysovicz 747.
Bossert 664.
Bostroem 704, 785, 793.
Bott, O. 248, 338, 362, 776, 783.
Bouchacourt, L. 356.
Bouilly 279, 357.
Bournam, C. 173.
Bouwdyk, B. van 173.
Bovée 303.

Boveri, Th. *785*.
Bovin 279, 288, 305, 306, *357*.
Bowing 624, *791*.
Boxer 153, *173*.
Boyd *759*.
Boyer *763*.
Bracht *747, 763*.
Brainard 710.
Braithwaite, J. *747*.
Brancas de 332, *358*.
Brande *763*.
Brandeß 16, *161, 763, 773*.
Brandt *763*.
Braun *161, 170*, 322, *357, 747, 763, 785*.
— G. *357*.
— R. v. *167*.
— -Fernwald v. *747*.
Braunstein 715, *759*.
Brekányi, M. *357*.
Brennecke *173*.
Brenneke *747*.
Breslau, B. *747*.
Bretschneider 114, *173*, 303, 596, 604, 605, 606, 726, *747, 779, 793*.
Broders, A. C. *785*.
Bröse 300, *357*.
Brohl 248, *357*.
Brooks *763*.
Brosin *167*.
Broussard *357*.
Brown 323, 695, *747, 793*.
Brüda, B. E. *785*.
Brünings 208, *213*.
Brugsch, Ph. *371*.
Bruner, E. *794*.
Brunet 484, *747, 759*.
Brunner *173*, 713, *793*.
Bruns *173*, 240, *357*.
Bruntzel *747*.
Bubenhofer *167*.
Bublitschenko *785*.
Buchholz, L. *173*.
Bucura 19, *161, 167*.
Büchler, E. *400*.
Bürger 71, 223, 253, *366*, 696, *793*.
Bürgers *785*.
Bulius *161*, 223, *357*.
Bullig 303.
Bullock 706, *793*.
Bumm, E. 40, 71, 72, 74, 135, 152, 153, *161, 173*, 185, 202, *212*, 234, 237, 249, 251, 278, 287, 291, 299, 300, 303, 304, 325, *357, 366, 400*, 455, 461, 462, 484, 492, 500, 501, 502, 503, 530, 533, 535, 536, 537, 541, 596, 598, 604, 605, 606, 611, 627, 642, *684*, 686, 687, *747, 763, 779, 785, 791*.
Bundy 329, 339.
Bunten *212*.
Bunter, J. C. *400*.
Buono del 348, *358, 764, 779*.
Burckhard 159, *173, 759*.
Burckhardt, G. *785*.
Burger, K. *747, 796, 798*.
— P. 285, *357*, 654.
Burgheim *764*.
Burke, E. M. *790*.
Burkhard *167*, 533.
Burmann *176, 364*.
Burnam 80, 240, 277, 293, *357, 779*.
Burnham *747*.
Burrows *764*.
Burty 45.
Busch 696, *793*.
Buschbeck *173*.
Busse 528, 532, 536, *747, 759*.
Butenandt, A. 252, *357*.
Buttermann 732.
Butts *764*.
Bydalek *167*.
Bykowzewa 38, *167*.
Byrne, J. *747*.

Caan, A. *764, 778*.
Čačkovič, M. v. *167*.
Caffier, P. *747, 764, 785*.
Cahen 588, 589, *590*, 591, *593*, *765*.
Calatayud-Costa 227, 230, 328, *357*.
Calm 325, *357*.
Calmann 306, *357*, 384, *400, 747*.
Calzavara 16 *162, 167*.
Campell, M. de *747*.
Campermann *747*.
Capizzano 311, *357, 764, 772*.
Cappelli J. *764*.
Carabiol *168*.
Carle 303.
Carlowitz 39, *167*.
Carrel 697, 699, *793*.
Case *764*.
Casini, A. *747*.
Caspari 350, *357, 375*, 702, *764, 785, 793*.
Castaño 17, 19, 20, *162, 357*.
Casteal, D. B. *357*.
Casteel 344.
Cathala *796*.

Cavallini, J. *747*.
Cazin, M. *764*.
Centanni 708, *793*.
Cesbron *782*.
Cetroni 231, *357*.
Chambacher *764*.
Chambers 724, *793*.
Champneys, F. H. *162*.
Chaoul, H. *764*.
Charleoni 86.
Charlton 184, *213*.
— P. H. *402*.
Chavannaz *213*.
Chéron 244, 274, 327, *357, 402, 747, 764, 765, 771, 779, 789*.
Cheval, M. *779*.
Chiari, J. *747*.
Chidenius *173*, 311, *357*.
Chifolian *173*.
Chilaiditi *764*.
Choldin, S. *764*.
Chrestien 710.
Christofoletti 735, *799*.
Chrobak 34, 46, 82, 83, 108, 114, 124, 126, 130, 131, 132, 133, 150, 153, *162, 173, 175*, 308, *357, 400*, 535, 636, *747, 748, 760*.
Chrzanowsky 54.
Cigheri, M. *748*.
Claisse 222, *357*.
Clark 153, *173*, 240, 274, 295, 327, *357*, 598, 604, 605, 606, *748, 763, 764, 799*.
Clarke 45, 454.
Clauberg 602, 604, *650, 759, 779, 785*.
Cleland 274, 277, 287, 327, 329, *357*.
Clemens 709.
Clement *764*.
Clemente 12, *162*.
Clinton, R. *763*.
Clyde *764, 765*.
Coburn 511.
Cohen 2.
Cohn *162, 168*.
— E. Ph. 732.
— M. 282, *357*.
Cohnheim 2, 14, *162*.
Cohnstein *748, 796*.
Coleg 723, *793*.
Coliez 571, 584, *771*.
Colle, G. *173*.
Colombat, J. v. *748*.
Colston *778*.
Comet, A. *764, 796*.

Conill *173*, *796*.
Conrad 497, 498.
Contard, H. *764*, *782*.
Corda *168*.
Cordes *162*.
Cordua 241, 287, *357*, *748*, *785*.
Cori 706, *793*.
Cormack 695.
Cornil 42, *798*.
Corscaden 249, *357*, 386, *400*.
Cortignera, J. *748*.
Coscarden 72, *173*.
Costes 222.
Costolow, W. 285, *373*, *792*.
Cotte 70.
Coutard 390, *400*, 666, 668, *779*, *795*.
Cramer 706, 718, *793*.
Credé, B. *748*.
Crile 509, *764*.
Crinis, de *748*.
Crousse *173*.
Cullen 38, *162*, 303, 535, *748*, *779*.
Currier, A. F. *748*.
Cushing 347, *357*, *748*.
Cusick 310, *358*.
Cutler, M. *785*.
Czempin, A. *173*.
Czerny 86, 111, 116, 410, 411, *748*, *751*.
Czyborra 229, *358*.
Czyzewicz 51, *162*.

Daels, F. 628, *748*, *764*.
Dahlet, E. *212*.
Dame 120.
Danegger 54, *173*.
Danforth, W. C. 277, 327, 338, *358*.
Daniel 12, *162*.
Danneger, A. *168*.
Dannemann *764*.
Dannenreuther, W. *400*.
Dannreuther *764*, *791*.
Darbois 51, *175*, *356*.
Darnal, W. E. *168*.
Dartigues *168*.
Datnow 712, *793*.
Daube du Cers 710.
Dautwitz 80, *173*, 274, 277, *358*, *372*, *748*, *764*, *765*, *779*, *785*, *794*.
David 34, *765*.
Davis 310, *358*, 530, 533, 535, 536, 537, 645.
Daylay 86.

Deaver 303, *358*, *765*.
Deavre *173*.
Dechambre, S. *765*.
Decio 26, *162*, *168*, *170*.
Declage-Gaujoux *168*.
Declairfayt 257, 281, 287, *358*.
Deelmann *765*.
Degrais 622, *765*, *778*, *785*.
Dehler 284, 300, *358*, 548, *748*, *765*, *785*.
Delbet *779*.
Delherm 332, *358*.
Delius, R. *765*.
Delpech *748*.
Delporte 588, 589, *590*, 591, 593, *765*.
Dentici 713, *793*.
Depla *168*.
Deputovic *779*.
Deschamps 96, 97, 100, 103.
Descourt *764*.
Desmarest 153, *173*.
Dessauer 220, *765*, *778*.
Deutsch 194, *212*, 217, 224, 283, *358*, *796*.
Deymel, P. M. *748*.
Dichtl 37, *168*.
Dieffenbach, J. F. *748*.
Diehl 675.
Dielmann, H. Th. *785*.
Dienst 31.
Dietrich *162*, *212*, *748*, *779*.
— H. A. *400*.
Dieulafé 43.
Dieulafe, L. *168*.
Distel 407.
Dittmer, M. *748*.
Dixon, J. M. A. *162*.
Dobbert *748*, *780*.
Doca *748*.
Döderlein 40, 45, 73, 74, 77, 78, 79, 80, 86, 87, 112, 114, 116, 122, 134, 143, 144, 147, 151, 153, 154, 159, *162*, 232, 238, 283, 285, 287, 291, 293, 303, 306, 308, 311, 315, 321, 335, 341, 346, *358*, 410, 484, 486, 489, 493, 497, 500, 502, 515, 516, 518, 527, 528, 530, 532, 533, 534, 535, 536, 537, 538, 539, 540, 548, 596, 598, 600, 602, 603, 604, 605, 606, 607, 611, 624, 626, 627, 642, 645, 646, 647, 655, *656*, *662*, *680*, *682*, 684, 685, 686, 687, 689, *748*, *752*, *759*, *760*, *765*, *780*, *783*, *785*, *794*, *796*, *797*, *799*.

Döderlein-Krönig 6, *168*, *173*, *212*, *358*, *488*, *538*, *748*, *760*, *765*.
Doering, H. *358*, *400*.
Domagk *765*.
Dominici *748*, *765*.
Donald *162*, *765*.
Donaldson *764*, *765*, *780*.
Donderer *162*.
Doran *162*.
Dorn *772*.
Dorneich, M. *765*.
Douay *780*.
Doyen, P. 110, 143, *748*, *755*.
Drevan *358*.
Drew 707.
Dreyer 503.
Driessen *173*, 237, 238, 240, 332, *358*, 635, 636, 688, *748*, *760*, *765*, *795*, *796*.
Drope 31.
Drummond 702, *793*.
Dubled *748*.
Dubois 245, *358*.
Dührssen 86, *400*, 671, *748*.
Dürck, H. *770*, *787*.
Duevelius *748*.
Duffort *168*.
Duhail, P. *798*.
Duncan, Fitzwilliams 713, *785*.
Duncker, H. *795*.
Dungern, v. *785*.
Dunning, L. H. *748*.
Dupeyrac 69, *173*.
Duponchel 59, *168*.
Dupouget 710.
Dupuytren 409.
Durham, P. E. *765*.
Dusch, G. *785*.
Dustin, A. P. *780*.
Dworzak 208, *213*.
Dyroff 51, 269, *358*, 609, *765*, *785*, *795*, *796*.

Ebeler 237, *358*, *767*.
Ebell, J. *748*.
Ebsen *785*.
Eckardt *748*.
Eckelt *173*, 311, *358*, *766*, *780*, *791*.
Eckler 40, *212*, 303, 391, *400*.
Eckstein *766*.
Edelberg, H. *757*, *766*, *790*, *796*.
Eden 279, 301, *358*.
Edlbacher 707.
Edling 244, 327, *358*, *766*.

Edvard 303.
Egli 533, 535, 536, 645, *760*.
Ehrlich *173*, 397, *400*, 695, 709, 724.
Eick *748*.
Eiermann 732.
Einäugler *161*.
Eisenberg *795*.
Eisler 51.
— F. 393, *393*, *400*.
Ellerbroek *168*.
Ellinger *763*.
Ellis 208.
Elsner, H. L. *162*, 701, *793*.
Emmerich *785*, *788*.
Ender 32, *168*.
Engel 700, 701, *763*, *793*.
Engelhorn 322, *766*, *799*.
Engelmann 17, 24, 111, *162*, *168*, 281, 311, *358*.
Engels 716.
Engström 87, 116, 120, 121, 122, *162*, *173*, 314, *358*.
Eparvier *173*.
Eppinger 505, 507.
Epstein, R. *763*.
Erchia d' *766*.
Erdheim 373.
Erdmann, J. F. 349, *358*.
— Rh. 696, 702, 707, *748*, *793*.
Erlach *748*.
Ermerins 757.
Ernst 45, *173*.
Esch, P. 181, 182, 185, 188, 200, 206.
Esmarch, v. 694.
Essen-Möller 4, 7, 9, 22, 116, 120, 122, *162*, *174*, 311, *799*.
Esser 64, *168*, *786*.
Etnar, R. *748*.
Etten, van *174*.
Eufinger 351, *376*.
Euler 722, *793*.
Evans 41, 182, 204, 205, *212*, 254, 303, *358*, 514.
Eversmann 18, *162*.
Ewing *162*, *212*, 641, *785*.
Eymer 71, 74, 77 78, 79, 80, 90, *174*, 218, 228, 235, 238, 274, 277, 285, 287, 290, 291, 293, 328, *358*, 557, 598, 604, 605, 606, *682*, 686, *748*, *766*, 772, *780*, *785*, *795*, *796*.

Faber 217, 228.
— A. *162*, *359*.
Fabre, S. 240, *359*, 694, *766*, *793*, 797.
Fabri *748*.
Fabricius 34, 46, 153, *162*, *168*, *174*.
Faeilides, A. *162*.
Falgowski *162*, *174*.
Falk, E. *162*, *760*.
Falkenberg *162*.
Falta *162*.
Fanser 702.
Farrar, L. *174*, 598, 604, 605, 606, *766*, *780*, *783*, *785*.
Faure 132, *174*, 223, 230, 279, 328, 331, 332, *357*, *359*, *766*.
Faury 131.
Fauser *793*.
Fehim 153, *174*, *748*.
Fehling 23, 159, *162*, *168*, *170*, *174*, 183, 297, 303, 304, 635, *766*.
Feitel *748*.
Fekete, v. 223, *359*.
Feldbausch, F. *785*.
Feldmann *784*.
Feldweg 72, *174*, 245, 249, 283, *359*, 602, 604, 605, 606, 646, *648*, *684*, 686, 687, *748*, *795*, 796.
Fellner, O. *748*.
Fels, E. *799*.
Ferguson, L. K. *764*.
Ferré 51.
Ferroni *162*.
Ferroux *766*, *774*, *789*.
Feuchtwanger 208, *213*.
Fewson, v. *162*.
Fibiger 694, 698, 700, *793*.
Fichera 700, 726, *793*.
Fiedler *168*.
Field 656, *796*.
Findley, P. *785*.
Finger 503, *785*.
Fink, K. 287, *359*.
Finzi, N. S. 390, *400*, *748*.
Fischer 58, 153, 345, 406.
— A. 696, 699, 708, 709, 728, *793*.
— E. *355*, *359*, 669, *748*, *795*.
— J. *174*, *748*.
— K. B. *167*.
— W. 640, *785*.
— -Wasels, B. 3, *172*, 608, 696, 698, 708, 728, 729, 730, *748*, *785*, *793*, *794*.
Flaischlen, N. *748*.
Flaskamp, W. 274, 283, 286, 300, 342, *355*, *359*, *361*, 608, 609, 668, *795*.
Flatau 274, 275, 277, 283, 303, *359*, *748*, *760*, *766*, *780*, *796*.
— S. *174*.
Fleck 29, *168*, 223, *359*.
Fleischer 152, *174*, 709.
Fleischmann 297, 303, *359*, *748*, *760*, *799*.
— C. 13, 14, 37, 42, 151, 153, *162*, *168*, *174*, *212*, *223*.
Flesch, M. *174*.
Fletcher 153, *174*.
Fleurent 44, *168*.
Flörcken *792*.
Floris, M. *400*.
Foderé *748*.
Foerster *163*.
Foersterling 282, *359*.
Fohr *799*.
Foisy, E. *163*.
Folkers *174*.
Forbek 55.
Ford 69, *174*, 240, 332, *359*.
Forestier, J. *766*.
Forgues 12, *163*.
Forsdike 274, 277, *359*, *766*.
Forssell, G. 328, *359*, 544, 562, 600, 602, 604, 605, 607, *684*, 686, *766*, *780*.
Forßner *168*.
Forst, W. *748*, *785*.
Forster, A. *748*.
Fothergill *168*.
Fournier 758.
Foveau de Courmelles 217, 224, *359*, *766*.
Fränkel 17, 40, 117, *163*, *174*, *212*, 217, 218, 249, 250, *366*, 623, 635, *766*, *793*, *795*,
Fraenkel, A. *748*.
— E. 7, 8, *163*, 573, 696, *749*.
— L. 246, 347, *359*, *361*, *749*, *760*, *766*, *780*, *791*.
— M. 224, 323, 335, *359*, *766*.
Framm, W. 353, 354, *359*, 503, *785*.
Frank *174*, 279, *749*, *760*, *765*, *791*, *797*.
Franke, J. *780*.
Franken 342, 505, 506, 507, 509, 512, 513, 514, 666, *795*.
Frankenberg *748*.
Frankl 297, 298, 303, 304, 377, 391, 395, *749*, *766*, *797*.

Frankl, O. 2, 12, 14, 29, 30, 39, 40, 41, 42, 47, 78, *163*, *164*, *168*, 182, 183, 184, 185, 186, 187, 188, 189, 193, 196, 198, 199, *212*, *359*, *400*, *401*, *749*, *766*, *785*.

Franqué, v. 45, 47, 48, 51, 78, 79, *168*, *174*, 182, 207, 208, *212*, *213*, 227, 288, 290, 297, 298, 303, 310, 311, *359*, *360*, 392, 396, *401*, 520, 530, 533, 535, 536, 537, 543, 553, 604, 608, 623, 640, 641, 642, 645, 649, 653, 655, 695, *749*, *760*, *766*, *767*, *780*, *785*, *786*, *793*, *799*.

Franz 26, 71, 74, 77, 79, 114, 144, 150, 153, 157, 159, *168*, *174*, 187, 188, 196, *212*, 217, 240, 245, 251, 281, 284, 285, 291, 292, 297, 301, 303, 311, 325, 332, *360*, 472, 473, *474*, 483, 490, 492, 493, 495, 499, 500, 501, 502, 503, 530, 533, 534, 535, 536, 537, 538, 539, 540, 600, 604, 605, 606, 608, 623, 625, 626, 627, 645, 647, 648, 650, *680*, 684, 685, *749*, *760*, *767*, *786*, *796*.

Freud *756*.
Freudenthal, P. 245, 332, *360*.
Freund 3, 25, 34, 46, 297, 303, *360*, 528, 700, 703, 704, 705, *747*, *749*, *752*, *786*, *793*.
— H. 16, 18, 19, 48, 114, 117, 119, 123, *163*, *168*, *174*, 222, *360*, *767*.
— H. W. 16, *163*, *174*, 284, *749*.
— L. *767*.
— M. B. *749*.
— R. *749*.
— W. A. 18, 134, *163*, *174*, 410, 453, 454, *749*.
Frey, E. *749*, *797*.
— G. F. *749*, *797*.
Friboes, W. *785*.
Fricke, R. 239, 277, *360*.
Fried 285, 286, *362*, 608, *786*, *795*.
Friedländer, W. *767*.
Friedrich *175*, *212*, 220, 225, 233, 245, 257, 258, 262, 263, 266, 282, 302, 328, 329, *360*, *365*, *368*, 545, 546, 547, *767*, *770*, *773*, *784*, *797*.
Frigyesi 510, *749*.
Frist 55, *168*.

Fritsch 131, *174*, 410, 519, 528, 532, 534, 536, 537, 539, 634, 635, *680*, 684, 685.
Fröhlich, J. 248, *360*.
Froer, E. 237, *360*.
Froeschmann, E. *212*.
Fromme 631, *749*, *786*, *799*.
Frommel *749*, *758*.
Frommolt *749*.
Froriceps *748*.
Fruituight *749*.
Fuchs 72, *174*, *212*, 247, 248, 250, 251, 252, 255, *360*, 732.
Fürst *174*, 326, *360*, 587, 623, 624, *749*, *760*, *767*, *773*, *780*, *791*, *792*, *795*.
Füth 623, 624, *767*.
Fuhrmann *174*.
Funk 695, 702, *793*.
Funke 111, *749*.
Fuß *749*, *786*.

Gaarenstroom 379, *401*, *780*.
Gabriel *749*.
Gaerthner *767*.
Gaertner, R. *212*.
Gaeßler, E. O. *767*.
Gagey, J. 240, *360*, 655, 662, *767*, *771*, *788*, *797*.
Gál 73, *174*, 184, 186, 188, 190, 194, 198, 199, 204, 205, *212*, 240, 245, 247, 251, 284, 286, 287, 291, 302, 303, 304, 306, 311, 312, 332, 350, 352, *360*, 377, 384, 385, 391, 396, 397, *400*, 600, 604, 605, 606, 646, *682*, 686, 687, 689, *740*, *767*, *780*, *799*.
Galant *796*.
Galen 712.
Galeotti, G. *786*.
Gallinek 702, *794*.
Gamage 710.
Gambarow, G. 285, *360*, 586, 600, 605, *767*, *780*.
Gambetti 503, *786*.
Gameltoff 45, *173*.
Gamper 210, 211, *213*.
Ganghofner, Fr. *749*.
Ganti 765, *780*.
Ganzoni-Widmer 283, *360*, *795*.
Garbien, A. *749*.
Garkisch 4, 5, 23, 24, *163*, *168*, 288, *360*.
Gartneri 3.
Gatti *168*.

Gattorno 54.
Gauillard, R. *370*.
Gauß 29, 51, 72, 74, 77, 78, 79, 80, *168*, *174*, *175*, 183, *212*, 219, 225, 232, 235, 236, 237, 238, 244, 245, 248, 253, 256, 257, 258, 261, 263, 265, 270, 274, 278, 280, 281, 284, 289, 291, 293, 298, 302, 303, 321, 326, 328, 329, 332, 335, 336, 337, 346, 353, *360*, *365*, *368*, *372*, 509, 560, 596, 604, 605, *649*, *749*, *763*, *767*, *770*, *780*.
Gaydoul 530, 533, 534, 535, 536, 537, 645, *749*, *760*.
Gebhard *213*.
Gebhardt 22, 223, *360*, *749*.
Geisler 183, *212*.
Geißler *213*, 303.
Geist 184, 185, 187, *212*, 303.
Geithner, R. *361*.
Geller 227, 246, 255, 336, 347, 349, *359*, *361*, *786*.
Gellhorn, G. 274, *361*, *636*, *767*, *786*.
— J. *168*, *174*.
— M. 694, *749*.
Gemach *173*.
Gemmel *799*.
Gendreau, J. E. *767*.
Genezda 709.
Gentil *767*.
Gentili *799*.
Georgescu *361*.
Georgion 701, *793*.
Gerardus, B. *749*.
Gerassimoff *786*.
Gerich *749*.
Gerstenberg *168*.
Gessner 41, 182, 183, 195, 196, *212*, *758*.
Geulard 712.
Gfoerer *175*.
Gibert, P. 237, *373*.
Giesecke, A. 325, *361*, 530, 533, 534, 535, 536, 537, 538, 645, 654, *658*, *672*, *680*, *749*, *760*, *767*, *780*, *792*, *797*.
Gigl, J. *749*.
Gilbert 239, 290, 293, 332, *361*, *777*.
Giles, A. *163*.
Giordano 299, *361*.
Girodes *214*.
Giuseppi 119, 121, *175*.
Glaevecke 71, *175*.
Glas, R. *214*.

Glaser 42, 545, *767*.
Glasser 220.
Glocker 220, *767*.
Glockner 410, 528, 532, *672*, *749*, *760*, *797*.
Glöggler *163*.
Glover 695, *793*.
Glynn 210, *214*, 713, *793*.
Gobiet *797*.
Godlewsky *175*.
Goenner *750*.
Gördes, M. *163*.
Görl 29, *163*, 225, *361*.
Goeschen *760*.
Goetz *175*.
Götze *163*.
Goinard-Pougel *175*.
Goldberg, S. 248, *361*.
Goldmann 716, *750*, *786*, *793*.
Goldscheider *750*.
Goldschmidt 182, *212*, *213*, *361*, 386, 396, *401*.
Goldzieher 701, *793*.
Gollwitzer, H. *363*.
Gornick 308, 387, 398, *401*, *402*, 535, 598, 604, 605, 606, 642, 645, *684*, *686*, *687*, *755*, *761*, *774*, *780*, *782*.
Gosset 571, 583, *786*.
Goßmann *750*.
Gottschalk 2, 13, 17, 42, 147, *163*, *168*, 222, *361*.
Gouillot 122.
Gouilloud 314, *361*.
Gould, A. P. *750*, *767*.
Goulloud *175*.
Goutard 560, 561, 571.
Gow, W. J. *163*.
Graaf 255, 668.
Graebke, H. *212*, 287, 305, *361*, *786*.
Graefe, M. *797*.
Graefenberg 224, 225, 226, *361*.
Graf, R. *175*.
Graff, E. v. 17, *163*, *175*, 316, 322, 325, *361*, *750*, *767*.
Gragert *750*.
Grandelaude *767*.
Granzow, J. *767*.
Graves, W. P. *768*.
Gray, H. H. C. *750*.
Grebe 220, 233, 266, 268, 270, 271, 272, 273, *361*.
Greenough, R. B. *768*.
Gregoire 51, *175*.
Gremeaux 240, 332, *361*.
Grenough 639.

Grier, K. M. *358*.
Grimond *797*.
Grisi 46, *168*, 303.
Groedel *371*.
— Fr. 245, 323, *361*.
Gromaczki *175*.
Gromadzki 79.
Groß 671, *672*, 674, *760*, *797*.
Große 300, *361*.
Großfeld 547, 549.
Großmann 220.
Gruber *750*.
Grüneberg 667, *795*.
Grünewaldt, v. *750*.
Grünspan 332, *358*.
Grusdev 8, *163*, *768*.
Guedes, B. *361*, *767*.
Gueissaz 55, *175*.
Guessaz *168*.
Guggisberg 74, 246, 290, 292, 319, *361*, *780*.
Gullingworth 303.
Gummert 341, *372*.
Gunsett *163*, *768*.
Gurlt 182, 183, *212*, 303.
— v. 303.
Gusserow 34, 87, *163*, *168*, 410, *750*.
Gustavson *799*.
Gutberlet, M. J. *750*.
Guthmann 232, 242, 248, 252, 285, 286, 337, 338, *362*, *795*.
Guy *356*.
Guyot *168*.
Gye 696, *793*.

Haagen 696, *793*.
Haager *748*.
Haberer *760*.
Hacker, v. 133.
Hadjidakis *786*.
Hadra, E. *750*.
Haecker, V. *786*.
Haendly, O. *175*, 226, 231, 234, *768*, *786*.
— P. *362*, *776*.
Haenisch 219, *362*, *760*.
Hagen 702, 708.
Haggag, A. Z. *797*.
Haggard 511.
Halban 30, 72, 73, 77, 79, 114, 146, 169, *172*, *175*, *179*, 186, *212*, 249, 291, 300, 301, 313, *362*, 393, 419, 530, 533, 534, 535, 536, 537, 538, 645, *750*, *760*, *768*.

Halban-Seitz 185, 260, *293*, *330*, *355*, *358*, *359*, *360*, *361*, *363*, *364*, *366*, *367*, *370*, *371*, *375*, *760*, *787*, *788*, *798*, *799*.
Halberstädter, L. 217, 299, *362*, 553, 558, *768*.
Haldane 505.
Hall *168*.
Hallauer 38.
Halluin *780*.
Halter 25, 153, 159, *169*, *175*, 210, 211, *212*, *214*, 234, 245, 277, *362*, *768*, *786*.
Hamilton 18, *163*, 694, *793*.
Hamm *175*, *362*, *768*, *780*.
Hammerschlag 54, 62, *168*.
Hanks 240, 332, 338.
— M. E. *175*, *362*.
— Mary, W. 71.
Hannes, W. *175*, *750*, *760*, *786*.
Hanons *786*.
Hansemann, v. 15, *163*, 640, *750*, *768*, *786*.
Hanson, Fr. B. 344, *362*.
Hantke, R. *750*.
Harbitz *750*.
Hardouin, P. *163*.
Haret *768*, *771*.
Harris, B. B. *362*, *795*.
Harstlin 731.
Hart *163*.
Hartmann 33, *168*, *175*, 284, 290, 299, *362*, 656 *750* *797*.
— J. P. *362*.
Haselhoff, H. 302, 303, *362*, *401*.
Haselhorst *367*.
Hauber 303.
Hauch, E. *797*.
Hauchamp, L. 281, *362*.
Hauk 124.
Haultain 183, 303, *768*.
Hauot 649.
Haupt, W. *768*.
Hauschting *768*.
Hauth 7, *163*.
Havelburg *163*.
Havers 207, 209.
Healy 4, *163*, 598, 604, 605, 606, *763*, *768*, *779*, *780*.
Hedinger *163*.
Heer, H. *750*.
Hegar 10, 11, 124, 147, *163*, *178*, 221, *374*, *750*.
Heiberg, K. A. *786*.
Heidenhain, L. 285, 286, *362*, 697, 698, *768*, *786*, *793*, *794*.
Heidler *750*, *768*, *786*, *787*.

Heim 701, *786*, *793*, *794*.
Heimann *163*, *175*, 218, 240, 291, 300, 301, 305, *362*, 596, 623, 624, 675, *750*, *768*, *781*, *786*, *791*, *792*, *795*, *799*.
Heinecke 325.
Heineke, H. *362*, *768*.
Heinen 256, *362*.
Heino *163*.
Heinricius 18, 116, *163*, *175*.
Heinsius *750*.
Hellendall, H. *214*.
Hellmuth 51.
Hempel-Jörgensen *175*.
Henderson 505, 511, *750*.
Hendriock 61, *169*.
Henke 40, *212*, *786*.
Henkel 11, 51, 63, 117, 119, 123, 153, *163*, *169*, *175*, 225, 240, 292, 303, 311, 313, 325, *362*, 519, 600, 604, 605, 626, *650*, *750*, *768*.
Hennig *169*, *750*.
Henroty *169*.
Hense, K. *672*, *797*.
Herff, v. 710, *750*, *760*, *786*, *797*.
Herger *750*.
Herlitzka 47, *169*.
Herly *750*, *786*.
Hermann 303.
Herold, K. *750*.
Herrera, J. C. *781*.
Herrenschmidt *779*.
Herrmann 55, *169*, *175*.
Hertel 187, 188, 198, 288, 297, 303.
— W. *169*, *212*, *362*, *401*.
Hertwig, G. 344, *362*, *363*.
— O. *363*.
— P. *363*.
— R. *786*.
Hertzler, A. E. 70, *175*.
Herxheimer *750*.
Herz 25, 26, *169*, 319, *363*.
Herzfeld *175*, *750*.
— B. 22, 153, *169*.
Herzog *769*.
Heß *750*.
Hesse, K. G. *750*.
Heßler, E. *750*.
Heubner 710.
Heurich *768*.
Heuschke *169*.
Hewitt 274, *363*, *750*.
Heymann 2, 274, 328, *363*, 537, 538, 541, 544, 562, 566, 569, 600, 604, 605, 606, 611, 629, 646, 647, 650, 691, 702, *750*, *763*, *768*, 778, *781*, *782*, *786*, *794*.
Heynemann, Th. *750*, *768*, *786*, *790*, *795*, *799*.
Heys, H. 344, *362*.
Hilario 701, *794*.
Hill 240, 332, *374*.
Hillejahn 209, 210, *214*.
Himmelfahrt *169*.
Himmelfarb 24, *169*.
Hindermann 7, 9, *163*.
Hinrichs, R. *750*, *786*.
Hinselmann *750*, *786*.
Hinterstoisser 153, *174*, *175*, 295, *363*, 384, *401*.
Hippel v. 282, 283, *363*, *797*.
Hirsch 707, *768*, *769*, *794*.
— H. 348, 349, *363*, 715, *794*.
— L. 31, *169*.
— M. 344, 348, *363*.
Hirschberg *750*, *786*, *787*, *790*.
Hirt *750*.
Hisgen *751*.
Hitschmann 731, 735, 737, *787*, *799*.
Hitzanidés 44, 62, *169*.
Hocheisen *751*.
Hochenegg *751*.
Hodgson, R. *751*.
Hoed den 600, 606, 621, *682*, 686, 687, *769*, *781*.
Höhne *163*, 626, *751*, *787*, *799*.
Hölder *769*, *794*.
Hörmann *799*.
Hörrmann *740*, *799*.
Hofbauer 17, *163*, *175*, 225, 347, 348, 349, *355*, *356*, *357*, *363*, *768*, *769*.
Hoffmann 25, *169*, 713, *751*, *787*, *794*.
Hofmeier 4, 5, 7, 9, 16, 17, 23, 54, 116, 124, 131, 133, 153, *163*, *169*, *175*, 183, 279, 297, 303, 314, *363*, 528, 532, 534, 535, 536, 537, *751*, *760*, *769*, *792*.
Hofmeister *175*.
Hofmiller 4, 17, *164*.
Holfelder, H. 220, 259, *363*, 379, 381, 387, 388, 390, 394, *400*, *401*, 728, 729, *769*, *781*, *794*.
Holger, R. *769*.
Holl 419, *787*.
Holländer 709.
Holler 350.

Hollinger *171*.
Holscher, G. P. *751*.
Holthusen, H. 220, 266, 267, 268, 270, 271, 325, 350, 351, *363*, 545, *781*, *787*.
Holz 303, *751*, *795*.
Holzbach *751*, *769*, *787*.
Holzknecht 715, *769*, *787*, *794*, *797*.
Honsell *751*.
Hooker 511.
Horalek *169*.
Horand 694.
Horn 54, 164.
Hornung 44, *169*, *175*, 254, 284, 303, 350, 351, *363*, *769*.
Horsley 347, *363*.
Horwitz *751*.
Hromada *751*.
Hubert, R. 333, *363*, *769*.
Hüper *751*, *756*, *787*, *790*.
Hüssy, P. 230, 280, *363*, *373*, 387, *401*, *769*, *787*, *799*.
Hueter *769*.
Huetter 229, *363*.
Hume 713.
Hussy-Wallart *356*.

Ichikawa 694, *794*.
Ikeda, J. *363*, 587, 600, 605, 606, 654, 655, *656*, *658*, *662*, *769*, *781*, *797*.
Ikematsu 699, *794*.
Ill *164*, *175*, *364*.
Imhäuser 40, 59, *169*, 184, 185, 186, 187, 189, 190, 193, 198, *212*, 303, 304, 305, 306, 307, *363*, 384, 391, 398, *401*.
Inamato 699, *794*.
Isanowicz 719.
Isbruch 48, 152, *169*, *175*.
Ishiwara 713, 719, *794*.
Isono, T. *169*.
Istel 34, *169*.
Iten, H. *375*.
Iwanoff 630.

Jacobi *169*.
Jacobs *760*.
Jacobson *751*.
— v. 208, *214*.
Jacquin, P. 307, *364*, 382, *401*.
Jäckel 596, 621, *757*, *776*, *781*, *783*, *792*.
Jaffé, R. *793*.

Jahrmann 7, 9, *164*.
Jakobi *792*.
Jakobs *751*, *769*.
James *364*.
Janke 6, *164*.
Janky 51.
Jansen 38, 297.
Jaroschka 51, *751*, *787*.
Jarre *769*.
Jaschke, v. 26, 40, 71, 79, 159, *164*, *169*, *175*, *176*, 251, 285, 290, 292, 294, 305, 311, 314, 319, *363*, 503, 530, 533, 535, 536, 537, 645, *649*, *751*, *769*, *781*.
— R. Th. *751*.
— -Pankow *485*.
Jaugeas *175*.
Jaulin *169*.
Janeorsky *164*.
Jeanneney *168*.
Jensen 695.
Jesetts *751*.
Joachimovitz 51, *169*.
Jörg, J. Chr. G. *751*.
Johannsen *769*.
John 285, 353, 354.
— W. *176*, 236, *364*.
Jones *176*, 274, *364*, *769*.
Jong, de *164*.
Jonston, J. *751*.
Jordan *751*.
Jorio *787*.
Josef *787*.
Joseph 503.
Josephsohn 18, *164*.
Joux *787*.
Jüngling 220, 350, *364*, 379, 380, 387, 388, *401*.
Jugenburg, A. *364*.
Jung *176*, 224, 279, *364*, 384, *401*, 696, 719, *740*, *754*, *769*, *773*, *794*, *799*.
Just, G. *364*.

Kaboth, G. *769*.
Kadisch, E. 243, 332, *364*.
Kaestle *769*.
Kahlstorf *787*.
Kahn 711, 712, *751*, *794*.
— H. *794*.
Kaiser *799*.
Kaiserling *787*.
Kakuschkin *212*.
Kallmann 676.
Kaltenbach *163*, 192, 410, 414, *750*, *799*.

Kamann *164*.
Kaminer 700, 703, 704, 705, *793*.
Kanematon, L. 710.
Kannamay 694.
Kaplan 79, *176*, 245, *364*, *769*.
Kappis, M. *787*.
Karczag 716, *794*.
Karg 552, 653, *751*, *797*.
Karrenberg 717, *794*.
Kass 51, *170*.
Kassogledow *781*.
Kast *751*.
Katz *164*, 300, 305, *364*, 671, *672*, 674, *751*, *787*, *797*.
Kauffmann 207, 208, *214*, 237, 240, 245, 256, 287, 291, 300, 695.
— F. *176*, *364*, *751*.
Kaufmann 303, 307, *358*, *364*, 378, 391, *401*, *754*, *787*.
Kausch 710.
Kazama 694, *794*.
Kean *795*.
Keene, F. E. 311, 327, 330, *357*, *364*, *769*.
Keetmann, B. 275, *364*, *769*.
Kehrer 10, *164*, *176*, 210, *214*, *364*, 386, *401*, 554, 556, 596, 682, 687, *740*, *751*, *769*, *781*, *799*.
Keil *769*.
Keith 285, 339, *364*, *769*.
Keitler 153, *176*, *214*, *769*.
Kelen, B. 224, *364*, *769*, *775*.
Keller 37, *169*, *176*, 213, *364*, 516, 650, 712, *787*, *794*, *795*.
Kellok 724.
Kelly 38, 131, 145, 146, *176*, *214*, 303, *364*, 535, *751*.
— H. A. 238.
Kennaway *794*.
Kennedy, J. W. *176*.
Kermauner 16, 41, 76, 150, 153, *164*, *176*, 386, 396, 520, 541, 627, 640, 643, *751*, *756*, *760*, *761*, *786*, *787*, *790*, *797*, *799*.
Kermogant 355.
Keßler 29, *169*, 545, *770*.
Ketcham 511.
Keupski *795*.
Keysser *751*.
Khoór, Ö. 323, *364*.
Kiehne 75, *176*, *212*, 325, *364*, 397, *401*, *770*.
Kienböck 378, 380, *401*, *770*.
Kieter *751*.
Kikkawa 343.

Kilgore, A. R. *787*.
Kimball *751*.
Kimbrongh, R. A. *781*.
King 511.
Kingery *769*.
Kiparsky *176*.
Kirstein *176*, *770*.
Kitagawa *169*.
Kiwisch *751*.
Kjaergaard, S. 240, 311, 328, 332, *364*.
Klaften 47, *169*, 296, *364*.
Klaus 39, *169*.
Kleberg 124.
Klebs 2, *164*, 222, *364*.
Klee, F. 275, *364*, 384, *401*, *787*.
Kleefisch 664.
Klein 159, 303, 497, 498, 528, 626, *751*, *760*, *770*, *781*, *787*, *799*.
Klein, v. 732.
Kleinerts *755*.
Kleinhans, M. 241, *364*, 536, *751*.
Kleinschmidt 34, *176*.
Kleinwächter, J. 9, 37, *164*, 222, *365*, 410.
Klemperer *166*, 709, *787*, *791*.
Klewitz, F. 325, *365*.
Klien 187, *212*, *751*.
Klob 4, 34.
Klövekorn *767*.
Klopfer 561.
Klotz *770*, *794*.
Knappenberger *764*.
Knauer 72, 79, 533, 535, *760*.
Knaus *164*.
Knoop *751*.
Knose, R. *176*.
Knox 208, *214*, 713, *770*, *794*.
Koblanck *169*, *176*, 229, 274, 277, 284, 301, 327, *365*, *751*, *760*, *770*.
Kocks *751*.
Koeberle 124, *751*.
Köhler 210, *214*, *751*, *770*, *797*.
Koenig *176*, 394, *401*, *752*.
Königsberger *770*.
Koenigsfeld 719, *794*.
Körner 40, 182, *212*, 386, 396, *401*.
Kößler 631, *752*.
Kohn 14.
Kok 702, *752*, *794*.
Kolaczek *752*.
Kolb *169*.
Kolde *176*, 197, *212*, 289, 292, *365*, *795*.

Koller *161*.
Kollmann *682*, 686, 687.
Komileff, J. *787*.
Komorschi *176*.
Konjetzny, G. E. *787*.
Konrad 17, *164*, *752*.
Kordes 2.
Korentschewsky 701, *794*.
Koritschoner *799*.
Korner *164*.
Kosminski, E. 249, *365*.
Kottmaier 389.
— J. *401*.
Kottmann 9, *164*.
Koulen, F. *752*.
Kouwer *176*.
Kownatzky *752*.
Kraemer *751*, *787*.
Kräuter 738.
Kramer 536.
Kratzeisen *799*.
Kraul 12, 18, 25, 72, 73, 154, *164*, *169*, *176*, 223, 250, *365*, *749*, *752*, *781*.
Kraus *168*, 707, *794*.
Krause 217, 282, *365*, *772*.
— P. 217, *370*, *789*.
Krebs, K. *781*.
Krecke, A. *787*.
Kreibig, K. *787*.
Kreß *783*.
Kreutzmann, H. J. *770*.
Kriczewski 696, *794*.
Krinski, B. 274, *360*, *770*.
Krinsky 533.
Krinzki 256.
Kriser *770*.
Kriwsky 153, *176*, 229, *365*, *760*.
Kroemeke, Fr. 325, *365*.
Kroemer *752*, *760*, *770*, *787*, *799*.
Krönig 74, 77, 143, *162*, *164*, *176*, 220, 235, 244, 256, 257, 262, 263, 277, 303, *365*, *401*, 455, 460, 461, 466, 467, 469, 473, 492, 493, 495, 500, 502, 515, 528, 532, 534, 535, 536, 537, 539, 541, 546, 547, 596, 604, 605, 606, 626, 630, 631, 647, *680*, *682*, 684, 685, 686, 687, 690, *740*, *752*, *760*, *763*, *770*, *781*, *795*, *799*.
Krösing, E. *799*.
Kroetz, Chr. 325, *365*.
Krogh 25.
Kroitzsch, G. 240, 245, 287, 332, *365*.

Krompecher *770*, *787*.
Krotkina, N. *752*, *797*.
Krüger 38, 207, 208.
Krukenberg 212, 303, *752*, *760*, *770*.
— R. 42, *169*, 183.
Krupennikow 38, *169*.
Kubinyi *176*, *365*, 492, *752*, *760*.
Kümmel *752*.
Küster, E. *752*.
Küstner 42, 54, 116, 147, 150, 153, *164*, *169*, *176*, 220, 266, 268, 270, 301, *365*, 410, 495, 623, 631, 726, *752*, *753*, *781*, *787*, *792*, *794*, *797*.
Küttner, v. 40, *169*, *212*, 304, 311, *365*, 396, *401*.
Kuhl, W. 240, 245, *365*.
Kuhn *752*, *781*.
Kulenkampff, D. *752*.
Kuncz 196, *212*.
Kundrat *752*.
Kuntzsch 732.
Kunz, H. 45, *169*.
Kupferberg 234, 235, 238, 240, 244, 245, 274, 277, 327, 329, 339, 341, 346, *365*, 596, 604, 605, 606, 655, *658*, *682*, 686, 687, *752*, *770*, *781*, *787*, *792*, *797*.
Kurihara, K. 229, *365*.
Kursis *164*.

Labbé *752*.
Labey *176*, *770*.
Labhardt 31, 71, 79, 290, 301, 304, 311, *365*, *752*, *760*, *781*.
Laborde, S. 571, 582, 624, 713, *770*, *787*, *789*, *794*.
Lacaille 384, *401*.
Lacassagne, A. 234, *365*, *370*, 544, 571, 643, 666, 668, *770*, *771*, *774*, *781*, *782*, *787*, *795*.
Läwen 209, 210, *214*.
Laffont 240, *374*.
Lagrésie *752*.
Lahm *164*, 211, *214*, 233, 276, *365*, 545, 554, 555, 556, 584, 595, 598, 604, 605, 606, 642, 643, 646, *752*, *769*, *771*, *781*, *782*, *787*, *788*, *792*, *795*.
Laker *788*.
Lambarides 388, *401*.
Laméris *751*.
Lammers *788*.
Lams *795*, *797*.

Landau, L. 6, 7, 9, 18, 111, *164*, *176*, *752*, *759*, *771*.
— Th. 7, 111, *164*, *176*, *752*.
Landolff 710.
Lane *176*.
Langenbeck 406, 412, *752*.
Langer, H. 261, *365*, *788*.
Langes, E. 228, *365*.
Lanzoni, J. *752*.
Lapatsanis *788*.
Lapointe *771*, *788*.
Laquerrière, A. *365*, *771*.
Larezzi *169*.
Lasch 712, *794*.
Laserstein 732.
Lasnitzki 706, *794*.
Latzko 33, 150, 151, 153, *170*. *176*, 186, 463, 464, *466*, 541, *752*, *760*, *771*.
Lauenstein, C. *752*.
Launois 709.
Lauris 719.
Lauro *170*.
Lauvers 303.
Lawrie 18, *164*.
Lazarus, P. 230, *356*, *366*, *375*, *401*, 557, 558, 588, *590*, *771*, *787*, *788*.
Lazzari, P. M. *753*.
Lebedev, P. 339, *366*.
Lebensbaum, M. *771*.
Lebert 208, *214*.
Lebsche, M. *790*.
Lecène 120, *176*.
Leclerc *771*.
Lecloux 702, *794*.
Lederer, L. *753*, *797*.
Ledoux-Lebard 355, *794*.
Lee, de *753*.
Leening *788*.
Le Fort *176*.
Legneux *771*.
Lehmann 23, 24, *166*, *171*, 349, 373, 503, *788*.
Lehoczky-Semmelweis, v. 311, *366*, 598, 604, 605, 606, 621, 660, *682*, *740*, *753*, *771*, *782*, *788*, *792*, *797*, *799*.
Lehotzky 587, 686, 687.
Leischner, R. *753*.
Leist *176*.
Leitch *794*.
Leith 38, 303, *366*.
Leithold *753*.
Leitsch 694, *753*.
Leland *771*.
Lembcke, H. *767*.

Lembert 157.
Lengfellner, K. 217, *366*.
Lenk 388, *401*.
Lenz, F. 345, *355*, *366*, 585, 669, 795.
Leo, A. 279, *366*.
Leonard, V. N. *176*.
Leopold 111, 114, 131, *170*, *176*, 410, 414, 636, *753*.
Leroux 789.
Leslie, N. *778*.
Letulle *771*, *795*.
Levin, J. 702, *771*, *794*.
Levis 303.
Levit 637.
Levy, S. *164*.
— -Dorn 383, *401*, *772*.
Lewers *753*.
Lewin 696, 699, 700, 702, 709, 710, 714, 715, *771*, *793*, *794*.
— O. *212*.
Lewis 696, *794*.
Ley 208.
Leyden, v. *166*, 724, 726, *791*, *794*.
Lichtenstern, E. *164*.
Lickint 694.
Lieber, D. *771*.
Liebert *753*.
Liechti, A. *771*.
Liegner, B. *788*, *794*.
Liek, E. *753*.
Liepmann 153, *170*, *176*, 303, 398, *400*, 502, *753*, *785*, *788*.
Lindenberg, F. 323, 328, *366*.
Lindenthal 631.
Lindig, P. 235, 252, *366*.
Lindquist, L. *176*.
Lindstedt *753*.
Lingen, v. 24, *170*.
Linkenheld 454, *753*.
Linzenmeier, G. 325, *366*.
Lipliawsky *771*.
Littauer *771*.
Little 666, *795*.
Lizars *753*.
Lockyer 80, 153, *162*, *176*, 301, 311, *366*, *753*.
Löb *164*, 701, *794*.
— J. 553.
Loeffler, L. 345, *366*.
Löfquist 9, *164*.
Löhlein *797*.
Löhnberg *176*.
Loeper 701, *794*.
Loeser *753*.
Loewenthal, S. *771*.

Löwin *164*.
Loewy *366*, 713, *794*.
— A. 254.
Loiseleur 713, *794*.
Lomer *170*, 484, 485, *753*.
London 235, *366*, *771*.
Lorentowicz *176*.
Lorenz *366*.
Lorey, A. 238, *366*.
Lorin *170*.
Loubardt-Bernard *170*.
Loudon 695.
Louros *788*.
Lubarsch, O. *164*, 227, 230, *366*, 379, *401*, 698, *788*.
Ludwig 702, *788*, *794*.
Lücke *750*.
Lümell, A. R. *788*.
Lützenkirchen *170*.
Lundh 649.
Lundquist 73, *170*, *177*.
Lundqvist, B. 237, 238, 240, 245, 250, 251, 274, 303, 328, 332, *366*.
Lundwall 621, *759*, *784*, *793*.
Lungwirt *771*.
Luniewsk 54.
Luniewski, K. *170*.
Lynch, F. W. 328, *366*, 620, 700, 749, *782*, *792*.
Lysholm 569.

Mac Clury 710.
— Crae *784*.
— Glimm 23.
— Glinn *170*.
Mackenrodt 74, 87, *177*, 300, *366*, 463, 465, 466, 467, 484, 492, 541, 732, 740, 746, *753*, *760*, *799*.
Mackenzie 719, *794*.
Maczewski, St. 314, *366*.
Madden *753*.
Mäkinen 64, *170*.
Magarey, R. 240, *366*.
Magg *760*.
Magian *771*, *792*.
Mahler 26, 29, *170*, 319, *366*.
Mahnert, A. 325, *366*, *748*, *753*.
Maier 515, 600, 682.
Maljeff, M. I. *788*.
Mallet 571, 584, *771*, *774*.
Mallory 640, *788*.
Mallot *771*, *782*.
Maluschew, D. *753*.

Mandelbaum *788*.
Mandl 71, 153, *170*, *177*, 212, 223, 253, *366*.
Mangiagalli, L. *366*.
Mannaberg, J. 323, *366*.
Mansfeld, O. 333, *366*, 495, 726, 752, *753*, *771*, *788*, *792*, *794*.
Manteufel *753*.
Marchand 734, *753*, *788*, *799*.
Marchesi 38.
Marek *177*.
Mario Sancho Ruiz-Zorilla *366*.
Markl *771*.
Markovits *788*.
Maroney *170*.
Marschall 406, *753*.
Marsalek, I. *797*.
Marsh, J. H. *212*.
Martin 303, 635, *772*.
— A. 7, 83, 86, 91, 110, 111, 118, 120, 124, 131, 134, 147, *164*, *170*, *173*, *177*, 631, *753*.
— E. *753*, *760*.
— I. 631.
Martindale 79, *177*, 240, 285, 291, 292, 293, 295, 311, *366*.
Martius, H. 76, *177*, 215, 218, 220, 226, 232, 245, 247, 255, 257, 268, 276, 277, 283, 284, 286, 287, 288, 289, 292, 294, 298, 301, 302, 305, 310, 315, 316, 330, 335, 337, 339, 341, 342, 346, 349, *361*, *366*, *367*, *368*, *371*, 388, 389, 397, 399, 554, 621, 660, 666, *753*, *772*, *795*.
Martland 713, *794*.
Marum 338, *795*.
Masieri *799*.
Masini *772*.
Massabuau 12, *163*.
Massari, J. v. *753*.
Massaza 339.
Massazza, M. *367*.
Masson 74, 81, 120, 122, *177*, *212*, 213, 303, 321, *367*, 384, *403*.
— J. 205, *212*.
— J. C. 396, *401*.
— P. *788*.
Mathes *164*, *753*, *761*.
Mathias 182, *212*.
Mathien, A. 281, *367*.
Matoni, H. H. *177*.
Matsushita *794*.
Mattmüller 620, *753*, *792*.
Matusovsky *795*.

Mau 600, 604, 605, 606, 621, 628, *650*, 682, 686, 687, *779*.
Mauclaire *755*.
Maunu af Heurlin *753*.
Mavor, J. W. *367*, 666, *795*.
Maxwell, A. *782*.
Mayer 410, *769*, *782*, *795*, *797*.
— A. 11, 149, 152, *161*, *164*, *170*, *177*, *180*, 223, 311, *367*, 383, *401*, *402*, 528, 533, 534, 535, 536, 537, 538, 539, 623, 624, 626, 636, 645, 671, *672*, 674, *680*, 684, 685, *753*, *754*, *761*, *772*, *792*, *797*.
— E. G. *787*.
— M. 275, *364*.
Mayo 46, 74, 81, 120, 121, 122, *177*, 384.
Mazet *164*.
Mc Glinn *767*.
Mc Grath *170*.
Meidner, S. *763*, *772*, *799*.
Meigs, J. V. *402*.
Meinert 133.
Meißner *754*.
Meixner 76.
Meland, O. N. 285, *373*, *792*.
Mende, L. J. C. *754*.
Menge 9, 15, 118, 123, *164*, *165*, *170*, *177*, 303, 308, 328, *358*, *367*, 493, 500, 502, 557, 598, 623, 675, 689, *761*, *762*, *772*, *782*.
Mennerich *177*.
Menzel 48.
Mérad *796*.
Mercy 120, 122.
Mergelsberg, O. *754*.
Meriel 315, *367*.
Merkel 208, *214*.
Merlini 18, *165*.
Merz 707.
Metzger-Lequeux *658*, *797*.
Meyenburg, v. 699, *794*.
Meyer *177*, 240, 311, *367*, *372*, *772*, *788*, *792*.
— H. 236, *362*, *367*, *374*, *394*, *772*.
— P. 695, *794*.
— Ph. 9.
— R. 1, 2, 3, 11, 38, *165*, 181, 183, 197, 199, 207, 208, 211, *213*, *214*, 222, 224, 228, 229, 288, 297, 298, 304, *367*, 378, 380, *402*, 732, 733, *754*, *788*, *799*.
— Th. *165*.

Meyer, W. H. *367*, *772*.
— -Bisch *754*.
— -Kaiser 328, *367*.
— -Ruegg *170*.
Mibayashi, R. *788*.
Micholisch 110.
Micholitsch *177*, *180*, *754*, *772*.
Micholson 120.
Miescher *772*.
Mikulicz, v. 147, 306, 732.
— -Radecki 51, 76, *177*, *212*, 325, 351, *363*, *367*, 384, *402*, 559, 629, *772*, *799*.
Miller 7, 15, 40, 118, 144, *165*, *177*, 184, 185, 186, 188, 205, 206, *212*, *213*, 303, 325, *367*, *371*, *788*.
— C. J. 304, *367*.
— J. R. *367*, 396, *402*.
— R. H. *367*, *402*.
Minich 210, *212*, *213*.
Mironoff, M. M. *754*.
Mirto 319, *367*.
Mischin 153, *177*.
Mitscheilow 715.
Mitscherlich, E. *367*.
Mittel *170*.
Mock *779*.
Mocquot *779*.
Möhnle, W. *754*.
Möller *165*, 694, *793*.
— W. 234, 235, 283, 328, *367*.
Moench *170*.
Mohr 219, *367*.
Moinichen, H. *752*.
Molinari *772*.
Molliere *786*.
Moll-Smith *368*.
Molnár, J. 285, *367*.
Mommsen *754*.
Monod 571, 583, *754*, *766*, *772*, *774*, *782*, *791*, *792*, 800.
Monsiorski, Z. *367*.
Monteggia, G. B. *754*.
Montgomery, E. E. *754*.
Moran, H. W. *772*.
Moraschi 702.
Moratti 713, *793*.
Moreschi *794*.
Morgagni *754*.
Morgan 344, 345, *772*.
Morgenroth *788*.
Mornard *367*.
Morosowa 311, *367*.
Morton, Ch. L. *772*.
— W. J. 217, *368*, 622, *792*.
Moschion *754*.

Motiloff *749*.
Mowbray, F. B. *368*.
Mühlmann, E. 300, *368*, 598, *772*, *782*.
Müller 3, 37, 667, *788*.
— B. *165*, *754*.
— Chr. 380, *772*.
— E. 528, 532, 536, *680*, *761*.
— E. H. *368*.
— F. v. 27, *170*, 320, *368*.
— H. J. *795*.
— P. 111, *165*, *170*.
— W. 329, *788*.
— -Carioba *177*.
Müllerheim 732.
Mündell *797*.
Müssenberger *165*.
Muir, J. 328, *368*, *772*.
Muller, H. G. 344, 345.
— H. J. *368*.
Mundell 240, 274, 277, *368*, 662, *754*, *782*.
Murard *171*.
Murdoch *772*.
Murphy 696, 699, 702, *788*, *794*.
Murray 120, 122, *177*.
Muth, K. 356.

Nabias de *772*, *798*.
Nadal, P. *213*.
Nádosy *754*.
Nagel 9, 114, *165*, *170*, *177*, 240, 245, 292, 301, 328, *368*, *797*.
Nahmacher 600, 604, 605, 606, 646, *650*, *754*, *772*, *782*, *792*.
Nahmmacher 51, *170*.
Nakahara 702, *788*, *794*.
Naldo, N. 240, 245, 287, *368*.
Namdorf, J. *368*.
Nanton 303.
Nasledow *772*.
Nassauer *177*.
Nathanson, A. 241, *368*.
Nather *368*, *788*.
Naujoks 283, 295, 338, 341, *368*, 664, 739, *740*, *761*, *772*, *795*, *799*.
Navarro Blasco 77, *177*.
Neeff 243, 275, 336, *368*, 560, *772*.
Neel 535.
Neff 545, *561*.
Nehrkorn *214*.
Neill 79, *177*, 245, 277, 328, *368*, *764*, *797*.
Neisser *165*.

Nemec 44, *170*.
Nemenov *772*.
Nemnich, O. 375.
Neu 11, 26, 29, *170*.
Neuberg 707, 714, *794*.
Neugebauer 152, *177*.
Neuhäuser 699, *794*.
Neuhaus *773*.
Neukirchen 233, *368*.
Neumann 712, *794*.
Neuwirth v. *754*.
— K. 329, *368*, *754*, *761*, *767*, *773*, *782*.
Nevinny, H. *797*, *799*.
Nicholson *178*.
Nigler *177*.
Nigst, P. F. 350, *368*.
Nikolskij *754*, *792*.
Nissen *797*.
Nitzge 268, 270, 271, 272, 273, *361*.
Nobel 303.
Nobele de *795*, *797*.
Noble 38, *761*.
Nocke 79, *177*.
Noeggeroth, E. *754*.
Noeßke *788*.
Nogier 80, *177*, 234, 327, *368*, *773*.
Noltmann *773*.
Norris 38, *773*, *781*.
Norsworthy, O. L. 331, *368*.
Novak 17, *165*, 322, *361*, *368*, *754*, *773*.
Novogrodsky *170*.
Novotelnova *772*.
Nowicki 240, 245, 287, 292, 328, *368*.
Nürnberger 76, 227, 282, 325, 340, 341, 343, 346, 351, *368*, *369*, 666, 667, *788*, *795*, *796*.
Nußbaum v. 710, *754*.
Nyström 122, *177*.

Oberg, C. *165*.
Odenthal 51, *170*.
Odeskalchi, J. 287, *369*, *782*.
Oehlecker *754*.
Oeri, R. *754*.
Oeuvres *754*.
Offergeld, H. *754*.
Offermann *792*.
Ogorek, M. *213*.
Okabayashi, N. D. *369*.
Okabayaski, H. *754*.
Oliver, C. P. *369*.
Olshausen, R. 7, 9, 32, 39, 40, 87, 116, 120, 124, 132, 134, 144, 145, 146, 148, 153, 159, *165*, *170*, *177*, 183, *213*, 279, 297, 301, 303, *369*, 410, 413, 418, 533, 634, *754*, *761*, *797*.
Opitz, E. 3, 13, 17, 56, 73, 75, 76, 77, 79, 114, *165*, *170*, *177*, 222, 280, 284, 292, *355*, *367*, *369*, 543, 546, 547, 604, 605, 606, 630, 637, 646, 658, 682, 686, 687, 689, 703, 715, 718, 719, 720, 721, 737, 738, 744, *754*, *773*, *782*, *788*, *789*, *794*, *797*.
Oppert 624, *773*, *782*.
Orloff 3, *165*, 222, *369*.
Orth 207, 208, *214*, *749*, *761*, *773*.
Orthmann 110, *178*, 416, *754*, *797*.
Orthner, F. *761*.
Ortner *754*.
Oser, E. G. *789*.
Osiander *751*, *754*.
Ossian 406.
Osterloh, P. *754*.
Ostrcil *178*, *773*.
Ott v. 19, 87, 113, *178*.
Ottensooser 702, *793*.
Ottow, B. 397, *401*, *402*, *754*.
Oui *797*, *798*.

Pagenstecher 282, 283, *363*, *797*.
Paintel 344.
Painter, T. S. *368*.
Paletta, G. B. *754*.
Palma di 133, *177*.
Palugyay, J. *763*, *773*, *789*.
Pankow 71, 72, 79, 80, 164, *169*, *176*, *178*, 230, 245, 250, 251, 252, 255, 278, 285, 290, 291, 293, 341, 342, 343, *364*, *369*, *370*, 404, 411, 412, 413, 414, 415, 416, 418, 422, 424, 425, 426, 427, 447, 448, 515, 549, 561, 566, 569, 575, 587, 600, 624, 645, 648, 650, 668, 682, 686, 744, *754*, *773*, *789*, *794*, *796*, *798*.
Panzer 23, *170*.
Pape 4, 5, 16, 19, *165*, 333, *369*, 388.
Parache *773*.
Paraeus, A. *754*.
Paralta, R. A. *755*.
Paroli 17, 25, *165*, *782*.
Patrix, E. G. *754*.
Patta 26, *170*.
Pattarin 713, *793*.
Patterson, J. F. 344, *369*.
Patti *789*.
Pauchet, V. *165*.
Pavlovsky *789*.
Pawlik *754*.
Payne, C. 709.
Payr 44, *789*.
Péan 37, 110, 124, *754*.
Pearce 695, *793*.
Peham, H. v. 1, 4, 5, 10, 14, 15, 34, 47, 51, 52, 53, 56, 57, 68, 69, 70, 71, 72, 73. 74, 75, 76, 77, 78, 79, 80, 84, 85, 86, 87, 88, 89, 90, 93, 99, 100, 102, 103, 105, 108, 109, 110, 111, 113, 114, 115, 116, 120, 123, 125, 133, 134, 135, 136, 139, 141, 143, 144, 145, 148, 149, 151, 153, 154, 155, 157, 159, 160, *170*, *178*, *214*, 251, 298, 301, *369*, 427, 428, 429, 433, 438, 439, 440, 442, 501, 532, 533, 534, 535, 536, 537, 539, 540, 542, 621, 622, 627, 629, 645, 648, *672*, 674, *680*, *754*, *773*.
— -Amreich 1, 89, *754*.
Peightal *783*.
Peiser *754*.
Peißecker 208.
Pelczar 727, *794*.
Pelissier *168*.
Peller, S. *798*.
Pemberton, T. A. *789*.
Pemoldt *796*.
Penkert *214*, *761*.
Pentimalli 696, *794*.
Penzoldt, R. 340, *369*.
Peraccaia *794*.
Peracchia, C. G. *789*.
Peralta 120, *178*, *798*.
Perazi, P. 240, *369*.
Percy, K. J. *773*.
Peréira, A. de *755*.
Pergament 187, *213*, *402*.
Perrola, A. *773*.
Pertalozza 602.
Perthes 219, 220, 344, *362*, *369*.
Pescher *755*.
Pescy 709.
Pesharskaja *170*.
Pestalozza 153, *165*, *178*, *755*, *773*.
Petény 653, *658*, *798*.
Petènyi 283, *369*, *371*.
Peter, G. 389, *402*, *773*.
— K. *789*.
Peters 641.

Petersen *782, 789.*
Peterson 214, 535, 645.
Petit-Dutaillis 8, 69, 122, 153, *165, 178,* 240, 329, *369, 773.*
Pfahler *178,* 390, *402,* 585, *769, 773, 774, 792.*
Pfalz *789.*
Pfannenstiel 214, 363, *755, 761, 789.*
Pfisterer, A. *798.*
Philipp, E. *402,* 503, 535, 598, 605, 606, 642, 645, *660, 664,* 684, 686, 687, *755, 761, 774, 780, 782, 789, 798.*
Philipps *165.*
Philips 9, 332, 352, *369.*
Piccaluga 704, *794.*
Picheral, Ch. 240, *369.*
Pichert *178.*
Pichevin, R. *755.*
Pick 3, 18, *165.*
Pickhan, A 281, 328, *369, 789*
Picque *755*
Pinard *165, 755*
Pinch *774.*
Pincus *178.*
Pinkus, A. *774.*
Pinoff *768.*
Piquand 38, *369, 402.*
Piquard 294.
Pischzek 182, *213.*
Piso, N. *755.*
Pitinada *755.*
Plater, F. *755.*
Plaut, R. 227, 323, *369, 789.*
Pleick, E. *789.*
Plettrichs 341, *369.*
Plinio *165.*
Podejaschuk *786.*
Podljaschuk, L. D. 349, *369, 789.*
Pohle, P. A. 325, *370.*
Polak 240, 277, 311, 319, *370.*
— J. *170, 774.*
Polano 209, *214,* 609, 731.
Politzer 389, *400.*
Pollack 207, 208, *214.*
Pollosson 61, *172.*
Polosson 731.
Polubinsky 586, 598, 605, 606, *782.*
Pomeroy, L. A. *774.*
Poos, Fr. 349, *370,* 707, *794.*
Popow *178,* 223, *370.*
Popper *165, 768.*
Pordes *789.*
Porro 655.

Portes *798.*
Portmann *774.*
Porzola *774.*
Poschmann 183, *213.*
Posener, K. *755.*
Poten 157.
Poterius, P. *755.*
Poucy 240, 245, *370, 774, 798.*
Powell, L. D. *789.*
Pozzi, S. *165.*
Prades de *370.*
Praetorius 710.
Prausnitz 719, *794.*
Preißecker 207, *214, 789.*
Pribram, E. 503, *755, 789.*
Prochownick, L. 229, *370, 761.*
Prochownik 19, *165, 178,* 528, 532, 535, 536, *680,* 684, 685, *755, 774.*
Pronai, K. *755.*
Proust 274, 589, *774, 782.*
Prym, P. 227, 228, 229, 230, *370,* 641, *755, 789.*
Pryor 146, 630.
Przeboski, E. *789.*
Pütz *755.*
Puga-Huete *774, 792.*
Pullmann *178,* 240, 245, 287, *370.*
Puppel *755.*

Quensel, U. *789.*
Quick, D. *774.*
Quimby *763.*

Raab 303.
Rabbi *170.*
Rabinovitz *165.*
Radice 503, *789.*
Ragnotti 696, *794.*
Rahm, H. 349, *370.*
Ramon y Cajal *774.*
Ramos *798.*
Ransohoff, J. L. *782.*
Rapp, H. 389, *402.*
Rascher *789.*
Rau 182, *213.*
Rauscher 71, 250. *370.*
Raux de *165.*
Reamy *755.*
Rebentisch *165.*
Recamier *170,* 217, 274, 409, 710, *755.*
— J. 153, *178, 370.*
Recasens 79, *165, 170, 178, 370, 774.*

Recklinghausen v. 3, 20, *165.*
Reclus, P. *755.*
Reding 714, *794.*
Reel 184, *213,* 303, 304, *402.*
Regaud 234, 328, *370,* 544, 571, 582, 583, 584, 598, 602, 604, 605, 606, 607, 622, 643, 646, *764, 766, 774, 779, 782, 789.*
Reichert 695.
Reifferscheid 218, 219, 307, 310, 337, 348, 384, *776, 798.*
— K. *170, 171, 179, 370, 402.*
Reifferscheidt 76, *213, 757.*
Reimann, St. Ph. *358.*
Rein 214.
Reinecke 528, 532, 534, 536, 537, *755, 761.*
Reiner, E. *755.*
Reinike *761.*
Reinmann 160, *178.*
Reipen, W. *761.*
Reisach 649, *782.*
Reißner 545, 546, *775.*
Reist *789.*
Remmelt 79.
Remmelts 311.
— R. *178, 370.*
Renard *758.*
Reusch 188, *213,* 387, *402.*
Reuß v. 325, 356, *755.*
Revel, J. 620, *792.*
Révész *756.*
Reyn *796.*
Rhode *794.*
Ribas-Ribas, E. *165.*
Ribbert 3, *165,* 222, *370,* 639, *775, 789.*
Richelaut 131.
Richelot, L. G. *755.*
Richeraud 409.
Richter 254, 366.
— A. 42, *170, 755.*
Ricker *165,* 222, 230, *370.*
Riechelmann *755.*
Rieck *178,* 425, *747, 755.*
Riecke, E. *786.*
Riedel, K. 299, *370.*
Rieder 34, 277, 365, *372, 381, 403, 775, 791, 800.*
Riek 114.
Ries 454, *755, 775.*
Rigano-Irrera 227, 228, *370.*
Rindfleisch v. *178, 214.*
Rinesi, R. *170.*
Risel *799.*
Risse 707, *794.*
Ritter 210, *214, 775.*

Rittershaus, G. 277, *370*.
Rive *170*.
Rivett *755*.
Rochlin 702.
Röhricht 297.
Röhrig *165*.
Roesger 2, *165*, 222, *370*.
Rößler *178*.
Roffo *794*.
Roffs 706.
Rogers, H. 303, 367, *402*.
Rokitansky 34, 45, 695, *755*, *794*.
Roloff 62, *170*.
Romberg v. 26, *170*.
Roos, E. C. 240, *370*.
Roosen 716, 717, 718, *793*, *794*.
Roŏy v. *170*.
Rose *170*.
Rosen, V. 217, *371*.
Rosenblatt 51, *170*.
Rosenstein 229, *371*.
Rosenthal 277, 365, *372*, *381*, *403*, 701, 706, *775*, *791*, *793*, *794*, 800.
Rosner *166*.
Roß, T. 765.
Rosthorn v. 116, *166*, 528, 532, 533, 534, 535, 536, 537, 539, 626, *755*, *761*.
Rothschild, K. *775*.
Rotter *755*.
Rotterau v. *751*.
Rouffart *178*, *775*.
Rous 696, 702, *794*.
Rousset *755*.
Roussy 571, 582, *770*, *789*.
Routh, A. *166*.
Rouville *170*, *178*.
Rouville de 12, *166*, 631.
Roux 409, 631, *755*, *775*, *782*.
Rowntree, C. *755*.
Roxas, A. *658*, *796*.
Rozies, H. *755*.
Rubens-Duval *402*, *764*, *775*, *779*, *789*.
Rubeška 122, *178*.
Rubin 51, *170*, *755*, *775*.
Rud, E. *789*.
Rübsamen 611, *755*, *796*.
Ruge 503, *755*, *789*.
Rump, W. 270, *375*.
Rumpf 454, 530, *755*.
Runge 15, 148, *171*, *178*, 224, 229, 317, 321, *371*, *755*, *775*.
— H. 241, 319, *371*.
Ruß 724, *793*.
Russel 623, *792*.

Russi 218, *371*.
Rust 710, *755*.
Ruysch, F. *755*.
Rychlowski, Z. *789*.
Rydigier 147, *755*.

Sachs *171*, 503, *761*, *775*, *787*, *790*.
Saenger 46, 118, *171*, *755*, *799*.
Sage, E. C. *371*.
Sahler, J. 348, 351, *371*.
Sahli 22.
Saidl 51, *171*.
Saiki 702, *794*.
Sakurai 222.
Salin *171*.
Salzmann, 323, *371*.
— Fr. *371*.
Sames 3, *166*, 222, *371*.
Sampson 153, 495.
Samter *166*.
Sandberg, S. 240, 245, *371*.
Sanders 153, *178*.
Sandsteiner 699.
Sanfalice 722.
Santi, E. *166*.
Santore *171*.
Santoro, Fr. 291, 293, *371*.
Sappey 12, *166*.
Sarwey 47, 114, *178*, 297, 303, *672*, *758*, *798*.
Sauerbruch, F. *790*.
Sauter 406, 407, *756*, *759*.
Savariand *756*.
Sâvescu, V. *213*, 399, *402*.
Saweliewa 311, 367.
Saxon 701, *794*.
Scamek 153.
Scametz *166*.
Scanzoni, E. W. v. *756*.
Schaaning, G. *798*.
Schacht, E. *178*.
Schaedel, H. 234, 245, 256, 274, 277, 327, 339, *371*.
Schaefer 530, 533, 535, 536, 537, 596, 605, 662, *764*, *779*, *782*, *790*, *798*.
Schaeffer 54, *171*, 216, *371*, *775*.
Schallehn *790*.
Schaller *756*.
Schamoni 180, *213*.
Schaper 42.
Schapper 14.
Schardt, J. *166*.
Scharfbillig, Ch. 240, *371*.
Scharlau *756*.

Schauta 33, 42, 45, 54, 86, 110, 145, 152, 157, *171*, *178*, 303, 311, 414, *417*, 425, 426, 428, 442, 448, 494, 501, 518, 541, 740, *753*, *756*, *757*, *761*, *775*, *799*.
Scheer, O. *171*.
Scheffzek *166*, *171*, *178*, *756*.
Scheib 535, *756*, *761*, *790*, *798*.
Scheidt 223, 277, 284, 301, 313, *371*.
Schenck *166*.
Schenk, F. 349, *371*.
— v. Grafenberg 406, *756*.
Scherer *775*.
Scheyer *756*.
Schickelé 5, 26, 80, *166*, *171*, *178*, 246, 290, 292, 305, 319, *371*, 378, *402*.
Schiffer, G. 283, *371*.
Schiffmann 33, 45, 116, *170*, *171*, 218, 235, *371*, 463, *466*, *752*, *756*, *760*, *790*.
Schilder, P. *756*.
Schiller *166*, *756*, *775*, *798*.
— W. 13, 14, *756*, *790*.
Schilling *658*, *756*, *798*.
Schimmel 740, *799*.
Schindler, R. 535, *756*, *761*, *770*.
Schink 279, *371*.
Schintz *775*.
Schinz 368, *402*, 666, *782*, *796*, *798*.
Schirmer *756*.
Schlägel 23, *171*.
Schleicher 694, *794*.
Schlimpert *213*, *756*.
Schlirf *786*.
Schlück 709.
Schmalfuß 131.
Schmechel, A. *756*.
Schmid 315, 353, 354, 497.
— H. H. 4, 31, 33, 63, 88, 116, 118, 120, 121, 123, 152, *166*, *178*, 308, 314, *371*, 395, *402*, *799*.
— R. *178*, 236, *371*.
Schmidt 245, 535, 536, 537, 596, 604, 605, 606, 620, 645, 722, 723, 749, *756*, *760*, *782*, *794*, *796*, *798*.
— H. E. 282, 365, *371*, *798*.
— H. K. 360.
— H. R. *178*, 383, 396, *402*, 530, 533, *792*.
— J. *166*.
Schmieden 390, *402*.

Schmitt, W. 231, 323, *360*, *371*, 530, 533, 534, 535, 536, 537, 645, *649*, *760*, 775, *782*, *796*.
Schmittmann, P. *171*.
Schmitz 329, 339, 585, 598, 604, 605, 606, 642, *751*, 775, *783*, *787*.
— H. 317, 328, *371*, *756*, *790*, *798*.
— -Bundy *179*, 240, *371*.
Schmorl 42, *799*.
Schneider 11, 51, *164*, 352, *367*, *371*, 775.
Schober 732.
Schoch 640, *756*, 775, *783*, *790*.
Schoeckaert *171*.
Schoemaker 499.
Schönberg *166*, *178*, 217, 219, 224, *756*.
Schönhof, Kl. 300, 348, *371*, *798*.
Schönholz, L. 286, *371*, 404, 691, 707, *756*, *794*.
Schöpp 123.
Schößler, M. *372*.
Schoinski 207, 208, *214*.
Scholten, G. C. J. 775, *783*.
— -Voltz 600, 775.
Schoog, H. *756*.
Schopp *179*.
Schottländer 40, 185, 196, 198, 212, *213*, 297, 303, 304, *372*, 503, 640, *756*, *761*, *790*.
Schottmüller *790*.
Schratz, E. *372*.
Schreck, A. v. *166*.
Schreiber 283, *372*.
Schreiner, A. *783*.
— B. *750*, *783*.
Schreus 220.
Schröder *171*, *179*, *798*.
— H. *166*.
— K. *756*.
— R. 2, 4, 11, 12, 31, 37, 84, 124, 131, 132, 133, 150, *166*, *171*, *179*, 209, 210, *214*, 224, 319, 321, *372*, *756*.
Schroeder, v. 229, *372*.
Schröder von der Kolk 715.
Schubert 70, 75, *179*, 241, 249, 297, *368*, *371*, *753*.
— v. 254, *371*.
Schuchardt 411, 414, 415, 416, 417, 418, 425, 426, 533, 535, *756*, *761*.
Schücking 775.
Schürch 775.
Schürmeyer 505, 506, 507.

Schugt, P. 254, 255, 336, 343, *372*, 503, 666, *790*, *796*.
Schuller, H. *771*.
Schulte 78, 248, 287, 291, 328, 596, *783*.
— W. 229, *372*.
Schultheiß 37, 153, *171*, *179*, 279, 285, 290, 304, 306, 311, *372*.
Schultze 43, 775.
Schumacher 7, 9, *166*, 775, *790*.
Schumann *796*.
Schwaab, A. 283, *372*.
Schwalbe, E. *166*, *750*.
Schwartz *756*, 775, *793*, *794*.
Schwarz 245, 274, 325, *356*, 503, 640, *790*.
— A. 589.
— E. *179*, *372*.
— G. *372*, 775, *790*.
Schwarzwäller *756*.
Schweitzer 470, 530, 533, 534, 535, 536, 596, 604, 605, 606, 645, 654, *656*, 671, *672*, 674, *756*, *761*, 775, *783*, *790*, *798*.
Schweppenburg, G. v. *372*.
Scipiades, E. *166*.
Scott, R. A. 274, *372*, 724.
Secher 694, *794*.
Second *782*.
Seed 46, *171*.
Seegert 732.
Seelig *756*, *790*.
Seeligmann *756*, *794*.
Segond 17, *179*.
Seidemann, H. *756*, *792*.
Seiler, S. *792*.
Seisser, F. 231, *372*, *402*, 600, 604, 605, 606, 621, 628, *650*, *682*, 686, 687, 775, *779*, *783*.
Seitz, A. 229, *372*.
— L. 11, 12, 76, 77, 78, 79, *166*, *171*, *172*, *179*, 200, 201, 202, *213*, 220, 222, 223, 225, 226, 229, 232, 236, 237, 238, 240, 241, 252, 257, 258, 259, 260, 261, 265, 266, 268, 269, 270, 277, 285, 287, 291, 293, 294, 295, 303, 305, 311, 322, 325, 331, 334, 336, 337, 339, *372*, *373*, 379, 380, 381, 382, 383, 387, 388, 389, 391, 392, 394, 396, 398, *401*, *402*, 528, 532, 534, 535, 536, 537, 539, 545, 547, 548, 549, 561, 596, 608, 624, *756*, *761*, *776*, *778*, *783*.
Seliga 303.

Seligmann *171*, 709.
Sellei 710.
Sellers 277, *372*.
Sellert *800*.
Sellheim 44, 55, 71, 73, 74, 113, 114, 136, 148, *179*, 222, 251, 286, 325, *372*, 624, 625, 654, *756*, *776*, *792*.
Semb, O. 240, *372*.
Semmelweis *374*, 598.
Sénèque 497, 498.
Sennewald *171*.
Sennwald 44.
Serafini 227, *372*.
Seuffert, v. 74, 77, 79, *179*, 225, 284, 285, 291, 293, 306, 329, 330, 346, *372*, 386, 394, 399, *402*, 596, *761*, *776*, *780*, *783*.
Seydel 208, *214*.
Seymour 51, *171*, *756*.
Seynsche 341, *372*, 661, 664, *796*.
Shaw *179*, 279, 280, *373*, 719, *776*, *794*.
Sherrik *776*.
Sichol-Bourde *171*.
Sieber *171*.
Siebold, A. E. v. *756*.
— G. v. *756*.
Siedamgrotzky *214*.
Siefart *213*, *402*.
Siegel 234, 240, 274, 277, 305, *373*, 530, 533, 535, 536, 537, 645, *756*, 769, *776*, *783*, *790*.
Siegrist, H. 236, *373*.
Siemens *166*.
Sigwart, W. *756*, *776*, *790*, *796*.
Silberstein *756*.
Simon, H. *757*, *776*.
Simons *776*.
Simpson 39, 303, *757*, *776*.
Sims 9, 91, 634, 635, *757*.
Simson 710.
Singer 42, *171*, *757*.
Sinibaldus, J. B. *757*.
Sippel 11, 69, 76, *166*, *173*, *179*, 279, 351, *373*, 384, 596, 621, *757*, *776*, *781*, *783*, *792*.
— A. 306, *402*.
Siredey, A. 230, 328, 331, *359*, 386, *402*, *658*, *662*, *757*, *798*, *800*.
Sitzenfrey 47, *171*, 208, *757*, *790*.
Skajaa *790*.
Skinner, C. E. *792*.
Skubirewski *794*.
Skubisrewsky 699.
Skutsch *166*.

Slosse 714, *794*.
Sluka 325, *356*.
Sluys *765, 770, 776*.
Slye, M. 697, 698, 699, 700, *794*.
Smith 505, 695, *794*.
Snegirew 25, *171*.
Snow, M. 332, *373*.
Sochoky 713, *794*.
Soiland, A. 285, *373, 776, 792*.
Soimarn *171*.
Sokoloff, B. *790*.
Solares, V. *757*.
Solms, E. *757*.
Solomon, L. 237, 240, 332, *373, 772*.
Solowy *179*.
Sommer, K. *757, 798*.
Sonts *171*.
Soranus *757*.
Sorge *790*.
Souperbi, C. *171*.
Spaeth 38, 224, *373*.
Spannacki 18.
Spannocki, T. *166*.
Specht 217, *373*.
Spencer, H. *757, 790*.
Spencer-Wells 124, *757*.
Spiegel 418.
Spiegelberg *757*.
Spieler, K. *798*.
Spiethoff, B. 351, *373*.
Spinelli 226, 228, 257, 274, 277, 285, 331, *373*, 587, *682*, 687, *757, 776*.
Spirito 16, *166*.
Spude 710, *790*.
Sserdjukoff 88.
Stacy, L. J. 274, *373, 757, 776*.
Stade 208, *214*.
Staffard, O. *373*.
Stalpart *757*.
Stammen, Th. 248, *373*.
Stammler *757*.
Stark, E. 338, *373*.
Starry 208, *214*.
Staude 418, 426, **444**, 494, 501, 533, 535, 536, 539, 540, 626, *757, 761*.
Steiger, M. 237, 240, 274, *373, 776, 792*.
Stein, A. 114, *179*, 236, *373, 783*.
— E. *790*.
— H. *171*.
Steinbüchel *757*.
Steinhardt 304, *750*.
— B. 41, 76, *179*, 183, 184, 185, 186, 187, 188, 189, 190, 193, 194, 196, 197, 198, 199, 204, 205, *213*, 383, 386, 391, 392, 395, 396, 397, *403*.
Steinsieck *166*.
Stephan, R. 350, *373, 776*.
Stephens, J. G. *776*.
Stern *171, 776, 783*.
Sternberg *790*.
Stettner 283, *373*.
Stevens 153, *179*, 240, 332, *373*, 623, *792*.
Steyskal *790*.
Sticher *750*.
Stickel 277, 284, 301, 313, *757*.
Sticker 709, *757*.
Stieve, H. 341, 345, *373*, 695, *790, 794, 796*.
Stoeckel, W. 32, 56, 67, 70, 71, 74, 87, 113, 114, 148, 153, *171, 173, 179*, 225, 284, *373*, 396, *403*, 427, 440, 441, *441*, 442, 443, 444, 445, 450, 452, 453, 494, 496, 497, 501, 511, 530, 533, 534, 535, 536, 537, 538, 542, 559, 602, 604, 605, 621, 624, 629, 645, 647, 648, 650, *680*, 684, 685, *757, 759, 761, 776, 786, 790*.
Stoeckel-Kawasoye 157.
Stoltz 631.
Stolz, M. *757*.
Stone *776*.
Stout *400*.
— A. P. *357*, 386.
Strachan *777*.
Straßburger 728, *794*.
Straßmann 9, 23, 24, 27, 71, 79, *166, 171, 179*, 240, 290, 292, 311, 318, 319, 332, *373*, 600, 604, 605, 606, *777*.
— E. 74, *179*, 255, *373*.
— P. *213*, 287, *373*.
Stratz *757, 790*.
Strauß *166*, 701, 710, *774, 776, 777, 793*.
— O. 349, 485, 486, *757, 783, 790, 794*.
Stricker, C. 642.
Stroback *800*.
Stroebe, H. *790*.
Stroné 719.
Strong, L. W. 378, *403*.
Stubbe, H. *777*.
Studdiford, W. *213*.
Stühlern *757*.
Stumme 349, *373*.
Stumpf 152.

Stunde, A. *800*.
Sturm, E. *788*.
Südekum 9, *166*.
Süßmann, F. *757*.
Suginsa 702.
Sunde 735, *800*.
Superbi 69, *179*.
Swanberg 80, *179*, 277, *373*.
Sweet 671, *794*.
Swiesitzky 34.
Szabò, E. 320, *373*.
Szamek, L. *179*.
Szász-Schwarz 230, *373, 790*.
Szathmáry, v. *800*.
Szendy *757*.
Szenes, A. 350, *374*.
Szilard 266, *374*.
Sztehlo, S. *757*.

Tait, L. *757*.
Takahasi *757*.
Tandler *166*, 419.
Tanigschi 702.
Taniguchi *794*.
Tannen *757*.
Taral, Cl. *757*.
Tata *777*.
Tateyama *790*.
Tauffer *179*, 221, *374, 777*.
Taussig *179*, 274, *374, 777, 783*.
Taylor 319, *374, 375, 783, 800*.
— -White *171*.
Téallier, P. J. S. *757*.
Teatcher *731*.
Tedenat *171*.
Teleky *719*.
Tempski *757*.
Tenckhoff *790*.
Terillon *757*.
Teschler 716, *794*.
Teutschländer 486, 694, 696, *783, 794*.
Thadewald *790*.
Thaler 90, 152, 153, *179*, 207, 208, *214, 761, 777, 800*.
Thalheim 26, *167*.
Theilhaber 15, 16, 31, *161, 166, 171*, 332, *374*, 672, *757, 761, 777, 790, 798*.
Thibaudeau, A. A. *790*.
Thies 724, 725, 726, *757, 777, 783, 790, 794*.
Thomas 33, *171*, 240, 332, *374, 757, 777*.
Thomsen *757*.
Thomson 34, *179*.

Thoraeus 569, *763*.
Thorn *179*, 414, 530, 533, 535, 536, 537, *680*, 684, 685, *758*, *790*.
Tichy 350, *374*.
Tiersch 710.
Tietze *791*.
Timm, H. A. 323, *369*.
Titus, E. W. 274, *374*, *783*.
Tixier 61, *171*, *172*.
Todd 713.
Töplitz *758*.
Tomanek, F. *777*.
Torggeler 637.
Torkel 303.
Tóth, v. 70, 71, 79, 121, 151, *179*, *374*, *384*, *396*, *650*, *651*.
Tourneux *172*.
Tracey 38.
Tracy *179*.
Trainer 69, *173*.
Traugott 74, 78, *172*, *179*, 322, *374*, *790*.
Trautmann, H. *166*.
Treatment *777*.
Treber *783*.
Trendelenburg 160, 510.
Trenholme 11, 147, 221, *374*.
Treub 9, 133, *166*, 636.
Tribondeau 217, 378, *400*.
Troell 6, 22, 37, *166*, *167*, *179*, 278, *374*.
Troisier 707, *794*.
Trotta *798*.
Trunececk *751*.
Tschudi *775*.
Tuffier 69, *179*, 231, *374*.
— -Maute *179*.
Turolt *800*.
Turpin 701, *794*.
Turunen, A. O. L. *374*.
Tururen 287.

Uddströmer, M. 304, *374*.
Uebel 270.
Uhle *777*.
Uhlenhuth 709.
Uhlig *777*.
Ujma 322, *374*.
Ulesko-Stroganowa *213*.
Ullmann, E. 17, *167*.
— H. J. *777*.
Unckell 535.
Unna, P. G. *791*.
Unterberger, E. 250, 324, 325, 328, 344, *374*.

Unterberger, F. *796*.
Uter *213*.

Valcke *777*.
Vanheuverswyn *758*.
Varley 339, *374*.
Vaßmer, W. *758*, *761*.
Veit, J. 9, 17, 18, 20, 31, 32, 83, 85, 111, 112, 134, *165*, *167*, *170*, *172*, *179*, 180, 188, 189, 191, 192, 196, 197, 201, 207, 208, *213*, *214*, *369*, *372*, *374*, 381, *403*, 502, 536, *755*, *758*, *761*, *791*, *800*.
— -Stoeckel *367*, *402*, *786*.
Velde, van de 225, 244, 256, 278, 327, *374*, *777*.
Verdalle *758*.
Verneuil *758*.
Versé 486.
Vertes, O. *213*.
Vespe 710.
Viallet 240, *374*.
Viana 83, *172*, *179*.
— O. 306, *374*.
Vieten 384, *403*.
Viethen, H. *213*.
Vigi, F. *374*, *386*, *403*.
Vignes *179*, 332, 339, *374*, 580, 581, 582, 689, *777*, *798*.
Villard *180*, 266, *374*.
Villeneuve *758*.
Vincent, R. *791*.
Vineberg 120, *180*, 380, 384, *403*.
Violet *180*, 274, *374*, *777*.
Viray *758*.
Virchow, R. 2, 19, 34, *167*, *374*, 377.
Virgillo 509.
Voelcker 47, *172*.
Vogt 38, 54, *172*, 247, 256, 300, 303, 305, 306, 310, 311, 351, *749*, *773*, *777*, *800*.
— E. *213*, *374*, *403*, *758*, *791*, *793*.
— M. 182, 183, 186, 188, 205, *213*, 384, 396, *403*.
Voigts *764*.
Vokamerus, J. G. *758*.
Volkmann *758*, *791*.
Voltz 220, 520, 525, 545, 548, 549, *551*, 571, 578, 579, 598, 600, 605, 606, 628, *682*, *684*, 686, 687, 715, 731, 748, *758*, *765*, *777*, *780*, *783*, *794*.
Voorhoeve *180*.

Vorländer 702, 719, 720, 721, *754*, *758*, *773*, *783*, *791*, *794*.

Wachenfeld v. *180*, 308, *374*.
Wachtel, H. *777*.
Wade 695, *793*.
Wätjen, J. 227, 230, *366*, 379, *401*, *770*, *777*, *788*.
Wagner 33, *167*, 285, *374*, 395.
— G. A. 71, 113, 308, *374*, *758*, *793*, *796*, *798*.
Wahn, O. *798*.
Walburn 710.
Walcher *180*.
— sen. 9, *167*.
Waldstein 58, 516, 517, *758*, *762*.
Walkhoff 208, *214*.
Wall, J. P. *777*.
Wallace *758*.
Wallart, G. 230.
— J. *363*, *374*, *791*.
Wallis 120, 122, 123.
Wallon 571, 583, *777*.
Walthard 73, 78, 79, 245, 247, 290, 292, 298, 303, 319, *374*, 379, *401*, *403*, 587, 623, *758*, *777*, *799*.
Walther, H. *213*.
Warburg, O. 705, 706, 707, 727, 728, *794*.
Ward, G. 598, 604, 605, 606, *777*, *778*, *783*.
Warden *765*.
Warker, van de *758*.
Warnekros 40, 153, *213*, 278, 363, *374*, 387, *403*, 503, 535, 596, 621, 628, 645, 732, *758*, *764*, *774*, *778*, *783*, *791*, *793*.
Warren *758*.
Wassermann 712, 714, 716.
Watermann 698, 700, 701, 704, 706, 707, 713, 714, 716, 718, 722, *793*, *794*.
Waters, Ch. A. *778*.
Watrefield *758*.
Weber *180*, 225, *374*, 383, 596, *798*.
— E. 45.
— H. *403*.
Webster *783*.
Wehefritz, E. 310, 357, *374*.
Wehmer 308, *403*.
Weibel 45, 58, 76, 110, 113, 149, 150, 153, 159, *172*, *180*, 256, 274, 278, 327, 332, 375, 519,

530, 540, 645, 647, *660*, 671, *672*, 674, 680, *758*, *762*, *778*, *784*, *791*, *793*, *796*, *798*.
Weidman, F. D. *791*.
Weigand 241, 248, 252, 332, 334, 338, *375*, *560*, *778*.
Weill, R. *778*.
Weinbrenner 596, 606, 624, *758*, *778*, *784*, *793*.
Weindler *762*.
Weinzierl *791*.
Weishaupt *791*.
Weiß 79, *180*, 240, 241, 277, 339, *375*.
Weißenberg *167*.
Weißhaupt *172*.
Weißwange *172*.
Weisz, A. *180*.
Welsch *778*.
Wenczel, T. *762*.
Wendel *758*.
— -Daybay 86.
Wenzel, C. *758*.
Wepfer, J. J. *758*.
Werboff *798*.
Werder *180*.
Wereschinsky 699, *794*.
Werner 46, 76, 153, *172*, *180*, *213*, 225, 229, 237, 238, 282, 283, 300, 303, 304, 311, 317, 322, 332, 348, 351, *375*, 388, *402*, 486, 723, *762*, *778*, *784*, *794*, *798*.
Werth 71, 83, *375*, *758*.
Wertheim 110, 147, *180*, 203, 454, *455*, 459, 460, 461, 463, 464, 467, 469, 472, 484, 485, 488, 490, 492, 497, 500, 501, 502, 503, 518, 528, 530, 531, 533, 534, 535, 536, 537, 538, 539, 540, 645, 648, 671, 684, 685, 724, 746, 747, *756*, *758*, *759*, *761*, *762*, *778*, *793*, *798*.
Wertheimer, S. *784*, *791*.
West *172*.
Westermaier, H. *778*.
Westmann, A. 250, *375*, *784*, *791*.
Westphal 533, *758*.
Westring 710.
Wetterer, J. 224, 274, *375*, 379, *403*, 622, *656*, *778*, *787*, *796*.
Weyl *798*.
Wheaton *172*.
White, C. 319, *374*, 701, *791*, *794*.
— W. C. *375*, *791*.
Whitehouse 55, *172*.

Whiting 344, *375*.
Wichmann 717.
Wickham 277, *375*, 386, *403*, 571, 582, 622, 714, *765*, *767*, *770*, *778*, *789*, *791*, *794*.
Widakowich 640, *789*.
Wichmann 585, *773*, *774*.
Widmer *795*.
Wiegels, W. 240, 249, 287, 290, *375*.
Wiel van der *757*.
Wieland 718.
Wielski, Z. 293, *375*.
Wiener *172*.
Wierus, J. *758*, *759*.
Wiesel, J. 319, *375*.
Wille 600, 604, 605, 606, 611, 623, 647, *648*, *759*, *762*, *778*, *784*, *793*.
Willeitner 39, *172*.
Willey *167*.
Williams 153, 183, *213*, *759*.
Williamson 715.
Willis, G. 240, *375*, *749*, *759*.
Wilson 24, *172*, 530, 533, 535, 536, 537, *680*, *686*, *759*.
Winckel v. 2, 6, 34, *167*, 528, 530, 532, 534, 535, 536, 537, 539, 680, 684, 685, 686, *798*.
Windaus 252.
Winkelman, E. 362.
Winkler *791*.
Winn *180*.
Winter 23, 24, 28, 29, 38, 39, 41, 46, 47, 71, 83, 87, 116, 122, 123, 148, 151, 153, 154, *167*, *172*, *180*, 184, 185, 186, 187, 189, 193, 194, 198, 204, 237, 241, 256, 288, 290, 297, 303, 304, 314, 319, 320, 332, *375*, 404, 405, 414, 418, 503, 515, 516, 517, 519, 541, 596, 621, 647, *758*, *778*, *784*, *773*.
— G. 120, *213*, *375*, *759*, *762*, *784*.
Wintz 76, 77, 78, 79, *179*, 200, 201, 202, *213*, 220, 225, 226, 229, 232, 236, 237, 238, 240, 241, 245, 252, 253, 254, 257, 258, 259, 260, 261, 265, 266, 268, 269, 270, 285, 287, 291, 293, 294, 295, 303, 305, 311, 321, 322, 325, 331, 334, 335, 336, 337, 338, 340, 341, 346, *372*, *373*, *375*, 379, 380, 381, 382, 383, 387, 388, 389, 390, 392, 394, 398, *401*, *402*, *403*,

543, 545, 546, 547, 548, 549, 561, 598, 602, 604, 605, 606, 607, 608, 609, 628, 643, 667, 668, 669, *682*, *684*, *685*, 686, 687, 714, 739, 742, 746, *756*, *759*, *776*, *777*, *778*, *784*, *791*, *793*, *796*, *798*, 800.
Wirz *788*, *791*.
Wisselinck *759*.
Wittigschlager *772*, *778*, *796*.
Wittmann *758*.
Witzleben v. 249, *375*.
Wlaeff 722.
Wölfler *759*.
Woenckhaus *180*.
Wolf 558, 707.
Wolff 23, *167*, *759*, *762*, *778*, *792*, *793*, *794*, *798*.
— A. *170*.
— J. 692, 699, 701, 724, 726, *754*, *759*, *762*.
— K. *747*.
Wolff v. *759*.
Wollner, W. 380, 388, *403*.
Wolmershauser *180*, 245, 322, 323, 351, *376*.
Wood, F. C. 304, *376*, *778*, *794*.
Wreschner, W. 553.
Wrisberg, H. A. *759*.
Wright 709.
Wyard, S. *791*.

Yabusoe 718.
Yamagiwa *794*.
Yamagura 694.
Yamasaki 69, *180*, 231, *376*.
Ycard, L. *167*.
Yokohata, T. *759*.

Zacher, P. 212, *213*.
Zacherl 72, *172*, *180*, 237, 240, 245, 251, 293, 332, *376*, 621, *753*, *759*, *784*, *791*, *793*.
Zadik 711, 712, 718, *794*.
Zang 408, *759*.
Zangemeister 32, 33, *759*.
Zappert 76, 283, *376*, *798*.
Zaretzky 228, *376*.
Zehnder *759*.
Ziegler 217, *365*.
Ziegner, E. v. *357*.
Zielaskowski *180*.
Zieler *167*.
— K. 3, *172*.

Zimmer 75, *180*, 225, *376*.
Zimmermann 51, 653, *656*, *658*, *796*, *798*.
Zimmern 714, *794*.
Zinsser *749*.
Zizine 701, *794*.
Zondek 26, *167*, *168*, 252, 319, *376*, 707, *794*.
Zuckerkandl, E. *759*.

Zumpe *791*.
Zurhelle 159, 410, 528, 532, 535, 536, *680*, *762*.
Zweifel 45, 124, 131, 132, 133, 150, 153, 159, *172*, 410, 416, 469, 472, 473, 489, 491, 492, 517, 520, 528, 530, 531, 532, 533, 534, 535, 536, 537, 538, 596, 600, 605, 606, 640, 645, 670, 678, 684, 685, *756*, *758*, *761*, *762*, *784*.
Zweifel, E. *180*, 237, 309, 311, 351, *376*, 626, 642, *779*, *784*, *785*, *791*.
— P. *213*, *680*, *759*, *762*, *779*, *784*, *798*, *799*.
— -Payr *213*, *468*, 528, *759*, *762*, *766*, *778*, *779*, *784*, *799*.

Sachverzeichnis.

Abbaufermente gegen Tumoren 722.
Abderhaldensche Seren 722.
Abdominelle Operationen 114.
— Totalexstirpation 134.
— — Methode nach Döderlein 143.
— — Methode nach Krönig 143.
— — Methode nach Doyen 143.
Ablösung der Blase von Cervix und Vagina 137.
Aborte, Häufigkeit nach Röntgen 666.
Abschneiden der Portio 110.
Absetzung von kurzen und gespannten Adnexen 110.
Absonderung von Sekreten 31.
Abtragung gestielter polypöser Myome 81.
— — subseröser Myome 114.
Abtreibungsversuche bei Schwangeren mit Collumcarcinom 654.
Abwehrreaktion des Körpers 703.
Aceton 636.
Acetylengas für Palliativbehandlung 637.
Achsendrehung 43, 44.
Acidum arsenicosum 709.
Adeno-Alveolärcarcinome des Corpus 688.
Adenoepitheliome und Radiosensibilität 643.
Adenocarcinome des Collums 582.
Adenocarcinom des Collum uteri, Therapie 690.
— — — Radiosensibilität des 642.
— — — operative Dauerheilung 642.
Adnexerkrankungen, septische 619.
Afternarkose 506.
Ätiologie der Myome 1f.
— Theorie Virchows 2.
— Mangelhaftigkeit der Uteruswand 2.
— Chlorose vor der Pubertät.
— Abortus 2.

Ätiologie der Myome, das Wochenbett 2.
— krankhafte Regeln 2.
— Veränderungen an den Nachbarorganen 2.
— Geschwülste der Eierstöcke 2.
— Theorie Cohnheims 2.
— — Ribberts 3.
— — Picks 3.
— — v. Recklinghausens 3.
— — v. Otts 19.
— — Opitzs 3.
— Bedeutung der Entzündung 13.
— — der Lues 19.
— — der Schilddrüse 16.
— mangelhafte Gebärmutteranlage 18.
— Uterusmißbildung 18.
— Parasiten (Amöben, Kokken) 120.
Ätzmittel bei Blutungen 634.
Ätzwirkung bei intrauteriner Radiumbehandlung 277.
Akridine 718.
Allgemeinerscheinungen bei Uterussarkomen 190f.
— — — Abmagerung 190.
— — — Anämie 190.
— — — Oligocystämie 190.
— — — Oligochromämie 190.
— — — Poikilocytose 190.
— — — Polychromasie 190.
— — — Anisocytose 190.
— — — Kachexie 190.
— — — Ödeme 190.
— — — Erbrechen 191.
— — — Diarrhoen 191.
— — — subfebrile Temperatur 191.
— des Uterussarkoms 194.
Alter der Myompatientin und Behandlungsmethode 313.
Altersdisposition und Carcinom 700.
„Altersfaktor" bei der Strahlenbehandlung 243.
Altersgrenze für die Bestrahlung des Myoms 316.

Altersstufen der Myomträgerinnen 5.
Amenorrhoeerzielung bei großen Myomen 291.
Amyloide Degeneration 23.
Anabole 720.
Anabolinjektion 721.
Anämie- bzw. Geschwulstkonsumptionsherz 26.
Anämie 21, 22.
Anämisierungsnaht 109, 128, 131.
Anästhesierungsverfahren 502.
Anästhesieverfahren bei vaginaler Operation 90.
Anatomischer Tubus nach L. Seitz 258.
Aneurysma:
— der Arteria uterina 48.
— — — iliaca communis 48.
Angioblastisches Sarkom des Uterus 209.
Angiomdosis 558.
Angiome 5, 61, 209.
Angiomyom 5, 61, 209.
Angioplastisches Sarkom 307.
Angiosarkom 5, 41, 61, 209, 378, 380.
Angriff, konzentrischer auf das Carcinom 559.
Angiomeinheit 266.
Anticarcinomzellen 640.
Antimeristein von Schmidt 722.
Antipyrin 638.
Antistreptokokkenserum 722.
Anwendung der Sonde 50.
Anzeigen zur Myomoperation 66.
— Metaplasie in Sarkom 66.
— rasches Wachstum 66.
— cystische Veränderung der Myome 66.
— Rückbildungsvorgänge im Myom (Nekrose, Jauchung) 66, 79.
— Stieldrehung (Gefäßthrombose, Sepsis) 66, 79.
— zur Myomoperation, Entzündungen des Peritoneums 66.

Anzeigen, entzündliche Prozesse in den Adnexen 66, 79.
— Ascites 67.
— Netzadhäsionen 67.
— Einklemmungserscheinungen 67.
— Blutungen 67, 68.
— Schmerzen 67, 78.
— Nervosität der Frauen 68.
— Reflexsymptome 68.
— Verdrängungserscheinungen 78.
— Neoplasmen der Ovarien in Verbindung mit Myomen 80.
— Myom in Verbindung mit Prolaps 80.
— — — mit Hernie 80.
— — — mit chronischer Appendicitis 80.
— wachsendes Myom jenseits der Menopause 80.
Apostolische Methode 217.
Appendicitis und Myom 48.
Applikation für Radium 550.
Applikationsödem des Radiums bei gutartigen Gebärmutterblutungen 274.
Applikator für uterine Einlagen 574.
Applikator für vaginale Einlagen 575.
Arpholin 709.
Arsen, als krebserzeugendes Mittel 694.
— als Krebsmittel 709.
Arsentrichlorid als Krebstherapeuticum 709.
Arteria hypogastrica, Unterbindung der 483.
— und Vena hypogastrica, präventive Unterbindung bei Chorionepitheliom 735.
— iliaca externa, Verletzung der 483.
— vesicalis superior 445, 447.
Arthropathia ovaripriva 254.
Ascites 48.
— bei gestieltem Myomknoten 289.
— bei Sarkom 194.
Aspirin 638.
Atembeschwerden 23.
Atemübungen 159.
— vor der Operation 504.
Atemvolumen, Zunahme durch CO_2 511.

Atemzentrum, herabgesetzte Erregbarkeit 511.
Atherosklerose und Myom 16.
Atmungskatalysatoren 728.
Atoxyl 709.
Atypische Blutungen 21.
Aufklärungsvorträge 652.
Augenveränderungen als Strahlenschädigung der Frucht 282.
Ausbleiben der Periode nach Myombestrahlung 239.
Aurumoxydomuriaticum 710.
Ausbreitung des Sarkoms durch kontinuierliches Wachstum 197.
Ausbrennen des Cervicalkanals 131.
Ausfallserscheinungen, Abhängigkeit von der Strahlendosis 255.
— im natürlichen Klimakterium, Vergleich mit denen nach Ovarialbestrahlung 245, 247.
— im Röntgenklimakterium 248.
— und Ovarialbestrahlung 245.
— nach Hysterektomie 249.
— nach Ovariektomie 251.
— nach Röntgenkastration 72.
— nach Entfernung beider Eierstöcke 72.
— nach Röntgen- und Radiumbehandlung der Ovarien, Vergleich beider 256.
Ausfluß bei Uterussarkom 194.
— nach Anämisierungsnähten 131.
Auslöffelung der Cervix 502, 630.
Ausschaltung der Eierstocksfunktion mit Radium 277.
— der Follikelreifung durch Röntgenstrahlen 226.
— der Ovulation auf Zeit bei rekurrierenden Endocarditiden 335.
— bei Pyelitiden 335.
— bei Entzündungen der Anhänge der Gebärmutter 335.
— bei Entzündung des parametranen Gewebes 335.
— bei Genitaltuberkulose 335.
— bei schwerer Dysmenorrhöe 335.
— bei menstruellen Psychosen 335.
— bei ovarieller Hypermenorrhöe 335.
— bei Osteomalacie 335.

Ausschließungsgrund für Kastrationsbestrahlung (jugendliches Alter) 71.
Ausstoßung von Myomteilen durch den Darm 34.
— von submukösem Myom 36.
Auswertung der Behandlungsresultate beim Collumcarcinom 522.
Autovaccination 724.
Avertinnarkose 506.
Azidolpepsin 729.
Azofarbstoffe 718.

Bacillus phlegmonis emphysematosae 573.
— prodigiosus 723.
— tumefaciens 695.
Bakterien, säurefeste und Carcinomentwicklung 695.
Bacterium perfrigens 573.
Basedow nach Röntgen- und Radiumbestrahlungen der Ovarien 322.
— und Myom 24.
Basedowkopfbestrahlung 322.
Bauchdeckenanästhesie 509.
Bauchdecken, Anästhesie der 510.
Bauchdeckeneiterung 158.
Bauchdecken, Entspannung der 509.
Bauchfellcarcinose 194.
Bauchhöhle, Abdeckung der freien, nach Mackenrodt, Krönig und Amann 466.
— Schluß der 424.
Beckenhochlagerung bei Bestrahlung 609.
Beckenvenen, Verletzung der 499.
Befruchtung beim Myom 7.
Behandlung der Mischgeschwülste 211.
— der Myome mit radioaktiven Substanzen, Technik und Dosierung 273.
— des Uteruscarcinoms, Entwicklung 406.
Behandlungsresultate bei ausschließlich mit Strahlen behandelten Carcinomen 521.
— bei Rezidiven nach Totalexstirpationen 522.
— bei prophylaktisch nach Totalexstirpation bestrahlten Fällen 522.
Behandlungswahl des Myoms und Ausfallserscheinungen 315.

Behandlungszeit mit Radium 565.
Beinhalter nach Robert Bauer 89.
Belladonna-Dispert-Zäpfchen 638.
Belladonnazäpfchen 638.
Benzaldehyd 719.
Bernsteinsäure 703.
Berufskrebse 694.
Bestrahlung 69.
— der Schilddrüse, Technik 351.
Bestrahlungsdauer, Optimum der 554.
Bestrahlungserfolge beim Collumcarcinom, absolute Heilung über 5 Jahre (Weltliteratur) 606.
Bestrahlungskater 330.
Bestrahlungsmethode der Myome 327.
Bestrahlungsmißerfolge beim submukösen Myom 287.
Bestrahlungstechnik 219, 543.
— Prinzip der 543.
— von Roussy 582.
— mit Röntgenstrahlen 257.
— — — Wahl der Feldgröße 257.
— Fokushautabstand 257.
— Strahlenhärte 257.
— Strahlenintensität 257.
— Bestrahlungspause 257.
— Strahlenmessung 257.
— Schutzmaßnahmen 257.
Bestrahlungstherapie 543.
Bestrahlungswirkung und Bestrahlungstermin, Zusammenhang zwischen beiden 241.
Bewegungen der Extremitäten (aktive und passive) 159.
Beziehungen des Sarkoms zum Myom 183.
Bi-Diasporal 360.
— radioaktives (Dr. Klopfer) 561.
Bikamethylendicarbonsäure 703.
Bindegewebseiterung nach Carcinomoperation 501.
Biologisches Meßsystem nach Seitz und Wintz 266.
Blase, Ablösung der 415.
— Abpräparieren von Scheide und Cervix 444.
— bei Myom 32.
Blasenbefund beim Collumcarcinom 490.

Blasenbeschwerden bei Myom 292.
Blasenentzündungen, Verhütung der 469.
Blasenerkrankungen, Häufigkeit der postoperativen 493.
Blasenerkrankung nach der Mackenrodtschen Operation 467.
Blasenmole u. Chorionepitheliom 734.
Blasenraffung 473.
— nach Krönig 460.
Blasenfistel, Spontanheilung der 494.
Blasenfunktion, postoperative Störung 515.
Blasenkrebs der Anilinarbeiter 694.
Blasennaht 493.
Blasenschädigungen nach Bestrahlung 616.
Blasenscheidenfistel 197, 610, 626.
Blasenschmerzen bei Uterussarkom 193.
Blasenspülungen 617.
Blasenstörungen, schwere nach Bestrahlung 616.
Blasenuntersuchung, Wichtigkeit der cystoskopischen 490.
Blasenverletzungen 157.
— Therapie 157, 493.
Blasenwand, Parese der 467.
Blasenzipfel 417, 449.
— Ablösen der seitlichen 448, 493, 494.
— Hochschieben der abgelösten 446.
— Mobilisierung der 445.
Blase, postoperative Behandlung 515.
— seitliche Abpräparierung vom Uterus 472.
— Spätschädigungen nach Bestrahlung 616.
Blastomyceten 722.
Blei, Wirkungsweise 713.
Blei als Abortivmittel 712.
— als Krebstherapeuticum 712.
— und Selenkombination 713.
— und Tumoraffinität 708.
Bleiglasfenster 262.
Bleiglaszylinder 264.
Bleigummiplatte 262, 263.
Bleigummiwinkelstücke 262.
Bleiinjektion, intravenöse 713.
Bleikammer 577.

Bleisalze, Einfluß auf maligne Geschwülste 712.
Blumenkohlcarcinom, Apparat zur Bestrahlung des 568.
Blutbild nach Bestrahlung 325.
— und Radiumdosis 566.
Blutdruck nach Avertinnarkose 506.
— bei Myom 25, 27.
— nach Lumbalanästhesie 507.
— nach Narcylennarkose 506.
Blutdruckschwankungen im Klimakterium 319.
Blutgerinnung bei Krebskranken 708.
Blutkontrolle, fortlaufende 566.
Blutkörperchensenkungsgeschwindigkeit 47.
— nach Röntgenbestrahlung 325.
Blutmenge nach Avertinnarkose 506.
— nach Narcylennarkose 506.
— zirkulierende 505.
— — und Dämmerschlaf 508.
— — in Lumbalanästhesie 508.
Blutmengen, stagnierende beim Kollaps 507.
Blutschädigung durch Strahlen 608.
Blutstillung des Operationsfeldes 423.
Blutungen 21.
— lebensbedrohliche 631.
— schwere bei ausgedehnten Carcinomoperationen 498.
— bei Uterussarkom.
Blutungsmechanismus bei submukösem Myom 30.
Blutverlust 155.
Blutverteilung im Körper und Narkose- und Anästhesierungsverfahren 505.
Blutzuckergehalt der Tumorgefäße 706.
Bolus alba 634.
Borglycerinlösung 515.
Bortannin 634.
Braune Atrophie des Herzens bei Myom 23, 28.
— — des Herzmuskels bei Myomkranken 320.
Brenzcatechine 719.
Bromarsen 709.
Brom-Kieselgurstäbchen als Desodorans 637.
Bronchitis 160.

Calcium und Tumorwachstum 707.
Calciumjodat 715.
Calciumspeicherung und Carcinomzelle 707.
Cancerogenes Virus 696.
Canguoinsche Paste 710.
Carcinolytische Substanzen 703.
Carcinom, Ablauf und Wochenbett 655.
— Ausbreitung des 484.
— bakteriologische Untersuchung 503.
— im bestrahlten Uterus 299, 300.
— des Collums, adenomatöses 572.
— Entstehung (Warburg) 705.
— und Geburtsvorgang 655.
— und Schwangerschaft, Erfolge der operativen Behandlung 673.
— im Uterus myomatosus 297.
— in graviditate, Strahlentherapie 674.
— Reifegrade des 640.
— Spontanheilung des 484, 485.
— Übergreifen auf die Blasenwand 490.
— Vorbehandlung des 490.
Carcinombereitschaft der Myompatienten 298.
Carcinomdarminhalt 704.
Carcinomdiät 721.
Carcinomdisposition 699.
Carcinomdosis, Begriff der 544.
Carcinomdurchbruch in die Blase 490.
Carcinomgefahr bei Myom 296.
„Carcinominjektion" 724.
Carcinommaterial, statistische Erfassung des 517.
Carcinommetastasen in der Wirbelsäule, Diagnose 638.
Carcinomoperation, erweiterte abdominelle nach Letzko 464.
— extraperitoneale nach Zweifel 501.
— primäre Mortalität 501.
Carcinomplantationen nach Thies 725.
Carcinomrezidive, Therapie der 625.
Carcinomsäure 703.
Carcinomtherapie, Resultate 515.
— nach Opitz, Vorländer und Jung 719.

Carcinom-Trockenpräparate 725.
Carvacrol 719.
Caseosan, Immunisierungsversuche mit 702.
Carbolsäure, konzentrierte, zu Ätzungen 636.
Cavum Retzii, Eröffnung des 462.
Celluloidschlitten zur Distanzierung der vaginalen Radiumeinlagen 567.
Centrum tumefaciens 701.
Cervicalkanal, Dilatation des 573.
Cervix, Zerreißung bei Collumcarcinom 654.
Cervixlipome 207.
Cervixmyome 34, 54.
Chemismus der Krebszelle 708.
Chemotherapie des Carcinoms 404, 691.
Chenoline 718.
Chinin, Beeinflussung des Carcinomwachstums durch 719.
Chirurgisches Sarkom 380, 381.
Chloroformnarkose 509.
Chlorzinkätzung 635.
Chlorzinkpaste (Fehlingsches Rezept) 635.
Chlorzinkstärkepaste 710.
Chondrosarkom 5, 41, 209, 378, 379.
Chondrom 208.
Chorionepithelioma malignum, Metastasen in der Scheide und Lunge 734, 738.
— — — im Gehirn 737.
— — Zeit für Dauerheilung 737.
— — Nachbestrahlung bei Rezidiven 736.
— — Nachbestrahlung des 735.
— — Ausbreitung des 735.
— — und Blasenmole 734.
— — spontane Rückbildung des 734.
— — Operation des 734.
— — Heilungsaussichten des 731.
— — operative Behandlung 735.
— — prophylaktische Röntgenbestrahlung der Lungen 737.
— — — Strahlenbehandlung des (Erfolge) 734, 739, 746.
— — — Therapie 731.
Chrobaks Tabaksbeutelnaht 130.
Chromosomen, Schädigung der weiblichen 665.

Chromosomenveränderungen nach Röntgenbestrahlung 344.
CO_2-Atmung, Einwirkung auf den Kreislauf 512.
— -Verabfolgung während der Narkose 512.
Cohnheimsche Hypothese 698.
Collargol 710.
Collinsche Zange 473.
„Collosol-Lead" 713.
Collumadenocarcinom 582.
Columbiapaste 577.
Collum- und Korpuscarcinom, Leitsätze für die Behandlung des 690.
Collumcarcinom, Operabilität 671.
— operative Behandlung in der Schwangerschaft 652, 670, 691.
— Statistik über die absolute Heilung des 536.
— statistische Erfassung der operativen Behandlung des (Weltliteratur) 529.
— Strahlenbehandlung der 691.
— Therapie 404 f.
— Vorbehandlung vor der Operation 502.
— Sammelstatistik der bestrahlten (Weltliteratur) 596.
— Prozentsatz der Heilungen bei transabdominaler Technik 594.
Collumsarkome 191.
Comptoneffekt 269.
Coolidgeröhre 264, 546.
„Coronal section" nach Howard Velly 146.
Corpus luteum bei Myomkranken 12.
Cuprum colloidale 710.
Curettage 148.
Curietiefentherapie nach Mallet und Colicz 584.
Curietherapie 523.
— Technik der internen 573.
— — der percutanen 577.
Cyanose 511.
Cystitis 33.
— akute hämorrhagische 616.
— colli 616.
— postoperative 467.
— — Behandlung der 440, 494.
Cystisches Myom 48, 58.
Cystoskopische Untersuchung 616.
Cytokaustische Strahlenwirkung 234.

Dämmerschlaf 507.
— mit Narkophin und Scopolamin 510.
Darmentleerung vor der Operation 504.
Darmerscheinungen nach Myombestrahlung 331.
Darmfrühschädigungen durch Bestrahlung 614.
Darminhalt der Carcinomatösen 704.
Darmschädigungen nach Radium-Mesothorium-Therapie 610.
— durch Strahlen verschiedener Grade 608.
— tödliche 608.
Darmtenesmen nach Bestrahlung 612.
Darmverschluß durch Myom 34.
Daueramenorrhoe bei der einzeitigen und bei der Serienbestrahlung 239.
— nach Myombestrahlung 353.
Dauerheilung, Begriff der relativen und absoluten 516.
— Berechnung der absoluten nach Waldstein 516.
— der Nachbestrahlten 621.
— nach Operation des Collumcarcinoms in graviditate 674.
— operative bei Chorionepithelioma malignum 731.
— relative 535.
Dauerkatheter 493, 496, 515.
Desinfektion der Scheide 568.
Dextrozidbehandlung des Carcinoms 548, 731.
Diagnose des Myoms 48 f.
— des Uterussarkoms 198.
Diagnostik der Mischgeschwülste 211.
Diaphragma pelvis 462.
Diarrhöen nach Bestrahlung 612.
Diathermieschlinge 573.
Diät der krebskranken Frau 629.
Dickdarmkatarrh, chronischer 34.
Differentialdiagnose des Myoms 59 f.
— Tumoren des Ovariums 60.
— — der Adnexe 60.
— Hämatosalpinx 60.
— Hydrosalpinx 60.
— Fibrome des Ovars 61.
— abgekapselte Askaristreste 61.
— Tumoren der Leber 61.
— — des Magens 61.

Differentialdiagnose, Tumoren der Därme 61.
— — des Netzes 61.
— Echinokokkus des Beckenbindegewebes 62.
— entzündliche Veränderungen des Darmes (Peritonitis vom Wurmfortsatze ausgehend) 62.
— Entzündung des Beckenzellgewebes 62.
— Haematocele retrouterina 63.
— intraligamentäre Hämatome 63.
— Tubargravidität 63.
— Corpus uteri 63.
— Horn des bikornen Uterus 63.
— chronische Metropathie 63.
— Adenomyosis 63.
— Inversion des Uterus 63.
— Korpuscarcinom 63.
— Schwangerschaft 64.
— Abortus 64.
— Placentarpolyp 64.
— Lithopädion 64.
— Uterussarkom 198.
Differentialdiagnostik der Mischgeschwülste 211.
Digitale Austastung zur Sicherstellung eines Myoms 53.
Digitalisgaben 159.
Digitalisvorbereitung 504.
Dilatationen der Herzhöhlen bei Myomkranken 320.
— der Ureteren 34.
Direkter Einfluß der Strahlen auf Myomknoten 228.
Direkte Radiumwirkung auf die Myome 234.
— Strahlenwirkung auf die Myome 225.
Döderleins Methode der vaginalen Uterusexstirpation 111.
Dominiciröhren 550, 551, 574.
„dose epidermicide" 580.
Dosimetrie 269.
Dosisangabe bei Behandlung mit radioaktiven Substanzen 545.
Dosis, Fraktionierung der 571.
— Optimum der 554.
Dosistafel für die temporäre Ausschaltung der Ovarien nach Kupferberg 339.
— nach X berechnet 546.
Douglas, Eröffnung des 421.
Douglassche Tasche 462.
Dreiphasenbehandlung der Krebskrankheit 558.

Drosophila 666, 669.
Druckentlastende Wirkung der Röntgenstrahlen bei Myom 293.
Druckerscheinungen des Uterussarkom
— — — auf die Blase 193.
— — — auf den Mastdarm 193.
Druckerscheinungen bei Myom 292.
Drüsenausräumung 473, 540, 588.
Drüsen, Exstirpation der 459.
— des Iliacaldreieckes, Entfernung der 499.
— mit innerer Sekretion, Einfluß auf das Krebswachstum 701.
— carcinomatöse, Röntgennachbestrahlung 499.
Drüsenmetastasen, lokale Radiumbehandlung 569.
— Mitentfernung der iliacalen 454.
— Zurücklassen carcinomatös erkrankter (Schauta) 541.
Drüsenrezidive 625, 647.
Dührssensche Scheidendammincision 416.
Dumontpalliersche Stäbchen 635.
Dünndarmileus 34.
Durchatmung, postoperative 504.
Durchdringungsvermögen der Strahlung 571.
Durchtrennung des Parametriums 98.
Durchtrennungslinie des hinteren Peritoneums 138.
— des vorderen Peritoneums 136.
Dysfunktion des Ovariums bei Myom 11.
Dyshormonale Entstehung der Myome 223.
Dysmenorrhöe 36.
Dyspareunie und Myom 10.

Einfache und heterologe Tumoren des Uterus 207.
Einfallsdosis 268, 272.
— bei der Ovarialbestrahlung 270.
Einführung der Filterung durch Perthes 219.
Einheit „D" 584.
Einklemmungserscheinungen 293, 294.

Einwanderung von Seidenfäden in die Harnblase 131.
Einwirkungsmechanismus der Röntgen- bzw. Radiumstrahlen auf die Uterusmyome 224.
Einzeitige Ovarialbestrahlung 334.
— oder Serienbestrahlung der Myome 331.
Eisen, als Atmungskatalysator 728.
— als Krebsmittel 710.
Eiweißstoffwechsel und Carcinom 706.
Elarson 709.
Elastische Dauerligatur nach Treub 133.
— Behandlung der Uterusmyome 216.
Elektrokauter 573.
Elektrokardiogramm 25.
Elektrokoagulation als Palliativoperation 632.
— Technik und Methode der 632.
Elektroselen 715.
Elektrostatische Einheit 547.
Elementstundenzentimeter 555.
Embolien 158.
Emboliegefahr bei Myotomie 160.
Embryonalgewebe, überimpftes 699.
Empfindlichkeitsbreite der Carcinome 642.
Endarteriitis obliterans nach Röntgenbestrahlung 230.
Endokarditische Herzklappenfehler bei Myomkranken 320.
Entfernung subseröser Myome auf vaginalem Wege 86.
— des Uterus von den Parametrien her 60, 96.
Entstehung der Myome 221.
Entstehungsmöglichkeiten des Sarkoms 186.
Entwicklung der Myombestrahlung 216.
Entwicklungsstörungen bei Kindern von röntgenbestrahlten Eltern
Entzündung, Bedeutung für die Myomätiologie 13.
Enucleation intramuraler Myome 116.
— nichtgestielter Myome 81, 83f.
Enucleationsresektion 81, 119.

Eosinophilie, lokale bei Portiocarcinom und Prognose 640.
Eosin-Selenverbindung 716.
Ephedrin 510.
Ephetomin 510.
Epiphyse und Myom 17.
Erhaltung der Menstruation 72.
— der Ovarien 72.
Erholungsfähigkeit der bestrahlten bzw. operierten Myomknoten 324.
Erkenntnismöglichkeit des Carcinoms 404.
Ernährung, Einfluß auf Tumorwachstum 701.
Ernährung und Myom 14, 15, 16.
— vor der Operation 504.
— von Tumorkranken 727.
Eröffnung des Bauchfells 136.
— der vorderen Scheidenwand 141.
Erweichung der Myome 294.
Erweiterung, diagnostische des Halskanals 53.
Erweiterungserscheinungen am Uterushalse 53.
Erysipelbehandlung des Carcinoms nach Coley 723.
Euglobulinfraktion 704.
Eumenorrhöe, Herbeiführung durch Bestrahlung 332.
Excision des Myoms 119.
Excochleation 427, 569.
Exovulierung 232.
Exstirpation des Uterus vom Fundus her 111.
— — erweiterte vaginale Technik nach Schauta 414.
Exstirpatio uteri carcinomatosi, abdominale mit subperitonealer Versenkung des Ulcus (Extraperitonisierung) 468.

Facies bei Myomträgerinnen 22.
Farbstoffe als Krebstherapeuticum 715.
Fascienquerschnitt 472.
Ferment, argiminspaltendes im Tumor 707.
Fermentation des Tumorgewebes 707.
Fermente und Carcinogenese 706.
Fern-Curie-Therapie 584.
Ferngroßfelderbestrahlung bei Myom 305.
Ferrum candens 427.

Fertilität nach der Myomenucleation 121.
Fettansatz nach Ausschaltung der Eierstocksfunktion 253.
— im natürlichen Klimakterium 253.
— nach Röntgenbestrahlung der Ovarien 253.
— nach operativer Kastration 253.
Fettgewebe, Ausräumung des 454.
Fettige Degeneration des Herzens bei Myom 23, 320.
— Metamorphose der Myome 295.
Fettsäure, Carcinomzellen zerstörende 705.
Fettsäureverbindungen, Einfluß auf Tumorwachstum 702.
Fettstoffwechsel und Carcinom 706.
Fibrosarkome 379.
Filter 547.
Filtermaterialien 275.
Filterstärke 564.
Fistelbildungen des Darmes nach Radiummesothoriumtherapie 610.
Fistelbildung, Gefahr der 630.
— Häufigkeit der 611.
Fisteln, Operation der 494.
Fluktuation 49.
Fluorbeschwerden nach intrauteriner Radiumbehandlung 244.
Fokushautabstand 547.
— für hämorrhagische Uteropathien und kleinere Myome 262.
Fondation Curie 580.
Formalin für Palliativbehandlung 637.
Formblatt, internationales 525.
Formulare, statistische, für Curietherapie und Röntgenstrahlenbehandlung des Carcinoms 523.
„Fortgesetzte Kleindosis" nach G. Peter 389.
Fraktionierung der Dosis 549.
Franzsche Implantation des Ureters 157.
„Freiburger" einzeitige Bestrahlungsmethode 261.
Fruchtbarkeit der Sarkomträgerinnen 189.
Fruchtschädigung, intrauterine durch Röntgenstrahlen 282, 340.

Frühaufstehen 159.
Frühbefruchtung 340, 667.
Frührezidive bei den primären Sarkomen 204.
— bei den sekundären Sarkomen 204.
Frühschädigungen des Darmes nach Bestrahlung 616.
Fuchsin S. 716.
Fulmargin 710.
Fundusexcision nach Beuttner 119.
Funktionelle Herzstörungen bei Myomträgerinnen 29, 30, 320.
— Veränderungen des Herzens und Gefäßsystems bei Myomkranken 317.

Gallensteine und Myom 16.
Gametsches Geheimmittel 710.
Gangrän 38.
Ganztumorbestrahlung in Serien (Béclère) 291.
Gärungsstoffwechsel des embryonalen Gewebes 705.
Gasbehandlung bösartiger menschlicher Geschwülste 728.
Gasgemischbehandlung im Tierversuch 728.
Gasstoffwechsel der Carcinomzelle 705.
Geborene Myom, in die Scheide 53.
Geburt bei bestrahltem Collumcarcinom 654.
Geburtenzahl und Myom 6.
Geburt und Myomentwicklung 6.
Geburten nach Portiocarcinombestrahlungen 655.
Geburtsverlauf nach konservativer Myomoperation 121.
Gefahr der Stumpfnekrose 128.
Gefäße, Unterbindung der zuführenden 630.
Gefäßwirkung bei der Bestrahlung des Uterus 230.
Gegenindikation gegen die Bestrahlung des Myoms 308.
— gegen die Operation der Myome 324.
Gelonida antineuralgica 638.
Genitalcarcinom und Wismut 712.
Genotypische Keimschädigungen 341, 665.

Geruchsentfernung aus Krebskrankenzimmern 637.
Gesamtdosis, intrauterine 565.
— vaginale 564.
Geschlechtsdrüsentransplantation und Krebswachstum 701.
Geschwulstforschung, experimentelle 693.
Geschwulstimmunität beim Menschen 703.
Geschwulstträger 693.
Geschwulstzelle 693.
Gestieltes subseröses Myom 289.
Gleitschiene, chemische (Wassermann) 714.
Glüheisen 630.
— als Palliativoperation 632.
Glykolyse anaerobe 705.
— der Tumorzellen 727.
Gold als Krebsmittel 710.
Goldoxyd 710.
Gonglyonema neoplasticum und Krebsursache 698.
Goutardsche Behandlungsmethode 561.
Gravidität und Collumcarcinom, Therapie 652.
— Einfluß auf die Ureterstasenbildung beim Uterussarkom 197.
Größenzunahme des Uterussarkoms 193.
Großfelderbestrahlung 261, 544, 549.
Grundumsatzbestimmungen im natürlichen Klimakterium 253.
— nach der Röntgenbestrahlung der Ovarien 253.
— nach der operativen Kastration 253.
Grundumsatz bei Krebskranken 708.
— Herabsetzung nach operativer Entfernung der Eierstöcke 254.
— bei Myomkranken 25.
Gruppeneinteilung des Carcinommaterials 602.
Gynäkologisches Sarkom 380.

Hafer- und Fleischkost, Einfluß auf Tumorwachstum 702.
Haferfütterung an Ratten und Krebsbildung 694.
Halbseitige Ovarialbestrahlung 333.

Halbseitige Röntgenkastration 333.
Hämangiome des Uterus 209.
Hämangioendotheliom 307.
Hämatometra 193, 275.
Hämaturie 616.
Hämoglobin nach Narcylennarkose 506.
Hämoglobingehalt 22.
Harnblase, Verhalten bei Myom 32.
Harndrang 32, 33, 616.
— bei Ulcussarkom 193.
Harnleiter, Funktion des 490.
Harnretention 33.
Harnröhre bei Myom 32.
Harnsäureausscheidung nach Milzbestrahlung 350.
Häufigkeit der Myome 3f.
— in der Großstadt 4.
— auf dem Lande 4.
— des Myosarkoms 186.
— des Uterussarkoms zu der Krankheit der Uterustumoren 183.
Häufigkeitsverhältnis des Korpussarkoms zu dem Cervixsarkom 189.
— von Korpuscarcinom zum Collumcarcinom bei Myomträgerinnen und bei Nichtmyomträgerinnen 297.
Häufigkeitsverhältnis des Uterussarkoms zu dem Uteruscarcinom 181.
Hauteinheitsdosis 267.
Hauterythemdosis 233, 267.
Hauttoleranzdosis 267.
— und Ovarialdosis, Beziehungen zueinander 267.
Hautverbrennung 608.
Hautverträglichkeitsdosis (HED) 545.
HED-Hauteinheitsdosis 266.
— nach Seitz und Wintz 268.
Hefesuspension 722.
Heidelberger Radiumapplikation für die Behandlung des Korpuscarcinoms, Technik 676.
Heilerfolge der operativen Behandlung des Uterussarkoms 202, 203.
Heilmaßnahmen allgemeiner Art bei Carcinom 722.
Heilung, absolute beim Collumcarcinom, das Endresultat 537, 538.

Heilung des Collumcarcinoms, operative, relative und absolute 645.
— — relative und absolute, durch Strahlenbehandlung 646.
— nach Myombehandlung 353.
— Statistik über die absolute 532.
— — über die relative 532.
Heilungsziffer, absolute 539.
— bei den operablen Fällen von Collumcarcinom 647.
Heilung, absolute bei Chorionepithelioma malignum 731.
Heredität des Carcinoms 699.
Herzbeschwerden 23.
— funktionelle bei Myomfrauen 321.
Herzdilatation bei Myom 28.
Herzerlahmung nach der Operation 504.
Herzfeldgröße bei Myom 25.
Herzklappenfehler und Myom 24.
Herz und Myom 23.
Herzstörungen bei Myomkranken 320.
Herzveränderungen bei Myomkranken 321.
Herzvorbereitung vor der Operation 504.
Heterologe Uretergeschwülste des Uterus 207.
Histogenese der Myome 2, 14.
Historische Grundlagen der der Myombestrahlung 216.
Hochfrequenzkaustik 634.
Hochfrequenzströme zum Schneiden 391.
Hodenextrakt und Krebswachstum 701.
Hohe supravaginale Amputation 133.
— — — nach Palma 133.
Homogenität der Bestrahlung 546.
Hormone und Krebsentwicklung 700.
Hydronephrose 34.
Hyperovarismus bei Myom 17.
Hypertonie bei Myomkranken 317, 321.
— Gegenindikation gegen die Operation 322.
Hypophysäre Kastration 348.
Hypophyse und Myom 17, 349.
— Vorbestrahlung der 731.

Hypophysenbestrahlung 17, 701.
— bei Myomblutungen 347.
Hypophysenvorbestrahlung 548.
Hypopituitarismus bei Myom 17.
Hypothyreodismus bei Myom 17.
Hysterectomie abdominale par dicollation nach Faure 132.
Hysterische Erscheinungen 35.
Hysterographisches Verfahren nach Béclère 689.
— — (Béclère) für die Korpuscarcinomdiagnose 689.
Hysterosalpingographie 51, 269.
Hysteroskop 51.

Ileus 157.
— bei Uterussarkom 195.
Iliacaldrüsen, Ausräumung der 461.
Imbezillität als Strahlenschädigung der Frucht 282.
Immunisierungsmethoden, passive 722.
Immunsierungsversuche bei Carcinom 723.
Immunitätserscheinungen beim Carcinom 702.
Impfmetastase, Entstehung der 492.
— beim Uterussarkom 197.
— des Uterussarkoms nach vaginaler Operation 395.
Impftumoren, Entstehungsdauer der 697.
Implantation des Ureter 626.
Indikationen zur Operation der Myome 312.
Indikation zum operativen Eingriff bei Mischgeschwülsten des Uterus 208.
Indikationsstellung zur operativen Behandlung des Uterussarkoms 201.
— zum therapeutischen Vorgehen beim Myom 65.
Individualisierung der Strahlendosis 566.
Indol 697.
Induktorapparat 546.
Induration der Myome 295.
Infektion der Bauchhöhle, Vermeidung nach Zweifel 469.
Infektionsgefahr bei den eingreifenden abdominellen Operationen, Vermeidung der 465.

Infektionsgefahr bei der Operation, Herabsetzung durch Vorbestrahlung 623.
— bei submukösen Myomen 88.
Infiltration, parametrane 589.
Inhomogenität der Bestrahlung 546.
— des Strahlenfeldes 555.
Inkontinenz 32.
Interstitielles Myom 52.
Interparietale Stielversorgung nach v. Hacker 133.
Intraperitoneale Stumpfversorgung 131.
— Methode von Schröder 131.
— — von Chrobak 131.
— — von Olshausen 132.
Intracervicale Einlage von radioaktiven Substanzen 550.
Intraligamentäre Myome 34, 57.
Intramurale Sarkome 192.
Intrauterine Einlage von radioaktiven Substanzen 551.
— Radiumbehandlung 235.
— — der Myome 244, 273, 274.
— — — Nachteil 330.
— — Technik 275.
Intravaginale Ionisationsmessungen 265.
— Stielversorgung nach Meinert 133.
Inversion 42, 54.
Inversionstrichter, Gefahr der Eröffnung desselben 82.
Ionenwirkung und endokrines System, Zusammenhänge zwischen beiden 707.
Ionenzusammensetzung und Neoplasma 707.
Ionisationskammern 233.
Ionisationsmeßkammer 261.
Iontoquantimeter 546.
Iontoquantimetrischer Meßapparat 266.
Iontophorese 714.
Iontophoresetherapie 714.
Isaminblau, kombiniert mit Neosalvarsan 717.
— Strahlenbehandlung 717.
— Therapie des Carcinoms, kombiniert mit Diathermie 716.
— — beim Menschen 716.
Isaminblau, Wirkungsmodus des 718.
— Wismuttherapie 718.
Ischuria paradoxa 32.

Isodosenkurven 233.
Isolierte Hypophysenbestrahlung bei Myomblutungen 348.

Jauchung 38, 630.
Jauchende Carcinome, Behandlung 636.
Jodatoxyl 709.
Jodcerium 715.
Jodkalium, Einwirkung auf das Krebswachstum 715.
Jod als Krebstherapeuticum 715.
Jodmethylenblau 715.
Jodoform 634.
Jodquecksilberätzung für Palliativbehandlung 637.
Jodtinktur 634.
Juvenile Blutungen und Milzbestrahlung 351.

Kachexie bei Uterussarkom 194.
Kaffeetropfeinläufe 515.
Kaiserschnitt, vaginaler von Dührssen 671.
Kakodylsäure 709.
Kalium und Tumorwachstum 707.
Kalium-Calcium-Koeffizient, Beziehung zur Wachstumsintensität 707.
Kaliumgehalt des Blutes bei Krebskranken 708.
Kamilleneinläufe 615.
Kanzisal-Anabol-Injektionstherapie 720.
Kanzisalbehandlung des Carcinoms 719.
Kapselruptur, intraperitonale 145.
Karzinolytische Substanzen 703.
Kastration 147.
— Einfluß auf Krebswachstum 701.
— operative und Bestrahlungsamenorrhöe, Unterschied zwischen beiden 259.
— temporäre, Keimschädigung bei 669.
Kastrationsbestrahlung 232, 257.
Kastrationsdosis 266, 667.
Katalase 708.
Kauterisation 569.
Keilresektion 118.
Keimschädigung bei Frühbefruchtung 668.
— durch Röntgenstrahlen 339, 660.

Keimschädigung durch Röntgenstrahlen, tierexperimentelle Untersuchungen (Maus, Schmetterling, Drosophila, Obstfliege, Schlupfwespe) 344, 665.
— bei Spätbefruchtung 668.
— durch Strahlenwirkung 665.
Keimschädigungsgefahr nach Ovarialbestrahlung 346.
Keilschnitt 115.
Keil- oder trichterförmige Absetzung des Uteruskorpus 131.
Kernband- oder Pallisadenstellung beim Myom 14.
Kernteilungsbefunde beim Carcinom und Malignität 641.
Kieselgurtumoren 695.
Kinderlosigkeit und Myom 8.
Kindersarkom 188.
Klimakterische Adipositas 253.
— Blutungen und Milzbestrahlung 351.
Klimakterischer Blutdruck 318.
Klimakterium und Myom 55.
— bei Myomträgerinnen 11.
„Klinische Heilung" nach Myombestrahlung 353.
Kloakenbildung 638.
Knochenhärte 49.
Krankheitsbild der Uterustumoren 207.
Krebsätiologie 693.
Krebsbehandlung, Einteilung der verschiedenen Methoden 518.
Krebsbekämpfungsanstalt des Salpetriere-Krankenhaus (Technik, Erfolge) 583.
Krebsbekämpfung, Satzungen des Badischen Landesverbandes zur 652.
Krebsbildung durch mechanische Reizung 694.
— durch chemische Reizung 694.
Krebserzeugung durch Röntgenstrahlen beim Tier 694.
Krebsforschung, experimentelle 692.
Krebshäufigkeit beim Menschen 697.
Krebskachexie 716.
Krebsstoffwechsel 706.
Krebstheorien 693.
Krebsverhütung 699.
Krebsvirus 696.

Krebswachstum, Beeinflussung durch die Gravidität 655.
Kreislaufschädigung beim Shock 505.
Kreislauftherapie 514.
Kreuzfeuermethode 258.
Kreuzfeuerwirkung 550.
Krieg und Myom 14.
Kritik der einzelnen Operationsverfahren bei Myom 148.
Kropf, Einfluß auf Myom 17.
Knieböckstreifen 546.
Knieklemmen, Wertheimsche, Anlegen der 458.
Koagulationselektroden 633.
Kohle 634.
Kohlehydrate, Energiequelle für die Carcinomzelle 705.
Kohlensäureanhäufung, gesteigerte im Körper 511.
Kohlensäureapparat nach Dr. Franken 512.
Kohlensäure bei der Narkose 511.
Kollaps, Behandlung des 513.
— Blutverteilung beim 505.
Kollapstheorie 513.
Kolloidstruma und Myom 17.
Kolobom als Strahlenschädigung der Frucht 282.
Kolpostat 575.
Kolpostaten für vaginale Einlagen, Metallarmatur des 574.
Kombinationstherapie des Carcinoms 721.
Kombinierte Röntgen- und Radiumbehandlung bei Uterusmyom 331.
Komplizierte heterologe Mischtumoren 209.
Kompressionserscheinungen bei Myom (Gefäße, Blase, Darm) 292.
Kompressionsvorrichtung 273.
Kompressorium 261.
Konservative Myomoperationen 314.
Konservierende Verfahren 81.
Konsistenz des Myoms 49.
Konsistenzwechsel bei Myom 49.
Konstitution, Bedeutung für Entstehung und Entwicklung des Myoms 15f.
— Chlorose 16.
— Hämophilie 16.
— Rachitis 16.
— Tuberkulose 16.
— Infantilismus 16.

Kontraindikation gegen die konservative Myotomie 120.
— gegen die Myomoperation 74.
— gegen die Röntgenbestrahlung des Myoms 77.
— gegen die vaginale Myomoperation 113.
Konzeptionsfähigkeit nach konservativer Myomoperation 121, 314.
Kopfschmerzen, postoperative 510.
Korksäure 703.
Korkzylinder 575.
— Anordnung des Radiumpräparates in dem 574.
Korpuscarcinom, absolute Heilung 685, 687.
— Behandlung des 561.
— Bestrahlung 675.
— — in Frankreich 689.
— grundsätzliche Nachbestrahlung mit Röntgenstrahlen 687.
— kombiniert mit Myom 675.
— Leistungsfähigkeit der operativen Behandlung 687.
— Operabilität 684, 686.
— operative Behandlung, Statistik 681, 687.
— pathologisch-anatomische Diagnose 689.
— primäre Mortalität 684, 686.
— relative Dauerheilung 685, 686.
— Strahlenerfolge bei 689.
Korpuscarcinome, bestrahlte, Sammelstatistik 682.
— Strahlenerfolge 689.
Korpuscarcinomoperation, Mortalität 675.
Krebsursache, makroskopische Parasiten als 698.
Kugelbrenner 427.
— als Palliativoperation 632.
Kupfer, essigsaures 710.
— als Krebsmittel 710.
— kolloidales, weinsaures 710.
Kupferlecithinsalbe 710.
Kupfervitriol 710.
Kupferwirkung auf die Carcinomzelle 710.

Landesstatistiken des Uterussarkoms 182.
Landloffsche Salbe 710.
Lebensalter und Myom 4.

Lebensalter, Geschlechtsreife und Myom 4.
— Greisenalter und Myom 5, 6.
Lebensdauer beim Uterussarkom 197.
Leberbestrahlung 350.
Letaldosis 558.
Leukopenie 566.
Lichtgrün als Krebstherapeuticum 716.
Ligamentum latum, Abtrennung bei Collumkrebs 423.
— Versorgung der 422.
— infundibulopelvicum 436, 455, 473.
— interutericum 464.
— Mackenrodt 432, 433, 436, 437.
— rotundum, diagnostische Bedeutung 50.
— sacrospinosum 433.
— sacrouterinum 463, 465.
— Durchtrennung des 457.
Lobelininjektion intravenöse 512.
— sensu strictori 435.
— suspensorium ovari 472.
— vesicale laterale 464.
— vesico-uterinum 431, 432.
— vesico-utero-vaginale 463, 565.
Ligaturklemme von Schoemaker 499.
Ligatur der Parametrien 99.
Lipoid-Antigenbehandlung des Carcinoms 727.
Lipolyse 708.
Lipomatose bei Myomkranken 320.
Lipomatosis des Herzens bei Myom 23.
Lipome des Uterus 207.
Lipoma durum 208.
— molle 208.
Lipomyome 207.
Liposarkom des Uterus 208, 209.
Lippenkrebs der Pfeifenraucher 694.
Lokalanästhesie 90.
— für Laparatomien 510.
Lues und Carcinom 694.
— und Myom 19.
Lumbalanästhesie 90, 507, 510.
Lungenbestrahlung 350.
Lungenkrebs der Schneeberger Bergleute 694.

Lungen, prophylaktische Röntgenbestrahlung der — bei Chorionepithelioma malignum 737.
Lungenmetastasen von Chorionepithelioma malignum 734.
— des Uterussarkoms, Heilung durch Röntgenstrahlen 394.
Lungenventilation, gesteigerte 511.
Lymphangiektatisches Myom 31.
Lymphangiom des Uterus 209.
Lymphdrüsen, Erkrankung beim Korpuscarcinom 687.
Lymphopenie, relative 566.
Lymphosarkome 378, 379.

Maligne Degeneration des Myoms 58.
„Maligne Myome" 380.
Malignität, Beurteilung der 639.
Mamma und Myom 17.
Manschettenbildung 415.
Massenligaturen, präventive 631.
Mastdarmfisteln 498.
Mastdarmscheidenfistel 197.
Mastdarm und Myom 34.
Masturbation und Myom 10.
„Mausergewebe" 378.
Mediane Spaltung des Uterus 102.
Melanosarkome 378, 379, 380.
Menarche 22.
Menolipsierung, temporäre und totale 242.
Menopause 22.
Menschenrassen und Myom 15.
Mesenterium des Darmes beim Uterussarkom 197.
Mesothorium 544, 595.
Metallixröhre 259.
Metalltherapie des Carcinoms 714.
Metaplasie in Sarkom 59.
Metastasen beim Uterussarkom 195.
Metastasierung der Mischgeschwülste 2, 11.
Meteorismus 43.
Methylenblau als Krebsmittel 716.
Mikuliczs Tampon 147.
Mikrocephalie als Strahlenschädigung der Frucht 282.
Mikrophthalmus als Strahlenschädigung der Frucht 282.
Milchsäurebildung, Ursache der Carcinomentstehung 706.

Milchsäuregehalt der Tumorgefäße 706.
Milzbestrahlung 286.
— und Amenorrhoe 351.
— bei den Myomblutungen 350.
— Technik 351.
Milz- und Krebswachstum 701.
— und Ovarien, ihre hormonalen Beziehungen 351.
Milzveränderungen der Frucht durch Röntgenstrahlen 282.
Minimaldosis zur Ausschaltung der Ovarialfunktion 334.
Mischgeschwülste der Cervix 210.
Mischgeschwülste des Uterus 207.
Mischtumoren der Vagina 210.
Mißbildungen nach Bestrahlung Schwangerer 661.
— nach Röntgenbestrahlung 341.
Molekulargewicht der zellzerstörenden Substanz 703.
Molimina menstrualia 250.
Morbidität nach supravaginaler Amputation 151.
Morcellement 102.
Morphium 638.
Morphiumbehandlung bei schmerzhaften Knochenmetastasen 638.
Mortalität der abdominellen konservativen Myomoperation 120.
— der abdominalen Totalexstirpation 144.
— der Bestrahlung (Collumcarcinom) 604.
— bei der Krebsbehandlung 646.
— der Myomoperation 329.
Mortalität, primäre 516, 604.
— — nach Operation des Collumcarcinom in graviditate 671.
— — Statistik über die 532.
— der Radiumbehandlung der Myome 329.
— der Strahlenbehandlung der Myome 328.
— nach supravaginaler Amputation 151.
— — — wegen Myoms 133, 134.
— nach vaginaler Myom enucleation 87.
Musterstatistiken über Arbeit und Leistungsfähigkeit der einzelnen Kliniken in der Krebsbehandlung 648.

Myofibrosis des Herzens bei Myom 23.
— bei Myomkranken 320.
Myokarditis 28.
Myokardveränderungen bei Myomkranken 320.
Myomatosis uteri 9.
Myome im Amputationsstumpf 152.
Myombestrahlung, Gegenindikation 280.
— und Myomoperation, zahlenmäßiges Verhältnis zwischen beiden 309.
Myomblutdruck 27, 318.
Myom und Carcinom 38.
Myomektomie im Bereich des ganzen Fundus und Corpus uteri (H. Freund) 116.
Myomentwicklung und Schwangerschaft 6, 8.
— und Geburt 6, 8, 9.
— und Wochenbett 6, 9.
— und abwegige Geschlechtsbetätigung 9.
Myomextrakte 26.
Myomfamilien 17.
Myomgenese 221.
Myomhabitus 15.
Myomherz 23, 318.
Myomhormon 11, 13, 224.
Myomkeim 2, 6, 10.
Myomkreislauf 27.
Myomovarium 12, 14.
— Luteinindex 12.
— Luteinquantum 12, 13.
Myomeiterung 47.
Myom, innere Blutung bei 45.
— im interponierten Uterus 58.
— bei Ledigen 7.
— und Sarkom 40.
— und Schwangerschaft 55, 281.
— teleangiektatisches 46.
— bei Verheirateten 7.
Myomschrumpfung 236.
Myomverkleinerung nach der Bestrahlung 236.
Myomwachstum 2.
— und Gestationsvorgänge 9.
— und Sterilität 8.
Myomspezifische Veränderungen der Hypophyse 349.
Myoma lymphangiectodes sarcomatodes gigantocellulare 31.
Myome nach dem Klimakterium 37.

Myosarkom 41.
— des Uterus 209.
Myosarkome 378.
— im frühen Lebensalter 189.
Myotomie 85.
Myxom des Uterus 209, 379.
Myxosarkom des Uterus 209.

Nachbehandlung nach Carcinomoperation 425, 502.
— der Wunden nach der Operation 439.
Nachbeobachtungszeit, die Grenze der 519.
Nachbestrahlung des Collumcarcinoms 647.
— bei Chorionepithelioma malignum 735.
— operierter Carcinome, systematische 542, 554, 620, 625.
— prophylaktische 548, 587.
— beim Uteruscarcinom 737.
— beim Uterussarkom 202.
Nachblutungen 102, 155.
Nadelbehandlung bei Operationsrezidiven 551.
Nährmittel 630.
Nahtmaterial 130.
Narcylennarkose 506.
Narkose, Einfluß der 505.
— bei Gegenwart von Myomen 49.
Narkoseapparat nach Jehn-Brunner 513, 514.
— nach Roth-Dräger 513.
Nebennieren und Krebswachstum 701.
Nebenniere, Mitbestrahlung bei Ausschaltung der Nierenfunktion durch Röntgenstrahlen 497.
Nebenverletzungen 157.
Nekrobiotische Erweichung 47.
Nekrose 58.
— des Myoms 38, 46, 294.
Nematoden und Krebsursache 698.
Nephritis bei Uterussarkom 195.
Nervöse Störungen 35.
Nervus obturatorius, Auslösung des 499.
Netz beim Uterussarkom 197.
Neurofibrom des Uterus 209.
Nierenbecken, Erweiterung des 491.
Nierenbeckenfistel, Anlegen einer 639.
Nierenexstirpation 626.

Nierenfunktion, Ausschaltung durch Röntgenstrahlen 497.
Niere, Notwendigkeit der Exstirpation der 496.
Normal-Euglobulin 704.
„Normalsäure", Begriff der 704.
Normalserum, zellzerstörende Substanz 703.
Normungskommission für Radiumpräparate 595.
Nucleinsäure 702.

Oberflächenintensität 272.
Ödem, bullöses 490.
Ödeme bei myomkranken Frauen 23.
Oleatininjektion 719.
Olivenöl, intraperitoneale Injektion 702.
Onanie und Myom 9, 10.
Oophorogene Hyperthyreosen 322.
Operabilität, Begriff der 484, 516, 604.
— des Collumcarcinoms, klinische Bestimmung der 489.
— der Collumcarcinome, Statistik über die 532.
Operabilitätsprozent beim Collumcarcinom 533.
Operabilitätsziffer 520.
Operationsrezidiv, Behandlung des 553.
Operation oder Bestrahlung 69, 650.
— bei Cervixmyomen 145.
— W. A. Freundsche 453.
— Gefahren des Uteruscarcinoms 491.
— bei intraligamentären Myomen 145.
— nach Schuchardt, Ausführung 412.
— Wertheimsche 460.
Operationserfolge beim Collumcarcinom (Weltliteratur) 644.
Operationsmethode, Vorzüge der Franzschen 483.
Operationsmortalität bei den Myomoperationen 329.
— Statistik der 501.
Operationsprozente beim Collumcarcinom 536.
Operationsresultate bei der vaginalen Totalexstirpation 113.
Operationsrezidive, relative Leistung durch Bestrahlung 628.

Operationsrezidive, Zahl der 587.
Operationsshock 502.
— Ursachen 505.
— Vermeidung des 505.
Operationssterblichkeit 588.
Operations-Thermoflux-M. S. R. V. 633.
Operationstisch, Ihlesche 459.
Operationsverfahren von Clarke 454.
— von Rumpf 454.
— beim Uterussarkom 203.
Operationswunden, Infektion der 500.
Operative Behandlung des Myoms 65, 81.
— — vaginale Verfahren 81.
— — abdominelle Verfahren 81.
— — des Uterussarkoms 201.
— — Kastration und Blutdruck 318.
Operative Regulierung der topographischen Verhältnisse" vor der Bestrahlung 609.
Optarson 561.
Osteochondrosarkome 378.
Osteom des Uterus 208.
Osteomyom des Uterus 209.
Osteosarkom des Uterus 209, 379.
Oszillometrograph (Pachon) 509.
Ovarialbestrahlung 226, 232, 257.
— bei akuten Adnexentzündungen 286.
— und Blutdruck 318.
— Einstellung der Röntgenröhre bei der nach Seitz und Wintz 259, 260.
— einzeitige 257.
— nach Seitz und Wintz 258.
— auf Zeit 334.
— — Dosierungsschwierigkeiten 336.
Ovarialdosis 220, 233, 273.
— nach Seitz und Wintz 269.
Ovarialerkrankung und Myom 10.
Ovarialzange 635.
Ovarielle Ausfallsphänome, Entstehung 245.
— — Veränderungen, vasomotorischer und nervöser Art 247, 248.
— — Erscheinungen der Psyche 247, 249.
— — somatische Veränderungen 248, 249.
Ovarien, Einfluß auf Krebswachstum 701.

Ovarien und Tuben, gleichzeitige Erkrankungen von 46.
Ovarium, Bedeutung für Entstehung und Entwicklung der Myome 10, 11.
— und Blutdruck 319.

Palliative Behandlung des Carcinoms 629.
— Uterusexstirpation 414.
Palliatives Vorgehen beim Uterussarkom 202.
Palliativoperation nach Küstner 631.
Pallicid 711.
Palpationsbefund des Uterussarkoms 181.
Pantopon 638.
Paquelin 465.
Paracervicales und paravaginales Gewebe, Auslösung des (Bumm) 461.
Paraffinkrebs 694.
„Paragewebe" 450.
Parakolpium 465.
Parametrane Infiltrate, lokale Radiumbehandlung 569.
— Räume, Ausräumung der 454.
Parametrien, Ausschneidung der 422.
— Bestrahlung der 548.
— Erkrankungen der 413.
— Freilegung der Basis der 438.
— histologische Untersuchung der 484.
— carcinomatöse Infiltration der 484.
Parametritis 156, 619.
— nach Radiumtherapie 678.
Parametrium, Durchtrennung des 422.
Pararectalschnitt 416.
Parasacralanästhesie 511.
Parasiten und Carcinom 694.
Paravaginalschnitt 411, 412, 416.
— doppelseitiger 444.
Pariser Methode 581.
— Radiuminstitut 571.
Parotisbestrahlung 350.
Pelveoperitonitis 619.
Peptonbindungsvermögen der Sarkomzellen 704.
Percutane Radiumbestrahlung, Apparat zur Ausführung der 578.
— Radiumtherapie 277.

Perforationsmöglichkeit des verjauchenden Myoms 296.
Peritonealsarkomatose 195.
Peritonealverschließung von Hofmeier 131.
Peritoneum, Erhöhung der Widerstandsfähigkeit des 492.
— bei Uterussarkom 197.
Peritonitis 46, 156.
— nach Carcinomoperation 501.
— nach Radiumtherapie 678.
— septische 634.
Perkainanästhesie 510.
Pernocton, Anwendung des 510.
Petitefrères, Mittel der 709.
Pessarkrebs in der Vagina 693.
Phänotypische Keimschädigungen 665.
— Schädigung durch Röntgenstrahlen 341.
Phosphatide in der Tumorzelle 706.
Pilze, Extractivstoffe aus 727.
Plastizität des Uterus 115.
Plattenepithelcarcinome, Einteilung 640.
— Radiosensibilität der 642.
Plica Douglasi, Eröffnung der 433.
— vesico-uterina, Eröffnung der 438, 450.
Pneumonie 160.
— Gefahr der postoperativen 521.
Pneumoperitoneum, Anwendung des 609.
Pollakisurie, orthostatische 33.
Polyp 21.
Polymorphzellige Sarkome 378.
Polypöse Sarkome 202.
Porrosche Operation 655.
Portiocarcinom, Prognose des 640.
Portiocarcinompulver 725.
Portiomyome 55.
Portiosarkom 391.
Porzellanspekula 633.
Postoperative Bestrahlung 620.
— Hernienbildung 158.
— Komplikationen 154f.
Potensche Uretertorsion 157.
Prämenstruelle Schwellung des Myoms 49.
Präparation des linken Peritoneallappens 138, 139.
Preßsäfte 696.
Primärheilungen nach Myombestrahlung 353.

Primäre Mortalität nach Operationen der Mischgeschwülste 211.
— — bei operativer Therapie des Uterussarkoms 186, 204.
— Sterilität bei Sarkomträgerinnen 190.
— Verkleinerung der Myome 225.
Primäres Carcinom des Scheidengewölbes 413.
Primärstrahlung 270.
Primärtumor, Bestrahlung des 548.
Probeabrasio vor der Myombestrahlung 298.
Probebestrahlung 281, 288.
Probecurettage beim Gebärmuttersarkom 391.
Probeexcision 569.
— beim malignen Tumor 390, 502.
Probelaparotomie 490.
Prognose der Mischgeschwülste 211.
— des Uterussarkoms 195.
Prognosestellung durch Probeexcision 641.
Prolapsheilung nach Radiumbehandlung 284.
Prophylaktische Nachbestrahlung von operierten Sarkompatienten mit Röntgenstrahlen 399.
— — — mit Radium 399.
— — des Uterussarkoms 384.
— Unterbindung der Arteriae hypogastricae bei intraligamentären Tumoren 146.
Proportionales Verhältnis des Uterussarkoms zum Myom 186, 189.
Prozentsatz der Dauerheilungen nach operativer Behandlung des Sarkoms 204.
Pryorsche Operation 630.
Psychische Behandlung der Carcinomkranken 639.
— Störungen nach Ovarialbestrahlung 249.
Pyoctaninspülungen 491.
Pyometra 191, 491.
— Ausspülung des Uteruscavums 678.
— Behandlung der 569, 619.
— Bildung nach Radiumtherapie 678.

Pyometra Drainage der Uterushöhle 678.
— als Folge der Strahlentherapie 619.
— Gefahr der 502.
— schwere jauchende 634.
Pyramidon 638.

Radikale Methoden der Myomoperation 81.
Radikaloperation 629.
— abdominelle nach Wertheim 454.
— Indikation für die 572.
— Technik der vaginalen nach Stöckel 441.
Radioimmunisation des Krebsgewebes 571.
Radiologische Kommission des Völkerbundes, Beschlüsse der 525.
Radiosensibilität des Myom 228.
— der Sarkomarten 379.
— Unterschiede der 571.
Radiosensibilitätsgrenze 571.
Radiothor, intravenöse Injektion 558.
Radiumapplikation, intraabdominale 588.
Radiumbehandlung des Adenocarcinoms des Collum uteri 642.
— interne 572.
— der Myome 80.
— — Gegenindikation 274.
— percutane 572.
— postoperative 622.
— der Uterusmyome 233.
Radiumbehandlung, vaginale der Uterusmyome 274.
Radiumbestrahlung 81.
— percutane 577.
— präoperative 624.
Radiumbestrahlungstechnik 274.
Radiumbouquett 676, 677.
Radiumbromid 284.
Radiumchirurgie von Delporte und Cahen 588.
— Resultate 591.
Radiumdosen, Umrechnung in HED 555.
Radiumdosierung nach Milligrammradiumelementstunden 276.
Radiumdosis 233, 277.
— Einheit der 545.
Radium-E-Injektionen 712.

Radiumerythemdosis 276, 277.
Radiumfernbestrahlung 569.
Radiumfernbestrahlungsgerät nach Prof. D. Voltz 579.
Radiumhemmet 567, 569, 570.
Radiumionisationskammer 584.
Radiuminstitut der Universität Paris, Ergebnisse 580.
Radiuminstrumentarium zur Behandlung des Korpuscarcinoms von Menge und Diehl 675.
Radiumkanone 544, 578, 650.
— von Lysholm 569.
Radiumkater 579.
Radium-Mesothoriumbehandlung des Collumcarcinoms in der Schwangerschaft 653.
Radiummortalität 329.
Radiumpräparat, Filterung des 562.
Radiumpräparate, Anordnung der 544.
Radium-Röntgenbehandlung, kombinierte 569.
Radiumtherapie, Art der 544.
Radiumträger 275.
— Auswahl der 567.
— für intrauterine Einlagen 563.
— mit seitlichen Brillen 275.
— für vaginale Einlagen 563.
— Wechsel der 576.
Radiumtriangel 676, 677.
Radon 523.
Raffnaht, Beschreibung der 471.
Rasse und Krebs 699.
Raumbeschränkung durch Myom 21.
Rectalwand, Resektion der vorderen 421.
Rectovaginalfistel 612.
— künstliche 631.
Rectum, Verletzungen bei der Carcinomoperation 498.
Rectumpfeiler 433, 434.
Rectumscheidenfistel 626.
Rectusblockierung nach Crile 509.
Recurrent fibroids 191.
„Regression primitive" 225.
Regressive Uretermykose 37.
Reifegrade des Carcinoms 640, 641.
Reimplantation (Trypaflavinmethode) 725.
R-Einheit 267.
r-Einheit 267.
Reinigungsspülungen 637.
Reiz, Begriff des 699.
Reizbestrahlung der Milz 351.

Reize, physikalische und Immunisierung 702.
Reiztheorie, Virchow 698.
Retroperitoneale Stielversorgung 124.
Retrovesicale Myome 33.
Rezidivbehandlung mit Radiumfernbestrahlung 570.
Rezidive, Behandlung der 625.
— lokale 570, 625.
— Resultate der Bestrahlung 627, 628.
— und Totalexstirpation, Einteilung 522.
Rezidivgefahr der konservativen Myomoperationen 122.
Rezidivoperation 625.
— Dauerresultate 626.
Rezidivtodesfälle 519.
Rezidivtumoren nach operiertem Ovarialsarkom 394.
Rhabdomyom des Uterus 209.
Rhabdomyosarkom des Uterus 209.
Richtlinien für Statistiken 521.
— für die Strahlenbehandlung des Uteruscarcinoms am Pariser Radiuminstitut 571.
Riesenmyome 290, 291.
Riesenzellensarkome 378, 379.
Röntgenbestrahlung 26.
— als differentialdiagnostisches Mittel zwischen Myom und Sarkom 200.
— der submukösen Myome 288.
Röntgeneinheit 266.
— R-Einheit 267.
— r-Einheit 220, 267.
Röntgenhautcarcinom nach der Bestrahlung gutartiger Gebärmutterblutungen 299.
Röntgenhautkrebs an der Vulva 299.
Röntgencarcinome 299.
Röntgenkater 316.
Röntgenkastration 232, 252.
Röntgenmenolipsierung 232, 257.
Röntgenologische Differentialdiagnose bei den Uterussarkomen 382.
Röntgen- und Radiumbestrahlung der Myome, Unterschiedsgrad bei den 244.
Röntgenrefraktäre Sarkome 202.
Röntgenschäden 283.
Röntgenstrahlenbehandlung, Technik der 579.

Röntgenstrahlendosierung nach Neef 336.
Röntgenstrahlen und Nachkommen, tierexperimentelle Untersuchungen 666.
Röntgentiefencarcinom 300.
Roustumor 696.
Rückbildung der Myome nach der Bestrahlung 382.
Rückstauung 267, 268.
Rundzelleninfiltration 639.
Rundzellensarkome 378, 379.
Ruptur der Kapselgefäße von Myomen 45.
— des Peritoneums 194.
Rußkrebs der Schornsteinfeger 694.

Sabouraud-Noiré-Tablette 264.
Sakralanästhesie 90, 510.
Salizylaldehyd 719.
Salpetersäure, rauchende, als Ätzmittel 636.
Sarkom-Agens 696.
Sarkomatöse Destruktion des Myoms 186.
Sarkom und Alter 188.
— im Präklimakterium 188.
— im Klimakterium 188.
— im Postklimakterium 188.
— bei den verschiedenen Entwicklungsformen des Myoms 187.
— submukösen Myomen 187.
— — intramuralen Myomen 187.
— — subserösen Myomen 187.
Sarkom des Portiostumpfes 308.
— im Myom, Operation oder Bestrahlung 398.
— im präexistenten Myom 377.
— im Uterusmyom 302.
Sarkomdisposition nach der Myombestrahlung 306.
Sarkomdosis 387, 388, 389.
Sarkomentstehung im bestrahlten Myom 307.
— in der Vagina 308.
Sarkomentwicklung 40.
Sarkomgefahr als Gegenindikation gegen Myombestrahlung 302.
Sarkomhäufigkeit beim Myom 302, 304.
Sarkomrezidive 185.
— Behandlung mit Röntgenstrahlen 385.

Sarkomverdächtige Merkmale 200, 206.
Sarcoma intramucosum 377.
— intramurale 377.
— intramyomatosum 377, 378.
— myocellulare 378.
Sättigungskurve nach Pfahler 585.
Sättigungsmethode nach Pfahler und Widmann 585.
Sauerstoffatmung der Tumorzelle 728.
Säurezufuhr als Krebsheilmaßnahme 729.
Schädigungen des Uterus durch Strahlen 608.
Schalttisch des Operationsthermoflux-M. 633.
Scheide, Circumcision der 430.
— Lokalanästhesie der 441.
Scheidenblasenfistel 197.
Scheidendammincision 109.
— nach Peham und Amreich 428.
Scheidendammschnitt 416.
— Anlegung des 416.
— beiderseitiger 443.
— doppelter nach Staude 426.
— Naht des 439.
— Lokalanästhesie des 441.
Scheidenmanschette 431, 433.
— Bildung der 442.
Scheidenmetastasen von Chorionepithelioma malignum 734.
Scheide, Umschneidung der 414.
Schilddrüsenbestrahlung 350.
Schilddrüsenerkrankungen und Ovarialbestrahlung 322.
Schilddrüsenvergrößerung bei Myomfrauen 322.
Schilddrüse und Myom 16, 25.
Schistosomum haematobium und Krebsursache 698.
Schleimhautsarkome 193, 196, 202, 204, 206.
— im Myom 302.
Schleimhautsymptome bei Uterussarkom 193.
Schlußfolgerungen zur Therapie des Uteruscarcinoms 690.
Schmerzen bei Myom 21, 35, 46.
— ischiadische 36.
— bei Uterussarkom 192.
Schmerzhafte Myome und Strahlenbehandlung 296.
Schmerzstillung bei inoperablen Carcinomen 638.

Schrumpfung der bestrahlten Myome 226.
Schubweise wachsende Myome und Strahlenbehandlung 296.
Schuchardtsche Hysterektomia perineovaginalis 411.
Schuchardtschnitt, doppelter (Staude) 418.
Schutzmaßnahmen bei der Strahlenbehandlung der Myome 257, 259.
Schutzprinzip für Carcinomzellen 703.
Schwangerschaft bei Collumcarcinombehandlung 656.
— nach Collumcarcinombestrahlungen 655.
— und Myom 281.
— und Myomentwicklung 6.
Schwangerschaftsunterbrechung wegen Keimschädigung 669.
Schwellung, prämenstruelle des Myoms.
Scirrhus-Pulver-Injektionen 725.
Segondsches Messer 85.
Sektionsstatistiken des Uterussarkoms 182.
Sekundäre Sarkome 204.
— Veränderungen der Myome 294.
— Wandsarkome 187.
Sekundärfilter 547.
— besondere Form nach Lahm 556.
Sensibilität der Follikelsorten 336.
Sepsis 46.
— allgemeine 634.
Septische Erkrankungen bei Uterussarkom 195.
— Komplikationen nach vaginaler Enukleation submuköser Myome 86.
Septum recto-vaginale, kissenartige Schwellung des 613.
— vesico-vaginale, Bindegewebe des 444.
Serienbestrahlung 257, 273.
— der Ovarien 334.
— nach Béclère 264.
Serum, cytolytische Fähigkeit für Carcinomzellen 700.
Seynsche Fälle 664.
Shockwirkung 154.
— der vaginalen Methode 112.
Siederöhren, selbsthärtende 546.
Silacid, Immunisierungsversuche mit 702.
Silber als Krebsmittel 710.

Silbernitratlösung 710.
Siliciumsalze als Krebsmittel 709.
Simonscher Spatel 420.
Simpsonsches Symptom 39.
Simsscher Spatel 91.
Sitz des Myoms 49.
— des Sarkoms 183.
Solarson 561.
Solutio Fowleri 709.
Sondenmessung, Ergebnis der 576.
Soziale Indikation für die Myomoperation 68.
Spastische Krämpfe als Strahlenschädigung der Frucht 282.
Spätbefruchtung, Keimschädigung bei 667.
Spätblutungen nach der Bestrahlungstherapie 620.
Spätschädigungen des Darmes 614.
— — nach Bestrahlung 616.
— der Nachbarorgane durch Strahlentherapie und deren Vermeidung 619.
Spatium vesicovaginale 431.
— rectovaginale 431.
Spermatikalgefäße, Unterbindung der 631.
Spickmethode 553, 570, 586.
Spickung 589.
— von Operationsrezidiven 553.
— mit Radiumnadeln 570.
— mit Thoriumstäbchen 553.
Spindelzellensarkome 378, 379.
Spiroptera neoplastica als Krebsursache 698.
Spontanheilungen bei Uterussarkomen 195.
Spontantumoren, bösartige 697.
Staphylokokkenkulturen bei Mäusegeschwülsten 723.
Star als Strahlenschädigung der Frucht 282.
Statistiken, Grundsätze für die Aufstellung 516.
Statistische Regeln des Völkerbundes 520.
Statistik der Uterussarkome 181.
— der Weltliteratur 527.
— der operierten Korpuscarcinome 685.
— der Strahlenbehandlung des Korpuscarcinoms 686.
Stenosenbildung des Darmes nach Bestrahlung 612.
Sterilität, primär bei Sarkomträgerinnen 190.

Sterilität und Myom 6, 8, 9.
Sterine in der Tumorzelle 706.
Stielgedrehtes Sarkom 194.
Stoeckel-Kawasoyesche Methode der Behandlung der Ureterverletzung 157.
Stoffwechseluntersuchungen an Carcinomträgern 703.
— bei operativ kastrierten Frauen 253.
Stoffwechselveränderungen bei Krebskranken 708.
Strahlenamenorrhoe, Abhängigkeit von der Strahlendosis und Strahlenverteilung 241.
— — von dem Alter der Patientin 243.
Strahlenbehandlung und Blutkontrolle 566.
— des Collumcarcinoms, ausschließliche 542.
— — statistische Wiedergabe der Weltliteratur 595.
— in England 586.
Strahlenbehandlungserfolge beim Collumcarcinom (Weltliteratur) 644.
— Erfolge beim Uterussarkom 202.
— in der Gravidität 654.
— Grundsätze für die Auswahl der Art bei Collumcarcinom 572.
— bei Carcinom und Schwangerschaft 656.
— kombinierte 572.
— Leistungsfähigkeit der 605.
— die alte Freiburger Methode 546.
— die Erlanger Methode 547.
— die Münchener Methode 548.
— die Bonner Methode 553.
— die Göttinger Methode 554.
— die Dresdener Methode 554.
— die Heidelberger Methode 557.
— die Methode Lazarus-Berlin 557.
— die Methode Kupferberg-Mainz 558.
— die Methode Stoeckel-Mikulicz-Radecki-Berlin 559.
— die Würzburger Methode 560.
— die neue Freiburger Methode 561.

Strahlenbehandlung des Collumcarcinoms.
— die Stockholmer Methode 562.
— die Pariser Methode 571.
— die amerikanischen Methoden 585.
— die russischen Methoden 586.
— die japanische Methode 587.
— die ungarische Methode 587.
— die Züricher Methode 587.
— die italienischen Methoden 587.
— die Brüsseler Methode 588.
Strahlenbehandlung der Myome, Technik und Dosierung 257.
— der Sarkomrezidive und Metastasen 395.
— der Uterusmyome 215.
— — zahlenmäßige Ergebnisse 352.
— der Uterussarkome, Kasuistik 381.
Strahlendosierung bei der Ovarialbestrahlung 265.
— Dosierung „nach Zeit" 265.
— Dosierung in Röntgeneinheiten 266.
Strahlenempfindlichkeit der Drüsencarcinome 643.
— des Carcinoms 642.
— der männlichen Keimdrüsen 217.
— des Myomgewebes 227.
— der Ovarien 337.
— des Uterus 227.
— Unterschiede in der 571.
— der Uterussarkome 378, 379.
Strahlenfistelbildungen 616.
Strahlenheilbarkeit der Uterussarkome 379.
Strahlenmenge 219.
Strahlenmessung in der Scheide 261.
Strahlenschädigung an Tierovarien 217.
Strahlenschädigungen 282.
— der Frucht 653.
— Ergebnisse der Tierexperimente 667.
Strahlenschutzgerät von Holfelder 259.
Strahlentherapie 70.
— Erfolge 689.
— als Ergänzungsbehandlung 648.
— Ergebnisse bei Korpuscarcinom 679.

Strahlentherapie, Gefahren der 608.
— in der Gravidität, Erfolge 654, 670.
— Hauptstatistik 595.
— des Korpuscarcinoms, Indikation und Gegenindikation für die 675.
— beim Uterussarkom 201.
Strahlenwirkung 571.
Streustrahlung 263, 267.
Strophantin 504.
Strikturbildung des Darmes 612.
Struma parenchymatosa und Myom 17.
Stumpfcarcinome 152.
Stumpfexsudate 132, 149, 150.
Stumpfcarcinom, Gefahr des nach supravaginaler Amputation des Uterus 301.
Submuköses Myom 30, 36, 53.
Submuköse Myome und Bestrahlung 286.
— Sarkome 191, 202.
Subseröses Myom 31, 36, 49.
— Sarkom 194
Supravaginale Amputation 81, 123.
Symptomatologie der Myome 20.
— des Uterussarkoms 181, 190, 194.
Symptome der Cervixtumoren 210.
— der Corpustumoren 210.
— der Mischgeschwülste des Uterus 208.

Tabellen von Grebe und Nietzge 270, 271.
Tannineinläufe 615.
Teerkrebs, experimenteller 694.
Teiloperationen an carcinomatösem Uterus 406.
Teleangiektasien des Uterus 209.
Telecurietherapie 582.
Temperatursteigerung bei Myom 46.
Temporäre Amenorrhöe bei der Myombestrahlung 334.
— Ausschaltung der Ovarien mit Radium 338.
— Kastration 667, 669, 670.
— Röntgenmenopause 347.
— Sterilisation mit Röntgenstrahlen 338.
Theorie der aufgespeicherten Energie 222.

Therapie des submukösen Myoms 75, 77.
Thoriumpräparat, injizierbares 553.
Thorium-X-Emulsion 558.
— -X-Eosinsuspension 558.
— -X-Stäbchen 553, 558.
Thrombosen 23, 48, 158.
Thymol 719.
— als Desodorans 637.
Thymusdrüse und Carcinom 700.
Thyreotoxische Zustände bei Myomkranken 320.
Tiefenintensität 272.
Tiefenlage des Ovars 272.
Todesursachen des Uterussarkoms 195.
Togal 638.
Tonuswechsel im Uterus bei bestehendem Myom 57.
Torsion 43.
Totalexstirpation 81.
— sacrale (Amann) 462.
„Totalkastration" (Wintz) mit Röntgenstrahlen 232.
Totalnekrose des Myoms 46.
Träger für vaginale und uterine Radiumeinlagen 574.
Transformatorenapparate 547.
Triphenylmethangruppe 716.
Trophoblasten 712.
Trophoderm 713.
Trypanblau 718.
Trypaflavin 724.
Tuberkelbacillus und Carcinomentwicklung 695.
Tuberkulose und Myom 16.
— Prädisposition für das Carcinom 694.
Tumefaciensexperimente 695.
Tumorautolysate 697.
Tumor, lokale Beeinflussung durch Metalle 708.
Tumoren, maligne, angeborene beim Menschen 700.
Tumorimmunität 727.
Tumorkonstitution 298.
Tumorkranke, Ernährung 727.
Tumormetastasen in Myom 42.
Tumorschrumpfung nach der Bestrahlung 291.
Tumorübertragung, menschliche auf Ratten 696.
Tumorzellen, Struktur der 640.
Tumorzidin 722.

Überdosierung 608.
Überfilter 275.
Überimpfung von malignen Geschwülsten 696.
Übermangansaures Kali als Desodorans 637.
Umrechnungstabellen der Radiumpräparate 564.
Umstechung der Arteria uterina 142.
Umwelteinflüsse und Krebs 699.
Unguentum aegypticum 709.
Unfruchtbarkeit und Myom 6, 9.
Unterbindung der zuführenden Gefäße zum Myom nach Hofmeier 147.
Unterernährung, Einfluß auf Tumorwachstum 702.
Unterlippenkrebs der Pfeifenraucher 693.
Untersuchung, bakteriologische 573.
— in Chloroformnarkose 413.
Unvermögen des Harnens 32.
Urämie, Bekämpfung der 639.
— bei Uterussarkom 196.
Ureter 33, 130.
— Auffindung des 495.
— Darstellung des 445, 447.
— Erweiterung des 491.
— Gefahren der Freilegung 483.
— Implantation in die Blase nach Sampson-Franz 495.
— — in das Rectum 493.
— Neueinpflanzung in die Blase 463.
— operative Fistel des 495.
— Präparation des 418, 494.
— Resektion des 419, 463.
— unabsichtliche Verletzung 414.
— Unterbindung des 496.
— Verlauf des 419.
— Vermeidung von Verletzungen 418.
Ureteren, Kompression bei Carcinom 490.
— bei Myom 32.
Ureterenkatheterismus 490.
Ureterverletzungen 157.
Ureterfistel 495.
— postoperative Behandlung der 497.
Ureterhaken 473.
Ureterkanal 432.
Ureterknie 447, 448.
Ureterknotung 496.
Ureterkontrolle 451.

Ureterkrümmung 419.
Uretero-Uretero-Anastomose 496.
Ureterschleife 421, 449, 450.
Ureterschlitz 419, 421.
Ureterverletzung, Behandlung der 495.
Ureterverschluß bei Uterussarkom 192.
Ureterwand, carcinomatöse Veränderungen der 491.
Urinal 638.
Urinfisteln 638.
Uroselektaninjektion, intravenöse 491.
Ursache der Blutungen 30.
Ursprung der Myome 1.
Uteringefäße 448.
— Freilegung der 445.
— Versorgung der 449.
Uterographie 50.
Uterosalpingographie, Warnung vor 51.
Uteruscarcinom, vaginale Operationsmethode von Peham-Amreich 427.
— — von Stoeckel 427.
Uterusexstirpation, chemische 635.
— Czernysche vaginale 410.
— erste vaginale 406.
— W. A. Freundsche abdominelle 410.
— vaginale Technik nach Rieck 425.
Uterushöhle, das Verhalten bei den verschiedenen Myomen 50.
Uterusinversion bei Uterussarkom 193.
Uteruskokken 36.
Uterus myomatosus, kombiniert mit entzündlichen Adnexerkrankungen 284.
— retroflectus incarceratus 33.
Uterussarkome 181f.
Uterussarkom, Affektion der Scheide beim 197.
— Diagnosestellung mit Bezug auf die Strahlentherapie 390.
— örtliche Symptome des 191.
— Strahlenbehandlung 377.
— Übergreifen auf die Harnblase und den Mastdarm 197.
Uterusschleimhautsarkom 377.
Uterus, schwangerer, Strahlenbehandlung des 76.
Uterusverbildung und Myom 18.
Uteruswandsarkom 377.

Vaccinebehandlung der Krebsgeschwulst 704.
Vaginale Enucleation, submuköse Myome 86, 87.
— Enucleationsresektion 88.
— supravaginale Amputation 114.
— Totalexstirpation 88f.
Vaginalwände und Myom 35.
Vena hypogastrica, Unterbindung der 483.
— iliaca externa, Verletzung der 483.
Venektasien 34.
Veränderungen der männlichen Keimdrüsen durch Röntgenstrahlen 219.
— der Myome, maligne Entartung 5, 6, 20, 21.
Verblutungstod 109.
Verbrennungsgefahr des Darmes durch Bestrahlung 609.
Verdünnung der Strahlenintensität nach Coutard 390.
Vereiterte Myome 38, 147, 294, 296.
Vererbbarkeit des Carcinoms 699.
Vererbung des Myoms 17, 18.
Verhältnis von Sarkom zu Carcinom des Uterus 182.
Verjauchung der Myome 294.
Verkalkung der Myome 38, 295.
Verkleinerung der Myome durch Röntgenbestrahlung 225.
— — durch Radiumbehandlung 238.
Verkupferung als Vorbereitung des Carcinoms für die Bestrahlung 548, 711.
— iontophoretische, des Carcinoms 714.
Verlauf des Uterussarkoms 195.
Verletzung des Rectums 158.
Vermeidung von Thrombosen 159, 160.
Vermillon 709.
Verschorfung 632, 634.
— der Cervix 502.
Versenkung des Stumpfes nach der retroperitonealen Methode 129.
Verstärkung der Menstruation 21.
Verzettelung der Dosis 549.
Vielfelder-Methode, Erlanger 549.
— -Serienbestrahlung 258.

Virchowsche Reiztheorie 693.
Virulenzprobe nach Ruge und Philipp 503.
Vitamine, Bedeutung für die Tumorgenese 702.
Völkerbundseinteilung der Collumcarcinome 602.
Vorbehandlung des Carcinoms 503.
— des Collumcarcinoms, Gefahren 502.
— des Primärherdes 502.
Vorbereitung und Nachbehandlung des Herzens 159.
Vorbestrahlung 620, 622.
— Vorteile und Nachteile 625.
Vormagenkrebs 698.
Vor- und Nachbestrahlung 587.
— und Nachbestrahlungen der Carcinome 440.
— und Nachteile der konservativen Myomoperationen 148.

Wahrscheinlichkeitsdiagnose bei Myom 49.
Wandsarkome 196, 202, 204, 206.
Wandsarkom im Myom 302.
Wandständige Ureterfisteln 157.
Wasserblau als Krebstherapeuticum 716.
Wasserphantom 269.
Wasserstoffsuperoxyd, Einbringung in die Bauchhöhle 412.
— zur Palliativbehandlung des Carcinoms 637.
Wehenartige Schmerzen bei Myom 21.
— — bei Uterussarkom 193.
Weiterwachsen der Myome nach der Bestrahlung ohne Sarkom 305.
Wertheimsche Klemme 492, 503, 688.
Wiener Ätzpaste 709.
Wintersche Formel für die Dauerheilung 516.
Wirkung der Strahlen, selektive 571.
Wirkungsdosis in der Haut 268.
Wirtskonstitution und Carcinomausbreitung 641.
Wismutbehandlung der Lungentumoren 711.
Wismutcalcium-Tartrat als Krebstherapeuticum 711.

Wismut-Diasporal als Krebstherapeuticum 360, 711.
— Klopfer 360, 712.
Wismut-Yatren als Krebstherapeuticum 711.
Wismut-Yatreninjektion als Krebstherapeuticum 711.
Wochenbett und Myom 47.
— und Myomentwicklung 6.
Wundbetten, Versorgung 500.
Wundeiterungen 467.
Wundheilung 467.
Wundhöhlen, Drainage der 425.
— — der paravaginalen 453.
— — der parametranen 439, 453.
Wundhöhle, Schutz gegen die Infektion der 427.
Wundversorgung 439.
— bei Franz 473.

Yatren, Immunisierungsversuche mit 702.
Yatrencasein, Immunisierungsversuche mit 702.

Zeitpunkt des Einsetzens der Strahlenamenorrhoe 240.
— der Myomschrumpfung nach Bestrahlung 238.
— der Strahlenamenorrhoe 241.
Zentrale konservative Enucleation der Myome 87.
Zerfallskrater 630.
Zink, als Krebsmittel 710.
Zinkfilter nach Thoracus 569.
Zinkopyrin als Krebsmittel 710.
Zirbeldrüse und Krebswachstum 701.
— Tiefenbestrahlung 701.
Zonen, kritische des kleinen Beckens 554, 555.
Zuckerinjektionen, als Krebsheilmaßnahme 729.
Zuckerstoffwechsel und Carcinom 706.
Zug und Druck des Myoms auf Nachbarorgane 32.
Zurücklassung der Cervix bei gleichzeitiger Entfernung beider Ovarien 152.
Zwangsernährung der krebskranken Frau 630.
Zweifeldbestrahlung 550.
Zweifels Partienligatur 131.

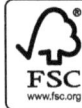

MIX
Papier aus verantwortungsvollen Quellen
Paper from responsible sources
FSC® C105338

If you have any concerns about our products,
you can contact us on
ProductSafety@springernature.com

In case Publisher is established outside the EU,
the EU authorized representative is:
**Springer Nature Customer Service Center GmbH
Europaplatz 3, 69115 Heidelberg, Germany**

Printed by Libri Plureos GmbH
in Hamburg, Germany